Auf einen Blick

Karlsons

Biochemie

und Pathobiochemie

Detlef Doenecke

Jan Koolman

Georg Fuchs

Wolfgang Gerok

15., komplett überarbeitete
und neugestaltete Auflage

Mehr als 800 Abbildungen,
Formeln und Schemata
1 Falttafel

Georg Thieme Verlag
Stuttgart · New York

1. Auflage 1960	1. englische Auflage 1963	1. portugiesische Auflage 1970
	2. englische Auflage 1965	
2. Auflage 1961	3. englische Auflage 1968	1. rumänische Auflage 1967
	4. englische Auflage 1975	
3. Auflage 1962		1. schwedische Auflage 1974
	1. französische Auflage 1964	
4. Auflage 1964	2. französische Auflage 1971	1. serbokroatische Auflage 1971
		2. serbokroatische Auflage 1974
5. Auflage 1966	1. griechische Auflage 1984	3. serbokroatische Auflage 1976
	2. griechische Auflage 1998	4. serbokroatische Auflage 1982
6. Auflage 1967		5. serbokroatische Auflage 1983
	1. hebräische Auflage 1971	6. serbokroatische Auflage 1988
7. Auflage 1970		7. serbokroatische Auflage 1990
	1. italienische Auflage 1966	8. serbokroatische Auflage 1993
8. Auflage 1972	2. italienische Auflage 1971	
	3. italienische Auflage 1985	1. slowenische Auflage 1980
9. Auflage 1974		
	1. japanische Auflage 1963	1. spanische Auflage 1962
10. Auflage 1977	2. japanische Auflage 1967	2. spanische Auflage 1967
	3. japanische Auflage 1971	3. spanische Auflage 1969
12. Auflage 1984	4. japanische Auflage 1975	4. spanische Auflage 1973
13. Auflage 1988	1. koreanische Auflage 1963	1. türkische Auflage 1988
	2. koreanische Auflage 1965	
14. Auflage 1994	3. koreanische Auflage 1971	1. tschechische Auflage 1966
		2. tschechische Auflage 1971
	1. polnische Auflage 1965	3. tschechische Auflage 1981
	2. polnische Auflage 1967	
	3. polnische Auflage 1971	1. ungarische Auflage 1973
	4. polnische Auflage 1972	2. unv. ungarische Auflage 1975
	5. polnische Auflage 1987	

Bibliografische Informationen Der Deutschen Bibliothek
Die Deutsche Bibliothek verzeichnet diese Publikation in der Deutschen Nationalbibliographie; detaillierte bibliografische Daten sind im Internet über http://dnb.ddb.de abrufbar

Wichtiger Hinweis: Wie jede andere Wissenschaft ist die Medizin ständigen Entwicklungen unterworfen. Forschung und klinische Erfahrung erweitern unsere Erkenntnisse, insbesondere was Behandlung und medikamentöse Therapie anbelangt. Soweit in diesem Werk eine Dosierung oder eine Applikation erwähnt wird, darf der Leser zwar darauf vertrauen, dass Autoren, Herausgeber und Verlag große Sorgfalt darauf verwandt haben, dass diese Angaben dem **Wissensstand bei Fertigstellung des Werkes** entspricht. Für Angaben über Dosierungsanweisungen und Applikationsformen kann vom Verlag jedoch keine Gewähr übernommen werden.

Geschützte Warennamen (Warenzeichen) werden *nicht* besonders kenntlich gemacht. Aus dem Fehlen eines solchen Hinweises kann also nicht geschlossen werden, dass es sich um einen freien Warennamen handele.

© 1960, 2005 Georg Thieme Verlag KG
Rüdigerstraße 14
D-70469 Stuttgart
http://www.thieme.de
Printed in Germany
Satz: Kittelberger media solutions GmbH, Reutlingen
Druck: aprinta, Wemding
Zeichnungen: Ruth Hammelehle, Kirchheim
Umschlaggestaltung: Thieme-Verlagsgruppe
Umschlagbild: Dr. Holger Stark
MPI für biologische Chemie
Am Fassberg 11
37077 Göttingen

Das Titelbild zeigt die dreidimensionale Rekonstruktion des humanen U1-snRNP aus kryoelektronenmikroskopischen Aufnahmen bei einer Auflösung von 1nm. U1-snRNP ist ein Protein-RNA-Komplex, der sich aus einer U1-snRNA und 10 Proteinen zusammensetzt. Protein und RNA-Komponenten sind innerhalb einer semitransparenten Hülle farbig dargestellt. Die Funktion von U1-snRNP ist das Erkennen und Binden an die 5'-Spleißstelle eukaryontischer Prä-mRNA (s. S. 128). Durch die Bindung weiterer snRNPs wird ein Spleißosom assembliert, um Introns aus der Prä-mRNA punktgenau zu entfernen.

ISBN: 3-13-357815-4   1 2 3 4 5 6

Vorwort

Als dieses Lehrbuch vor 45 Jahren zum ersten Mal von Peter Karlson geschrieben wurde, war es der Versuch, die Biochemie in ihren „statischen" und „dynamischen" Aspekten umfassend, aber doch kurz genug darzustellen, um dem Studierenden einen Überblick über das Fach zu geben. Seitdem ist die Biochemie in viele Bereiche der Medizin und Biowissenschaften hineingewachsen. Dies lässt sich an den Auflagen ablesen, die im Laufe der Jahre folgten. Es ist ein Verdienst von Peter Karlson, dass das Buch seine straffe Darstellung, die chemische Klarheit und den biologischen Bezug in 14 Auflagen beibehielt ohne dabei die neuen zellbiologischen, molekularbiologischen und medizinischen Entwicklungen zu vernachlässigen.

Die letzte Auflage des Buches erschien 1994. Als Peter Karlson sich noch vor der Jahrtausendwende an die Neubearbeitung machte, wurden zu den beiden Coautoren der 14. Auflage, Detlef Doenecke und Jan Koolman, noch Georg Fuchs und Wolfgang Gerok hinzugewonnen, beide erfahrene Autoren in ihren Gebieten Mikrobiologie und Innere Medizin. Doch kurze Zeit später erkrankte Peter Karlson und verstarb nach längerer Krankheit am Ende des Jahres 2001 im Alter von 86 Jahren.

Wir Autoren betrauern den Verlust unseres geschätzten Lehrers und Kollegen. Gleichzeitig spürten wir den Auftrag, die gerade begonnene 15. Auflage fertig zu schreiben. Bei der Prüfung einzelner Kapitel stellten wir dann aber fest, dass die Neuauflage nach so vielen Jahren, in denen die Biochemie weiter explosiv gewachsen ist, einer intensiven Überarbeitung bedurfte. Diese Arbeit haben wir geteilt. Kapitel 1, 2, 5, 6, 8-10, 15, 22, 23.4, 23.6-8, 24 und 25 wurden von Detlef Doenecke bearbeitet, Kap. 3, 4, 7, 11-14, 16 und 19-21 von Jan Koolman, Kap. 17 und 18 von Georg Fuchs und Kap. 23.1-3 und 23.5 von Wolfgang Gerok. Außerdem wurden vielen Kapiteln pathobiochemische Beiträge von Wolfgang Gerok hinzugefügt. Insgesamt verstanden sich die Autoren als Team, das alle Kapitel kritisch las und kommentierte. Insofern wurde das Buch in gemeinsamer Verantwortung geschrieben.

Für kritische Kommentare und Durchsicht einzelner Kapitel danken wir unseren Kollegen Diethard Gemsa, Jobst Landgrebe, Monika Löffler, Hans Moeller, Martin Oppermann, Tomas Pieler, Klaus Röhm, Roland Schauer, Günter Schäfer und Christoph Viebahn. Auch Studierenden der Medizin und Biowissenschaften, die uns Kritik und Anregungen übermittelten, sagen wir Dank.

Für die engagierte redaktionelle Arbeit und die drucktechnische Betreuung danken wir Frau Marianne Mauch und Frau Dagmar Kleemann vom Georg Thieme Verlag, für die Gestaltung der Abbildungen Frau Ruth Hammelehle, Kirchheim/Teck. Dem Thieme-Verlag sind wir für die Geduld bei der Entstehung der Manuskripte zu Dank verpflichtet.

Über konstruktive Kritik und Verbesserungsvorschläge würden wir uns freuen.

Im Juli 2005

Detlef Doenecke
Jan Koolman
Georg Fuchs
Wolfgang Gerok

Die Autoren

Detlef Doenecke

1942 in Homburg (Saar) geboren. Studium der Medizin an der Universität des Saarlandes und an den Universitäten Hamburg und Kiel. Promotion 1967 an der Universität des Saarlandes. Postdoktorand in Marburg und San Francisco. Habilitation für Physiologische Chemie 1975 an der Universität Marburg. 1987 Berufung an das Zentrum Biochemie der Georg-August-Universität Göttingen, Leiter der Abteilung Molekularbiologie. Arbeiten zur Struktur, Organisation und Expression von Histongenen, zur Chromatinstruktur und zum Kerntransport von chromosomalen Proteinen.

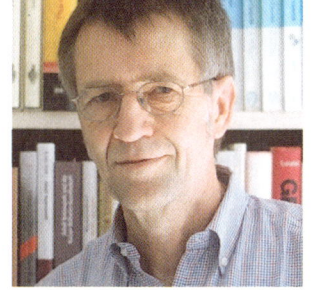

Jan Koolman

1943 in Lübeck geboren, studierte Biochemie an der Universität Tübingen. Nach der Promotion bei Peter Karlson über den Stoffwechsel von Ecdyson am Fachbereich Chemie der Universität Marburg folgten Auslandsaufenthalte in Strasbourg, Bristol, Barcelona, Shanghai und Paris. Mit einer Arbeit über das endokrine System von Arthropoden habilitierte er sich 1977. Er ist seit 1984 Professor am Physiologisch-Chemischen Institut der Universität Marburg. Von 2001 bis 2004 war er Studiendekan des Fachbereiches Medizin. Sein aktuelles Interessengebiet ist die Didaktik der Biochemie. Jan Koolman ist Autor und Herausgeber verschiedener Bücher.

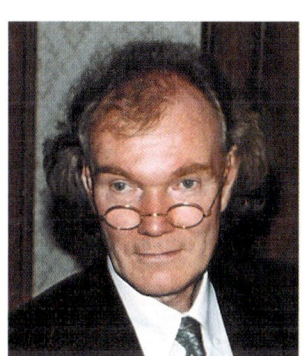

Georg Fuchs

1945 in Ellwangen/Württemberg geboren, studierte Biologie an der Universität Freiburg. Nach der Promotion bei Rudolf Thauer in Bochum und kurzem Postdoc-Aufenthalt in Madison (USA) wechselte er mit Thauer nach Marburg. 1980 Habilitation in Mikrobiologie. Seit 1982 leitete er als Professor für Mikrobiologie die Abteilung Mikrobiologie an der Universität Ulm, seit 1994 in Freiburg. Aktuelle Arbeiten über neue CO_2-Fixierungswege und anaeroben Stoffwechsel von Aromaten. Georg Fuchs wurde durch ein Heisenberg-Stipendium, den Preis der Deutschen Gesellschaft für Hygiene und Mikrobiologie sowie den Leibniz-Preis der Deutschen Forschungsgemeinschaft ausgezeichnet.

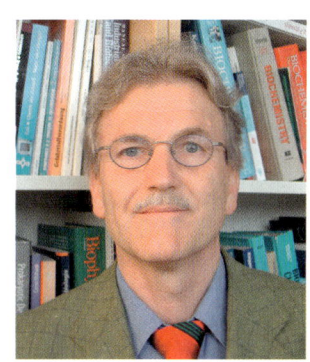

Wolfgang Gerok

1926 in Tübingen geboren. Studium der Medizin an den Universitäten Freiburg und Tübingen. Promotion auf dem Gebiet der Biochemie bei A. Butenandt mit einer Arbeit über den Lockstoff des Seidenspinners. Tätigkeit am Pathologischen Institut Tübingen und am Labor für Proteinchemie der Medizinischen Universitätsklinik Zürich. Internistische Ausbildung an den Universitäten Marburg, Tübingen und Mainz. 1968–1996 o. Professor für Innere Medizin an der Universität Freiburg. Wissenschaftliche Arbeiten zur Biochemie und Pathobiochemie der Leberkrankheiten. Mitherausgeber und Autor des Lehrbuchs „Die Innere Medizin", 11. Aufl. sowie gemeinsam mit H.E. Blum „Hepatologie" München 1997. Mitglied des Ordens Pour le mérite für Wissenschaft und Künste.

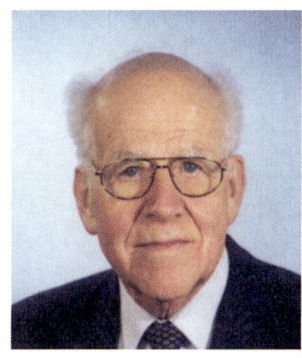

Hinweise zur Benutzung

Die **Übersicht**

über die Kapitelgliederung neben jeder Zusammenfassung erleichtert das rasche Finden eines gesuchten Unterkapitels.

Zusammenfassung

Die Zusammenfassung steht am Anfang eines jeden Kapitels und vermittelt in knapper Form eine Übersicht über den nachfolgenden Text. Sie dient einerseits als Einführung in das Thema, kann aber auch zur Festigung des Wissens bei der Wiederholung des gelernten Stoffes genutzt werden.

Der Grundtext

Gliederung. Der Grundtext ist durch fette Hervorhebungen des Oberbegriffes jeweils am Beginn eines Absatzes in überschaubare Einheiten untergliedert.

Definitionen wichtiger Begriffe sind mit einer grünen Unterlegung versehen.

Haupt- und Randspalte. Die Gestaltung des Buches mit zwei unterschiedlich breiten Spalten gestattet es, Reaktionsgleichungen, Formelschemata, besondere Hinweise und ergänzende Bemerkungen neben dem Text unterzubringen. Neben den hier dargestellten Elementen finden sich in der Randspalte an einigen wenigen Stellen Ergänzungen oder Erläuterungen zum Text, die nicht besonders hervorgehoben sind.

 Vertiefende Details sind mit einer kleinen Lupe gekennzeichnet und ermöglichen Ihnen an passender Stelle neben dem zugehörigen Haupttext einen "Blick über den Tellerrand".
Im Kapitel 23 (Biochemische Funktionen einiger Organe des Menschen) wurde aus Platzgründen auf separate Pathobiochemie-Abschnitte verzichtet. Hier finden sich pathobiochemische Informationen in der Randspalte.

Methoden-Box

Biochemische Methoden sind teilweise mit erklärenden Abbildungen, in separaten Boxen zusammengefasst.

Historische Informationen, z.B. zu wissenschaftlichen Entwicklungen oder heute nicht mehr gebräuchlichen Bezeichnungen, sind durch einen grauen Randbalken gekennzeichnet.

Pathobiochemie

Im Anschluss an fast jedes Kapitel werden Veränderungen der normalen biochemischen Prozesse beschrieben, die zu Fehlfunktion und Krankheit führen. Diese Pathobiochemie-Abschnitte sind insbesondere für Studierende der Medizin interessant, da sie die Inhalte des vorklinischen Studiums mit der Klinik vernetzen. Für alle anderen Leser bieten sie einen interessanten Einblick in medizinische Themen, die über das reine biochemische Grundwissen hinausgehen.

T = Tabelle
👁 = Abbildungen

Inhalt

1 Grundlegendes aus der organischen Chemie

📎 **Zusammenfassung**

- Die Chemie der Kohlenstoff-Verbindungen (organische Chemie) ist eine wichtige Grundlage der Biochemie.
- In organischen Verbindungen werden die Atome durch **Atombindungen** (gemeinsamer Besitz von Elektronenpaaren) zusammengehalten. Als Nebenvalenzen sind **Wasserstoff-Brückenbindungen** und **hydrophobe Bindungskräfte** von Bedeutung.
- Zellen enthalten ca. 70% **Wasser**. Die Wassermoleküle haben Dipolcharakter und verbinden sich untereinander durch Wasserstoffbrücken. Wasser ist das wichtigste Lösungsmittel, es ist häufig Reaktionspartner bei biochemischen Reaktionen.
- **Kohlenwasserstoffe** sind formal die Grundkörper aller organischen Verbindungen. Sie können geradkettig, verzweigt oder ringförmig sein. ⊤1.1 zeigt Struktur und Namen wichtiger carbo- und heterozyklischer Grundkörper.
- In die Kohlenwasserstoffe können **funktionelle Gruppen** eintreten: *Alkohole* enthalten –OH-Gruppen, *Amine* –NH$_2$ bzw. –NH-Gruppen. Wichtige Derivate sind die Ester bzw. Amide. Die Carbonyl-Gruppe >C=O ist in *Aldehyden* und *Ketonen* enthalten, ihre wichtigsten Reaktionen sind Reduktion, Oxidation und Aldol-Kondensation.
- Die **Carbonsäuren** (dreiwertige Funktion) enthalten die Carboxy-Gruppe, ihre wichtigsten organischen Derivate sind die Säureester und die Säureamide. Carbonsäuren können H$^+$-Ionen abdissoziieren und Salze bilden, die eigene Namen führen (⊤1.3). Die Dissoziationsgesetze und die Begriffe des **pH** und **pK$_a$** werden erläutert.
- Die wichtigsten **biochemischen Reaktionen** sind Dehydrierung (Oxidation) und Hydrierung (Reduktion), die Gruppenübertragung, die Hydrolyse komplizierter Verbindungen, die Knüpfung und Spaltung von C–C-Bindungen.
- Für viele biochemische Betrachtungen ist die **räumliche Gestalt** der Moleküle wichtig. Viele Reaktionen verlaufen ausgesprochen stereospezifisch. Der Begriff der *Chiralität*, die *Stereoisomerien* und die *Konformation* von Ringverbindungen werden ausführlich behandelt.

Die Biochemie beschäftigt sich mit den im Organismus vorkommenden Kohlenstoff-Verbindungen und vor allem mit deren Umwandlungen; deshalb ist die organische Chemie oder Chemie der Kohlenstoff-Verbindungen eine Grundlage der Biochemie. Naturstoffchemie und Biochemie gehen ohne Grenzen ineinander über.

Gute Kenntnisse in organischer Chemie, vor allem das Verstehen der Strukturformeln und der chemischen Reaktionen, sind deshalb Voraussetzung für ein sinnvolles Studium der Biochemie. Die folgenden kurzen Darlegungen sollen das Studium der organischen Chemie nicht ersetzen; sie sollen lediglich dessen Bedeutung betonen und vor allem auf einige Stoffklassen und Reaktionen aufmerksam machen, die für die Biochemie besonders wichtig sind.

🔍 **Weitere Elemente in Kohlenstoff-Verbindungen.** Die Kohlenstoff-Verbindungen enthalten natürlich noch andere Elemente, vor allem Wasserstoff, Sauerstoff, Stickstoff, Phosphor und Schwefel. Daneben kommen die Mineralstoffe und Spurenelemente vor (Kap. 21).

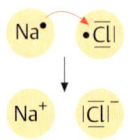

◉1.1 Ionenbindung.

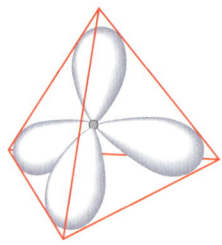

◉1.2 Bindende Atomorbitale des Kohlenstoff-Atoms. Die *sp³*-Hybrid-Orbitale der σ-Bindungen sind vom Mittelpunkt in die Ecken eines Tetraeders gerichtet.

a

b π-Elektronenwolken

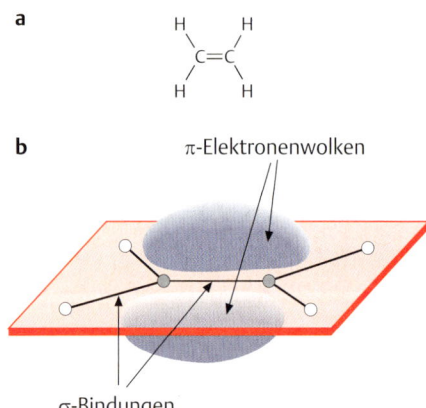

σ-Bindungen

◉1.3 Doppelbindungen.
a Formeldarstellung des Ethylens.
b π-Elektronen-Orbitale des Ethylens: Die σ-Bindungen sind durch Bindungsstriche wiedergegeben, sie definieren die Molekülebene. Die π-Elektronen bilden eine Elektronenwolke mit gleicher Aufenthaltswahrscheinlichkeit oberhalb und unterhalb der Molekülebene.

a

b

c

◉1.4 Wasserstoff-Brückenbindungen.
a Zwischen O und HO, **b** zwischen O und HN,
c zwischen N und HN.

1.1 Die chemische Bindung

Moleküle bestehen aus Atomen, die durch Hauptvalenzen zusammengehalten werden. Diese werden durch Elektronen vermittelt.

Ionenbindung. Hierbei nehmen Atome mit unvollständig besetzter Valenzelektronen-Schale Elektronen auf, die von Atomen mit wenigen Elektronen auf der äußeren Schale abgegeben werden. ◉1.1 zeigt dies am Beispiel des NaCl. Zwischen den Ionen besteht eine elektrostatische Anziehungskraft, die im Kristall zur gitterartigen Anordnung führt. In wässriger Lösung bewegen sich die Ionen frei und umgeben sich mit einer Hydrathülle.

Atombindung (kovalente Bindung). Sie kommt dadurch zustande dass ein Elektronenpaar zwei Atomen gemeinsam angehört. Sie kann als Überlappung von Atomorbitalen zu Molekülorbitalen beschrieben werden (zur Theorie der chemischen Bindung vgl. die ausführlichen Darstellungen in den Lehrbüchern der Chemie).
Kohlenstoff ist vierbindig, d.h. jedes C-Atom kann vier derartige Bindungen ausbilden; sie werden σ-Bindungen genannt und sind in die Ecken eines Tetraeders gerichtet (◉1.2), worauf wir im Abschnitt über Stereochemie noch zurückkommen. Um die Bindungsachse herrscht freie Drehbarkeit.
Neben den σ-Bindungen gibt es Bindungen die durch π-Elektronen vermittelt werden. Dies ist der Fall bei der Doppelbindung zwischen zwei C-Atomen (◉1.3). Bei der C=C-Doppelbindung ist keine freie Rotation möglich.

Nebenvalenzbindungen sind Bindungskräfte zwischen Atomgruppen, die nicht durch Überlappung von Orbitalen zustande kommen. Für die Biochemie sind v.a. zwei Arten von Nebenvalenzen wichtig: die Wasserstoff-Brückenbindung und die hydrophobe Wechselwirkung.

Wasserstoff-Brückenbindungen bilden sich zwischen einem Proton einer HO-Gruppe oder HN-Gruppe und dem freien Elektronenpaar eines O-Atoms bzw. eines N-Atoms aus, wenn die Gruppen sich auf eine Entfernung von 0,28 nm nähern. Sie werden in Formeln durch eine punktierte Linie symbolisiert (◉1.4). Die Bindungsenergie beträgt nur ein Zehntel der Hauptvalenzbindung; dennoch sind es vor allem die Wasserstoff-Bindungen, die die räumliche Struktur insbesondere von Makromolekülen stabilisieren (S. 30 ff., S. 104).

Hydrophobe Wechselwirkungen kommen dann zustande, wenn Gruppen vom Kohlenwasserstoff-Typ sich in einem wässrigen Milieu befinden. Grund dafür ist eine Störung der Wasserstruktur, die wir unten besprechen. Obwohl diese Wechselwirkungen keine chemischen Bindungen im eigentlichen Sinne sind, haben sie eine ähnliche Funktion. Sie sind an der Ausbildung der Raumstruktur der Proteine (S. 32) und am Zusammenhalt der Phospholipide und Proteine in biologischen Membranen (Kap. 14) beteiligt.

Van-der-Waals-Kräfte sind schwache Wechselwirkungen von kurzer Reichweite zwischen chemischen Teilchen. Sie kommen dadurch zustande, dass Fluktuationen der Elektronen um ihre durchschnittliche Verteilung schwache Dipolmomente auslösen, die in umgebenden Molekülen entgegengesetzte, ebenfalls kurzlebige Dipole hervorrufen. Dadurch kommt es zu schwachen Anziehungskräften zwischen Moleküloberflächen. Solche van-der-Waals-Kräfte sind zum Beispiel zwischen den aufeinander gestapelten Basenpaaren der DNA-Doppelhelix wirksam (S. 104).

1.2 Das Wasser

Die meisten Zellen enthalten ca. 70% Wasser. Die Entstehung des Lebens hat sich aller Wahrscheinlichkeit nach in einem wässrigen Milieu abgespielt, und so ist das Wasser bis heute wichtigstes Reaktionsmedium für viele Stoffwechselreaktionen geblieben.

Struktur des Wassers. Das Sauerstoffatom des Wassers kann mit den Wasserstoffatomen anderer Wassermoleküle Wasserstoff-Brückenbindungen ausbilden (s. o.). Sie ergänzen die Hauptvalenzbindungen zu einem Tetraeder. Im festen Zustand, also im Eis, bildet sich eine regelrechte Käfigstruktur mit sechsringartiger Verknüpfung der Wassermoleküle aus (☞**1.5c**). Dies hat u. a. zur Folge, dass Eis eine geringere Dichte hat als Wasser und infolgedessen auf Wasser schwimmt. Für das Leben im Wasser (Überwintern von Fischen und Amphibien) ist das von großer Bedeutung.

Auch im flüssigen Zustand werden die Wassermoleküle durch H-Brückenbindungen zusammengehalten. Im Gegensatz zum Eis befinden sich diese Bindungen jedoch in ständiger Fluktuation. Wenn sich hydrophobe Gruppen von gelösten Stoffen dazwischen drängen, wird diese Struktur dadurch gestört, dass sich um das gelöste Molekül ein höherer Ordnungszustand ausbildet: Die Entropie wird verringert (zum Entropie-Begriff vgl. S. 51). Wenn sich mehrere dieser Gruppen so eng zusammenlagern, dass keine Wassermoleküle zwischen ihnen Platz haben, ist diese Störung geringer. Daraus resultiert ein relativer Entropiezuwachs, der die eigentliche Bindungskraft der hydrophoben Wechselwirkung darstellt. In grober Analogie ist dies vergleichbar mit dem Zusammenfließen zweier Öltropfen zu einem größeren.

Wasser als Dipol. Wie ☞**1.5a** zeigt, ist das Molekül des Wassers gewinkelt: Die Valenzen des Sauerstoffs bilden einen Winkel von 104°. Da das Sauerstoffatom die Elektronen, die die Bindung zu den Wasserstoffkernen (Protonen) bewirken, etwas näher an sich heranzieht, entsteht ein Dipolmoment: Die Sauerstoffseite des Dreiecks ist negativ, die Seite der Wasserstoffatome positiv (☞**1.5b**). Natürlich bilden sich hier keine vollständigen Elementarladungen, sondern nur Unsymmetrien in der Elektronenstruktur. Das Dipolmoment bewirkt aber, dass die Wassermoleküle positive Ionen (vor allem Natrium- und Kalium-Ionen) in gerichteter Weise umgeben und damit eine Hydrathülle bilden. Auch negative Ionen sind hydratisiert.

🔍 Anomalien des Wassers. Viele physikalisch-chemische Eigenschaften des Wassers sind ungewöhnlich, wenn man H_2O etwa mit H_2S und H_2Se vergleicht. Nach diesem Vergleich sollte H_2O einen Schmelzpunkt von etwa – 150 °C und einen Siedepunkt von – 80 °C haben. Die Tatsache, dass das Wasser bei der Oberflächentemperatur des Planeten Erde flüssig ist, ist für die Entstehung und Erhaltung des Lebens von großer Bedeutung. Anomal ist auch die hohe Verdampfungswärme des Wassers; sie erleichtert u. a. die Wärmeabfuhr des Körpers durch Verdunstung von Schweiß. Die Dielektrizitätskonstante des H_2O ist ebenfalls ungewöhnlich hoch; dies erleichtert die Dissoziation der Salze in die Ionen. Alle genannten Eigenschaften lassen sich aus dem gewinkelten Bau des H_2O-Moleküls, dem dadurch bedingten hohen Dipolmoment und der Neigung der Wassermoleküle zur Ausbildung von Wasserstoffbrücken erklären.

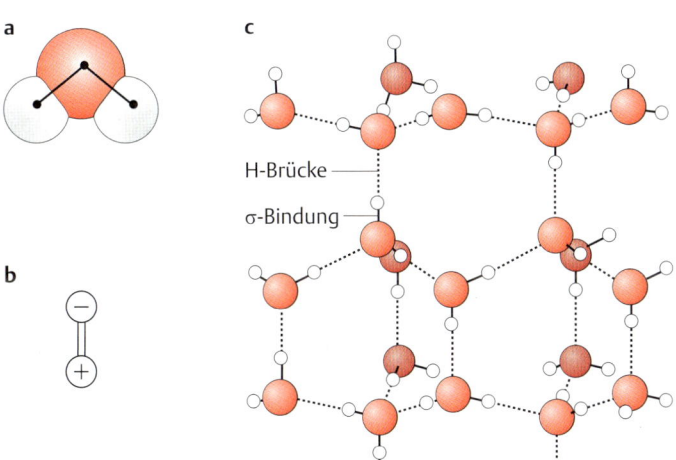

a

b

c

H-Brücke

σ-Bindung

☞ 1.5 Struktur des Wassers.
In **a** ist ein Kalottenmodell eines Wassermoleküls gezeigt, in **b** der äquivalente Dipol. Teilbild **c** stellt die Struktur des Eises dar: Jedes O-Atom ist tetraedrisch von vier H-Atomen umgeben, davon sind zwei durch Atombindungen, zwei durch Wasserstoffbrücken gebunden. Die Struktur entspricht dem Diamantgitter.

Wasser als Lösungsmittel. Wasser ist ein vorzügliches Lösungsmittel für anorganische wie für organische Stoffe. Salze dissoziieren beim Auflösen in die einzelnen Ionen, Säuren meist nur zum kleinen Teil (s. S. 11). Unter den organischen Stoffen kann man „hydrophile" und „hydrophobe" Klassen unterscheiden. Zu den Ersteren gehören Aminosäuren und Proteine, ferner Nucleinsäuren und Kohlenhydrate; den hydrophoben Klassen gehören die Fette und Lipide an (s. Kap. 11, S. 273).

Für das Verhalten von Lösungen gibt es eine Reihe von Gesetzen, die – wie alle physikalisch-chemischen Gesetze – auch für den Organismus gültig sind. Die Gesetze der Diffusion, der Osmose und des kolloidosmotischen Drucks werden in Kap. 14, Membranen, auf S. 355 kurz dargestellt. Sie werden ausführlich in den Lehrbüchern der Physiologie behandelt.

Reaktionen mit Wasser. Wasser ist auch Reaktionspartner oder Reaktionsprodukt. Bei der Bildung der hochmolekularen Stoffe wie Proteine und Nucleinsäuren werden die Bausteine formal unter Wasserabspaltung verknüpft. Durch Hydrolyse können die Makromoleküle wieder in ihre Bausteine zerlegt werden (s. auch S. 200). Schließlich ist die wichtigste Reaktion, die das Leben auf der Erde überhaupt erst ermöglicht, die Spaltung des Wassers unter Verwendung der Lichtenergie – eine Leistung, die die grünen Pflanzen und Algen bei der Photosynthese vollbringen (S. 424). Die umgekehrte Reaktion, die Bildung von Wasser in der Atmungskette, ist die wichtigste energieliefernde Reaktion bei den aerob lebenden Organismen, also praktisch bei allen Tieren und dem Menschen.

Reines Wasser weist infolge der Dissoziation in H^+ und OH^- eine H^+-Ionenkonzentration (bzw. H_3O^+-, d. h. Hydroniumionen-Konzentration) von 10^{-7} mol·l^{-1} auf. Für die Konzentration (genauer die Aktivität) der H^+-Ionen wurde die Messzahl pH eingeführt, die als negativer dekadischer Logarithmus der H^+-Konzentrationen definiert ist: $pH = -\lg[H^+]$. Ein pH-Wert von 7 entspricht also dem Neutralpunkt. Der Begriff des pH ist in der praktischen Biochemie sehr wichtig, weil viele Vorgänge in der Zelle stark von der H^+-Ionenkonzentration, d. h. vom pH, abhängen!

> Der negative dekadische Logarithmus der Hydroniumionen-Konzentration einer verdünnten wässrigen Lösung wird als **pH-Wert** bezeichnet: $pH = -\lg[H^+]$.

Rechnen mit pH-Werten. Für den Umgang mit pH-Werten gelten selbstverständlich die Gesetze logarithmischen Rechnens: Jeder Änderung des pH um eine Einheit entspricht eine Veränderung der H^+-Ionenkonzentration um den Faktor 10. Einer H^+-Ionenkonzentration von $2·10^{-5} = 0{,}2·10^{-4}$ mol·l^{-1} entspricht ein pH von $-\lg(2·10^{-5}) = -(\lg 2 + \lg 10^{-5}) = -(0{,}3 - 5{,}0) = 4{,}7$.

Temperaturabhängigkeit des Neutralpunkts. Es wird häufig übersehen, dass der Neutralpunkt von Wasser – bei welchem die H^+-Konzentration gleich der OH^--Konzentration ist – temperaturabhängig ist. Bei 22 °C entspricht er pH 7, bei 37 °C pH 6,75, bei 57 °C pH 6,50.

1.3 Der Kohlenwasserstoff als Grundkörper

Die Vielfalt der organischen Verbindungen ist dadurch bedingt, dass viele C-Atome miteinander durch σ-Bindungen verknüpft werden können. Man kommt so zu einer großen Zahl von geradkettigen oder verzweigten Kohlenstoff-Skeletten, und wenn die übrigen Valenzen mit Wasserstoff abgesättigt sind, so resultieren die Kohlenwasserstoffe, die systematisch betrachtet die Grundkörper aller organischen Verbindungen sind.

Ungesättigte Kohlenwasserstoffe enthalten >C=C<-Doppelbindungen, die wir oben besprochen haben. Während gesättigte Kohlenwasserstoffe reaktionsträge sind, können sich an Doppelbindungen leicht andere Gruppen anlagern: Durch Vermittlung des π-Elektronenpaares kommt es zur elektrophilen Addition, wobei sich wieder σ-Bindungen ausbilden. So kann z. B. an eine Doppelbindung Wasser oder auch Wasserstoff angelagert werden (◉1.6).

Radikale nennt man organische Verbindungen, die ein einsames, ungepaartes Elektron aufweisen. Dieses kann an einem C-, O- oder N-Atom lokalisiert sein. Wir werden Radikalstrukturen bei den Semichinonen (Ubichinon, S. 81) und Flavinen (S. 78) antreffen.

◉1.6 Sättigung einer Doppelbindung.

Ringsysteme. Kohlenstoff-Ketten können sich zu Ringen schließen. Die gesättigten oder *alizyklischen* Ringsysteme sind für die Biochemie von größerer Bedeutung als die „aromatischen" Verbindungen der Benzol-Reihe, die in der klassischen organischen Chemie einen breiten Raum einnehmen. Wie man weiß, ist das Benzol-System ein mesomeres System, das sich durch die klassische Formel eines Sechsrings mit drei Doppelbindungen nur unvollkommen wiedergeben lässt. Wir werden jedoch stets diese Schreibweise bzw. die moderne mit dem Kreis für die π-Elektronen wählen, um die aromatischen Verbindungen von den gesättigten Ringsystemen, die durch einfache Fünf- und Sechsecke dargestellt werden, zu unterscheiden. Die wichtigsten Ringverbindungen sind mit Namen und Formel in ⊤ 1.1 (S. 6) dargestellt.

Neben den reinen Kohlenstoff-Ringen werden wir oft den „*heterozyklischen*" Verbindungen begegnen, bei denen eines oder mehrere Kohlenstoff-Atome durch Stickstoff, Sauerstoff oder Schwefel ersetzt sind. Diese Ringsysteme, die in ⊤ 1.1 mit aufgenommen sind, tragen meist Trivialnamen. Das chemische Verhalten der heterozyklischen Verbindungen unterscheidet sich meist sehr von dem der reinen Kohlenstoff-Ringe; so hat der Stickstoff aufgrund seines freien Elektronenpaares meist basische (manchmal aber auch saure!) Eigenschaften. Darauf ist also bei den heterozyklischen Ringsystemen zu achten.

Darstellung der Formeln. Streng genommen müsste man in den Formeln jede Valenz durch einen Bindungsstrich, der ein Elektronenpaar symbolisiert, kennzeichnen. Es hat sich in der organischen Chemie jedoch allgemein bewährt, mit Wasserstoff abgesättigte Gruppen durch $-CH_3$ oder $-CH_2-$ anzugeben (◉1.7a) statt durch die umständliche, jeweils links dargestellte Schreibweise.

Wir werden in vielen Fällen noch weiter vereinfachen und eine Kohlenwasserstoff-Kette einfach durch ein System von Strichen darstellen, in deren Ecken CH_2-Gruppen zu denken sind (◉1.7b).

Bei den zyklischen Verbindungen gilt das Gleiche; hier ist die abgekürzte Schreibweise geläufiger. Doppelbindungen werden stets durch Doppelstriche angegeben; ein Sechseck mit einfachen Strichen bedeutet also den Cyclohexan-Ring, d.h. die gesättigte Verbindung (*nicht* den Benzol-Ring!). In diesen vereinfachten Darstellungen sind die räumlichen Beziehungen der beteiligten Atome nicht berücksichtigt (s. S. 19).

🔍 **Anzahl der Ringe in Ringsystemen.** Die Summenformel aller *gesättigten*, offenkettigen Kohlenwasserstoffe entspricht der allgemeinen Formulierung C_nH_{2n+2}. Schließen sich die Ketten zu Ringen – gleichgültig ob dies Fünfringe, Sechsringe oder Sechzehnringe sind –, so müssen für jeden Ringschluss zwei Wasserstoffatome entfernt werden, die Summenformel wird entsprechend wasserstoffärmer. Aus der Summenformel für den gesättigten Kohlenwasserstoff *Cholestan* (Grundkörper des Cholesterols) $C_{27}H_{48}$ kann man somit schließen, dass vier Ringe im Kohlenstoff-Skelett vorliegen müssen.

◉**1.7 Verschiedene Darstellungen von Strukturformeln.**

Die Reste R wurden früher auch Radikale genannt. Man hat sich heute darauf geeinigt, nur solche Verbindungen als Radikale zu bezeichnen, die ein ungepaartes Elektron besitzen.

Gruppen, die in dem betrachteten Zusammenhang unwichtig sind, weil sie sich wiederholen, ohne zu reagieren, werden oft mit R („Rest") bezeichnet; man schreibt R auch dort, wo verschiedene Reste eintreten können, oder wenn die Natur des Restes R unbekannt ist.

⊤ 1.1 Ringsysteme.

Zahl der Ringglieder	carbozyklisch		heterozyklisch				
			N-haltig			O-haltig	
	gesättigt	ungesättigt	gesättigt	ungesättigt		gesättigt	ungesättigt
5	Cyclopentan	Cyclopentadien	Pyrrolidin	Pyrrol	Imidazol	Tetrahydro-furan	Furan
6	Cyclohexan	Benzol	Piperidin	Pyridin	Pyrimidin	Tetrahydro-pyran	Pyran
6 + 5	Hydrindan	Inden		Indol	Purin		Benzofuran (Cumaron)
6 + 6	Dekalin	Naphthalin		Chinolin	Pteridin		Chroman
höhere Systeme	Phenanthren 5α-Steran = Gonan			Benzo[g]pteridin			

1.4 Die funktionellen Gruppen

Die Mannigfaltigkeit der organischen Verbindungen kommt weiterhin durch das Eintreten funktioneller Gruppen in die Kohlenwasserstoffe zustande. (Es versteht sich, dass es sich hierbei um eine formale Ableitung handelt, der meist kein experimentell gangbarer Weg zuzuordnen ist.) Je nachdem, ob ein oder mehrere Wasserstoff-Atome ersetzt sind, unterscheiden wir die in 🌣 1.2 aufgeführten Gruppen.

Nomenklatur. In den systematischen Namen der organischen Verbindungen werden zunächst die zugrunde liegenden Kohlenwasserstoffe systematisch benannt. Bei komplizierteren Strukturen wählt man oft die Trivialnamen der Kohlenwasserstoffe. Die funktionellen Gruppen werden dann durch Vorsilben oder Nachsilben bezeichnet; die wichtigsten sind in 🌣 1.2 angegeben. Dabei gilt die Regel, dass *nur eine* Funktion (diejenige mit der höchsten „Wertigkeit") als Nachsilbe angegeben werden darf. Nachsilben wie -olon für ein Hydroxyketon sind demnach nicht zulässig. Auch für die Biochemie gibt es Nomenklatur-Regeln (s. Literatur).

Die chemischen Reaktionen der verschiedenen Stoffklassen sind zumeist Reaktionen der funktionellen Gruppen (daher die Bezeichnung dieser Gruppen!).

Die Hydroxy-Gruppe. Nach dem am längsten bekannten Vertreter, dem gewöhnlichen Alkohol, heißen die analogen Stoffe mit der Hydroxy-Gruppe **Alkohole**. Ihre Namen werden dadurch gebildet, dass an den Namen des Grundkörpers die Endung -ol angehängt wird (Beispiel: Ethan → Ethanol). In der systematischen organischen Chemie unterscheiden wir primäre, sekundäre und tertiäre Alkohole (👁1.8).

Reaktionen der Alkohole. Die Alkohole bilden eine Reihe von Derivaten (abgeleiteten Verbindungen), von denen für uns die *Ester* mit organischen Säuren und mit Phosphorsäure wichtig sind (👁1.9a). Die

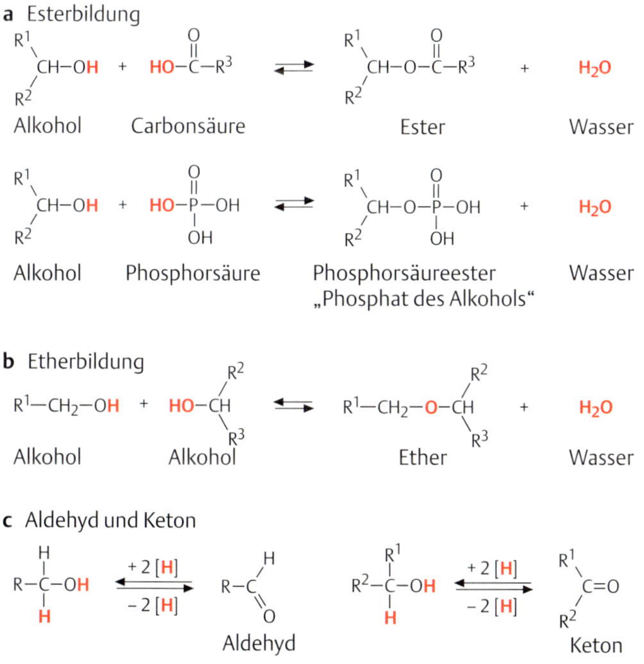

🌣 **1.2 Wichtige funktionelle Gruppen.**

Gruppe	Bezeichnung als	
	Vorsilbe	Nachsilbe
Einwertige Funktionen		
$-OH$	Hydroxy-	-ol
$-NH_2$	Amino-	-amin
Zweiwertige Funktionen		
$=O$	Oxo-	-on(al)
$=NH$	Imino-	-imin
Dreiwertige Funktionen		
$-COOH$	Carboxy-	-carbonsäure
$-C{\equiv}N$	Cyano-	-carboxynitril

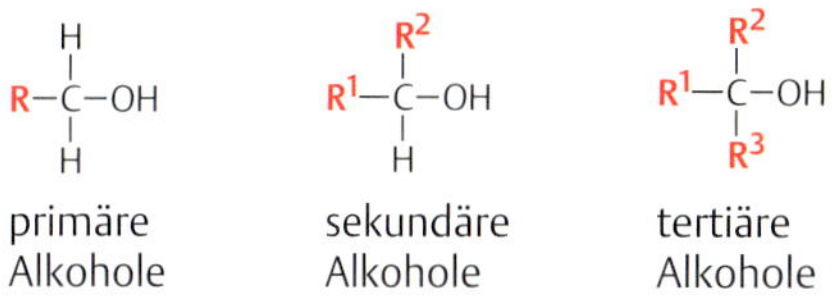

primäre Alkohole   sekundäre Alkohole   tertiäre Alkohole

👁**1.8 Nomenklatur der Alkohole.**

a Esterbildung

Alkohol   Carbonsäure   Ester   Wasser

Alkohol   Phosphorsäure   Phosphorsäureester „Phosphat des Alkohols"   Wasser

b Etherbildung

Alkohol   Alkohol   Ether   Wasser

c Aldehyd und Keton

Aldehyd   Keton

👁**1.9 Derivate von Alkoholen.**

Esterbildung ist eine Gleichgewichtsreaktion, wie der Doppelpfeil zeigt; die Endkonzentration kann von beiden Seiten her erreicht werden (s. S. 50).

Ether entstehen formal durch Wasserabspaltung zwischen zwei Molekülen Alkohol (☞ 1.9b). Ethergruppierungen finden sich in manchen Naturstoffen.

Von den weiteren Reaktionen der Alkohol-Gruppen sei die *Dehydrierung* zur Carbonyl-Verbindung (s. u.) erwähnt. Dabei entsteht aus einem primären Alkohol ein *Aldehyd*, aus einem sekundären Alkohol ein *Keton* (☞ 1.9c). An diesen Wasserstoffübertragungen sind Coenzyme beteiligt (s. S. 73 ff.). Dies ist in den gezeigten Reaktionsgleichungen durch eckige Klammern symbolisiert. Tertiäre Alkohole lassen sich nicht ohne Zerstörung des Kohlenstoff-Skeletts dehydrieren; sie spalten aber leicht Wasser ab zur ungesättigten Verbindung – eine Reaktion, die auch von den anderen Alkoholen bekannt ist.

Amine. Man kann die Amine als alkyliertes Ammoniak bzw. Ammonium-Ion betrachten. Von dieser Auffassung her rührt auch die Nomenklatur (☞ 1.10). Ein *primäres Amin* ist ein monoalkyliertes Ammoniak, ein *sekundäres Amin* ein Ammoniak mit zwei kohlenstoffhaltigen Gruppen, das *tertiäre Amin* trägt drei *C*-Substituenten am Ammoniak und das *quartäre Ammonium-Salz* schließlich leitet sich vom Ammonium-Ion NH_4^+ durch Ersatz aller vier Wasserstoffe durch organische Reste ab.

Reaktionen von Stickstoffverbindungen. Die Stickstoffverbindungen dieser Reihe sind die organischen Basen. Ihre *Salzbildung* lässt sich ganz analog der Ammoniumsalz-Bildung als Addition eines Protons formulieren:

$$NH_3 + H^+ \rightleftarrows NH_4^+ \qquad \text{bzw.} \qquad R-NH_2 + H^+ \rightleftarrows R-NH_3^+$$

Sie ist die wichtigste Reaktion der Amino-Verbindungen (s. auch S. 26). Aus dem Typ des sekundären oder tertiären Amins lassen sich zwanglos die ringförmigen Basen ableiten; bei ihnen haben sich die Reste R^2 und R^3 zu einem Ring verbunden. Beispiele dafür gibt ☛ 1.1. Bei manchen dieser Basen (Pyridin, Imidazol u. a.) liegt zwischen C und N eine Doppelbindung.

Eine Reaktion der Amine, die der Esterbildung der Alkohole an die Seite zu stellen ist, ist die Bildung der *Säureamide* (☞ 1.14, S. 10). Sie spielt eine besondere Rolle für den Aufbau der Peptide und Proteine aus den Aminosäuren und wird deshalb dort besprochen (S. 24). Bei der *Dehydrierung* von primären Aminen würde sich – in Analogie zum Alkohol – eine C=N-Doppelbindung ausbilden. Die Verbindungen werden *Imine* genannt; sie sind unbeständig und werden von Wasser zu den Ketonen (oder Aldehyden, wenn $R^1 = H$) und Ammoniak (NH_3) hydrolysiert:

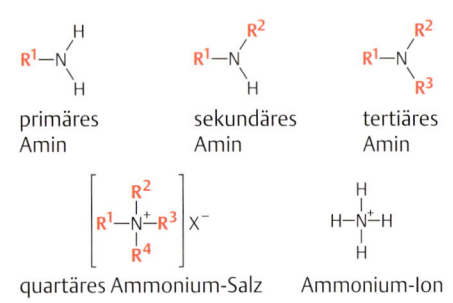

☞ 1.10 Nomenklatur der Amine.

Nach dieser Reaktionsgleichung können z. B. die Aminosäuren im Stoffwechsel zu 2-Oxosäuren oxidiert werden.

Carbonyl-Verbindungen: Aldehyde und Ketone. Die systematischen Namen der Aldehyde werden durch Anhängen der Silbe -al an den Namen der Stammsubstanz gebildet, die der Ketone in analoger Weise durch Anhängen der Silbe -on. Die Gruppe =O heißt *Oxo*-Gruppe, die Gruppe C=O *Carbonyl*- oder *Keto*-Gruppe.

Reaktionen von Carbonyl-Verbindungen. Die Carbonyl-Verbindungen sind sehr reaktionsfähig. Durch *Reduktion* (*Hydrierung,* d.h. Wasserstoff-Anlagerung an die C=O-Doppelbindung) entstehen Alkohole. Die Reaktion ist umkehrbar: Ein primärer oder sekundärer Alkohol kann zur Carbonyl-Verbindung dehydriert werden, wie bei den Alkoholen formuliert wurde (👁**1.9c**). Diese Reaktion ist für die Biochemie von großer Wichtigkeit.

Eine andere Additionsreaktion der Carbonyl-Verbindungen ist die *Wasseranlagerung* (👁**1.11a**). Es entstehen die Hydrat-Formen, die für sich unbeständig sind, aber Zwischenprodukte darstellen können. Die Addition von Alkoholen an Aldehyde führt ganz analog zu „*Halbacetalen*", die in der Chemie der Kohlenhydrate eine wichtige Rolle spielen und deshalb auf S. 229 behandelt werden.

Vom Aldehydhydrat kann man durch Dehydrierung, d.h. *ohne* Sauerstoffzufuhr, zur Carbonsäure gelangen.

Die Addition von primären Aminen an die Carbonyl-Gruppe führt zu Verbindungen, die leicht Wasser abspalten, wobei eine C=N-Doppelbindung ausgebildet wird (👁**1.11b**). Verbindungen dieses Typs heißen *Azomethine* oder *Schiff-Basen,* sie sind wichtig als Zwischenprodukte enzymatischer Reaktionen (S. 60, 92).

Schließlich betrachten wir noch die *Aldol-Addition,* meist (nicht ganz korrekt) *Aldol-Kondensation* genannt. Hierbei wird eine CH-acide Verbindung an eine Carbonyl-Gruppe angelagert. Wie 👁**1.11c** zeigt, kann es anschließend noch zur Wasserabspaltung kommen.

Aldehyde und Ketone, die neben der Carbonyl-Gruppe noch eine CH- oder CH$_2$-Gruppe tragen, gehören selbst zu den CH-aciden Verbindungen. Wird ein Proton abgegeben, so resultiert ein Carbanion, das

🔍 Von einer **CH-aciden Verbindung** spricht man, wenn ein Kohlenstoff-Atom so weit positiviert ist, dass es leicht ein H-Atom als Proton abgibt und damit selbst zum Carbanion wird.

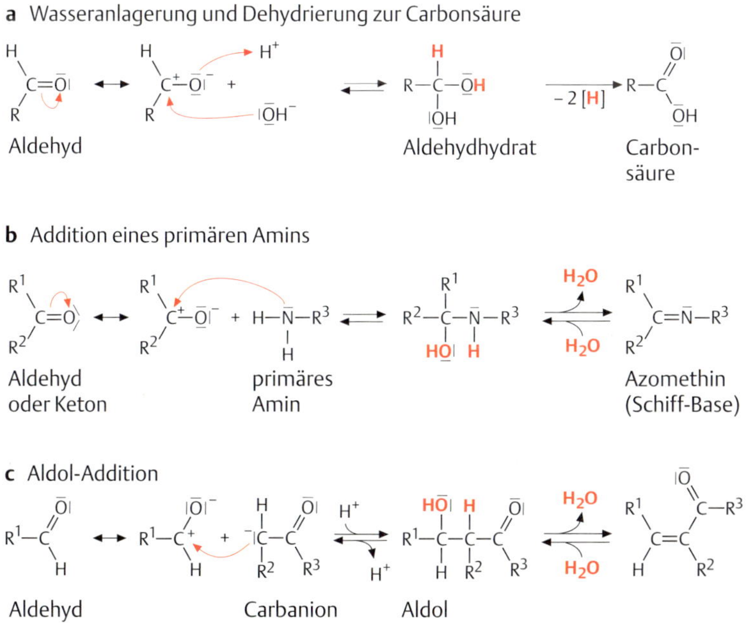

Aldehyd   Keton

a Wasseranlagerung und Dehydrierung zur Carbonsäure

Aldehyd   Aldehydhydrat   Carbonsäure

b Addition eines primären Amins

Aldehyd oder Keton   primäres Amin   Azomethin (Schiff-Base)

c Aldol-Addition

Aldehyd   Carbanion   Aldol

👁**1.11 Reaktionen von Carbonyl-Verbindungen**.

1.12 Keto-Enol-Tautomerie.

durch *Mesomerie* stabilisiert ist, wie 1.12 zeigt. Wird ein Proton an die in der Klammer rechts stehende Grenzform angelagert, so resultiert ein *Enol*; der Name ist von „en" = Doppelbindung und „ol" = - Alkohol-Gruppe abgeleitet. Die Isomerie zwischen Keto-Form und Enol-Form wird auch als Tautomerie bezeichnet.

Phenole. Den Enolen eng verwandt sind die Phenole, die eine OH-Gruppe direkt am aromatischen Kern tragen. Die phenolische Hydroxy-Gruppe steht an einer Doppelbindung, die in das mesomere aromatische System einbezogen ist. Das Phenolat-Ion hat hier sehr viele mesomere Formeln zur Verfügung; deshalb sind die Phenole schwache Säuren, und der einfachste Vertreter, das Phenol, wurde früher auch „Carbolsäure" genannt. Andererseits kann die phenolische Hydroxy-Gruppe Ester bilden und ähnelt darin den Alkoholen.

Phenol   Phenolat-Ion

Guanidin

Imine sind Stoffe mit einer C=N-Doppelbindung; sie hydrolysieren im Allgemeinen sehr leicht und sind nur in besonderen Zusammensetzungen beständig. Zu diesen gehören einmal die Ringverbindungen (S. 6 und 98), außerdem Verbindungen mit der Guanidino-Gruppe. Das Guanidin ist in wässriger Lösung stabil.

Carbonsäuren enthalten die Carboxy-Gruppe. Wie 1.13a zeigt, sind drei Valenzen des Kohlenstoffatoms durch Sauerstoff besetzt. Die Lokalisierung des Protons an *einem* Sauerstoffatom ist inkorrekt, durch Mesomerie sind beide O-Atome gleichberechtigt. Dennoch ist es praktisch, diese Schreibweise zu wählen.

Carbonsäure   Derivat   Acyl-Rest

1.13 Carbonsäuren.

Derivate der Carbonsäuren leiten sich durch Ersatz des –OH in der Carboxy-Gruppe durch eine andere Atomgruppe (X) ab. Dabei kann X = –Cl, –OR, –NH$_2$, –NHR u. a. sein. Formal enthalten die Derivate den *Acyl-Rest* (1.13c).
Die Acyl-Gruppe ist als Carbonyl-Gruppe elektrophil und daher zur Addition nucleophiler Zentren befähigt. Auf die Addition folgt die Eliminierung der Gruppe X; in der Bilanz ergibt sich damit eine nucleophile Substitution nach dem Additions-Eliminierungs-Mechanismus (Gruppenübertragung), die man „Acylierung" nennt. Die Reaktion ist in 1.14 am Beispiel der Bildung eines Säureamids aus einem Ester (d. h. z. B. X = –OCH$_3$) und einem primären Amin formuliert.

Acyl-Derivat   polarisierte Form   Amin

Addition

Eliminierung
– HX

Säureamid

1.14 Acylierung. Beispiel: Säureamid-Bildung.

Säureamide (X = NH$_2$ oder NH–R^2) entstehen biochemisch durch die oben beschriebene Gruppenübertragung. Durch Hydrolyse können sie in ihre Komponenten, Säure und Ammoniak bzw. Amin, zerlegt werden. Von besonderer Bedeutung ist die Säureamid-Bindung für den Aufbau der Peptide und Proteine (s. Kap. 2).

Säureester. Bei ihnen ist X eine Alkoxy-Gruppe –OR. Rein chemisch bilden sie sich in einer Gleichgewichtsreaktion aus Säure und Alkohol, wie dies auf S. 50 ausführlich besprochen wird. Unter physiologischen Bedingungen – d. h. im wässrigen Medium bei neutralem pH – liegt das Gleichgewicht auf Seiten der Bestandteile, Säure und Alkohol. Biochemisch vollzieht sich die Esterbildung nach dem Prinzip der Gruppenübertragung aus aktivierten Säurederivaten.

Aktivierte Säurederivate sind solche, bei denen die Gruppe X auf die Carbonyl-Bindung polarisierend wirkt und damit die Acylierung erleichtert. In der organischen präparativen Chemie verwendet man für Acylierungen meistens Säurechloride oder Säureanhydride. Auch die Biochemie kennt aktivierte Säurederivate; es sind entweder Phosphorsäureanhydride oder Thioester, d.h. Acyl-Derivate der Sulfhydryl-Gruppe –SH (s. hierzu Coenzym A, S. 90). Acylierungen sind biochemisch als Gruppenübertragung zu charakterisieren: Die Acyl-Gruppe wird vom aktivierenden Rest X (z.B. CoA) auf ein Akzeptormolekül übertragen.

Dissoziation der Carbonsäuren. In wässriger Lösung dissoziieren die Carbonsäuren in Protonen (die im Wasser hydratisiert als H_3O^+-Ionen vorliegen) und in Carboxylat-Anionen (◉1.15). Das Anion ist durch Mesomerie stabilisiert, die Ladung kann auch am anderen O-Atom geschrieben werden.

Salze. Die meisten organischen Säuren liegen bei physiologischem pH als Anionen, d.h. als Salze, vor. Die Namen der Salze werden von den lateinischen Namen der Sauren abgeleitet, es ist selbstverständlich, dass es nicht „Natriumessigat", sondern Natriumacetat heißt. Die Formeln der Säuren, die in der Biochemie häufiger vorkommen, sind in ☂1.3 gezeigt; die Namen der Säure-Anionen sind darunter in Klammern angegeben. In der Biochemie verwendet man bevorzugt diese Namen, auch wenn das Gegenion unbekannt ist oder wenn bei mehrbasigen Säuren unentschieden bleibt, wie viele der Gruppen dissoziiert vorliegen.

Thioester

Carbonsäure   Carboxylat-Anion

◉**1.15 Dissoziation von Carbonsäuren.**

🔍 **„Aktivität" von Salzlösungen.** Bei konzentrierteren Salzlösungen muss man statt der stöchiometrischen Konzentration die Aktivitäten einsetzen. Durch Wechselwirkung zwischen den Ionen scheint ihre wirksame Konzentration, eben die „Aktivität", erniedrigt, was man durch den Aktivitätskoeffizienten f_a berücksichtigt. Er ist z.B. für Blut-isotone NaCl-Lösung $f_a = 0{,}76$.

☂ **1.3 Wichtige Säuren,** darunter die Namen der Anionen.

Monocarbonsäuren	Dicarbonsäuren	Hydroxysäuren	Oxosäuren
H—COOH Ameisensäure (Formiat)	HOOC—COOH Oxalsäure (Oxalat)	HO—CH$_2$—COOH Glykolsäure (Glykolat)	$\overset{\displaystyle O}{\underset{}{H-\overset{\|}{C}-COOH}}$ Glyoxylsäure (Glyoxylat)
H$_3$C—COOH Essigsäure (Acetat)	HOOC—CH$_2$—COOH Malonsäure (Malonat)	H$_3$C—$\overset{OH}{\overset{\|}{C}H}$—COOH Milchsäure (Lactat)	H$_3$C—$\overset{O}{\overset{\|}{C}}$—COOH Brenztraubensäure (Pyruvat)
H$_3$C—CH$_2$—COOH Propionsäure (Propionat)	HOOC—CH$_2$—CH$_2$—COOH Bernsteinsäure (Succinat)	H$_2$C—$\overset{HO\ \ OH}{\overset{\|\ \ \ \ \|}{C}H}$—COOH Glycerolsäure (Glycerat)	H$_2$C—$\overset{HO\ \ O}{\overset{\|\ \ \ \|}{C}}$—COOH Hydroxybrenztrauben- säure (Hydroxypyruvat)
H$_3$C—CH$_2$—CH$_2$—COOH Buttersäure (Butyrat)	HOOC—CH=CH—COOH Fumarsäure (Fumarat)	HOOC—CH$_2$—$\overset{OH}{\overset{\|}{C}H}$—COOH Äpfelsäure (Malat)	HOOC—CH$_2$—$\overset{O}{\overset{\|}{C}}$—COOH Oxalessigsäure (Oxalacetat)
H$_3$C—$\overset{CH_3}{\overset{\|}{C}H}$—CH$_2$—COOH Isovaleriansäure (Isovalerat)	$\overset{HOOC\ \ \ \ \ COOH}{\underset{H_2C-CH_2-CH_2}{\|\ \ \ \ \ \ \ \ \ \ \|}}$ Glutarsäure (Glutarat)	HOOC—$\overset{HO\ \ OH}{\overset{\|\ \ \ \ \|}{CH-CH}}$—COOH Weinsäure (Tartrat)	$\overset{HOOC\ \ \ \ \ COOH}{\underset{H_2C-CH_2-C=O}{\|\ \ \ \ \ \ \ \ \ \ \|}}$ 2-Oxoglutarsäure (2-Oxoglutarat)

Konzentrationen im Massenwirkungsgesetz. In Gleichung 1.1 bedeutet [R–COO⁻] die molare Konzentration (in mol·l⁻¹) der betreffenden Ionenart. Man schreibt der Einfachheit halber [H⁺], obwohl in Wirklichkeit das Ion H_3O^+ vorliegt.

Umformungen der Dissoziationsgleichung:

$$\lg \frac{[Ac^-]}{[HAc]} + \lg [H^+] = \lg K_a$$

$$\lg \frac{[Ac^-]}{[HAc]} - \lg K_a = -\lg [H^+]$$

$$\lg \frac{[Ac^-]}{[HAc]} + pK_a = pH$$

Henderson-Hasselbalch-Gleichung

> Der **pK_a-Wert** ist der negative dekadische Logarithmus des Zahlenwerts der Gleichgewichtskonstanten einer Dissoziationsreaktion. Er entspricht bei einer schwachen Säure demjenigen pH-Wert, bei dem undissoziierte Säure und Anion in gleicher Konzentration vorliegen.

Die pK-Werte der Aminosäuren bedingen die Eigenschaften der Proteine. Von besonderer Bedeutung sind z. B. die pK_a-Werte der funktionellen Gruppen von Aminosäuren. Hier liegen die pK_a-Werte der α-COOH-Gruppen zwischen 1,7 und 2,6, diejenigen der α-NH$_3^+$-Gruppen zwischen 8,9 und 10,6. In Proteinen sind diese Gruppen zu Peptidbindungen verknüpft und nicht mehr dissoziierbar. Stattdessen können in den Seitenketten saurer Gruppen Protonen abdissoziieren (Glutaminsäure, Asparaginsäure), und basische Gruppen können Protonen anlagern (Histidin, Arginin, Lysin), so dass Proteine pH-abhängig charakteristische Ladungsmuster besitzen (s. S. 26).

Dissoziationsgesetz und pK-Werte. Auf die Dissoziationsgleichung der Carbonsäuren (☞ 1.15) können wir das *Massenwirkungsgesetz* anwenden. Es sagt bekanntlich aus, dass das Verhältnis der Konzentrationen im Gleichgewicht konstant ist (s. S. 50); die mathematische Gleichung lautet:

$$\frac{[R-COO^-] \cdot [H^+]}{[R-COOH]} = K_a$$

Wir können die Gl. 1.1 auch in folgender Form schreiben:

$$\frac{[Ac^-]}{[HAc]} \cdot [H^+] = K_a$$

Dabei ist Ac⁻ das Anion, HAc die undissoziierte Säure.
Ist nun der Wert des Bruches = 1, d. h. liegt gleich viel undissoziierte Säure und Anion vor, dann entspricht die H⁺-Ionenkonzentration der Dissoziationskonstanten (K_a) der Säure. Will man [H⁺] als pH ausdrücken, dann ist es zweckmäßig, auch die Dissoziationskonstante als (negativen) Logarithmus anzugeben. Man nennt diese Größe den pK_a-Wert: $pK_a = \lg K_a$. Die pK_a-Werte der Carbonsäuren liegen meist zwischen 3,5 und 5.
Die Konstante K_a (von *acidum* = Säure) wird meist als Dissoziationskonstante der Säure bezeichnet. Man kann sie aber auch – in Umkehrung der Reaktionsgleichung in ☞ 1.15 – als Assoziationskonstante des Anions Ac⁻ mit Protonen auffassen. Dann erhält pK_a eine anschauliche Bedeutung: Eine Gruppe mit hohem pK_a-Wert bindet Protonen fest, dissoziiert sie nur schwer ab – wir haben eine schwache Säure vor uns. Umgekehrt bezeichnet ein niedriger pK_a-Wert ein Anion, das Protonen nur schwach bindet; es gehört zu einer starken Säure, die Protonen leicht dissoziiert.
Die Logarithmierung der Gl. 1.2 ergibt die am Rand beschriebenen Gln. 1.3 und 1.4. Der Ausdruck 1.4, der auch den Namen *Henderson-Hasselbalch-Gleichung* führt, kann zur Berechnung der pH-Werte dienen, die sich in Gemischen von Salz und Säure einstellen. Solche Gemische bezeichnet man als Puffer.

Puffer haben die Eigenschaft, H⁺-Ionen (und OH⁻-Ionen) abzufangen und dadurch pH-Änderungen zu mildern, die auf Zusatz von Säuren (oder Basen) entstehen (☞ 1.4). Ihre Wirkungsweise wird aus dem Massenwirkungsgesetz verständlich. Wird nämlich dem durch Gl. 1.1 gekennzeichneten Gleichgewichtsgemisch Säure zugesetzt, so würde sich [H⁺] erhöhen; um das Gleichgewicht neu einzustellen, muss sich auch [HAc] erhöhen, und das ist nur möglich, indem H⁺ und Ac zu HAc zusammentreten. Dadurch verschwindet der allergrößte Teil der H⁺-Ionen, und der pH-Wert verändert sich nur geringfügig. Dabei ist natürlich vorausgesetzt, dass nicht zu viele H⁺-Ionen, d. h. keine zu große Menge Säure, zugesetzt wurden. Die Pufferkapazität ist erschöpft, wenn ein erheblicher Teil der Ac⁻-Ionen zum Abfangen der H⁺-Ionen verbraucht wurde.
Als Puffergemische eignen sich ganz allgemein schwache Säuren oder schwache Basen im Gemisch mit ihren Salzen; sie puffern am besten

⊤ 1.4 Beispiele biologisch wichtiger Puffer

Protonendonor	Protonenakzeptor
H_2CO_3 ($H_2O + CO_2$)	HCO_3^-
$H_2PO_4^-$	HPO_4^{2-}
NH_4^+	NH_3
Histidin⁺ (als Proteinbaustein)	Histidin

im Bereich des pK_a-Wertes. Puffergemische sind bei biochemischen Arbeiten fast immer erforderlich. Viel verwendet werden Phosphatpuffer, Citratpuffer und Tris-(hydroxymethyl)aminomethan, oft einfach als *Tris*-Puffer bezeichnet. Daneben werden organische Sulfonsäuren, z.B. Morpholino-propansulfonsäure (MOPS-Puffer), als Puffersubstanzen verwendet. Die genaue Zusammensetzung der Puffergemische ist in biochemischen Arbeitsbüchern verzeichnet. Zur Pufferung im Blut s. Kap. 21, S. 592.

Tris-(hydroxymethyl)-aminomethan

1.5 Biochemisch wichtige Reaktionen

Praktisch alle biochemischen Reaktionen werden von Enzymen katalysiert; die Enzyme (und Coenzyme) stellen gewissermaßen die „Reagenzien" der lebenden Zelle dar, mit deren Hilfe alle Reaktionen im wässrigen Medium bei annähernd neutralem pH und in einem engen Temperaturbereich ausgeführt werden. Die Vielfalt dieser Reaktionen lässt sich auf eine verhältnismäßig geringe Zahl von Reaktionstypen zurückführen, die hier kurz besprochen seien.
Die Prinzipien der enzymatischen Katalyse werden in den Kap. 3 und 4 besprochen; dennoch ist es zweckmäßig, die biochemisch wichtigen Reaktionen bereits hier in der Reihenfolge aufzuführen, die der Systematik der Enzyme folgt (vgl. **T 3.4**, S. 68).

Oxidation und Reduktion (Oxidoreduktasen). Als Oxidation bezeichnet man allgemein den Entzug von Elektronen, Reduktion ist als Zufuhr von Elektronen definiert. In der Biochemie sind besonders wichtig die **Dehydrierung** (Oxidation) und **Hydrierung** (Reduktion) von Zwischenprodukten des Stoffwechsels. Durch Dehydrierung werden umgewandelt (👁**1.16**):

a Alkohole in Carbonyl-Verbindungen (S. 77); die Reaktion ist umkehrbar,
b gesättigte in ungesättigte Verbindungen; die Reaktion ist meistens umkehrbar,
c Aldehyde in Carbonsäuren; diese Reaktion ist nicht ohne weiteres umkehrbar,
d Amine in Imine, die anschließend zu Carbonyl-Verbindungen hydrolysieren; auch diese Reaktion ist nicht ohne weiteres umkehrbar (Ausnahmefall: Transaminierung, s. S. 207 ff.).

Sauerstoff als Reaktionspartner. Sauerstoff ist im Stoffwechsel an einer Vielzahl von z.T. sehr komplexen Reaktionen beteiligt, daher ist der Biochemie des Sauerstoffs ein eigenes Kapitel (Kap. 7) gewidmet. Im Folgenden werden nur die Reaktionen zusammengefasst, die es dem Sauerstoffmolekül erlauben, durch Aufnahme von Elektronen als Reaktionspartner bei Oxidationen zu fungieren (👁**1.17**). Aufgrund der Elektronenkonfiguration kann das Sauerstoffmolekül ein, zwei oder vier Elektronen aufnehmen.
Wird *ein* Elektron angelagert, so erhalten wir das Superoxidradikal-Anion (👁**1.17a**), ein äußerst reaktives Molekül, das in der Lage ist, viele organische Substanzen anzugreifen und zu zerstören. Damit diese aggressive Molekülspezies in der Zelle keinen Schaden anrichten kann, hat die Natur ein besonderes Enzym, die *Superoxid-Dismutase,* entwickelt, die das Radikal in Sauerstoff und H_2O_2 zerlegt (s. S. 184).
Der 2-Elektronen-Übergang führt zum Wasserstoffperoxid H_2O_2 (👁**1.17b**). Er ist verwirklicht bei der Reaktion vieler Dehydrogenasen, die Flavindinucleotid als prosthetische Gruppe enthalten. Ob allerdings in der Zelle auch H_2O_2 entsteht oder ob statt des Sauerstoffs

👁**1.16 Dehydrierung (Oxidation) von Zwischenprodukten des Stoffwechsels.** Erklärung im Text.

👁**1.17 Reaktionen des Sauerstoffs.**

eine andere Substanz als Elektronenakzeptor wirkt, ist vielfach noch unklar.

Eine Übertragung von vier Elektronen auf ein Sauerstoffmolekül führt – gemeinsam mit der Anlagerung von vier Protonen – zur Bildung von Wasser (☀1.17c). Das entspricht der Knallgasreaktion der anorganischen Chemie, bei der bekanntlich sehr viel Energie freigesetzt wird.

Gruppenübertragung (Transferasen). Die Gruppenübertragung hat als Reaktionsprinzip eine besondere Bedeutung. Hierbei wird eine bestimmte Gruppe – z.B. ein Acyl-Rest, eine Methyl-Gruppe oder ein ganzes Glucose-Molekül – von einem Coenzym (S. 82 ff.) auf ein anderes Molekül übertragen (☀1.18). Meist verlaufen diese Reaktionen als *nucleophile Substitutionen*. Auf diese Weise werden C–O-Bindungen, C–N-Bindungen und auch C–C-Bindungen geknüpft. Auch hochmolekulare Substanzen werden nach diesem Prinzip aufgebaut.

Die Coenzyme und ihre Reaktionen werden im Kap. 4 ausführlich besprochen. Einen Überblick über die Enzyme, die solche Transferreaktionen katalysieren, findet sich in ⏺4.1 (S. 82).

☀1.18 Gruppenübertragung: Methyltransfer.

Hydrolysen (Hydrolasen). Diese können gleichfalls als Substitutionen betrachtet werden, wobei das HO^--Ion in das Molekül eintritt und eine andere Gruppe das Molekül verlässt.

Knüpfung von C–C-Bindungen (Lyasen). Sie vollzieht sich häufig als *nucleophile Addition* einer CH-aciden Komponente (s. S. 9) an eine Carbonyl-Komponente. Typische Reaktionen dieser Art sind die
– *Aldol-Addition* (vgl. ☀1.11c, S. 9 und S. 60),
– Bildung von β-Carbonyl-Verbindungen nach dem Prinzip der sog. *Claisenschen Esterkondensation* (☀1.19),
– *Carboxylierung* von Ketonen und Acyl-CoA-Verbindungen (die Umkehrung dieser Reaktionen, die Decarboxylierung, erfolgt unter Lösung einer C–C-Bindung).

Kohlenstoff-Bindungen können auch durch andere Additionsreaktionen geknüpft werden. Bei der *Acyloin-Addition* lagert sich ein aktivierter Aldehyd als Carbanion an einen anderen Aldehyd an (s. S. 252).

Andere Enzyme aus der Gruppe der Lyasen bewirken die Anlagerung von Wasser bzw. Ammoniak an die Kohlenstoff-Doppelbindung bzw. deren Umkehrung, die Ausbildung einer Doppelbindung durch eine Eliminierungsreaktion (☀1.20).

β-Carbonyl-Verbindung

☀1.19 Esterkondensation nach Claisen.

Reaktionen der Isomerasen und Ligasen. Der Mechanismus der Isomerisierungsreaktionen ist uneinheitlich, sie sollen erst später besprochen werden (S. 92). Das Gleiche gilt für die Reaktionen der Ligasen (s. S. 93).

☀1.20 Abspaltung von NH₃ als Beispiel einer Lyase-Reaktion.

1.6 Größe und Gestalt der Moleküle

In der Biochemie sind für viele Betrachtungen die Größe und die Gestalt der Moleküle, besonders der Substratmoleküle für Enzyme, von Bedeutung. Wir müssen uns deshalb kurz mit diesen Eigenschaften beschäftigen.

Stoffmenge. Das **Mol** ist die Einheit der Stoffmenge. Es ist definiert als diejenige Menge Substanz, die so viele Elementareinheiten (Atome, Ionen, Moleküle) enthält wie Atome in 12 g des Kohlenstoff-Isotops ^{12}C vorhanden sind. Das sind $6{,}022 \cdot 10^{23}$ Teilchen.

Eine abgeleitete Größe ist die *Konzentration*, definiert als Stoffmenge pro Volumen. Sie wird in mol·l⁻¹ angegeben; hierfür war auch die Bezeichnung *M* gebräuchlich.

Molekülmasse. Die Masse einzelner Atome und Moleküle wird in atomaren Masseneinheiten (*atomic mass units,* abgekürzt a.m.u. oder *u*) angegeben. Die Einheit ist definiert als der 12. Teil der Masse eines Atoms des Kohlenstoff-Isotops ^{12}C und entspricht $1,66 \cdot 10^{-24}$ g. In der Biochemie ist hierfür die Bezeichnung *Dalton,* abgekürzt *Da,* in Gebrauch. Bei Makromolekülen wird die Molekülmasse in Kilodalton (kDa) angegeben.

Statt die Masse in Dalton anzugeben, kann man auch das Verhältnis der Molekülmasse zur atomaren Masseneinheit angeben. Diese Größe wird „relative Molekülmasse" (früher Molekulargewicht) genannt und M_r abgekürzt; sie ist – als relative Größe – dimensionslos.

Schließlich kann man auch die Masse eines Mols in g als *Molmasse* (g·mol⁻¹) angeben. Die drei genannten Größen unterscheiden sich nur in der Dimension, ihr Zahlenwert ist gleich.

Bindungslängen und Modelle. Wie im Abschnitt 1.1 schon erwähnt, sind die vier Bindungen (Atomorbitale) des Kohlenstoffs in die Ecken eines *Tetraeders* gerichtet, wobei der Atomkern im Mittelpunkt liegt. Der Winkel zwischen zwei Bindungen beträgt 109°30', die Länge einer C–C-Bindung beträgt 0,154 nm, die der C–O-Bindung 0,143 nm. Sind die Atome durch Doppelbindungen verknüpft, so ist die Bindungslänge kürzer.

Will man sich eine Vorstellung vom Bau der Moleküle machen, so greift man zweckmäßig zu Modellen. Die Raumerfüllung kann man am Besten an den sog. *Kalottenmodellen* studieren; bei diesen sind die Wirkungsquerschnitte der Atome durch Kugelkalotten repräsentiert. Die ◉**1.21** zeigt das Kalottenmodell des Methans, das einer langkettigen Fettsäure (Dodecansäure, $C_{11}H_{23}COOH$) und das der β-D-Glucose.

Für viele stereochemische Betrachtungen sind jene Modelle besser geeignet, bei denen die Atomzentren als kleine Kugeln dargestellt sind, die durch längere Stäbe verbunden werden. Ein solches Modell der Aminosäure Serin ist in ◉**1.22** (s.S. 16) gezeigt.

Gestalt von Molekülen. Sie wird anhand der *Konfiguration* (z.B. D-/L-Form, *R-/S*-Form, *cis-/trans*-Form) und *Konformation* der Moleküle beschrieben (s. ▼**1.5**, s.S. 19) und mit Hilfe von *Projektionsformeln* verdeutlicht.

Chiralität. Ein chiral gebautes Molekül und sein Spiegelbild lassen sich nicht zur Deckung bringen. Sie unterscheiden sich wie die linke und die rechte Hand; von daher rührt die Bezeichnung Chiralität, die mit „Händigkeit" übersetzt werden kann.

Das in ◉**1.22** gezeigte Tetraedermodell einer Aminosäure (Serin) ist mit seinem Spiegelbild nicht zur Deckung zu bringen. Die Verschiedenheit der Spiegelbilder ist stets dann gegeben, wenn die vier Ecken des Tetraeders mit verschiedenen Substituenten besetzt sind. Man spricht in diesem Fall vom asymmetrischen *C*-Atom (korrekt: asymmetrisch substituierten *C*-Atom). Es gibt auch organische Verbindungen, die keine asymmetrischen *C*-Atome aufweisen und dennoch chiral gebaut sind, bei denen sich also Bild und Spiegelbild nicht zur Deckung bringen lassen. Zwei Substanzen, die zueinander im Verhältnis der Spiegelbildisomerie stehen (*Enantiomere*) stimmen in den chemischen und in den meisten physikalischen Eigenschaften (Schmelzpunkt, Siedepunkt, Löslichkeit usw.) überein; sie unterscheiden sich nur in der optischen Drehung und heißen deshalb auch

🔍 **Dimensionen der Moleküle.** Aus den Bindungslängen, die in der Größenordnung von 0,1 – 0,2 nm (1 – 2 Å) liegen, lässt sich ausrechnen, dass *einfache Moleküle* wie z.B. Serin oder Glucose einen Durchmesser von 0,5 – 1 nm (= 5 – 10 Å) haben. Dagegen können *Makromoleküle*, welche aus vielen Einzelbausteinen bestehen, große Dimensionen annehmen. Proteine können aus Tausenden von Aminosäuren bestehen und als lang gestreckte Moleküle eine Länge von mehreren Hundert nm erreichen. Entsprechendes gilt für polymere Kohlenhydrate, welche, wie im Fall der Cellulose, aus mehreren Tausend Monosacchariden aufgebaut sein können. Die Desoxyribonucleinsäure eines einzigen Chromosoms, die aus über $100 \cdot 10^6$ Basenpaaren bestehen kann, würde ausgestreckt mehrere cm lang sein.

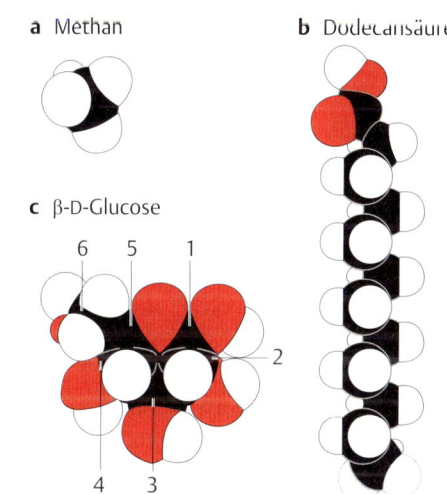

a Methan   **b** Dodecansäure

c β-D-Glucose

◉**1.21 Raumerfüllende Molekülmodelle** (sog. Kalottenmodelle). Die Kohlenstoffatome sind schwarz, die Sauerstoffatome rot, die Wasserstoffatome weiß dargestellt. Die Nummern in **c** bezeichnen die Kohlenstoffatome entsprechend der Zählung im Glucosemolekül (s.S. 230).

▷ **Konfiguration** beschreibt die räumliche Anordnung von Substituenten um ein Zentrum, d.h. an einem asymmetrisch substituierten C-Atom oder an Doppelbindungen und Ringsystemen.

▷ **Enantiomere** sind Spiegelbildisomere mit einem Chiralitätszentrum. Bild und Spiegelbild können nicht durch Drehung zur Deckung gebracht werden.

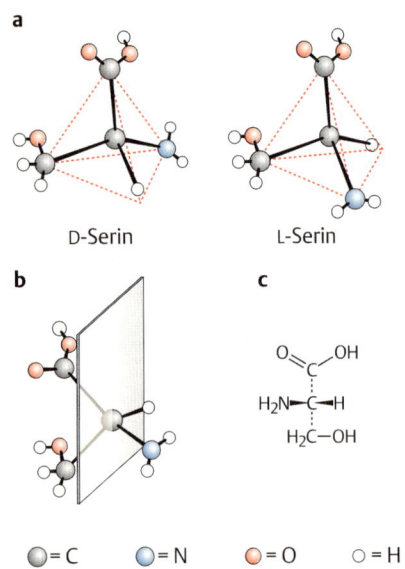

a

D-Serin   L-Serin

b   **c**

O＝C＼OH
H₂N—C—H
H₂C—OH

◯ = C   ◯ = N   ◯ = O   ◯ = H

◉1.22 Raummodelle der chiralen Serin-Moleküle. a Die beiden Modelle des D- und des L-Serins lassen sich nicht zur Deckung bringen (bei Verschiebung decken sich nur die COOH- und die CH₂OH-Gruppe). Sie verhalten sich aber wie Bild und Spiegelbild; das wird deutlich, wenn man sich das Modell des D-Serins um die senkrechte Achse um 120° nach links gedreht vorstellt, so dass die CH₂OH-Gruppe nach rechts, das H-Atom schräg nach hinten zeigt. In **b** ist das Raummodell von L-Serin so orientiert, dass die COOH-Gruppe und die CH₂OH-Gruppe hinter der grau unterlegten Projektionsebene liegen. Als Ergebnis der eingezeichneten Projektion ergibt sich die in **c** dargestellte Projektionsformel.

"optische Antipoden". Lösungen dieser Stoffe drehen die Ebene des polarisierten Lichtes.

Wichtiger als die physikalische Eigenschaft, die Ebene des polarisierten Lichtes zu drehen, ist das *biochemische Verhalten* chiraler Verbindungen. Allgemein unterscheiden sich optische Antipoden in ihren chemischen Reaktionen nur, wenn sie mit chiralen Verbindungen reagieren. Da aber die Enzyme als Proteine aus L-Aminosäuren aufgebaut sind, sind sie notwendigerweise chiral gebaut. Dementsprechend werden die optischen Antipoden von Enzymen verschieden schnell umgesetzt; die eine "unnatürliche" Form reagiert dabei oftmals unmessbar langsam. Der Grund dafür ist leicht einzusehen: Die drei funktionellen Gruppen des L-Serins bilden ein räumliches Muster (◉1.22), in welches das D-Serin nicht hineinpasst.

Eine ganz entsprechende Musterbildung kann sich auch dann ergeben, wenn zwei der Gruppen am zentralen C-Atom gleich sind und Chiralität erst auftritt, wenn eine davon durch die folgende Reaktion von der anderen verschieden wird. Man spricht in solchen Fällen von *Prochiralität*.

Eine wichtige prochirale Verbindung ist z. B. die Citronensäure, die – obwohl symmetrisch – im Stoffwechsel als asymmetrische Verbindung behandelt wird (s. S. 264).

Projektionsformeln. Um das dreidimensionale Molekül des Serins in der Zeichenebene darzustellen, wählt man meist die *Fischer-Projektion*. ◉1.22b zeigt, nach welchen Regeln diese Projektion erfolgt: Nach vorn aus der Papierebene ragende Bindungen werden horizontal, nach hinten ragende vertikal abgebildet. Zur Verdeutlichung werden häufig die nach vorn zeigenden Bindungen durch lang gezogene Keile – gleichsam perspektivisch nach hinten verlaufend – dargestellt, die nach hinten zeigenden Bindungen durch gestrichelte oder sehr dünne Linien.

D- und L-Reihe. Die in der Projektion (◉1.22c) gezeigte Formel ist die des L-Serins. Alle Aminosäuren, die zur L-Reihe gehören, werden durch Projektionsformeln dargestellt, bei denen die NH₂-Gruppe in gleicher Lage erscheint (nach links, wenn –COOH oben). Bei den Spiegelbildformen der D-Reihe weist die Amino-Gruppe in der Projektion nach rechts. Diese Konvention gilt sinngemäß auch für die Zuk-

✎ Drehsinn. Man bezeichnet den Drehsinn mit + (rechtsdrehend) und – (linksdrehend) und bezieht den Drehungswinkel auf eine Schichtlänge von 10 cm und auf eine Konzentration von 1 g aktiver Substanz in 1 ml Lösung (diese hohe Konzentration ist selbstverständlich nur eine Rechengröße). Diese "spezifische Drehung" [α] findet sich mit Angabe der Wellenlänge und der Temperatur in Tabellenwerken.

✎ D- und L-Formen in Fischer-Projektion. Bei der Verwendung der Projektionsformeln ist zu beachten, dass sie nicht aus der Ebene herausbewegt, also auch nicht umgeklappt werden dürfen (damit gehen sie in das Spiegelbild über). Sie können jedoch in der Ebene um 180° gedreht werden. Normalerweise werden sie so geschrieben, dass das am höchsten oxidierte C-Atom oben steht; dann zeigt beim D-Glyceraldehyd die OH-Gruppe nach rechts.

H＼C＝O
H—C—**OH**
H₂C—OH

D-Glyceraldehyd
(rechtsdrehend [α] = + 14°)

H＼C＝O
HO—C—H
H₂C—OH

L-Glyceraldehyd
(linksdrehend [α] = – 14°)

ker, deren einfachster optisch aktiver Vertreter der Glycerolaldehyd ist.

Die Konfiguration, d.h. die Zugehörigkeit zur D- oder L-Reihe, muss erst in mühsamen Umwandlungen und Vergleichen ermittelt werden; sie steht nicht im Zusammenhang mit dem Drehungssinn, den man experimentell findet. So dreht der D-Glycerolaldehyd (als Bezugssubstanz vereinbarungsgemäß) polarisiertes Licht nach rechts; durch Oxidation entsteht daraus die D(−)-Glycerolsäure, die nach links dreht. Reduziert man nun die CH₂OH-Gruppe zur CH₃-Gruppe, so erhält man die linksdrehende D(−)-Milchsäure, deren Ester wiederum rechtsdrehend ist.

Bei organisch-chemischen Synthesen entstehen aus inaktiven (symmetrischen) Stoffen beide Isomere – Bild und Spiegelbild – in gleicher Menge. Man erhält also ein Gemisch; meist bildet sich eine Molekülverbindung aus gleichen Teilen D- und L-Formen, die man als „*Racemat*" bezeichnet. Es gibt Methoden, daraus die reinen optischen Antipoden zu isolieren.

Das R,S-System. Die Zuordnung zur „D"- oder „L"-Reihe ist auch bei bekannter Formel nicht immer eindeutig möglich. Für die Bezeichnung der Konfiguration einzelner asymmetrischer Atome hat man deshalb noch ein anderes Nomenklatursystem geschaffen, das direkt auf das Tetraedermodell Bezug nimmt; es ist in ◉**1.23** illustriert.

Für die vier Gruppen am Asymmetriezentrum wird zunächst eine Rangordnung aufgestellt, die sich nach der Ordnungszahl der betreffenden Atome richtet. Führt das zuerst gebundene Atom noch nicht zur Entscheidung dann werden die nächsten betrachtet. Zum Beispiel ist beim L-Serin (◉**1.23**) das Zentralatom umgeben von H (Ordnungszahl 1), von N (Ordnungszahl 7) und zwei C-Atomen (Ordnungszahl 6). Eines davon trägt die Hydroxy-Gruppe (Sauerstoff, Ordnungszahl 8), das andere ist Bestandteil der Carboxy-Gruppe (doppelt gebundener Sauerstoff, zählt wegen der Doppelbindung 2 · 8, sowie einfach gebundener Sauerstoff, 8). Die Amino-Gruppe hat also den höchsten Rang, dann folgen die COOH-Gruppe, die CH₂OH-Gruppe und schließlich der Wasserstoff. Nun wird das Tetraedermodell so orientiert, dass die Gruppe mit dem niedrigsten Rang (der Wasserstoff) nach hinten zeigt und die anderen drei Gruppen einen regelmäßigen Stern bilden. An dieser Figur wird die Richtung des Weges von der Gruppe höchsten Ranges über die zweitrangige zur drittrangigen Gruppe ermittelt. Läuft er links herum, wie beim oben gezeigten Modell des L-Serins, dann erhält das Zentralatom die Bezeichnung „*S*" (von lat. *sinister = links*); im anderen Fall würde die Konfiguration mit „*R*" (von lat. *rectus*) bezeichnet werden.

Moleküle mit mehreren Asymmetriezentren. Sind in einem Molekül zwei (oder allgemein: *n*) verschiedene asymmetrische C-Atome, so muss es vier (allgemein: 2^n) verschiedene Formen geben, von denen sich je zwei wie Bild und Spiegelbild verhalten. Diese stimmen also auch in Schmelzpunkt, Löslichkeit usw. überein, unterscheiden sich darin aber von den anderen beiden – einander entsprechenden – Formen. Solche Verbindungen werden *Diastereomere* genannt. Als Beispiel seien D-Threose und D-Erythrose angeführt (Formeln S. 229). Auch (−)*S,S*-Weinsäure und *meso*-Weinsäure sind Diastereoisomere (◉**1.24**).

Bei zwei gleichen Zentren (z. B. bei der Weinsäure) ist eine der beiden Formen symmetrisch gebaut, d. h. die Spiegelbilder sind zur Deckung zu bringen. Solche Verbindungen sind nicht optisch aktiv, man nennt sie *meso*-Formen.

Wir werden bei den Kohlenhydraten zwei weitere Isomerietypen kennen lernen, bei denen sich Moleküle mit mehreren Asymmetriezentren in der Konfiguration an einzelnen *C*-Atomen unterscheiden (S. 229). Als Polyhydroxylaldehyde bzw. -ketone besitzen die Zucker mehrere Chiralitätszentren. Diejenigen Zuckermoleküle, welche sich

⚲ Wann ist eine Verbindung optisch aktiv?
Bei komplizierten Molekülen, vor allem bei Ringverbindungen, lässt sich oft nicht ohne weiteres erkennen, ob eine Verbindung optisch aktiv sein wird oder nicht. Am verlässlichsten ist die Regel, dass eine gegebene Molekülstruktur dann in Form optischer Antipoden auftreten kann, wenn sie mit ihrem Spiegelbild nicht zur Deckung zu bringen ist. Das lässt sich am einfachsten am Modell entscheiden.

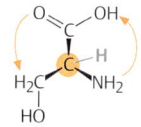

◉**1.23 Bezeichnung der absoluten Konfiguration nach dem *R,S*-System.** Diagrammatische Darstellung zur Ermittlung der Richtung vom ranghöchsten zum rangletzten Substituenten dargestellt am L-Serin. Die Pfeile sind entgegen dem Uhrzeigersinn (links herum) ausgerichtet, folglich erhält das Zentralatom die Bezeichnung „*S*".

⚲ Vor- und Nachteile der *R,S*-Nomenklatur.
Mit der *R,S*-Nomenklatur kann man auch bei komplizierten Verbindungen die sterische Anordnung an jedem einzelnen Zentrum eindeutig bezeichnen, ohne irgendwelche weiteren Bezugspunkte festlegen zu müssen. Ihr Nachteil ist, dass die Ranghöhe der Substituenten sich durch chemische Umsetzungen an Atomen, die das Asymmetriezentrum überhaupt nicht betreffen, ändern kann. Man kommt dann von der *R*- zur *S*-Verbindung, ohne dass eine Umkehrung am asymmetrischen C-Atom stattgefunden hat. Für biochemische Betrachtungen, bei denen es auf die Verwandtschaftsbeziehungen zwischen verschiedenen Stoffen ankommt, ist deshalb die ältere Notierung nach Zugehörigkeit zur D- bzw. L-Reihe vorzuziehen.

> **Diastereomere** sind Konfigurationsisomere, die zueinander nicht spiegelbildlich sind.

> **meso-Formen** kommen dann vor, wenn die Substituenten an den Asymmetriezentren gleich sind. Die Zahl der Enantiomere ist dann also geringer als nach der Zahl der Chiralitätszentren zu erwarten ist.

(+)-(R,R)-Wein-   (−)-(S,S)-Wein-
säure   säure

R,S-meso-Weinsäure
mit dem Spiegelbild identisch

⟐ 1.24 Diastereomere der Weinsäure.

⟐ 1.26 Bernsteinsäure; nur zwei Schreibweisen, keine Isomerie.

cis-1,3-Dihydroxy-cyclopentan

trans-1,3-Dihydroxy-cyclopentan

⟐ 1.27 Geometrische und Spiegelbildisomerie.

a

Schmelz-pkt. 131 °C
cis-

Schmelz-pkt. 190 °C
trans-

Cyclobutan-1,3-dicarbonsäure

b

Maleinsäure
cis-Verbindung

Fumarsäure
trans-Verbindung

⟐ 1.25 cis-trans-Isomere verschiedener Verbindungen.

in der Konfiguration an lediglich einem dieser asymmetrischen C-Atome unterscheiden, nennt man *Epimere*. Zweitens entsteht bei der Ringbildung von Zuckern am früheren Aldehyd- oder Keton-C-Atom ein neues Chiralitätszentrum. Isomere, die sich in der Konfiguration an diesem C-Atom unterscheiden, werden als *Anomere* bezeichnet (α und β-Formen, S. 229).

Geometrische Isomerie oder **cis-trans-Isomerie** ist dann möglich, wenn im Molekül eine Ebene ausgezeichnet ist. Im Vierring z. B. liegen vereinfacht betrachtet alle C-Atome des Ringes in einer Ebene (⟐**1.25**). Befinden sich nun in 1,3-Stellung zwei COOH-Gruppen, so können diese auf der gleichen Seite der Ringebene stehen (*cis*-Verbindung) oder auf verschiedenen Seiten (*trans*-Verbindung).

Man ersieht aus der Zeichnung ohne weiteres den Unterschied zwischen beiden Modellen (Molekülen). Sie unterscheiden sich in ihren Eigenschaften, z. B. in dem neben der Formel angegebenen Schmelzpunkt.

Die geometrische Isomerie tritt bereits an der Doppelbindung auf: Wie wir in ⟐**1.3** (S. 2) gesehen haben, liegen die an der Doppelbindung beteiligten Atome in einer Ebene; die π-Elektronenwolken stehen senkrecht dazu. Die Ebene der π-Elektronen entspricht der Ringebene im oben gezeigten Beispiel. Orientieren wir diese Bezugsebene senkrecht zur Papierebene, so kann man die *cis-trans*-Isomerie an der Doppelbindung leicht darstellen. Dies ist in ⟐**1.25b** für das bekannte Isomerenpaar Maleinsäure und Fumarsäure geschehen. Dagegen stellen die dargestellten Formeln der Bernsteinsäure (⟐**1.26**) nur zwei verschiedene Schreibweisen einer Verbindung dar, es sind keine Isomere, da in diesen tetraedrisch gebauten Molekülen freie Drehbarkeit um die C–C-Bindung herrscht.

Z,E-Nomenklatur. Wenn die Substituenten an der Doppelbindung verschieden sind, ist manchmal nicht ohne weiteres ersichtlich, welche Gruppen mit der Bezeichnung „cis" gemeint sind. Eine eindeutige Nomenklatur ergibt sich durch die Anwendung der „Rangordnung", die wir beim R,S-System der Bezeichnung chiraler Verbindungen kennen gelernt haben (S. 17). Für jedes der Atome an der Doppelbindung (oder des eben gedachten Ringsystems) werden die beiden Gruppen mit der höchsten Rangordnung bestimmt. Stehen diese Gruppen auf derselben Seite der Doppelbindung oder des Rings, dann gilt das Zeichen *Z* (für *zusammen*), stehen sie auf verschiedenen Seiten, dann gilt das Zeichen *E* (für *entgegen*). Diese Zeichen werden in Klammern dem Namen der Verbindung vorangestellt.

Kombination mehrerer Isomerien. Geometrische Isomerie und Spiegelbildisomerie können zusammen auftreten. So ist 1,3-Dihydroxy-cyclopentan in einer *cis*- und einer *trans*-Form möglich (⟐**1.27**); die cis-Verbindung ist eine *meso*-Form, also symmetrisch (wie auch *myo*-Inositol, s. S. 300), während die *trans*-Verbindung mit ihrem Spiegelbild nicht zur Deckung zu bringen ist, also in zwei optischen Antipoden auftreten muss.

Konformation von Kohlenstoff-Ringen. Während Vier- und Fünfringe noch (fast) eben gebaut sind, trifft dies auf den Sechsring nicht mehr zu. Um eine Ringspannung durch Abweichung vom normalen Bindungswinkel zu vermeiden, stehen einige Atome des Rings aus der Ebene heraus. Dabei gibt es zwei bevorzugte Möglichkeiten, die *Sesselform* und *Wannenform* genannt werden (◉ 1.28). Sessel- und Wannenform stellen zwei Konformationen desselben Moleküls oder, wie man sagt, zwei *Konformere* dar, die ineinander übergehen können. Allerdings ist bei diesem Übergang eine gewisse Energiebarriere zu überwinden. Dies wird jeder ohne weiteres selbst spüren, der einen solchen Sechsring aus Kohlenstoff-Atommodellen aufgebaut hat und versucht, von der Sesselform in die Wannenform zu gelangen. Die Sesselform ist energetisch begünstigt.

Wie die ◉ 1.28 zeigt, stehen die Substituenten hierbei entweder *äquatorial,* d. h. vom Ringzentrum weg annähernd in der mittleren Ringebene, oder *axial,* d. h. annähernd senkrecht zur Ringebene ,wie die H-Atome an C-1 und C-2 im Formelbild. Dadurch können transständige Gruppen (im Bild die Hydroxyle an C-1 und C-2) einander ebenso nahe kommen wie *cis*-ständige (z. B. an C-4 und C-5). Vgl. hierzu auch die Disaccharid-Formeln in Kap. 9.

> ▷ **Konformation** beschreibt räumliche Unterschiede, welche aus der freien Drehbarkeit von Einfachbindungen resultieren.

◉ **1.28 Verschiedene Konformationen des 1,2,4,5-Tetrahydroxy-cyclohexans.** Links oben die konventionelle Darstellung als ebener Ring; die gestrichelte Valenz bedeutet, dass die OH-Gruppe unterhalb der Ringebene steht. Rechts ist eine Wannenform dargestellt, die allerdings energetisch ungünstig ist und nur durch zusätzliche Ringe stabilisiert werden kann. Die untere Reihe zeigt zwei verschiedene Sesselformen. Bei der linken stehen die OH-Gruppen an C-1, C-2 und C-4 *äquatorial,* in der rechten Form steht nur die OH-Gruppe an C-5 *äquatorial.* Die links stehende Form ist energetisch begünstigt.

⊤ 1.5 Isomerie in organischen Verbindungen

Einteilung		Strukturprinzipien und Beispiele
Konstitutionsisomere		gleiche Summenformel, aber unterschiedlicher Aufbau (z. B. Glyceronphosphat und Glyceraldehydphosphat, s. ◉ 9.28 S. 247)
Konformationsisomere (Konformere)		Konformere durch freie Drehbarkeit um Bindungen ineinander überführbar (z. B. Wannen- und Sesselform von Pyranosen, ◉ 1.28)
Konfigurationsisomere (Stereoisomere)		unterschiedliche Anordnung von Substituenten an chiralen Zentren, Doppelbindungen oder Ringsystemen
– Isomere mit chiralen Zentren	– Enantiomere *(1 chirales Zentrum)*	Spiegelbildisomere, nicht durch freie Drehbarkeit um Bindungen ineinander überführbar (z. B. D-Serin und L-Serin, ◉ 1.22)
	– Diastereomere *(> 1 chirale Zentren)*	nicht spiegelbildliche Enantiomere (z. B. Diastereomere der Weinsäure, ◉ 1.24)
	– Anomere *(> 1 chirale Zentren)*	Kohlenhydrate mit unterschiedlicher Stellung der Substituenten am früheren Aldehyd- oder Keton-C-Atom (z. B. α-D-Glucose und β-D-Glucose, s. ◉ 9.6, S. 231)
	– Epimere *(> 1 chirale Zentren)*	Kohlenhydrate mit unterschiedlicher Stellung der Substituenten an *einem* der Chiralitätszentren (z. B. D-Ribose und D-Arabinose, ◉ 9.3, S. 231)
– cis-trans-Isomere	*– an Doppelbindungen*	Gruppen stehen auf derselben Seite *(cis)* oder auf verschiedenen Seiten *(trans)* der Doppelbindung (z. B. Fumarsäure und Maleinsäure, ◉ 1.25)
	– an Ringsystemen	Gruppen stehen auf derselben Seite *(cis)* oder auf verschiedenen Seiten *(trans)* eines Ringsystems (z. B. trans- und cis-1,3-Dihydroxycyclopentan, ◉ 1.27)

a Acetalbindung bei Kohlenhydraten

b Peptidbindung bei Proteinen

c Phosphodiesterbindung bei Nucleinsäuren

◉ **1.29 Bindungsformen bei Biopolymeren.**
a Ausschnitt aus Cellulose, **b** aus einem Protein, **c** aus RNA (B = Nucleinbase; die Zuckerkonformation ist hier nicht berücksichtigt).

🔍 **Carbonsäureester in Membranlipiden.** Neben den Phosphorsäureestern spielen auch Carbonsäureester beim Aufbau höherer Aggregate eine Rolle, und zwar in Glycerolphosphatiden, in denen Glycerol mit zwei langkettigen Fettsäuren verestert ist. Diese Lipide erreichen zwar für sich genommen noch keine sehr hohen Molekülmassen. Sie haben aber die Fähigkeit, sich zu Mizellen bzw. Lamellen zusammenzulagern; dadurch können sie größere Einheiten aufbauen. Diese Einheiten sind allerdings keine definierten Moleküle, sondern Aggregate unbestimmter Größe, die als Lipid-Doppelschicht den Hauptbestandteil der biologischen Membranen bilden (s. Kap. 14, S. 345).

⊤ 1.6 Die wichtigsten Biopolymere

Naturstoff	Art der Bindung	Art der Bausteine	Zahl der Bausteine im Makromolekül
Kautschuk	C–C-Bindung	Isopren	$8 \cdot 10^3 - 3 \cdot 10^4$
Proteine	Säureamid-Bindung	Aminosäuren	$10^2 - 10^3$
Nucleinsäuren	Phosphorsäure-Ester-Bindung	Nucleotide	$10^2 - 10^7$
Polysaccharide	Acetal-Bindung	Zucker, Aminozucker, Uronsäuren	$10^2 - 10^5$

Durch Umklappen der einen in die andere Sesselform werden vorher *axiale* Gruppen *äquatorial* und *äquatoriale axial*. Für die Reaktionsfähigkeit der Gruppen ist ihre Stellung von Bedeutung. Vgl. hierzu auch die Konformation der Steroide (S. 318) und der Zucker (S. 230).

Biopolymere. Die bisher betrachteten Kohlenstoff-Verbindungen, die in der Biochemie eine Rolle spielen, sind aus einer überschaubaren Zahl von Atomen aufgebaut. Es gibt aber in allen Zellen hochmolekulare Verbindungen, die aus vielen Tausenden oder sogar Millionen von Atomen bestehen und **Makromoleküle** oder Biopolymere genannt werden. Die organische Chemie und die chemische Technik verwenden zum Aufbau von Makromolekülen – die heutzutage als Kunststoffe eine sehr bedeutende Rolle spielen – hauptsächlich zwei Prinzipien, die *Polymerisation* und die *Polykondensation*. Für die Biochemie spielt die Polymerisation ungesättigter Verbindungen eine geringe Rolle; das einzige Produkt von Bedeutung ist der *Kautschuk*, ein natürliches Polymerisat aus *Isopren*-Bausteinen (s. S. 320). Die wichtigen Biopolymere entstehen formal durch Polykondensation; sie enthalten Bindungen, die durch Hydrolyse wieder gelöst werden können.

Man kann die wichtigsten Biopolymere nach der Art der Verknüpfung einteilen, mit der die einzelnen Bausteine im Makromolekül zusammengefügt sind (◉ 1.29). Als *Polyacetale* können die hochmolekularen Kohlenhydrate betrachtet werden. In den Proteinen sind die einzelnen Bausteine durch *Säureamid-Bindungen* verknüpft. Die Nucleinsäuren sind im Grunde *Polyester*, wobei die Phosphorsäure die Rolle der bifunktionellen Säure übernimmt. Die ⊤ 1.6 gibt eine Übersicht über die wichtigsten Biopolymere.

Primärstruktur. Die Polymere der Technik werden meist durch Polykondensation aus einer oder aus zwei Komponenten aufgebaut, so dass man bestenfalls zwei Bausteine in alternierender Folge hat. Manche hochmolekulare Kohlenhydrate sind in gleicher Weise aufgebaut, jedoch haben die Kohlenhydrate auf der Zelloberfläche eine definierte, oft komplexe Struktur. Die biologisch so wichtigen Proteine und Nucleinsäuren enthalten dagegen eine größere Zahl von verschiedenen Bausteinen (bei den Nucleinsäuren sind es vier, bei den Proteinen zwanzig), die in geordneter Weise zu dem Makromolekül zusammengeknüpft sind. Es ergibt sich damit für das Molekül eine *Sequenz von Bausteinen,* die bei den Nucleinsäuren gleichzeitig eine bestimmte Information darstellt. Man bezeichnet diese Sequenz auch als Primärstruktur, um sie von den höheren Strukturen abzugrenzen.

Sekundär- und Tertiärstruktur. Alle hochmolekularen Naturstoffe werden in der Weise aufgebaut, dass einzelne Bausteine linear miteinander verknüpft werden. Dadurch entsteht zunächst ein sehr langes, dünnes Fadenmolekül; auch ein relativ kleines Protein, wie etwa das Lysozym aus 127 Aminosäuren, würde, völlig gestreckt, eine Länge von 46 nm erreichen, aber nur etwa 0,5 nm dick sein. Diese

Fäden ordnen sich aber durch sekundäre Kräfte (*Nebenvalenzen*, s. S. 2) zu einem dreidimensionalen Gebilde hoher Ordnung.

Man bezeichnet das häufig als *Faltung*. Ein wichtiges Prinzip hierbei ist die Schraubenstruktur oder Helix; wir finden sie bei Kohlenhydraten, bei Proteinen und bei Nucleinsäuren, allerdings jeweils in spezifischer Weise. Auf die Einzelheiten der Sekundär- und Tertiärstruktur dieser Makromoleküle wird auf S. 30 ff. und S. 104 ff. eingegangen.

Lösungen von Makromolekülen. Globuläre Makromoleküle vom Typus der Proteine bilden Lösungen, die manche Eigenschaften kolloidaler Lösungen zeigen. So dialysieren sie nicht durch Membranen und werden bei der Ultrafiltration zurückgehalten. Im Gegensatz zu den *kolloiddispersen* Lösungen, welche aus Molekülaggregaten bestehen, sind die Lösungen der Biopolymere *moleculardispers,* denn in der Lösung liegen einzelne Moleküle vor, deren Durchmesser mit 5 – 50 nm dem der Aggregate in kolloidalen Lösungen nahe kommt. Wenn die moleculardispersen Lösungen aus Teilchen einheitlicher Größe und Form bestehen, nennt man die Lösungen *monodispers*.

Globulare Proteine geben allgemein Lösungen normaler Viskosität, welche auch als *Sole* bezeichnet werden. Dagegen werden *Gele* (gallertartige Lösungen hoher Viskosität) von faser- und fadenförmigen Makromolekülen gebildet, die lose miteinander vernetzt sind und in deren Zwischenräume Wasser eingelagert ist. Ein Beispiel hierfür ist die Gelatine, welche beim Kochen (Denaturieren) von Kollagen (s. S. 703 ff.) entsteht. Ähnlich wie Proteine können auch polymere Kohlenhydrate (Pektine, Glykosaminoglykane [s. S. 239]) Gele bilden.

> ▷ **Kolloidale Lösungen** sind Dispersionen von Teilchen, welche zwar aus Aggregaten einzelner Moleküle bestehen, aber dennoch nicht so groß sind, dass sie sich in der Flüssigkeit absetzen.

2 Proteine und Peptide

Zusammenfassung

- Die Proteine sind neben den Nucleinsäuren die wichtigsten hochmolekularen Stoffe der tierischen Zelle. Sie erfüllen **mannigfache Funktionen** als Enzyme, Hormone, Regulationsstoffe sowie Stütz- und Gerüstsubstanzen.
- Die Proteine sind aus Aminosäuren aufgebaut, die durch **Peptidbindungen** miteinander verknüpft sind. Die Molekülmassen betragen zwischen 10 000 und einigen Millionen Dalton.
- Es gibt 20 verschiedene **Aminosäuren**, die regelmäßig in den Proteinen vorkommen. Für sie existiert ein genetischer Code, der nach der Sequenz der Basen in der DNA die Reihenfolge der Aminosäuren im Protein festlegt.
- Die Seitenketten der Aminosäuren sind für ihre Funktion im Peptidverband sehr wichtig. Es ist deshalb zweckmäßig, die 20 Aminosäuren nach der Natur ihrer Seitenketten in **4 Gruppen** einzuteilen: hydrophobe, polare (aber ungeladene), saure und basische Seitenketten.
- Neben den Aminosäuren, die in Proteine eingebaut werden, gibt es noch viele weitere. Sie sind vorwiegend Stoffwechselzwischenprodukte oder Signalstoffe.
- Wegen der Komplexität der hochmolekularen Proteine unterscheiden wir 4 Stufen der **Proteinstruktur**:
- Die *Primärstruktur*, die mit der Sequenz der Aminosäuren in der Peptidkette identisch ist.
- Die *Sekundärstruktur*, die die Raumstruktur der Peptidketten (ohne Berücksichtigung der Seitenketten) umfasst; hierbei kennt man 3 Grundstrukturen: Das parallele und das antiparallele Faltblatt und die α-Helix.
- Die *Tertiärstruktur*, die die Lage aller Atome (auch die der Seitenketten) im Raum beschreibt. Grundelemente der Tertiärstruktur sind die *Domänen*. Sie enthalten Supersekundärstruktur-„Motive": Abschnitte der Peptidkette, die nach den Elementen der Sekundärstruktur (Faltblatt oder Helix) organisiert sind.
- Eine *Quartärstruktur* bildet sich aus, wenn ein Protein aus mehreren Untereinheiten besteht.
- Verschiedene Untereinheiten eines Proteins können sich in der Raumstruktur beeinflussen: Es kommt dann zu **Kooperativität.** Veränderungen der Raumstruktur durch kleine Moleküle, die nicht Substrate sind, führen zur **Allosterie**. Diese verändert die biologischen Eigenschaften von Proteinen. Kooperativität und allosterische Regulation lassen sich sehr gut am Beispiel des Hämoglobins aufzeigen, weil dieses Protein sehr genau untersucht ist und man den Einfluss der Sauerstoffbindung, der Kooperativität und des allosterischen Effektors 2,3-Bisphosphoglycerat auf die Raumstruktur in allen Einzelheiten kennt.
- Außer den hochmolekularen Proteinen gibt es **Peptide** mittlerer Kettenlänge, die als Hormone, Neuropeptide und andere Signalstoffe wichtige Funktionen im Organismus haben.
- Für die Reindarstellung und **analytische Trennung** von Proteinen nutzt man Unterschiede in der Molekülgröße und der elektrischen Ladung aus.

– **Pathobiochemische Bedeutung** haben Fehlfunktionen einzelner Enzyme (s. Kap. 3) oder Strukturproteine. Ein Beispiel sind die Varianten des Hämoglobins. Z. B. führt ein Austausch des Glu-Rests in der Position 6 der β-Kette gegen Val zur Sichelzellanämie.

2.1 Struktur und Einteilung der Proteine

Neben den Nucleinsäuren sind die Proteine die wichtigsten hochmolekularen Verbindungen einer jeden Zelle. Wir kennen kein Leben ohne Proteine; als Enzyme katalysieren sie die Reaktionen des Stoffwechsels, sie bilden das Cytoskelett und die kontraktilen Elemente, sie steuern als Signalstoffe viele wichtige Funktionen, im Blut erfüllen sie Transport- und Abwehraufgaben.

Proteine sind Polypeptide. Chemisch sind die Proteine hochmolekulare Polypeptide. Sie sind aufgebaut aus Aminosäuren, die durch Säureamid-Bindungen – die sogenannten Peptid-Bindungen – miteinander verknüpft sind (☞2.1). Ihre Molekülmassen liegen zwischen 10 000 und mehreren Millionen Dalton (Da).
In ihren Eigenschaften können die Proteine sehr verschieden sein. Wir nennen als zwei allgemein bekannte Vertreter einmal die Eiklarproteine, die beim Kochen denaturieren, leicht wasserlöslich und recht reaktionsfähig sind, andererseits das Keratin der Nägel und Hufe, völlig unlöslich, hart und chemisch widerstandsfähig.

Der Name Protein wurde von Berzelius geprägt und von Mulder in seinem 1840 erschienenen Lehrbuch verwendet. Er ist abgeleitet vom griechischen *proteuo* – ich nehme den ersten Platz ein. Die Proteine tragen ihren Namen zu Recht, und es ist bemerkenswert, mit welcher klugen Voraussicht Berzelius diesen Namen gewählt hat, obwohl man zu jener Zeit nur wenig über die physiologische Bedeutung der Proteine wusste.

Das **Dalton** ist die Masseneinheit des Biochemikers. Ein Dalton entspricht 1/12 der Masse eines Atoms des Kohlenstoffisotops ^{12}C (vgl. auch S. 15).

☞2.1 Peptid-Bindung.

Einteilung der Proteine in Klassen. Sie kann einerseits nach *physikalisch-chemischen* Eigenschaften oder nach ihrer *biologischen Funktion* erfolgen.

Für die Einteilung und Benennung nach **biologischen Eigenschaften** haben sich viele Nomenklatursysteme herausgebildet, z. B. für die Plasmaproteine, für die Immunglobuline, für die Blutgerinnungsfaktoren u. a. Am detailliertesten ist die Nomenklatur der Enzyme: Über 2500 Enzyme sind in einer Liste erfasst und systematisch benannt, und zwar nach der Reaktion, die sie katalysieren (vgl. S. 68).

Eine Einteilung nach **physikalisch-chemischen Eigenschaften** hat man schon zu Beginn des 20. Jahrhunderts versucht. Es ist relativ leicht, einige große Klassen herauszustellen, und zwar die Skleroproteine, auch Faserproteine genannt, globuläre oder Sphäroproteine und schließlich Proteinkomplexe. In der Randspalte sind diese noch näher erläutert.

Nachdem von vielen Proteinen mittlerweile die Primärstruktur bekannt ist, ist im Prinzip auch eine **Einteilung nach der chemischen Struktur** durch Sequenzvergleich und Vorhersage von Raumstruk-

Skleroproteine oder Faserproteine haben ein Achsenverhältnis von 1:10 bis 1:100, manchmal noch mehr. Sie sind meist in Wasser unlöslich und dienen als Stütz- und Gerüstsubstanzen.

Globuläre oder Sphäroproteine sind in Wasser oder verdünnten Salzlösungen löslich, die Moleküle sind sphärisch. Hierzu gehören die meisten Proteine, u. a. die Plasmaproteine, die meisten Enzyme und viele andere.

Komplexe Proteine, früher auch *Proteide* genannt, bestehen aus einem Proteinanteil und einer hinzutretenden Gruppe. Diese nennt man auch *prosthetische Gruppe*. Nach der Natur der Gruppe richtet sich die Benennung als
– Glykoproteine
– Lipoproteine
– Phosphoproteine
– Metalloproteine.

⊚2.2 Struktur einer Peptidkette. Links ist das Ende mit freier Amino-Gruppe (der Amino-Terminus), hier beginnt die Zählung. Rechts ist der C-Terminus mit der letzten, mit R^n bezeichneten Aminosäure. n beträgt meist einige Hundert.

turen und Funktionen möglich. Diese Einteilungsart befindet sich aber noch in den Anfängen.

Die oben genannten Gruppen brauchen sich nicht auszuschließen. So sind viele Skleroproteine gleichzeitig Glykoproteine, manche Enzyme (globuläre Proteine) gleichzeitig Metalloproteine.
Bei den *Proteinkomplexen* kann man im Zweifel sein, inwieweit ihre Zuordnung zu einer Klasse sinnvoll ist. So werden z.B. viele Proteine zur Regulation ihrer biologischen Aktivität phosphoryliert und wieder dephosphoryliert; es wäre wenig sinnvoll, diese als Phosphoproteine zu bezeichnen. Die Lipoproteine des Blutplasmas sind eigentlich eher als Komplexe von Lipiden und Proteinmolekülen zu klassifizieren. Es gibt aber auch Proteine, die, kovalent gebunden, eine Lipidgruppe enthalten, die als Anker in der Membran wirkt.

Nomenklatur der einzelnen Proteine. Einzelne Proteine tragen entweder Trivialnamen (wie der Blutfarbstoff Hämoglobin, das Eiklarprotein Ovalbumin oder das Milchprotein Casein) oder Namen, die von ihrer Funktion abgeleitet sind. Eine solche Funktionsnomenklatur wurde für die Enzyme entwickelt (s. S. 68). Auch für andere Gruppen von Proteinen, wie z.B. die Immunglobuline, gibt es spezielle Nomenklaturregeln.

Grundstruktur der Proteine. Sie ist verhältnismäßig einfach: Zahlreiche Aminosäuren sind nach dem Peptidprinzip zu einer langen Kette verknüpft (⊚2.2). Die Peptidbindung entsteht formal durch die Eliminierung von Wasser zwischen der Carboxy-Gruppe einer Aminosäure und der Amino-Gruppe der nächsten Aminosäure (⊚2.1). Man muss nun nur noch wissen, welche Aminosäuren hier verknüpft sind, d.h. was die Reste R^1 bis R^n bedeuten. Wenn man diese Folge für zahlreiche Aminosäuren kennt, dann kennt man die *Aminosäuren-Sequenz*, die auch *Primärstruktur* genannt wird. Damit kennt man aber noch nicht die *Raumstruktur* des betreffenden Proteins, die auch als Kettenkonformation bezeichnet wird. Hier sind zwei Begriffe wichtig: die *Sekundärstruktur,* die die Prinzipien der Faltung der Peptidkette beschreibt, und die *Tertiärstruktur,* die meist durch Röntgenstrukturanalyse ermittelt wird und die genaue Lage eines jeden Atoms im Proteinmolekül wiedergibt.
Bevor wir die Einzelheiten der Proteinstruktur besprechen, müssen wir uns kurz mit ihren Bausteinen, den Aminosäuren, beschäftigen.

2.2 Aminosäuren – Die Bausteine der Proteine

Wie der Name sagt, enthalten die Aminosäuren (mindestens) eine Amino-Gruppe und (mindestens) eine Carboxy-Gruppe. Bei den Aminosäuren, die uns hier interessieren, steht die Amino-Gruppe stets in α-Stellung zur Carboxy-Gruppe. Damit ergibt sich die allgemeine Formel in ⊚2.3 oben.

allgemeine Formel
der Aminosäuren

L-Aminosäure   D-Aminosäure

◉ 2.3 Grundstruktur der Aminosäuren. Mit Ausnahme von Glycin besitzen alle Aminosäuren mindestens ein chirales Zentrum und können daher in D- oder L-Form vorliegen.

$$\frac{pK_1 + pK_2}{2} = IEP$$

◉ 2.5 Geladene Gruppen am Proteinmolekül. Die Peptidkette ist hier schematisch in Form der α-Helix (s. S. 31) gezeichnet. Als saure Seitenketten sind die der Asparagin- und der Glutaminsäure eingezeichnet; basische Gruppen werden von Arginin-, Lysin- und Histidin-Resten geliefert.

Chiralität. Bei der einfachsten Aminosäure (Glycin) ist in der allgemeinen Formel (◉ 2.3) der Rest R = H. Bei allen anderen Aminosäuren bedeutet R eine verzweigte oder unverzweigte Kohlenstoff-Kette, die auch noch funktionelle Gruppen tragen kann. Dadurch ist das α-Kohlenstoff-Atom asymmetrisch substituiert, es muss also *Chiralität* auftreten: Die α-Aminosäuren kommen als D- oder L-Formen vor. Raummodelle der chiralen Serin-Moleküle sind auf S. 16 abgebildet. Die Proteine sind nur aus L-Aminosäuren aufgebaut.

Zwitterionen-Formeln. Die Carboxy-Gruppe kann als saure Gruppe H^+-Ionen abdissoziieren. Die basische H_2N-Gruppe lagert H^+-Ionen an und wird dadurch positiv geladen. Wir kommen so zu dem in ◉ 2.4 mit I bezeichneten Zwitterion. In dieser Form liegen Aminosäuren in wässriger Lösung vor.

◉ 2.4 Zwitterionen-Form einer Aminosäure.

Die Dissoziation der sauren und basischen Gruppen unterliegt dem Massenwirkungsgesetz. Wie auf S. 12 erläutert, kann man jeder dieser Reaktionen eine Dissoziationskonstante zuordnen; ihr negativer Logarithmus ist der pK-Wert (vgl. S. 12). Die wichtigsten pK-Werte sind in ⊤ 2.1 zusammengestellt. Qualitativ lässt sich sagen, dass die Aminosäuren in saurer Lösung überwiegend in der positiv geladenen Form II vorkommen, in alkalischer Lösung dagegen in der negativ geladenen Form III. Es gibt einen pH-Wert, bei dem ganz überwiegend die Zwitterionen-Form I (neben gleich viel II und III) vorliegt. Man nennt ihn den **isoelektrischen Punkt** (**IEP**). Er lässt sich nach der Gleichung 2.1 aus den pK-Werten berechnen.

In den Proteinen sind die Carboxy- und die Amino-Gruppe durch die Peptidbindung verknüpft und können somit nicht mehr dissoziieren. Indessen gibt es in den Seitenketten der sauren und basischen Aminosäuren Gruppen, die H^+-Ionen aufnehmen oder abgeben können und den Proteinen positive und negative Ladungen verleihen. ◉ 2.5 zeigt eine Peptidkette (als Helix) mit den geladenen Gruppen. Ihre pK-Werte sind in ⊤ 2.1 ebenfalls aufgeführt.

Die einzelnen Aminosäuren. Man kann die 20 Aminosäuren, die genetisch codiert werden und deshalb regelmäßig in Proteinen vorkommen, nach ihren chemischen Eigenschaften gruppieren (⊤ 2.2). Dabei interessiert natürlich nur die chemische Natur der Seitenkette, denn die Carboxy-Gruppe, die Amino-Gruppe und das α-C-Atom sind ja in die Peptidbindung eingebunden. Die Seitenketten sind aber wichtig für die Raumstruktur der Proteine, wie wir unten sehen werden. Die Gruppen umfassen:

1. Aminosäuren mit hydrophober Seitenkette. Die Seitenkette besteht aus einer unsubstituierten Kohlenwasserstoff-Kette. Abweichend davon gehört noch das Methionin mit der Thioether-Gruppierung hierzu. Diese Aminosäuren bilden den hydrophoben Kern der Proteinmoleküle. Man findet sie auch bei Transmembranproteinen in den Abschnitten, die mit den Membranlipiden in Wechselwirkung treten.

2. Aminosäuren mit einer polaren Gruppe in der Seitenkette. Dies sind Aminosäuren, die Wasserstoff-Brückenbindungen eingehen können und deshalb für die Ausbildung der Tertiärstruktur (s. u.) von besonderer Bedeutung sind. Hierzu gehören die HO-Gruppen von Serin und Threonin, die NH-Gruppe des Tryptophan und die Amid-Gruppen von Asparagin und Glutamin.

Bei physiologischen pH-Werten sind die polar wirkenden Gruppen ungeladen. Oberhalb pH 8 dissoziiert die HS-Gruppe des Cysteins, oberhalb pH 10 die HO-Gruppe des Tyrosins (s. **ᵀ 2.1**).

3. Saure Aminosäuren (Monoamino-dicarbonsäuren) sind Asparaginsäure und Glutaminsäure. Sie tragen – pH-abhängig – in der Seitenkette eine negative Ladung, die infolge Mesomerie auf beide O-Atome verteilt ist. Die ionisierten Formen heißen Aspartat und Glutamat (pK-Werte s. **ᵀ 2.1**).

4. Basische Aminosäuren. Sie tragen eine weitere basische Gruppe in der Seitenkette. Die sehr unterschiedlichen pK-Werte finden sich in **ᵀ 2.1**. Das Histidin mit dem pK-Wert nahe dem physiologischen pH wirkt in manchen Enzymen im aktiven Zentrum als Protonenrelais (S. 61); beim Hämoglobin ist es verantwortlich für den Bohr-Effekt (S. 38). In der Seitenkette des Arginins ist die positive Ladung durch Mesomerie auf beide Stickstoffatome verteilt.

5. Glycin. In der oben gegebenen Liste fehlt das Glycin. Chemisch würde man es zu den Aminosäuren mit Kohlenwasserstoff-Seitenketten rechnen müssen. Seine Funktion im Protein ist indessen eine ganz andere: An hydrophoben Wechselwirkungen nimmt es nicht teil; seine Bedeutung für die Proteinstruktur liegt vielmehr darin, dass es einen geringen Raumbedarf hat und deshalb in viele Konformationen eingebaut werden kann. Es bildet somit eine Gruppe für sich.

ᵀ 2.1 pK-Werte der funktionellen Gruppen von Aminosäuren

Gruppe	pK-Wert
α-COOH	1,7–2,6
α-NH$_3^+$	8,9–10,6
β-COOH (Asp)	3,9
γ-COOH (Glu)	4,3
–SH (Cys)	8,3
–OH (Tyr)	10,1
ε-NH$_3^+$ (Lys)	10,5
Guanidino- (Arg)	12,5
Imidazol (His)	6,0

ᵀ 2.2 Die wichtigsten Aminosäuren. Unter dem Namen ist in runden Klammern die Abkürzung, in eckigen Klammern der Buchstabe im Ein-Buchstaben-Code angegeben

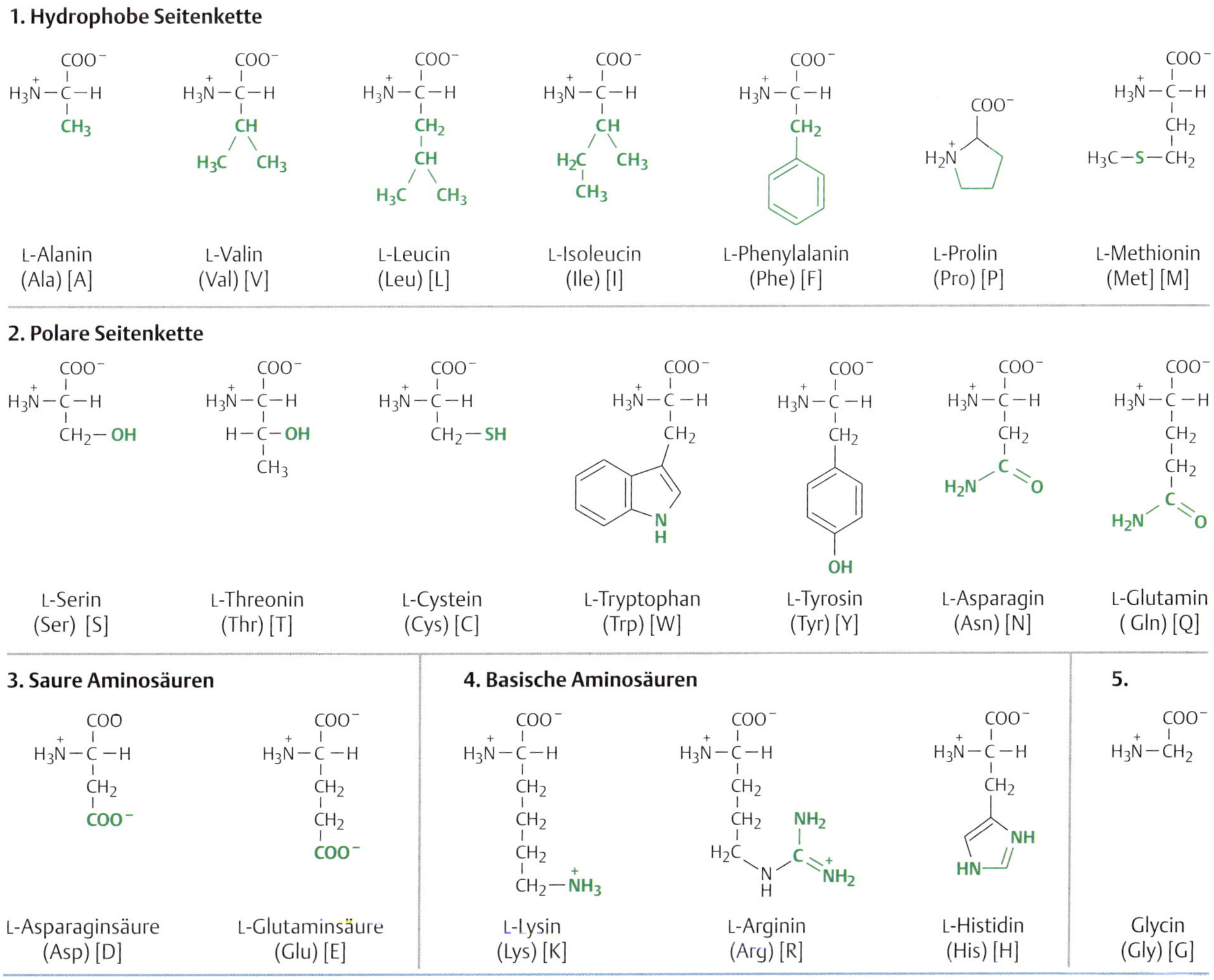

1. Hydrophobe Seitenkette

L-Alanin (Ala) [A] · L-Valin (Val) [V] · L-Leucin (Leu) [L] · L-Isoleucin (Ile) [I] · L-Phenylalanin (Phe) [F] · L-Prolin (Pro) [P] · L-Methionin (Met) [M]

2. Polare Seitenkette

L-Serin (Ser) [S] · L-Threonin (Thr) [T] · L-Cystein (Cys) [C] · L-Tryptophan (Trp) [W] · L-Tyrosin (Tyr) [Y] · L-Asparagin (Asn) [N] · L-Glutamin (Gln) [Q]

3. Saure Aminosäuren

L-Asparaginsäure (Asp) [D] · L-Glutaminsäure (Glu) [E]

4. Basische Aminosäuren

L-Lysin (Lys) [K] · L-Arginin (Arg) [R] · L-Histidin (His) [H]

5.

Glycin (Gly) [G]

Seltene Aminosäuren. Neben den Aminosäuren, die die Proteine aufbauen, sind noch viele andere in der Natur bekannt, meist als Stoffwechselprodukte (vgl. hierzu das Kapitel Aminosäure-Stoffwechsel, S. 204 ff.). Aminosäuren wirken auch als Neurotransmitter und als Vorstufen der biogenen Amine (Kap. 20 und 23.8).

Modifizierte Aminosäuren. Bei manchen Proteinen werden die Seitenketten einiger Aminosäuren durch enzymatische Reaktionen modifiziert (☞2.6). Eine häufige Veränderung ist die Einfügung einer Hydroxy-Gruppe, z.B. beim *trans*-4-Hydroxy-L-prolin. Ein anderes Pyrrolidin-Derivat ist die 5-Pyrrolidon-2-carbonsäure. Sie entsteht durch NH₃-Eliminierung aus der Carboxamidogruppe und der α-Amino-Gruppe des Glutamins, wird auch *Pyroglutaminsäure* genannt und bildet bei manchen Peptidhormonen die Endgruppe.

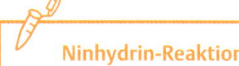

trans-4-Hydroxy-L-prolin
L-Hydroxyprolin
4-Hyp

Pyroglutaminsäure
5-Pyrrolidon-2-carbonsäure
pyro-Glu

5-Hydroxy-lysin
5-Hyl

Allysin

4-Carboxy-
glutaminsäure

☞**2.6 Einige modifizierte Aminosäuren**, die in Proteinen vorkommen.

Das *Lysin* kann im Peptidverband in *5-Hydroxylysin* umgewandelt werden; durch Transaminierung seiner ε-Amino-Gruppe entsteht das Allysin. Durch Oxidation der Thiolgruppe eines Cysteins im aktiven Zentrum von Phosphatasen entsteht Formylglycin (2-Amino-3-oxo-propionsäure). Weitere Modifizierungen sind bei den betreffenden Proteinen beschrieben.

Ninhydrin-Reaktion

Sie ist die wichtigste Reaktion zur Erkennung von Aminosäuren und somit zu ihrer Bestimmung nach Auftrennung. Aus zwei Molekülen des Reagens Ninhydrin (Trioxohydrindenhydrat) und Ammoniak aus der Amino-Gruppe der Aminosäure entsteht ein blauer Farbstoff, dessen Struktur unten rechts angegeben ist. Die Aminosäure wird dabei decarboxyliert, als weiteres Produkt erscheint der nächstniedere Aldehyd.

Ninhydrin   blauer Farbstoff

Trennung von Aminosäuren

Wenn man ein Protein hydrolysiert, so erhält man ein Gemisch von Aminosäuren. Um die Aminosäure-Zusammensetzung des Proteins zu ermitteln, müssen diese nun getrennt und quantitativ bestimmt werden. Die Methode der Wahl ist heute die **Chromatographie an Ionenaustauschern** (Kunstharzen mit Sulfonsäure-Gruppen). Dabei werden die Aminosäuren zunächst in saurer Lösung adsorbiert; durch pH-Verschiebung werden sie in der Reihenfolge ihrer isoelektrischen Punkte desorbiert und im Eluat durch die Farbreaktion mit Ninhydrin (s. Randspalte) photometrisch bestimmt.

2.3 Die Primärstruktur

Sequenzermittlung. Die Peptidketten der Proteine sind meist mehrere 100 Aminosäuren lang. Um die Aminosäure-Sequenz zu ermitteln, muss man die langen Ketten in kleinere Bruchstücke zerlegen. Das geschieht meist durch eine enzymatische Spaltung. Viele Enzyme, die Proteine angreifen, spalten spezifisch bei bestimmten Aminosäuren (vgl. hierzu Kap. 8, S. 203). Mit zwei verschiedenen Enzymen, z.B. Trypsin und Chymotrypsin, erhält man also verschiedene Spaltprodukte.

Die Spaltprodukte müssen dann getrennt werden, und für jedes Peptid muss die Reihenfolge der Aminosäuren ermittelt werden. Hierfür hat der Proteinchemiker Edman eine Methode entwickelt, mittels der man vom Amino-Ende her Baustein um Baustein abspalten kann (**Edman-Abbau**). Dabei wird die *N*-terminale Aminosäure

Die Anwendung der Edman-Methode setzt eine *freie Amino-Gruppe* am Ende der Kette voraus. Ist die Amino-Gruppe blockiert, z.B. durch Acylierung oder weil am Amino-Ende Pyroglutaminsäure vorliegt, müssen diese Hindernisse erst beseitigt werden.

mit Phenylisothiocyanat umgesetzt und abgespalten; die entstehenden Aminosäure-Derivate (Phenylthiohydantoine) lassen sich leicht
identifizieren. Die Reaktionsfolge lässt sich automatisieren. Mit dieser
Methode sind die Sequenzen von vielen 1000 Proteinen ermittelt
worden.

Die **Massenspektrometrie** ist heute ein wichtiges Verfahren zur
Sequenzanalyse von Proteinen geworden. Mit hochauflösenden Ge-
räten kann man Proteine fragmentieren und das Verhältnis Masse/
Ladung (m/e) sehr genau bestimmen. Aus diesen Daten lassen sich
mit Hilfe geeigneter Computerprogramme die Aminosäuren und aus
der Kombination der verschiedenen Bruchstücke die gesamte Sequenz errechnen. Allerdings geht das nur bei Molekülmassen bis etwa
25 000 Da.

Notierung der Sequenz. Die endständige Amino-Gruppe wird links,
die endständige Carboxy-Gruppe rechts geschrieben. Die Aminosäure-Reste werden von links nach rechts nummeriert. Zur Kennzeichnung der Aminosäuren dient ein 3-Buchstaben-Code. Jedem
Aminosäure-Rest ist eine solche Buchstabengruppe zugeordnet; bis
auf wenige Ausnahmen sind es die ersten drei Buchstaben des
Namens (▼2.2). Häufig wird ein *1-Buchstaben-Code* benutzt, besonders in graphischen Darstellungen der Raumstruktur und für Vergleiche von Sequenzen mit Hilfe des Computers. Beide Codierungen sind
in ▼2.2 unter den Formeln und Namen der Aminosäure aufgeführt.
◉2.22 (S. 40) zeigt die Sequenz des Proinsulins im 3-Buchstaben-
Code.

Gesetzmäßigkeiten in der Sequenz. Bei globulären Proteinen sind
die hydrophoben Aminosäuren vorwiegend im Inneren, die hydrophilen und geladenen Seitenketten an der Oberfläche angeordnet.
Periodizitäten finden sich im allgemeinen nicht. Größere Proteine
sind häufig in *Domänen* gegliedert, die sich zu Raumstrukturelemen-
ten falten (S. 33). Bei Proteinen, die Membranen durchqueren, sind
die in der Membran „versteckten" Abschnitte vorwiegend aus hydrophoben Aminosäuren aufgebaut.

Homologe Proteine. Die Sequenz der Aminosäuren ist genetisch
festgelegt, wie in Kap. 5 und 6 ausführlich besprochen wird. Man
findet nicht selten in der Sequenz verschiedener Proteine große
Übereinstimmungen. Diese Proteine haben meist ähnliche Funktionen und sind vermutlich in der Evolution aus einer Urform hervorgegangen (vgl. dazu den Stammbaum der Globine auf S. 173).
Beispiele für solche homologen Proteine sind die Hämoglobin-Ketten
und das Myoglobin. Letzteres ist der rote Farbstoff der Muskeln und
besteht aus nur einer Peptidkette mit 153 Aminosäuren. Die Raumstruktur ist in ◉2.14 wiedergegeben.
Das Hämoglobin besteht aus 4 Ketten: 2 α-Ketten aus 141 Aminosäuren und 2 β-Ketten aus 146 Aminosäuren. Statt der β-Ketten können
auch γ-Ketten (im Hb F) oder δ-Ketten (im Hb A_2) vorkommen (s.
S. 36). Alle diese Ketten sind homolog und auch homolog zum
Myoglobin. Die Homologie wird allerdings erst deutlich erkennbar,
wenn man in den Sequenzen Lücken lässt, also einige Plätze für
Aminosäuren *nicht* ausfüllt.
Durch Mutation sind veränderte Hämoglobine entstanden. Dazu zählt
beispielsweise das Sichelzellhämoglobin, das in der β-Kette in Position 6 eine Besonderheit aufweist: Dort ist der Aminosäure-Rest von
Glutaminsäure gegen Valin ausgetauscht (◉2.7). Dieser Austausch
hat zur Folge, dass die betreffenden Personen an der sog. Sichelzellanämie leiden (s. Pathobiochemie, S. 47).

🔍 **Molekularbiologische Methoden zur Sequenzermittlung.** Wenn man das Gen kennt,
welches für das betreffende Protein codiert, so
kann man mit den gut ausgearbeiteten molekularbiologischen Methoden (vgl. S. 106 ff.) die Basensequenz ermitteln und aus dieser auf die Sequenz
des Proteins zurückschließen. Das scheint zwar ein
Umweg zu sein, ist aber methodisch einfacher und
wird daher zunehmend angewendet.

🔍 Bei aller Vielfalt der Proteine sind längst nicht
alle **Möglichkeiten verschiedener Sequenzen**
verwirklicht. Man kann leicht ausrechnen, dass bei
einer Kettenlänge von nur 100 Aminosäuren aus
den 20 verschiedenen Aminosäuren $20^{100}=10^{130}$
verschiedene Sequenzen aufgebaut werden können. Dies ist mehr, als man im ganzen Weltall
unterbringen kann, selbst wenn man nur *ein*
Molekül von jeder Sorte nähme.

▷ **Homologie** beschreibt die Ähnlichkeit
zwischen zwei Molekülen, die einen gemeinsamen evolutionären Ursprung wider-
spiegelt. Im Gegensatz dazu spricht man
von **Analogie**, wenn man Ähnlichkeiten
zwischen Molekülen ohne gemeinsamen
evolutionären Ursprung darstellt.

Normal-Hb:
Val·His·Leu·Thr·Pro·**Glu**·Glu·Lys

Sichelzell-Hb:
Val·His·Leu·Thr·Pro·**Val**·Glu·Lys

◉**2.7 Normalhämoglobin und Sichelzellhämoglobin (Hb-S).** Gezeigt sind jeweils die ersten 8
Aminosäuren der β-Kette.

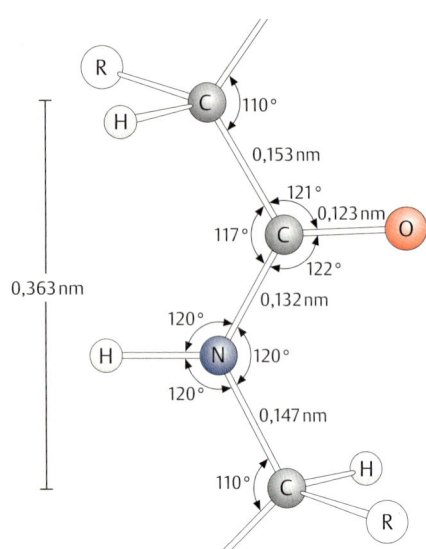

◉2.8 Dimensionen der Peptidkette.

2.4 Die Konformation der Peptidketten (Sekundärstruktur)

Proteinmoleküle haben eine definierte räumliche Gestalt; man sagt, die Kette ist in bestimmter Weise *gefaltet*. Die Art der Faltung ist durch die Aminosäure-Sequenz festgelegt. Da diese genetisch determiniert ist, ist mittelbar auch die Raumstruktur genetisch festgelegt. Als *Sekundärstruktur* bezeichnet man die Faltung der Peptidkette selbst, d. h. der in ◉2.2 dargestellten Formel ohne die Berücksichtigung der Reste R^1 bis R^n. An den Sekundärstrukturen ist also nur das „Rückgrat" der Peptidkette beteiligt. Aber auch die Gruppen der Seitenketten tragen zur Raumstruktur der Proteine bei. Daraus resultiert die *Tertiärstruktur,* die die Lage aller Atome im Proteinmolekül beschreibt. Wir behandeln sie im Abschnitt 2.5.

Stabilisierung der Sekundärstruktur. Die Sekundärstruktur ist u. a. durch die Stereochemie der Peptidbindung bedingt und wird durch Wasserstoff-Brückenbindungen (vgl. S. 2) stabilisiert, die sich zwischen den $>C=O$ und den HN-Gruppen der Peptidbindungen ausbilden.

Stereochemie der Peptidbindung. ◉2.8 zeigt die Dimensionen (Abstände und Winkel) der Peptidbindung. Da die Ketten aus L-Aminosäuren aufgebaut sind, ist die Stereochemie am α-C-Atom festgelegt. Ferner weiß man, dass alle Atome der Peptidbindung, wie sie in ◉2.8 gezeichnet sind, in einer Ebene liegen. Das ist bedingt durch eine Mesomerie zwischen den dort gezeigten Grenzzuständen mit einer C=O- bzw. einer C=N-Doppelbindung (s. Randspalte). Dadurch ist die Drehbarkeit um die C–N-Bindung aufgehoben.

Wasserstoff-Brückenbindungen zwischen den Peptidgruppen sind, wie erwähnt, für die Ausbildung der Sekundärstruktur entscheidend. Ihre Natur ist auf S. 2 besprochen. Man symbolisiert diese Nebenvalenz durch eine punktierte Linie.

◉2.9 Faltblattstrukturen. Oben ist die Faltblattstruktur mit gegenläufigen, antiparallelen Ketten dargestellt. Die Seitenketten stehen nahezu senkrecht nach oben bzw. unten. Darüber die symbolische Darstellung mit breiten Pfeilen. Unten ist die Faltblattstruktur mit parallelen Ketten gezeigt, darunter die symbolische Schreibweise mit breiten Pfeilen. Faltblattstrukturen sind meist nicht eben, sondern linksgängig verdrillt, um eine bessere Packung der Seitenketten (R) zu ermöglichen.

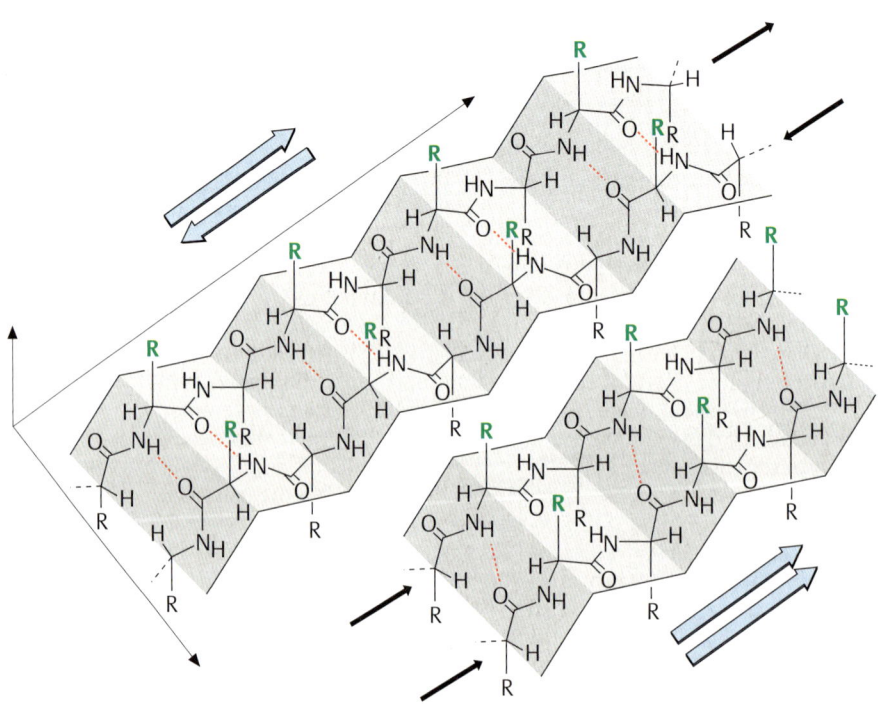

Strukturelemente. Die wichtigsten Elemente der Sekundärstruktur sind die Faltblattstruktur, die β-Schleifen und die α-Helix.

Die Faltblattstruktur. ◉**2.2** zeigt eine gestreckte Peptidkette. Wasserstoff-Brückenbindungen können sich dann ausbilden, wenn sich mehrere Ketten nebeneinander legen. Versucht man, am Molekülmodell eine solche Struktur zu konstruieren, so erkennt man, dass für die Seitenketten kein Platz ist. Pauling hat deshalb eine Korrektur angebracht: Er hat den Peptidrost ziehharmonika-ähnlich gefaltet. Dadurch stehen die Seitenketten nahezu senkrecht nach oben oder nach unten, wie man am Modell zeigen kann (◉**2.9**). Wir nennen dieses Modell Faltblattstruktur (engl. pleated sheet) oder auch β-Struktur, weil das β-Keratin der Haare diese Struktur besitzt.

Durch die Abfaltung der einzelnen Ebenen wird es möglich, dass sich Wasserstoffbindungen nicht nur zwischen gegenläufigen, antiparallelen Ketten ausbilden, sondern auch zwischen gleichläufigen, parallelen Ketten (◉**2.9** unten).

Da die Faltblattgrundstruktur auch Bestandteil vieler Tertiärstrukturen ist, hat man dafür ein besonderes Symbol eingeführt: einen breiten Pfeil, dessen Spitze zum Carboxy-Ende der Kette zeigt.

Die Umkehrschleifen (β-**Schleifen**). Bei längeren Peptidketten ist zur Ausbildung einer gegenläufigen Faltblattstruktur häufig erforderlich, dass die Richtung der Kette umgedreht wird. Dies geschieht in einer Biegung, die gleichfalls eine bestimmte Struktur aufweist und durch eine Wasserstoffbindung stabilisiert wird. Es gibt zwei Typen von Umkehrschleifen (auch Haarnadelschleifen genannt), die in ◉**2.10** dargestellt sind. Die Ausbildung einer Umkehrschleife wird im Verlauf der Faltung häufig durch die Peptidyl-Prolyl-*cis-trans*-Isomerase eingeleitet. Dieses Enzym isomerisiert die Peptidbindung an einem Prolyl-Rest von der *trans-* in die *cis*-Form.

Die α-Helix. Bei den Faltblattstrukturen bilden sich die Wasserstoff-Brückenbindungen zwischen verschiedenen antiparallelen oder parallelen Ketten aus. An sich müsste aber eine Struktur begünstigt sein, bei der sie sich schon innerhalb einer Kette absättigen. Das wird dadurch möglich, dass wir die Kette schraubenförmig um einen Zylinder wickeln, so dass sich die >C=O und NH-Gruppen von Windung zu Windung im passenden Abstand gegenüberstehen. Es sind mehrere Modelle dieser Art möglich; in der Natur verbreitet ist die α-Helix mit 3,6 Aminosäure-Resten pro Windung (◉**2.11**).

Jeder Aminosäure-Rest gibt einen Fortschritt in Richtung der Schraubenachse um 0,15 nm. Mit 3,6 Aminosäure-Resten pro Windung ergibt sich 0,54 nm für eine Schraubenwindung. Die Wasserstoff-Brückenbindungen bilden sich, wie aus der ◉**2.11a** ersichtlich, zwischen den Windungen in Richtung der Schraubenachse aus; das gibt der α-Helix eine besondere Stabilität. Die Seitenketten stehen bei diesem Modell, das als rechts- *und* als linksgängige Schraube konstruierbar ist, nach außen von der Schraubenachse weg. Sie können mit ihrer Umgebung – z. B. in Membranlipiden oder mit anderen Abschnitten der Polypeptidkette – in Wechselwirkung treten.

Die Aminosäure Prolin lässt sich wegen ihrer Ringstruktur nicht in eine Helix einfügen, sie ist ein *„Helixbrecher"*.

α-Helices werden in Raumstruktur-Modellen entweder als Helix dargestellt oder durch einen Zylinder symbolisiert.

◉**2.11 α-Helix. a** Schematische Darstellung der α-Helix als Peptidkette, die sich um einen Zylinder wickelt. **b** Aufsicht auf die Helix, schematisch. Der Übersicht halber sind nur 4 Peptidgruppen gezeichnet, und zwar nur die Atome C–C–N–C als Kalotten. Diese Atome liegen jeweils in einer Ebene, weil die Peptidbindung mesomeriestabilisiert ist und sich wie eine Doppelbindung verhält. Man erkennt, dass die Atome den „Hohlraum" in der Helix weitgehend ausfüllen. Der Winkel zwischen den Peptidgruppen beträgt 80˚.

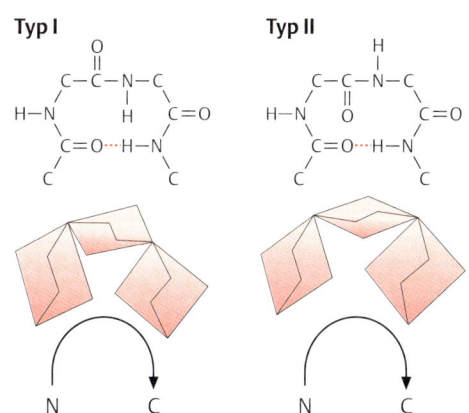

Typ I **Typ II**

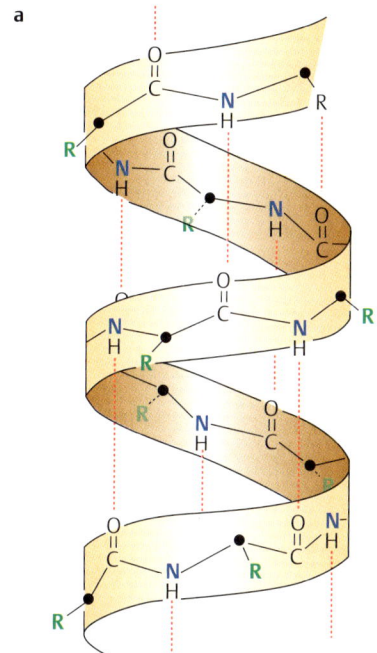

◉**2.10 Umkehrschleifen** (Seitenketten am α-C-Atom nicht eingezeichnet).

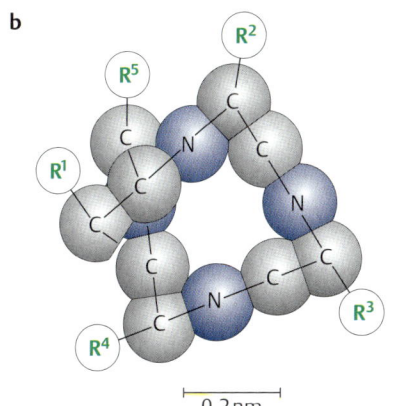

⊤ 2.3 Einfluss der Aminosäuren auf die Sekundärstruktur.

starke Helix-Bilder	Glu, Ala, Leu, Met
schwache Helix-Bildner	Ile, Lys, Gln, Trp, Val, Phe
schwache Helix-Brecher	Asn, Tyr
starke Helix-Brecher	Gly, Pro
starke Faltblatt-Bilder	Tyr, Val, Ile
schwache Faltblatt-Bildner	Cys, Met, Phe, Gln, Leu, Trp, Thr
schwache Faltblatt-Brecher	Ser, Gly, Lys
starke Faltblatt-Brecher	Glu, Pro, Asp

Gesetzmäßigkeiten der Faltung. Die Faltung der Peptidkette erfolgt anschließend an die Biosynthese am Ribosom (s. Kap. 6). Daran sind einerseits die Chaperone (S. 151), andererseits die Proteindisulfid-Isomerase und die Peptidyl-Prolyl-*cis-trans*-Isomerase (S. 151) beteiligt. Welche Sekundärstruktur sich ausbildet, hängt von der Sequenz ab: Bestimmte Aminosäuren eignen sich besonders zum Aufbau einer Helix, sie sind starke Helix-Bildner. Folgen nun vier oder fünf solcher Aminosäure-Reste aufeinander, dann ordnen sie sich zu einer α-Helix, und diese setzt sich fort, bis in der Sequenz Helix-Brecher auftauchen. In entsprechender Weise werden Faltblattstrukturen aufgebaut. ⊤ 2.3 gibt eine Zusammenstellung der Aminosäuren, die die Sekundärstruktur in besonderer Weise beeinflussen.

2.5 Die Tertiärstruktur

Die Tertiärstruktur beschreibt die Lage aller Atome im Raum. Man ermittelt sie durch die Methoden der kernmagnetischen Resonanz (NMR) und der Röntgenstrukturanalyse; die letztere setzt allerdings voraus, dass brauchbare Kristalle des Proteins erhalten werden können.

Stabilisierung der Tertiärstruktur. Die Bindungskräfte, die die Tertiärstruktur zusammenhalten, sind in ◉2.12 dargestellt. **Wasserstoff-Brückenbindungen** kennen wir bereits. Sie können sich nicht nur zwischen den Gruppen der Peptidbindung, sondern auch zwischen geeigneten Gruppen der Seitenketten ausbilden. Dann gibt es eine wichtige Hauptvalenzbindung: die **Disulfid-Bindung**, die durch Dehydrierung der HS-Gruppen zweier Cystein-Reste entsteht. Dabei sind in einem Protein immer ganz bestimmte Cystein-Reste verknüpft (s. auch das Proinsulin, ◉2.22). Ferner gibt es **Ionenbeziehungen** zwischen positiv und negativ geladenen Gruppen der Seitenketten, und im Inneren der Proteine werden **hydrophobe Wechselwirkungen** von Bedeutung.

Allgemeine Prinzipien der Raumstruktur. Bei globulären Proteinen sind im allgemeinen etwa die Hälfte aller Aminosäure-Reste in Sekundärstruktur-Abschnitten organisiert. Das Innere des Moleküls enthält viele hydrophobe Reste, während sich die geladenen Gruppen vorwiegend auf der Oberfläche finden. Sie treten in Wechselwirkung mit Wassermolekülen, so dass die Proteine von einer *Hydrathülle* umgeben sind. Dadurch erscheint das Molekül etwas größer, was bei manchen experimentellen Untersuchungen berücksichtigt werden muss.

◉2.12 **Bindungen zwischen verschiedenen Abschnitten einer Peptidkette. 1** Wasserstoff-Brückenbindung zwischen Peptidgruppen, **2** Disulfid-Bindungen zwischen Cys-Resten, **3** Ionenbeziehung zwischen Asp- und Lys-Seitenketten und **4** hydrophobe Bindung zwischen einem Valin- und einem Isoleucin-Rest. Die Sphäre, aus der das Wasser verdrängt ist, ist gelb unterlegt. Ganz rechts ist die Haarnadel- oder Umkehrschleife dargestellt.

Die Raumstruktur darf man sich nicht zu starr vorstellen. Vor allem bei Enzymen ist bekannt, dass sich manche Abschnitte um einige zehntel Nanometer verschieben können, wenn ein Substratmolekül oder ein allosterischer Effektor (vgl. Kap. 3, S. 66) gebunden wird. Wir werden darauf unten bei der Besprechung des Hämoglobins noch eingehen.

Supersekundärstrukturen sind wichtige Elemente der Tertiärstruktur. Man versteht darunter die Anordnung und gegenseitige Beeinflussung von Sekundärstrukturabschnitten in einem Protein. Diese Motive sind in vielen Proteinen zu finden. Sie sind in ▼ 2.4 zusammengestellt.

Natürlich können bei einem globulären, sphärischen Protein nicht alle Aminosäure-Reste in Faltblättern oder Helices geordnet sein. Selbst beim Myoglobin, das einen hohen Anteil solcher Strukturen aufweist, sind es nur 75 %, die übrigen bilden die Verbindungsschlaufen. Auch bei diesen gibt es jedoch wiederkehrende Motive, z. B. die Umkehrschleife (◈2.10 und ◈2.12).

Domänen. Die fundamentale Einheit der Tertiärstruktur ist die Domäne. Man versteht darunter einen Abschnitt der Peptidkette, der sich unabhängig von anderen Abschnitten zu einer stabilen Tertiärstruktur falten kann. Kleine Proteine wie Proinsulin (◈2.22) oder Myoglobin (◈2.14) können nur eine Domäne ausbilden, größere haben zwei und mehr. Die schweren Ketten der Immunglobuline (s. Kap. 23.4) sind z. B. aus vier Domänen aufgebaut, von denen eine den variablen Teil bildet. Ein Diagramm *einer* Domäne ist in ◈2.15a dargestellt.

Durch Kombination verschiedener Domänen lassen sich wie aus dem Baukasten Proteine mit verschiedener Funktion aufbauen. So weisen viele der Dehydrogenasen, bei denen NAD+ (vgl. S. 77) Cosubstrat ist, eine NAD+-bindende Domäne auf. Dabei sind die Sequenzen in den Domänen nicht identisch, sondern nur homolog. Die ◈2.13 gibt ein weiteres Beispiel für den Aufbau verschiedener Proteine aus dem „Domänen-Baukasten".

Auf genetischer Ebene entspricht dieser Aufbau von Proteinen aus Bausteinen häufig dem Wechsel zwischen Exons und Introns. Diese werden in Kap. 6 (S. 127) besprochen.

▼ 2.4 Supersekundärstruktur-Motive

Bezeichnung	Beispiel
α-Helix-Bündel β-Faltblatt-Lagen α + β-Struktur (räumlich getrennt)	Myoglobin Immunglobuline Lysozym
βαβαβ-Struktur in regelmäßiger Folge	Glyceraldehyd-3-phosphat-Dehydrogenase

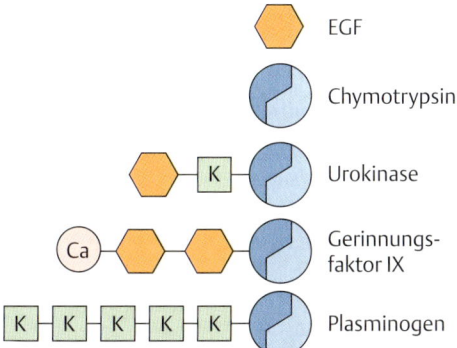

◈**2.13 Aufbau verschiedener Proteine unter Verwendung homologer Domänen.** Oben ist der epidermale Wachstumsfaktor *EGF* (vgl. Kap. 20) dargestellt, der mit 53 Aminosäure-Resten nur eine Domäne bildet. Darunter ist das *Chymotrypsin* (vgl. S. 60) mit zwei Domänen abgebildet. Durch dessen Kombination mit einer „Kringel-Domäne" von 85 Resten mit drei Disulfidbrücken und einer EGF-artigen Domäne kommen wir zur *Urokinase*, einem fibrinolytischen Enzym (Kap. 23.3), und mit weiteren Bausteinen, u. a. einer calciumbindenden Domäne, zum *Gerinnungsfaktor IX* sowie dem *Plasminogen* (nach Branden C, Tooze J. Introduction to Protein Structure. New York: Garland Publishers; 1999).

a

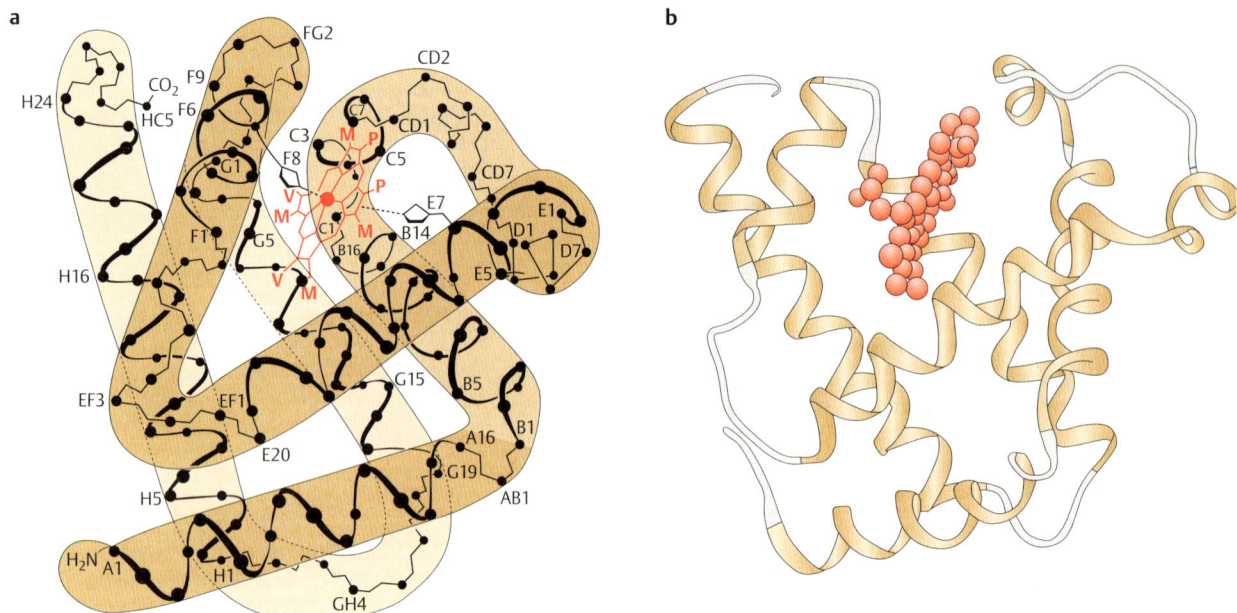

b

2.14 Struktur des Myoglobins.
a Raumstruktur des Myoglobins in einer ausführlichen Darstellung (es ist nur das Peptidgerüst gezeigt). Die Helix-Bereiche sind durch die Buchstaben A-H bezeichnet, von Amino-Ende links unten beginnend.
b Dieselbe Struktur als Papierschleifen-Diagramm. Die Häm-Gruppe ist rot dargestellt.

Beispiele für Proteine mit verschiedenen Strukturelementen. Das **Myoglobin** ist ein Protein des Muskels, welches eine Häm-Gruppe (S. 36) enthält und dadurch Sauerstoff binden kann. Es steht hier als Vertreter der Helix-Struktur: Acht Helix-Abschnitte sind über Umkehrschleifen verschiedener Länge zu einem globulären Protein zusammengefügt. **2.14** zeigt das Molekül in verschiedenen Darstellungen.

Die **Immunglobuline** sind, wie erwähnt, überwiegend in Faltblattstrukturen organisiert. Das Modell (**2.15a**) kann man am besten als einen etwas flachgedrückten zylindrischen Käfig beschreiben. Das „Käfig-Motiv" findet man auch bei anderen Proteinen mit überwiegend β-Struktur.

Als ein Beispiel für eine Raumstruktur, in der alle Elemente der Tertiärstruktur zu erkennen sind, zeigt **2.16** die Struktur der **Triosephosphat-Isomerase**. Hier sind 8 Faltblätter und mehrere Helixabschnitte nach dem Prinzip der βαβαβ-Struktur zusammengefügt (**2.15b**). Zwischen den Faltblättern und den Helices sind Umkehrschleifen. Die βαβαβ-Struktur findet sich in vielfach abgewandelter Form, auch als „Käfig-Motiv", bei vielen Enzymen, u. a. bei vielen **Dehydrogenasen**. Das deutet darauf hin, dass diese Struktur phylogenetisch aus einer Urform entwickelt wurde. Vereinfacht kann man sagen, dass es nicht nur homologe Sequenzen sondern auch homologe Tertiärstrukturen gibt.

a

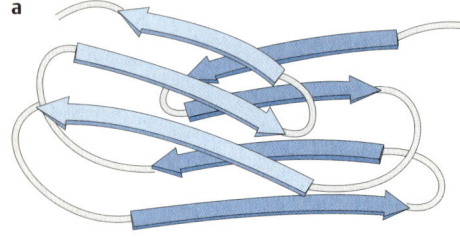

b

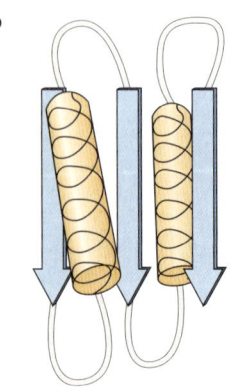

2.15 Beispiele für Strukturelemente in Proteinen.
a Teilstruktur eines Immunglobulin-Moleküls. Es ist nur eine Domäne im konstanten Teil der H-Kette gezeigt. Sie bildet eine flachgedrückte Käfigstruktur aus sieben β-Ketten, davon vier im Hintergrund (dunkelblau) und drei im Vordergrund (hellblau). Der Innenraum des Käfigs ist vorwiegend mit hydrophoben Resten gefüllt.
b βαβαβ-Struktur. In den Faltblättern laufen die Ketten parallel: die Rückführung der Peptidkette geschieht über das Stück α-Helix.

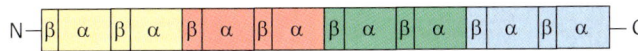

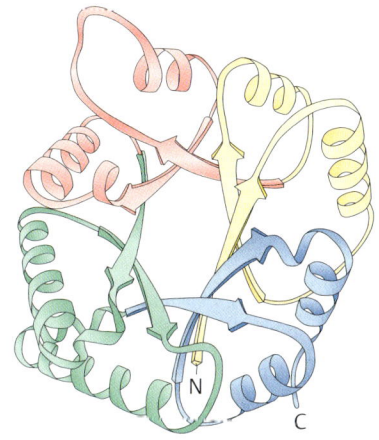

👁**2.16 Struktur der Triosephosphat-Isomerase.** (Nach Branden C, Tooze J. Introduction to Protein Structure. New York: Garland Publishers; 1999.)

Denaturierung. Fast alle löslichen Proteine koagulieren beim Erhitzen, besonders leicht in schwach saurer Lösung. Das ist ein häufiges (allerdings kein notwendiges) Kennzeichen der *Denaturierung,* einer Strukturänderung, bei der die biologischen Eigenschaften (z. B. enzymatische oder Hormonwirkung) verloren gehen und die Löslichkeit stark verringert wird. Denaturierte Proteine werden von Proteasen leichter angegriffen als native.

Die Denaturierung entspricht dem Übergang von einem hochgeordneten in einen ungeordneten Zustand, ein Zufallsknäuel (engl. *random coil*). Dies wird u. a. bewiesen durch die hohe positive Entropieänderung: Die Denaturierung ist eine stark endotherme Reaktion, aber sie ist oberhalb einer bestimmten kritischen Temperatur dennoch exergon (die Begriffe sind auf S. 5 erklärt). Sie gleicht darin dem Schmelzvorgang, und diese Analogie ist nicht nur oberflächlich. Wie beim Schmelzen das Raumgitter des Kristalls zusammenbricht, so werden bei der Denaturierung die Nebenvalenzen, die das globuläre Protein in der nativen Form stabilisieren, gelöst. Die Kette entfaltet sich, und zwischen den Ketten bilden sich zufällig Nebenvalenzen aus, wodurch das Protein unlöslich wird. Im Zuge dieses Prozesses kann die Kette verschiedene Anordnungen im Raum einnehmen, die statistisch verteilt sind.

Renaturierung. Früher hatte man allgemein angenommen, dass die Denaturierung stets irreversibel sei. Es gelang Anfinsen 1961, das durch Harnstoff und Mercaptoethanol denaturierte Enzym Ribonuclease durch langsame Dialyse unter Luftzutritt (zur Reoxidation der SH-Gruppen) zu renaturieren. Die renaturierte Ribonuclease war enzymatisch aktiv. Damit war bewiesen, dass sich die richtige Faltung aufgrund physikalisch-chemischer Bindungskräfte von selbst einstellen kann. Allerdings gelingt das nur in seltenen Fällen.

🔍 **Hitzestabile Proteine.** Die Proteine der Tiere mit konstanter Körpertemperatur denaturieren meist beim Erwärmen auf 45–60˚ C. Es ist aber kein Naturgesetz, dass Proteine so hitzeempfindlich sind. Jeder weiß, dass beim Kochen der Milch die Caseine nicht denaturieren. Thermophile Bakterien haben Proteine „entwickelt", die bei 80-100˚ C und darüber nativ bleiben und ihre enzymatische Aktivität behalten. Das macht sich die Waschmittelindustrie zunutze, wenn sie solche bakteriellen Proteasen ihren Waschmitteln zusetzt, damit im Waschgang Proteinflecken verdaut werden. Auch für die molekularbiologische DNA-Synthese werden hitzestabile Enzyme eingesetzt (Polymerase-Kettenreaktion, S. 174).

> Die **Denaturierung** ist der Übergang eines Makromoleküls (eines Proteins oder einer Nucleinsäure) aus einer geordneten in eine ungeordnete, zufällige Struktur. Dabei werden Nebenvalenz-Bindungen gebrochen.

🔍 Die **Entropie** ist ein Maß für die Wahrscheinlichkeit des Zustands; ungeordnete Zustände sind stets viel wahrscheinlicher, haben also eine höhere Entropie (s. dazu auch S. 50 ff.).

🔍 **Denaturanzien.** Es gibt eine große Zahl von denaturierend wirkenden Stoffen; dazu gehören Säure, Alkali, organische Lösungsmittel, konzentrierte Harnstoff- oder Guanidin-Lösungen, aromatische Säuren wie Pikrinsäure und Detergentien wie Dodecylsulfat. Nicht alle Proteine sind gleich empfindlich gegen diese Stoffe oder gegen physikalische Einflüsse, wie Hitze- oder Strahlenbehandlung. Auch durch hohen Druck können Proteine denaturiert werden. Dies ist eine sehr schonende Methode, die in der Lebensmitteltechnologie angewandt wird. Erhitzen wird dabei vermieden.

2.6 Quartärstruktur, Kooperativität und Allosterie

▼ 2.5 Aufbau von Proteinen aus Untereinheiten

Protein	M_r	Zahl der Untereinheiten
β-Lactoglobulin	35 000	2
Hämoglobin	64 500	4
Kreatin-Kinase	80 000	2
Hexokinase	96 000	4
Lactat-Dehydrogenase	150 000	4
Apoferritin	480 000	20
Urease	483 000	6
Myosin	620 000	3

Quartärstruktur. Die zu einem globulären Protein zusammengefalteten Peptidketten schließen sich häufig noch zu höheren Aggregaten zusammen. Man bezeichnet die räumliche Gestalt dieser Aggregate als *Quartärstruktur*, die einzelnen Peptidketten als *Untereinheiten*. Proteine, die so zusammengesetzt sind, lassen sich – z. B. durch extreme pH-Bedingungen – in die Untereinheiten zerlegen. ▼ 2.5 gibt eine Übersicht über einige Proteine, die aus Untereinheiten bestehen; die Liste ließe sich beliebig erweitern. Nicht immer sind alle Untereinheiten identisch; so gibt es beim Hämoglobin α- und β-Untereinheiten (s. u.).

Kooperativität. Viele Proteine sind in der Lage, kleine Moleküle zu binden. Die Untereinheiten der Proteine mit Quartärstruktur können sich hinsichtlich der Bindungsfähigkeit gegenseitig beeinflussen; man nennt das Kooperativität. Von *positiver* Kooperativität spricht man, wenn die Bindung fester wird (wie z. B. die O_2-Bindung an das Hämoglobin), von *negativer* Kooperativität, wenn das Gegenteil der Fall ist.

Allosterische Regulation. Bei der oben beschriebenen Kooperativität werden die kleinen Moleküle (z. B. ein Substrat oder das O_2 beim Hämoglobin) am normalen Bindungsort angelagert. Viele Proteine haben aber Bindungsstellen in einem *anderen* Molekülbereich, an denen *Effektoren* gebunden werden, die die Eigenschaften des Proteins (z. B. seine enzymatische Aktivität) verändern. Man bezeichnet das als *allosterische Regulation* oder kurz als *Allosterie*. Sie spielt eine bedeutende Rolle bei der Steuerung von Enzymaktivitäten; deshalb ist die Theorie im folgenden Kap. 3 (S. 65 ff.) abgehandelt.

🔍 Der Begriff **Allosterie** wird in der Literatur unterschiedlich gebraucht. Er wurde zunächst entwickelt für Enzyme, die bestimmte Effektoren an anderer Stelle binden als das Substrat (daher rührt der Name: *allos* = anders; *steros* = Raum, Ort) und bedeutete zunächst die Veränderung der Raumstruktur unter Beeinflussung des aktiven Zentrums des Enzyms (s. auch S. 66). Manche Autoren meinen, dass für den allosterischen Effekt auf jeden Fall eine kooperative Wechselwirkung zwischen Untereinheiten notwendig ist; danach dürften bei monomeren Proteinen keine allosterischen Effekte auftreten. Indessen kennt man auch bei solchen Proteinen eine Veränderung der Tertiärstruktur durch kleine Moleküle, die einen Einfluss auf das aktive Zentrum haben können. Es erscheint daher sinnvoll, auch diese Änderungen der Raumstruktur unter dem Begriff der Allosterie zusammenzufassen.

Raumstruktur und Funktion des Hämoglobins. Die Phänomene der Kooperativität und der Allosterie sind am Beispiel des Hämoglobins besonders gut untersucht und auch physiologisch relevant. Wir wollen uns deshalb mit diesem Protein näher beschäftigen.

Das Hämoglobin (Hb) ist der rote Blutfarbstoff. Er ist in den roten Blutkörperchen lokalisiert und hat die Aufgabe, molekularen Sauerstoff reversibel zu binden und damit seinen Transport im Blut zu ermöglichen. Es ist ein Tetramer aus zwei α- und zwei β-Untereinheiten, wie ◉ 2.21 schematisch zeigt. Die Tertiärstruktur der Untereinheiten ähnelt sehr der des Myoglobins.

Das Häm ist die prosthetische Gruppe des Hämoglobins; jede Untereinheit trägt ein Häm-Molekül. Die Formel ist in ◉ 2.18 gezeigt. Das Ringsystem wird Porphyrin genannt, es enthält vier Pyrrol-Ringe und neun fortlaufend konjugierte Doppelbindungen. Zur Bedeutung anderer porphyrinhaltiger Proteine s. Kap. 7, S. 187 ff. (zur Biosynthese S. 185 ff.).

Die Sauerstoff-Bindung. Das Häm enthält ein zweiwertiges Eisen-Atom; vier seiner Koordinationsstellen sind vom Porphyrin-System besetzt, mit einer fünften ist es an einen Histidin-Ring des Proteins (α-His-87 bzw. β-His-92) gebunden. Die sechste Koordinationsstelle steht für die Bindung eines O_2-Moleküls zur Verfügung. Da jedes Häm ein O_2 bindet, kann das tetramere Hämoglobin 4 Moleküle O_2 aufnehmen. Die reversible Bindung von Sauerstoff hat große Ähnlichkeit mit der Bindung eines Substrats an ein Enzym und gehorcht denselben Gesetzen. Man hat deshalb das Hämoglobin scherzhaft als „Enzym honoris causa" bezeichnet.

Die Zusammensetzung der Globinketten des humanen Hämoglobins ändert sich im Verlauf der Ontogenese. Das Hb früher Embryonen hat zunächst die Zusammensetzung $\xi_2\epsilon_2$ (bis zur 8. Woche) und anschließend $\alpha_2\epsilon_2$, bis es dann ab dem dritten Schwangerschaftsmonat durch HbF (fetales Hämoglobin) mit der Zusammensetzung $\alpha_2\gamma_2$ ersetzt wird. Schon vor der Geburt beginnt die Synthese von adultem Hämoglobin (HbA$_1$: $\alpha_2\beta_2$ und HbA$_2$: $\alpha_2\delta_2$). Dabei überwiegt HbA$_1$ mit über 95 % des Gesamt-Hb.

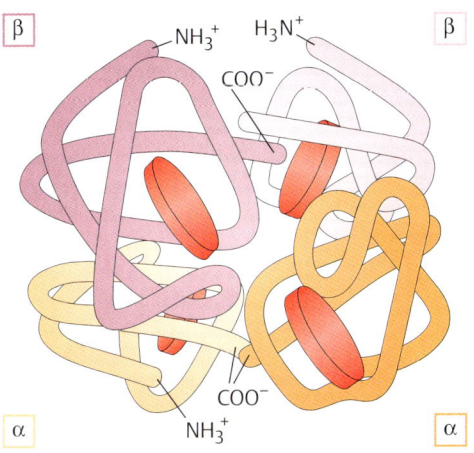

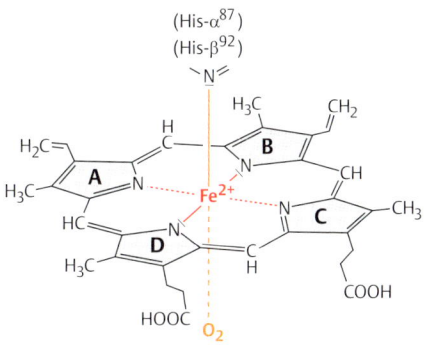

2.17 Raumstruktur des Hämoglobins. Die beiden α-Ketten sind orange, die β-Ketten violett gezeichnet. Die 4 Untereinheiten stehen über verschiedene Proteinabschnitte miteinander in Verbindung und beeinflussen sich. Weitere Erklärungen siehe Text.

2.18 Struktur des Häms. Die vier Pyrrol-Ringe tragen je eine Methyl- und eine Vinyl- bzw. Propionsäure-Seitenkette. Die regelmäßige Folge der Seitenketten ist im Ring D umgekehrt (s. hierzu Kap. 8, S. 187).

Durch die Beladung mit Sauerstoff ändert sich die Tertiärstruktur der Ketten: Das Molekül schrumpft. Durch die Bindung von O_2 wird nämlich das Eisen tiefer in das Häm hineingezogen und zieht dabei das am Eisen gebundene β-His-92 mit. Dies hat weitere Verlagerungen von bestimmten Helix-Abschnitten zur Folge und wirkt sich auch auf die Kontaktbereiche zwischen den Untereinheiten aus. Das Hämoglobin kann in zwei Formen auftreten, einer gespannten *„tense"*-Form (T) und einer relaxierten R-Form. Die Letztere hat eine größere Affinität zum Sauerstoff. Mit zunehmender O_2-Beladung gehen mehr und mehr Untereinheiten in die R-Form über; daraus resultiert die sigmoide Bindungskurve (☞2.19).

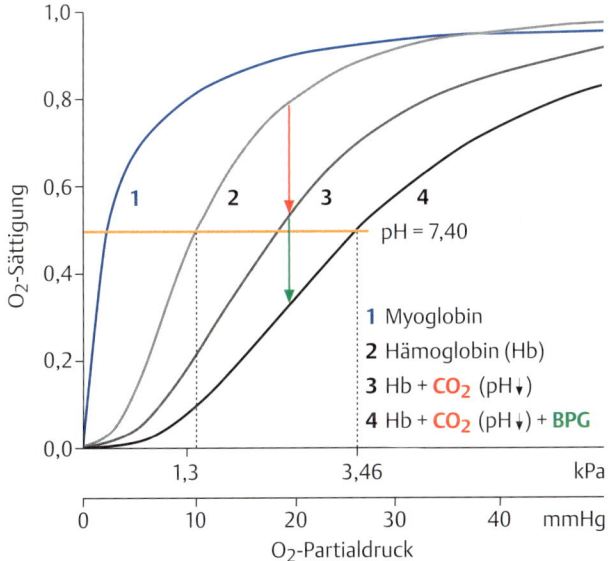

2.19 Sauerstoff-Sättigungskurven von Myoglobin (Mb) und Hämoglobin (Hb). Das Myoglobin, das als Monomeres vorliegt, zeigt eine hyperbole Kurve hoher Affinität. Reines Hämoglobin besitzt – infolge der Kooperativität der Untereinheiten – eine sigmoide Kurve.

In jede der Kurven ist der Punkt der Halbsättigung als Schnittpunkt mit der orangefarbenen Linie eingezeichnet. Im Erythrocyten wird er durch den Bohr-Effekt und den Einfluss von Bisphosphoglycerat (BPG) von ca. 1,33 kPa (10 mmHg) auf ca. 3,46 kPa (26 mmHg) verschoben. Das erleichtert die Sauerstoffabgabe im peripheren Gewebe.

2,3-Bisphosphoglycerat

🔍 Für die Physiologie des O_2-Transports spielt die Bisphosphoglycerat-Konzentration in den Erythrozyten eine wichtige Rolle. Sinkt sie zu weit ab, wie es bei **älteren Blutkonserven** der Fall sein kann, so wird ein Teil des Desoxyhämoglobins kein Bisphosphoglycerat enthalten und infolgedessen den Sauerstoff viel fester binden; er wird dann im peripheren Gewebe nicht abgegeben. Dieses Hämoglobin erfüllt seine Funktion nicht.

Asp 94   His 146

👁 **2.20 Mechanismus des Bohr-Effekts.** Im Desoxyhämoglobin liegen Asp-94 und His-146 in enger Nachbarschaft. Dadurch wird die Protonierung des Histidins begünstigt.

$$Hb(O_2)_4 + 1,4H^+ \rightleftharpoons Hb + 4O_2$$

$$CO_2 + H_2O \rightleftharpoons (H_2CO_3 \longrightarrow) H^+ + HCO_3^-$$

— im Gewebe
— in der Lunge

👁 **2.21 Carbamat-Bildung.** Die endständige Aminogruppe der β-Kette des Hämoglobins kann CO_2 als Carbamat binden und so transportieren.

Bisphosphoglycerat als allosterischer Effektor. 2,3-Bisphosphoglycerat, das aus einem Zwischenprodukt der Glykolyse entsteht (S. 248), liegt in den Erythrocyten in verhältnismäßig hoher Konzentration vor. Es hat eine wichtige Funktion bei der Regulation der O_2-Bindung. Das tetramere Desoxy-Hb vermag nämlich in die zentrale Höhlung ein Molekül Bisphosphoglycerat einzulagern. Die negativ geladenen Phosphat-Gruppen treten dabei mit positiven Gruppen von Lys und His in den β-Ketten in Wechselwirkung und verändern die Raumstruktur so, dass die *Sauerstoff-Affinität* des Hb stark sinkt. Die Halbsättigung, die ohne Bisphosphoglycerat schon bei einem Sauerstoff-Partialdruck (P_{O_2}) von 1,33 kPa erreicht ist, stellt sich nun erst bei $P_{O_2} = 3,6$ kPa ein (👁2.19). Dieser Wert ist der unter physiologischen Bedingungen gemessene; daraus folgern wir, dass *in vivo* das Desoxyhämoglobin Bisphosphoglycerat gebunden hält. Bei Sauerstoff-Beladung wird das Bisphosphoglycerat wieder abgegeben, weil das Molekül schrumpft und der zentrale Hohlraum zu klein wird.

Fetales Hb besitzt statt der β-Ketten die homologen γ-Ketten, ist also nach der Formel $\alpha_2\gamma_2$ aufgebaut. Es hat eine höhere Affinität zum Sauerstoff und belädt sich deshalb in der Plazenta mit O_2. Der Grund dafür liegt in einer geringeren Bindungsfähigkeit für das Bisphosphoglycerat, so dass es nur zum Teil mit dem Effektor beladen ist.

Als Notfallreaktion bei Situationen mit unzureichender Sauerstoff-Versorgung kann im Erythrozyten der Bisphosphoglycerat-Spiegel gesteigert werden. Dies geschieht z. B. bei der Anpassung an große Höhen, wo die Luft dünner ist. Dadurch wird die Sauerstoff-Affinität des Hb gesenkt, so dass der Sauerstoff peripher leichter abgegeben wird. Die Beladung mit O_2 wird dadurch nicht beeinträchtigt, da das Bisphosphoglycerat dabei ja verdrängt wird.

Bohr-Effekt. Hb ist eine schwächere Säure als HbO_2. Wird im peripheren Gewebe O_2 abgegeben, dann nimmt das Hb als schwächere Säure gleichzeitig Protonen auf – etwa 0,35 mol H^+ pro mol O_2. Man nennt diese Protonenbindung nach ihrem Entdecker, dem Dänen Christian Bohr (1855–1911), *Bohr-Effekt*.

Die Senkung der Konzentration freier Protonen hat zur Folge, dass in der Peripherie aus CO_2 und H_2O vermehrt H^+ und HCO_3^- entstehen. Wird in der Lunge das Hb wieder mit Sauerstoff beladen, dann liegt wieder die stärkere Säure vor, H^+ wird abgegeben und reagiert mit HCO_3^- zu CO_2 und H_2O. Damit leistet der Bohr-Effekt zum einen einen wesentlichen Beitrag zum CO_2-Transport und zur CO_2-Ausatmung, zum anderen verbessert er die O_2-Abgabe im Gewebe, indem der dort niedrigere pH die desoxigenierte Form des Hb stabilisiert.

Für den Bohr-Effekt ist im wesentlichen das His-146 der β-Ketten verantwortlich. Seine basische Gruppe gelangt durch die Konformationsänderungen der Untereinheiten nach Abgabe des O_2 in die Nähe der Carboxy-Gruppe des Asp-94, wodurch die Protonierung begünstigt und H^+ aufgenommen wird (👁2.20). Auch die terminalen Amino-Gruppen der α-Ketten sind am Bohr-Effekt beteiligt.

Carbamat-Bildung. Schließlich erfüllt das Hämoglobin noch eine weitere Transportfunktion: Es vermag CO_2 an die endständigen Amino-Gruppen zu binden. Dabei entsteht eine Carbamat-Gruppe (👁2.21). Bei Beladung mit Sauerstoff in der Lunge zerfallen diese Carbamat-Gruppen wieder in CO_2 und die freien Amino-Gruppen. Auf diese Weise wird etwa die Hälfte des pro Mol O_2 gebildeten CO_2 vom Ort des Stoffwechsels zur Lunge transportiert.

All die genannten Funktionen kann das Hb-Molekül nur dadurch erfüllen, dass sich bei der Bindung des allosterischen Effektors 2,3-Bisphosphoglycerat die Raumstruktur und damit die Affinität zum Sauerstoff ändert. Ein weiterer physiologischer Vorteil ergibt sich aus der Kooperativität der Untereinheiten, die zur sigmoiden Bindungskurve führt. Viele dieser Eigenschaften finden wir bei den Enzymproteinen wieder, die wir im nächsten Kapitel betrachten wollen.

2.7 Biologisch aktive Peptide

Wir haben oben die Proteine als hochmolekulare Polypeptide mit Massen von 10 000 Da und mehr definiert. Es gibt aber im Körper auch kleinere Peptide mit 3 bis etwa 90 Aminosäuren. Zum großen Teil sind es Abfallprodukte, die entstehen, wenn zum Beispiel Proteine mit ihrer Signalsequenz (s. S. 148) eine Membran durchdrungen haben und die Signalsequenz abgespalten wird, oder wenn ein Proenzym in die aktive Form umgewandelt wird (S. 148). Diese Fragmente werden in der Zelle schnell abgebaut.

Daneben gibt es jedoch Peptide, die wichtige Funktionen erfüllen, z. B. als Peptidhormone. Mit ihrer Struktur wollen wir uns hier kurz beschäftigen. Eine Übersicht gibt ➔ 2.6.

Abgrenzung zwischen Peptiden und Proteinen. Man hat Peptide mit bis zu 10 Aminosäuren auch als Oligopeptide bezeichnet, die größeren bis etwa 100 Aminosäuren als Polypeptide; die Proteine wurden dann „Makropeptide" genannt. Diese Einteilung hat sich nicht durchgesetzt; wir haben oben bei den Proteinen auch stets von ihrer *Polypeptidkette* gesprochen. Eine Grenze zwischen Polypeptiden und Makropeptiden lässt sich ohnehin nicht ziehen, dazu ist die Zahl 100 zu willkürlich. Auch die Abgrenzung von Oligo- zu Polypeptiden erscheint heute unnötig.

➔ 2.6 Beispiele für biologisch wichtige Peptide. (AS = Aminosäuren.)

Name	Struktur	Funktion
Cofaktoren		
Glutathion (s. S. 81)	Tripeptid: γ-Glu-Cys-Gly	Cofaktor von Redox-Enzymen
Hormone, Neurotransmitter, Neuromodulatoren		
Insulin	2 Ketten aus 21 bzw. 30 AS	Hormon der Bauchspeicheldrüse
Thyroliberin (TRH; s. S. 541)	Tripeptid: Gly-His-Pro-NH$_2$	Hormon des Hypothalamus
Vasopressin (Adiuretin, ADH; s. S. 542)	zyklisches Peptid aus 9 AS	Hormon der Neurohypophyse
Substanz P	Peptid aus 11 AS	Neurotransmitter
Corticotropin	Peptid aus 39 AS	Hormon der Hypophyse, das die Nebennierenrinde kontrolliert
Enzym-Inhibitoren		
Pankreatischer Trypsin-Inhibitor	Polypeptid aus 58 AS	hemmt Trypsin
Antibiotika		
Penicillin (s. S. 41)	β-Lactam-Thiazolidin-Derivat aus Valin und Cystin	Bakterienhemmstoff
Cephalosporine		Bakterienhemmstoff
Valinomycin	zyklisches Peptid aus je 3 Molekülen L-Val, D-α-Hydroxyisovalerianat, D-Val und L-Lactat	Ionophor, Bakterienhemmstoff
Gramicidin A	lineares Peptid aus 15 D- und L-AS	Ionophor, Bakterienhemmstoff
Toxine		
Mellitin	Peptid aus 26 AS	Gift der Honigbiene
Phalloidin	zyklisches Peptid aus 7 AS	Gift aus Knollenblätterpilz
Synthetische Wirkstoffe		
Aspartam	Asp-Phe-Methylester	Süßstoff

Artspezifität von Peptidhormonen. Viele Peptid- und Proteinhormone sind speziesspezifisch. So besitzen die Corticotropine verschiedener Tierarten eine etwas unterschiedliche Sequenz; das Gleiche gilt für die Insuline, was für die Insulin-Therapie des Diabetes von Bedeutung ist. Es kommt vor, dass der menschliche Organismus gegen Rinderinsulin Antikörper entwickelt, da das Rinderinsulin vom Humaninsulin verschieden ist.

Proinsulin und Insulin. Die Biosynthese vollzieht sich in den B-Zellen der Langerhans-Inseln der Bauchspeicheldrüse: An den Ribosomen wird zunächst das Präproinsulin mit 114 Aminosäuren aufgebaut. Nach dem Einschleusen in das endoplasmatische Retikulum wird das Signalpeptid (vgl. S. 148) abgespalten, wodurch das Proinsulin aus 84 Aminosäuren entsteht; seine Sequenz ist in ☞2.22 wiedergegeben. Nun wird durch zwei hydrolytische Spaltungen das C-Peptid (*connecting peptide*) herausgeschnitten; dadurch wird das aktive Insulin frei. Seine 51 Aminosäure-Reste sind in zwei Ketten angeordnet, die mit A und B bezeichnet werden; sie sind durch zwei Disulfid-Bindungen verknüpft. Werden diese durch Reduktion gelöst, so wird das Insulin inaktiviert. Das Insulin-Molekül ($M_r = 5734$) bildet leicht Aggregate mit $M_r \sim 12\,000$, $36\,000$ und $48\,000$, besonders in Gegenwart von Zink-Ionen (☞2.23). Zu den physiologischen Wirkungen des Insulins s. S. 537 ff.

☞**2.22 Sequenz des Proinsulins.** Die grün gekennzeichnete *N*-terminale Sequenz von 30 Aminosäuren stellt die späte B-Kette des Insulins dar; darauf folgt die des Verbindungspeptids (connecting peptide, C-Peptid). Die abschließende Sequenz der A-Kette des Insulins (21 Aminosäuren) ist rot hervorgehoben.

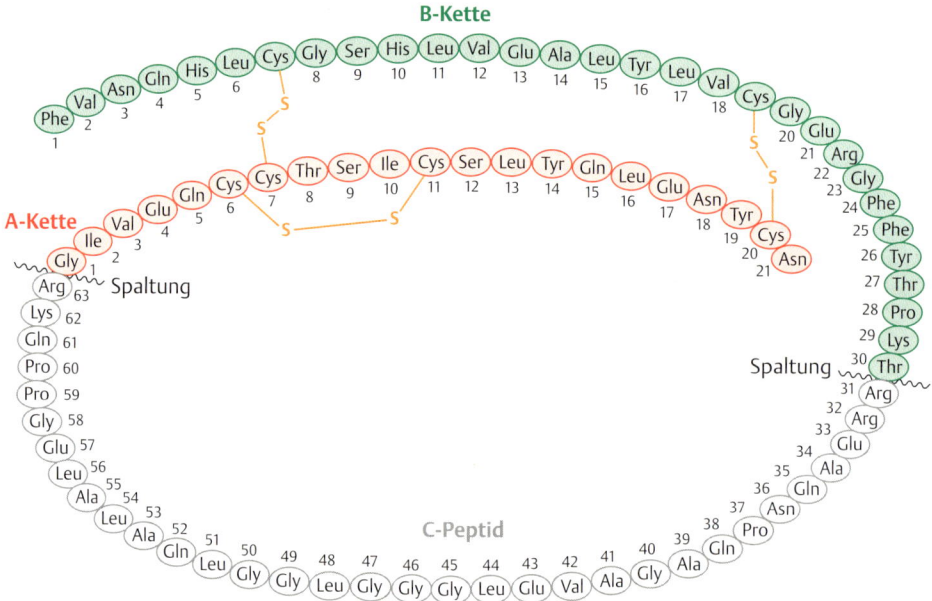

☞**2.23 Raumstruktur des Insulins. a** Insulin-Monomer. **b** Insulin-Zink-Komplex als Hexamer. Die A-Kette ist jeweils rot, die B-Kette grün gezeichnet. Über die His-10-Reste aller sechs B-Ketten sind zwei Zink-Atome gebunden, von denen in der Aufsicht jedoch nur das obere sichtbar ist (blaue Kugeln).

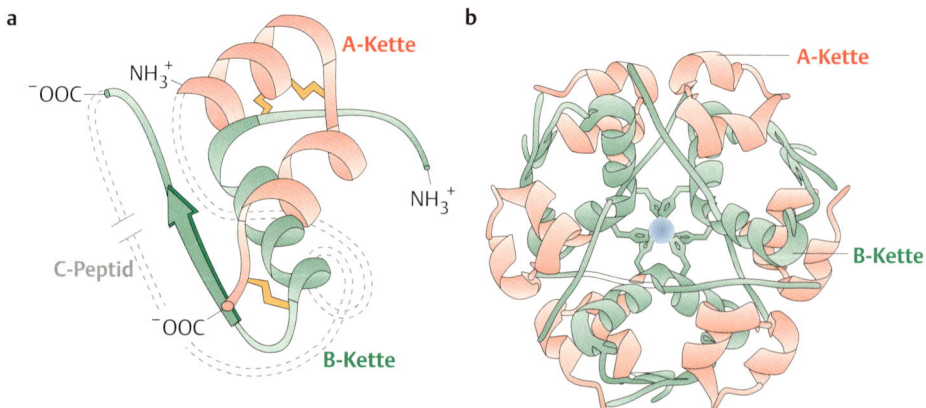

Corticotropin und Neuropeptide. Die Synthese der Neuropeptide verläuft noch komplizierter und variantenreicher als die des Insulins: Das Pro-Opio-Melanocortin-Gen codiert für eine Protein-Vorstufe von 31 000 Da. Man nennt diese Vorstufe auch nicht sehr glücklich Polyprotein, denn aus ihr können vom C-terminalen Ende her zwei Peptide mittlerer Kettenlänge herausgeschnitten werden. Wie ◈**2.24** zeigt, können diese noch weiter zerlegt werden, wobei verschiedene Hormone entstehen. Die Endorphine und das Met-Enkephalin gehören zu den Neuropeptiden (vgl. S. 543). Auf die zahlreichen anderen Peptidhormone können wir hier nicht eingehen (vgl. dazu Kap. 20, S. 543 ff).

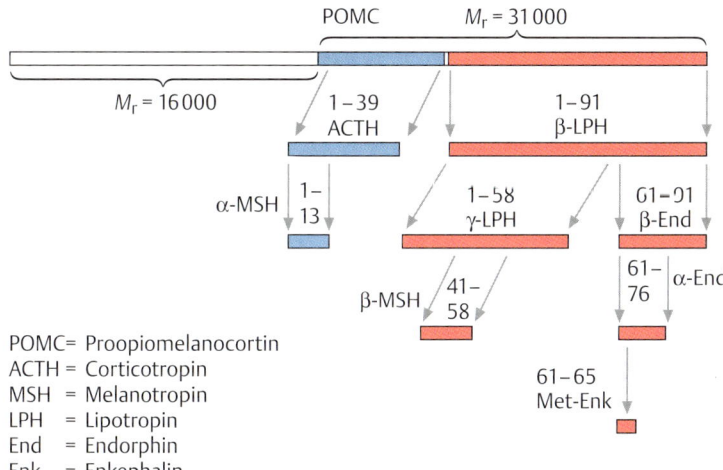

POMC= Proopiomelanocortin
ACTH = Corticotropin
MSH = Melanotropin
LPH = Lipotropin
End = Endorphin
Enk = Enkephalin

◈**2.24 Biosynthese einiger Peptidhormone** und Neuropeptide aus einer gemeinsamen Vorstufe, dem **Proopiomelanocortin**.

Thyroliberin. Dieses Neurosekret, ein Releasing-Faktor aus dem Hypothalamus, ist wohl das kleinste Peptidhormon, das wir kennen. Es besteht aus drei Aminosäure-Resten, die Sequenz ist pGlu-His-Pro-NH$_2$ (Pyroglutamyl-Histidyl-Prolylamid).

Glutathion. Das Glutathion ist ein Tripeptid, die Formel ist nebenstehend wiedergegeben. Auffällig ist dabei die ungewöhnliche Verknüpfung der Glutaminsäure über die γ-Carboxy-Gruppe. Die Biosynthese verläuft nicht über eine Protein-Vorstufe, sondern durch schrittweise Angliederung aktivierter Aminosäuren.
Glutathion kann leicht dehydriert werden und unter Abgabe von zwei Wasserstoffatomen ein Disulfid bilden. Das ist ein Teil seiner biologischen Funktion (s. S. 81). Außerdem ist es Baustein mancher *Leukotriene* (S. 566 ff.).

Peptid-Antibiotika. Antibiotika haben in der Bekämpfung der Infektionskrankheiten große Bedeutung erlangt. Viele von ihnen werden von Schimmelpilzen produziert. Aus der großen Gruppe der Antibiotika wollen wir hier jedoch nur einige Vertreter behandeln, die chemisch Peptide sind oder den Peptiden nahe stehen. Die bekanntesten sind die *Penicilline*; sie waren die ersten antibiotisch wirksamen Stoffe, die gefunden wurden.
Die Formel des Penicillins zeigt ◈**2.25**. Seine Biosynthese erfolgt aus Valin und Cystein; daraus kann man sich die Struktur leicht ableiten, wenn man sich dazu merkt, dass im Molekül ein β-Lactam-Ring und ein fünfgliedriger schwefelhaltiger Ring enthalten sind. Der Rest R in der Formel kann variieren; am bekanntesten ist das Benzylpenicillin, auch Penicillin G genannt.

Zyklische Peptide. Das *Gramicidin S* ist ein ringförmiges Peptid aus zehn Aminosäure-Resten, davon zwei D-Phenylalanin-Reste. Die Bio-

Cys-Gly
Glutathion, Glu

> Ein **Antibiotikum** ist ein Stoff, der das Wachstum und/oder die Vermehrung von Bakterien oder anderen Mikroorganismen hemmt.

Valin Cystein Säure-Rest

Penicillin allgemeine Formel

z.B.: R = —CH$_2$—⬡

Benzylpenicillin

◈**2.25 Strukturformel von Penicillin.** Die aus der Aminosäure Cystein stammenden Atome sind grün hervorgehoben, der Valin-Anteil orange.

Das Penicillin hat eine interessante Entdeckungsgeschichte. 1928 machte Fleming die Zufallsbeobachtung, dass der Schimmelpilz *Penicillium notatum* in der Kultur das Wachstum von Bakterien hemmt. Die Anreicherung der aktiven Substanz gelang jedoch zunächst nicht. Erst Florey und Chain konnten um 1942 die ersten Präparate zur klinischen Erprobung gewinnen; dabei zeigte sich eine überraschend hohe Wirksamkeit. Den Durchbruch für die breite Anwendung brachten später Penicillium-Stämme, die sehr viel mehr Penicillin in das Kulturmedium abgaben als der ursprünglich verwendete.

Actinomycin D

Sar = Sarkosin = N-Methylglycin;
MeVal = N-Methyl-L-valin

Valinomycin

Western-Blotting

Zur Auswertung nach der Elektrophorese können die Proteine auch von dem Träger, in dem sie aufgetrennt wurden, auf eine Membran aus Nitrocellulose, Nylon oder Polyvinylidendifluorid (PVDF) übertragen werden, an die sie fest binden. Sie lassen sich dann mit Antikörpern spezifisch nachweisen. (Die Bezeichnung Western-Blot ist übrigens – ebenso wie Northern-Blot – ein Wortspiel in Analogie zu dem nach seinem Entdecker benannten Southern-Blot [s. S. 106].)

---

synthese von Gramicidin und ähnlichen bakteriellen Peptiden erfolgt nach einem anderen Prinzip als die Proteinsynthese: Sie vollzieht sich an einem Multienzym-Komplex, wobei die Sequenz des Peptids durch die Reihenfolge der Enzyme im Komplex determiniert ist. Zur Knüpfung der Peptidbindung werden die Carboxy-Gruppen durch Thioester-Bildung „aktiviert". Durch die andersartige Synthese ist verständlich, dass auch D-Aminosäuren und andere ungewöhnliche Aminosäuren eingebaut werden können.

Das **Actinomycin** enthält eine Farbstoff-Gruppe und zwei zyklische Pentapeptidgruppen. Es wirkt antibiotisch und cytostatisch; in der Forschung wird es als Hemmstoff der RNA-Biosynthese eingesetzt (vgl. S. 140).

Valinomycin enthält einen Ring aus sechs Aminosäuren (Valin) und sechs Hydroxysäuren (Milchsäure, abgekürzt Lac, und Hydroxyisovaleriansäure, Hiv). Diese sind abwechselnd durch Säureamid- und durch Ester-Bindungen verknüpft. Valinomycin vermag K+ komplex zu binden, nicht aber Na+. Es wirkt als Ionophor an Membranen (vgl. Kap. 14, S. 359).

Die Giftstoffe des Knollenblätterpilzes, **Amanitin** und **Phalloidin** sind zyklische Peptide aus sieben Aminosäuren. Das α-Amanitin hemmt zwei der drei DNA-abhängigen RNA-Polymerasen (S. 125).

Tierische Gifte. Im Bienengift finden sich zahlreiche Peptide aus 18–26 Aminosäuren, ebenso enthalten Schlangengifte Peptide; diese können als *Neurotoxine* wirken.

2.8 Trennung und Reindarstellung von Proteinen

Die physikalisch-chemischen Eigenschaften der Proteine werden im Wesentlichen von drei Größen bestimmt: von ihrer *Ladung*, von ihrer *Masse* und von ihrer *Gestalt* (d.h. vom Achsenverhältnis). Man hat daher Trennverfahren entwickelt, die auf Unterschieden in diesen Parametern beruhen und die wir hier kurz besprechen wollen. Auf die experimentelle Durchführung kann nicht eingegangen werden (s. Bücher der biochemischen Laborpraxis).

Die Elektrophorese trennt Proteine nach ihrer Ladung. Hierzu bringt man das Proteingemisch auf ein Trägermaterial, z.B. Celluloseacetat-Folie, Polyacrylamid oder Agarose-Gel, und lässt es im elektrischen Feld wandern. Die Wanderungsgeschwindigkeit der einzelnen Proteine hängt einerseits von ihrer Ladung, andererseits von ihrer Größe und Gestalt ab, sie wandern deshalb in einer bestimmten Zeit unterschiedlich weit. Die Proteine werden anschließend durch Denaturierung auf ihrem Träger fixiert und durch Anfärbung, z.B. mit Coomassie-Blau, sichtbar gemacht (s. ☞2.27, S. 44).

Polyacrylamid-Gel-Elektrophorese (PAGE)

Bei Polyacrylamid-Gelen läßt sich die Porengröße des Trägers variieren. Dadurch wird ein Molekularsiebeffekt erzielt. Führt man die Gelelektrophorese dann in Gegenwart des Detergens Natriumdodecylsulfat (engl. *sodium dodecyl sulfate*, **SDS**) durch, dann erfolgt die Trennung nur noch nach Molekülgröße, da die Anlagerung des SDS an die Proteine deren Ladungsunterschiede aufhebt. Die PAGE wird häufig mit diskontinuierlichen Gelen durchgeführt, bei denen zur Probenkonzentrierung ein kleines weitporiges Gel mit anderem pH-Wert vorgeschaltet ist. Auch Gradienten-Gele mit abnehmender Porengröße werden verwendet.

Die Elektrophorese ist eine sehr leistungsfähige und vielseitige Methode, die übrigens auch zur Trennung anderer ladungstragender Moleküle (DNA, RNA) genutzt wird. Es wurden verschiedene Ausführungsformen entwickelt, die sich in der Art des Trägers und den Elektrophoresebedingungen unterscheiden.

Chromatographische Verfahren sind solche, bei denen sich das zu trennende Gemisch zwischen einer stationären und einer mobilen Phase verteilt. Je nach Art der stationären Phase spricht man von *Papierchromatographie, Dünnschichtchromatographie* oder *Säulenchromatographie.* Bei der *Adsorptionschromatographie* sind Cellulose und Kieselgel häufig verwendete Trägermaterialien. Die *Ausschlusschromatographie,* auch als *Gelfiltration* bezeichnet, trennt nach Molekülgröße. Als stationäre Phase dienen dabei Gele aus Polysacchariden (Dextrane, Agarose) oder Polyacrylamid, die aufgrund ihrer porigen Struktur als Molekülsieb wirken.

Isoelektrische Fokussierung (IEF)
Bei dieser Technik werden die Proteine in einem Gel mit einem pH-Gradienten getrennt. Der pH-Gradient wird mit Hilfe von besonderen Puffersubstanzen (Ampholyten) während der Elektrophorese erzeugt. Die Proteine wandern dann bis zu dem Ort, an welchem der pH des Gels ihrem isoelektrischen Punkt (IEP) entspricht.

Affinitätschromatographie
Hierbei werden spezifische Liganden benutzt, um Proteine aus Gemischen abzutrennen. Die Liganden sind durch kovalente Bindung an die Matrix der stationären Phase fixiert. Sie binden während der Chromatographie die Proteine durch spezifische Interaktion, wie ☞**2.26** schematisch zeigt. Beispiele für solche Liganden sind Biotin (bindet Avidin), Lektine (binden Kohlenhydrate), gegen Proteine gerichtete Antikörper (binden ihr Antigen), Steroidhormone (binden Hormonrezeptoren) und kompetitive Inhibitoren (binden ihre Enzyme). Die Elution der gebundenen Proteine wird schließlich durch einen Überschuss an Liganden im Laufmittel oder durch Änderung von Ionenstärke und pH bewirkt.

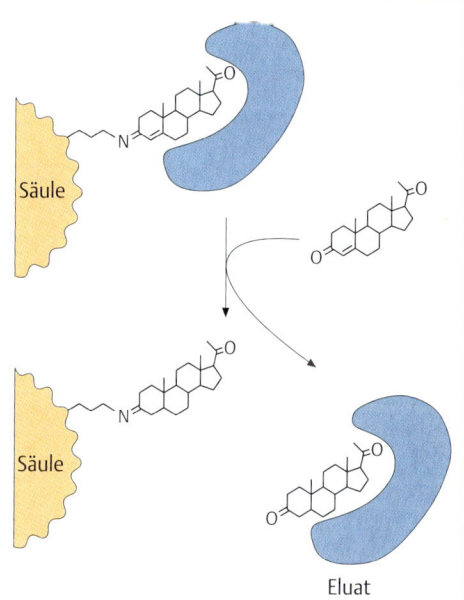

☞**2.26 Prinzip der Affinitätschromatographie.** An das Säulenmaterial ist ein Steroid-Molekül ankondensiert. Das Enzym (z. B. eine Steroid-Dehydrogenase) bindet an das immobilisierte Steroid. Durch gelöstes Substrat lässt sich das Enzym eluieren.

Ultrazentrifugation. Die Ultrazentrifuge erlaubt es, Schwerefelder bis zum 500 000fachen der Erdanziehung zu erzeugen. In solchen Schwerefeldern sedimentieren Makromoleküle wie Proteine, Nucleinsäuren und Polysaccharide, wenn ihre Dichte größer ist als die der umgebenden Lösung. Die Sedimentationsgeschwindigkeit kann mit optischen Methoden gemessen und daraus die M_r berechnet werden. Diese Methode ist allerdings technisch sehr aufwendig. Weniger aufwendig ist die Benutzung von Zentrifugen für präparative Zwecke. Sie dient besonders zur Gewinnung von Zellfraktionen und Organellen aus Gewebehomogenaten (*differenzielle Zentrifugation,* vgl. Kap. 15, S. 372). Auch zur Abtrennung von Proteinen aus Lösungen werden Ultrazentrifugen eingesetzt.

Röntgenkristallographie und Kernmagnetische Resonanz (NMR) Bei der Kristallographie kann das Beugungsmuster von Röntgenstrahlen an den Atomen hoch gereinigter und anschließend kristallisierter Proteine registriert werden, da in diesen Kristallen sämtliche Proteine in exakt gleicher Anordnung vorliegen. Durch aufwendige Rechenverfahren können die Beugungsdaten in eine Strukturdarstellung umgesetzt werden. Die NMR-Methode hat gegenüber der Röntgen-

Der **Sedimentations-Koeffizient s** ist eine für jedes Makromolekül charakteristische Größe. Er wird mit s bezeichnet und ist durch folgende Gleichung definiert:

$$s = \frac{dx}{dt} \cdot \frac{1}{\omega^2 \cdot x}$$

Hierbei bedeutet x den Abstand von der Rotationsachse, ω die Winkelgeschwindigkeit und t die Zeit. Der Sedimentatioskoeffizient wird in Svedberg-Einheiten (S) angegeben. Diese Einheit hat die Dimension einer Zeit; 1 S entspricht 10^{-13} Sekunden.

Die Sedimentationskonstante ist nach dem schwedischen Biochemiker Theodor Svedberg benannt, der die Ultrazentrifugen zwischen 1925 und 1930 zuerst entwickelt hat. Seine Messungen der Molekülmassen haben damals ein Umdenken unter den Proteinchemikern veranlasst. Man hatte nämlich vorher geglaubt, die Proteine wären Aggregate von Peptiden mit der Größenordnung von 5000 Dalton.

NMR-Spektroskopie

Diese Methode beruht auf der Tatsache, dass bestimmte Atomkerne einen Drehimpuls (Kernspin) aufweisen, der ihnen ein magnetisches Moment verleiht. Dadurch richten sich die Atomkerne in einem starken magnetischen Feld entsprechend aus und können elektromagnetische Strahlung einer bestimmten Frequenz absorbieren. Der Effekt unterschiedlicher Frequenzen auf einzelne Atomkerne hängt nun von der Anordnung der benachbarten Atome und dadurch von der umgebenen Molekülstruktur ab und kann registriert werden. Aus den Messdaten vieler unterschiedlich angeordneter Atomkerne ergeben sich NMR-Spektren. Daraus können die Abstände zwischen Atomen in einem Molekül errechnet und z.B. die dreidimensionalen Strukturen von Proteinen ermittelt werden.

Kristallographie den Vorteil, dass Proteine in Lösung gemessen werden können. Es bedarf also nicht der Kristallisation. Beide Methoden ergänzen einander.

2.9 Pathobiochemie

Proteinanalytik. Proteine sind, entsprechend ihrer zentralen Bedeutung und ihrer vielfachen Funktionen im Organismus, bei vielen Krankheiten quantitativ oder qualitativ verändert. Die Proteinanalytik hat deshalb große Bedeutung für die Erklärung der Pathogenese und für die Diagnose von zahlreichen Krankheiten.

Von den im vorausgehenden Abschnitt erwähnten Methoden kommen in der klinischen Medizin vor allem drei zur Anwendung.

- *Elektrophorese.* Durch ihre unterschiedliche Wanderungsgeschwindigkeit im elektrischen Feld auf einem Trägermaterial (meist Cellulose-Acetatfolie) können z.B. die Plasmaproteine in verschiedene Proteingruppen getrennt werden (☞ 2.27). Diese Gruppentrennung lässt in der Regel keinen Schluss auf einzelne Krankheiten, aber auf Krankheitsgruppen zu. So sind z.B. bei akut entzündlichen Krankheiten die α_1- und α_2-Globuline vermehrt, die Albumine vermindert; bei chronischen Entzündungen ist die Zunahme der Gamma-Globuline ein wichtiges Merkmal.
- *SDS-Gel-Elektrophorese.* Die mit diesem Verfahren mögliche Unterscheidung der Proteine nach ihre Molekülgröße ist z.B. in der Klinik wichtig bei der Differenzierung einer Proteinurie. Nach der Größe der ausgeschiedenen Moleküle kann zwischen einer glomerulären und einer tubulären Proteinurie differenziert werden. Auch Mischtypen können erkannt werden (s. Kapitel 23.5, S. 701).
- *Immunologische Bestimmung.* Sie kann mit polyklonalen oder monoklonalen Antikörpern durchgeführt werden und dient vor allem dem Nachweis und der quantitativen Bestimmung einzelner Proteine, z.B. von α_1-Antitrypsin beim α_1-Antitrypsinmangel (S. 46).

Elektrophorese bzw. SDS-Gel-Elektrophorese werden häufig mit einer immunologischen Bestimmung kombiniert (Western-Blotting) (S. 42).

Genereller Proteinmangel. Eine generelle Abnahme der Körperproteine tritt bei chronischer Unterernährung auf. Ihre Ursache kann eine verminderte Zufuhr von Proteinen, eine verminderte proteolytische Spaltung der Nahrungsproteine durch die Verdauungsenzyme oder eine verminderte Resorption der Dipeptide und Aminosäuren im Darm sein. Da die Proteinsynthese ein endergoner Prozess ist, führt auch ein langfristiger Mangel an Kohlenhydraten oder Fetten in der

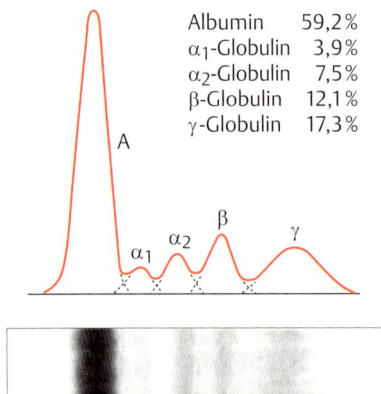

Albumin	59,2 %
α_1-Globulin	3,9 %
α_2-Globulin	7,5 %
β-Globulin	12,1 %
γ-Globulin	17,3 %

☞ **2.27 Elektrophoretische Trennung der Plasmaproteine.** Unten der angefärbte Streifen, darüber die Photometerauswertung. Die Methode trennt die vielen Serumproteine in vier Gruppen.

Nahrung zum Proteinmangel, wenn dadurch die Bereitstellung der für die Proteinsynthese erforderlichen Energie (ATP) ungenügend ist. Ein genereller Proteinmangel tritt ferner bei chronischen konsumierenden Krankheiten auf, z.B. bei bösartigen Tumoren und chronischen Infektionen. Bei diesen Krankheiten ist der Proteinabbau in Relation zur Proteinsynthese gesteigert. Den gesteigerten Proteinabbau bewirken Cytokine, z. B. der Tumor-Nekrose-Faktor (S. 553), die bei Tumoren und chronischen Infektionen freigesetzt werden.

Mangel an einzelnen Proteinen. Er ist sehr viel häufiger als ein genereller Proteinmangel. Fehlen oder verminderte Konzentration eines Proteins mit Ausfall oder Einschränkung von dessen Funktionen beruhen in der Regel auf Mutationen des für dieses Protein codierenden Gens. Je nach Art der Mutation kann das Protein völlig fehlen, es kann nur ein Teilstück des Proteins (trunkiertes Protein) gebildet werden oder die Änderung der Aminosäuresequenz beeinträchtigt die Funktion des Proteins. Mutationen, die in einer Domäne des Proteins auftreten, die für seine Funktion keine oder nur geringe Bedeutung hat, sind klinisch stumm. Nach der Art der Funktion des fehlenden oder defekten Proteins können verschiedenartige Krankheiten verursacht werden.

Enzymproteine. Die Mutation führt zu einem vollständigen oder partiellen Ausfall eines Enzyms oder zu Änderungen seiner Eigenschaften, z.B. Affinität zum Substrat, zu Cofaktoren oder Inhibitoren (s. Kapitel 3). Für Enzyme, die an vitalen Reaktionsketten beteiligt sind (z. B. Häm-Synthese, S. 185), ist ein vollständiger Ausfall des Enzyms mit dem Leben nicht vereinbar. In den letzten Jahrzehnten konnten zahlreiche Krankheiten auf den Defekt eines einzelnen Enzyms zurückgeführt werden. Beispiele dieser Krankheiten werden in den folgenden Kapiteln, in denen einzelne Stoffwechselwege dargestellt werden, besprochen.

Transportproteine. Spezifische Proteine dienen dem Transport von Stoffen durch die Zellmembran bei der Aufnahme und Ausscheidung durch die Zelle, aber auch beim intrazellulären Transport durch die Membranen von Zellorganellen, z. B. des endoplasmatischen Retikulums und der Mitochondrien (Kap. 15). Ausfall oder verminderte Funktion solcher Transportproteine können zu typischen Krankheiten führen.

Ein Beispiel ist die *cystische Fibrose (Mukoviszidose)*, eine der häufigsten Stoffwechselkrankheiten. Hier betrifft der Defekt ein Transportprotein für Chloridionen (CFTR) in der Membran von Epithelzellen des Bronchialsystems, der Pankreasgänge und des Gallengangssystems (👁2.28). Die verminderte Sekretion von Chloridionen in das Lumen dieser Gangsysteme hat einen verminderten Wassereinstrom aufgrund des osmotischen Druckgradienten zur Folge und führt dadurch zu einer Eindickung des Sekretes. Wenn das Bronchialsystem betroffen ist, sind chronische Bronchitis, Pneumonien und Ateminsuffizienz die Folge, bei Befall der Pankreasgänge resultiert eine Pankreasinsuffizienz, bei Befall des Gallengangssytems eine Gallenstauung (Cholestase). In den Epithelien der Schweißdrüsengänge transportiert das Protein die Chloridionen in umgekehrter Richtung vom Lumen in die Zelle. Deshalb führt der Ausfall des Proteins zu einer gesteigerten Wasser- und Chloridabgabe der Schweißdrüsen.

Rezeptorproteine. Diese in die Zellmembran integrierten Proteine dienen der Erkennung von Signalen, die von Hormonen übermittelt werden, andere Rezeptoren dienen der Reaktion mit Substraten und ermöglichen deren Aufnahme in die Zelle. Ein Beispiel für eine Krankheit durch Defekt eines Hormonrezeptorproteins ist der Altersdiabetes, bei dem der Rezeptor für Insulin in seiner Funktion eingeschränkt ist, so dass trotz ausreichender Insulinkonzentration ein Diabetes resultiert (s. Kap. 20, S. 537 ff.). Beispiel für eine

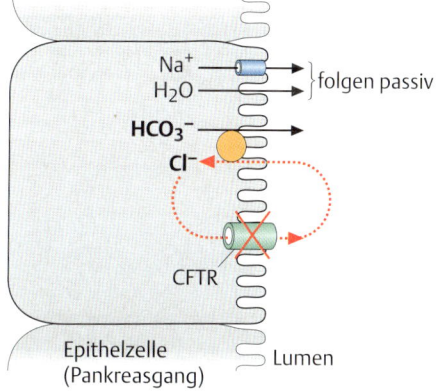

👁2.28 Folgen eines Defekts im CFTR-Protein bei Mukoviszidose. In den Ausführungsgängen des Pankreas wird HCO_3^- gegen Cl^- ausgetauscht, das durch das CFTR-Protein wieder ausströmt. Ist dieser Kreislauf unterbrochen, so erliegt die HCO_3^--Sekretion, so dass auch Na^+ und H_2O nicht in das Lumen folgen. Das Sekret dickt ein. Das CFTR-Protein hat auch eine direkte regulatorische Wirkung auf andere Ionenkanäle (nach: Silbernagl/Despopoulos. Taschenatlas der Physiologie. 5. Aufl. Stuttgart: Thieme 2000).

Krankheit durch Defekt eines Substratrezeptors ist die familiäre Hypercholesterinämie. Hier besteht ein Defekt des Rezeptors für bestimmte Lipoproteine (LDL, s. S. 306), in denen Cholesterol im Blut transportiert wird. Bei Defekt des Rezeptors kann das Cholesterol-tragende Lipoprotein nicht in die Zellen aufgenommen und Cholesterol nicht verwertet werden (s. Kap. 12, S. 310).

Proteine der spezifischen und unspezifischen Abwehr. Von Defekten, die durch Genmutationen verursacht sind, können auch Immunglobuline und Oberflächenmoleküle der Lymphozyten betroffen sein (s. Abschnitt 23.4, S. 683). An der unspezifischen Abwehr sind die sog. Akute-Phase-Proteine (s. Abschnitt 23.2) und Granulozyten des Blutes beteiligt. Letztere haften durch Oberflächenproteine an den Gefäßendothelzellen in der Umgebung eingedrungener Krankheitserreger und durchwandern die Gefäßwand. Defekte der an der spezifischen und unspezifischen Immunabwehr beteiligten Proteine führen zu Krankheiten, die durch eine erhöhte Anfälligkeit gegenüber Infektionen charakterisiert sind.

Strukturproteine. In diese Gruppe gehören die verschiedenen Proteine des Cytoskeletts, die der Strukturerhaltung der einzelnen Zelle und dem intrazellulären Stofftransport dienen (Kap. 15). Strukturproteine sind ferner die Proteine des Bindegewebes (Kollagene, Proteoglykane und Glykoproteine). Defekte dieser Proteine führen zu spezifischen Krankheiten des Bindegewebes und des Knochens (s. Abschnitt 23.6, S. 703).

Konkrete Beispiele für „molekulare Krankheiten". Da in den vorausgehenden Abschnitten die Proteinstruktur ausführlich dargestellt wurde, sollen einige Krankheiten beispielhaft dargestellt werden.

α₁-Antitrypsin-Mangel. Dieses Protein, das zu den Akute-Phase-Proteinen gehört und in den Leberzellen synthetisiert wird, hemmt verschiedene Proteasen. Die Bezeichnung α₁-Antitrypsin ist historisch bedingt, da die Hemmung des Pankreastrypsins zuerst festgestellt wurde. Treffender ist die neue Bezeichnung α₁-Antiprotease. Wichtigstes Substrat ist die das Elastin des Bindegewebes abbauende Elastase, die von Leukozyten abgegeben wird. Der α₁-Antitrypsin-Mangel beruht auf einer Genmutation, durch die in Position 342 des Proteins die Aminosäure Glutamat anstelle von Lysin eingebaut wird. Der Aminosäurenaustausch führt zu einer Faltungsanomalie, bei der sich eine Schleife der Polypeptidkette zwischen benachbarte Polypeptidstränge einschiebt („Loop-Sheet-Polymerisation" oder „Loop-inter-Sheet-Interaction", ☞2.29). Das in dieser Art veränderte Proteinmolekül kann vom Ort seiner Synthese, dem endoplasmatischen Retikulum in den Leberzellen, nicht mehr in das Blut abgegeben werden. Die Anhäufung des Proteins in der Leber führt zur Erkrankung dieses Organs (☞2.30). Da α₁-Antitrypsin im Blut vermindert ist und damit die Hemmung der Elastase entfällt, werden elastische Fasern in der Lunge in verstärktem Maße abgebaut. Es resultiert ein Lungenemphysem. Das Beispiel zeigt, wie eine Faltungsanomalie eines bestimmten Proteins zu Krankheiten verschiedener Organe führen kann.

Amyloidose. Bei dieser Erkrankung lagern sich große Mengen eines Proteins von fibrillärer Struktur im extrazellulären Raum ab. Die Polypeptidketten der Fibrillen weisen eine β-Faltblattstruktur auf. Nach Art des Proteins der Fibrillen können verschiedene Amyloidtypen unterschieden werden. Einige dieser Typen treten nach bestimmten Vorkrankheiten, etwa nach chronischen Entzündungen, mit Ablagerungen von Serumamyloid A auf, andere Typen sind genetisch bedingt, beispielsweise durch Mutationen von Genen, die für bestimmte Serumproteine (z. B. Präalbumin) oder Proteohormone (z. B. Präcalcitonin) codieren.

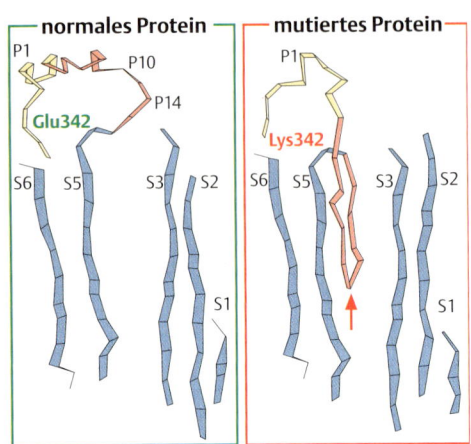

☞2.29 Konformationsänderung von α₁-Antitrypsin bei α₁-Antitrypsin-Mangel. Links die normale Faltblattstruktur eines Teils des Proteins. Durch die Mutation mit Aminosäureaustausch in Position 342 (Glutamat gegen Lysin) kann sich die Polypeptidkette, die bei P1 das aktive Zentrum trägt, zwischen zwei andere Ketten einschieben. Das strukturell veränderte Molekül kann nicht von der Leber sezerniert werden. (Nach: Lomas DA. Clinical Science 1994:86;489–495.)

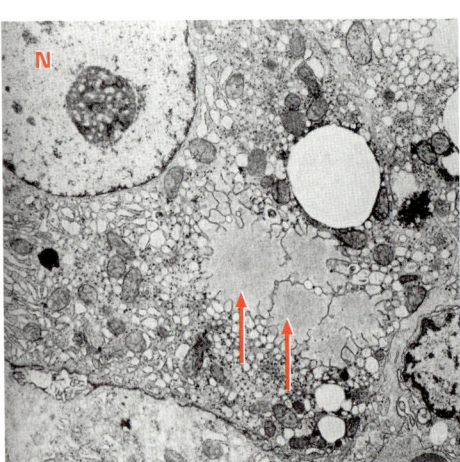

☞2.30 Leber bei α₁-Antitrypsin-Mangel. Im elektronenmikroskopischen Bild ist eine Leberzelle mit ihrem Kern (N = Nucleus) dargestellt. Im Cytoplasma ist das endoplasmatische Retikulum stark erweitert. Es enthält das nicht sezernierbare, mutierte α₁-Antitrypsin als homogene Ablagerung (Aufnahme: Prof. Dr. E. Schaefer, Freiburg.)

Sichelzellanämie. Sie ist ein besonders gut untersuchter Fall einer Krankheit, die auf dem genetisch bedingten Funktionsausfall eines Proteins beruht. Durch eine Genmutation ist hierbei in der β-Kette des menschlichen Hämoglobins das Glu durch Val ersetzt. Damit trägt das Sichelzellhämoglobin (abgekürzt Hb-S) eine negative Ladung weniger und lässt sich in der Elektrophorese vom normalen Hb unterscheiden.

Die Einführung von Val mit seiner hydrophoben Gruppe hat schwerwiegende Folgen. Das Hämoglobin liegt in den Erythrocyten in sehr hoher Konzentration (340 mg/ml) vor. Im venösen Blut, wenn das Hb den Sauerstoff abgegeben hat, aggregiert das hydrophobe Hb-S. Dadurch wird der Erythrocyt deformiert, er nimmt eine sichelartige Gestalt an (daher der Name!). Die Sichelzellen (◉2.31) werden in der Milz rasch abgebaut. Deshalb tritt bei homozygoten Trägern des Gens für Hb-S die schwere Sichelzellkrankheit auf. Bei Heterozygoten, die neben dem Hb-S auch normales Hb in ihren Erythrocyten haben, erfolgt das Sicheln weniger leicht.

Man kann sich fragen, warum eine so schwerwiegende molekulare Störung nicht in der Evolution eliminiert wurde. Der Grund ist überraschend: Die heterozygoten Träger des Hb-S-Gens zeigen eine hohe Resistenz gegen *Malaria*. Der Malariaparasit macht einen Teil seiner Entwicklung im Erythrozyten durch. Dort verschiebt er den pH-Wert geringfügig zur sauren Seite, und dadurch wird das Sicheln der Zellen begünstigt. Die Sichelzellen verlieren Kalium-Ionen, da ihre Membran durchlässiger ist, und dadurch werden die Malariaparasiten abgetötet. Dieser Mechanismus erklärt, warum man im tropischen Afrika bis zu 40% heterozygote Hb-S-Träger in der Bevölkerung antrifft.

Thalassämien sind Hämoglobinopathien, bei denen entweder die α- oder β-Ketten nicht mehr gebildet werden (α- bzw. β-Thalassämie). Ursache ist eine Störung der Genexpression. Es kommt zur Verformung der Erythrocyten, weil die aberranten Hämoglobine als Gel ausfallen.

Die Thalassämien sind im Mittelmeerraum verbreitet. Am häufigsten ist die β-Thalassämie, die bei Homozygoten als *Thalassaemia maior* (◉2.32), bei Heterozygoten als *Thalassaemia minor* auftritt. Die letztere verläuft ohne klinische Symptome, bei der ersten kommt es zu einer Anämie durch erhöhten Abbau der Erythrocyten in der Milz.

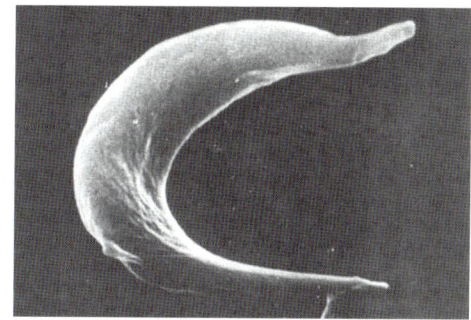

◉**2.31 Erythrocyt bei Sichelzellanämie**

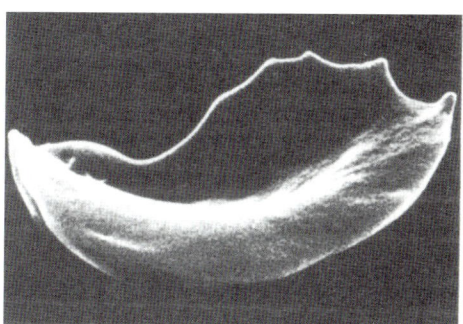

◉**2.32 Erythrocyt bei Thalassaemia maior.** Rasterelektronenmikroskopische Aufnahme (aus Bessis M. Corpuscles, Heidelberg: Springer; 1974).

3 Enzyme

Zusammenfassung

– Enzyme sind **Biokatalysatoren**. Sie erhöhen die Reaktionsgeschwindigkeit der Gleichgewichtseinstellung, nicht aber die Lage eines Gleichgewichts.
– Die Stoffe, die von den Enzymen umgesetzt werden, heißen **Substrate.**
– Die chemische Thermodynamik lehrt, dass das Gleichgewicht verknüpft ist mit der freien Energie einer chemischen Reaktion nach der Gleichung $\Delta G^{o} = -R \cdot T \cdot \ln K$. Chemische Reaktionen verlaufen so lange, bis die Konzentrationen des Gleichgewichts sich eingestellt haben; dann ist die freie Energie $\Delta G^{0} = 0$.
– Energie kann nur aus Systemen entnommen werden, die sich nicht im Gleichgewicht befinden. Aus exergonen Reaktionen, die im Fließgleichgewicht ablaufen, beziehen daher Organismen die Energie für endergone Prozesse. Dies geschieht durch **Reaktionskopplung** über gemeinsame Intermediate.
– Für die Katalyse selbst ist nicht eine Änderung der freien Energie, sondern die Herabsetzung der **Aktivierungsenergie** der entscheidende Schritt. Er erfolgt durch die Wechselwirkung von Enzymproteinen mit dem Substrat oder den Substraten, die dadurch in räumliche Nähe gebracht und in Reaktionsbereitschaft versetzt werden.
– **Katalysemechanismen.** Die Enzyme sind ihrer chemischen Natur nach Proteine. Ihre Wechselwirkung mit den Substraten erfolgt über Nebenvalenzen. Dadurch verändert sich die Konformation des Proteins in die „induzierte Passform". Funktionelle Gruppen der Aminosäureseitenketten greifen dabei häufig im Sinne einer Säure-Basen-Katalyse als protonenliefernde oder -akzeptierende Gruppen in die Reaktion ein. Die Reaktionsgeschwindigkeit kann um viele Zehnerpotenzen gesteigert werden.
– Die Enzymaktivität wird durch die Geschwindigkeit des Verbrauchs der Substrate oder der Bildung der Produkte gemessen. Die **Enzymkinetik** lehrt, wie die Reaktionsgeschwindigkeit von den Konzentrationen von Enzym und Substrat abhängt. Die Michaelis-Menten-Konstante K_{M} ist definiert als die Substratkonzentration, bei der die halbmaximale Geschwindigkeit erreicht ist. Dies kann als Halbsättigung des Enzyms mit Substrat interpretiert werden.
– Die Enzyme können in ihrer Aktivität gesteuert werden. Für die **physiologische Regulation** der Enzymaktivität sind vor allem die kompetitive Hemmung, die allosterische Hemmung und die Interkonversion wichtig.
– Die Einteilung und die international vereinbarte **Nomenklatur** der Enzyme richtet sich nach den von den Enzymen katalysierten Reaktionen. Es gibt sechs Hauptklassen, die jeweils in Unterklassen unterteilt werden. Alle bekannten Enzyme sind in einer Liste verzeichnet und haben dort eine Nummer.
– In der **klinischen Medizin** haben Enzyme große Bedeutung bei der Aufklärung der Pathogenese von Stoffwechselkrankheiten, die auf einem durch Genmutation verursachten Enzymdefekt beruhen (*Enzymopathien*). Auch exogene Noxen (*Toxine*), Mangel an Cosubstraten und ein Überwiegen physiologischer Inhibitoren können die

Enzymaktivität vermindern und dadurch Krankheitssymptome oder Krankheiten verursachen. Die Bestimmung von Enzymaktivitäten spielt ferner eine wichtige Rolle bei der Diagnose, Differentialdiagnose und Verlaufsbeurteilung von Krankheiten (*Enzymdiagnostik*). *Inhibitoren von Enzymen* werden therapeutisch eingesetzt.

3.1 Chemische Natur der Enzyme

Die Gesamtheit der chemischen Umsetzungen im Organismus, die wir *Stoffwechsel* nennen, ist nur möglich durch die Anwesenheit oder, besser gesagt, die *Wirkung* von Katalysatoren, die wir *Enzyme* nennen. Die Stoffe, die von einem Enzym umgesetzt werden, heißen *Substrate*. Chemisch gehören Enzyme zu den Proteinen. Allerdings gilt dieses Dogma nur noch eingeschränkt, seit entdeckt wurde, dass auch bestimmte rRNA-Moleküle eine katalytische Aktivität entfalten können. Sie werden *Ribozyme* genannt (Kap. 6, S. 128). Wir wollen uns in diesem Kapitel ausschließlich auf Enzym*proteine* beschränken.

Konformation und katalytische Wirksamkeit. Für die katalytische Wirksamkeit ist das aktive Zentrum verantwortlich, das aus bestimmten Teilen der Polypeptidkette durch Faltung entsteht. Bei der Denaturierung wird die Konformation des Enzyms zerstört; deshalb erlischt die katalytische Wirksamkeit, obwohl die Aminosäure-Sequenz erhalten geblieben ist.
Viele Enzyme bestehen aus einem Proteinanteil und einer permanent gebundenen „prosthetischen Gruppe". Andere Enzyme binden in ihrer aktiven Form eine solche Gruppe in reversibler Weise; dann nennt man das Protein *Apoenzym*, die dann reversibel gebundene Gruppe das *Coenzym*. Die Coenzyme sollten systematisch richtiger Cosubstrate genannt werden (vgl. S. 72). Sie haben eine wichtige Funktion bei der Enzymwirkung (vgl. Kap. 4, S. 73).

Spezifität der Katalyse. Enzyme wirken im Gegensatz zu chemischen Katalysatoren in mehrfacher Hinsicht hochspezifisch. Sie besitzen eine ausgesprochene *Substratspezifität,* d. h. reagieren nur mit einem ganz bestimmten Intermediat des Stoffwechsels, während auch strukturell sehr nah verwandte Moleküle meist nicht umgesetzt werden. Sie wirken *stereospezifisch,* d.h. sie setzen z. B. nur eines von mehreren möglichen Enantiomeren um. Emil Fischer hat vor hundert Jahren diese Passform mit dem Gleichnis „Schlüssel und Schloss" beschrieben. Diese statische Betrachtungsweise muss heute modifiziert werden (s. u.).

Um die Eigenart katalysierter Reaktionen zu verstehen, müssen wir uns zunächst mit einigen Grundlagen der Energetik und Kinetik von chemischen Gleichgewichtsreaktionen vertraut machen.

Enzymatische Stoffwechselprozesse wie die alkoholische Gärung, das Sauerwerden der Milch u. ä. sind seit grauer Vorzeit bekannt. Man nannte sie auch Fermentationen; der Begriff ist im Englischen noch immer geläufig. Davon ist der Begriff „*Ferment*" abgeleitet, der im deutschen Sprachraum bis in die 30-er-Jahre geläufig war. Er wurde dann verdrängt durch das Wort Enzym.
Die wissenschaftliche Untersuchung enzymatischer Hydrolysen begann in der ersten Hälfte des 19. Jahrhunderts. Berzelius prägte 1837 den Begriff der Katalyse, auch und gerade im Hinblick auf die Reaktionen im lebenden Organismus. Um die Mitte des vorigen Jahrhunderts lehrte Pasteur, dass alle Gärungs- und Fermentationsprozesse durch lebende Mikroorganismen hervorgerufen werden. Es entspann sich dann ein Streit um die „geformten" Fermente (Mikroorganismen) und die „ungeformten" Fermente, wie sie z. B. in den Verdauungssäften vorlagen; diese waren sicher keine Organismen. Um diesem Streit ein Ende zu bereiten, schlug Kühne (1878) vor, die rein chemisch wirkenden Katalysatoren „Enzyme" zu nennen, abgeleitet von griech. zyme = Hefe. Mit der Entdeckung der zellfreien alkoholischen Gärung (Buchner 1897) erhielt die Enzymologie großen Auftrieb. Die chemische Natur der Enzyme blieb aber noch lange umstritten, bis die Reindarstellung und Kristallisation der ersten Enzyme zwischen 1926 und 1940 den Beweis für die Proteinnatur lieferte. Das erste Enzym, das kristallisiert erhalten wurde, war die *Urease* (Sumner, 1926). Inzwischen sind mehr als 1000 Enzyme mit den Methoden der Proteinchemie in reiner, z.T. in kristallisierter Form dargestellt worden.

> **Das Massenwirkungsgesetz:**
>
> $$A + B \rightleftharpoons C + D \qquad K_{eq} = \frac{[C] \cdot [D]}{[A] \cdot [B]}$$

$$CH_3COOH \rightleftharpoons CH_3COO^- + H^+ \qquad (3.1)$$

$$K = \frac{[CH_3COO^-] \cdot [H^+]}{[CH_3COOH]} \qquad (3.2)$$

$$CH_3COOH + C_2H_5OH \rightleftharpoons$$

Essigsäure Ethanol

$$\rightleftharpoons CH_3COOC_2H_5 + H_2O \qquad (3.3)$$

Ethylacetat Wasser

Dabei bedeuten [CH$_3$COOH], [CH$_3$COO$^-$] und [H$^+$] die Konzentration (in Mol pro Liter) der Reaktionspartner, die sich im Gleichgewicht eingestellt hat.

3.2 Chemische Gleichgewichte und Energetik

Gleichgewichte chemischer Reaktionen. Alle chemischen und biochemischen Reaktionen führen zu einem Gleichgewicht der Reaktionspartner. Die Gleichungen 3.1 und 3.3 beschreiben zwei bekannte Beispiele. Manchmal liegt das Gleichgewicht so weit auf einer Seite, dass es kaum messbar ist.
In der allgemeinen Chemie wird gelehrt, dass für Gleichgewichte das *Massenwirkungsgesetz* gilt. Für die Reaktion 3.1 können wir es nach

Gl. 3.2 formulieren; hierbei erfolgt die Gleichgewichtseinstellung praktisch momentan. Bei der Esterbildung (Gl. 3.3), für die wir eine analoge Konzentrationsgleichung aufstellen können, dauert es länger. Das Gleichgewicht wird aber schließlich von beiden Seiten her erreicht, ob wir nun von einem Gemisch aus Essigsäure und Alkohol (z.B. je 1 mol) oder einem solchen aus Essigsäureethylester und Wasser (z.B. je 1 mol) ausgehen.

Theoretisch ist jede chemische Reaktion umkehrbar; in manchen Fällen liegt jedoch das Gleichgewicht so weit auf einer Seite, dass die Gegenreaktion nicht messbar abläuft. Ein Beispiel hierfür ist die Knallgasreaktion (Gl. 3.4); die Spaltung des Wassers in die Elemente erfolgt erst bei sehr hohen Temperaturen von 1000 °C und höher. Sie spielt in der Technik bei der Herstellung von „Wassergas" (ein Gemisch aus H_2 und CO) eine Rolle.

Auch Vorgänge wie die reversible Bindung von Sauerstoff an Myoglobin (s. Kap. 2, S. 37), die ohne eine direkte chemische Reaktion ablaufen, müssen als Gleichgewichte formuliert werden (Gl. 3.5 und 3.6). Dies ist eine völlige Analogie für die Bindung eines Substrats an ein Enzym. Die Gleichgewichtskonstante K_{eq} ist dabei ein Maß für die *Affinität* des Substrats zum Protein (Enzym).

Die chemische Energie. Wir betrachten die ganz allgemeine Gleichung des Massenwirkungsgesetzes (s. Definition). Die Gleichgewichtskonstante K_{eq} ist mit der **Änderung der freien Energie ΔG** durch Gl. 3.7 verknüpft. ⬤3.1 zeigt für einige Zahlenwerte bei T = 298 K (= 25 °C) den Zusammenhang von Gleichgewichtskonstante und freier Energie. Reaktionen mit $K_{eq} > 1$ bzw. $\Delta G < 0$ laufen freiwillig ab, d.h. Energie wird an die Umgebung abgegeben. Die Kennzeichnung G^0 in Gl. 3.7 besagt, dass sich die Größe auf *Standardbedingungen* bezieht (s.u.). Liegen zu Beginn einer Reaktion andere Bedingungen (andere Konzentrationen) vor, so muss ein Korrekturglied berücksichtigt werden, wie es in Gleichung 3.8 angegeben ist. Damit lässt sich für jeden Zustand aus Standardwerten und herrschenden Konzentrationen der tatsächliche Wert der freien Energie (ΔG) leicht berechnen (Gl. 3.9).

🔍 **Standardbedingungen.** Sie sind dadurch definiert, dass zu Beginn der Reaktion die beteiligten Stoffe in der Konzentration von 1 Mol pro Liter vorhanden sein müssen. Die bis zur Einstellung des Gleichgewichts frei werdende bzw. aufgenommene Energie wird mit dem Zeichen ΔG^0 bezeichnet.

Eine Reaktion, bei der Energie freigesetzt bzw. Arbeit geleistet wird, heißt *exergon*, eine solche, bei der Energie aufgenommen wird, *endergon*. Bei exergonen Reaktionen hat ΔG ein negatives Vorzeichen, weil vereinbart wurde, dass die bei einer chemischen Reaktion abgegebenen Energiemengen (in Form von Wärme oder Arbeit) negativ gezählt werden.

Jede exergone Reaktion kann so lange ablaufen, wie die freie Energie noch zunehmen kann (sie wird ja negativ gezählt, ihr Vorrat nimmt ab, wenn mit fortschreitender Reaktion Energie z.B. als Wärme abgegeben wird). Ist dies nicht mehr möglich, so ist der Gleichgewichtszustand erreicht; für ihn gilt $\Delta G = 0$.

Die *Richtung* einer Reaktion hängt nach Gl. 3.9 von den Konzentrationen der Stoffe ab. Ist ΔG negativ, dann verläuft die Reaktion von links nach rechts, wie meist geschrieben wird. Ist ΔG positiv, dann verläuft die Reaktion in umgekehrter Richtung.

Die physikalische Chemie lehrt, dass sich die Änderung der freien Energie nach Gl. 3.10 aus zwei anderen thermodynamischen Zustandsgrößen zusammensetzt, der **Enthalpie-Änderung (ΔH)** und der **Entropie-Änderung (ΔS)**. Die Entropie ist ein Maß für die Wahrscheinlichkeit eines Zustandes oder, anders ausgedrückt, ein Maß für die molekulare Unordnung. Auf die genaue Bedeutung dieser Größen kann hier nicht näher eingegangen werden. Es sei nur erwähnt, dass

---

▷ **Grundbegriffe der chemischen Energetik**

ΔH Reaktionswärme (= Enthalpie-Änderung, auch Wärmetönung genannt)

ΔS Entropie-Änderung (Entropie ist ein Maß für die Wahrscheinlichkeit des Zustands)

ΔG Änderung der freien Energie

T absolute Temperatur (in Kelvin)

R allgemeine Gaskonstante (= 8,314 $J \cdot mol^{-1} \cdot K^{-1}$)

$$2H_2 + O_2 \rightleftharpoons 2H_2O \qquad (3.4)$$

$$Mb + O_2 \rightleftharpoons MbO_2 \qquad (3.5)$$

$$K_{eq} = \frac{[MbO_2]}{[Mb] \cdot [O_2]} \qquad (3.6)$$

Für alle Gleichgewichte gilt:

$$\Delta G^0 = -R \cdot T \cdot \ln K_{eq} \qquad (3.7)$$

In dieser Formel bedeutet ΔG^0 die freie Energie der Reaktion, R die Gaskonstante, 8,314 J bzw. 1,987 cal pro mol und Kelvin, T die absolute Temperatur, ln den natürlichen Logarithmus und K_{eq} die Gleichgewichtskonstante bei der Temperatur T.

$$\Delta G = \Delta G^0 + R \cdot T \cdot \ln K_{eq} \qquad (3.8)$$

Für $A + B \rightleftharpoons C + D$:

$$\Delta G = \Delta G^0 + R \cdot T \cdot \ln \frac{[C] \cdot [D]}{[A] \cdot [B]} \qquad (3.9)$$

⬤ **3.1 Freie Energie und Gleichgewichtskonstante**

ΔG^0	K_{eq}
+11,4	0,01
+ 5,7	0,1
0,0	1,0
− 5,7	10,0

$$\Delta G = \Delta H - T \cdot \Delta S \qquad (3.10)$$

Dabei bedeutet ΔH die Reaktionswärme (= Enthalpie-Änderung) und ΔS die Entropie-Änderung der Reaktion; T = Temperatur (K). Für ΔH und ΔS gilt die gleiche Vorzeichenvereinbarung wie für ΔG (s. Hauptspalte). ΔG und ΔH werden in $kJ \cdot mol^{-1}$ für einen „Formelumsatz" angegeben; ΔS in $kJ \cdot mol^{-1}$. $T \cdot \Delta S$ hat somit die Dimension einer Energie.

Energieeinheiten. Als Maßeinheit für die Energie dient das Joule (J). Ein Joule wird benötigt, um die Kraft von 1 Newton über einen m einzusetzten:

$J = N \cdot m = kg \cdot m^2 \cdot s^{-2} = W \cdot s$

Vor Einführung des internationalen Systems der Einheiten wurde die chemische Energie in Kalorien (cal) bzw. Kilokalorien (kcal) angegeben. Für die Umrechnung gilt:

1 kJ = 0,239 kcal
1 kcal = 4,185 kJ

$$\text{Pyruvat} + \text{NADH} + H^+ \rightleftharpoons \text{Lactat} + \text{NAD}^+ \qquad (3.11)$$

$$\text{NADH} + H^+ + \tfrac{1}{2}\,O_2 \rightleftharpoons \text{NAD}^+ + H_2O \qquad (3.12)$$

Das Redoxpotenzial ist das elektrische Potenzial, das ein Redox-System in Bezug auf die Wasserstoff-Elektrode aufweist. Es steht in einfacher Beziehung zur freien Energie:

$$\Delta G^0 = -n \cdot F \cdot \Delta E \qquad (3.13)$$

mit Gl. 3.7 ergibt sich daraus:

$$\Delta E^0 = \frac{R \cdot T}{n \cdot F} \cdot \ln K_{eq} \qquad (3.14)$$

Hierbei bedeutet F die Faraday-Konstante (96 485 Coulomb · mol^{-1}) und n die Anzahl der je Formelumsatz übertragenen Elektronen.

Es wird sofort klar, dass bei gegebener Spannungsdifferenz einem 2-Elektronen-Übergang doppelt soviel Energie entspricht wie einem 1-Elektronen-Übergang.

bei manchen Prozessen, z. B. dem Schmelzen von Eis oder der Denaturierung von Proteinen, die Entropiezunahme, eben die Vermehrung der molekularen Unordnung (Einnahme des wahrscheinlicheren Zustandes), die treibende Kraft für den Reaktionsablauf ist.

Die chemische Energie wird in Joule (J) bzw. kJ (Kilojoule) angegeben. Sie ist nicht wesensgleich mit der Wärmeenergie. Chemische Energie kann leicht in Wärmeenergie umgewandelt werden, aber *nicht* umgekehrt. Wärmeenergie kann daher nicht als Energiequelle für die Unterhaltung von Lebensprozessen genutzt werden. Pflanzen und andere Organismen, die zur Photosynthese befähigt sind, sind in der Lage, Strahlungsenergie (Sonnenlicht) in chemische Energie umzuwandeln (s. Kap. 17). Alle anderen Organismen sind auf die Zufuhr von chemischer Energie in Form von Nährstoffen angewiesen. Durch die Stoffwechselprozesse wird diese Energie dem Organismus nutzbar gemacht; wichtigster chemischer Energieträger ist dabei ATP, wie wir unten sehen werden.

Redoxprozesse zur Erzeugung chemischer Energie. Sie spielen unter den Stoffwechselreaktionen eine besonders wichtige Rolle. Aerob lebende Organismen entnehmen Energie im Wesentlichen aus der Oxidation von Nährstoffen. Zwei typische Redoxreaktionen sind in Gl. 3.11 und 3.12 angegeben. Auch auf Redoxreaktionen sind die oben skizzierten Grundsätze der Gleichgewichtslehre anzuwenden. In den entsprechenden nach dem Massenwirkungsgesetz formulierten Gleichungen tauchen die Stoffe in ihrer oxidierten und reduzierten Form auf; z. B. das Coenzym Nicotinamid-adenin-dinucleotid (s. S. 77) als NAD$^+$ und NADH + H$^+$.

Derartige Systeme sind durch ihr **Redoxpotenzial ΔE^0** charakterisiert. Im einzelnen werden Redoxsysteme in Kap. 4 (S. 76 ff.) besprochen; es sei hier aber ein wichtiger Zusammenhang vorweggenommen: Die durch das Redoxpotenzial unter Standardbedingungen eines Systems gegebene Spannungsdifferenz in Volt steht mit der freien Energie nach Gl. 3.13 in einfacher Beziehung. Danach lassen sich die Redoxpotenzial-Differenzen in Energiebeträge umrechnen und umgekehrt. Für das Verständnis der Kopplung von Redoxreaktionen mit anderen chemischen Reaktionen ist dies von großer Bedeutung. So lässt sich z. B. leicht berechnen, dass die Synthese von 1 mol ATP aus ADP und anorganischem Phosphat energetisch mit einem Redoxprozess äquivalent ist, bei dem je Formelumsatz 2 Elektronen über eine Spannungsdifferenz von 0,18 V übertragen werden. Sofern geeignete gemeinsame Intermediate der beiden Reaktionen vorhanden sind, ist eine energetische Kopplung möglich.

3.3 Aktivierungsenergie, Katalysatoren und Enzyme

Aktivierungsenergie. Für den Start und den Verlauf jeder Reaktion ist nicht die freie Energie, sondern die sog. „Aktivierungsenergie" die entscheidende Größe. Ein Beispiel macht dies deutlich:

In Gegenwart von Luftsauerstoff liegt für die meisten organischen Verbindungen das Gleichgewicht auf seiten der Oxidation, also z. B. bei CO$_2$ und H$_2$O. Wird die Reaktionsfähigkeit der Stoffe durch Erwärmen erhöht, dann verbrennen sie bekanntlich. Bei Zimmertemperatur hingegen sind sie *metastabil*: obwohl nicht im Gleichgewichtszustand, werden sie nicht verändert. Erst nach Zufuhr eines gewissen Energiebetrags, der *Aktivierungsenergie,* können sie mit Luftsauerstoff reagieren.

Dies gilt allgemein für alle Reaktionen. Die Energiezufuhr kann z. B. durch Erhöhung der Temperatur, d. h. der kinetischen Stoßenergie, erfolgen, oder durch günstigere sterische Orientierung beim Stoß, oder auch durch Polarisierung bestimmter Bindungen mit Hilfe elektrischer Felder nach Bindung an eine Oberfläche. Allgemeiner dargestellt, müssen die Moleküle also einen angeregten „Übergangszustand" erreichen (☞**3.1**). Die Geschwindigkeit einer Reaktion wird also davon abhängen, wie viele Moleküle eines Reaktionsgemisches sich in diesem Übergangszustand befinden. Für die Anfangs-Reaktionsgeschwindigkeit gilt die Gl. 3.15. Demnach kann man durch Messung der Temperaturabhängigkeit einer Reaktion die Aktivierungsenergie E_a bestimmen. Ist diese sehr groß, so werden die Reaktionsteilnehmer sehr träge miteinander reagieren; ist nur wenig Aktivierungsenergie notwendig, so wird die Reaktion rasch ablaufen.

Herabsetzung der Aktivierungsenergie durch Katalysatoren. Katalysatoren und, bei biochemischen Reaktionen, Enzyme, vermindern die für eine Reaktion notwendige Aktivierungsenergie, wie die rote Kurve in ☞**3.1a** symbolisiert. Wichtig für das Verständnis ist dabei, dass der Nettobetrag der freien Energie (ΔG) vom Reaktionsweg (katalysiert oder nicht katalysiert) unabhängig ist. Das System reagiert mit oder ohne Katalyse bis zum Gleichgewichtszustand, aber niemals darüber hinaus. Dies bedeutet, dass eine Veränderung der Gleichgewichtslage durch Enzyme (Katalysatoren) *nicht* möglich ist; die Gleichgewichtskonstante bleibt unverändert. Anders ausgedrückt: Auch in Gegenwart eines Enzyms als Katalysator kann eine Reaktion nicht ablaufen, wenn sie aus energetischen Gründen chemisch nicht möglich ist.

Die Wirkung von Enzymen als Katalysatoren wird verständlich durch die Zerlegung einer Gesamtreaktion in mehrere Einzelschritte nach dem Prinzip der *Zwischenstoffkatalyse* (☞**3.1b**). Der 1. Schritt ist die Bildung eines Enzym-Substrat-Komplexes (ES), eine exergone Reaktion. 2. Schritt ist die Reaktion des Substrats zum Produkt. Die Reaktionspartner sind dabei immer im aktiven Zentrum des Enzyms *gebunden*. 3. Schritt ist die Freisetzung des Produkts. Für jeden Teilschritt gilt die Gleichgewichtsbeziehung nach dem Massenwirkungsgesetz. Das Produkt der einzelnen Gleichgewichtskonstanten ist gleich der chemischen Gleichgewichtskonstante ohne Enzym (K_{eq} = $k_1 \cdot k_2 \cdot k_3$). Daraus folgt bereits, dass im enzymgebundenen Zustand

Arrhenius-Gleichung:

$$v_0 = v_0^{max} \cdot e^{-E_a/RT} \qquad (3.15)$$

Darin bedeuten v_0 die Anfangs-Reaktionsgeschwindigkeit, E_a die „Aktivierungsenergie" ($kJ \cdot mol^{-1}$), R die Gaskonstante ($kJ \cdot mol^{-1}$) und T die Temperatur (K).

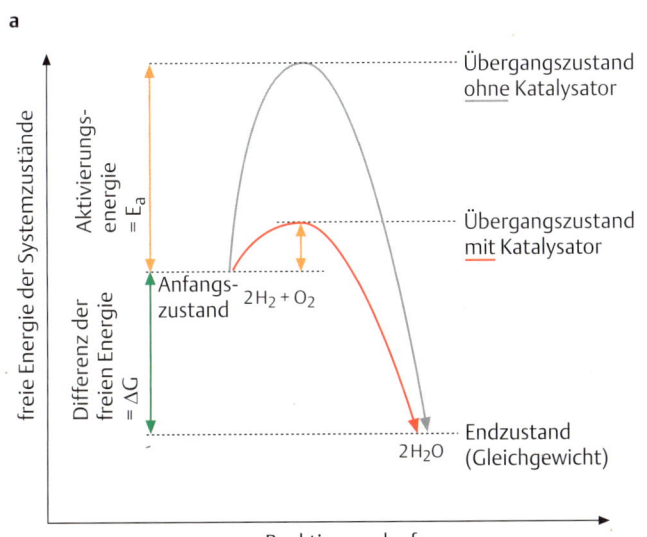

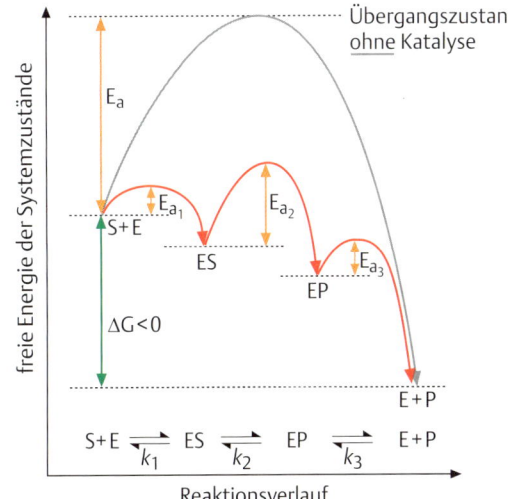

☞**3.1 Energiediagramme chemischer Reaktionen.**
a Reaktion von Wasserstoff und Sauerstoff zu Wasser. Durch den Katalysator wird die Energie des Systems im Übergangszustand herabgesetzt. Bei gleicher Temperatur erreichen dann mehr Moleküle je Zeiteinheit diesen Wert, und die Reaktion läuft rascher.
b Energiediagramm einer enzymkatalysierten Reaktion. Die Reaktion wird in Einzelschritte mit kleiner Aktivierungsenergie zerlegt und kann daher bei einer gegebenen Temperatur rascher ablaufen als ohne Katalysator (Enzym). S bedeutet Substrat, P Produkt der Reaktion E+S $\rightleftharpoons$ E·S $\rightarrow$ E·P $\rightarrow$ E+P$_1$+P$_2$. k_2 ist die Gleichgewichtskonstante für den Umsatz der enzym-gebundenen Reaktionspartner.

die Gleichgewichtskonstante für die Reaktion ES ⇌ EP, in ◉ **3.1b** als k_2 bezeichnet, nicht notwendigerweise die gleiche ist wie für die freien Reaktionspartner. Wichtig ist aber vor allem, dass die Aktivierungsenergie für jeden Einzelschritt gering ist und deshalb die Gesamtreaktion rasch ablaufen kann. So wird verständlich, dass Reaktionen, die normalerweise bei der jeweiligen Körpertemperatur eines Organismus praktisch nicht stattfinden könnten, durch die Katalyse eines Enzyms bis um das 10^8- bis 10^{10}fache beschleunigt werden.

Dem oben zur Energetik Gesagten scheint die Beobachtung zu widersprechen, dass in Organismen viele Reaktionen entgegen der Einstellung der Gleichgewichtslage, also endergon ablaufen. Dieser Widerspruch ist nur scheinbar und erklärt sich durch die Kopplung von Reaktionen z. B. durch ein gemeinsames Zwischenprodukt. In Wahrheit befinden sich derartige Reaktionen nicht im Gleichgewicht, da durch die gekoppelte Folgereaktion ein Reaktionsprodukt der ersten Reaktion stets weiterreagiert. Die Folgereaktion muss exergon sein, so dass für den Gesamtvorgang ein $\Delta G < 0$ resultiert. Dieser Fall führt uns unmittelbar zum Begriff des Fließgleichgewichts, der im nächsten Abschnitt behandelt wird.

🔍 **Gekoppelte Reaktion im Fließgleichgewicht.** Ein Beispiel aus der Biochemie ist die Einschleusung von Glyceronphosphat (Dihydroxyaceton-phosphat, abgekürzt DHAP) in den glykolytischen Abbau. Durch die Triosephosphat-Isomerase wird zwischen DHAP und dem Folgeprodukt Glyceraldehyd-3-phosphat (abgekürzt GAP) ein Gleichgewicht eingestellt; dabei ist das GAP nur zu 4%, das DHAP zu 96% beteiligt. Das GAP reagiert aber weiter zum 3-Phospho-glycerat und wird dadurch aus dem Gleichgewicht entfernt. Es muss also auf Kosten des DHAP nachgeliefert werden. Auf diese Weise kann das DHAP vollständig umgesetzt werden.

3.4 Fließgleichgewichte und stationäre Zustände

Das oben gegebene, fast alltägliche Beispiel zeigt gleichzeitig die Grenzen der Gleichgewichtsbetrachtungen. So nützlich und unentbehrlich sie für die Biochemie sind, um die energetischen Grundlagen zu klären und das Wesen der Biokatalyse zu erfassen, so falsch ist es, anzunehmen, dass sich ein Organismus auch nur annäherungsweise im Zustand des chemischen Gleichgewichts befindet, den wir durch $\Delta G = 0$ gekennzeichnet haben.

Offene und geschlossene Systeme. Mit dem Ausdruck „System" wird in der physikalischen Chemie der Ausschnitt aus dem Universum bezeichnet, der gerade betrachtet wird. In der Biochemie kann dies eine Zellorganelle (z. B. ein Mitochondrium), eine einzelne Zelle oder ein ganzer Organismus sein.

Für die folgende Überlegung wählen wir die in ◉ **3.2** dargestellte Reaktion von A → B über die Zwischenprodukte I_1 und I_2. Der Kasten gibt jeweils die Systemgrenzen an. ◉ **3.2a** zeigt ein geschlossenes System. Hier findet kein Stoff- und Energieaustausch statt, und es kann sich ein Gleichgewicht einstellen; dann ist $\Delta G = 0$.

Die schematische Reaktionsgleichung in ◉ **3.2b** beschreibt ein **Fließgleichgewicht**. Dem System wird von links der Stoff A zugeführt; er geht über die Zwischenprodukte I_1 und I_2 in den Stoff B über. Das Produkt B verlässt das System nach rechts. Die Konzentrationen [A], [I_1], [I_2] und [B] im System bleiben dabei konstant – zumindest solange, wie die Geschwindigkeit ihrer Bildung gleich derjenigen ihrer Weiterreaktion ist. Die Stoffe scheinen also im Gleichgewicht zu stehen. So lange aber A dem System (z. B. der Zelle) zugeführt wird, kann kein wirkliches Gleichgewicht herrschen; es liegt vielmehr ein Fließgleichgewicht vor. Das Konzentrationsverhältnis der Stoffe kann dabei weit vom stationären Gleichgewicht entfernt, ja sogar umgekehrt wie bei diesem sein. Wir erkennen, dass dieser stationäre Zustand (*steady state*) nur möglich ist, solange ein gerichteter Substanzfluss durch das betrachtete System bestehen bleibt. Wird er unterbrochen, so geht das System in ein stabiles Gleichgewicht über, ΔG wird 0.

Zum Wesen eines Fließgleichgewichts gehören Transportvorgänge an den Grenzen des Systems; neben anderen Parametern bestimmen sie die stationären Konzentrationen (d. h. die Fließgleichgewichtskon-

🔍 **Gleichgewicht und Arbeit.** L. v. Bertalanffy hat sehr treffend formuliert: „Ein geschlossenes System im Gleichgewicht braucht weder Energie für seine Erhaltung, noch kann aus ihm Energie bezogen werden. Deshalb ist das chemische Gleichgewicht arbeitsunfähig. Damit ein System Arbeit leisten kann, darf es nicht im Gleichgewicht sein, sondern muss auf ein solches hinstreben. Damit es das *dauernd* tun kann, muss das System im Zustand des Fließgleichgewichts erhalten werden. So verhält es sich mit dem lebenden Organismus, bei dem die Tatsache, dass er ein offenes System ist, die notwendige Bedingung für seine dauernde Arbeitsfähigkeit ist."

a [A] ⇌ [I_1] ⇌ [I_2] ⇌ [B]

b A →[A] ⇌ [I_1] ⇌ [I_2] ⇌ [B] → B

◉ **3.2 Geschlossenes (a) und offenes (b) System.**

zentrationen) der einzelnen Stoffe. Es leuchtet ein, dass ein Organismus diese Bedingung erfüllt – Nahrung und Sauerstoff werden aufgenommen, CO_2 und andere Ausscheidungsprodukte abgegeben (☞**3.3**). Der Organismus ist also ein offenes System und kann sich nur als offenes (d. h. mit der Umgebung austauschendes) System entwickeln und erhalten.

Gesetzmäßigkeiten für offene Systeme. Für ein offenes System im Fließgleichgewicht gelten andere Gesetze als für geschlossene Systeme. Sie werden in der Theorie der Thermodynamik offener Systeme beschrieben, auf die wir hier nicht näher eingehen können. Wir wollen aber einige wesentliche Prinzipien herausgreifen:

– Ein System kann nur im Fließgleichgewicht erhalten werden, wenn ihm ständig Energie zugeführt wird. Dies kann wie bei der Photosynthese Lichtenergie sein; bei atmenden Organismen ist es die Versorgung mit reduzierten (wasserstoffhaltigen) Substraten, deren Oxidation durch Sauerstoff Energie liefert. Die „Atmungskette" selbst (s. Kap. 16) ist ein Musterbeispiel für ein Fließgleichgewicht, bei welchem sich stationäre Konzentrationen einer Kette von Redoxreaktionen weit ab vom Gleichgewicht ausbilden.

– Enzyme können die Lage eines stabilen chemischen Gleichgewichts nicht verändern, sondern nur seine Einstellung katalysieren. Sie können aber durchaus die Lage eines Fließgleichgewichts beeinflussen: Durch die Beschleunigung einer Reaktion stellt sich ein neues Fließgleichgewicht mit anderen stationären Konzentrationen und Flussgeschwindigkeiten ein. Da die Enzymaktivitäten in vielen Fällen regulierbar sind, ist die Umstellung zwischen verschiedenen stationären Zuständen einzelner Fließgleichgewichte möglich. Ein wichtiges Beispiel ist u. a. die Umschaltung von der Glucose-Speicherung in der Leberzelle als Glykogen auf den Abbau von Glykogen zur Glucose-Versorgung des Organismus.

3.5 Enzymstruktur: Das aktive Zentrum

Enzyme sind meist globuläre Proteine mit Molekülmassen im Bereich von 10 bis zu mehreren 100 Kilodalton. Sind sie aus mehreren Untereinheiten aufgebaut, so können sie noch höhere Molekülmassen erreichen. Darüber hinaus können verschiedene Enzymproteine zu Multi-Enzym-Komplexen zusammentreten. Diese höher geordneten Strukturen sind im allgemeinen Angriffspunkt wichtiger Regulationsvorgänge. In allen Fällen bildet eine vielfach gefaltete Polypeptidkette ein ausgedehntes molekulares Gerüst zur Stabilisierung des sog. **aktiven Zentrums**. Hier werden die Substrate gebunden, und hier greifen die Seitengruppen der Aminosäuren in die Reaktion ein. Das aktive Zentrum umfasst nur einen kleinen Bruchteil der gesamten Enzymstruktur und befindet sich bei allen bekannten Enzymen in einer Kaverne, bei polymeren Substraten in einer Furche der dreidimensionalen Enzymstruktur (☞**3.4**). Diese Struktur ist jedoch nicht fest gefügt, sondern lässt vielmehr aufgrund ihrer Flexibilität reversible Konformationsänderungen zu, welche für die Substratbindung und den katalytischen Mechanismus von großer Bedeutung sind (☞**3.5**). Viele Enzyme konnten kristallisiert und in ihrer Raumstruktur durch Röntgendiffraktion bis in atomare Dimensionen aufgeklärt werden. Daher lassen sich wichtige allgemeine Prinzipien ihrer Wirkung heute gut verstehen, wie wir an den unten beschriebenen Beispielen sehen werden.

☞**3.3 Der lebende Organismus befindet sich im Fließgleichgewicht.**

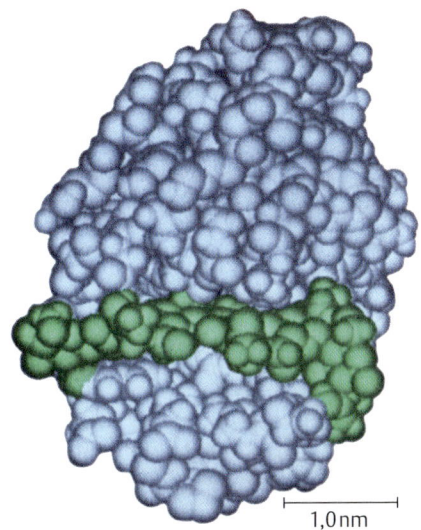

☞**3.4 Kalottenmodell von Lysozym mit gebundenem Polysaccharid-Substrat.** Deutlich ist die Furche zu erkennen, welche das Substratmolekül (grün) im katalytischen Zentrum einschließt (nach Alberts B et al. Molekulare Biologie der Zelle. 3. Aufl. VCH-Verlagsgesellschaft, Weinheim).

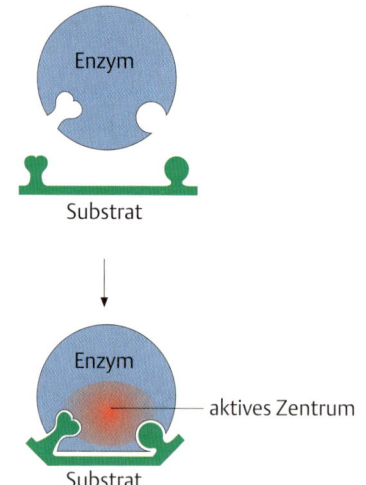

◉3.5 Induzierte Passform („*induced fit*") bei der Bindung des Substrats an das Enzym (grob schematisch). Durch die bindenden Kräfte ändern sowohl das Enzym als auch das Substrat ihre Konformation.

🔍 Für die **Reihenfolge der Bindung von Substraten** gibt es gewisse Regeln. Zum Beispiel wird bei Reaktionen, an denen NAD⁺ oder NADP⁺ als Cosubstrat beteiligt sind, das Nicotinamiddinucleotid meist als erster Reaktionspartner gebunden. Dadurch wird die Konformation des Enzyms so verändert, dass das zweite Substrat mit höherer Affinität gebunden wird (s. a. ◉3.6).
Eine solche festgelegte Reihenfolge der Bindungsschritte entspricht einem „geordneten Mechanismus" (*ordered mechanism*); bei einem „Zufallsmechanismus" (*random mechanism*) ist die Reihenfolge beliebig.

Chemische Ursachen der Enzymwirkung. Die Enzymwirkung kommt zustande durch Stabilisierung des Übergangszustands (s. S. 53). Dadurch erfolgt eine Beschleunigung von Reaktionen gebundener Substrate, z. B. bei der Carbonat-Dehydratase um das 10^8fache, bei der Katalase um das 10^{10}fache. Verschiedene Faktoren wirken bei dieser bemerkenswerten katalytischen Leistung zusammen, z. B.
- das Abstreifen der Hydrathülle der Substrate,
- die freiwerdende Energie bei der Bindung der Substrate,
- die räumliche Anordnung der Reaktionspartner,
- eine induzierte Deformierung des Substrat- und Enzymmoleküls,
- die Mitwirkung von funktionellen Gruppen der Aminosäure-Seitenketten, und in manchen Fällen auch
- die kovalente Bindung des Substrats an das Enzym.

Konformationsänderungen im „aktiven Zentrum". Das Bindungszentrum wird meist von mehreren Abschnitten einer Peptidkette gebildet und schließt ein Substrat von mehreren Seiten durch bindende Gruppen in einer Kaverne oder Spalte ein. Die Bindung erfolgt über ionische Wechselwirkung, teilweise auch unter Mitwirkung von Metallkationen (z. B. Mg^{2+}), über hydrophobe Bindung oder über H-Brücken und ist sehr spezifisch. Der alte Vergleich von Schlüssel und Schloss stimmt nur näherungsweise; wir wissen heute, dass bei der Bindung sowohl Schlüssel als auch Schloß verbogen werden, wie dies in ◉3.5 schematisch dargestellt ist. Koshland, der diese Theorie 1953 entwickelt hat, bezeichnet die Konformationsänderung als *induced fit,* d. h. induzierte Passform. Sie ist in mehrfacher Hinsicht von Bedeutung für Enzym-Mechanismen:
- Das Substrat (bzw. die Substrate) wird aus der wässrigen Umgebung entfernt und in einer anderen chemischen Umgebung eingeschlossen. In dieser gilt für die Reaktion eine andere Aktivierungsenergie, wie oben im Abschnitt Energetik bereits erwähnt.
- Die Wechselwirkung mit spezifischen funktionellen Gruppen im aktiven Zentrum, die z. B. als Protonen-Donatoren/-Akzeptoren wirken können, führt zu einer sterischen und elektronischen Deformierung im reaktiven Bereich des Substrat-Moleküls („conformational stress" genannt).
- Durch diese beiden Vorgänge wird der in Abschnitt 3.3 beschriebene „Übergangszustand" des chemischen Reaktionsablaufs erreicht, so dass das System unter Energiefreisetzung zu den Produkten weiterreagieren kann.

Wir lernen hieraus zusammenfassend: *Das aktive Zentrum eines Enzyms hat nach Bindung der Substrate eine zum Übergangszustand komplementäre Struktur.* Eben darauf beruht die Fähigkeit von Enzymen, den Übergangszustand zu stabilisieren und auf diese Weise chemische Reaktionen zu katalysieren. Bei Mehrsubstrat-Reaktionen, d. h. auch solchen, an denen Coenzyme beteiligt sind, müssen beide Reaktionspartner im aktiven Zentrum in geeigneter räumlicher Orientierung gebunden werden. Dabei kann die Reihenfolge der Bindung streng festgelegt sein, wie zum Beispiel beim sog. Ping-Pong-Mechanismus der Enzymkatalyse (◉3.6).

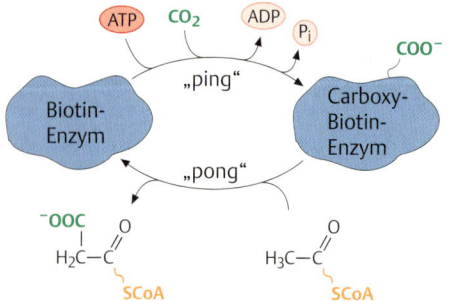

◉3.6 Ping-pong-Mechanismus nennt man eine Reaktionsfolge, die z. B. bei Gruppen-übertragenden Enzymen – in unserem Beispiel der Acetyl-CoA-Carboxylase – verwirklicht ist. Dabei wird das Enzym in erster Reaktion mit der Carboxylat-Gruppe beladen, in der zweiten Reaktion überträgt es die Carboxylat-Gruppe auf das Acetyl-CoA, und Malonyl-CoA entsteht. Entscheidend für diesen Mechanismus ist, dass das zweite Substrat (hier Acetyl-CoA) erst gebunden werden kann, nachdem die Produkte der ersten Reaktion (ADP, P_i) abdissoziiert sind und Platz gemacht haben.

Reaktive Gruppen im aktiven Zentrum. Die Untersuchung des Mechanismus zahlreicher Reaktionen hat gezeigt, dass manche Aminosäure-Reste im Protein für die katalytische Funktion besonders geeignet sind. Wir wollen das an einigen ausgewählten Beispielen darstellen.

Das **Histidin** trägt einen Imidazol-Rest in der Seitenkette. Dieser kann ein Proton anlagern und damit in ein Imidazolium-Ion übergehen; in diesem sind beide Stickstoff-Atome äquivalent, wie die nebenstehende Formel zeigt. Der pK_a-Wert des Imidazol-Rests liegt zwischen 6 und 7. Damit ist der Histidin-Rest ganz hervorragend geeignet, im neutralen Bereich Protonen abzugeben oder aufzunehmen. Histidin ist deshalb ein sehr wirksamer Katalysator bei der allgemeinen Säure-Basen-Katalyse; ein Beispiel hierfür ist der unten beschriebene Mechanismus der Wirkung des Chymotrypsins (◉3.11, S. 61).

Die Carboxylat-Ionen von **Glutamat** und **Aspartat** können gleichfalls als Protonen-Akzeptoren dienen, wie das Beispiel des Lysozyms zeigt (s. u.).

Das **Arginin** trägt eine sehr stark basische Guanidino-Gruppe (pK_a = 12,5). Es dient bei vielen Enzymen dazu, negativ geladene Gruppen zu fixieren, beteiligt sich also an der Substratbindung. Typische Substrate sind Phosphat-Gruppen und Carboxylat-Ionen. Auch **Lysin**-Seitenketten können auf diese Weise zur Substratbindung beitragen; außerdem kann die reaktive NH_2-Gruppe mit Carbonyl-Verbindungen zu Schiff-Basen (Aldiminen, S. 9) zusammentreten, wie wir am Beispiel der Aldolase sehen werden.

Die HS-Gruppe des **Cysteins** hat nur schwach saure Eigenschaften (pK_a = 8,0–8,5). Sie ist aber ein wirksames Nucleophil und spielt als solches eine wichtige Rolle. Es gibt zahlreiche Enzyme mit essenziellen (für die Katalyse wichtigen) SH-Gruppen. Diese können leicht mit Iodacetamid oder *N*-Ethyl-maleinimid reagieren; sie werden damit blockiert, die Katalyse kann nicht mehr ablaufen, das Enzym ist vergiftet. Auch Schwermetall-Ionen (z. B. Quecksilber, Kupfer u. a.) und organische Quecksilber-Verbindungen wie *p*-Chlormercuribenzoat können in dieser Weise Sulfhydrylenzyme vergiften. SH-Gruppen spielen in vielen Reaktionen auch eine wichtige Rolle bei der Bildung kovalenter Intermediate, insbesondere durch Bildung von Thioestern als sehr energiereiche Verbindungen (S. 11).

Das **Serin** trägt eine OH-Gruppe, die gleichfalls an der kovalenten Katalyse teilhaben kann. Dies ist z. B. der Fall bei den „Serin-Proteasen": Hier übernimmt die OH-Gruppe der Serin-Seitenkette einen Peptidrest des Substrats in Form eines Esters (s. S. 10). Die Hydroxy-Gruppe des Serins beteiligt sich auch an der Substratbindung durch Ausbildung von Wasserstoffbrücken.

Als letztes sei **Tyrosin** erwähnt, dessen phenolische OH-Gruppe mit einem pK_a um 10 im dissoziierten Zustand ebenfalls wie die SH-Gruppe ein starkes Nucleophil darstellt, während es im undissoziierten Zustand auch ein geeigneter Partner für hydrophobe Wechselwirkungen mit aromatischen Systemen sein kann.

pH-Optimum von Enzymen. Reversibel protonierbare Gruppen in den Seitenketten von Glutamat, Aspartat und Histidin sind nicht nur an der Katalyse beteiligt, sondern finden sich auch außerhalb des katalytischen Zentrums. Ihr Ladungszustand wechselt mit dem pH, und es ist verständlich, dass durch pH-Änderungen sich sowohl die Konformation von Proteinen ändert (vgl. Hämoglobin, S. 36 ff.) als auch deren katalytische Aktivität. Trägt man die messbare Aktivität gegen den pH auf, so findet man ein *pH-Optimum* (◉3.7). Im einfachsten Fall entspricht der Wendepunkt des aufsteigenden Astes der Kurve dem pK_a der ersten katalytisch wirkenden Gruppe, der des absteigenden Astes dem pK_a der zweiten beteiligten Gruppe. Im allgemeinen sind die Beziehungen jedoch komplizierter, und es darf nicht übersehen werden, dass auch die Protonierung der Substrate

Histidin   Imidazolium-Ion

$$R-COO^- + H^+ \rightleftharpoons R-COOH$$

Glutamat- bzw.   Glutaminsäure- bzw.
Aspartat-Rest   Asparaginsäure-Rest

🔍 **Affinitätsmarkierung.** Manche reaktive Gruppen im aktiven Zentrum können durch bestimmte Reagenzien blockiert werden; solche Blockierungsstudien haben viel zur Kenntnis der Enzymkatalyse beigetragen. Eine Weiterentwicklung dieser Methode ist die Affinitätsmarkierung. Hierbei wird eine substratähnliche Verbindung aufgebaut, welche mit einer reaktiven Gruppe im aktiven Zentrum eine Hauptvalenzbindung ausbildet, die nicht mehr gelöst wird. Durch Spaltung des Enzymproteins mit Proteasen und Untersuchung der Spaltpeptide kann man feststellen, welche Aminosäure durch das Affinitätsreagens markiert worden ist. Auf diese Weise sind viele Erkenntnisse über die Reaktionen im aktiven Zentrum gewonnen worden.

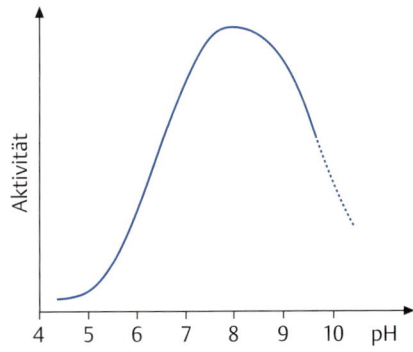

◉3.7 pH-Aktivitätskurve des Trypsins.

(Carboxylate, Phosphatester etc.) stark pH-abhängig ist und einen erheblichen Einfluss auf die Bindung an das Enzym hat.

Temperaturabhängigkeit. Für chemische Reaktionen gilt allgemein die Q_{10}-Regel: Eine Erhöhung der Temperatur um 10 °C führt zu einer Steigerung der Reaktionsgeschwindigkeit um den Faktor 2. Diese Regel gilt auch für Enzym-katalysierte Reaktionen, allerdings nur in dem Bereich, in dem das Enzymprotein stabil ist. Steigt die Temperatur über 55–60 °C, dann denaturieren die meisten Enzyme und verlieren ihre Aktivität, die Reaktionsgeschwindigkeit fällt schnell auf Null.

Ausnahmen bilden die Enzyme aus thermophilen Bakterien, die in heißen Quellen vorkommen. Sie besitzen Enzyme, die bis zu 100 °C und mehr aktiv bleiben. Die Waschmittelindustrie macht sich das zunutze, indem sie Lipasen und Proteinasen aus solchen Bakterien den Waschmitteln zusetzt, damit in der heißen Waschlauge Fettflecken und Proteinflecken (Milch!) verdaut werden.

Spezifität der Enzymkatalyse. Während bei der chemischen Synthese das Auftreten von Nebenreaktionen ein großes Problem darstellt, wird bei der Enzymkatalyse durch die Eigenschaften des katalytischen Zentrums jeweils nur *eine* mögliche Reaktion eines organischen Moleküls katalysiert. Man nennt dies *Wirkungsspezifität*. Außerdem ergibt sich aus der Größe, sterischen Konfiguration und Ladungsverteilung in katalytischen Zentren von Enzymen eine ausgeprägte Selektivität für die Bindung bestimmter Moleküle. Diese begründet die *Substratspezifität*. Sie kann unterschiedlich stark ausgebildet sein. So kann ein Isoenzym (s. u.) der Lactat-Dehydrogenase mehrere L-2-Hydroxycarbonsäuren umsetzen, besitzt jedoch für L-Lactat die höchste Affinität. Besonders stark ausgeprägt ist die Selektivität gegenüber optischen Isomeren. Dies gilt auch für nicht chirale oder prochirale Substrate. So entsteht bei der Reduktion von Pyruvat an der Lactat-Dehydrogenase ausschließlich L-Lactat oder an der Aconitase aus Citrat *2R,3S*-Isocitrat.

Von *Gruppenspezifität* spricht man, wenn eine ganze Reihe von Substraten umgesetzt werden kann, die lediglich eine bestimmte Gruppe gemeinsam haben. Beispiele hierzu sind manche Oxidasen, wie die Aminosäure-Oxidase, oder Hydrolasen, wie die Glykosidasen.

Isoenzyme nennt man Enzyme, welche die gleiche chemische Reaktion katalysieren, aber unterschiedlich strukturiert bzw. genetisch determiniert sind. Entweder liegen dafür tatsächlich verschiedene Gene vor (Beispiel: Monooxygenasen), oder es handelt sich um Oligomere aus verschiedenen Protein-Untereinheiten. Beispiel hierfür sind die Aldolase oder die Lactat-Dehydrogenase. Letztere ist ein *tetrameres* Enzym aus den sehr ähnlichen Untereinheiten H und M. Es lassen sich daraus fünf verschiedene Tetramere kombinieren. Die Expression der einzelnen Untereinheiten ist organspezifisch. Da die einzelnen Oligomere im elektrischen Feld unterschiedlich wandern, lassen sie sich elektrophoretisch trennen (☙3.8). Isoenzyme können sich in ihrer Substratspezifität oder der Sensitivität gegenüber regulatorischen Faktoren unterscheiden; hierin liegt wahrscheinlich die biologische Funktion der multiplen Formen.

Multi-Enzym-Komplexe sind Aggregate einzelner Enzyme, die mehrere aufeinander folgende Reaktionen katalysieren (wie bei der Pyruvat-Dehydrogenase, S. 263 oder der Atmungskette, S. 404).

Multifunktionelle Enzyme sind durch Genfusion entstandene Suprastrukturen, die auf einer Peptidkette mehrere Enzymfunktionen tragen. Ein Beispiel ist die Fettsäure-Synthase höherer Organismen (S. 285).

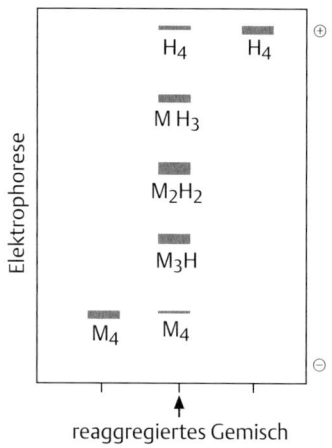

Elektrophorese

H$_4$ H$_4$ ⊕

M H$_3$

M$_2$H$_2$

M$_3$H

M$_4$ M$_4$ ⊖

↑ reaggregiertes Gemisch

☙3.8 Trennung der Isoenzyme der Lactat-Dehydrogenase. Laufverhalten der beiden Reinformen (links und rechts außen) und der möglichen drei Hybrid-Formen.

3.6 Mechanismen der Enzymkatalyse

Die oben besprochenen allgemeinen Prinzipien der Enzymkatalyse sollen an einigen gut untersuchten Beispielen veranschaulicht werden, deren chemischer Mechanismus genau bekannt ist. Wir gehen dabei davon aus, dass der Enzym-Substrat-Komplex bereits gebildet ist und verfolgen die Einzelvorgänge im katalytischen Zentrum.

Am Beispiel des Lysozyms wird besonders gut die Wirkung von Bindungsenergien und kleinen Konformationsänderungen bei der Ausbildung des Übergangszustandes deutlich. Das Beispiel der Carboxypeptidase erläutert die Funktion von Metallkationen bei dessen Stabilisierung, während mit Chymotrypsin und Aldolase Beispiele für Reaktionen mit kovalenten Enzym-Substrat-Intermediaten gegeben werden.

Lysozym ist das erste Enzym, dessen Raumstruktur vollständig aufgeklärt wurde (1965). Es ist ein kleines Protein (M = 14,6 kDa) und besteht aus nur 129 Aminosäuren. Seine Tertiärstruktur wird durch vier Disulfid-Brücken stabilisiert. Lysozym ist eine Hydrolase, genauer eine 1,4-β-Glykosidase, die die Polysaccharid-Ketten des Mureins zwischen N-Acetylmuraminsäure und N-Acetylglucosamin spaltet (S. 460). Um eine optimale Reaktionsgeschwindigkeit zu erreichen, muss eine Kette von 6 Zuckerresten in der tiefen Rinne binden, welche das katalytische Zentrum bildet (☞3.4 s. S. 55).

Durch zahlreiche Nebenvalenzbindungen – hier H-Brückenbindungen – wird das Substrat in einem kooperativen Prozess festgehalten. Daran sind verschiedene Gruppen des Enzyms beteiligt, und zwar Seitenketten bestimmter Aminosäuren und Peptidbindungen des Protein-Rückgrats. Durch die Bindung an diese Gruppen wird eine der Kohlenhydrat-Einheiten (links in ☞3.9) aus der Sesselform in eine gespannte, weitgehend ebene Form gedrängt (☞3.9). Dies ist für den Katalyse-Mechanismus wichtig, denn das Verbiegen des Zuckerrings erleichtert die Spaltung der glykosidischen Bindung durch Aufnahme eines Protons von Glu-35, wobei ein Carbenium-Ion gebildet wird, das durch die Ladung von Asp-52 stabilisiert wird. Ein Spaltprodukt dissoziiert ab, und durch Aufnahme eines Moleküls Wasser wird ein OH^--Ion an das Carbenium-Ion angelagert; das zweite Bruchstück dissoziiert ab und der hydrolytische Prozess ist beendet, nachdem wieder ein Proton an Glu-35 angelagert wurde.

Carboxypeptidase. Carboxypeptidasen sind Verdauungsenzyme, die Peptide vom Carboxy-Ende her hydrolysieren. Die Hydrolyse erfolgt am schnellsten, wenn der C-terminale Rest eine aromatische Seitenkette besitzt. Carboxypeptidase-A (M = 34 kDa) ist ein Beispiel für eine *Metalloprotease;* sie enthält im katalytischen Zentrum ein Zn^{2+}-Ion. Die Rolle des Zn^{2+} besteht darin, die C=O-Doppelbindung der Peptidbindung stärker zu polarisieren, so dass der Carbonyl-Kohlenstoff einem nucleophilen Angriff durch HO^- zugänglich wird. Glu-270 aktiviert hierzu ein Wassermolekül, während Tyr-248 als Protonen-Donor für die NH-Gruppe der Peptidbindung wirkt. ☞3.10 (links) zeigt den Übergangszustand am aktiven Zentrum. Nach Abdissoziation der Produkte übernimmt das Phenolat-Anion des Tyr-248 das H^+ von der Carboxy-Gruppe des Glu-270.

Der Mechanismus von Carboxypeptidase-A stellt ein Musterbeispiel für *induced fit* dar: Tyr-248 bewegt sich um etwa 1,2 nm und verschließt nach Bindung des Substrats die Kaverne des katalytischen Zentrums; dabei wird dieses aus einer wassergefüllten in eine hydrophobe Umgebung verwandelt.

☞3.9 Reaktionsfolge der Hydrolyse durch Lysozym. Vom Substratanalogen (Poly-N-Acetyl-glucosamin, grün) sind nur drei Einheiten gezeigt. Der deformierte Ring ist schattiert hervorgehoben, das Hydrolyse-Wasser ist rot eingezeichnet.

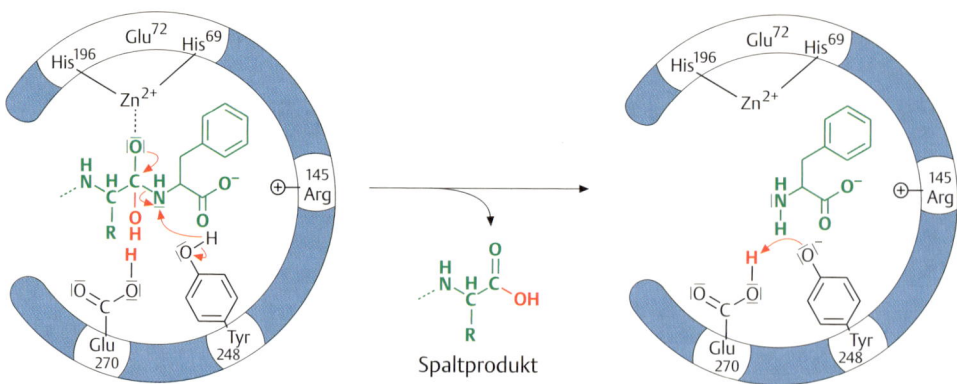

◐**3.10 Reaktionen am aktiven Zentrum der Carboxpeptidase A.** Das Substrat ist grün, das Hydrolysewasser rot gedruckt. Die dünnen roten Pfeile geben den Fluss der Elektronen an. Nachdem dieser abgeschlossen ist, wird das verkürzte Peptid freigesetzt, die abgespaltene Carboxy-ständige Aminosäure ist noch im nächsten Teilbild eingezeichnet, verlässt dann aber das Enzym.

Chymotrypsin und Trypsin. Diese Verdauungsenzyme sind Proteinasen, die Peptidbindungen in Proteinen spalten. Im Gegensatz zu Carboxypeptidasen spalten sie aber Peptidbindungen im Inneren von Peptiden und Proteinen. Trypsin und Chymotrypsin sind weitgehend homolog zueinander, sie besitzen aber unterschiedliche Substratspezifitäten: Trypsin spaltet bevorzugt auf der Carboxy-Seite von Arg und Lys, Chymotrypsin auf der Carboxy-Seite von aromatischen und hydrophoben Aminosäuren wie Tyr, Phe, Trp und Leu.

Beide Enzyme gehören zu den sog. *Serin-Proteasen*. Wie ◐3.11 zeigt, ist ihr Mechanismus eine 2-Stufen-Reaktion, bei der Histidin als reversibles Protonen-Relais wirkt. His-57 übernimmt von Ser-195 ein Proton; der Zustand wird durch die Mitwirkung von Asp-102 stabilisiert, so dass ein nucleophiler Angriff von Ser-OH auf die Carboxy-Gruppe unterstützt wird. Unter Bildung eines Oxianions (stabilisiert durch H-Brücken zur Peptidkette des Enzyms) entsteht aus dem Carbonyl der ehemals planaren Peptidbindung ein tetraedrischer Übergangszustand. Dieser ist kovalent an Ser-195 gebunden und relaxiert zu einem Ester, wenn His-57 das Proton auf den Amino-Stickstoff überträgt; dabei wird das Restpeptid freigesetzt und durch Wasser ersetzt. In der zweiten Stufe wird unter Beteiligung der gleichen reaktiven Gruppen des Enzyms der Ester gespalten; das Enzym ist regeneriert.

Aldolase. Sie ist ein wichtiges Enzym des Kohlenhydrat-Stoffwechsels, das den Übergang zwischen Hexose- und Triose-Phosphaten katalysiert (s. S. 245). Hierzu wird in einer reversiblen Reaktion eine C-C-Bindung gelöst bzw. geknüpft. ◐3.12 zeigt von links nach rechts die Aldol-Spaltung von Fructose-1,6-bisphosphat. Das Substrat wird an einem reaktiven Lysin-Rest durch eine C=N-Doppelbindung gebunden. Durch den positiv geladenen Stickstoff wird ein Elektronenzug ausgeübt, der zur Spaltung der Bindung zwischen C-3 und C-4 des Zuckerbisphosphats führt. Die Spaltung wird erleichtert durch die im rechten Bildteil gezeigte Resonanzstabilisierung des Carbanions.

Die Reaktion ist umkehrbar; tatsächlich liegt das Gleichgewicht weit auf der Seite des Fructose-1,6-bisphosphats.

◐**3.12 Mechanismus der Aldolase-Reaktion.** Der 1. Reaktionsschritt ist die ▶ Bildung einer Schiff-Base zwischen dem reaktiven Lysin-Rest und der Carbonyl-Gruppe des Fructose-1,6-bisphosphats. Im 2. Schritt wird die CC-Bindung gespalten; dies wird erleichtert durch das Bestreben, die im rechten Bildteil gezeigte Mesomerie zu erreichen. Im 3. Schritt wird ein Produkt (Glyceraldehyd-3-phosphat) entlassen und anschließend das zweite Produkt hydrolytisch freigesetzt.

▲
👁 **3.11 Reaktionsmechanismus am α-Chymotrypsin** und anderen Serinproteasen. Das Prinzip ist die Bildung eines Acyl-Intermediates über ein tetraedrisches Zwischenprodukt (Teilformel Mitte rechts), das hydrolytisch gespalten wird. Man beachte die Rolle des Histidins als „Protonen-Relais" zwischen Aspartat und Serin.

3.7 Enzymkinetik

Hierunter versteht man die Gesetze über die Geschwindigkeit, mit der Enzym-katalysierte Reaktionen in Abhängigkeit von der Substrat-Konzentration und anderen Faktoren (pH, Inhibitoren) ablaufen.

Messung der Enzymaktivität. Die Fähigkeit eines Enzyms, als biologischer Katalysator chemische Reaktionen zu beschleunigen, wird als *Enzymaktivität* bezeichnet. Um quantitative Vergleiche anstellen zu können, wurde die nebenstehende Einheit definiert. Zu ihrer Messung bestimmt man entweder das Verschwinden eines Substrats oder die Bildung eines Produkts in Abhängigkeit von der Zeit. Oft kann man stattdessen Bildung oder Verbrauch des Co-Substrates NADH bestimmen; dies lässt sich leicht im optischen Test (S. 78) messen. Als Randbedingung ist die Messung bei 30° C, im pH-Optimum des Enzyms bei optimaler Konzentration an Co-Substrat(en) und bei Substratsättigung festgelegt.

Grundlegendes zur Reaktionskinetik. Die Gleichungen 3.16–3.19 geben die einfachsten Fälle für Reaktionen 1. und 2. Ordnung wieder und führen durch Umformung zu der bekannten kinetischen Ableitung des Massenwirkungsgesetzes. In der chemischen Kinetik pflegt man im Allgemeinen nicht den Stoffumsatz je Zeiteinheit dn/dt, sondern die Konzentrationsänderung pro Zeiteinheit dc/dt als Maß der Reaktionsgeschwindigkeit anzugeben. Da bei Reaktionen in Lösung, mit denen wir es hier zu tun haben, das Volumen unverändert bleibt, laufen für die Enzymkinetik beide Definitionen auf dasselbe hinaus.

Da enzymatisch katalysierte Reaktionen in mehreren Einzelschritten ablaufen (vgl. ☞3.1b), ist für jeden Teilschritt eine kinetische Beschreibung möglich. Dabei ist immer einer der Teilschritte geschwindigkeitsbestimmend. Um ein allgemeines Gesetz für Enzym-katalysierte Reaktionen formulieren zu können, muss geklärt werden, welches der geschwindigkeitsbestimmende Schritt ist; dies ist unter bestimmten Voraussetzungen über die Randbedingungen einer enzymatischen Reaktion möglich.

Theorie von Michaelis und Menten. Sie wurde schon 1913 aufgestellt, als man von Enzymen noch sehr wenig wusste, und geht von der Hypothese aus, dass sich zunächst ein Enzym-Substrat-Komplex bildet (Gl. 3.20) und dass dessen Umwandlung in den Enzym-Produkt-Komplex der geschwindigkeitsbestimmende Schritt ist:
Wir betrachten zunächst eine einfache Enzymreaktion (Michaelis und Menten haben die Spaltung des Rohrzuckers [Saccharose] in Fructose und Glucose gewählt, die sich durch die Änderung der optischen Drehung leicht beobachten lässt). Eine bestimmte, in jedem Ansatz

$$E + S \xrightleftharpoons[k_{-1}]{k_{+1}} E \cdot S \xrightleftharpoons{k_{+2}} E \cdot P \rightleftharpoons E + P_1 + P_2 \quad (3.20)$$

gleiche Menge Enzym wird mit wachsenden Konzentrationen des Substrats zur Reaktion gebracht und die Anfangsgeschwindigkeit gemessen. Trägt man die gemessenen Geschwindigkeiten gegen die Substratkonzentration auf, so erhält man eine Sättigungskurve (☞3.13).
Das lässt sich so erklären, dass bei hohen Substratkonzentrationen das Enzym mit Substrat gesättigt ist; dann ist die Maximalgeschwindigkeit erreicht. In der Grafik ist der Punkt der halbmaximalen Reaktionsgeschwindigkeit hervorgehoben. Bei dieser Substratkonzen-

---

▷ **Einheit der Enzymaktivität.** Die Geschwindigkeit einer chemischen Reaktion ist als Stoffumsatz pro Zeiteinheit definiert. Nach dem internationalen Maßsystem ist die Einheit der Zeit die Sekunde, die Einheit der Stoffmenge das Mol. In diesem Maßsystem ist die Einheit der Enzymaktivität das **Katal**: 1 Katal (abgekürzt 1 kat) bewirkt unter definierten Reaktionsbedingungen einen Stoffumsatz von 1 mol pro Sekunde. Für praktische Zwecke ist diese Einheit viel zu groß. Unter Laborbedingungen werden Aktivitäten von Mikrokatal (μkat) oder Nanokatal (nkat) gemessen.

🔍 Früher wurde die Einheit der Enzymaktivität als Umsatz von 1 Mikromol Substrat pro *Minute* definiert, eine Größe, die als „internationale Einheit" 1960 eingeführt wurde und die auch heute noch weitgehend in Gebrauch ist. Für die Umrechnung gilt: 1 internationale Einheit (engl. *unit*, U) = 16,67 nkat; 1 nkat = 0,06 U; 1 μkat = 60 U.

🔍 **Reaktionsgeschwindigkeiten im Fließgleichgewicht.** Wir betrachten die einfache Reaktion.

$$A + B \xrightleftharpoons[k_{-1}]{k_{+1}} AB$$

Da die Geschwindigkeit der Reaktion zum einen von der Geschwindigkeitskonstanten und zum anderen von der Konzentration der Ausgangsstoffe abhängig ist, gilt für die Hinreaktion

$$v = \frac{d[AB]}{dt} = k_{+1} \cdot [A] \cdot [B] \quad (3.16)$$

für die Rückreaktion

$$v = -\frac{d[AB]}{dt} = k_{-1} \cdot [AB] \quad (3.17)$$

k = Geschwindigkeitskonstante;
$[A]$, $[B]$, $[AB]$ = Stoffkonzentrationen.

Im Gleichgewichtszustand verlaufen Hin- und Rückreaktion gleich schnell:

$$k_{+1} \cdot [A] \cdot [B] = k_{-1} \cdot [AB] \quad (3.18)$$

Hieraus ergibt sich unmittelbar:

$$\frac{k_{-1}}{k_{+1}} = \frac{[A] \cdot [B]}{[AB]} = K_{eq} \quad (3.19)$$

Diese Gleichgewichtsbeziehung wird im Folgenden auf die Wechselwirkung von Substrat mit Enzym angewandt.

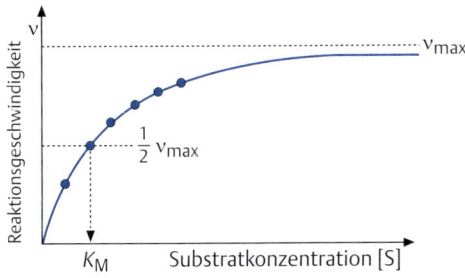

◉3.13 Abhängigkeit der Reaktionsgeschwindigkeit von der Substratkonzentration (bei konstanter Enzymkonzentration). K_M entspricht der Substratkonzentration, bei der die Umsetzung mit halbmaximaler Geschwindigkeit erfolgt.

tration ist das Enzym zur Hälfte gesättigt. Man nennt diese Konzentration die *Michaelis-Konstante* K_M.

Eine hohe Michaelis-Konstante bedeutet, dass eine hohe Substratkonzentration erforderlich ist, um Halbsättigung zu erzielen. Das Enzym hat zu dem betreffenden Substrat also keine hohe Affinität, es wird ein anderes Substrat, für das die Michaelis-Konstante kleiner ist, bevorzugt binden (und umsetzen). Die Michaelis-Konstanten bewegen sich meist zwischen 10^{-2} und 10^{-6} mol · l^{-1} (**▼3.3**).

Am Ende unserer theoretischen Ableitung (s. Randspalten 3.21–3.26) haben wir die *Michaelis-Menten-Gleichung* (Gl. 3.30) erhalten, die wegen ihrer Bedeutung hervorgehoben ist. In ihr kommen nur messbare Größen vor, und mit ihrer Hilfe kann man K_M bestimmen.

Reaktion eines Enzyms mit zwei Substraten. Reagiert ein Enzym mit zwei Substraten oder mit einem Substrat und einem Cosubstrat (= Coenzym), so kann man jedem Substrat eine Michaelis-Konstante zuordnen. Experimentell geht man so vor, dass man ein Substrat im Sättigungsbereich, das zweite in zunehmenden Konzentrationen zusetzt. Man erhält so eine Sättigungskurve wie in ◉**3.13**. Die ▼**3.3** zeigt die Michaelis-Konstanten von Substrat und Cosubstrat für die Lactat-Dehydrogenase.

Graphische Bestimmung von K_M. Heute, im Zeitalter des Computers, berechnet man K_M meist aus den Messdaten der Reaktionsgeschwindigkeit. Man kann aber auch die Gleichung 3.30 so umformen, dass eine lineare Beziehung resultiert. Wir erwähnen hier nur die häufig genutzte *Methode von Lineweaver und Burk*. Hierzu bildet man den Kehrwert von Gl. 3.30 und erhält die Gl. 3.31 (S. 64). Mit den Variablen $1/v$ und $1/[S]$ ist das eine lineare Gleichung vom Typ $y = ax + b$. Die graphische Auftragung zeigt ◉**3.14**.

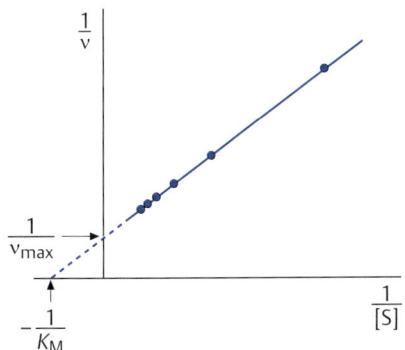

◉3.14 Bestimmung von v_{max} und K_M aus dem Lineweaver-Burk-Diagramm. $1/K_M$ bzw. $1/v_{max}$ sind am x- bzw. y-Achsenabschnitt ablesbar.

▼3.3 Michaelis-Konstanten der Lactat-Dehydrogenase

Substrat	K_M (mmol · l^{-1})
Lactat	6,7
Pyruvat	0,16
NAD	0,25
NADH	0,01

✎ Herleitung der Michaelis-Menten-Gleichung. Die theoretische Ableitung geht von der in Gl. 3.20 beschriebenen Reaktionsfolge aus.

Der Enzym-Substrat-Komplex ES entsteht mit folgender Bildungsgeschwindigkeit:

$$\frac{d[ES]}{dt} = k_{+1} \cdot [E] \cdot [S] \qquad (3.21)$$

Andererseits zerfällt ES durch zwei Reaktionen: Die Rückreaktion der Bildung im linken Teil von Gl. 3.20 und die eigentliche enzymatische Reaktion zu E + P$_1$ + P$_2$ im rechten Teil. Für den Zerfall von ES in die Produkte gilt

$$v = k_{+2} \cdot [ES] \qquad (3.22)$$

Die Maximalgeschwindigkeit dieser Reaktion ist erreicht, wenn alle Enzymmoleküle mit Substrat beladen sind:

$$v_{max} = k_{+2} \cdot [E_t] \qquad (3.23)$$

Dabei bedeutet E_t für (E_{total}) die gesamte vorhandene Enzymmenge.

Der Gesamtzerfall von ES lässt sich kinetisch wie folgt beschreiben:

$$\frac{-d[ES]}{dt} = k_{-1} \cdot [ES] + k_{+2} \cdot [ES] \qquad (3.24)$$

Dabei wird in der Konstante k_{+2} die Bildung des Enzym-Produkt-Komplexes und dessen Dissoziation zusammengefasst.

Im stationären Zustand (*steady state*) bleibt die Konzentration von ES konstant, Bildungsgeschwindigkeit und Zerfall von ES müssen also gleich sein. Die Rückreaktion der Produkte zu ES ist dabei praktisch vernachlässigbar. Es ergibt sich:

$$k_{+1} \cdot [E] \cdot [S] = k_{-1} \cdot [ES] + k_{+2} \cdot [ES] \qquad (3.25)$$

$$= [ES] \cdot (k_{-1} + k_{+2})$$

Umgeformt erhalten wir daraus:

$$\frac{[E] \cdot [S]}{[ES]} = \frac{k_{-1} + k_{+2}}{k_{+1}} = K_M \qquad (3.26)$$

Den Quotienten der Geschwindigkeitskonstanten können wir durch eine einzige Konstante K_M ersetzen. Man nennt sie nach dem Begründer der Theorie die **Michaelis-Konstante**.

▷ **Michaelis-Konstante:**
$[S]_{\text{halbmaximale Geschwindigkeit}} = K_M$

Die Konzentrationen, die in der Gl. 3.26 vorkommen, sind mit Ausnahme der Substratkonzentration nicht direkt messbar. Wir können sie aber durch die Reaktionsgeschwindigkeiten ausdrücken. Dazu ersetzen wir [E] durch den Ausdruck ([E$_t$]–[ES]), wobei E$_t$ für (E$_{total}$) die Gesamtmenge Enzym bezeichnet.

$$\frac{[E_t] - [ES]}{[ES]} \cdot [S] = K_M \qquad (3.27)$$

Durch Auflösung von Gl. 3.27 nach [ES] erhalten wir

$$[ES] = [E_t] \cdot \frac{[S]}{K_M + [S]} \qquad (3.28)$$

Multiplizieren wir beide Seiten dieser Gleichung mit k_{+2}, so erhalten wir

$$k_{+2} \cdot [ES] = k_{+2} \cdot [E_t] \cdot \frac{[S]}{K_M + [S]} \qquad (3.29)$$

und erkennen links die Größe v nach Gl. 3.22, rechts als ersten Faktor v_{max} nach Gl. 3.23. Damit ergibt sich die Gl. 3.30 die als **Michaelis-Menten-Gleichung** bekannt ist.

$$v = \frac{v_{max} \cdot [S]}{K_M + [S]} \qquad (3.30)$$

Durch Kehrwertbildung erhält man:

$$\frac{1}{v} = \frac{K_M + [S]}{v_{max} \cdot [S]} = \frac{K_M}{v_{max}} \cdot \frac{1}{[S]} + \frac{1}{v_{max}} \qquad (3.31)$$

Für die **kompetitive Hemmung** gilt:

$$K_i = \frac{[E] \cdot [I]}{[EI]} \qquad (3.32)$$

K_i lässt sich experimentell ermitteln nach der Gleichung:

$$K_i = \frac{K_M \cdot [I]}{K'_M - K_M} \qquad (3.33)$$

dabei ist [I] die Inhibitor-Konzentration, K_M die normale und K'_M die Michaelis-Konstante in Gegenwart des Hemmstoffs.

Für die **nichtkompetitive Hemmung** berechnet man K_i nach folgender Gleichung:

$$K_i = \frac{v'_{max} \cdot [I]}{v_{max} - v'_{max}} \qquad (3.34)$$

Die Wechselzahl. K_M ist eine charakteristische Konstante für jedes Enzym-Substrat-Paar. Nicht so v_{max}, denn diese hängt in jedem Einzelfall von der vorhandenen Enzymkonzentration ab ($v_{max} = k_2 \cdot$ [E$_t$]). Dennoch kann man für Enzyme eine charakteristische Größe definieren, die quasi die Leistungsfähigkeit eines einzelnen Enzymmoleküls angibt: die *Wechselzahl* (engl. *turnover number*). Sie gibt an, wie viele Moleküle Substrat vom aktiven Zentrum eines Enzymmoleküls je Zeiteinheit (min oder s) umgesetzt werden können. Man erhält sie durch Bestimmung von v_{max} dividiert durch die totale Enzymmenge (mol) im Test; sie hat die Dimension s^{-1}. Die Wechselzahl wird auch als *molekulare Aktivität* bezeichnet.

Eine hohe Wechselzahl bedeutet, dass die katalysierte Reaktion sehr rasch verläuft. Besonders hohe Werte findet man z.B. für Katalase (80.000 s^{-1}) oder Acetylcholinesterase (25.000 s^{-1}). Wechselzahlen liegen etwa zwischen 1 und $0,5 \cdot 10^6$ Molekülen pro Sekunde.

Eine darüber hinaus gehende Optimierung der Katalyse ist der Natur durch eine Verminderung der Diffusionszeit gelungen, und zwar durch Bildung von Multi-Enzym-Komplexen (S. 58). Hier wird das Substrat praktisch zwischen den Reaktionen weitergereicht, ohne dass es das nächste Enzym in der Lösung suchen muss.

3.8 Regulation der Enzymaktivität

Die Aktivität vieler Enzyme kann im Organismus durch andere Metabolite beeinflusst werden, entweder im Sinne einer Hemmung oder im Sinne einer Aktivierung. Wir betrachten zunächst einige einfache Typen der *Hemmung*.

Kompetitive Hemmung. Sie liegt vor, wenn ein zum Substrat strukturell ähnliches Molekül um die Bindung am aktiven Zentrum *konkurriert*. Es kann bei genügender Konzentration das Substrat praktisch völlig verdrängen und so die Reaktion blockieren. Umgekehrt kann durch Erhöhung der Substratkonzentration der Wirkung des Hemmstoffs entgegen gewirkt werden. Das klassische Beispiel hierfür ist die Hemmung der Succinat-Dehydrogenase durch Malonat, das an das Enzym bindet, aber schon aus chemischen Gründen nicht dehydriert werden kann (s. S. 266). Ein zweites Beispiel ist die Hemmung der Methanol-Oxidation durch Ethanol. Man macht davon Gebrauch, um Personen, die sich mit Methanol vergiftet haben, zu behandeln, da die Giftwirkung des Methanols ja erst nach seiner Oxidation eintritt.

Die Konkurrenz unterliegt dem Massenwirkungsgesetz; daher kann man analog zum ES-Komplex für den Enzym-Inhibitor-Komplex eine Dissoziationskonstante K_i definieren (Gl. 3.32). In Gegenwart eines kompetitiven Inhibitors stellen sich die kinetischen Diagramme wie in ◉3.15 dar. Die Maximalgeschwindigkeit wird erst bei viel höherer Substratkonzentration erreicht; die scheinbare (apparente) K_M wird erhöht. Im Lineweaver-Burk-Diagramm haben beide Geraden einen gemeinsamen Ordinatenschnittpunkt; der negative Abszissenabschnitt wird kleiner.

Auch die Endprodukte einer Reaktion können in ähnlicher Weise hemmen; man spricht von **Produkthemmung.** Das ist auf der Basis der Gleichgewichtslehre leicht verständlich, denn das Endprodukt ist das Substrat für die Rückreaktion. Diese wird bei hohen Produktkonzentrationen begünstigt sein. Auch wenn sie aus energetischen Gründen nicht stattfinden kann, wird das Produkt oft an das Enzym gebunden und verhindert so den Zutritt des Substrats.

Nichtkompetitive Hemmung hat für die Stoffwechselregulation geringe Bedeutung. Ein Beispiel ist die Wirkung des Chelatbildners

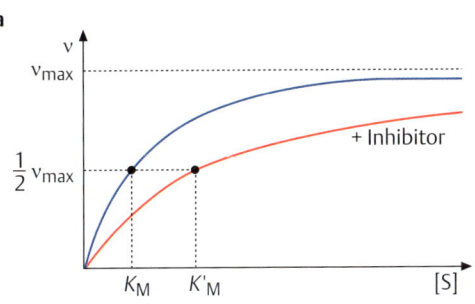
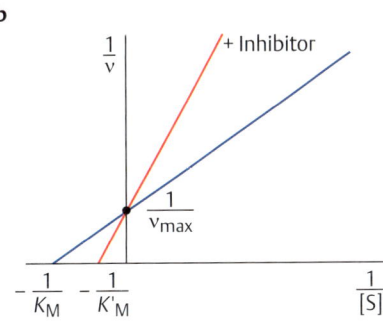

3.15 Die kompetitive Hemmung, dargestellt nach **Michaelis-Menten** (**a**) und nach **Lineweaver-Burk** (**b**). Die gleichen Diagramme ergeben sich für die Produkthemmung.

Ethylendiamintetraacetat (EDTA) bei Reaktionen, die neben dem Substrat noch Ca^{2+} oder Mg^{2+} benötigen; das Letztere trifft für viele ATP-umsetzende Enzyme zu. Wird das Mg^{2+} durch EDTA gebunden, so fehlt es dem Enzym im aktiven Zentrum und das Enzym wird gehemmt; die Hemmung ist reversibel.

Auch für die nichtkompetitive Hemmung kann man eine Inhibitorkonstante K_i berechnen (Gl. 3.34); sie macht deutlich, dass hier im Gegensatz zur kompetitiven Hemmung nicht die Änderung von K_M, sondern die von v_{max} der entscheidende Parameter ist (Erniedrigung der Wechselzahl!). In der Lineweaver-Burk-Darstellung ergeben sich zwei Geraden mit gemeinsamem Schnittpunkt auf dem negativen Ast der Abszisse (gleiche K_M).

Irreversible Inhibitoren. Reaktive Gruppen von Enzymen wie COOH- oder SH-Gruppen im aktiven Zentrum können durch bestimmte Reagentien chemisch blockiert werden; das Enzym wird irreversibel inaktiviert. Mit reaktiven Substratanalogen konnte man so das katalytische Zentrum verschiedener Enzyme kovalent markieren und identifizieren (Affinitätsmarkierung). Einen Sonderfall stellen so genannte Selbstmord-Inhibitoren dar. Dies sind Substratanaloge, die an das Enzym binden und erst durch dessen katalytische Wirkung im aktiven Zentrum zu einem irreversibel reagierenden Inhibitor werden, der sofort chemisch mit dem Enzymprotein reagiert.

Abweichungen von der Michaelis-Menten-Kinetik: Kooperativität und Allosterie. Viele Enzyme sind oligomer aus mehreren Untereinheiten (gleichartig oder ungleichartig) aufgebaut. Sie können daher auch mehrere katalytische Zentren besitzen. Sind diese hinsichtlich Substratbindung und kinetischem Verhalten voneinander unabhängig, so verhält sich ein solches Enzym entsprechend der Michaelis-Menten-Beziehung.

Positive und negative Kooperativität. Sind die Bindungsstellen jedoch voneinander abhängig, wie wir es bereits für die Sauerstoffbindung an Hämoglobin gesehen haben (Kap. 2, S. 36 ff.), so spricht man von *Kooperativität*. Die Umsatzgeschwindigkeit ist nicht hyperbolisch von der Substratkonzentration abhängig, sondern *sigmoid*. Dies lässt sich durch die der Michaelis-Menten-Gleichung ähnliche *Hill*-Funktion ausdrücken (Gl. 3.35); den Exponenten h bezeichnet man als *Hill-Koeffizienten*. Er ist nicht identisch mit der Anzahl der katalytischen Bindungsstellen und kann auch gebrochene Werte annehmen. Da die Affinität des Enzyms zum Substrat nicht konstant ist, sondern von der Substratkonzentration abhängt, schreibt man statt K_M für die Konzentration bei halbmaximaler Geschwindigkeit besser $K_{0,5}$. Die Geschwindigkeitsgleichung kann durch Logarithmieren und Umformen in Gl. 3.36 linearisiert werden. ☞3.16a zeigt die kinetischen

🔍 **Selbstmord-Inhibitoren** spielen auch physiologisch eine Rolle. Der α_1-Proteinase-Inhibitor ist ein Protein des Blutplasmas, welches Elastase, verschiedene Blutgerinnungsfaktoren und andere Serin-Proteinasen blockiert. Er reagiert mit dem Serin des aktiven Zentrums, die Reaktion bleibt aber beim tetraedischen Zwischenprodukt (☞3.11, Teilbild rechts) stehen. Dadurch wird die Protease irreversibel gehemmt. Weitere Beispiele sind Penicillin (für den Bakterienstoffwechsel) und das Pflanzenschutzmittel E605, das für Menschen und Tiere giftig ist.

▷ Der **Hill-Koeffizient h** ist definiert durch:

$$v = \frac{v_{max} \cdot [S]^h}{K_{0,5} + [S]^h} \qquad (3.35)$$

Logarithmiert und umgeformt ergibt sich

$$\lg \frac{v}{v_{max} - v} = h \cdot \lg[S] - \lg K_{0,5} \qquad (3.36)$$

🔍 Der **Hill-Koeffizient** wird vielfach mit n oder n_H bezeichnet. Die Wahl des Buchstabens n ist nicht sehr glücklich, da n in der Regel ganze Zahlen bezeichnet, der Hill-Koeffizient aber meist nicht ganzzahlig ist. Er ist auch nicht identisch mit der Zahl der kooperierenden Untereinheiten oder der Zahl der Bindungsstellen. Mit der Wahl des Buchstabens h folgen wir einer Empfehlung der internationalen Nomenklatur-Kommission

👁️**3.16 Kooperativität und Reaktionsgeschwindigkeit**, dargestellt in der Auftragung nach **a** Michaelis-Menten und **b** Lineweaver-Burk.
– Enzym A:
  positive Kooperativität: h > 1
– Enzym B:
  keine Kooperativität: h = 1
– Enzym C:
  negative Kooperativität: h < 1.

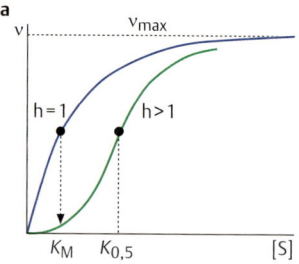

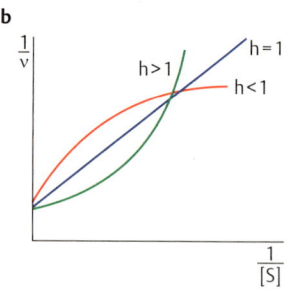

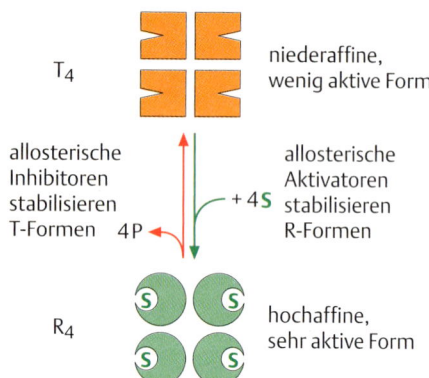

👁️**3.17 Modell der konzertierten Konformationsänderung.** Oben besteht das Protein aus 4 T-Untereinheiten, unten aus 4 R-Untereinheiten. S = Substrat, P = Produkt. Weitere Erklärungen im Text.

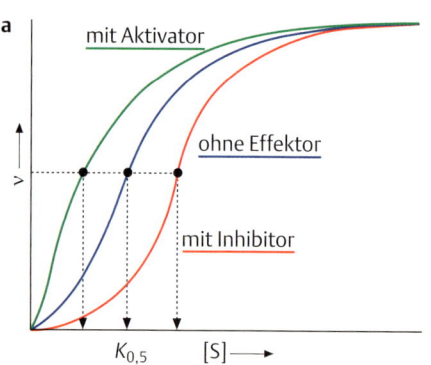

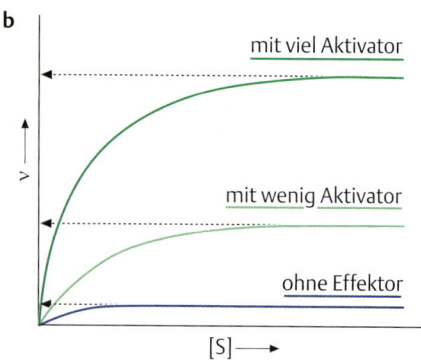

👁️**3.18 K- und V-Typ der allosterischen Kontrolle. a** Beim Enzym vom K-Typ wird $K_{0,5}$ verändert. **b** Enzym von V-Typ. (Nach Löffler, Petrides: Biochemie und Pathobiochemie. Heidelberg: Springer 1998.)

Diagramme bei kooperativem Verhalten nach Michaelis-Menten. Ist $h = 1$, so liegt der Normalfall nach Michaelis-Menten vor. Ist $h > 1$, so spricht man von *positiver,* bei $h < 1$ von *negativer Kooperativität.*
Positive Kooperativität bedeutet, dass mit zunehmender Substratkonzentration die Geschwindigkeit zunächst überproportional ansteigt (der Kurvenverlauf also steiler ist als im Normalfall) und sich dann erst hyperbolisch dem Maximalwert nähert (👁️**3.16**).
Der Hill-Koeffizient kann bei allosterisch regulierten Enzymen verändert werden: Durch allosterische Aktivatoren wird er erhöht, durch Inhibitoren erniedrigt (s. u.).
Monod, Wyman und Changeux haben hierfür ein Modell der **„konzertierten Konformationsänderung"** vorgeschlagen, das die experimentellen Daten gut wiedergibt. Danach können die Untereinheiten entweder alle in einer gespannten Form, T genannt (von engl. *tense*) oder in der relaxierten R-Form vorliegen (👁️**3.17**). Die R-Form bindet das Substrat fest und hat eine hohe Aktivität, außerdem beeinflusst sie (wenn sie Substrat gebunden hat) die benachbarten Untereinheiten in der T-Form, so dass diese auch in die R-Form übergehen. Wenn das Substrat aufgebraucht, d. h. ins Produkt verwandelt ist, dann klappen alle Untereinheiten in die T-Form zurück. Neben dem beschriebenen konzertierten Modell existiert auch ein „sequenzielles" Modell, demzufolge die Untereinheiten des Gesamtkomplexes jeweils in unterschiedlicher Form vorliegen können.
Die Konformationsänderung kann in verschiedener Weise die katalytische Aktivität beeinflussen. Ist die Bindungskonstante $K_{0,5}$ betroffen, so sprechen wir vom *K-Typ*; im v/[S]-Diagramm zeigt sich dann ein sigmoider Kurvenverlauf (👁️**3.18a**). Beeinflusst dagegen die Bindung des allosterischen Liganden die Maximalgeschwindigkeit v_{max}, was seltener vorkommt, so liegt ein *V-Typ* vor (👁️**3.18b**).

Allosterische Regulation. Hierbei wird der Effektor nicht am aktiven Zentrum gebunden wie bei der kompetitiven Hemmung, sondern an einer anderen Stelle des Proteins. Wir haben einen solchen Fall bereits beim Hämoglobin besprochen, wo der allosterische Effektor 2,3-Bisphosphoglycerat in einer Höhle des tetrameren Hämoglobins gebunden wird und die O_2-Affinität senkt (S. 36).
Alle bisher untersuchten allosterisch regulierten Enzyme sind aus zwei oder mehr (bis zu 12) katalytischen Untereinheiten aufgebaut, die untereinander kooperieren (s. o.). Deshalb verläuft die Substratsättigungskurve der meisten dieser Enzyme auch ohne allosterischen Effektor sigmoid (👁️**3.18a**). Allosterische Effekte sind vollständig reversibel.
Man kann allgemein sagen, dass ein allosterischer Effektor eine bestimmte Konformation eines Enzyms stabilisiert, sei es die aktive oder die inaktive. In 👁️**3.18a** ist für den Fall eines K_M-Effektes die Wirkung eines allosterischen Aktivators (= positiver Effektor) sowie eines Inhibitors (= negativer Effektor) auf das „v gegen [S]"-Diagramm gezeigt. Es wird daraus klar, wie effektiv dieser Regulationstyp ist: Bei gleicher Substratkonzentration kann sich die Umsatzgeschwindigkeit durch die Wirkung eines Effektors erheblich verändern. Ein Beispiel für ein allosterisch reguliertes Enzym vom K-Typ ist die Aspartat-Carbamoyl-Transferase (ACT; 👁️**3.19**; s. a. S. 99).

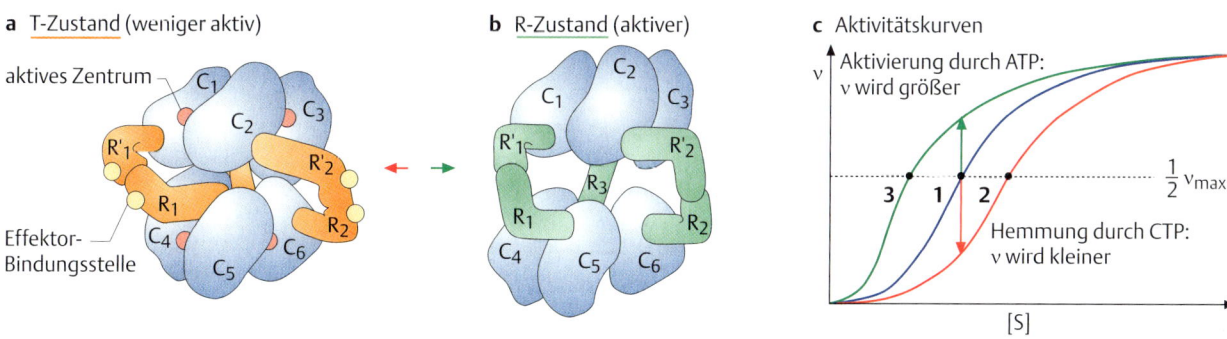

a T-Zustand (weniger aktiv)

aktives Zentrum

Effektor-Bindungsstelle

b R-Zustand (aktiver)

c Aktivitätskurven

Aktivierung durch ATP: ν wird größer

$\frac{1}{2} v_{max}$

3 1 2

Hemmung durch CTP: ν wird kleiner

[S]

3.19 Aspartat-Carbamoyl-Transferase (ACT) als Beispiel für ein allosterisch reguliertes Enzym. a und **b Raumstruktur** im weniger aktiven und im aktiven Zustand. Die katalytischen Einheiten sind blau, die regulatorischen orange bzw. grün hervorgehoben. **c Aktivitätskurven: 1** Sigmoide Kurve: Kooperativität ohne allosterische Effektoren. **2** Einfluss des allosterischen Inhibitors CTP: Die Aktivität bei gegebener Substratkonzentration ist erniedrigt (roter Pfeil), $K_{0,5}$ ist erhöht. **3** Einfluss des allosterischen Aktivators ATP: Die Aktivität ist erhöht (grüner Pfeil), $K_{0,5}$ ist erniedrigt.

Im einfachsten Falle werden Substrat und allosterischer Effektor an der gleichen Polypeptidkette gebunden. Manche Enzyme besitzen jedoch *regulatorische Untereinheiten*, die die Effektoren binden. Dies ist auch bei der Aspartat-Carbamoyl-Transferase der Fall. Die weniger aktive T-Form (**3.19a**) wird vom allosterischen Inhibitor Cytidintriphosphat stabilisiert. Die geringere Aktivität ist aus der Kurve 2 in **3.19c** ersichtlich. Die R-Form (**3.19b**) ist die aktive Form, vor allem in Gegenwart des allosterischen Aktivators.

Bedeutung der Allosterie. Die allosterische Hemmung hat besondere physiologische Bedeutung als **„Rückkopplungshemmung"** (engl. *feedback inhibition*) von längeren Stoffwechselketten (vgl. S. 54). Dass die eben beschriebene Aspartat-Carbamoyl-Transferase von CTP gehemmt wird, ist ein Beispiel dafür. Das Enzym katalysiert die Reaktion Aspartat + Carbamoylphosphat- → Carbomoyl-Aspartat + Phosphat (vgl. S. 99) und steht damit am Anfang der Biosynthese von Pyrimidinnucleotiden. Sind genug Pyrimidinnucleotide (in diesem Falle CTP) vorhanden, dann scheint es sinnvoll, wenn die Synthese gleich zu Beginn der Reaktionsfolge gebremst und schließlich abgeschaltet wird.

Weitere Beispiele sind die Biosynthese von Eisenporphyrin (Häm, S. 185) oder Cholesterol (S. 321); hier wirkt jeweils das Endprodukt auf eine enzymatische Reaktion am Anfang der Reaktionskette als allosterischer Hemmstoff. Seine Anhäufung bremst bzw. stoppt schließlich die Reaktion; wird das Produkt allmählich verbraucht, dann kommt die Synthese wieder in Gang.

Wichtige Beispiele sind auch Protein-Kinasen (s. S. 494 ff.), die aus katalytischen und regulatorischen Untereinheiten bestehen. Bindung des Effektors cAMP an die regulatorische Untereinheit bewirkt deren Dissoziation von der katalytischen Untereinheit, wodurch diese aktiviert wird.

Die **Interkonversion** ist ein sehr wirksames Mittel zum An- und Abschalten der Enzymaktivität. Sie beruht auf der chemischen Veränderung einer bestimmten Gruppe (häufig einer OH-Gruppe) am Enzymprotein, z.B. durch Phosphorylierung, Acetylierung oder Anhängen von Nucleotid-Resten. Die Modifizierung führt zu einer Konformationsänderung, die entweder die Inaktivierung oder die Aktivierung zur Folge hat. **3.20** erläutert dies am Beispiel der Pyruvat-Dehydrogenase. Die große Bedeutung der Interkonversion für die Stoffwechsel-Regulation wird in Kap. 22 (S. 627) besprochen.

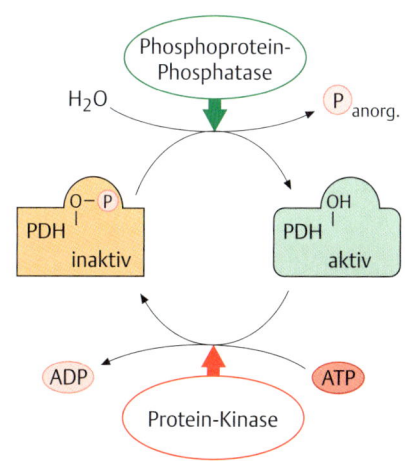

Phosphoprotein-Phosphatase

H_2O

$P_{anorg.}$

O–P

PDH inaktiv

OH

PDH aktiv

ADP

ATP

Protein-Kinase

3.20 Regulation der Aktivität der Pyruvat-Dehydrogenase (PDH) durch Interkonversion, d.h. enzymkatalysierte chemische Modifikation.

🔍 Alle ausreichend charakterisierten Enzyme sind auf der Grundlage dieser Einteilung in einer Liste aufgeführt und erhalten eine **Klassifizierungsnummer** (**EC-Nr.**, z. B. 2.1.3.2. für die Aspartat-Carbamoyl-Transferase); die ersten drei Ziffern geben die Haupt- und Unterklassen an, die vierte ist die Seriennummer innerhalb der durch die dritte Ziffer charakterisierten Untergruppe. Im Sachverzeichnis sind bei den Namen der Enzyme die EC-Nummern angegeben.

a Reaktionen der Oxidasen

$$D \cdot H_2 + O_2 \rightleftharpoons D + H_2O_2$$
$$2D \cdot H_2 + O_2 \rightleftharpoons 2D + 2H_2O$$

b Reaktion einer Dioxygenase

c Reaktion einer Monooxygenase

$$D \cdot H_2 + O{=}O + H{-}R \rightleftharpoons D + H_2O + HO{-}R$$

◉ 3.21 Enzymkatalysierte Reaktionen mit freiem Sauerstoff. $D \cdot H_2$ = Wasserstoffdonor.

3.9 Einteilung und Nomenklatur der Enzyme

Enzyme werden nach der Reaktion eingeteilt, die sie katalysieren. Eine internationale Kommission (Enzyme Commission, EC) hat sechs Hauptklassen unterschieden (☛ 3.4); innerhalb der Hauptklassen wird nach den chemischen Bindungen, die gelöst oder geknüpft werden, weiter aufgeteilt. Der Name des Enzyms setzt sich zusammen aus dem Substrat bzw. den Substraten und der Art der Reaktion.

Die erste Gruppe bilden die *Dehydrogenasen, Reduktasen, Oxidasen* und *Oxygenasen*. Die Bezeichnung *Oxidase* ist den Enzymen vorbehalten, die Wasserstoff oder Elektronen auf molekularen Sauerstoff übertragen. *Oxygenasen* hingegen führen Sauerstoff in das Substrat ein; dabei wird unterschieden zwischen *Dioxygenasen,* bei denen beide Sauerstoffatome des O_2 in das Substrat eintreten, und *Monooxygenasen,* die nur ein Sauerstoffatom in das Substrat einführen, während das zweite zu H_2O reduziert wird (◉ 3.21. s. a. Kap. 7, S. 192).

In der zweiten Gruppe finden wir die *gruppenübertragenden Enzyme*, in der dritten Gruppe die *Hydrolasen*, deren Name aus dem Substrat durch Anhängen der Endung *-ase* gebildet wird.

Zur vierten Gruppe, den *Lyasen,* rechnen all jene Enzyme, die C–C, C–O, C–N und andere Bindungen durch Eliminierungsreaktionen, d.h. auf nichthydrolytischem Wege, lösen; dabei bleiben Moleküle oder Atomgruppen mit einer Doppelbindung zurück. Umgekehrt ist die Anlagerung von Reaktionspartnern an eine Doppelbindung als die Umkehrung einer Lyasereaktion aufzufassen, das Enzym also gleichfalls eine Lyase.

In der 5. Gruppe finden sich die *Isomerasen, Epimerasen* etc. und die sechste Gruppe umfasst die *Ligasen*. Letzteres sind Enzyme, die eine Bindung zwischen zwei Substraten in gekoppelter Reaktion mit der Hydrolyse einer Diphosphat-Bindung von ATP oder einem anderen energiereichen Triphosphat herstellen. Sie werden auch *Synthetasen* oder *Synthasen* genannt (die früher scharfe Trennung zwischen beiden Begriffen ist fallen gelassen worden). Die so synthetisierten Verbindungen sind oft solche mit hohem Gruppenübertragungspotenzial.

3.10 Pathobiochemie

Die Bestimmung der Aktivität von Enzymen in Körperflüssigkeiten und Geweben hat in der klinischen Medizin große Bedeutung erlangt. Die fehlende oder verminderte Aktivität eines Enzyms, durch Genmutation verursacht, ist in der Pathogenese von *Stoffwechselkrankheiten* von zentraler Bedeutung. Man hat diese Krankheitsgruppe unter dem Begriff *Enzymopathien* zusammengefasst.

Die im Blutserum und im Gewebe messbare Aktivität bestimmter Enzyme spielt ferner eine große Rolle in der Diagnostik von verschiedenen Organerkrankungen, besonders Leber, Herzmuskel und Skelettmuskulatur. Hierfür hat sich die Bezeichnung *Enzymdiagnostik* eingebürgert.

Schließlich gibt es *Änderungen der Enzymaktivitäten* durch verschiedene Ursachen (exogene Noxen, Cosubstratmangel, Inhibitoren) mit der Folge von Krankheitssymptomen oder Krankheiten. Enzyminhibitoren werden auch therapeutisch eingesetzt.

Enzymopathien. Da die Struktur jeden Enzymproteins auf einem entsprechenden Gen kodiert ist, können *Genmutationen* den Ausfall oder eine verminderte Aktivität eines Enzyms und dadurch eine Stoffwechselkrankheit verursachen. Der englische Arzt A. Garrod hat dieses Konzept bereits zu Beginn des Jahrhunderts entwickelt („*inborn errors of metabolism*").

Eine *Mutation* kann hinsichtlich des Enzyms verschiedene Auswirkungen haben. Im schwersten Fall wird das Enzym nicht synthetisiert oder das Enzym wird zwar gebildet, hat aber keine Aktivität. Sehr viel häufiger entsteht als Folge der Mutation ein Enzym mit veränderten kinetischen Eigenschaften, z. B. veränderter Affinität zum Substrat, zu Cosubstraten oder Inhibitoren. Doch gibt es auch zahlreiche Mutationen, die keine Auswirkung auf die Enzymaktivität haben und deshalb „klinisch stumm" sind. Da *Isoenzyme* (s. S. 58) häufig durch verschiedene Gene in ihrer Aminosäure-Sequenz bestimmt werden, führt die Mutation an einem bestimmten Genlocus nur zum Ausfall eines der Isoenzyme, so dass eine „Restaktivität" durch andere Isoenzyme vorhanden sein kann.

Der *Erbgang* der Enzymopathien ist in der Regel autosomal rezessiv. Nur Homozygote mit der Mutation zeigen deshalb das Vollbild der Erkrankung. Heterozygote sind klinisch unauffällig, aber durch eine verminderte Enzymaktivität, meist 50 % der Norm, erkennbar. Dieser *Heterozygotentest* hat große Bedeutung bei der Aufklärung eines Erbganges und bei der genetischen Beratung.

Die Bestimmung der Aktivität des betroffenen Enzyms in Gewebe oder in Zellen ist bei vielen Krankheiten für die exakte Diagnose und *Differenzialdiagnose* unerlässlich. Eine Analyse von Enzymen des Glykogen-Stoffwechsels erlaubt z. B. die Diagnose der Muskelglykogenosen und ihre Differentialdiagnose zur Abgrenzung von anderen Muskelerkrankungen (s. S. 258). Aus der großen Zahl bekannter genetisch determinierter Stoffwechselkrankheiten werden einige im Rahmen der Darstellung von Stoffwechselwegen in späteren Kapiteln besprochen.

Enzymdiagnostik. Bei Erkrankungen verschiedener Organe, besonders von Leber, Herzmuskel und Skelettmuskulatur, gelangen aus den geschädigten oder nekrotischen Zellen Enzyme in das Blut (🌡3.5). Während deren Aktivität im Blut beim Gesunden sehr gering ist, kann bei einer Organerkrankung, z. B. einem Herzinfarkt, die Enzymktivität im Blut stark zunehmen.

Aus der *Organverteilung der Enzyme* ist ein Rückschluss auf das von der Schädigung betroffene Organ möglich, z. B. ist ein Anstieg der Creatin-Kinase des Herzmuskels im Blut ein starker diagnostischer Hinweis auf das Vorliegen eines Herzinfarktes (👁3.22).

Genauere Aufschlüsse kann auch die gesteigerte Enzymaktivität von *organspezifischen Isoenzymen* geben, z. B. steigt von den Isoenzymen der Lactat-Dehydrogenase (LDH, s. S. 58) das Isoenzym LDH 1 bei Erkrankungen des Herzmuskels, LDH 5 bei Erkrankungen des Skelettmuskels und LDH 3 bei anderen Organerkrankungen, z. B. Leberkrankheiten, an.

Aufgrund der *intrazellulären Lokalisation* eines Enzyms ist die Beurteilung des Schweregrades der Organschädigung möglich, z. B. weist der Anstieg der in den Mitochondrien der Leberzellen lokalisierten *Glutamat-Dehydrogenase* auf eine besonders schwere Schädigung der Leber hin, während der Anstieg der *Glutamat-Pyruvat-Transaminase* (GPT, = Alanin-Aminotransferase), die im Cytoplasma der Leberzelle lokalisiert ist, schon bei geringerer Schädigung auftritt. Da der Austritt verschiedener Enzyme bei einer Organschädigung nicht synchron erfolgt und die Inaktivierung der Enzyme im Blutplasma verschieden rasch verläuft, sind aus dem Auftreten der Enzyme im Plasma Rückschlüsse auf das Krankheitsstadium möglich. Die Bestimmung der Aktivitäten mehrerer Enzyme ist deshalb aussagekräftiger als die Aktivität eines einzelnen Enzyms. Solche „*Enzymmuster*" ermöglichen häufig Aussagen über Art, Schweregrad und Stadium mehrerer Organerkrankungen (👁3.23).

🔍 Ein Beispiel für die Restaktivität eines Enzyms bei Mutationen findet man bei **hereditärer Fructoseintoleranz**. Dort ist die Aldolase B betroffen (s. S. 258).

🌡**3.5 Beispiele für Serumenzyme, die bei der Krankheitsdiagnostik eingesetzt werden.**

Krankheit	Enzyme
Myokardinfarkt	Creatin-Kinase
	Aspartat-Aminotransferase (GOT)
	Lactat-Dehydrogenase
Virus-Hepatitis	Alanin-Aminotransferase (GPT)
	Aspartat-Aminotransferase (GOT)
Cholestase	Alkalische Phosphatase
akute Pankreatitis	α-Amylase
	Lipase

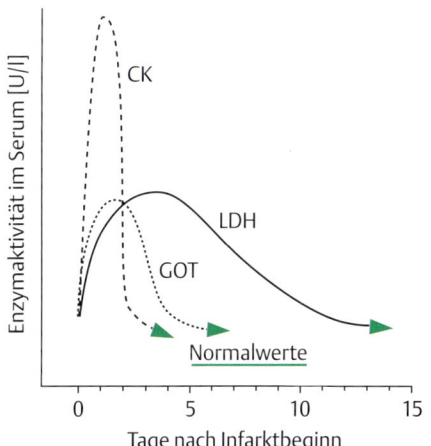

👁**3.22 Zeitlicher Verlauf der Enzymaktivitäten im Blutserum nach akutem Herzinfarkt.**
CK: Creatin-Kinase;
GOT: Glutamat-Oxalacetat-Transaminase
(= AST: Aspartat-Aminotransferase)
LDH: Lactat-Dehydrogenase

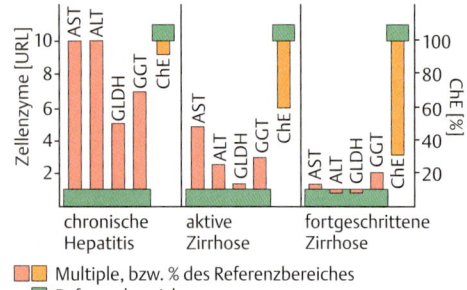

⊛ 3.23 Enzymmuster im Serum bei verschiedenen Stadien einer fortschreitenden entzündlichen Lebererkrankung. Die Enzymaktivitäten sind in Richtung der Ordinate als Vielfache der Referenz-Obergrenze (URL), die Cholin-Esterase als Prozentsatz der Referenzbereichsuntergrenze eingetragen. Die Enzyme AST, ALT, GLDH und GGT werden bei Schädigung der Leberzellen an das Blut abgegeben. Die ChE wird in der Leber synthetisiert und unter physiologischen Bedingungen an das Blut abgegeben. Mit zunehmender Schädigung nimmt die Synthese dieses Enzyms in der Leber und damit seine Freisetzung in das Blut ab.

AST: Aspartat-Aminotransferase (= GOT)
ALT: Alanin-Aminotransferase (= GPT)
GLDH: Glutamat-Dehydrogenase
GGT: γ-Glutamyl-Transpeptidase
ChE: Cholin-Esterase

Verminderte Enzymaktivität aus anderer Ursache. Benötigt das Enzym für seine Aktivität ein *Cosubstrat*, so kann dessen Mangel die Ursache einer verminderten Enzymaktivität sein. Da es sich bei den Cosubstraten häufig um Vitamin-Derivate handelt, werden diese Stoffwechseldefekte und -krankheiten in Kapitel 21 besprochen.

Endogen gebildete *Inhibitoren* von Enzymen, z. B. α-Antitrypsin (s. S. 46) führen zu einer verminderten oder zum völligen Fehlen der betreffenden Enzymaktivität. Inhibitoren werden aber auch therapeutisch eingesetzt, z. B. Allopurinol als Hemmstoff der Xanthin-Oxidase bei der *Gicht* (s. S. 114).

Intoxikationen, besonders durch Schwermetalle, können ebenfalls die Aktivität eines Enzyms herabsetzen. Z. B. kommt es bei der Blei-Intoxikation zur Hemmung eines Enzyms der Häm-Synthese mit der Folge einer *Porphyrie* (s. Kapitel 194 ff.). Die verminderte Bildung und Sekretion der Verdauungsenzyme Lipase, Trypsin und Amylase gehört zum Krankheitsbild der chronischen *Pankreatitis*, die verminderte Bildung von Lactase in den Enterozyten ist Symptom einer Atrophie der Dünndarmmukosa (*Sprue*). Eine verminderte Synthese und Abgabe von Enzymen des Gerinnungs-, Fibrinolyse- und Komplementsystems, sowie des Enzyms Lecithin-Cholesterol-Acyl-Transferase (LCAT, s. S. 308) tritt bei *chronischen Leberkrankheiten* auf. Diese Defekte werden in den entsprechenden Kapiteln besprochen.

4 Coenzyme

Zusammenfassung

- Coenzyme sind Substrate unterschiedlicher Enzyme, die Molekülgruppen von einer Reaktion zur anderen übertragen. Wenn die Coenzyme nach der ersten Reaktion abdissoziieren und sich dann an ein zweites Enzymprotein anlagern, nennt man sie auch **Cosubstrate** oder Transportmetaboliten. Wenn sie mit ihrem Enzym fest verbunden bleiben, bezeichnet man sie auch als **prosthetische Gruppen**.
- Viele Coenzyme sind **Nucleotide**, aufgebaut aus einer heterocyclischen Base, Zucker und Phosphorsäure.
- Coenzyme der **Oxidoreduktasen** sind die wasserstoffübertragenden Coenzyme Nicotinamid-adenin-dinucleotid (NAD) und dessen Phosphat (NADP). Als prosthetische Gruppen kennen wir die Flavinnucleotide (FMN und FAD) sowie einige andere.
- Zur Charakterisierung von Redoxreaktionen dient das **Redoxpotenzial**. Jedem Redoxpaar lässt sich ein elektrisches Potenzial gegen die Nullelektrode zuordnen. Dies ist die Wasserstoffelektrode mit dem Redoxpaar $2H^+/H_2$. Die Redoxpotenzialdifferenz ist ein direktes Maß für die freie Energie der Reaktionen.
- Besonders vielfältig sind die Struktur und die Reaktionsweise der **gruppenübertragenden Coenzyme**. Eines der Wichtigsten ist das ATP, welches sehr viele verschiedene Reaktionsmöglichkeiten hat.
  ATP ist der Prototyp einer energiereichen Verbindung, d.h. einer Verbindung mit hohem Gruppenübertragungspotenzial. Die hohe Hydrolyse-Energie für die Phosphatgruppen wird häufig benutzt, um endergone Reaktionen zu ermöglichen. Eine solche Reaktion ist die Bildung des Phospho-adenosyl-phospho-sulfats (PAPS), das den Sulfatrest $-SO_4^-$ in energiereicher Bindung enthält.
- Außer ATP nehmen noch andere Nucleosid-triphosphate bestimmte Gruppen in energiereicher Bindung auf: Aus **UTP** entsteht UDP-Glucose (Coenzym der Glykosidbildung), aus **CTP** und Cholinphosphat das CDP-Cholin, welches Cholin in Phospholipid-Vorläufer einführt.
- Gruppenübertragende Coenzyme für C_1-**Fragmente** sind S-Adenosylmethionin (für CH_3), Tetrahydrofolsäure (für $-CH_2OH$) und Biotin (für $-COOH$).
- Das wichtigste C_2-**Fragment** im intermediären Stoffwechsel ist die Essigsäure, die durch Coenzym A übertragen wird (Acetyl-CoA = aktivierte Essigsäure). Das Coenzym A kann auch andere Carbonsäuren (Fettsäuren!) in energiereicher Bindung aufnehmen.
- Als Coenzym der Lyasen ist das Pyridoxalphosphat zu nennen, das wichtigste Coenzym im Aminosäure-Stoffwechsel.
  Pathobiochemisch spielen Coenzyme bei Vitaminmangelkrankheiten eine Rolle (s. Kap. 21, S. 620 ff.). Ein Mangel läßt sich durch Nachweis spezifischer Metabolite im Harn diagnostizieren.

4.1 Cosubstrate und prosthetische Gruppen

> **Coenzyme** übertragen Molekülgruppen von einem Substrat zum anderen. Wenn sie nach der ersten Reaktion vom Enzym abdissoziieren und sich dann an ein zweites Enzym anlagern, nennt man sie *Cosubstrate* oder Transportmetabolite. Wenn sie mit dem Enzymprotein fest verbunden bleiben, bezeichnet man sie auch als *prosthetische Gruppen*.

Man hat die Dissoziation früher durch die Gleichung Coenzym + Apoenzym ⇌ (Holo-)Enzym beschrieben. Der Begriff Apoenzym ist aber heute nicht mehr so sehr gebräuchlich.

> Das **Hydrid-Ion** H⁻ besteht aus einem Proton und zwei Elektronen.

Viele Enzyme bestehen aus einem Proteinanteil und einer niedermolekularen reaktiven Gruppe, die an der Enzymkatalyse beteiligt ist. Man nennt diese reaktiven Gruppen Coenzyme und kann dabei zwei verschiedene Klassen unterscheiden.

1. In vielen Fällen dissoziieren diese Gruppen nach vollendeter Katalyse leicht vom Enzymprotein ab und treten mit dem Proteinanteil eines anderen Enzyms zusammen. Das sind die dissoziablen Coenzyme, die auch *Cosubstrate* genannt werden.
2. Andere Enzyme binden die reaktiven Gruppen so fest (manchmal durch Hauptvalenzen), dass sie im Verlauf der Katalyse am selben Protein verbleiben. Diese reaktiven Gruppen werden meist *prosthetische Gruppen* genannt.

◉4.1 zeigt den Reaktionsablauf für ein dissoziables Coenzym und eine prosthetische Gruppe.

Dissoziable Coenzyme (Cosubstrate). Die typischen dissoziablen Coenzyme übernehmen die Rolle eines Gruppendonors, z. B. eines Phosphatrests bei den Kinasen (S. 85), eines Hydrid-Ions bei den Oxidoreduktasen oder eines größeren Rests (viele Transferasen). In ◉4.1a lagert das Enzym I NAD⁺ an und belädt es mit einem Hydrid-Ion, das vom Substrat Ethanol stammt. NAD⁺ fungiert damit als zweites Substrat, das sich mit dem eigentlichen Substrat in stöchiometrischer Weise, d. h. Molekül pro Molekül und gerade *nicht* katalytisch, umsetzt. In einer zweiten Reaktion, die *durch ein anderes Enzymprotein* katalysiert wird, kann das hydrierte NADH seinen Wasserstoff wieder abgeben; auch hier ist das NADH Cosubstrat, das sich stöchiometrisch umsetzt. Eine *katalytische Wirkung* des Coenzyms kommt erst durch seine Kopplung mit beiden Enzymen zu einem Enzymsystem zustande.

Gerade weil die Coenzyme zwischen verschiedenen Enzymen vermitteln, kommt ihnen im Stoffwechsel besondere Bedeutung zu: Sie stellen die Bindeglieder dar, durch die der Wechsel von „Stoff" sei es Wasserstoff, sei es Phosphorsäure oder eine organische Gruppe – erst eigentlich in großem Umfang möglich wird, zumal diese Gruppen vom Coenzym häufig in energiereicher Bindung aufgenommen werden. Man nennt sie deshalb sehr treffend „*Transportmetabolite*".

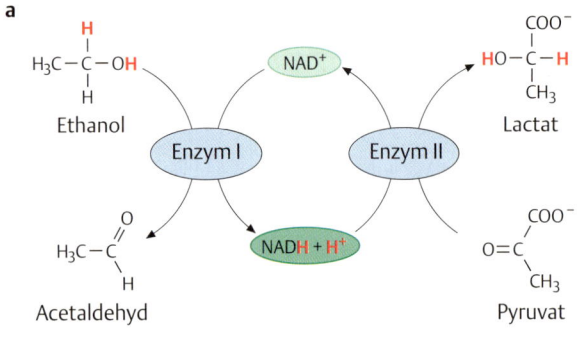

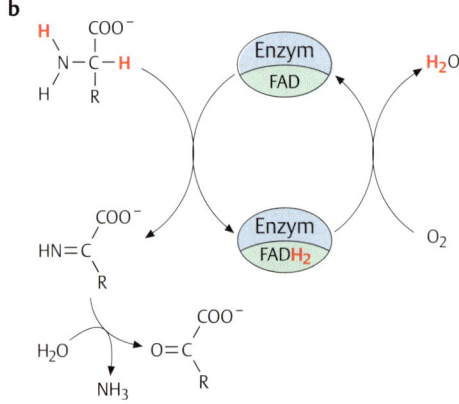

◉**4.1 Wirkungsweise von Coenzym und prosthetischer Gruppe.** In **a** wirkt das Nicotinamid-adenin-dinucleotid (NAD⁺) als Cosubstrat der *Alkohol-Dehydrogenase* (Enzym I) und übernimmt den Wasserstoff vom Ethanol, das zum Acetaldehyd dehydriert wird. NADH dissoziiert ab und lagert sich an Enzym II (*Lactat-Dehydrogenase*) an: Hier reduziert es Pyruvat zu Lactat.
b Dehydrierung einer Aminosäure durch eine *Aminosäure-Oxidase* mit FAD als prosthetischer Gruppe. Diese wird zu FADH₂ reduziert und am selben Protein durch O₂ wieder oxidiert.

Prosthetische Gruppen. Im Gegensatz dazu kennen wir Enzymsysteme, bei denen die Wirkgruppe fest an das Enzymprotein gebunden ist; hier kommt die katalytische Wirkung des Enzyms dadurch zustande, dass das Holoenzym *nacheinander mit zwei verschiedenen Substraten* reagiert. Das gilt z.B. für die Aminosäure-Oxidase, ein Enzym mit Flavin-adenin-dinucleotid als prosthetischer Gruppe; diese Reaktion ist in **◉4.1b** dargestellt. Zwar setzt sich auch hier die Wirkgruppe stöchiometrisch um, aber sie wird am selben Enzymprotein in den alten Zustand zurückgebracht – durch die Reaktion mit dem zweiten Substrat. Weitere Beispiele dafür finden sich bei der Transaminierung (S. 207) und bei der oxidativen Decarboxylierung (S. 262 ff.).

4.2 Bau und Einteilung der Coenzyme

Fast alle Coenzyme enthalten Phosphorsäure als wesentlichen Bestandteil, oft in einer Bindungsart, die wir als „Nucleosidphosphat" oder *Nucleotid* bezeichnen. Nucleotide sind aus einer Base, einem Monosaccharid (meist Ribose) und Phosphorsäure aufgebaut (S. 98); Base und Zucker sind durch eine *N*-Glykosid-Bindung verknüpft (S. 233), die Phosphorsäure ist mit einem Hydroxyl der Ribose verestert. Nucleotide wurden zuerst als Bausteine der Nucleinsäuren aufgefunden und haben von diesen ihren Namen erhalten.

Es erscheint zweckmäßig, die Coenzyme nach der Reaktion einzuteilen, an deren Katalyse sie beteiligt sind – eine Einteilung, die damit jener der Enzyme folgt (**⊤4.1**). Danach sind die wasserstoffübertragenden Coenzyme, die wir schon als Beispiele herangezogen haben, zuerst zu nennen. Als zweite umfangreiche Gruppe folgen die Coenzyme der *Transferasen*. Die *Hydrolasen* benötigen zwar oft

⚲ Viele Coenzyme leiten sich von **Vitaminen** ab. Als Vitamine bezeichnet man eine Gruppe von essenziellen Nahrungsbestandteilen, zu ihrer ernährungsphysiologischen Bedeutung s. Kap. 21. Die Vitamine sind für den Ablauf der Lebensfunktionen notwendig. Der Organismus kann sie jedoch nicht selbst aufbauen, allenfalls aus ihren direkten Vorstufen, den *„Provitaminen"*. Die Mengen an Vitaminen, die täglich zugeführt werden müssen, sind recht gering (s. **⊤21.12** auf S. 607); Sie sind also keine „Nahrungsstoffe" im üblichen Sinne, sondern sie haben besondere biochemische Funktionen. Für die meisten Vitamine besteht diese Funktion darin, dass sie Bestandteil eines Coenzyms sind und somit biokatalytisch wirken (s. **⊤4.1**).

⊤ 4.1 Dissoziable Coenzyme und prosthetische Gruppen

Coenzym bzw. prosthetische Gruppe	Abkürzung	Übertragene Gruppe	Zugehöriges Vitamin	s. S.
Oxidoreduktasen (I)				
Nicotinamid-adenin-dinucleotid	NAD^+	Hydrid-Ion	Nicotinsäureamid	77
Nicotinamid-adenin-dinucleotid-phospat	$NADP^+$	Hydrid-Ion	Nicotinsäureamid	77
Flavinmononucleotid	FMN	Wasserstoff	Riboflavin (B_2)	78
Flavin-adenin-dinucleotid	FAD	Wasserstoff	Riboflavin (B_2)	78
Ubichinon	Q	Wasserstoff	–	81
Zellhämine (Porphyrine)		Elektronen	–	188
Liponsäure	$Lip(S_2)$	Wasserstoff und Acyl-Gruppen	–	81
Transferasen (II)				
Adenosintriphosphat	ATP	P, PP, Adenosin, AMP, ADP	–	83
Phospho-adenosin-phospho-sulfat	PAPS	Schwefelsäure-Rest (SH)	–	84
Pyridoxalphosphat	PLP	Amino-Gruppe (NH_2)	Pyridoxin (B_6)	92
Cytidindiphosphat	CDP	Phosphocholin und verwandte Gruppen	–	87
Uridindiphosphat	UDP	Zucker, Uronsäure	–	87
für C_1-Transfer				
Adenosylmethionin	SAM	Methyl-Gruppe (CH_3)	(Methionin)	88
Tetrahydrofolsäure	THF, H_4-folat	Formyl-Gruppe (CHO) und Methyl-Gruppe (CH_3)	Folsäure	88
Biotin		Carboxy-Gruppen (CO_2)	Biotin	88
für C_2-Transfer				
Coenzym A	CoA	Acetyl-, Acyl-Gruppen (RCOO)	Pantothensäure	90
Thiamindiphosphat	ThPP	C_2-Aldehyd-Gruppen	Thiamin (B_1)	92
Isomerasen und Lyasen (III)				
Uridindiphosphat	UDP	Zuckerisomerisierung	—	87
Pyridoxalphosphat	PLP	Decarboxylierung	Pyridoxin (B_6)	92
Thiamindiphosphat	ThPP	Decarboxylierung	Thiamin (B_1)	92
B_{12}-Coenzyme	B_{12}	Umlagerung	Cobalamin (B_{12})	93

Metall-Ionen zur Aktivität, wirken aber ohne eigentliche Coenzyme. An den Reaktionen der Isomerasen, Lyasen und Ligasen sind oft die gruppenübertragenden Coenzyme beteiligt; einige Sonderfälle sind am Schluss dieses Kapitels diskutiert.

Bevor wir uns nun den Coenzymen der Oxidoreduktasen zuwenden, müssen wir uns erst mit der Chemie der Oxidations- und Reduktionsreaktionen und dem Redoxpotenzial beschäftigen.

4.3 Redoxpotenziale

> **Oxidation** ist Entzug von Elektronen. Umgekehrt bedeutet **Reduktion** Zufuhr von Elektronen.

$$H_2 \rightleftharpoons 2H^+ + 2e^- \tag{4.1}$$

$$2Fe^{3+} + 2e^- \rightleftharpoons 2Fe^{2+} \tag{4.2}$$

$$H_2 + 2Fe^{3+} \rightleftharpoons 2H^+ + 2Fe^{2+} \tag{4.3}$$

Oxidation und Reduktion. Als *Oxidation* wird in der Chemie allgemein der *Entzug von Elektronen* (e^-) bezeichnet. Die Oxidation von molekularem Wasserstoff wird durch Gl. 4.1 beschrieben; die Elektronen müssen vom Oxidationsmittel aufgenommen werden. Ist dies z.B. Fe^{3+}-Salz, so ergibt sich Gl. 4.2 und in der Summe Gl. 4.3. Das Fe^{3+}-Ion wird hierbei durch Aufnahme eines Elektrons zum Fe^{2+}-Ion reduziert: *Reduktion* bedeutet *Zufuhr von Elektronen*.

Auch die Oxidation organischer Moleküle lässt sich nach Dissoziation von H^+-Ionen als Elektronenentzug formulieren, wie das Beispiel der Hydrochinon-Oxidation zeigt (👁4.2). Es handelt sich dabei um den Elektronenentzug aus einem Diphenolat-Ion. Die Oxidation von reduziertem Glutathion-SH zum Disulfid ist analog auf S. 81 formuliert. Dabei stellt jeweils die Abgabe eines Protons unter Bildung eines Anions noch keinen Wechsel der Oxidationsstufe dar; erst die Entfernung der bindenden Elektronen ist der Oxidationsschritt.

👁**4.2 Oxidation von Hydrochinon.** Sie erfolgt schrittweise über das Semichinon zum Chinon.

👁**4.3 Dehydrierung (Oxidation) von Ethanol.** Gezeigt ist in der ersten Zeile die Dissoziation von Ethanol in ein Anion und H^+, beim senkrechten Pfeil die Entfernung eines Hydrid-Ions; Letzteres ist die eigentliche Oxidation. Unten ist die Mesomerie des gebildeten Acetaldehyds dargestellt.

Bei der Oxidation (Dehydrierung) von Ethanol zu Acetaldehyd wird nach der Dissoziation der Hydroxy-Gruppe – ein *Hydrid-Ion* entfernt (👁4.3). Das Reaktionsprodukt stabilisiert sich durch die Ausbildung einer C=O-Doppelbindung. Wir können die Reaktion gedanklich zerlegen in die Abgabe eines Protons und zweier Elektronen; der zweite Schritt macht die Oxidation aus. Ist allerdings, wie bei der enzymatischen Oxidation von Ethanol, der Reaktionspartner (das Oxidationsmittel) Nicotinamid-adenin-dinucleotid (NAD$^+$), dann wird das Hydrid-Ion als solches übertragen (S. 77).

Die genannten Beispiele stellen 2-Elektronen-Übergänge dar. Wie in der organischen Chemie kommen in biologischen Systemen auch 1-Elektronen-Übergänge vor, die zur Bildung von Radikalen (ungepaarten Elektronen) führen. Sie lassen sich durch Elektronenspinresonanzspektroskopie (ESR) nachweisen und spielen im biologischen Elektronentransport (Chinone, Flavine) eine wichtige Rolle. Davon wird unten noch die Rede sein (S. 79 und 80).

Oxidiertes und reduziertes Molekül (Ion) bilden zusammen ein *Redoxsystem*. Wie diese miteinander in Wechselwirkung treten, hängt von den *Redoxpotenzialen* der einzelnen Reaktionspartner und von ihren Konzentrationen ab.

Elektronenaustausch durch Drähte. Wir kommen nochmals auf die Oxidation des molekularen Wasserstoffs durch Fe^{3+}-Ionen gemäß Gl. 4.3 zurück. Statt die Elektronen in direkter Reaktion zwischen den Partnern auszutauschen, kann man sie durch einen Draht transportieren; das entspricht einem elektrischen Strom, und die Stromerzeugung in galvanischen Elementen (z. B. in Trockenbatterien) beruht auf solchen Prozessen. ◉4.4 zeigt eine solche Anordnung.

Das Redoxpotenzial. Um nun verschiedene Halbzellen oder Redoxsysteme miteinander vergleichen zu können (z. B. das Paar Fe^{3+}/Fe^{2+} mit den Paaren $2\,H^+/H_2$ oder Sn^{4+}/Sn^{2+}), hat man den Begriff des *Redoxpotenzials* eingeführt. Man wählt willkürlich die Wasserstoffzelle ($2H^+/H_2$) als Bezugselektrode für alle weiteren Angaben (wie man den Eispunkt als Nullpunkt der Celsius-Skala gewählt hat) und bezeichnet als Redoxpotenzial eben die elektrische Potenzialdifferenz (in Volt oder Millivolt), die gegen die Wasserstoffbezugselektrode gemessen werden könnte. Dabei erhält eine Halbzelle, die Elektronen von der Wasserstoffelektrode aufnimmt, wie z. B. die Fe^{3+}/Fe^{2+}-Elektrode in ◉4.4, ein positives Vorzeichen.

Redoxpotenzial und freie Energie. Der Begriff des Redoxpotenzials, der aus dieser Versuchsanordnung hergeleitet ist, hat sich in der Chemie außerordentlich bewährt. Er steht in unmittelbarem Zusammenhang mit der *freien Energie* einer Redoxreaktion, denn die Reaktion in der galvanischen Zelle ist reversibel, und die nutzbare Energie wird als elektrische Arbeit abgegeben. Damit ist das Redoxpotenzial ein direktes Maß für die freie Energie (s. S. 51) einer Redoxreaktion, nur in anderen Maßeinheiten ausgedrückt.

Der Zusammenhang zwischen freier Energie und Redoxpotenzial ist in Gl. 4.4 wiedergegeben. Diese Gleichung ist für die Abschätzung der energetischen Äquivalenz von elektrochemischen Prozessen, also von Redoxreaktionen, mit anderen Gruppenübertragungsreaktionen von grundlegender Bedeutung. Die Symbolik $\Delta E^{0'}$ und $\Delta G^{0'}$ gibt dabei jeweils an, dass sich die Zustandsgrößen auf *Standardbedingungen* bei pH 7 beziehen (s. u.). Eine der Standardbedingungen ist, dass oxidierte und reduzierte Form in gleicher Konzentration vorliegen. Man nennt das Redoxpotenzial deshalb auch *Halbstufenpotenzial* (engl. midpoint potential).

Gewöhnlich interessiert man sich nicht für die Reaktion mit Wasserstoff, sondern für die mit einem anderen Redoxsystem (z. B. Lactat/Pyruvat mit NAD/NADH, oder NAD/NADH mit $FMN/FMNH_2$). Dann ist die *Differenz der Redoxpotenziale* ΔE^0 maßgebend für die freie Energie zwischen zwei Systemen.

Konzentrationsketten. Statt wie in ◉4.4 eine Redoxkette aufzubauen, können wir auch zwei Halbzellen mit denselben Elektroden und Salzen nehmen, aber in einer Halbzelle die Salzlösung 10-fach konzentrierter machen. Eine konzentrierte Salzlösung hat ein höheres *chemisches Potenzial,* das sich ausgleichen will. Deshalb bildet sich jetzt ein elektrisches Potenzial aus, dessen Größe gegeben ist durch die Gl. 4.7. Mit anderen Worten: Auch ein *Konzentrationsgradient* stellt ein Energiepotenzial dar, das elektrische Energie liefern kann.

Wie später gezeigt wird, spielen Konzentrationsgradienten von H^+-Ionen in der Atmungskette, der Photosynthese und bei anderen Energieumwandlungsprozessen eine wichtige Rolle.

Nullpunkt der biochemischen Redoxskala. Da an den meisten biochemischen Redoxreaktionen Wasserstoffionen beteiligt sind, müsste man $c(H^+) = 1$ M machen, d. h. bei pH 0 messen, um die Standardpotenziale zu erhalten. Das ist natürlich nicht möglich, weil Enzyme bei diesem pH inaktiv sind. Es ist naheliegend, „physiologische" Bedingungen zu wählen. Man rechnet deshalb in der Biochemie mit den auf pH 7 bezogenen Potenzialen $E^{0'}$. Bei diesem pH hat die Wasserstoffelektrode gegen die Wasserstoffelektrode von pH = 0 eine Po-

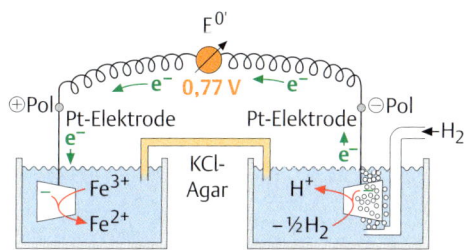

◉**4.4 Elektrochemische Redoxkette.** In der Lösung links befindet sich Fe^{3+}-Salz neben Fe^{2+}-Salz, in der rechten Zelle H^+-Ionen neben molekularem Wasserstoff; die Elektroden mögen aus Platin bestehen. Die Elektronen werden vom Wasserstoff abgegeben und bauen zunächst eine negative Ladung auf; nach Schließen des Stromkreises können sie sich zur Eisensalz-Lösung bewegen, welche gegen die Wasserstoffzelle positiv geladen ist. Die elektrische Spannung zwischen beiden *Halbzellen* kann man direkt messen. In der anorganischen Chemie hat das Halbzellenpotenzial Metall/Ion, z. B. Cu/Cu^{2+}, große Bedeutung. Ordnet man die Metalle nach steigendem Potenzial, so erhält man die bekannte *Spannungsreihe*.

$$\Delta G^0 = -n \cdot F \cdot \Delta E^0 \qquad (4.4)$$

dabei ist n = Zahl der übertragenen Elektronen, ΔG^0 = Differenz der Redoxpotenziale, ΔG^0 = Änderung der freien Energie, F = Ladungsmenge pro mol = 96485 Coulomb).

🔍 **Energiefreisetzung bei Elektronen-Übergängen.** Beim Umsatz von 1 mol Elektronen (Umsatz von 1 mol Substanz, Valenzwechsel um 1 Einheit) werden bei der Spannungsdifferenz von 1 Volt 96,5 kJ = 23,06 kcal entwickelt. Bei 2-Elektronen-Übergängen ist die Arbeitsleistung pro mol und Volt doppelt so groß: 193 kJ. Der freien Energie der ATP-Spaltung (35 kJ · mol^{-1} unter Standardbedingungen) würde beim 2-Elektronen-Übergang eine Potenzialdifferenz von $\Delta G^0 = 0,18$ V entsprechen.

Für die **Konzentrationsabhängigkeit des Redoxpotenzials** gilt:

$$E = E^0 + \frac{R \cdot T}{n \cdot F} \cdot \ln \frac{c_{ox}}{c_{red}} \qquad (4.5)$$

Bei 25 °C ergibt dies:

$$E = E^0 + \frac{0{,}059}{n} \cdot \lg \frac{c_{ox}}{c_{red}} \qquad (4.6)$$

Potenzial einer Konzentrationskette:

$$E = \frac{R \cdot T}{n \cdot F} \cdot \ln \frac{c_1}{c_2} \qquad (4.7)$$

tenzialdifferenz von 7 · −0,059 = −0,413 Volt (▼4.2). Die pH 7-Wasserstoffelektrode wird also Elektronen an die pH 0-Wasserstoffelektrode abgeben und zwar so lange, bis sich die pH-Differenz ausgeglichen hat.

Biologische Redoxsysteme. Im Folgenden behandeln wir die chemische Natur einiger Wasserstoff-übertragender Coenzyme. Da die Wasserstoffübertragung der Elektronenübertragung äquivalent ist (S. 74), stellen sie Redoxsysteme dar. Weitere Redoxsysteme sind die Substrate, die mit den Enzymen und ihren „Cosubstraten" (= Coenzymen) reagieren; man kann also dem Gemisch von Alkohol und Acetaldehyd (äquimolar) ein Standardpotenzial zuordnen, ebenso dem System Succinat/Fumarat usw. Wichtige Redoxpotenziale sind in ▼4.3 und ▼4.4 aufgeführt. Elektronen, d. h. Reduktionsäquivalente, fließen stets von Systemen mit negativerem Potenzial zu solchen mit positiverem Potenzial.

Für die Reaktionen in der lebenden Zelle ist natürlich außerdem noch der relative Anteil von oxidiertem und reduziertem Substrat oder Coenzym von Bedeutung. Eine starke Konzentrationsverschiebung kann zu einer effektiven Umkehr der Vorzeichen unter *in vivo*-Bedingungen führen.

▼4.2 Biologisch wichtige anorganische Redoxsysteme. Angegeben ist jeweils E^0 (25 °C, pH 7).

$2H^+/H_2$	−413 mV	$2 e^-$
$N_2/2 NH^+_4$	−280	$6 e^- + 6 H^+$
$O_2/2 H_2O_2$	+280	$2 e^- + 2 H^+$
NO^-_2/NH^+_4	+340	$6 e^- + 6 H^+$
NO^-_3/NH^+_4	+360	$8 e^- + 10 H^+$
NO^-_3/NO^-_2	+430	$2 e^- + 2 H^+$
$NO^-_2/^1/_2N_2$	+740	$10 e^- + 12 H^+$
$O_2/2 H_2O$	+820	$4 e^- + 4 H^+$
S^0/HS^-	−270	$2 e^- + 1 H^+$

🔍 Die direkte **Messung des Redoxpotenzials** in biologischen Systemen ist meist sehr schwierig. Man kann aber die Konzentration einiger wichtiger Metabolite (z. B. Lactat/Pyruvat) bestimmen und bei Kenntnis des Standardpotenzials das effektive Redoxpotenzial errechnen.

▼4.3 Redoxpotenziale einiger Substrat-Systeme (bei 25 °C und pH 7). Es werden jeweils $2e^- + 2H^+$ übertragen.

	E^0 (mV)
Säure / Aldehyd	
Acetat/Acetaldehyd	−570
Aktivierte Säure / Aldehyd oder Keton	
CO_2, Succinyl-CoA / 2-Oxoglutarat	−490 bis −410
Acetyl-CoA / Acetaldehyd	−290
1,3-Bisphosphoglycerat / Glyceral-3-phosphat	−350
Keton + CO_2 / 3-OH-Säure	
CO_2, 2-Oxoglutarat / Isocitrat	−380
CO_2, Pyruvat / Malat	−330
Disulfid / Sulfhydryl-Verbindung	
Cystin / 2 Cystein	−340
GSSG / 2 GSH (Glutathion)	−230
Aldehyd oder Keton / Alkohol	
Acetyldehyd / Ethanol	−200
Pyruvat / Lactat	−185
Triosephosphat / Glycerolphosphat	−170
NH_4^+, 2-Oxoglutarat / Glutamat	−150
Ungesättigte Verbindung / gesättigte Verbindung	
Crotonyl-CoA / Butyryl-CoA	− 15
Crotonat / Butyrat	− 30
Fumarat / Succinat	+ 30

▼4.4 Redoxpotenziale einiger Coenzym-Systeme (bei 25 °C und pH 7).

	E^0 (mV)	Übertragung von
Eisen-Schwefel-Proteine ox/red	−400 bis +300	$1e^-$-pro Fe-S-Cluster
NAD(P)$^+$ / NAD(P)H	−320	H^- ($2 e^- + H^+$)
Liponsäure / Liponsäure-H_2	−290	$2e^- + 2H^+$
FAD/FADH$_2$ (FMN/FMNH$_2$)	−220	$2e^- + 2H^+$
FAD/FADH (FMN/FMNH)	−190	$1e^- + 1H^+$
Ubichinon / Ubichinon-H_2 (Coenzym Q)	+ 45	$2e^- + 2H^+$
Cytochrome (Fe^{3+}) / Cytochrome (Fe^{2+})	−300 bis +500	$1e^-$ pro Häm-Fe

4.4 Coenzyme der Oxidoreduktasen

Die im Folgenden zur Vorstellung der Coenzyme beschriebenen Reaktionen werden erst an späterer Stelle ausführlich behandelt. Sollten sich daraus Schwierigkeiten für das Verständnis ergeben, so möge der Leser hier darüber hinweggehen.

Die Nicotinamid-Nucleotide. Viele wasserstoff-übertragende Enzyme übertragen den Wasserstoff vom Substrat entweder auf das Nicotinamid-adenin-dinucleotid (abgekürzt NAD) oder auf das Nicotinamid-adenin-dinucleotidphosphat (abgekürzt NADP). Diese beiden Nucleotide mit dem Nicotinsäureamid (= Nicotinamid) als reaktivem Bestandteil bilden die Gruppe der Nicotinamid-Nucleotide. Ihr Redoxpotenzial $E^{0'}$ beträgt etwa –320 mV.

Struktur von NAD(P). Nicotinsäure und Nicotinsäureamid gehören zu den Vitaminen der B-Gruppe (s. S. 611). In den Coenzymen ist der Pyridinring nach Art eines *N*-Glykosids (s. S. 233) mit Ribose verknüpft. Eine derartige Bindung ist offensichtlich nur mit dem Pyridinium-Kation, das ein Wasserstoffatom am Stickstoff trägt, möglich. Über eine Diphosphorsäure ist das Nicotinsäureamid-ribosid mit Adenosin verbunden. Ein Molekülmodell dieses Coenzyms zeigt die ◈4.5. Im Nicotinamid-adenin-dinucleotid-*phosphat* trägt außerdem der Adenosin-Teil in 2'-Stellung der Ribose einen dritten Phosphorsäure-Rest.

Funktion. Wegen der positiven Ladung, die der Pyridin-Teil in den Coenzymen trägt, werden diese genauer mit NAD^+ und $NADP^+$ abgekürzt. Die Funktion dieser Coenzyme besteht in der reversiblen Aufnahme von Wasserstoff. Dabei wird der Pyridinring reduziert, und der Stickstoff verliert seine positive Ladung. Der Mechanismus dieser Reaktion besteht in der Übertragung eines Hydrid-Ions (H^-) vom Substrat auf das C-4 des Pyridinrings. Die Anlagerung an dieser Stelle ist aus einer mesomeren Form heraus möglich (◈4.6). Entsprechend diesem Reaktionsmechanismus schreibt man die reduzierte Form des Nicotinamid-adenin-dinucleotids abgekürzt ($NADH+H^+$). Bei der Reduktion des Pyridinrings handelt es sich um einen 2-Elektronen-Übergang, die beiden Elektronen werden aber gemeinsam mit einem Proton übertragen.

Da die Reduktion von Nicotinamidnucleotiden in biochemischen Reaktionsgleichungen sehr oft vorkommt, verzichtet man meist darauf, die Strukturformeln auszuschreiben und symbolisiert den Übergang durch Gleichungen wie ◈4.6a.

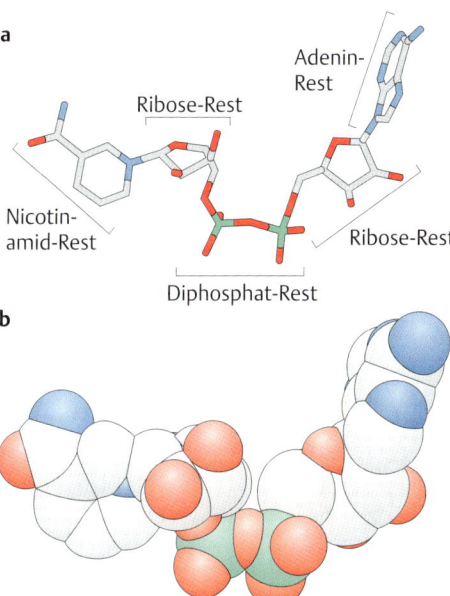

Nicotinamid-adenin-dinucleotid (= NAD^+)-phosphat (= $NADP^+$)

a

Nicotinamid-Rest — Ribose-Rest — Diphosphat-Rest — Ribose-Rest — Adenin-Rest

b

◈4.5 Molekülmodell des Nicotinamid-adenin-dinucleotids. a Stabmodell, **b** van-der-Waals-Darstellung. Sauerstoff rot, Stickstoff blau, Phosphor orange.

a

NAD$^+$ NADH + H$^+$

H_3C—CH_2OH *Alkohol-Dehydrogenase* H_3C—$\overset{H}{\underset{O}{C}}$

Ethanol   Acetaldehyd

b

◈4.6 Reduktion von NAD^+ am Beispiel der Alkohol-Dehydrogenase-Reaktion. a Summenformel der Reaktion. **b** Mechanismus: Der Pyridinring des Coenzyms reagiert aus einer mesomeren Form heraus, bei der die positive Ladung an C-4 liegt. Hier wird das negative Hydrid-Ion, das vom Substrat stammt, angelagert, so dass NADH entsteht.

Optische Messung der Enzymaktivität

Wie aus dem Formelbild in ◉4.6b ersichtlich, ist im NADH die aromatische Natur des Pyridinrings aufgehoben. Dadurch ändert sich die Lichtabsorption in charakteristischer Weise: Neben dem durch den Purinring verursachten Absorptionsmaximum bei 260 nm besitzt das Dihydropyridin-System ein breites Maximum bei 340 nm, während das Pyridin-System hier nicht absorbiert (◉4.7). Entsteht nun während einer Reaktion NADH, so nimmt die Absorption bei 340 nm zu. Dieser Anstieg der Lichtabsorption kann bequem gemessen und damit der Übergang NAD$^+$ → NADH optisch verfolgt werden. Die Zunahme der Absorption pro Zeiteinheit ist ein direktes Maß der Reaktionsgeschwindigkeit; bei hoher Substratkonzentration (Sättigung des Enzyms) ist sie der Enzymkonzentration proportional. Dieser **„optische Test"** der Enzymwirkung ist für die Laborpraxis von großer Bedeutung. Natürlich kann man auch umgekehrt die *Abnahme* der Lichtabsorption messen, wenn NADH durch die Reaktion verbraucht, d. h. zu NAD$^+$ oxidiert wird.

Schließlich dient der Verbrauch von NADH beim **gekoppelten enzymatischen Test** zur Messung von Transaminasen und anderen Enzymen, die selbst keine Dehydrogenasen sind. So ist z. B. die in der Enzymdiagnostik (s. S. 69) wichtige Glutamat-Oxalacetat-Transaminase nicht direkt mit optischen Methoden messbar. Dies wird jedoch möglich, wenn man sie mit der Reduktion des Oxalacetats zu Malat koppelt (◉4.7b). Hierbei wird NADH verbraucht, was photometrisch messbar ist. Man nennt die zweite Reaktion auch *Indikatorreaktion*. Man muss also dem Serum außer den Substraten Aspartat und 2-Oxoglutarat noch das Hilfsenzym Malat-Dehydrogenase und deren Coenzym NADH zusetzen.

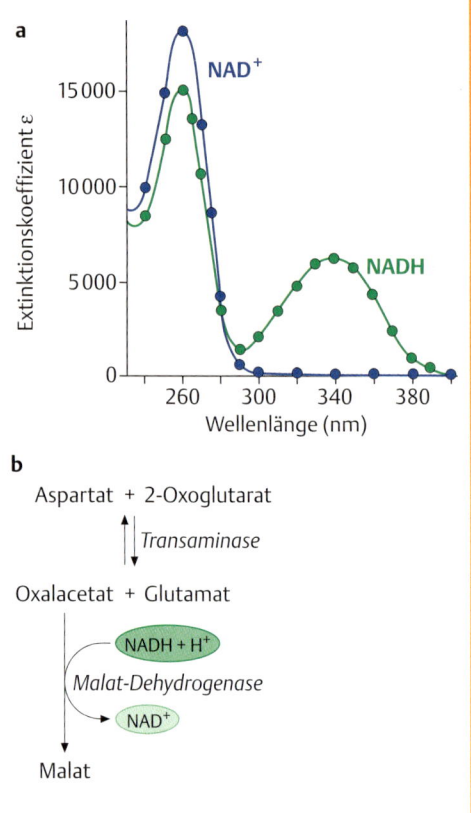

◉**4.7 Prinzip des „optischen Tests". a** UV-Absorptionsspektren der Nicotinamid-Nucleotide. **b** Reaktionsschema zum gekoppelten enzymatischen Test.

🔍 **Die Atmungskette.** Wir wollen hier vorwegnehmen, dass in allen aerob lebenden Zellen eine Kette von Redoxkatalysatoren existiert, die die Aufgabe hat, Elektronen auf molekularen Sauerstoff zu übertragen. Dies läuft auf die Reduktion von Sauerstoff zu Wasser hinaus; diese Reaktion ist stark exergon, und die freie Energie wird benutzt, um dabei ATP zu gewinnen. Als Wasserstoff-Donor für diese Reaktion kann z. B. das reduzierte Nicotinamid-adenin-dinucleotid dienen. Wie der Elektronentransport in der Atmungskette im einzelnen erfolgt und wie er mit der Bildung von ATP verknüpft ist, kann erst an späterer Stelle besprochen werden (s. Kap. 16, S. 403). Entscheidend hierbei ist die Mitwirkung von biologischen Membranen, die wir erst in Kapitel 14 kennenlernen werden.

Bedeutung der Nicotinamid-Coenzyme. Obwohl beide Nicotinamid-Nucleotide, das NAD$^+$ und das NADP$^+$, als dissoziable Coenzyme von Oxidoreduktasen Überträger von Hydrid-Ionen sind, haben sie sehr unterschiedliche Aufgaben im Stoffwechsel. Sie kommen in unterschiedlichen Konzentrationen vor (NAD-Coenzyme herrschen gegenüber NADP-Coenzymen vor) und sie sind in unterschiedlichem Maß reduziert (NADP$^+$ stärker als NAD$^+$). NAD$^+$ ist das Coenzym von oxidierenden, **katabolen** Reaktionswegen. Wichtige Stoffwechselwege, in denen NADH anfällt, sind die Glykolyse (S. 243 ff.), der Fettsäureabbau (S. 278) und der Citrat-Zyklus (S. 264 ff.). Die Reoxidation erfolgt durch die Atmungskette (S. 407).

NADPH ist dagegen das Coenzym von reduktiven, **anabolen** Reaktionswegen, es ist das klassische Reduktionsmittel des Stoffwechsels. Einige wichtige NADPH-liefernde Reaktionen sind in ◉4.8 skizziert. Verbraucht (reoxidiert) wird NADPH vor allem bei der Fettsäure-Biosynthese (S. 284), als Cosubstrat der Hydroxylasen (S. 191) und bei Pflanzen zur Reduktion von CO$_2$ zum Kohlenhydrat bei der Photosynthese.

Flavin-Nucleotide. Das gelbe *Riboflavin* (Name!), ein Vitamin der B$_2$-Gruppe (s. S. 611), ist in den prosthetischen Gruppen der *Flavoproteine* enthalten.

Struktur. *Riboflavin* ist ein Alloxazin-Derivat, dem ein Pteridin-Ring (vgl. ⊤1.1, S. 6) mit ankondensiertem hydrophobem Benzol-Ring zugrunde liegt; die Ähnlichkeit des Flavins mit Pteridinen tritt in der gewählten Schreibweise deutlich hervor. Die Seitenkette besteht aus einer C$_5$-Ribityl-Kette, die in FMN und FAD an C-5' einen Phosphatrest trägt. Der systematische Name ist 7,8-Dimethyl-10-ribityl-isoalloxazin.

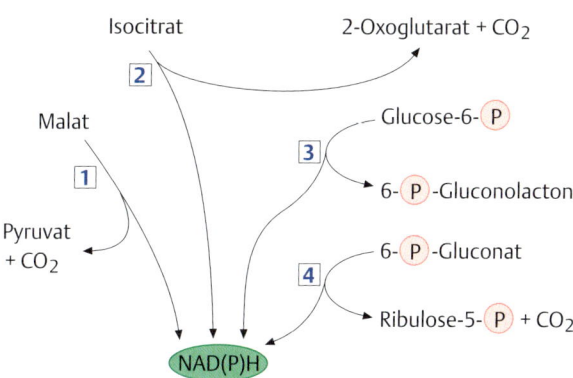

⊙4.8 NADPH-liefernde Reaktionen. Die Reaktionen werden von folgenden Enzymen katalysiert:
1 Malat-Dehydrogenase (NADP+, Oxalacetatdecarboxylierend), E.C. 1.1.1.40,
2 Isocitrat-Dehydrogenase (NADP$^+$), E.C. 1.1 1.42,
3 Glucose-6-phosphat-Dehydrogenase, E.C. 1.1.1.49,
4 Phosphogluconat-Dehydrogenase (decarboxylierend) E.C. 1.1.1.44.

Das nebenstehend dargestellte Riboflavin-5'-phosphat, die prosthetische Gruppe einiger Flavoproteine, wird meist *Flavinmononucleotid* genannt und FMN abgekürzt. Die Bezeichnung ist nicht ganz korrekt, da es sich *nicht* um ein *N*-Glykosid des Ribose-5-phosphats handelt, sondern um ein Derivat des Ribitols, eines fünfwertigen Zuckeralkohols, der noch eine Phosphorsäure trägt. Dennoch haben sich die Bezeichnung und die Abkürzung eingebürgert, und die Ähnlichkeit zu den eigentlichen Nucleotiden ist ja auch offenkundig.

Die meisten Flavoproteine enthalten nicht das „Mononucleotid", sondern das *Flavin-adenin-dinucleotid,* abgekürzt FAD. Wie bei den Nicotinamid-Nucleotiden sind hier Adenosinmonophosphat und Riboflavinphosphat durch eine Phosphorsäureanhydrid-Bindung verknüpft.

Funktion. Das Isoalloxazin-System der prosthetischen Gruppe wirkt als reversibles Redoxsystem ($E^{0'}$ = ca. –200 mV); im oxidierten Zustand entspricht es einem *Chinon* (vgl. ⊙**4.2**, S. 74); dieses kann zunächst durch Aufnahme eines Elektrons und eines Protons zum *Semichinon* (pK ca. 8,5) reduziert werden, und anschließend in das entsprechende *Hydrochinon* übergehen, das meist einfach als reduziertes Flavin bezeichnet wird (⊙**4.9**). Manche Flavoproteine enthalten zwei Flavin-Gruppen pro Molekül; durch ihre Wechselwirkung kann der Semichinon-Zustand stabilisiert werden.

Flavoproteine. Die Enzymproteine, die eines der Flavinnucleotide als prosthetische Gruppe enthalten, werden *Flavoproteine* genannt. In einigen Fällen ist das Flavinnucleotid über eine Hauptvalenzbindung mit einer Seitenkette des Proteins verbunden; bei der Succinat-Dehydrogenase ist dies eine CN-Bindung zwischen einer der Methyl-Gruppen und einem Histidinstickstoff des Proteins. Bei der Mehrzahl der Flavoproteine erfolgt die Bindung durch Nebenvalenzen, sie ist aber verhältnismäßig fest. Jedenfalls sind FMN und FAD typische

Riboflavin-5'-phosphat (= FMN)

Flavin-adenin-dinucleotid (= FAD)

🔍 Im Unterschied zu den Pyridinnucleotid-abhängigen Katalysen (vgl. ⊙**4.6**) ist die **Flavin-Katalyse nicht einheitlich.** Bei einer –C–H-Oxidation beispielsweise kann das Flavin zuerst ein Hydrid H$^-$ oder ein H*-Radikal aufnehmen oder mit dem Substrat-Carbanion reagieren.

oxidierte Form, Chinon
FAD (FMN)

halbreduzierte Form, Semichinon
FADH* (FMNH*)

reduzierte Form, Hydrochinon
FADH$_2$ (FMNH$_2$)

⊙4.9 Stufenweise Reduktion eines Flavinchinons.

prosthetische Gruppen, die, im Gegensatz zu NAD oder NADP, *nicht* von Enzymprotein zu Enzymprotein wechseln.

Das Redoxpotenzial des proteingebundenen FAD und FMN weicht von dem der freien Nucleotide häufig ab – es liegt zwischen –400 und +200 mV –, da es stark durch die Interaktion der prosthetischen Gruppe mit den Aminosäure-Resten des Enzymproteins beeinflusst wird.

Flavin-katalysierte Reaktionen. Flavoproteine sind bei einer Vielzahl von enzymatischen Reaktionen beteiligt. Manche Flavoproteine wirken lediglich als Elektronentransfer-Proteine; dabei ist die Semichinon-Struktur des Flavins beteiligt.

Dehydrogenierungen. Eine wichtige, vom Flavinmononucleotid vermittelte Reaktion ist die Übertragung von Wasserstoff vom NADH auf Ubichinon durch den Komplex I (NADH-Ubichinon-Reduktase) in der Atmungskette (S. 407).

Für die Einführung einer Doppelbindung in eine Kette von CH_2-Gruppen, z. B. bei der β-Oxidation der Fettsäuren (S. 278) oder der Dehydrierung von Succinat zu Fumarat (S. 266), werden Flavoproteine benötigt, da solche Substratpaare ein Redoxpotenzial um 0 Volt haben (Succinat/Fumarat +30 mV) und deshalb nicht in der Lage sind, Elektronen auf das Redoxpaar NAD^+/NADH (–320 mV) zu übertragen. Der Wasserstoff wird dann von der Dehydrogenase über ein elektronentransferierendes Flavoprotein in die Atmungskette (s. u.) eingeschleust.

Die Dehydrierung von Thiol-Gruppen ist bei der Dihydroliponamid-Dehydrogenase, einem Bestandteil der Pyruvat-Dehydrogenase, verwirklicht (S. 263).

Oxidase-Reaktionen. Beispiele für Oxidasen sind die Aminosäure-Oxidase, Xanthin-Oxidase und Aldehyd-Oxidase. Diese Enzyme übertragen 2 H-Atome auf Sauerstoff, so dass H_2O_2 entsteht. Zwischenstufe ist ein flavingebundener Peroxid-Rest (HOO^-), der auch zu toxischen Nebenprodukten wie dem Peroxyradikal ($HO_2\cdot$) oder dem Superoxidanionradikal ($\cdot O_2^-$), weiter reagieren kann (S. 190).

Tetrahydrobiopterin. Während die Flavin-Gruppe einen Pterin-Ring mit ankondensiertem aromatischem Ring enthält, liegt im Biopterin nur ein Pterin-Rest vor, der aus zwei stickstoffhaltigen Ringen besteht. Das Formelbild zeigt die physiologisch aktive Form, das Tetrahydrobiopterin.

Seine Funktion besteht darin, als Cosubstrat bei *Monooxygenasen* Wasserstoff zu liefern. Ein Beispiel ist die Umwandlung von Phenylalanin in Tyrosin (s. ➤**8.16**, S. 214). Es geht dabei in Dihydrobiopterin über, das durch NADH oder NADPH wieder in die reduzierte Form zurück verwandelt wird. Damit durchläuft dieses Cosubstrat einen katalytischen Kreislauf.

Eisen-Schwefel-Proteine enthalten Gruppen (Cluster) von Eisen und anorganischem Schwefel. Dieser ist sehr labil gebunden, beim Ansäuern entweicht Schwefelwasserstoff. Das Eisen-Atom ist zusätzlich, meist über Cystein-Gruppen, mit dem Protein verknüpft, eine typische Anordnung mit einem [2Fe-2S]-Cluster ist in ➤**4.10a** gezeigt, Cluster mit 4Fe und 4S haben eine Käfig-Struktur (➤**4.10b**).

Ferredoxine sind Eisen-Schwefel-Proteine, die lediglich Elektronen übertragen. Der Elektronentransfer kommt durch Valenzwechsel des Eisens zwischen Fe^{2+} und Fe^{3+} zustande. Die Molekülmassen der Ferredoxine sind meist verhältnismäßig klein, zwischen 6 und 22 kDa, und die Redoxpotenziale sind sehr variabel (E^0 von –400 bis

Dehydrogenase-Reaktionen:

Donor $\cdot H_2$ + Akzeptor $\rightleftharpoons$ Donor + Akzeptor $\cdot H_2$

Einführung einer Doppelbindung:

X = NH oder O oder CHR

Dehydrierung von Thiol-Gruppen:

Oxidase-Reaktionen:

Donor $\cdot H_2$ + O_2 $\rightleftharpoons$ Donor + H_2O_2

Monooxygenase-Reaktionen:

Donor—H + O_2 $\rightleftharpoons$ Donor—OH + H_2O
+ NADPH + H^+ + $NADP^+$

Tetrahydrobiopterin

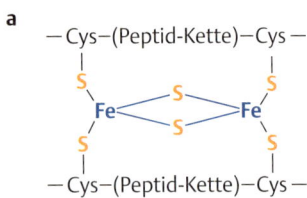

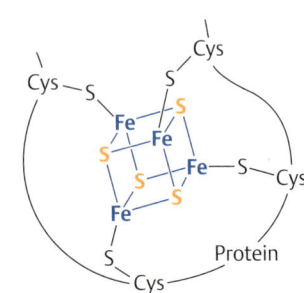

➤**4.10 Eisen-Schwefel-Cluster. a** [2Fe–2S]-Cluster eines Ferredoxins. **b** [4Fe–4S]-Cluster.

+300 mV). Die Ferredoxine dienen als Elektronenüberträger in der Atmungskette der Mitochondrien, in den Photosynthese-Systemen der Chloroplasten, bei enzymatischen Hydroxylierungen durch das Cytochrom-P-450-System, und sie vermitteln bei Bakterien viele Redoxprozesse.

Weitere Fe-S-Proteine. Neben den Ferredoxinen kennt man auch Enzyme, die Eisen-Schwefel-Cluster und außerdem noch Flavinnucleotide und Metalle wie z. B. Molybdän enthalten. Beispiele hierfür sind die *Succinat-Dehydrogenase*, die *Nitrat-Reduktase* und die *Nitrogenase* (vgl. S. 462).

Chinone. Als weiteres Redoxsystem ist in der Atmungskette das *Ubichinon* oder *Coenzym Q* eingeschaltet (S. 408). Bei höheren Pflanzen hat das *Plastochinon* beim photosynthetischen Elektronentransport eine ähnliche Funktion (S. 429). Die Struktur dieser Benzochinone wird auf S. 320 und 429 ausführlich besprochen. Sie bilden einen Pool von Reduktionsäquivalenten in den wasserfreien Lipidmembranen. Sie sind wasserunlöslich und übertragen $2e^- + 2H^+$. Ihr $E^{0'}$ liegt um 0 bis +100 mV. Neben den Benzochinonen gibt es vor allem bei Bakterien auch Naphthochinone (*Menachinone*) ($E^{0'}$ um –100 mV) mit ähnlichen Aufgaben. Man kennt auch *Pyrrolochinolinchinone* (*PQQ*), die als prosthetische Gruppen mancher Dehydrogenasen (Chinoproteine) wirken; neben Dehydrogenasen des aeroben C_1-Stoffwechsels von Bakterien finden sich auch Enzyme des Menschen (Glucose-Dehydrogenase) darunter.

Liponsäure. Sie wurde um 1950 als Wuchsstoff für bestimmte Mikroorganismen entdeckt, isoliert und in der Konstitution geklärt. Liponsäure ist ein zyklisches Disulfid mit 8 C-Atomen und einer Carboxy-Gruppe und wird deshalb auch *Thioctansäure* (engl. *thioctic acid*) genannt.
Als prosthetische Gruppe ist die Liponsäure säureamidartig an Enzymproteine gebunden und weist ein Redoxpotenzial von $E^{0'} =$ –290 mV auf. Solche Enzyme sind z. B. an der oxidativen Decarboxylierung von 2-Oxosäuren beteiligt. Die Reaktion entspricht einer Oxidation mit gleichzeitiger Gruppenübertragung; sie wird auf S. 262 ff. ausführlich besprochen. Nach Ablauf der Reaktion mit dem Substrat liegt als prosthetische Gruppe die Dihydroliponsäure vor, bei welcher der Disulfid-Ring geöffnet ist. Durch die Reaktion mit einer Dehydrogenase wird die Dihydroliponsäure wieder zur Liponsäure oxidiert.

Glutathion (GSH) ($E^{0'}$ = –230 mV) ist in den meisten Zellen die wichtigste niedermolekulare Thiol-Verbindung. Das Tripeptid ist Bestandteil mancher Leukotriene (s. S. 567) und dient als Cosubstrat für verschiedene Enzyme, u. a. *Glyoxylase* und *Formaldehyd-Dehydrogenase*. Es ist indirekt Reduktand der *Ribonucleotid-Reduktase*, und es schützt Proteine und Membrankomponenten gegen Peroxide und freie Radikale: *Glutathion-Peroxidase*, ein Selen-Enzym, katalysiert die Reaktion von Glutathion mit H_2O_2 und organischen Peroxid-Radikalen zu GSSG. Das oxidierte Glutathion wird durch die NADPH-abhängige *Glutathion-Reduktase* wieder reduziert.

Thioredoxin ist ein kleines, saures, hitzestabiles Dithiolprotein, das in vielen Zellen die gleiche Funktion wie Glutathion ausübt. Oxidiertes Thioredoxin wird von dem Flavoprotein Thioreduktase mit NADPH als Wasserstoffdonor reduziert. Thioredoxin ist in Pflanzen ein wichtiger Lichteffektmediator, der lichtabhängig durch Ferredoxin reduziert wird und Enzyme der CO_2-Fixierung reguliert.
In Tieren, Pflanzen und Mikroorganismen ist Thioredoxin an der Reduktion von Ribonucleotiden zu Desoxyribonucleotiden beteiligt (s. S. 100).

Der relativ einfache Bau und die kleine Molekülmasse sowie die Beteiligung des anorganischen Schwefels legen den Gedanken nahe, dass die **Eisen-Schwefel-Proteine** sehr **ursprüngliche Redoxkatalysatoren** sind, d. h. dass sie früh in der Evolution entstanden sind. Hierfür spricht auch die Tatsache, dass sie beim höheren Organismus nur in den Mitochondrien und den Chloroplasten auftreten (vgl. hierzu die Endosymbiontentheorie, S. 172).

Ubichinon-6 (ox.)
(6 Isopreneinheiten)

$2e^-, 2H^+$

Ubichinon-6 (red.),
Hydrochinon

Liponsäure (ox.)

$2e^-, 2H^+$

Dihydroliponsäure (red.)

Glutathion

Glutathion (ox.) = GS—SG

$2e^-, 2H^+$

2 Glutathion (red.) = 2 GSH

4.5 Gruppenübertragung und Gruppenübertragungspotenzial

a

$R^1-\overset{+}{\underset{R^2}{S}}-CH_3$ + $H-\overset{H}{\underset{H}{N}}-R^3$

↓

$R^1-\overset{..}{\underset{R^2}{S}}|$ + $H-\overset{CH_3}{\underset{H}{\overset{|}{N}^+}}-R^3$

b

Indoxyl

3'-Phosphoadenosin-5'-phospho-**sulfat**

3'-Phosphoadenosin-5'-phosphat

Indoxylsulfat

4.11 Zwei Beispiele für Gruppenübertragungs-Reaktionen. a Übertragung einer Methyl-Gruppe durch S-Adenosylmethionin (s. a. S. 86). **b** Übertragung einer Sulfat-Gruppe durch PAPS (s. S. 84).

Unter **Bindungsenergie** versteht man die freie Energie des Zerfalls einer Verbindung in Atome und Radikale. Diese *Molekülspaltungen* sind sehr *stark endergon;* die Spaltung der Hauptvalenzbindungen erfordert 200–400 kJ · mol⁻¹, die einer Nebenvalenz (z. B. einer Wasserstoffbindung) etwa 20–35 kJ · mol⁻¹.

Gruppenübertragung als Reaktionsprinzip. Die Transferasen stellen nach den Oxidoreduktasen die zweitgrößte Gruppe aller Enzyme. Sie katalysieren Reaktionen der Gruppenübertragung. Dabei wird eine ganze Gruppe von Atomen, z. B. eine Methyl-Gruppe, ein Phosphat-Rest oder ein ganzer Zucker-Rest auf ein Akzeptormolekül übertragen. Die Mannigfaltigkeit der Transferasen ist bedingt durch die verhältnismäßig große Zahl von Gruppen, die in dieser Weise übertragen werden, und die große Zahl möglicher Akzeptormoleküle.

Der *Akzeptor* wirkt in der Regel als nucleophiler Reaktionspartner (4.11). Als *Donoren* für die Gruppen, die bei Transferasereaktionen übertragen werden, dienen meistens Coenzyme, die mit einer solchen Gruppe beladen sind. Sie sind richtiger als *Cosubstrate* zu bezeichnen. In dem in 4.11a gezeigten Beispiel wird die Methyl-Gruppe vom S-Adenosylmethionin geliefert; diese Verbindung ist bei vielen Reaktionen der Donor für Methyl-Gruppen (S. 86). In ähnlicher Weise ist z. B. das 3'-Phosphoadenosyl-5'-phosphosulfat (PAPS) Donor für Sulfat-Gruppen (4.11b).

Gruppenübertragungspotenzial und energiereiche Bindung. Die Übertragung einer Gruppe vom Coenzym auf ein Akzeptormolekül wird sehr leicht vonstatten gehen, wenn das Gleichgewicht weit auf der rechten Seite der Reaktion liegt. Das ist dann der Fall, wenn die Reaktion stark *exergon* ist (vgl. hierzu biochemische Energetik, S. 50). Bei sehr vielen Gruppenübertragungen ist dieses Prinzip verwirklicht; dies gilt auch für die beiden oben genannten Beispiele. Will man nach diesem Prinzip die Leichtigkeit der Gruppenübertragung für verschiedene Gruppen an verschiedenen Coenzymen vergleichen, so muss man einen konstanten Reaktionspartner als Nucleophil (Akzeptor) wählen. Hier hat man sich auf das Wasser geeinigt. Man vergleicht also die freie Energie der Hydrolyse. 4.5 gibt einige Zahlenwerte dafür.

Bei einem solchen Vergleich fällt auf, dass in den meisten Fällen die Hydrolyse der gebundenen Gruppe (z. B. Phosphat-Gruppen, Acyl-Gruppen usw.) sehr stark exergon ist. Wegen dieser hohen Energie, die man sich gewissermaßen in der Bindung steckend vorstellt, spricht man von *energiereicher Bindung* und nennt Moleküle, die solche Bindungen aufweisen, „*energiereiche*" Verbindungen. Auch die Bezeichnung „*aktivierte Gruppe*", z. B. „aktivierte Essigsäure", ist für so gebundene Gruppen gebräuchlich.

Der Begriff „energiereiche Bindung" ist nicht sehr glücklich gewählt, denn er führt zu Verwechslungen mit der „Bindungsenergie" der physikalischen Chemie. Es kommt hinzu, dass in einer Zelle die stark *exergone Hydrolyse* der „energiereichen" Verbindungen möglichst vermieden wird; statt dessen wird die energiereich gebundene Gruppe auf ein Akzeptormolekül übertragen. Man spricht also besser vom *Gruppenübertragungspotenzial* und kann diejenigen Gruppen, die in dieser Weise gebunden sind, durch das Zeichen ~ statt eines Bindungsstriches kennzeichnen. Davon werden wir oft Gebrauch machen. Beispiele für Bindungen, die zu hohem Gruppenübertragungspotenzial beitragen, sind Säureanhydride, Acylthioester und Phosphoenolester. Die Gruppenübertragungsenergie steckt aber nicht nur in dieser Bindung, sondern wird auch durch die Nachbargruppen beeinflusst.

Verbindungen mit hohem Gruppenübertragungspotenzial können durch energetische Kopplung (s. u.) endergone Reaktionen möglich machen. Besondere Bedeutung haben hierbei die Adenosinphosphate, die wir jetzt betrachten wollen.

Das System der Adenin-Nucleotide. Die Verbindung aus dem Nucleosid Adenosin (s. auch S. 98) und Phosphorsäure wird Adenylsäure oder Adenosinmonophosphat genannt und AMP abgekürzt. Zusammen mit dem Adenosindiphosphat (ADP) und dem Adenosintriphosphat (ATP) bildet es das *Adenylsäure-System*, deshalb so genannt, weil die verschieden hoch phosphorylierten Nucleotide bei enzymatischen Reaktionen auseinander hervorgehen (⬥4.12).
Um bei solchen Reaktionsgleichungen nicht immer das ganze Ringsystem schreiben zu müssen, hat man sich auf bestimmte Abkürzungen geeinigt (vgl. hierzu Kap. 5, S. 98). So bedeutet Ade = Adenin, Rib = Ribose; der Phosphorsäure-Rest wird durch ein **P** im roten Kreis symbolisiert.

ATP als Prototyp einer energiereichen Verbindung. Das Adenosintriphosphat, abgekürzt ATP (⬥4.12 unten und ⬥4.13), enthält gleich zwei solcher energiereicher Bindungen, nämlich die Anhydrid-Bindungen. Obwohl es nicht einmal ein besonders hohes Gruppenübertragungspotenzial besitzt, wie ⯇4.5 lehrt, gilt es dennoch als Prototyp der energiereichen Verbindungen, und das zu Recht. Das ATP dient bei vielen biochemischen Reaktionen als Energieträger: Im wichtigsten energieliefernden Prozess der Zelle, in der *Atmungskette,* wird die chemische Energie der Wasserbildung auf das ATP-System übertragen (S. 404). Das so erzeugte ATP wird dann für zahlreiche biochemische Synthesen verwendet, es liefert die Energie für die *Muskelkontraktion* und die *osmotische Arbeit* (⯇4.6). Man kann des-

⯇4.5 Freie Energie der Hydrolyse einiger Verbindungen mit hohem und niedrigem Gruppenübertragungspotenzial (bei 25 °C und pH 7).

	$\Delta G^{0'}$ (kJ · mol^{-1})
Adenylyl-sulfat (APS)	−88
Phosphoenolpyruvat	−60
1,3-Bisphosphoglycerat	−54
Kreatinphosphat	−43
Carbamoylphosphat	−39
ATP (→ AMP + PP)	−37
ATP (→ ADP + P) *	−35
Acetyl-Coenzym A und andere Acyl-CoA-Verbindungen	−35
Aminoacyl-tRNA	−35
Diphosphat (→ 2 Phosphate)	−33
Uridindiphosphat-glucose	−30
N^{10}-Formyl-tetrahydrofolat	−26
Glucose-1-phosphat	−21
Alanyl-glycin (→ Alanin + Glycin)	−17
Glucose-6-phosphat	14
Glutamin (→ Glutamat + NH_4^+)	−14

* Unter physiologischen Bedingungen beträgt die freie Energie der ATP-Hydrolyse ca. 50 kJ · mol^{-1}.

🔍 Das System der Adeninnucleotide ist das **universelle Energieübertragungssystem** aller Lebewesen. Es muss also wie die Nucleinsäuren, der genetische Code, die Aminosäuren und wie viele andere Coenzyme früh in der Evolution entstanden sein.

Adenosinmonophosphat (AMP)

Phosphat

Adenin (Ade)

HO OH

Ribose (Rib)

⊢— Adenosin —⊣

Ⓟ ——— Rib-Ade ——⊣

Adenosindiphosphat (ADP)

HO OH

Säureanhydrid-bindungen   Ester-bindung

Adenosintriphosphat (ATP)

HO OH

⬥4.12 Die Adenin-Nucleotide.

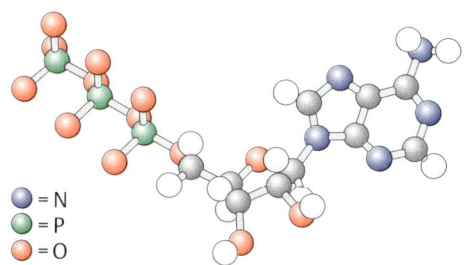

= N
= P
= O

⬥4.13 Molekülmodell des ATP.

🏴 4.6 ATP-Bildung und -Verbrauch

ATP-bildende Prozesse
Atmungskette (oxidative Phosphorylierung)
Photosynthese (in Pflanzen und Grünalgen)
Substratketten-Phosphorylierung

ATP-verbrauchende Prozesse
osmotische Arbeit (Ionentransport)
Muskelkontraktion
Biosynthesen
Kontrollmechanismen

🔍 Ein weiterer Grund für die Wahl eines Phosphorsäureanhydrids als Energieträger ist wohl darin zu suchen, dass auf der Erdoberfläche unter den Bedingungen der Entstehung des Lebens anorganische **Metaphosphate** vorhanden gewesen sein dürften, die vielleicht für die primitiven „Urzellen" eine Energiequelle gewesen sein mögen.

🔍 Die **freie Energie der Hydrolyse von ATP** hängt im übrigen sehr stark vom pH und von der Temperatur ab. Der oben angegebene Wert gilt bei 25 °C und pH 7 für die Reaktion

$$ATP^{4-} + H_2O \rightleftharpoons ADP^{3-} + HPO_4^{2-} + H^+ \quad (4.8)$$

Bei 38 °C ist $\Delta G^{0'}$ für diese Reaktion $36 \cdot$ kJ mol^{-1}, also etwas höher als bei 25 °C. Bei pH 6 verläuft die Hydrolyse nach der Gleichung

$$ATP^{3-} + H_2O \,{}^* \rightleftharpoons ADP^{2-} + H_2PO_4^- \quad (4.9)$$

Hierfür ist $\Delta G^{0'}$ = 33 kJ $\cdot$ mol^{-1} bei 25 °C.

Bei vielen biochemischen Reaktionen reagiert nicht freies ATP, sondern der Komplex mit Mg^{2+}-Ionen. Für die Hydrolyse dieses Komplexes nach der Gleichung

$$MgATP^{2-} + H_2O \rightleftharpoons MgADP^- + HPO_4^{2-} + H^+ \quad (4.10)$$

Hierfür ergibt sich bei pH 7 ein $\Delta G^{0'}$ von 28 kJ $\cdot$ mol^{-1}, d. h. ein etwas geringerer Wert.

Unter Berücksichtigung der *physiologischen Konzentrationen* der Reaktionspartner beträgt nach der Gleichung

$$\Delta G = \Delta G^{0'} + R \cdot T \cdot \ln \frac{[ADP^{3-}] \cdot [HPO_4^{2-}]}{[ATP^{4-}]} \quad (4.11)$$

die freie Energie der ATP-Hydrolyse etwa 50 kJ $\cdot$ mol^{-1}.

Aktives Sulfat (PAPS)
= Phospho-adenosin-phospho-<u>sulfat</u>

halb ATP als Energiewährung der Zelle bezeichnen; oft verwendet man die Zahl der entstehenden ATP-Moleküle als Bezugsgröße für den Nutzwert exergoner biochemischer Prozesse (s. S. 249).

Was befähigt das ATP zu dieser Funktion, warum sind die gekennzeichneten Bindungen so energiereich? Die Hydrolyse der Phosphorsäureanhydrid-Bindung ist energetisch durch mehrere Faktoren begünstigt, die zusammen die hohe Hydrolyseenergie des ATP bedingen:

1. Die Phosphoratome üben einen *Elektronenzug* auf die Phosphorsäureanhydrid-Bindung aus.
2. Das ATP hat bei neutralem pH vier negative Ladungen auf verhältnismäßig geringem Raum versammelt. Die negativen Ladungen bedingen eine starke *Coulomb-Abstoßung*, die die Hydrolyse erleichtert oder die Rückbildung von ATP aus den Hydrolyse-Produkten erschwert, so dass das Gleichgewicht stark auf Seiten der Hydrolyse-Produkte liegt (die Gleichgewichtskonstante ist ja nach der Gl. 3.7 [S. 51] direkt mit der freien Energie verknüpft).
3. Ein dritter Grund für die bevorzugte Hydrolyse liegt im Gewinn an *Entropie*, der durch das Auftreten von zwei Reaktionspartnern bedingt ist.
4. Die Phosphat-Gruppen sind *resonanzstabilisiert*, und die Summe der Resonanzenergie und Solvatationsenergie von ADP und freiem Phosphat ist größer als diejenige von ATP.

Man kann nun fragen, ob nicht andere Moleküle, etwa vom Typus des *Essigsäureanhydrids* ($\Delta G^{0'}$ der Hydrolyse = 49 kJ $\cdot$ mol^{-1}), ebenso gut oder besser als Energieträger für biochemische Reaktionen dienen könnten. Das ist indessen nicht der Fall. Essigsäureanhydrid ist in wässriger Lösung instabil und zerfällt sehr schnell spontan. ATP ist dagegen in wässriger Lösung verhältnismäßig stabil, die Aktivierungsenergie für die spontane Hydrolyse ist verhältnismäßig groß.

Freie Energie der Hydrolyse von ATP. Sie ist eine fundamentale Größe für die biochemische Energetik. Leider lässt sie sich nicht sehr leicht exakt messen. Wir werden jedoch den wahrscheinlichsten Wert von 35 kJ $\cdot$ mol^{-1} benutzen.

Alle angegebenen Werte gelten für Standardkonzentrationen, d.h. einmolare Konzentrationen der Reaktionspartner (mit Ausnahme von H$^+$, das bei pH 7 in der Konzentration von 10^{-7} mol $\cdot$ l^{-1} vorliegt). Für den Energiebetrag, der in der Zelle bei der Spaltung von ATP zur Verfügung steht (oder der umgekehrt für die Synthese von ATP aufgewendet werden muss), sind die physiologischen Konzentrationen einzusetzen, die etwa 0,01 mol $\cdot$ l^{-1} betragen. Nimmt man an, dass die drei Reaktionspartner ATP, ADP und HPO$_4^{2-}$ in dieser Konzentration vorliegen, dann läßt sich unter Anwendung der Gl. 3.9 (S. 51) nach Gl. 4.11 ein Wert von 50 kJ $\cdot$ mol^{-1} errechnen. Da die Konzentrationen variieren können, kann man für physiologische Bedingungen einen Energiebetrag von 40–50 kJ $\cdot$ mol^{-1} einsetzen.

ATP als Reaktionspartner bei gekoppelten Reaktionen. Die große Bedeutung des ATP im Zellstoffwechsel beruht darauf, dass die freie Energie, die in den Phosphorsäureanhydrid-Bindungen des Moleküls steckt, benutzt werden kann, um endergone biochemische Reaktionen anzutreiben.

Wir betrachten als Beispiel die Biosynthese eines anderen gruppenübertragenden Coenzyms, des Phosphoadenosinphosphosulfats (abgekürzt PAPS), welches den Sulfat-Rest in energiereicher Anhydrid-Bindung trägt. Die erste Reaktion ist die Sulfolyse von ATP durch anorganisches Sulfat unter Abspaltung von Diphosphat; sie entspricht dem Reaktionstyp **4** in 👁4.15 und verläuft nach der Gl. 4.13. Um die Gleichgewichtslage der stark endergonen Reaktion nach rechts zu verlagern, wird das Diphosphat durch eine Pyrophosphatase hydrolysiert (Gl. 4.14). In der Bilanz ist die Reaktion immer noch mit +12 kJ $\cdot$ mol^{-1} endergon. Nun greift aber ein zweites Molekül ATP ein und phosphoryliert die 3'-Hydroxy-Gruppe im Adenosinphosphosulfat (Gl. 4.15). Als Summe über die Reaktionen 4.13–4.15 ergibt sich ein $\Delta G^{0'}$-Wert von -12 kJ·mol^{-1}, so dass im Gleichgewicht das Produkt (PAPS) überwiegt. Die Gleichgewichtskonstante K_{eq} ist nach Gl. 4.17 konzentrationsabhängig.

$$\Delta G^{0'} =$$

$$\text{ATP} + \text{SO}_4^{2-} \rightleftharpoons \text{APS} + \text{PP}_i \qquad +45\,\text{kJ·mol}^{-1} \qquad (4.13)$$

$$\text{PP}_i + \text{H}_2\text{O} \rightleftharpoons 2\,\text{P}_i \qquad -33\,\text{kJ·mol}^{-1} \qquad (4.14)$$

$$\text{APS} + \text{ATP} \rightleftharpoons \text{PAPS} + \text{ADP} \qquad -24\,\text{kJ·mol}^{-1} \qquad (4.15)$$

$$\text{SO}_4^{2-} + 2\,\text{ATP} \rightleftharpoons \text{PAPS} + 2\,\text{P}_i + \text{ADP} \quad -12\,\text{kJ·mol}^{-1} \qquad (4.16)$$

$$K_{eq} = \frac{[\text{PAPS}] \cdot [\text{P}_i]^2 \cdot [\text{ADP}]}{[\text{SO}_4^{2-}] \cdot [\text{ATP}]^2} \qquad (4.17)$$

In APS und PAPS ist der Sulfat-Rest energiereich gebunden. Sulfat kann nur in dieser aktivierten Form reduziert werden; es kann auch leicht auf Phenole oder Alkohole übertragen werden. Schwefelsäureester sind schon lange bekannt als „Entgiftungs"- und Ausscheidungsformen verschiedener Fremdstoffe und Stoffwechselprodukte (Phenolschwefelsäure, Indoxylschwefelsäure [Harnindican, Formel in ◉4.11], Oestronschwefelsäure u. a.). Die Schwefelsäureester der Kohlenhydrate (S. 242) und die pflanzlichen Sulfonolipide entstehen in gleicher Weise.

4.6 Nucleosidtriphosphate als Gruppen übertragende Coenzyme

Adenosintriphosphat (ATP). Im vorigen Abschnitt haben wir das ATP als „energiereiche" Verbindung betrachtet. Wir wollen uns jetzt mit den Reaktionen beschäftigen, bei denen ATP als Gruppen-Donor fungiert. Wegen der drei Phosphat-Reste ist eine Vielzahl von Reaktionen möglich, die meist stark exergon verlaufen. Sie sind in ◉4.15 zusammengestellt.

Phosphat-Transfer. Der Reaktionstyp **1** in ◉4.15 ist der häufigste. Enzyme, die ihn katalysieren, werden allgemein *Kinasen* genannt. Ein Beispiel ist die in ◉4.14a formulierte Phosphorylierung der Glucose durch Hexokinase. Als Akzeptor können neben alkoholischen Hydroxy-Gruppen auch Carboxy-Gruppen und Guanidino-Gruppen dienen. Sehr häufig ist es eine reaktive Gruppe an einem Proteinmolekül. In Säugetierzellen kommen mehr als 100 verschiedene Protein-Kinasen vor.
Wenn die entstehenden Verbindungen energiereich sind, wie z. B. das Kreatinphosphat (◉4.14b, s. a. ▼4.5), dann ist die Reaktion reversibel; andernfalls liegt das Gleichgewicht so ungünstig, dass die Rückreaktion nur in verschwindend geringem Maße stattfindet. ATP ist dann Phosphat-Donor; seine Resynthese muss aus einer anderen enzymatischen Reaktion erfolgen, z. B. durch die Substratketten-Phosphorylierung (S. 246). ATP stellt damit ein Sammmelbecken oder „pool" für energiereiche Phosphate in gewissem Sinne für chemische Energie überhaupt dar (s. S. 51).
ATPasen. Wird der Phosphat-Rest statt auf einen Alkohol auf Wasser übertragen, so entspricht das der Hydrolyse. Enzyme, die diese

🔍 Um die Konzentrationsverhältnisse von ATP, ADP und AMP durch eine einzige Maßzahl zu erfassen, wurde der Begriff der **Energieladung** eingeführt. Sie ist durch folgende Gleichung definiert:

$$\text{Energieladung} = \frac{[\text{ATP}] + \tfrac{1}{2}[\text{ADP}]}{[\text{ATP}] + [\text{ADP}] + [\text{AMP}]} \qquad (4.12)$$

Liegt nur ATP vor, dann erreicht die Energieladung den Maximalwert von 1,0; meist findet man einen Wert zwischen 0,75 und 0,95, der von der Zelle recht genau reguliert wird. Die Brauchbarkeit dieser Größe für physiologische Betrachtungen ist aber umstritten.

◉4.14 Beispiele für Phosphorylierungsreaktionen mit ATP.

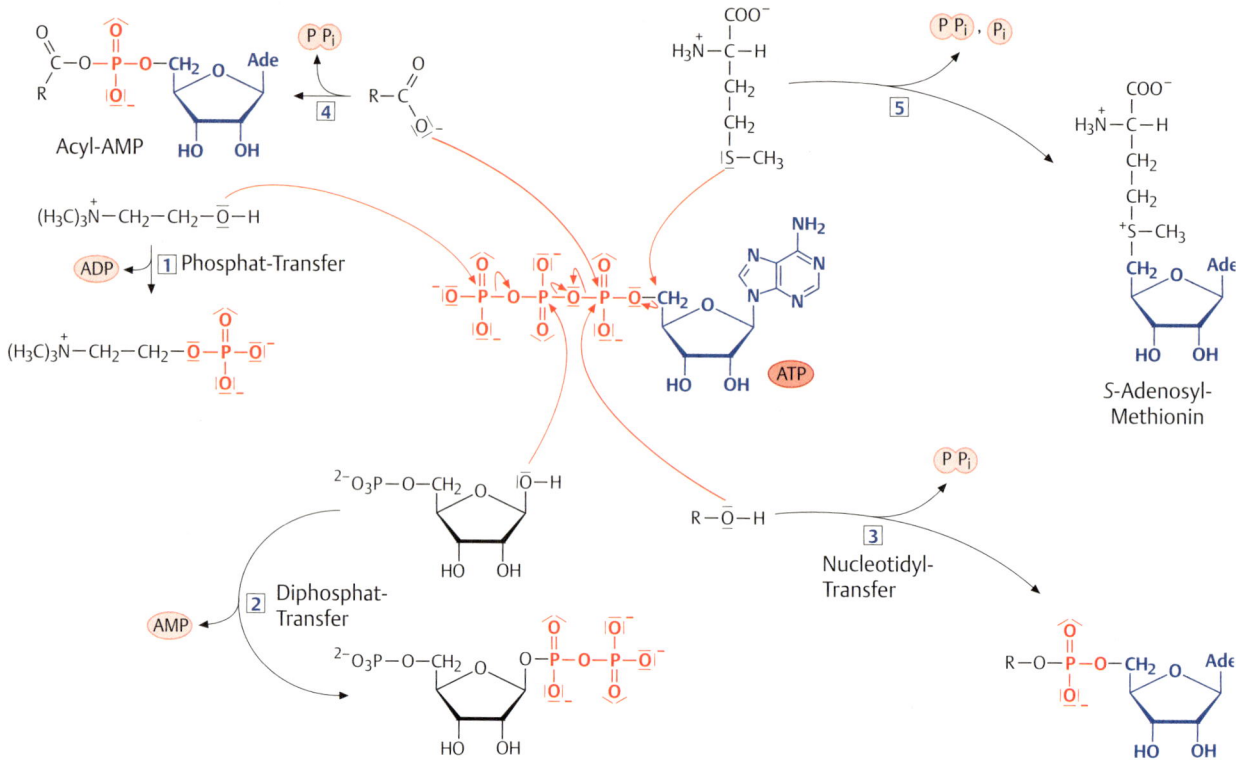

≈4.15 Gruppentransfer-Reaktionen des Adenosintriphosphats. Die Molekülteile, die vom ATP stammen, sind jeweils farbig hervorgehoben. Die dünnen roten Pfeile weisen auf den Ort des nucleophilen Angriffs am ATP-Molekül hin. Weitere Erklärung im Text.

Reaktion katalysieren, heißen Adenosintriphosphatasen oder ATPasen. Die bei der Hydrolyse freigesetzte Energie ist beträchtlich ($\Delta G^{0'} =$ -35 kJ · mol^{-1}); *in vivo* geht sie nicht (genauer gesagt: nur zu einem Teil) in Wärme über, sondern ist stets mit einer besonderen Leistung der Zelle verknüpft (z. B. Muskelkontraktion, aktiver Transport).

Diphosphat-Transfer (Reaktion **2** in ≈**4.15**) ist vergleichsweise selten. Beispiel ist die Überführung von Ribose-5-phosphat in 5-Phosphoribosyl-1-diphosphat (s. S. 99).

Nucleotidyl-Transfer. *Nucleotidyl-Transferasen* katalysieren die Reaktion **3**, den nucleophilen Angriff einer OH-Gruppe auf das innerste Phosphoratom. Dabei wird ein ganzer Nucleotidrest auf diese HOGruppe übertragen. Das wichtigste Beispiel für Nucleotidyl-Transfer ist die Nucleinsäure-Biosynthese (S. 120 ff.). Hierbei werden für die RNA außer ATP noch GTP, UTP und CTP benötigt, für die DNA die entsprechenden Desoxyribonucleosid-trisphosphate. Allerdings sind diese normale Substrate und keine Coenzyme bzw. Cosubstrate, denn ihr größter Molekül-Anteil erscheint im Produkt, der RNA bzw. DNA. Reaktion **4** der ≈**4.15** zeigt den nucleophilen Angriff eines CarboxylatIons auf das innere Phosphoratom. Dieser Reaktionstyp ist verwirklicht bei der Aktivierung von Säuren, z. B. Aminosäuren, Carbonsäuren, Sulfat. Das gebildete Acyl-AMP kann weiter reagieren, bei den Aminosäuren zu Aminoacyl-tRNA, bei den Carbonsäuren (Fettsäuren) zu Acyl-CoA und bei Sulfat zu Sulfit. Der Nucleotidyl-Transfer spielt auch eine Rolle bei der Biosynthese von NAD und FAD. Da die gebildeten Säureanhydride (vgl. S. 77 und 78) ähnlich energiereich sind wie AMP~PP, wird die Syntheserichtung erst durch Hydrolyse des entstandenen P~P$_i$ begünstigt.

Bildung von S-Adenosyl-Methionin (SAM, **Reaktion 5 in** ≈**4.15**). Bei dieser Reaktion werden alle Phosphat-Reste eliminiert. SAM dient vor allem im C$_1$-Stoffwechsel als Methyl-Gruppen-Donor (s. u.).

Bildung von cyclo-AMP. Erfolgt der nucleophile Angriff durch die 3'-Hydroxy-Gruppe des ATP selbst, so entsteht unter Abspaltung von Diphosphat das cyclische Adenosin-3',5'-monophosphat (◈**4.16**). Das entsprechende Enzym, die ***Adenylat-Cyclase***, ist in der Zellmembran lokalisiert. Das cyclo-AMP (auch cAMP abgekürzt) ist ein Signalstoff: Es ist ein zweiter Botenstoff (*Second Messenger*) in der Wirkkette vieler Peptidhormone (Kap. 19, S. 489). Das cAMP wirkt dabei als allosterischer Aktivator von Enzymen, u. a. beim Glykogen-Abbau (s. S. 242).

cyclo-GMP ist analog zu cAMP aufgebaut, enthält aber Guanin (S. 98) als Purinbase. Es wirkt ebenfalls als *Second messenger* (s. S. 489).

Uridintriphosphat (UTP). Nicht nur das ATP, sondern auch andere Nucleosidtriphosphate können als Coenzyme dienen. Ersetzen wir in Reaktion **4** der ◈**4.15** das ATP durch Uridintriphosphat (UTP) und die Carbonsäure durch Glucose-1-phosphat, so erhalten wir das Produkt *Uridindiphosphatglucose* (◈**4.17**). Die so gebundene Glucose besitzt ein hohes Gruppenübertragungspotenzial. Sie kann auf nucleophile Reaktionspartner, vor allem Hydroxy-Verbindungen, übertragen werden; dadurch entstehen Glykoside (s. Kap. 9, S. 238).

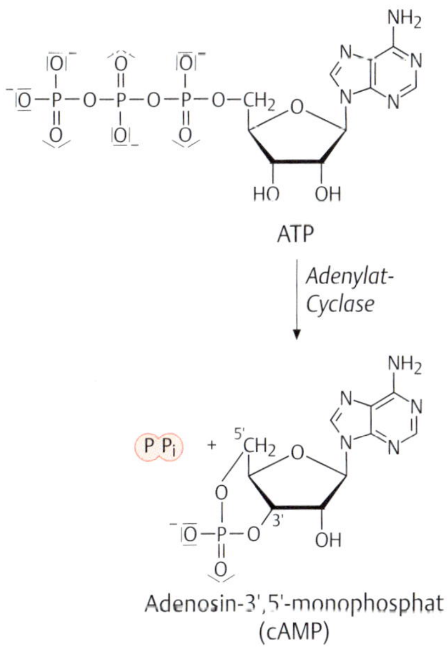

ATP

Adenylat-Cyclase

Adenosin-3',5'-monophosphat
(cAMP)

◈**4.16 Reaktion der Adenylat-Cyclase.**

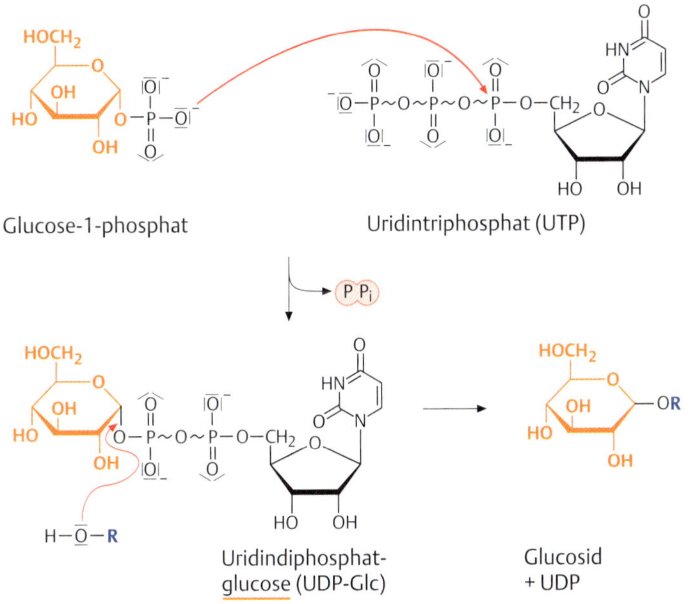

Glucose-1-phosphat

Uridintriphosphat (UTP)

Uridindiphosphat-
glucose (UDP-Glc)

Glucosid
+ UDP

◈**4.17 Bildung von Uridindiphosphatglucose (UDPG) aus UTP und Glucose-1-phosphat** und Weiterreaktion zu einem Glucosid.

Cytidintriphosphat (CTP) ist das Coenzym der Phosphatid-Biosynthese. In gleicher Weise wie oben aus UTP und Glucose-1-phosphat entsteht aus CTP und Phosphocholin das Cytidindiphosphat-Cholin, das wiederum mit geeigneten Hydroxy-Verbindungen reagiert. Die Biosynthese der Phosphatide nach diesem Prinzip wird in Kap. 12 (S. 298) ausführlich besprochen.

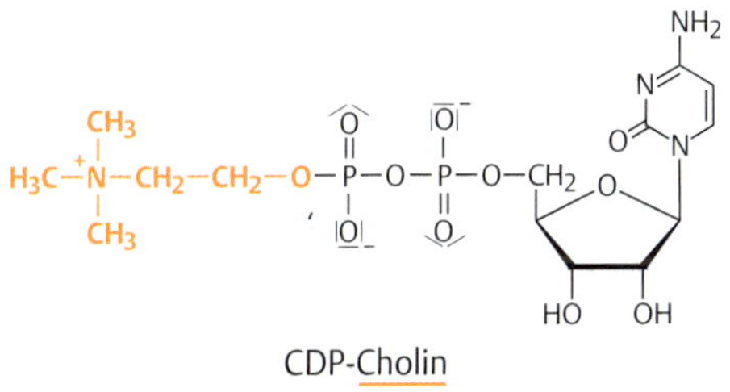

CDP-Cholin

4.18 Transfer einer Methylgruppe durch *S*-Adenosylmethionin.

Bei der Biosynthese von Spermin und Spermidin (s. S. 206) wird nicht die Methyl-Gruppe, sondern der durch Decarboxylierung entstehende **Propylamin-Rest** übertragen. Der Reaktionsmechanismus ist ganz analog; Akzeptor ist das Diamin Putrescin.

Pterine kommen in der Natur in großer Vielfalt vor. Sie spielen nicht nur eine Rolle als C_1-übertragende Coenzyme; reduzierte Pterine können auch als *H-Donoren* für Monooxygenasen (z. B. Phenylalanin-Monooxygenase, S. 214) dienen. Pterine binden als *Molybdän-Cofaktoren* das Mo in den bekannten Molybdoenzymen, ausgenommen die Nitrogenase. Schließlich kommen sie als *Farbstoffe* (z. B. in Schmetterlingsflügeln) vor.

4.7 Coenzyme des C_1-Transfers

Im Stoffwechsel treten verschiedene Ein-Kohlenstoff-Bruchstücke auf, die sich in folgender Weise vom Methanol, Formaldehydhydrat, Ameisensäure und Kohlensäure durch Abspaltung von HO^- ableiten lassen:
- die Methyl-Gruppe $-CH_3$ vom Methanol $HO-CH_3$,
- die Hydroxymethyl-Gruppe $-CH_2OH$ vom Formaldehyd(hydrat) $HO-CH_2OH$ bzw. $H_2C=O$,
- die Formyl-Gruppe $-CHO$ von der Ameisensäure $HO-CHO$,
- die Carboxy-Gruppe $-COOH$ von der Kohlensäure $HO-COOH$.

Für den Transfer dieser Gruppen dienen folgende Coenzyme bzw. prosthetische Gruppen:

***S*-Adenosylmethionin, „aktives Methyl".** Methionin, eine schwefelhaltige Aminosäure, ist der wichtigste Lieferant von *Methyl-Gruppen*, die auf verschiedene andere Stoffe, vor allem auf Amino-Gruppen, übertragen werden (◉4.18). Die als Thioether gebundene Methyl-Gruppe besitzt noch kein hohes Gruppenübertragungspotenzial; sie wird erst durch Reaktion mit ATP „aktiviert", wobei nach Reaktion **5** in ◉4.15 eine sehr reaktionsfähige Sulfonium-Verbindung entsteht.
Die am Schwefel gebundene Methyl-Gruppe wird als H_3C^+ auf ein Atom mit freiem Elektronenpaar (z. B. N) übertragen; damit ist die Sulfonium-Struktur aufgehoben, es bleibt ein Adenosinthioether zurück. Im Beispiel (◉4.18) entsteht aus der Guanidinoessigsäure das Kreatin, welches einen Phosphatrest in energiereicher Bindung aufnehmen kann (s. S. 711).

Tetrahydrofolsäure ist Coenzym für den Transfer von *Hydroxymethyl-Gruppen* („aktivierter Formaldehyd"), Methylgruppen und *Formyl-Gruppen* („aktivierte Ameisensäure"), deren Reaktionen in ◉4.19 zusammengestellt und erläutert sind.
Der Grundkörper, die *Folsäure*, wurde zunächst als Vitamin entdeckt und isoliert (s. S. 612). Sie enthält einen substituierten Pteridin-Ring, ferner die 4-Aminobenzoesäure und Glutaminsäure. Als Coenzym wirkt aber nicht die Folsäure selbst, sondern die *Tetrahydrofolsäure*. Die Reaktionen an diesem Coenzym und die Herkunft der C_1-Fragmente sind in ◉4.19 dargestellt.
Die C_1-Fragmente werden im Stoffwechsel vor allem für die Biosynthese der *Purinbasen* und die Methylierung von Uracil zu Thymin, damit also für den Aufbau der *Nucleinsäuren* benötigt (grüne Pfeile in ◉4.19, s. a. Kap. 5, S. 101). Auch die Methyl-Gruppe des Methionins kann aus dem C_1-Pool am Tetrahydrofolat stammen (Reaktionen **2** und **3** in ◉4.19).

Biotin (Vitamin H, s. S. 615), das Coenzym für den Transfer von COO^--Gruppen, ist die prosthetische Gruppe der Carboxy-Transferasen, welche β-Carboxylierungen katalysieren. Es ist ein cyclisches Harnstoff-Derivat, welches außerdem noch den Thiophan-Ring enthält. Im Enzym ist das Biotin peptidartig an die 6-Amino-Gruppe eines Lysin-Rests gebunden; durch vorsichtige Hydrolyse des Proteins kann man ein Biotinyl-Lysin erhalten, das „*Biocytin*" genannt wird.
Durch Reaktion mit Biotin kann CO_2, genauer HCO_3^- (Bicarbonat, meist als Endprodukt des Stoffwechsels betrachtet), wieder in den Intermediärstoffwechsel eingehen. Die Beladung des Biotin-Enzyms mit Bicarbonat erfordert ATP (◉4.20). Als erstes Zwischenprodukt wird ein Anhydrid aus Phosphorsäure und Kohlensäure gebildet (im Bild nicht gezeigt), dann wird die energiereich gebundene ~COO^--Gruppe auf das N^1 des Biotins übertragen. Die so gebundene Carboxy-Gruppe stellt die aktive Form des Kohlendioxids dar. Sie ermög-

4.19 Reaktionen des C₁-Fragments am Tetrahydrofolat. Oben ist die vollständige Formel des Tetrahydrofolats (abgekürzt H₄-folat oder THF) dargestellt; bei den einzelnen Reaktionen ist jeweils nur ein Formelausschnitt gezeichnet. Die grün eingetragenen Stickstofffatome N^5 und N^{10} nehmen die aktivierten C₁-Gruppen auf; dabei hat die an N^{10} gebundene Gruppe ein höheres Gruppenübertragungspotenzial. Oftmals wird zwischen den beiden Stickstoffatomen ein Ring gebildet, dessen Brücken-C-Atom positiviert ist und als Carbonium-Ion auf ein Akzeptormolekül übertragen werden kann. Die kleinen roten Ziffern bezeichnen die Oxidationsstufe des übertragenen C-Atoms.

Das C₁-Fragment auf der Oxidationsstufe der Hydroxymethyl-Gruppe wird vor allem vom Serin geliefert (Reaktion **1**), Serin ist damit die wichtigste Quelle der C₁-Fragmente auf der Oxidationsstufe des Formaldehyds (Oxidationszahl +2). Durch Dehydrierung (Reaktion **4**) entsteht aus Methylen-tetrahydrofolat das *Methenyl-tetrahydrofolat*, das die C₁-Gruppe auf der Oxidationsstufe des Formiats (+3) trägt. Weitere Quellen für aktives Formiat sind die Ameisensäure selbst (Reaktion **6**), Formylglutamat (Reaktion **7**) und die Formimino-Gruppe, die aus dem Histidin-Abbau kommt (Reaktion **8**, s. ◉8.25, S. 221). Zur weiteren Verwendung der C₁-Fragmente s. Text.

Die einzelnen Reaktionen werden von folgenden Enzymen katalysiert: **1** = Serin-Hydroxymethyl-Transferase; **2** = Methylentetrahydrofolat-Reduktase; **3** = 5-Methyltetrahydrofolat-Homocystein-Methyltransferase; **4** = Methylentetrahydrofolat-Dehydrogenase; **5** = Methenyl-tetrahydrofolat-Cyclohydrolase; **6** = Formiat-tetrahydrofolat-Ligase; **7** = 5-Formyl-tetrahydrofolat-Cycloligase; **8** = Formiminotetrahydrofolat-Cyclo-desaminase; **9** = Thymidylat-Synthase; **10** = Dihydrofolat-Reduktase.

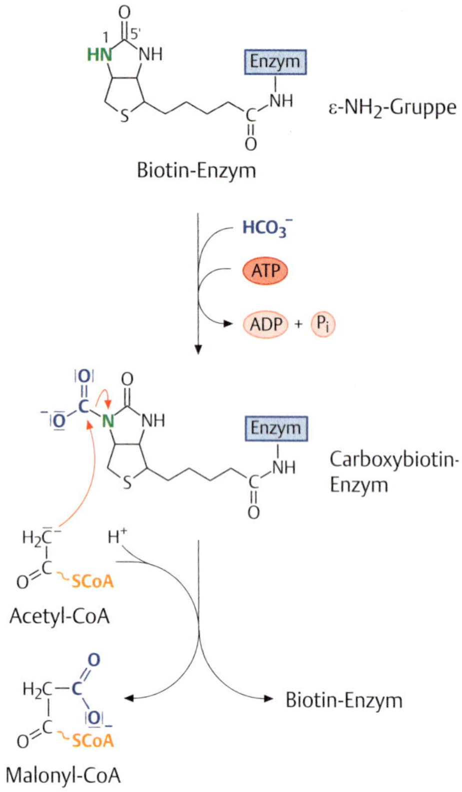

Biotin-Enzym

ε-NH$_2$-Gruppe

HCO$_3^-$

ATP

ADP + P$_i$

Carboxybiotin-Enzym

Acetyl-CoA

Biotin-Enzym

Malonyl-CoA

4.20 Aktivierung von HCO$_3^-$ durch ein Biotin-Enzym und Biosynthese von Malonyl-CoA.

licht eine Carboxylierung von CH-aciden Substraten in Nachbarstellung zu einer >C=O- oder -C=C–Gruppe, z. B. von Acetyl-CoA, Pyruvat oder Propionyl-CoA (s. S. 281); dabei entstehen Malonyl-CoA, Oxalacetat und Methylmalonyl-CoA. Wie aus dem Formelbild ersichtlich, wird als Reaktionsmechanismus ein nucleophiler Angriff des Acetyl-CoA auf das Carboxybiotin angenommen. Die Beladung der prosthetischen Gruppe (Biotin) und der Transfer von ~COO$^-$ sind getrennte Reaktionen, die nach dem Ping-Pong-Mechanismus (S. 56) ablaufen. Biotin bindet extrem gut an Avidin, ein Glykoprotein aus Hühnereiweiß. Diese hohe Affinität nützt man zur spezifischen Markierung oder Isolierung von Nucleinsäuren und Proteinen. Wenn man diese mit Biotin chemisch vernetzt hat, binden sie z. B. fest an Säulenmaterial, das Avidin trägt.

4.8 Coenzyme des C$_2$-Transfers

Drei C$_2$-Fragmente haben größere Bedeutung im Stoffwechsel: der Acetyl-Rest, der vom Coenzym A „aktiviert" wird („aktivierte Essigsäure"), sowie Acetaldehyd und Glykolaldehyd (= Hydroxyacetaldehyd), die vom Thiamindiphosphat übertragen werden. Dieses ist gleichzeitig ein Coenzym der Lyasen; wir besprechen die Reaktionen am Thiamindiphosphat deshalb an späterer Stelle (S. 92).

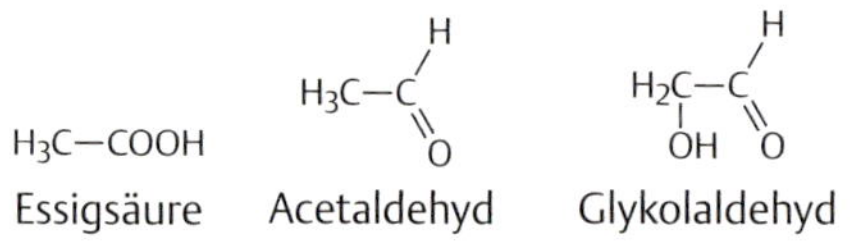

H$_3$C—COOH
Essigsäure

Acetaldehyd

Glykolaldehyd

Coenzym A (CoA) kann Essigsäure oder andere Carbonsäuren in energiereicher Bindung aufnehmen. Das A im Namen steht für Acylierung. Coenzym A und Acyl-CoA sind echte Cosubstrate, d. h. Reaktionspartner verschiedener Enzyme.

Struktur von Coenzym A. Die für die Reaktionsfähigkeit entscheidende Gruppe im Coenzym A ist die HS-Gruppe, die zum Cysteamin-Anteil gehört (4.21). Außerdem enthält das Molekül noch die Pantothensäure, ein Vitamin der B$_2$-Gruppe, und einen Adenosin-Rest, der in 3'-Stellung phosphoryliert ist; die Verknüpfung zwischen dem Pantothensäure-Anteil und dem Adenosin geschieht durch eine Diphosphorsäure. Ein Teil des CoA, das Pantetheinphosphat, ist die Wirk-

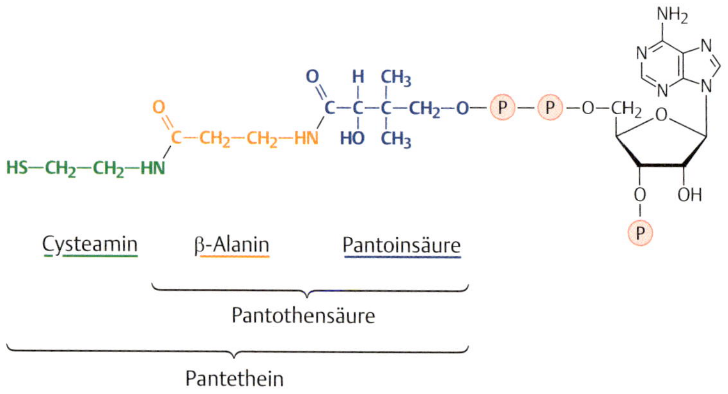

Cysteamin   β-Alanin   Pantoinsäure

Pantothensäure

Panthetein

4.21 HS-Coenzym A.

4.22 Aktivierung einer Carbonsäure.

gruppe des Acyl-Carrier-Proteins im Fettsäuresynthese-Komplex (S. 285).

Coenzym A wird meistens **CoA** abgekürzt. Will man in Reaktionsgleichungen die reaktive HS-Gruppe deutlich machen, so kann man auch **HSCoA** schreiben.

Acetyl-CoA. Wohl die wichtigste Coenzym-A-Verbindung ist das Acetyl-CoA, die *„aktivierte Essigsäure"*. Hierbei ist der Essigsäurerest CH_3CO- an die SH-Gruppe gebunden (**4.22**); chemisch gesehen liegt ein Thioester vor, und man weiß, dass Thioester sehr reaktionsfähig sind. Für Acetyl-CoA gibt es ein eigenes Sammelbecken (Pool) im Stoffwechsel mit verschiedenen Zu- und Abflüssen (s. hierzu Kap. 22, S. 629, 648).

Die Reaktionen der aktivierten Essigsäure können hier nur gestreift werden. Sie lassen sich in zwei Gruppen einteilen:

Reaktionen an der Carboxy-Gruppe. Sie verlaufen in ähnlicher Weise wie die Reaktionen der Säurechloride oder anderer reaktiver Säurederivate in der organischen Chemie. Die wichtigsten Reaktionen sind die Ester- und Säureamid-Bildung, die durch nucleophilen Angriff des Sauerstoffs bzw. Stickstoffs auf die Carbonyl-Funktion des Acetyl-CoA zustande kommen (**4.23**).

Als biologisch wichtigen Ester nennen wir hier das *Acetylcholin,* einen Neurotransmitter (S. 722, 732). Säureamide treffen wir vor allem bei Kohlenhydraten: die Aminozucker liegen meistens in acetylierter Form vor (S. 232).

Reaktionen an der CH-aciden Methyl-Gruppe. Sie sind im Prinzip Reaktionen eines Carbanions, welches durch Eliminierung eines Protons der Methyl-Gruppe entsteht. Das Carbanion kann z.B. mit Carbonyl- oder Carboxy-Gruppen in Reaktion treten und dabei eine C–C-Bindung ausbilden (**4.24** und S. 9).

Die Kondensation von Oxalacetat und Acetyl-CoA zu Citrat nach diesem Reaktionsmechanismus ist eine biochemisch besonders wichtige Reaktion, da sie den Endabbau aller Nährstoffe über den Citrat-Zyklus einleitet (S. 264).

🔍 **Energiequellen für die Aktivierung.** Um die Essigsäure (oder eine andere Carbonsäure) in diese Verbindung mit hohem Gruppenübertragungspotenzial zu überführen, ist selbstverständlich Energie nötig. Sie kann entweder aus der Spaltung von ATP kommen – dabei entsteht als Zwischenprodukt ein Anhydrid mit Adenylsäure (s. **4.22**) – oder einer stark exergonen Reaktion entstammen (oxidative Decarboxylierung. S. 262, oder thioklastische Spaltung, S. 280).

4.23 Esterbildung mit Acetyl-CoA.

4.24 Acetyl-CoA als CH-acide Verbindung und seine Kondensation mit einem Keton.

4.9 Coenzyme der Lyasen, Isomerasen und Ligasen

Lyasen sind Enzyme, die die Spaltung einer Verbindung in zwei Bruchstücke oder – in Umkehrung – das Zusammentreten zweier Stoffe zu einem dritten katalysieren (Synthasen). Die letztgenannte Reaktion deckt sich oft mit einer Gruppenübertragung; zahlreiche durch Coenzyme aktivierte Gruppen partizipieren an Reaktionen der Synthasen, so das *Acetyl-CoA,* das *Carboxybiotin,* oder der an Thiamin gebundene *„aktivierte Aldehyd"* (s. u.).

Eine wichtige Untergruppe der Lyasen sind die *Decarboxylasen.* Bei der Decarboxylierung der Aminosäuren wirkt Pyridoxalphosphat als prosthetische Gruppe; bei der Decarboxylierung des Pyruvats zu Acetaldehyd spielt Thiamindiphosphat die Rolle des Cofaktors.

⬬4.25 Pyridoxalphosphat und die Bildung eines Aldimins.

Thiamindiphosphat

Pyridoxalphosphat (PLP), der wichtigste Cofaktor des Aminosäure-Stoffwechsels, ist ein gutes Beispiel dafür, dass ein und dieselbe prosthetische Gruppe ganz verschiedene Reaktionen zu katalysieren vermag. Es ist gleichzeitig Wirkgruppe der Amino-Transferasen, der Aminosäure-Decarboxylasen und verschiedener Lyasen und Synthasen, die in den Aminosäure-Stoffwechsel eingreifen.

Wie die Formel in ⬬4.25 zeigt, trägt das Pyridoxalphosphat eine freie Aldehyd-Gruppe, die mit der Amino-Gruppe von Aminosäuren zu einem Aldimin, d. h. einer *Schiff-Base* zusammentritt (gelegentlich kann auch ein enzymgebundenes Pyruvat entsprechende Reaktionen mit Aminosäuren eingehen und Pyridoxalphosphat ersetzen). In dieser Schiff-Base übt der Stickstoff des Pyridin-Rings einen Elektronenzug aus, der sich über die C=N-Doppelbindung bis zum α-Kohlenstoff-Atom der Aminosäure fortsetzt und die Eliminierung eines der Substituenten in Form einer positiv geladenen Gruppe begünstigt. Je nachdem welche Gruppe dies ist, ergeben sich verschiedene Reaktionsmöglichkeiten, die auf S. 205 ff. beim Aminosäure-Stoffwechsel ausführlich diskutiert werden.

Thiamindiphosphat (Thiaminpyrophosphat, ThPP) wurde schon kurz als prosthetische Gruppe der Transferasen erwähnt (S. 90). Der Grundkörper Thiamin (Vitamin B_1, s. auch S. 611) ist eines der am längsten bekannten Vitamine. Die Strukturformel weist zwei Ringe auf, die nicht kondensiert sind: einen Pyrimidin-Ring und einen Thiazol-Ring. Die Verknüpfungsstelle ist der quartäre Stickstoff des Thiazol-Rings. Im Thiamindiphosphat trägt die Hydroxy-Gruppe in der Seitenkette eine Diphosphat-Gruppe.

Thiamindiphosphat-abhängige Enzyme katalysieren zwei Reaktionstypen, beides α-Spaltungen bzw. α-Kondensationen in direkter Nachbarschaft einer Carbonyl-Gruppe. Der wichtigste Reaktionstyp ist die *Decarboxylierung* der 2-Oxosäuren Pyruvat und 2-Oxoglutarat, die in ⬬4.26 erklärt ist. Das reaktive Zentrum des Thiamindiphosphats ist das C-2 des Thiazol-Rings, das leicht ein Proton abgibt (möglicherweise an die benachbarte H_2N-Gruppe am Pyrimidin-Ring) und damit eine *Ylid-Struktur* ausbildet. Das Decarboxylierungsprodukt, im Falle des Pyruvats der „aktivierte" Acetaldehyd, kann als nucleophile Gruppe weiter übertragen werden. Bei der *oxidativen Decarboxylierung* ist der Akzeptor eine *Liponsäure-Gruppe;* diese wichtige Reaktion ist in Kap. 10 (S. 265) im Zusammenhang mit dem Citrat-Zyklus ausführlich besprochen.

Ein anderer Fall einer α-Ketol-Übertragung ist die Glykolaldehyd-Übertragung durch Transketolase (s. S. 252) und Phosphoketolase.

Isomerasen benötigen meist keine Cofaktoren. Zur Isomerisierung von Zuckern sind jedoch manchmal Uridindiphosphat und fest gebundenes NAD^+ erforderlich.

⬬4.26 Decarboxylierung von Pyruvat. Das *Ylid* des Thiamindiphosphats reagiert mit der Carbonyl-Gruppe des Pyruvats zum tetraedrischen Zwischenprodukt. Der positiv geladene Stickstoff übt einen Elektronenzug aus, wodurch CO_2 abgelöst wird. Durch Eintritt von H^+ entsteht nun der Thiamin-gebundene Acetaldehyd, der abgespalten oder bei der oxidativen Decarboxylierung auf Liponamid übertragen wird.

Bei Umlagerungen organischer Gruppen wirken manchmal Cobalamin-Coenzyme mit.

Adenosyl-Cobalamin. Cobalamin-Coenzyme sind wohl die kompliziertesten Coenzyme, die die Natur erfunden hat. Sie leiten sich vom Cobalamin (Vitamin B_{12}, s. S. 614) ab. Das wichtigste Coenzym dieser Art ist das Adenosyl-Cobalamin, das die unten wiedergegebene Formel besitzt. Die reaktionsfähige Gruppe in diesem Coenzym ist offenbar die „metallorganische" Bindung zwischen C-5 des 5'-Desoxyadenosins und dem Cobalt-Atom.

Das Adenosyl-Cobalamin ist beteiligt an Umlagerungsreaktionen, bei denen Wasserstoff und organische Gruppen ihren Platz wechseln. Die wichtigste Reaktion dieser Art ist die Isomerisierung von Methylmalonyl-CoA zu Succinyl-CoA (S. 281). Der Reaktionsmechanismus ist nicht völlig geklärt.

Das Adenosyl-Cobalamin wird von manchen Mikroorganismen auch als Cofaktor für die Ribonucleotid-Reduktase benötigt. Dieses Enzym verwandelt Ribonucleotid-triphosphate in Desoxyribonucleotid-triphosphate.

🔍 Ein anderes Cobalamin-Coenzym ist das **Methyl-Cobalamin**; es trägt statt des Adenosyl-Restes eine Methyl-Gruppe und ist am Transfer der Methyl-Gruppe zwischen Methyltetrahydrofolsäure und Homocystein beteiligt (s. ☞**4.19**).

Adenosyl-Cobalamin

Ligasen heißen Enzyme, die unter Elimination von PPi (Diphosphat) Bindungen herstellen. Hierbei ist immer ATP oder ein ähnliches Triphosphat beteiligt, gelegentlich auch noch Biotin (bei carboxylierenden Reaktionen).

Zu den Ligasen gehören auch die Aminosäuren-aktivierenden Enzyme, und man kann mit gutem Recht die „Transfer-Ribonucleinsäuren" als Coenzyme bezeichnen. Wir werden uns mit dem Bau und der Funktion der Nucleinsäuren im folgenden Kap. 5 befassen.

🔍 Ein interessantes Phänomen beobachten wir bei den **Mutasen**, die im Kohlenhydrat-Stoffwechsel den Phosphorsäure-Rest verschieben und z. B. den Übergang

Glucose-1-phosphat $\rightleftharpoons$ Glucose-6-phosphat

katalysieren. Hierbei ist das Zwischenprodukt Glucose-1,6-bisphosphat zugleich „Coenzym" (= Phosphat-Donor), und das stöchiometrisch umgesetzte „Coenzym" wird aus dem Substrat regeneriert (S. 240).

4.10 Pathobiochemie

Wir haben eingangs darauf hingewiesen, dass am Aufbau vieler Coenzyme Vitamine beteiligt sind. Unzureichende Vitaminzufuhr kann deshalb zu einem relativen Mangel an Coenzym führen. Die eigentlichen Vitaminmangelkrankheiten werden im Kap. 21 Ernährung (S. 583 ff.) behandelt.

Nucleoside. Hierzu gehören u. a. 5-Methylcytosin, die am Stickstoff methylierten Basen der Hauptnucleotide, das N^6-Isopentenyl-adenosin und das Pseudouridin, bei dem das C-1 der Ribose mit dem C-5 des Pyrimidin-Rings über eine C-C-Bindung verknüpft ist (▼5.2, unterste Zeile). Auch einige seltene Nucleoside sind in ▼5.2 mit aufgeführt. Diese seltenen Bausteine entstehen durch nachträgliche Modifizierung.

Synthese und Abbau der Pyrimidine

Die **Pyrimidin-Biosynthese** (👁5.3) beginnt mit der Bildung von *Carbamoylphosphat* durch die cytoplasmatische Carbamoylphosphat-Synthetase II (das mitochondriale Enzym des Harnstoffzyklus, S. 211, wird mit I beziffert) (**1**).

Carbamoylphosphat, eine Verbindung mit hohem Gruppenübertragungspotenzial, reagiert mit Aspartat zum Carbamoyl-aspartat (**2**), welches in einer Gleichgewichtsreaktion (**3**) zum Dihydroorotat zyklisiert. In tierischen Zellen sind alle drei Enzymaktivitäten (Carbamoylphosphat-Synthetase, Aspartat-Transcarbamoylase und Dihydroorotase) in einer einzigen Peptidkette verankert. Die Synthetase und die Dihydroorotase werden allosterisch reguliert, nicht aber die Aspartat-Transcarbamoylase.

Dihydroorotat wird nun zum Orotat dehydriert (**4**), und dieses reagiert mit 5-Phosphoribosyl-1-diphosphat (PRPP) zum Orotidin-5'-phosphat (**5**), welches zum Uridin-5'-phosphat (UMP) decarboxyliert wird (**6**). Die weitere Phosphorylierung zum UTP geschieht durch spezifische Kinasen mit ATP als Phosphat-Donor.

🔍 **Allgemeines zur Nomenklatur.** Die Nomenklatur der Nucleotide haben wir bereits am Beispiel der Adenosinphosphate (AMP, ADP, ATP) kennen gelernt (s. S. 83). Die übrigen ganz entsprechend aufgebauten Nucleosidphosphate werden in analoger Weise bezeichnet und abgekürzt, wobei das Nucleosid meist nur mit dem ersten Buchstaben abgekürzt wird; so steht G für Guanosin, C für Cytidin usw.

Die Desoxyribonucleotide, die als Bausteine der DNA wichtig sind, werden durch Vorsetzen von d gekennzeichnet, also dAMP für Desoxyadenosinmonophosphat, dCTP für Desoxycytidintriphosphat. Aus Gründen der Einheitlichkeit kürzt man das Thymidin mit dT ab, da es ein Desoxyribonucleosid ist. Das Pseudouridin wird mit dem griechischen Buchstaben ψ bezeichnet.

👁**5.3 Biosynthese der Pyrimidin-Nucleotide.** Sie verläuft über Uridin-5'-phosphat (UMP).

Regulation der Aspartat-Transcarbamoylase bei *E. coli.* Im Gegensatz zu Eukaryonten liegen bei *E. coli* drei getrennte Proteine vor, von denen besonders die Aspartat-Transcarbamoylase für die Regulation von Bedeutung ist. Sie besteht hier aus 6 Untereinheiten. Das Enzym wird durch CTP allosterisch gehemmt und durch ATP stimuliert. Die *de-novo*-Synthese des Enzyms wird durch CTP gehemmt (☞**3.19c**, S. 67).

☞5.4 Abbau des Uracils.

Neben der Reduktion auf Diphosphat-Ebene gibt es bei manchen **Bakterien** einen Stoffwechselweg, bei dem die Triphosphate durch ein Cobalamin-Coenzym zu den Desoxynucleosidtriphosphaten reduziert werden. Auch hierbei ist Thioredoxin beteiligt.

Die anderen Pyrimidine gehen aus Uridin-Derivaten hervor. Die CTP-Synthase (**7**) wandelt die OH-Gruppe am C-Atom 4 des Uridintriphosphats mit *Ammoniak* oder *Glutamin* in die Amino-Gruppe um, wodurch Cytidintriphosphat entsteht. Die Thymidin-Derivate werden mit Hilfe der Thymidylat-Synthase (**8**) durch Methylierung von Uridin- bzw. Desoxyuridinmonophosphat mit N^5,N^{10} *Methylentetrahydrofolat* synthetisiert (zur Regenerierung von Methylen-THF s. ☞**4.19**, S. 89).

Der *Abbau des Uracils* (☞**5.4**) verläuft als Umkehrung der Biosynthese, d. h. der Ring wird partiell hydriert und zwischen *N*-3 und *C*-4 hydrolytisch geöffnet. Da jedoch beim Übergang Orotsäure → Uridin CO_2 abgespalten wird, erscheint als Abbauprodukt nicht Aspartat, sondern das Decarboxylierungsprodukt β-*Alanin.*

Synthese und Abbau der Purine

Die *Biosynthese des Purin-Rings* (☞**5.5**) verläuft wesentlich umständlicher als jene der Pyrimidine. Zwei Prinzipien sind bemerkenswert: Erstens vollzieht sich die Synthese am Ribose-5-phosphat-Teil des Nucleotids, zweitens erfolgt der Aufbau des Rings aus kleinsten Einheiten; das größte Bruchstück ist ein Glycin-Molekül, alle anderen *C*- oder *N*-Atome werden einzeln eingeschoben. Aus ☞**5.5** und der Erläuterung dazu geht das Wesentliche hervor. (Zur Übersicht über den Purin-Stoffwechsel s. a. ☞**5.28**, S. 114.)

Die *Regulation* der Purin-Biosynthese erfolgt in erster Linie bei der Bildung des 5-Phosphoribosylamins, die von der *Glutamin-PRPP-Amidotransferase* katalysiert wird (Reaktion **1** in ☞**5.5**). Dieses Enzym wird durch die Nucleotide AMP, GMP und IMP allosterisch gehemmt; sind also ausreichend Mononucleotide – die Endprodukte dieses Biosyntheseweges – vorhanden, dann ist die Synthese abgeschaltet.

Abbau der Purin-Basen (☞**5.6**). Im Stoffwechsel entstehen stets freie Purin-Basen. Ebenso entstehen bei der Verdauung aus den Nucleinsäuren Nucleoside und freie Basen, die in die Stoffwechselprozesse einbezogen werden. Soweit die Purin-Basen nicht wieder verwendet werden (Salvage-Pathway, s. u.), werden sie zur Harnsäure oxidiert, welche beim Menschen die Endstufe des Purin-Abbaus darstellt. Wie ☞**5.6** zeigt, wird dabei Adenosin zunächst zu Inosin desaminiert. Durch phosphorolytische Abspaltung der Ribose entsteht Hypoxanthin, das weiter zu Xanthin oxidiert wird. Vom Guanosin wird zunächst die Ribose abgespalten, das Guanin wird dann zu Xanthin desaminiert. Die Oxidation von Hypoxanthin und von Xanthin zu Harnsäure (☞**5.6**) wird durch die Xanthin-Oxidase bewirkt. Dieses Enzym ist ein Flavoprotein von sehr geringer Substratspezifität, das z. B. auch Formaldehyd zu Ameisensäure oxidieren kann. Die Reaktion ist sauerstoffabhängig.

Bei den meisten Säugetieren wird die Harnsäure weiter abgebaut zu *Allantoin* oder *Allantoinsäure;* beim Menschen und Menschenaffen wird sie jedoch unverändert ausgeschieden.

Die methylierten Xanthine haben pharmakologisches Interesse *(Theophyllin* = 1,3-Dimethylxanthin, *Coffein* = 1,3,7-Trimethylxanthin. Manche Analoga der Purine *(6-Thioguanin, 6-Mercaptopurin)* werden als Chemotherapeutika gegen Tumoren verwendet.

Bildung der Desoxyribonucleotide. Die Desoxyribonucleotide, die als Bausteine für die DNA wichtig sind, entstehen durch reduktive Entfernung der 2'-OH-Gruppe. Die Reaktion, katalysiert durch die *Ribonucleotid-Reduktase*, vollzieht sich bei den Pyrimidin- und Purin-Nucleotiden in gleicher Weise auf der Stufe der Diphosphate. Wasserstoff-Donor für die Reduktion ist das *Thioredoxin,* ein Protein aus 106 Aminosäuren (S. 81). Es enthält zwei reaktionsfähige HS-Gruppen,

5.5 Biosynthese der Purin-Nucleotide. Durch die Glutamin-PRPP-Amido-Transferase wird zunächst eine Aminogruppe (aus Glutamin) auf 5-Phosphoribosyl-1-diphosphat übertragen (**1**). Dabei entsteht 5-Phosphoribosylamin, an das nun Glycin in Säureamid-Bindung angegliedert wird (**2**). An dieses Gerüst werden nun die einzelnen Atome angelagert. In Reaktion (**3**) wird ein C_1-Fragment vom N^{10}-Formyl-Tetrahydrofolat auf den Amino-Stickstoff des Glycins übertragen, dann wird der Sauerstoff der Glycinamid-Bindung durch Stickstoff ersetzt (**4**, NH_2-Donor ist auch hier wieder Glutamin). In der Reaktion **5** wird der Fünfring geschlossen. In einer weiteren Reaktion (**6**) wird eine Carboxy-Gruppe an C-6 eingeführt, die aus Bicarbonat stammt; die Reaktion benötigt keine Biotin-aktivierte Carboxy-Gruppe. Die Carbonsäure wird nun in das Amid umgewandelt (**7**), wobei Aspartat den Stickstoff liefert. In Reaktion **8** wird eine Formyl-Gruppe vom N^{10}-Formyl-Tetrahydrofolat eingefügt, um den Sechsring zu schließen (**9**); das Produkt ist Inosin-5'-phosphat (IMP). Beim Übergang in Adenosin-5'-phosphat (AMP) liefert Aspartat den Stickstoff (**10**), Adenylosuccinat ist Zwischenprodukt. Der Übergang in Guanosin-5'-phosphat (GMP) erfolgt durch Wasseranlagerung in 2,3-Stellung, Dehydrierung der Hydroxy-Gruppe zum Xanthosin-5'-phosphat (**11**) und Amidierung zu GMP (**12**), wobei Glutamin NH_2-Donor ist.

GMP AMP

H₂O H₂O

Pᵢ Pᵢ

Guanosin Adenosin AMP

Pᵢ H₂O H₂O

P–Rib NH₃ NH₃

Guanin Inosin IMP

H₂O Pᵢ

NH₃ P–Rib Pᵢ H₂O

Xanthin Hypoxanthin

Xanthin-Oxidase

Harnsäure

O₂

CO₂

Allantoin ⟶ Allantoinsäure

H₂O

5.6 Abbau der Purin-Nucleotide.

P–O–CH₂

HO OH

O–P–P

Adenin Guanin Hypoxanthin

APRT HGPRT

P Pᵢ

AMP GMP bzw. IMP

5.7 Wiederverwertung von Purin-Basen.
APRT: Adenin-Phosphoribosyltransferase, HGPRT: Hypoxanthin-Guanin-Phosphoribosyltransferase.

die an der Reduktion des Zuckers mitwirken. Das oxidierte Thioredoxin (-S-Form) kann durch NADPH wieder reduziert werden.

Wiederverwertung der Purin- und Pyrimidin-Basen (☞5.7). Die im Stoffwechsel entstehenden freien *Purin-Basen* werden zum Teil wieder verwertet, und zwar durch einen Stoffwechselweg, der im Englischen „*Salvage Pathway*" genannt wird. Die wichtigste Reaktion hierbei ist die Bildung der Nucleotide aus 5-Phosphoribosyl-1-diphosphat (PRPP) und den entsprechenden Purin-Basen. Hierfür gibt es zwei verschiedene Enzyme, eine für Adenin spezifische Phosphoribosyltransferase (APRT) und eine Phosphoribosyltransferase, die Hypoxanthin und Guanin als Substrate akzeptiert (HGPRT).
Eine solche Phosphoribosylierung der freien Basen wurde für die *Pyrimidine* bisher nur im Falle von Uracil beschrieben, weiterhin eine Phosphorylierung von entsprechenden Nucleosiden.

5.3 Primärstruktur der Nucleinsäuren

Die Nucleinsäuren sind kettenförmige Makromoleküle. Ihre Bausteine sind die Nucleotide. Ähnlich wie bei den Proteinen kann man verschiedene Stufen der molekularen Ordnung unterscheiden:
1. Die *Primärstruktur* ist die Sequenz der Nucleotide bzw. Basen; in dieser Sequenz liegt die Information, die die DNA bzw. RNA trägt.
2. Die *Sekundärstruktur* ist hier definiert als die Folge der Paarung komplementärer Basen (z. B. in der tRNA als kleeblattförmige Darstellung, s. S. 141).
3. Die *Tertiärstruktur* bezeichnet die vollständige Raumstruktur mit bekannter Position aller Atome (z.B. die DNA-Doppelhelix, aber auch die räumliche Anordnung des tRNA-Kleeblatts als hakenförmige Struktur).

Primärstruktur der Desoxyribonucleinsäure (DNA). Die Nucleinsäuren sind chemisch Polynucleotide: Zahlreiche Nucleoside sind durch Phosphorsäure (in Diesterbindung) miteinander verknüpft. Da bei den Desoxyribonucleosiden, die wir zunächst betrachten, die Stellung 1' der Desoxyribose durch die Base, die Stellung 4' durch den furanoiden Ring besetzt ist, kann die Phosphorsäure nur die Hydroxyle 3' und 5' miteinander verknüpfen. Aus dieser Art der Kettenbildung ergeben sich zwei definierte Enden des Nucleinsäure-Moleküls: Nach einer Übereinkunft schreibt man die Kette so, dass das 5'-OH-Ende, das noch einen Phosphat-Rest trägt, links, das 3'-OH-Ende rechts steht. Das 5'-Ende mit den ersten fünf Desoxynucleotiden eines DNA-Strangs ist in ☞5.8a dargestellt.
Bei einer anderen Darstellung wird die Fischer-Projektion der Ribose oder Desoxyribose durch einen senkrechten Strich, die Phosphorsäure durch ein P symbolisiert (☞5.9).
Als Basen sind in ☞5.8a die Purin-Derivate Adenin und Guanin und die Pyrimidin-Derivate Cytosin und Thymin aufgeführt. Das Vorkommen von *Thymin* kennzeichnet die Desoxyribonucleinsäure, Ribonucleinsäuren enthalten stattdessen *Uracil* (☞5.8b).
In der DNA stehen Adenin und Thymin im Molverhältnis 1:1, ebenso Guanin und Cytosin. Damit sind in doppelsträngiger DNA stets gleich viele Purin- und Pyrimidin-Basen vorhanden. Wie später gezeigt wird, ist dies eine logische Konsequenz der Basenpaarungsregeln.

Molekülgröße. Die Länge der DNA-Ketten kann außerordentlich groß sein. Es hat sich eingebürgert, als Maß für die Kettenlänge die Zahl der Basen (bei Doppelsträngen: Basenpaare) in Einheiten von je 1000, d. h. in *Kilobasen* (kb) anzugeben (s. ☞5.1, S. 96). Man kann natürlich auch die relative Molekülmasse M_r (S. 15) als Einheit wählen; zur

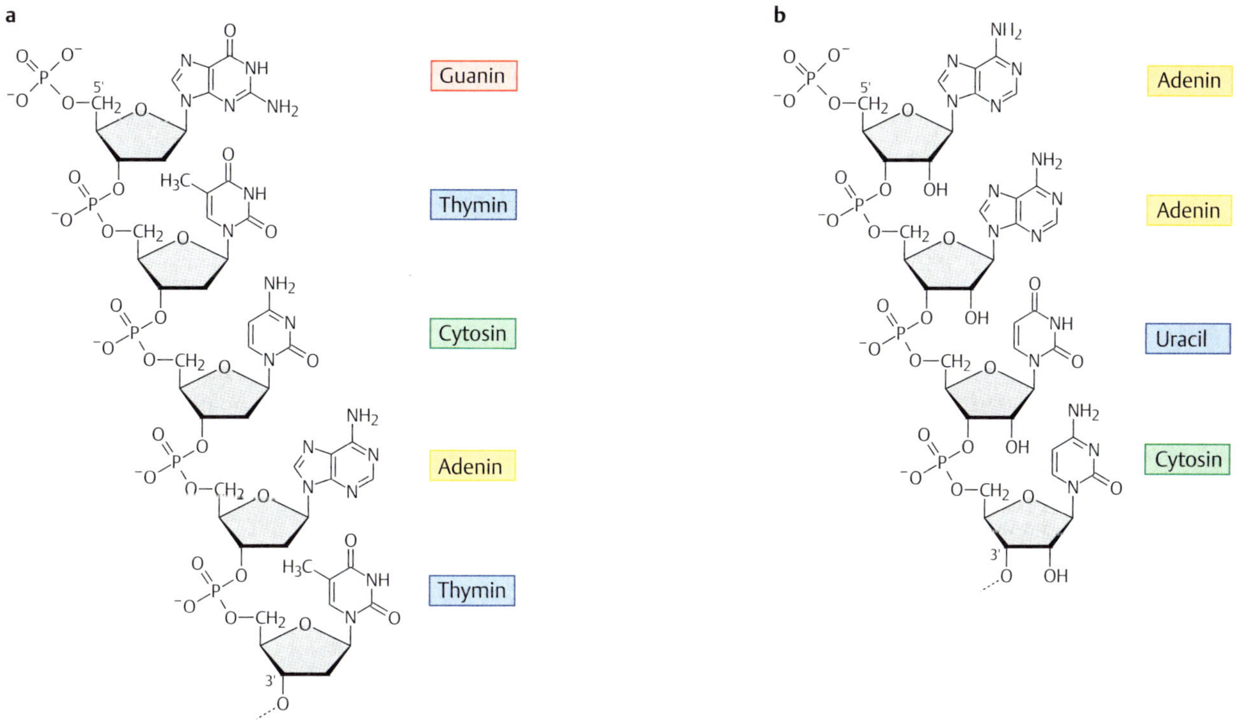

a

| Guanin |
| Thymin |
| Cytosin |
| Adenin |
| Thymin |

b

| Adenin |
| Adenin |
| Uracil |
| Cytosin |

5.8 Struktur der Nucleinsäuren.
a Formelausschnitt eines **DNA**-Strangs mit Phosphat am 5'-Ende. Kurzschreibweise dieser Sequenz: pdG-dT-dC-dA-dT oder d(pGpTpCpApT) oder GTCAT.
b Formelausschnitt eines **RNA**-Strangs mit Phosphat am 5'-Ende.

Umrechnung sei angegeben, dass die mittlere Molekülmasse einer Nucleotid-Einheit 310 beträgt; näherungsweise rechnet man oft mit 330 (3 Nucleotide zu M_r 1000).
Die DNA einzelner Chromosomen ist aus einer einzigen Doppelhelix aufgebaut. Diese erreicht zum Beispiel bei dem längsten der vier Chromosomen von *Drosophila melanogaster* eine Länge von ca. 26 mm und ist aus $76 \cdot 10^6$ Basenpaaren aufgebaut.
Das ringförmige Chromosom des Bakteriums *Escherichia coli* enthält 3800 kb, und eine der kleinsten Virusnucleinsäuren, die des Affenvirus SV 40, ist nur 5230 Basenpaare lang (s. a. ⏵ 5.1).

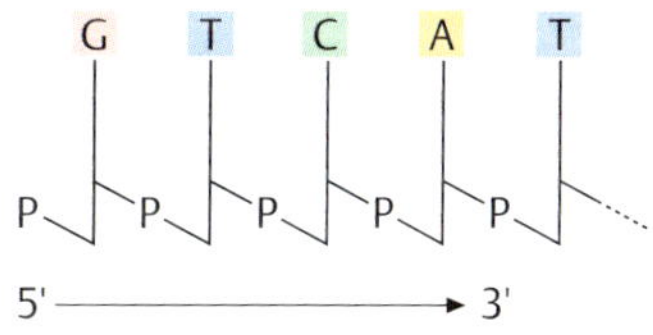

Primärstruktur der Ribonucleinsäuren (RNA). Sie sind ganz ähnlich aufgebaut wie die DNA, bestehen also ebenfalls aus zahlreichen Nucleosiden, die durch Phosphorsäure über die 3'- und die 5'-OH-Gruppe miteinander verknüpft sind. Das Prinzip ist in der ⬤5.8b dargestellt.
Man unterscheidet nach ihrer Funktion verschiedene Klassen von Ribonucleinsäuren:
– Transfer-RNA (tRNA),
– ribosomale RNA (rRNA),
– Messenger-RNA (mRNA)
und weitere RNA-Arten (wie z. B. die Vorläufer von mRNA, prä-mRNA bzw. hnRNA, *heterogeneous nuclear RNA*) oder kleine Kern-RNA-Arten, „small nuclear RNA", (snRNA), deren Funktion bei der Besprechung der Transkriptionsmechanismen (S. 128) beschrieben wird.
Wir behandeln diese verschiedenen Ribonucleinsäuren an späterer Stelle (Kap. 6); hier sei nur erwähnt, dass sie nicht nur verschiedene Funktionen besitzen, sondern auch verschieden lang sind. Im Vergleich zu Messenger-RNA und ribosomaler RNA sind *Transfer-Ribonucleinsäuren* kleine Moleküle, sie bestehen aus circa 90 Nucleotiden und enthalten relativ viele seltene Basen. In den Ribosomen höherer

5.9 Sequenzdarstellung einer Nucleinsäure.
Der senkrechte Strich symbolisiert die Ribose oder Desoxyribose, P steht für Phosphorsäure.

🔍 **Länge der verschiedenen RNA-Arten.**

	Anzahl Nucleotide
tRNA	80–90
mRNA	je nach codiertem Protein
rRNA	150–4000 (5S, 5,8S, 18S, 28S)
snRNA	50–200 (U1-U6 snRNA)

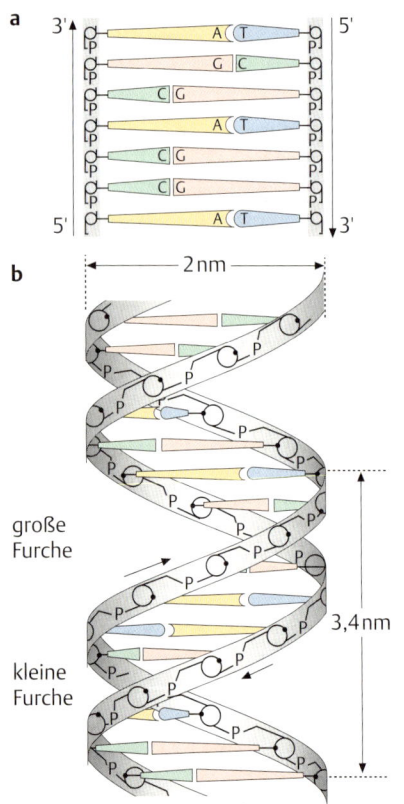

⊸5.10 Basenpaarung durch Wasserstoff-Brücken. Die glykosidischen Bindungen zum Zucker stehen einander nicht diametral gegenüber, sondern bilden einen Winkel.

⊸5.11 Lactam- und Lactim-Form des Thymins.

Lactam („Keto")   Lactim („Enol")

a

b

2 nm

große Furche

kleine Furche

3,4 nm

⊸5.12 Basenpaarung der DNA. a Schema der Basenpaarung. Die komplementären Stränge haben entgegengesetzte Polarität. **b** Räumliche Struktur der Doppelhelix.

Organismen findet man vier verschiedene *ribosomale Ribonucleinsäuren,* nach ihren Sedimentationskonstanten als 5S-, 5,8S-, 18S- und 28S-rRNA bezeichnet (s. ⊢**6.5** , S. 144).

Die *Messenger-Ribonucleinsäuren* (mRNA) stellen eine heterogene Gruppe mit Kettenlängen von einigen 100 bis zu mehreren 1000 kb dar. Im Zellkern findet man Vorstufen der mRNA, die aus noch sehr viel größeren Molekülen bestehen.

5.4 Raumstruktur der DNA

Watson und Crick haben aufgrund der von Chargaff bestimmten Basenzusammensetzung und der von Franklin und Wilkins ermittelten Röntgendaten ein Modell entwickelt, das die Grundlage der modernen Molekularbiologie geworden ist.

Basenpaarung. Dem Strukturmodell liegt die Annahme zugrunde, dass je zwei Basen durch Wasserstoff-Brückenbindungen (s. S. 2) miteinander in Beziehung treten; das ist bei dem Paar Adenin-Thymin und bei Guanin-Cytosin möglich. Dabei werden zwischen A und T zwei und zwischen G und C drei Wasserstoff-Brückenbindungen ausgebildet (⊸**5.10**).

Durch diese Basenpaarung werden zwei Polynucleotid-Stränge zusammengehalten; gleichzeitig bestimmt jede der Basen den entsprechenden Partner, so dass *ein* Strang die vollständige Sequenz der Basen im anderen Strang festlegt. In ⊸**5.12** ist das dargestellt; jedes Basensymbol korrespondiert nur mit einem bestimmten Partner und bestimmt ihn damit. Kurze und lange Symbole verdeutlichen, dass immer eine *Pyrimidin-* mit einer *Purin-*Base paart. Die Basenpaarung kann nur stattfinden, wenn alle jeweils beteiligten Basen in der *Lactam-*(Keto-)Form vorliegen (⊸**5.11**).

Die Doppelhelix. Denkt man sich das zweisträngige Band verdrillt, so erhält man ein ungefähres Abbild vom Watson-Crick-Modell der Desoxyribonucleinsäure: Zwei DNA-Einzelstränge (oder zwei Hälften des Moleküls) sind in Form eines Doppelstranges so zu einer rechtsgängigen Schraube miteinander verdreht, dass eine Windung ca. 10 Basenpaare enthält (Grund- oder B-Konformation, s. u.). Eine Schemazeichnung des Modells zeigt ⊸**5.12b**. Die Basenpaare liegen horizontal, dadurch können ihre π-Elektronen über van-der-Waals-Kräfte in Wechselwirkung treten. Diese Stapelung der Basen (engl. *base stacking*) trägt wesentlich zur Stabilität der Konformation bei. Die Zucker-Fünfringe und die Phospho-Diester-Brücken bilden den äußeren Mantel der Schraube, deren Durchmesser etwa 2 nm beträgt. Die beiden Stränge haben entgegengesetzte „*Polarität*" (= Richtung vom 5' zum 3'-Ende).

Wie schon das Schema der Basenpaarung (⊸**5.10**) zeigt, stehen die beiden Zuckerreste sich nicht diametral gegenüber. Dies führt dazu, dass die Windungen der beiden Helices z. T. weiter entfernt sind, z. T. näher beieinander liegen. Es gibt deshalb eine *große (breite) Furche* und eine kleine oder *schmale Furche* auf der Oberfläche der DNA-Doppelhelix (⊸**5.12b** und ⊸**5.13a**).

A- und B-Konformation. Neben der Grundform der DNA, welche als B-DNA bezeichnet wird, wurde bei geringerer Hydratisierung eine parakristalline A-DNA beobachtet, bei der die Basen gegenüber dem Zucker-Phosphat-Gerüst geneigt erscheinen und eine vollständige Windung 11 Basenpaare umfasst. Wie die B-DNA, so entspricht auch die A-DNA einer *rechtsgängigen Schraube.*

Nach dem Prinzip der Basenpaarung können auch RNA-RNA-Doppelstränge und DNA-RNA-Hybrid-Doppelstränge ausgebildet werden.

RNA-RNA-Doppelstränge und DNA-RNA-Hybrid-Doppelstränge besitzen eine A-Form.

Die unterschiedlichen Raumstrukturen von A- und B-DNA beruhen in erster Linie auf verschiedenen Konformationen der Desoxyribose unter den jeweiligen Hydratationsbedingungen: In A-DNA liegt das C-3' der Desoxyribose über der Ebene des Furanrings (C_3'-endo), in B-DNA ist das Desoxyribose-Molekül in der C_2'-endo-Konformation (das C-2' liegt über der Ringebene [zur Raumstruktur von Zucker-Molekülen s. S. 230]). Im RNA-Molekül verhindert die OH-Gruppe an C_2' das Entstehen einer B-Form eines RNA-RNA- oder RNA-DNA-Doppelstrangs.

Z-Konformation der DNA. Im Watson-Crick-Modell bilden beide Stränge rechtsgewundene Schrauben. Es ist auch eine Form mit entgegengesetzter Schraubenrichtung möglich. Sie wird als Z-Konformation bezeichnet, weil hier das Zucker-Phosphat-Gerüst zick-zackförmig geknickt vorliegt (**5.13b**). Vieles weist darauf hin, dass in Eukaryonten-Chromosomen einzelne Abschnitte in Z-Konformation vorliegen können. Dies wird begünstigt durch Sequenzen, in denen Purin- und Pyrimidin-Basen abwechselnd aufeinander folgen. Wenn umgebende DNA durch ihre Überspiralisierung einen Zwang auf solche DNA ausübt, könnte es hier zur Ausbildung von Z-DNA-

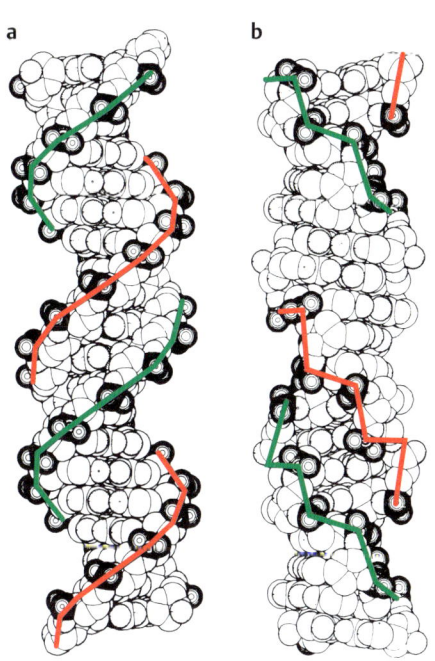

5.13 Kalottenmodell von B- und Z-DNA. a B-DNA, **b** Z-DNA. Die Zucker-Phosphat-Bindungen sind hervorgehoben und zeigen die Umkehrung der Schraubenwindung sowie ihren geknickten Verlauf in der Z-DNA (nach A. Rich).

⊤ 5.3 Vergleich der verschiedenen DNA-Formen.

	B-DNA	A-DNA	Z-DNA
Windungsrichtung	rechtsgängig	rechtsgängig	linksgängig
Helixdurchmesser	2,37 nm	2,55 nm	1,84 nm
Länge pro Windung (Ganghöhe)	3,54 nm	2,53 nm	4,56 nm
Basen pro Windung	10,4	11	12

Abschnitten kommen. Der Übergang von B-DNA zur Z-DNA erfolgt besonders leicht in GC-reichen Abschnitten; er lässt sich in vitro durch hohe Salzkonzentration erzielen.

„Denaturierung der DNA". Ähnlich wie bei der Erwärmung von Proteinen Nebenvalenzen gelöst werden und die native Konformation verloren geht (Denaturierung, s. S. 35), so bleibt auch die Struktur des Doppelstrangs nicht stabil. Erwärmt man die DNA auf etwa 70 bis 90 °C, so beobachtet man eine Aufspaltung des Doppelstrangs zu Einzelsträngen durch Lösung der Wasserstoff-Brückenbindungen. Dabei ändern sich die physikalischen Eigenschaften (u. a. Viskosität, Lichtabsorption, s. **5.14**). Man hat dieses Aufbrechen der Helixstruktur mit dem Schmelzvorgang verglichen, bei dem das Kristallgitter zusammenbricht, und spricht in diesem Sinne vom „Schmelzpunkt" der DNA. Er ist abhängig von der Basenzusammensetzung; eine GC-reiche DNA hat einen höheren Schmelzpunkt, da sich zwischen G und C drei Wasserstoff-Brücken ausbilden können.

Renaturierung. Unter geeigneten Bedingungen lassen sich denaturierte DNA-Abschnitte wieder zu Doppelsträngen zusammenfügen. Die Geschwindigkeit dieser Renaturierung ist umso größer, je mehr gleichartige Sequenzen in einem Nucleinsäure-Gemisch vorhanden sind. Man drückt die Geschwindigkeit der Reassoziation durch ein Produkt aus DNA-Konzentration und Renaturierungszeit, den sogenannten C_0t-Wert aus. Die C_0t-Kurven haben eine große Rolle bei der Analyse der DNA auf repetitive Sequenzen gespielt (s. S. 111).

Hybridisierung. Nucleinsäuren, die über längere Strecken des Moleküls eine komplementäre Basensequenz besitzen, können sich zu

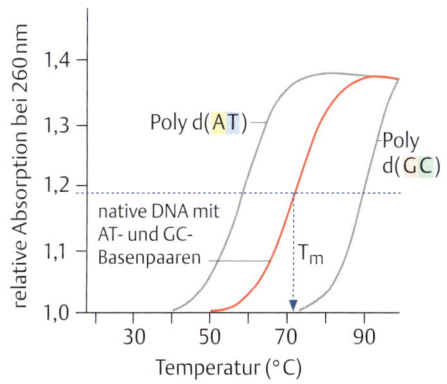

5.14 DNA-Schmelzkurve. Die mittlere Schmelztemperatur (T_m, auch „Schmelzpunkt" genannt) hängt von der Basenzusammensetzung ab. (Poly d[AT] und Poly d[GC] sind synthetische Polydesoxynucleotide, die ausschließlich GC- bzw. AT-Basenpaare aufweisen.)

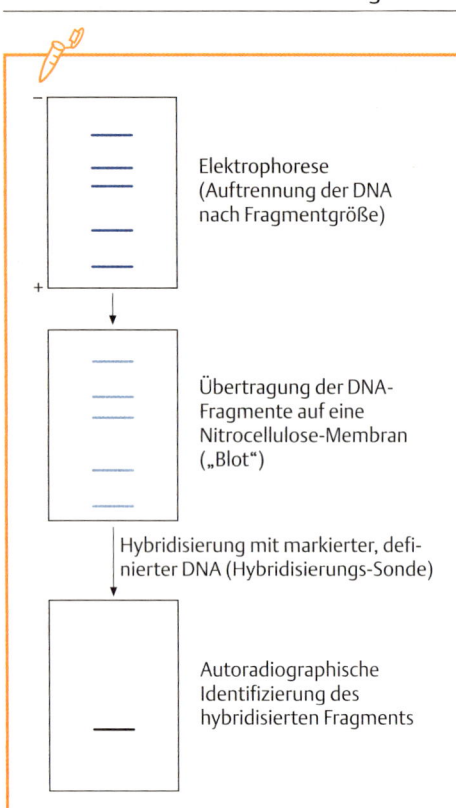

Elektrophorese
(Auftrennung der DNA
nach Fragmentgröße)

Übertragung der DNA-
Fragmente auf eine
Nitrocellulose-Membran
(„Blot")

Hybridisierung mit markierter, definierter DNA (Hybridisierungs-Sonde)

Autoradiographische
Identifizierung des
hybridisierten Fragments

Identifizierung von DNA-Abschnitten (Southern-Blot)

Eine einfache Form der Identifizierung von DNA-Abschnitten durch Hybridisierung wurde von E. M. Southern entwickelt. Hierzu spaltet man die zu untersuchende DNA an spezifischen Stellen (durch Restriktionsendonucleasen, s. u.) in Fragmente verschiedener Größen und trennt diese durch Elektrophorese in einem geeigneten Trägermaterial (Agarose, s. Kap. 17.6) nach ihrer Größe auf. Aus dieser Agarose kann man die DNA nach Denaturierung auf DNA-bindende Membranmaterialien (z. B. Nitrocellulose) übertragen. Wegen der Analogie zum Löschblatt (engl. *blotting paper*) wird die Methode als *Southern-Blot* bezeichnet. Nach der Fixierung der DNA auf der Nitrocellulose-Membran kann diese dann der vorgesehenen Hybridisierungssonde ausgesetzt werden. Die markierte Sonde wird nur dort binden, wo sie komplementäre DNA vorfindet, und kann z. B. durch Autoradiographie genau lokalisiert werden (☞5.15).

In gleicher Weise kann RNA elektrophoretisch aufgetrennt, auf Membranfilter übertragen und durch eine geeignete Sonde aufgespürt werden. Diese Methode wird in Anlehnung an die *Southern*-Hybridisierung als *Northern*-Verfahren bezeichnet. Ganz analog bezeichnet man die Identifizierung membrangebundener, elektrophoretisch aufgetrennter Proteine mit Hilfe von Antikörpern als *Western-Blot* (s. S. 42)

☞**5.15 Prinzip des Southern-Blot** (Hybridisierungsanalyse nach elektrophoretischer Auftrennung von Nucleinsäuren).

Doppelschrauben zusammenlagern, die aus je einem Strang von jeder Nucleinsäure bestehen. Wenn die beiden Stränge aus verschiedenen Genomen stammen oder aus einem DNA- und einem RNA-Strang zusammengesetzt sind, bezeichnet man dies als *Hybrid-Bildung.* Sie kann sowohl zwischen Einzelsträngen zweier strukturell verwandter DNA-Moleküle (z. B. Gene für homologe Proteine aus verschiedenen Tierarten) als auch zwischen einem Molekül DNA und einem komplementären RNA-Molekül eintreten.

Das Prinzip der Hybridisierung kann zum *Nachweis einer bestimmten DNA oder RNA* in einem Nucleinsäure-Gemisch dienen. Hierzu wird eine einzelsträngige DNA oder RNA, welche zur Sequenz der gesuchten Nucleinsäure komplementär ist, in markierter Form (zum Beispiel durch Einbau radioaktiver Isotope) als Hybridisierungssonde verwendet. Zur Hybridisierungsanalyse muss die zu untersuchende DNA einzelsträngig angeboten werden. Dies wird durch Alkalibehandlung oder Erhitzen über die Denaturierungs-Temperatur erreicht. Die Einzelstrang-DNA wird dann bei geeigneter Temperatur (die unterhalb der Denaturierungs-Temperatur liegen muss) mit der markierten Sonden-Nucleinsäure zur Hybridisierung gebracht. Durch geeignete Trennmethoden werden dann die Hybride von verbliebenen Einzelsträngen getrennt und markierte DNA-DNA- oder DNA-RNA-Hybride nachgewiesen (s. ☞5.15).

5.5 Analyse der DNA-Struktur

Wie bei den Polypeptid-Ketten, so ist auch bei DNA die Ermittlung ihrer Sequenz eine Voraussetzung zum Verständnis ihres räumlichen Aufbaus und ihrer Funktion. Angesichts der Dimensionen der DNA galt die Sequenzermittlung lange Zeit als unlösbare Aufgabe. Erst nach 1975 wurden effizientere Methoden zur Sequenzbestimmung der DNA entwickelt. Wie bei den Proteinen wird das Makromolekül zunächst in größere Bruchstücke zerlegt.

Spaltung durch Desoxyribonucleasen. Bei der enzymatischen Spaltung von Nucleinsäuren wird die Phosphorsäurediester-Bindung hydrolytisch gelöst. Wie bei den Proteinasen (s. S. 200) unterscheidet man *Exonucleasen,* die vom Ende der Kette her Nucleotid für Nucleotid freisetzen, und *Endonucleasen,* die innerhalb der Kette mehr oder weniger spezifisch spalten.

Viele Nucleasen (z.B. DNase I) greifen spezifisch Doppelstrang-DNA an, andere (z.B. Exo-DNase I und Endonuclease S_1) vermögen nur einzelsträngige DNA zu spalten. Die lange bekannten DNasen, die man etwa im Pankreas findet, spalten die hochmolekularen Nucleinsäuren in kleine Bruchstücke; es sind Verdauungsenzyme.

Die **Restriktionsendonucleasen** haben für die Strukturaufklärung der DNA eine große Bedeutung erlangt. Es sind bakterielle Enzyme, die sehr spezifisch für bestimmte Basensequenzen sind. Diese Sequenzen sind, wie ◉**5.16** zeigt, meist zentralsymmetrisch; man nennt sie in einem solchen Fall Palindrom. Andere Erkennungsstellen weisen im Zentrum unsymmetrische Bereiche auf oder weichen völlig von dem Palindrom-Aufbau ab. Bisher wurden mehr als 500 verschiedene Restriktionsendonucleasen beschrieben. Sie werden mit Namensabkürzungen der Herkunftsbakterien benannt. Falls aus einer Spezies mehrere verschiedene Enzyme isoliert werden können, werden diese mit römischen Ziffern durchnummeriert (z.B. *Pvu* I und *Pvu* II aus *Proteus vulgaris*);

Spaltstellen-Kartierung. Voraussetzung für die Anwendung der Restriktionsendonucleasen für die DNA-Analyse ist ein geeignetes einheitliches DNA-Präparat, das nicht zu lang ist. Ein wichtiges Hilfsmittel zur Gewinnung geeigneter DNA in ausreichender Menge ist die Klonierung in Bakteriophagen oder bakteriellen Plasmiden geworden (s. S. 173 ff.).

```
5' —C—A—G⤸C—T—G➙ 3'
3' ←G—T—C⤹G—A—C— 5'        Pvu II

5' —G⤸A—A—T—T—C➙ 3'
3' ←C—T—T—A—A⤹G— 5'        Eco RI
```

◉**5.16** Die **Spaltung der DNA durch Restriktionsendonucleasen** führt häufig zu versetzten Enden. In dem gezeigten Beispiel resultieren überhängende 5'-Enden (z.B. bei Spaltung durch *Eco* RI). Andere Enzyme erzeugen stumpfe Enden (z.B. bei Spaltung durch *Pvu* II), wiederum andere führen zu überhängenden 3'-Enden.

Palindrom bezeichnet ursprünglich Wörter, die von vorn und hinten gelesen dasselbe ergeben, wie Anna oder Reliefpfeiler.

Restriktionsfragment-Längen-Polymorphismus (RFLP)

Die Größenanalyse von DNA-Fragmenten nach Spaltung mit Restriktionsenzymen (◉**5.16**) kann, zusammen mit der Southern-Blot-Hybridisierung, dazu dienen, Variationen in der Verteilung von Restriktionsschnittstellen im Genom verschiedener Individuen (oder in den beiden Allelen eines Individuums) nachzuweisen: Zunächst lässt man die DNA durch ein Restriktionsenzym schneiden. Anschließend sucht man mit Hilfe einer Hybridisierungssonde nach einem bestimmten DNA-Abschnitt. Entsprechend der Anordnung der Schnittstellen in der Umgebung dieses DNA-Abschnitts zeigt die Sonde Fragmente unterschiedlicher Länge an (◉**5.17**). Falls eine Korrelation eines derartigen *Restriktionsfragment-Längen-Polymorphismus* (RFLP) mit einer genetisch bedingten Erkrankung besteht, ist die RFLP-Analyse von diagnostischer Bedeutung.

◉**5.17 Prinzip des RFLP-Nachweises.** In Allel A spaltet ein bestimmtes Restriktionsenzym an den Stellen a, b und c, so dass Fragmente von 2 kb und 1 kb entstehen. Beide Fragmente reagieren in der Southern-Blot-Hybridisierung (rechts im Bild) mit einer markierten Sonde, welche komplementäre Abschnitte zu beiden Fragmenten enthält. Wenn in Allel B eine weitere Spaltstelle (d) zwischen a und b hinzukommt, wird das 2-kb-Fragment in zwei Teilfragmente gespalten, die beide von der Sonde erfasst werden. Bei Vorliegen der Allele A und B sind alle 4 Fragmente nachweisbar.

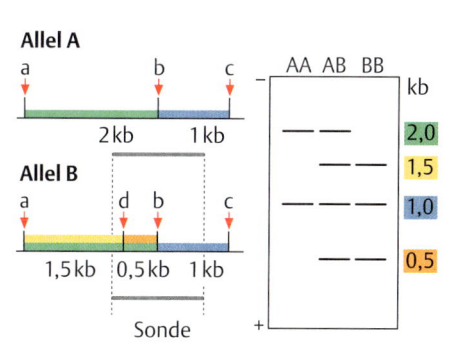

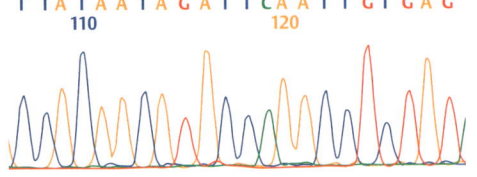

T T A T A A T A G A T T C A A T T G T G A G
110   120

⬯5.18 DNA-Sequenzierung mit unterschiedlich fluoreszenzmarkierten Didesoxynucleotiden. Jedes entsprechende DNA-Fragment ist an seinem Ende markiert und wird beim Verlassen des Elektrophorese-Gels basenspezifisch registriert.

Hat man eine geeignete DNA isoliert, dann kann man durch Spaltung mit Restriktionsendonucleasen Bruchstücke erhalten, die z. B. durch Gelelektrophorese nach Molekülgröße getrennt werden können. Durch überlappende Spaltung mit mehreren Nucleasen kann man die Spaltstücke einander zuordnen und schließlich eine Karte der Spaltstellen aufstellen.

Sequenzierung der DNA. Für die Sequenzermittlung von DNA wird bevorzugt die Methode von Sanger benutzt (Didesoxymethode). Sie basiert darauf, anhand des zu sequenzierenden Stranges komplementäre Tochterstränge unter Verwendung radioaktiv markierter Desoxyribonucleotide in getrennten Ansätzen zu synthetisieren, wobei jedoch durch Zugabe von Nucleotid-Analoga, die zum Kettenabbruch führen, eine vollständige Synthese verhindert wird. Die auf diese Weise erzeugten unterschiedlich langen Fragmente können dann elektrophoretisch aufgetrennt werden, und anhand des Autoradiogramms kann die Sequenz abgelesen werden (s. ⬯**5.19**).

Inzwischen wurden Verfahren entwickelt, bei denen mit farblich unterschiedlich fluoreszierenden Didesoxynucleotiden die Synthese terminiert wird. Dadurch können die Synthesen gemeinsam durchgeführt werden. Die durch anschließende Elektrophorese getrennten Syntheseprodukte lassen sich dann anhand ihrer Fluoreszenz bei Anregung mit einem Argon-Laser identifizieren, wenn sie das Gel verlassen. Die Sequenz der Farben entspricht der Basensequenz (⬯**5.18**).

Didesoxymethode zur DNA-Sequenzierung (Sanger)

Die Synthese wird mit DNA-Polymerase an der zu sequenzierenden, einzelsträngigen DNA durchgeführt (zur DNA-Synthese s. S. 120 ff.). Zum Kettenabbruch wird in getrennten Ansätzen neben den normalen 2'-Desoxyribonucleosidtriphosphaten (davon eines radioaktiv oder durch Fluoreszenz markiert) jeweils eines der vier Nucleotide als 2',3'-Didesoxynucleosidtriphosphat eingesetzt. Wird nun dieses Analogon in den wachsenden Strang eingebaut, kann die Kette wegen des Fehlens der 3'-OH-Gruppe am Zucker nicht mehr weiter wachsen. Die Konzentrationen an Desoxyribonucleosidtriphosphaten und ihren 2',3'-Analogen müssen so gewählt werden, dass nach dem Zufallsprinzip das gesamte Spektrum der jeweils möglichen Kettenlängen erreicht werden kann.

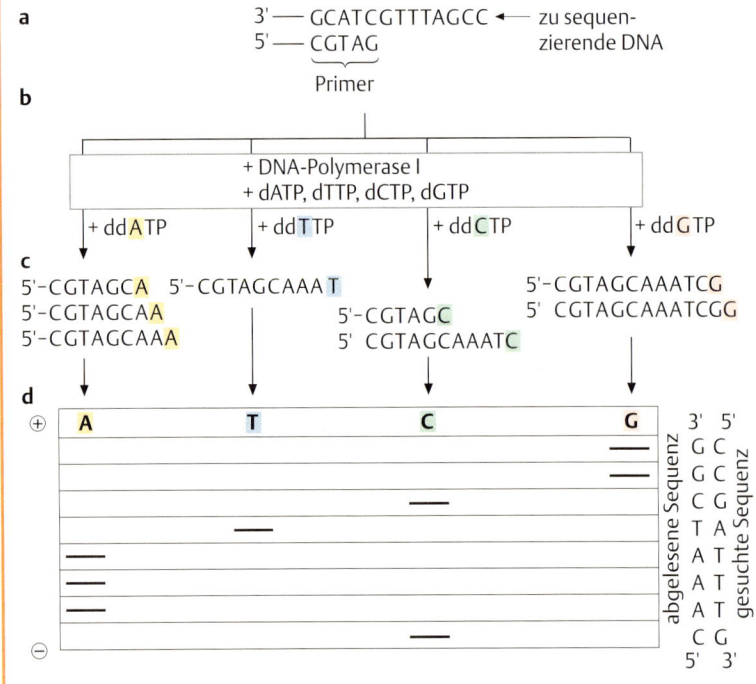

⬯5.19 Sequenzierung nach Sanger.
a Die zu sequenzierende DNA wird mit einem *Primer* hybridisiert (kurzes DNA-Fragment, das komplementär zum Ende der zu sequenzierenden DNA ist und als Anfangsstück zur DNA-Synthese dient, s. S. 121).
b Die DNA wird auf vier Ansätze verteilt und jeweils DNA-Polymerase hinzugegeben sowie die vier Desoxynucleosidtriphosphate (dATP, dGTP, dCTP, dTTP), von denen eines radioaktiv markiert ist. Zusätzlich wird jedem Ansatz ein 2',3'-Didesoxynucleotid hinzugegeben (ddATP, ddGTP, ddCTP, ddTTP).
c Die Didesoxynucleotide führen in den vier Ansätzen an unterschiedlichen Stellen zum Kettenabbruch. Gezeigt sind nur die neusynthetisierten Ketten.
d Durch Elektrophorese werden die Syntheseprodukte aufgetrennt, nach Autoradiographie (oder durch Fluoreszenzmessung, s. ⬯**5.18**) kann die Sequenz abgelesen werden. Die gesuchte Sequenz ist zur abgelesenen Sequenz komplementär.

Bedeutung der DNA-Sequenzen. Die große Bedeutung, die der DNA-Sequenzierung beigemessen wird, hat viele Gründe. Wie schon erwähnt, steckt in der DNA auch die genetische Information und damit die Kenntnis über die Primärstruktur der Proteine. Die DNA-Sequenzierung erleichtert also die Bestimmung der Primärstruktur von Proteinen und, davon ausgehend, die Erforschung ihrer Funktionsweise. Sie ermöglicht die Erkennung von Mutationen (s. u.) und kann damit pathobiochemische Mechanismen erklären. Die DNA-Sequenzen geben aber nicht nur Aufschluss über proteincodierende Abschnitte, sondern auch über solche Abschnitte, die an der Regulation der Genexpression beteiligt sind und als Angriffsort vielfältiger Signale wirken. Wir werden auf solche Sequenzen in späteren Abschnitten eingehen.

Nucleotid-Sequenz der RNA. Zwar wurden Pionierarbeiten zur Sequenzermittlung von Nucleinsäuren an RNA durchgeführt (zuerst an tRNA für Alanin und tRNA für Serin), inzwischen ist die aufwändige Sequenzierung von RNA-Molekülen allerdings von geringerer Bedeutung: Durch die Entwicklung der Techniken zur Genklonierung (s. S. 173 ff.) und zur DNA-Sequenzierung kann die RNA-Sequenz aus dem entsprechenden Gen (oder der entsprechenden cDNA, s. S. 175) abgelesen werden.

5.6 Chromosomenstruktur

Prokaryonten-Chromosom. Die Bakterien haben meist nur ein Chromosom, welches als sogenanntes *Nucleoid* einen Teil des Innenraums der Bakterienzelle einnimmt. Dabei ist die DNA zum Teil mit basischen Proteinen verknüpft, die in ihrer Zusammensetzung eine entfernte Verwandtschaft zu chromosomalen Proteinen der Eukaryonten aufweisen. Die gesamte Erbinformation ist in einer einzigen Nucleinsäure-Helix untergebracht, welche beim Darmbakterium *E. coli* aus etwa 4 Millionen Basenpaaren aufgebaut und zu einem Ring geschlossen ist. Auch die kleineren genetischen Einheiten der Plasmide und der Viren sind meist ringförmig.

In Eukaryontenzellen besitzen *Mitochondrien* und *Chloroplasten* ringförmige DNA-Moleküle. Diese tragen Gene für einen Teil der Proteine dieser Organellen sowie Gene für mitochondriale rRNA und tRNA.

Ringförmige DNA kann, wie ☞5.20 zeigt, zu einer **Superhelix** verdrillt werden, wenn einer der beiden DNA-Stränge gespalten, um den anderen herumgeführt und wieder neu verknüpft wird. Umgekehrt kann superhelikale DNA zu entspannter DNA relaxiert werden. Hierzu bedarf es bestimmter Enzyme, die als **DNA-Topoisomerasen** klassifiziert werden. Enzyme, die vorübergehend nur einen der beiden DNA-Stränge spalten, werden Topoisomerase I genannt, während Topoisomerase vom Typ II beide Stränge spaltet. Die bakterielle Topoisomerase II wird auch als *Gyrase* bezeichnet. Sie verdrillt das Molekül unter Spannung. Die Energie hierzu kommt aus der Spaltung von ATP. Da Topoisomerase II an der DNA-Replikation beteiligt ist, können spezifische Hemmstoffe der bakteriellen Topoisomerase II (Gyrase-Hemmer) als Antibiotika eingesetzt werden. Inhibitoren der Topoisomerasen I und II von Eukaryonten werden als Cytostatika verwendet.

Eukaryonten-Chromosom. Das Wort Chromosom bezeichnet ursprünglich die schleifenförmigen, stark färbbaren Strukturen, die im Verlauf der mitotischen Kernteilung sichtbar werden. Jedes Chromosom enthält ein Molekül doppelsträngiger DNA, ist also eine genetische Einheit. Die DNA würde in gestreckter Form einige Zentimeter lang sein; durch basische Proteine (Histone) und andere Kernproteine (Nicht-Histone, s. u.) wird sie so verpackt, dass schließlich die mikro-

🔍 **Sequenzierung von ganzen Genomen.** Der Fortschritt der Klonierungstechniken (s. S. 173 ff.) und der Sequenzierungsmethoden ermöglicht im Prinzip die Aufklärung der gesamten genetischen Information einzelner prokaryonter oder eukaryonter Organismen. Damit sind neben den Strukturen genfreier DNA-Abschnitte, die bei Eukaryonten den weit überwiegenden Anteil der DNA ausmachen, auch die Sequenzen aller Gene des jeweiligen Organismus verfügbar.

Aus den Sequenzen der DNA-Abschnitte, welche die Strukturen von Proteinen bestimmen, können damit die Sequenzen sämtlicher potenziell verfügbarer Proteine abgeleitet werden; man fasst diese in Analogie zum Genom unter dem Begriff *Proteom* zusammen. Nach verschiedenen Virus- und Bakterien-Genomen wurde als erstes Eukaryonten-Genom die gesamte DNA-Sequenz der Bäckerhefe *Saccharomyces cerevisiae* aufgeklärt. Die Sequenz des humanen Genoms wurde 2001 publiziert.

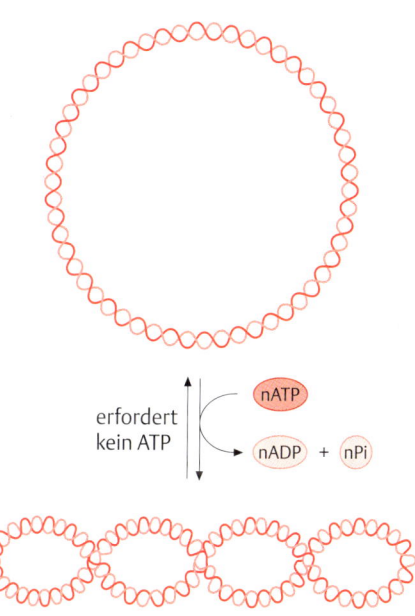

☞5.20 Bildung einer Superhelix durch eine DNA-Topoisomerase II (DNA-Gyrase). Zum Verdrillen der zirkulären DNA müssen Phosphodiester-Bindungen gelöst und nach Rotation wieder geknüpft werden; dazu ist ATP erforderlich. Für die umgekehrte Reaktion (Relaxation) benötigt das Enzym kein ATP.

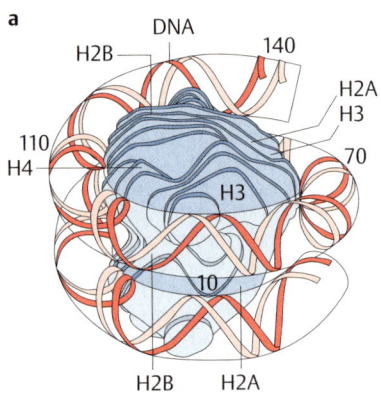

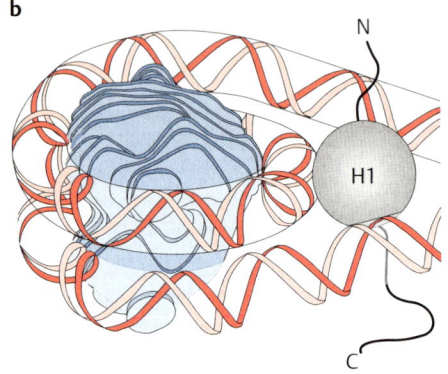

5.21 Modell eines Nucleosomen-Core-Partikels, welcher aus einem Histon-Oktamer und DNA (146 Nucleotidpaare) besteht (**a**). In Anwesenheit von Histon H1 (**b**) wird die DNA vollständig ein zweites Mal um das Oktamer herumgeführt (166 Nucleotidpaare) und am Eintritts- und Austrittsort versiegelt. Diese Bindung wird durch die zentrale globuläre Domäne des H1-Moleküls vermittelt. Die exakte H1-Position in diesem Bereich ist noch strittig. (Bild a nach Kornberg RD, Klug A. The Nucleosome. Sci.Am. 1981.)

Histon-Oktamere der Core-Partikel werden durch Wechselwirkungen der zentralen, globulären Domänen der Core-Histone (H2A, H2B, H3 und H4) gebildet (s. **6.29**, S. 238). Die *N*-terminalen Abschnitte der Core-Histone (je nach Histonart ca. 20 bis 40 Aminosäuren lang) sind nicht in die kompakte Oktamer-Struktur eingebunden (in **5.21** nicht gezeigt). Sie sind besonders reich an basischen Aminosäuren und gehen mit DNA ionische Wechselwirkungen ein. Histon-Modifikationen (u. a. Acetylierung, Methylierung) finden in erster Linie an diesen *N*-terminalen Domänen statt und leisten einen wichtigen Beitrag zur Regulation der Genexpression (s. S. 138). Hieran ist auch die Modifikation durch Ubiquitin beteiligt, sie steht hier nicht im Zusammenhang mit dem Proteinabbau.

skopisch sichtbaren Chromosomen entstehen. Das Massenverhältnis DNA zu Protein beträgt ungefähr 1:1. Im Interphase-Kern ist die Struktur der Chromosomen stark aufgelockert; sie erfüllen als **Chromatin** mehr oder weniger gleichmäßig den Kernraum, behalten aber ihre Identität. Chromatinbereiche, die dichter gepackt sind und bei der histologischen Analyse intensiver gefärbt sind, werden im Gegensatz zum lockeren *Euchromatin* als *Heterochromatin* bezeichnet.

Chromatin-Struktur. Im Chromatin liegt die DNA überwiegend als Komplex mit Histonen (s. u.) vor. Es gibt fünf verschiedene Histon-Klassen, die mit H1, H2A, H2B, H3 und H4 bezeichnet werden; ihre Sequenz ist für mehrere Spezies bekannt. DNA und Histone sind zu Nucleosomen organisiert, die im Elektronenmikroskop sichtbar gemacht werden können. Sie bestehen neben einem H1-Molekül aus einem Oktamer der Histone H2A, H2B, H3 und H4, die je zweimal vertreten sind. Um dieses Histon-Paket ist die DNA in $1^3/_4$ Windungen herumgewickelt (**5.21**). Man bezeichnet den Nucleoprotein-Komplex aus Histon-Oktamer und 146 Basenpaaren DNA als Core-Partikel; ein Stück DNA von ca. 20 bis 80 Basenpaaren dient als Verbindungsstück (Linker) zur nächsten Core-Struktur.

Durch die Bindung von Histon H1 an diesen Linker wird die DNA mit weiteren ca. 20 Basenpaaren nun vollständig um das Histon-Oktamer herumgeführt (*Chromatosom:* Histon-Oktamer + 166 Basenpaare DNA + H1). Der verbleibende Rest der Linker-DNA stellt die Verbindung zum nächsten Chromatosom her.

Im Chromatin sind die Perlschnüre aus Nucleosomen nochmals zu einer Überstruktur organisiert (**5.22**). Der Durchmesser dieser Faser höherer Ordnung beträgt 30 nm. Neben dieser sehr regelmäßigen Struktur wurden auch kugelige Nucleosomenaggregate in der 30-nm-Faser beschrieben.

In einer nächsthöheren Stufe der Organisation sind größere Chromatin-Abschnitte (30 bis 100 kb) durch Wechselwirkung mit Proteinen des Zellkerns zu schleifenförmigen Domänen organisiert. Diese Schleifenanordnung könnte von funktioneller Bedeutung sein, indem sie eine abschnittsweise Beschränkung von Aktivierungs- oder Inaktivierungsschritten am Chromatin ermöglicht.

Histone. Histone sind kleine, basische Proteine, die sich in Größe und Primärstruktur unterscheiden. Die Aminosäure-Sequenzen der einzelnen Histon-Klassen haben sich im Verlauf der Evolution außerordentlich konservativ verhalten. Das Extrembeispiel, das Histon H4, das aus 102 Aminosäuren aufgebaut ist, weist bei den zuerst untersuchten Sequenzen aus Erbsenkeimlingen und Kalbsthymus nur den Austausch von zwei Aminosäuren auf. Auch die übrigen Histone sind in ihren Primärstrukturen weitgehend konserviert, allerdings liegen sie (besonders H1) auch innerhalb einzelner Zelltypen in mehreren leicht variierten Subtypen vor.

Histone können an einigen definierten Aminosäure-Seitenketten modifiziert werden. So können spezifische Lysin-Reste acetyliert, andere methyliert werden. Serin und Threonin an bestimmten Stellen einzelner Histone können phosphoryliert werden. Eine Modifikation von H2A und H2B kann durch *Ubiquitin* erfolgen (s. S. 201).

Dieses Peptid von 76 Aminosäuren Länge kann mit seiner *C*-terminalen Carboxy-Gruppe peptidartig an einen spezifischen Lysin-Rest im jeweiligen Histon angeknüpft werden. Eine andere Modifizierung der Histone (in erster Linie H1 und H2B) ist die ADP-Ribosylierung, die auch von anderen Proteinen bekannt ist (z. B. die ADP-Ribosylierung von G-Proteinen durch Cholera-Toxin, s. S. 481). Insbesondere die Acetylierung wurde inzwischen als wichtiger Teilschritt der Genregulation erkannt.

Nicht-Histon-Proteine. Außer den Histonen sind noch andere Proteine mit der DNA vergesellschaftet. Man fasst sie unter dem Begriff der *Nicht-Histon-Proteine zusammen.* Aus deren Vielfalt ist eine Gruppe

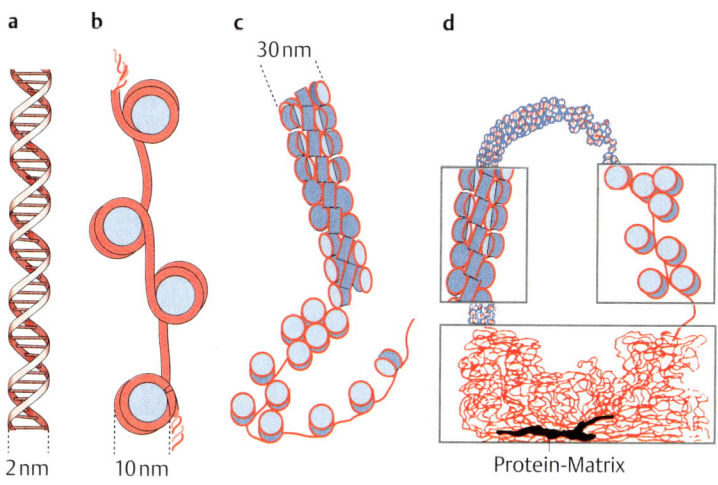

a b c d

30 nm

2 nm 10 nm

Protein-Matrix

5.22 Die Ebenen der Chromatinstruktur. Die DNA (**a**) bildet mit Histon-Oktameren die Core-Partikel der Nucleosomen (**b**) aus, welche durch Linker-DNA miteinander verknüpft werden. H1-Histone vervollständigen Core-Nucleosom und Linker-DNA zum vollständigen Nucleosom und bewirken die Organisation der perlschnurartigen Nucleosomenketten zu Strukturen höherer Ordnung (**c**), die auch als 30-nm-Fasern bezeichnet werden. Hier sind die H1-Histone der einzelnen Nucleosomen zum Inneren der spiralig aufgebauten 30-nm-Faser hin orientiert. Diese Chromatinfasern sind schleifenartig an Proteine der Kernmatrix gebunden (**d**) und bilden dadurch Chromatindomänen aus. Die DNA solcher Domänen kann nach Entfernung der Histone in Form langer, kontinuierlicher Schleifen, die am Gerüst der Matrixproteine gebunden sind, nachgewiesen werden (im unteren Teil von **d** schematisch dargestellt). Ein solcher Gerüst-Protein-Komplex wird in Metaphase-Chromosomen gefunden. Während der Interphase sind die Gerüstproteine nicht aggregiert. Im oberen Teil des Bildes ist zu erkennen, dass die Chromatindomänen den regelmäßigen Aufbau der 30-nm-Faser aufweisen oder aufgelockert vorliegen können. (Abb. c modifiziert nach Thoma, Koller, Klug, J. Cell Bio. 1979;83:403. Abb. d modifiziert nach Doenecke, Naturwiss. Rundschau 1983; 36:432.)

ubiquitär vorkommender Proteine wegen ihres elektrophoretischen Laufverhaltens als HMG-Proteine (high mobility group) zusammengefasst worden. Prinzipiell muss man zu den Nicht-Histon-Proteinen alle im Chromatin mit der DNA, den Histonen oder der neugebildeten RNA assoziierten Proteine rechnen, die in einer Chromatin-Präparation enthalten sein können. Dazu zählen dann auch DNA- und RNA-Polymerasen, Regulationsfaktoren, die die Transkription und die Prozessierung der RNA (Kap. 6.2) kontrollieren, Gerüstproteine, an denen Chromatin-Domänen fixiert sind, und viele andere Proteine, die die Heterogenität der Nicht-Histon-Gruppe bestimmen.

Riesenchromosomen. Normalerweise enthalten Zellkerne die Menge DNA, die dem zweifachen haploiden Chromosomensatz (d.h. $2n$) entspricht. Ist die DNA-Menge größer als $2n$ z.B. $4n$ oder höher, so spricht man von Polyploidie.

In den Speicheldrüsen mancher Insekten (auch bei *Drosophila*) ist der Grad der Polyploidie sehr hoch, er erreicht Werte von $2^{10}–2^{12}$ n. Diese sogenannte *Polytänisierung* kommt dadurch zustande, dass nach der DNA-Replikation die Zellen nicht in eine Mitose eintreten. Die vielfach replizierten Chromatiden (die dem Einzelchromosom im normalen Zellkern entsprechen) sind zu Bündeln geordnet und der Länge nach parallel aneinander gelagert. Man kann in diesen Riesenchromosomen Querscheiben erkennen, die besonders reich an DNA sind, und Interbanden-Abschnitte, die weniger DNA enthalten. Auch in den Riesenchromosomen liegt die DNA in verknäuelter und verpackter Form vor. Orte mit hoher Transkriptionsaktivität an den Riesenchromosomen sind im Lichtmikroskop erkennbar als *Puffs* oder als *Balbiani-Ringe* (**5.23**); wir kommen darauf bei der Besprechung der Transkription zurück (s. S. 137).

Genamplifikation. In einigen speziellen Fällen wird noch ein weiteres Prinzip angewandt, um genetisches Material für bestimmte Aufgaben zu vervielfachen. So findet man in den Oozyten mancher Amphibien ribosomale Gene in mehreren tausend Kopien im Zellkern, aber außerhalb der Chromosomen. Sie werden offenbar extrachromosomal repliziert.

Eine Amplifikation wurde auch bei Säugerzellen beobachtet. *In-vitro*-kultivierte Tumorzellen reagierten auf die Zugabe eines Folsäure-Antagonisten (s. S. 117) mit einer Amplifikation des Dihydrofolat-Reduktase-Gens.

Repetitive Sequenzen der Eukaryonten-DNA. Die Struktur-Gene, die bestimmte Aminosäure-Sequenzen codieren, sind normalerweise nur

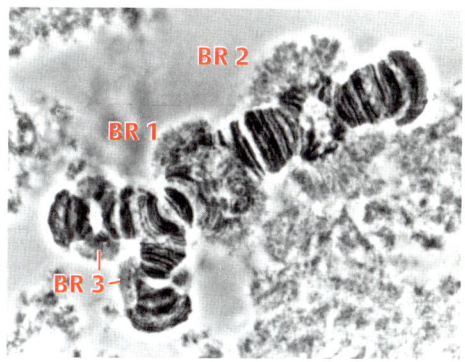

BR 2
BR 1
BR 3

5.23 Riesenchromosom von *Chironomus pallidivitatus.* Die hier gezeigten Puffs (BR1–BR3) werden auch als Balbiani-Ringe bezeichnet (aus: Grossbach U. in: Results and Problems in Cell Differentiation. Vol. 8. Biochemical Differentiation in Insect Glands. Heidelberg: Springer; 1979).

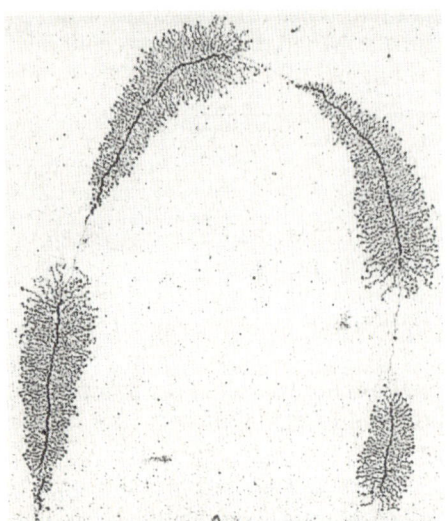

⊚ 5.24 Transkription ribosomaler Gene in Oocyten des Krallenfroschs *Xenopus laevis*. Man erkennt die fortschreitende Verlängerung der RNA-Moleküle an den rRNA-Genen. Jede der hier gezeigten Transkriptionseinheiten entspricht einem Gen für ein rRNA-Vorläufer-Molekül (s. S. 126). Die Ableserichtung der dicht gedrängten RNA-Polymerasen geht von der jeweiligen Pfeilspitze aus. Zwischen den rRNA-Genen liegen nicht transkribierte Abschnitte (aus: Trendelenburg MF et al. in: Histochemistry and Cell Biology. Heidelberg: Springer; 1996).

⚲ SINE. Im menschlichen Genom gibt es über $1 \cdot 10^6$ Abschnitte, die zur Alu-Genfamilie gehören. Diese DNA-Abschnitte haben Sequenzähnlichkeit zur 7SL-RNA der Signal-Erkennungspartikel (s. S. 148) und sind von kurzen Sequenzabschnitten flankiert, die zwischen einzelnen Alu-Elementen verschieden sind. Sie machen circa 10 % des humanen Genoms aus und werden auch als SINE (short interspersed nuclear elements) bezeichnet. Zu den SINE- und LINE-Abschnitten s. auch Seite 168.

⚲ DNA-Fingerabdruck. Unter den nicht-codierenden Abschnitten des Genoms kommen häufig wiederholte, kurze Sequenzabschnitte vor (sog. Minisatelliten), deren Verteilung und Wiederholungsfrequenz für das jeweilige Genom spezifisch ist. Eine markierte Sonde, die solche Minisatelliten-Abschnitte erkennt, kann im Southern-Blot (s. S. 106) einer DNA nach Spaltung mit einem Restriktionsenzym ein für das jeweilige Individuum spezifisches Muster hybridisierender Banden anzeigen. Die DNA von Nachkommen zeigt ein Hybridisierungsmuster, welches entweder der väterlichen oder mütterlichen Fragmentverteilung entspricht.

in einer einzigen Kopie im haploiden Genom enthalten. Zur Klasse der repetitiven Sequenzen gehören die rRNA-Gene, die in der Nähe des Nucleolus-Organisators lokalisiert sind. Man stellt sich vor, dass die Anhäufung der rRNA-Gene an dieser Stelle dazu dient, bei Bedarf große Mengen der ribosomalen RNA bilden zu können, denn die Transkription kann an vielen Stellen gleichzeitig stattfinden, wie in ⊚5.24 zu erkennen ist.

Repetitive DNA-Abschnitte waren ursprünglich durch die Untersuchung der Renaturierungskinetik von DNA-Fragmenten definiert worden, die man durch mechanische Scherkräfte erhalten hatte. Mit der Einführung der Restriktionsendonucleasen und der DNA-Sequenzierungsmethoden konnten mehrfach im Genom vorkommende Abschnitte näher charakterisiert werden, die zum Teil in der Nähe von Genen vorkommen. So wurde bei Säugern eine Familie von untereinander sehr ähnlichen Sequenzen beschrieben, die sehr häufig Erkennungsstellen für das Restriktionsenzym Alu I enthalten. Neben dieser als *Alu I-Familie* bezeichneten Gruppe von DNA-Sequenzen gibt es andere, welche durch bevorzugte Schnitte mit anderen Enzymen gekennzeichnet sind (z.B. die *Kpn I-Familie* des Menschen). Sowohl die Alu-I- als auch die Kpn-I-Elemente gehören zu den eingeschobenen (interspersed) Sequenzen, die nach ihrer Länge als SINE oder LINE (short bzw. long interspersed nuclear elements) bezeichnet werden (s. Randspalte und S. 168).

DNA-Abschnitte mit sehr häufig wiederholten Nucleotid-Folgen unterscheiden sich aufgrund ihrer monotonen Basenfolge oft in ihrer Dichte von der Hauptmenge der DNA und können deshalb durch Dichtegradienten-Zentrifugation abgetrennt werden. Man sieht neben der Hauptbande einige kleine Satelliten-Banden und bezeichnet deshalb diese hochrepetitive DNA auch als *Satelliten-DNA*.

5.7 Pathobiochemie

Störungen im Stoffwechsel der Nucleinsäuren und ihrer Bausteine, der Nucleotide und der Purin- und Pyrimidinbasen, können wegen der großen biologischen Bedeutung dieser Stoffklasse sehr verschiedene Krankheiten verursachen.

Die häufigste Krankheitsursache sind *Genmutationen* mit der Folge einer veränderten Struktur oder Funktion eines Proteins, z. B. eines Enzyms oder eines Transportproteins. Diese durch Genmutationen verursachten Krankheiten werden in den Kapiteln der entsprechenden Stoffklassen und Stoffwechselwege besprochen.

⊤ 5.4 Erkrankungen, die auf Störungen im Stoffwechsel der Nucleinsäuren beruhen.

Molekulare Ursache	Erkrankung
Störungen des Purinstoffwechsels <u>mit</u> Hyperurikämie	
gestörte Uratausscheidung (multiple Gendefekte)	klassische Gicht
HGPRT-Mangel	Lesch-Nyhan-Syndrom, Kelley-Seegmiller-Syndrom
PRPP-Hyperaktivität	Kelley-Seegmiller-Syndrom
Störungen des Purinstoffwechsels <u>ohne</u> Hyperurikämie	
APRT-Mangel	2,8-Dihydroxyadenin-Nephrolithiasis
Xanthin-Oxidase-Mangel	Xanthinurie, Xanthin-Nephrolithiasis
ADA-Mangel und PNP-Mangel	Lymphopenie, zellulärer Immundefekt
AMP-Desaminase-Mangel	Myopathie
Störungen des Pyrimidinstoffwechsels	
UMP-Synthetase-Mangel	hereditäre Orotacidurie

Eine zweite Gruppe von Störungen betrifft *Synthese und Abbau der Nucleoside*, sowie Bildung und Ausscheidung des Endprodukts Harnsäure im Stoffwechsel der Nucleinsäuren. Innerhalb dieser Gruppe kann man zwischen Störungen mit dem Leitsymptom einer erhöhten Harnsäurekonzentration im Blut (Hyperurikämie) und solchen, bei denen die Harnsäurekonzentration normal oder vermindert ist, unterscheiden. Eine Übersicht über diese Krankheitsgruppe gibt ▼5.4. Neben diesen Störungen des Nucleinsäurenmetabolismus als Krankheitsursache liegt die medizinische Bedeutung dieses Stoffwechsels auch in der gezielten *Veränderung im Stoffwechsel der Nucleinsäuren durch Pharmaka*. Diese Pharmaka werden besonders bei der Chemotherapie von Tumoren eingesetzt.

Störungen des Purinstoffwechsels mit Hyperurikämie

Gicht. Die „klassische" Gicht, die beim Erwachsenen, vorzugsweise bei Männern, auftritt, ist die häufigste Störung des Purinstoffwechsels mit Hyperurikämie. Man unterscheidet eine primäre und sekundäre Gicht. Die primäre Gicht tritt ohne Vorkrankheiten auf; ihre Ursache ist eine Störung der Uratausscheidung durch die Niere und nicht, wie früher für die klassische Gicht des Erwachsenen angenommen, eine gesteigerte *de-novo*-Purinsynthese. Die sekundäre Gicht ist Folge anderer Krankheiten, z. B. einer Niereninsuffizienz mit verminderter renaler Uratausscheidung oder von Krankheiten mit gesteigertem Zellumsatz und gesteigerter Purinproduktion, z. B. Tumoren und Leukämien.

Beim Gesunden wird in der Niere das im Glomerulus abfiltrierte Urat im proximalen Tubulus nahezu vollständig rückresorbiert, jedoch in weiter distal gelegenen Abschnitten des proximalen Tubulus erneut sezerniert und wieder rückresorbiert (👁5.25). In der Bilanz werden 90 bis 93 % des glomerulär filtrierten Urats bei der Passage durch den Tubulus resorbiert. Die Urat-Clearance beim Gesunden ist dementsprechend sehr klein. Beim Kranken mit primärer Gicht ist die Uratausscheidung im Urin in Beziehung zum Uratspiegel vermindert und die Urat-Clearance ist stark eingeschränkt: Bei gleicher Uratkonzentration im Plasma scheiden Gicht-Patienten ca. 40 % weniger

🔍 Die **renale Clearance** einer Substanz X ist definiert als das Blutplasmavolumen (ml), das pro Zeiteinheit (min) durch die Niere von X befreit („geklärt") wird. Sie wird berechnet nach der Formel

$$C_X = \frac{V_U \cdot U_X}{P_X}$$

C_X = Clearance der Substanz X ($ml \cdot min^{-1}$)
V_U = Urinvolumen ($ml \cdot min^{-1}$)
U_X = Konzentration von X im Urin ($mg \cdot ml^{-1}$)
P_X = Konzentration von X im Blutplasma ($mg \cdot ml^{-1}$)

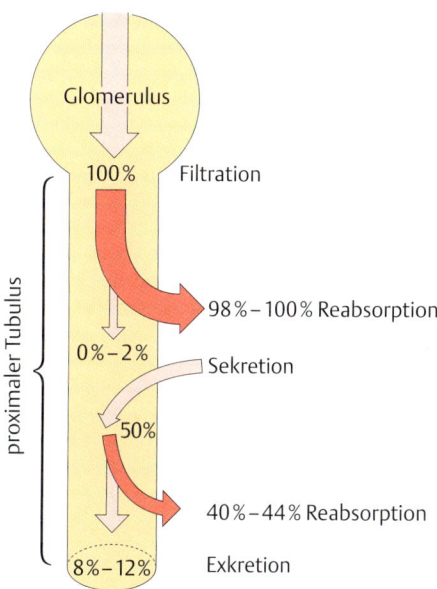

👁**5.25 Bidirektionaler Transport von Urat im proximalen Tubulus der Niere.** Bei Gicht ist die Ausscheidung von Urat, wahrscheinlich durch verminderte Sekretion, eingeschränkt.

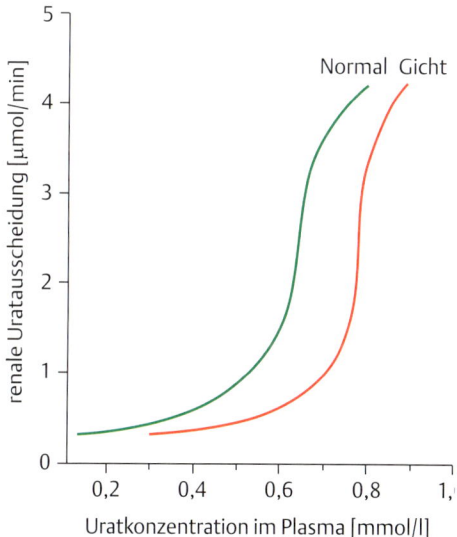

👁**5.26 Beziehung zwischen Uratkonzentration im Blutplasma und Uratausscheidung im Urin** bei Gesunden und Gichtkranken.

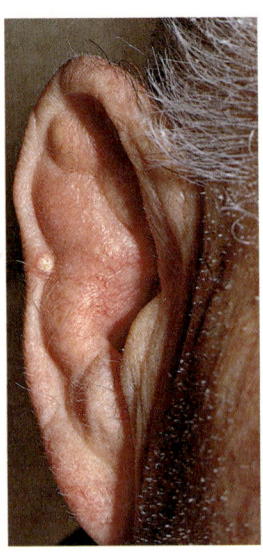

⊚5.27 Gichttophus bei chronischer Gicht.

Urat aus als Gesunde; die Plasmakonzentration bei Gicht-Kranken muss ca. 2 mg/dl höher sein als bei Gesunden, um die gleiche renale Uratausscheidung zu erreichen (⊚5.26). Die Art des renalen Defektes ist ungeklärt. Er kann in einer gesteigerten Resorption, einer verminderten Sekretion oder einer Kombination von beiden Transportveränderungen begründet sein. Sowohl Resorption als auch Sekretion sind aktive, energieabhängige Transportvorgänge. Die meisten, derzeit bekannten Fakten sprechen eher für eine verminderte Sekretion als für eine gesteigerte Absorption als Ursache der Gicht. Der Defekt in der Niere ist die Folge multipler Genmutationen, wobei einige autosomal dominant, andere X-chromosomal vererbt werden.

Das *Krankheitsbild* der klassischen Gicht kann sich als akuter Gichtanfall oder als chronische Gicht manifestieren. Beim akuten Anfall führt die Ablagerung von Uratkristallen in einem Gelenk (Knorpel) und den umgebenden Weichteilen (Gelenkkapsel, Sehnen) zu sehr heftigen Schmerzen und Entzündungsreaktionen, da Granulocyten einwandern, Uratkristalle phagocytieren und als Reaktion hierauf proinflammatorische Eikosanoide und Cytokine freisetzen. Bei der chronischen Gicht steht die Zerstörung des Gelenkknorpels durch Uratablagerungen im Vordergrund. Degenerative Gelenkveränderungen mit Bewegungseinschränkungen und Schmerzen sind die Folge. In gelenknahen Weichteilen und im Knorpel, z. B. an der Ohrmuschel, sind die Uratablagerungen als gelbliche Knoten (Gichttophi) sichtbar (⊚5.27). In der Niere können sich bei chronischer Gicht Uratsteine bilden. Uratablagerungen im Nierenparenchym führen zu Funktionseinschränkungen der Niere, die in eine Niereninsuffizienz münden können.

Zur *Therapie* des akuten Gichtanfalls wird seit der Antike Colchicin erfolgreich eingesetzt. Das Alkaloid hemmt wahrscheinlich über das mikrotubuläre System die Einwanderung der Granulocyten und dadurch die Schmerzattacken. Bei der Therapie der chronischen Gicht hat sich Allopurinol sehr bewährt. Dieses Strukturanalog von Hypoxanthin ist ein Hemmstoff der Xanthin-Oxidase (⊚5.28). Anstelle von Harnsäure werden Xanthin und Hypoxanthin ausgeschieden, die im Vergleich zu Harnsäure besser wasserlöslich sind, so dass sich keine Mikrokristalle im Gewebe, keine Gichttophi und keine Nierensteine bilden. Ferner werden bei der chronischen Gicht Pharmaka eingesetzt, die die Uratausscheidung durch die Niere steigern.

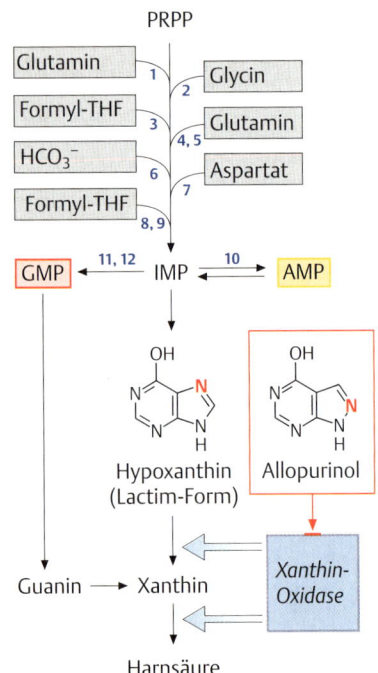

⊚5.28 Synthese und Abbau von Purin-Nucleotiden (Details in ⊚5.5 u. ⊚5.6, S. 101). Die Nummern entsprechen denen in ⊚5.5.

Hypoxanthin-Guanin-Phosphoribosyltransferase-Mangel

(HGPRT-Mangel). Die durch dieses Enzym katalysierte Reaktion ist in ⊚5.7 (S. 102) dargestellt. Sie dient der Wiederverwendung der Purinbasen Hypoxanthin und Guanin unter Bildung von Inosin- bzw. Guanosinmonophosphat (Salvage-Pathway, S. 102). Bei verminderter Enzymaktivität (⊚5.29) werden die Purinbasen, die nicht wieder zur Resynthese von Nucleinsäuren verwendet werden können, zu Harnsäure abgebaut, deren Plasmakonzentration ansteigt. Da bei HGPRT-Mangel auch Phosphoribosyl-Pyrophosphat (PRPP) vermindert verbraucht wird, steht es für die Neusynthese von Nucleinsäuren vermehrt zur Verfügung; darüber hinaus aktiviert PRPP die Glutamin-PRPP-Amidotransferase, das Schrittmacherenzym der Purinsynthese (S. 100).

Das für die HGPRT codierende Gen ist auf dem X-Chromosom lokalisiert. Mehr als 100 verschiedene Mutationen sind bekannt, die unterschiedliche Reduktionen der Enzymaktivität zur Folge haben. Bei vollständigem Ausfall entsteht das *Lesch-Nyhan-Syndrom*, bei dem die Symptome einer chronischen Gicht mit neurologischen Symptomen (gestörte Motorik durch Spastik, Choreoathetose) und mit einer Tendenz zur Selbstverstümmelung kombiniert sind. Der Zusammenhang der neurologischen Symptome mit dem Enzymdefekt ist ungeklärt. Wenn eine Restaktivität des Enzyms von mindestens 10 % erhalten ist, resultiert das *Kelley-Seegmiller-Syndrom* mit einer schon

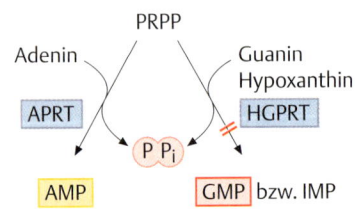

⊚5.29 Störung der HGPRT beim Lesch-Nyhan-Syndrom (HGPRT: Hypoxanthin-Guanin-Phosphoribosyltransferase, vgl. S. 102).

beim Jugendlichen auftretenden Hyperurikämie und Gicht, jedoch ohne die neurologischen Ausfälle des Lesch-Nyhan-Syndroms.

Gesteigerte Aktivität der Phosphoribosylpyrophosphat(PRPP)-Synthetase. Von diesem seltenen Enzymdefekt mit der Folge einer Purin-überproduktion, Hyperurikämie und Gicht sind vier Varianten bekannt: 1. ein katalytischer Defekt mit Erhöhung von V_{max} des Enzyms, 2. ein regulatorischer Defekt mit vermindertem Ansprechen auf Inhibitoren oder mit einer erhöhten Affinität zu anorganischem Phosphat, 3. die Kombination von 1 und 2, und 4. eine erhöhte Affinität zum Substrat Ribose-5-phosphat. Durch die gesteigerte Bildung von PRPP wird die Glutamin-PRPP-Amidotransferase (S. 102) aktiviert, das geschwindigkeitsbestimmende Enzym der Purinsynthese. Der Erbgang des Defektes ist X-chromosomal. Die Symptomatik entspricht dem Kelley-Seegmiller-Syndrom (s. o.).

Störungen des Purinstoffwechsels ohne Hyperurikämie

Adenin-Phosphoribosyl-Transferase-Mangel: Nephrolithiasis durch 2,8-Dihydroxyadenin-Steine. Bei Fehlen des Enzyms Adenin-Phosphoribosyltransferase (APRTase), das die Bildung von Adenosinmonophosphat aus Adenin katalysiert (s. S. 102), wird vermehrt anfallendes Adenin durch die Xanthin-Oxidase zu 2,8-Dihydroxyadenin oxidiert. Diese schwer wasserlösliche Substanz bildet Nierensteine. Die Folgen sind Nierenkoliken und Infektionen der ableitenden Harnwege, häufig mit Ausmündung in Niereninsuffizienz. Auch bei diesem Defekt ist Allopurinol therapeutisch wirksam.

Xanthin-Oxidase-Mangel: Xanthinurie und Xanthinlithiasis. Die Xanthin-Oxidase katalysiert die Oxidation von Hypoxanthin zu Xanthin und von Xanthin zu Harnsäure (☞5.6, S. 102). Die Enzymopathie wird autosomal rezessiv vererbt. Bei den Homozygoten mit Xanthin-Oxidase-Mangel ist die Harnsäurekonzentration im Blut erniedrigt, die renale Ausscheidung von Xanthin und Hypoxanthin erhöht. Beide Metaboliten im Abbauweg der Purine sind besser wasserlöslich als das Endprodukt Harnsäure. Bei hohen Konzentrationen im Urin können sich jedoch Xanthinsteine in den ableitenden Harnwegen entwickeln. In einigen Fällen mit schwerer Xanthinurie wurde auch eine Myopathie beobachtet.

Adenosin-Desaminase-Mangel und Purinnucleosid-Phosphorylase-Mangel: Angeborene Immundefekte. Die Adenosin-Desaminase (ADA) kommt in allen Geweben vor. Die höchsten Konzentrationen findet man im lymphatischen Gewebe, besonders im Thymus. Das Enzym katalysiert die Desaminierung von Adenosin zu Inosin und von Desoxyadenosin zu Desoxyinosin (☞5.30). Der durch eine Genmutation verursachte Mangel an ADA führt zu einer Hemmung der Proliferation von B- und T-Lymphocyten und zur Lymphopenie. Die Folge ist eine Störung der zellulären Immunreaktion. Der Zusammenhang zwischen dem Enzymdefekt und seinen klinischen Folgen ist nicht eindeutig geklärt. Man nimmt an, dass aus dem Enzymdefekt eine verstärkte Resynthese von dAMP (durch Nucleosid-Kinase) und schließlich von dATP resultiert. dATP ist ein Hemmstoff der Ribonucleotid-Reduktase (S. 100), so dass eine Störung der DNA-Synthese und der DNA-Replikation verursacht wird. Lymphocyten, deren Funktion an eine hohe Proliferationsrate gebunden ist, könnten von einer solchen Störung besonders betroffen sein. Andere Erklärungen gehen davon aus, dass durch vermehrt gebildetes Desoxyadenosin die Bildung von S-Adenosyl-methionin gehemmt und damit seine Funktion als Methylgruppen-Donor in vielen biologischen Reaktionen beeinträchtigt wird. Ferner wird eine Hemmung der Pyrimidin-Synthese durch Adenosylnucleotide diskutiert. Bei dieser Krankheit

☞**5.30 Adenosin-Desaminase-Reaktion** (gilt analog auch für 2'-Desoxyadenosin).

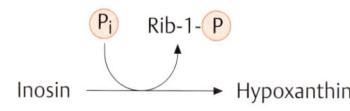

⊙5.31 Purin-Nucleosid-Phosphorylase-Reaktion am Beispiel des Inosins (gilt analog auch für Guanosin und die entsprechenden Desoxynucleoside).

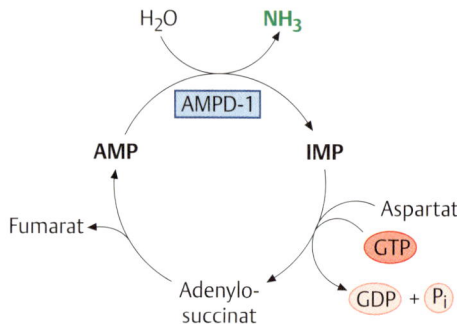

⊙5.32 Purinnucleotid-Zyklus. Formeln s. ⊙5.5.

⊤5.5 Cytostatika mit Wirkung auf Struktur und Funktion der Nucleinsäuren.

Alkylierende Substanzen	Cyclophosphamid, Cisplatin
Antimetaboliten	Fosäuremetabolit Methotrexat Purinanalog Mercaptopurin Pyrimidinanalog 5-Fluorouracil
Alkaloide	Dactinomycin Daunomycin Bleomycin
Antibiotika	Podophyllotoxine
Hydroxyharnstoff	

wurde erstmals 1990 eine *Gentherapie* durch Übertragung der cDNA für das Enzym ADA durchgeführt.

Der durch eine Genmutation verursachte Mangel an Purinnucleosid-Phosphorylase (PNP) ist sehr viel seltener als der ADA-Mangel. Das Enzym katalysiert die Desphosphorylierung der Nucleoside mit Bildung der Basen Hypoxanthin und Guanin (⊙5.31). Seine Funktionseinschränkung führt zu einer Senkung der Harnsäuresynthese und zu einer gesteigerten Wiederverwertung der Nucleoside. Die klinische Symptomatik ist die gleiche wie bei ADA-Mangel. Da als Folge des Defektes eine erhöhte intrazelluläre Konzentration von dGTP gefunden wurde, wird als Erklärung für den Zusammenhang zwischen Enzymdefekt und Replikationshemmung der Lymphocyten eine verminderte Aktivität der Ribonucleotid-Reduktase, verursacht durch dGTP, angenommen.

AMP-Desaminase-Mangel: Myopathie. Adenosinmonophosphat-Desaminase-1 (AMP-Desaminase-1, AMPD-1) katalysiert die Desaminierung von AMP zu IMP und kommt in hoher Konzentration im Skelettmuskel vor. Das Enzym wird daher auch als Myoadenylat-Desaminase bezeichnet. Seine Funktion besteht darin, aus AMP Ammoniak freizusetzen (s. S. 102, 115). Das dabei resultierende IMP kann mithilfe von Aspartat wieder in AMP zurückverwandelt werden (Purinnucleotid-Zyklus, ⊙5.32). Bei jedem Durchlauf durch diesen Zyklus wird je ein Molekül Aspartat und GTP verbraucht und GDP, Fumarat und NH_3 freigesetzt. Durch das Fehlen der AMP-Desaminase-Aktivität wird AMP nicht aus dem Gleichgewicht der Adenylat-Kinase-Reaktion (S. 712) entfernt, so dass diese Möglichkeit der ATP-Regeneration im Muskel gestört ist. Andere Theorien gehen von einer stimulatorischen Wirkung von NH_3 auf die Glykolyse im Muskel und einer Stimulierung des Glykogenabbaus durch IMP aus. Außerdem können durch den Purinnucleotid-Zyklus im Muskel aus Aspartat Fumarat und Malat gewonnen und in den Citrat-Zyklus eingeschleust werden. Der Energiemangel bei Ausfall der AMPD-1 könnte also auch auf dem Fehlen dieser Metabolite beruhen.

Als Folge des Enzymdefektes mit Blockierung des Purinnucleotid-Zyklus kann die Skelettmuskulatur ihre Energieproduktion nicht an den erhöhten Bedarf bei Muskelarbeit anpassen. Bereits nach geringer Belastung kommt es zur Ermüdung der Muskulatur, bei fortgesetzter Belastung treten Schmerzen und Krämpfe auf. Bei vielen Homozygoten bleibt jedoch der Enzymdefekt klinisch latent.

Störungen des Pyrimidinstoffwechsels

UMP-Synthetase-Defekt: Hereditäre Orotacidurie. Das Enzym UMP-Synthetase bewirkt die Umwandlung von Orotat zu Uridin-5'-Monophosphat (s. ⊙5.3, S. 99). Es handelt sich um ein bifunktionelles Enzym, in dem die Aktivität einer Orotat-Phosphoribosyltransferase (Reaktion **5** in ⊙5.3) und einer Oritidin-5'-monophosphat-Decarboxylase (Reaktion **6**) vereinigt sind. Als Folge des seltenen Enzymdefektes treten bei den Neugeborenen und Kindern Wachstums- und Entwicklungsstörungen auf. Auch entwickelt sich eine hypochrome Anämie. Abzugrenzen ist die Orotacidurie, die bei einer Störung des Harnstoffzyklus durch eingeschränkte Funktion der Ornithin-Transcarbamoylase auftritt, indem intramitochondrial akkumuliertes Carbamoylphosphat ins Cytoplasma gelangt und zur Pyrimidinsynthese genutzt wird.

Pharmaka mit Wirkung auf Struktur und Funktion der Nucleinsäuren (Cytostatika).
Sie spielen bei der Chemotherapie von Tumoren eine wichtige Rolle, da sie die Replikation der DNA oder die Bildung der RNA und damit die Vermehrung der Tumorzellen hemmen. Ihr Nachteil ist, dass auch andere rasch proliferierende Gewebe, z. B. die Zellen in der Schleimhaut des Magen-Darm-Traktes

und die Zellen der Haarwurzel, von dieser Wirkung betroffen sind. Ein weiteres Problem ist die Entwicklung einer Resistenz der Tumorzellen gegen bestimmte Cytostatika. Nach dem Wirkungsmechanismus können Cytostatika in folgende Gruppen eingeteilt werden (**▼ 5.5**):

Alkylierende und analog wirkende Substanzen. Es handelt sich um Substanzen, die mit verschiedenen Zellbestandteilen, besonders Nucleinsäuren und Proteinen, eine stabile Verbindung eingehen können. So bewirken z. B. *Cyclophosphamid* und *Cisplatin* Verknüpfungen zwischen benachbarten DNA-Strängen, zwischen DNA und Proteinen und vor allem zwischen Guaninresten innerhalb eines DNA-Strangs. Durch die auf diesem Weg entstehenden Cross-Links wird die DNA-Replikation gehemmt. Alkylierende Substanzen sind vor allem in der S-Phase des Zellzyklus wirksam.

Antimetaboliten sind Derivate physiologischer Substrate und Cosubstrate der Purin- und Pyrimidinsynthese, die zu Enzymen dieser Synthesewege eine sehr viel höhere Affinität besitzen als die physiologischen Substrate. Sie hemmen dadurch die Nucleinsäuresynthese und sind deshalb vor allem in der S-Phase des Zellzyklus wirksam.
Beispiel für ein *Folsäurederivat* als Antimetabolit ist *Methotrexat*, das zur Dihydrofolat-Reduktase eine 10^5-fach höhere Affinität besitzt als das normale Substrat Dihydrofolsäure (**◉5.33**). Es resultiert eine verminderte Bildung von Tetrahydrofolsäure, die für die Biosynthese von Purinen und Pyrimidinen erforderlich ist (S. 99 und 101, **◉5.3** und **◉5.5**).
Ein *Pyrimidinanalog*, das häufig als Antimetabolit eingesetzt wird, ist *5-Fluoruracil.* Es wird intrazellulär durch Umwandlung in 5-FdUMP aktiviert und hemmt in dieser Form die Thymidylat-Synthase (**◉5.34**, vgl. Reaktion **8** in **◉5.3**). Seine Affinität zum Enzym ist 250–4000-fach höher als die des normalen Substrates dUMP. 5-FUMP wird ferner in die RNA eingebaut. Deshalb wird sowohl die DNA- als auch die RNA-Synthase durch 5-Fluoruracil gehemmt.

Cyclophosphamid

cis-Diamindichlorplatin
Cisplatin

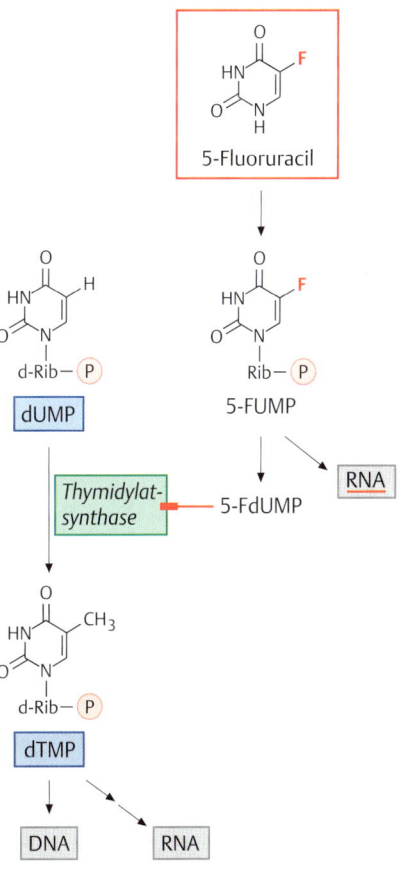

◉5.34 Das **Pyrimidinanalog** 5-Fluoruracil wird als „falsches" Nucleotid 5-FUMP in die RNA eingebaut, als 5-FDesoxy-UMP hemmt es die Thymidylat-Synthase.

Folsäure

Dihydrofolsäure (DHF)

Methotrexat

Dihydrofolatreduktase

Tetrahydrofolsäure (THF)

N^5, N^{10}-Methyl-THF

Purinbiosynthese

◉5.33 Im **Folsäureantagonist Methotrexat** ist die OH-Gruppe durch NH_2, H durch CH_3 substituiert. Der Antagonist hemmt die Dihydrofolat-Reduktase, die sowohl für die Purin- und Pyrimidinsynthese essenziell ist.

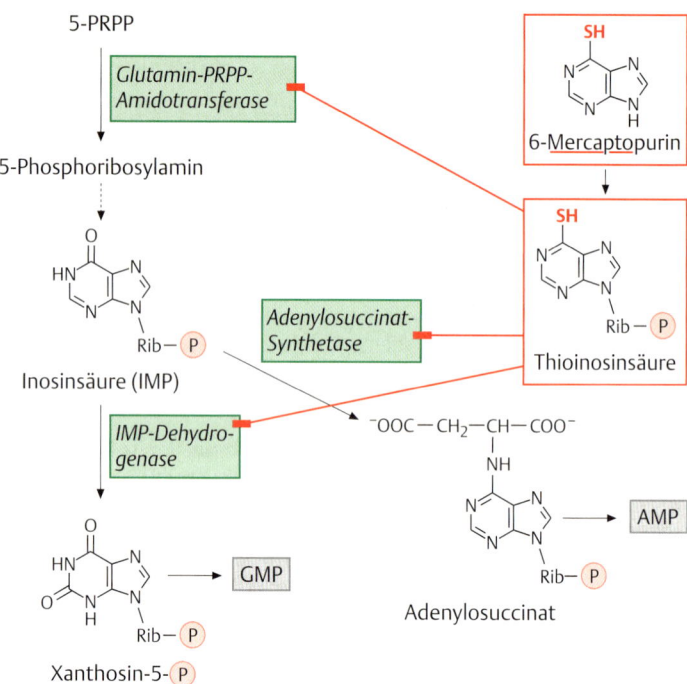

5-PRPP

Glutamin-PRPP-Amidotransferase

5-Phosphoribosylamin

Inosinsäure (IMP)

6-Mercaptopurin

Thioinosinsäure

Adenylosuccinat-Synthetase

IMP-Dehydro-genase

GMP

AMP

Adenylosuccinat

Xanthosin-5-P

👁 **5.35 Das Purinderivat 6-Mercaptopurin** hemmt als Nucleotid Enzyme der Purinsynthese.

Als *Purinanalog* wird *Mercaptopurin*, ein Purin mit SH-Gruppe einge-setzt (👁**5.35**). Es wird in der Zelle in Thioinosinsäure umgewandelt, die u. a. als Hemmstoff der Glutamin-5-PRPP-Amidotransferase wirkt, die den geschwindigkeitsbestimmenden Schritt der *de-novo*-Purin-synthese katalysiert (vgl. 👁**5.5**, Reaktion **1**).

Alkaloide. Podophyllotoxin ist aus Flussblattgewächsen extrahierbar und wird in Form der halbsynthetischen Glykosidderivate *Etoposid* und *Teniposid* therapeutisch angewandt. Sie wirken gezielt auf die Topoisomerase II und bewirken DNA-Strangbrüche.

Antibiotika. Aufgrund ihrer cytostatischen Wirkung werden einige Antibiotika bei der Tumortherapie eingesetzt. *Dactinomycin* aus der Gruppe der Actinomycine (Formel s. Seite 42) wird zwischen Guanin-Cytosin Basenpaare in die DNA eingelagert. Dadurch kann die RNA-Polymerase nicht wirksam werden. *Daunomycin* aus der Gruppe der Anthracycline wird durch das Cytochrom P450-Monooxygenase-Sys-tem (S. 191) zum Semichinonradikal reduziert, das Einzel- und Dop-pelstrangbrüche der DNA verursachen kann. *Bleomycin*, ein basisches Glykoprotein, bildet mit Fe^{2+} und Cu^{2+} Chelate. Die Protein-Metall-Komplexe werden durch eine Cytochrom P450-Reduktase aktiviert, wobei eine mischfunktionelle Oxidase mit Bildung von Sauerstoff-radikalen entsteht.

Hydroxyharnstoff. Diese Substanz ist in keine der genannten Gruppen einzuordnen. Die cytostatische Wirkung beruht auf einer Hemmung der Ribonucleotid-Reduktase (S. 100). Es resultiert eine Hemmung der DNA-Synthese. Die Substanz bewirkt eine Arretierung des Zellzyklus beim Übergang von der G1 in die S-Phase (s. S. 376). Sie wird deshalb zur Synchronisierung von Zellen verwendet.

Hydroxyharnstoff

6 Nucleinsäure-Biosynthese und Expression der genetischen Information

Zusammenfassung

- Die **Replikation der DNA** erfolgt semikonservativ. Dabei wird ein Strang kontinuierlich am jeweiligen Gegenstrang gebildet, der andere in kurzen Stücken. Die beteiligten Enzyme sind die DNA-Polymerasen und weitere Faktoren.
- **Transkription** ist die Biosynthese von RNA an der DNA nach dem Prinzip der Basenpaarung. Das Transkriptionsenzym ist die DNA-abhängige RNA-Polymerase.
- Die Transkription von Struktur-Genen erzeugt bei *Prokaryonten* direkt die Messenger-RNA (mRNA), bei *Eukaryonten* eine Vorstufe, die durch Prozessierung in die endgültige mRNA verwandelt wird, indem nicht-codierende Sequenzen (Introns) herausgeschnitten und die 5'- und 3'-Enden verändert werden.
- Transkriptionsaktivität wird bei *Prokaryonten* durch **negative und positive Kontrolle** reguliert. Beispiel eines negativen Regulators ist der Lac-Repressor, positive Regulation übt das Katabolit-Aktivator-Protein (CAP) aus.
- *Eukaryonten* besitzen drei verschiedene RNA-Polymerasen, deren Aktivität durch **Transkriptionsfaktoren** reguliert wird, die an spezifische DNA-Abschnitte im Promotor-Bereich der Gene oder untereinander binden und die Ausbildung eines Initiationskomplexes beeinflussen.
- **Translation** ist die Übersetzung des Basencodes der mRNA in die Aminosäure-Sequenz eines Proteins. Sie vollzieht sich an Ribosomen.
- Aminosäuren werden zur Übertragung auf Transfer-RNA (tRNA) durch ATP aktiviert. Transfer-RNA trägt in ihrer Sequenz ein **Anticodon** aus drei Nucleotiden, welches durch Basenpaarung mit einem komplementären Triplett (**Codon**) der mRNA den Einbau einer Aminosäure nach der genetisch vorgegebenen Sequenz ermöglicht.
- Die **Ribosomen** enthalten Ribonucleinsäuren (rRNA) und ca. 50 (bei Prokaryonten) bzw. 80 (bei Eukaryonten) verschiedene Proteine, die an der Proteinsynthese mitwirken. Die wachsende Proteinkette wird beim Erreichen eines Stop-Codons vom Ribosom freigesetzt.
- Membranproteine und sekretorische **Proteine** werden am rauen endoplasmatischen Retikulum synthetisiert. Viele Proteine werden nach Beendigung der Synthese noch modifiziert, z. B. durch Hydroxylierung, Glykosylierung oder Abspaltung von Peptiden.
- Die kleinsten selbstvermehrungsfähigen Einheiten sind die **Viren**. Sie sind aus DNA bzw. RNA und Proteinen aufgebaut. Viren sind selbst keine Lebewesen und können sich nur in der Wirtszelle vermehren.
- **Mutationen** sind Veränderungen in der Nucleotidsequenz eines Genoms. Sie können im Ersatz, Verlust oder Hinzufügen eines einzigen Nucleotids (*Punktmutationen*) bis hin zur Translokation, Deletion, Insertion oder Inversion ganzer Chromosomen-Abschnitte (*Chromosomen-Mutationen*) bestehen. Wenn codierende oder regulatorische Abschnitte von Genen betroffen sind, resultieren Funktionsstörungen oder völliges Fehlen der entsprechenden Proteine. Chromosomen-Mutationen können auch zu Veränderungen in der Genregulation führen. Sie werden häufig bei Tumoren gefunden.

– Punktmutationen kommen auch spontan vor; es gibt wirksame **DNA-Reparatur-Mechanismen**, um mutierte Genabschnitte auszuschneiden und die korrekte Sequenz wieder herzustellen.
– Die Erkenntnisse der biochemischen Evolutionsforschung haben zu begründeten Vorstellungen über den **Ursprung des Lebens** auf der Erde vor etwa 4 Milliarden Jahren und über die weitere biochemische Evolution der Lebewesen geführt.
– Die Methoden der **Gentechnik** ermöglichen die spezifische Spaltung, Synthese, Mutation und In-vitro-Rekombination von DNA. Die gezielte Expression der rekombinierten DNA in Bakterien oder Eukaryonten erlaubt die funktionelle Analyse von Genen oder deren regulatorischer Abschnitte und ist die Grundlage der präparativen Herstellung spezifischer Proteine.
– Methoden zur Änderung der genetischen Information oder der Genexpression mit therapeutischem Ziel befinden sich in der Entwicklung. Sie werden unter dem Begriff der **Gentherapie** zusammengefasst.
– **Pathobiochemie:** Störungen der *Nucleinsäure-Biosynthese* und der *DNA-Reparatur* können Ursache verschiedener Erkrankungen sein. Abnorme Chromosomenzahlen und strukturelle Veränderungen einzelner Chromosomen sind mit charakteristischen Krankheitsbildern assoziiert.
Krankheitserregende Viren findet man sowohl unter den DNA- (z.B. Herpes-Viren) als auch den RNA-Viren (z.B. Influenza-Viren). Das humane Immundefizienz-Virus (HIV) gehört als Retrovirus zu den RNA-Viren.
Onkogene wurden als Gene Tumor-auslösender Retroviren entdeckt (v-onc). Sie sind von normalen, zellulären Genen (Protoonkogene, c-onc) abgeleitet. Die Produkte der Protoonkogene sind Bestandteile physiologisch vorkommender Systeme der Transkriptions- und Wachstumsregulation und anderer Zellfunktionen.

6.1 Replikation der DNA

Die Regeln der Informationsübertragung durch Nucleinsäuren besagen, dass die Replikation der DNA nach dem Prinzip der Selbstinstruktion erfolgt: Die Basensequenz der DNA legt nach dem Prinzip der komplementären Basen die Sequenz der neu gebildeten DNA-Ketten fest (s. a. S. 97).

Semikonservative Replikation. Im Verlauf der DNA-Replikation wird der DNA-Doppelstrang geöffnet, und bei der DNA-Synthese determinieren die Nucleotide der beiden Einzelstränge die jeweils komplementäre Base. So entstehen durch fortlaufende Synthese schließlich zwei neue DNA-Doppelstränge. Die Doppelhelices, die aus dieser Replikationsgabel hervorgehen, bestehen je zur Hälfte aus einem alten Strang und aus einem neu synthetisierten Strang (☞6.1). Man spricht daher von einer *semikonservativen Replikation*.
So einleuchtend dieses Prinzip sein mag, so birgt es doch zwei wesentliche Probleme. Das erste besteht darin, dass die beiden Stränge der Doppelhelix *ineinander* gewunden sind und nicht einfach durch seitliches Auseinanderziehen voneinander getrennt werden können. Zweitens kann die DNA-Kette nur in der Richtung vom 5'-Ende zum 3'-Ende wachsen. Das Prinzip der Synthese von DNA (wie auch von RNA) besteht nämlich im nucleophilen Angriff der 3'-Hydroxygruppe der Pentose auf das α-Phosphat des einzubauenden (Desoxy)ribonucleosidtriphosphats (☞6.2). In der DNA-Replika-

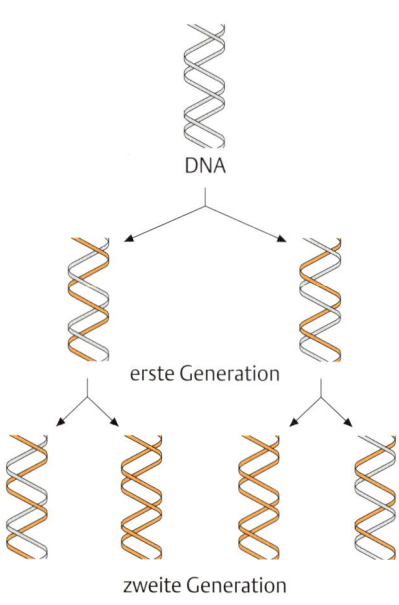

DNA

erste Generation

zweite Generation

☞6.1 Semikonservative Replikation der DNA. Die neu gebildete DNA ist gelb dargestellt.

tionsgabel kann also nur *ein* Strang in Richtung auf die Gabelungsstelle wachsen, der andere muss von der Gabelung wegwachsen, da ja beide DNA-Stränge gegenläufige 5'-3'-Polaritäten haben. Diese Schwierigkeiten bringen es mit sich, dass die Replikation sehr viel komplizierter verläuft, als man es nach dem einfachen Prinzip der Informationsweitergabe annehmen könnte.

Die DNA-Replikation bei Prokaryonten ist zuerst am Bakterium *Escherichia coli* genau studiert worden. Sie beginnt damit, dass ein kleines Stück des ringförmigen Chromosoms aufgeschmolzen wird: Die Stränge der Doppelhelix werden durch *Helicasen* voneinander getrennt, so dass von dort aus in beide Richtungen neue DNA-Ketten synthetisiert werden können.
Eine Überspiralisierung der DNA an der Replikationsgabel als Folge des Aufschmelzens durch die Helicase muss durch eine *Topoisomerase II* aufgehoben werden, und *Einzelstrang-bindende Proteine* halten die komplementären Stränge für deren Replikation getrennt.

DNA-Polymerasen. Die DNA-Polymerase kann Desoxyribonucleotide nur an bereits bestehende Anfangsmolekül (engl. *primer*) anfügen. Da RNA-Polymerasen eine solche Vorgabe nicht benötigen, wird im Falle der DNA-Synthese zunächst durch eine spezielle RNA-Polymerase (*Primase*) ein Stück RNA von etwa 10 Nucleotiden Länge synthetisiert, das als Primer dient. Dieser wird dann durch das Anfügen von Desoxyribonucleotiden verlängert (●6.3). Die Synthese erfolgt durch die DNA-abhängige *DNA-Polymerase III*, die eine hohe Aktivität besitzt und mehr als 10000 Nucleotide pro Minute verknüpfen kann. Sie ist mit ihrer β-Untereinheit mit der DNA ringartig verklammert (sliding clamp, Ringklammer).
Der in Richtung auf die Gabel wachsende Strang (kontinuierlicher oder *Leitstrang*) wird über lange Strecken ohne Unterbrechung synthetisiert, wobei die Gabel fortlaufend geöffnet wird. Beim anderen Strang, dem diskontinuierlichen oder *Folgestrang*, werden durch die Polymerase-III DNA-Ketten von etwa 1000 Nucleotiden Länge (*Okazaki-Fragmente*) an die Primer-RNA angefügt. Dann wird diese RNA durch die 5'-3'-Exonuclease-Funktion der *DNA-Polymerase I* hydrolytisch abgebaut. Dadurch entstehende Lücken zwischen den DNA-Stücken werden ebenfalls durch DNA-Polymerase I aufgefüllt. Diese bevorzugt als Matrize einzelsträngige DNA-Abschnitte in an-

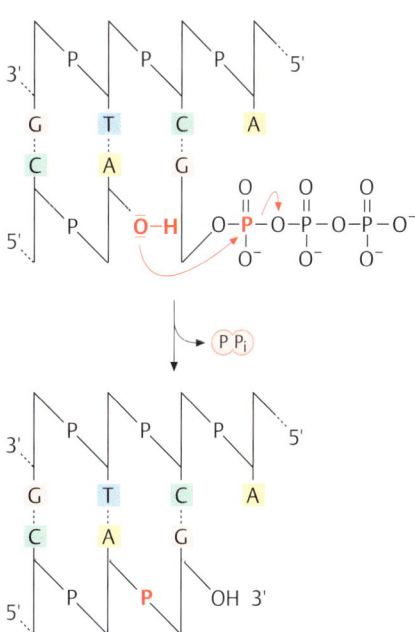

●6.2 Nucleophiler Angriff der 3'-OH-Gruppe auf das α-Phosphor-Atom. Es kommt zur Ausbildung eines Phosphorsäurediesters beim Anfügen eines (Desoxy-)-Ribonucleotids am 3'-OH-Ende der wachsenden Nucleinsäure-Kette.

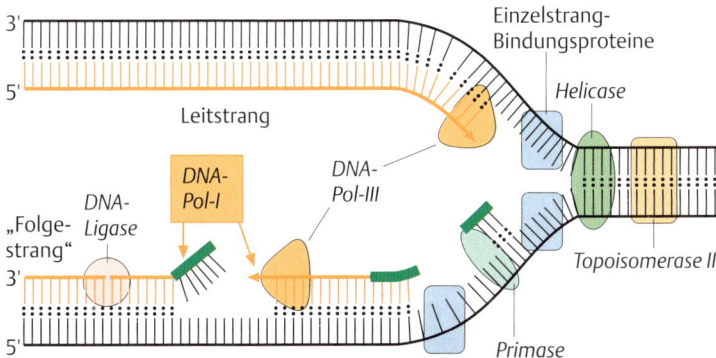

●6.3 Schema der DNA-Replikation bei *E. coli*. Die DNA-Doppelhelix wird durch Helicase lokal entwunden und durch Einzelstrang-Bindungsproteine einzelsträngig gehalten. Primase synthetisiert einen RNA-Primer, an dessen Ende DNA-Polymerase III die Synthese durch Einbau von Desoxyribonucleotiden fortsetzt. DNA-Polymerase I baut anschließend mit ihrer 5'-3'-Exonuclease-Aktivität den RNA-Primer ab und verlängert das Polymerase-III-Syntheseprodukt bis an das 5'-Ende des zuvor synthetisierten Fragments. DNA-Ligase verknüpft das neu entstandene 3'-Ende mit dem 5'-Phosphat des anschließenden Fragments.

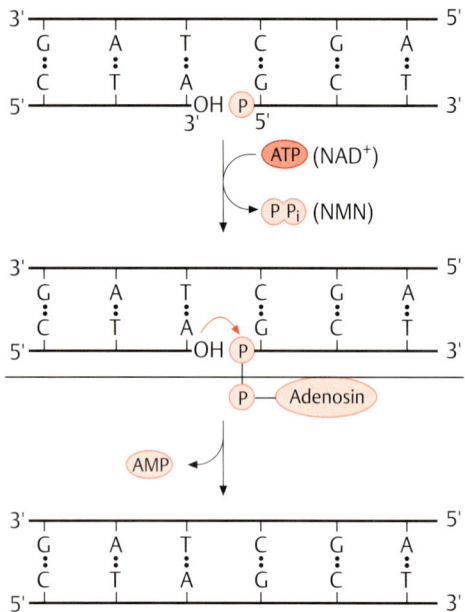

◉6.4 Verknüpfung von DNA-Stücken durch die DNA-Ligase. Auf die freie 5'-Phosphatgruppe des rechts gezeichneten Stücks wird entweder von ATP oder von NAD⁺ ein AMP-Rest übertragen. Die so entstandene Diphosphat-Bindung wird nun durch einen nucleophilen Angriff der 3'-OH-Gruppe gelöst und damit die Phosphodiester-Bindung geknüpft.

sonsten doppelsträngiger DNA und ist auch an der Reparatur mutierter DNA-Abschnitte beteiligt (s. u.).

DNA-Ligasen. Nach dem Auffüllen der Lücken mit Hilfe der DNA-Polymerase I werden die entstandenen freien 3'-Enden mit den 5'-Enden der vorausgehenden DNA-Abschnitte verknüpft (◉6.4). Dies geschieht durch DNA-Ligasen. Durch ihre Fähigkeit, Phosphodiester-Bindungen zwischen Desoxynucleotiden zu knüpfen, sind diese Enzyme u. a. in der Lage, auch Bruchstellen in der DNA (engl. *nicks*) zu schließen. Dabei wird ein AMP-Rest auf eine freie 5'-Phosphatgruppe übertragen. Die entstandene Diphosphatbindung wird nun durch den nucleophilen Angriff der 3'-OH-Gruppe gelöst und damit die Phosphodiester-Bindung hergestellt. Der AMP-Rest kann von NAD⁺ oder von ATP stammen. Manche Ligasen benötigen somit NAD⁺, andere ATP als Cosubstrat.

Die DNA-Replikation bei Eukaryonten verläuft im Prinzip genau so wie bei Prokaryonten. Abweichungen ergeben sich aus dem wesentlich größeren Genom und seiner Chromatin-Organisation. Die DNA-Replikation beginnt in der Synthese-Phase (S-Phase) des Zellzyklus (s. S. 376) gleichzeitig an mehreren tausend Stellen der chromosomalen DNA. Auch hier wird ein Strang kontinuierlich, der andere diskontinuierlich mit Okazaki-Fragmenten (150 bis 250 Nucleotide lang) synthetisiert.

Wie bei Bakterien sind auch bei Eukaryonten mehrere Enzyme an der Replikation beteiligt (⊤6.1). Die 3'-5'-Exonucleaseaktivität übt eine Korrekturfunktion aus, indem sie bei der Synthese ein endständiges Nucleotid abspaltet, wenn dessen Base nicht komplementär zur gegenüberliegenden Base im abgelesenen Strang ist. Die *DNA-Polymerase* α, welche sowohl DNA-Synthese- als auch Primase-Aktivität besitzt, wird für die Synthese der RNA-Primer und das Anfügen

⊤6.1 Pro- und eukaryonte DNA-Polymerasen.

Bakterien (E. coli)

Polymerase	Aktivitäten	Beteiligung an
I	DNA-Polymerase 3'-5'-Exonuclease 5'-3'-Exonuclease	Auffüllen von Lücken Korrekturlesen Primer-Abbau
II	DNA-Polymerase 3'-5'-Exonuclease	Reparatur
III	DNA-Polymerase 5'-3'-Exonuclease	DNA-Synthese Korrekturlesen β-Untereinheit als Ringklammer

Eukaryonten

Polymerase		
α	Primase DNA-Polymerase	Synthese von RNA-Primer und kurzen DNA-Stücken
β	DNA-Polymerase	Beteiligung an DNA-Reparatur
γ (mitochondrial)	DNA-Polymerase 3'-5'-Exonuclease	DNA-Synthese in Mitochondrien
δ	DNA-Polymerase 3'-5'-Exonuclease	DNA-Synthese, Korrekturlesen Reparatur PCNA als Ringklammer
ε	DNA-Polymerase 3'-5'-Exonuclease	DNA-Synthese, Korrekturlesen Reparatur PCNA als Ringklammer

Verbrauch werden die DNA-Stränge entwunden und Nucleosidtri-phosphat wird gebunden. Durch TFIIH wird die C-terminale Domäne der Polymerase phosphoryliert, mehrere Faktoren verlassen den Transkriptionskomplex am Promotor, und die Polymerase beginnt mit der Elongation.

Das primäre Transkriptionsprodukt der Polymerase II ist in den meisten Fällen eine hochmolekulare RNA, die *Prä-Messenger-RNA* (bzw. *hnRNA, heterogeneous nuclear RNA*) genannt wird. Die Umwandlung (Prozessierung) der Prä-mRNA zur reifen mRNA beginnt im Zellkern schon während der Transkription damit, dass die sogenannte **Cap-Struktur am 5'-Ende** angehängt wird. Dabei wird durch die *Guanylat-Transferase* aus GTP ein GMP so an das 5'-Ende der Prä-mRNA gebunden, dass zusammen mit den dort vorhandenen Phosphatgruppen ein umgekehrt ankondensiertes GTP resultiert, welches über sein terminales Phosphat esterartig mit dem 5'-OH des ersten Nucleotids verknüpft ist. Das Guanin in diesem „umgekehrt" gebundenen GTP ist an N^7 methyliert (☞6.11).

Nach der Transkription wird das **3'-Ende** der Prä-mRNA prozessiert. Im Gegensatz zu den RNA-Polymerasen I und III, die an definierten Terminator-Sequenzen die Transkription abbrechen, sind solche Terminatoren der Polymerase-II-vermittelten Transkription nicht bekannt. Der entscheidende Schritt besteht hier darin, dass ein konservierter Sequenzabschnitt im 3'-nichtcodierenden Teil der prä-mRNA als Signal für eine Endonuclease und für eine Poly(A)-Polymerase wirkt, die keine Matrize benötigt und eine **Poly-A-Sequenz** von etwa 100 bis 200 AMP-Nucleotiden ansynthetisiert (sog. Poly(A)-Schwanz). Die Aktivierung von Spaltungs- und Polyadenylierungsfaktoren durch Bindung an das Poly(A)-Signal führt darüber hinaus zu einer Hemmung des Transkriptionskomplexes.

Spleißen der RNA: Introns und Exons. Die Vorstufen der meisten eukaryonten mRNA-Moleküle enthalten die Sequenz der späteren mRNA nicht in ununterbrochener Reihenfolge. Es sind vielmehr ein oder mehrere Abschnitte eingeschoben, die in der Sequenz der funktionellen mRNA nicht mehr vorkommen. Dies bedeutet, dass ein Gen, an dem solche *Prä-mRNA* synthetisiert wird, entsprechend aus codierenden und nichtcodierenden DNA-Abschnitten besteht. Man bezeichnet die „*intervenierenden*", nichtcodierenden Sequenzen der DNA als *Introns*, im Gegensatz zu den *exprimierten* Abschnitten der DNA, die als *Exons* bezeichnet werden.

🔍 **Prozessierung von tRNA-Vorläufern.** Auch das primäre Transkript von tRNA-Genen muss nach der Transkription noch modifiziert werden. Die Vorläufer-RNA trägt zusätzliche Nucleotide am 5'- und 3'-Ende. Einige tRNA-Gene (insbesondere von Hefe) enthalten Introns. Die terminalen Abschnitte werden abgebaut, Intron-Sequenzen durch einen tRNA-spezifischen Prozess entfernt. Am 3'-Ende wird das Trinucleotid $^3ACC^5$ angefügt und Basen werden enzymatisch modifiziert (s. Randspalte S. 141).

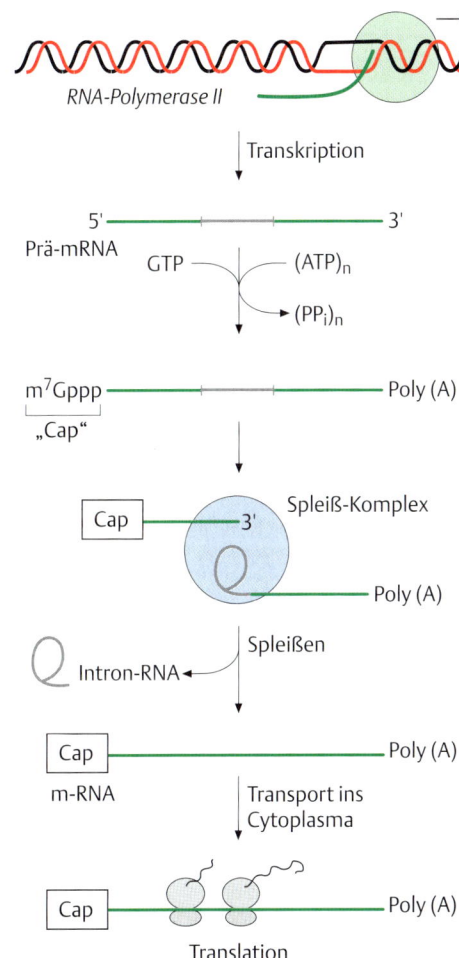

☞6.12 Prozessierung der mRNA bei Eukaryonten (schematisch). Oben ist die Transkription durch die RNA-Polymerase II dargestellt. Das primäre Transkriptionsprodukt (Prä-mRNA) ist mit einer Intron-Sequenz (grau) gezeigt. Am 5'-Ende wird schon während der Transkription die Cap-Struktur angefügt: die Ribose des terminalen Nucleotids ist über ihr C 5'-OH esterartig mit einem GTP verknüpft. Am 3'-Ende wird eine Kette von circa 200 Adenylat-Resten angefügt, an die sich das Poly(A)-Bindeprotein anlagert. An der Intron-Sequenz und deren Übergang zu den flankierenden Exons bilden Nucleoprotein-Partikel (snRNP) und weitere Protein-Faktoren den Spleiß-Komplex (das *Spliceosom*), entfernen das Intron und verbinden die Exon-RNA-Enden. Einzelschritte s. ☞6.13.

☞6.11 Die Cap-Struktur am 5'-Ende der eukaryontischen mRNA. Aus der Übertragung eines GMP auf eine Diphosphat-Gruppe am 5'-Ende der mRNA resultiert ein „umgekehrt" gebundenes GTP. Das Guanin wird an N^7 methyliert. Wenn die C-2'-OH-Gruppe der ersten Ribose methyliert ist, spricht man von cap1, wenn auch noch die zweite Ribose dort methyliert ist, von cap2.

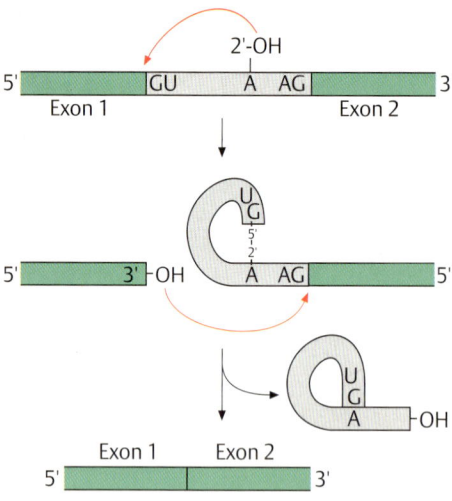

🔍 Gen-Kopien ohne Introns. Durch reverse Transkription von mRNA kann man doppelsträngige DNA (komplementäre DNA, cDNA) synthetisieren, deren Sequenz ausschließlich den Exons des zugrundeliegenden Gens entspricht (s. Abschnitt 6.5). Virale Onkogene sind Intron-freie Varianten normaler, zellulärer Intron-enthaltender Gene. Man geht also davon aus, dass sie von zellulärer mRNA durch reverse Transkription abgeleitet und ins Virus-Genom übernommen sind.

◀◉6.13 Die Einzelschritte des Spleißens von Prä-mRNA. Die 5'-Anfänge der Introns weisen die Basen GU, die 3'-Enden die Basen AG auf. Circa 20 Nucleotide vor dem 3'-Ende des Introns liegt ein Adenin-Nucleotid, dessen 2'-OH-Gruppe die 3'-5'-Phosphodiester-Gruppierung an der 5'-Spleißstelle nucleophil angreift. Daraus resultiert ein Verzweigungspunkt am Adenosin im Intron und eine freie 3'-OH-Stelle am Ende des ersten Exons. Diese 3'-OH-Gruppe des ersten Exons greift dann den Phosphodiester am 3'-Ende des Introns an, eliminiert die Intron-RNA und verknüpft dabei Exon 1 und Exon 2.
Diese Reaktionen finden innerhalb eines Spleißkomplexes statt, dem die snRNAs U1, U2, U4 mit U6 und U5 angehören, die zusammen mit den so genannten Sm-Proteinen und Sm-ähnlichen Proteinen (LSm) Ribonucleoproteine bilden. Neben diesen snRNPs tragen weitere Proteine zum Spleißvorgang bei.

Die transkribierten Intron-Abschnitte werden bei der Prozessierung der Prä-mRNA zur mRNA herausgeschnitten, und die codierenden Abschnitte der mRNA werden zusammengefügt. Dieser Vorgang, den man analog zum Verknüpfen von Tauwerk als das Spleißen (engl. *splicing*) der RNA bezeichnet, geschieht unter Beteiligung von kleinen RNA-Molekülen, Enzymen und Strukturproteinen, die zum *Spliceosom* (Spleißkomplex) zusammentreten (◉6.12 und ◉6.13).
Man fragt sich natürlich, welche biologische Bedeutung ein Prinzip hat, bei dem Blöcke von codierenden, exprimierten Sequenzen, den Exons, durch Introns getrennt sind. Die Analyse einer großen Zahl von Genen und Proteinen hat gezeigt, dass in vielen Fällen Exonabschnitte gerade für solche Proteinbereiche codieren, die in der Tertiärstruktur der Proteine Domänen darstellen (s. S. 33). Durch einen Austausch solcher Blöcke im Verlauf der Evolution könnten bei der meiotischen Rekombination neue Proteine zusammengefügt worden sein, welche in bestimmten Domänen bereits definierte Funktionen verankert hatten, die in ihrer neuen Zusammensetzung von Vorteil waren. Wir werden darüber hinaus Beispiele kennenlernen, in denen durch differentielles Spleißen, also durch ein unterschiedliches Aneinanderfügen von Exons aus einem Gen, unterschiedliche Proteine resultieren können (z. B. bei Adhäsionsmolekülen, Fibronectinen, Immunglobulinen).

Ribozyme. Bei einigen niederen Eukaryonten wurde beobachtet, dass der Spleißvorgang auch ohne Beteiligung von Enzymprotein möglich ist. Bei *Tetrahymena thermophila*, einem eukaryonten Einzeller, wurde erstmals beobachtet, dass intramolekulare Basenpaarungen eine räumliche RNA-Struktur hervorrufen können, die analog zum aktiven Zentrum eines Enzyms wirkt und nach Bindung eines Guanosins ein autokatalytisches Spleißen von Vorläufern der ribosomalen RNA erlaubt (◉6.14). Der dargestellte Mechanismus tritt bei sogenannten Gruppe-I-Introns auf. Ihnen werden Gruppe-II-Introns gegenübergestellt, welche in verschiedenen mitochondrialen Prä-mRNA-Molekülen von Pilzen gefunden wurden, deren Selbstspleißen kein exogenes Guanosin benötigt. Hier liefert ein internes Adenosin die 2'-OH-Gruppe für die erste Transesterifizierung. In beiden Fällen findet die RNA-vermittelte Katalyse also ohne Enzymprotein statt, weswegen man von *Ribozymen* spricht.
Ein weiteres Beispiel für die proteinfreie Katalyse eines RNA-Prozessierungsschritts bietet das bakterielle tRNA-Prozessierungs-Enzym

◀◉6.14 Das Ribozym als katalytisch aktive RNA. Ein Guanosin oder Guanosinnucleotid greift mit der 3'-OH-Gruppe der Ribose das Phosphat am Exon-Intron-Übergang an. Durch die Spaltung entsteht hier ein freies 3'-OH-Ende des ersten Exons. Dieses greift im nächsten Schritt an der Phosphat-Gruppe des Übergangs vom Intron zum nächsten Exon an. Dabei wird das Intron entfernt und die beiden Exons werden ligiert. Der dargestellte Mechanismus entspricht einem Gruppe-I-Intron. Bis auf die RNase P katalysieren alle natürlich vorkommenden Ribozyme die Spaltung der eigenen RNA. Das kleinste bekannte Ribozym ist das Hammerhead-Ribozym (◉6.15).

Ribonuclease-P, welches eine RNA-Komponente enthält, die auch allein in der Lage ist, tRNA-Vorläufer zu spalten.

Eines der kleinsten Ribozyme ist das *Hammerhead*-Ribozym (👁v615). Es wird bei Viroiden gefunden, umfasst circa 30 Nucleotide und kann aufgrund seiner Sekundärstruktur eine Phosphodiester-Bindung spalten. Voraussetzung dafür ist die Positionierung der zu spaltenden Phosphodiester-Bindung zwischen zwei Helices. Bei der Spaltung entstehen Enden mit einer 5'-OH-Gruppe und einer zyklischen 2',3'-Phosphatgruppe (👁**6.15**).

6.3 Regulation der Genexpression

Die Bildung eines Genprodukts, also die Transkription eines Gens und die Synthese des entsprechenden Proteins, bezeichnet man als *Genexpression*. Sie unterliegt aus einer Vielzahl von Gründen einer strikten Kontrolle. Erstens sind Transkription und Translation sehr energieaufwendig und sollten daher auf das notwendige Maß beschränkt sein. Zweitens kann durch verstärkte oder verminderte Synthese eines Enzyms in der Zelle dessen Konzentration erhöht bzw. erniedrigt und dadurch der Stoffwechsel reguliert werden (s. S. 636). Drittens dient die selektive Expression von Genen der Entwicklung höherer Organismen; sie ist in ihrer zeitlichen und gewebespezifischen Abfolge genetisch festgelegt. Die betroffenen Gene werden in bestimmten Entwicklungsphasen und Geweben an- oder abgeschaltet, um eine bestimmte Aufgabe zu erfüllen oder sie zu unterlassen. Diese *differenzielle Genexpression* ist ein wesentliches Element jeder Entwicklung (s. S. 734 ff.).

Die **Regulation der Genexpression** kann auf **mehreren Ebenen** erfolgen. Zunächst ist die *Transkriptionskontrolle* eine entscheidende Regulationsstufe der Genexpression. Sie betrifft insbesondere die Initiation, kann aber auch an der Termination der Transkription ansetzen. Eine zweite Regulationsstufe betrifft das Transkriptionsprodukt RNA. Es können deren *Stabilität*, die *Prozessierung* und der *Transport vom Kern ins Cytoplasma* betroffen sein. Die dritte Kontrollstufe stellt, soweit es sich um Strukturgene (im Gegensatz zu tRNA- und rRNA-Genen) handelt, die *Translation* dar. Hier kann wiederum die Initiation, aber auch die Termination reguliert sein.

Von diesen *regulierten Genen*, deren Expression in Abhängigkeit von umgebenden Bedingungen kontrolliert wird, sind *konstitutiv exprimierte* Gene zu unterscheiden, welche ständig „aktiv" sind. Sie werden auch als „Haushaltsgene" (*housekeeping genes*) bezeichnet. Zu ihnen zählen zum Beispiel Gene für einige Enzyme der Glykolyse oder für Komponenten des Cytoskeletts.

Transkriptionskontrolle bei Prokaryonten. Bei vielen Bakterien werden bestimmte Enzyme oder Enzymgruppen nur bei Bedarf gebildet. Fehlt im Nährmedium z.B. das Tryptophan, so werden sämtliche Enzyme synthetisiert, die die Tryptophan-Synthese aus einfachen Bausteinen katalysieren. Ist im Medium sehr viel Lactose enthalten, so werden Enzyme gebildet, die die Aufnahme der Lactose in die Zelle (Permease) und die Spaltung der Lactose in Glucose und Galactose (β-Galactosidase) bewirken. Man nennt dieses Phänomen *Enzyminduktion*. Der Mechanismus dieser Enzyminduktion wurde von Jacob und Monod durch genetische Analysen am Beispiel des Lactose-Metabolismus aufgeklärt. Hier erfolgt die Kontrolle auf der Stufe der Transkription, und es wird eine ganze Gruppe von Genen – das *Lac-Operon* – gleichzeitig reguliert. An diesem System wurden zwei grundlegende Mechanismen der Genregulation aufgeklärt: die *negative Kontrolle* durch Repression der Transkription und eine *positive Kontrolle* durch Aktivierung der RNA-Polymerase.

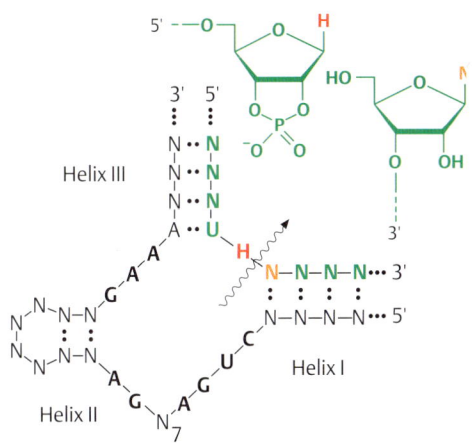

👁**6.15 Der Hammerhead-Ribozym-Substrat-Komplex.** Das Substrat-RNA-Molekül ist grün dargestellt, das Ribozym schwarz; konservierte Nucleotide sind fett gedruckt. Es bilden sich drei basengepaarte Helices, deren räumliche Orientierung eine Spaltung der Phosphodiester-Bindung zwischen den hier mit H und N bezeichneten Nucleotiden in der Substrat-RNA ermöglicht (N: beliebiges Nucleotid, H: A, C oder U). Die Sequenzspezifität der Spaltung (Pfeil) des Substrats beruht auf der Basenpaarung des Substrats mit dem Ribozym zur Ausbildung der Helices I und III. Die Produkte der Spaltung tragen ein 5'-OH-Ende und eine zyklische 2',3'-Phosphodiester-Gruppe am anderen Ende (nach Bramlage und Eckstein, BIOforum 1997).

Regulation am Lac-Operon: Enzym-Induktion und Katabolit-Repression. Das Lac-Operon beginnt mit der Promotorsequenz, dem Bindungsort der RNA-Polymerase. Die folgenden Gene heißen *Strukturgene*, weil sie die Struktur bestimmter Proteine determinieren. Im Falle des Lac-Operons sind dies die Gene der β-Galactosidase (*lacZ*), Permease (*lacY*) und Transacetylase (*lacA*), welche zu einer langen, polygenen mRNA transkribiert werden. Zwischen den Strukturgenen des Lac-Operons und dem Promotor liegt ein DNA-Abschnitt, der als *Operator* bezeichnet wird. Er ist der Bindungsort für das *Lac-Repressor*-Protein, das die Transkription der Strukturgene blockiert: Dieses Protein ist das Produkt des *lac I*-Gens, welches oberhalb des lac-Promotors lokalisiert ist (⊛**6.16**).

Der Lac-Repressor ist ein Protein aus vier identischen Untereinheiten (je 38 kDa). Er wird konstitutiv in geringer Menge gebildet, hat eine hohe Affinität zum Operator und reprimiert die Initiation der Transkription. Neben einer Bindungsstelle für die Operator-DNA besitzt der Repressor eine zweite Bindungsstelle, mit der er einen niedermolekularen **Enzym-Induktor**, d.h. das Substrat der Enzyme des Lac-Operons (Lactose und andere Galactoside), binden kann. Gelangt der Induktor in die Zelle, so verbindet er sich mit dem Repressor. Dieser ändert seine Konformation und verliert die Fähigkeit, den Operator zu blockieren: Die Synthese der mRNA und damit der einzelnen Proteine, die gemeinsam auf dieser mRNA codiert sind, kommt in Gang. Fehlt der Induktor, so wird der Operator durch neuen Repressor wieder blockiert.

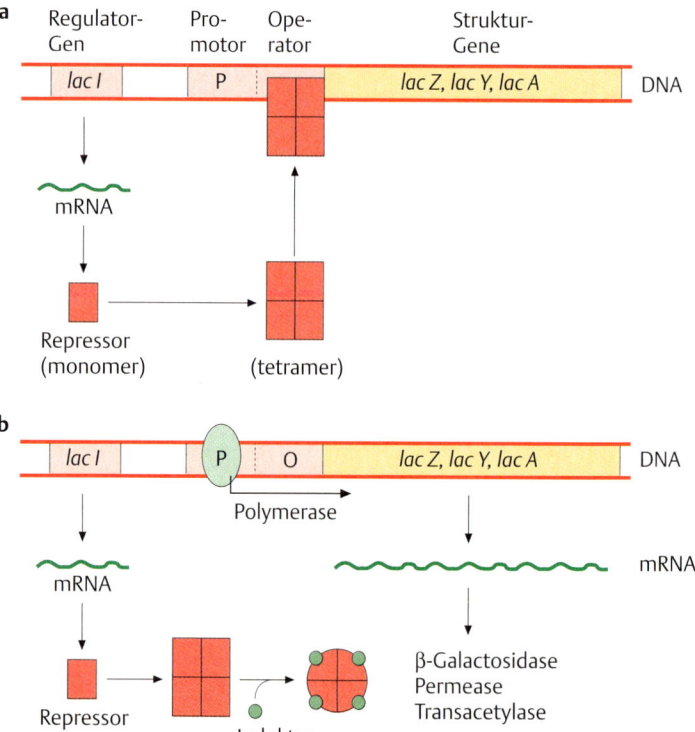

⊛**6.16 Regulation der Genaktivität bei *Escherichia coli* durch den Lac-Repressor** (nach Jacob und Monod). In **a** ist gezeigt, dass am Regulatorgen (*lac I*) eine mRNA transkribiert wird, die in ein regulatorisches Protein, den Lac-Repressor, translatiert wird. Der Repressor lagert sich an den Operator an und blockiert die Transkription durch die RNA-Polymerase. In **b** hat sich der Repressor unter Konformationsänderung mit dem Induktor (einem Galactosid) verbunden und ist nicht länger in der Lage, die Polymerase zu blockieren. Die Transkription findet statt. Der Repressor hat vier Untereinheiten, er kann gleichzeitig an einen zweiten Operator binden.

Ein zweiter Kontrollmechanismus, der ebenfalls am Lac-Operon stattfindet, ist die **Katabolit-Repression**: Bei Anwesenheit von Glucose in der Zelle wird keine Glucose aus dem Lactose-Abbau mehr benötigt, so dass eine Transkription der Lac-Operon-Gene nicht erforderlich ist. Glucose führt zur Abnahme der Konzentration des allosterischen Effektors cAMP im Bakterium. Dies geschieht, indem die Aktivität einer Adenylat-Cyclase durch den Aktivitätszustand eines Glucose-Transporters der Bakterienmembran reguliert wird: Bei niedriger Glucose-Konzentration wird das Transportprotein phosphoryliert und aktiviert die Adenylat-Cyclase, bei hoher Glucose ist es dephosphoryliert und hemmt die Adenylat-Cyclase. Der Effekt des cAMP auf die Genexpression wird durch ein cAMP-bindendes Protein (CAP, *catabolite activator protein*) vermittelt, welches als cAMP/CAP-Komplex im Bereich des Lac-Promotors bindet, die Affinität der RNA-Polymerase zum Promotor erhöht und damit die Transkription steigert (👁**6.17**). Bei Erhöhung der Glucose-Konzentration wird wenig cAMP-CAP-Komplex vorliegen und die Transkription im Bereich des Lac-Operons wird nicht aktiviert.

Regulation durch Repression und Attenuation sind Formen der Kontrolle, welche am Operon der Tryptophan-Synthese wirken. Dieses Operon umfasst fünf Gene, die für Enzyme der Tryptophan-Synthese aus Chorisminsäure codieren (zur Reaktionsfolge s. 👁**17.33**, S. 449). An diesem Operon wirken zwei unterschiedliche Kontrollsysteme. Erstens wird durch ein Regulatorgen ein Repressor gebildet, der bei Beladung mit Tryptophan zur Bindung am Operator befähigt wird, so dass dann die RNA-Polymerase nicht am angrenzenden Promotor binden kann. Das Tryptophan, welches durch Bindung am Repressor die Transkription der Gene für die Enzyme der Tryptophan-Synthese reprimiert, wird als *Corepressor* bezeichnet.

Der zweite Mechanismus, die *Attenuation* (engl. *attenuation* für Abschwächung), wird ebenfalls durch erhöhte Tryptophan-Konzentration vermittelt. Wenn diese hoch ist, bricht die Synthese der polygenischen mRNA und die an der entstehenden RNA stattfindende Translation nach 140 Nucleotiden bereits vor dem ersten trp-Gen (*trp E*) ab, weil sich durch interne Basenpaarung innerhalb der mRNA eine Sekundärstruktur (Terminationsschleife) ausbildet (👁**6.18**). Bei Tryptophan-Mangel dagegen kommt das Ribosom bei der Translation von *trp L* schon vor der Terminationsschleife an zwei Tryptophan-Codons zum Stehen, wenn dort unbeladene Tryptophanyl-tRNA bindet. Jetzt wird statt der Terminationsschleife eine andere Sekundärstruktur ausgebildet und die mRNA-Synthese wird fortgesetzt. Das lange Transkript, welches die 5 *trp*-Gene umfasst, kann synthetisiert werden (zur Translation, s. S. 141 ff.).

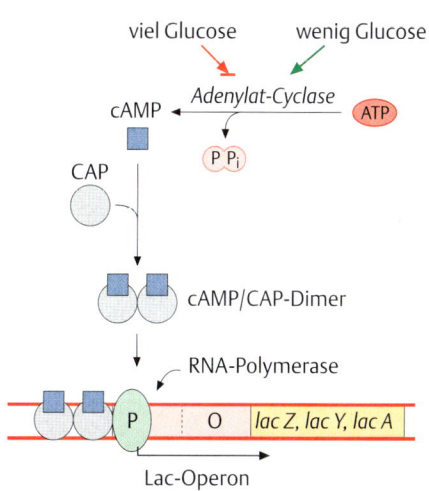

👁**6.17 Katabolit-Repression.** Senkung der Glucose-Konzentration führt über eine Aktivierung der Adenylat-Cyclase zu einer Erhöhung der cAMP-Konzentration und damit zu einer Aktivierung der RNA-Polymerase durch Bindung des CAP-cAMP-Komplexes im Bereich des Promotors am Lac-Operon. Eine hohe Konzentration an Glucose (einem *Kataboliten* der β-Galactosidase-Reaktion) *reprimiert* also die Expression des Gens. (CAP = catabolite activator protein.)

👁**6.18 Regulation durch Attenuation (Abschwächung) am Tryptophan-Operon.** Die Anfangsregion des Transkriptionsprodukts (*Leader*-Bereich, *trp L*) kann durch Basenpaarung verschiedene Sekundärstrukturen ausbilden. Bei wenig verfügbarem Tryptophan bilden sich Basenpaarungen zwischen den Bereichen 2 und 3 aus, während in Anwesenheit von Tryptophan Basenpaarungen zwischen den Sequenzabschnitten 1 und 2 bzw. 3 und 4 überwiegen. Die Haarnadel-Struktur zwischen 3 und 4 wirkt als Terminationsschleife und sorgt für einen Abbruch der Transkription im Bereich des *Attenuators*. Die Gene *trp E, D, C, B, A* werden also nur bei niedriger Tryptophan-Konzentration transkribiert. Die Ausbildung der jeweiligen Sekundärstrukturen hängt von der Verfügbarkeit Tryptophan-beladener tRNA am Ribosom ab, wenn dieses bei der Translation der *trp L*-Region, die bereits kurz nach dem Start der Transkription beginnt, an zwei benachbarte Tryptophan-Codons gelangt (zur Translation s. S. 141 ff.).

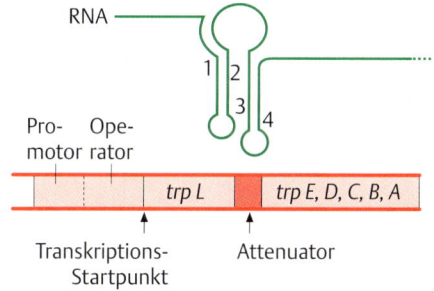

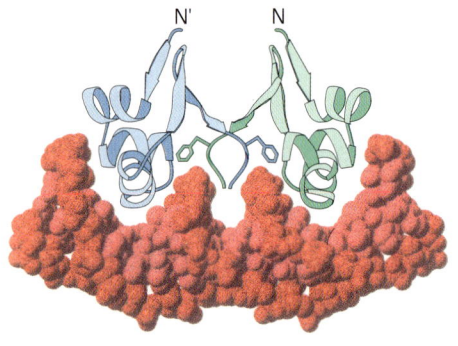

◉ **6.19 Guanosin-tetraphosphat (ppGpp)**, ein Hemmstoff der Synthese von rRNA und tRNA (stringente Kontrolle).

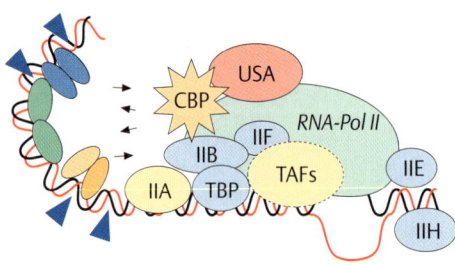

◉ **6.20 Bindung eines dimeren Proteins in der großen Furche der DNA.** Jeweils eine von drei α-Helices (die Erkennungshelix) des dimeren Co-Repressors (blau und grün) von λ-Bakteriophagen bindet in der großen Furche (nach Albright und Matthews, J. Mol. Biol. 1998; 280: 137).

◉ **6.21 Protein-Interaktionen zwischen Enhancer und basalem Promotor.** DNA-Protein-Komplexe bilden sich am Enhancer aus (*Enhanceosom*) und können durch Schleifenbildung auch über größere Distanzen hinweg kooperativ mit Proteinen des basalen Transkriptionsapparats interagieren. Neben den bereits in ◉ **6.10** beschriebenen Faktoren sind hier auch die Co-Aktivatoren USA und CBP eingezeichnet. Enhancer-Bindungsproteine sind oval dargestellt, Proteine, die eine DNA-Biegung induzieren als Dreiecke (nach Casey. Cell 1998; 92; 5).

Stringente Kontrolle ist eine Reaktion des Bakteriums auf einen Mangel von Aminosäuren. In dieser Situation senkt das Bakterium seine Stoffwechselaktivität massiv und reduziert die Synthese von rRNA und tRNA zehn- bis zwanzigfach. Die Signalsubstanz, welche die Transkription der Gene für rRNA und tRNAs hemmt, ist das Tetraphosphat *ppGpp* (◉ **6.19**; aus pppGpp). Der Vorläufer pppGpp wird durch den sog. *Stringenz-Faktor* (= Produkt des Gens *relA*) gebildet. Dieses Enzym ist locker an Ribosomen gebunden und wird aktiv, wenn an der A-Stelle des Ribosoms (s. S. 144 ff.) unbeladene tRNA gebunden ist. Das dadurch entstehende ppGpp hemmt dann die weitere Synthese von rRNA und tRNA.

Genregulation in Eukaryonten. Genregulation vermittelt sowohl gewebsspezifische als auch allgemein vorkommende Leistungen von Zellen. Sie ist bei Eukaryonten die Grundlage von Entwicklung und Differenzierung und unterscheidet sich wesentlich von der Genregulation bei Prokaryonten. Man findet bei Eukaryonten weder eine gemeinsame Transkription von Genen in Operons, noch wurden entsprechende Repressor-Proteine nachgewiesen. Vielmehr wird die Transkriptionskontrolle bei Eukaryonten wesentlich durch Faktoren ausgeübt, welche die Initiation der Transkription durch eine Interaktion mit dem basalen Transkriptionskomplex steigern oder abschwächen. Über diese *Transkriptionskontrolle* hinaus kann die Regulation der Gen-Expression auch an der *RNA-Prozessierung*, an der *RNA-Stabilität*, an der *Translationsinitiation* und schließlich auch am Genprodukt, dem *Protein*, ansetzen.

Regulatorische Proteine und Transkriptionskontrolle. Eine spezifische Bindung von Proteinen, die die Expression eines Gens beeinflussen, verlangt die Erkennung einer DNA-Sequenz durch das Protein. Aus der DNA-Struktur (s. S. 104) ergibt sich, dass an der Oberfläche sowohl der großen als auch der kleinen Furche ein Zugang zu Komponenten der Basenpaare besteht. Dadurch können Proteine Wasserstoff-Bindungen und hydrophobe Wechselwirkungen mit Basen eingehen und damit Sequenzen erkennen. Da von der großen Furche her mehr Möglichkeiten für eine spezifische Unterscheidung von Basenpaaren gegeben sind und mehr Raum zur Bindung besteht, binden regulatorische Faktoren meist in diesem Bereich (◉ **6.20**).
Bei der Suche nach Bindungsorten für regulatorische Proteine hat man durch Sequenzvergleiche in der Umgebung gleichartig regulierter Gene konservierte Sequenzabschnitte gefunden und diese anschließend funktionell charakterisiert. Für solche funktionellen Analysen stehen eine Reihe von *In-vivo-* und *In-vitro*-Tests zur Verfügung (s. Kasten nächste Seite). Mit ihrer Hilfe konnten in vielen Promotoren „oberhalb" der oben beschriebenen TATA-Box die Sequenz CCAAT (*CCAAT-Box*) und ein GC-reicher Bereich identifiziert und spezifisch bindende Proteine isoliert werden. Ihre Wechselwirkung mit dem basalen Transkriptionskomplex bewirkt eine Stimulierung der Transkription.

Enhancer-Elemente. Eine Klasse regulatorischer Sequenzen, die häufig weit vom Promotor entfernt vorliegen und zunächst im Genom von Viren, dann aber auch im Bereich zellulärer Gene (z. B. Immunglobulin-Gene) beschrieben wurden, sind die *Enhancer-Elemente* (engl. *to enhance* = verstärken). Sie vermögen die aktivierende Funktion von Promotoren drastisch zu steigern. An diese Sequenzabschnitte binden Proteine, die durch ihre Wechselwirkung mit Transkriptionsfaktoren die Genexpression kontrollieren. So binden zum Beispiel *Steroidhormon-Rezeptoren* an spezifische Enhancer-Abschnitte und regulieren dadurch die Aktivität bestimmter Gene (s. Kap. 20).
Bemerkenswert an der Enhancer-Wirkung ist, dass diese DNA-Sequenzen zwar auf dem selben DNA-Molekül wie der zugehörige Promotor liegen müssen, dass aber weder die Richtung der Enhancer-

Sequenz noch ihr Abstand oder ihre Orientierung zum Promotor (vor, hinter oder im Gen) für die Wirkung entscheidend ist. Modellvorstellungen gehen davon aus, dass die räumliche Nähe von Enhancer-gebundenem Protein und Promotor-gebundenen Faktoren durch eine Schleifenbildung der DNA auf der Basis der Chromatinstruktur erreicht wird (👁6.21).

Neben den Enhancer-Sequenzmotiven wurden auch Basenfolgen beschrieben, an welche Proteine mit Repressionseigenschaften binden. Sie werden gelegentlich als *Silencer-Elemente* bezeichnet.

Struktur DNA-bindender Proteine. Die DNA-bindenden Proteine müssen mehrere funktionelle Domänen aufweisen: Bereiche für spezifische Protein-Protein-Wechselwirkungen, DNA-bindende Domänen und gegebenenfalls Bindungsorte für regulatorische Moleküle wie zum Beispiel Steroidhormone kennzeichnen solche Faktoren. Die Aufklärung der Struktur und Bindungsweise von DNA-bindenden Proteinen hat gezeigt, dass sie in verschiedene Klassen eingeteilt werden können (👁6.22). Kennzeichnend ist in allen Fällen, dass Elemente der Sekundärstruktur (meist α-Helices, selten β-Faltblätter) sequenzspezifisch in der großen Furche der DNA binden.

Die Anordnung und Funktion der α-Helices im DNA-bindenden Protein bestimmt die Einteilung: *Helix-Turn-Helix-Proteine* besitzen eine DNA-Erkennungshelix. Diese Helix ist von einer zweiten durch eine kurze Aminosäurekette (Biegung, engl. *turn*) getrennt. Zu dieser Klasse gehört neben vielen eukaryonten Proteinen auch das oben besprochene CAP von E. coli. Helix-turn-Helix-Proteine sind auch die *Homöodomänen-Proteine*, die wir als Faktoren der Entwicklungsregulation kennenlernen werden (s. Kap. 24). Hier befindet sich das Helix-Turn-Helix-Motiv im Proteinteil einer hochkonservierten Sequenz von 60 Aminosäuren im Protein.

🔍 **Genregulation durch microRNA.** Sowohl bei Pflanzen als auch bei Tieren tragen kurze, regulatorische Ribonucleinsäuren durch Interaktion mit mRNA zur Kontrolle der Genexpression bei. micro-RNA-Moleküle *(miRNA)* werden aus Vorläufer-RNA, die durch interne Basenpaarung haarnadelförmig strukturiert ist, durch die Ribonuclease *Dicer* freigesetzt. Sie besitzen eine Länge von 21 bis 22 Nucleotiden und binden spezifisch an komplementäre Abschnitte von mRNA-Molekülen. Bei perfekter Basenpaarung kommt es zur Ausbildung eines *RNA-induzierten Silencing-Komplexes* (RISC) mit mehreren Proteinfaktoren, der den Abbau der mRNA auslöst. Bei weniger perfekter Basenpaarung wird ein miRibonucleoprotein-Komplex (miRNP) gebildet, der die beteiligte mRNA nicht degradiert, aber ihre Translation hemmt.

siRNA (small interfering RNA) wird aus endogener oder exogener Doppelstrang-RNA ebenfalls durch Dicer-Ribonuclease in einer Länge von ca. 22 Nucleotiden freigesetzt und bildet ebenfalls einen RISC. Nach Entwindung der doppelsträngigen siRNA kommt es zur komplementären Basenpaarung mit der Zielregion der mRNA und anschließender Degradation der mRNA. Das Prinzip der negativen Kontrolle der Genexpression über spezifisch bindende, kleine RNA-Moleküle ist an vielen Prozessen beteiligt, darunter die Regulation von einzelnen Entwicklungsschritten bei Tieren und Pflanzen oder die Abwehr pathogener, viraler Nucleinsäuren. Die *RNA-Interferenz* wird inzwischen auch als Methode zur gezielten Hemmung der Genexpression durch mRNA-Abbau genutzt (s. a. Kap. 6.8).

🖋 **Methoden zur Untersuchung von Promotoren und Transkriptionsfaktoren.**

Funktionelle Untersuchungen zur Rolle von bestimmten Promotor-DNA-Abschnitten, Transkriptionsfaktoren oder weiteren regulatorischen Proteinen können mit einem breiten Methoden-Spektrum durchgeführt werden. Dies sind unter anderem:

– In-vitro-Transkription mit RNA-Polymerase an DNA-Konstrukten, welche isolierte Gene zusammen mit ihren Promotoren enthalten: Isolierte Transkriptionsfaktoren können Promotorstrukturen erkennen und eine korrekte Initiation der RNA-Synthese vermitteln.

– Mutationen oder Deletionen bestimmter Promotorabschnitte können durch den Verlust der korrekten Promotoraktivität Hinweise auf die Funktion dieser Promotor-Sequenzen geben.

– Die spezifische Bindung von Proteinen an bestimmte Promotor-Sequenzen kann an isolierten Promotorabschnitten *in vitro* dadurch festgestellt werden, dass die proteingebundenen Sequenz-Abschnitte gegen Abbau durch Desoxyribonuclease geschützt sind. Damit bleiben bei der elektrophoretischen Auftrennung von Abbauprodukten nach Spaltung mit DNase entsprechende Bereiche ausgespart. Die Proteine hinterlassen einen „Fußabdruck" (engl. *footprint assay*).

– Im Falle einer Protein-Bindung an Oligonucleotide, die einen bestimmten Promotor-Abschnitt enthalten, verändert sich wegen der höheren Masse des Protein-Oligonucleotid-Komplexes im Vergleich zum Protein-freien Oligonucleotid die elektrophoretische Beweglichkeit (engl. *mobility shift*). Der Komplex ist also in der Elektrophorese nachweisbar (*electrophoretic mobility shift assay, EMSA*).

– Man kann isolierte DNA-Abschnitte (z. B. einen Promotor und sein Gen) in den vergleichsweise großen Kern von Amphibien-Oocyten injizieren, um dann zu prüfen, ob das zugeführte Gen korrekt transkribiert wird.

– Isolierte Gene mit entsprechenden Promotoren können in eukaryonte Zellkultur-Zellen eingebracht werden (*Transfektion*), um dort ihre Expression zu verfolgen. Bei der Promotor-Analyse koppelt man den Promotor (unverändert, gezielt mutiert oder verkürzt) mit einem *Indikator-Gen*, dessen Produkt leicht nachzuweisen ist und das normalerweise nicht endogen in der untersuchten Zelle vorkommt. Solche Indikator-(*Reporter*-)Gene sind z. B. die *Luciferase*-Gene des Glühwürmchens (*Photinus pyralis*) oder der Seepflanze *Renilla reniformis*. Die davon codierten Proteine können in einer ATP-getriebenen Reaktion Licht erzeugen, so dass die Promotorfunktion im Luciferase-Test an Extrakten transfizierter Zellen analysiert werden kann. Alternativ kann das bakterielle *Chloramphenicol-Acetyl-Transferase*-Gen unter der Kontrolle des zu untersuchenden Promotors zur Transfektion eingesetzt und die Genexpression durch Bestimmung acetylierten Chloramphenicols gemessen werden. In beiden Fällen zeigt die enzymatische Aktivität des Genprodukts an, inwieweit die untersuchten Promotor-Sequenzen von der transfizierten Zelle erkannt und genutzt wurden.

– Ein Indikator-Protein, das direkt sichtbar ist und nicht nur in Promotor-Analysen verwendet wird, sondern auch zum Beispiel nach Fusion mit einem bestimmten Protein dessen subzelluläre Verteilung erkennbar macht, ist das *grün-fluoreszierende Protein* (GFP) der Qualle *Aequorea victoria*. Dieses Protein emittiert grünes Licht ohne einen Cofaktor oder ein anderes Protein zu benötigen und kann im Falle der Expression seines Gens unter dem Mikroskop nachgewiesen werden.

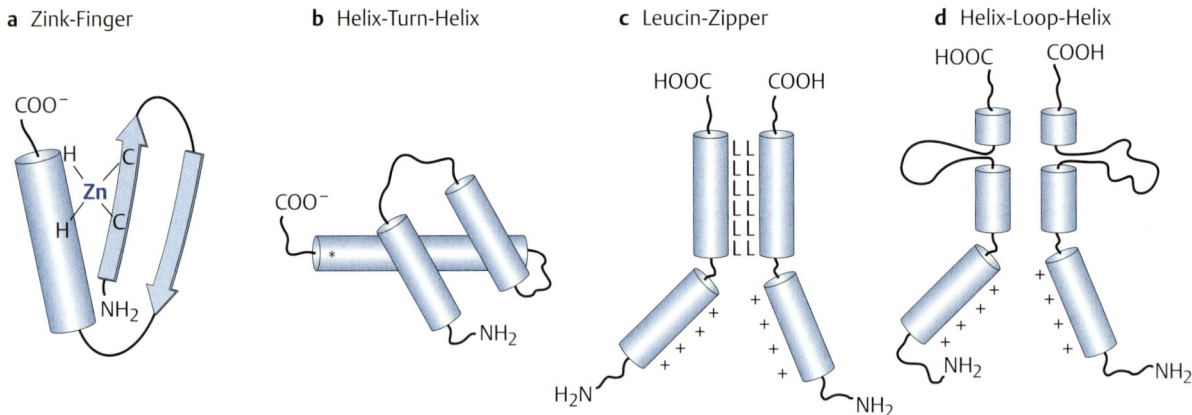

a Zink-Finger **b** Helix-Turn-Helix **c** Leucin-Zipper **d** Helix-Loop-Helix

6.22 DNA-bindende Proteine können durch folgende funktionelle Abschnitte in vier strukturelle Klassen eingeordnet werden: **a** Zink-Finger, **b** Helix-Biegung-Helix (*helix-turn-helix*), **c** Leucin-„Reißverschluss" (*leucine zipper*) und **d** Helix-Schleife-Helix (*helix-loop-helix*), wobei c und d einander strukturell und funktionell sehr ähnlich sind.
a Zink-Finger: Ein Zink-Atom ist komplex gebunden zwischen zwei Cystidin- und zwei Histidin-Resten so angeordnet, dass eine Schleife entsteht, die mit DNA in Kontakt tritt. In der Abbildung sind konservierte Aminosäuren im 1-Buchstaben-Code (s. S. 27) angegeben. Die α-Helix ist in die große Grube der DNA gelagert.
b Helix-Turn-Helix ist eine Anordnung von drei α-Helices, von denen eine (mit Sternchen ∗ markiert) an DNA bindet, während die beiden anderen Protein-Protein-Wechselwirkungen eingehen.
c Leucin-Zipper bezeichnet einen Abschnitt in bestimmten dimeren Proteinen, die jeweils in einer α-Helix Leucin so angeordnet enthalten, dass alle Leucin-Reste auf einer Seite der Helix zu liegen kommen und dadurch hydropobe Wechselwirkungen zum Partnermolekül möglich sind. Im N-terminalen Bereich dieser Proteine sind vermehrt basische Aminosäuren vertreten, welche eine Bindung an DNA ermöglichen.
d Helix-Loop-Helix-Abschnitte sind den Leucin-Zipper-Strukturen ähnlich, allerdings sind hier die hydrophoben α-Helices, welche die Protein-Protein-Kontakte ausbilden, durch anders strukturierte Schleifen unterbrochen.

Unter dem allgemeinen Begriff der **Transkriptionsfaktoren** werden zahlreiche Proteine zusammengefasst, die an der Kontrolle der Transkription beteiligt sind. Als *allgemeine Transkriptionsfaktoren* bezeichnet man die Proteine, die zusammen mit Coaktivatoren oder Corepressoren und Regulatoren der Chromatinstruktur zur Bildung eines Initiationskomplexes benötigt werden. Die gegebenenfalls organspezifische, regulierte Auswahl und Aktivierung spezifischer Gene wird durch *regulatorische Transkriptionsfaktoren* bewirkt. Sie binden an spezifische DNA-Sequenzen und lösen am Promotor den Aufbau eines Transkriptionskomplexes aus. Nach dieser generellen Definition sind zu solchen regulatorischen Transkriptionsfaktoren u. a. auch die Enhancer-Bindungsproteine zu rechnen. Die Aktivität der regulatorischen Transkriptionsfaktoren und damit die Expression der entsprechenden Gene wird entweder durch de-novo-Synthese, durch kovalente Modifikation, durch Kontrolle ihrer Verteilung (Cytoplasma oder Kern) oder durch Bindung spezifischer, regulatorischer Liganden gesteuert. Zu Letzteren gehören zum Beispiel Steroidhormone, deren intrazelluläre Rezeptoren als Liganden-gesteuerte Transkriptionsfaktoren definiert werden können (6.23 und Kap. 19.11).

Eine zweite Klasse von DNA-bindenden Proteinen sind die **Zink-Finger-Proteine**. Deren Bindungsprinzip wurde in einem Faktor entdeckt, den die Polymerase III zur Transkription von 5 S-rRNA-Genen benötigt (TFIIIA). In diesem Protein liegt neunmal eine Anordnung von zwei Cystein- und zwei Histidin-Resten vor (Cys_2/His_2), zwischen deren Seitenketten ein tetraedrischer Zinkkomplex ausgebildet werden kann. Dabei verknüpft das Zink die Cystein-Reste, welche auf antiparallelen β-Faltblattstrukturen liegen, mit zwei Histidin-Resten einer benachbarten α-Helix. Diese stellt die DNA-Erkennungshelix dar.
Die Familie *intrazellulärer Hormonrezeptoren* ist eine zweite Gruppe von Zink-bindenden Proteinen. Hier bilden sich in einer hochkonservierten DNA-Bindungsdomäne an jeweils vier Cystein-Resten (Cys_2/Cys_2) zwei tetraedrische Zinkkomplexe aus. An das Hormon-responsive Element der DNA, das eine palindromische Struktur besitzt, bindet der Rezeptor als Dimer, jeweils über eine DNA-Erkennungshelix.
Die Dimerisierung zweier DNA-bindender Proteine ist auch ein Kennzeichen der **Leucin-Zipper-Proteine** (engl. *zipper*, Reißverschluss). Ihre Protein-bindende Domäne weist innerhalb einer α-Helix Leucin-Reste in derart regelmäßiger Anordnung auf, dass sie alle auf einer Seite der Helix zu liegen kommen und mit einem benachbarten, analogen Protein hydrophobe Interaktionen eingehen können. Die DNA-Bindung wird über basische Anteile des Proteins, welche an das Leucin-Zipper-Motiv anschließen, vermittelt. Sie bilden bei ihrer Bindung in der großen Furche eine α-Helix aus. Ein Beispiel für diese Klasse von DNA-bindenden Proteinen ist der Transkriptionsfaktor AP-1. Er ist entweder ein Heterodimer aus den Proteinen c-Jun und c-Fos oder ein Homodimer aus zwei c-Jun-Proteinen.

DNA-Methylierung und Gen-Aktivität. Etwa 5 % der Cytosin-Basen in der DNA von Vertebraten sind zu 5'-Methylcytosin methyliert. Diese Modifikation geschieht an der Basenfolge CG, welche im Genom zwar insgesamt statistisch unterrepräsentiert, in Promotor-Bereichen aber überrepräsentiert ist (*CpG-Inseln*). In vielen Fällen ist der Grad der Cytosin-Methylierung mit der Gen-Aktivität korreliert: CpG-Inseln im Bereich aktiver Gene sind nicht methyliert, während die Cytosin-Reste in CpG-Inseln inaktiver Gene methyliert vorliegen. Als generelles Prinzip ist die Beziehung von Methylierung und Inaktivierung allerdings nicht anzusehen, da z. B. die DNA von *Drosophila melanogaster* extrem gering methyliert ist, obwohl ansonsten die Genaktivität ähnlich reguliert wird wie bei Vertebraten.

Die Methylierung durch das Enzym DNA-Methyltransferase geschieht im Verlauf der DNA-Replikation. Dabei erkennt die Methyltransferase den hemimethylierten Zustand eines DNA-Doppelstrangs (nur ein Strang ist methyliert) und methyliert die entsprechende Stelle im Gegenstrang. Damit gelingt es, den Methylierungsgrad eines Gens in der nachfolgenden Metaphase an beide Tochterzellen weiterzugeben. Die Weitergabe des Methylierungszustandes an nachfolgende Zellgenerationen scheint auch einer der Mechanismen zu sein, der *genomischer Prägung* (engl. *imprinting*) zugrunde liegt. Unter diesem Begriff versteht man die Tatsache, dass bei einigen Säugetier-Genen die Expression davon abhängt, ob ein Allel von der Mutter oder vom Vater stammt. Allel-spezifische Methylierungsunterschiede in Genen, die einem *Imprinting* unterliegen, sprechen für eine Beteiligung der Methylierung.

Posttranskriptionelle Kontrolle. Auch die Stabilität und Reifung der mRNA können einer Kontrolle unterliegen. Man weiß, dass in manchen Fällen mRNA über längere Zeit hinweg stabil bleibt, ohne zur Proteinsynthese verwendet zu werden. Beispiele dafür sind Oocyten von Insekten und Amphibien, in denen nicht nur mütterliche mRNA für die Regulation der Embryonalentwicklung bereitgestellt wird, sondern durch die räumliche Verteilung auch bereits die embryonale Musterbildung vorbereitet wird (Kap. 24).

Durch **alternatives Spleißen** können aus dem primären Transkript eines Gens unterschiedliche Produkte hergestellt werden (◈6.30). Dies erhöht die Information, die aus einem Gen abgeleitet werden kann. Alternatives Spleißen an Primärtranskripten des Tropomyosin-Gens führt z. B. zu unterschiedlichen Tropomyosin-Proteinen in verschiedenen Muskeltypen. Ein anderes Beispiel sind verschiedene Fibronectin-Arten (S. 707), deren mRNAs aus dem selben Primärtranskript durch alternatives Spleißen hervorgehen. Wenn das letzte Exon alternativ ausgewählt wird (unten in ◈6.30), muss jedes dieser alternativ verwendeten Exons ein Polyadenylierungssignal aufweisen, welches jeweils nur dann genutzt wird, wenn das zugehörige Exon das Ende der RNA bildet (◈6.31).

Die posttranskriptionelle Veränderung einer mRNA durch den Austausch, das Einfügen oder Entfernen einer Base wird als **mRNA-**

🔍 **Die Histon-Methylierung** an Lysin- oder Arginin-Seitenketten ist eine weitere Modifikation, die mit der lokalen Genaktivität korreliert ist. Im Gegensatz zur Acetylierung von Histonen, die generell mit Genaktivierung verbunden ist, steht die Histonmethylierung in Beziehung zur Aktivierung oder Repression der Transkription. In H3-Histonen führt eine Methylierung von Lysin-9 durch Bindung entsprechender Faktoren zur Heterochromatin-Bildung, während die Methylierung an bestimmten Positionen mit einer lokalen Genaktivierung verbunden ist. Die Vielfalt der möglichen, unterschiedlichen Histon-Modifikationsmuster durch Acetylierung, Methylierung, Phosphorylierung oder Ubiquitinierung und deren differenzielle Bedeutung für die Genaktivität wird auch unter dem Begriff des *Histon-Codes* zusammengefasst.

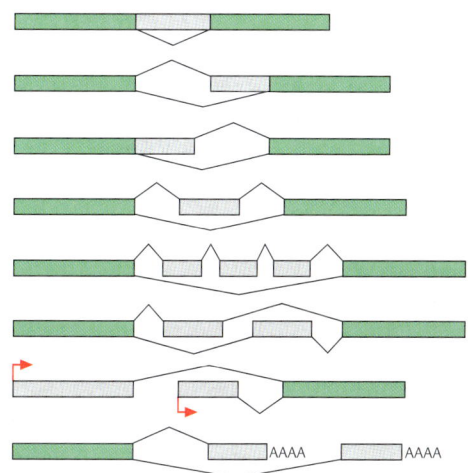

◈**6.30 Alternatives Spleißen von Prä-mRNA.** Exons sind grün, Introns grau dargestellt. Klammern über oder unter der mRNA zeigen unterschiedliche Spleißmöglichkeiten. Die Synthese alternativer mRNA-Formen kann auch durch differenzielle Verwendung von Promotoren (durch einen roten Pfeil gekennzeichnet) oder Polyadenylierungsstellen geschehen (nach McKeown. Annu. Rev. Biochem. 1992;8:133.

| Exon 1 | | Exon 2 | Exon 3 | | Exon 4 | | Exon 5 | Exon 6 |

C-Zellen | Neurone

Calcitonin — CGRP

1 2 3 4 —AAAAAA   1 2 3 5 6 —AAAAAA

◈**6.31 Calcitonin- und CGRP-mRNA als Beispiel für alternatives Spleißen.** Das Gen enthält 6 Introns. In C-Zellen der Schilddrüse wird Calcitonin-mRNA aus den prä-mRNA-Abschnitten 1, 2, 3 und 4 gebildet. In bestimmten Neuronen resultiert Calcitonin-gene-related-peptide(CGRP-)-mRNA aus den Exons 1, 2, 3, 5 und 6. Im ersten Fall schließt sich die Poly(A)-Sequenz an Intron 4 an, im zweiten Fall an Intron 6 (nach Emeson et al. Nature 1989; 341: 76 – 80)

☞ 6.3 Hemmstoffe der Nucleinsäure-Biosynthese

Hemmstoff	Angriffsort	Reaktion	Therapeutische Verwendung
Rifamycin	RNA-Synthese	Hemmung der bakteriellen RNA-Polymerase	Antibiotikum
α-Amanitin	RNA-Synthese	Hemmung eukaryonter RNA-Polymerase II und III	keine (Zellgift)
Actinomycin	RNA- und DNA-Synthese	Interkalierung in DNA zwischen GC-Paaren	Cytostatikum
Nalidixinsäure	RNA- und DNA-Synthese	Hemmung der DNA-Gyrase	Antibiotikum
Novobiocin	RNA- und DNA-Synthese	Hemmung der DNA-Gyrase	Antibiotikum
Camptothecin	DNA-Synthese	Strangbrüche durch Topoisomerase-I-Hemmung	Cytostatikum
Epipodophyllotoxin	DNA-Synthese	Strangbrüche durch Topoisomerase-II-Hemmung	Cytostatikum
Cytosin-Arabinosid	DNA-Synthese	Einbau in DNA und Abbruch der Synthese	Cytostatikum
Aciclovir	DNA-Synthese	Hemmung der Thymidin-Kinase von Herpes-Viren	Virustatikum
Hydroxyharnstoff	DNA-Synthese	Hemmung der Ribonucleotid-Reduktase	Cytostatikum
Mitomycin	RNA- und DNA-Synthese	DNA-Strangbrüche DNA-Quervernetzung	Cytostatikum
Aphidicolin	DNA-Synthese	Hemmung der DNA-Polymerase δ	keine (experimentell)

Editing bezeichnet (engl. *to edit* = redigieren). So entsteht in der humanen Darmmucosa durch Einführen eines Stopcodons in die mRNA des LDL-typischen Apolipoproteins B100 ein verkürzter Leserahmen, dessen Translation das Chylomikronen-spezifische Protein B48 ergibt (Kap. 11).

Weitere posttranskriptionelle Kontrollmöglichkeiten bestehen in der Regulation der Translation und des mRNA-Abbaus. Dies wird im Abschnitt 6.4 besprochen.

Hemmstoffe der Nucleinsäure-Biosynthese sind in der Therapie als Cytostatika und Antibiotika von Bedeutung, sie können als Gifte wirken oder in biochemischen Untersuchungen experimentell Verwendung finden. Eine Zusammenstellung gibt ☞ 6.3. Die Nucleinsäure-Biosynthese kann an mehreren Angriffspunkten beeinflusst werden:

- Hemmung der Biosynthese der Nucleotide, z. B. durch Angriff an der Dihydrofolat-Reduktase oder der Thymidin-Kinase (s. Kap. 5);
- Einbau von Nucleotidanalogen in DNA oder RNA, so dass es zum Abbruch der DNA- oder RNA-Synthese kommt;
- direkte Hemmung der DNA- bzw. RNA-Polymerase-Enzyme;
- Hemmung von DNA- oder RNA-Polymerasen durch kovalente oder nicht kovalente Bindung eines Hemmstoffs an die DNA, z. B. durch interkalierende Substanzen;
- Veränderung der Topologie der DNA durch Hemmstoffe der Topoisomerasen I oder II.

Wie darüber hinaus in diesem Kapitel gezeigt wurde, wird eine Vielzahl von Stoffwechsel-, Differenzierungs- und Wachstumsvorgängen auf der Ebene der Transkription reguliert. Pharmaka, die in diese Prozesse eingreifen, wirken in vielen Fällen direkt oder indirekt über die Regulation der Expression bestimmter Gene.

6.4 Translation: Die Proteinbiosynthese

Das Problem der Biosynthese von Proteinen lässt sich in zwei Teilfragen auflösen: Wie wird die Knüpfung der Peptidbindung energetisch ermöglicht, und wie wird die Aminosäuresequenz festgelegt? Proteine können sich unter den Bedingungen der Zelle nicht durch Umkehrung der Proteolyse aus freien Aminosäuren bilden, da das Gleichgewicht der Reaktion weit auf Seiten der Hydrolyse liegt. Um zu Peptiden zusammengefügt werden zu können, müssen die Aminosäuren erst auf ein hohes Gruppenübertragungspotenzial gehoben werden.

Energiereich gebundene Aminosäuren. Die Bildung von Aminosäure-Derivaten mit hohem Gruppenübertragungspotenzial wird häufig als „Aktivierung" der Aminosäuren bezeichnet. Die „aktivierten" Aminosäuren werden dann auf *Transfer-RNA*-Moleküle (*tRNA*) übertragen, die zwei Aufgaben erfüllen: Erstens tragen sie – ähnlich wie ein Gruppen-übertragendes Coenzym – die Aminosäure in energiereicher Bindung. Zweitens weisen sie (an der mittleren Schleife ihrer Kleeblattstruktur, s. unten) eine Nucleotidfolge auf (*Anticodon*), welche mit der mRNA in Basenpaarung treten kann und so den Übergang von der „Basensprache" zur „Aminosäure-Sprache" vermittelt, so dass eine Übersetzung (*Translation*) der mRNA in die Aminosäure-Abfolge des Proteins möglich ist.

Transfer-Ribonucleinsäuren als Adaptoren. Bei der Synthese von Proteinen muss die Basenfolge der mRNA in die Aminosäure-Sequenz des Proteins übersetzt werden. Die Schlüsselmoleküle für diese Translation sind, wie oben gesagt, die Transfer-Ribonucleinsäuren (tRNA). Sie besitzen jeweils Spezifität für eine bestimmte Aminosäure

Modifizierte Basen in tRNA. Transfer RNA wird nach der Transkription an mehreren Basen modifiziert. Uridin-Nucleoside können modifiziert werden durch Methylierung zum *Thymidin*, durch Reduktion zu *Dihydrouridin* (D), durch Ersatz des Sauerstoffs an C-4 durch Schwefel zum *4-Thiouridin* und durch Rotation des Uracils gegenüber der Ribose. Diese letztgenannte Verschiebung bewirkt, dass die Base Uracil im *Pseudouridin* (ψ) über ihr C-5-Atom mit dem C-1' der Ribose verknüpft ist (s. ☛ 5.2, S. 98). Cytosin kann an C-5 methyliert sein (m⁵C), Adenin kann zu *Inosin* desaminiert oder über seine Aminogruppe zum *N⁶-Isopentenyladenosin* modifiziert sein. Guanosin kann am N-2 zweifach zum *N²-Dimethylguanosin* methyliert sein. Durch Addition eines Pentenyl-Rings an die Methylgruppe von *N⁷-Methylguanosin* entsteht *Queuosin*. Modifizierte Nucleoside zeigen zum Teil eine charakteristische Verteilung in der tRNA, so dass entsprechende Abschnitte nach ihnen bezeichnet werden (👁6.32: TψC-Schleife, D-Schleife).

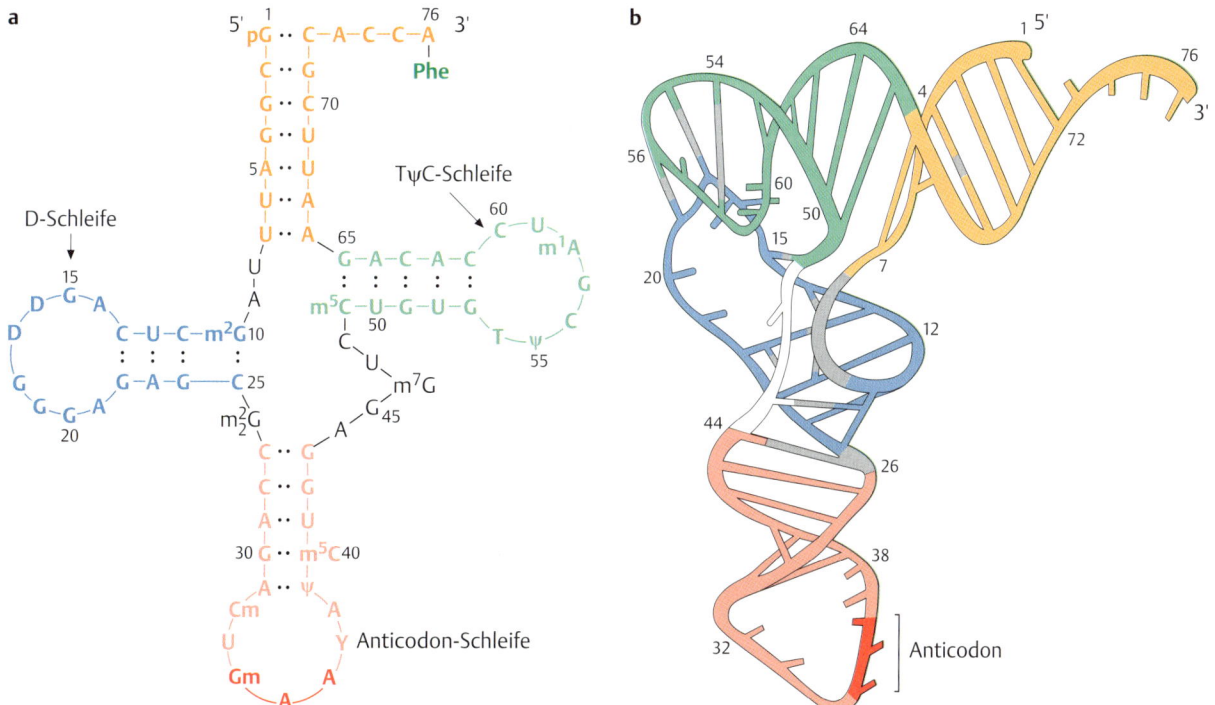

👁**6.32 Struktur einer Phenylalanin-spezifischen Transfer-RNA.** Links ist die Kleeblatt-Schreibweise der Basensequenz dargestellt, rechts die Raumstruktur. Die untere Schleife trägt das Anticodon, die Ecke oben links in der Raumstruktur entspricht der TψC-Schleife, d. h. dem rechten „Blatt" des Kleeblatts. Das offene Ende rechts ist die Endgruppe, die die energiereich gebundene Aminosäure trägt. Die drei Schleifen (TψC-, Anticodon- und Dihydrouridin-(D)-Schleife) sind farblich gegeneinander abgesetzt. m – Methylgruppe.

6.33 Beladung der tRNA mit einer Aminosäure. Die erste Teilreaktion ist die Bildung der Aminoacyl-AMP-Verbindung, der zweite Schritt die Übertragung der Aminosäure auf den endständigen Adenosin-Rest der tRNA (als Kleeblatt geschrieben).

Basen-Tripletts als Codons. Würde ein Codewort aus zwei Zeichen bestehen, so hätten wir bei vier Basen $4^2 = 16$ verschiedene Kombinationsmöglichkeiten. Das ist bei 20 Aminosäuren offensichtlich zu wenig. Mit drei Zeichen kommen wir auf $4^3 = 64$ verschiedene Kombinationsmöglichkeiten – mehr als genug, um jeder der 20 Aminosäuren ein Codon zu geben. Es gibt aber für einige Aminosäuren zwei oder mehr Codons. Man bezeichnet den Code daher als „degeneriert" und drückt damit aus, dass mehrere Kombinationsmöglichkeiten dasselbe bedeuten. Von den 64 Tripletts werden 61 als Aminosäure-Codes genutzt, drei dienen als Terminationssignal.

und sind aus 75 bis 85 Nucleotiden aufgebaut. Ihre Sequenzen sind bei vielen Spezies bekannt, und sie werden häufig als Kleeblatt dargestellt, um intramolekulare Basenpaarungen erkennbar werden zu lassen (●6.32a). Röntgenstrukturanalysen haben gezeigt, dass die Raumstruktur der tRNA-Moleküle hakenförmig aufgebaut ist (●6.32b). Dabei entspricht die mittlere Schleife des Kleeblatts der Spitze des Hakens und trägt das Anticodon: Es ist zu dem Codon auf der mRNA, das der betreffenden Aminosäure entspricht, komplementär. Die Aminosäuren selbst werden am 3'-Ende des Moleküls energiereich gebunden. Für jede der 20 Aminosäuren gibt es *mehrere* spezifische tRNA-Arten (*isoakzeptierende tRNA*), die zum Teil auch verschiedene Anticodons tragen (vgl. ▼6.4).

Beladung der tRNA durch Aminoacyl-tRNA-Synthetasen. Diese Enzyme gehören zur Gruppe der Ligasen, die unter gleichzeitiger Spaltung von ATP eine energiereiche Bindung herstellen. Es bildet sich dabei ein Aminosäure-AMP-Anhydrid (●6.33). Die Aminoacyl-Gruppe wird anschließend esterartig an die Ribose am 3'-Ende der tRNA (im Schema durch das Kleeblatt dargestellt) gebunden. Die Bindung erfolgt entweder an das 2'- oder 3'-OH des terminalen Adenosins. Diese Esterbindung hat ein hohes Gruppenübertragungspotenzial, das zum Knüpfen der Peptidbindung ausreicht. Beide Reaktionsschritte verlaufen am selben Enzymprotein.

Die Familie der *Aminoacyl-tRNA-Synthetasen* umfasst 20 Enzyme, die sich trotz ihrer analogen Funktion strukturell relativ stark voneinander unterscheiden. Jedes der 20 Enzyme ist für eine der 20 Aminosäuren spezifisch und vermag die jeweilige Aminosäure auf eine der isoakzeptierenden tRNA-Arten zu übertragen.

Diese hohe Spezifität ist essenziell, da bei der Translation die Aminoacyl-tRNA nur durch das Anticodon erkannt wird, so dass Fehler in der tRNA-Beladung eine falsche Proteinstruktur zur Folge hätten.

Fehler werden durch ein „Korrekturlesen" auf mehreren Ebenen vermieden. Nachdem das Enzym die spezifische Aminosäure mit ATP aktiviert und die tRNA gebunden hat, wird der Komplex durch eine Konformationsänderung so stabilisiert, dass die Übertragung der Aminosäure auf die tRNA stattfinden kann. Diese Änderung der Konformation findet aber nur nach Bindung der richtigen tRNA statt. Auch eine Beladung des Enzyms mit einer falschen Aminosäure kann zum Abbruch der Reaktion führen.

Der genetische Code. Wie oben bei den Grundregeln für die Informationsübertragung durch Nucleinsäuren ausgeführt, ist die Sequenz der Aminosäuren genetisch festgelegt: Sie ist in der Basenfolge der DNA verschlüsselt. Für die Proteinsynthese wird durch die Transkription die mRNA als Arbeitskopie des Gens bereitgestellt. Sie determiniert die Aminosäuresequenz des Proteins in Form einer kontinuierlichen Abfolge von Dreiergruppen von Basen (Tripletts), die jeweils ein *Codon* bilden, das für eine bestimmte Aminosäure steht.

In der mRNA kommen nur vier Basen (Adenin, Guanin, Cytosin, Uracil) vor, die aber 20 Aminosäuren determinieren müssen. Wir haben gewissermaßen vier Buchstaben, A, G, C und U, die das Alphabet bilden, aus dem die Codewörter (*Codons*) gebildet werden, indem jeweils drei benachbarte Basen dieses Codon in Form eines Tripletts bilden.

Die vier Basen können zu 64 verschiedenen Tripletts zusammen gestellt werden und erlauben daher in den meisten Fällen die Verwendung mehrer unterschiedlicher Codons für ein und dieselbe Aminosäure (▼6.4). Dabei fällt auf, dass der Code nach einem bestimmten Prinzip *degeneriert* ist: In der dritten Position wird (von zwei Ausnahmen abgesehen) nur zwischen „Pyrimidin" und „Purin"

☗6.4 Der genetische Code, bezogen auf die Basen der mRNA.

1. Base	2. Base				3. Base
	U	C	A	G	
U	Phe	Ser	Tyr	Cys	U
	Phe	Ser	Tyr	Cys	C
	Leu	Ser	„Stop"	„Stop"	A
	Leu	Ser	„Stop"	Trp	G
C	Leu	Pro	His	Arg	U
	Leu	Pro	His	Arg	C
	Leu	Pro	Gln	Arg	A
	Leu	Pro	Gln	Arg	G
A	Ile	Thr	Asn	Ser	U
	Ile	Thr	Asn	Ser	C
	Ile	Thr	Lys	Arg	A
	Met (Start)	Thr	Lys	Arg	G
G	Val	Ala	Asp	Gly	U
	Val	Ala	Asp	Gly	C
	Val	Ala	Glu	Gly	A
	Val	Ala	Glu	Gly	G

🔍 Einige Enzyme benötigen **Selenocystein** im aktiven Zentrum. Der Ersatz von Schwefel durch Selen macht diese Enzyme reaktiver (z. B. Glutathion-Peroxidase bei Eukaryonten, Formiat-Dehydrogenase bei Prokaryonten). Beim Einbau von Selenocystein wird eine spezifische tRNA^{Sec} verwendet. Diese wird erst mit Serin beladen und dann in einer Pyridoxalphosphat-abhängigen Reaktion zu Selenocysteyl-tRNA^{Sec} umgesetzt; der Einbau erfolgt über Monoselenophosphat. Ein UGA-Codon, also an sich ein Stop-Codon, codiert den Einbau von Selenocystein in die wachsende Proteinkette. Die mRNA-Sekundärstruktur bewirkt, zusammen mit einem spezifischen Elongationsfaktor, dass das UGA nicht als Stopcodon, sondern als Selenocystein-Codon verstanden wird.

unterschieden. Manchmal haben sogar alle vier Basen in der dritten Position die gleiche Bedeutung.

Der Code ist *universell*, d. h. er gilt für alle Lebewesen, von Viren und Bakterien bis zum Menschen, mit nur wenigen Ausnahmen bei mitochondrialen Translationssystemen (s. Randspalte).

Von den 64 verschiedenen Tripletts, die aus Kombinationen der vier Basen gebildet werden können, haben drei die Funktion eines Terminations-Codons (UAA, UGA, UAG). Aus der Existenz der verbleibenden 61 Aminosäure-codierenden Tripletts könnte man zunächst den Schluss ziehen, dass ihnen 61 Anticodons und damit 61 verschiedene tRNAs entsprechen. Es stellte sich aber heraus, dass in manchen Fällen ein und dieselbe tRNA an verschiedene Codons binden kann. Diese Möglichkeit ergibt sich daraus, dass die erste Base des Anticodons, die der dritten Base des Codons entspricht, räumlich eine gewisse Freiheit besitzt und unkonventionelle Basenpaarungen eingehen kann. Wie in der Randspalte gezeigt, kann diese erste (= 5') Position des Anticodons sogar von Hypoxanthin (Nucleosid: *Inosin*, I) besetzt sein. Diese Base wird (wie auch andere seltene Basen in der tRNA) erst nach der Synthese der tRNA durch Modifikation einer konventionellen Base gebildet (im Falle des Hypoxanthins durch Desaminierung von Adenin; Strukturformeln s. ☗5.2, S. 98).

Die Übersetzung der mRNA in die Aminosäuresequenz eines Proteins geschieht an den *Ribosomen*. Sie folgt dabei dem Prinzip der Basenpaarung: Das Anticodon „erkennt" das zugehörige Codon auf der mRNA und bringt dadurch die Aminosäure an die richtige Stelle am Ribosom (s. unten), so dass sie zum Knüpfen einer Peptidbindung bereitsteht.

Die Ribosomen enthalten die gesamte Maschinerie für die Übersetzung des Basencodes der mRNA in die Proteinsequenz. Es sind Partikel von 15 bis 20 nm Durchmesser, welche aus zwei Untereinheiten bestehen. Wenn die Ribosomen an einem Strang von mRNA aufgereiht sind, spricht man von *Polysomen*.

Die Ribosomen von Prokaryonten und Eukaryonten arbeiten zwar nach gleichen Prinzipien, im Detail weisen sie aber doch deutliche Unterschiede auf. ☗6.5 gibt einen Überblick über wichtige Eigenschaften der Ribosomen von Eu- und Prokaryonten. Weitere Unter-

🔍 **Abweichende Codon-Bedeutung.** In der mitochondrialen DNA verschiedener Wirbeltiere, Insekten, Hefen und filamentöser Pilze wurden abweichende Codon-Zuordnungen gefunden. So codiert UGA häufig Tryptophan (statt Termination), AUA Methionin (statt Isoleucin) und AGG oder AGA Termination (statt Arginin). Neben solchen Besonderheiten mitochondrialer DNA, die ja nur für wenige Proteine codiert, wurden auch bei verschiedenen Prokaryonten und bei eukaryonten Ciliaten abweichende Codon-Bedeutungen gefunden, so in einzelnen Genen für ribosomale Proteine von *Mycoplasma capriolum* (UGA für Tryptophan) oder in einem Histon-H3-Gen von *Tetrahymena thermophila* (UAA für Glutamin).

🔍 **Die Wobble-Hypothese.** Da tRNA und mRNA bei der Translation gegenläufige Polarität haben, paart die erste Base (das „5'-Ende") des Anticodons mit der dritten Base („3'-Ende") des Codons. Das Anticodon der tRNA ist während der Translation durch geringfügige Konformationsänderung (engl. *to wobble*, wackeln) seiner ersten Base in der Lage, mit der dritten Base des Codons Wasserstoffbindungen einzugehen, die von der Watson-Crick-Regel (A mit T; G mit C) abweichen, zumal Inosin als weiteres Nucleosid hinzukommt:

Erste Base (5'-Pos.) im Anticodon		Dritte Base (3'-Pos.) im Codon
U	paart mit	A oder G
G	paart mit	U oder C
I	paart mit	U oder C oder A
C	paart mit	G
A	paart mit	U

Der Sedimentationskoeffizient. Die Geschwindigkeit, mit der sich Moleküle oder Partikel im Zentrifugalfeld bewegen, hängt u. a. ab von der Dichte des Lösungsmittels und dem Diffusionskoeffizienten (in den u. a. die räumliche Dimension eingeht) sowie dem spezifischen Volumen des zentrifugierten Teilchens. Diese Struktureigenschaft wird durch den Sedimentationskoeffizienten (angegeben in *Svedberg*-Einheiten: S, s. S. 43) beschrieben. Im Falle der Ribosomen von *E. coli* sedimentieren die Untereinheiten einzeln mit 50 S und 30 S. Wenn beide Untereinheiten zusammengefügt sind, resultiert das gesamte Ribosom, dessen Verhalten im Zentrifugalfeld nicht einfach eine Summe beider Untereinheiten darstellt, sondern als Gesamtkomplex mit 70 S sedimentiert.

▼ 6.5 Bestandteile der Ribosomen. Zur Svedberg-Einheit S: s. S. 43.

	Eukaryonten		Prokaryonten	
	kleine Untereinheit	große Untereinheit	kleine Untereinheit	große Untereinheit
rRNA (Sedim.-Konstante)	18 S	28 S; 5 S; 5,8 S	16 S	23 S; 5 S
Proteine, Anzahl	33	49	21	31
Summe *M*	$0,7 \cdot 10^6$	$1,4 \cdot 10^6$	$0,42 \cdot 10^6$	$0,6 \cdot 10^6$
Teilchengröße (Sedim.-Konstante)	40 S	60 S	30 S	50 S
Teilchengröße/ Ribosom	80 S		70 S	

30S

50S

⊚ 6.34 Röntgen-Kristall-Struktur eines 70 S-Ribosoms von *Escherichia coli* (Cate et al. Science 1999; 285: 2095).

E. coli als Modellorganismus. Viele Prozesse, die für *Escherichia coli* gut untersucht sind und hier am Beispiel der Translation erklärt werden, laufen bei anderen Bakterien nicht in völlig gleicher Weise ab. Dies ist keineswegs verwunderlich, wenn man die großen Evolutionszeiträume vergleicht. Entsprechend unterschiedlich sind auch die zugrunde liegenden Strukturen, z. B. Promotoren, RNA-Polymerasen oder Ribosomen (siehe auch Abgrenzung gegenüber Archaebakterien und Eukaryonten, S. 458 f.).

schiede ergeben sich beim Vergleich mit Ribosomen von Mitochondrien, Chloroplasten, einigen Blaualgen u. a. m.

Die Ribosomen können als riesenhafte Multienzymkomplexe aufgefasst werden. Einige ribosomale Proteine üben im Verlauf der Peptidketten-Synthese eine enzymatische Funktion aus, andere wirken als Hilfs- oder Regulatorproteine. Bei *E. coli* haben die Bestimmung der Primärstrukturen der einzelnen Proteine sowie immunologische, elektronenmikroskopische und andere physikalische Methoden eine räumliche Zuordnung der Proteine und Nucleinsäuren im Ribosom ermöglicht. Inzwischen ist die Röntgen-Kristallstruktur des *E. coli*-Ribosoms bekannt (⊚ 6.34).

Der Beginn der Proteinbiosynthese (Initiation) ist ein in einer Reihe von Einzelschritten ablaufender Prozess, bei dem mehrere Proteine als *Initiationsfaktoren* (IF) mitwirken. Er ist am Beispiel der Initiation am *E. coli*-Ribosom in ⊚ 6.36 dargestellt.

Bemerkenswert ist, dass die mRNA zunächst nicht an vollständige Ribosomen bindet, sondern unter Kontrolle von IF3 zunächst nur an die kleine Untereinheit. Das *Startcodon* AUG wird dort an einer Stelle gebunden, die im fertigen Ribosom zusammen mit der großen Untereinheit die sogenannte P-Stelle (*Peptidyl*-Stelle, s. unten) bilden wird (⊚ 6.35). Dies wird dadurch erreicht, dass im nichtcodierenden

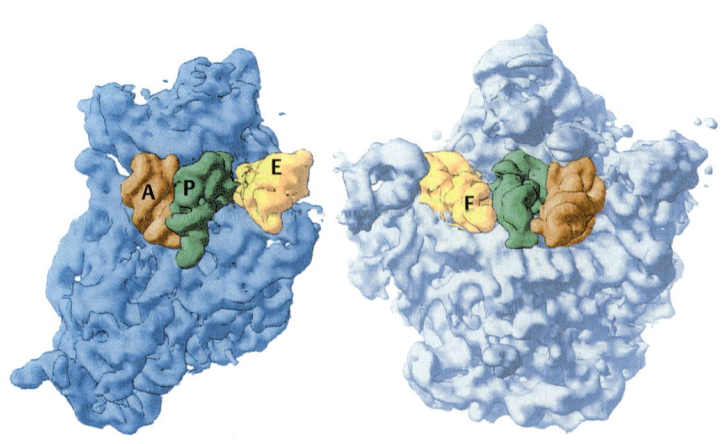

⊚ 6.35 Die tRNA-Bindungsorte am Ribosom von *E. coli*, dargestellt jeweils von der Berührungsfläche zwischen der 50 S- und der 30 S-Untereinheit. A- (Aminoacyl)- und P- (Peptidyl)-Bindungsorte und die E-(Exit)-Stelle sind jeweils von einer tRNA besetzt (in der Zeichnung auf beide Flächen projiziert). (Nach Cate et al. Science 1999; 285: 2095.)

◉6.36 Initiation der Proteinbiosynthese bei *E. coli*. In der ersten Reaktion bindet die 30 S-Untereinheit der Ribosomen die Initiationsfaktoren IF1, IF2 und IF3. Dann wird die mRNA durch Basenpaarung mit der 16 S-RNA der Ribosomen gebunden und durch den Faktor IF2 die mit Formylmethionin beladene Initiator-tRNA angelagert. Hierzu ist GTP erforderlich. An diesen 30 S-Initiationskomplex wird nun die große 50 S-Untereinheit angegliedert; dabei wird GTP gespalten, und die Initiationsfaktoren IF1 und IF2 werden wieder freigesetzt. Die Proteinbiosynthese beginnt dann mit der Anlagerung der nächsten Aminoacyl-tRNA an die A-Stelle und der Knüpfung der ersten Peptidbindung.

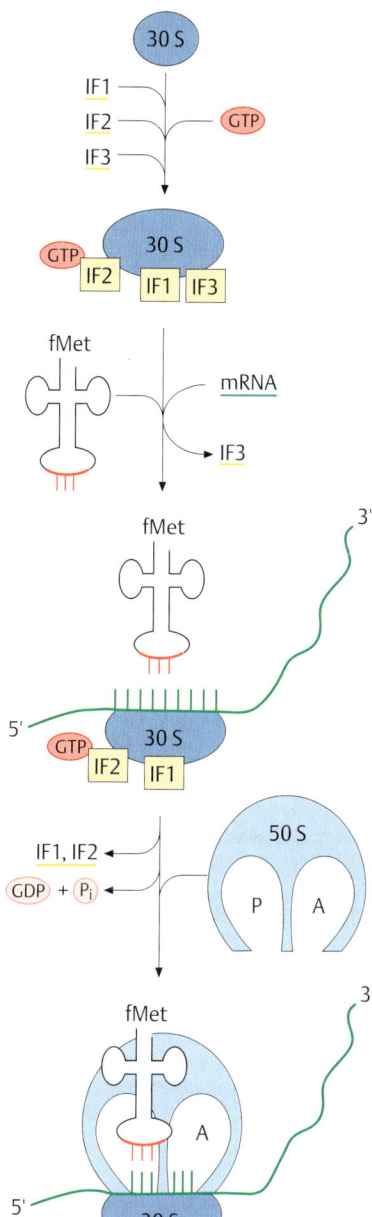

5'-Bereich der mRNA, kurz vor dem ersten Codon (AUG), eine konservierte Nucleotidfolge vorkommt, die eine Basenpaarung mit einer Sequenz nahe dem 3'-Ende der 16 S-rRNA der kleinen Untereinheit eingehen kann.

Die erste tRNA, die durch den Faktor IF2 in Anwesenheit von GTP angelagert wird, ist stets eine Methionin-beladene Initiations-tRNA (mRNA-Codon: AUG); bei Prokaryonten ist das Methionin an der Aminogruppe formyliert.

An den 30 S-Initiationskomplex, welcher IF1 und IF2, nicht aber mehr IF3 enthält, kann jetzt die 50 S-Untereinheit angelagert werden. Dabei werden IF1 und IF2 abgegeben und GTP wird hydrolysiert. Nun kann, entsprechend dem nächsten Codon, eine zweite Aminoacyl-tRNA an die A-Stelle des Ribosoms (die Aminoacyl-Akzeptor-Stelle) angelagert werden, und die Bildung der Peptidkette kann durch Übertragung des Formylmethionins auf die Aminogruppe der zweiten Aminosäure begonnen werden.

Die Initiation bei Eukaryonten folgt den gleichen Prinzipien, beginnt aber mit der Bindung der 5'-Cap-Struktur an die kleine Untereinheit und benötigt eine größere Zahl von Initiationsfaktoren (eIF; s. ▼6.6).

Kettenverlängerung (Elongation). Bei der Kettenverlängerung bewegt sich das Ribosom an der mRNA entlang, und an jedes Codon wird die entsprechende Aminoacyl-tRNA angelagert. Die Peptidbindung wird durch die *Peptidyl-Transferase* geknüpft, welche Bestandteil der großen Ribosomen-Untereinheit ist. Für die einzelnen Elongationsschritte (◉6.37) sind dabei im Falle von *E. coli* die Elongationsfaktoren EF-Tu, EF-Ts und EF-G sowie GTP erforderlich.

Wie aus ◉6.37 und den Erläuterungen hervorgeht, erfolgt die Bindung zwischen tRNA und mRNA am Akzeptorort über die Anti-

▼6.6 Translationsfaktoren bei Eukaryonten

Protein	Funktion
Initiation	
eIF1	Bildung des Präinitiationskomplexes
eIF1 A, eIF3, eIF6	Trennung des Ribosoms in seine Untereinheiten
eIF2 (α, β, γ)	Bildung eines Komplexes aus Met-tRNA, eIF2 und GTP
eIF4 E	Bindung an 5'-Cap der mRNA
eIF4 A, eIF4 B	ATP-abhängige Entwindung (Helicase-Wirkung) von Sekundärstrukturen am 5'-Ende der mRNA
eIF5	GTPase, fördert Bindung der 60 S-Untereinheit zur Ausbildung des 80 S-Ribosoms
Elongation	
eEF1α	Bildung eines Komplexes zusammen mit tRNA und GTP, GTP-Spaltung zu GDP; entspricht EF-Tu bei *E. coli*
eEF1β, eEF1γ	Ersatz des GDP am eEF1α durch GTP, entspricht EF-Ts bei *E. coli*
eEF2	Translokation; entspricht EF-G bei *E. coli*
Termination	
eRF	Erkennung eines der drei Stopcodons, Ablösung der neu synthetisierten Proteinkette; entspricht RF-1 und RF-2 bei *E. coli*

🔍 Die **Peptidyl-Transferase-Reaktion** wird nicht durch die enzymatische Aktivität eines der ribosomalen Proteine katalysiert, sondern durch einen spezifischen Abschnitt der 23 S-rRNA. An Ribosomen von *E. coli* konnte gezeigt werden, dass Adenin 2451 bei physiologischem pH als Protonen-Akzeptor und -Donor bei der Peptidyl-Transferase-Reaktion fungiert. Diese Eigenschaft erhält es durch seine spezifische Umgebung im Ribosom. Damit hat also auch das Ribosom die Eigenschaften eines Ribozyms (vgl. S. 128), indem RNA die Funktion eines Enzyms ausübt.

🔍 **Der Initiationsfaktor eIF4** besteht aus mehreren Untereinheiten, die einen Komplex auf der mRNA bilden. Der Faktor eIF4E ist ein *Cap-Bindeprotein*, eIF4A ist eine *Helicase* und hebt Sekundärstrukturen in der mRNA auf. Das eIF4G-Protein verknüpft einzelne Komponenten des Initiationskomplexes, es bindet auch das Poly(A)-Bindeprotein und führt dadurch das 3'-Ende der mRNA an den Initiationskomplex heran. Es wird angenommen, dass auf diese Weise eine erneute Initiation nach dem vollständigen Ablesen einer mRNA erleichtert wird.

codon-Codon-Beziehung. Die Position der angelagerten tRNA und die Basenpaarung mit der mRNA wird durch spezifische ribosomale Proteine kontrolliert. Die Knüpfung der Peptidbindung erfordert keine zusätzliche Energie, da die Aminosäure bereits in aktivierter Form vorliegt; zur Translokation wird jedoch GTP benötigt, und auch die Anlagerung der Aminoacyl-tRNA erfordert jeweils ein GTP. Die Elongation bei Eukaryonten erfolgt analog; die entsprechenden Faktoren sind in ⊤ 6.6 aufgeführt.

Kettenabbruch (*Termination*) erfolgt dann, wenn eines der *Stopcodons* der mRNA (UAA, UGA, UAG) die A-Stelle des Ribosoms erreicht hat. Die Peptidkette wird dann von der an der P-Stelle befindlichen tRNA hydrolytisch abgelöst. Dabei ist ein *Terminationsfaktor* (RF, engl. *release factor*) beteiligt; die beiden Faktoren RF1 und RF2 bei Prokaryonten haben unterschiedliche Spezifität: RF1 terminiert bei UAA und UAG, RF2 bei UAA und UGA. Nach der Termination verlässt die tRNA das Ribosom über die E-Stelle (engl. *exit*), die Ribosomen zerfallen dann in ihre Untereinheiten und können erneut in die Initiation eintreten.

Die Translation bei Eukaryonten erfolgt, wie erwähnt, in ähnlichen Schritten wie bei Prokaryonten, allerdings sind weitere Faktoren erforderlich. Die 40 S-Untereinheit bildet mit den Faktoren eIF1 A und eIF3 und einem *ternären Komplex*, bestehend aus der Met-tRNA und dem daran gebundenen eIF2 und GTP, einen 43 S-Präinitiationskomplex. Mit Hilfe einer Untereinheit des eIF-4-Komplexes wird die 5'-Cap-Struktur der mRNA zum Präinitiations-Komplex geführt und mit Hilfe weiterer Untereinheiten wird die Met-tRNA an das AUG der mRNA angelagert (◐ 6.38). Dabei wird Energie aus ATP für die Entwindung von Sekundärstrukturen am 5'-Ende der mRNA und für die Positionierung des AUG benötigt. Die Faktoren eIF1 A, eIF3 und eIF4 werden anschließend abgegeben, und das Hinzukommen von eIF5 besorgt die Vereinigung der 40 S- und 60 S-Untereinheiten zum 80 S-Initiationskomplex. Mit dem Knüpfen der ersten Peptidbindung unter Beteiligung von eIF5 A endet die Phase der Initiation.
Elongation und Termination bei Eukaryonten entsprechen denen bei *E. coli*. Analog zu dem EF-Tu/EF-Ts-System wird ein eEF1α/eEF1βγ-System zur Bereitstellung der jeweils nachfolgenden tRNA benötigt. Der Terminationsfaktor eRF1 schließlich entspricht den prokaryonten Faktoren RF1 und RF2.

Regulation der Translation. Wie die Transkription ist auch die Translation reguliert. So kann z. B. die Stabilität der mRNA verändert werden. Weiter kann eine Hemmung der Translation dadurch bedingt sein, dass die mRNA-Bindung an die kleine Untereinheit des Ribosoms blockiert wird, sei es durch interne Basenpaarungen oder durch die Bindung einer anderen RNA an der mRNA-Bindungsstelle. Ein dritter Weg wird von ribosomalen Proteinen bei *E. coli* beschritten: Die Proteine binden postsynthetisch an ihre eigene mRNA und verhindern deren weitere Translation.
Bei Eukaryonten ist ein entscheidender Angriffspunkt zur Kontrolle der Translation der Initiationsfaktor **eIF2**. Dieser Faktor wird zur Bindung der Initiator-tRNA benötigt, gehört zur Familie der GTP-bindenden Proteine (G-Proteine) und hydrolysiert bei der Bildung des Initiationskomplexes GTP zu GDP. Zur Reaktivierung durch erneute GTP-Bindung an eIF2 wird danach der Faktor eIF2 B benötigt, ein Guanyl-Nucleotid-Austauschfaktor.
Dieses System kann durch *Phosphorylierung von eIF2* beeinflusst werden: Phosphoryliertes eIF2 bindet eIF2 B mit hoher Affinität und entzieht es seiner Funktion als Aktivator von weiterem eIF2. Ein Beispiel für Translationshemmung durch Phosphorylierung von eIF2 ist die Koordination der Synthese von Globin-Ketten und Häm. Beim Fehlen von Häm wird eine Protein-Kinase, der Häm-regulierte

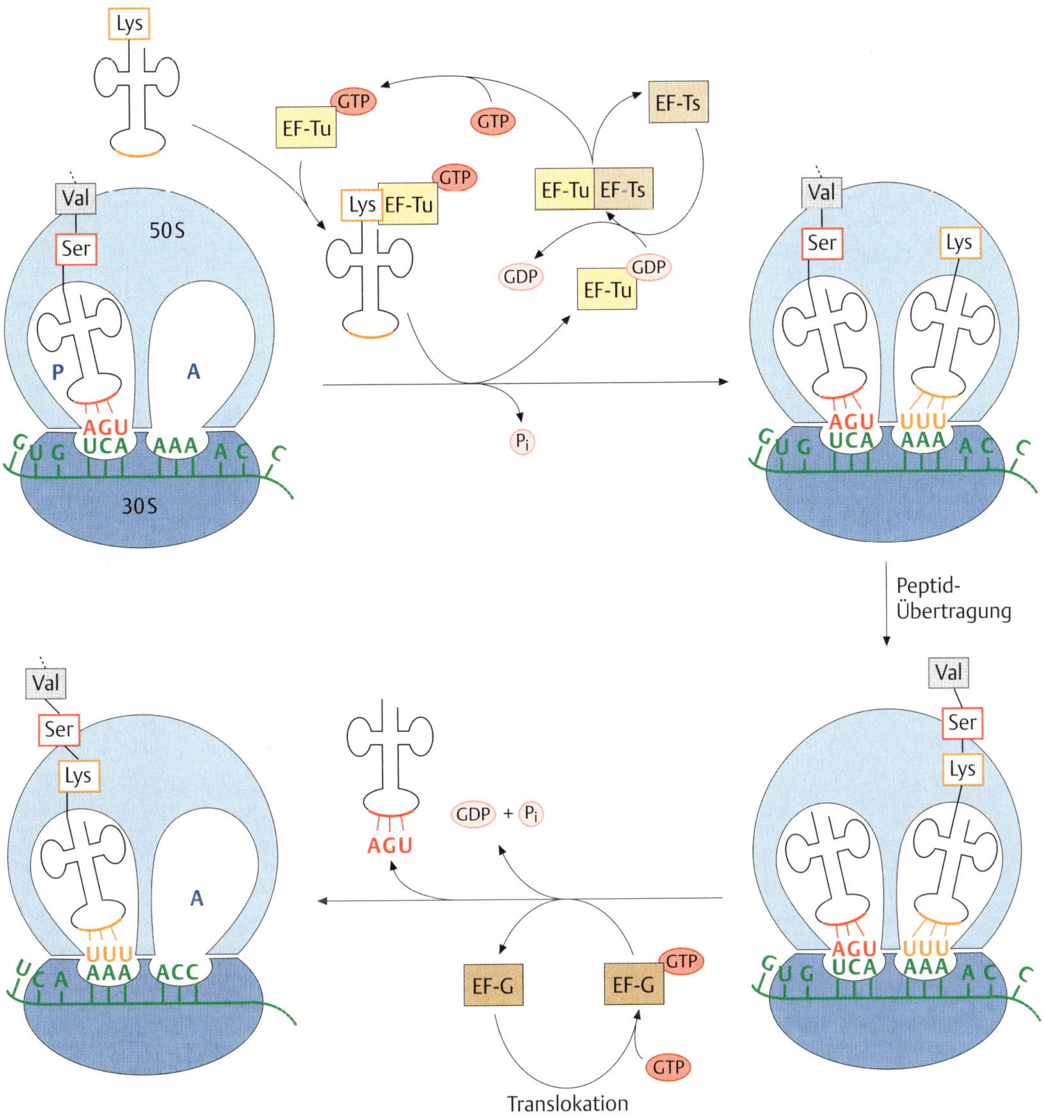

◉6.37 Proteinbiosynthese: Verlängerung (Elongation) der Peptidkette am Beispiel von *E. coli*. Links oben ist ein Ribosom gezeigt, welches an der Peptid-Bindungsstelle (**P**) eine Transfer-RNA mit einem Stück Peptidkette trägt. Die Akzeptorstelle (**A**) ist frei. Sie wird im nächsten Schritt durch die dem folgenden Codon entsprechende, mit Aminosäure beladene tRNA besetzt. Hierzu sind die Elongationsfaktoren EF-Tu und EF-Ts sowie GTP nötig; das GTP wird bei der Anlagerung gespalten. Dann wird die Peptidbindung geknüpft. Im dritten Schritt wird die um eine Aminosäure verlängerte, noch mit der tRNA gebundene Peptidkette von der A-Stelle auf die P-Stelle übertragen, und die nun nicht mehr beladene tRNA wird freigesetzt (über die Exit-Stelle, nicht gezeigt). Nach der Translokation ist der A-Ort wieder frei und kann die nächste beladene tRNA binden; dann wiederholt sich das Spiel.

Inhibitor, gebildet, welche eIF2 phosphoryliert und damit die Globin-Biosynthese hemmt. Umgekehrt hemmt Häm die Kinase und ermöglicht damit die Ausbildung der aktiven Form von eIF2.

Auch die Synthese von Proteinen des Eisenstoffwechsels unterliegt einer Translationsregulation. Jede Zelle benötigt Eisen und besitzt daher Rezeptoren für das Eisentransportprotein *Transferrin* (Tf). Die Tf-Rezeptor-mRNA bildet an ihrem 3'-Ende im nicht translatierten Bereich durch Schleifenbildung Bindungsstellen für ein Protein aus, welches bei Eisenmangel an dieses *Iron Response Element* (**IRE**) bindet und die mRNA stabilisiert, so dass der Rezeptor gebildet wird und die Zelle Transferrin aufnehmen kann. Bei Eisenüberschuss ändert sich die Konformation des *IRE-Bindungsproteins*, es löst sich vom IRE und die mRNA wird abgebaut (◉6.39). Darüber hinaus bindet das IRE-Bindungsprotein bei Eisenmangel im 5'-Bereich der mRNA des Eisen-

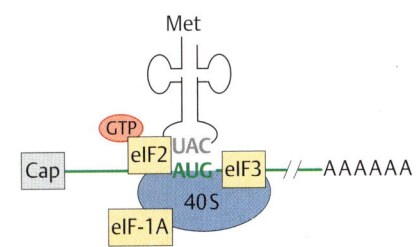

◉6.38 Initiationskomplex bei Eukaryonten.

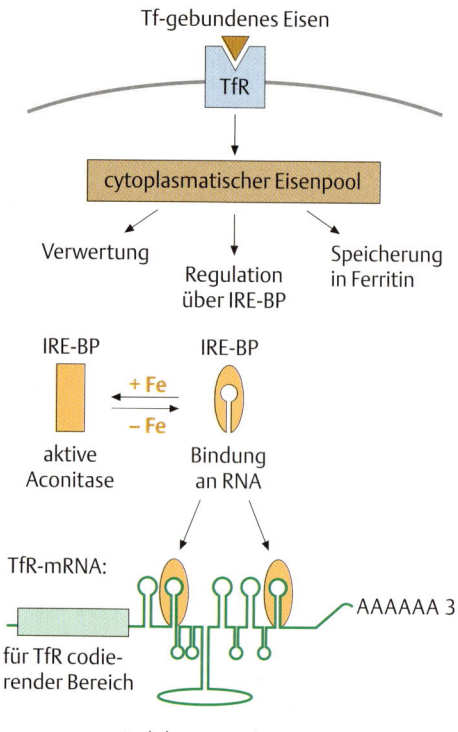

6.39 Regulation der Translation von Transferrin-Rezeptor- und Ferritin-mRNA. Die Translation von Transferrin-Rezeptor- und Ferritin-mRNA wird durch die Menge an verfügbarem Eisen kontrolliert. Eisenmangel wandelt die Konformation des IRE-BP (*Iron Response Element*-Bindungsprotein) so um, dass es zur Bindung an das IRE (*Iron Response Element*) im 3'-Bereich der mRNA fähig ist. Durch Bindung von IRE-BP an Transferrin-Rezeptor-(TfR)-mRNA wird die mRNA stabilisiert, die mRNA wird translatiert und die Rezeptorkonzentration steigt. Gleichzeitig wird an der 40 S-Untereinheit die Translation der Ferritin-mRNA durch IRE-BP-Bindung im 5'-Bereich der mRNA blockiert, so dass Eisen nicht durch erhöhte Speicherung als Ferritin-Eisen gelagert wird (nach Klausner et al. Cell 1993; 72: 19).

Signalerkennungspartikel (SRP) sind Ribonucleoproteine. Sie enthalten eine so genannte 7SL-RNA und sechs Proteinmoleküle. Diese dienen der Bindung der Signalsequenz, der Interaktion mit dem Ribosom und der GTP-Bindung. Sowohl SRP als auch der SRP-Rezeptor besitzen GTPase-Aktivität.

Speicherproteins Ferritin und hemmt damit dessen Synthese. Eisenspeicher werden also nur bei Eisenüberschuss gebildet. Das IRE-Bindungsprotein ist ein Eisen-Schwefel-Protein; in der Konformation, die es bei Eisenüberschuss ausbildet, wirkt es als Aconitase im Citrat-Stoffwechsel (☞6.39).

Ein weiteres Beispiel für eine Beeinflussung der Translation ist die Wirkung von *Diphtherie-Toxin*. Dessen A-Fragment bewirkt eine *ADP-Ribosylierung* des Elongationsfaktors *eEF2*, so dass er inaktiviert wird und dadurch eine Translokation des Ribosoms an der mRNA blockiert wird.

Ein viertes Beispiel für Translationskontrolle bei Eukaryonten ist die Wirkungsweise von *Poliomyelitis-Viren*. Diese RNA-Viren besitzen an ihrem 5'-Ende keine Cap-Struktur. Stattdessen bilden sie in ihrem 5'-nicht-codierenden Abschnitt eine ausgeprägte Sekundärstruktur aus, die als *„interne Ribosomen-Eintritts-Stelle" (IRES)* dient und eine bevorzugte Bindung an den Ribosomen der Wirtszelle ermöglicht.

Hemmstoffe der Translation. Viele Antibiotika sind Hemmstoffe der Translation (☞6.7). Sie greifen an einzelnen Schritten der Proteinbiosynthese von Prokaryonten an und hemmen Initiation (Streptomycin, Tetracyclin), Translokation (Erythromycin) oder den Peptidyltransferase-Schritt der Elongation (Chloramphenicol). Analog zum Chloramphenicol, welches als Antibiotikum die bakterielle Translation hemmt, ist Cycloheximid ein Inhibitor der eukaryonten Peptidyltransferase. Von experimentellem Interesse ist Puromycin, das zur Aminoacyl-tRNA strukturanalog ist und bei Bindung ans Ribosom einen Kettenabbruch auslöst.

Polysomen. Noch während der Elongation der ersten Polypeptid-Kette können sich neue Initiationskomplexe bilden, so dass entlang der mRNA mehrere Ribosomen angeordnet sind, an denen Proteinsynthese abläuft (Polyribosomen, kurz: *Polysomen*, ☞6.40). An „freien" Polysomen werden in der Regel intrazellulär verbleibende Proteine synthetisiert. Demgegenüber werden an den Membranen des endoplasmatischen Retikulums (ER) solche Polysomen gebunden, deren Translationsprodukte vom ER über den Golgi-Komplex entweder als Sekretproteine ausgeschleust werden oder in der Plasmamembran verankert bleiben oder als lysosomale Enzyme ihr Zielkompartiment erreichen (s. S. 386).

Proteintranslokation in das raue endoplasmatische Retikulum. Der Membrandurchtritt derjenigen Proteine, welche an den Polysomen des rauen endoplasmatischen Retikulums (rER) synthetisiert werden, beginnt bereits während der Translation, also *cotranslational*. Der Ort des Durchtritts dieser Proteine ins ER ist ein Komplex aus mindestens 20 Protein-Untereinheiten und wird als *Translocon* bezeichnet (☞6.41). Proteine, welche zur Translokation ins ER bestimmt sind, weisen im *N*-terminalen Bereich einen Abschnitt von 15–30, meist hydrophoben, Aminosäuren auf, die sogenannte *Signalsequenz*. Sobald mit dem Beginn der Proteinbiosynthese die Signalsequenz an der Oberfläche des Ribosoms erscheint, bindet an ihr das Signalerkennungspartikel (SRP, engl. *signal recognition particle*). Dieses SRP ist ein Ribonucleoprotein-Komplex, dessen Proteinanteil neben seiner Bindungsstelle für die Signalsequenz auch eine GTPase-Funktion aufweist. Die Bindung des SRP an die Signalsequenz aktiviert den Komplex für die Bindung an die ER-Membran.

Im nächsten Schritt wird der Komplex aus Ribosom, wachsender Proteinkette und SRP an die ER-Membran gebunden, indem sowohl das SRP mit seinem Rezeptor reagiert (SRP-Rezeptor, *docking protein*, ebenfalls ein GTP-bindendes Protein), als auch das Ribosom selbst mit Membranproteinen zusammentritt. Das SRP verlässt jetzt sowohl seinen Rezeptor als auch das Ribosom, das GTP an SRP und SRP-

▼ 6.7 Hemmstoffe der Translation.

Hemmstoff	Angriffsort in der Proteinsynthese von	Reaktion	therapeutische Verwendung
Streptomycin	Prokaryonten	Bindung an 30 S-Untereinheit, Hemmung von Initiation, Elongation	Antibiotikum gegen Tuberkulose (oto- und nephrotoxisch)
Cycloheximid	Eukaryonten	Hemmung der Peptidyl-Transferase	keine (experimentell)
Chloramphenicol	Prokaryonten	Hemmung der Peptidyl-Transferase	Antibiotikum (starke Nebenwirkungen)
Tetracyclin	Prokaryonten	Hemmung der tRNA-Bindung an 30 S-Untereinheit	Antibiotikum
Erythromycin	Prokaryonten	Hemmung der Translokation	Antibiotikum
Puromycin	Pro- und Eukaryonten	strukturanalog zu tRNA, Kettenabbruch	keine (experimentell)
Diphtherie-Toxin	Eukaryonten	ADP-Ribosylierung von eEF2	keine (Gift)

Rezeptor wird hydrolysiert, und die wachsende Proteinkette tritt in einen Membrankanal ein. Für die Translokation selbst ist also weder das SRP noch der Rezeptor nötig.

Neben den Proteinen, die die Grundstruktur des Kanals ausbilden, tragen zwei weitere Proteine zum Membrandurchtritt bei: ein *Trans-lokations-assoziiertes Membran-Protein* (*TRAM*) interagiert zu Beginn der Translokation mit dem *N*-terminalen Teil der Signalsequenz, und die *Signalpeptidase* spaltet die Signalsequenz von der wachsenden Proteinkette ab, sobald eine entsprechende Spaltstelle auf der lumi-nalen ER-Seite der Membran erscheint.

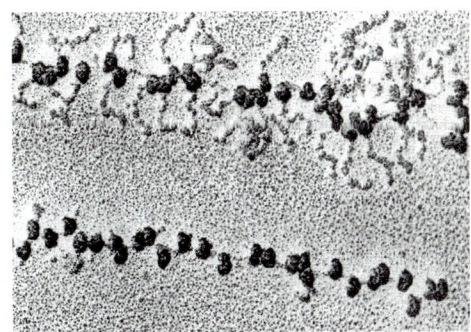

⊚ 6.40 Polysomen an einer RNA aus Speichel-drüsen-Chromosomen von *Chironomus tentans* (Zuckmücke). Die sehr langen Transkripte erlau-ben die Darstellung verschiedener Synthesesta-dien eines Proteins (Elektronenmikroskopie, aus Jordan nach Kiseleva. Nature 1990; 344: 585).

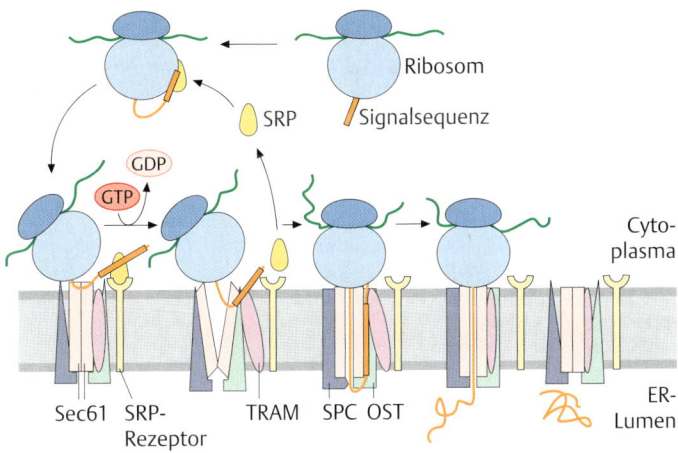

⊚ 6.41 Biosynthese von Sekretproteinen am rauen endoplasmatischen Retikulum (rER). Als Sec61 bezeichnet man einen Proteinkomplex aus drei Untereinheiten, die die Funktionen des Kanals, des Ribosomen-Rezeptors und der Signalsequenz-Erkennung an der Membran erfüllen. TRAM ist an den frühen Schritten der Protein-Translokation durch den Kanal beteiligt, der SRP-Rezeptor vermittelt die Bindung des SRP (*signal recogniton particle*) während der cotranslationalen Ausrichtung zur ER-Membran. Der Signalpeptidase-Komplex (SPC) spaltet das Signalpeptid ab. Die Oligosaccharid-Transferase (OST) über-trägt Oligosaccharid-Gruppen auf Asparagin-Reste bei der Synthese von Glykoproteinen (nach Kalies und Hartmann. Eur. J. Biochem. 1998; 254: 1–5).

Posttranslationale Translokation liegt vor, wenn vollständig synthe-tisierte Proteine erst nach der Translation aus dem Cytoplasma ins ER-Lumen überführt werden. Dabei handelt es sich meist um kleinere Proteine (von weniger als 100 Aminosäuren Länge) mit kürzeren Signalsequenzen als im Falle der SRP-abhängigen Translokation. Die Proteine werden durch einen ATP-abhängigen Schritt mit Proteinfak-toren (Chaperonen) assoziiert, welche eine Faltung der neu syntheti-sierten Proteine im Cytoplasma verhindern und eine SRP-unabhängige Translokation der entfalteten Proteine ins ER-Lumen erlauben. Dort wird das Protein von einem luminalen Protein (Bindungs-Protein, BiP) unter ATP-Verbrauch in mehreren Zyklen gebunden und vollständig ins ER-Lumen transloziert.

Biosynthese von Membranproteinen. Die oben geschilderten Mechanismen der cotranslationalen Translokation von Proteinen in das Lumen des endoplasmatischen Retikulums gelten analog auch für Strukturproteine der Plasmamembran, der Membranen des endoplasmatischen Retikulums, des Golgi-Apparats und der Lysosomen (s. S. 386 f.). Der entscheidende Unterschied liegt darin, dass die neu synthetisierten Proteine in der Membran verbleiben, eine richtige Orientierung aufweisen und gegebenenfalls mehrere Transmembrandomänen in korrekter Anordnung organisieren müssen.

Membranproteine, die dazu bestimmt sind, die Membran einmal oder mehrfach zu durchspannen, nutzen das selbe Translocon-System wie Proteine, die für das ER-Lumen bestimmt sind. Die Proteine des Translokationskanals müssen in der wachsenden Peptidkette solche Abschnitte erkennen, deren Transfer in das ER-Lumen zu verhindern ist (*Stop-Transfer-Sequenzen*), stellen deren korrekte Orientierung sicher und lösen eine Verlagerung dieser Transmembrandomänen aus dem Kanal des Translocons in die umgebende Lipidschicht aus (◉**6.42**). Auf diese Weise erfolgt z. B. die Synthese der G-Protein-gekoppelten Rezeptoren (Kap. 19).

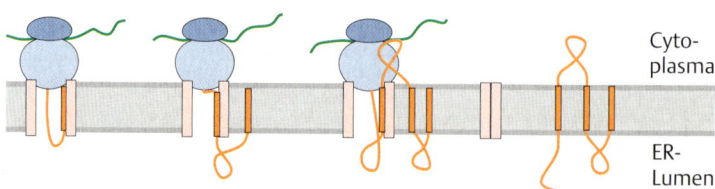

◉**6.42 Cotranslationale Integration von Membranproteinen in die ER-Membran.** Während der Translation werden hydrophile Proteinanteile zur luminalen Seite transloziert, andere bleiben als Schleifen auf der cytoplasmatischen Seite. Schon vor dem Ende der Translation wandern hydrophobe Transmembran-Sequenzen aus dem Translokationskanal in die Lipidschicht (nach Mothes et al. Cell 1997; 89: 523–533).

Proteine der Organellen. Die Proteine der Mitochondrien und Chloroplasten, soweit sie in der DNA der Zellkerne codiert sind, und die Proteine der Peroxisomen werden an freien Polysomen synthetisiert und posttranslational in die Zielorganellen importiert. Auch hier sind Erkennungssequenzen im Protein und Rezeptorstrukturen an der Organellenmembran beteiligt (s. Kap. 15).

Ein Teil der Proteine, die am rauen ER synthetisiert werden, ist weder zur Sekretion noch zum Einbau in die Plasmamembran, sondern zum Verbleib im ER bestimmt. Ein solches *Protein des endoplasmatischen Retikulums* ist zum Beispiel die *Protein-Disulfid-Isomerase*, die für die korrekte Ausbildung von Disulfid-Brücken in *de-novo*-synthetisierten Proteinen benötigt wird. Ihre Retention im ER wird durch eine *C*-terminale Erkennungssequenz Lys-Asp-Glu-Leu (im Ein-Buchstaben-Code: KDEL) erreicht, die an spezifische Rezeptorproteine der ER-Membran bindet.

Besonders gut untersucht ist der Weg der *lysosomalen Enzyme* vom Ort ihrer Synthese am rER zu den Lysosomen. Bereits im ER werden die Proteine glykosyliert, indem Oligosaccharide auf Asparagin-Reste übertragen werden. Dieses allgemeine Prinzip der Asparagin-verknüpften Glykoproteine ist in ◉**6.43** gezeigt. Anschließend werden diese Oligosaccharide an den für die Lysosomen bestimmten Enzy-

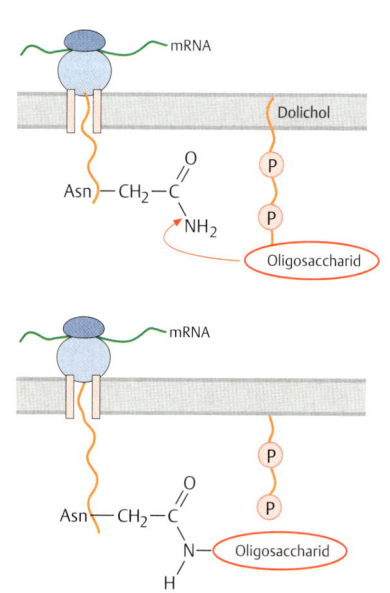

◉**6.43 N-Glykosylierung von Proteinen.** Bereits während der Translation wird ein Oligosaccharid-Rest von Dolichol-diphosphat auf die Amidgruppe eines Asparagin-Rests übertragen. Die Oligosaccharid-Transferase ist mit dem Translocon verbunden.

men noch im ER verkürzt und schließlich im Golgi-Komplex an einem oder mehreren Mannose-Resten phosphoryliert (s. auch Kap. 9, S. 243). Solche Mannose-6-phosphat-Gruppen werden an spezifischen Rezeptoren der Golgi-Membran-Innenseite gebunden. Die an den Rezeptoren gebundenen lysosomalen Proteine werden in Vesikeln abgeschnürt und finden ihren Weg zu den Lysosomen ähnlich wie Endocytose-Vesikel (s. S. 388).

Posttranslationelle Faltung und Modifikation von Proteinen. Zum Erlangen ihrer Funktion müssen Proteine ihre korrekte räumliche Struktur einnehmen (s. Kap. 2). Dieser *Faltungsprozess* wird z.T. durch Proteine ermöglicht, die an die wachsende Peptidkette binden. Sie verhindern deren Wechselwirkung mit anderen Proteinen und setzen erst das fertig gefaltete Protein in einem ATP-abhängigen Prozess frei. Wir werden solche *Chaperone*, die den Hitzeschockproteinen (HSP) angehören, an mehreren Stellen kennenlernen. Im ER-Lumen sorgt ein Chaperon, welches als BiP (Bindungsprotein) bezeichnet wird, für die korrekte Faltung des neu synthetisierten Proteins.

Viele Proteine werden im Lumen des ER und der Golgi-Vesikel modifiziert (▼6.8). Eine erste Modifikation schon beim Durchtritt ins ER-Lumen stellt die *Abspaltung des Signalpeptids* durch die *Signalpeptidase* dar. Durch Oxidation von Cystein-Resten werden mit Hilfe der *Protein-Disulfid-Isomerase* im ER Disulfidbrücken in Proteine eingeführt. Die *Peptidyl-Prolyl-Isomerase* kann *cis-trans-Isomerisierungen* an Peptidbindungen, an denen der Pyrrolidinring des Prolins beteiligt ist, durchführen. Ebenfalls im ER findet die *Hydroxylierung* von Lysyl- und Prolyl-Resten statt, die wir bei der Kollagen-Synthese kennenlernen werden (S. 705).

Die **Glykosylierung** von Proteinen kann im ER und im Golgi-Apparat als *O-Glykosylierung* an Serin und Threonin (und im Kollagen-Molekül an OH-Lysin) stattfinden. Dafür muss der Zucker in Nucleotidaktivierter Form vorliegen (vgl. S. 238). Eine *N-Glykosylierung* mit ganzen Oligosaccharid-Einheiten, wie wir sie oben für die Synthese

Die **Chaperone** sind Proteine, die unter ATP-Aufwand die korrekte Faltung anderer Proteine katalysieren oder teilweise entfaltete Proteine stabilisieren (engl. *chaperon*, Anstandsdame). Sie kommen sowohl bei Prokaryonten als auch bei Eukaryonten vor. Zu den Chaperonen gehören die *Hitzeschock-Proteine* HSP 70, HSP 40 und HSP 90. Chaperone der HSP 70-Familie kommen in eukaryonten Zellen im Cytosol, im ER, in Mitochondrien und Chloroplasten vor. Einige Proteine benötigen zur korrekten Faltung eine gesonderte Klasse von Chaperonen, die **Chaperonine**. Diese oligomeren Proteine bilden eine zylindrische Struktur, in deren Innerem die ungefalteten Proteine binden, vor Aggregation geschützt und unter ATP-Aufwand in ihre native Konformation überführt werden. Auch Chaperonine kommen bei Eukaryonten und Prokaryonten vor, und zwar GroEL und GroES in Prokaryonten und deren eukaryonte Homologe (HSP 60, HSP 10) in endosymbiontisch entstandenen Organellen (Mitochondrien, Chloroplasten). Dagegen wird das Chaperonin TRiC *(TCP-1 Ring Complex)* ausschließlich im Cytoplasma eukaryonter Zellen gefunden.

▼ **6.8** Co- und posttranslationale Modifizierung und Prozessierung von Proteinen.

Modifizierung	Modifizierte Aminosäuren	Modifikationsenzym	Subzellulärer Ort des Modifikationsschritts	Modifizierte Proteine (z.B.)
Signalpeptid-Abspaltung	–	Signalpeptidase	ER-Membran (lumenwärts)	sekretorische Proteine
Disulfidbrückenbildung	Cys	Protein-Disulfid-Isomerase	ER-Lumen	multiple Proteine
Isomerisierung von Peptidbindungen	vor Pro	Peptidyl-Prolyl-*cis-trans*-Isomerase	ER-Lumen	multiple Proteine
O-Glykosylierung	Ser, Thr	Glykosyl-Transferase	ER-Membran (lumenwärts)	Glykophorin (15 O-, 1 N-Glykosyl-Gruppen)
N-Glykosylierung	Asn	Oligosaccharid-Protein-Transferase	ER-Membran (lumenwärts), weitere Prozessierung in ER und Golgi	Immunglobuline, lysosomale Enzyme
Hydroxylierung	Lys	Lysyl-Hydroxylase	ER-Membran (lumenwärts)	Kollagen
Hydroxylierung	Pro	Prolyl-Hydroxylase	ER-Lumen	Kollagen
γ-Carboxylierung	Glu	Vitamin-K-abhängige Carboxylase	ER-Membran (lumenwärts)	Blutgerinnungs-Faktor VII, IX, X, Protein C und S
Lipidverknüpfung				
– Farnesylierung	Cystein	Farnesyl-Transferase	Cytoplasma, dann an cytopl. ER-Seite	Ras
– Myristylierung	Gly	N-Myristoyl-Transferase	Cytoplasma, dann an cytopl. ER-Seite	Src
– GPI-Bindung	C-terminale Aminos.	NH_2-GPI-Transamidase	ER-Membran (lumenwärts)	Oberflächen-Glykoproteine
Peptid-Freisetzung aus Vorläufer durch limitierte Proteolyse	spezifische Spaltstellen	z.B. Insulin-spezifische Prohormon-Convertase	Golgi-Apparat und β-Granula	Insulin, ACTH

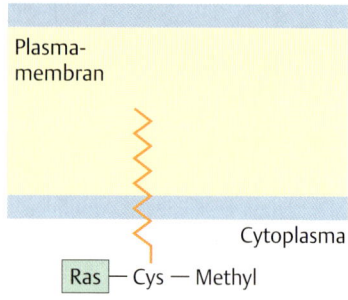

◉6.44 Verankerung des Protoonkogens Ras in der Plasmamembran durch einen Farnesyl-Rest. Die Übertragung des Farnesyl-Rests erfolgt auf Cystein, das als viertletzte Aminosäure am C-Terminus vorliegt. Die Erkennungssequenz ist meist Cystein-Alanin-Alanin-X (beliebige letzte Aminosäure). Nach der Farnesylierung wird AAX entfernt und das Cystein methyliert. Da das Protein für die Innenseite der Plasmamembran bestimmt ist, wird es nach der cytoplasmatischen Farnesylierung auf die cytoplasmatische Seite der ER-Membran übertragen.

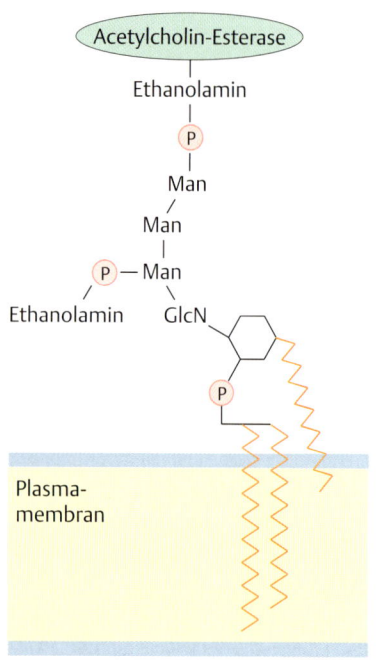

◉6.45 Glykosylphosphatidyl-Inositol-(GPI)-Verankerung eines Proteins an der Außenseite der Plasmamembran. Gezeigt ist das Beispiel der Erythrocyten-Acetylcholin-Esterase des Menschen. Zusätzlich zur GPI-Struktur ist hier noch eine weitere Fettsäure (meist Palmitat) esterartig an das Inositol gebunden. Da das Protein für die Außenseite der Plasmamembran bestimmt ist, findet die GPI-Synthese auf der luminalen Seite der ER-Membran statt. GlcN: Glucosamin, Man: Mannose (nach Englund, Annu. Rev. Biochem. 1993; 62: 121).

lysosomaler Proteine beschrieben haben, geschieht im ER durch Übertragung von Dolichol-gebundenen Oligosacchariden auf Asparaginreste (s. ◉6.43). Die entsprechenden Oligosaccharyl-Transferasen sind mit dem oben beschriebenen Translocon-System in der ER-Membran assoziiert. Bei der weiteren Reifung von Glykoproteinen kommt es zur *Phosphorylierung* von Zuckerresten und zum Umbau der komplexen Oligosaccharid-Strukturen mit Hilfe von *Glykosidasen* und *Glykosyl-Transferasen*.

Viele Hormone werden aus hochmolekularen Vorstufen durch *Prozessierung* mit Hilfe spezifischer *Peptidasen* freigesetzt. So wird in den Sekretgranula der B-Zellen des Pankreas zwischen den A- und B-Abschnitten des Proinsulins das C-Peptid entfernt, so dass das reife Insulin aus A- und B-Kette verbleibt (S. 40). Ein anderes Beispiel ist das Proopiomelanocortin (POMC), aus dem neben Corticotropin (ACTH) weitere hormonell aktive Peptide durch spezifische Peptidasen freigesetzt werden (S. 41).

Im Gegensatz zu den oben beschriebenen Membranproteinen, welche mit Abschnitten aus mehreren hydrophoben Aminosäuren in Membranen integriert sind, werden eine Reihe von Proteinen durch posttranslational angefügte Lipidmoleküle (**Lipidanker**) an Membranen verankert. So werden die Isopren-Derivate Geranylgeranol und Farnesol durch cytoplasmatisch lokalisierte *Protein-Farnesyl-* bzw. *Protein-Geranylgeranyl-Transferasen* auf einen Cystein-Rest übertragen, welcher als viertletzte Aminosäure am C-Terminus vorliegt. Nach der Koppelung des Lipids werden die letzten drei Aminosäuren abgespalten und das jetzt C-terminale Cystein wird an der Carboxy-Gruppe methyliert. Ein Beispiel hierfür ist das Protoonkogen-Protein Ras (◉6.44, zu Protoonkogenen s. S. 158 und S. 746).

Eine andere Form der lipidvermittelten Membranverankerung von Proteinen geschieht über *Glykosylphosphatidyl-Inositol* (GPI; ◉6.45). Solche GPI-verankerten Proteine findet man an der Oberfläche der Plasmamembran, z.B. als Adhäsionsmoleküle. Da diese Proteine auf der Außenseite der Plasmamembran liegen, müssen die entsprechenden Transfer-Reaktionen im Lumen des ER bzw. Golgi-Apparates stattfinden.

a Phosphorylierung   **b** γ-Carboxylierung   **c** Acetylierung

◉6.46 Modifizierung von Aminosäuren. *Phosphorylierung* an Hydroxy-Gruppen von Serin, Threonin oder Tyrosin (in **a** anhand von Serin gezeigt) und deren Dephosphorylierung stellen Teilschritte im Rahmen vieler Signalkaskaden dar und geschehen nicht im Rahmen der Biosynthese und Reifung der entsprechenden Proteine. Im Gegensatz dazu ist die γ-*Carboxylierung* von Glutamat (**b**) ein essenzieller Biosyntheseschritt mehrerer Faktoren der Blutgerinnung. Sie findet im endoplasmatischen Retikulum statt und ist irreversibel. In **c** ist *acetyliertes Lysin* gezeigt, welches man an spezifischen Stellen in Core-Histonen findet. Hier findet die Modifizierung posttranslational mit Hilfe spezifischer cytoplasmatischer und nucleärer Histon-Acetyl-Transferasen im Rahmen der Genregulation statt (s. ◉6.28, S. 138).

Wir werden eine Reihe von **weiteren Modifikationen** kennenlernen, welche einzelne Aminosäuren betreffen, nicht immer in unmittelbarer Beziehung zur Translation und Prozessierung der betreffenden Proteine stehen und zum Teil nur vorübergehend sind (☞**6.46**). Hierzu zählt die *Phosphorylierung* und *Dephosphorylierung* von Serin und Threonin in Enzymen (Interkonversion, S. 67 und 634 f.) oder von Tyrosin in bestimmten Hormonrezeptoren. Die *Acetylierung* von Lysin-Resten in Histonproteinen und deren Deacetylierung trägt entscheidend zur Genregulation bei (s. Abschnitt 6.3). Die Vitamin-K-abhängige γ-*Carboxylierung* von Glutamat in mehreren Blutgerinnungsfaktoren ist eine Grundvoraussetzung für deren Aktivität.

6.5 Biochemie der Viren – Virale und zelluläre Onkogene

Viren wurden ursprünglich als submikroskopische Erreger von Infektionskrankheiten charakterisiert. Sie sind die kleinsten Einheiten, die die Fähigkeit zur identischen Reduplikation und Mutation aufweisen. Zur Vermehrung sind Viren auf Wirtszellen (tierische und pflanzliche Zellen, Bakterien) angewiesen. Organisation, Replikation und Expression ihrer Genome sind wertvolle Modelle für die molekulare Genetik von Pro- und Eukaryonten. Deshalb soll die Biochemie der Viren hier kurz besprochen werden.

Einteilung der Viren. Einfache Viren bestehen lediglich aus Nucleinsäure und Protein, sind also, chemisch betrachtet, Nucleoproteine. Manche Viren besitzen eine Hülle aus Lipiden und Proteinen, insbesondere Glykoproteinen. Die *Virushülle* ist von der Plasmamembran der Wirtszelle abgeleitet und mit Proteinen ausgestattet, die von der Virusnucleinsäure codiert sind. Nach der Natur der Virus-Nucleinsäure unterscheidet man *DNA- und RNA-Viren*. Innerhalb dieser Klassen wird weiter danach unterschieden, ob die DNA oder RNA im Virus einzel- oder doppelsträngig vorliegt (☞**6.9**). Bei RNA-Viren wird angegeben, ob die Virus-RNA im Sinne einer mRNA direkt translatierbar ist (*Plus-Strang-RNA*) oder als *Minus-Strang-RNA* erst in eine komplementäre, translatierbare RNA umgeschrieben werden muss. Einzelsträngige DNA-Viren können die zur mRNA komplementäre DNA oder den entsprechenden Gegenstrang aufweisen.
Die Nucleinsäure ist das infektiöse Agens; sie verleiht den Viren die Fähigkeit zur identischen Reduplikation in der Wirtszelle, indem sie die Information für Virus-Proteine trägt, darunter auch für Enzyme, die für die Virusvermehrung essenziell sind (z. B. RNA-abhängige DNA-Polymerase). Die Größe des viralen Genoms ist sehr unterschiedlich; so besitzt der Bakteriophage ΦX174 nur fünf Gene, das Pockenvirus dagegen hat 240 Gene.
Unter tierischen Viren sind die Erreger von Infektionskrankheiten und onkogene (krebserzeugende) Viren von besonderem Interesse. Onkogene Viren gehören meist einer Familie von RNA-Viren, den *Retroviren*, an, daneben gibt es aber auch *DNA-Tumorviren*.

Aufbau der Viren (☞**6.47**). Reife, vollständig ausgestattete Viruspartikel werden als *Virionen* bezeichnet. Ihre Nucleinsäure ist in einer viruscodierten Proteinhülle verpackt, dem *Capsid*. Dieses besteht aus zahlreichen Untereinheiten, den *Capsomeren*. Viele Viren tragen außerhalb des Nucleocapsids noch ein zweites Capsid (z. B. die Retroviren).
Durch die Anordnung der Capsomeren können sehr regelmäßig geformte Partikel entstehen (☞**6.48**). So ist die Oberfläche des kugeligen Adenovirus-Capsids aus 20 Dreiecken aufgebaut (Ikosaeder), während die einzelsträngige RNA des Tabakmosaik-Virus durch

> **Viren** sind infektiöse Partikel, die ein Genom aus DNA oder RNA besitzen und zu ihrer Vermehrung auf Synthese- und Stoffwechselleistungen der Wirtszelle angewiesen sind. Neben ihrem Genom (DNA oder RNA) besitzen Viren einen Protein-Anteil, ein Teil der Viren darüber hinaus eine Hülle aus Membran-Lipiden.

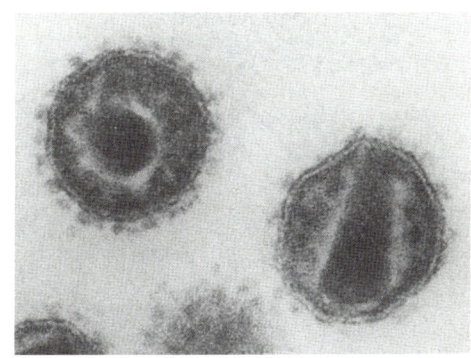

☞**6.47 Elektronenmikroskopische Aufnahme eines Virus** am Beispiel von HIV. Vergr. 240 000 x (aus Mölling K. in Mannheimer Forum 91/92. München: Piper 1992).

a

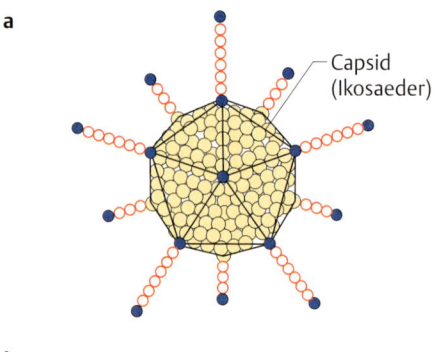

Capsid
(Ikosaeder)

b

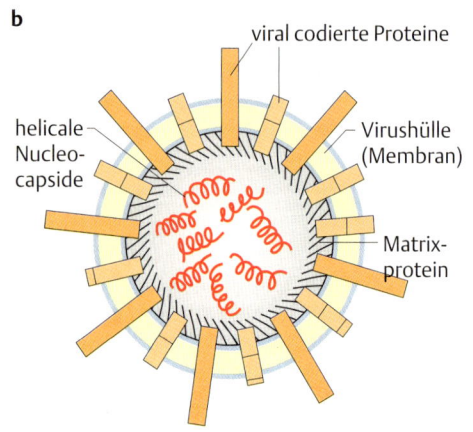

viral codierte Proteine

helicale
Nucleo-
capside

Virushülle
(Membran)

Matrix-
protein

c

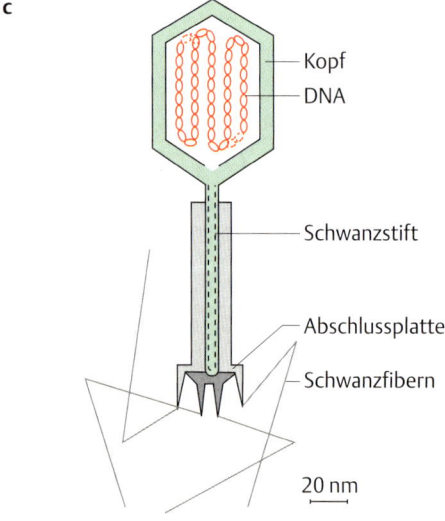

Kopf

DNA

Schwanzstift

Abschlussplatte

Schwanzfibern

20 nm

◉6.48 Verschiedene Virentypen. a Polyedrisches
(z. B. Adenovirus), **b** helicales (z. B. Influenzavirus),
c komplexes Virus (z. B. T2-Bakteriophage).

⊤6.9 Einteilung der Viren nach ihrer genomischen Nucleinsäure

Nucleinsäure	Einzel- oder Doppelstrang (ES/DS)	Plus- oder Minus-Strang (+/-)	Hülle	Beispiele (Virusfamilie u. Erreger von Krankheiten)
RNA	ES	+	nein	Picornaviridae (Hepatitis A-Virus)
			ja	Flavivirus (Hepatitis C-Virus)
RNA	ES	+	ja	Retroviridae (HIV)
RNA	ES	–	ja	Rhabdoviridae (Tollwutvirus)
			ja	Paramyxoviridae (Masernvirus)
RNA (segmentiert)	ES	–	ja	Orthomyxoviridae (Influenza-A, -B)
RNA (segmentiert)	DS	+/–	nein	Reoviridae (Reoviren)
DNA	DS	+/–	nein	Adenoviridae (Adenoviren)
DNA	DS (teilweise)	+/–	ja	Hepadnaviridae (Hepatitis-B-Virus)
DNA	ES	+ oder –	nein	Parvoviridae (Parvovirus B19)

ein zylindrisches Capsid geschützt ist, in dem die RNA spiralig angeordnet ist. Auch bei Influenza-Viren, deren Genom auf acht getrennte RNA-Segmente verteilt ist, sind die Capsidproteine an die schraubenförmig gewundenen RNA-Fäden angelagert und bilden damit acht helikale Ribonucleoproteine (Nucleocapside), deren Proteine typenspezifische Antigene darstellen.

Viren, welche eine *Hülle* tragen, übernehmen diese aus der Plasmamembran der Wirtszelle. In die Virushülle sind Proteine integriert, welche von der Virus-Nucleinsäure codiert, von der Wirtszelle synthetisiert und in die Plasmamembran eingebaut wurden. So treten Hämagglutinin und Neuraminidase an der Oberfläche von Influenza-Viren stäbchenartig als *Spikes* hervor und sind an der Adsorption und Aufnahme der Viruspartikel in die Wirtszelle beteiligt.

Im Gegensatz zu den meist regelmäßig aufgebauten Viren der Eukaryonten zeigen *Bakteriophagen*, die Viren der Bakterien, einen komplizierteren Aufbau und lassen morphologisch und funktionell unterschiedliche Strukturen erkennen. ◉**6.48c** zeigt am Beispiel eines Bakteriophagen die Lokalisation der DNA im Phagenkopf, während verschiedene Schwanzstrukturen dem Eindringen der Bakteriophagen-DNA in das Bakterium dienen.

Virus und Wirtszelle. Viren sind auf den Stoffwechsel der Wirtszellen angewiesen und vermehren sich daher nur in lebenden Zellen (Zellkultur, Hühnerembryonen, Versuchstiere), nicht aber auf künstlichen Nährböden. Sie besitzen keinen eigenen Energiestoffwechsel und benutzen den zellulären Nucleinsäure- und Proteinbiosynthese-Apparat für ihre Replikation, soweit er über die geeigneten Enzyme verfügt. RNA-Viren müssen zur Replikation ihres Genoms viral codierte Polymerasen nutzen, da eukaryonte Zellen keine Enzyme zur RNA-Replikation oder zur RNA-abhängigen DNA-Synthese (reverse Transkription) besitzen. Doppel- und einzelsträngige DNA-Viren nutzen wirteigene DNA-Polymerasen zur Replikation. Virale Genprodukte können die Leistungen der Wirtszelle in einer Weise beeinflussen, dass die Synthese viraler Proteine und Nucleinsäuren im

Vordergrund steht. Dabei folgt die Synthese der Viruskomponenten den oben beschriebenen Mechanismen der eukaryonten Wirtszellen.

Virus-Replikation (☞6.49). Viren können an bestimmte Moleküle der Zelloberflächen binden, welche als Virusrezeptoren bezeichnet werden. Aus der **Adsorption** von Viren an definierte Oberflächen-Moleküle („Rezeptoren") resultiert die Spezifität der Viren für bestimmte Zellen und Gewebe. So bindet das humane Immundefizienz-Virus (HIV) über sein Glykoprotein gp120 an das Oberflächen-Protein CD4, das bestimmte Immunzellen charakterisiert. Das Hämagglutinin der Influenzaviren bindet an *N*-Acetyl-Neuraminsäure als Wirtszell-Rezeptor.

Der Adsorption folgt die **Penetration** (das Eindringen) des Virus in die Zelle entweder durch Endocytose oder, bei Vorhandensein einer Virushülle, durch Fusion dieser Hülle mit der Plasmamembran der Wirtszelle. Intrazellulär wird die Virus-Nucleinsäure durch Abbau der Capsidproteine (*Uncoating*) freigesetzt.

Der Mechanismus der **Replikation** der Virus-Nucleinsäure richtet sich nach der Art des Virus-Genoms. Mit Ausnahme der Pocken-Viren findet die DNA-Replikation von Viren, die doppelsträngige *DNA* enthalten, im Zellkern statt. Je nach Virusart werden dafür zelluläre oder viral codierte DNA-Polymerasen benutzt. Im Falle von DNA-

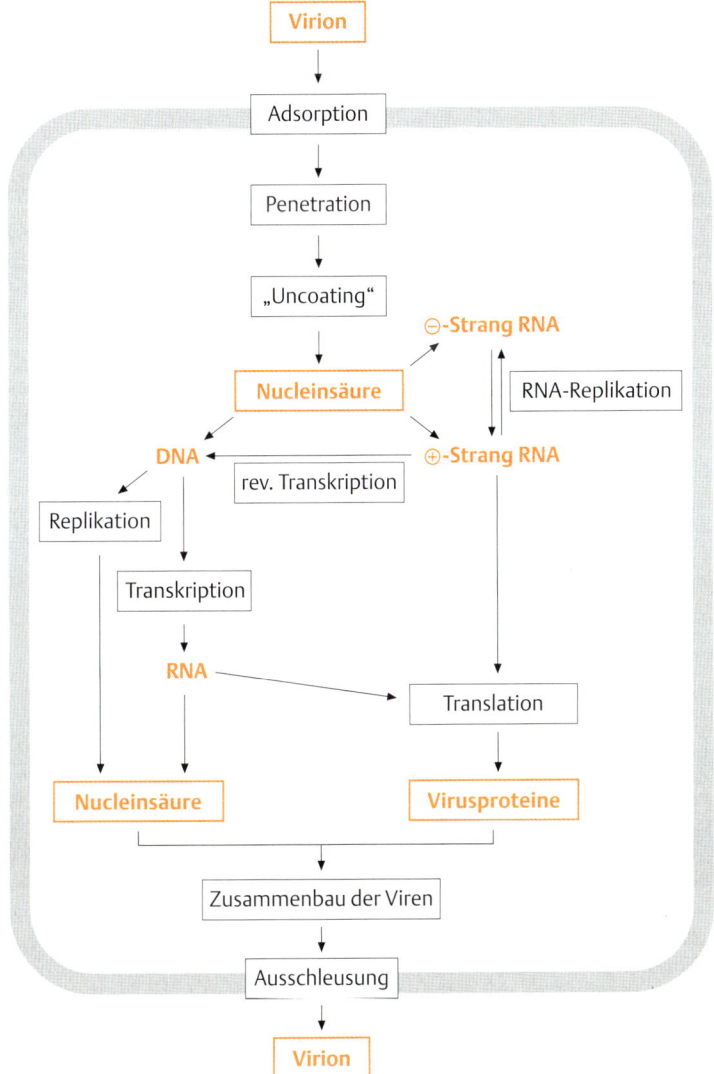

☞**6.49 Allgemeine Schritte der Virus-Replikation.** Unterschiede in der Nucleinsäure-Art der jeweiligen Viren zeigen sich in verschiedenen Wegen der Replikation und Translation. So wird Plus-Strang-RNA eines Virus unmittelbar nach ihrer Freisetzung (Uncoating des Virus) zur Translation zur Verfügung stehen, Minus-Strang-RNA erst nach ihrer Umschreibung zur Plus-Strang-RNA. Replizierte DNA eines DNA-Virus wird zur Transkription und anschließenden Translation zu Virus-Protein sowie als Genom für neue Viren genutzt. Die Ausschleusung neuer Virionen geschieht durch Knospung (unter Mitnahme von Plasmamembran als Hülle), durch Exocytose oder durch Lyse der Zelle.

Viren werden in einer frühen Phase sowohl viruscodierte Proteine synthetisiert, die für die DNA-Replikation essenziell sind, als auch solche Proteine, die die Expression „später Gene" für virale Strukturproteine regulieren.

RNA-Viren können entweder ihre Nucleinsäure mit Hilfe einer bereits im Virion vorhandenen RNA-Replikase synthetisieren, oder sie bilden als Zwischenstufe eine komplementäre DNA (s. unten). Die RNA von Minus-Strang-Viren muss nach der Infektion zunächst in eine Plus-Strang-RNA umkopiert werden, um als mRNA genutzt zu werden.

Nach der Synthese der viralen Nucleinsäure und der viralen Proteine treten im Kern oder Cytoplasma die Komponenten zu Viren zusammen (engl. *virus assembly*) und stehen zur **Freisetzung** der Viren bereit. Dies geschieht bei Viren mit Hülle durch Übernahme von Plasmamembran-Material der Wirtszelle mit dort eingebauten viral codierten Proteinen. Andere Viren werden durch Exocytose abgegeben oder bewirken eine Zerstörung (*Lyse*) der Wirtszelle und werden so freigesetzt.

RNA-Viren, Retroviren. Unter den RNA-Viren werden solche mit Einzelstrang-Genom in Plus-Strang-Orientierung von solchen mit Minus-Strang-RNA unterschieden. Daneben gibt es Doppelstrang-RNA-Viren. Eine weitere Einteilung unterscheidet zwischen RNA-Viren mit kontinuierlichem Genom und solchen, deren Genom aus mehreren RNA-Molekülen besteht (s. ↸ 6.9). Die Replikation der Virus-RNA geschieht durch RNA-abhängige RNA-Polymerasen, die vom Virus codiert sind.

Retroviren unterscheiden sich von den genannten RNA-Virus-Arten dadurch, dass ihre Replikation über die Zwischenstufe einer doppelsträngigen DNA geschieht, welche ins Wirtsgenom integriert wird. Das Enzym, das eine DNA-Kopie der viralen RNA herstellt, heißt *Reverse Transkriptase* und ist eine RNA-abhängige DNA-Polymerase. Zur Familie der Retroviren gehören mehrere Tumorviren und das humane Immundefizienz-Virus (HIV). Wegen der großen Bedeutung der Retroviren sollen diese hier zusammenfassend beschrieben werden.

Aufbau. Retroviren enthalten zwei Kopien eines Plus-Strang-RNA-Genoms. Im einfachsten Fall besteht dieses aus den drei für die Virus-Replikation essenziellen Genen *gag*, *pol* und *env* (⌨ 6.50). Diese RNA-Moleküle tragen wie zelluläre mRNA sowohl eine 5'-Cap-Struktur als auch ein 3'-Poly(A)-Ende. Die RNA-Moleküle sind mit Nucleocapsid-Proteinen umgeben. Die Nucleoprotein-Komplexe sind im reifen Virus mit Reverser Transkriptase assoziiert und von einem konisch geformten Capsid umhüllt, das wiederum von Matrixproteinen umgeben ist, die über Myristylanker (s. S. 151) in der Virushülle verankert sind. Diese Matrixproteine sind nach ihrer Synthese und cotranslationalen Modifikation zunächst über ihren Myristylanker an der Innenseite der Plasmamembran verankert und werden bei der Ausschleusung des Virus, wenn Plasmamembran als Hülle übernommen wird, an der Innenseite des fertigen Virions fixiert. Alle genannten Proteinarten, nämlich Matrix-, Capsid- und Nucleocapsidproteine entstammen einem gemeinsamen Vorläuferprotein, dem Produkt des *gag*-Gens (*gag*: gruppenspezifisches Antigen).

In die Virushülle sind Glykoproteine eingelagert, welche als Oberflächenmoleküle mit Rezeptoren auf Wirtszellen interagieren können (z. B. das *gp120-Protein* des HIV). Diese Membranproteine sind Produkte eines zweiten Retrovirus-Gens, des *env*-Gens (*env*: *envelope*). Das primäre Translationsprodukt dieses Gens wird durch Proteasen der Wirtszelle zu funktionellen Proteinen prozessiert.

Produkte des mittleren Abschnitts des retroviralen RNA-Genoms, des *pol*-Gens (*pol*: Polymerase) sind die Reverse Transkriptase und weitere Enzyme: Die Reverse Transkriptase wird für die Synthese der DNA-Kopie des Virusgenoms benötigt; die *Integrase* bewirkt eine endonuc-

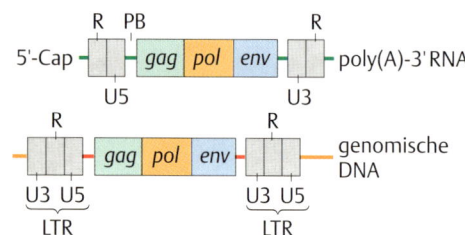

⌨**6.50 Aufbau des retroviralen Genoms.** Für die Virus-Replikation sind drei RNA-Abschnitte in der Virus-RNA (in Klammern deren „Gen"-Produkte) erforderlich: *gag* (gruppenspezifisches Antigen), *pol* (Polymerase, d. h. Reverse Transkriptase und weitere Proteine), *env* (Envelope, Hüllproteine). An den Enden sind Sequenzen, die für die reverse Transkription sowie für die Integration der resultierenden DNA (*Provirus-DNA*) in das Genom der Wirtszelle essenziell sind (PB: primer binding site; U: unique; R: redundant). Dort tragen sie dann, bedingt durch den Mechanismus der RNA-abhängigen DNA-Synthese, wiederholte Abschnitte (*long terminal repeats, LTR*).

leolytische Spaltung der Wirts-DNA und den Einbau der DNA-Kopie des Virusgenoms; die Funktion der Protease besteht darin, sowohl aus dem Gag-Protein als auch aus einem überlappend synthetisierten Gag/Pol-Protein die einzelnen Struktur- bzw. Enzymproteine herauszuschneiden.

Weitere retrovirale Gene können zu den drei für die Replikation essenziellen Genen *gag, pol* und *env* hinzukommen, wie wir am Beispiel des HIV und der Tumorviren sehen werden. Diese Gene können als virale *Onkogene* zur malignen Transformation ihrer Wirtszellen führen (z.B. *v-ras, v-src*), oder die weiteren retroviralen Gene sind an der Expression und Replikation des Virusgenoms beteiligt (z.B. die HIV-Gene *tat* und *rev*).

Das Genom der Retroviren wird beiderseits von regulatorischen Abschnitten flankiert, welche für die reverse Transkription und den Einbau der resultierenden, sogenannten Provirus-DNA ins Genom der Wirtszelle nötig sind.

Replikation. Die Replikation der Retroviren ist in ◉**6.51** zusammengefasst. Sie beginnt mit der Adsorption des Virus an die Zelle und mit der Fusion von Virushülle und Wirtszell-Membran. Im Cytoplasma wird durch die mit der Virus-RNA assoziierte Reverse Transkriptase die RNA in DNA umgeschrieben, wobei als Zwischenprodukt ein DNA/RNA-Hybrid auftritt, dessen RNA-Anteil durch eine *RNase-H*-Aktivität der Reversen Transkriptase abgebaut wird, bevor der zweite DNA-Strang synthetisiert werden kann. Als Primer für die Reverse Transkriptase wird tRNA der Wirtszelle an der PB-Stelle im retroviralen Genom benutzt. Die Virus-RNA weist charakteristische Sequenzen am 5'- und 3'-Ende auf. Diese flankierenden, regulatorischen Randabschnitte des Virusgenoms werden im Verlauf der reversen Transkription in der Weise verdoppelt, dass lange, terminale Wiederholungsabschnitte (LTR, *long terminal repeats*) entstehen. Diese bleiben nach Ringschluss und Integration der doppelsträngigen DNA in das Wirtsgenom nachweisbar und stellen die Grenze zum Wirtsgenom dar. Die vom Virus abgeleitete, in das Genom der Wirtszelle eingebaute DNA wird als *Provirus-DNA* bezeichnet. Sie kann dort (nach unterschiedlich langer Dauer) aktiviert und zu neuer Virus-RNA transkribiert werden. Sie wird sowohl als RNA-Genom für die Bildung neuer Virionen als auch als mRNA für die Synthese von Virusprotein genutzt. Dabei werden neu synthetisierte Hüllproteine in die Plasmamembran der infizierten Zelle eingebaut. Schließlich treten Virus-RNA und -Proteine zum Capsid zusammen, und neue Viruspartikel werden mit einer Hülle aus Plasmamembran und dort integrierten, viralen Proteinen, ausgeschleust.

Onkogene Retroviren, HIV. Viele Retroviren besitzen zusätzlich zu den *gag-, pol-* und *env*-Genen weitere codierende Abschnitte, deren Produkte sich auf die Expression des Virusgenoms oder auf Wachstum und Stoffwechsel der Wirtszelle auswirken können (◉**6.52**). Das erste derartige Tumorgen wurde im hühnerpathogenen *Rous-Sarkom-Virus* gefunden und *src* (für *Sarcoma*) genannt.

Inzwischen wurden eine große Anzahl von Tumorviren in dieser Hinsicht analysiert und noch weitere Tumorgene in onkogenen Retroviren gefunden. Diese Gene werden als *virale Onkogene* (*v-onc*) bezeichnet und mit entsprechenden Kürzeln benannt (☛**6.10**).

Hybridisierungsexperimente mit viralen Onkogenen und DNA aus eukaryonten Zellen und Sequenzdaten zeigten, dass sehr ähnliche Gene in der DNA von Eukaryonten vorkommen. Sie liegen hier aber, im Gegensatz zu den viralen Onkogenen, als zusammengesetzte Gene aus Exons und Introns vor. Damit entspricht der Aufbau eines viralen Onkogens dem einer prozessierten mRNA. Man nimmt daher an, dass Virus-Onkogene in früheren Virusgenerationen in Form prozessierter Wirts-mRNA ins Virusgenom übernommen wurden.

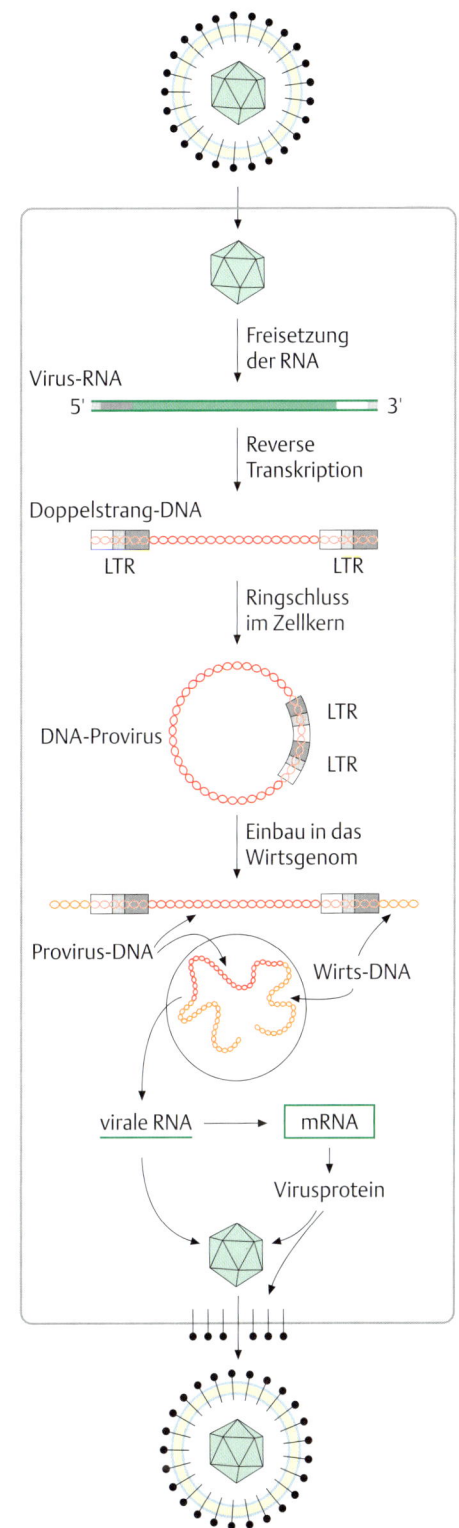

◉**6.51 Replikationszyklus des Retrovirus-Genoms.** Erklärung im Text.

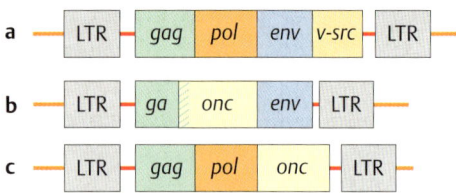

◉6.52 Aufbau der Genome onkogener Retroviren. a Im Genom des Rous-Sarkom-Virus, ist das virale Onkogen *v-src* zusätzlich zu den drei für die Virus-Replikation nötigen Genen eingeführt. **b** und **c** zeigen „defekte" Virusgenome; hier ersetzen jeweils bestimmte Onkogene ganze Gene oder Teile davon und lösen jeweils spezifische Tumoren aus. Solche *defekte Viren* sind bei ihrer Replikation auf Helfer-Viren angewiesen. Die Genome sind in ihrer DNA-integrierten Form (mit LTR) dargestellt.

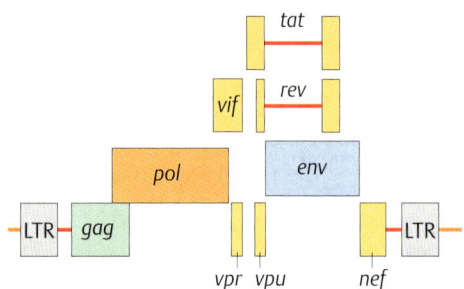

◉6.53 Aufbau des HIV-Genoms. Zum Basisgenom von Retroviren sind weitere Abschnitte hinzugekommen, deren Produkte zur Infektiosität der Viren und zur Expression der Virusgenome beitragen (*vif*: viral infectiosity factor; *tat*: transactivator of transcription; *rev*: regulator of expression of virion proteins; *vpr*: viral protein rapid; *vpu*: viral protein out; *nef*: negative factor). Die Leserahmen überschneiden sich und erfordern differenzielle Spleißvorgänge.

🔍 **Tumor-Suppressor-Gene** sind Gene, deren Produkte direkt oder indirekt die Zellvermehrung hemmen, indem sie den Ablauf des Zellzyklus blockieren. Ein Funktionsverlust beider Allele eines Tumor-Suppressor-Gens führt zur ungehemmten Zellproliferation. Individuen, deren Genom nur ein funktionstüchtiges Allel aufweist, besitzen ein erhöhtes Risiko für bestimmte Krebsarten (s. auch Kap. 25.4).

⊤ 6.10 Virale Onkogene und ihre zellulären Homologe (Protoonkogene).

Protoonkogen-Funktion	virales Onkogen (v-onc)	zelluläres Protoonkogen (c-onc) codiert für
Wachstumsfaktor-Gen	*v-sis*	PDGF
Wachstumsfaktor-Rezeptor-Gen	*v-erb-B*	EGF-Rezeptor, Protein-Kinase (Tyr)
	v-fms	MCSF-Rezeptor, Protein-Kinase (Tyr)
intrazelluläre Signalübertragung	*v-src*	SRC, Protein-Kinase (Tyr)
	v-abl	ABL-Tyrosin-Kinase
	v-rel	Genregulation, ähnlich NF-κB
	v-ras	H-RAS, K-RAS („kleine" GTPase)
intrazelluläre Hormonrezeptoren oder Transkriptionsfaktoren	*v-erb-A*	Schilddrüsenhormon-Rezeptor
	v-myc	MYC (Transkriptionsfaktor)
	v-fos	FOS (Transkriptionsfaktor)
	v-jun	JUN (Transkriptionsfaktor)

Sehr detailliert untersucht sind Aufbau und Vermehrungszyklus des humanen Immundefizienzvirus (HIV), welches die erworbene Immunschwäche (*acquired immunodeficiency syndrome*, AIDS) hervorruft. In seinem Genom wurde eine Vielzahl codierender, zum Teil überlappender Abschnitte gefunden (◉6.53). Ihre Expression erfordert unterschiedliche Spleißvorgänge, um die verschiedenen Genprodukte synthetisieren zu können.

Zelluläre Onkogene, Protoonkogene. Den viralen Onkogenen (*v-onc*) entsprechen zelluläre Onkogene (*c-onc*), von deren Transkripten virale Onkogene offensichtlich ursprünglich abgeleitet sind (s. oben). Man fasst unter dem Begriff *Protoonkogen* nicht nur jene zellulären Onkogene zusammen, denen entsprechende virale Onkogene gegenüberstehen, sondern allgemein alle Gene, deren Überexpression Tumoren hervorruft. Produkte der Protoonkogene sind häufig an der Kontrolle des Wachstums oder Überlebens von Zellen beteiligt. Amplifikation, Überexpression oder unkontrollierte Expression von Protoonkogenen oder die Funktionssteigerung der Genprodukte durch Mutation können zur Umwandlung von Zellen in Tumorzellen führen. Entsprechend ihrer Funktion und Lokalisation können Protoonkogene in einzelne Klassen eingeteilt werden (s. ⊤6.10, s. auch ⊤25.3).

Als erste Onkogene wurden **Protein-Kinasen** beschrieben, die nicht an der OH-Gruppe von Serin oder Threonin, sondern an der phenolischen OH-Gruppe von Tyrosin-Resten phosphorylieren. Hierzu zählen *c-src* und *c-abl* sowie als weitere Protoonkogene der Rezeptor des epidermalen Wachstumsfaktors (EGF), der dem viralen Onkogen *v-erb-B* homolog ist und das Gen des Makrophagen-Kolonie-stimulierenden Faktors (MCSF), der in Beziehung zu *v-fms* steht. Neben diesen Tyrosin-Kinasen sind auch Protein-Kinasen mit Spezifität für Serin und Threonin als Protoonkogene identifiziert worden, so z.B. das *raf*-Onkogen-Produkt.

Nicht nur die Mutation der Gene für Wachstumsfaktor-Rezeptoren, sondern auch der Gene für **Wachstumsfaktoren** selbst kann durch geänderte Funktion oder unkontrollierte Synthese onkogen wirken. So steht das *v-sis*-Onkogen in Beziehung zu einem Thrombocyten-Faktor (*platelet derived growth factor*, PDGF), der an Fibroblasten und glatten Muskelzellen als Wachstumsfaktor wirkt.

Eine weitere Klasse von Onkogenen wird durch das *p21-ras* repräsentiert, das einer großen Familie von Genen für **kleine GTP-bindende**

Proteine angehört, die der α-Untereinheit von G-Proteinen (s. S. 481 ff.) verwandt sind.

Eine letzte Klasse onkogener Proteine ist dadurch charakterisiert, dass diese im Zellkern lokalisiert und an der *Gen-Regulation* beteiligt sind, so z. B. der Transkriptionsfaktor c-myc (ein Helix-Loop-helix-Protein) oder c-fos und c-jun, welche nach dem Leucin-Zipper-Prinzip Dimere bilden können (S. 134).

Die Rolle verschiedener Onkogene bei der Tumorentstehung wird in Kapitel 25 näher besprochen (S. 752). Ihre Überexpression, Mutation oder Fusion mit anderen Genen kann an der Fehlsteuerung von Wachstums- und Differenzierungsprozessen beteiligt sein.

Interferone dienen der Virusabwehr. Nach einer viralen Infektion können Zellen im Sinne einer unspezifischen Abwehr Proteine abgeben, die als Interferone bezeichnet werden (➦ 6.11). Sie sind in der Lage, benachbarte Zellen gegen diese Virusinfektion zu schützen. Man unterscheidet drei Interferone, IFN-α, IFN-β und IFN-γ. Das „Leukocyten-Interferon" IFN-α wird aus Monocyten und Makrophagen freigesetzt, IFN-β dagegen wird in erster Linie von Fibroblasten abgegeben. IFN-γ ist das Produkt von aktivierten T-Helferzellen und cytotoxischen Lymphocyten (natürlichen Killerzellen) und ist damit also Teil der Immunantwort. Die Synthese von IFN-α und IFN-β kann nicht nur *in vivo* durch Viren, sondern auch experimentell durch doppelsträngige RNA (dsRNA) ausgelöst werden.

Das *RAS*-Onkogen war das erste Beispiel für eine Punktmutation in einem humanen Protoonkogen, die mit einer Tumorerkrankung korreliert war. In der DNA aus einem Blasenepithelkarzinom war im *RAS*-Gen ein Guanin durch ein Thymin ersetzt, so dass im Protein ein Valin an die Stelle eines Glycins trat. Die onkogene Wirkung einer *ras*-Mutation beruht darauf, dass RAS als GTP-bindendes Protein in einer GTP- oder einer GDP-gebundenen Form vorliegen kann, wobei die GTP-gebundene Form für die Zellproliferation fördert. Die onkogene Mutation des *RAS*-Protoonkogens besteht nun meist darin, dass dessen physiologische GTPase-Aktivität herabgesetzt ist, so dass GTP-gebundenes RAS vorherrscht und eine gesteigerte Zellteilungsrate resultiert (zu G-Proteinen, s. S. 481).

Als **Interferenz** bezeichnet man das Phänomen, dass nach Injektion eines nicht-virulenten Virus-Stamms noch vor dem Einsetzen der Immunreaktion ein Schutz vor dem virulenten Stamm eintreten kann. Der Organismus muss also neben seinem Immunsystem noch über weitere Abwehrmechanismen gegen Viren verfügen.

➦ 6.11 Die Interferone. Alle drei Interferone besitzen antivirale Eigenschaften.

	Syntheseort	Wirkung	Rezeptor und Signal-Weitergabe (s. a. S. 500)
α	Leukocyten	2',5'-Oligoadenylat-Synthese MHC-I-Expression	Jak1, Tyk2 Stat1, Stat2, Stat3
β	Fibrobasten	2',5'-Oligoadenylat-Synthese MHC-I-Expression	Jak1, Tyk2 Stat1, Stat2, Stat3
γ	T-Helferzellen cytotoxische T-Zellen NK-Zellen	Makrophagen-Aktivierung	Jak1, Jak2 Stat1

IFN-α und IFN-β sind Hemmstoffe der Virusvermehrung, während die Hauptaufgabe von IFN-γ die Aktivierung von Makrophagen ist. Die Effekte von Interferonen werden über Rezeptoren vermittelt, die bei Cytokin-Bindung bestimmte Protein-Kinasen (der Jak-Familie, s. S. 500) aktivieren. Diese wiederum aktivieren über Stat-Proteine (Stat: *signal transducers and activators of transcription*) die Transkription bestimmter Gene, deren Produkte der Virus-Abwehr oder Makrophagen-Aktivierung dienen. IFN-α und IFN-β induzieren insbesondere eine 2',5'-Oligoadenylat-Synthetase, deren Produkt, ein 2',5'-verknüpftes Oligomer aus AMP-Bausteinen, eine Ribonuclease aktiviert, die virale RNA (aber auch Wirtszell-RNA) abzubauen vermag. Weiterhin wird eine Kinase aktiviert, die den Initiationsfaktor eIF2 durch Phosphorylierung inaktiviert und so die Synthese von Proteinen hemmt. Die Expression von MHC-Klasse-I-Genen wird durch alle drei Interferone, diejenige von MHC-Klasse-II-Genen besonders durch IFN-γ gesteigert (s. auch Kapitel 23.4, S. 693).

Viroide und Virusoide. *Viroide* nennt man eine Klasse von pflanzenpathogenen Erregern, die im Gegensatz zu Viren ausschließlich aus RNA bestehen, welche nicht mit Proteinen assoziiert ist. Die RNA-Moleküle haben, je nach Viroid-Art, eine Länge zwischen 200 und

Immunantwort gegen Viren. Virusproteine lösen im infizierten Organismus eine Immunantwort aus. Die Mechanismen dieser Immunreaktion, die auch die Grundlage der Schutzimpfungen gegen Virus-Krankheiten sind, werden im Kapitel 23.4 besprochen.

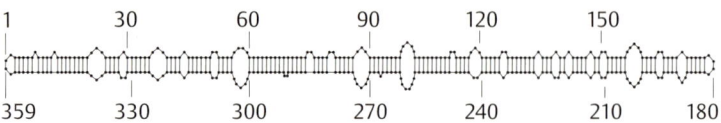

⟡6.54 Viroide bestehen ausschließlich aus RNA. Diese ist ringförmig geschlossen und bildet viele intramolekulare Basenpaarungen aus. Gezeigt ist ein Tomaten-pathogenes Viroid (nach Riesner und Gross, Annu. Rev. Biochem. 1985; 54: 531).

400 Nucleotiden und sind ringförmig geschlossen (⟡6.54). Sie weisen viele interne Basenparungen auf, so dass Viroide im Elektronenmikroskop stäbchenförmig erscheinen. Die Viroid-RNA codiert nicht für Proteine. Ihre pathogene Wirkung scheint darauf zu beruhen, dass die Viroid-RNA als Minus-Strang an funktionell wichtige RNA-Moleküle komplementär bindet und deren Wirkung blockiert. Viroid-RNA durchläuft bei ihrer Replikation durch die Wirtszelle eine doppelsträngige Form und bildet dabei Multimere aus. Zwischenzeitlich treten Sekundärstrukturen auf, welche als Ribozyme (hammerhead-Ribozyme, s. S. 129;) einzelne Viroidgenome freisetzen.

Virusoide, welche auch als *Satelliten-RNA* bezeichnet werden, sind ebenfalls RNA-Moleküle, die für ein bis zwei Proteine codieren. Sie sind immer mit einem Virus assoziiert, und ihre Replikation hängt von diesem Virus ab. Ein Beispiel ist das Hepatitis-D-Virus, das nur zusammen mit einem Hepatitis-B-Virus repliziert werden kann und auch als defektes RNA-Virus bezeichnet wird. Ansonsten findet man Virusoide meist mit Pflanzenviren assoziiert.

Prionen werden als das infektiöse Agens einer Reihe von neurodegenerativen Erkrankungen angesehen, die man zunächst für viral

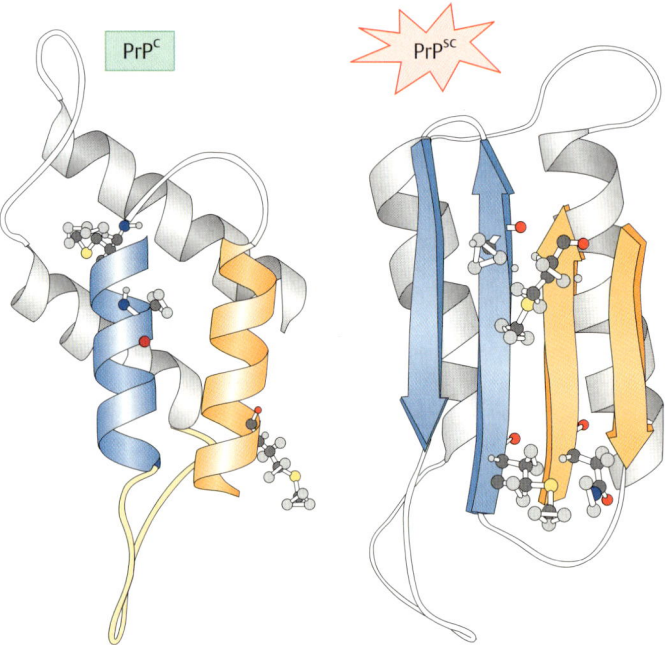

⟡6.55 Modelle der Tertiärstrukturen von PrP^C (links) und PrP^Sc (rechts). Aus dem Vergleich von 11 verschiedenen Prion-Proteinen ergaben sich die beiden dargestellten Konformationen. Sie wurden durch spektroskopische Methoden bestätigt, die zeigten, dass PrP^C einen hohen Anteil an α-Helix (42 %), aber keine β-Faltblatt-Struktur besitzt, während PrP^Sc zu 43 % eine β-Struktur und nur zu 30 % α-Helix aufweist (nach Prusiner. Trends Biochem. Sci. 1996; 21: 482).

bedingt hielt. Es ist bisher nicht gelungen, die Beteiligung einer Nucleinsäure an der Entstehung einer dieser sogenannten *spongiformen Encephalopathien* nachzuweisen. Andererseits konnten infektiöse proteinhaltige Partikel identifiziert werden, die keine Nucleinsäuren enthalten. Nach gegenwärtiger Kenntnis ist es sehr wahrscheinlich, dass diese infektiösen Partikel lediglich aus Protein bestehen. Sie werden daher als *Prionen* (Abk. von engl. *proteinaceous infectious agent*) bezeichnet.

An Prionproteinen, welche als Auslöser der Traberkrankheit des Schafs (engl. *Scrapie*) identifiziert wurden, konnte man erstmals zeigen, dass dem Scrapie-Protein (PrP^{Sc}) ein normales Protein, das vom Wirtsgenom selbst codiert ist (PrP^c), gegenübersteht. Beide unterscheiden sich nur in ihrer Konformation, indem PrP^{Sc} einen höheren Anteil an β-Faltblatt aufweist als PrP^c (⬥**6.55**). Die Prionhypothese zur Entstehung der entsprechenden Erkrankungen besagt nun, dass im Zuge der Infektion endogen vorhandenes PrP^c durch das pathologische PrP^{Sc} in dessen Konformation überführt wird. Hierzu passt, dass bestimmte Mutationen, welche diese Konformationsänderung begünstigen, im Tierexperiment zur Übertragbarkeit der Prionerkrankung führen. Unterstützung erhält die Prionhypothese auch dadurch, dass Mäuse, die endogenes PrP^c nicht besitzen (durch experimentelle Ausschaltung dieses Gens: Methode s. S. 178), durch exogen zugeführtes PrP^{Sc} nicht infizierbar sind.

6.6 Mutationen, Veränderungen des Genoms

Mutationen sind Veränderungen der Information, die in der DNA gespeichert ist. Chemisch entsprechen sie einer Veränderung der DNA. Sie können, wenn sie innerhalb eines Gens geschehen, im Austausch einer einzelne Base bestehen (**Punktmutationen**). Das kann dazu führen, dass eine falsche Aminosäure eingebaut wird (*missense*-Mutation) oder ein Stopcodon entsteht (*nonsense*-Mutation). Beim Verlust (*Deletion*) oder beim Hinzufügen eines Nucleotids (*Insertion*) im codierenden Anteil eines Gens kommt es zu einer Verschiebung des Leserasters (engl. *frameshift*), so dass jenseits der Mutation eine falsche Aminosäure-Sequenz resultiert. Mutationen sind *neutral*, wenn (z. B. beim Austausch der dritten Base in bestimmten Codons) die codierte Aminosäure sich nicht ändert.

Den geschilderten Mutationen innerhalb einzelner Gene stehen **Chromosomen-Mutationen** gegenüber, die auf der Verlagerung (*Translokation*), der Umkehrung (*Inversion*), der Deletion oder Insertion größerer Chromosomen-Abschnitte oder gar auf komplettem Fehlen oder Vervielfachung ganzer Chromosomen beruhen (S. 167). **Mutanten** sind Organismen, deren Erbinformation verändert ist. Sie unterscheiden sich vom Normalfall (dem so genannten Wildtyp) in ihrer genetischen Zusammensetzung (dem *Genotyp*). Dem Genotyp wird die Erscheinungsform eines Organismus als *Phänotyp* gegenübergestellt. Wenn die Mutation eine Merkmalsänderung auslöst, welche funktionell oder morphologisch nachweisbar ist, so ändert sich entsprechend der Phänotyp.

Mutationen führen also dazu, dass Gene in verschiedenen, voneinander abgeleiteten Formen vorliegen können. Man bezeichnet diese einander entsprechenden Gene jeweils als *Allele 97.*

Biochemische Mutanten. Wenn eine Mutante bestimmte Stoffwechselvorgänge nicht mehr vollziehen kann, so hat das oft zur Folge, dass eine Substanz, die der Wildtyp noch selbst bilden kann (z. B. bestimmte Aminosäuren, Purin- oder Pyrimidinbasen), als essenzieller Wachstumsfaktor zugeführt werden muss. Bei Mikroorganismen bezeichnet man eine solche Mutante als *auxotroph* im Gegensatz zu

🔍 Wenn bei einer Punktmutation eine Pyrimidinbase durch die andere oder eine Purinbase durch die andere ersetzt wird, bezeichnet man dies als **Transition**. Wenn aber eine Pyrimidinbase durch eine Purinbase (oder umgekehrt) ersetzt wird, spricht man von einer **Transversion**.

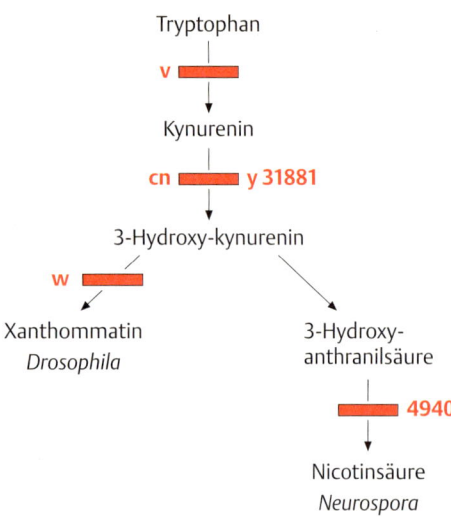

◉**6.56 Biochemische Mutanten, dargestellt am Beispiel der Synthesen des Augenfarbstoffs Xanthommatin und der Nicotinsäure aus Tryptophan.** Bei Mutanten der Taufliege *Drosophila* und der Mehlmotte *Ephestia*, die durch das Fehlen der braunen Augenfarbe aufgefallen waren, zeigte sich, dass die Synthese von Xanthommatin aus Tryptophan an drei verschiedenen Schritten unterbrochen sein konnte. Die gleiche Reaktionsfolge fand sich dann auch bei dem Schimmelpilz *Neurospora*, bei dem aus 3-Hydroxy-kynurenin schließlich Nicotinsäure entsteht (s. Formeln beim Tryptophan-Stoffwechsel, S. 217).

Xanthommatin

🔍 **Mutationen im humanen Genom.** Die Suche nach den molekularen Ursachen menschlicher Genveränderungen wird erschwert einerseits durch die Größe des menschlichen Genoms und andererseits durch die Tatsache, dass bei einem bestimmten Phänotyp nicht deutlich wird, welche biochemische Veränderung innerhalb einer Kette von Entwicklungsschritten für die Merkmalsauslösung verantwortlich ist. Ein Weg zur Eingrenzung eines mutierten Bereichs besteht in der Feststellung von *Restriktionsfragment-Längen-Polymorphismen* (RFLP, S. 107) und deren Korrelation zum Erbgang eines Krankheitsphänotyps. Wenn das Gen, in dem eine Mutation vermutet wird, bekannt ist (z. B. aus Daten des humanen Genom-Projekts), kann die *Polymerase-Kettenreaktion* (PCR, S. 174) zur Amplifikation und Sequenzanalyse des entsprechenden DNA-Abschnitts genutzt werden.

prototrophen Organismen, die auf einem einfachen Medium mit nur einer Kohlenstoffquelle wachsen können.

Die einfachste Erklärung für die Abhängigkeit der Mutante von der Zufuhr einer bestimmten Substanz ist die, dass das mutierte Gen an der Synthese oder Regulation eines bestimmten Enzyms beteiligt ist, welches für die Synthese der betreffenden Substanz essenziell ist. Bei Bakterien äußert sich diese Auxotrophie darin, dass Mutanten zwar auf Medien mit großem Nährstoffangebot (Vollmedium) wachsen können, nicht aber auf sogenanntem Minimalmedium. Durch schrittweise Ergänzung des minimalen Mediums mit Substanzen, die einzelnen Stoffwechselstufen entsprechen, kann dann versucht werden, die Grundlage des auxotrophen Phänotyps aufzuklären.

Biochemische Mutanten sind unter anderem bei Bakterien, bei der Bäckerhefe (*Saccharomyces cerevisiae*) oder dem Schimmelpilz *Neurospora crassa* systematisch untersucht worden. Die ersten Analysen biochemischer Mutanten wurden allerdings an Insekten (an der Mehlmotte *Ephestia* und der Fruchtfliege *Drosophila*) durchgeführt, bei denen die Synthese des Augenfarbstoffs Xanthommatin aus Tryptophan blockiert war (◉6.56).

Entwicklungsbiologische Mutanten. Mutationen können zu Fehlbildungen bei der Entwicklung vielzelliger Organismen führen. Hier ist die Fruchtfliege *Drosophila melanogaster* ein bevorzugtes Untersuchungsobjekt. Im Verlauf der Entwicklung wird die Polarität des sich entwickelnden Drosophila-Embryos noch von Produkten mütterlicher Gene bestimmt (*Polaritätsgene*), die während der Oogenese transkribiert werden. Danach kontrollieren *Segmentierungsgene* Anzahl und Polarität der Segmente. Sie sind embryonal transkribiert, entsprechen also schon dem Genotyp des Embryos. Die Spezifität der Reihenfolge und Entwicklung einzelner Segmente wird schließlich von *homöotischen Genen* bestimmt. Mutationen in Polaritätsgenen können zum Beispiel zu fehlenden Kopfstrukturen, Mutationen in Segmentierungsgenen zu Verlusten von Segmenten oder Segment-Teilen und Mutationen in homöotischen Genen zur fehlerhaften Determinierung eines Segments führen. Die Struktur- und Funktionsanalyse solcher Gene ergab, dass viele von ihnen für Transkriptionsfaktoren oder für Kontrollproteine der Transkription codieren.

Vergleichende Untersuchungen haben in vielen Fällen gezeigt, dass den Entwicklungsgenen, deren Funktion zunächst bei der Fruchtfliege erkannt wurde, funktionell entsprechende (homologe) Gene bis hin zum Genom des Menschen entsprechen. Diesen Zusammenhängen ist ein eigenes Kapitel (24) gewidmet.

Mutationen im Genom des Menschen. Wie in jedem Genom, treten auch in der menschlichen DNA immer wieder Mutationen auf. Das daraus in einer Population resultierende Vorkommen mehrerer unterschiedlicher Allele eines bestimmten Abschnitts des Genoms bezeichnet man als *Polymorphismus*. Falls neu auftretende Mutationen in der Keimzell-DNA geschehen und mit der Fortpflanzungsfähigkeit vereinbar sind, werden sie nach den Mendel-Gesetzen vererbt.

Pathogene Mutationen können codierende oder regulatorische (z. B. Promotor-) Abschnitte von Genen betreffen und das Fehlen eines Enzyms oder Strukturproteins zur Folge haben. Die daraus resultierenden „angeborenen Stoffwechselstörungen" hat Garrod schon 1909 als Genwirkungen erkannt. Das Fehlen eines bestimmten Enzyms kann häufig daran erkannt werden, dass ein bestimmtes Produkt nicht mehr gebildet wird oder dass eine nicht umgesetzte Substanz in hoher Konzentration nachweisbar wird oder auf einem normalerweise nicht genutzten Stoffwechselweg metabolisiert wird. Dies kann dazu führen, dass ein unerwünschtes Produkt in erhöhter Menge entsteht. Das ist zum Beispiel bei der Phenylketonurie der Fall, bei der der Schritt vom Phenylalanin zum Tyrosin blockiert ist (S. 216).

Das erste Beispiel, an dem der Austausch einer einzigen Aminosäure in einem Protein (der β-Kette des Hämoglobins) als Ursache für eine genetisch bedingte Erkrankung erkannt wurde, ist die Sichelzellanämie (S. 47). Sie beruht darauf, dass die Erythrocyten der Merkmalsträger im desoxygenierten Zustand durch Ausbildung von Hämoglobin-Aggregaten ihre Form verändern und kleinere Gefäße verstopfen können. Die molekulare Grundlage der Erkrankung ist ein Austausch der Glutaminsäure in Position 6 der β-Globin-Kette gegen das hydrophobe Valin (◉**6.57**).

Mutagenese. Für die Entstehung von Mutationen kommen mehrere prinzipielle Mechanismen in Frage: Wir haben bei der Struktur der DNA-Doppelhelix beschrieben, dass jede der beteiligten Basen eine bestimmte *tautomere Form* besitzen muss. Wenn bei der DNA-Replikation der seltene Fall auftritt, dass eine Base in einer anderen tautomeren Form auftritt (z. B. eine OH-Gruppe am C-1 von Guanin), dann kommt es zur Fehlpaarung, im genannten Fall zwischen Guanin und Thymin (statt Cytosin) (◉**6.58**). Eine zweite Gruppe spontan auftretender Mutationen entsteht durch Reaktionen mit Wasser. So können Purin- oder Pyrimidinbasen durch Hydrolyse entfernt werden (*Depurinierung, Depyrimidinierung*), und Fehler bei der Reparatur dieser Stellen können zu Mutationen führen. Eine *Desaminierung* von Cytosin erzeugt Uracil, damit kann es zur Fehlpaarung mit Adenin kommen.

Fehler bei der DNA-Replikation, welche zum *Verlust* oder zum *zusätzlichen Einbau eines Nucleotids* führen, resultieren in einer Rasterverschiebung (engl.: frameshift) mit der Folge eines Abbruchs der korrekten Folge von Tripletts im Leserahmen eines Strukturgens.

Mutationen können *spontan* entstehen oder durch *chemische* oder *physikalische* Einflüsse erzeugt werden.

◉**6.57 Sichelzell-Anämie.** Der Ersatz des Glutaminsäure-Rests an Position 6 der β-Globin-Kette durch einen Valin-Rest geht auf eine Punktmutation zurück.

🔍 **Sichelzellanämie und Malaria.** Die Sichelzell-Mutation (HbS) des humanen β-Globin-Gens führt bei homozygoten Trägern zu einer Anämie, die lebensbedrohend sein kann. Dennoch findet man das Gen in der Bevölkerung von Westafrika in großer Häufigkeit, in einigen Populationen sind bis zu 40% heterozygot für HbS. Die Malaria-Parasiten können sich in Erythrozyten, die zu 50% Sichelzell-Hämoglobin enthalten, nicht gut entwickeln, so dass die heterozygoten Träger des HbS-Gens einen relativen Schutz gegen Malaria besitzen (s. auch Kap. 2, ◉**2.31**).

◉**6.58 Tautomeren-Verschiebung als Ursache für Mutationen.** Selten vorkommende tautomere Formen einzelner Basen können bei der DNA-Replikation zu falschen Basenpaarungen führen. Der Stern kennzeichnet jeweils diejenigen Basen, die in ihrer seltenen Enol- (Lactim-) oder Imino-Form vorliegen und damit zum Einbau eines Nucleotids mit falscher Base führen (nach Morgan et al. Trends Biochem. Sci. 1993; 18: 160).

⊸6.59 Desaminierung von Cytosin durch salpetrige Säure. Aus Cytosin entsteht Uracil. Dieses sollte als falsch erkannt werden, da in DNA Uracil nicht vorkommt. Uracil-Glykosylase kann diese Base entfernen (s. unten).

Chemische Mutagenese besteht in einer Modifikation von Basen durch exogen zugeführte Chemikalien. Dies kann erstens zur Folge haben, dass bei der DNA-Replikation fehlerhafte Basenpaarungen zustandekommen. Zweitens kann es nach Basenabspaltung (Depurinierung, Depyrimidinierung) zu einer fehlerhaften Korrektur kommen. Drittens kann eine massive Modifikation die DNA-Replikation derart blockieren, dass Einzelstrangbereiche resultieren, bei deren Reparatur Mutationen auftreten können.

Ein Beispiel für chemisch induzierte Basenveränderungen ist die *Desaminierung* durch salpetrige Säure. Dabei entsteht Uracil aus Cytosin (⊸6.59), Hypoxanthin aus Adenin und Xanthin aus Guanin. In gleicher Weise wirken Substanzen, welche im Organismus zu salpetriger Säure umgesetzt werden (z. B. Nitrosamine).

Reaktive Sauerstoffspezies bewirken eine *Hydroxylierung* von Basen. Hydroxylamin reagiert spezifisch mit Cytosin und bewirkt, dass dieses mit Adenin (statt Guanin) paart, so dass schließlich aus einem GC-Paar nach der Replikation ein AT resultieren kann. *Alkylierung* von Basen kann von der Methylierung (durch Dimethylsulfat) bis zur Übertragung großer, polyzyklischer Kohlenwasserstoffe (z. B. Metabolite des Benzpyrens) reichen.

Basenanaloge Substanzen werden zwar in vielen Fällen von DNA-Polymerasen als Substrate akzeptiert und in DNA eingebaut, können dann aber durch vermehrtes Auftreten ungewöhnlicher tautomerer Formen falsche Basenpaarungen eingehen. So wird 5-Bromouracil statt Thymin eingebaut, seine 4-OH-Form paart aber mit Guanin (⊸6.60). 2-Aminopurin ist dem Adenin analog, paart aber in seiner Iminoform mit Cytosin.

Intercalierende Substanzen sind eine weitere Klasse von mutagenen Agenzien. Diese sind flach gebaute Farbstoffmoleküle, die sich zwischen Basenpaare einschieben – sie *intercalieren*. Dadurch wird die Topologie der Doppelhelix verändert und die Replikation der DNA gestört, es können Insertions- und Deletionsmutationen entstehen. Solche Substanzen sind zum Beispiel Acridinorange oder Ethidiumbromid.

Physikalische Mutagenese durch energiereiche Strahlen kann von Punktmutationen durch Basenveränderungen bis zu Brüchen der DNA mit der Folge erkennbarer Chromosomenveränderungen reichen. Solche Chromosomenaberrationen können durch Röntgenstrahlen ausgelöst werden. Energiereiche *ionisierende Strahlen* (α-, β-, γ-

⊸6.60 Basenanaloge Substanzen. Sie können dadurch mutagen wirken, dass sie zwar in DNA eingebaut werden, aber durch Ausbilden seltener tautomerer Formen falsche Basenpaarungen auslösen. Am Beispiel 5-Bromouracil (BrU) wird deutlich, dass die seltene tautomere Form, bei der ein Proton von *N*-3 zum Sauerstoff an *C*-4 wandert, eine höhere Wahrscheinlichkeit bekommt. Die Folge ist eine Paarung mit Guanin (G).

Strahlen, Röntgenstrahlen) sind schon lange als Auslöser von Mutationen bekannt. Sie führen direkt zu Basenveränderungen oder lösen diese durch die Bildung von Hydroxylradikalen im umgebenden Wasser aus. Dadurch kommt es zu Fehlpaarungen bei der DNA-Replikation.

Ein anderer häufiger Fall der DNA-Modifikation ist die Ausbildung von Pyrimidin- (meist Thymin-)Dimeren durch *UV-Licht*. Dieses verknüpft in einer photochemischen Reaktion zwei benachbarte Pyrimidine des gleichen DNA-Strangs kovalent zwischen deren Atomen C-5 und C-6 unter Bildung eines Cyclobutan-Ringes (⊛6.61). Eine andere Möglichkeit ist die Bildung einer Bindung zwischen dem C-6 eines Pyrimidins mit dem C-4 eines benachbarten Pyrimidins. Wie unten dargestellt, bedarf die Entfernung eines solchen Basendimers eines umfangreichen Reparatursystems, wiederum verbunden mit der Gefahr eines Fehlers und damit einer Mutation.

Mutation und Krebs Wie wir bei der Besprechung der Biochemie der Tumoren sehen werden (Kap. 25), geht Krebs immer auf Veränderungen der DNA zurück. Entsprechend zeigen viele Substanzen mit mutagenen Eigenschaften auch eine kanzerogene Wirkung.

DNA-Reparatur. Organismen verfügen über ein breites Spektrum von Korrekturmöglichkeiten, wenn entweder während oder außerhalb der DNA-Replikation Fehler in der DNA-Sequenz auftreten. Eine Grundvoraussetzung zum Ersatz einer fehlerhaft eingebauten oder strukturell veränderten Base durch die richtige Base ist die Existenz eines korrekten Gegenstrangs, der die jeweils richtige Base determiniert.

Reparatur während der Replikation. Desoxyribonucleotide werden im Verlauf der DNA-Replikation unmittelbar nach ihrem Einbau überprüft. Stellt die Polymerase am neu entstandenen 3'-Ende eine falsche Base fest, spaltet sie das fehlerhaft gepaarte Desoxyribonucleotid mit ihrer 3'-5'-Exonuclease-Funktion ab und fügt das korrekte Desoxyribonucleotid an, bevor sie mit der DNA-Synthese fortfährt (⊛6.62).

Postreplikative Reparatur. Auch nach der DNA-Replikation ist noch eine Korrektur am Ort einer fehlerhaft eingebauten Base möglich. Das Problem, den authentischen Strang vom fehlerhaften, neu synthetisierten Strang zu unterscheiden, kann das Reparatursystem dadurch lösen, dass neu synthetisierte DNA noch für eine gewisse Zeit unmethyliert ist: der DNA-Doppelstrang ist zunächst *hemimethyliert* (s. auch S. 139). Das Reparatursystem (*mismatch repair system*) muss also feststellen, wo Fehler der Basenpaarung vorliegen und welcher Strang methyliert ist. Im unmethylierten Strang wird der fehlerhafte Bereich durch Endonucleasen herausgeschnitten, die Lücke wird durch Polymerase aufgefüllt und durch Ligase geschlossen (⊛6.63). Die Faktoren dieses Mut-Systems wurden bei *Escherichia coli* entdeckt, inzwischen sind auch eukaryonte Homologe dieser Enzyme beschrieben (s.☛25.5, S. 755).

Chemisch oder physikalisch induzierte Mutationen können ebenfalls durch entsprechende Systeme erkannt und repariert werden. Die oben beschriebene Desaminierung von Cytosin durch HNO_2 oder eine spontane Desaminierung erzeugt Uracil. Da dieses in DNA nicht vorkommt, wird die Base als falsch erkannt und durch eine Glykosylase abgespalten, so dass eine sog. AP-Stelle entsteht (AP steht für apyrimidinisch oder apurinisch). Die weiter bestehende Desoxyribosephosphat-Kette wird durch eine *AP-Endonuclease* gespalten, ein Desoxyribose-5'-phosphat wird durch eine Phosphodiesterase entfernt und die Lücke durch DNA-Polymerase und Ligase geschlossen (⊛6.64). Analoge Systeme werden auch zur Reparatur anderer spontan entstehender AP-Stellen oder nach Entfernung anderer modifizierter Basen verwendet.

⊛6.61 Thymin-Dimer. Unter UV-Licht kann es zu kovalenten Bindungen zwischen benachbarten Thymin-Basen desselben DNA-Strangs kommen. Thymin-Dimere können durch Exzisionsreparatur entfernt oder durch das Enzym Photolyase rückgängig gemacht werden.

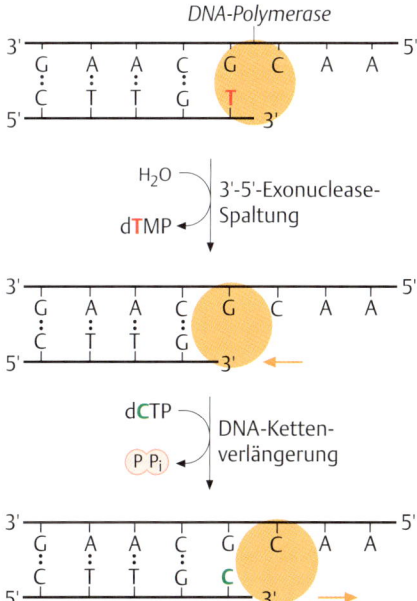

⊛6.62 Korrekturlesen durch DNA-Polymerase. Das zuletzt eingebaute Desoxyribonucleotid wird auf korrekte Basenpaarung hin überprüft. Falls keine Basenpaarung zustande gekommen ist, wird durch eine 3'–5'-Exonuclease-Aktivität der DNA-Polymerase das „falsche" Desoxyribonucleotid entfernt und der Syntheseschritt wiederholt.

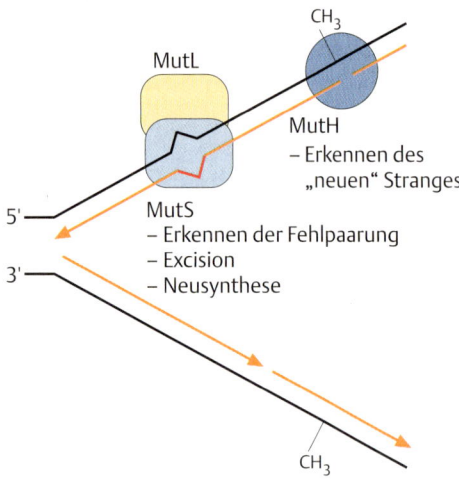

Zur *Reparatur alkylierter Base*n gibt es mehrere verschiedene Enzyme. Das bestuntersuchte Enzym ist die O^6-Methylguanin-DNA-Transferase, welche Alkyl-Gruppen (z.B. Methyl-Gruppen) von DNA auf einen eigenen Cystein-Rest des Enzyms übertragen und damit die funktionelle Base wiederherstellen kann.

Die oben beschriebene Exzisionsreparatur wird insbesondere zur Korrektur der UV-induzierten Pyrimidin-Dimere benötigt. Hier muss die veränderte DNA-Struktur erkannt und entwunden werden, der Bereich wird durch Endonucleasen ausgeschnitten und die Lücke wird durch DNA-Polymerase und Ligase geschlossen. Fehler in diesem System führen zum Beispiel beim Menschen zu einer UV-Licht-Überempfindlichkeit der Haut (Xeroderma pigmentosum, s. S. 180). Neben dieser Exzisionsreparatur ist zur Korrektur von Pyrimidin-Dimeren noch ein zweites System, die *Photolyase*, beschrieben, die die Cyclobutan-Struktur der Pyrimidin-Dimere spaltet und die ursprünglichen Pyrimdin-Strukturen wieder herstellt.

👁 **6.63 Postreplikative Exzisionsreparatur durch das Mut-System.** MutS erkennt die fehlende Basenpaarung („mismatch"), MutH erkennt den methylierten („alten") DNA-Strang und spaltet den neu synthetisierten Strang. Exonuclease I spaltet von dort aus in 5'-3'-Richtung bis über den zu korrigierenden Bereich hinaus und DNA-Polymerase III synthetisiert den Strang neu, dann schließen Komponenten des DNA-Ligase-Systems die Lücke (nach Kolodner. Genes and Development 1996; 10: 1433).

🔍 **Reparatur von DNA-Strangbrüchen.** Durch ionisierende Strahlen oder bestimmte Chemotherapeutika können DNA-Doppelstrangbrüche entstehen. Zwei Prinzipien kommen für die Reparatur in Frage: Entweder werden im Rahmen einer homologen Rekombination die Schwesterchromatiden als Matrize zur Wiederherstellung des Doppelstrangs genutzt, oder die Enden der DNA, die sich im Chromatinkomplex nicht weit voneinander fortbewegen, werden neu verknüpft. Dabei kann es zu Basenverlusten mit dem Resultat einer Mutation kommen, während die Reparatur durch homologe Rekombination vergleichsweise wenig fehlerbehaftet ist.

👁 **6.64 Entfernung von Uracil aus DNA.** Nach der hydrolytischen Entfernung des Uracils wird durch AP-Endonuclease die DNA gespalten und durch Phosphodiesterase wird Desoxyribose-5'-Phosphat entfernt (links). Anschließend wird die Lücke durch DNA-Polymerase und Ligase geschlossen. Alternativ kann nach der AP-Endonuclease eine 5'-3'-Exonuclease zwei Basen entfernen (rechts), bevor DNA-Polymerase die Lücke schließt (nach Dianov et al. Mol. Cell. Biol. 1992; 12: 1605).

Chromosomen-Mutationen. Bisher haben wir Mutationen als Veränderung, Verlust oder Insertion einer oder weniger Basen kennengelernt. Mutationen können aber auch Chromosomen insgesamt betreffen und sich als Veränderungen ihrer Zahl oder Struktur manifestieren.

Veränderungen der Zahl einzelner Chromosomen (Aneuploidie) können durch Fehler der Trennung der Chromatiden während der Meiose (engl. *non disjunction*) entstehen. Das bekannteste Beispiel hierfür ist die Trisomie des Chromosoms 21 beim *Down-Syndrom*.

Strukturveränderungen von Chromosomen entstehen durch Chromosomenbrüche. Wenn innerhalb eines Chromosoms (das aus einer Chromatide, also einem DNA-Doppelstrang im Nucleoproteinkomplex besteht) zwei Bruchpunkte entstehen, kann das dazwischen liegende Fragment umgekehrt eingebaut (*Inversion*) oder auf ein anderes Chromosom übertragen (*Translokation*) werden. Wenn zwei Brüche auf verschiedenen Chromosomen entstehen, können Fragmente ausgetauscht werden (*reziproke Translokation*); liegen zwei Bruchpunkte auf einem Chromosom, ein weiterer auf einem anderen Chromosom, so kann das herausgeschnittene Stück am dritten Bruchpunkt eingebaut werden; man spricht dann von einer *Insertionstranslokation*. Strukturelle Chromosomenanomalien sind für viele **Tumorzellen**, sowohl bei Leukämien als auch soliden Tumoren, kennzeichnend. Dabei treten aus bisher noch nicht geklärter Ursache Chromosomenbrüche gehäuft an bestimmten Stellen des Genoms auf. Wenn es im Rahmen von *Deletionen* zum Verlust von Tumorsuppressorgenen kommt, kann dies zur Krebsentstehung führen (s. Kap. 25, S. 752).

Dagegen kann durch eine *Translokation* ein Protoonkogen unter die Kontrolle des Promotors eines anderen Gens kommen und dadurch aktiviert werden. Dieser Fall ist z.B. im Burkitt-Lymphom gegeben, bei dem das Protoonkogen *c-MYC* am Bruchpunkt seine eigenen Regulationsabschnitte verliert und durch Translokation in den Bereich eines Immunglobulingen-Promotors zellspezifisch in B-Zellen aktiviert und dort exprimiert wird (**6.65**). Das zweite mögliche Ergebnis einer Translokation kann die Entstehung eines Fusionsgens sein, wenn an den Bruchpunkten die flankierenden Exons einen durchgehenden Leserahmen ergeben. Die daraus resultierenden Fusionsproteine wurden in vielen Fällen als Transkriptionsfaktoren erkannt. Das erste bekannte Beispiel einer Tumor-assoziierten reziproken Translokation ist die Entstehung des sehr kleinen *Philadelphia-Chromosoms* durch Bruchpunkte auf den Chromosomen 9 und 22. Dabei kommt es zur Fusion von Anteilen zweier Gene (*ABL* und *BCR*, **6.67**). Das *ABL*-Gen codiert für eine Tyrosin-Kinase. Nach Fusion mit dem *BCR*-Gen erwirbt das resultierende Fusionsprotein transformierende Aktivität. Ein Philadelphia-Chromosom wird bei über 90% der Patienten mit chronischer myeloischer Leukämie gefunden (s. **25.11**, S. 759).

Mobile Gen-Elemente. Chromosomen sind nicht derart festgefügte genetische Einheiten, wie man zunächst angenommen hatte.

Transposition. Bereits Ende der vierziger Jahre hatte Barbara McClintock aufgrund genetischer Studien an Mais die Existenz mobiler Elemente postuliert und darauf hingewiesen, dass Gene nach Transposition sowohl in ihrem eigenen Funktionszustand als auch in dem anderer Gene Veränderungen hervorrufen können. Später wurde die Existenz mobiler Gene auch bei Prokaryonten nachgewiesen. Transponierbare Gene können Ihre Position im Genom verändern und bei ihrer Insertion in andere Gene deren Funktion blockieren. Man kennt bei Bakterien so genannte *IS-Elemente* (Insertions-Sequenzen), an deren Enden jeweils gleiche Sequenzen mit umgekehrter Orientierung angeordnet sind (*inverted repeats, IR*). IS-Elemente enthalten ein *Transposase*-Gen, dessen Produkt an Rekombinationsereignissen im

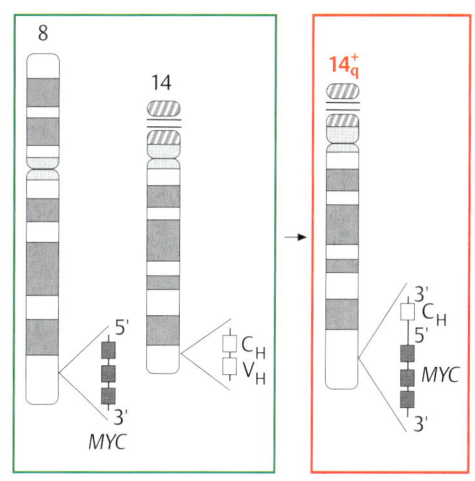

6.65 Chromosomen-Translokation beim Burkitt-Lymphom. Es kommt zu einem Stückaustausch zwischen den Chromosomen 8 und 14, das Rearrangement wird als t(8;14)(q24;q32) abgekürzt und beschreibt in der ersten Klammer die Chromosomen, in der zweiten die Banden, an denen die Bruchpunkte liegen (q steht für den langen, p für den kurzen Arm von Chromosomen). Das *c-MYC*-Onkogen wird zu einem Immunglobulin-Genort transloziert und gerät unter die Kontrolle eines Immunglobulin-Gen-Enhancers, so dass der Transkriptionsfaktor MYC in großer Menge synthetisiert wird (zur Vereinfachung ist jeweils nur eine Hälfte des DNA-Doppelstrangs gezeigt; nach Wagener. Molekulare Onkologie. Thieme 1999).

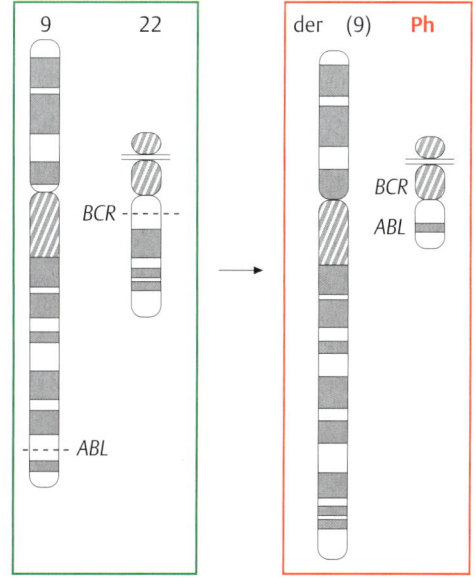

6.66 Das Philadelphia-Chromosom. Bei chronischer myeloischer Leukämie wird durch die Translokation t(9;22)(q34;q11) ein Hybridgen hergestellt, dessen Produkt als Tyrosin-Kinase transformierende Aktivität entwickelt (s. a. S. 759).

Rahmen der Transposition beteiligt ist. Neben diesen einfachen IS-Elementen gibt es komplexe Transposons, die neben den IS-Elementen weitere Gene enthalten. Da diese zusätzlichen Gene von IS-Sequenzen flankiert sind, können solche Abschnitte insgesamt transponiert werden. Einer dritten Klasse von Transposons kann der *Bakteriophage Mu* zugerechnet werden. Die DNA dieses Virus kann ins Bakterienchromosom oder in ein Plasmid integriert werden und so eine Mutation (daher der Name Mu) bewirken.

Am *Ty-Element* von Hefe wurde nachgewiesen, dass dieses eukaryonte Transposon über eine RNA-Zwischenstufe transponiert wird (*Retrotransposon*).

Unter den bei *Drosophila* beobachteten transponierbaren Elementen sind die sog. *P-Elemente* besonders wichtig geworden, weil sie experimentell zur Übertragung von Genen in die Keimbahn von Empfängerfliegen benutzt werden können. Eine zweite Gruppe von Transposons bei *Drosophila*, die *Copia-Elemente*, unterscheidet sich von den P-Elementen wieder dadurch, dass die Transposition von Copia über eine RNA-Zwischenstufe verläuft. Die dazu notwendige Reverse Transkriptase wird vom Copia-Element codiert.

LINE-Elemente und andere Retrosequenzen. Das menschliche Genom besteht zu circa 40 % aus Sequenzen, die über eine RNA-Zwischenstufe entstanden sind. Diese Form der Transposition genetischer Elemente ist der Synthese und der DNA-Integration der proviralen DNA der Retroviren ähnlich (s. S. 157). Von Retroviren abgeleitet sind *endogene Retroviren* (ERV). Diese DNA-Abschnitte besitzen LTR-Sequenzen und zumeist unvollständige oder mutierte Retrovirus-artige *gag*- und *pol*-Gene. Die ERV bilden keine infektiösen Partikel.

Von diesen LTR-Retrotransposons unterscheidet man die nicht-LTR-Retrotransposons. Zu ihnen gehören die *LINE-Elemente* (*long interspersed nuclear elements*).

Als nicht autonome, nicht-LTR-Retrotransposons bezeichnet man die *SINE-Sequenzen* (*short interspersed nuclear elements*), die man auch als Pseudogene von Polymerase III-Transkripten auffassen kann. Die häufigsten SINEs sind die Alu-Elemente. Sie sind über $1 \cdot 10^6$-fach im humanen Genom enthalten (s. S. 112).

🔍 **SINE** (*short interspersed elements*) sind kurze, von Polymerase-III-Transkripten durch Retrotransposition generierte Elemente. Sie sind ca. 300 Basenpaare lang und enthalten in ihrer Sequenz meist eine Erkennungsstelle für das Restriktionsenzym *Alu I*. Man bezeichnet diese repetitiven Sequenzabschnitte daher als Alu-Elemente (s. S. 112).

🔍 **LINE** (*short interspersed nuclear elements*) enthalten einen Promotor für Polymerase II und offene Leserahmen für Proteine mit Endonuclease- und reverse Transkriptase-Aktivität. Die Mehrzahl der LINEs gehören der L1-Familie an, die etwa 17 % des menschlichen Genoms ausmacht. Diese Sequenzelemente sind etwa 7000 Nucleotidpaare lang, sind aber häufig mutiert und damit nicht zur autonomen Replikation befähigt.

6.7 Biochemische Evolution

Die Mutationen, die wir hauptsächlich als Ereignisse mit negativem Resultat besprochen haben, sind andererseits eine Voraussetzung für die Evolution der Lebewesen. Die Tatsache, dass alle Organismen den gleichen genetischen Code verwenden, lässt darauf schließen, dass sich alle auf eine Urform des Lebens zurückführen lassen. Die Evolution von dieser Urform zur gegenwärtigen Vielfalt ist nach heutiger Vorstellung wesentlich durch Mutation und Selektion erfolgt.

Zunächst musste sich die Evolutionsforschung auf den Vergleich morphologischer Merkmale stützen. Inzwischen stehen die vergleichende molekulare Analyse von Proteinen und Genen, gestützt durch die Sequenzierung ganzer Genome oder großer Abschnitte von Genomen sowie die Entwicklung und Anwendung neuer mathematischer Modelle und statistischer Verfahren, im Vordergrund der Evolutionsforschung.

Die Entstehung der ersten Biomoleküle. Die Analyse Kohlenstoffhaltiger Einschlüsse in geologischen Sedimenten und von Mikrofossilien mit Ähnlichkeit zu heutigen blaugrünen Algen führen zur Annahme, dass das Leben auf der Erde vor circa 3,8 Milliarden Jahren entstanden ist. Zu dieser Zeit enthielt die Erdatmosphäre wenig oder keinen Sauerstoff, erst vor circa 2 Milliarden Jahren stieg die Sauerstoff-Konzentration der Atmosphäre. Entscheidend für die Entstehung erster Bausteine des Lebens war die Erdatmosphäre in dieser Periode. Es ist bis heute nicht geklärt, ob zu dieser Zeit stark oder mäßig reduzierende Bedingungen bestanden und welche Verbindungen zu ersten Biomolekülen zusammentraten.

Erste Modellversuche gingen von einer Erdatmosphäre aus, welche an Methan, Ammoniak, Wasserstoff und Wasser angereichert war. In Anwesenheit dieser Verbindungen konnte bei Zufuhr von Energie in Form elektrischer Entladungen, UV-Strahlung oder radioaktiver Strahlung die Entstehung biologisch relevanter Moleküle wie einfacher Zucker oder Aminosäuren beobachtet werden (⊤ 6.12). So führten elektrische Entladungen in einer Atmosphäre aus Methan, Ammoniak, Wasser und Wasserstoff unter anderem zur Bildung der Aminosäuren Glycin, Alanin, Aspartat und Glutamat. Bei Einschluss weiterer einfacher Verbindungen in die Vesuchsatmosphäre gelang es, weitere heute bekannte Biomoleküle zu erzeugen. Pyrimidin-Basen wurden nach elektrischen Entladungen in einer Methan-Stickstoff-Atmosphäre oder nach UV-Bestrahlung von β-Alanin und Cyanat gefunden. Purin-Basen können durch die Polymerisierung von Cyaniden entstanden sein. Die Synthese von Zuckermolekülen, darunter auch geringe Mengen von Ribose, wurde unter experimentellen,

⊤ **6.12 Experimentelle Synthese von Biomonomeren** (ergänzt nach Orgel. Trends Biochem. Sci. 1998; 23: 491).

Ausgangssubstanz	Reaktionsbedingungen	Produkt (u. a.)
Formaldehyd	$Ca(OH)_2$	Zucker, darunter Ribose
Methan, Ammoniak, Wasser	elektrische Entladung	Aminosäuren, darunter Glycin
Cyanid	Ammoniak, Wasser	Adenin
Cyanoacetylen	Cyanat, Harnstoff	Cytosin, Uracil
Cyanid und Ammoniak		Arginin

„präbiotischen" Bedingungen in verdünnten Formaldehyd-Lösungen nachgewiesen.

Den Vorstellungen, die eine bestimmte Zusammensetzung der Erdatmosphäre vor etwa 3,5 Milliarden Jahren voraussetzen, steht eine andere Hypothese gegenüber, die von der Tatsache ausgeht, dass bis vor circa 3,8 Milliarden Jahren die Erde einem intensiven Beschuss von Meteoriten ausgesetzt war und dass mit diesen Meteoriten organische Verbindungen in die Erdatmosphäre eingebracht wurden.

Eine dritte Hypothese zur Entstehung erster Bausteine des Lebens berücksichtigt neuere Vorstellungen, wonach vor 3,5 bis 4 Milliarden Jahren die Erdatmosphäre nur wenig Wasserstoff enthielt und eher aus Kohlendioxid, Stickstoff und Wasser bestand. Diese Hypothese geht davon aus, dass erste Strukturen des Lebens an vulkanischen oder ähnlichen Stellen entstanden, wie sie im Bereich von Öffnungen der Erdkruste in der Tiefsee vorliegen, und dass dort chemische Reaktionen an der Oberfläche von Eisen-Schwefel-Mineralien stattfanden. In Modellversuchen konnte an einem NiS-FeS-Gemisch sowohl Essigsäure als auch Methylmercaptan aus Kohlenmonoxid und Schwefelwasserstoff synthetisiert werden. Weitere Produkte konnten unter variierten Bedingungen erzeugt werden und stützen die Hypothese, dass Metallsulfide unter bestimmten Bedingungen die Synthese einer Vielzahl organischer Verbindungen katalysieren können, die als Vorstufen erster Biomoleküle in Frage kommen.

Zu den Verbindungen, die schließlich zu Urformen des Lebens führten, sind auch die Phosphate zu zählen, deren Bedeutung für die Bioenergetik und den Aufbau der Nucleinsäuren wir bereits kennengelernt haben. Wie bereits erwähnt, gehörten zu den ersten, unter

🔍 **Außerirdisches Leben.** Vielfach wird die Frage gestellt, ob außerhalb unseres Planeten Leben existiert. Von den anderen Planeten unseres Sonnensystems erfüllt wohl keiner die Bedingungen für die Entstehung des Lebens: eine Atmosphäre, flüssiges Wasser, genügend Kohlenstoff, Stickstoff, Phosphor und Schwefel, um organische Materie und auf dieser Basis Leben entstehen zu lassen.

Wenn man sich allerdings die Frage stellt, ob in unserem Milchstraßensystem oder in anderen Galaxien erdähnliche Planeten existieren, so spricht die Wahrscheinlichkeit durchaus dafür, dass bei der Riesenzahl von Fixsternen und Planetensystemen auf einigen auch Bedingungen herrschen, die denen auf der Erde etwa gleichen. Dann könnte sich auch dort Leben entwickelt haben.

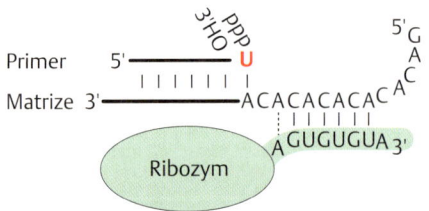

⌨6.67 RNA-katalysierte RNA-Polymerisierung mit Nucleosidtriphosphaten. Bei Anwesenheit einer entsprechenden Matrize und von Nucleosidtriphosphaten können an einer Tertiärstruktur aus Matrizen-Strang und Ribozym-RNA Phosphodiester-Bindungen an einem Primer ausgebildet werden. Im Beispiel wird UMP aus UTP übertragen (Ekland und Bartel. Nature 1996; 382: 373).

präbiotischen Bedingungen experimentell erzeugten Verbindungen auch Nucleotide. Eine Polymerisierung von Nucleotiden konnte an mineralischen Oberflächen *in vitro* erreicht werden. Dabei wirkten die Mineralien sowohl als Adsorbens als auch als Katalysator.

Selbstorganisation und Informationsweitergabe. Wie wir gesehen haben, können heute bekannte Biomoleküle oder deren Vorläufer unter geeigneten Bedingungen bei entsprechender Energiezufuhr entstanden sein. In Modellexperimenten können spontan gebildete Polypeptide schwache katalytische Eigenschaften zeigen, haben aber nicht die Fähigkeit zur autokatalytischen Vermehrung, also zur *Selbstinstruktion*. Diese Fähigkeit besitzen dagegen die Nucleinsäuren durch die Wechselwirkungen der Basen, die sich komplementär binden. Man müsste also fordern, dass unter präbiotischen Bedingungen nucleinsäureartige Polymere entstanden sind, dass Basenpaarungen möglich wurden und dass diese Nucleinsäuren erste katalytische Fähigkeiten zur Selbstreplikation entwickelten. Dabei ist eine Beteiligung erster katalytisch aktiver Peptide nicht zwingend zu fordern, da RNA selbst katalytisch aktiv sein kann, wie wir bei der Besprechung der Ribozyme gesehen haben (s. S. 128). Entsprechend konnte an einer Modell-RNA beschrieben werden, dass diese in Anwesenheit von Nucleosidtriphosphaten und einer Matrize einen RNA-Primer um bis zu 6 Nucleotide verlängern konnte. Funktionell entspricht diese enzymatisch aktive RNA einer RNA-Ligase, wobei eine RNA-Matrize das jeweils einzubauende Nucleotid vorgibt (⌨6.67). Eine Voraussetzung für eine Katalyse durch RNA-Moleküle ist, ganz analog zu Enzymen, deren Fähigkeit zur Ausbildung spezifischer dreidimensionaler Strukturen. Dazu könnten Metall-Ionen oder Peptide beigetragen haben.

Es könnten also aus präbiotisch entstandenen Nucleotiden eine Vielzahl von Ribonucleinsäuren entstanden sein und durch Basenpaarungen das Doppelstrang-Prinzip eingeführt haben. Sollte eine dieser Ribonucleinsäuren die Eigenschaften einer RNA-Polymerase aufweisen, könnte sich durch Selektion und Mutation ein System informationstragender und katalytisch aktiver Nucleinsäuren als Ur-Genom entwickelt haben. Dessen Kopplung mit einfachen Oligopeptiden könnte dazu geführt haben, dass sich das Urgenom zum Informationssystem für die Entstehung von Polypeptiden entwickelte. Dabei könnte die autokatalytische Vermehrung primitiver Nucleinsäuren und die Synthese proteinähnlicher Strukturen in der Weise zusammengewirkt haben, dass neu entstandene Proteine katalytisch auf die Synthese weiterer informationstragender Moleküle wirkten.

Erste Strukturen. Die räumliche Abschließung gegen die Umwelt und der Einschluss von ersten präbiotisch entstandenen Molekülen war eine entscheidende Voraussetzung zur Entstehung lebensfähiger Strukturen. Ein Modell hierfür sind die „Coacervate", tröpfchenartige Aggregate, die in Systemen von zwei oder drei verschiedenen makromolekularen Stoffen spontan entstehen. Dabei tritt oft eine Anreicherung bestimmter Stoffe im Inneren der Tröpfchen ein. An der Oberfläche bilden sich Membranstrukturen, die gewisse Ähnlichkeiten mit den Membranen lebender Zellen haben. Für die Entstehung erster Urformen des Lebens bedeuten diese Modellsysteme, dass neben den oben dargestellten ersten Bausteinen des Lebens und deren Polymeren auch erste Lipide präbiologisch entstanden sein müssen. In der Tat wurden Fettsäuren mit bis zu 12 C-Atomen (verzweigt und unverzweigt) und langkettige aliphatische Alkohole in den Produkten von Modellreaktionen nachgewiesen.

Evolution der Zellen und Organismen. Erste, primitive Organismen, die schon einen genetischen Apparat besaßen und sich vermehren konnten, wurden von Woese als *Progenoten* bezeichnet. Man muss diesen hypothetischen ersten Formen lebender Organismen auch eine Zellmembran und einen primitiven Stoffwechsel zuschreiben. Wie oben dargestellt, ist der Weg der Evolution von ersten einfachen Biomolekülen bis zu einem ersten Ur-Organismus weitgehend unbekannt. Aus solchen Progenoten könnten sich dann die Organismenreiche entwickelt haben, die wir heute kennen.

Die drei Urreiche. Stammbäume, die die Evolution der Organismen aus einem gemeinsamen Vorläufer beschreiben, wurden aus dem Vergleich von Sequenzen ribosomaler Nucleinsäuren abgeleitet. Aufgrund von Ähnlichkeiten zwischen den rRNAs einzelner Organismen konnten phylogenetische Beziehungen definiert werden, die es erlaubten, die Evolution der heute lebenden Organismen auf gemeinsame Urformen zurückzuführen. Überraschend war dabei der Befund, dass die rRNA-Moleküle einer Gruppe von vorwiegend anaeroben Bakterien untereinander ähnlich sind, sich aber von denen anderer Bakterien deutlich unterscheiden. Diese Mikroorganismen werden unter dem Begriff der *Archaebakterien* zusammengefasst. Mit ihrer Entdeckung und näheren Charakterisierung wurde deutlich, dass bereits zu einem sehr frühen Zeitpunkt (vor circa 3 Milliarden Jahren) eine Trennung in drei Urreiche stattgefunden hat, die wir heute als **Eubakterien** (*Bacteria*), **Archaebakterien** (*Archaea*) und **Eukaryonten** (*Eukarya*) kennen (👁6.68).

Archaebakterien nehmen eine Zwischenstellung ein. Inzwischen ist die Nucleotidsequenz mehrer archaebakterieller Genome vollständig aufgeklärt. Der Vergleich einzelner Gene mit homologen Genen von Eubakterien und Eukaryonten hat dabei die überraschende Erkenntnis gebracht, dass Gene, deren Produkte in die Synthese von Nucleinsäuren und Proteinen involviert sind, wesentlich größere Ähnlichkeit zwischen Archaebakterien und Eukaryonten zeigen als zwischen Eu- und Archaebakterien. Andererseits sind viele Gene für Stoffwechsel-Enzyme von größerer Ähnlichkeit zwischen Eu- und Archaebakterein als zu den homologen Eukaryonten-Genen. Aus diesen und anderen Daten wurde geschlossen, dass das nucleäre Genom der Eukaryonten auf einen Archaebakterien-ähnlichen Vorläufer zurückgeht (s. auch 👁6.68).

👁 **Archaebakterien leben in extremen Biotopen.** Vertreter der Archaebakterien-Gruppe findet man heute in extremen Biotopen: im Pansen der Wiederkäuer, im Faulschlamm, wo sie für die Methanbildung verantwortlich sind, und in heißen, sauren vulkanischen Quellen mit pH-Werten unter 3 und Temperaturen von 60 bis 90 °C. Die heute lebenden Archaebakterien haben mit den Eubakterien die prokaryontische Zellorganisation gemeinsam, unterscheiden sich aber von den Eubakterien in vielen Eigenschaften. So besitzen sie Etherlipide, keine Mureinzellwände, und die Sequenzen von tRNA- und rRNA-Molekülen sowie die Ribosomen-Strukturen sind stark unterschiedlich. Ihr Stoffwechsel weist ebenfalls Eigentümlichkeiten, z.B. ungewöhnliche Cofaktoren, auf. Andererseits zeigen sie Ähnlichkeiten mit Eukaryonten, die man bei Eubakterien nicht findet. Die RNA-Polymerase, DNA-Polymerase, Elongationsfaktoren und Promotorstrukturen sind vom Eukaryontentyp.

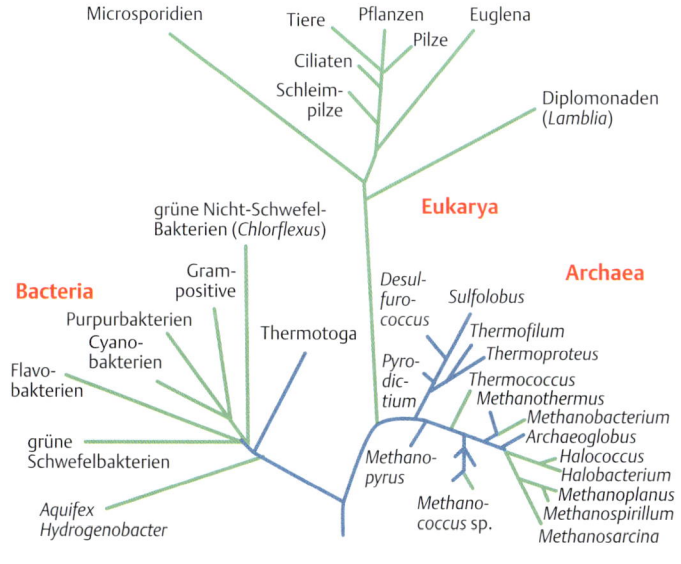

👁 Die **Wasserstoff-Hypothese.** Eine neue Hypothese zur Entstehung eukaryonter Zellen geht von einer Symbiose zwischen einem anaeroben, Wasserstoff-abhängigen, autotrophen Archaebakterium als Wirt und einem Eubakterium als Endosymbiont aus. Nach dieser Hypothese sollte der Symbiont zur Atmung befähigt sein, aber als Produkt seines anaeroben heterotrophen Stoffwechsels molekularen Wasserstoff produzieren. Die Abhängigkeit des Wirts von der Bereitstellung von molekularem Wasserstoff durch den Symbionten könnte dann als Selektionsprinzip zur Entstehung eines Vorläufers eukaryonter Zellen gewirkt haben (Martin und Müller, 1998).

👁**6.68 Universaler Stammbaum** mit den heute bekannten Hauptentwicklungslinien der eukaryontischen und prokaryontischen Lebewesen (nach Woese. Science 1997; 276: 699).

✎ Die **Endosymbionten-Theorie** der Entstehung der Mitochondrien und Chloroplasten findet ihre wichtige Stütze wiederum durch Befunde im Proteinbiosynthese-Apparat. Sowohl Chloroplasten als auch Mitochondrien enthalten eine eigene DNA, eigene Ribosomen und eigene tRNA. Diese Bestandteile weisen sehr viel größere Ähnlichkeiten mit den entsprechenden Nucleinsäuren von Eubakterien und Blaualgen auf als mit den entsprechenden Nucleinsäuren nucleärer Genome eukaryonter Zellen.

Die bisher größte Ähnlichkeit zwischen einem bakteriellen Genom und mitochondrialer DNA wurde bei der Sequenzierung des kompletten Genoms des Fleckfieber-Erregers *Rickettsia prowazekii* gefunden. Daraus könnte man schließen, dass Zellatmung in eukaryonten Zellen auf einen Vorläufer von *Rickettsia* zurückgeht, wie das auch schon rRNA-Analysen angedeutet hatten.

✎ Die **Dehydrierung von Aldehyden** zu einem Carbonsäurethioester ist interessanterweise die Primärreaktion bei allen Reaktionen, die durch Substratumsetzungen ohne Beteiligung von Membranen energiereiche Verbindungen liefern. Das gilt für die Glykolyse ebenso wie für die oxidative Decarboxylierung und lässt auf einen gemeinsamen Ursprung schließen.

Die Endosymbionten-Theorie. Eukaryonten besitzen nicht nur nucleäre DNA, sondern sie verfügen auch über Organellen mit eigenem Genom, nämlich die Mitochondrien als Kompartiment der Zellatmung in fast allen eukaryonten Zellen und die Plastiden in Pflanzen und Algen (s. S. 425). Sowohl Mitochondrien als auch Plastiden entstehen nicht *de novo* in einer Zelle, sondern vermehren sich durch Teilung existierender Organellen. Daraus wurde schon früh geschlossen, dass sie von ursprünglich symbiontisch in der eukaryonten Wirtszelle vorhandenen Bakterien (*Endosymbionten*) hergeleitet sind. Sequenzvergleiche zeigen eine Beziehung von Cyanobakterien-DNA mit dem Chloroplasten-Genom, während für mitochondriale DNA eine enge Beziehung zu α-Proteobakterien nachgewiesen wurde.

Auf der Grundlage dieser Verwandtschaftsbeziehungen wurde die sogenannte *Endosymbionten-Theorie* entwickelt. Sie besagt, dass frühe Vorläufer eukaryonter Zellen Membraneigenschaften besaßen, die ihnen die Aufnahme von Partikeln, also auch von Bakterien, erlaubten. Falls Bakterien, anstatt verdaut zu werden, überlebten und ihre Stoffwechsel-Leistungen sich als vorteilhaft für die Wirtszelle erwiesen, konnten sie im Cytoplasma ihrer Wirtszellen überleben. Im Verlauf der weiteren Entwicklung konnten Gene, welche für das selbständige Leben noch notwendig gewesen waren, durch Deletion verloren gehen, während andere Gene zum Genom der Wirtszelle verlagert wurden, so dass die Proteine der Mitochondrien nur zum geringeren Teil in der mitochondrialen DNA und zum größeren Teil im nucleären Genom codiert sind. Analoge Vorstellungen wurden zur Entstehung der Plastiden entwickelt.

Evolution des Stoffwechsels. Ähnlich wie der genetische Code universell ist, so gibt es eine Reihe von Stoffwechselketten und -zyklen, die bei den meisten Lebewesen nachzuweisen sind. Sie sind offenbar früh entstanden und wurden später in der Evolution kaum noch verändert. Eine sehr frühe „Erfindung" dürfte die Konservierung chemischer Energie in energiereichen Bindungen gewesen sein, entweder durch katabolen Abbau abiotisch entstandener Substrate oder durch Energiekonservierung in biologischen Membranen. In ihrer ursprünglichen Form war diese wohl nur eine Protonen-Translokation auf Kosten von Redox-Energie, später auf Kosten von Lichtenergie, die durch Chlorophyll eingefangen wurde. Damit war die unerschöpfliche Strahlungsquelle der Sonne nutzbar. Die weitere Entwicklung führte zum heutigen, sehr komplexen Photosynthese-Apparat, aus dem sich später, nachdem durch die Wasserspaltung genügend Sauerstoff in der Atmosphäre vorhanden war, die Atmungskette entwickelt hat. All diese Entwicklungen haben sich in Prokaryonten abgespielt, wahrscheinlich bevor die Eukaryonten ihre Endosymbionten (die heutigen Plastiden und Mitochondrien) aufgenommen hatten.

Evolution von Proteinen. Wir haben an verschiedenen Beispielen gesehen, dass Mutationen (Änderungen in der Basenfolge der DNA) entsprechende Veränderungen in der Aminosäure-Sequenz auslösen. Auf diese Weise können aus *einem* Protein *mehrere* andere, heute vorhandene Proteine hervorgegangen sein. Ein gutes Beispiel dafür ist die Evolution der Hämoglobin-Sequenz. Bei der Analyse der Hämoglobine mehrerer Tierarten hat man große Sequenz-Übereinstimmungen gefunden. Die Daten weisen darauf hin, dass aus einem Ur-Hämoglobin, einer Kette von etwa 160 Aminosäuren, durch schrittweise Mutationen das Myoglobin und die verschiedenen Ketten der heutigen Hämoglobine hervorgegangen sind. Man kann sogar einen Stammbaum hierfür aufstellen (✎6.69) und abschätzen, vor wie vielen Generationen sich die Wege der Evolution getrennt haben; der Stammbaum stimmt gut mit den paläontologischen Daten überein.

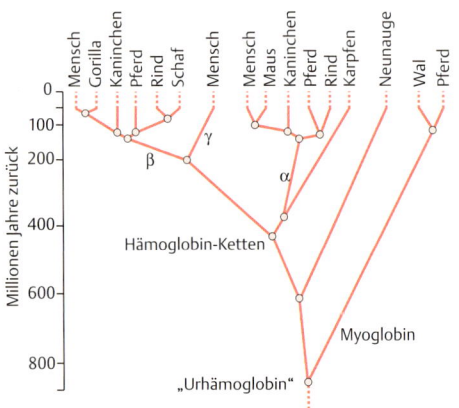

👁 **6.69 Stammbaum des Myoglobins und des Hämoglobins.**

Für die Evolution der Proteine ist das Prinzip der gespaltenen Gene, die aus Exons und Introns bestehen, sicher von großer Bedeutung. Man kann sich leicht vorstellen, dass es durch Stückaustausch zwischen DNA-Molekülen zu neuen Kombinationen verschiedener Exons kommen kann, wobei die Rekombinationsorte in den Introns anzunehmen sind. Damit lassen sich Domänen von Proteinen, die eine gewisse Spezifität entwickelt haben (z. B. für die Bindung von Coenzymen) derart kombinieren, dass verwandte Enzyme mit verschiedenen Substrat-Spezifitäten entstehen. Derartige Mechanismen ermöglichen gegenüber einem System von Punktmutationen eine wesentlich beschleunigte Evolution funktioneller Proteine. Für eine frühe Phase der Evolution wäre allerdings auch schon ein Austausch noch nicht spezialisierter Abschnitte vorstellbar.

6.8 Molekulargenetische Methoden

Methoden zur Analyse der Struktur, Funktion und Expression von viralen, bakteriellen und eukaryonten Genen haben über die Grundlagenforschung hinaus Eingang in diagnostische, pharmazeutische und biotechnische Verfahren gefunden. Die Ergebnisse der Anwendung molekulargenetischer Techniken liegen einem großen Teil neuerer Daten aus vielen Bereichen der Biochemie zugrunde, ohne dass wir dies an den entsprechenden Stellen des Lehrbuchs jeweils erwähnen würden. Wegen der grundsätzlichen Bedeutung der Techniken, die in der molekularen Genetik angewandt werden, sollen diese aber im Folgenden kurz erläutert werden.

In-vitro-Rekombination von DNA. Grundlage der meisten gentechnischen Verfahren ist der Einbau von isolierten DNA-Abschnitten in die DNA eines fremden Wirtsorganismus, um sie dort gezielt zu vermehren oder gegebenenfalls das Produkt eines bestimmten Gens im Wirtsorganismus zu exprimieren.

Das Grundprinzip der *Neukombination* von DNA (*In-vitro*-Rekombination) ist hier am Beispiel eines bakteriellen Plasmids beschrieben,

Microarray-Analysen.

Zur Analyse der Genexpression in einem Gewebe können die klassischen Hybridisierungsverfahren (s. S. 105) in großem Maßstab ausgedehnt werden. Die Analysen werden auf Glasplättchen als Trägermaterial (*Chips*) durchgeführt, auf die man Zehntausende genspezifischer cDNA- oder Oligonucleotid-Proben als *Sonde* „aufdruckt" (*Microarray*). Das zu untersuchende Material, mRNA aus Zellen oder Geweben, wird durch reverse Transkriptase zu cDNA umgeschrieben und dabei Fluoreszenz-markiert. Dieses Material (*Target*) wird am Microarray hybridisiert und anschließend wird nicht-gebundenes Material abgewaschen. Durch Laser-Bestrahlung wird für jede Sonde das Fluoreszenzsignal detektiert, das ungefähr proportional zur Menge des entsprechenden Transkripts im Ausgangsmaterial ist.

Die Auswertung der Fluoreszenzsignale in Beziehung zur Verteilung der cDNA-Sonden auf dem Micrarray (*Gen-Chip*) erlaubt die Bestandsaufnahme des vollständigen Transkriptmusters (*Transkriptom*) einer Zelle.

Pro Microarray werden häufig durch die Verwendung zweier Fluoreszenzfarbstoffe zwei unterschiedliche Hybridisierungs-Targets eingesetzt und nach dem statistischen Blockprinzip ausgewertet. Dadurch können Veränderungen des Transkriptoms einer Zellart oder eines Gewebes bei unterschiedlichen Ausgangsbedingungen direkt miteinander verglichen werden, zum Beispiel Zellen unterschiedlicher Differenzierungsstadien oder Zellen aus gesundem Gewebe und davon abgeleitete Tumorzellen.

In-vitro-Rekombination von Plasmid-DNA.

Ein Plasmid (zirkuläre, nicht ins Bakterienchromosom integrierte Doppelstrang-DNA) wird durch ein Restriktionsenzym aufgespalten, so dass überstehende, einzelsträngige Enden entstehen. Die zu klonierende DNA (grün) wird in gleicher Weise geschnitten und weist entsprechende Enden mit komplementärer Basenfolge auf. Sie kann damit in die Spaltstelle des Plasmids eingefügt und durch DNA-Ligase verknüpft werden. Analog können auch DNA-Fragmente mit stumpfen Enden (kein überstehender Einzelstrang) eingefügt werden, wenn das Plasmid entsprechend vorliegt. Das Plasmid mit der eingebauten Fremd-DNA kann dann in Bakterien eingeführt und vermehrt (kloniert) werden. Zur späteren Analyse kann es entsprechend wieder herausgeschnitten werden. Im hier gezeigten Beispiel trägt das Plasmid ein β-Lactamase-Gen (*amp^R*), dessen Genprodukt den β-Lactam-Ring des Penicillins spaltet und dadurch Resistenz gegen Penicillin (Ampicillin) vermittelt. Bakterien, welche dieses Plasmid tragen, können also durch ihr Überleben auf Ampicillin-haltigen Nährböden selektioniert werden.

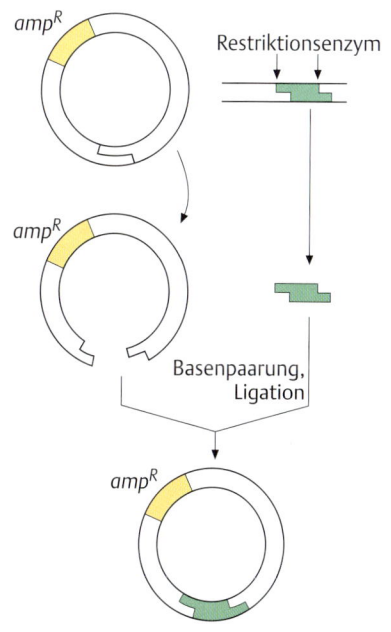

dessen ringförmige DNA durch ein Restriktionsenzym geöffnet werden kann und den Einbau eines fremden DNA-Abschnitts ermöglicht (s. Kasten S. 173).

Identifizierung von DNA-Abschnitten. Vor der gezielten Isolierung und Klonierung *bestimmter* DNA-Abschnitte steht jedoch deren Identifizierung. Die dazu notwendige Technik der **Hybridisierung von Nucleinsäuren** wurde bereits beschrieben (☞5.15, S. 106). Wenn man aus einer Vielzahl von DNA-Molekülen heraus (z. B. nach elektrophoretischer Auftrennung der Spaltprodukte einer Verdauung mit einem Restriktionsenzym) eine DNA mit einer bestimmten Sequenz identifizieren möchte, benötigt man eine *Hybridisierungssonde*. Dies kann zum Beispiel ein verwandtes Gen (mit vermuteter Ähnlichkeit zur Basenfolge eines gesuchten Gens), ein in vitro synthetisiertes Oligonucleotid oder ein mit Hilfe der Polymerase-Kettenreaktion synthetisierter DNA-Abschnitt sein. Nach radioaktiver Markierung der Sonde oder durch ihre Kopplung an einen Fluoreszenzfarbstoff

Polymerase-Kettenreaktion

Zur gezielten Vermehrung (Amplifikation) bestimmter DNA-Abschnitte synthetisiert man Oligonucleotide, die zur Basenfolge an den beiden Enden des zu amplifizierenden Bereichs jeweils komplementär sind, und verwendet diese Oligonucleotide (grün) als Primer für die DNA-Synthese zwischen den Oligonucleotid-Bindungsorten. Voraussetzung für die Anlagerung der Primer an den jeweils komplementären Strang ist die vorherige Trennung der beiden DNA-Stränge durch Erwärmen über den Schmelzpunkt der DNA hinaus. Beim allmählichen Abkühlen können die im Überschuss vorliegenden Oligonucleotide an die vorgesehene, komplementäre DNA binden und jetzt als Primer für DNA-Polymerase dienen. Als DNA-Polymerase wählt man ein hitzebeständiges Enzym (aus dem thermophilen Bakterium *Thermus aquaticus*, daher „Taq-Polymerase"), um beim Erwärmen über den Schmelzpunkt der DNA hinaus das Enzym nicht zu inaktivieren. Nach einer ersten Synthese kann man die DNA-Strangtrennung, Primer-Anlagerung, Abkühlung und DNA-Synthese mehrfach wiederholen. Weil mit jedem Synthesezyklus zusätzliche DNA als Matrize für die DNA-Polymerase zur Verfügung steht, kann man auf diese Weise die synthetisierte DNA-Menge exponenziell erhöhen. So hat bereits das 1. PCR-Produkt (rot) ein definiertes 5'-Ende, ab dem 2. PCR-Produkt (orange) ist auch das 3'-Ende definiert. Ab dem 3. Zyklus wird also das gesuchte DNA-Fragment exponenziell vermehrt. (Die in geringer Zahl entstehenden Fragmente variabler Länge sind nicht gezeigt.)

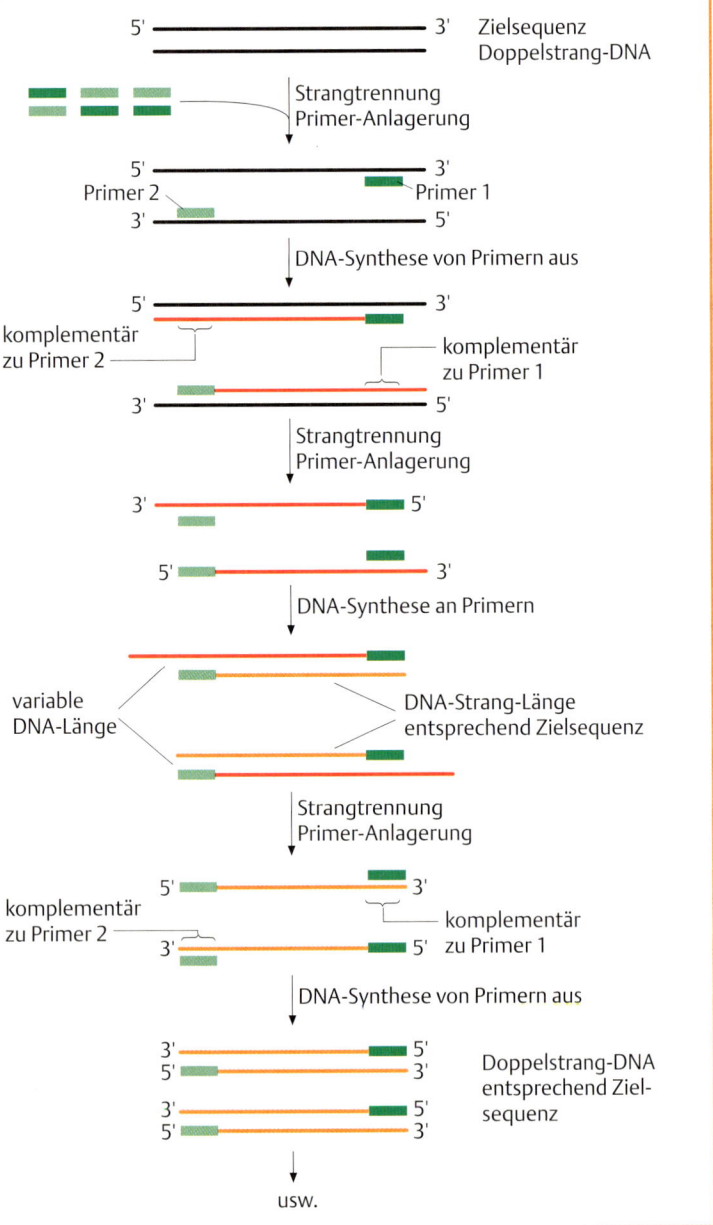

kann die Sonde zur Hybridisierung eingesetzt und damit die gesuchte Nucleinsäure identifiziert werden.

Die Polymerase-Kettenreaktion (polymerase chain reaction, **PCR**; s. Kasten S. 174) ermöglicht die gezielte Synthese bestimmter DNA-Abschnitte *in vitro*, wenn Sequenzen aus dem entsprechenden Bereich des Genoms bekannt sind.

cDNA-Synthese durch reverse Transkription von RNA. Mit Hilfe des Enzyms Reverse Transkriptase, welches aus Retroviren isoliert werden kann (S. 156), ist es möglich, *in vitro* durch Ablesen der Basenfolge von RNA doppelsträngige DNA zu synthetisieren (s. Kasten). Solche DNA wird als cDNA (komplementäre DNA, copy-DNA) bezeichnet. Sie kann in ein DNA-Trägermolekül (z. B. ein Plasmid) eingebaut, kloniert und weiter analysiert werden. Wenn man die Reverse Transkription mit der PCR-Methode kombiniert (RT-PCR), kann man die Methode zur gezielten Amplifikation (Vermehrung) einer bestimmten cDNA verwenden und dies unter definierten Bedingungen auch zur Konzentrationsbestimmung einer definierten mRNA nutzen.

Vektoren: Trägermoleküle für Fremd-DNA. Für die Klonierung von DNA (DNA-Fragmente nach Spaltung mit Restriktionsenzymen, PCR-Produkte, cDNA) werden Trägermoleküle benötigt, in die Fremd-DNA durch *In-vitro*-Rekombination eingebaut werden kann. Zur Klonierung in geeigneten Wirtszellen müssen solche *Vektoren* so gestaltet sein, dass sie von der Wirtszelle repliziert werden können und im Rahmen dieser Replikation des Vektors auch die eingebaute (*inserierte*) DNA verdoppelt wird. Wir haben oben bereits bakterielle *Plasmide* als einfache Vektoren kennengelernt. Eine zweite Gruppe von Klonierungsvektoren stellt die DNA von *Bakteriophagen* (kurz: Phagen) dar. Da diese Phagen-Genome aber sehr groß sind und an sich keine weitere DNA mehr aufnehmen können, wurden aus dem Genom der als Klonierungsvektoren benutzten Phagen nicht-essenzielle Gene entfernt, um Platz für Fremd-DNA zu schaffen. In solchen Phagen-Genomen können DNA-Einschübe (*Inserts*) bis zu einer Größe

> ▷ Als **Klon** bezeichnet man eine Population von identischen Zellen, die aus einem gemeinsamen Vorläufer hervorgegangen sind. Im erweiterten Sinn benutzt man den Begriff auch für einheitliche Präparate von rekombinanten DNA-Molekülen (z. B. Plasmid-Clone) sowie für genetisch identische Viren oder genetisch identische Organismen.

---

cDNA-Synthese durch Reverse Transkriptase

Wenn polyadenylierte mRNA als Matrize dient, wie hier im Beispiel, kann als Primer ein Oligonucleotid aus Desoxythymidin-Nucleotiden [Oligo(dT)] dienen. Durch Reverse Transkriptase wird eine komplementäre DNA gebildet. Nach Entfernen des RNA-Stranges hat die einzelsträngige DNA die Tendenz, am 3'-Ende eine Schleife ungepaarter DNA auszubilden, an der die Synthese des Gegenstrangs (mit einem Fragment der DNA-Polymerase I) ansetzen kann (der Grund für die Schleifenbildung ist unverstanden). Nach Entfernen des ungepaarten Materials durch Einzelstrang-Nuclease können synthetische Verbindungsstücke (Linker) für den Einbau in Vektoren angefügt werden.

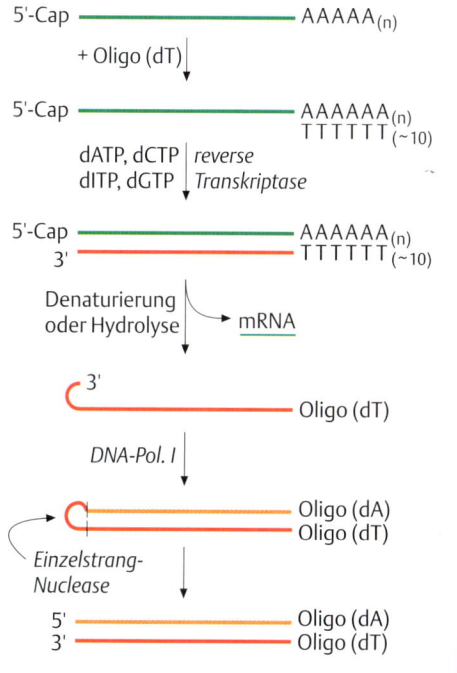

von etwa 20 kb untergebracht werden. Für größere DNA-Abschnitte (40–50 kb) muss man zu einer weiteren Gruppe von Vektoren, den *Cosmiden*, greifen. Cosmide sind Hybrid-Vektoren, die aus kurzen Abschnitten des Phagen-Genoms und einem Plasmid mit Replikations-Kontroll-Element und Antibiotikum-Resistenz-Gen zusammengesetzt sind.

Mehrere hundert kb können in künstlichen Hefe-Chromosomen als Vektoren kloniert werden (*yeast artificial chromosome, YAC*). Diese tragen Kontrollelemente, die eine Replikation analog zu natürlichen Hefe-Chromosomen in Hefezellen ermöglichen (s. Kasten). Die Analyse derart großer DNA-Abschnitte kann dann nötig werden, wenn Gene durch eine Vielzahl von Introns unterbrochen sind oder wenn Nachbarschaftsbeziehungen zwischen verschiedenen Genorten das Ziel der Untersuchung sind.

Als Vektoren werden also in erster Linie bakterielle Plasmide, das Genom von λ-Bakteriophagen oder Kombinationen aus beiden verwendet. Zur Analyse der Genexpression in eukaryonten Zellen (z.B. Tumorzellen in Kultur) werden Vektoren mit regulatorischen Abschnitten (*Promotoren, Enhancer*) aus viralen Genomen verwendet, mit deren Hilfe die Expression von Fremdgenen und deren Regulation untersucht werden kann.

Bei Pflanzen können Vektoren verwendet werden, die von Tumor-induzierenden Plasmiden (*Ti-Plasmide* aus *Agrobacterium tumefaciens*) abgeleitet wurden.

Wirtszellen zur Klonierung von Fremd-DNA sind meistens *Bakterien*, in denen Plasmide oder Bakteriophagen vermehrt und durch Hybridisierungsverfahren oder durch Nachweis der Genprodukte identifiziert werden. Die hierbei verwendeten Bakterienstämme sind gegenüber dem Wildtyp so verändert, dass sie nur unter definierten Laborbedingungen existieren können. *Hefe* (*Saccharomyces cerevisiae*) dient als Wirtszelle für Hefe-spezifische Plasmide und für künstliche Hefechromosomen (YAC; s.o.).

Eukaryonte Tumor-Zelllinien stellen ein weiteres Wirtszell-System dar. Das Einbringen fremder DNA in diese Zellen (*Transfektion*) wird insbesondere zum Studium der Regulation eukaryonter Gene genutzt (s. auch S.133), aber auch zur Herstellung rekombinanter Proteine, wenn diese mit Eukaryonten-spezifischen Modifikationen versehen sein müssen. Man unterscheidet dabei zwischen einer *stabilen* Transfektion, bei der die Fremd-DNA ins Wirtsgenom eingebaut wird, und einer *transienten* Transfektion, bei der die eingeschleuste DNA zwar vorübergehend exprimiert, aber nicht in die DNA der Wirtszelle eingebaut wird, so dass sie nicht zusammen mit der Wirtszell-DNA repliziert wird.

Klonierung hochmolekularer DNA mithilfe eines künstlichen Hefe-Chromosoms (YAC)

Die beiden „Arme" des Vektors tragen jeweils ein Telomer (Tel), weiterhin sind ein Centromer (Cen), ein Replikations-Startpunkt (ARS 1) und zwei Marker-Gene (trp1 und URA3) zur Selektion rekombinanter YACs enthalten. Fremde DNA kann zwischen die Arme eingebaut werden, und aus der Vielzahl von YACs kann dann durch entsprechende Hybridisierungs- und Klonierungsverfahren der interessierende Klon isoliert werden (nach Schlessinger. Trends Biochem. Sci. Trends in Genetics 1990; 8: centerfold)

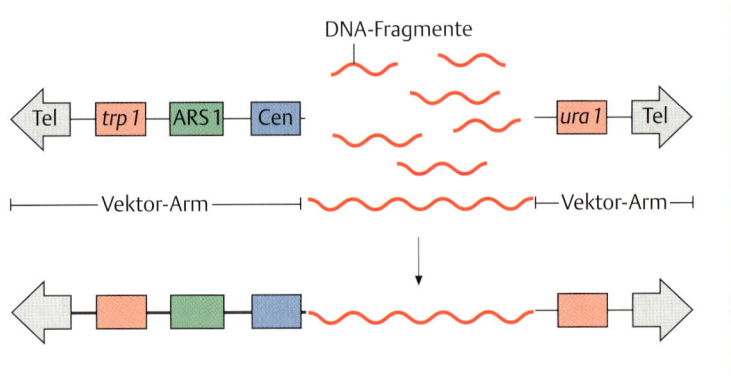

Erstellen und Durchmustern einer Genbibliothek

Zum Aufbau einer Genbibliothek spaltet man gereinigte DNA mit Hilfe von Restriktionsenzymen in große Fragmente auf und baut diese zum Beispiel in Bakteriophagen-DNA ein. Nach Infektion und Lysis von Bakterien mit diesen „rekombinanten" Phagen können dann diejenigen Bakteriophagen-Genome durch Hybridisierungsverfahren identifiziert werden, die das gesuchte DNA-Segment enthalten.

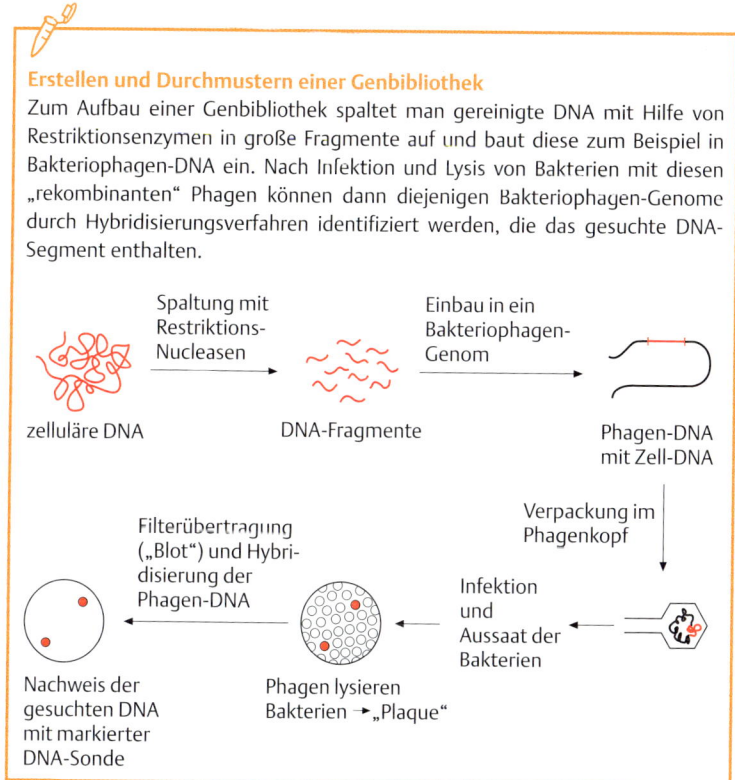

Genbibliothek, cDNA-Bibliothek. Die Isolierung eines Gens aus dem Genom eines Organismus baut auf den oben dargestellten Methoden zur *In-vitro*-Rekombination, Identifizierung durch Hybridisierung und Klonierung von DNA-Abschnitten in geeigneten Vektoren und Wirtsorganismen (Bakterien, Hefe) auf. Dabei bezeichnet man als *Genbibliothek* (oder *Genbank*) eine Sammlung von DNA-Fragmenten, welche das gesamte Genom des jeweiligen Organismus repräsentieren und in einem der oben dargestellten Vektorsysteme eingebaut in entsprechenden Wirtsorganismen vorliegen. Die Suche nach einem Gen besteht also darin, aus der Vielzahl unterschiedlicher Einzelklone diejenigen herauszufinden, welche den gesuchten DNA-Abschnitt enthalten.

Als Vektorsysteme für Genbibliotheken kommen im Prinzip alle oben genannten Vektoren, also Plasmide, λ-Bakteriophagen, Cosmide oder YAC-Vektoren in Betracht. Das Prinzip der Erstellung und Analyse einer Genbibliothek ist oben in dem Methoden-Kasten am Beispiel einer Klonierung in λ-Bakteriophagen dargestellt.

Im Gegensatz zu einer Genbibliothek, welche das gesamte Genom eines Organismus umfasst, ist eine **cDNA-Bibliothek** aus der Gesamtheit der cDNAs zusammengesetzt, die bei reverser Transkription der mRNA eines jeweiligen Zellsystems synthetisiert werden können. So erfordert zum Beispiel die Erstellung einer Leber-cDNA-Bibliothek zunächst die Isolierung von mRNA aus Lebergewebe. Die mRNA wird anschließend revers zu cDNA transkribiert, an den Enden der cDNA-Moleküle werden Oligonucleotide mit geeigneter Sequenz angefügt, um einen Einbau an entsprechenden Restriktionsenzym-Erkennungsstellen im Vektor (λ-Bakteriophagen) zu ermöglichen. Nach Verpacken in Bakteriophagen können diese analog wie eine genomische DNA-Bibliothek analysiert werden. Die Identifizierung des Bakteriophagen, der die gesuchte cDNA enthält, erfordert also wiederum eine Hybridisierungssonde mit ausreichender Sequenz-Ähnlichkeit zur gesuchten cDNA. Eine solche Sonde könnte zum Beispiel ein Oligonucleotid sein, dessen Sequenz man aufgrund einer bereits bekannten

Erzeugung transgener Mäuse durch Insertion eines fremden Gens

Nach Mikroinjektion fremder DNA (zum Beispiel ein Gen unter der Kontrolle eines ausgewählten Promotors) in einen der beiden Vorkerne einer befruchteten Eizelle kann diese DNA in das Genom dieser Zelle integriert werden. Wird diese genetisch veränderte Zelle in den Eileiter einer hormonell zur Schwangerschaft vorbereiteten („pseudoschwangeren") Maus, der sog. Ammenmutter, eingebracht und die Gravidität ausgetragen, so kann sich ein transgenes Tier entwickeln, welches das fremde Gen in seinem Genom trägt. Je nachdem, welcher Promotor dem Gen vorgeschaltet wurde, kann das Gen konstitutiv oder organspezifisch exprimiert oder gezielt induziert und in seiner funktionellen Bedeutung analysisert werden.

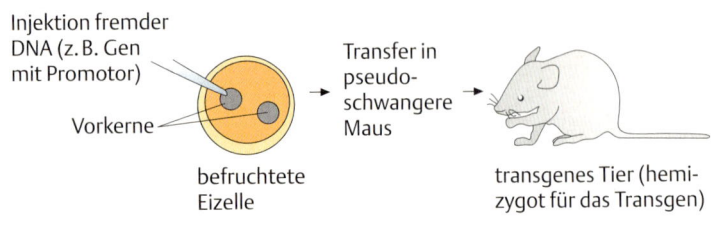

Injektion fremder DNA (z.B. Gen mit Promotor) — Vorkerne — befruchtete Eizelle — Transfer in pseudoschwangere Maus — transgenes Tier (hemizygot für das Transgen)

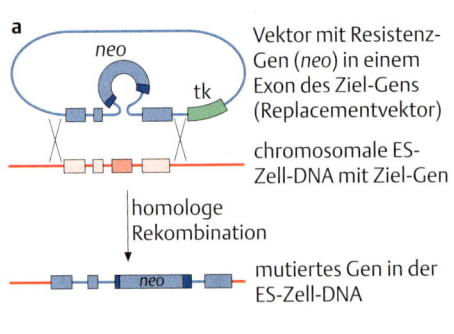

a

Vektor mit Resistenz-Gen (*neo*) in einem Exon des Ziel-Gens (Replacementvektor)

chromosomale ES-Zell-DNA mit Ziel-Gen

homologe Rekombination

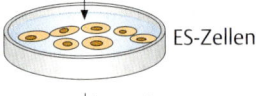

mutiertes Gen in der ES-Zell-DNA

b Transfektion mit Replacementvektor

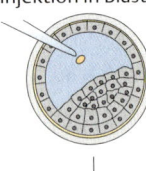

ES-Zellen

homologe Rekombination

Abtöten von Zellen mit nicht-homolog-rekombinierten Vektoren durch TK-Hemmstoff

Selektion rekombinierter Zellen durch Neomycin-Resistenz

Zellinjektion in Blastocysten

Transfer der Blastocysten in pseudoschwangere Maus

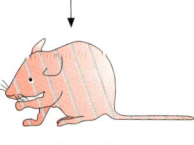

chimäres Tier

Erzeugung transgener Mäuse durch Ausschalten eines Gens

Wenn man in embryonale Stammzellen (ES-Zellen) ein mutiertes Gen einbringt, dessen flankierende Sequenzen denen des entsprechenden, nicht mutierten Gens der ES-Zelle entsprechen, kann es durch ein Rekombinationsereignis zu einem Austausch des Wildtyp-Gens gegen das mutierte Gen kommen. In **a** ist der Aufbau eines Vektors gezeigt, der zur Ausschaltung eines Gens (= „Ziel-Gen") genutzt werden kann. In diesem „Replacement"-Vektor (Zielvektor) ist ein Abschnitt des Ziel-Gens so eingebaut und verändert, dass ein Teilabschnitt durch ein Resistenzgen (hier gegen Neomycin: *neo*) ersetzt ist. Durch homologe Rekombination nach Einbringen in embryonale Stammzellen wird in einem Teil der Zellen eines der beiden Allele des Ziel-Gens durch das unterbrochene Gen ersetzt. Solche Zellen können isoliert werden, da sie gegen Neomycin resistent sind. Zusätzlich trägt zur Selektion bei, dass nicht homolog-rekombinierte Vektoren das Thymidin-Kinase-Gen (tk) tragen und damit gegen einen tk-Hemmstoff empfindlich sind. In **b** ist gezeigt, wie embryonale Stammzellen nach Transfektion mit dem Replacementvektor und Selektion dieser Zellen in Blastocysten eingebracht werden. Nach Transfer in eine pseudoschwangere Maus und Austragen der Gravidität entsteht ein chimäres Tier mit Anteilen, die entweder dem Genom der injizierten ES-Zellen oder dem Genom der zur Injektion verwendeten Blastocysten (also der Ammenmutter) entsprechen. Da die ES-Zellen und Blastocysten von Tieren unterschiedlicher Fellfarbe stammen, werden chimäre Tiere an der gemischten Fellfarbe erkennbar sein. Durch entsprechende Kreuzungen und genetische Analysen können schließlich Tiere hervorgebracht werden, die für die Genausschaltung homozygot sind (sog. Knock-out-Mutanten).

Information über einen kurzen Teilabschnitt der Primärstruktur des entsprechenden Proteins formuliert hat.

Transgene Tiere und gezielter Genaustausch bei Tieren. Tiere mit Genmutationen können informative Modelle für genetisch bedingte Erkrankungen sein oder neue Erkenntnisse über die Funktion einzelner Gene oder ihrer Genprodukte liefern. Solche Mutationen können spontan oder durch chemische oder physikalische Mutagenese entstehen und nach großem analytischen Aufwand einem bestimmten Gen zugeordnet werden. Inzwischen wurden molekulargenetische Methoden entwickelt, mit denen gezielt Mutationen in ein Genom eingeführt werden, um anhand des Phänotyps des resultierenden *transgenen* Organismus das entsprechende Gen bzw. Genprodukt funktionell beschreiben zu können. Solche Verfahren wurden zur Erzeugung transgener Pflanzen und Insekten, insbesondere aber auch transgener Mäuse entwickelt. Im Folgenden werden zwei Methoden zur Herstellung transgener Mäuse kurz beschrieben (s. Kasten auf S. 178).

Neben der *Insertion fremder Gene* in eine befruchtete Eizelle hat ein zweites Verfahren große Bedeutung gewonnen, das auf einer gezielten Mutagenese embryonaler Stammzellen (ES-Zellen) beruht und sich zur *Ausschaltung bestimmter Gene* der homologen Rekombination bedient. ES-Zellen sind Zellen in Kultur, welche aus der „inneren Zellmasse" (Embryoblast, s. S. 739) von Embryonen vor der Implantation (Einnistung in der Uterusschleimhaut) stammen.

Wenn solche genetisch veränderten Zellen in Blastocysten injiziert und diese einer Ammenmutter implantiert werden (s. Kasten), entstehen *Chimären* aus genetisch unterschiedlichen Zellen. Falls das mutierte Genom auch in Keimzellen vorliegt, können durch entsprechende genetische Kreuzungen Tiere hervorgebracht werden, die den mutierten Genotyp homozygot aufweisen.

Wird das entsprechende Gen durch eine Fremdsequenz (mit einem geeigneten Selektionsmarker) gezielt in einer Weise ersetzt, dass das Wildtyp-Allel ausgeschaltet ist, resultiert ein Verlust der Geninformation: man spricht von einem *Gen-Knock-out*. Mithilfe solcher *Knock-out-Tiere*, die durch homologe Rekombination erzeugt wurden, hat man viele Genfunktionen charakterisiert und Krankheitsmodelle entwickelt.

🔍 **Insertions-Mutation.** Bei der Erzeugung transgener Tiere konnte in vielen Fällen beobachtet werden, dass das fremde Gen beim Einbau in das Genom der Wirtszelle zufällig in den codierenden Bereich eines Gens integriert wurde und damit dessen eigene Funktion ausschaltete *(Insertions-Mutation)*. In solchen Fällen führte die Beschreibung des neuen Phänotyps und die Analyse der Integrationsstelle des Transgens zur Entdeckung neuer Gene und ihrer Funktion.

🔍 **Hemmung der Genexpression in vitro durch siRNA.** Das Prinzip der RNA-Interferenz zur spezifischen Hemmung der Genexpression (s. S. 133) kann auch an Zellen in Kultur angewandt werden. Hierzu werden anhand der Sequenz einer auszuschaltenden mRNA *in vitro* RNA-Doppelstränge sythetisiert, die eine Länge von 19–21 Nucleotidpaaren aufweisen (siRNA). Diese werden durch Transfektion in die Zellen eingeschleust und lösen die Bildung eines *RNA-induzierten Silencing Komplexes* (RISC) aus, der nach Entwindung der siRNA und Basenpaarung des mRNA-komplementären siRNA-Strangs an die mRNA den Abbau der mRNA auslöst.

6.9 Pathobiochemie und therapeutische Aspekte

Nucleinsäuren und die Expression der in ihnen codierten genetischen Information sind von zentraler Bedeutung für die Funktionen von Zellen und Organen, ihre Entwicklung und ihre Anpassung an veränderte Bedingungen. Störungen der Biosynthese der Nucleinsäure, der DNA- und RNA-Struktur, der Genexpression und posttranslationalen Modifikation der Proteine können deshalb Ursache verschiedener Krankheiten sein. Im Folgenden wird dies an einigen Beispielen gezeigt.

Seit einigen Jahren werden Verfahren zur Änderung der genetischen Information oder der Genexpression mit therapeutischem Ziel entwickelt. Diese Verfahren werden unter dem Begriff der Gentherapie zusammengefasst.

Chromosomal bedingte Krankheiten (Aneusomien). Chromosomale Veränderungen als Krankheitsursache können auf einer abnormen Chromosomenzahl oder auf strukturellen Veränderungen einzelner Chromosomen beruhen.

Abweichungen von der normalen Chromosomenzahl (*numerische Chromosomenaberration*) sind die Ursache des Down-Syndroms (Mongolismus) mit Trisomie von Chromosom 21 oder des Turner-Syndroms durch fehlendes oder inkomplettes zweites X-Chromosom bei Frauen. *Strukturelle Chromosomenanomalien* mit Translokation (Austausch von Chromosomen-Bruchstücken zwischen zwei Chromosomen) sind Ursache zum Beispiel des Burkitt-Lymphoms und der chronischen myeloischen Leukämie (Kap. 25). Beim Burkitt-Lymphom verliert das zelluläre Onkogen *c-MYC* durch die Translokation seine normale Regulation der Transkription (s. ⊸**6.65**, S. 167). Bei der chronischen myeloischen Leukämie ist das sog. Philadelphia-Chromosom nachweisbar. Es entsteht durch Fusion zweier Bruchstücke der Chromosomen 9 und 22 (s. ⊸**6.66**, S. 167). Die Folge der chromosomalen Fusion ist die Produktion einer Tyrosin-Kinase, die Proliferationsfaktoren des myeloischen Zellsystems unkontrolliert aktiviert.

Genmutationen. Sie sind häufiger die Ursache einer Krankheit als chromosomale Aberrationen. Sie können spontan, durch chemische oder durch physikalische Einwirkung entstehen und in den codierenden oder regulatorischen Abschnitten eines Gens auftreten (s. S. 129 u. 163 ff.). Die phänotypische Ausprägung variiert in Abhängigkeit von der Art und Lokalisation der Mutation. Sie ist ferner davon abhängig, ob das vom mutierten Gen codierte Protein vollständig fehlt, nur als Bruchstück vorliegt (trunktiertes Protein) oder in seiner Funktion, in seiner Regulation oder in seiner Lebensdauer verändert ist. Viele Mutationen – wahrscheinlich die meisten – sind „klinisch stumm", weil die Mutation weder einen codierenden noch einen regulatorischen Abschnitt eines Gens betrifft oder die Mutation nicht zu einer Änderung der Aminosäurensequenz des Proteins führt. Die folgenden Kapitel enthalten zahlreiche Beispiele für Krankheiten durch Genmutation.

Störungen der DNA-Reparatur. Mutationen der DNA treten als unvermeidliche „Fehler" während oder nach der DNA-Replikation auf. Der Organismus besitzt die Möglichkeit, solche Fehler festzustellen und zu korrigieren (s. S. 165). Störungen dieses sehr komplexen DNA-Reparatursystems führen zu einer Krankheit mit verstärkter Empfindlichkeit der Haut gegen UV-Licht und mit Hyperpigmentierung (Xeroderma pigmentosum). Auch mit zunehmenden Alter nimmt die Aktivität der an der DNA-Reparatur beteiligten Enzyme ab. Es ist anzunehmen, dass dies ein wesentlicher Faktor beim Vorgang des Alterns und für die Zunahme der Häufigkeit von Tumoren in höherem Alter ist.

⚲ Enzyminduktion durch Phenobarbital. Der Rezeptor CAR (constitutive active receptor) steigert nach Bindung von Phenobarbital die Synthese von Enzymen der Cytochrom-P-450-Familie (s. S. 192). Da diese induzierten Enzyme nicht nur Phenobarbital, sondern auch andere Fremdstoffe metabolisieren, kann geschlossen werden, dass die Enzyminduktion zur Synthese mehrerer Metabolite führt.

Veränderungen der Transkription. Die Transkription verschiedener Gene kann durch endogene und exogene Faktoren verändert werden. Beispiele für *endogene, physiologische Faktoren* sind Hormone, insbesondere Steroidhormone, die über intrazelluläre Hormonrezeptoren die Transkription der Gene steuern. Veränderungen dieser Hormonrezeptoren mit Änderung der Transkription können sich als gesteigerte oder verminderte Hormonwirkung bei normalem Hormonspiegel manifestieren. Beispiele für *exogene Faktoren*, die eine Veränderung und Störung der Transkription bewirken, sind Fremdstoffe wie beispielsweise Pharmaka. Verschiedene Pharmaka, z. B. Phenobarbital, werden nach der Aufnahme in die Zelle an Rezeptorproteine gebunden. Das Konjugat von Protein und Pharmakon steigert nach Transport in den Zellkern und Bindung an ein „Response Element" auf der DNA die Transkription von verschiedenen Genen, z. B. für metabolisierende Enzyme oder für Proteine, die für den transmembranären Transport erforderlich sind (s. S. 334).

Störungen der RNA-Prozessierung. Sie betreffen vor allem das Spleißen der mRNA. Ein Beispiel sind Störungen des Spleißens bei der Prozessierung der mRNA des Enzyms für die Konjugation des Gallenfarbstoffs Bilirubin mit Glucuronsäure, der *Bilirubin-Glucuronyl-Transferase*. Die Veresterung der Carboxylgruppen der Propionsäurereste am Bilirubinmolekül mit Glucuronsäure, die in aktivierter Form als UDP-Glucuronsäure bereitgestellt werden muss, ist für die Ausscheidung des Bilirubins in die Galle notwendig (s. Kap. 23.2, S. 659). *UPD-Glucuronyl-Transferasen* spielen bei der Biotransformation von körpereigenen und körperfremden Stoffen in der Leber eine wichtige Rolle (s. S. 659). Es existieren mehrere Isoenzyme. Sie können durch differenzielles Spleißen weiter modifiziert werden. Beim Menschen stehen für die Glucuronidierung von Bilirubin zwei Isoenzyme der Glucuronyl-Transferase zur Verfügung, die Bilirubin-Glucuronyl-Transferasen I und II. Sie besitzen am 3'-Ende der mRNA die gleichen Exons, sind aber am 5'-Ende durch unterschiedliche Exons charakterisiert (6.70). Die 3'-Region der mRNA codiert für die Bindungsstelle der UDP-Glucuronsäure am Enzymprotein, die 5'-Region für den Proteinanteil, an den Bilirubin bzw. andere Substrate binden. Eine hereditäre Form der Hyperbilirubinämie, das *Crigler-Najjar-Syndrom Typ I*, bei der bereits kurz nach der Geburt und im Säuglingsalter die Bilirubinkonzentration im Blut extrem erhöht ist und die Ablagerung von Bilirubin im Gehirn schon im Säuglings- und Kindesalter zum Tode führt, beruht auf einer Mutation oder Spleißvariante in den Exons 2–5 am 3'-Ende der mRNA, die für die Bilirubin-Glucuronyl-Transferase I codiert. Eine abgeschwächte Form dieser Erkrankung, das *Crigler-Najjar-Syndrom Typ II* oder *Arias-Syndrom*, beruht auf Spleißvarianten in den Exons 1 A bis 1 G am 5'-Ende der mRNA.

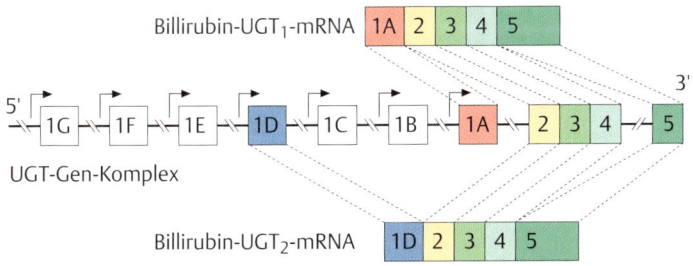

6.70 Alternatives Spleißen des UDP-Glucuronyl-Transferase-Gen-Transkripts. Bilirubin-UGT$_1$-mRNA wird aus Exon 1A und Exons 2–5 gebildet, während Bilirubin-UGT$_2$-mRNA aus den Exons 1D und 2–5 zusammengesetzt ist. Die Exons 1F und 1G werden für verschiedene Phenol-UGT-mRNA-Arten genutzt.

Störungen posttranslationaler Modifikationen und des zielgerichteten intrazellulären Transports. Beispiel einer Krankheit, die auf einer *Störung der posttranslationalen Modifikation* eines Proteins beruht, ist das *Ehlers-Danlos-Syndrom*, das in verschiedenen Typen auftreten kann. Beim Typ VI fehlt die Hydroxylierung von Lysin nach der Synthese der Kollagenfibrillen durch Mutationen des Lysyl-Hydroxylase-1-Gens. Dadurch wird die Quervernetzung der Fibrillen mit Bildung der Tripelhelices und deren Aggregation zu Kollagenfasern beeinträchtigt (s. Kap. 23.6, S. 704 f.). Es resultiert eine Instabilität des Bindegewebes, die sich klinisch durch eine Hypermobilität der Gelenke, Überstreckbarkeit der Finger, Luxationen, durch eine Aortenruptur, Ruptur des Colons oder Uterusruptur äußern kann.
Beispiel für eine *Störung des zielgerichteten intrazellulären Transports* neugebildeter Proteine sind Unterformen der familiären Hypercholesterinämie, bei denen das Rezeptorprotein für LDL zwar im endoplasmatischen Retikulum der Leberzellen gebildet, aber wegen Fehlens der Signalsequenz nicht in die Membran der Leberzelle integriert werden kann (s. Kapitel 12, S. 313).

Viruskrankheiten. Bei den Infektionskrankheiten durch Viren wird virale DNA bzw. RNA auf den Menschen übertragen. Dabei führt die Infektion mit einem bestimmten Virustyp häufig nur zur Erkrankung bestimmter Organe. Dieser Organtropismus beruht auf Proteinen (Rezeptoren) auf der Zelloberfläche, an die bestimmte Viren gebunden und danach in die Zelle eingeschleust werden können. So werden z. B. vom *humanen Immundefizienzvirus (HIV)*, einem Retrovirus, nur Lymphozyten infiziert, die auf der Oberfläche das *CD4-Antigen* tragen. Da diese Helferzellen eine wichtige Rolle bei der Immunantwort spielen, resultiert aus der Beeinträchtigung ihrer Zahl und Funktion als Folge der HIV-Infektion eine gestörte Immunabwehr mit erhöhter Anfälligkeit gegenüber opportunistischen Erregern *(acquired immunodeficiency syndrome, AIDS)*.

Der Nachweis von Viren als Ursache von Tumoren (onkogene Viren) führte zur Entdeckung von Onkogenen, deren Funktion in Kapitel 25 (S. 752) dargestellt wird.

Gentherapie. Unter somatischer Gentherapie versteht man das Einbringen eines Gens oder eines Genbruchstücks in Körperzellen, um durch deren Expression den Phänotyp zu verändern und eine Krankheit zu therapieren oder deren Entstehung zu verhindern. Wir beschreiben hier nur einige Prinzipien aus biochemischer Sicht, vieles davon ist noch im experimentellen Stadium.

Formen der Gentherapie. Das Einbringen eines Gens in eine Körperzelle kann den Ersatz eines defekten oder fehlenden Gens (Gensubstitution), die Verstärkung eines vorhandenen Gens (Genaugmentation) oder die Hemmung der Genexpression (Genblockade) zum Ziel haben.

Die *Gensubstitution* kommt vor allem bei den klassischen monogenetischen Krankheiten in Betracht, die durch den Defekt eines einzelnen Gens bedingt sind. Ein Beispiel ist der Ersatz des Gens der Adenosin-Desaminase (ADA) bei der Erkrankung, die durch diesen Enzymdefekt charakterisiert ist (s. S. 116). Sie manifestiert sich mit einer hohen Infektanfälligkeit aufgrund einer gestörten zellulären Immunreaktion. Die Gensubstitution, die bei dieser Krankheit erstmals durchgeführt wurde, führte zur Verminderung der lebensbedrohenden Infektionen und zur Verlängerung der Lebenserwartung. Dieses Resultat ist allerdings nicht eindeutig, da die Kranken neben der Gensubstitution auch mit Antibiotika in hoher Dosierung behandelt wurden. Ein weiteres Beispiel des Versuchs einer Gensubstitution ist die Gentherapie des Morbus Gaucher (s. S. 312) mit Übertragung des Gens für das Enzym Glucocerebrosidase.

Die Gentherapie im Sinne der *Genaugmentation* hat ihr Indikationsgebiet bei komplexen Erkrankungen, zu deren Entstehung bzw. Progression mehrere Gene beitragen. Ein Beispiel ist die Gentherapie von Tumoren durch Transfektion der DNA bzw. cDNA für das Cytokin Interleukin 2 (IL 2) in Lymphozyten und ihre Vorläuferzellen. IL 2 stimuliert die zelluläre Immunantwort.

Die *Genblockade* in ihren verschiedenen Formen wird bei der Therapie von Virusinfektionen eingesetzt.

Methodische Probleme der Gentherapie. Voraussetzung einer Gentherapie ist die Verfügbarkeit des einzusetzenden Gens bzw. der entsprechenden cDNA und die Kenntnis seiner Regulation und der Wirkungen des exprimierten Proteins.

Die noch ungelösten Probleme der Gentherapie betreffen vor allem die **Einschleusung von DNA- oder cDNA-Sequenzen in die Zelle** und ihre Expression. Die Einschleusung des Gens in die Zielzellen kann *„ex vivo"* oder *„in vivo"* durchgeführt werden. Im ersten Fall werden die Zielzellen, meist aus dem Blut, isoliert, z. B. Lymphozyten bei der ADA Defizienz, und nach *In-vitro*-Transfektion mit dem Gen an den Spender (Kranken) retransfundiert. Ein solches Verfahren ist wegen der guten Kontrollmöglichkeit risikoärmer als die *In-vivo*-Transfektion, jedoch in der Anwendung bislang auf Blut- und Knochenmarkszellen beschränkt. Bei der *In-vivo*-Transfektion muss der Vektor (s. u.) des zu transferierenden Gens mit einem Marker versehen werden, der eine möglichst zielgerichtete Aufnahme in bestimmte Organe ermöglicht.

Vektoren und Elektroporation. Die Übertragung (Transfektion) von DNA, cDNA oder RNA erfordert einen *Vektor* zur Überwindung der Barriere der Zellmembran. Als solche Vektoren können Viren oder Liposomen dienen. Ein weiteres Verfahren der Transfektion beruht auf der Produktion von Poren in der Zellmembran durch physikalische Einwirkung, z. B. als *Elektroporation*. Durch die Poren kann das genetische Material ohne Vektor in die Zellen übertragen werden, wobei sich die Poren nach der Transfektion wieder schließen müssen.

Als *virale Vektoren* wurden bisher Adenoviren und Retroviren verwendet, in denen die für die Virusreplikation essenziellen Gene durch das therapeutisch einzubringende Gen ersetzt wurden. Retrovirale Vektoren erscheinen besonders für eine *Ex-vivo*-Therapie geeignet, während wegen des spezifischen Organtropismus Adenoviren als Vektoren für die *In-vivo*-Therapie geeignet erscheinen. Solche Vektoren werden jedoch skeptisch beurteilt, da bei Gentherapie mit einem solchen Vektor ein Todesfall aufgetreten ist.

Liposomen als Vektoren sind artifizielle, mit einer Lipiddoppelschicht umschlossene Vesikel (s. S. 316), die die zu übertragende DNA oder cDNA enthalten. Solche Vesikel können mit der Membran der Zielzelle fusionieren und dabei ihren Inhalt durch die entstehende Öffnung in das Cytoplasma der Zielzelle abgeben.

Das zweite Problem der Gentherapie, die **Erreichung einer ausreichenden Expression** des transfizierten Gens, ist derzeit noch nicht befriedigend gelöst. Der Prozess ist durch Verwendung flankierender Regionen mit bekannter Sequenz am transfizierten Gen bislang nicht sicher steuerbar. Es besteht die Gefahr, durch Integration des transfizierten Gens in das Genom der Wirtszelle die Expression wichtiger Gene zu unterdrücken oder die von potenziell gefährdenden Genen, z. B. von Onkogenen, zu stimulieren.

Gentherapie durch Genblockade. Hier besteht das Problem der Einschleusung von genetischem Material oder RNA, jedoch entfällt das Problem der Genexpression. Mehrere Verfahren stehen derzeit in der Erprobung und sind z. T. in Tierexperimenten bereits erfolgreich eingesetzt worden. Die Rückwirkung von Oligonucleotiden auf zelluläre Funktionen kann auf mehreren verschiedenen Prinzipien beruhen:
- Antisense-Oligonucleotide hemmen die Translation;
- Ribozym-Oligonucleotide können gezielt mRNA-Moleküle spalten (vgl. ◉**6.15**, S. 129);
- Tripelhelix-bildende Oligonucleotide blockieren die Transkription am jeweiligen DNA-Abschnitt;
- aptamere Oligonucleotide bilden durch intramolekulare H-Bindungen dreidimensionale Strukturen aus und können durch Bindung an Proteine deren jeweilige Funktionen blockieren.

Bei den *Antisense-Oligonucleotiden* handelt es sich um RNA-Oligonucleotide, die zu einem Teilstück der mRNA, deren Translation blockiert werden soll, komplementär sind. Da sie gegen den intrazellulären Abbau durch Nucleotidasen geschützt werden müssen, verwendet man „Oligos" mit einer *S*- anstelle der *O*-Brücke zwischen den Nucleotiden. Sie bilden mit dem komplementären Abschnitt der mRNA in der Zielzelle oder im Virus einen Hybrid-Doppelstrang und blockieren dadurch die Translation (◉**6.71**).

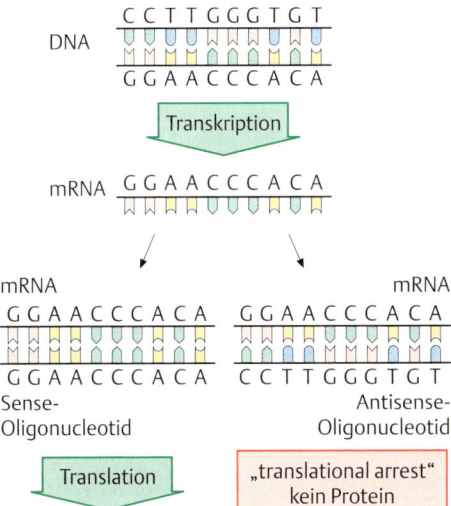

◉**6.71 Prinzip der Gentherapie mit Antisense-Oligonucleotiden.** Oligonucleotide, die zur mRNA komplementär sind *(antisense)*, können mit dieser einen Doppelstrang ausbilden und dadurch dessen Translation blockieren (rechts). Im Gegensatz dazu hemmen Oligonucleotide mit in Bezug zur mRNA identischer Basenfolge *(sense)* deren Translation nicht.

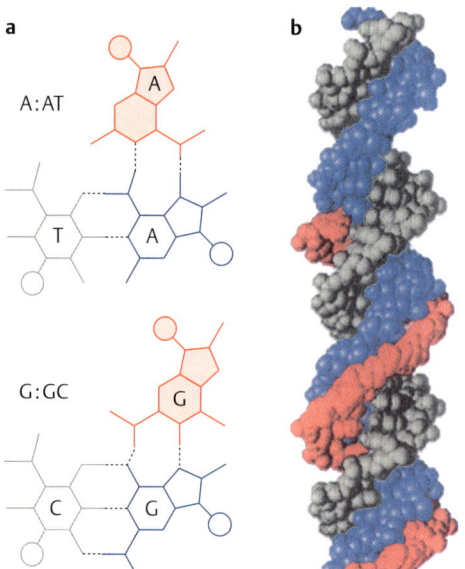

a

A:AT

G:GC

b

◉**6.72 Ausbildung einer Tripelhelix** durch Einlagern eines Oligonucleotids in die große DNA-Furche. **a** An ein AT-Paar (oben) ist ein A (rot) durch zusätzliche H-Bindungen hinzugetreten. Unten ist ein GC-Paar gezeigt, mit dessen G ein weiteres G durch H-Bindungen interagiert. Gezeigt ist die Situation, wenn bindender und gebundener Strang entgegengesetzte 5'–3'-Polarität aufweisen; daneben gibt es auch Tripelhelix-Anordnungen mit „paralleler" 5'–3'-Orientierung der beiden Stränge. **b** Raummodell einer DNA-Tripelhelix mit Oligonucleotid in der großen Furche (nach Vasquez und Wilson, Trends Biochem. Sci. 1998; 23: 4–9).

Ribozyme, z. B. in Form der Hammerhead-Ribozyme (s. S. 129), können so konstruiert und synthetisiert werden, dass sie sich an eine bestimmte RNA-Sequenz anlagern und sie spalten.

Antisense-Oligonucleotide und Ribozyme sind im Tierexperiment bei der Therapie von Virusinfektionen, z. B. gegen Hepatitis-B-Virus, experimentell erfolgreich eingesetzt worden. Ihr Vorteil ist die spezifische gegen das Virus gerichtete Wirkung ohne Schädigung der Wirtszelle. Das Problem liegt auch hier in der Einschleusung der Oligonucleotide und Ribozyme in die Zellen.

Tripelhelix. Zur Bildung einer Tripelhelix wird ein DNA-Strang synthetisiert, der mit Purin-reichen DNA-Abschnitten Wasserstoff-Bindungen (sog. Hoogsten-Basenpaare) ausbildet und sich in die große Furche der DNA-Helix als dritter Strang einlagern kann (◉6.72). Die Transkription der DNA wird dadurch in diesem Abschnitt blockiert. Die therapeutische Anwendung ist derzeit noch in experimenteller Erprobung.

Aptamere sind RNA- oder DNA-Moleküle von bis zu mehreren hundert Basenpaaren, die mit hoher Affinität und Spezifität bestimmte Liganden (z. B. ein Protein, dessen Funktion beeinflusst werden soll) binden. Sie werden aus einer Mischung zufallsgenerierter RNA- oder DNA-Moleküle durch ihre Bindungsfähigkeit an vorgegebene Liganden selektiert. In Lösung sind Aptamere weitgehend unstrukturiert; sie nehmen erst nach Bindung an ihren jeweiligen Liganden eine durch H-Bindungen und van-der-Waals-Kräfte stabilisierte, definierte räumliche Struktur an.

Die Gentherapie ist eine Therapieform, die wahrscheinlich in Zukunft bei vielen Krankheiten eine kausale Therapie ermöglichen wird. Sie ist aber derzeit noch im experimentellen Stadium.

7 Stoffwechsel des Sauerstoffs

Zusammenfassung

- Der molekulare Sauerstoff der Erdatmosphäre ist ein **Produkt der Photosynthese**, die in Pflanzen und grünen Mikroorganismen abläuft. Dabei wird Wasser in O_2 und Coenzym-gebundenen Wasserstoff (H_2) gespalten; der Sauerstoff wird in die Atmosphäre entlassen.
- Obwohl der Sauerstoff eine Diradikalstruktur aufweist, ist er ein verhältnismäßig stabiles Molekül. Unter bestimmten Bedingungen beteiligt er sich an Oxidationsreaktionen.
- Wenn ein O_2-Molekül ein oder zwei Elektronen aufnimmt, entstehen **Radikale**, die als Zellgifte wirken und beseitigt werden müssen.
- Als **Antioxidanzien** wirken in der Zelle Glutathion, in den Membranen Vitamin A, Vitamin E und β-Carotin. Die Superoxid-Dismutase beseitigt •O_2^--Radikale durch Disproportionierung zu $O_2 + O_2^{2-}$.
- Viele Enzyme, die mit O_2 reagieren, haben ein **Porphyrin** als prosthetische Gruppe. Zentralatom ist meist Eisen. Die Biosynthese des Porphyrinsystems wird erläutert.
- **Oxidasen** sind Enzyme, die ihr Substrat oxidieren und die Elektronen auf Sauerstoff übertragen. Wenn zwei Elektronen von O_2 aufgenommen werden, entsteht O_2^{2-}, das unter Aufnahme von 2 H^+ in H_2O_2 übergeht; werden vier Elektronen auf O_2 übertragen, so entstehen 2 O^{2-}, die mit 4 H^+ schnell 2 H_2O bilden. Die wichtigste Oxidase vom zweiten Typ ist die Cytochrom-Oxidase.
- Die **Monooxygenasen** führen ein Sauerstoff-Atom des O_2-Moleküls in das Substrat ein, das zweite O-Atom wird zu H_2O reduziert. Dazu bedarf es eines H_2-Donors, z. B. NADPH.
- **Dioxygenasen** spalten meist C=C-Doppelbindungen, die freien Valenzen werden dann mit Sauerstoff abgesättigt, wodurch beide O-Atome des O_2-Moleküls im Substrat erscheinen.
- **Peroxidasen** kommen vor allem in Peroxisomen vor. Sie benutzen H_2O_2, um andere Substrate zu oxidieren. Wichtig ist die Oxidation von Acetaldehyd (aus Ethanol) zu Essigsäure. Durch diese Reaktionen gelingt es, das Zellgift O_2 zu entgiften. Die **Katalase** katalysiert die Umwandlung von 2 H_2O_2 zu H_2O und O_2.
- **Pathobiochemie:** *Reaktive Sauerstoffintermediate* („Sauerstoffradikale") spielen bei verschiedenen krankhaften Störungen eine wichtige Rolle, da sie mit nahezu allen biologischen Makromolekülen reagieren und an ihnen eingreifende Veränderungen bewirken können.
  Porphyrien sind Störungen der Porphyrin- und Hämsynthese und deren Regulation. Nach dem Enzymdefekt können verschiedene Porphyrietypen unterschieden werden, die sich durch unterschiedliche Symptome manifestieren.

7.1 Sauerstoff als reaktives Molekül

O$_2$-Produktion durch photoautotrophe Organismen:

$$2\,H_2O \;+\; 2\,NADP^+ \;\xrightarrow{\;h\nu\;}$$
$$O_2 \;+\; 2\,NADPH + 2\,H^+ \qquad (7.1)$$

$$\cdot\overline{O}-\overline{O}\cdot \qquad O_2$$

molekularer Sauerstoff

$$e^-\;\downarrow$$

$$\cdot\overline{O}-\overline{\underline{O}}|^- \qquad \cdot O_2^-$$

Superoxid-Anion

$$e^-\;\downarrow$$

$$|\overline{O}-\overline{O}|^{2-} \qquad O_2^{2-}$$

Peroxid-Dianion

$$2\,H^+\;\downarrow$$

$$H-\overline{O}-\overline{O}-H \qquad H_2O_2$$

Wasserstoffperoxid

7.1 Elektronenkonfigurationen des Sauerstoffs. Rechts die übliche Formel.

7.1 Reaktive Sauerstoffintermediate und Mittel zu ihrer Beseitigung

Struktur	Reaktive Spezies und Eigenschaften	Antioxidans
O$_2$*	Singulett-Sauerstoff (angeregtes Molekül)	Vit. A β-Carotin, Vit. E
•O$_2^-$	Superoxid-Radikal	Superoxid-Dismutase
•OH	Hydroxyl-Radikal	Vit. E
RO•	Alkoxyl-Radikal	Vit. C
ROO•	Peroxyl-Radikal	
H$_2$O$_2$	Wasserstoffperoxid (Oxidationsmittel)	Katalase, Glutathion-Peroxidase
ROOH	Lipidperoxide (Oxidationsmittel)	Glutathion-Peroxidase

Reaktion der Superoxid-Dismutase:

$$2\;\cdot\overline{O}-\overline{\underline{O}}|^- \;\rightleftharpoons\; O_2 + O_2^{2-} \qquad (7.2)$$

Herkunft des atmosphärischen Sauerstoffs. Wir betrachten heute den Sauerstoff als lebensspendendes Element. Sauerstoffmangel führt für die meisten Lebewesen auf der Erde zu raschem Tod. Das war aber nicht immer so. Zu Beginn der biochemischen Evolution, d. h. der Entstehung des Lebens, war die Atmosphäre der Erde reduzierend, sie bestand aus Wasserstoff, CO$_2$, Methan, Schwefelwasserstoff, Stickstoff und Ammoniak (S. 169). Der Sauerstoff der Atmosphäre ist ein Produkt der Lebewesen, die *photoautotroph* leben und mit Hilfe des Sonnenlichts Wasser in O$_2$ und Coenzym-gebundenen H$_2$ spalten (Gl. 7.1). Das sind vor allem die Pflanzen, aber auch photoautotrophe Mikroorganismen. Der Coenzym-gebundene Wasserstoff dient dem Stoffwechsel vor allem zum Aufbau von Körpersubstanzen, der Sauerstoff wird als „Abfallprodukt" in die Atmosphäre entlassen (S. 424).
Erst später entstanden die aerob lebenden Organismen, die eben diesen Abfall, den Sauerstoff, benutzten, um damit organisches Material zu oxidieren. Solche Reaktionen sind stark exergon, d. h. es lässt sich daraus Energie gewinnen. Zu diesen *Aerobiern* gehören der Mensch und die Tiere, aber auch aerob lebende Mikroorganismen und die Pflanzen in der Dunkelphase.

Reaktionsmöglichkeiten des molekularen Sauerstoffs. Der molekulare Sauerstoff ist seiner chemischen Struktur nach eigentlich ein Diradikal (7.1). Er weist zwei einsame Elektronen auf, was man daran erkennt, dass er paramagnetisch ist.
Fügt man zu einem Sauerstoffmolekül ein Elektron hinzu, so resultiert ein *Superoxid-Anion*. Dieses Radikal ist äußerst reaktionsfähig und vermag alle möglichen Substanzen des Organismus anzugreifen.
Fügt man noch ein weiteres Elektron zum Superoxid-Anion, so kommt man zum *Peroxid-Dianion*. Wenn dieses 2 H$^+$-Ionen aufnimmt, dann haben wir das wohlbekannte *Wasserstoffperoxid* H$_2$O$_2$. Auch dieses ist ein regelmäßiges Produkt des Stoffwechsels. Die Enzyme, die H$_2$O$_2$ produzieren, gehören zu den *Oxidasen;* die *Peroxidasen* benützen H$_2$O$_2$ als Oxidationsmittel, um damit andere Substrate zu oxidieren. Sie kommen vor allem in den Peroxisomen vor.
Wichtige Substrate, die durch Sauerstoff angegriffen werden, sind Glutathion, Vitamin A, C und E und die ungesättigten Fettsäuren in den Membranlipiden.

Schutz vor reaktiven Sauerstoffintermediaten. Alle Sauerstoffabkömmlinge, die Radikale sind, wirken als Zellgift, weil sie wichtige Zellbestandteile oxidieren. 7.1 gibt eine Liste der sehr reaktiven Verbindungen, zu denen Sauerstoff-Radikale und Peroxide zählen (engl. *ROS, reactive oxygen species*). Die Tabelle nennt auch *Antioxdanzien*, die sie in der Zelle unschädlich machen. Sie fangen die Radikale ab, indem sie selbst oxidiert werden.
Ein weiterer Schutz besteht in der *Kompartimentierung*. Viele Reaktionen, die H$_2$O$_2$ oder andere Peroxide liefern, verlaufen in den Peroxisomen, in denen auch Peroxidasen vorkommen, die die Peroxide (auch H$_2$O$_2$) unschädlich machen (S. 396). Auch die Katalase (Reaktion S. 194) findet sich hier in höherer Konzentration.
Das Superoxid-Anion wird im Körper normalerweise sehr schnell durch die *Superoxid-Dismutase* inaktiviert, die die in Gl. 7.2 formulierte Reaktion katalysiert.

Enzyme des Sauerstoff-Metabolismus. Zu den Enzymen, die mit Sauerstoff reagieren, zählen die *Peroxidasen*, die *Oxidasen* und die *Oxygenasen*. Sie werden später in diesem Kapitel genauer behandelt. Viele dieser Enzyme haben ein Porphyrin als prosthetische Gruppe. Porphyrine liegen auch dem Häm des Hämoglobins, den Cytochromen und dem Chlorophyll zugrunde.

7.2 Die Porphyrine

Grundstruktur der Porphyrine. Das Porphyrin besteht aus vier Pyrrol-ringen, die über vier Methin-Gruppen (=CH–) miteinander verbunden sind (⬥**7.2**).

Bei den natürlich vorkommenden Porphyrin-Derivaten trägt jeder Pyrrol-Ring eine kurze und eine lange Seitenkette; beim *Uroporphyrin* sind dies eine Essigsäure-Kette, $-CH_2-COOH$ und eine Propionsäure-Kette, $-CH_2-CH_2-COOH$. Wie ⬥**7.3** zeigt, lassen sich unter diesen Voraussetzungen vier verschiedene Isomere voraussehen, die als Typ I–IV unterschieden werden. Die Typen II und IV wurden synthetisch erhalten, sie haben keine biologische Bedeutung. Vertreter des Typs I – gekennzeichnet durch eine regelmäßige Folge von kurzer und langer Seitenkette – treten als pathologische Stoffwechselprodukte auf (S. 196 ff.). Bei dem einzigen physiologisch wichtigen Typ III erscheint der vierte Ring umgedreht, also „verkehrt" einkondensiert.

Die Porphyrin-Biosynthese (⬥**7.5**). Die Biosynthese der Porphyrine ist eine wichtige Reaktion, die in praktisch allen Zellen abläuft und dazu dient, die Ausstattung der Zelle mit Cytochromen zu gewährleisten. Im Blut-bildenden Gewebe kommt die Biosynthese des Blutfarbstoffs als besondere Aufgabe hinzu.

5-Aminolävulinat (δ-Amino-lävulinsäure, engl. aminolevulinic acid, oft ALA abgekürzt) ist die erste wichtige Vorstufe der Porphyrine. Es entsteht in den Pflanzen und den meisten Bakterien auf dem sog. C_5-*Weg* aus Glutamat, genauer aus Glutamyl-tRNA.

Ein anderer Weg, nach dem Entdecker *Shemin-Weg* genannt, wird im tierischen Organismus beschritten (Reaktion **1** in ⬥**7.5**): Durch Kondensation von Succinyl-CoA mit Glycin unter Decarboxylierung und Freisetzung von Coenzym A entsteht 5-Aminolävulinat. Bei dieser Reaktion ist Pyridoxalphosphat beteiligt.

Porphobilinogen, die Vorstufe aller Porphyrine, wird aus zwei Molekülen 5-Aminolävulinat gebildet (Reaktion **2**). Davon wird zunächst ein Molekül an *Porphobilinogen-Synthase* gebunden und reagiert dann mit einem zweiten Molekül 5-Aminolävulinat unter Aldol-Kondensation, Ringschluss und Wasserabspaltung zu Porphobilinogen.

Die Häm-Synthese beginnt mit der Desaminierung von Porphobilinogen durch die *Porphobilinogen-Desaminase* zum reaktionsfähigen Carbenium-Kation (Reaktion **3** und ⬥**7.4**). Dieses polymerisiert zum Tetrapyrrol-Derivat mit der HO-CH_2-Gruppe an Ring A, das wahrscheinlich durch Addition von HO$^-$ an das lineare Tetrapyrrol-Kation entsteht (Reaktion **4**). Dieses Tetrapyrrol wird von der „Cosynthase" glatt zu **Uroporphyrinogen III** umgesetzt (Reaktion **6**). Als Reaktionsmechanismus wird angenommen, dass ein Zwischenprodukt entsteht, bei dem Ring D nur mit einer Ecke beteiligt ist. Dann wird die Bindung von C-15 zum Ring D gelöst und neu geknüpft, nachdem der Ring umgedreht ist.

Das Uroporphyrinogen III wird nun durch die Uroporphyrinogen-Decarboxylase zu **Coproporphyrinogen III** decarboxyliert (Reaktion **7**). Ein geringer Teil davon wird zu Coproporphyrin III dehydriert und erscheint teils in den Faeces, teils im Harn. Der nächste Schritt auf dem Biosyntheseweg ist die Umwandlung von Coproporphyrinogen in das **Protoporphyrin**, in welches durch die *Ferrochelatase* Eisen eingelagert wird; damit ist das Endprodukt der Synthese, das **Häm**, entstanden. Das Fe^{II} ist hier komplex gebunden, vier Koordinationsstellen werden durch die N-Atome des Protoporphyrin IX besetzt, die fünfte von einem Histidin-Rest des Globins, und die sechste bindet O_2 reversibel (s. ⬥**2.18**, S. 37).

⬥7.2 Grundstruktur der Porphyrine. Die vier Pyrrol-Ringe des Porphyrin-Grundkörpers werden mit A, B, C und D bezeichnet und die C-Atome und N-Atome durchnummeriert, wie die Formel zeigt.

⬥7.3 Die Isomeren der Porphyrine (schematisch). Jeder Pyrrol-Ring, hier durch ein einfaches Fünfeck dargestellt, trägt eine kurze Kette (durch den orangefarbenen Punkt symbolisiert) und eine lange Kette (durch einen blauen Balken dargestellt). Typ I entsteht bei der Biosynthese nur unter pathologischen Bedingungen, Typ III liegt in allen biologisch wichtigen Prophyrinen und Porphyrinproteinen vor.

⬥7.4 Desaminierung von Porphobilinogen. Durch Eliminierung von NH_3 entsteht das Desaminoporphobilinogen-Kation (Reaktion der Porphobilinogen-Desaminase).

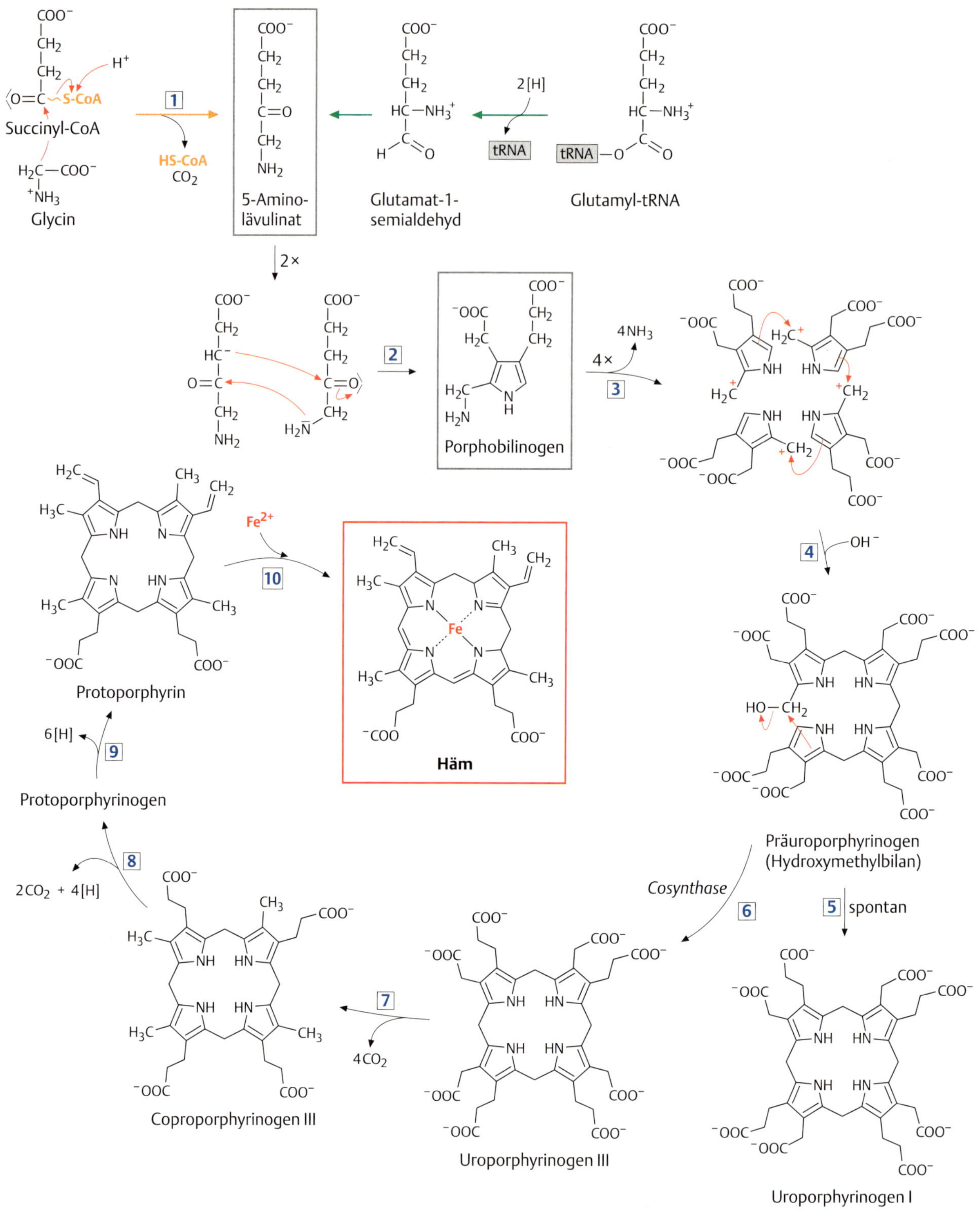

Succinyl-CoA

Glycin

HS-CoA
CO_2

5-Amino-
lävulinat

Glutamat-1-
semialdehyd

2[H]

tRNA

tRNA

Glutamyl-tRNA

2×

Porphobilinogen

4NH_3

4×

OH^-

Protoporphyrin

Fe^{2+}

Häm

Präuroporphyrinogen
(Hydroxymethylbilan)

6[H]

Protoporphyrinogen

2CO_2 + 4[H]

Cosynthase

spontan

4CO_2

Coproporphyrinogen III

Uroporphyrinogen III

Uroporphyrinogen I

◄ ◉**7.5 Porphyrin-Biosynthese.** Links oben ist der Shemin-Weg (orangefarbener Pfeil) dargestellt (Reaktion **1**): Aus Succinyl-CoA und Glycin bildet die *5-Aminolävulinat-Synthase*, ein Pyridoxalphosphat-abhängiges Enzym, die Schlüsselverbindung 5-Aminolävulinat. Sie entsteht bei Pflanzen und Mikroorganismen auf dem C_5-Weg (rechts, grüne Pfeile) aus Glutamyl-tRNA. Dieses wird durch die *Glutamyl-tRNA-Reduktase* zu Glutamat-1-semialdehyd reduziert; dabei wird die tRNA wieder freigesetzt. Durch eine Transaminase wird Glutamat-1-semialdehyd in 5-Aminolävulinat umgewandelt; zu dieser Verschiebung der NH_2-Gruppe und dem Austausch gegen die Oxo-Gruppe ist Pyridoxalphosphat als Coenzym erforderlich.

Zwei Moleküle 5-Aminolävulinat kondensieren zu Porphobilinogen (*5-ALA-Dehydratase*, (**2**). Aus diesem entsteht durch Desaminierung (**3**) und Polyaddition (**4**) das lineare Präuroporphyrinogen (auch Hydroxymethylbilan genannt), das hier in abgewinkelter Form geschrieben ist; es zyklisiert langsam spontan (nichtenzymatisch) zu Uroporphyrinogen I (**5**). Durch die *Uroporphyrinogen-III-Synthase* (auch als *Cosynthase* bezeichnet, **6**) wird die Zyklisierung so gelenkt, dass Uroporphyrinogen III mit dem „verkehrt" einkondensierten Ring D entsteht. Durch mehrfache Decarboxylierung (**7**) wird Coproporphyrinogen III gebildet, das durch die *Coproporphyrinogen-Oxidase* (**8**) und *Protoporphyrinogen-Oxidase* (**9**) zu Protoporphyrin oxidiert wird. Die Einlagerung von Fe^{2+} wird durch die *Ferrochelatase* bewirkt (**10**).

Man beachte, dass bis zum Protoporphyrin durchweg die hydrierten, mit *-ogen* bezeichneten Zwischenstufen entstehen. Die eigentlichen Porphyrine, Coproporphyrin III und das in geringer Menge entstehende Uroporphyrin I, sind Nebenprodukte, die ausgeschieden werden.

Ort der Synthese. Es ist bemerkenswert, dass dieser komplizierte Syntheseweg teils innerhalb, teils außerhalb der Mitochondrien abläuft. Das 5-Aminolävulinat wird in den Mitochondrien gebildet; es muss aus den Mitochondrien ausgeschleust werden, die Synthese von Porphobilinogen, dessen Kondensation zum Uroporphyrinogen und die Umwandlung zum Coproporphyrinogen III finden außerhalb der Mitochondrien statt. Erst die Bildung des Protoporphyrins und des Häms verlaufen wieder intramitochondrial. Für die meisten Zellen ist dies sinnvoll, da das Häm in erster Linie zum Aufbau der mitochondrialen Cytochrome benötigt wird. In den Vorstufen der Erythrocyten muss allerdings das Häm wieder aus den Mitochondrien ins Cytoplasma transportiert werden.

Regulation der Häm-Synthese. Das Schrittmacherenzym der Häm-Synthese ist die *5-Aminolävulinat-Synthase,* die den ersten Schritt der Reaktionsfolge katalysiert. Das Enzym ist kurzlebig, seine Halbwertzeit beträgt nur 80 min. Die Biosynthese des Enzyms wird in der Leber durch freies Häm gehemmt (Repression, S. 136). Außerdem ist freies Häm ein allosterischer Hemmstoff des Enzyms. Proteingebundenes Häm (in Hämoglobin oder Cytochromen) ist wirkungslos. Durch diesen doppelten Regulationsmechanismus wird die Häm-Synthese der Synthese der Apoproteine angepasst. In den Vorstufen der Erythrocyten im Knochenmark wird die Porphyrinsynthese nicht durch freies Häm, sondern durch die Zellproliferation über noch unbekannte Mechanismen reguliert.

Die Vielfalt der Porphyrine. Wir haben die Häm-Synthese am Beispiel des **Häm b** besprochen, das dem Blutfarbstoff zugrunde liegt, aber auch die prosthetische Gruppe einiger Oxidasen und Oxygenasen ist. Wie ⊤ **7.2** zeigt, sind noch weitere Porphyrin-Derivate mit anderen Zentralatomen als Eisen bekannt, die wichtige Funktionen ausüben. Viele dieser Ringsysteme sind partiell oder weitgehend reduziert.

Tetrapyrrole mit Magnesium als Zentralatom sind die *Chlorophylle* (◉v713). Sie fangen bei der Photosynthese Lichtenergie ein und verwandeln sie durch Elektronen-Transfer in chemische Energie. Diese Vorgänge werden in Kapitel 17 (S. 424 ff.) ausführlich behandelt.

🔍 **Zur Nomenklatur.** Coproporphyrinogen und Coproporphyrin werden in der deutschen Literatur als Koproporphyrinogen und Koproporphyrin geschrieben. Das mag etymologisch richtiger sein, da sich der Name von κόπρος = Stuhl ableitet. Wir ziehen jedoch die in der internationalen, insbesondere in englischen Texten übliche Schreibweise *Coproporphyrinogen* vor, um dem Leser das Auffinden des Begriffs in Registern englischsprachiger Texte zu erleichtern.

🔍 **Induktion der Porphyrin-Synthese durch Fremdstoffe.** Die 5-Aminolävulinat-Synthese kann durch verschiedene Fremdstoffe, u. a. Pharmaka wie Phenobarbital, 4-Aminosalicylsäure u. a., induziert werden. Deswegen können solche Pharmaka bei latenten Porphyrien (s. u.) einen Krankheitsschub auslösen.

◉**7.6 Chlorophyll.** Bei den Chlorophyllen ist das Porphyrin-System partiell hydriert, und eine Carboxylgruppe ist mit dem Oligoprenylalkohol Phytol verestert.

Ubiquität der porphyrinhaltigen Enzymsysteme. Es ist auffällig, dass in allen Organismen, von den Archaea bis zu den Tieren, porphyrinhaltige Enzymsysteme an den entscheidenden Vorgängen der Energiekonservierung in Membranen beteiligt sind. Die Annahme liegt nahe, dass dieses System einmal „erfunden" wurde und sich unter Abwandlungen über Jahrmillionen erhalten hat.

Tetrapyrrole mit Nickel als Zentralatom wurden in methanbildenden *Bakterien* aufgefunden (s. Kap. 18.3, S. 466). Bei ihnen ist das Tetrapyrrol-System noch stärker gesättigt als beim Chlorophyll. Ein Beispiel ist das einstweilen noch „*Faktor 430*" genannte Tetrapyrrol in ☞7.7e (s. a. S. 466).

Das Cobalamin (Vitamin B₁₂) enthält ein abgewandeltes zyklisches Tetrapyrrol, welches nicht den Porphyrin-Ring, sondern den *Corrin-Ring* trägt. Zentralatom ist Cobalt (Formel s. S. 93). Das Cobalamin ist Bestandteil von Coenzymen, die Umlagerungsreaktionen vermitteln.

☞7.7 **Strukturtypen der zyklischen Tetrapyrrole. a** Häm (im Hämoglobin und Cytochromen), **b** Sirohäm (in Nitrit- und Sulfit-Reduktasen), **c** Chlorophylle der Pflanzen, **d** Bakteriochlorophylle, **e** Faktor 430 aus methanbildenden Bakterien, **f** Cobalamin. Die Ringstrukturen mit konjugierten und isolierten Doppelbindungen sind hervorgehoben.

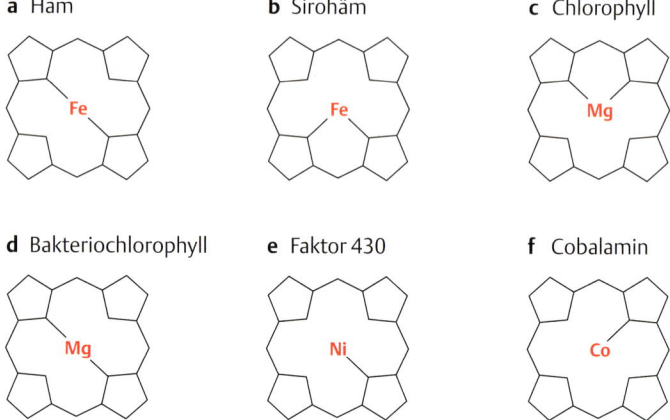

a Häm **b** Sirohäm **c** Chlorophyll

d Bakteriochlorophyll **e** Faktor 430 **f** Cobalamin

☰ 7.2 **Biologische Funktion der Porphyrine**

Zentral-atom	Porphyrin-Protein	Funktion
Fe	Hämoglobin	O_2-Transport
Fe	Cytochrom b, c	Elektronentransport in der Atmungskette
Fe	Cytochrom a, a_3	O_2-Reduktion unter Energiekonservierung
Fe	Sirohämprotein	Nitrit- und Sulfit-Reduktion
Fe	Katalasen, Peroxidasen	Oxidationen mit H_2O_2
Fe	Cytochrom P-450	Monooxygenase
Mg	Chlorophyll a, b	Photosynthese: lichtgetriebener Elektronentransport
Ni	Faktor 430 aus methanbildenden Bakterien	Methan-Bildung unter Energiekonservierung
Co	Cobalamin-Coenzyme	Umlagerungsreaktionen, Transmethylierung

7.3 Hämoglobin und Cytochrome

Hämoglobin. Das Hämoglobin ist bei Säugetieren das quantitativ bedeutendste Porphyrin-Protein. Es ist in den Erythrocyten lokalisiert, seine wichtigste Funktion ist der Sauerstofftransport. Es vermag molekularen Sauerstoff an das zentrale, komplex gebundene Fe^{II} anzulagern und so von der Lunge zu allen Organen und Geweben zu transportieren. Wird das Eisen zum Fe^{III} oxidiert, so ist die sechste Koordinationsstelle von einem negativ geladenen Ion (z. B. Cl^-) besetzt; das so entstandene *Methämoglobin* kann keinen Sauerstoff transportieren.

Wir haben das Hämoglobin als Beispiel für eine Proteinstruktur in Kapitel 2 (S. 36) beschrieben; seine allosterischen Eigenschaften sind auf Seite 37 ff. behandelt.

scheinlich ist die Katalase eine sehr unspezifische Oxidase, und es ist mehr ein Zufall, dass sie auch auf H_2O_2 wirkt. In Peroxisomen ist sie in großer Menge vorhanden. Hier wirkt sie zusammen mit der Acyl-CoA-Oxidase, einem Flavoprotein, welches sehr langkettige aktivierte Fettsäuren in die ungesättigten Enoyl-CoA-Derivate verwandelt (vgl. Kapitel 15, S. 396).

7.7 Pathobiochemie

Ein Sauerstoffangebot, das im Vergleich zum Sauerstoffbedarf eines Gewebes zu gering ist, verursacht bei höheren Organismen ein Defizit an biologisch verwertbarer Energie, z.B. in Form von ATP. Die Folgen sind zunächst Störungen der Funktion und der Struktur von Zellen und Organen, mit höherem Sauerstoffdefizit deren Tod. Die folgende Darstellung befasst sich nicht mit Krankheiten als Folge eines solchen Sauerstoffdefizits, sondern in einem ersten Teil mit pathologischen Veränderungen, die durch reaktive Sauerstoffintermediate („Sauerstoffradikale") verursacht werden und als *oxidativer Stress* bei verschiedenen Krankheiten eine Rolle spielen. Im zweiten Teil werden Störungen der Porphyrin- und Hämbiosynthese und ihrer Regulation dargestellt. Die dadurch verursachten Krankheiten werden unter dem Begriff *„Porphyrien"* zusammengefasst.

Pathologische Veränderungen durch Störung der Funktion einzelner Porphyrine (s. ☛ 7.2 und S. 190 ff.), z.B. der Cytochrome der Atmungskette und der Cytochrome P-450 der Biotransformation, werden in den entsprechenden Kapiteln dargestellt.

Oxidativer Stress. Dieser Begriff bezeichnet ein Missverhältnis zwischen reaktiven Sauerstoffintermediaten und Antioxidanzien, wenn ein Überschuss an den ersteren oder ein Mangel an Antioxidanzien oder eine Kombination dieser beiden Möglichkeiten vorliegt.

Entstehung der reaktiven Sauerstoffintermediate. Sie erfolgt physikalisch, chemisch-nichtenzymatisch oder enzymatisch. Die physikalische Bildung findet an Pigmentmolekülen unter Einwirkung von *UV-* oder *Röntgenbestrahlung* statt. Die Gewebsschädigung durch Röntgenstrahlen beruht wesentlich auf der Bildung von reaktiven Sauerstoffintermediaten. Chemisch werden reaktive Sauerstoffintermediate bei der stufenweise ablaufenden *Sauerstoffreduktion* gebildet (☛7.1, S. 186); sie entstehen in den Mitochondrien, in Peroxisomen und im endoplasmatischen Retikulum bei oxidativen Prozessen. Enzymatisch werden reaktive Sauerstoffintermediate bei Reaktionen unter Einwirkung von verschiedener *Oxidasen*, z.B. der Xanthin-Oxidase, gebildet. Von besonderer Bedeutung ist ihre Entstehung bei der Reaktion von Wasserstoffperoxid mit Eisen- und Kupfersalzen.

Die *Antioxidanzien* können in nicht enzymatische und enzymatische unterteilt werden (☛7.3). Wichtig sind auch die „Hilfsreaktionen" für Antioxidanzien: Sie dienen ihrer Regeneration nach Reaktion mit reaktiven Sauerstoffintermediaten oder der Entgiftung und Ausscheidung der Reaktionsprodukte durch Konjugationsenzyme bzw. spezifische Transportproteine.

Physiologische Funktionen der reaktiven Sauerstoffintermediate. Die Intermediate sind wichtig bei der positionsspezifischen Hydroxylierung aliphatischer und aromatischer Verbindungen, bei der Oxidation der Arachidonsäure mit Bildung von Eicosanoiden, bei Hydroxylierungsreaktionen im Rahmen der Biotransformation und bei der Infektabwehr durch Makrophagen und polymorphkernige Leukozyten. Bei letzterer werden phagozytierte Mikroorganismen intrazellulär durch reaktive Sauerstoffintermediate inaktiviert und zerstört („respiratory burst").

🔍 **Reaktive Sauerstoffintermediate** hat man auch als „aktivierte Sauerstoffspezies" oder als „Sauerstoffradikale" bezeichnet. Letztere Bezeichnung ist nicht korrekt, weil es reaktive Sauerstoffintermediate ohne die Eigenschaft von Radikalen, chemisch charakterisiert durch ein ungepaartes Elektron in der äußeren Elektronenschale, gibt. Unter den reaktiven Sauerstoffintermediaten sind die mit den Eigenschaften eines Radikals jedoch am reaktivsten und am instabilsten. Eine Übersicht über die reaktiven Sauerstoffintermediate und Antioxidanzien findet sich in ☛ 7.1 auf S. 186.

☛ 7.3 Antioxidanzien

nichtenzymatische Antioxidanzien
  Vitamin E (α-Tocopherol)
  Ubichinon (Coenzym Q)
  β-Carotin
  Vitamin C (Ascorbat)
  Glutathion (reduzierte Form)
enzymatische Antioxidanzien
  Superoxid-Dismutase
  Katalase
  Glutathion-Peroxidase
Hilfsreaktionen für Antioxidanzien
  Glutathion-Reduktase
  NADPH-regenerierende Systeme
  NADPH-Ubichinon-Oxidoreduktase
  Glutathion-S-Transferase
  UDP-Glucuronyl-Transferase
  Transportsystem für Glutathion und
    Glutathionkonjugate

Die *pathologische Bedeutung der reaktiven Sauerstoffintermediate* ist darauf zurückzuführen, dass sie mit nahezu allen biologischen Makromolekülen reagieren und an ihnen eingreifende *Veränderungen der Struktur und Funktion* bewirken können. Eine Übersicht gibt ⌶ 7.4. Da sehr verschiedene Substrate in unterschiedlicher Ausprägung und Kombination von der Schädigung betroffen sein können, ergibt sich ein buntes Bild der biochemischen Läsionen und ihrer Auswirkungen. Die klinischen Erscheinungsformen sind ferner vom Bildungsort der reaktiven Sauerstoffintermediate abhängig, da die sehr reaktiven und kurzlebigen Sauerstoffradikale, z. B. das Hydroxylradikal, nur in unmittelbarer Umgebung des Entstehungsortes wirksam sind.

Reaktive Sauerstoffintermediate greifen ferner in spezifische *Regulationsmechanismen* ein. So wird der Transkriptionsfaktor NF-κB (S. 135) durch reaktive Sauerstoffintermediate aktiviert und induziert dann über eine Steigerung der Genexpression die Bildung von Proteinen, die bei Zellschädigung, Entzündung und Akute-Phase-Reaktionen beteiligt sind (s. S. 666). Auch die Expression eines Gens, das für eine Protein-Tyrosin-Phosphatase codiert, wird durch reaktive Sauerstoffintermediate stimuliert, so dass sich oxidativer Stress auch auf die Proteinphosphorylierungs/Dephosphorylierungs-Reaktionen in Signalketten auswirkt. Beziehungen bestehen ferner zwischen den Protoonkogenen *c-jun* und *c-fos* und der Expression von Antioxidanzien. Auch der Alterungsprozess ist mit einer Abnahme enzymatischer Antioxidantien korreliert.

⌶ 7.4 Schädigung von biologischen Substanzen durch reaktive Sauerstoffintermediate. Angriffspunkte und Auswirkungen von oxidativem Stress.

Angriffspunkt	biochemische Wirkung	zelluläre Auswirkungen]
Nucleinsäuren	Peroxidradikale der Basen und Zucker, Umwandlung von Guanin und Thymin	Strangbrüche der DNA, Chromosomenbrüche, Störung der Proteinsynthese
Aminosäuren und Proteine	Oxidation von Methionin zu Met-Sulfoxid und -Sulfon	Störung von Proteinfunktionen
	Oxidation und Ringöffnung von Histidin	Störung des Proteinabbaus durch Proteasen
	Oxidation von Tryptophan, Lysin und Threonin	?
	Oxidation und Ringöffnung von Prolin	Störung von Kollagensynthese und -abbau
	Oxidation von Cystein, Änderung der Thiol/Disulfid-Relation	Fehlen von Reduktionsäquivalenten, gestörte Bindung gemischter Disulfide von Protein und GSH
Kohlenhydrate	oxidative Schädigung von Hyaluronsäure	gestörte Funktion der extrazellulären Matrix
Lipide	Oxidation von mehrfach ungesättigten Fettsäuren („Lipidperoxidation"); Spaltung der C-C-Ketten; Umlagerung der Spaltprodukte und Bildung von atypischen Aggregaten	Störung der Biomembranen, Störung der Funktion von Rezeptoren, Transportproteinen und Membranfluidität
Enzyme:		
verminderte Aktivität	Ca^{2+}-ATPase der Plasmamembran	gestörte Ca^{2+}-Homöostase
	Poly(ADP-ribose)-Polymerase	NAD-Verminderung
	Glyceraldehyd-3-phosphat-Dehydrogenase, ATP-Synthase-Komplex in Mitochondrien	ATP-Mangel
erhöhte Aktivität	Elastase	Gewebeabbau

Der oxidative Stress spielt eine wichtige Rolle für die Entstehung und den Ablauf zahlreicher Krankheiten, so z. B. für die Schädigung der Leber durch Alkohol und Fremdstoffe, bei der Sepsis, bei chronisch-entzündlichen Darmerkrankungen sowie bei Eisen- und Kupferintoxikationen (S. 619).

Störungen der Porphyrin- und Häm-Biosynthese. Krankheiten, die auf diesen Störungen beruhen, werden unter dem Begriff „Porphyrien" zusammengefasst. Eine vollständige Unterbrechung der Hämsynthese ist mit dem Leben nicht vereinbar. Porphyrien beruhen auf einer quantitativen Beeinträchtigung der Hämsynthese, auf einer vermehrten Bildung normaler oder atypischer Metabolite oder auf einer Regulationsstörung dieses Syntheseweges (◉7.15 S. 198).

✎ Die Bezeichnung „Porphyrie" ist missverständlich, weil bei einigen Krankheiten, die durch Störungen der Porphyrin- und Hämsynthese verursacht werden, das Symptom einer gesteigerten Konzentration der Porphyrine im Blut, Urin oder Gewebe fehlt, andererseits aber dieses Symptom ohne weitere Krankheitssymptome vorhanden sein kann. Der Sammelbegriff „Porphyrien" ist aber in der Klinik üblich.

Einteilung der Porphyrien. Porphyrien können nach ihrer Ursache, ihrer klinischen Hauptmanifestation und ihrem Verlauf eingeteilt werden (☛ 7.5).

☛ **7.5 Störungen der Porphyrin- und Hämsynthese (Porphyrien).** URO: Uroporphyrinogen; COPRO: Coproporphyrinogen; PROTO: Protoporphyrin; PBG: Porphobilinogen

Klassifikation und Bezeichnung	Enzymdefekt
durch Genmutation bedingte Porphyrien	
Erythropoetische Porphyrien	
kongenitale erhythropoetische Porphyrie	URO-III-Synthase
erythropoetische Protoporphyrie	Ferrochelatase
akute hepatische Porphyrien *	
akute intermittierende Porphyrie	URO-III-Cosynthase
Coproporphyrinurie	COPRO-Oxidase
Porphyria variegata	PROTO-Oxidase
PBG-Synthasedefekt-Porphyrie	PBG-Synthase
chronische hepatische Porphyrie **	
Porphyria cutanea tarda	URO-Decarboxylase
toxische Porphyrien	
Blei, halogenierte Benzolderivate, Arsen	
sekundäre Porphyrien	
bei Leber- und Stoffwechselkrankheiten u. a.	

* Regulationsstörung bei Enzymdefekt; Manifestation durch Fremdstoffe (Pharmaka), körperliche Belastung

** Manifestation bei Zusammentreffen von Enzymdefekt mit Leberkrankheit (z. B. Hepatitis C) und exogenen Noxen (Alkohol, Östrogene, Hämodialyse)

Ursache der Porphyrien ist eine *Enzymopathie*, die entweder auf eine Mutation im Gen für ein Enzym oder auf eine toxische Schädigung eines oder mehrerer Enzyme der Porphyrinsynthese zurückgeht (👁7.15). Bei den *genetisch bedingten Porphyrien* können für jeden Enzymdefekt verschiedene Mutationen verantwortlich sein. Häufig bestehen auch unterschiedliche Mutationen auf jedem der beiden Allele. Auch „duale Porphyrien" wurden neuerdings beschrieben, bei denen Defekte zweier Enzyme der Hämsynthese und dementsprechend zwei verschiedene Krankheitstypen bei einem Individuum kombiniert auftreten. Bei einigen Porphyrien manifestiert sich der Enzymdefekt nur mit Krankheitssymptomen, wenn äußere Faktoren, z. B. die Einnahme bestimmter Pharmaka, zusätzlich wirksam sind. Im Gegensatz dazu wird bei den *toxischen Porphyrien* der Enzymdefekt ausschließlich durch das exogene Toxin verursacht. Häufiger als die genetisch und toxisch verursachten Porphyrien sind die *sekundären Porphyrien*, die im Gefolge verschiedener Krankheiten, besonders der Leber und des Blut-bildenden Systems, auftreten können.

Nach der *klinischen Hauptmanifestation* können die durch eine Genmutation verursachten Porphyrien in *erythropoetische* und *hepatische Formen* unterteilt werden. Der Enzymdefekt als Folge von Genmutationen tritt zwar in allen Zellen des betroffenen Organismus auf, jedoch sind seine Auswirkungen in der Leber von denen in den Vorstufen der Erythrocyten im Knochenmark verschieden. Dies beruht vor allem auf der unterschiedlichen Regulation der Hämsynthese in Leber und Knochenmark (s. S. 136 und 189).

Nach dem *klinischen Verlauf* kann bei den hepatischen Porphyrien zwischen akuten und chronischen Porphyrien unterschieden werden. Die erythropoetischen Porphyrien verlaufen stets chronisch.

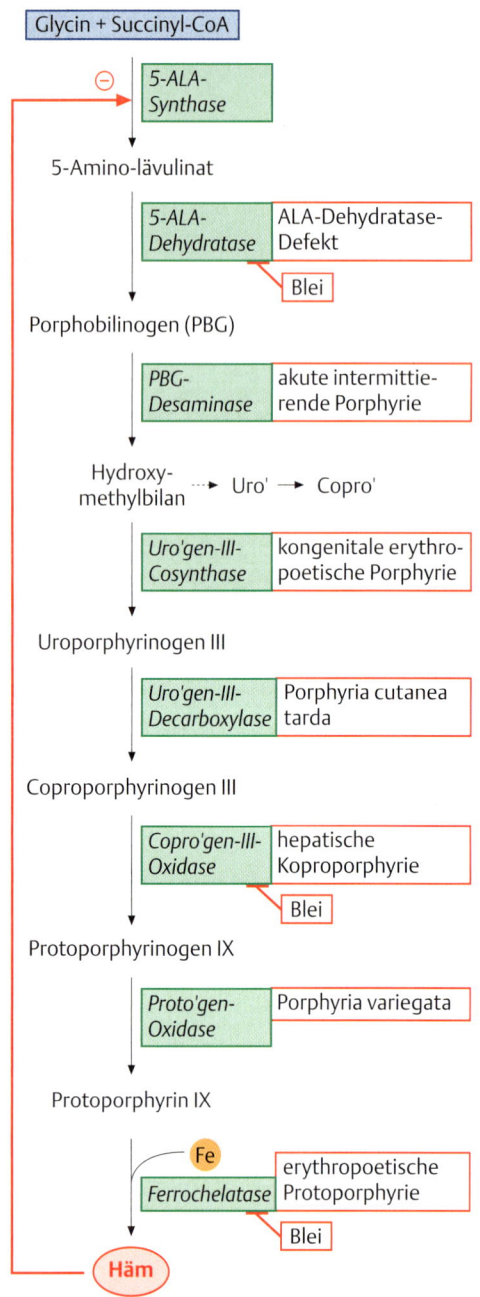

⊚ **7.15 Störungen der Hämsynthese** im Überblick.

Erythropoetische Porphyrie (Günther-Porphyrie). Ursache ist eine verminderte Aktivität (unter 10 %) der *Uroporphyrinogen-III-Cosynthase* als Folge einer Genmutation (⊚ 7.15). Überschießende Kompensationsmechanismen, vor allem eine Aktivitätssteigerung der *Porphobilinogen-Desaminase* sind der Grund dafür, dass trotz des Enzymdefektes Protoporphyrin vermehrt gebildet wird. Typisch ist die vermehrte Ablagerung von Porphyrinen des abnormen Isomerentyps I (S. 187) in Organen (Haut, Knochenmark) und die vermehrte Ausscheidung im Stuhl und Urin.

Klinisches Leitsymptom ist eine extreme Photosensibilität. Nach Lichtexposition entwickeln sich an den exponierten Hautarealen zunächst Rötungen (Erytheme), später Blasen und Nekrosen mit sekundärer Narbenbildung. Häufig sind zusätzlich Hyperpigmentierungen, Hypertrichosen, eine gesteigerte Verletzbarkeit der Haut und eine epidermale Atrophie zu beobachten. Charakteristisch ist eine rötlich braune Verfärbung der Zähne durch Ablagerung von Porphyrinen. Die Erythropoese im Knochenmark ist gestört; die kernhaltigen Vorstufen der Erythrocyten enthalten reichlich Protoporphyrin.

Die *Therapie* ist symptomatisch (Anwendung von Lichtschutzsalben und von β-Carotin). Eine Knochenmarkstransplantation hat sich in einigen Fällen als wirksam erwiesen.

Erythropoetische Protoporphyrie. Da bei einem Drittel der Patienten mit diesem Porphyrietyp die Störung der Hämsynthese im Knochenmark mit einer Leberschädigung kombiniert ist, wird häufig auch die Bezeichnung *erythrohepatische Protoporphyrie* verwendet. Die Erkrankung dokumentiert den Übergang zwischen den erythropoetischen und den hepatischen Porphyrietypen. Der primäre Enzymdefekt betrifft die *Ferrochelatase*, die den Einbau des Eisens in das Protophorphyrin katalysiert (⊚ 7.15 u. S. 187). Es kommt zu einer Ablagerung des vermehrt anfallenden Protoporphyrins in den Erythrocyten und ihren Vorstufen im Knochenmark, im späteren Verlauf auch in der Leber. Klinisch besteht eine Lichtdermatose, die aber weniger stark ausgeprägt ist als bei der kongenitalen erythropoetischen Porphyrie. Die Leberbeteiligung ist an einer vermehrten Ausscheidung von Coprophorphyrin im Urin erkennbar. Sie zeigt sich außerdem in einer Beeinträchtigung des Gallenflusses (Cholestase). In der Folge entwickelt sich eine Leberzirrhose. Das enterohepatisch zirkulierende Protoporphyrin kann zu Gallensteinen auskristallisieren. Die Therapie der Photodermatose ist symptomatisch (β-Carotin, Lichtschutzsalben).

Akute hepatische Porphyrien. In diese Gruppen gehören vier Typen von Porphyrien, von denen jeder durch Aktivitätsminderung eines Enzyms der Porphyrin- und Hämsynthese charakterisiert ist (▼ 7.5). Die vier Typen werden gemeinsam besprochen, weil sie hinsichtlich Pathogenese, klinischer Symptomatik, Verlauf und Therapie gleichartig sind.

Ursache. Die verschiedenen Enzymdefekte sind nicht unmittelbar Ursache der akuten hepatischen Porphyrien. Entscheidend ist vielmehr eine *Regulationsstörung der Hämsynthese*: Die verminderte Enzymaktivität führt primär zur verminderten Synthese des Häms mit sekundärer Stimulation der 5-Aminolävulinat-Synthase über den normalen Regelmechanismus in der Leber (S. 136 und 189). Dadurch stauen sich die Metaboliten vor der gestörten Stoffwechselreaktion an und werden vermehrt ausgeschieden. Die Hämsynthese kann – wahrscheinlich als Folge des Metabolitstaus – normalisiert oder sogar überkompensiert werden, so dass auch die der partiell gestörten Reaktion nachgeordneten Metaboliten vermehrt anfallen können und ausgeschieden werden. Ihre Ablagerung im Gewebe ist selten. Der Enzymdefekt bleibt meist lange klinisch latent. Die Manifestation

8.2 Intrazelluläre Proteolyse als Regelmechanismus

Die Proteolyse ist ein wichtiger Regelmechanismus der Zelle. Um beim Protein-Turnover aus den Tausenden von Proteinen einer Zelle gezielt einzelne Enzyme oder Proteine abzubauen, bedarf es wirksamer Mechanismen der Kontrolle. Dazu gehört die Kennzeichnung der abzubauenden Proteine durch *Ubiquitin*.

Ubiquitin-kontrollierte Proteolyse. Ubiquitin ist ein kleines, sehr kompaktes Protein aus 76 Aminosäuren, das in allen eukaryoten Zellen vorkommt. Seine Struktur ist stark konserviert; zwischen Hefe und Mensch beobachtet man nur 3 Aminosäure-Austausche. Ubiquitin dient dazu, bestimmte Proteine für den Abbau zu markieren. Dazu wird es über seine C-terminale Gruppe (Gly) peptidartig mit den Aminogruppen von bestimmten Lysin-Seitenketten des abzubauenden Proteins (des Akzeptor-Proteins) verknüpft. Um dies zu ermöglichen, muss Ubiquitin aktiviert werden. Dies geschieht über eine Kaskade, an der drei Enzyme beteiligt sind. Wie ◉**8.1** zeigt, wird dabei ATP verbraucht. Das Ubiquitin erscheint zunächst in Thioester-Bindung auf dem Enzym E_1. Von hier aus wird es auf eine –SH-Gruppe von E_2 übertragen. Am eigentlichen Transfer auf das Akzeptorprotein ist noch ein drittes Enzym E_3 beteiligt, das vermutlich die Spezifität für den Akzeptor vermittelt. Häufig werden mehrere Ubiquitin-Moleküle übertragen; so bilden sich oft Ketten von bis zu 20 Einheiten, wobei die Endgruppe der neu hinzutretenden Ubiquitin-Moleküle mit der Amino-Gruppe von Lys^{48} im bereits vorhandenen Ubiquitin verknüpft wird.

Das markierte Protein wird zum Abbau an ein Proteasom weitergegeben, das Ubiquitin kann erneut zur Markierung dienen.

Proteasomen sind sozusagen Mini-Organellen, die nur aus Eiweißmolekülen bestehen. Sie besitzen einen Zentralkanal, der von Proteasen gesäumt ist. Letztere spalten die Polypeptidkette bis zu den Aminosäuren. Das Proteasom wirkt damit wie eine Häckselmaschine.
Bei Prokaryonten kennt man 20S-Proteasomen; es ist noch nicht bekannt, wie bakterielle Proteine für den Abbau markiert werden. Die Proteasomen der Eukaryonten sind größer (◉**8.2**), sie sedimentieren mit 26S und enthalten 40 verschiedene Untereinheiten im Kern und etwa 20 verschiedene Untereinheiten in den beiden Kappen. Darunter befinden sich ATPasen und Ubiquitin-bindende Domänen. Die ATPasen dienen dazu, die Proteine, die gespalten werden sollen, zu entfalten, denn durch den engen Zentralkanal passt die Peptidkette nur in entfaltetem Zustand.

Caspasen sind Enzyme, die in Form inaktiver Vorstufen im Cytoplasma enthalten sind. Sie sind Cystein-Proteasen (s. ▼**8.2**), die an der C-terminalen Seite von Aspartat-Resten spalten (daher der Name). Ihre kaskadenartige Aktivierung hängt eng mit dem „programmierten Zelltod" zusammen; sie werden deshalb an späterer Stelle (Kap. 25, S. 757) besprochen.

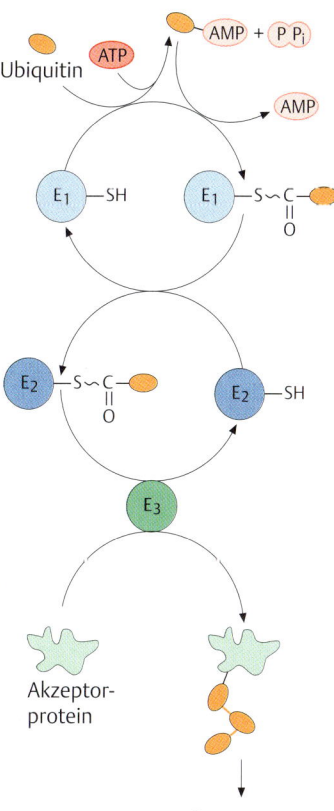

◉**8.1 Ubiquitin-Bindung an Akzeptor-Proteine.** Ubiquitin (orange) wird zunächst durch das Enzym E_1 adenyliert (links oben) und dann auf dessen SH-Gruppe in Thioester-Bindung übertragen. Von dort gelangt es in gleicher Weise weiter auf E_2; es gibt eine ganze Gruppe solcher Enzyme. Schließlich wird das Ubiquitin an eine NH_2-Gruppe eines Lysin-Rests des Akzeptor-Proteins gebunden.

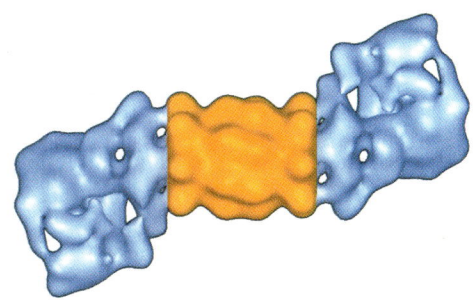

◉**8.2 Ein 26S-Proteasom.** Die beiden Kappen sind blau, der Kern gelb dargestellt (Computergraphik von Prof. Dr. Wolfgang Baumeister, Max-Planck-Institut für Biochemie, Martinsried bei München).

✐ *SUMO* (**s**mall **u**biquitin related **mo**difier) ist ein dem Ubiquitin strukturverwandtes Protein, das reversibel auf Lysin-Reste spezifischer Proteine übertragen wird. Der Mechanismus entspricht dem der Ubiquitin-Übertragung mit Aktivierung (E_1), Konjugation (E_2) und Ligation (E_3). Im Gegensatz zu Ubiquitin ist SUMO *kein Marker für den Abbau* des modifizierten Proteins. SUMO reguliert vielmehr, je nach Substratprotein, Protein/Protein-Interaktionen, die Stabilität und die subzelluläre Verteilung von Proteinen.

8.3 Begrenzte Proteolyse

Während die oben beschriebenen Mechanismen den Abbau von Enzymen oder funktionell wichtigen Proteinen bewirken, dient die begrenzte (auch partielle oder limitierte) Proteolyse meist der Aktivierung der Vorstufen von Enzymen oder Hormonen. Manchmal hat sie nur strukturelle Bedeutung, wie die Reifung des Kollagen-Monomers oder die Abspaltung der Signalsequenz von naszierenden Proteinketten.

Die Aktivierung der Enzymvorstufen wird häufig durch *Inhibitoren* kontrolliert. Besonders ausgeprägt ist diese Kontrolle bei der Blutgerinnung (S. 677 f.); hier wirken eine Reihe von Protease-Inhibitoren an der Hämostase mit. Auch die Fibrinolyse wird auf diese Weise kontrolliert.

Beispiele partieller Proteolyse sind in ☛ 8.1 zusammengestellt.

☛ **8.1 Beispiele partieller Proteolyse**

Abgespaltenes Peptid	Ort der Spaltung	Funktion	
Signalsequenz	intrazellulär	Durchschleusung durch ER-Membran	S. 148
C-Peptid	intrazellulär	Proinsulin → Insulin	S. 40
Kollagen-Reifungs-peptide	extrazellulär (interstitiell)	Prokollagen → Kollagen	S. 706
Aktivierungspeptide	extrazellulär (Blut)	Aktivierung der Blut-gerinnungsfaktoren	S. 677
Aktivierungspeptide	extrazellulär (Magen, Darm)	Umwandlung Zymogen → Enzym (z. B. Trypsinogen → Trypsin)	S. 205

Signalsequenzen. Die Bildung und Abspaltung dieser Sequenzen wurde schon im Kap. 6 besprochen (S. 148 ff.). Ihr unterliegen die Proteine, die am rauen ER synthetisiert werden und zur Sekretion bestimmt sind.

Insulin-Synthese. Bei der Produktion des Hormons Insulin in den Langerhans-Inseln der Bauchspeicheldrüse ist eine Spaltung der Proinsulin-Kette an zwei Stellen der letzte Schritt. Das Verbindungs-Peptid (C-Peptid) wird herausgespalten, und es erscheint das aktive Insulin, das in Granula gespeichert wird (vgl. S. 40, Kap. 20).

Kollagen-Reifung. In den Fibroblasten wird zunächst nach dem Prinzip der Proteinsynthese ein Prokollagen gebildet, das im Zytoplasma durch Hydroxylierung von Prolin- und Lysin-Seitenketten und durch Glykosylierung modifiziert wird. Nach der Ausschleusung in den extrazellulären Raum werden sowohl vom C-terminalen als auch vom N-terminalen Ende des Kollagen-Vorläufers längere Peptide abgespalten. So entsteht das Kollagen-Monomere, das später die Kollagen-Fasern bildet. Die Spaltpeptide werden zu den Aminosäuren abgebaut (S. 706).

Blutgerinnung. Eine ganze Kaskade von partiellen Hydrolysen ist bei der Aktivierung der Blutgerinnungsfaktoren zu beobachten; ebenso werden bei der Umwandlung von Fibrinogen in Fibrin (dem vorletzten Schritt der Gerinnung) Fibrinopeptide freigesetzt (S. 678). Vergleichbare Kaskaden liegen der Aktivierung des Komplement-Systems (S. 694) und der intrazellulären Signalweitergabe beim programmierten Zelltod (Apoptose, S. 756) zugrunde.

Die *Verdauungsenzyme* liegen in den Drüsen als inaktive Vorstufen vor; wäre dies nicht so, würden sich die Drüsen selbst verdauen (vgl. Pathobiochemie, S. 224). Wir wollen uns nun mit der extrazellulären Proteolyse im Zuge der Verdauung beschäftigen.

8.4 Extrazelluläre Proteolyse im Zuge der Verdauung

Enzyme der intestinalen Proteolyse sind sowohl Endo- als auch Exopeptidasen. Die pankreatischen Endopeptidasen und Carboxypeptidasen liegen als inaktive Vorstufen (**Zymogene**) vor, während die Aminopeptidase und Dipeptidase in der Darmschleimhaut synthetisiert und als aktive Enzyme sezerniert werden.

Die **Aktivierung der Zymogene** geschieht, wie oben erwähnt, durch begrenzte Proteolyse. So wird beispielsweise vom Pankreas das *Trypsinogen* in den Dünndarm sezerniert. Auf dessen Mucosa ist die *Enteropeptidase* lokalisiert, die vom Trypsinogen ein Hexapeptid abspaltet (◉8.3) und dadurch die Umfaltung der Peptidkette ermöglicht, wodurch das aktive Zentrum gebildet wird. Ähnliche Mechanismen liegen der Aktivierung anderer Zymogene zugrunde. *Chymotrypsin* und *Procarboxypeptidasen* werden durch limitierte Proteolyse mithilfe von Trypsin aktiviert.

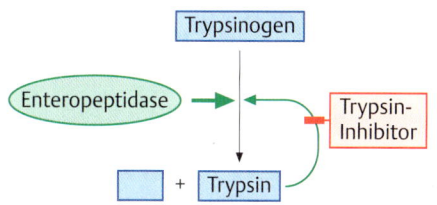

◉**8.3 Aktivierung von Trypsinogen** im Dünndarm durch Enteropeptidase. Die autokatalytische Aktivierung durch Trypsin ist gering. Ein spezifisches Inhibitor-Protein bindet an das aktive Zentrum des Trypsins und verhindert dadurch die vorzeitige Aktivierung des Trypsinogens.

⌐**8.2 Einteilung der Endopeptidasen und einige wichtige Beispiele.** Die Spezifität der Spaltstelle gibt die Aminosäure an, hinter welcher (bzw. seltener, vor welcher) vom N-Terminus aus gesehen gespalten wird (↓). Diese Aminosäure wird zur neuen Carboxy-Endgruppe (bzw. Amino-Endgruppe). X steht für eine nicht festgelegte Aminosäure.

Untergruppe und wichtige Charakteristika (pH-Optimum)	Hemmstoffe	Vorkommen	Spezifität
1. Serin-Proteasen (EC 3.4.21...) häufigste Peptidase-Klasse, Serin und Histidin im aktiven Zentrum (pH 7–9), Mechanismus s. S. 61	Diisopropylfluorophosphat, PMSF (Phenylmethylsulfonylfluorid) und viele synthetische und natürliche Inhibitoren		
Chymotrypsin A		Dünndarm	Tyr-↓, Trp-↓, Phe-↓, Leu-↓
Trypsin		Dünndarm	Arg-↓, Lys-↓
Thrombin		Blutplasma	Arg-↓, (-↓Fibrinogen)
Plasmin		Blutplasma	
2. Cystein-Proteasen (EC 3.4.22...) Cystein-Rest im aktiven Zentrum, Wirkungsweise wie bei Serin-Proteasen (pH 3–7)	PCMB (p-Chloromercuribenzoat) Iodacetat u. a., SH-Reagenzien, Leupeptin		
Cathepsin B		intrazellulär (Lysosomen)	Arg-↓, Lys-↓, Phe-↓, X-↓
Papain		Papaya-Frucht	Arg-↓, Lys-↓, Phe-↓, X-↓
Caspase 1 – 14	Peptidanaloga, virales Protein CrmA	intrazellulär	Asp-X-X-Asp ↓ *
3. Aspartat-Proteasen (EC 3.4.23...) Carboxy-Gruppen von Asparaginsäure-Resten sind an der Katalyse beteiligt (pH 2–6)	Cu^{2+}, Pepstatin		
Pepsin (Pepsin A)		Magen	(-↓Tyr-↓, -↓Phe-↓)
Gastricin (Pepsin C)		Magen	(-↓Tyr-↓, -↓Phe-↓)
Chymosin (Rennin, Labferment)		Kälbermagen	(-↓Caseinogen)
Cathepsin D		intrazellulär (Lysosomen)	wie Pepsin
4. Metall-Proteasen (EC 3.4.24...) Metall-Ion (häufig Zn^{2+}, Ca^{2+}, Mn^{2+}) im aktiven Zentrum (pH 7–10)	Komplexbildner: EDTA (Ethylendiamintetraacetat), DTT (Dithiothreitol). Sulfid, Cyanid		
Thermolysin		Bakterien	-↓ Leu- ↓ Phe *
Kollagenase		Bakterien (Clostridium)	-↓ Pro- ↓ X- ↓ Gly- ↓ Pro * (Kollagen)
5. Enzyme mit noch nicht genau bekannten Reaktionsmechanismen (EC 3.4.99...).			

* Die gesamte gezeigte Sequenz dient der Erkennung.

⚲ Die **Carboxypeptidase B** hat eine Molmasse von 34 000 Da, ihre Vorstufe, die vom Pankreas gebildete Procarboxypeptidase und das bei der Aktivierung abgespaltene Peptid, erscheinen bei akuter Pankreatitis in erhöhter Konzentration im Serum.

⚲ Neben den Aminosäure-Transportern gibt es in der intestinalen Mucosa auch **Dipeptid-Transporter,** die nach dem Prinzip des Co-Transports nicht mit Na⁺-, sondern mit H⁺-Ionen arbeiten.

⚲ Die **Gesamtkonzentration an Aminosäuren** im Blut beträgt beim Menschen $2-4\,\text{mmol}\cdot\text{l}^{-1}$ Serum; der Serumspiegel einzelner Aminosäuren liegt zwischen $0{,}02\,\text{mmol}\cdot\text{l}^{-1}$ (Asp, Met) und $0{,}5\,\text{mmol}\cdot\text{l}^{-1}$ (Gln, Ala). Insekten sind durch viel höhere Aminosäure-Gehalte in der Hämolymphe ausgezeichnet.

Proteolyse und Resorption. Eine Übersicht über wichtige *Endopeptidasen* des Verdauungssystems gibt ☛ 8.2. Die von Pepsin, Trypsin, Chymotrypsin u.a. begonnene Spaltung wird im Dünndarm durch *Exopeptidasen* und Dipeptidasen zu Ende geführt.

Wichtige Carboxypeptidasen des Dünndarms sind die Carboxypeptidase A (ein Zinkprotein, Wirkungsmechanismus s. S. 59 f.) und die Carboxypeptidase B. Letztere greift bevorzugt basische Aminosäuren am Carboxy-Terminus an. Sie spaltet damit solche Peptide, die durch Trypsinwirkung entstanden sind.

Die Aminopeptidase aus dem Pankreas ist ein Zn^{2+}-Enzym und greift vorzugsweise Alanyl-Peptide an; allerdings ist die Spezifität nicht sehr ausgeprägt.

Die beim Proteinabbau entstehenden freien Aminosäuren werden resorbiert. Dafür gibt es besondere Transportsysteme, die meist nach dem Prinzip des Co-Transportes mit Na⁺-Ionen arbeiten: Über den Blutstrom gelangen sie zur Leber, dem wichtigsten Organ des Aminosäurestoffwechsels.

Spezifität der Verdauungspeptidasen. Auch für die Verdauungspeptidasen gilt, wie eingangs allgemein für Proteasen formuliert, dass sie nicht spezifisch auf bestimmte Substrate (d.h. bestimmte Proteine) eingestellt sind, sondern auf bestimmte Strukturmerkmale innerhalb der Peptidketten. Besonders ausgeprägt ist die Spezifität des Trypsins, das nur Lysyl- und Arginyl-Bindungen spaltet, und zwar so, dass alle durch Trypsin-Wirkung entstehenden Peptide *Lys* oder *Arg* als Carboxy-endständige Aminosäure aufweisen (ausgenommen natürlich das ursprüngliche Carboxy-Ende). Die Spezifität des Pepsins ist weniger ausgeprägt; zwar werden Bindungen mit aromatischen oder sauren Aminosäuren bevorzugt gespalten, aber auch die weitere Nachbarschaft scheint eine Rolle zu spielen. Manche bakteriellen Proteasen zeigen keine bevorzugten Spaltstellen.

8.5 Übersicht über das Schicksal der Aminosäuren

Die Nahrungsproteine werden durch das Zusammenwirken der Endopeptidasen und Exopeptidasen im Magen-Darm-Trakt in ein Gemisch von Aminosäuren aufgespalten, die resorbiert werden und in den Blutstrom gelangen (Aminosäure-„Pool"). Auch die Aminosäuren, die durch intrazellulären Proteinabbau frei werden, werden diesem Pool zugeführt. Zum Teil werden die Aminosäuren *wiederverwendet*, um neue, körpereigene Proteine aufzubauen.

Ein erheblicher Teil der Aminosäuren wird jedoch **im** *Stoffwechsel abgebaut*. Dabei entstehen entweder gleich durch Transaminierung oder über Zwischenstufen Metabolite des Citrat-Zyklus; diese können sogleich „verbrannt" werden und auf diese Weise ATP liefern.

Gluconeogenese und Ketogenese. Ein anderer wichtiger Stoffwechselweg ist die Umwandlung des Kohlenstoffanteils in Glucose (Gluconeogenese); er wird im Hungerzustand in großem Umfang beschritten. Allerdings sind nicht alle Aminosäuren geeignet, zur Gluconeogenese beizutragen. Manche liefern statt dessen *Acetacetat;* man nennt sie die „ketogenen Aminosäuren". Daneben entsteht oft „aktivierte Essigsäure" d.h. *Acetyl-CoA*, das zum Aufbau von Fetten dient, aber auch Acetacetat liefern kann. Ketogene Aminosäuren sind Leucin, Phenylalanin und Tyrosin; auch Lysin, welches Acetyl-CoA liefert, wird dazu gerechnet (s. S. 221). Isoleucin, Phenylalanin (und Tyrosin) und Tryptophan liefern sowohl glucogene als auch ketogene Metabolite.

Die *Decarboxylierung* von Aminosäuren zu *biogenen Aminen* (s. u.) ist ein Nebenweg des Aminosäure-Stoffwechsels.

Bereitstellung von C$_1$-Körpern. Eine Sonderstellung nehmen die Aminosäuren ein, die zum C$_1$-Pool beitragen – das sind Gly, Ser und Cys, auch His kann man dazu rechnen (s. S. 218, 221).
☛8.3 gibt eine Übersicht über das Schicksal des Kohlenstoffgerüsts mit den dabei entstehenden Schlüsselmetaboliten; die zugrunde liegenden Prozesse sind in den Abschnitten 8.10ff. (S. 214 ff.) genauer beleuchtet. Die Entgiftung des beim Aminosäure-Stoffwechsel entstehenden Ammoniaks wird in Abschnitt 8.9 (S. 212 ff.) besprochen.

Pyridoxalphosphat (PLP) ist der wichtigste Cofaktor des Aminosäure-Stoffwechsels. Wie die ☞8.4 zeigt, reagiert das PLP mit der H$_2$N-Gruppe der Aminosäure zu einem Aldimin, d. h. einer Schiff-Base. Diese hat die Tendenz, sich in die isomere Form mit der Doppelbindung zum α-C-Atom der Aminosäure umzulagern, weil dieser Struktur drei mesomere Formen zur Verfügung stehen. Man erkennt aber leicht, dass diese Umlagerung nur möglich ist, wenn einer der Substituenten das α-C-Atom als Kation verläßt.
Die Eliminierung von R$^+$ (Reaktion **1**) wird bei einigen wenigen Aminosäuren (Serin, Threonin) beobachtet, wir besprechen sie dort. Eine verwandte Reaktion ist die β-Eliminierung (S. 210). Die Abspaltung von CO$_2$, d. h. die Decarboxylierung (**2**), führt zu den biogenen Aminen, von denen einige im Organismus wichtige Funktionen erfüllen. Eine weitere wichtige Reaktion (**3**) ist die Transaminierung zur 2-Oxosäure (vgl. ☞8.6, S. 210).

☞**8.4 Funktion des Pyridoxalphosphats im Aminosäure-Stoffwechsel.** Die Aldehyd-Gruppe des Pyridoxalphosphats bildet mit der Amino-Gruppe der Aminosäure ein Aldimin. Durch die Elektronen-anziehende Wirkung des Pyridin-Stickstoffs wird ein Elektronenfluss im Sinne der roten Pfeile eingeleitet, der schließlich zur Eliminierung eines Substituenten am α-C-Atom führt. Erst dann sind die drei mesomeren Grenzstrukturen in der eckigen Klammer möglich. Die Reaktionswege **1–3** sind im Text erläutert.
1 Umwandlung der Seitenkette unter Erhalt der α-Amino-carbonsäure-Gruppierung,
2 Decarboxylierung und
3 Transminierung zu 2-Oxosäuren

PLP-Aldimin   angestrebte Mesomerie

Eliminierung von
1: R$^+$; 2: CO$_2$; 3: H$^+$

Glycin   biogenes Amin   Pyridoxaminphosphat   2-Oxosäure

▼ 8.3 **Abbau der Aminosäuren zu Schlüsselmetaboliten**, die den Anschluss an den allgemeinen Stoffwechsel vermitteln. Die Aminosäuren sind in der Reihenfolge aufgeführt, in der sie im Text behandelt werden.

Aminosäure (Abk.)	Umwandlungsschritte	Wichtige Metaboliten	Bemerkungen
Ala	Transaminierung	→ Pyruvat	glucogen
Val	Transaminierung + oxidat. Decarboxylierung	→ Propionyl-CoA	glucogen
Ile	Transaminierung + oxidat. Decarboxylierung	→ Acetyl-CoA + Propionyl-CoA	ketogen und glucogen
Leu	Transaminierung + oxidat. Decarboxylierung	→ Acetyl-CoA + Acetacetat	ketogen
Phe, Tyr	Mono- bzw. Dioxygenierung	→ Acetacetat + Fumarat, (Melanin)	ketogen und glucogen
Trp	Dioxygenierung	→ Oxoadipinat, Nicotinsäure, Picolinsäure, (Serotonin),	ersetzt z. T. das Vitamin Nicotinsäure; ketogen und glucogen
Gly, Ser		→ Oxalat, Cholin → Sarkosin	liefern C_1-Fragment an H_4-folat; glucogen
Met		→ aktives CH_3 → Cystein → Pyruvat	liefert C_1-Fragmente; glucogen
Thr	Dehydrierung	→ 2-Iminobutyrat → Propionyl-CoA	glucogen
His		→ Glutamat + aktives Formiat	liefert C 1-Fragment; glucogen
Lys		→ Saccharopin → Allysin → Crotonyl-CoA	ketogen
Arg		→ Harnstoff + Ornithin → Glutamat	glucogen
Pro		→ Glutamat → 2-Oxoglutarat	glucogen
Asp, Asn, Glu, Gln		→ Oxalacetat, 2-Oxobutyrat	wichtige Partner für Transamininierungen; glucogen

$$^+H_3N-CH_2-CH_2-CH_2-CH_2-CH_2-NH_3^+$$
Cadaverin

$$^+H_3N-CH_2-CH_2-CH_2-CH_2-NH_3^+$$
Putrescin

Spermin

Spermidin

$$HO-CH_2-CH_2-NH_3^+$$
Ethanolamin

$$HS-CH_2-CH_2-NH_3^+$$
Cysteamin (Thioethanolamin)

$$H_3C-CH-CH_2-NH_3^+$$
$$\qquad OH$$
1-Aminopropan-2-ol

Dopamin

Histamin

8.6 Decarboxylierung von Aminosäuren zu biogenen Aminen

Der Mechanismus dieser enzymatischen Reaktion, die eine Pyridoxalphosphat-Katalyse ist, wurde oben als Reaktionsweg **2** (☞**8.4**) besprochen. Im Endeffekt entsteht neben CO_2 das primäre Amin, dessen Formel man sich leicht aus der Aminosäure ableiten kann. Man nennt diese Verbindungen „*biogene Amine*"; viele von ihnen spielen als Vorstufen von Signalstoffen und als Bausteine von Coenzymen und anderen biologisch wichtigen Substanzen eine Rolle. Vorkommen und Bedeutung einiger biogener Amine sind in ▼ 8.4 zusammengestellt. Pharmakologisches wie physiologisches Interesse haben die von den aromatischen Aminosäuren abgeleiteten biogenen Amine; sie werden im Kap. 20 (S. 564 ff.) besprochen, weil sie zu Hormonen und Gewebshormonen in naher Beziehung stehen.
Die *Aminosäure-Decarboxylasen* sind meist spezifisch auf eine bestimmte Aminosäure eingestellt, und zwar auf deren L-Form.

Bedeutung der biogenen Amine. *Cadaverin* (aus Lysin) und *Putrescin* (aus Ornithin) werden, obwohl sie Diamine sind, zusammen mit *Spermin* und *Spermidin* als Polyamine zusammengefasst. Spermin und Spermidin sind insbesondere in Zellen schnell wachsender Gewebe zu finden (proliferierendes Gewebe ist besonders reich an Ornithin-Decarboxylase). Sie entstehen aus Putrescin durch Alkylierung mit einer (Spermidin) oder zwei (Spermin-) Aminopropyl-Gruppen; diese gehen aus S-Adenosylmethionin durch Decarboxylierung hervor (s. S. 88). Als Kationen scheinen die Polyamine wichtige Funktionen bei der Stabilisierung negativ geladener Zellbestandteile (Nucleinsäuren, Membranlipide) zu erfüllen.
Durch Decarboxylierung von Serin entsteht *Ethanolamin,* ein Bestandteil der Phosphatide und Muttersubstanz des Cholins. Das Schwefel-Analoge, das *Cysteamin,* das aus Cystein hervorgeht, findet sich im Coenzym A; es ist dort Träger der reaktiven SH-Gruppe. Im Panto-

▼ 8.4 Einige biogene Amine

Aminosäure	Decarboxylierungs-produkt	Vorkommen und Bedeutung
Lysin	Cadaverin	Ribosomen, Bakterien
Ornithin	Putrescin	Ribosomen, Bakterien
S-Adenosyl-Methionin	(→ Spermidin, Spermin)	Bakterien (Darmflora), Sperma
Serin	Ethanolamin	Phosphatide
Threonin	Aminopropanol	Vitamin B_{12}
Cystein	Cysteamin	Coenzym A
Asparaginsäure	β-Alanin	Coenzym A, Pantothen-säure
Glutaminsäure	γ-Aminobuttersäure	Gehirn (Neurotransmitter, Ganglienblocker)
Histidin	Histamin	Mediatorstoff
Tyrosin	Tyramin	Uterus-kontrahierend
3,4-Dihydroxyphenylalanin	Dopamin (→ Adrenalin)	Neurotransmitter
Tryptophan	Tryptamin	Hormon?
5-Hydroxytryptophan	Serotonin (→ Melatonin)	Neurotransmitter

🔍 **Spermin und Spermidin** kommen in hoher Konzentration (Spermin 150 mg/100 ml, Spermidin 6 mg/100 ml) in der Samenflüssigkeit vor. Man nimmt an, dass ihre Funktion darin besteht, negativ geladene Gruppen zu neutralisieren.

thensäure-Anteil des Coenzyms A ist β-*Alanin* (Decarboxylierungs-produkt der Asparaginsäure) enthalten und im Vitamin B_{12} *Aminopropanol* (aus Threonin). Die *γ-Aminobuttersäure* schließlich, die aus Glutaminsäure entsteht, wirkt im Gehirn als inhibitorischer Neurotransmitter (S. 723).

Inaktivierung der biogenen Amine. Die Inaktivierung der biologisch oft hoch wirksamen biogenen Amine geschieht durch die *Amin-Oxidasen.* Das sind Flavoproteine, die Amine zu den Iminen dehydrieren (👁 **8.5**). Der Wasserstoff kann auf molekularen Sauerstoff übertragen werden, wobei H_2O_2 entsteht. Die C = N-Bindung der Imine wird leicht hydrolysiert unter Bildung des Aldehyds und Ammoniaks (vgl. die oxidative Desaminierung durch Aminosäure-Oxidasen, S. 211). Nach der Substratspezifität unterscheidet man die *Monoamin-Oxidase* (oft MAO abgekürzt) und die *Diamin-Oxidase* (DAO). Letztere benötigt zwei basische Gruppen im Substrat; ihr wichtigstes Substrat ist das Histamin (s. S. 208). Der entstehende Aldehyd wird zur Säure oxidiert.

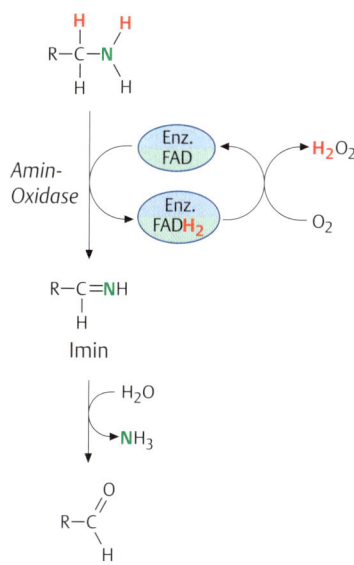

👁 **8.5 Reaktion der Amin-Oxidasen.**

8.7 Transaminierung der α-Amino-Gruppe

Die Amino-Gruppen von zahlreichen (nicht von allen) Aminosäuren können im Stoffwechsel gleichartig reagieren. Sie werden von verschiedenen Transaminasen auf 2-Oxoglutarat oder Oxalacetat übertragen.

Mechanismus. Die Reaktion ist in 👁 **8.6** am Beispiel des Alanins formuliert. Als erstes Produkt der Reaktion erscheint die 2-Oxosäure, die das Kohlenstoff-Gerüst der Aminosäure enthält. Ihr weiterer Abbau mündet über kurz oder lang in den Citrat-Zyklus. Das zweite Reaktionsprodukt der Transaminierung ist Glutamat (oder, wenn Oxalacetat als Amino-Gruppen-Akzeptor dient, Aspartat).

Die **Bedeutung der Transaminierungsreaktion** liegt zum großen Teil darin, dass der Stickstoff von hier, d.h. von Glutamat oder Aspartat aus, in das Ausscheidungsprodukt Harnstoff überführt wird (s. S. 212). Transaminierungen sind außerdem von Bedeutung beim Transport von Metaboliten durch die innere Mitochondrienmembran.

Den Übergang von Aminosäuren in Ketosäuren und umgekehrt hatte Knoop schon 1910 aus Fütterungsversuchen erschlossen und später durch Modellreaktionen belegt. Die Transaminierung wurde von Braunstein entdeckt, die Rolle des Pyridoxalphosphats von Snell und Gunsalus.

🔍 **Transaminasen in Herz und Leber.** Da die Leber eine wichtige Rolle bei der Transaminierung und der weiteren Stickstoff-Entsorgung spielt, und das Herz viel Aminosäuren „verbrennt", enthalten diese Organe große Mengen an Transaminasen. Deren erhöhter Serumspiegel weist auf eine Leber- oder Herzschädigung hin.

◈8.6 Transaminierung. Die Aminosäure links oben, im Beispiel Alanin, reagiert mit dem enzymgebundenen Pyridoxalphosphat (die Formel, orange unterlegt, ist schematisiert) zum Aldimin. Durch Mesomerie gemäß ◈8.4 (Weg **3**), Verschiebung der Doppelbindung und Hydrolyse entstehen unter Wechsel der Oxidationsstufen die 2-Oxosäure Pyruvat (Oxidationsprodukt des Alanins) und Pyridoxaminphosphat (Reduktionsprodukt des Pyridoxalphosphats). Letzteres bleibt an das Enzym gebunden. Es reagiert im nächsten Schritt mit 2-Oxoglutarat zum Aldimin; nach Verschiebung der Doppelbindung wird durch Hydrolyse Glutamat freigesetzt, damit kann der katalytische Zyklus neu beginnen. Diese Reaktionen sind reversibel.

Vom Glutamat aus ist der Rückweg noch möglich: Mit 2-Oxosäuren, die im Organismus anderen Quellen entstammen, werden die entsprechenden Aminosäuren und 2-Oxoglutarat gebildet (◈8.6 in umgekehrter Richtung! S.a. Kap.17, S.444). Für eine Reihe von Aminosäuren stehen jedoch weder die 2-Oxosäuren noch andere geeignete Vorstufen zur Verfügung; sie müssen dem Organismus zugeführt werden und heißen deshalb ‚essenzielle‘ oder „unentbehrliche" Aminosäuren (s.a. ⊤21.2, S.587).

8.8 Bildung von NH_4^+ aus den Amino-Gruppen

Ammoniak (NH_3) und seine protonierte Form, das Ammonium-Ion (NH_4^+), stehen miteinander im Gleichgewicht (Gl. 8.1). In den Zellen und Körperflüssigkeiten liegt überwiegend NH_4^+ vor, wir werden deshalb meist vom NH_4^+ sprechen.

Die meisten Aminosäuren verlieren ihre NH_2-Gruppe durch Transaminierung (s.o.). Wenn 2-Oxoglutarat der Partner der Transaminierung war, dann erscheint die Aminogruppe jetzt in der Glutaminsäure. Durch die Glutamat-Dehydrogenase (s.u.) wird daraus der Stickstoff als NH_4^+ freigesetzt; dieser wird später als Harnstoff entgiftet (s. Abschnitt 8.9, S. 212 ff.).

$$NH_3 + H^+ \rightleftarrows NH_4^+ \qquad (8.1)$$

⊙ Die **Desaminierung vom AMP** zu IMP ist ebenfalls eine NH_3-liefernde Reaktion, wobei der Ammoniak jedoch nicht direkt von einer Aminosäure stammt. Sie wird von der *Adenylat-Desaminase* (= AMP-Desaminase-1) katalysiert, die vor allem im Muskel in hoher Konzentration vorkommt. Der hohe Inosinmonophosphat-Gehalt des Muskels resultiert aus dieser Reaktion. IMP kann mit Aspartat wieder in AMP zurückverwandelt werden (s. S. 101, 116). Auch bei der **Adenosin-Desaminase-Reaktion** (S. 115) entsteht NH_3.

Desaminierung durch β-Eliminierung (◈8.7). Bei Aminosäuren, die in β-Stellung zur COOH-Gruppe eine HO-Gruppe oder HS-Gruppe tragen (*Serin, Threonin, Cystein*), erleichtern diese Substituenten die Eliminierung der α-Amino-Gruppe. Durch Pyridoxalphosphat-Katalyse bilden die *Dehydratasen* (– H_2O) bzw. *Desulfhydrasen* (– H_2S) eine α,β-Doppelbindung aus, die sich nach Freisetzung der Aminosäure zur C = N-Doppelbindung umlagert. Das Imin wird hydrolytisch zur 2-Oxosäure (Pyruvat, 2-Oxobutyrat, Pyruvat) und NH_3 gespalten.

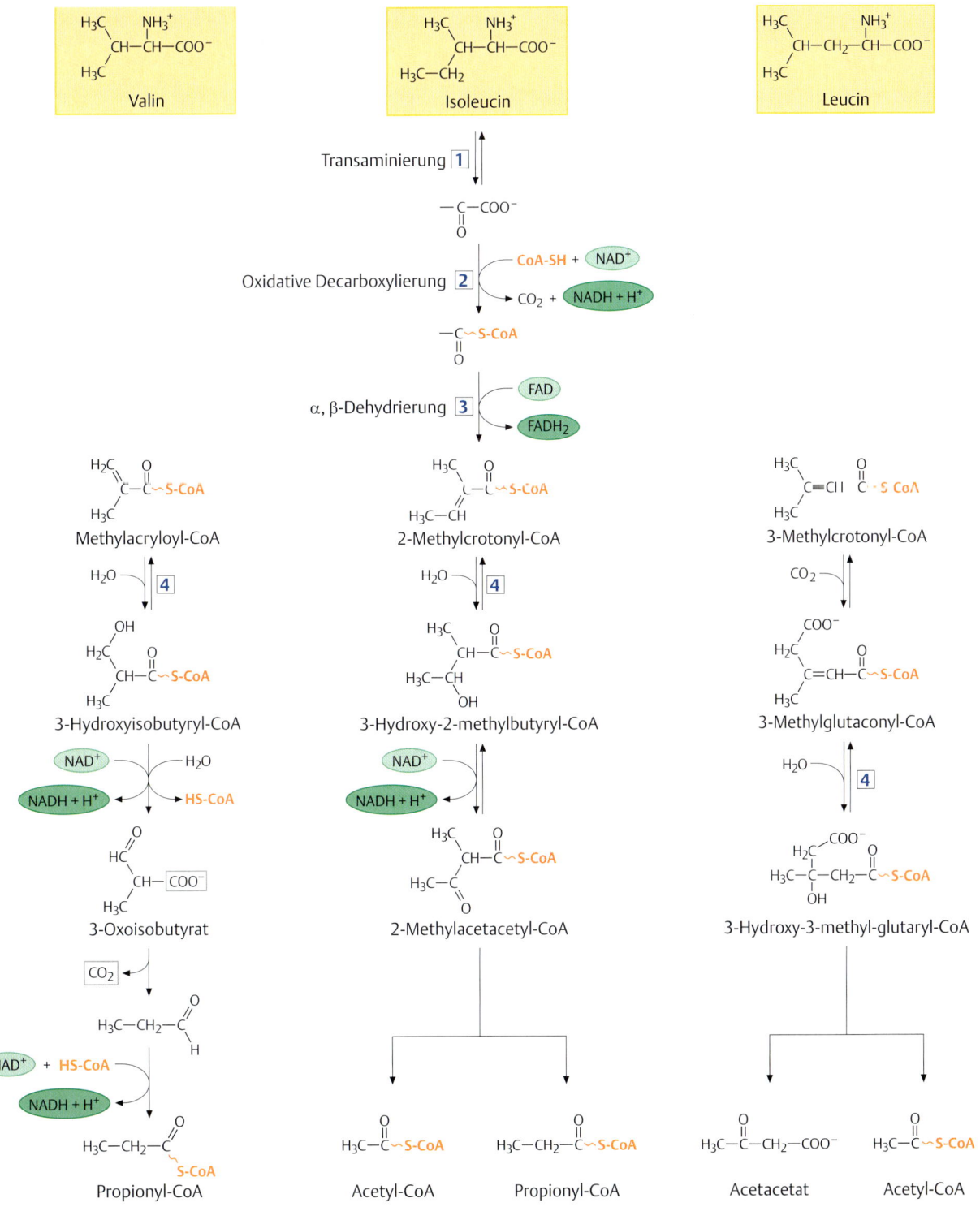

8.15 Abbau der Aminosäuren mit verzweigten Ketten. Reaktion **1** ist eine Transaminierung, **2** die oxidative Decarboxylierung, die im folgenden Kapitel ausführlich besprochen ist (S. 264). Die Reaktionen **3** (Einführung einer Doppelbindung) und **4** (Addition von Wasser an die Doppelbindung) sind Schritte der β-Oxidation der Fettsäuren und werden auf S. 278 besprochen. Acetyl-CoA wird in den Citrat-Zyklus eingeschleust, Propionyl-CoA wird über Succinat abgebaut (S. 281).

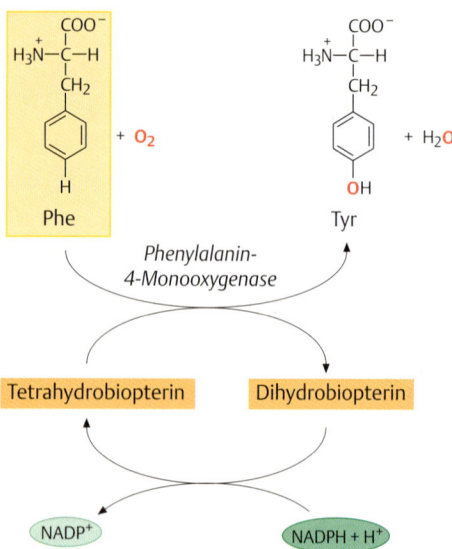

◈8.16 Reaktion der Phenylalanin-4-Monooxygenase.

Stoffwechsel der aromatischen Aminosäuren. Aromatische Aminosäuren werden im tierischen Organismus nicht aufgebaut; deshalb gehört Phenylalanin zu den essenziellen Aminosäuren. Die Pflanzen und Mikroorganismen synthetisieren den aromatischen Ring aus Kohlenhydraten (s. S. 449).

Der aromatische Ring ist wegen der hohen Resonanzenergie sehr stabil. Zum enzymatischen Abbau wird Sauerstoff in Form von O_2 benötigt, der durch Oxygenasen in das Substrat eingeführt wird (vgl. Kap. 7, S. 193).

Phenylalanin wird im Stoffwechsel zunächst in Tyrosin umgewandelt (◈8.16). Die Einführung der Hydroxy-Gruppe geschieht durch eine Monooxygenase. Monooxygenasen bauen nur ein Sauerstoffatom des O_2 in das Kohlenstoff-Substrat ein (S. 192). Das andere wird mit Hilfe eines reduzierten Cosubstrates zu Wasser umgesetzt. Im Falle der Phenylalanin-4-Monooxygenase ist Tetrahydrobiopterin Wasserstoff-Donor (Formel s. S. 80). *In vitro* kann auch Tetrahydrofolsäure als H_2-Donor dienen. Bei der Reaktion entsteht das entsprechende Dihydrobiopterin-Derivat, das durch die *Dihydrobiopterin-Reduktase* mittels NADPH wieder zur Tetrahydrostufe reduziert wird.

Tyrosin – ob aus Phenylalanin gebildet oder direkt den Proteinen entstammend – wird zu Fumarat und Acetacetat abgebaut; es ist damit ketogen. Die Reaktionsfolge (◈8.17) beginnt mit der Transaminierung zu 4-Hydroxyphenylpyruvat (Reaktion **1**). Die *Tyrosin-2-Oxoglutarat-Transaminase* gehört zu den induzierbaren Enzymen; als Induktor wirkt einerseits das Substrat Tyrosin, andererseits auch das Nebennierenrindenhormon Cortisol.

4-Hydroxyphenylpyruvat wird nun durch die *4-Hydroxyphenylpyruvat-Dioxygenase* in 1-Stellung hydroxyliert (**2**); dabei dient die 2-Oxo-carbonsäure-Gruppe der Seitenkette als Wasserstoff-Donor und erleidet eine oxidative Decarboxylierung. Das Enzym benötigt *Ascorbinsäure* als Cofaktor. Eine ähnliche Reaktion ist von der Prolin-Hydroxylase (S. 151 u. 706) bekannt.

Durch die Einführung der Hydroxy-Gruppe wird die Umlagerung zu Homogentisat unter Wanderung der Seitenkette erzwungen. Im Homogentisat wird nun eine Doppelbindung der Kekulé-Struktur durch die *Homogentisat-1,2-Dioxygenase* aufgebrochen (**3**), es werden zwei Sauerstoffatome (orange gedruckt) angelagert (ortho-Spaltung). Die *cis*-Doppelbindung im Maleylacetacetat wird nun durch die Maleylacetacetat-Isomerase in die *trans*-Form umgelagert (**4**) und das Fumarylacetacetat durch die *Fumarylacetacetase* im Sinne einer rückläufigen Ester-Kondensation in Fumarat und Acetacetat gespalten (**5**).

◈8.17 Abbau des Tyrosins. Schlüsselenzym ist die induzierbare Tyrosin-2-Oxoglutarat-Transaminase (**1**). Weitere Erklärung im Text.

Melanin-Bildung. Der Weg zum Melanin hat zwar quantitativ für den Tyrosin-Abbau keine Bedeutung, ist aber wegen der Genese des Farbstoffs interessant. Die ganze Reaktionsfolge wird von einem einzigen Enzym katalysiert, das aus historischen Gründen *Tyrosinase* genannt wird (👁8.18). Die Reaktionen **1** und **2** sind eng miteinander gekoppelt, denn das Hydroxylierungsprodukt Dopa ist selbst der Wasserstoff-Donor bei der Hydroxylierung von Tyrosin, die nach dem Prinzip der Monooxygenase-Reaktion verläuft (s. S. 192). Der Ringschluss zum Indol (**3**), eine Addition an das chinoide System, verläuft spontan, und wahrscheinlich auch die Polymerisation (**5**) des Indolchinons zum Melanin. Das Dopachinon kann auch Cystein addieren; das Addukt wird gleichfalls zum Chinon oxidiert, es zyklisiert und polymerisiert zusammen mit Indol-5,6-chinon zu einem gelben Farbstoff, *Phäomelanin* genannt. Dieser ist verantwortlich für rotblonde und rote Haare.

Tryptophan-Stoffwechsel. Der Tryptophan-Gehalt der meisten Proteine ist gering, dementsprechend wird dem Körper nur wenig von dieser essenziellen Aminosäure zugeführt und auch wenig abgebaut. Der Abbau ist in 👁8.19 dargestellt; der Hauptabbauweg ist hellgelb markiert. Er beginnt nicht mit einem Angriff auf die Seitenkette, sondern auf den Fünfring, der oxidativ geöffnet wird (**1**). Die *Tryptophan-2,3-Dioxygenase*, die diese Reaktion katalysiert, ist ein induzierbares Enzym; als Induktor wirkt das Nebennierenrindenhormon Cortisol, aber auch Tryptophan selbst. Das Produkt der Dioxygenase-Reaktion ist Formylkynurenin, das zu Formiat und Kynurenin hydrolysiert wird (**2**). Das Letztere wird durch die *Kynurenin-3-monooxygenase* (ein Flavoprotein) in 3-Hydroxy-kynurenin verwandelt (**3**).
Nach Abspaltung von Alanin (**4**) wird nun der aromatische Ring geöffnet (**5**). Das Produkt, eine Amino-aldehyd-dicarbonsäure, hat mehrere Reaktionsmöglichkeiten: Im Hauptweg entsteht unter De-

👁**8.18 Melanin-Bildung.** Erklärung im Text.

👁**8.19 Abbau des Tryptophans.** Der Hauptabbauweg ist durch fette Pfeile hervorgehoben und im Text erklärt. Nebenwege führen zu den Chinolin-Carbonsäuren Kynurensäure und Xanthurensäure und zur Picolinsäure. Von physiologischer Bedeutung ist die Bildung des Nicotinsäure-mononucleotids (rechts unten).

Tryptophan

O_2 ↓ 2[H]
H_2O ←

5-Hydroxytryptophan

↓ CO_2

Serotonin

8.20 Serotonin-Bildung.

Indolessigsäure — Skatol

Indoxyl — Indoxylsulfat

8.21 Weitere Abbauprodukte des Tryptophans, die durch Darmbakterien gebildet werden.

carboxylierung (**6**) und Oxidation (**7**) der Aldehyd-Gruppe die *Amino-muconsäure,* die durch Hydrolyse der Enamin-Gruppierung und Hydrierung der Doppelbindung (**8**) *2-Oxo-adipinsäure* liefert. Diese ist auch Zwischenprodukt des Lysin-Abbaus und wird zu Crotonyl-CoA weiter metabolisiert (s. S. 222).

Nicotinamid-Bildung. Besonders bemerkenswert ist ein Nebenweg des Tryptophan-Abbaus, der vom Ringöffnungsprodukt der 3-Hydroxyanthranilsäure über die Chinolinsäure zum *Nicotinsäure-mononucleotid* führt. Dieses liefert mit ATP das Dinucleotid mit der Diphosphat-Verknüpfung, und durch Amid-Bildung der Nicotinsäure mit Glutamin als NH_2-Donator entsteht das Coenzym *Nicotinamid-adenin-dinucleotid* (NAD⁺).

Nicotinsäure und Nicotinsäureamid galten lange als unentbehrliche Vitamine. Tatsächlich können sie aber auch beim höheren Tier und beim Menschen auf dem geschilderten Weg aufgebaut werden, und deshalb kann Tryptophan das Nicotinamid ersetzen. Umgekehrt gilt auch, dass die Erscheinungen des Nicotinsäure-Mangels nur bei gleichzeitiger Tryptophan-armer Ernährung auftreten (s. S. 622).

Serotonin-Bildung. Tryptophan kann auch hydroxyliert werden zum *5-Hydroxytryptophan,* der Muttersubstanz des Serotonins (☞8.20 und S. 565). Das entsprechende Enzym, *Tryptophan-5-monooxygenase,* benötigt ein Tetrahydrobiopterin als Cofaktor.

Abbau der Seitenkette. Mikroorganismen (auch Darmbakterien) bauen die Seitenkette des Tryptophans ab; dabei können Indolbrenztraubensäure, Indolessigsäure, Skatol (Methylindol), Indol und Indoxyl entstehen (☞8.21). Aus dem Darm resorbiertes Indoxyl wird in der Leber in den Schwefelsäureester, das *Indoxyl-sulfat,* überführt und erscheint als solches im Harn (Harnindican). Indolessigsäure ist das pflanzliche Hormon *Auxin* (S. 454).

C₁-Fragmente liefernde Aminosäuren. Wie wir im Kapitel 4 (Coenzyme) gesehen haben, sind verschiedene C₁-Fragmente im Stoffwechsel von Bedeutung. Hier interessiert uns die Methyl-Gruppe, die vom Methionin geliefert wird, und die Hydroxymethyl-Gruppe, die aus dem Serin- bzw. Glycin-Stoffwechsel hervorgeht und letztlich auch die Methyl-Gruppe des Methionins liefert.

Serin und Glycin. Der Stoffwechsel dieser Aminosäuren hängt zusammen, wie ☞8.22 zeigt. Die Umwandlung von Serin in Glycin (Reaktion **1**, Bildmitte) ist eine der wichtigsten Entstehungsweisen der an Tetrahydrofolat (H₄-folat) gebundenen C₁-Fragmente; sie benötigt zwei Coenzyme, Tetrahydrofolat (S. 89) und Pyridoxalphosphat. Die Abspaltung des β-C-Atoms lässt sich als Pyridoxalphosphat-Katalyse verstehen (vgl. ☞8.4 **1**, S. 207); man stellt sich vor, dass das Serin gleichzeitig an Tetrahydrofolat gebunden ist. Die Reaktion ist umkehrbar: Serin kann auch aus Glycin und „aktiviertem Formaldehyd" gebildet werden.

Beide Aminosäuren haben noch andere Reaktionsmöglichkeiten: Das *Serin* kann durch β-Eliminierung in Pyruvat übergehen (links im Bild, Mechanismus s. ☞8.7, S. 211), ferner durch Transaminierung in Hydroxypyruvat. Schließlich ist noch die Bildung von *Phosphatidylserin* zu erwähnen, die auf S. 298 ff. näher erläutert ist. Aus diesem kann nach Decarboxylierung zu Phosphatidylethanolamin und drei Methylierungsschritten Lecithin (Phosphatidylcholin) entstehen. Damit sind auch Cholin und dessen Oxidationsprodukt Betain Derivate des Serins. *Glycin* kann ein aktives C₁-Bruchstück (aktivierte Ameisensäure) liefern, und zwar über die Oxidation zu Glyoxylat durch die D-Aminosäure-Oxidase (Reaktion **2**, s. a. S. 211), und weiter durch „oxidative Decarboxylierung" (**3**) zur aktivierten Ameisensäure. Bei hoher Konzentration von Glyoxylat entsteht Oxalat, dessen schwer lösliches Calcium-Salz Nierensteine bilden kann.

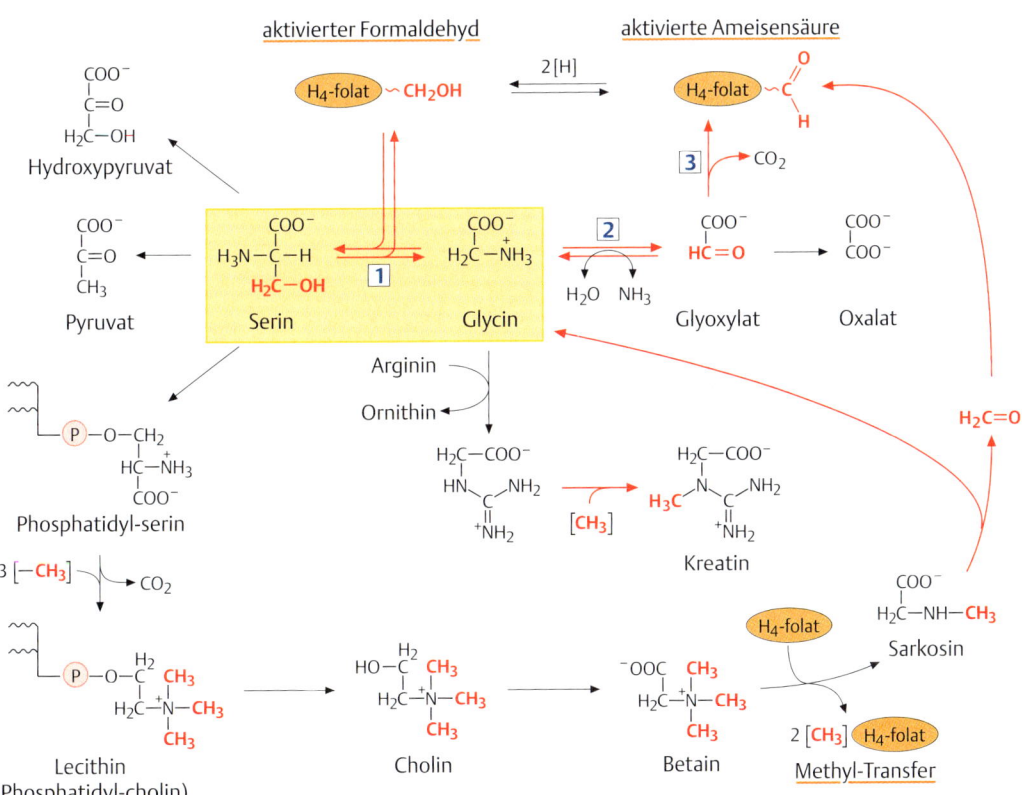

Wichtig ist schließlich noch der Abbau des *Betains*, des Oxidations-produktes von Cholin, über Dimethylglycin und Monomethylglycin (Sarkosin) zu Glycin (⊚**8.22** unten); dabei wird die Methyl-Gruppe zu aktiviertem Formaldehyd, der wiederum mit dem Glycin zu Serin zusammentreten kann. Im Endeffekt bedeutet dies die Umwandlung von Sarkosin in Serin. Als weitere Verwendungsmöglichkeit des Glycins sei noch die Biosynthese des Blutfarbstoffs (S. 187 f.), der Purine (S. 100 f.) und des Kreatins (aus Glycin und Arginin durch Guanidyl-Transfer) angeführt.

Methionin. Wie wir in Kap. 4 (⊚**4.15**, S. 86) gesehen haben, reagiert das Methionin mit ATP zum *S-Adenosyl-methionin,* dem biologischen Methyl-Gruppen-Donor. Wenn die Methyl-Gruppe übertragen ist, wird der Adenosyl-Rest hydrolytisch abgespalten (⊚**8.23**, Reaktion **1**); es entsteht *Homocystein* (die Verbindung enthält eine CH_2-Gruppe mehr als das Cystein). Das Homocystein wird mit Hilfe von Serin über Cystathionin zu 2-Oxobutyrat und Cystein abgebaut (**2, 3**).

Cystein kommt einerseits in vielen Proteinen vor, wird also über die Nahrung aufgenommen, und entsteht andererseits beim Abbau des Methionins, deshalb ist der weitere Abbau in ⊚**8.23** mit aufgenommen. Der Hauptweg ist die Oxidation der HS-Gruppe zur Cystein-sulfinsäure (**4**) und deren hydrolytische Spaltung zu Pyruvat und Sulfit. Das abgespaltene Sulfit kann enzymatisch zu Sulfat oxidiert werden (s. auch aktiviertes Sulfat, S. 84).
Die Transaminierung von Cystein zu 3-Mercaptopyruvat und dessen reduktive Spaltung ergibt H_2S und Pyruvat (**5**). Alternativ können bei Bakterien H_2S und Pyruvat durch β-Eliminierung aus Cystein entstehen. Ein weiterer Nebenweg führt vom Cystein durch Decarboxylierung (**6**) zum *Cysteamin,* dessen Oxidation das *Taurin* liefert. In der Rattenleber ist auch die Decarboxylierung von Cysteinsäure zu Taurin möglich, in der menschlichen Leber aber nicht.
Durch Transaminierung geht Cystein in β-Thiol-pyruvat über (im Bild nicht gezeigt), aus dem der Schwefel enzymatisch abgespalten werden kann.

⊚**8.22 Stoffwechsel von Serin und Glycin.** H_4-folat = Tetrahydrofolsäure. Beim Übergang von Serin in Glycin (Reaktion **1**) wird ein Formaldehyd-Rest auf H_4-folat übertragen, die Reaktion ist umkehrbar. Die übrigen Reaktionen sind im Text erläutert. Der Einfachheit halber ist ein Formyl-Rest auch dann geschrieben, wenn er in Form der N^5N^{10}-Methenyl-tetrahydrofolsäure (s. ⊚**4.19**, S. 89) vorliegt.

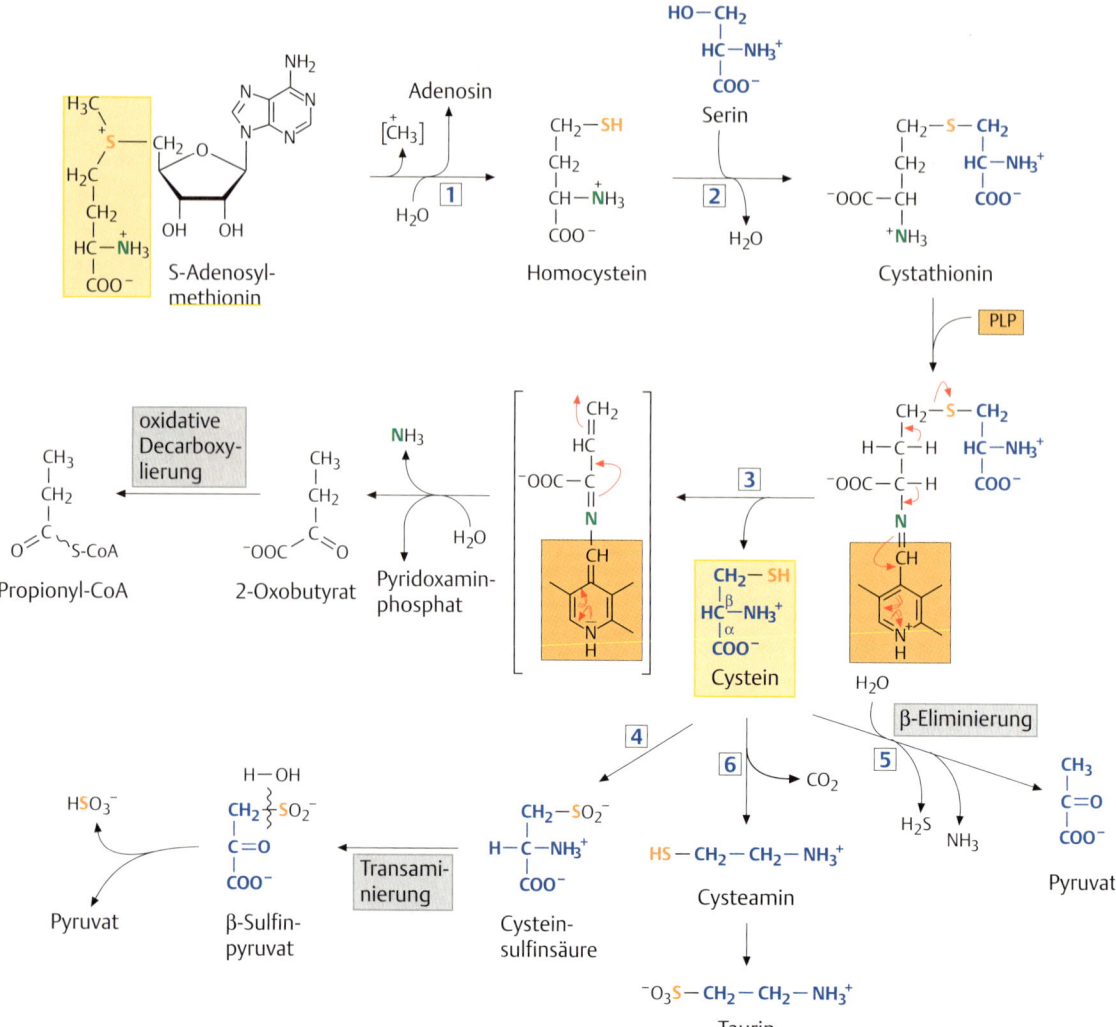

8.23 Stoffwechsel von Methionin und Cystein. Methionin liefert mit ATP den Methyl-Gruppen-Donor *S*-Adenosyl-methionin. Nach Methyl-Transfer entsteht durch Hydrolyse (**1**) Homocystein, das in der folgenden von der *Cystathionin-Synthase* katalysierten Reaktion (**2**) mit Serin zusammentritt zu Cystathionin. Dieses wird dann durch eine Lyase so gespalten, dass der Schwefel beim C₃-Fragment bleibt (**3**): So entstehen Cystein und ein C₄-Fragment, welches unter Umlagerung und Hydrolyse vom PLP 2-Oxobutyrat liefert. Dem Cystein stehen im wesentlichen drei Reaktionen offen:

– Oxidation der HS-Gruppe zur Cysteinsulfinsäure (**4**) und deren hydrolytische Spaltung zu Pyruvat und HSO_3^-,
– β-Eliminierung von H_2S und Hydrolyse des Imins zu NH_3 und Pyruvat (**5**, a. S. 210),
– Decarboxylierung zum Cysteamin (**6**), das zu Taurin oxidiert werden kann.

Threonin, eine essenzielle Aminosäure, nimmt an Transaminierungen nicht teil. Der Abbau steht in Beziehung zum Glycin-Stoffwechsel: Threonin kann durch eine „Threonin-Aldolase" (ein Pyridoxalphosphat-Enzym) in Acetaldehyd und Glycin gespalten werden (**8.24, 1**). Der wichtigste Abbauweg ist wahrscheinlich die Dehydratisierung (Wasserabspaltung), die durch die „Serin-Dehydratase" katalysiert wird (Reaktion **2**, s. a. **8.7**, S. 211); dieses Enzym dürfte in der Zelle nicht auf Serin, sondern auf Threonin einwirken, wie ein Vergleich der K_M-Werte zeigt. Als Produkt entsteht ein *Enamin*, das durch Umlagerung und Hydrolyse in 2-Oxobutyrat übergeht.

Eine andere Reaktionsfolge führt vom Threonin durch Dehydrierung der Hydroxy-Gruppe (**3**) und Decarboxylierung zum *Aminoaceton*, dessen oxidative Desaminierung NH_4^+ und *Methylglyoxal* liefert. Das Methylglyoxal kann weiter zu Lactat umgewandelt werden. In welchem Umfang dieser Abbauweg beschritten wird, ist noch nicht geklärt.

8.24 Abbau von Threonin.
1 Aldolspaltung.
2 β-Eliminierung (Dehydratisierung),
3 Dehydrierung

Basische Aminosäuren. Der Abbau der basischen Aminosäuren Arginin, Histidin und Lysin beginnt nicht mit einer α-Transaminierung. Histidin und Lysin sind überdies essenziell.

Histidin wird zunächst durch die Histidin-Ammoniak-Lyase (s. S. 211) unter Einführung einer Doppelbindung desaminiert (⮜8.25, Reaktion **1**); die ungesättigte Verbindung heißt *Urocaninsäure*, weil sie zuerst im Hundeharn gefunden wurde. Durch 1,4-Anlagerung von Wasser und Verschiebung der Doppelbindungen (**2**) entsteht daraus das *Imidazolon-propionat*, das in zweierlei Richtungen weiter verändert werden kann: Durch ein Flavoprotein wird es zum *Hydantoin-propionat* oxidiert (**3**), das im Harn ausgeschieden wird. Als Hauptweg ist jedoch die enzymatische Hydrolyse des Imidazolon-Rings zu Formiminoglutamat anzusehen (**4**). Die Formimino-Gruppe kann als „aktives C_1-Fragment" auf Tetrahydrofolsäure übertragen werden; als Produkt des Abbaus erscheint dann Glutaminsäure.

Lysin ist metabolisch verhältnismäßig inert; nur bei hohem Angebot wird es über eine „Transaminierung auf Umwegen" abgebaut (⮜8.26). Die ε-Aminogruppe kondensiert mit 2-Oxoglutarat zu einem Aldimin, dessen Doppelbindung mit NADH hydriert wird (Reaktion **1**) So entsteht Saccharopin. Seine C–N-Bindung zur Lysin-Hälfte wird nun

8.25 Abbau von Histidin. Erklärung im Text.

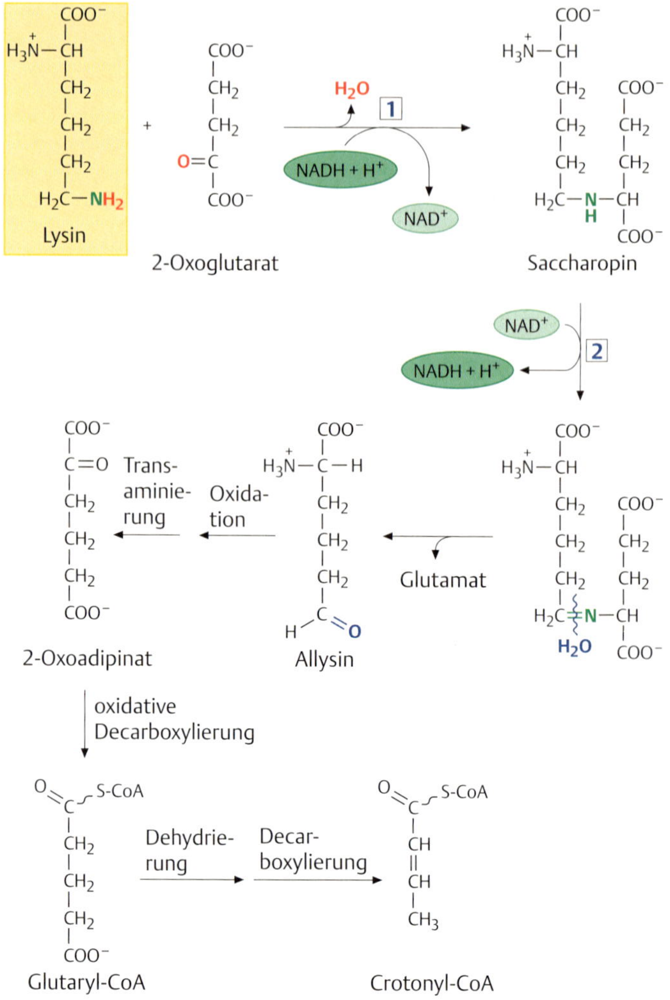

COO⁻
H₃N⁺–CH
CH₂
CH₂
CH₂
H₂C–NH₂
Lysin

+

COO⁻
CH₂
CH₂
O=C
COO⁻
2-Oxoglutarat

H₂O 1
NADH + H⁺
NAD⁺

COO⁻
H₃N⁺–CH
CH₂
CH₂
CH₂
H₂C–N–CH
H COO⁻
Saccharopin

NAD⁺ 2
NADH + H⁺

COO⁻
C=O
CH₂ Trans-
CH₂ aminie-
CH₂ rung
COO⁻
2-Oxoadipat

Oxida-
tion

COO⁻
H₃N⁺–C–H
CH₂
CH₂
CH₂
H–C=O
Allysin

Glutamat

COO⁻
H₃N⁺–CH
CH₂
CH₂ COO⁻
CH₂ CH₂
H₂C=N–CH
H₂O COO⁻

oxidative
Decarboxylierung

O=C–S-CoA
CH₂
CH₂
CH₂
COO⁻
Glutaryl-CoA

Dehydrie-
rung

Decar-
boxylierung

O=C–S-CoA
CH
CH
CH₃
Crotonyl-CoA

👁 **8.26 Abbau von Lysin.** Erklärung im Text, S. 221.

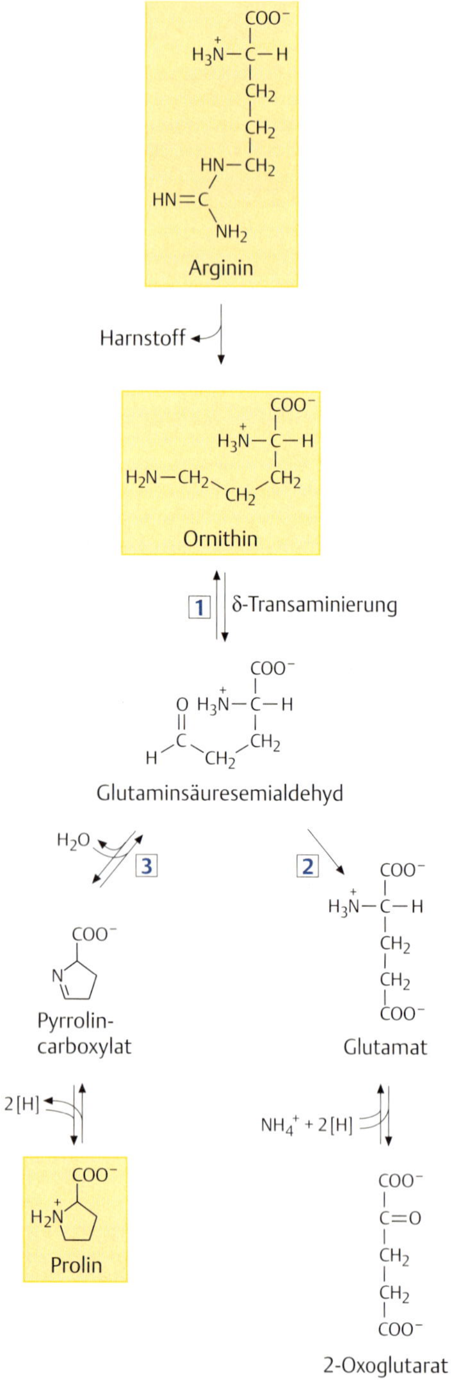

COO⁻
H₃N⁺–C–H
CH₂
CH₂
HN–CH₂
HN=C
NH₂
Arginin

Harnstoff ←

COO⁻
H₃N⁺–C–H
H₂N–CH₂ CH₂
Ornithin

1 δ-Transaminierung

COO⁻
O H₃N⁺–C–H
H–C CH₂
H CH₂
Glutaminsäuresemialdehyd

H₂O 3

COO⁻
N
Pyrrolin-
carboxylat

2

COO⁻
H₃N⁺–C–H
CH₂
CH₂
COO⁻
Glutamat

2[H]

NH₄⁺ + 2[H]

COO⁻
H₂N⁺
Prolin

COO⁻
C=O
CH₂
CH₂
COO⁻
2-Oxoglutarat

👁 **8.27 Abbau von Ornithin und Prolin.** Erklärung im Text.

durch NAD⁺ dehydriert (**2**), und durch hydrolytische Spaltung der Doppelbindung entsteht Allysin, ein Schlüsselprodukt des Abbaus. Über eine Transaminierung und die Oxidation der Aldehyd-Gruppe wird 2-Oxoadipinat gebildet, das über Glutaryl-CoA zu Crotonyl-CoA abgebaut wird. Damit ist der Anschluss an den Fettsäure-Abbau erreicht.

Arginin und Prolin gehen in Glutaminsäure über. *Arginin* wird durch Arginase in Ornithin und Harnstoff gespalten (eine Reaktion des Harnstoff-Zyklus, 👁**8.12**, S. 213). Das Ornithin wird bei der Transaminierung mit Pyridoxalphosphat an der δ-Amino-Gruppe angegriffen (👁**8.27**, Reaktion **1**). Dabei entsteht *Glutaminsäuresemialdehyd,* der entweder zu Glutamat oxidiert wird (**2**) oder unter Wasserabspaltung zur Pyrrolin-carbonsäure zyklisiert (**3**). Durch Reduktion entsteht daraus Prolin; diese Reaktionen sind umkehrbar, wie Isotopenversuche gezeigt haben, sodass der Abbau von *Prolin* gleichfalls über Glutaminsäuresemialdehyd verläuft.

Asparagin/Aspartat und Glutamin/Glutamat

Asparagin entsteht aus Aspartat und Glutamin nach Gl. 8.4. Mit der Nahrung zugeführtes Asparagin wird durch die Asparaginase in NH_4^+ und Aspartat hydrolytisch gespalten.

Aspartat kann, wie wir gesehen haben, die Amino-Gruppe nicht nur durch Transaminierung mit 2-Oxosäuren übertragen, sondern liefert auch direkt Amino-Gruppen, sowohl bei der Harnstoffbildung (s. ☞ **8.12**, S. 213) als auch beim Übergang von IMP in AMP bei der Purin-Synthese (☞ **5.5**, S. 101). Dabei entsteht aus dem C-Gerüst des Aspartats Fumarat, das durch Wasseranlagerung Malat und weiter durch Dehydrierung Oxalacetat liefert (☞ **8.28**). Oxalacetat ist auch das Produkt der Transaminierung von Aspartat.

Glutamin. Wir haben die Bildungsweise im Abschnitt zur NH_4^+-Entgiftung besprochen (S. 212), weil Glutamin eine wichtige Transportform für NH_4^+ im Körper ist. Freigesetzt wird das NH_4^+ in den Nierenzellen, die es in den Harn ausscheiden (S. 701); das Glutamat wird wieder dem Kreislauf zugeführt.

Glutamat bildet einen Knotenpunkt im Netzwerk des Aminosäure-Stoffwechsels (☞ **8.29**, s. a. S. 212). Es wird durch die Glutamat-Dehydrogenase mit NAD^+ zur Iminosäure dehydriert und weiter in 2-Oxoglutarat verwandelt (s. S. 211); das Ammoniak wird zur Harnstoffbildung verwandt (über Carbamoylphosphat, S. 213), 2-Oxoglutarat ist einerseits universeller Aminogruppen-Akzeptor bei der Transaminase-Reaktion (S. 209), andererseits kann es als 2-Oxosäure oxidativ decarboxyliert werden. Die Reaktion, die ganz analog der oxidativen Decarboxylierung des Pyruvats verläuft und zum Succinyl-CoA führt, ist ein Schritt des Citronensäure-Zyklus und wird dort besprochen (S. 267). Hier ist wichtig, dass damit der Anschluss an den Endabbau aller Nahrungsstoffe gewonnen ist.

8.11 Biosynthese der nichtessenziellen Aminosäuren

Von den 20 Aminosäuren, die regelmäßig in Proteinen vorkommen, können 11 im Körper aufgebaut werden. Eine Übersicht gibt ▼ **8.6**. Der letzte Schritt der Synthese ist in vielen Fällen die Transaminierung der entsprechenden 2-Oxosäure, wobei die α-Aminogruppe von Glutamat stammt und mit Hilfe von Pyridoxalphosphat übertragen wird.

Diejenigen Aminosäuren, die nicht synthetisiert werden können, nennt man „essenzielle Aminosäuren". Diese sind in der Tabelle mit einem Stern gekennzeichnet. Cystein und Tyrosin sind bedingt essenziell, weil zu ihrer Synthese jeweils eine essenzielle Aminosäure als Vorstufe notwendig ist. Histidin ist besonders für Kinder essenziell (s. a. S. 587).

$$\text{Aspartat + Glutamin + ATP} \rightarrow$$
$$\text{Asparagin + Glutamat + AMP + PP}_i \qquad (8.4)$$

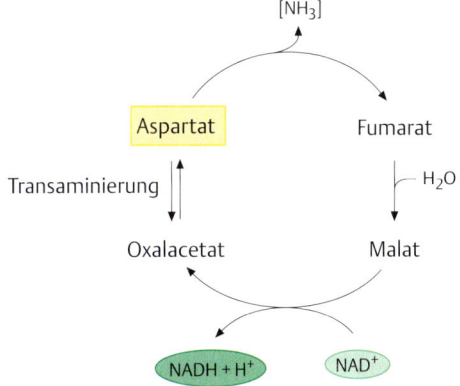

☞**8.28 Aspartat-Zyklus.**

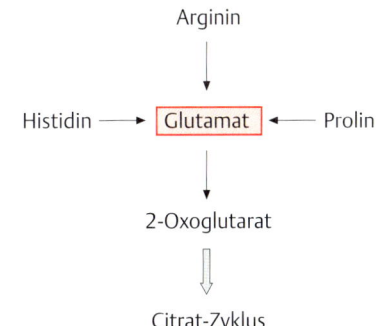

☞**8.29 Glutamat als Knotenpunkt des Stoffwechsels einiger Aminosäuren.**

▼ **8.6 Übersicht über die Aminosäure-Synthese**

	Synthese aus	s. auch
Ala	Pyruvat (Transaminierung)	☞ 8.6
Val *		
Leu *		
Ile *		
Phe *		
Pro	Ornithin, Glutamat	☞ 8.27
Met *		
Ser	Hydroxypyruvat (Transamin.)	☞ 8.6
Thr *		
Cys (*)[1]	Methionin + Serin	☞ 8.23
Trp *		
Tyr (*)	Phenylalanin (Monooxygenierung)	☞ 8.16
Asn	Aspartat + Glutamin	Gl. 8.4
Gln	Glutamat + NH_3	Gl. 8.3
Asp	Oxalacetat (Transaminierung)	☞ 8.6
Glu	2-Oxoglutarat (Transamin.)	☞ 8.6
Lys *		
Arg	Glutamat (Harnstoff-Zyklus)	☞ 8.12
His *		
Gly	Serin (C_1-Transfer)	☞ 8.22

* essenzielle Aminosäuren

[1] als Schwefelquelle unentbehrlich

(*) bedingt essenzielle Aminosäuren

8.12 Pathobiochemie

Abbau von Proteinen. Eine verminderte Wirksamkeit von Verdauungspeptidasen führt zu einer eingeschränkten Nutzung von Nahrungsproteinen mit der Folge eines Proteinmangels. Wird hingegen Trypsin nicht wie normalerweise durch die Enteropeptidase im Darmlumen, sondern bereits in den Acinuszellen des Pankreas und im Pankreasgang aktiviert, resultiert eine akute nekrotisierende *Pankreatitis*. Die Pathobiochemie dieser Störung wird in Kap. 23.1, S. 652, behandelt.

Extrazelluläre, im Blut kreisende Peptidasen haben wichtige Funktionen bei den proteolytischen Kaskaden der Blutgerinnung, des Komplementsystems und des Kininsystems. Zur Pathobiochemie der dabei auftretenden Störungen s. Kap. 23.3 und 23.4.

Über Störungen intrazellulärer Peptidasen als Ursache von Krankheiten gibt es nur geringe Informationen. Beim programmierten Zelltod (Apoptose) werden intrazelluläre Peptidasen, die nicht in den Lysosomen lokalisiert sind, über eine komplizierte Signalkette aktiviert. Diese Caspasen sind ein wesentliches Element im Prozess der Apoptose (s. Kap. 25, S. 757).

Störungen des Aminosäurenabbaus. Über 70 biochemisch definierte Störungen beim Abbau der verschiedenen Aminosäuren sind bekannt. Die meisten von ihnen manifestieren sich bereits im Säuglings- und Kindesalter. Das Spektrum der klinischen Phänotypen reicht vom völlig symptomlosen Zustand bis zu schwerster Beeinträchtigung von Organfunktionen. Einige der Störungen sind letal. Im folgenden werden nur einige exemplarische Störungen besprochen.

Abbau der aromatischen Aminosäuren Phenylalanin und Tyrosin. Der normale Abbauweg dieser Aminosäuren ist in Abschnitt 8.10, S. 216, dargestellt (s. ◉**8.16** und ◉**8.17**). Drei durch Genmutation verursachte Störungen in diesem Abbauweg sind bekannt (◉**8.30**):
– Phenylketonurie,
– Alkaptonurie,
– Tyrosinämie.

Bei der **Phenylketonurie** ist die Oxidation von Phenylalanin zu Tyrosin beeinträchtigt. In den meisten Fällen betrifft der Defekt die Phenylalanin-Hydroxylase (Typ I). Über 200 Mutationen des Gens, das für dieses Enzym codiert, wurden identifiziert. Einige verursachen einen kompletten Ausfall der Enzymfunktion mit schwerer Ausprägung der Symptomatik, andere verursachen nur leichte Verlaufsformen. Seltener, aber häufig schwer verlaufend, sind Störungen der Oxidation des Phenylalanins, die auf der fehlenden Regeneration des Cofaktors Tetrahydropteridin (Typ II) oder auf einer Störung von dessen Synthese (Typ III) beruhen. Die Phenylketonurie ist ein eindrucksvolles Beispiel für die genetische und biochemische Heterogenität einer klinisch definierten Krankheit.

Als Folge der verminderten Oxidation von Phenylanalin nimmt die Konzentration dieser Aminosäure im Gewebe und im Blut zu. Sie wird vermehrt zu Phenylpyruvat und anderen Metaboliten abgebaut. Die Ausscheidung von Phenylpyruvat („Phenylketon") mit dem Urin hat der Krankheit den Namen gegeben.

Das *Krankheitsbild* ist geprägt durch eine starke Beeinträchtigung der Gehirnfunktion, die schon bald nach der Geburt durch Hyperkinesen der Muskulatur, Krämpfe und eine fortschreitende Störung der geistigen Entwicklung erkennbar wird. Der Zusammenhang zwischen dem Stoffwechseldefekt und den neurologischen Symptomen ist nicht eindeutig geklärt. Man vermutet eine Störung in der Bildung von Neurotransmittern, insbesondere von Dopamin und Serotonin.

◉**8.30 Defekte im Abbau der aromatischen Aminosäuren**

Die *Therapie* besteht in einer Kostform, die arm an Phenylalanin und mit Tyrosin angereichert ist. Bei bereits im Säuglingsalter einsetzender Therapie und konsequenter Durchführung kann die Entstehung der neurologischen Symptomatik vollständig verhindert werden.

Die **Alkaptonurie** ist seit 1859 bekannt. Sie war eines der Beispiele, an denen der englische Arzt Garrod seine Theorie der angeborenen Stoffwechselstörungen entwickelte (1908). Die Erkrankung beruht auf einer verminderten Aktivität oder einem Fehlen der *Homogentisat-1,2-Dioxygenase*, durch die Homogentisinsäure in Maleylacetacetat umgewandelt wird (s. ◉8.17, S. 216). Homogentisinsäure wird mit hoher Clearancerate über die Niere eliminiert und nimmt deshalb im Blut und Gewebe nicht zu. Im Urin erfolgt die Oxidation zu Benzochinonen, die eine Braunfärbung des Urins bei Stehenlassen bewirken. Die Ausscheidung der Homogentisinsäure mit dem Schweiß verursacht die Braunfärbung der Haut im Genitalbereich und in den Achselhöhlen.

Das *Krankheitsbild* ist geprägt durch die Ochronose, die Ablagerung eines braunen Pigmentes in Knorpel (Gelenkknorpel, Ohrknorpel, Nasenknorpel), in den Skleren, den Sehnen und im Bindegewebe. Die Ablagerung im Gelenkknorpel führt zu degenerativen Veränderungen der Gelenke, die Ablagerung im Innenohr zu Hörstörungen. Ablagerung im Bindegewebe der großen Gefäße kann ein Aortenaneurysma oder einen Klappendefekt zur Folge haben. Die Lebenserwartung wird durch die Erkrankung nicht beeinträchtigt.

Das Pigment ist nicht identisch mit dem Farbstoff im Urin. Wahrscheinlich handelt es sich um ein Polymerisationsprodukt der Homogentisinsäure. Eine wirkungsvolle Therapie ist bisher nicht bekannt.

Die **Tyrosinämie** beruht auf einem Defekt der *Fumarylacetacetase*. Verschiedene Mutationen mit unterschiedlicher Auswirkung auf die Aktivität des Enzyms wurden bei Kranken nachgewiesen. Die verminderte Aktivität des Enzyms führt zu einem Anstau seiner Substrate Maleylacetacetat und Fumarylacetacetat. Beim Krankheitsbild können zwei Typen unterschieden werden. Bei einem Typ führt der biochemische Defekt bereits in den ersten Lebenswochen zu einer rasch progredienten Erkrankung mit tödlichem Ausgang, beim 2. Typ ist der Verlauf chronisch, so dass das Erwachsenenalter erreicht wird. Bei diesem Typ verursachen die aufgestauten Metabolite eine schwere Funktionseinschränkung der Leber mit Entwicklung einer Leberzirrhose und eines hepatozellulären Karzinoms. Eine periphere Neuropathie äußert sich in schmerzhaften Parästhesien und ggf. durch eine respiratorische Insuffizienz. Die aufgestauten Metabolite verursachen ferner Störungen der Nierenfunktion, des Methioninstoffwechsels und der Hämsynthese (s. S. 187).

Als *Therapie* wäre eine Restriktion von Tyrosin, Phenylalanin und Methionin gut begründet, ist aber praktisch nicht langfristig durchführbar. Ein neuer Ansatz ist die Anwendung eines Inhibitors der p-Phenylhydroxypyruvat-Oxidase. Dadurch wird der Abbau von Tyrosin auf einer früheren Stufe blockiert und der Anstau der schädlichen Metaboliten verhindert. Diese Therapieform befindet sich noch in der Prüfung. Derzeit ist die Lebertransplantation die einzige wirkungsvolle therapeutischen Maßnahme.

Abbau der schwefelhaltigen Aminosäuren. Die wichtigste Störung in dieser Gruppe und eine der häufigsten Störungen des Aminosäurestoffwechsel ist die **Homocystinurie** (◉8.31). Es handelt sich um eine Störung im Abbau von Methionin durch einen Defekt der *Cystathionin-β-Synthase* (s. ◉8.23, S. 220). Das Enzym katalysiert die Verbindung von Homocystein und Serin unter Bildung von Cystathionin. Verschiedene Mutationen mit unterschiedlichen Auswirkungen auf die Enzymaktivität wurden nachgewiesen. Homocystein staut sich als

◉**8.31 Defekt im Abbau der schwefelhaltigen Aminosäuren:** Homocystinurie.

Folge des Enzymdefektes im Gewebe und Blut an. Das Oxidationsprodukt Homocystin wird vermehrt mit dem Urin ausgeschieden.

Das *Krankheitsbild* ist durch Veränderungen an mehreren Organen, u. a. Auge, Skelett und Nervensystem, geprägt. Die Veränderungen am Auge und am Skelettsystem beruhen wahrscheinlich auf der Reaktion von Homocystein mit Fasern des Bindegewebes (Fibrillin) unter Bildung von Disulfiden. Die Vernetzung der Bindegewebsfasern ist dadurch gestört. Die Funktionsstörungen des zentralen Nervensystems werden auf die Bildung von *Homocysteinsäure*, einem Agonisten von exzitatorischen Neurotransmittern zurückgeführt. Entscheidend für den Krankheitsverlauf sind oft arterielle und venöse Thrombosen mit entsprechenden Folgekrankheiten, z. B. Herzinfarkt und Lungeninfarkt.

Die *Therapie* besteht in der Gabe des Cofaktors Pyridoxal in hoher Dosierung, wenn eine Restaktivität des Enzyms vorhanden ist. Ist dies nicht der Fall, muss langfristig eine Methionin-arme Kost eingehalten werden.

Abbau von Glycin. Die primäre **Hyperoxalurie** und **Oxalose** beruht auf einer Störung im Stoffwechsel der Aminosäuren, die C_1-Fragmente liefern (S. 218 und ◉**8.22**). Die gesteigerte Produktion von Oxalat kann auf zwei verschiedenen Defekten des Stoffwechsels von Glyoxylat, der Vorstufe von Oxalat, beruhen (◉**8.32**): Beim Typ I ist die Transaminierung von Glyoxylat zu Glycin eingeschränkt. Die Reaktion ist in den Peroxisomen der Leberzellen lokalisiert. Das sich anstauende Glyoxylat wird vermehrt zu Oxalat oxidiert, das auf dem Blutweg zu den anderen Organen gelangt. Beim Typ II ist die Reduktion von Glyoxylat zu Glykolat beeinträchtigt, die im Cytosol stattfindet. Das vermehrt anfallende Glyoxylat wird im Cytosol durch die Lactatdehydrogenase zu Oxalat oxidiert.

Das *Krankheitsbild* beim Typ I ist ausgeprägter als beim Typ II. Zunächst bilden sich Oxalatsteine im Nierenbecken und in den ableitenden Harnwegen. In der Folge lagert sich Oxalat in der Niere selbst ab (Nephrocalcinose), später in vielen anderen Organen (Herz, Gefäße, Knochen, Gelenke, Haut) mit entsprechenden Störungen dieser Organe. Beim Typ II ist die Bildung von Oxalatsteinen in der Niere die einzige klinische Manifestation des Stoffwechseldefektes. Die *Therapie* besteht beim Typ I in der Lebertransplantation, da der primäre Defekt ausschließlich in der Leber lokalisiert ist. Beim Typ II kommt nur eine symptomatische Behandlung in Betracht.

Eine Hyperoxalurie kann auch unabhängig von einer Genmutation auftreten, wenn vermehrt Substanzen aufgenommen werden, die in Oxalat übergeführt werden können, z. B. Ethylenglykol, Xylit, Ascorbinsäure.

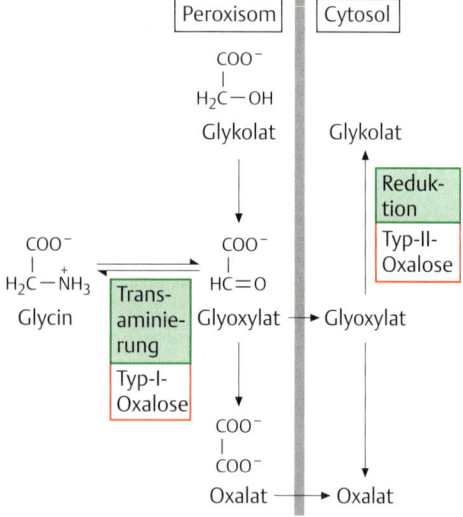

◉**8.32 Defekte im Abbau der C_1-Fragmente liefernden Aminosäuren:** Oxalosen.

Störungen der Ammoniumentgiftung. Das beim Abbau der Proteine, Aminosäuren und Amine gebildete Ammonium (beim normalen pH-Wert im Gewebe und Blut liegt Ammoniak immer in seiner protonierten Form vor) wirkt toxisch und muss deshalb rasch entgiftet werden. Wie in Abschnitt 8.9 (S. 212 ff.) ausführlich dargestellt wurde, kann die Entgiftung auf 2 Wegen erfolgen:
- durch Harnstoffsynthese,
- durch Glutaminsynthese.

Die *Harnstoffsynthese* erfolgt im Harnstoff-Zyklus (◉**8.12**, S. 213): Ammonium wird als Carbamoylphosphat und als Aspartat in den Zyklus eingeschleust. Beide Reaktionen der Einschleusung mit Umwandlung von Ornithin in Citrullin bzw. die von Citrullin in Argininosuccinat sind geschwindigkeitsbestimmend für die Harnstoffsynthese. Die Harnstoffsynthese verläuft stark endergonisch und ist irreversibel. Sie ist organspezifisch: nur in der Leber sind alle für den Harnstoffzyklus erforderlichen Enzyme vorhanden.

Die *Glutaminsynthese* findet als endergonischer Prozess unter Einwirkung des Enzyms Glutamin-Synthetase statt. Im Gegensatz zur Harnstoffsynthese ist diese Entgiftungsreaktion reversibel: Glutamin kann durch das Enzym Glutaminase rasch in Glutamat und Ammonium gespalten werden. In der Leber finden die Glutaminsynthese und die Glutaminspaltung in unterschiedlichen Zellarealen statt (s. Abschnitt 23.2, S. 660 f.).

Störungen der Ammoniumentgiftung können genetisch bedingt oder erworben sein. Für jedes der am Harnstoffzyklus und den Einschleusungsreaktionen beteiligten Enzyme sind *Defekte durch Mutationen* nachgewiesen worden. Ein vollständiger Ausfall eines dieser Enzyme ist mit dem Leben nicht vereinbar. Bei partiellen Enzymdefekten hängt das Krankheitsbild davon ab, in welchem Ausmaß der Defekt durch die Glutaminsynthese kompensiert werden kann. Schließlich ist die Ausprägung abhängig von der Proteinzufuhr, d. h. vom Anfall des zu entgiftenden Ammoniums. Bei geringer Proteinzufuhr treten in der Regel keine klinischen Symptome auf. Bei verstärkter Proteinzufuhr oder endogenem Proteinabbau, z. B. bei hohem Fieber, ist die Ammoniumkonzentration im Blut erhöht. Die ersten Symptome treten bereits im Säuglingsalter auf: Erbrechen, mangelnde Gewichtszunahme, Krampfanfälle. Die geistige Entwicklung kann gestört sein.

Sehr viel häufiger als die durch Genmutation verursachten Störungen der Ammoniumentgiftung sind die *Störungen bei erworbenen Leberkrankheiten* (s. Kap. 23.2, S. 657).

Die Symptomatik der Hyperammoniämie ist durch Störungen am Zentralnervensystem geprägt, die in frühen Krankheitsstadien nur durch spezielle psychometrische Tests nachweisbar sind. In der Folge kommt es zu uncharakteristischen Störungen des Schlafes und des Konzentrationsvermögens, gesteigerter Erregbarkeit und Beeinträchtigung der feineren Koordination, z. B. beim Schreiben. Bei fortschreitender Intoxikation treten Veränderungen der Persönlichkeit auf, Gedächtnisstörungen, Grimassieren und ein eigenartiger grobschlägiger Tremor. Endstadium in der Symptomatik ist eine tiefe Bewusstlosigkeit (Coma hepaticum), an dessen Entstehen außer der Hyperammoniämie aber noch weitere Faktoren beteiligt sind.

9 Kohlenhydrate

📎
Zusammenfassung

– **Einfache Zucker** sind Polyhydroxyaldehyde oder Polyhydroxyketone. Zu den Kohlenhydraten rechnet man auch die davon abgeleiteten Carbonsäuren und Aminozucker sowie die Oligosaccharide und Polysaccharide.
– Durch Addition einer der Hydroxy-Gruppen an die Carbonyl-Funktion entstehen zyklische **Halbacetale**. Alle Pentosen und Hexosen liegen in freier Form in einer solchen Halbacetalform vor.
– Der wichtigste einfache Zucker ist die D-Glucose. In der β-D-Glucose stehen in der Haworth-Schreibweise alle Wasserstoffatome in *trans* Stellung.
– Die halbacetalische Hydroxy-Gruppe der Zucker kann mit Alkoholen formal unter Wasserabspaltung reagieren. Dadurch entstehen **Glykoside**.
– Auch die Hydroxy-Gruppen von Zuckern sind zur Glykosidbildung befähigt. Dadurch entstehen **Disaccharide**, **Oligosaccharide** und **Polysaccharide**.
– Die wichtigsten **Disaccharide** sind Rohrzucker (Saccharose, bestehend aus Glucose und Fructose), und Milchzucker (Lactose, aus Galactose und Glucose). Ihre Biosynthese vollzieht sich über aktivierte Verbindungen vom Typus der Uridindiphosphat-Glucose.
– **Polysaccharide** bestehen aus sehr vielen Monosaccharid-Einheiten. In den Pflanzen ist die Cellulose, aus Glucose in β1→4-Bindung aufgebaut, vorherrschend.
– Die **Stärke** ist ein pflanzlicher Reservestoff aus zwei Bestandteilen: Amylose (Poly-Glucose in α1→4-Bindung) und Amylopektin (Poly-Glucose in α1→4-Bindung mit Verzweigungen in α1→6-Bindung). Sie ist für die menschliche Ernährung besonders wichtig.
– Das tierische Reservekohlenhydrat ist das **Glykogen**, das ähnlich wie Amylopektin aufgebaut ist und eine hohe molekulare Masse erreicht. Für die Biosynthese ist UDP-Glucose erforderlich. Der Abbau des Glykogens erfolgt durch Phosphorolyse, katalysiert durch die Glykogen-Phosphorylase.
– Die wichtigste Stoffwechselreaktion der Glucose ist die **Glykolyse**. Bei **anaerober** Glykolyse werden **2 mol ATP** pro mol Glucose gewonnen. Endprodukt ist dann Lactat.
– Im aeroben Stoffwechsel wird das Pyruvat, eine Vorstufe des Lactats, dem **oxidativen Abbau** zugeführt. Dabei entstehen insgesamt theoretisch **38**, tatsächlich aber ca. **30 mol ATP** pro mol Glucose.
– Zucker kann im menschlichen Organismus aus Abbauprodukten der Aminosäuren aufgebaut werden (**Gluconeogenese**). Der Aufbau erfolgt zumeist über die gleichen Zwischenprodukte wie der Glucose-Abbau.
– Im Stoffwechsel können die verschiedenen Zucker ineinander umgewandelt werden. Dabei werden fast immer phosphorylierte Zucker umgesetzt. Wichtige Enzyme dabei sind die **Transaldolasen** und **Transketolasen**.
– **Pathobiochemisch** sind besonders Störungen der Galactose- und Fructose-Verwertung und des Glykogen-Abbaus von Interesse. Sie beruhen auf genetisch bedingtem Ausfall spezifischer Enzyme.

Übersicht

9.1 Struktur, Konfiguration und Konformation der Monosaccharide

Zucker sind im Pflanzenreich verbreitet, z.B. in den süßen Früchten. Der Reservestoff Stärke, ein wichtiger Bestandteil der menschlichen Ernährung, kommt in vielen Getreidearten und in Kartoffeln vor. Die Stärke gehört zu den Polysacchariden und damit ebenfalls zu den Kohlenhydraten.

Chemische Grundstruktur der Zucker. Chemisch sind die einfachen Zucker (die sog. Monosaccharide) Polyhydroxyaldehyde oder Polyhydroxyketone. Als Beispiel sind die Formeln von D-Glucose und D-Fructose in der Fischer-Projektion gezeigt (vgl. S. 16).

D-Glucose   D-Fructose

Ihre Summenformel lautet $C_6H_{12}O_6$. Für sie gilt also wie für viele andere Zucker die allgemeine Formel $C_n(H_2O)_n$. Daher stammt auch die Bezeichnung *Kohlenhydrat,* die vor etwa 200 Jahren entstand; dabei steht „Kohlen-", wie bei den Namen Kohlenwasserstoff, Kohlendioxid u. ä., als Abkürzung für „Kohlenstoff".
Die heutige Definition (s. Randspalte) ist nicht an die Summenformel gebunden.

Aldosen und Ketosen. Kohlenhydrate entstehen aus Polyalkoholen dadurch, dass eine der Alkohol-Gruppen zur Carbonyl-Gruppe dehydriert wird. Wir wählen als einfaches Beispiel das Glycerol (☞**9.1**). Hierbei sind, wie die Formeln zeigen, zwei Dehydrierungsprodukte möglich: ein Aldehyd und ein Keton. Man nennt die Zucker, die nach der oben gegebenen Ableitung eine Keto-Gruppe aufweisen, *Ketosen* (Beispiel: Dihydroxyaceton, auch Glyceron genannt), jene mit der Aldehyd-Gruppe nennt man *Aldosen* (Beispiel: Glyceraldehyd).

Konfiguration der Zucker. Für Glyceraldehyd sind zwei Formeln gezeigt, die spiegelbildisomer sind. Es sind die optisch aktiven Formen, der D-Glyceraldehyd und der L-Glyceraldehyd. Zur Definition der D- und L-Form und ihren Beziehungen zur optischen Drehung s. S. 16. Nach einer Übereinkunft ist der D-Glyceraldehyd der Grundkörper aller Kohlenhydrate der D-Reihe.

Die Reihe der Aldosen. Vom D-Glyceraldehyd ausgehend, kann man die Kohlenstoff-Kette des Zuckers schrittweise um je ein C-Atom verlängern, in gedanklich einfachster Weise durch Aldol-Addition (S. 9) von Formaldehyd. Dabei entsteht jeweils eine neue HO-Gruppe (in den Formeln der ☞**9.3** farbig gezeichnet), die in der Projektion nach rechts oder links zeigen kann. Wir erhalten dabei die Reihe aller D-Zucker. Wären wir vom L-Glyceraldehyd ausgegangen, so hätten wir in ganz analoger Weise die Reihe aller L-Aldosen erhalten; diese sind die *Spiegelbildisomere* der entsprechenden D-Formen.
Die Zahl der möglichen Aldosen wächst mit jedem C-Atom um den Faktor 2. Die Formen und Namen der D-Formen bis zu den Pentosen sind in ☞**9.3** gezeigt. Die meisten einfachen Zucker gehören der D-Reihe an. Bei komplizierteren Zuckern und als Bestandteile von

---

▷ Zu den **Kohlenhydraten** zählt man alle Substanzen, die zu den Zuckern in naher Beziehung stehen, also auch einfache Derivate (Aminozucker, Carbonsäuren usw.) und Polymere (Oligo- und Polysaccharide).

Dihydroxyaceton
(Glyceron)

Glycerol

L-   D-
Glyceraldehyd

☞**9.1 Primäre Dehydrierungsprodukte des Glycerols.**

▷ Man schreibt definitionsgemäß die Aldehyd-Gruppe oder allgemein das am höchsten oxidierte C-Atom nach oben; dieses erhält die Nummer 1. Die **Zugehörigkeit zur D- oder L-Reihe** wird durch das *„unterste"* asymmetrische C-Atom bestimmt, also durch das Asymmetriezentrum, das die höchste Nummer trägt (in ☞**9.3** blau markiert).

D-Mannose   D-Glucose   D-Galactose

☞**9.2 D-Glucose und ihre beiden Epimere.**
Die chiralen C-Atome sind durch ein Sternchen gekennzeichnet.

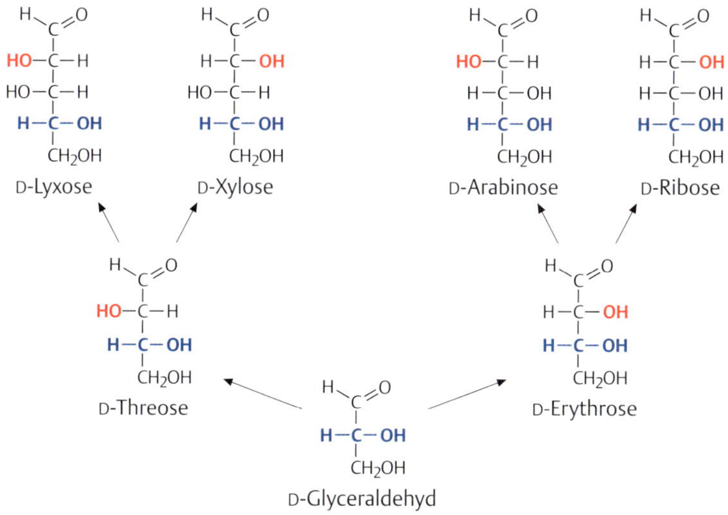

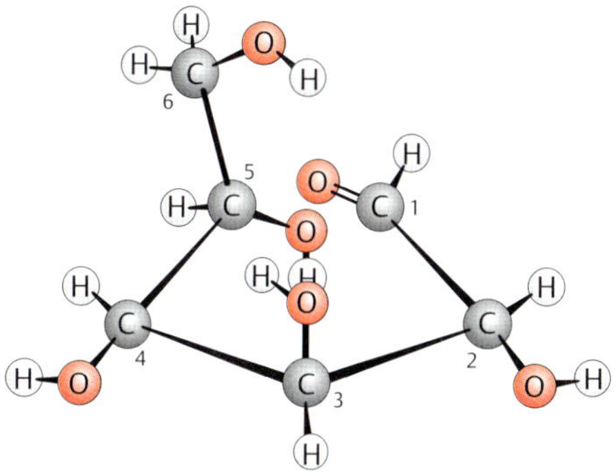

◉9.4 Modell einer Aldose (Glucose). Das Modell ist von C-2 bis C-4 so orientiert, wie die Fischer Projektion es verlangt. Die C=O-Doppelbindung der Aldehyd-Gruppe kommt der Hydroxy-Gruppe an C-5 sehr nahe. Das begünstigt die Bildung des ringförmigen Halbacetals.

◉9.3 Die Reihe der D-Aldosen bis zu den Pentosen. Die Konfiguration am blau dargestellten C-Atom bestimmt die Zugehörigkeit zur D- oder L-Reihe.

Oligosaccharid-Seitenketten sind nicht selten auch Zucker der L-Reihe am Aufbau beteiligt (z.B. L-Fucose, s. ▼9.1, S. 223).

Zucker, die sich nur in der Konfiguration an einem ihrer asymmetrischen C-Atome unterscheiden, bezeichnet man als *Epimere*. So sind z.B. D-Ribose und D-Arabinose Epimere, aber auch D-Ribose und D-Xylose. Die wichtigsten Epimere der D-Glucose sind die D-Mannose und die D-Galactose (◉9.2).

Die ringförmigen Halbacetale der Zucker. Baut man sich ein Modell einer Aldose nach den Regeln der Fischer-Projektion, dann erkennt man, dass die Aldehyd-Gruppe der OH-Gruppe am C-5 sehr nahe kommt (◉9.4).

Wie ◉9.5 zeigt, können zwei verschiedene Hydroxy-Gruppen reagieren. Bei Reaktion mit der HO-Gruppe an C-5 bilden Aldosen einen Sechsring (5 C-Atome + 1 Sauerstoff-Atom). Dieses Ringsystem heißt *Pyran;* deshalb nennt man alle Zucker, die einen solchen Sechsring aufweisen, **Pyranosen**. Es kann aber auch das OH an C-4 reagieren; man erhält dann einen Fünfring, wie wir ihn von der Ribose her kennen. Der Grundkörper heißt *Furan,* die Kohlenhydrate dementsprechend **Furanosen**.

α- und β-Form. Bei der Ringbildung entsteht ein neues asymmetrisches C-Atom: Wo vorher die C=O-Doppelbindung war (also bei den Aldosen am C-1, bei den Ketosen am C-2), sind jetzt vier verschiedene Substituenten. Daher sind zwei verschiedene „anomere" Formen möglich, die man als α-Form und β-Form bezeichnet (◉9.6). Die beiden *Anomere* gehen leicht ineinander über, wahrscheinlich über die Aldehyd-Form (mit al bezeichnet), die allerdings nur in verschwindender Konzentration am Gleichgewicht beteiligt ist. Die Änderung der optischen Drehung beim Übergang der Anomere ineinander bezeichnet man auch als *Mutarotation*. Die α- und β–Form sind keine spiegelbildlichen Formen; bei der D-Glucose z. B. sind beide rechtsdrehend, aber in unterschiedlichem Maße.

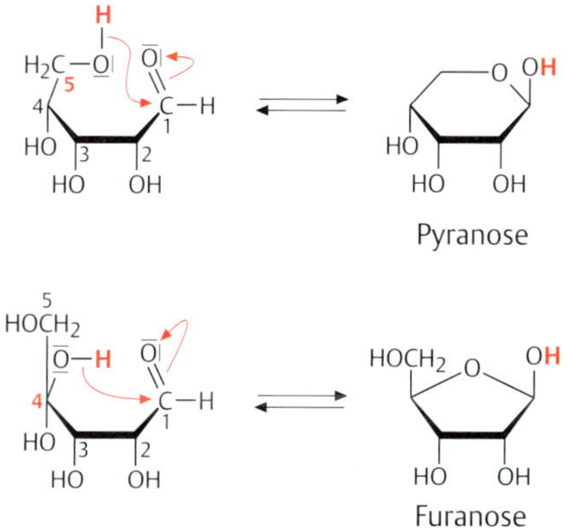

Pyranose

Furanose

◉9.5 D-Ribose in der Pyranose- und Furanose-Form.

🔍 Auch **Ribose und Fructose** bilden in freier Form bevorzugt den Sechsring. Die stoffwechselaktiven Formen sind jedoch die entsprechenden Phosphorsäureester, nämlich Ribose-5-phosphat und Fructose-6-phosphat. Die können natürlich nur Fünfringe bilden. So kommt es, dass die meisten Fructose-Derivate den **Furanring** aufweisen (vgl. ▼9.1, S. 233).

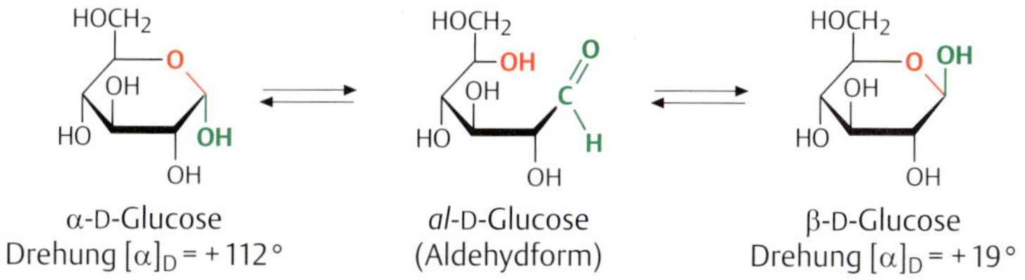

α-D-Glucose
Drehung $[\alpha]_D = +112°$

al-D-Glucose
(Aldehydform)

β-D-Glucose
Drehung $[\alpha]_D = +19°$

◉9.6 Gleichgewicht der anomeren Formen der D-Glucose.

▷ Die Bezeichnungen **α** und **β** sind auf die sterischen Reihen (D bzw. L) bezogen. In der Fischer-Projektion steht bei allen D-Zuckern das OH am anomeren C-Atom bei der α-Form nach rechts, bei der β-Form nach links. In der L-Reihe ist es umgekehrt.

a

b

◉9.7 Fischer-Projektion und Haworth-Formel der β-D-Glucose. a Fischer-Projektion und **b** Haworth-Formeln; links die übliche Schreibweise, rechts eine andere, bei der der Sauerstoff vorn steht.

✍ Drei Regeln zum Umgang mit Haworth-Formeln:

1. Wenn der Sauerstoff hinten und C-1 rechts steht – die meistgebrauchte Form –, dann steht bei allen D-Hexosen die CH$_2$OH-Gruppe nach oben.
2. In der D-Reihe zeigt die HO-Gruppe am anomeren C-Atom (C-1 bzw. C-2) bei der α-Form nach unten, bei der β-Form nach oben.
3. Bei der β-D-Glucose stehen alle H-Atome in *trans*, d. h. sie stehen abwechselnd oben und unten.
   Die unter 1. und 2. genannten Regeln sind nur gültig, wenn die Hydroxy-Gruppe, die für die Zugehörigkeit zur D-Reihe bestimmend ist, den Ring-Sauerstoff liefert. Das trifft in den meisten Fällen zu. Eine wichtige Ausnahme ist die Neuraminsäure (◉**9.12**).

Die Haworth-Formeln. Die Ringbildung der Zucker kann unter Verwendung der Fischer-Projektionsformel nur sehr unbefriedigend dargestellt werden; man muss für die Sauerstoffbrücke überlange Bindungsstriche verwenden, wie in ◉**9.7a** gezeigt. Aus der perspektivischen Zeichnung des Molekülmodells in ◉**9.4** hat Haworth die hier verwendete Schreibweise für die Ringformel der Zucker entwickelt, die sich weitgehend durchgesetzt hat:

Man beachte, dass in der Fischer-Projektion der D-Glucose die H-Atome an C-4 und C-5 in *cis* (beide nach links) stehen, in der Haworth-Formel aber in *trans* (◉**9.7**). Die Umkehrung an C-5 ist nur scheinbar: Wie die Formelreihe oben zeigt, muss die C-Kette gedreht werden, um die Ringbildung zu ermöglichen. Das gilt natürlich nicht nur für die Glucose, sondern auch für andere Zucker beim Übergang von der Fischer-Projektion in die Haworth-Formel.

Konformation der Zucker (◉**9.8**). Auch die perspektivische Haworth-Formel schematisiert; sie stellt den Sechsring der **Pyranosen** als Ebene dar. In Wahrheit liegen die Atome, die den Ring bilden, *nicht* in einer Ebene, sie bilden vielmehr eine *Sesselform.* Dabei ist diejenige Sesselform die stabilste, die am meisten *äquatorial* gerichtete Hydroxy-Gruppen aufweist. Bei der β-D-Glucose sind alle H-Atome *trans*-ständig und alle Hydroxy-Gruppen *äquatorial,* wenn das C-1 nach unten, das C-4 nach oben aus der Ringebene heraussteht.
Den Fünfring der **Furanosen** Ribose und Desoxyribose haben wir bereits bei den Nucleinsäuren kennengelernt. Er kann ebenfalls verschiedene Konformationen annehmen; meist ragt ein Atom aus der Ebene heraus (sog. *Envelope-* oder *Briefumschlag-Konformation*). Man bezeichnet das C-Atom, welches auf der gleichen Seite über der Ebene liegt wie das C-5, auch als *endo-Atom* (d. h. C$_3$-endo entspricht ^3E).

β-D-Glucose-$^4C_1$ β-D-Ribofuranose-^3E

◉9.8 Sessel- und Envelope-Konformation. Links β-D-Glucose-$^4C_1$. Hierbei steht *C* für chair (= Sessel), die Zahl links gibt an, welches C-Atom über der Ebene, die Zahl rechts, welches unter der Ebene steht. Daneben die Envelope-Form (*E*) der β-D-Ribose. Diese Form kommt in den Nucleinsäuren vor.

9.2 Die wichtigsten Zucker und ihre Derivate

Aus der Vielzahl der möglichen Zucker hat die Natur einige wenige ausgewählt, die häufiger vorkommen und die wir hier kurz besprechen wollen. Besonders wichtig sind einige Pentosen und Hexosen; ihre Formeln sind in ▼9.1 zusammengestellt. Sie tragen Trivialnamen; dabei werden Aldosen durch die Endung *-ose*, die entsprechenden Ketosen durch die Endung *-ulose* gekennzeichnet (Ausnahme: Fructose als Ketose zur Glucose).

Triosen sind Dehydrierungsprodukte des Glycerols; wir haben ihre Namen und Formeln schon auf S. 230 vorgestellt. Die Phosphorsäure-Ester der Triosen sind Zwischenprodukte der Glykolyse, (S. 245 ff.).

Tetrosen. Namen und Formeln der Aldotetrosen sind in ◉9.3 (S. 231) gezeigt. Die Ketotetrose (es ist nur eine möglich) heißt *Erythrulose.*

Pentosen. Von besonderer biologischer Bedeutung sind *Ribose* und *Desoxyribose* als Bestandteile der Nucleinsäuren. *Xylose* ist im Pflanzenreich verbreitet. Ketopentosephosphate spielen im Stoffwechsel eine Rolle (S. 254 ff.).

Hexosen. Der weitaus wichtigste Zucker ist die *Glucose*, auch Traubenzucker genannt. Als Polysaccharid (Stärke, Cellulose) stellt sie den größten Anteil an der Biomasse auf der Erde. Zwei weitere wichtige Aldohexosen sind die D–*Mannose* und die D-*Galactose*. D(−)-*Fructose*, die wichtigste Ketohexose, dreht das polarisierte Licht nach links. Sie gehört aber trotzdem zur D-Reihe, wie die nahe Beziehung zur Glucose beweist (s. auch Glykolyse, S. 245 ff.). Fructose ist vor allem im Pflanzenreich verbreitet, außerdem im Honig enthalten.

$$
\begin{array}{c}
H_2C\!-\!OH \\
| \\
C\!=\!O \\
| \\
H\!-\!C\!-\!OH \\
| \\
H_2C\!-\!OH
\end{array}
$$

D-Erythrulose

▼9.1 Die wichtigsten Pentosen und Hexosen. Rot gedruckt sind die Gruppen, die sich sterisch von der Ribose bzw. Glucose unterscheiden.

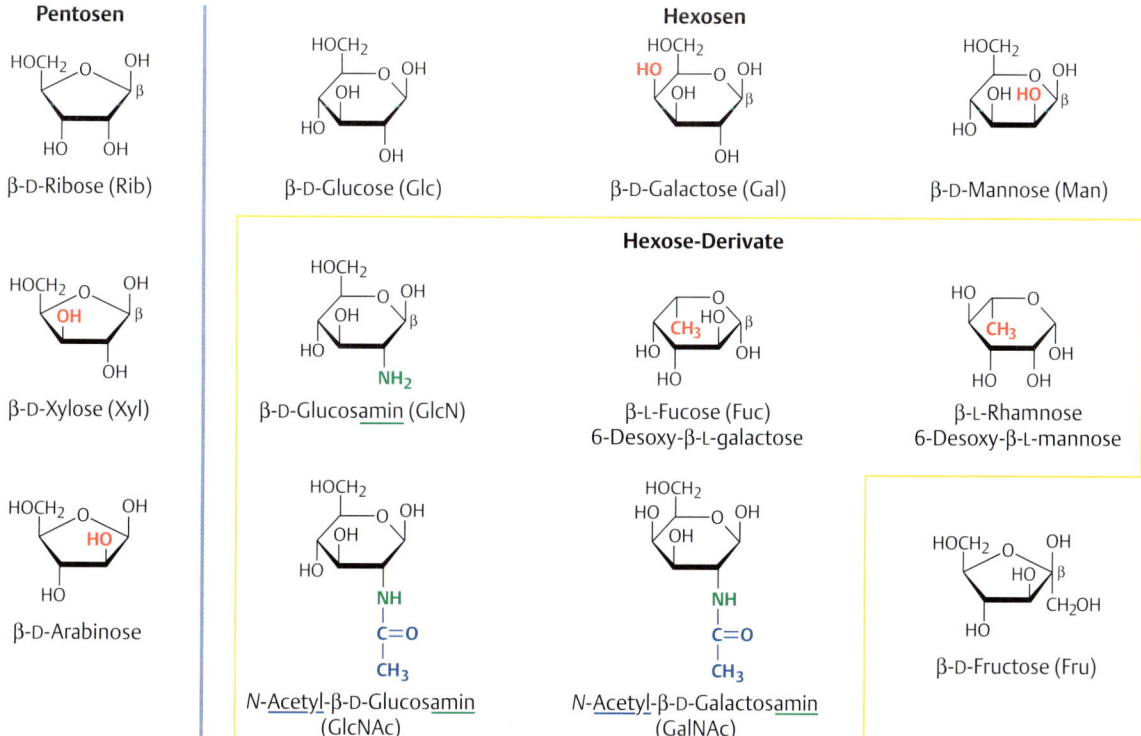

L-Rhamnose

α-D-Sedoheptulose

Glucose-6-phosphat   α-D-Glucose-1-phosphat

◉9.9 Phosphorsäureester der Glucose.

al-D-Glucose   D-Sorbitol

◉9.10 Reduktion zu Zuckeralkoholen.

L-Ascorbinsäure

a

D-Gluconolacton   D-Gluconsäure

b

β-D-Glucuronsäure

◉9.11 Oxidation zu Carbonsäuren. a Oxidation an C-1. **b** Oxidation an C-6.

Desoxyhexosen. Als Bestandteil einiger Oligosaccharide der Milch sowie der Blutgruppensubstanzen (s. S. 670) hat die L-Fucose (6-Desoxy-L-galactose) Bedeutung. Die Rhamnose (6-Desoxy-L-mannose) kommt in Glykosiden, z. B. im Hesperidin (S. 236) vor. Es ist auffällig, dass beide Desoxyzucker der L-Reihe angehören.

Höhere Zucker. Sedoheptulose, ein Zucker mit 7 C-Atomen, ist ein Zwischenprodukt im Pentosephosphat-Weg (S. 256 ff.). Auch Ketosen mit 8 C-Atomen (Octulosen) wurden in Form von Phosphorsäureestern aufgefunden und spielen möglicherweise im Stoffwechsel eine Rolle.

Cyclite, die wie die Hexosen die Formel $C_6H_{12}O_6$ besitzen, sind keine Kohlenhydrate, sondern carbozyklische Homologe des Glycerols; sie werden deshalb bei den Lipiden, an deren Aufbau sie beteiligt sind, besprochen (Inositol, S. 300).

Funktionelle Derivate der Zucker. Die Alkohol-Gruppen können verestert werden. Für die Biochemie sind die **Phosphorsäureester** als Zwischenprodukte des Stoffwechsels von großer Bedeutung. Dies gilt besonders für die beiden am Rand gezeigten Phosphorsäureester *Glucose-6-phosphat* und *Glucose-1-phosphat* (◉9.9). Funktionelle Derivate der Zucker sind auch die **Glykoside** (S. 236 ff.).

Zuckeralkohole. Durch Reduktion der Carbonyl-Gruppe werden die entsprechenden Polyalkohole erhalten, aus D-Glucose z. B. D-*Sorbitol* (◉9.10). Hierbei reagiert der Zucker aus der Aldehyd- bzw. Keto-Form heraus.

Carbonsäuren. Eine Oxidation zur Carbonsäure ist ohne *C*-Verlust nur an den Enden der Kette möglich. Durch vorsichtige Oxidation kann die Halbacetal-Gruppe dehydriert werden, es entsteht das Lacton der Gluconsäure, durch Hydrolyse daraus die freie *Gluconsäure* (◉9.11a, s. auch S. 255). Wird das C-6 der Glucose oxidiert, so erhalten wir die *Glucuronsäure* (◉9.11b, die im Entgiftungsstoffwechsel der Leber eine wichtige Rolle spielt (S. 663). Sie ist auch Bestandteil mancher Polysaccharide und der Proteoglycane.

Schließlich sei noch die *Ascorbinsäure* erwähnt, das Lacton der Dehydro-gulonsäure (s. ◉9.39, S. 256). Sie ist auch als *Vitamin C* bekannt.

Aminozucker entstehen formal durch Ersatz einer Hydroxy-Gruppe durch die Amino-Gruppe; daher lautet die systematische Bezeichnung für *Glucosamin* 2-Amino-2-desoxy-glucose (Formel s. ▼9.1). Die Biosynthese geht jedoch vom Fructose-6-phosphat aus, das vom Glutamin die Amido-Gruppe übernimmt; durch Umlagerung entsteht Glucosamin. Es entspricht in seiner Struktur der Glucose, *Galactosamin* der Galactose. Meist ist die Amino-Gruppe acetyliert (z. B. N-Acetyl-glucosamin), wobei die Acetylierung mit Hilfe von Acetyl-CoA erfolgt. Die *Acetylaminozucker* sind Bestandteile komplizierter Glykolipide, Glykoproteine und Polysaccharide.

Neuraminsäure kommt ebenfalls nicht frei, sondern stets in acylierter Form vor. Man kann sich die Struktur der *N*-Acetyl-neuraminsäure aus der Biosynthese ableiten (◉9.12): Phosphoenolpyruvat addiert sich an die Aldehyd-Gruppe von *N*-Acetyl-mannosamin nach dem Prinzip der Aldol-Addition (vgl. S. 9). Die neu entstandene Hydroxy-Gruppe orientiert sich in *trans*-Stellung zur Amino-Gruppe, und die Keto-Gruppe des Pyruvat-Anteils bildet einen (pyranoiden) Halbacetal-Ring aus. Mit einem pK_a von 2,2 ist die Neuraminsäure eine ungewöhnlich starke organische Säure.

Die Neuraminsäure ist als *N*-Acetyl- oder *N*-Glykolyl-neuraminsäure Bestandteil membranbildender Glykolipide (s. S. 304) sowie der Blutgruppenantigene und vieler Glykoproteine, u.a. des Speichels. Von daher rührt auch die Sammelbezeichnung *Sialinsäuren* für die acylierten Derivate der Neuraminsäure.

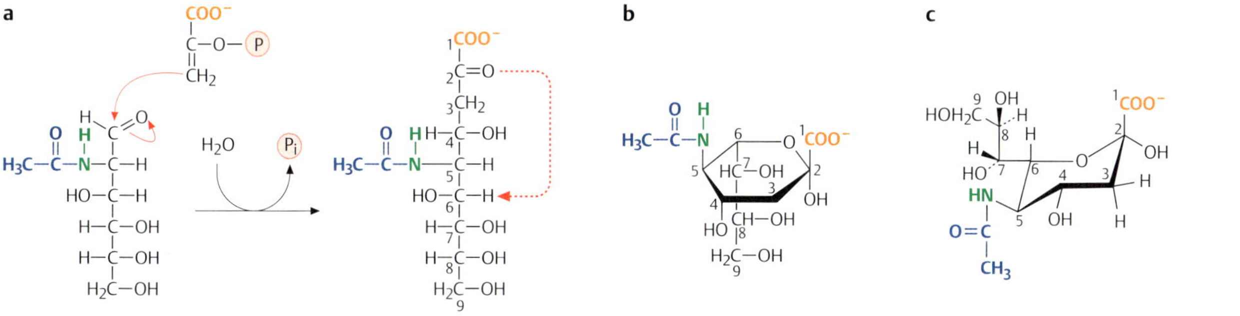

a

N-Acetyl-mannos<u>amin</u>

N-Acetyl-D-neur<u>aminat</u>
(Fischer-Projektion)

b

N-Acetyl-D-neuraminat
(Haworth-Schreibweise)

c

N-Acetyl-D-neuraminat
(Darstellung der Konformation)

👁9.12 **N-Acetyl-Neuraminsäure (N-Acetyl-Neuraminat). a** Biosynthese und Fischer-Projektion, **b** Haworth-Formel, **c** Darstellung der $^2C_5$-Konformation.

9.3 Die glykosidische Bindung

O-Glykoside. Wie im vorigen Kapitel ausführlich besprochen, liegen die meisten Zucker als Halbacetale vor. Halbacetale können mit Alkoholen zu (Voll-)Acetalen reagieren, wobei Wasser abgespalten wird:

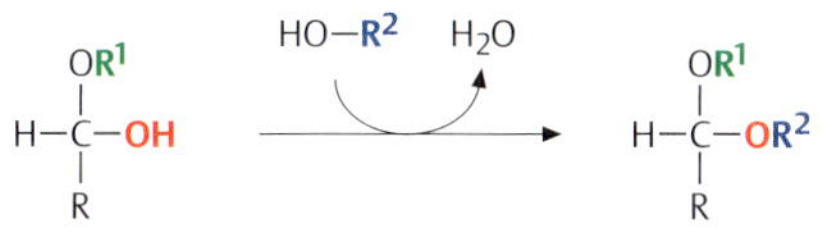

Halbacetal

(Voll-)Acetal

Solche Acetale werden *Glykoside* genannt, und die in der rechten Formel gezeigte Bindung zwischen einem Zucker und einem Alkohol *HO-R²* heißt glykosidische Bindung. In Analogie zur Isomerie am anomeren Kohlenstoff-Atom (α- und β-Form, S. 231) spricht man von α-glykosidischer und von β-glykosidischer Bindung. In 👁9.13 ist dies beispielhaft für Methylglucosid gezeigt. α-Glykosid und β-Glykosid stehen nicht miteinander im Gleichgewicht, denn eine Gleichgewichtseinstellung über die Carbonyl-Form der Zucker ist bei den Glykosiden nicht möglich.

Eine Glykosid-Bindung ist ganz allgemein mit Alkoholen, mit phenolischen Hydroxy-Gruppen und schließlich mit Carbonsäuren (zu sog. „Esterglykosiden") möglich. Besonders bei den glykosidischen Naturstoffen nennt man die alkoholische (oder phenolische) Komponente das *Aglykon* (zuckerfreier Rest).

N-Glykoside. Sie entstehen dadurch, dass die Wasserabspaltung zwischen der halbacetalischen Hydroxy- und einer *HN-Gruppe* erfolgt. Hierzu gehören vor allem die Nucleotide (S. 98) und die Polynucleotide (Nucleinsäuren, S. 102 ff.) sowie die Glykolipide. Sie bilden biochemisch besonders wichtige Gruppen der Glykoside.

Beispielverbindungen. Die Glykoside sind vor allem im Pflanzenreich verbreitet. Einige typische Verbindungen seien hier genannt.
Indican (aus *Indigofera*-Arten) ist ein Glykosid des Indoxyls und war früher für die Indigo-Gewinnung aus den Pflanzen von Bedeutung. Das *Amygdalin* aus bitteren Mandeln liefert bei der Hydrolyse 2

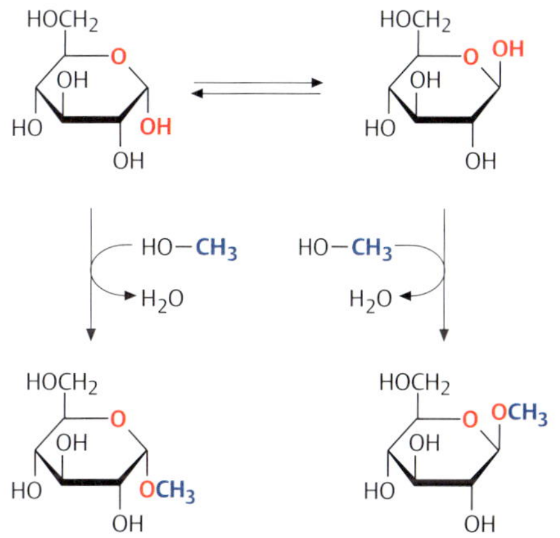

α-Methylglucosid

β-Methylglucosid

👁9.13 **Bildung von α- und β-Methylglucosid aus D-Glucose und Methanol.**

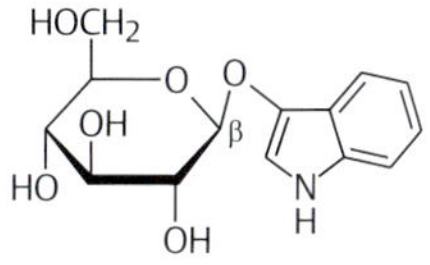

Indican

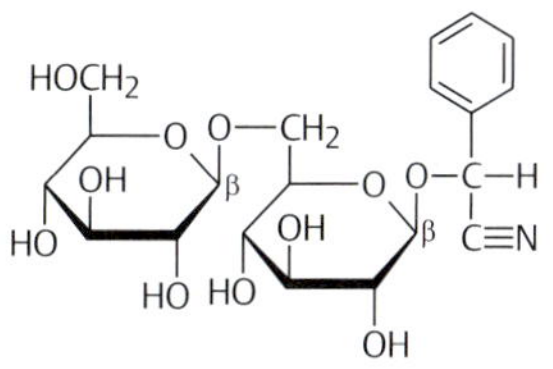

Amygdalin

L-Rhamnose

D-Glucose

Hesperidin

Streptose

N-Methyl-L-glucosamin

Streptomycin

Glucose, 1 Benzaldehyd und 1 HCN. Dem *Hesperidin*, einem Flavanonglykosid, wurde früher Vitamincharakter zugeschrieben. Das Antibiotikum *Streptomycin* enthält als Alkohol einen *N*-haltigen Inositol (Diguanidin-scyllo-inositol), als Zucker die verzweigte Streptose und das *N*-Methyl-L-glucosamin.

Hierher gehören ferner *Digitonin* und *Strophanthin* (s. S. 327) und schließlich die Glykolipide, die auf S. 304 ff. besprochen werden. Im Säugetierorganismus findet man statt der Glykoside die *Glucuronide* als „Entgiftungs"- und Ausscheidungsprodukte zahlreicher Phenole, Alkohole und Carbonsäuren, z.B. als Steroidkonjugate. Die Glucuronsäure (s. ◉9.11 b) ist hier durch eine (Ester-)Glykosid-Bindung mit einer Hydroxy-Gruppe des Steroidmetaboliten verknüpft.

9.4 Di- und Oligosaccharide

Wenn die halbacetalische Hydroxy-Gruppe eines Zuckers mit einer der Hydroxy-Gruppen eines zweiten Zucker-Moleküls reagiert, dann erhalten wir ein Disaccharid. Die Reaktion kann sich mit weiteren Zuckern fortsetzen; so entstehen Trisaccharide, Tetrasaccharide und so fort. Man nennt diese höheren Zucker *Oligosaccharide*.

Während der Begriff „Oligopeptid" ein Peptid mit der Kettenlänge von nicht mehr als 10–12 Aminosäuren bezeichnet, sind die Kohlenhydrat-Chemiker großzügiger: Ihre Oligosaccharide können 40, 50 und mehr Einheiten enthalten. Die Grenze zu den Polysacchariden (s. u.) ist nicht scharf zu ziehen.

Maltose- und Trehalose-Typ. Viele der charakteristischen Eigenschaften eines Monosaccharids (z. B. das Reduktionsvermögen) sind durch die halbacetalische Hydroxy-Gruppe (am C-1 der Aldose bzw. C-2 der Ketose) bedingt. Wenn eines der anderen Hydroxyle des „Stammzuckers" durch die Glykosid-Bindung verschlossen ist, dann behält das Disaccharid seine reduzierenden Eigenschaften, es zeigt Mutarotation und kann noch mit Alkoholen Glykoside bilden. Solche Disaccharide gehören dem **Maltose-Typ** an (◉9.14), denn ihr Prototyp ist die *Maltose* (4-α-Glucopyranosyl-glucose oder Glc(α1→4)Glc). Der nicht gebundenen halbacetalischen Hydroxy-Gruppe der Disaccharide kann man keine Konfiguration zuordnen; α- und β-Form stehen miteinander im Gleichgewicht. Deshalb schreiben wir in den Formeln statt des Bindestrichs eine Wellenlinie; das bedeutet, dass die Konfiguration unbekannt ist.

🔍 **Nomenklatur der Oligosaccharide.** Im systematischen Namen gibt man die Nummer jenes C-Atoms des Zuckers an, dessen Hydroxylgruppe reagiert hat, und die Anomeren-Bezeichnung des glykosidisch bindenden Zuckers, z. B. 4-β-D-Galactosyl-glucose für Milchzucker (Lactose, Formel s. ◉9.17). Wie bei den Peptiden macht man auch bei Oligosacchariden gern von einer abgekürzten Schreibweise Gebrauch. Die Zucker werden durch Abkürzungen mit drei Buchstaben symbolisiert, z. B. Glc = Glucose, Gal = Galactose, GalNAc = N-Acetyl-galactosamin. Die Verknüpfungsstelle wird mit Ziffern, die Konfiguration mit α bzw. β angegeben. Gal(β1→4)Glc bezeichnet dann Lactose, Glc(α1→6)Glc Isomaltose, um nur zwei Beispiele zu nennen.

Cellobiose
Glc (β1►4) Glc

Maltose
Glc (α1►4) Glc

Isomaltose
Glc (α1►6) Glc

◉**9.14 Disaccharide vom Maltose-Typ aus 2 Glucose-Einheiten,** oben in der Haworth-Schreibweise, darunter in der Sesselkonformation $^4C_1$. Die Bindung der freien Halbacetal-Gruppe ist durch eine grüne Schlangenlinie symbolisiert.

Ganz andere Eigenschaften haben diejenigen Disaccharide, bei denen beide halbacetalischen Hydroxyle miteinander reagiert haben. Beide Zucker liegen jetzt als Vollacetale vor (☞**9.15**). Diese Disaccharide reduzieren nicht und zeigen keine Mutarotation. Der einfachste natürliche Vertreter ist die *Trehalose;* man spricht deshalb vom **Trehalose-Typ**, um die Bindungsart in den nicht reduzierenden Disacchariden zu kennzeichnen.

Die Vielfalt der Oligosaccharide. Da jedes Zuckermolekül mehrere Hydroxy-Gruppen trägt, sind viele Verknüpfungsweisen möglich: Aus 2 Molekülen Glucose kann man 3 Disaccharide vom Trehalose-Typ und 8 Disaccharide vom Maltose-Typ aufbauen! (Zum Vergleich: Bei der Verknüpfung von zwei Molekülen Leucin ist nur ein Dipeptid Leu-Leu möglich.) Die große Mannigfaltigkeit der Oligosaccharide ist für die Spezifität der Kohlenhydrat-Gruppen an den Zelloberflächen von Bedeutung. Wie auf S. 232 dargelegt, liegen die Zucker zumeist in derjenigen Sesselform vor, bei der möglichst viele HO-Gruppen äquatorial stehen (für Glucose die $^4C_1$-Sesselform). Für die Formeldarstellung der Disaccharide ist diese Schreibweise oft vorzuziehen; wir werden sie deshalb in diesem Kapitel bei einigen Beispielen verwenden. ☞**9.14** zeigt die Haworth-Schreibweise und die Sesselform-Schreibweise für einige wichtige aus Glucose aufgebaute Disaccharide.

Disaccharide vom Maltose-Typ. Einige Beispiele sind in ☞**9.14** dargestellt. Die *Maltose* (4-α-Glucopyranosyl-glucose oder Glc(α1→4)Glc) ist ein Produkt des Stärkeabbaus und kommt im Malz vor (Malzzucker).

Isomaltose, Glc(α1→6)Glc, ist ebenfalls in der Stärke präformiert; sie entspricht den Verzweigungsstellen des Amylopektins. Das freie Disaccharid hat keine biologische Bedeutung.

Die *Cellobiose,* Glc(β1→4)Glc, ist Grundbaustein der Cellulose.

Lactose (Milchzucker, 4-β-Galactosyl-glucose oder Gal(β1→4)Glc, s. ☞**9.17**, S. 239), ist das wichtigste Kohlenhydrat der Milch aller Säugetiere. In der Frauenmilch sind etwa 6 % enthalten (neben 0,3 % höherer Oligosaccharide), in Kuhmilch etwa 4,5 %.

Disaccharide vom Trehalose-Typ. Trehalose ist die α,α'-Verbindung zweier Glucose-Moleküle (systematisch: α-Glucosyl-α-glucosid, ☞**9.15**); sie kommt in erster Linie in Pflanzen vor und ist der Blutzucker der Insekten.

Saccharose (β-D-Fructofuranosyl-α-D-glucopyranosid), auch Rohrzucker oder Rübenzucker (engl. „*sucrose*") genannt, ist das bekannteste Disaccharid vom Trehalose-Typ; es ist neben Kochsalz (NaCl) wohl der einzige Nahrungsstoff, der in kristallisierter Form verwendet wird. Saccharose ist im Pflanzenreich weit verbreitet; zur industriellen Gewinnung werden jedoch nur Zuckerrohr und Zuckerrüben verwendet. Chemisch ist bemerkenswert, dass die Fructose in der furanoiden, weniger beständigen Ringform vorliegt. Deshalb wird der Rohrzucker schon durch sehr verdünnte Säuren in Glucose und Fructose gespalten; dieser Vorgang wird auch Inversion genannt, weil sich dabei die Drehungsrichtung umkehrt. Das Spaltungsgemisch („*Invertzucker*") ist neben Saccharose Hauptbestandteil des Honigs.

Höhere Oligosaccharide sind im Pflanzenreich verbreitet. Wir erwähnen als Trisaccharid die *Raffinose*, man kann sie als Galactosid des Rohrzuckers auffassen.

Im Tierreich trifft man *freie* Oligosaccharide nur in geringer Konzentration; in der Frauenmilch wurde z.B. *N*-Acetyl-neuraminosyl (2→3)lactose gefunden. Dagegen haben Oligosaccharide in gebundener Form als Bestandteile der Glykoproteine, der Blutgruppenantigene und auch der Glykolipide (s. S. 304 ff.) eine große Bedeutung (s. dazu S. 243 ff.).

Trehalose
Glc (α1→α1) Glc

Saccharose
Fru (β2→α1) Glc

☞**9.15 Disaccharide vom Trehalose-Typ.**

Raffinose
Gal (α1→6) Glc (α1→β2)-Fru

Glykosidasen nennt man die Enzyme, die Glykoside hydrolytisch spalten. Das Gleichgewicht liegt weit auf Seiten der Spaltung. Viele Glykosidasen sind gruppenspezifisch: Ihre Spezifität ist auf die Natur des glykosidisch gebundenen Zuckers und die Art der glykosidischen Bindung gerichtet.

Die gruppenspezifischen Glykosidasen werden einfach nach der glykosidischen Bindung benannt, die sie spalten. Wir unterscheiden also α-Glucosidasen, β-Glucosidasen, α-Galactosidasen, β-Galactosidasen, Neuraminidasen (Sialidasen) usw. Lediglich bei den substratspezifischen Glykosidasen wird das Substrat im Namen mit genannt, z. B. Glucosylceramidase (EC 3.2.1.45).

Die α-Glucosidase wurde früher auch *Maltase* genannt, weil sie Maltose spaltet. Sie kommt oft zusammen mit der stärkespaltenden *Amylase* (S. 241) vor. Auch Rohrzucker wird von α-Glucosidase gespalten. Eine weitere α-Glucosidase ist die saure α-Glucosidase der Lysosomen. Sie spaltet sowohl α1→4- als auch α1→6-Bindungen. Ihr Substrat ist das Glykogen.

Viele Glykosidasen sind gleichzeitig *Transglykosylasen*; sie können den glykosidisch gebundenen Zucker-Rest auf andere geeignete Moleküle mit OH-Gruppen übertragen.

Das **„Emulsin"** aus süßen Mandeln, eines der am längsten bekannten Enzyme, ist eigentlich ein Glykosidasen-Gemisch, dessen wichtigster Bestandteil eine β-D-Glucosidase ist. Es spaltet natürliche und synthetische β-Glucoside, z. B. β-Methylglucosid, Amygdalin, Cellobiose u. a.

9.5 Biosynthese der Glykoside und Glucuronide

Glykosidische Bindungen können enzymatisch durch zwei verschiedene Reaktionen geknüpft werden: Durch die Transglykosylierung auf Kosten einer glykosidischen Bindung (s. o.), oder durch Gruppenübertragung eines Zucker-Rests, der über eine energiereiche Bindung mit einem Coenzym (meist UDP, bei Mannose GDP) verknüpft ist. Durch Transglykosylierung werden die Verzweigungen im Amylopektin und im Glykogen auf- und abgebaut, wie später besprochen wird (S. 241).

Von größerer allgemeiner Bedeutung ist die Bildung energiereicher Zucker-Derivate, die als Glykosyl-Donoren dienen.

Uridindiphosphatglucose. Diese Verbindung, oft UDP-Glc oder UDPG abgekürzt, ist der wichtigste Lieferant von Glucosyl-Gruppen bei der Synthese von Oligo- und Polysacchariden. Sie ist vor allem am Aufbau des Glykogens und der Oligosaccharid-Seitenketten der Glykoproteine (s. S. 243 ff.) beteiligt.

Die Bindung der Glucose an das Coenzym ist ein komplexer Vorgang (◉9.16). Zunächst wird durch eine Kinase aus Glucose und ATP Glucose-6-phosphat gebildet, das zu Glucose-1-phosphat umgelagert wird (s. S. 242). Dieses reagiert dann enzymatisch mit Uridintriphosphat (UTP) zur Uridindiphosphatglucose. Hier ist die Glucose mit einem hohen Gruppenübertragungspotenzial gebunden und kann leicht auf Hydroxy-Verbindungen – auch andere Zucker – übertragen werden. Zum Reaktionsmechanismus der Gruppenübertragung s. ◉4.17, S. 87.

◉9.16 Bildung der „aktivierten" Glucose (UDP-Glc).

Saccharose. Die Biosynthese des Rohrzuckers (Fomel s. ◉9.15) spielt in den Pflanzen eine wichtige Rolle. Glykosyl-Donor ist UDP-Glucose, der Akzeptor ist Fructose-6-phosphat, und das erste Produkt ist Saccharosephosphat. Der Phosphat-Rest wird anschließend abhydrolysiert.

Lactose. Wie auf S. 254 (◉9.36) dargestellt, kann UDP-Glucose durch die 4-Epimerase in *UDP-Galactose* umgewandelt werden. Durch Lactose-Synthase wird der Galactosyl-Rest auf Glucose übertragen, wodurch Lactose entsteht (◉9.17).

●9.17 Biosynthese der Lactose.

Die Lactose-Synthase besteht aus zwei Peptidketten, einem A-Protein und einem B-Protein. Das A-Protein ist eine *Galactosyl-Transferase* und hat allein eine andere Spezifität, es überträgt den aktivierten Galactose-Rest auf *N*-Acetylglucosamin. Das B-Protein ändert die Spezifität dahingehend, dass Glucose (oder Glucose-1-phosphat) Akzeptor für den Galactosyl-Rest wird. Das B-Protein ist identisch mit dem α-*Lactalbumin* der Milch; es ist homolog mit dem Lysozym, einer Hydrolase, die vor allem Muraminsäuren spaltet. Gemeinsam ist den beiden Proteinen offenbar die Affinität zu Kohlenhydraten.

Glucuronide. UDP-Glucose kann enzymatisch oxidiert werden (mit NAD⁺ als H-Akzeptor) zu Glucuronyl-Diphospho-Uridin, d.h. *aktivierter Glucuronsäure* (UDP-Glucuronsäure, ●9.18).
Diese kann mit Hydroxy-Verbindungen, die im Organismus vorkommen oder ihm (z.B. als Medikament), zugeführt werden, die Glucuronide bilden. Die Reaktion wird durch die UDP-Glucuronyl-Transferase katalysiert und vollzieht sich in der Leber. Man hat sie als *Entgiftung* bezeichnet, denn durch diesen Mechanismus werden sehr viele Stoffe – körpereigene wie Hormone oder Bilirubin, oder körperfremde wie Arzneimittel oder Gifte – gebunden und ggf. auch ausgeschieden.

Die Biosynthese der Oligosaccharid-Seitenketten von Glykoproteinen und Proteoglykanen wird in Abschnitt 9.7 besprochen (S. 243 ff.).

9.6 Polysaccharide

Die Polysaccharide sind eine Gruppe von hochmolekularen Kohlenhydraten, bei denen einzelne Monosaccharid-Einheiten in glykosidischer Bindung verknüpft sind. Sie enthalten meist mehrere Hundert bis mehrere Tausend einzelne Zuckerreste. Die Grenze zu höheren Oligosacchariden ist nicht ganz scharf zu ziehen. Im Pflanzenreich bilden die Polysaccharide zum einen Gerüstsubstanzen, wie die Cellulose und die Hemicellulosen, zum anderen Reservestoffe wie Stärke.
Die Polysaccharide werden nach ihrer Zusammensetzung eingeteilt:
- **Homoglykane** enthalten lediglich eine Monosaccharid-Art als Bestandteil. Beispiele sind die „Glucane" Cellulose, Stärke und Glykogen.
- **Heteroglykane** enthalten mehrere, meist jedoch nur zwei oder drei verschiedene Grundbausteine.

Auch die *Glykokonjugate* (Glykoproteine, Proteoglykane, Peptidoglykane und Glykolipide) enthalten Oligo- oder Polysaccharid-Komponenten. Sie werden in Abschnitt 9.7 besprochen.

Cellulose ist im Pflanzenreich verbreitet, allerdings zumeist vergesellschaftet mit anderen Gerüstsubstanzen (Hemicellulosen, Lignin, s. S. 441). Fast reine Cellulose findet sich z.B. in der Zellwand der

●9.18 Bildung eines Glucuronids.

Cellobiose
Glc (β1→4) Glc

9.19 Cellulose (Ausschnitt). Grundbaustein ist die Cellobiose.

Chitobiose
GlcNAc (β1→4) GlcNAc

Auch die Zellwand der Bakterien enthält als Grundbaustein ein Disaccharid, das zu komplexen Makromolekülen, den **Mureinen** polymerisiert ist (s. Kap. 18.1, S. 458).

9.20 Raumstruktur der Amylose.

Baumwollhaare (Samenhaare von *Gossypium*-Arten). Technische Cellulose ist meist aus Holz gewonnen und durch verschiedene Methoden gereinigt, d. h. vom Lignin und anderen Begleitstoffen befreit.
In der Cellulose sind die Glucose-Moleküle zwischen C-1 und C-4 β-glykosidisch verknüpft. Das entsprechende Disaccharid als Grundbaustein ist die *Cellobiose* (s. Formelausschnitt in 9.19 und 9.14).

Chitin ist eine Gerüstsubstanz, die der Cellulose nahesteht. Es handelt sich um ein lineares Molekül aus *N*-Acetyl-glucosamin-Einheiten in β1→4-Verknüpfung. Der sich wiederholende Grundbaustein *Chitobiose* ist in der nebenstehenden Formel dargestellt. Über die Molekülgröße ist nichts bekannt, doch dürfte sie erheblich sein.
Chitin kommt bei Pilzen und vor allem bei den Arthropoden (Krebse, Spinnen und Insekten) vor. Der Panzer der Krebse und das Exoskelett (die Cuticula) der Insekten und Spinnen bestehen zum erheblichen Teil aus Chitin; daneben sind Proteine am Aufbau beteiligt. Die ausgezeichneten mechanischen Eigenschaften der Insektencuticula gehen auf Chitin zurück.
Chitinasen (aus Schneckenmagensaft oder Bakterien) zerlegen das Polysaccharid in *N*-Acetyl-glucosamin.

Colominsäure ist ein Polysaccharid aus α(2→8)-verknüpften Sialinsäuren (= *N*-Acylneuraminsäuren, s. S. 235). Sie kommt vor allem auf der Oberfläche mancher Bakterien (z. B. *E. coli*) vor. Polysialinsäuren können auch Bestandteile von Glykoproteinen der Tiere und des Menschen sein, vor allem im Nervengewebe.

Inulin ist ein Polyfructosan mit 2→1-Bindung der Fructofuranose-Einheiten; die Kette wird durch Glucose in Rohrzucker-Bindung abgeschlossen. Das Molekül besteht aus Monosaccharid-Einheiten und ist deshalb leicht wasserlöslich; es dient in der Physiologie zur Bestimmung des extrazellulären Raums und der Nierenfunktion (s. S. 697).

Stärke ist ein pflanzlicher Reservestoff, der besonders reichlich in Samen (Getreide) und Knollen (Kartoffeln u. a.) abgelagert ist, und zwar in Form der Stärkekörner. Durch Extraktion und Fraktionierung lässt sie sich in zwei verschiedene Stoffe zerlegen:
- **Amylose**, die 20–30% der meisten nativen Stärken ausmacht, besteht aus zahlreichen (250–300) Glucose-Resten, die α-1→4-glykosidisch verknüpft sind. Grundbaustein ist somit die *Maltose* (Formel S. 236), und zwischen den Maltose-Einheiten liegt wieder die α-Glykosid-Bindung in 1→4 vor. Durch die α-glykosidische Bindung sind die Moleküle nicht langgestreckt, sondern die Kette erscheint in Schraubenform aufgewickelt (9.20).
- **Amylopektin**, der zweite Bestandteil natürlicher Stärke, ist wie die Amylose aus α-glykosidisch verbundenen Glucosen aufgebaut; das Molekül ist aber verzweigt. An der Hauptkette sitzen – über eine α-1→6-Bindung verknüpft – Seitenketten, an denen nochmals Seitenketten ansetzen können. Im Mittel verzweigt sich die Kette einmal pro 25 Glucose-Reste; aus den Verzweigungsstellen isoliert man nach enzymatischer Hydrolyse Isomaltose (6-α-D-Glucosylglucose, Formel s. 9.14, S. 236). Der Aufbau des Moleküls ist ähnlich wie beim Glykogen (s. 9.21), dort sind die Abstände

zwischen den Verzweigungen allerdings kürzer. Wahrscheinlich sind die linear geschriebenen Ketten und Seitenketten ebenfalls schraubenartig aufgebaut.

Abbau der Stärke. Durch hydrolytische Spaltung wird die hochmolekulare Stärke zunächst in kleinere Bruchstücke zerlegt, diese werden schließlich vollständig zu Glucose aufgespalten.

Das wichtigste Verdauungsenzym ist die α-*Amylase*; sie kommt im Speichel und im Pankreassekret vor und spaltet aus der Stärke größere Oligosaccharide mit 6 – 7 Glucose-Einheiten heraus. In ihrem Angriffspunkt ist sie somit den Endopeptidasen zu vergleichen (s. S. 202, 205). Bei längerer Einwirkung werden die Bruchstücke weitgehend zu Maltose und Isomaltose abgebaut; neben den Disacchariden kann auch freie Glucose entstehen.

β-*Amylase* ist ein pflanzliches Enzym, das als Exoglykosidase wirkt und vom Ende einer Kette jeweils zwei Glucose-Einheiten als Maltose abspaltet. Dabei tritt die OH-Gruppe an C-1 in β-Konfiguration auf, es kommt also bei der Hydrolyse zu einer sterischen Umkehrung an C-1. In der Bürstensaum-Membran des Darms ist eine γ-*Amylase* (Glucoamylase) verankert, die sowohl Disaccharide als auch Stärke vom reduzierenden Ende her spaltet und nicht Maltose, sondern Glucose-Einheiten freisetzt. Das Enzym hydrolysiert 1→4- und 1→6-Bindungen und vermag Stärke und Glykogen vollständig abzubauen.

Man kennt auch Enzyme, die die Röhre der Amylose „aufschlitzen" und die Stärke zu Ringen aus 6 bis 8 Glucose-Einheiten zusammenfügen.

Glykogen ist das intrazelluläre Reserve-Kohlenhydrat tierischer Zellen. Besonders reich an Glykogen sind die Skelettmuskeln und die Leber; der Glykogen-Gehalt der Leber hängt aber sehr stark vom Ernährungszustand ab und sinkt schon nach kürzerem Fasten auf einen Minimalwert.

Schonend isoliertes Glykogen ist nie ganz frei von Proteinen, denn es wird an einer Polypeptidkette synthetisiert, die als Startermolekül dient (s. u.). Wie das Amylopektin (s. o.) ist es ein hoch verzweigtes Polysaccharid; die Ketten sind aus Glucose in α1→4-Bindung aufgebaut, sie tragen an jedem 6. bis 10. Glucose-Rest eine Verzweigung, die in α1→6-Bindung angeknüpft ist. Diese große Zahl der Verzweigungen ist physiologisch von besonderer Bedeutung; dadurch werden sehr viele freie Enden geschaffen, an denen der enzymatische Abbau durch Phosphorylase (s. u.) gleichzeitig ansetzen kann. Ein Ausschnitt aus dem Molekül ist in ◉9.21 dargestellt. Die M_r ist außerordentlich variabel, zwischen 10^5 und 10^7.

Biosynthese des Glykogens (◉9.22 links). Für den Aufbau des Glykogens ist ein Startermolekül (engl. primer) erforderlich. Meist ist dies ein durch Abbau stark verkleinertes Glykogen; es kann aber auch ein besonderes Protein sein, das *Glykogenin*. Dieses wirkt als Transferase und glykosyliert sich selbst an bestimmten Tyrosin-Resten. Diese glykosidisch gebundenen Reste sind die Startpunkte für die Verlängerung der Kette durch die *Glykogen-Synthase* (**1**), dem wichtigsten Enzym der Glykogen-Biosynthese. Die Glykogen-Synthase überträgt Glucosyl-Reste von UDP-Glucose auf bereits vorhandene Ketten in α1→4-Bindung. Damit wird die Kette schrittweise um je eine Glucose-Einheit verlängert

Die Verzweigungen entstehen durch *Transglykosylierung*. Die *Glucano-1,6-Transferase* (Verzweigungsenzym, Q-Enzym, **2**) löst ein Kettenstück von 6 bis 7 Einheiten aus der 1→4-Bindung und knüpft es an die 6-Hydroxy-Gruppe eines weiter innen liegenden Glucosyl-Restes an; es schafft damit sofort eine neue Verzweigung, welche durch die Synthase weiter verlängert werden kann.

Abbau des Glykogens (◉9.22 rechts). Der intrazelluläre Abbau des Glykogens geschieht durch Phosphorolyse. Das Enzym Phosphorylase löst vom nicht reduzierenden Ende des Polysaccharids einen Glucose-

Iod-Reaktion. Amylose gibt mit Iod intensive Blaufärbung, eine lange bekannte Reaktion. Sie beruht darauf, dass die Iod-Moleküle sich in den Hohlraum einlagern, der von den Glucose-Einheiten gebildet wird, und in Form dieser „Einschlußverbindung" ein verändertes physikalisches Verhalten (starke Lichtabsorption) zeigen.

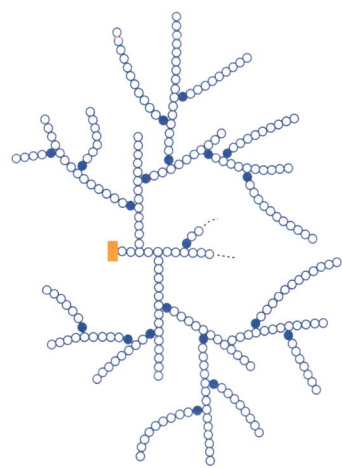

◉**9.21 Diagramm des Glykogen-Moleküls** (schematisch, nach Whelan). Das orangefarbene Rechteck in der Mitte bedeutet das Startermolekül (Glykogenin), die ausgefüllten Kreise symbolisieren Glucose-Reste, die als Verzweigung in 1→6-Bindung vorliegen. Ein Teil der Endgruppen ist im Inneren des Moleküls vergraben und dem enzymatischen Angriff nicht zugänglich. Die Abbildung zeigt natürlich nur einen Ausschnitt aus dem Makromolekül.

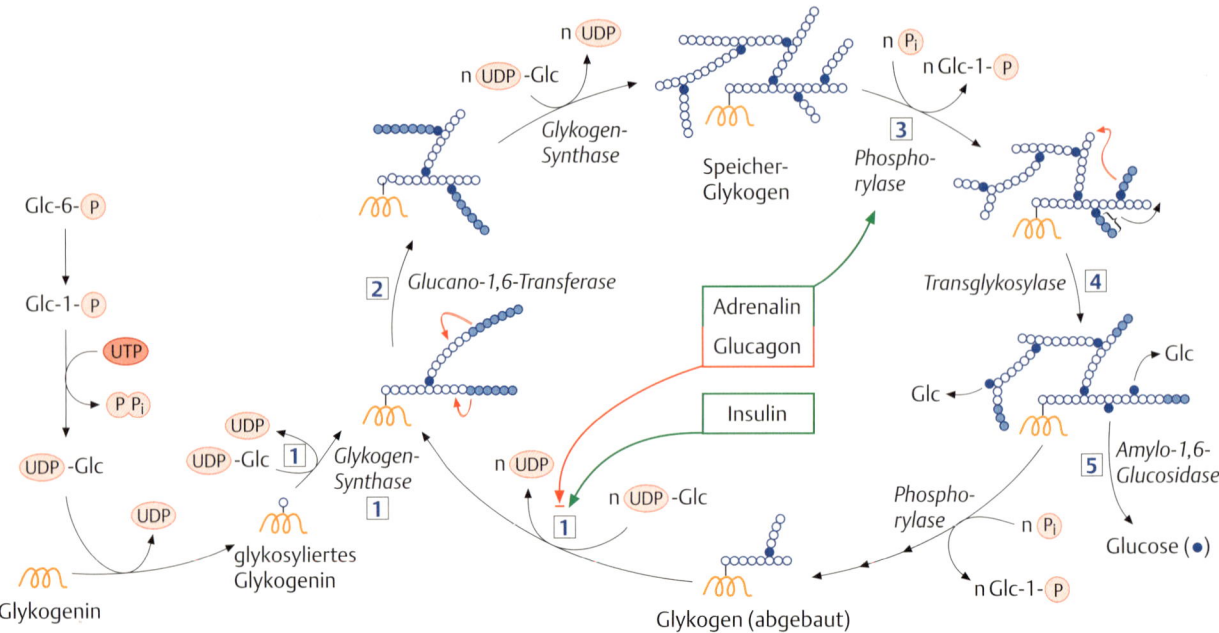

9.22 Synthese und Abbau des Glykogens. Zunächst muss Glucose aus dem Blut in die Zelle aufgenommen werden; das geschieht durch ein Transportsystem in der Membran. In der Zelle wird Glucose zu Glucose-6-phosphat phosphoryliert, weiter in Glucose-1-phosphat umgewandelt und durch Uridintriphosphat „aktiviert" (links im Bild). Das n symbolisiert dabei, dass diese Schritte mehrfach stattfinden. Die Verknüpfung der aktivierten Glucose-Einheiten zum Glykogen und dessen Abbau sind im Text ausführlich beschrieben. Die Hormone Glucagon und Adrenalin führen zu einer gesteigerten Glykogenolyse, während Insulin über eine Aktivierung der Glykogen-Synthase die Speicherbildung fördert.

9.23 Phosphorolyse des Glykogens.

Die Bezeichnung **Phosphorolyse** (in Anlehnung an Hydrolyse geprägt) bedeutet die Spaltung der (Glucosid-)Bindung durch anorganisches Phosphat. Die Phosphorylase-Reaktion ist *in vitro* reversibel, *in vivo* überwiegt die Phosphorolyse wegen des Überschusses von P_i gegenüber Glucose-1-phosphat bei weitem.

Interessanterweise sind die enzymatischen Aktivitäten von Transglykosylase und Amylo-1,6-Glucosidase auf einem einzigen Enzymprotein lokalisiert – ein Beispiel für ein **bifunktionelles Enzym**.

Rest und überträgt ihn auf anorganisches Phosphat (Reaktion **3** und 9.23). Unter Verkürzung der langen Kette entsteht Glucose-1-phosphat; damit wird gleichzeitig eine neue Endgruppe freigelegt und die Phosphorylase kann von neuem wirken.

Der Abbau durch Phosphorylase bleibt vier Glucose-Reste vor einer Verzweigungsstelle stehen. Ein vollständiger Abbau ist dadurch möglich, dass eine *Transglykosylase* von der Kette ein drei Einheiten langes Stück ablöst und auf eine andere Kette in 1→4-Bindung überträgt (**4**), so dass dort nun wieder ein längeres Stück der Phosphorylase zugänglich ist. Vom Verzweigungspunkt ist nur noch der 1→6-gebundene Glucose-Rest übrig, der durch die *Amylo-1,6-Glucosidase* (**5**) hydrolytisch abgelöst wird. Bei vollständigem Abbau des Glykogens entstehen somit aus den Verzweigungsstellen stets auch etwa 10 % freie Glucose.

Energetisch ist die Phophorolyse des Polysaccharids für die Zelle vorteilhaft, da die Glucose in den Abbau – sei es nach dem Embden-Meyerhof-Schema der Glykolyse (S. 246), sei es über die Pentosephosphate (S. 255) – stets in phosphorylierter Form eingeht. Der erste Phosphorylierungsschritt wird also gespart.

Weiterverwendung der Glucose. Um das Glucose-1-phosphat in die Glykolyse einzuschleusen, muss es in Glucose-6-phosphat umgewandelt werden. Dies geschieht durch die *Phosphogluco-Mutase* (9.24). Das Enzym trägt im aktiven Zentrum einen Phosphat-Rest, den es auf C-6 des Glucose-1-phosphats überträgt. Aus dem so entstandenen Glucose-1,6-bisphosphat wird dessen 1-ständige Phosphatgruppe auf das Enzym rücküberträgt und Glucose-6-phosphat erscheint als Produkt der Reaktion (s. auch die Reaktion der Phosphoglycerat-Mutase, S. 248). Mit Glucose-6-phosphat ist der Anschluss an den Glykolyse-Weg hergestellt.

In der Leber dient der Abbau des Glykogens hauptsächlich zur Aufrechterhaltung der Blutglucose-Konzentration. Hierzu wird das Glucose-6-phosphat durch die Glucose-6-phosphatase hydrolytisch gespalten und die freie Glucose an das Blut abgegeben. Im Muskel dagegen dient Glykogen der Bereitstellung von Energie zur Glykolyse und ermöglicht die kurzfristige Muskelkontraktion.

Regulation des Glykogen-Stoffwechsels. Die Mobilisierung von Glucose aus Glykogen wird durch Adrenalin und Glucagon gefördert. Beide Hormone hemmen gleichzeitig die Glykogen-Synthese, Insulin fördert sie (s. ◉9.22). Diesen Regulationsprozessen liegt eine Kaskade von Enzym-Interkonversionen zugrunde, die im Kapitel 22 (S. 635) ausführlich besprochen wird.

9.7 Glykoproteine und Proteoglykane

Glykoproteine. Während bei den bisher besprochenen Polysacchariden das „Rückgrat" des Makromoleküls aus Zucker-Einheiten gebildet wird, liegt bei den Glykoproteinen eine andere Struktur vor. Das Rückgrat wird von einer langen *Polypeptidkette* gebildet; daran sind Oligosaccharid-Seitenketten angeknüpft. Die Verknüpfungsart ist entweder *O-glykosidisch* mit der Hydroxy-Gruppe eines Serin- oder Threonin-Restes, oder sie ist *N-glykosidisch* am Amid-N eines Asparagin-Restes (◉9.25). Bei den *O-Glykosiden* ist meist *N*-Acetyl-galactosamin, bei den *N-Glykosiden* *N*-Acetylglucosamin der erste Zucker-Rest, der an die Peptidkette angelagert wird.

Biosynthese der Oligosaccharid-Seitenketten. Sie vollzieht sich im ER und im Golgi-Apparat durch Angliederung aktivierter Zuckermoleküle.
Bei den *O-glykosidisch* gebundenen Seitenketten wird im Golgi-Apparat zunächst ein *N*-Acetylgalactosamin-Rest an einen Serin- oder Threonin-Rest angeknüpft; Gruppendonor ist UDP-GalNAc. Auch die weiteren Kohlenhydratreste werden durch Nucleosiddiphosphat-aktivierte Kohlenhydrate geliefert, wobei jeweils spezifische Transferasen die Kette verlängern und damit die Struktur der Oligosaccharid-Seitenketten festlegen.
Die Synthese der *N-glykosidisch* an die Amidgruppe des Asparagins gebundenen Oligosaccharid-Ketten erfolgt in anderer Weise. Hierzu wird auf der cytoplasmatischen Seite des endoplasmatischen Reticulums zunächst *Dolicholmonophosphat*, das als Lipidanker dient (vgl. S. 387) mit UDP-GlcNAc verknüpft; dadurch entsteht Dolichol-Diphospho-*N*-acetylglucosamin. Hieran werden noch weitere Mannose- und Glucosereste angehängt, dann wird der Dolichol-Oligosaccharid-Komplex zur Lumenseite des ER umgelagert. Nach Übertragung weiterer Glucosereste kann der gesamte Oligosaccharidkomplex auf die Amidgruppe des Asparagins übertragen werden. In den Zisternen des Golgi-Apparats werden die Glucose- und einige Mannosereste durch Glucosidasen wieder abgespalten und dann durch spezifische Transferasen weitere Nucleotidphosphat-aktivierte Kohlenhydrate angelagert, um so die endgültige Oligosaccharid-Seitenkette zu bilden.

Vorkommen der Glykoproteine. Glykoproteine finden sich teils als lösliche Proteine in Sekreten (Schleimsubstanzen) und in Körperflüssigkeiten (Blutplasma), teils außen auf der Zellmembran.

Mucine oder Mucoide sind Bestandteile der Schleimsekrete. Sie haben meist eine sehr hohe Molekülmasse, bedingt durch eine lange

◉9.24 Reaktion der Phosphogluco-Mutase.

◉9.25 *O-* und *N*-glykosidische Verknüpfung der Oligosaccharid-Seitenketten.

🔍 **Verzweigungen der Seitenketten.** Die Grundstruktur der an Asparagin gebundenen Oligosaccharid-Seitenketten wird durch ein Pentasaccharid gebildet, dessen Struktur unten wiedergegeben ist. Auffallend ist die Verzweigung, die sich im weiteren Teil der Oligosaccharid-Seitenkette fortsetzt. Man nennt diese Verzweigungen auch „Antennen" und spricht von diantennalen, triantennalen usw. Oligosaccharid-Ketten.
Bei den Glykoproteinen der Schleimsubstanzen werden neben Mannose häufig N-Acetyl-glucosamin, Galactose und als Abschluss N-Acetyl-neuraminsäure oder Fucose vorgefunden.

🔍 **Glykokalyx.** Die Gesamtheit der Kohlenhydrat-Gruppen, die aus der Zellmembran nach außen ragen, wird auch Glykokalyx genannt. Diese lässt sich mit besonderen Methoden anfärben und im Elektronenmikroskop sichtbar machen (Kap. 14, S. 324). Die Kohlenhydrat-Gruppen der Glykokalyx gehören teils Glykoproteinen und teils Glykolipiden an.

Chondroitinsulfat C

Dermatansulfat

Hyaluronsäure

🔍 Von physiologischer Bedeutung ist die Tatsache, dass die Hyaluronsäure von Enzymen, den „**Hyaluronidasen**", rasch gespalten wird. Die Hyaluronidase wirkt als Ausbreitungsfaktor („spreading factor") in Haut und Bindegewebe: Durch die depolymerisierende Wirkung können nämlich Fremdsubstanzen wie Tusche, kolloidale Farbstoffe, aber auch pathogene Bakterien leicht in die Gewebe eindringen, weil die Kittsubstanz aufgelöst wird.

Polypeptidkette und sehr zahlreiche, kurze Oligosaccharid-Seitenketten. Beim Submaxillaris-Glykoprotein des Schafes sind rund 800 Disaccharid-Einheiten aus N-Acetyl-neuraminsäure und N-Acetyl-galactosamin an die Peptidkette gebunden. Die zahlreichen Kohlenhydrat-Gruppen können Wasser binden, woraus sich der schleimige Charakter des Sekrets erklärt.

Glykoproteine des Blutplasmas. Von wenigen Ausnahmen (Albumin!) abgesehen, sind alle Plasmaproteine als Glykoproteine zu klassifizieren. Ihr Kohlenhydrat-Anteil beträgt meist 10–25%. Eine Ausnahme ist das besonders kohlenhydratreiche *saure α_1-Glykoprotein* (Orosomucoid) mit über 40% Kohlenhydrat. Meist sind nur verhältnismäßig wenige Oligosaccharid-Gruppen an die Proteinkette gebunden, wobei die Oligosaccharide recht komplex sind und aus 10 bis 15 Monosaccharid-Einheiten (darunter Galactose, Mannose, Fucose, N-Acetyl-galactosamin, N-Acetyl-glucosamin und Sialinsäure) in verzweigter Kette bestehen.

Die *Immunglobuline* (vgl. S. 234) und viele Komponenten des Komplementsystems sind gleichfalls Glykoproteine. Ebenso gehören viele *Hormone* der Hypophyse zu den Glykoproteinen (vgl. Kap. 20). Hierbei sind die Kohlenhydrat-Gruppen oft entscheidend für die Wechselwirkung des Hormons mit dem zellständigen Rezeptor.

Membranständige Glykoproteine. Glykoproteine sind Bestandteile der Zellmembran. Der Proteinteil durchzieht als „integrales Protein" (vgl. S. 317) die gesamte Zellmembran, die Kohlenhydrat-Seitenketten ragen nach außen heraus. Die Spezifität dieser Oligosaccharid-Ketten ist offenbar von großer Bedeutung für das Verhalten der Zellen während der Entwicklung. Auch bei den Beziehungen zwischen Wirtszellen und infizierenden Viren oder Bakterien sind Glykokonjugate auf der Zelloberfläche (z.B. der Schleimhäute) sehr wichtig.
Endständige Kohlenhydrat-Gruppen auf Zelloberflächen werden durch besondere Proteine erkannt, die man *Lectine* nennt. Sie kommen sowohl bei Pflanzen als auch bei Tieren vor. Das pflanzliche Lectin *Concanavalin A* bindet z.B. an terminale Mannose-Reste.

Proteoglykane sind Proteine mit sehr langen *O*-, seltener *N*-glykosidisch gebundenen Polysaccharid-Seitenketten (etwa 30 bis 100 Einheiten). Diese sind an ein „Core"-Protein gebunden. Man hielt die Kohlenhydrat-Seitenketten früher für selbstständige Oligosaccharide und nannte sie, ihrem Aufbau entsprechend, *Glykosaminoglykane.*

Struktur der Glykosaminoglykane und Beispiele. Glykosaminoglykane bestehen aus langen Ketten, in denen Uronsäure und N-Acetyl-hexosamin sich abwechseln. Bei der Hydrolyse erhält man deshalb charakteristische Disaccharide. Die wichtigsten Bestandteile sind N-Acetyl-glucosamin und N-Acetyl-galactosamin sowie Glucuronsäure und die L-Iduronsäure, die erst im Makromolekül aus Glucuronsäure-Resten durch Epimerisierung an C-5 entsteht. Ferner sind viele Hydroxy- und Amino-Gruppen mit Schwefelsäure verestert.
Die wichtigsten Vertreter sind Chondroitinsulfat, Dermatansulfat, Hyaluronsäure und Heparin.

Chondroitinsulfate bestehen aus N-Acetyl-galactosamin und Glucuronsäure (β1→4, β1→3), *Dermatansulfat* aus N-Acetyl-galactosamin und Iduronsäure. Beim Chondroitinsulfat A sind die Sulfat-Gruppen in 4-Stellung gebunden. Zur Bedeutung im Bindegewebe vgl. Kap. 23.6, S. 708.

Die *Hyaluronsäure* ist nach dem gleichen Prinzip aus N-Acetyl-glucosamin und Glucuronsäure aufgebaut. Das Molekül ist unverzweigt, enthält 2000 bis 3000 Disaccharid-Einheiten pro Kette, ist nicht sulfatiert und ist nichtkovalent an ein Core-Protein gebunden. Die Hyaluronsäure ist ein wichtiger Bestandteil der Grundsubstanz des Bindegewebes; hier bildet sie das „Rückgrat" einer komplexen Struktur, in der die *N*-Termini von Core-Proteinen der Proteoglykane nichtkovalent an Hyaluronat gebunden sind (s. ☞**23.50**, S. 708). Hyaluronat kommt u. a. in Synovialflüssigkeit, im Glaskörper des Auges und in der Haut vor.

Heparin ist ein Polysaccharid mit M_r 17 000 bis 20 000, das aus Sulfonylaminoglucose (Glucosamin-N-Schwefelsäure) und Schwefelsäureestern der Glucuronsäure und Iduronsäure aufgebaut ist. Als Verknüpfungsart wurde die $1 \rightarrow 4 - 1 \rightarrow 4$-Bindung ermittelt; damit ist das Heparin anders aufgebaut als die Chondroitinsulfate. Der Gehalt an Schwefelsäure ist recht hoch, er entspricht 4 bis 5 Molekülen pro Tetrasaccharid-Einheit; die Stellung der Sulfat-Reste kann variieren. Heparin wirkt als Antikoagulans; es verhindert die Blutgerinnung (dadurch, dass es an Lysinreste von Antithrombin III bindet und dieses aktiviert. Besonders viel Heparin findet man in den Mastzellen; möglicherweise dient es dort zur Neutralisierung biogener Amine (z. B. Histamin, s. S. 208).

Biosynthese der Proteoglykane. Der Aufbau der Proteoglykan-Seitenkette erfolgt, ebenso wie bei den Glykoproteinen, posttranslational im Golgi-Apparat mit Hilfe von Nucleosiddiphosphat-aktivierten Monosacchariden. Die Synthese der O-Glykane erfolgt auch hier direkt am Protein (☞**9.26**), die der N-Glykane am zuvor cotranslational übertragenen Oligosaccharid (s. o.). Hyaluronsäure wird durch eine membrangebundene Hyaluron-Synthase aus den UDP-aktivierten Monosaccharid-Bausteinen synthetisiert.

9.8 Glykolyse

Wir kommen nun zurück auf den Abbau des Glykogens zu Glucose-6-phosphat (S. 243). Dieser geschieht, physiologisch betrachtet, zur Energie-, d. h. ATP-Gewinnung. Die wichtigste Stoffwechselfolge hierzu ist die **Glykolyse**, d. h. der Abbau über Fructosebisphosphat und 3-Phosphoglycerat bis zum *Pyruvat*. Aus diesem Abbauweg kann selbst unter anaeroben Bedingungen Energie gewonnen werden (200 kJ pro mol Glucose, mit deren Hilfe 2 mol Phosphorsäure in das energiereiche ATP eingebaut werden können). Es entstehen also pro Glucose-Molekül 2 ATP und 2 NADH+ 2 H⁺.
Unter *anaeroben Bedingungen* wird der Wasserstoff von NADH+H⁺ auf das Pyruvat übertragen, wobei Lactat entsteht; es bleibt bei einem Netto-Gewinn von 2 ATP. Die Summengleichung der Reaktionsfolge lautet dann:

$$C_6H_{12}O_6 + 2\ \text{ADP} + 2\ P_i \longrightarrow 2\ C_3H_6O_3 + 2\ \text{ATP} + 2\ H_2O$$

Glucose   Milchsäure

Unter *aeroben Bedingungen* wird Pyruvat oxidativ zu Acetyl-CoA decarboxyliert. Dieses geht in den Citratcyclus ein. Die entstehenden Reduktionsäquivalente (NADH+H⁺ und FADH₂) werden in der Atmungskette wieder oxidiert. Endprodukte dieses aeroben Abbaus sind CO_2 und H_2O; die ATP-Ausbeute ist viel höher.
Bei der *Alkohol-Gärung* in der Hefezelle wird bis zum Pyruvat die gleiche Reaktionskette durchlaufen wie bei der Glykolyse im Muskel. Wir besprechen die Alkohol-Gärung zusammen mit anderen Gärungsarten in Kapitel 18.3 (S. 466).

Es sei gleich hier angemerkt, dass die Reaktionsfolge der Glykolyse im tierischen Organismus in weitem Umfang rückwärts beschritten werden kann, um aus Zwischenprodukten des Stoffwechsels wiede-

Heparin

☞ Die **Blutgruppen-Spezifität** der Erythrocyten beruht auf endständigen Kohlenhydratgruppen membranständiger Glykoproteine und Glykosphingolipide. Struktur und Biosynthese der Blutgruppen-Substanzen wird in Kapitel 23.3 (S. 670) besprochen.

Peptidkette

☞**9.26 Verknüpfung der Glykosaminoglykane mit der Peptidkette (s. a. ☞23.50, S. 708).**

Der Begriff „*Glykolyse*" hat in den letzten Jahrzehnten einen Bedeutungswandel durchgemacht. Früher verstand man darunter den anaeroben Abbau von Kohlenhydraten (speziell des Glykogens) zu *Milchsäure;* das am besten untersuchte Beispiel ist der Stoffwechsel des Skelettmuskels unter anaeroben Bedingungen. Es hat sich jedoch herausgestellt, dass der Abbau der Glucose bis zu Pyruvat unter anaeroben wie unter aeroben Bedingungen völlig gleichartig verläuft und dass nur das Schicksal des Pyruvats verschieden ist. Man versteht deshalb heute in der Biochemie unter Glykolyse den *Abbau von Glucose* über Fructosebisphosphat und 3-Phosphoglycerat bis zum *Pyruvat*.
Die Aufklärung der chemischen Reaktionen des glykolytischen Abbaus verdanken wir hauptsächlich den Arbeitsgruppen um Gustav Embden und Otto Meyerhof. Deshalb ist die Reaktionsfolge auch als *Embden-Meyerhof-Abbauweg* bekannt.

rum Zucker aufzubauen. Lediglich einige Schlüsselreaktionen werden aus energetischen Gründen auf abweichendem Weg durchgeführt. Man nennt diesen Vorgang **Gluconeogenese**. Er wird in Abschnitt 9.9 besprochen. Beide Reaktionsvorgänge sind formelmäßig in 👁**9.33** (S. 251) dargestellt.

Prinzip des glykolytischen Abbaus. Wir können bei der Glykolyse fünf Teilschritte unterscheiden (👁**9.27**):

1. Die Aktivierung der Hexose durch Phosphorylierung. Dies erfordert insgesamt 2 ATP pro Glucose (s. 👁**9.28**). Wird Glucose-1-phosphat (aus dem Abbau von Glykogen, z. B. im Muskel) in die Reaktionsfolge eingeschleust, so ist nur noch 1 ATP erforderlich.
2. Die Umwandlung des Hexose-bisphosphats in 2 Moleküle Triosephosphat. Sie vollzieht sich auf der Oxidationsstufe des Kohlenhydrats (s. 👁**9.28**).
3. Die Dehydrierung der beiden Triose-phosphate zu zwei Molekülen Phosphoglycerat. Dabei werden 2 NAD^+ reduziert. Die gleichzeitig abgegebene Energie wird zum Teil in Form von ATP erhalten (2 ATP pro 2 Triose-phosphate; s. 👁**9.29**).
4. Die Umwandlung der 2 Moleküle Phosphoglycerat zu 2 Molekülen Pyruvat. Im Verlaufe dieser Reaktion werden die beiden energiereichen Phosphate als 2 ATP zurückgewonnen (s. 👁**9.30**).
5. Die Regeneration der beiden NAD^+ durch Gärungsprozesse oder Transfer der Reduktionsäquivalente in die Mitochondrien (Malat-Aspartat-Zyklus, s. 👁**22.1**, S. 630).

Die gesamte Reaktionsfolge ist mit Formeln in 👁**9.28** und 👁**9.33** (S. 251) dargestellt. Wir wollen uns jetzt mit den einzelnen Teilreaktionen befassen.

Phosphorylierung der Glucose (👁**9.28**). Die Glucose, die im Blut kreist, muss zunächst in die Zelle aufgenommen werden. Hierzu stehen verschiedene selektive „Transporter" zur Verfügung (S. 325 ff.). In der Zelle wird die Glucose in 6-Stellung phosphoryliert (Reaktion **1** in 👁**9.28**); Phosphat-Donor ist ATP. Es gibt zwei Enzyme hierfür, die *Hexokinase*, die auch (wenngleich nicht sehr effizient) Fructose, Galactose u. a. phosphoryliert, und die *Glucokinase*, die sehr spezifisch auf Glucose eingestellt ist. Produkt beider enzymatischer Reaktionen ist *Glucose-6-phosphat*, die stoffwechselaktive Form der Glucose.

Die intrazelluläre Speicherform der Glucose ist Glykogen, das bei Bedarf ohne ATP-Verbrauch durch Phosphorolyse in Glucose-1-phosphat und weiter durch Phosphat-Verschiebung in Glucose-6-phosphat übergeht (s. S. 241 ff.).

Das Glucose-6-phosphat wird jetzt zum Fructose-6-phosphat (das 30 % des Gleichgewichtsgemisches ausmacht) isomerisiert (Reaktion **2**). Das Enzym heißt *Glucose-6-phosphat-Isomerase*, es wird auch Phosphohexose-Isomerase genannt. Eine zweite Kinase, die *Phosphofructo-1-Kinase*, phosphoryliert in 1-Stellung unter ATP-Verbrauch zu Fructose-1,6-bisphosphat (Reaktion **3**). Die Phosphat-Übertragung ist praktisch irreversibel und wird dadurch zur Schrittmacherreaktion.

Regulation. Die Hexokinase wird vom Produkt Glucose-6-phosphat gehemmt. Die Glucokinase wird dagegen nicht von ihrem Produkt getrennt, sondern von Insulin induziert (s. S. 537); sie spielt in der Leber die größere Rolle.

An der *Phosphofructo-Kinase* greifen verschiedene Regulationsmechanismen an. Die Biosynthese des Enzyms wird auf der Stufe der Transkription von Insulin induziert, über cAMP-abhängige Signale reprimiert. Das Enzym wird ferner von ATP in höheren Konzentrationen allosterisch gehemmt; die Hemmung wird durch Citrat verstärkt. Dagegen wirken ADP und AMP als allosterische Aktivatoren. Durch diese allosterische Regulation wird im Muskel der Durchsatz an Glucose dem ATP-Bedarf angepasst:

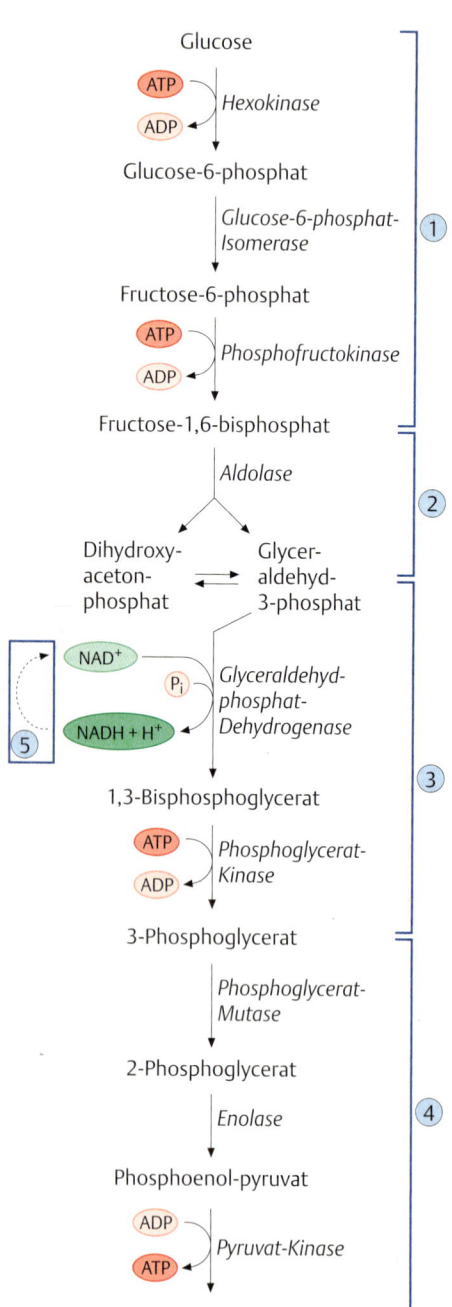

👁9.27 Glykolyse im Überblick. Erklärung der 5 Teilschritte im Text. Die Formeln hierzu sind in den 👁9.28–9.30 und zusammenfassend in 👁9.33 zu finden.

Wenn unter aeroben Bedingungen viel ATP vorliegt (d.h. die Energiebeladung hoch ist), dann wird der Durchsatz von Glucose gebremst, weil ATP als Hemmstoff wirkt. Beim Umschalten auf Anaerobiose und gleichzeitigem Energiebedarf (anaerobe Muskeltätigkeit!) wird ATP verbraucht, ADP gebildet; dadurch wird die Phosphofructokinase aktiviert, der Glykolyse-Umsatz steigt rapide an. In der Leber erfolgt die Regulation durch einen besonderen Effektor, das *Fructose-2,6-bisphosphat*. Dieses stimuliert die Phosphofructose-1-Kinase und hemmt gleichzeitig die Fructose-1,6-bisphosphatase, das Schlüsselenzym der Gluconeogenese (S. 250 ff.). Es wird also gleichzeitig die Glykolyse gefördert und die Gluconeogenese gehemmt.

Die Bildung des **Fructose-2,6-Bisphosphats** geschieht durch eine ATP-abhängige Kinase, der Abbau durch enzymatische Abspaltung des 2-Phosphats. Beide Aktivitäten werden katalysiert von ein und demselben Enzymprotein. Dieses ist primär eine Kinase; wird es aber phosphoryliert, dann wirkt es als Phosphatase und spaltet das in 2-Stellung gebundene Phosphat ab (s. 👁22.13, S. 642). cAMP begünstigt die Phosphorylierung und vermag daher die Umschaltung der Enzymaktivitäten zu bewirken. Man beachte, dass in Leber und Muskel verschiedene Isoenzyme dieser Kinase vorliegen, die durch cAMP-abhängige Phosphorylierung unterschiedlich beeinflusst werden (s. Kap. 22)

Aldol-Spaltung. Das entstandene Fructose-1,6-bisphosphat wird von der *Aldolase* in einer Gleichgewichtsreaktion in zwei Triosen, die Ketotriose *Dihydroxyacetonphosphat* oder *Glyceronphosphat* (C-1 bis C-3) und die Aldotriose *Glyceraldehydphosphat* (C-4 bis C-6), gespalten (👁9.28, Reaktion **4**). Das Gleichgewicht liegt weit aufseiten des Fructosebisphosphats; die Kondensation ist also die bevorzugte Reaktion, sie ist mit $\Delta G^0 = -23{,}8 \text{ kJ·mol}^{-1}$ stark exergon. Zum Reaktionsmechanismus s. S. 60 f. Von der Aldolase kennt man mehrere Isoenzyme; im Muskel kommt vorwiegend Aldolase A, in der Leber Aldolase B, im Gehirn Aldolase C vor.

Ketotriose und Aldotriose stehen über die gemeinsame Enol-Form in einem Gleichgewicht, das zu 96% die Keto-Form, d.h. Dihydroxyacetonphosphat, enthält; die Gleichgewichtseinstellung wird beschleunigt durch das Enzym *Triosephosphat-Isomerase* (**5**) welches eine bemerkenswert hohe Umsatzzahl besitzt (mehrere 100 000 Moleküle pro Minute). Dadurch wird das in kleiner Menge vorliegende Glyceraldehydphosphat sofort nachgeliefert, wenn es durch die folgende Reaktion verbraucht wird.

Dehydrierung des Glyceraldehydphosphats. Diese Teilreaktion ist vom energetischen Standpunkt der wichtigste Schritt im Embden-Meyerhof-Abbau. Die Aldehyd-Gruppe des Triosephosphats wird mit NAD^+ dehydriert. Die Reaktion ist stark exergon; sie wird gekoppelt mit der *Aufnahme von anorganischem Phosphat*. Der Reaktionsmechanismus der Dehydrierung ist in 👁9.29 dargestellt. Die Aldehyd-Gruppe wird an eine HS-Gruppe des Enzyms addiert (**1**), dann wird dehydriert und der Wasserstoff auf NAD^+ übertragen (**2**). Damit ist eine energiereiche Thioester-Bindung entstanden, die durch Phosphorolyse gelöst wird (**3**). Das Enzym wird regeneriert, als Produkt erscheint *1,3-Bisphosphoglycerat* (*3-Phosphoglyceroyl-1-phosphat*). Die energiereich gebundene Phosphorsäure wird nun vom Enzym *Phosphoglycerat-Kinase* (**4**) auf ADP übertragen; damit entstehen 3-Phosphoglycerat und ATP. Die Reaktionsfolge, bei der in der geschilderten Weise aus ADP und anorganischem Phosphat ATP gebildet wird, nennt man „**Substratketten-Phosphorylierung**". Das Prinzip dieser Reaktion ist in 👁9.31 (S. 249) noch einmal allgemein formuliert. Die *Glyceraldehyd-3-phosphat-Dehydrogenase* ist ein allosterisches Enzym; der wichtigste Effektor ist NAD^+, das das Enzym aktiviert.

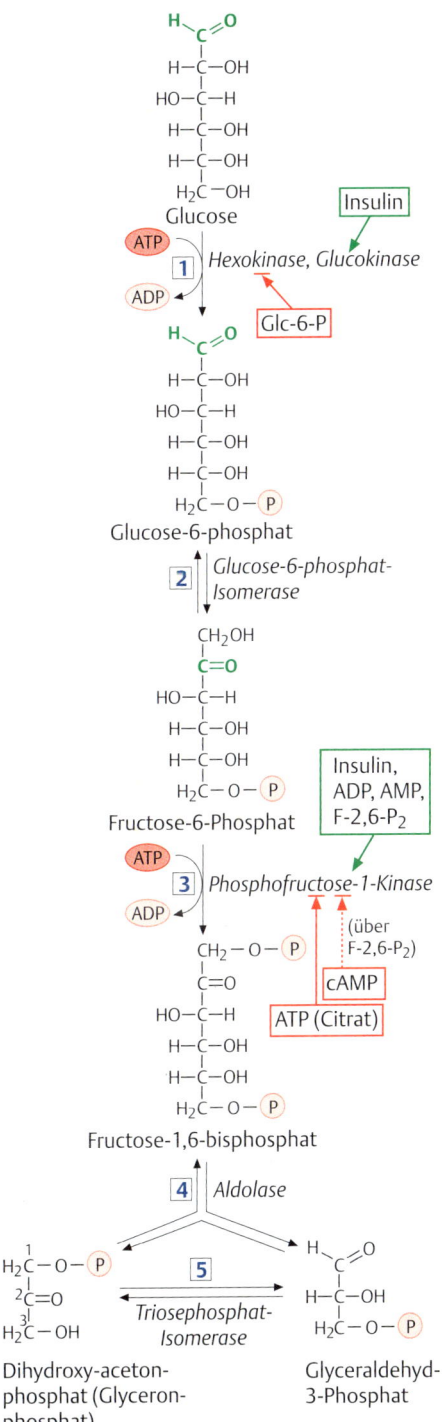

👁9.28 Die ersten Schritte der Glykolyse. In dieser Phase werden 2 ATP bei den Kinase-Reaktionen eingesetzt (Erklärung im Text).

Bei der Phosphoglycerat-Kinase-Reaktion lässt sich (zumindest im Experiment) das anorganische Phosphat durch **Arsenat** ersetzen. Allerdings ist Arsensäureanhydrid im wässrigen Milieu unbeständig und hydrolysiert ab. Es entsteht also gleich das 3-Phosphoglycerat, so dass die Oxidation von der Phosphorylierung des ADP entkoppelt und kein ATP gebildet wird.

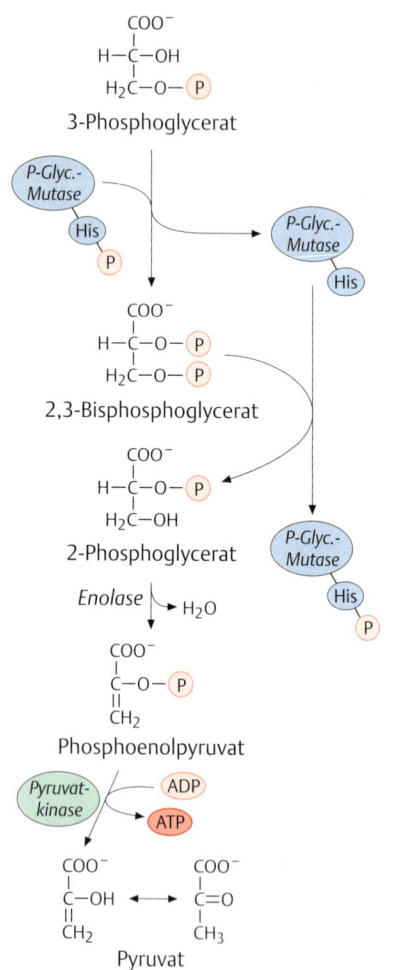

9.29 Substratketten-Phosphorylierung bei der Dehydrierung von Glyceraldehyd-3-phosphat zu 3-Phosphoglycerat. Diese Reaktion ist vom energetischen Standpunkt die wichtigste im Ablauf der Glykolyse, weil hier ein ATP synthetisiert wird. 1–3: Glyceraldehydphosphat-Dehydrogenase; 4: Phosphoglycerat-Kinase.

9.30 Rückübertragung der Phosphat-Gruppe auf ADP durch die Phosphoglycerat-Mutase und die Pyruvat-Kinase.

Die initiale Phosphorylierung der Phosphoglycerat-Mutase erfolgt mit Hilfe von **2,3-Bisphosphoglycerat (= Cosubstrat)**, welches in einer ATP-abhängigen Reaktion aus 3-Phosphoglycerat gebildet wird.

Pyruvat-Bildung (9.30). 3-Phosphoglycerat wird nun durch die *Phosphoglycerat-Mutase* in das *2-Phosphoglycerat* umgelagert. Das Enzym ist selbst an einem Histidyl-Rest phosphoryliert und überträgt dieses Phosphat auf das C-2 des 3-Phosphoglycerats. Anschließend wird das an C-3 gebundene Phosphat auf das Enzym rückübertragen, und 2-Phosphoglycerat wird abgegeben. Anschließend wird durch die *Enolase* Wasser abgespalten; die entstehende Verbindung ist die phosphorylierte Enol-Form der Brenztraubensäure, das *Phosphoenolpyruvat*. Die Phosphorsäure liegt hier wieder in einer energiereichen Form (nämlich als Enolester) vor. Sie kann durch Pyruvat-Kinase auf ADP übertragen werden, und es entsteht als wichtigster Metabolit im anaeroben wie aeroben Kohlenhydrat-Stoffwechsel das *Pyruvat*.

Die Bilanz dieser Reaktionsfolge vom 3-Phosphoglycerat zum Pyruvat ist die Abspaltung von Phosphat und dessen Übertragung auf das Adenylsäure-System; es handelt sich um jenes Phosphat, das ursprünglich – bei der Phosphorylierung der Hexose – aus dem ATP stammte. Das eingesetzte ATP wird somit in diesem Schritt zurückgewonnen.

Anaerober Pyruvat-Stoffwechsel. Durch die oben besprochenen Reaktionsschritte des Embden-Meyerhof-Abbaus ist reduziertes NAD angefallen. Wenn die Glykolyse anaerob ablaufen soll, muss das reduzierte NAD, das als Coenzym nur in katalytischen Mengen vorliegt, wieder oxidiert werden. Dies geschieht durch die *Lactat-Dehydrogenase*, die Pyruvat zu L(+)-Lactat reduziert, wobei NADH zu NAD⁺ oxidiert wird (Reaktion **6** in 9.33).

Energiebilanz der anaeroben Glykolyse. Auch bei der anaerob ablaufenden Lactat-Bildung wird ATP produziert, und zwar im Zuge der Substratketten-Phosphorylierung bei der Dehydrierung des Glyceraldehyd-3-phosphats (🖝 9.2). Der Gewinn beträgt zwar nur 2 mol ATP pro mol Glucose; das entspricht aber immer noch einer Ausbeute von über 40% der metabolischen Energie, die nun in Form von ATP zur Verfügung steht. Im Skelettmuskel ist die anaerobe Glykolyse eine wichtige Quelle für das ATP, das zur Muskelkontraktion benötigt wird. Das entstehende Lactat wird vom Muskel an das Blut abgegeben.

Lactat-Verwertung. Die Bildung von Lactat ist eine Sackgasse des Stoffwechsels. Zur weiteren Verwertung, die hauptsächlich im Herzmuskel (der aerob arbeitet) und in der Leber erfolgt, muss das Lactat wieder in Pyruvat zurückverwandelt werden. Dies geschieht durch die *Lactat-Dehydrogenase* mit NAD⁺ als Wasserstoff-Akzeptor. Im Herzmuskel wird Pyruvat über den Citratcyclus und die Atmungskette unter ATP-Gewinn oxidiert, in der Leber fließt es in die Gluconeogenese ein (s. u.).

⊙9.31 Prinzip der Substratketten-Phosphorylierung.

✎ Evolution der Substratketten-Phosphorylierung. Stoffwechselwege, die die Resynthese von ATP aus ADP und P_i ohne Licht und ohne Sauerstoff ermöglichen, sind sicher sehr früh in der Evolution entstanden. Fast alle heute bekannten Reaktionen dieser Art sind Dehydrierungen eines Aldehyds zur entsprechenden Carbonsäure unter Mitwirkung einer HS-Verbindung und eines Wasserstoff-Akzeptors, meist NAD^+. Dabei bildet sich zuerst eine energiereiche Thioester-Bindung (⊙9.31).

┳9.2 Energiebilanz des anaeroben und aeroben Glucose-Abbaus. Es ist jeweils die ATP-Ausbeute pro Glucose-Molekül angegeben. Zu Reaktion 6 s. ⊙10.2 und ⊙10.3 (S. 266 ff.)

Enzymatischer Schritt	Reaktion	Anaerober Abbau	Aerober Abbau
1. Hexokinase	Glc + ATP → Glc-6-P + ADP	– 1 ATP	– 1 ATP
2. Phosphofructose-1-Kinase	Fru-6-P + ATP → Fru-1,6-P_2 + ADP	– 1 ATP	– 1 ATP
3. Glyceraldehyd-3-phosphat-Dehydrogenase	Glyceraldehyd-phosphat + NAD^+ + P_i → 1,3 Bisphosphoglycerat + NADH+H^+		+ 2 NADH → 3 ATP**
4. Phosphoglycerat-Kinase	1,3-Bisphosphoglycerat + ADP → 3-Phosphoglycerat + ATP	+ 2 ATP	+ 2 ATP
5. Pyruvat-Kinase	Phosphoenolpyruvat + ADP → Pyruvat + ATP	+ 2 ATP	+ 2 ATP
6. Pyruvat-Dehydrogenase	Pyruvat + NAD^+ + CoA → Acetyl-CoA + CO_2 + NADH + H^+		+ 2 NADH → 5 ATP*
7. Isocitrat-Dehydrogenase	Isocitrat + NAD^+ → 2 Oxoglutarat + CO_2 + NADH + H^+		+ 2 NADH → 5 ATP*
8. Oxoglutarat-Dehydrogenase	2-Oxoglutarat + NAD^+ + CoA → Succinyl-CoA + CO_2 + NADH + H^+		+ 2 NADH → 5 ATP*
9. Succinyl-CoA-Synthetase (Succinat-Thiokinase)	Succinyl-CoA + GDP + P_i → Succinat + CoA + GTP		2 GTP → 2 ATP
10. Succinat-Dehydrogenase	Succinat + FAD → Fumarat + $FADH_2$		2 $FADH_2$ → 3 ATP
11. Malat-Dehydrogenase	Malat + NAD^+ → Oxalacetat + NADH + H^+		2 NADH → 5 ATP*
Gesamter ATP-Gewinn		**2 ATP**	**30 ATP**

✎ Unterschiedliche Werte für die Gesamt-ATP-Bilanz.

* Der früher oft angenommene Energiegewinn von **38 mol ATP** pro mol Glucose ergab sich aus der Annahme, dass aus einem Molekül NADH 3 ATP und aus $FADH_2$ 2 ATP gewonnen würden. Aufgrund unvermeidlicher Verluste hat man diese Werte jedoch inzwischen auf 2,5 bzw. 1,5 ATP korrigiert (s. a. Kap. 16), so dass man heute von einem Energiegewinn von **30 bzw. 32 mol ATP** pro mol Glucose ausgeht. Diese nach wie vor unterschiedlichen Werte ergeben sich dadurch, dass für die im Cytosol gebildeten reduzierten Coenzyme (Reaktion 3) verschiedene Transportsysteme ins Mitochondrium genutzt werden können:

** Wird das aus der Glykolyse gewonnene NADH über den **Malat-Aspartat-Zyklus (Shuttle)** (⊙22.1, S. 630) vom Cytoplasma in die Mitochondrien-Matrix transportiert, so können die Reduktionsäquivalente vom NADH direkt auf die Atmungskette übertragen werden. Dadurch beträgt die ATP-Ausbeute 5 Moleküle ATP pro 2 NADH; es ergibt sich ein Gesamtgewinn von **32 ATP.**

In manchen Geweben erfolgt der Wasserstoff-Transport über den **Glycerol-3-phosphat-Shuttle** nach Reduktion von Dihydroxyacetonphosphat (Glyceronphosphat) zu Glycerolphosphat. Dieses wird in der Mitochondrienmatrix durch ein Flavoprotein zu Dihydroxyacetonphosphat reoxidiert. Wird nun das reduzierte Flavoprotein durch die Atmungskette reoxidiert, so entstehen nur 1,5 ATP. Das ergibt eine Differenz von 1 ATP pro mol Triose und 2 ATP pro mol Glucose. Rechnerisch ergeben sich dann für die 2 NADH aus der Glykolyse 3 ATP, der Gesamtgewin beträgt **30 ATP.**

Aerober Pyruvat-Stoffwechsel. Auch unter aeroben Bedingungen wird die Glucose auf dem Embden-Meyerhof-Weg zu Pyruvat und NADH abgebaut. Das reduzierte Nicotinamid-Nucleotid gibt dann den Wasserstoff an die Atmungskette ab; Pyruvat wird zum größten Teil oxidativ decarboxyliert. Der Chemismus dieser Reaktion, an der Liponamid-Coenzym A und NAD^+ als Cofaktoren beteiligt sind, wird in Kap. 10 eingehend besprochen (s. S. 265). An einem Multienzymkomplex entsteht in den Mitochondrien als Endprodukt direkt die „aktivierte Essigsäure", das Acetyl-CoA. Der größte Teil davon wird im Citrat-Zyklus verbraucht (s. S. 266 ff.); ein Überschuss kann in Fett verwandelt werden (s. S. 284 ff.), wenn genügend NADPH zur Verfügung steht.

Energiebilanz des aeroben Glucose-Abbaus. Zu dem Gewinn von 2 ATP aus der anaeroben Glykolyse kommen durch den weiteren Abbau des Pyruvats zu Acetyl-CoA und dessen Einschleusung in den Citrat-Zyklus noch insgesamt ca. 29 ATP hinzu (☛ 9.2). Diese entstehen zum größten Teil durch die Reoxidation der reduzierten Coenzyme mit Hilfe der Atmungskette (S. 407).

9.9 Gluconeogenese

In der Leber und in der Niere kann Lactat über Pyruvat wieder in Glucose zurückverwandelt werden. Man nennt diesen Stoffwechselweg Gluconeogenese. Dabei werden viele Reaktionen der Glykolyse in umgekehrter Richtung durchlaufen. Die Reaktionsfolge der Gluconeogenese ist deshalb in ◉ 9.33 mit eingezeichnet.

Umwandlung von Pyruvat in Phosphoenolpyruvat (◉ 9.32). Dies ist der erste Schritt von Pyruvat in Richtung Glucose. Die direkte Reaktion ist stark endergon und führt im Gleichgewicht zu keinen nennenswerten Phosphoenolpyruvat-Konzentrationen. Deshalb wird hier ein Umweg eingeschlagen. Es wird zunächst mit Hilfe der *Pyruvat-Carboxylase* Pyruvat in Oxalacetat verwandelt; dabei wird ein ATP verbraucht. Die Pyruvat-Carboxylase enthält als prosthetische Gruppe Biotin, welches Carboxy-Gruppen in energiereicher Bindung aufnehmen kann (S. 88). Diese Reaktion ist in den Mitochondrien lokalisiert.

Das intramitochondrial entstandene Oxalacetat muss nun aus den Mitochondrien ausgeschleust werden. Das geschieht entweder durch Reduktion zu Malat, wie in ◉ 9.33 gezeigt, oder durch Transaminierung zu Aspartat (s. S. 223). Beide Reaktionen laufen im Cytosol in umgekehrter Richtung ab, sodass wieder Oxalacetat entsteht, das nunmehr durch die *Phosphoenolpyruvat-Carboxykinase* mit GTP als Phosphat-Donor phosphoryliert wird. Dies ist die *Schlüsselreaktion* der Gluconeogenese.

Weitere Reaktionen der Gluconeogenese. Vom Phosphoenolpyruvat aus werden die Reaktionen der Glykolyse rückwärts durchlaufen bis zum Fructose-1,6-bisphosphat. Dieser Metabolit war bei der Glykolyse in stark exergoner Reaktion aus Fructose-6-phosphat und ATP entstanden; eine Rückübertragung des Phosphats auf ADP ist aus energetischen Gründen nicht möglich. Deshalb wird hier Fructose-1,6-bisphosphat durch eine *Phosphatase* in Fructose-6-phosphat verwandelt; der Phosphat-Rest wird als anorganisches Phosphat abgespalten. Fructose-6-phosphat steht im Gleichgewicht mit Glucose-6-phosphat, und dieses kann entweder über Glucose-1-phosphat zur Glykogen-Synthese dienen, oder es kann durch die *Glucose-6-phosphatase* in Phosphat und Glucose gespalten werden. Die Glucose-6-phosphatase kommt nur in Geweben vor, die Glucose an das Blut abgeben, nämlich Leber, Niere und Dünndarmepithel.

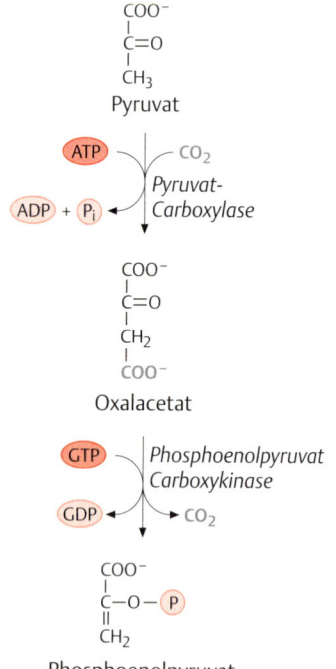

◉ 9.32 Umwandlung von Pyruvat in Phosphoenolpyruvat. Die Reaktion der Phosphoenolpyruvat-Carboxykinase ist die Schlüsselreaktion der Gluconeogenese.

🔍 Die Glucose-6-phosphatase befindet sich an der luminalen Seite des endoplasmatischen Retikulums. Es werden also sowohl für das Substrat (Glucose-6-phosphat) als auch für die Produkte (Glucose und anorganisches Phosphat) entsprechende **Transportproteine** benötigt. Der Glucose-Transporter des ER ist GLUT 7 (s. S. 327).

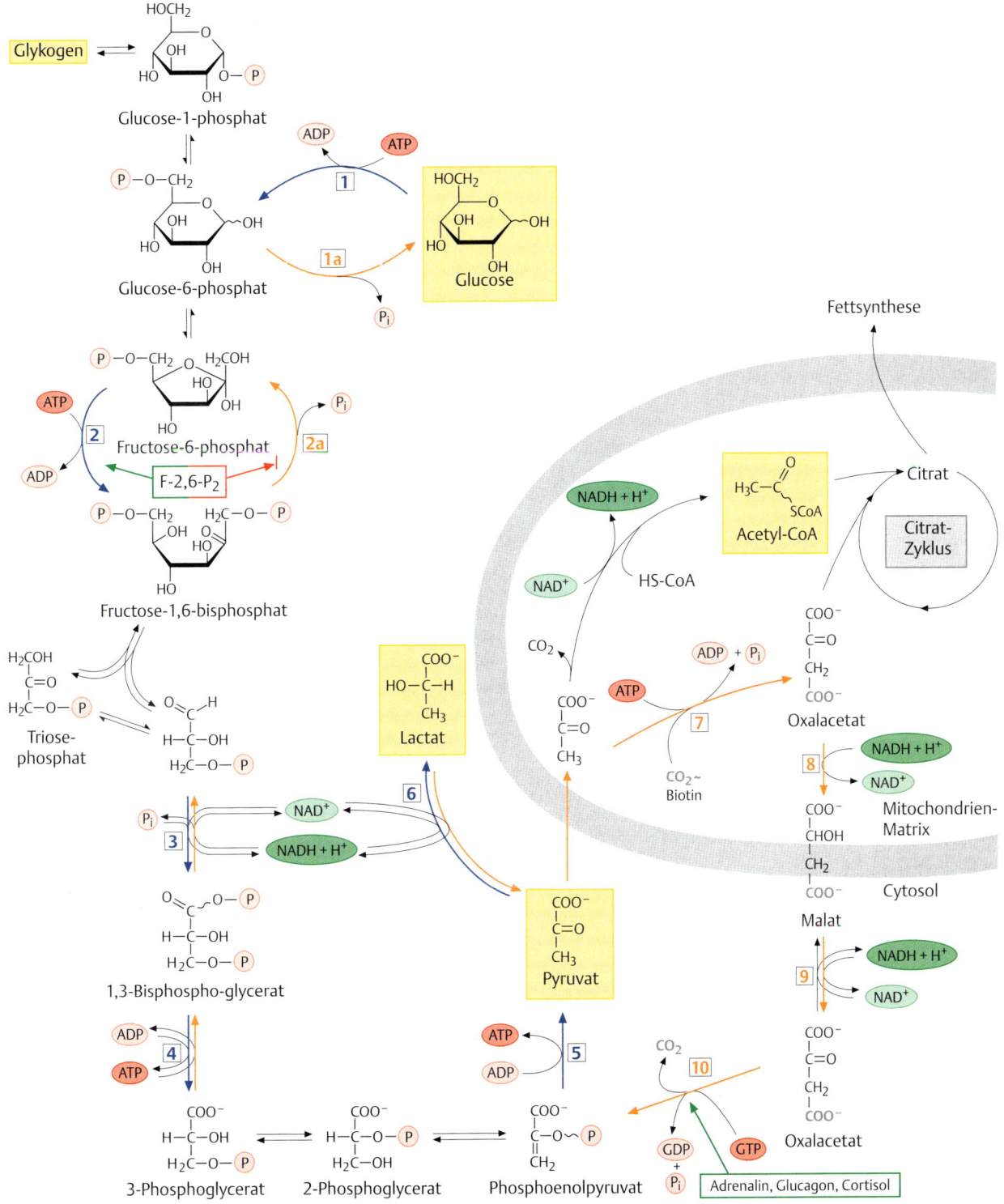

⟨⟩9.33 Glykolyse und Gluconeogenese. Schlüsselreaktionen sind mit farbigen Pfeilen markiert (Glykolyse blau, Gluconeogenese orange). Oben in der Mitte ist die Glucose dargestellt, die gleich nach der Aufnahme in die Zelle phosphoryliert wird zu Glucose-6-phosphat (Reaktion 1). Dieses kann auch aus Glykogen über Glucose-1-phosphat entstehen. Im Wege der Glykolyse sind die Schlüsselreaktionen die Bildung von Fructose-1,6-bisphosphat (Reaktion 2), die Substratketten-Phosphorylierung (3 und 4) und die Bildung von ATP aus Phosphoenolpyruvat (5). Anaerob wird Pyruvat zu Lactat reduziert (6). Aerob wird Pyruvat in den Mitochondrien oxidativ decarboxyliert zu Acetyl-CoA, das im Citrat-Zyklus oxidiert oder extramitochondrial zur Fettsynthese verwendet wird. Die Gluconeogenese aus Lactat beginnt mit der Oxidation zu Pyruvat, das in den Mitochondrien zu Oxalacetat carboxyliert wird (*Pyruvat-Carboxylase*, 7). Zur Ausschleusung aus den Mitochondrien muss dieses zu Malat reduziert werden; extramitochondrial entsteht wiederum Oxalacetat, das durch die *Phosphoenolpyruvat-Carboxykinase* (10) in Phosphoenolpyruvat übergehen kann. Von dort werden die Reaktionen der Glykolyse rückwärts durchlaufen; statt der Phosphorylierungen mit ATP wird durch *Phosphatasen* (2a und 1a) anorganisches Phosphat abgespalten. Die exemplarisch dargestellten regulatorischen Einflüsse beziehen sich auf die Verhältnisse in der Leber (s. a. S. 642).

Energiebilanz der Gluconeogenese. In der Bilanz werden für die Gluconeogenese aus Lactat 3 Moleküle energiereiches Phosphat pro Molekül Triosephosphat benötigt:
- eines zur Bildung des Carboxybiotins,
- das zweite zur decarboxylierenden Phosphorylierung von Oxalacetat (zu Phosphoenolpyruvat),
- das dritte bei der Reduktion des 3-Phosphoglycerats.

Außerdem wird bei der Bildung des Transport-Metaboliten Malat intramitochondrial 1 NADH verbraucht, das über die Atmungskette 3 ATP liefern könnte. Es ist klar, dass die Umkehrung des Abbaus endergon sein muss, und man weiß auch schon lange, daß 20 bis 30% des Lactats völlig verbrannt werden, um die Resynthese der Glucose zu ermöglichen.

Cori-Zyklus. Im Skelettmuskel fehlen die Enzyme der Gluconeogenese. Dieses Gewebe ist deshalb auch bei Sauerstoffzufuhr nicht in der Lage, aus Lactat wieder Glucose aufzubauen. Das Lactat wird vielmehr an das Blut abgegeben und in der Leber, wie beschrieben, zur Gluconeogenese verwendet (☞9.34). Bei anhaltender Arbeit der Skelettmuskeln kommt es somit zu einer Verschiebung von Glykogen vom Muskel zur Leber, von dort während der Erholungsphase in Form von Glucose wieder zum Muskel, der seine Glykogen-Reserven daraus aufbaut. Man bezeichnet dieses Wechselspiel zwischen Leber- und Muskelglykogen nach den Entdeckern als Cori-Zyklus.

Alanin-Zyklus. Neben dem Cori-Zyklus hat auch der Alanin-Zyklus Bedeutung (s. ☞8.14, S. 214). Beim Stoffwechsel der Aminosäuren im Muskel werden die Amino-Gruppen größtenteils auf *Pyruvat* übertragen, welches der Glykolyse entstammt. Das gebildete *Alanin* gelangt zur Leber und wird dort transaminiert; der Stickstoff wird zur Harnstoff-Bildung verwendet, das Pyruvat dient zur Gluconeogenese. Die Glucose kann dann wieder mit dem Blutstrom zum Muskel befördert werden, womit sich der Kreislauf schließt.

Gluconeogenese aus Aminosäuren. Wir haben in Kapitel 8 (S. 206, 214) dargelegt, dass viele Aminosäuren Glucose liefern können. Voraussetzung hierfür ist, daß ihr C-Gerüst zu Pyruvat oder zu C_4-Dicarbonsäuren abgebaut wird. Die C_4-Dicarbonsäuren sind Zwischenglieder des Citrat-Zyklus; sie liefern letztlich Oxalacetat, das über die Schlüsselreaktion der Gluconeogenese in Phosphoenolpyruvat übergehen kann. Von dort aus ist der Weg zur Synthese von Glucose geebnet. Die Gluconeogenese aus Aminosäuren spielt besonders im Hungerzustand eine wichtige Rolle; dadurch ist es der Leber möglich, den Blutglucose-Spiegel auf normaler Höhe zu halten. Die Nieren haben einen lebhaften Aminosäure-Stoffwechsel. Aus Glutamin werden mithilfe der Glutaminase NH_4^+ und Glutamat gebildet, aus Glutamat durch Glutamatdehydrogenase ein weiteres NH_4^+-Ion. Diese Ammoniumionen werden über Protonentransporter ins Tubuluslumen sezerniert. Das Kohlenstoffgerüst der Aminosäuren dient der Gluconeogenese.

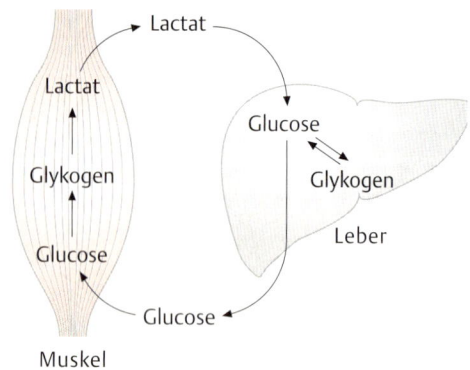

☞9.34 Cori-Zyklus. Im Muskel wird viel Lactat gebildet, das durch den Blutstrom in die Leber gelangt und dort zu Glucose aufgebaut werden kann. Diese wird z. T. als Leberglykogen gespeichert.

Regulation der Gluconeogenese. Es ist klar, dass die Prozesse der Glykolyse und Gluconeogenese nicht ungeregelt nebeneinander herlaufen können; es würde sonst nichts weiter erreicht, als eine Hydrolyse von ATP in ADP und anorganisches Phosphat. Wir haben oben schon erwähnt, dass die Glykolyse im Wesentlichen über die *Phosphofructo-Kinase* reguliert wird.

Schlüsselenzym für die Gluconeogenese ist in erster Linie die *Phosphoenolpyruvat-Carboxykinase*. Dieses Enzym ist induzierbar: Als Induktoren wirken Glucagon und Cortisol. Das Nebennierenrindenhormon Cortisol stimuliert vor allem die Gluconeogenese aus Aminosäuren.

Ein weiterer wichtiger Stoffwechselregulator ist *Fructose-2,6-bisphosphat*. Diese Verbindung wird in der Leber in kleinen Mengen aus Fructose-6-phosphat gebildet (S. 247). Sie hemmt die Fructose-1,6-bisphosphatase und stimuliert die Phosphofructokinase, bewirkt also die Umschaltung von Gluconeogenese auf Glykolyse (Kap. 22).

9.10 Stoffwechsel der Fructose

Rohrzucker (Saccharose) ist, wie auf S. 237 ausgeführt, aus Glucose und Fructose aufgebaut und wird im Darm in diese Bestandteile gespalten. Damit gehört die Fructose zu den regelmäßigen Bestandteilen unserer Nahrung; sie kann unter Umständen einen erheblichen Anteil (20 – 30 g) der gesamten Kohlenhydrate ausmachen.

Die freie Fructose wird in der Leber zu Fructose-1-phosphat phosphoryliert (⊚**9.35**, Reaktion **1**); das Enzym heißt Ketohexokinase, da es noch einige andere Ketohexosen phosphoryliert. Es wird auch *Fructose-1-Kinase,* oder *Fructokinase* genannt, da das wichtigste Substrat β-D-Fructofuranose ist. Das Produkt Fructose-1-phosphat wird durch die *Aldolase B* (**2**), ein nur in Leber, Niere und Dünndarm vorkommendes Isoenzym der Aldolase, in Dihydroxyacetonphosphat und Glyceraldehyd gespalten. Die Reaktion entspricht der Aldolase-Reaktion der Glykolyse, der Unterschied liegt nur darin, dass der entstehende Glyceraldehyd nicht phosphoryliert ist.

Der so entstandene freie Glyceraldehyd kann verschiedene Wege gehen. Der wichtigste besteht in der Phosphorylierung zum *Glyceraldehyd-3-phosphat* (**3**), womit der Anschluss an die Glykolyse erreicht ist. Als zweiter Weg ist die Reduktion zum Glycerol zu nennen, die durch ein NADPH-abhängiges Enzym erfolgt (**4**). Schließlich kann der Glyceraldehyd auch direkt (ohne Phosphorylierung) zu Glycerat oxidiert werden (**5**), das dann in 2-Stellung phosphoryliert wird; damit ist der Anschluss an den Embden-Meyerhof-Abbau erreicht, allerdings unter Verzicht auf ATP-Gewinn. Das Dihydroxyacetonphosphat kann unmittelbar in den Embden-Meyerhof-Abbau eingehen oder zur Resynthese von Glucose dienen (Gluconeogenese, s. o.).

9.11 Umwandlung der Zucker ineinander

Die meisten Organismen sind in der Lage, die Zucker ineinander umzuwandeln, z. B. Ribose aus Glucose zu bilden, wenn Ribose, etwa zum Aufbau der Nucleinsäuren, benötigt wird. Für solche Umwandlungen stehen verschiedene Reaktionstypen zur Verfügung:

1. Die *Epimerisierung* (Umkehr der sterischen Anordnung an einem C-Atom) und die *Isomerisierung* (Umwandlung Aldose ⇌ Ketose). Hierbei bleibt die Zahl der C-Atome unverändert.
2. Die *Übertragung von C₃- oder C₂-Bruchstücken* von einem Zucker zum anderen; damit gelangt man von den Hexosen zu Triosen, Tetrosen, Pentosen und Heptosen. Lieferant des C₃- bzw. C₂-Bruchstücks ist stets eine Ketose, Akzeptor eine Aldose. Die *Summe* der Kohlenhydrat-Atome bleibt dabei konstant.
3. Der *oxidative Abbau* um ein C-Atom durch Dehydrierung des Aldehyds zur Säure und Decarboxylierung; er führt von der Hexose zur Pentose, die Kette wird um ein C-Atom verkürzt.
4. Aufbau von Zucker durch *Carboxylierung und anschließende Reduktion* bei der Assimilation von CO_2 in den grünen Pflanzen. Ausgehend von einer Pentose entstehen hierbei zwei Triosen, die Summe der Kohlenstoff-Atome nimmt um eins zu. Diese Reaktionen werden in Kapitel 17 besprochen.

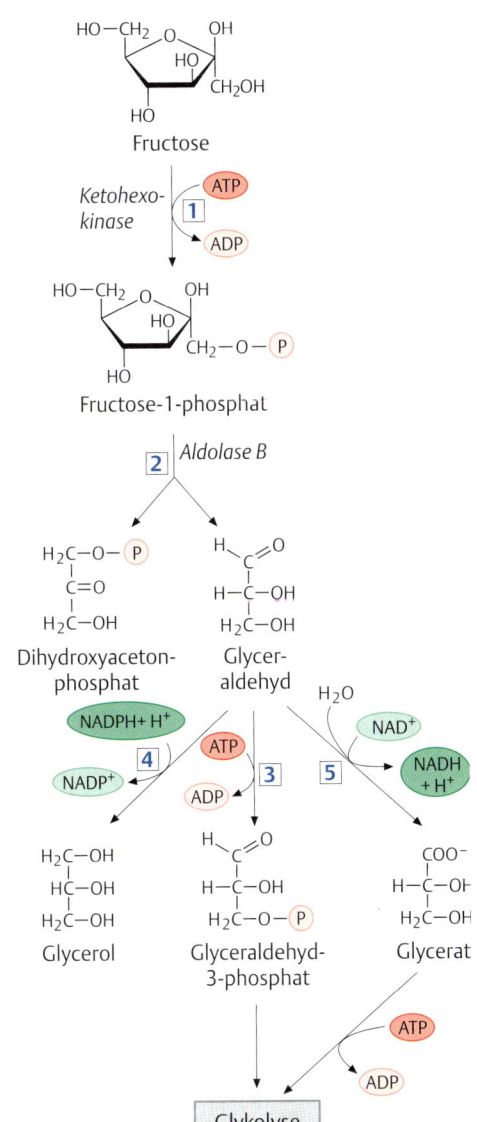

⊚**9.35 Stoffwechsel von Fructose-1-phosphat** (Erklärung im Text).

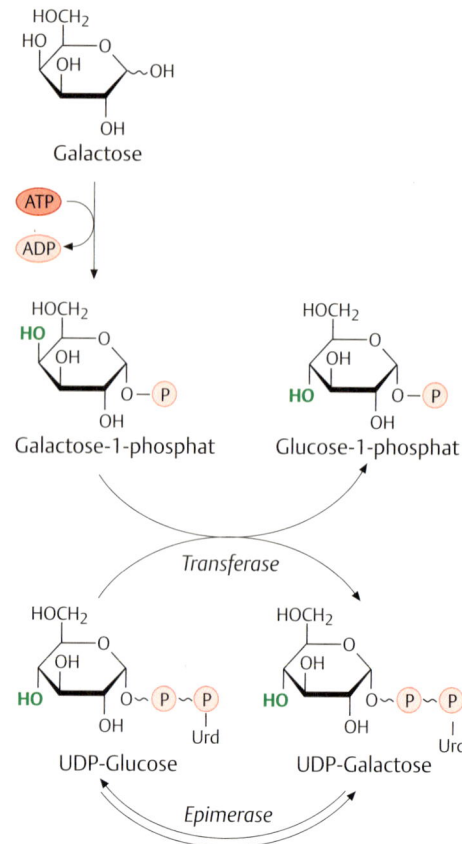

Galactose

Galactose-1-phosphat

Glucose-1-phosphat

Transferase

UDP-Glucose

UDP-Galactose

Epimerase

9.36 Stoffwechsel der Galactose. Galactose wird zuerst phosphoryliert und dann durch eine Transferase auf UDP übertragen; die vorher am UDP gebundene Glucose wird als Glucose-1-phosphat freigesetzt. Die UDP-Galactose wird nun durch eine Epimerase in UDP-Glucose zurückverwandelt, die wiederum für einen weiteren Umlauf mit der Transferase zur Verfügung steht.

D-Ribulose-5-phosphat-3-Epimerase

D-Ribulose-5-phosphat

D-Xylulose-5-phosphat

1. Epimerisierung und Isomerisierung. Die *Epimerisierung* kann an verschiedenen Zentren erfolgen. Eine Epimerisierung von C-1 entspricht der Gleichgewichtseinstellung zwischen der α- und der β-Form; sie wird durch das Enzym *Aldose-1-Epimerase* oder Mutarotase katalysiert.

Die wichtigste Epimerisierungsreaktion ist die Umwandlung von Glucose in Galactose, die durch die *UDP-Glucose-4-Epimerase* erfolgt (👁 **9.36**). Die Glucose ist dabei an das Coenzym Uridin-diphosphat gebunden (s. S. 87). Das Enzym enthält fest gebundenes NAD^+, und es gibt Hinweise darauf, dass die Epimerisierung über eine Dehydrierung zur Carbonyl-Gruppe und erneute Reduktion erfolgt. Die 4-Epimerase spielt eine wichtige Rolle beim *Stoffwechsel der Galactose*. Die Galactose ist für den Menschen insbesondere als Bestandteil des Milchzuckers *(Lactose,* ein Disaccharid aus Glucose und Galactose) wichtig. Die Biosynthese der Lactose in der Milchdrüse erfolgt über die UDP-Galactose (s. 👁 **9.17**, S. 239).

Auch beim Abbau der Galactose ist die Epimerase eingeschaltet. Wie 👁 **9.36** zeigt, beginnt der Abbau der Galactose mit der Phosphorylierung zu *Galactose-1-phosphat.* Im nächsten Schritt, der von der *Hexose-1-phosphat-Uridyl-Transferase* katalysiert wird, werden die Reste von Glucose und Galactose ausgetauscht, und die entstandene UDP-Galactose kann durch die Epimerase wieder in UDP-Glucose umgewandelt werden (zu Galactosämien s. S. 260).

Isomerisierung. Als Isomerasen bezeichnet man in der Zuckerreihe diejenigen Enzyme, die eine Aldose in die entsprechende Ketose umwandeln und umgekehrt. Es stellt sich hierbei stets ein Gleichgewicht ein. Beim glykolytischen Abbau der Glucose, sind zwei Isomerasereaktionen eingeschaltet (s. S. 245 ff.).

2. Übertragung von C_3- und C_2-Fragmenten. C_3-Fragmente entstehen im einfachsten Falle durch Spaltung einer Hexose. Die Aldolase vermittelt die Gleichgewichtseinstellung zwischen Fructose-1,6-bisphosphat einerseits und D-Glyceraldehyd-3-phosphat und Dihydroxyacetonphosphat andererseits. Die Reaktion ist ein Teilschritt der Glykolyse und wird auf S. 247 besprochen; zum Reaktionsmechanismus s. S. 60.

Transaldolase. Die Aldolase liefert lediglich Triosen aus Hexose und umgekehrt. Ein analoges Enzym, die Transaldolase, überträgt dagegen den Rest auf andere Aldosen (👁 **9.37 a**). Das Enzym benötigt kein Coenzym. Der Reaktionsmechanismus ist ähnlich wie bei der Aldolase (👁 **3.12**, S. 60).

Die Substratspezifität ist sehr ausgeprägt: die Transaldolase spaltet nur Fructose und Sedoheptulose (rückläufige Aldol-Kondensation) und überträgt den C_3-Rest auf die entsprechenden Aldehyde, also auf Glyceraldehydphosphat oder Erythrose-4-phosphat.

Transketolase. Dieses Enzym überträgt ein C_2-Fragment auf der Oxidationsstufe des Glykolaldehyds. Die Reaktion entspricht der Acyloin-Bildung und ist in 👁 **9.37 b** formuliert.

Die Transketolase übernimmt den C_2-Rest von Ketosen, die an C-3 die L-Konfiguration (wie Fructose-6-phosphat) besitzen. Deshalb kann Ribulose-5-phosphat erst nach Epimerisierung zu Xylulose-5-phosphat als C_2-Donor dienen. Als Akzeptormolekül dient bei der Transketolase stets eine Aldose, das Produkt hat wieder die Fructose-Konfiguration.

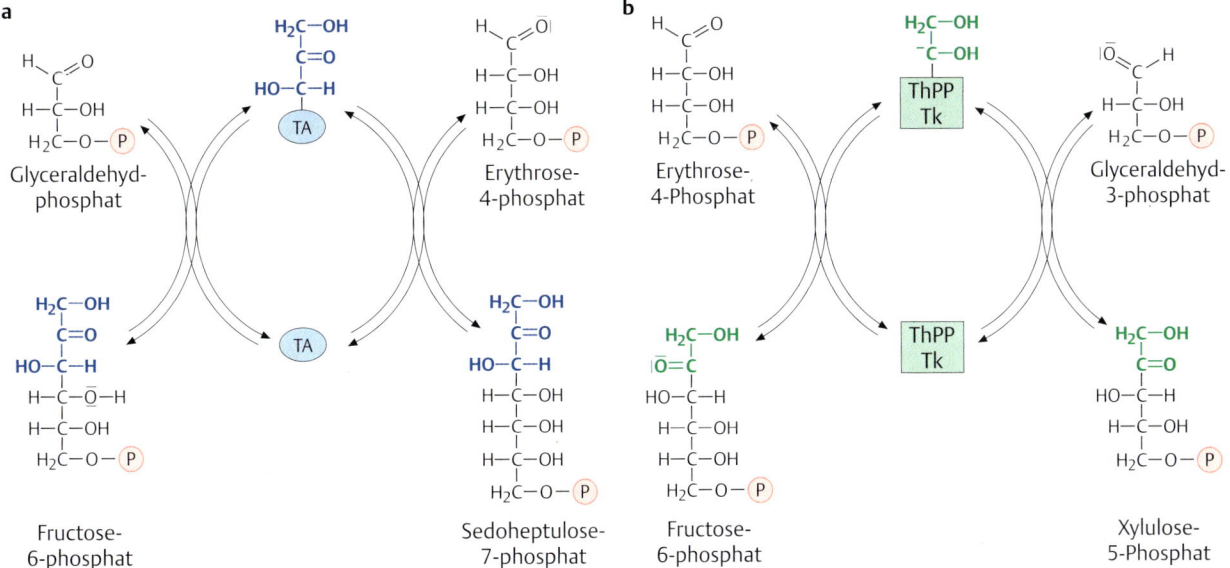

◉9.37 Übertragen von C₂ und C₃-Fragmenten. a Transaldolase-Reaktion.
Fructose-6-phosphat bindet mit der Carbonyl-Gruppe eine Lysin-Seitenkette
des Enzyms. Anschließend erfolgt die Spaltung der Kette, Glyceraldehydphosphat wird freigesetzt. Das C₃-Fragment (Dihydroxyaceton) bleibt noch am
Enzym und wird nunmehr mit der zweiten Ketose, Erythrose-4-phosphat,
verknüpft. Das Produkt, Sedoheptulose-7-phosphat, wird schließlich durch
Hydrolyse freigesetzt.
b Transketolase-Reaktion. Das Enzym enthält Thiamindiphosphat als prosthetische Gruppe. Diese nimmt ein C₂-Fragment aus dem Fructose-6-phosphat
auf; das andere Fragment, Erythrose-4-phosphat, ist das erste Produkt der
Reaktion. Das zweite entsteht durch Übertragung des C₂-Fragments (aktivierter
Glykolaldehyd) auf Glyceraldehyd-3-phosphat; daraus resultiert Xylulose-5-
phosphat.

3. Oxidative Decarboxylierung der Glucose. Hierfür gibt es zwei
Möglichkeiten: Es kann entweder das C-1 oder das C-6 der Glucose
oxidiert und als CO_2 abgespalten werden.

Direkte Glucose-Oxidation an C-1. Substrat dieser Reaktionsfolge ist
im höheren Organismus Glucose-6-phosphat. Wie die ◉**9.38** zeigt,
wird die „Oxidation" durch zwei aufeinanderfolgende Dehydrierungen erreicht. Wasserstoff-Akzeptor hierbei ist NADP. Dass hierbei NADPH gebildet wird, ist im Gesamtstoffwechsel wichtig für die
Biosynthese der Fettsäuren und einiger anderer Synthesereaktionen.
Gluconolacton wird leicht zur Gluconsäure hydrolysiert (die Reaktion
kann durch eine Lactonase katalysiert werden, aber auch spontan
verlaufen), und Gluconsäure-6-phosphat wird durch ein weiteres
Enzym an C-3 dehydriert. Über das vermutete Zwischenprodukt 3-
Oxo-gluconsäure-6-phosphat, das als β-Ketosäure leicht decarboxy-
liert, entsteht eine Pentose, das Ribulose-5-phosphat; dieses wieder-
um steht mit der Aldose Ribose-5-phosphat im Gleichgewicht
(Ribose-5-phosphat-Isomerase). Auf diesem Wege können also aus
Glucose Pentosen entstehen (s. auch S. 257).

Glucuronsäure-Bildung. Die Oxidation der Glucose an C-6 führt zur
Glucuronsäure. Sie vollzieht sich enzymatisch an der UDP-Glucose
(Formel s. ◉**9.18**, S. 239); H-Akzeptor ist NAD⁺. Das Produkt, UDP-
Glucuronsäure, trägt die Glucuronsäure in energiereicher Bindung.
Der Glucuronyl-Rest kann leicht auf phenolische und alkoholische
Gruppen von Fremdsubstanzen oder auch körpereigenen Metaboliten
übertragen werden, die auf diese Weise wasserlöslich werden kön-

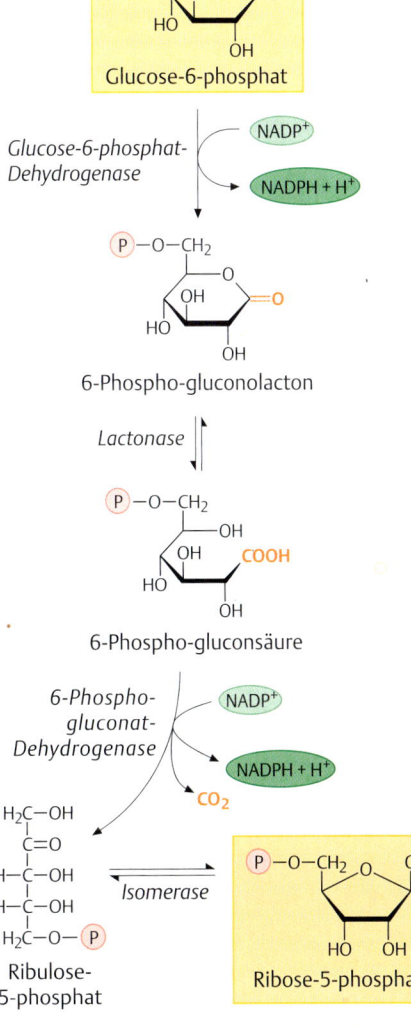

**◉9.38 Direkte Oxidation von Glucose-6-phos-
phat** (Erklärung im Text).

9.39 Abbau der Glucuronsäure und Biosynthese der Ascorbinsäure. D-Glucuronat wird durch die Glucuronat-Reduktase in L-Gulonat verwandelt; der Übergang in die L-Reihe ist durch die andere Zählung der Kette bedingt; die für die Zuordnung zur D- bzw. L-Reihe verantwortliche OH-Gruppe ist jeweils hervorgehoben. Das Lacton der Gulonsäure kann durch ein Flavoprotein zu Ascorbinsäure dehydriert werden, wobei H_2O_2 entsteht.

Im Hauptabbauweg wird Gulonat in 3-Stellung dehydriert, und die entstehende 3-Oxosäure wird durch die 3-Dehydrogulonat-Decarboxylase in L-Xylulose verwandelt. Der Übergang in die D-Reihe erfolgt durch Reduktion zum Xylitol und erneute Dehydrierung zu D-Xylulose, die mit ATP zum 5-Phosphat phosphoryliert wird.

nen; diese Glucuronidierung ist eine wichtige Reaktion im Entgiftungsstoffwechsel der Leber (s. S. 663). Glucuronsäure ist auch Bestandteil mancher Polysaccharide (S. 244).

Abbau der Glucuronsäure. Freie, im Überschuss produzierte Glucuronsäure wird in der Leber weiter abgebaut. Wie 9.39 zeigt, entsteht zunächst durch Reduktion der Aldehyd-Gruppe die L-Gulonsäure. Deren Lacton kann bei den Pflanzen und den meisten Tieren durch eine Oxidase in *Ascorbinsäure* umgewandelt werden. Dieses Enzym, ein Flavoprotein, fehlt beim Menschen, bei den Menschenaffen und beim Meerschweinchen; diese Arten sind deshalb auf die Zufuhr von Ascorbinsäure als *Vitamin C* angewiesen.

Der Hauptabbauweg, der auch beim Menschen beschritten wird, ist in 9.39 oben/rechts dargestellt. Zweimal erfolgt – durch die Art der Zählung bedingt – der Übergang von der D- in die L-Reihe und umgekehrt. Endprodukt ist Xylulose-5-phosphat. Damit ist der Anschluss an den *Pentosephosphatweg* erreicht. Aus der Menge der bei *Pentosurie* ausgeschiedenen Xylulose lässt sich abschätzen, dass höchstens 2 % der täglich zugeführten Kohlenhydrate über diesen Weg abgebaut werden.

9.12 Der Pentosephosphat-Weg

Die oben besprochenen Enzyme Transketolase und Transaldolase sind maßgeblich an der wechselseitigen Umwandlung von Hexosen in Pentosen beteiligt. Dieser Stoffwechselweg, der im Cytosol abläuft, dient im tierischen Gewebe vor allem der Bereitstellung von Ribose, die zum Aufbau der Nucleinsäuren und der Nucleotid-Coenzyme benötigt wird, im pflanzlichen Gewebe zur Umwandlung von Triose und Hexose in Ribulose-1,5-bisphosphat. Dieser Zucker ist der primäre CO_2-Akzeptor bei der photosynthetischen CO_2-Assimilation, die im Kap. 17 besprochen wird (S. 433). Der Stoffwechselweg ist in 9.40 schematisch dargestellt.

Nichtoxidative Umwandlung von Hexose in Pentose. Die Reaktionsfolge beginnt mit Glyceraldehyd-3-phosphat und Fructose-6-phosphat (9.40 links). Beide Zucker sind Zwischenprodukte der Glykolyse und damit in praktisch allen Zellen vorhanden. Durch die

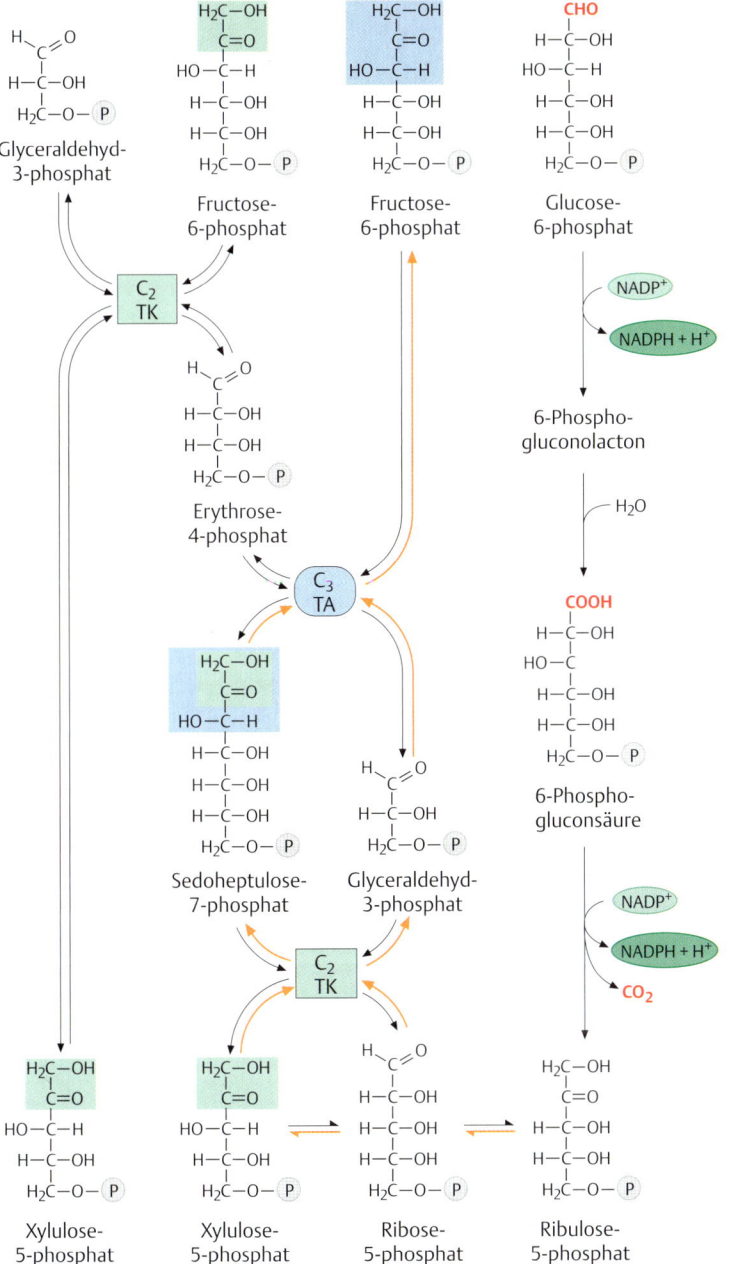

◉**9.40 Umwandlung von Hexosen in Pentosen.**
In den linken drei Säulen ist der Pentosephosphat-weg gezeigt, durch den über eine Transaldolase (TA)- und zwei Transketolase(TK)-Reaktionen aus zwei Molekülen des C_6-Zuckers Fructose-6-phosphat und einem Molekül Glyceraldehydphosphat drei Moleküle C_5-Zucker entstehen. Die Reaktionen sind reversibel.
Rechts ist die irreversible direkte Oxidation von Glucose-6-phosphat dargestellt. Sie führt zu Ribulose-5-phosphat und liefert NADPH, das u. a. zur Fettsäuresynthese benötigt wird.

Transketolase (s. o.) wird ein C_2-Fragment vom Fructosephosphat auf das Triosephosphat übertragen:
Dadurch entstehen Xylulose-5-phosphat (der erste C_5-Zucker) und Erythrose-4-phosphat, das als Akzeptor für ein C_3-Fragment in einer *Transaldolase-Reaktion* dient; Donor des C_3-Fragments ist Fructose-6-phosphat. Als Produkte erscheinen Sedoheptulose-7-phosphat und wiederum Glyceraldehyd-3-phosphat. Sie werden in einer weiteren *Transketolase-Reaktion* durch C_2-Transfer von der Sedoheptulose als Donor in zwei C_5-Zucker, Ribose-5-phosphat und Xylulose-5-phosphat, umgewandelt Das Xylulose-5-phosphat wird zu Ribulose-5-phosphat epimerisiert und zu Ribose-5-phosphat isomerisiert. Im Endeffekt sind also aus zwei C_6- und einem C_3-Zucker drei C_5-Zucker entstanden.
Die **direkte Glucose-6-phosphat-Oxidation** (◉**9.40** rechts) ist ein weiterer Weg von der Hexose zur Pentose; er ist oben schon besprochen und in ◉**9.38** ausführlich formuliert.

Hexose-Bildung aus Pentosen. Liest man die ◉9.40 von unten nach oben und folgt den orangen Pfeilen, so ergibt sich ein Weg zur Rückverwandlung von Pentose in Hexose (Fructose-6-phosphat). Da Fructose-6-phosphat zu Glucose-6-phosphat isomerisiert werden kann, lässt sich ein kompletter Zyklus aufschreiben, durch den Glucose vollständig oxidiert werden könnte; er hat den Namen **„oxidativer Pentosephosphat-Zyklus"** oder nach den Entdeckern „Warburg-Dickens-Horecker-Abbauweg" erhalten.

Tatsächlich macht der Organismus von diesem Zyklus keinen Gebrauch, wenn es um den vollständigen Abbau der Glucose geht. Die geschilderten Stoffwechselwege dienen vielmehr dazu, Pentosephosphate (zum Aufbau von Nucleinsäuren) und reduziertes NADP, d.h. NADPH, bereitzustellen, das für viele Synthesen (Fettsäuren, Cholesterol u.a.) unerlässlich ist. Wenn mehr Pentosen als NADPH gebraucht werden, dann wird der nichtoxidative Weg eingeschlagen; unter normalen Ernährungsbedingungen ist das der Fall. Wird sehr viel NADPH benötigt, dann kann ein Überschuss von Pentosen auch in Hexosen zurückverwandelt werden.

9.13 Pathobiochemie

Diabetes mellitus. Bei der Zuckerkrankheit liegt nicht nur eine Störung des Kohlenhydratstoffwechsels vor, sondern es handelt sich um eine allgemeine Regulationsstörung, von der Kohlenhydrat-, Fett- und Proteinstoffwechsel betroffen sind. Die Störung beruht auf einem Mangel am Hormon Insulin (absolut oder relativ zur Aktivität antagonistischer Hormone) oder auf einer eingeschränkten Funktion des Insulinrezeptors und der Signaltransduktion in den Zielorganen. Die Krankheit wird in Kapitel 20 besprochen (S. 579 f.).

Glykogenosen. Es handelt sich um hereditäre Störungen des Glykogenstoffwechsels, die durch eine vermehrte intrazelluläre Ablagerung von normalem oder strukturell abnormem Glykogen charakterisiert sind. Nach dem Organ, in dem die Glykogenablagerung bevorzugt stattfindet, können zwei Kategorien unterschieden werden: die Leberglykogenosen und die Muskelglykogenosen.

Die *Leber* hält im Hungerzustand durch Abbau von Glykogen zu Glucose und deren Abgabe in das Blut die Konzentration der Blutglucose konstant. Leitsymptom der Leberglykogenosen ist deshalb eine Hypoglykämie. In der *Muskulatur* dient die aus Glykogen freigesetzte Glucose der Produktion von ATP für die Muskelkontraktion. Leitsymptom der Muskelglykogenosen ist deshalb eine verminderte Kontraktionsfähigkeit der Muskeln.

Innerhalb dieser beiden Hauptkategorien können weitere Typen aufgrund des Enzymdefektes und der Symptomatik unterschieden werden (☛9.3). Die Nummerierung folgt dabei der Reihenfolge, in der die Enzymdefekte der einzelnen Typen entdeckt wurden. Der Erbgang ist bei allen Glykogenosetypen autosomal rezessiv. Lediglich beim Typ VI liegt eine X-chromosomal dominante Vererbung vor. Im folgenden werden von den Leber- und Muskelglykogenosen lediglich die beiden häufigsten Typen besprochen.

Glykogenose Typ I. Sie beruht auf einem Defekt der *Glucose-6-phosphatase*, die auf der Lumenseite der Membran des endoplasmatischen Retikulums lokalisiert ist (S. 386). Seltene Untertypen betreffen die Transportsysteme in der Membran dieser Zellorganelle für Glucose-6-phosphat und Glucose. Die Glucose-6-phosphatase ist nicht unmittelbar an der Synthese oder dem Abbau von Glykogen beteiligt, katalysiert aber den letzten Schritt der Glucosebildung durch Glykogenolyse und Gluconeogenese. Der Defekt führt zu einer Anhäufung von Glucose-6-phosphat in der Zelle. Dadurch wird die

⊤ 9.3   Typen der Glykogenosen.

Nr.	Synonym	Enzymdefekt	Symptome
Leberglykogenosen			
I	von-Gierke-Glykogenose	Glucose-6-phosphatase Untertypen: Transportsysteme im ER	schwere Hypoglykämie, Lactat-Acidose, Hyperurikämie, Hyperlipidämie, Hepatomegalie
III	Cori-Forbes-Glykogenose „Grenzdextrinose"	4α-Gluconotransferase und Amino-1,6-Glucosidase	Hepatomegalie, Tendenz zur Hypoglykämie geringer als bei Typ I
IV	Andersen-Glykogenose	Amylo-1,4 – 1,6-Transglucosidase	Leberzirrhose im Kindesalter
VI	Hers-Glykogenose	Leberphosphorylase-Kinase	Hypoglykämie, Hepatomegalie, Kombination mit Muskelsymptomen ist möglich
Muskelglykogenosen			
II	Pompe-Glykogenose	saure α-Glucosidase in Lysosomen	progrediente Muskelschwäche, Herzinsuffizienz, respiratorische Insuffizienz
V	McArdle-Glykogenose	Muskelphosphorylase	Muskelschwäche und Krämpfe nach kurzer intensiver Muskelarbeit
VII	Tarui-Glykogenose	Phosphofructokinase	ähnlich wie bei Typ V

Glykogensynthese stimuliert. Das Enzym kommt nur in Leber und Niere vor.

Folge des Enzymdefektes ist neben der Glykogenablagerung eine schwere Hypoglykämie, da die Glucosebildung sowohl durch Glykogenolyse als auch durch Gluconeogenese blockiert ist. Ferner besteht eine Lactat-Acidose, da Glucose-6-Phosphat vermehrt über den Glykolyseweg zu Pyruvat und Lactat abgebaut wird. Eine Hyperlipidämie kommt dadurch zustande, dass durch die gesteigerte Glykolyse vermehrt Acetyl-CoA und Glycerolphosphat als Ausgangssubstrate für die Synthese der Triglyceride und des Cholesterols bereitgestellt werden. Klinische Symptome sind eine ausgeprägte Lebervergrößerung durch Glykogen- und Fettablagerungen, häufig eine schwere Pankreatitis durch die Hyperlipidämie und eine Proteinurie.

Glykogenose Typ III. Sie beruht auf einem Defekt des Enzyms, das die Verzweigungen im Glykogenmolekül abbaut, der *Transglykosylase* (Reaktion **4** in ☞ **9.22**, S. 242). Die durch das Enzym bewirkte Umstrukturierung des Glykogens ist die Voraussetzung für dessen Abbau. Als Folge des Enzymdefektes wird deshalb ein abnormes Glykogen mit vermehrten Verzweigungen in der Leber abgelagert.

Auch hier resultiert eine Hypoglykämie, die aber weniger stark ausgeprägt ist als beim Typ I, da durch eine unspezifische Glucosidase in geringem Ausmaß Glucose aus Glykogen noch freigesetzt werden kann und die Gluconeogenese nicht beeinträchtigt ist. Klinisches Leitsymptom ist eine Hepatomegalie. Lactat-Acidose und Hyperlipidämie wie bei Typ I treten nicht auf.

Glykogenose Typ II. Sie beruht auf einem Defekt der α-*Glucosidase*, die in den Lysosomen der Muskulatur lokalisiert ist und α1→4- und α1→6-Bindungen zwischen den Glucosemolekülen im Glykogen spaltet. Dadurch ist ein vollständiger Abbau des Glykogens zu Glucose in den Lysosomen unmöglich. Klinisch ist die Krankheit durch eine Myopathie charakterisiert, deren Schweregrad aus ungeklärten Gründen vom Manifestationsalter abhängig ist. Beim schwersten, vor dem 2. Lebensjahr auftretenden infantilen Typ versterben die Kinder an Herzversagen und an der Ateminsuffizienz, bei höherem Manifestationsalter tritt dagegen keine Herzinsuffizienz auf und die respiratorische Insuffizienz bestimmt den Krankheitsverlauf. Glucosekonzentration und Lactatkonzentration im Serum sind normal, dagegen ist die Kreatin-Kinase im Serum deutlich erhöht.

Glykogenose Typ V. Bei diesem Typ ist der Abbau des Glykogens durch die *Glykogen-Phosphorylase* eingeschränkt. Betroffen ist ausschließlich die Muskelphosphorylase, deren Isoenzyme in Leber und Gehirn intakt sind. Glykogen wird vermehrt in der Muskulatur zwischen den Muskelfibrillen abgelagert und beeinträchtigt deren Funktion. Da bei kurzer, intensiver körperlicher Arbeit beim Gesunden die Energie für die Muskelkontraktion durch Freisetzung von Glucose aus Glykogen und durch anaerobe Glykolyse, bei Dauerbelastung hingegen durch den oxidativen Abbau von Fettsäuren geliefert wird, ist für den Glykogenose Typ V charakteristisch, dass vorwiegend die kurzfristige intensive körperliche Arbeit beeinträchtigt ist, nicht jedoch die langfristige Muskelarbeit. Die Kranken klagen über Muskelschwäche und Krämpfe nach kurzer körperlicher Anstrengung, oft verbunden mit einer Rotfärbung des Urins durch die Ausscheidung von Myoglobin. Dagegen wird eine geringe Muskelarbeit, auch von langer Dauer in der Regel gut toleriert. Die Kreatin-Kinase ist in Ruhe mäßig, nach Belastung sehr deutlich erhöht, die Glucosekonzentration im Blut ist dagegen normal.

Hereditäre Fructoseintoleranz. Sie manifestiert sich nur bei Zufuhr von Fructose oder von Zuckern, die in Fructose umgewandelt werden können, z.B. Sorbit und Saccharose. Alle anderen Zucker werden symptomlos toleriert. Die Ursache der Erkrankung ist ein Defekt der *Aldolase B*, die in Leber, Niere und Dünndarmmukosa vorkommt, während die Isoenzyme Aldolase A im Muskel und Aldolase C im Gehirn eine normale Aktivität aufweisen. Die Aldolase B spaltet in der Leber Fructose-1-phosphat in zwei Triosen und vermittelt dadurch den Anschluss an die Glykolyse (s. S. 253, ☜ 9.35). Beim Defekt des Enzyms (☜ 9.41) häuft sich Fructose-1-phosphat in der Leber an, das die Gluconeogenese und den Glykogenabbau hemmt und dadurch zu einer schweren Hypoglykämie führt. Durch den erhöhten ATP-Verbrauch für die Synthese von Fructose-1-phosphat kommt es zu einem Abfall von ATP und von anorganischem Phosphat. Meist besteht auch eine Lactat-Acidose.

Erste Symptome treten in der Regel auf, wenn am Ende der Stillperiode eine Nahrung mit Zusatz von Saccharose oder Fruchtsäften zugeführt wird. Symptome sind Erbrechen, Schweißausbruch, in schweren Fällen Bewusstlosigkeit und Krämpfe. Bei länger bestehendem und nicht erkanntem Defekt entwickelt sich eine Leberzirrhose mit ihren Folgezuständen. Eine Knochenerweichung (Osteomalazie) ist wahrscheinlich auf die Hypophosphatämie zurückzuführen. Alle Symptome verschwinden, wenn Fructose oder Zucker, aus denen im Stoffwechsel Fructose gebildet werden kann, aus der Nahrung ausgeschlossen werden. Bei konsequenter Durchführung dieses Ausschlusses ist die Lebenserwartung trotz des Enzymdefektes nicht eingeschränkt.

Abzugrenzen ist die *essenzielle Fructosurie*, bei der eine verminderte Aktivität der Fructokinase (Ketohexokinase) zur erhöhten Konzentration der Fructose im Blut und Urin führt. Der Defekt verursacht keine klinischen Symptome.

Galactosämie. Drei verschiedene genetisch determinierte Enzymdefekte können zu einer Zunahme der Galactosekonzentration im Blut und zu Krankheitssymptomen führen (☜ 9.42). Am häufigsten besteht ein Defekt der *Hexose-1-phosphat-Uridyl-Transferase*. Das Enzym kathalysiert den Austausch von Glucose gegen Galactose in Bindung an UDP (s. ☜ 9.36, S. 254). Eine sehr viel seltenere Ursache der Galactosämie ist ein Defekt der *Galactose-Kinase*, die Galactose unter Verbrauch von ATP phosphoryliert. In einigen wenigen Fällen wurde ein Defekt der *UDP-Galactose-4-Epimerase* beobachtet.

Bei der häufigsten Form der Galactosämie sind im Blut und in verschiedenen Organen (Leber, Niere, Gehirn) die Konzentrationen von Galactose und Galactose-1-phosphat erhöht. Die erhöhte Blut-Galactose führt zur verminderten Glucoseabgabe der Leber mit der

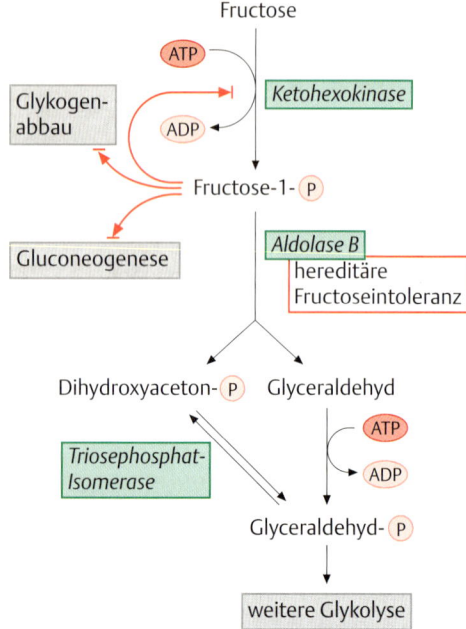

☜**9.41 Auswirkungen eines Defekts der Aldolase B:** Hereditäre Fructoseintoleranz.

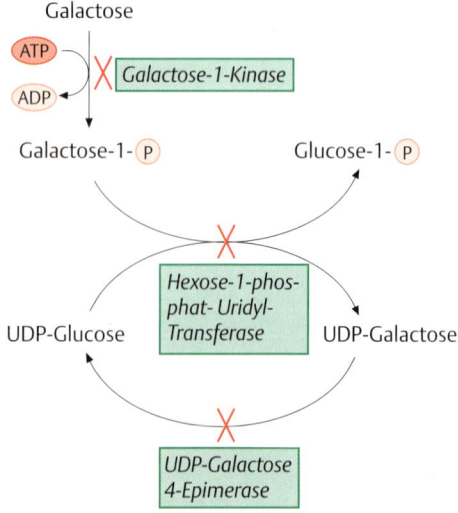

☜**9.42 Störungen des Galactose-Stoffwechsels.**

Folge einer Hypoglykämie. Anhäufung von Galactose-1-phosphat in der Niere verursacht Funktionsstörungen der Tubuluszellen (renale Aminoacidurie, Kap. 23.5), in der Leber eine Schädigung der Hepatozyten mit langfristigem Übergang in eine Leberzirrhose. Wichtiges und beim Galactose-Kinase-Defekt einziges Symptom ist eine Trübung der Augenlinse durch Ablagerung von Galactitol, das mithilfe der Galactose-Aldose-Reduktase aus Galactose gebildet wird. Die betroffenen Kinder verweigern die Aufnahme von Milch und milchhaltiger Nahrung, sie erbrechen und sind in der Entwicklung retardiert. Innerhalb von Wochen entwickelt sich die Linsentrübung, innerhalb von Monaten die Nierenfunktionsstörung und die Leberzirrhose. Die Therapie besteht im Vermeiden von Galactose-haltigen Nahrungsmitteln.

Hämolyse. Hereditäre Störungen der anaeroben Glykolyse oder des Pentosephosphatzyklus in Erythrozyten können eine Hämolyse, d. h. eine verkürzte Lebensdauer dieser Zellen, verursachen. Die anaerobe Glykolyse ist der einzige ATP-liefernde Stoffwechselweg der Erythrozyten; ATP ist für die Erhaltung der Struktur, für den transmembranären Transport und für Synthesen in diesen Zellen erforderlich. Das im Pentosephosphatzyklus gebildete NADPH dient der Erhaltung von reduziertem Glutathion, bei dessen Mangel exogene Noxen eine Hämolyse auslösen können (ausführliche Darstellung s. Abschnitt 23.3, S. 672).

Nichtenzymatische Glykosylierung. Bei langfristig erhöhter Glucosekonzentration im Blut entstehen nichtenzymatisch glykosylierte Hämoglobine, die als HbA_{1a-c} bezeichnet werden: In einer ersten, raschen und reversiblen Reaktion wird zunächst ein labiles *Aldimin* gebildet, das dann langsam und irreversibel in die *Ketoaminform* umgelagert wird (⊕ **9.43**). Das in dieser Form *glykosylierte HbA* verschwindet erst mit Ablauf der Lebensdauer der Erythrozyten aus dem Blut. Die glykosylierten Hämoglobine werden nach ihrem Glykosylierungsmuster in die Fraktionen HbA_{1a}, HbA_{1b} und HbA_{1c} unterteilt. Nur bei HbA_{1c} sind die endständigen Aminogruppen der β-Globin-Ketten mit Glucose zum entsprechenden Fructosamin verknüpft. (Die Abkürzung HbA_1 wird häufig auch für das adulte Hämoglobin [HbA] mit der Globin-Zusammensetzung $\alpha_2\beta_2$ verwendet, um es von HbA_2 mit der Zusammensetzung $\alpha_2\delta_2$ zu unterscheiden, s. S. 36.)
Auch Plasmaproteine, besonders Albumin und IgG, werden bei langfristig erhöhter Blutglucose nichtenzymatisch glykosyliert. HbA_{1c} und Ketoamine von Plasmaproteinen dienen der langfristigen, retrospektiven Beurteilung des Glucosespiegels im Blut bei Diabetikern („Blutzuckergedächtnis", s. a. S. 580).

⊕**9.43 Nichtenzymatische Glykosylierung von Hämoglobin A.**

10 Oxidative Decarboxylierung und Citrat-Zyklus

Zusammenfassung

- Bei der **oxidativen Decarboxylierung** werden 2-Oxocarbonsäuren decarboxyliert und gleichzeitig zur nächst niederen Carbonsäure oxidiert; diese entsteht als Coenzym-A-Derivat. Die wichtigsten Reaktionen dieser Art sind die Bildung von Acetyl-CoA aus Pyruvat und die Bildung von Succinyl-CoA aus 2-Oxoglutarat. Die letztere Reaktion ist ein Teilschritt des Citrat-Zyklus.
- Der **Citrat-Zyklus** dient zum Endabbau aller Metaboliten und damit zum **Energiegewinn**. Dies allerdings nur im Zusammenhang mit der Atmungskette, die den Coenzym-gebundenen Wasserstoff mit Sauerstoff zur Reaktion bringt. Im Citrat-Zyklus wird Acetyl-CoA vollständig in CO_2 und Coenzym-gebundenen Wasserstoff zerlegt. Zusammen mit der Atmungskette entstehen dabei theoretisch 10 Moleküle ATP pro Molekül aktivierte Essigsäure.
- Die zweite Bedeutung des Citrat-Zyklus liegt darin, dass er als **Drehscheibe des Stoffwechsels** wirkt. Es können Fragmente aus dem Kohlenhydrat-Stoffwechsel, aus dem Fettstoffwechsel und aus dem Aminosäure-Stoffwechsel in den Citrat-Zyklus eingehen. Aus dem Citrat-Zyklus heraus kann *Glucose* neu aufgebaut werden (Gluconeogenese aus Oxalacetat), durch Transaminierung entstehen aus 2-Oxoglutarat *Glutamat* und aus Oxalacetat *Aspartat*. Die Biosynthese der *Fettsäuren* aus Acetyl-CoA verläuft über Citrat als Transportmetabolit. Aus Succinyl-CoA, einem Zwischenprodukt des Citrat-Zyklus, und Glycin werden die *Porphyrine* aufgebaut.
- Der **Glyoxylat-Zyklus** ist ein abgewandelter Citrat-Zyklus, der bei Pflanzen und Bakterien vorkommt und in der Bilanz 1 Molekül Succinat aus 2 Acetyl-CoA liefert. Damit ermöglicht er die Synthese von Kohlenhydrat aus Fett in großem Umfang. Bei Pflanzensämlingen ist das wichtig, um die Fettreserven für den Aufbau von Kohlenhydraten (Cellulose!) zu nutzen. Er findet dort in den Glyoxysomen statt.

10.1 Bedeutung des Citrat-Zyklus

Der Citrat-Zyklus als gemeinsame Endstrecke des Abbaus der Nahrungsstoffe. Wie wir im vorigen Kapitel gesehen haben, führt der Abbau der Kohlenhydrate über den Embden-Meyerhof-Weg (Glykolyse) zum Pyruvat. Dieses unterliegt beim weiteren Abbau der oxidativen Decarboxylierung zur „aktivierten Essigsäure", (Acetyl-CoA) und wird dann im Citrat-Zyklus zu CO_2 abgebaut. Ebenso werden die Kohlenstoffgerüste der Aminosäuren zum weiteren Abbau in den Citrat-Zyklus eingeschleust, und für das Abbauprodukt der höheren Fettsäuren, Acetyl-CoA, gilt das Gleiche. Der Citrat-Zyklus ist damit *gemeinsame Endstrecke* für den Abbau aller Nahrungsstoffe; die 10.1 gibt dafür ein stark vereinfachtes Schema. Er läuft bei den Eukaryonten in den Mitochondrien ab.

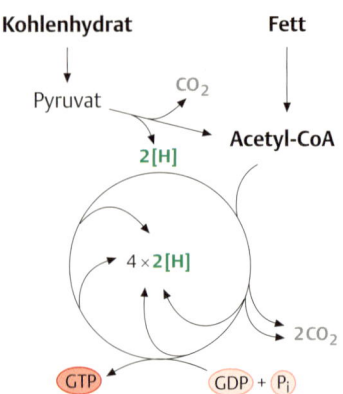

⊙10.1 Schema des Citrat-Zyklus. Der Zyklus wird mit Acetyl-CoA gespeist, das durch Abbau von Kohlenhydraten und Fetten entsteht. An verschiedenen Stellen können auch Kohlenstoff-Gerüste von Aminosäuren in den Citrat-Zyklus eingeleitet werden (vgl. ⊙10.7, S. 271). Im unteren Teil ist die Substratkettenphosphorylierung zu sehen, die einzige Reaktion des Zyklus, in der ein Nucleosidtriphosphat entsteht. [H] bedeutet Coenzym-gebundener Wasserstoff, der auf die Atmungskette übertragen wird.

⊙10.2 Formelschema der oxidativen Decarboxylierung des Pyruvats. Der Acetaldehyd ist in Klammern gesetzt, weil er am Enzymkomplex gebunden bleibt. Er wird mit NAD⁺ als Wasserstoff-Akzeptor dehydriert.

Prinzip der „biologischen Verbrennung". Die Endprodukte des aeroben Stoffwechsels sind bekanntlich hauptsächlich Kohlendioxid und Wasser; es sind die gleichen Produkte, die auch bei Verbrennung entstehen. Der Organismus führt diese biologische „Verbrennung" auf Umwegen durch; das Stoffwechselprinzip lässt sich in fünf Sätzen zusammenfassen:

1. Die komplizierten organischen Moleküle werden zunächst in C_2-*Bruchstücke* (aktivierte Essigsäure) zerlegt (z.B. Glykolyse, Fettsäureabbau). Sofern dabei als Zwischenprodukt eine 2-Oxosäure entsteht, wird sie der oxidativen Decarboxylierung unterworfen.

2. Der weitere Abbau der C_2-Bruchstücke wird in eine Folge einzelner Reaktionsschritte aufgegliedert (= *Citrat-Zyklus*), bei denen jeweils nur 1 CO_2 oder 2 H-Atome abgespalten werden oder das Molekül in einer Weise verändert wird, die einen solchen Schritt vorbereitet.

3. Das Endprodukt CO_2 entsteht durch die *Decarboxylierung organischer Säuren.*

4. Das Endprodukt H_2O entsteht aus wasserstoffbeladenen Coenzymen in der *Atmungskette* unter Speicherung eines Teils der Energie in Form der „energiereichen Verbindung" Adenosintriphosphat (ATP).

5. Durch *Substratkettenphosphorylierung* entsteht ein energiereiches Nucleosidtriphosphat (GTP).

Mit der Oxidation reduzierter Coenzyme in der Atmungskette und dem damit verknüpften ATP-Gewinn wollen wir uns im Kap. 16 beschäftigen (S. 403 ff.). Hier sei zunächst – im Anschluss an den Stoffwechsel der Kohlenhydrate – der weitere Abbau zum Endprodukt CO_2 besprochen. Es entsteht im Stoffwechsel durch die Decarboxylierung von Carbonsäuren. Neben der Decarboxylierung von 3-Oxocarbonsäuren, die spontan verläuft, ist hier vor allem die *oxidative Decarboxylierung* von 2-Oxo-carbonsäuren zu nennen, die wir unten behandeln werden.

Der Citrat-Zyklus als Drehscheibe des Stoffwechsels. Die Bedeutung des Citrat-Zyklus erschöpft sich aber nicht darin, im Wege des Endabbaus CO_2 zu produzieren und reduzierte Coenzyme in die Atmungskette zu schicken. Die Metaboliten des Citrat-Zyklus stellen gleichzeitig ein großes Sammelbecken für Zwischenprodukte aller Art dar, die zum Aufbau neuen zelleigenen Materials dienen. Wir werden diese „Sammelbecken-Funktion" im Abschnitt 10.5 (S. 270 ff.) besprechen. Auf die zahlreichen Wechselbeziehungen zu anderen Stoffwechselwegen werden wir im Kap. 22 noch zurückkommen.

10.2 Die oxidative Decarboxylierung

Die oxidative Decarboxylierung wird manchmal – und wohl richtiger – *„dehydrierende Decarboxylierung"* genannt, denn neben CO_2 wird NADH + H⁺ gebildet (⊙10.2). Ihr unterliegen Pyruvat, 2-Oxoglutarat sowie einige weitere 2-Oxosäuren, nämlich die Transaminierungsprodukte von *Valin, Isoleucin* und *Leucin*. Bei der Reaktion entstehen aus einer 2-Oxosäure CO_2 und die nächstniedere Carbonsäure. Primäres Decarboxylierungsprodukt einer 2-Oxosäure ist der Aldehyd, der an das Enzym gebunden bleibt; er wird im Verlauf der oxidativen Decarboxylierung zur Carbonsäure oxidiert, die dabei in Form des CoA-Derivats anfällt. Die Reaktion ist in ⊙10.2 am Beispiel des Pyruvats, dem Endprodukt der Glykolyse, formuliert. Bei der Oxidation des Aldehyds zum CoA-Derivat der Carbonsäure dient NAD⁺ als Wasserstoff-Akzeptor. Die Reaktion ist somit eigentlich eine Dehydrierung durch die Pyruvat-Dehydrogenase.

Da die Glykolyse im Cytoplasma erfolgt, die oxidative Decarboxylierung dagegen in der Mitochondrien-Matrix, muss das Pyruvat in die Mitochondrien transportiert werden. Dies erfolgt durch einen Co-Transport mit H^+-Ionen (s. 👁**22.1**, S. 630).

Die Pyruvat-Dehydrogenase. Die oxidative Decarboxylierung erfolgt an einem Multienzym-Komplex, der *Pyruvat-Dehydrogenase* genannt wird. Die Reaktionsfolge ist in 👁**10.3** schematisch dargestellt und erläutert. Der Komplex ist aus drei verschiedenen Enzymen aufgebaut. Die *Decarboxylase-Dehydrogenase* enthält *Thiamindiphosphat* als prosthetische Gruppe; zum Reaktionsmechanismus s. auch Kap. 4, S. 92. Das Kernenzym (engl. *core-enzyme*) trägt die *Liponsäure* in Säureamid-Bindung an einem Lysin-Rest; diese Gruppierung bildet einen langen Arm, der alle drei Enzyme überspannt. Die Disulfid-Gruppe dient als Wasserstoff-Akzeptor bei der Dehydrierung des Acetaldehyds. Das Kernenzym hat gleichzeitig die Funktion der *Dihydroliponamid-S-Acetyltransferase* und überträgt den Acetyl-Rest vom Liponamid auf CoA. Das dritte Enzym (*Dihydroliponamid-Dehydrogenase*) ist ein Flavoprotein, das außerdem eine reaktionsfähige Disulfid-Bindung enthält. Es dehydriert die Dihydroliponamid-Gruppe wieder zur Liponamid-Gruppe; der Wasserstoff wird auf NAD^+ übertragen. Als Endprodukte erscheinen demnach CO_2, NADH + H^+ und Acetyl-CoA. Der größte Teil der freien Energie der Aldehyd-Oxidation steckt noch im Produkt, dem Acetyl-CoA.

🔍 **Regulation der Pyruvat-Dehydrogenase.** Sie erfolgt hauptsächlich durch Endprodukthemmung und Interkonversion.
Endprodukthemmung. Das Endprodukt Acetyl-CoA hemmt die Acetyl-Transferase, und das Endprodukt NADH hemmt die Dihydroliponamid-Dehydrogenase. Durch diese Endprodukthemmungen wird eine überschießende Reaktion verhindert.
Interkonversion. Die Decarboxylase-Dehydrogenase-Untereinheit ist ein interkonvertierbares Enzym. Es kann durch eine Pyruvat-Dehydrogenase-Kinase mit ATP an einem Serin-Rest phosphoryliert werden; dadurch wird das Enzym inaktiviert.
Die Kinase ist im Multi-Enzym-Komplex enthalten; sie wird in ihrer Aktivität durch das $NADH/NAD^+$ und das Acetyl-CoA/CoA-Verhältnis reguliert; ein hoher NADH- bzw. Acetyl-CoA-Spiegel aktiviert die Kinase, was zur Inaktivierung des Multi-Enzym-Komplexes führt.
Ein weiteres Kontrollenzym ist eine spezifische Ca^{2+}-abhängige Phosphatase, die den Phosphat-Rest von der Pyruvat-Dehydrogenase abspaltet und damit das Enzym reaktiviert. Auch die Phosphatase ist im Multi-Enzym-Komplex enthalten. Durch die Interkonversion kann der Pyruvat-Dehydrogenase-Komplex je nach Stoffwechsellage an- und abgeschaltet werden.

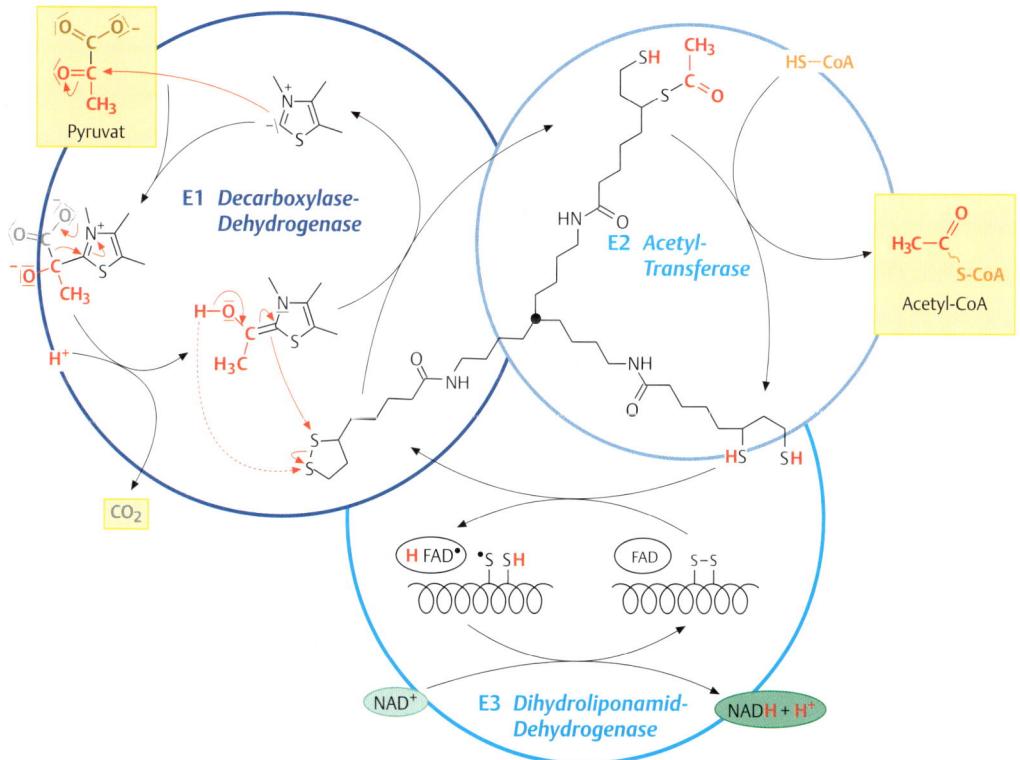

👁**10.3 Mechanismus der oxidativen Decarboxylierung von Pyruvat am Pyruvat-Dehydrogenase-Komplex.** Das Pyruvat wird zunächst von der Thiamin-haltigen *Decarboxylase*-Untereinheit (**E1**) gebunden und decarboxyliert. Das Decarboxylierungsprodukt greift nunmehr als Nucleophil den Disulfidschwefel der Liponamid-Gruppe an, der Wasserstoff geht an das zweite Schwefel-Atom. Dadurch wird das Thiamin-Coenzym regeneriert, und es entsteht gleichzeitig das *S*-Acetyl-Dihydroliponamid-Derivat. Der Acetyl-Rest ist hier als Thioester energiereich gebunden und wird durch die Transferase (das Kernenzym, **E2**) auf Coenzym A übertragen (rechts); dadurch entsteht das Endprodukt Acetyl-CoA. Die Dihydroliponamid-Gruppe wird durch die nächste Untereinheit, das Flavoprotein *Dihydroliponamid-Dehydrogenase* (**E3**), wieder zum Liponamid-Derivat oxidiert, wobei die Wasserstoffe auf NAD^+ übertragen werden. Der „lange Arm" kann nun einen neuen C_2-Rest übernehmen.

◉10.4 Pyruvat-Dehydrogenase-Komplex von _E. coli_. a Aufsicht, **b** Querschnitt. Es bedeuten E1 = Pyruvat-Dehydrogenase, E2 = Dihydroliponamid-Acetyltransferase, E3 = Dihydroliponamid-Dehydrogenase. Die Reaktionen von E1 – E3 sind in ◉10.3 formuliert.

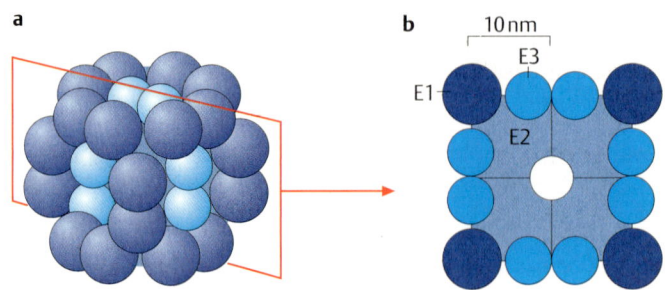

Die oxidative Decarboxylierung von Pyruvat ist eine wichtige Schrittmacherreaktion im Kohlenhydrat- und Alanin-Stoffwechsel; sie stellt die Weichen in Richtung Endabbau bzw. Fettsynthese (s. S. 284). Sie wird deshalb streng reguliert (siehe Randspalte, S. 265).

PDH-Komplex von _E. coli_. Der Pyruvat-Dehydrogenase-Komplex des Bakteriums Escherichia coli ist besonders gut untersucht. Er besteht aus insgesamt 60 Polypeptiden (◉10.4).

10.3 Die Reaktionen des Citrat-Zyklus

Das Acetyl-CoA, das entweder aus dem Pyruvat- oder dem Fettsäure-Abbau (S. 278) stammt, wird im Citrat-Zyklus in CO_2 überführt. Die Bilanz entspricht der Gleichung 10.1:

$$H_3C-\overset{\overset{\textstyle O}{\|}}{C}_{\text{\small S-CoA}} + 3\,H_2O + \boxed{GDP} + \boxed{P_i} \longrightarrow 2\,CO_2 + 8\,[H] + \text{HS-CoA} + \boxed{GTP} \qquad (10.1)$$

Bei dieser Oxidation wird also kein Sauerstoff aufgenommen, sondern mehrfach Wasser angelagert und anschließend dehydriert. Der Vorgang vollzieht sich nicht am C_2- oder C_1-Fragment; durch Kondensation mit einem C_4-Körper (Oxalacetat) entsteht eine C_6-Verbindung – eben das Citrat, das dem Zyklus den Namen gegeben hat –, und über eine Reihe von Zwischenstufen wird die C_4-Verbindung regeneriert; damit ist der Kreis geschlossen. Der Gesamtablauf des Citrat-Zyklus ist in ◉10.6 dargestellt.

1. Citrat-Bildung. Acetyl-CoA tritt in den Zyklus ein, indem es an Oxalacetat addiert wird, wobei Citrat entsteht. Das Oxalacetat, welches hier zur Reaktion benötigt wird, kann entweder aus dem Aminosäure-Stoffwechsel stammen (z. B. aus Aspartat durch Transaminierung, S. 209, 223) oder aus Pyruvat durch die Pyruvat-Carboxylase-Reaktion (S. 250). Damit ist auch vom Kohlenhydrat-Stoffwechsel her ein direkter Zugang zum Oxalacetat möglich. Die Reaktion **1** selbst, die von der _Citrat-Synthase_ katalysiert wird, verläuft nach dem Prinzip der Aldol-Addition (Mechanismus s. S. 9). Weil im Anschluss an die eigentliche Aldol-Addition die energiereiche Thioester-Bindung hydrolysiert wird, ist die Reaktion mit -38,2 kJ stark exergon.

2. Isomerisierung zum Isocitrat. Das Enzym _Aconitat-Hydratase (Aconitase)_, ein Eisen-Schwefel-Protein, katalysiert die Gleichgewichtseinstellung zwischen Citrat (90 %), _cis_-Aconitat (4 %) und Isocitrat (6 %). Die Reaktion verläuft streng stereospezifisch: Das Citrat wird – vermutlich durch 3-Punkt-Haftung – so an das zentrale Fe^{2+}-

🔍 Auch **Fluoracetat** wird (nach entsprechender Aktivierung zu Fluoracetyl-CoA) von der Citrat-Synthase als Substrat akzeptiert und liefert Fluor-Citronensäure. Diese ist jedoch ein Hemmstoff für das nächste Enzym des Citrat-Zyklus, die Aconitat-Hydratase. Durch die Vergiftung dieses Enzyms wird der Citrat-Zyklus blockiert. Die toxische Wirkung der Fluoressigsäure erklärt sich also daraus, dass sie im Organismus in einen hochgiftigen Enzymhemmstoff umgewandelt wird.

Ion des Enzyms fixiert, dass eine basische Gruppe des Proteins das *(proR)*-Proton von derjenigen -CH$_2$–COO$^-$-Gruppe entfernt, die vom Oxalacetat stammt. In gleicher Position wird dann HO$^-$ angelagert, so dass *nur 2R,3S*-Isocitrat entsteht.

3. Decarboxylierung zu 2-Oxoglutarat. Durch die Isomerisierung zum Isocitrat ist eine sekundäre Hydroxy-Gruppe entstanden, die leicht zur Oxo-Gruppe oxidiert werden kann. Die *Isocitrat-Dehydrogenase* überträgt den Wasserstoff auf NAD$^+$ und katalysiert gleichzeitig die (reversible) Decarboxylierung des Zwischenprodukts Oxalosuccinat (⊚**10.5**).

Das Enzym benötigt Mg^{2+} oder Mn^{2+} zur Aktivität und wird von ADP, ATP und NADH allosterisch reguliert. Als Produkt der Reaktion entsteht *2-Oxoglutarat,* das einen wichtigen Verzweigungspunkt des Stoffwechsels bildet. Es kann durch Transaminierung in Glutamat übergehen, es kann andererseits auch aus Glutamat durch oxidative Desaminierung entstehen und damit den Citrat-Zyklus auffüllen (anaplerotische Reaktion, s. S. 223 u. 271).

4. Decarboxylierung und Aktivierung zu Succinyl-CoA. In diesem Schritt wird 2-Oxoglutarat oxidativ decarboxyliert, dabei wird CO$_2$ abgespalten und gleichzeitig dehydriert, so dass das um 1 C-Atom kürzere *Succinat* in der „aktivierten" Form – als Succinyl-CoA – entsteht. Dieser Schritt, der irreversibel ist, wird von einem Multienzym-Komplex (*Oxoglutarat-Dehydrogenase*) katalysiert.

🔍 Citrat ist eine **prochirale Verbindung** (zum Begriff und zur Anwendung des *R,S*-Systems s. S. 17). Man kennt mehrere Citrat-Synthasen, die sich in der Stereospezifität unterscheiden. Das für uns wichtige Enzym ist jene Citrat-Synthase, EC 4.1.3.7, die die Reaktion so lenkt, dass Acetyl-CoA die (pro-3 S) –CH$_2$COO$^-$-Gruppe liefert.

⊚**10.5 Reaktion der Isocitrat-Dehydrogenase.**

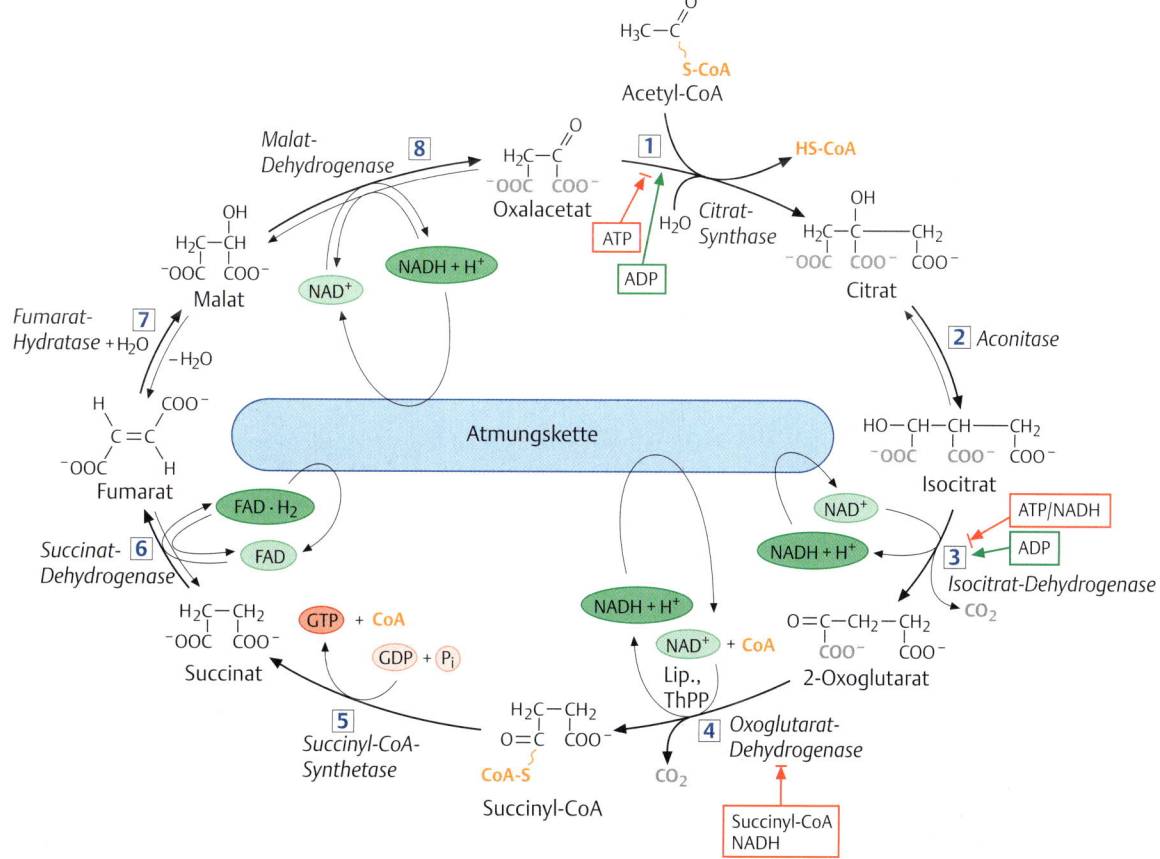

⊚10.6 Reaktionen des Citrat-Zyklus 1 Citrat-Bildung. **2** Isomerisierung. **3** und **4** Oxidative Decarboxylierung: Die beiden Carboxy-Gruppen des Oxalacetats werden als CO$_2$ abgespalten. **5** Substratkettenphosphorylierung. **6 – 8** Regeneration des Oxalacetats durch Dehydrierung. Die reduzierten Coenzyme müssen über die Atmungskette wieder oxidiert werden, um den Zyklus kontinuierlich zu gestalten. Hemmstoffe sind rot, Aktivatoren grün eingetragen.

Wie der Pyruvat-Dehydrogenase-Komplex ist auch der **2-Oxoglutarat-Dehydrogenase-Komplex** aus sehr vielen Untereinheiten aufgebaut. Er enthält 12 2-Oxoglutarat-Decarboxylase-Untereinheiten ($M_r = 95\,000$) 24 Transsuccinylase-Einheiten ($M_r = 42\,000$), die je eine Liponamid-Gruppe tragen, und 12 Dihydrolipoyl-Dehydrogenase-Einheiten ($M_r = 56\,000$), die mit denen der Pyruvat-Dehydrogenase identisch sind.

$$\text{GTP} + \text{ADP} \rightleftharpoons \text{GDP} + \text{ATP} \qquad (10.2)$$

Die Reaktion (Gl. 10.2) wird durch die **Nucleosiddiphosphat-Kinase** vermittelt. Der Phosphat-Rest wird dabei intermediär an das N-Atom eines Histidin-Rests gebunden; das Histidinphosphat besitzt ein hohes Gruppenübertragungspotenzial.

Steht nicht genügend ADP für diese Reaktion zur Verfügung, so häuft sich GTP und in der Folge auch Succinyl-CoA durch Rückstau an; dadurch wird die Aktivität der Citrat-Synthase gebremst (s. S. 269, Regulation des Citrat-Zyklus).

Die **Hemmung der Succinat-Dehydrogenase durch Malonat**, vor über 50 Jahren entdeckt, ist der klassische Fall einer kompetitiven Hemmung (s. S. 64). Man kann sich leicht vorstellen, dass das zum Succinat strukturverwandte Malonat (s. Formeln) um den Bindungsort im aktiven Zentrum konkurriert. Da in das Molekül des Malonats keine Doppelbindung eingeführt werden kann, führt die Besetzung des aktiven Zentrums zur Hemmung.

Succinat   Malonat

Reaktionsmechanismus. Der Reaktionsablauf entspricht der oxidativen Decarboxylierung des Pyruvats; in ◉10.3 ist nur die CH_3-Gruppe des Pyruvats bzw. Acetats durch $^-OOC{-}CH_2{-}CH_2{-}$ zu ersetzen. Das erste Enzym des Komplexes enthält Thiamindiphosphat als prosthetische Gruppe; es decarboxyliert 2-Oxoglutarat zum Thiamin-gebundenen Succin-semialdehyd und überträgt diesen dann auf einen Lipoyllysin-Rest des nächsten Proteins, einer Transferase, die das Kernstück des Komplexes bildet. Diese Übertragung ist gleichzeitig eine Oxidoreduktion, denn der Semialdehyd wird zum Thioester (einem Säurederivat) oxidiert, der Lipoyl-Rest wird zur Dihydrostufe reduziert.

In der S-Acyl-dihydroliponsäure liegt eine Verbindung mit hohem Gruppenübertragungspotenzial (Thioester-Typ!) vor; die freie Energie der Aldehyd-Oxidation ist hier als chemische Energie eingefangen. Der Succinyl-Rest wird nun auf CoA übertragen, es entstehen also Succinyl-CoA und Dihydroliponamid, das nun wieder dehydriert werden muss. Dies geschieht durch ein Flavoprotein, die *Dihydroliponamid-Dehydrogenase,* die den Wasserstoff auf NAD$^+$ überträgt.

5. Substratkettenphosphorylierung, Bildung von Succinat (*Succinyl-CoA-Synthetase, Succinat-CoA-Ligase,* früher Thiokinase). Vom Succinyl-CoA kann ein Teil für synthetische Reaktionen abgezweigt werden (s. S. 187); der Rest geht in Succinat über. Die Energie der Thioester-Bildung bleibt dabei als chemische Energie erhalten, und zwar wird aus *anorganischem Phosphat* und *Guanosindiphosphat* das energiereiche *Guanosintriphosphat* (GTP) aufgebaut. Man ersieht daraus, dass nicht immer direkt das Adenylsäure-System beteiligt sein muss; es steht aber sekundär mit dem GDP-GTP-System im Gleichgewicht (Gl. 10.2).

6. Oxidation zu Fumarat wird von der *Succinat-Dehydrogenase* katalysiert; als Produkt der Dehydrierung entsteht Fumarat. Die Succinat-Dehydrogenase enthält als prosthetische Gruppe ein FAD, welches durch Hauptvalenzbindung mit einem Histidin-Rest des Proteins verknüpft ist. Die Succinat-Dehydrogenase ist in der inneren Mitochondrienmembran lokalisiert und eng mit den Enzymkomplexen der Atmungskette verbunden. Sie gibt den Wasserstoff über das Elektronentransfer-Flavoprotein an die Atmungskette weiter (s. S. 407). Die Succinat-Dehydrogenase wird durch das strukturell verwandte Malonat gehemmt.

7. Hydratisierung zu Malat. Das Fumarat, das Produkt der Dehydrierung, addiert Wasser; die Reaktion wird von der *Fumarat-Hydratase* katalysiert und ist schwach exergonisch, aber reversibel. Im Gleichgewicht liegen 82 % L-*Malat* (Salz der Äpfelsäure) vor.

8. Regeneration des Oxalacetats. Im letzten Schritt des Zyklus wird die sekundäre Alkohol-Gruppe der Äpfelsäure dehydriert; das Enzym, *Malat-Dehydrogenase,* überträgt den Wasserstoff auf Nicotinamidadenindinucleotid (NAD$^+$). Als Produkt dieser Reaktion erscheint *Oxalacetat,* das wir als „Starter" in die Reaktionsfolge hineingesteckt haben. Der Kreis schließt sich, wir haben den Citrat-Zyklus einmal durchlaufen.

Wenn wir die gesamte Reaktionsfolge nochmals überblicken, sehen wir, dass aus einem C_2-Bruchstück, der aktivierten Essigsäure, zunächst eine C_6-Verbindung entsteht; diese wird dann in einer komplizierten Reaktionsfolge über 7 weitere Reaktionsschritte zu derselben C_4-Verbindung (Oxalacetat) abgebaut, die anfangs als Vehikel hineingesteckt wurde.

Warum dieser komplizierte Weg über einen Zyklus, warum wird Acetat nicht direkt oxidiert? Die Antwort ist leicht zu geben: Essigsäure ist eine verhältnismäßig stabile Verbindung, schwer angreifbar für Enzyme, die Wasserstoff übertragen. Der Umweg über den Citrat-Zyklus führt zu Tricarbonsäuren (Citrat, Isocitrat), die mancherlei Angriffspunkte für Dehydrogenasen bieten. So können im Verlauf des Zyklus dreimal 2 H-Atome mit ihren Elektronen auf NAD⁺ übertragen werden; einmal wird ein Flavoprotein reduziert, und bei den Decarboxylierungsreaktionen **3** und **4** wird CO_2 freigesetzt.

10.4 Regulation und Energieausbeute des Citrat-Zyklus

Regulation des Citrat-Zyklus. Wie die Atmungskette (s. u.), ist auch der Citrat-Zyklus unter physiologischen Bedingungen im Zustand des Fließgleichgewichts: Die Konzentrationen der Zwischenprodukte bleiben annähernd konstant (Größenordnung 10^{-4} M), der Stoffdurchsatz oder, salopp gesprochen, die „Fließgeschwindigkeit" muss sich den physiologischen Notwendigkeiten anpassen. Dies geschieht in erster Linie durch die Regulation der Enzymaktivitäten, wobei ADP, ATP und NADH als Effektoren wirken.

Von besonderer Bedeutung sind die allosterischen Eigenschaften der *Isocitrat-Dehydrogenase,* die von manchen Autoren als Schrittmacherenzym des Citrat-Zyklus angesehen wird. Die Isocitrat-Dehydrogenase benötigt als allosterischen Aktivator ADP; durch ATP und durch NADH wird sie gehemmt (s. ◉**10.6**).

Auch die *Citrat-Synthase* unterliegt der allosterischen Regulation: Durch NADH und durch Succinyl-CoA (infolge des Rückstaus auch durch ATP) wird die Michaelis-Konstante dieses Enzyms für Acetyl-CoA stark erhöht und damit die Reaktionsgeschwindigkeit gedrosselt. Da der Citrat-Zyklus mit der oxidativen Phosphorylierung in der Atmungskette zusammenwirkt, wird durch die oben beschriebenen Effekte ein konstanter ATP-Spiegel eingestellt.

Energieausbeute. Die Bilanz über alle Stufen des Zyklus liefert eine geringfügige Abnahme der freien Energie ($\Delta G^{0'} = - 105$ kJ), die im wesentlichen auf die Spaltung der energiereichen CoA-Verbindung (– 35 kJ) und auf die beiden Decarboxylierungen zurückzuführen ist. Wenn sich der Zyklus in dieser Form – also anaerob – vollziehen sollte, müsste immer frisches Coenzym NAD⁺ verfügbar sein, das als echtes Substrat in die Reaktion einginge. Tatsächlich liegen die Coenzyme jedoch nur in katalytischen Mengen vor und werden immer wieder regeneriert: Der Citrat-Zyklus ist in den Mitochondrien lokalisiert und ist eng gekoppelt mit der Atmungskette, der die wichtige Aufgabe zukommt, das NADH und das enzymgebundene FAD·H_2 der Succinat-Dehydrogenase wieder zu oxidieren, wie das schematisch in ◉**10.6** (S. 267) angedeutet ist. Durch diese Oxidation der Coenzyme mit Sauerstoff unter Bildung von Wasser werden nochmals 800 kJ freigesetzt. Ein erheblicher Teil dieser Energie wird zum Aufbau von ATP verwendet, wie im Kap. 16 (S. 411) ausführlich besprochen wird.

◻ Topologie der Enzyme des Citrat-Zyklus. Die Regulation der verschiedenen Enzyme durch Zwischenprodukte wird wesentlich erleichtert dadurch, dass viele Enzyme des Citrat-Zyklus an die innere Membran der Mitochondrien adsorbiert sind. Dies gilt besonders für die Succinat-Dehydrogenase, die nur schwer von der inneren Membran abzulösen ist. Malat-Dehydrogenase, der Pyruvat-Dehydrogenase-Komplex und die Citrat-Synthase zeigen Interaktionen untereinander und mit der NADH-Ubichinon-Oxidoreduktase, dem Komplex 1 der Atmungskette, der in der inneren Membran verankert ist. Anscheinend vollziehen sich alle Reaktionen auf engstem Raum in geordneter Weise, und die Reaktionsprodukte werden ohne lange Diffusionswege von Enzym zu Enzym weitergereicht.

◻ Anaerobe Succinat-Bildung. Die energetische Kopplung zwischen Citrat-Zyklus und Atmungskette ist so effizient, dass sie von manchen niederen Tieren, die länger ohne Sauerstoff leben müssen, sogar zur anaeroben Energiegewinnung benutzt wird. Schlüsselmetabolit ist hierbei das Malat, das durch abgewandelte Glykolyse entsteht, wie am Beispiel von Mikroorganismen in ◉**18.10** (S. 468) gezeigt. Das Malat wird von den Mitochondrien aufgenommen; dort wird ein Molekül Malat zu Oxalacetat dehydriert, wobei NADH entsteht. Ein zweites Molekül Malat wird dehydratisiert zum Fumarat, welches durch ein Flavoprotein zu Succinat reduziert wird. Das Flavoprotein übernimmt den Wasserstoff vom NADH; diese Reaktion entspricht der ersten Stufe der Atmungskette (S. 407) und kann mit der Synthese von 1 ATP gekoppelt werden. Man kann diesen Prozess, der z. B. von Wattwürmern zur ATP-Synthese genutzt wird, deshalb auch als Succinat-Atmung bezeichnen.

⊤ 10.1 ATP-Ausbeute im Citrat-Zyklus (Mol ATP pro Mol Triose). Angegeben ist die theoretisch mögliche Ausbeute. Aufgrund unvermeidlicher Verluste *in vivo* (s. Anmerkungen zur ⊤**9.2**, S. 249) werden vermutlich noch geringere Werte erreicht.

aus Reaktion **3**, **4** und **8** durch NADH-Oxidation insgesamt	7,5 ATP
aus Reaktion **6** durch Flavin-Oxidation	1,5 ATP
aus Reaktion **5** durch Übertragung der energiereichen Bindung	1 ATP
Summe	**10 ATP**

Wir wollen hier vorwegnehmen, dass die NADH-Oxidation über die Atmungskette 3 ATP, die Oxidation des Flavins 2 ATP liefert. Damit ergibt sich bei der Oxidation von einem Molekül aktivierter Essigsäure über den Citrat-Zyklus eine Ausbeute von 12 Molekülen ATP. Allerdings ist, wie in Kap. 16 ausführlich dargelegt, wegen der unvermeidlichen Verluste mit Ausbeuten von nur 2,5 bzw. 1,5 zu rechnen. Dadurch vermindert sich der ATP-Gewinn von 12 auf **ca. 10 ATP** (➤ **10.1**).

10.5 Der Citrat-Zyklus als Drehscheibe des Stoffwechsels

Trotz der auf S. 269 in der Randspalte erwähnten räumlichen Organisation ist der Citrat-Zyklus kein in sich geschlossener Stoffwechselweg. Er ist gleichzeitig ein Sammelbecken für Zwischenprodukte. Hier erfüllt er einerseits die katabole Funktion des Endabbaus der Kohlenhydrate, der Fette und schließlich auch der Aminosäuren, wie wir im Kapitel 8 gesehen haben. Andererseits ist er Werkzeug für biosynthetische (anabole) Reaktionen. Die wichtigsten Zusammenhänge sind in ◉**10.7** dargestellt.

Katabolismus der Aminosäuren. Wie in ◉**10.7** gezeigt, können alle Aminosäuren letztlich in Metabolite aufgespalten werden, die in den Citrat-Zyklus eingeschleust werden. Dabei kann man unterscheiden zwischen den so genannten *ketogenen* Aminosäuren, die Acetacetat oder Acetyl-CoA liefern (s. S. 206, 214), und jenen Aminosäuren, die über Glutamat in 2-Oxoglutarat übergehen. Letztere sind ebenso wie diejenigen, die C$_4$-Verbindungen (Succinat, Fumarat, Oxalacetat) liefern, in hohem Maße *glucogen*.

Umgekehrt gilt, dass Aminosäuren, die beim Abbau primär 2-Oxoglutarat, Fumarat oder Oxalacetat liefern, im Citrat-Zyklus selbst nicht abgebaut werden können: Diese Metaboliten werden ja bei jedem Umlauf regeneriert. Eine vollständige Oxidation ist aber dadurch möglich, dass Oxalacetat zu Pyruvat decarboxyliert wird. Dieses liefert durch oxidative Decarboxylierung Acetyl-CoA, das im Citrat-Zyklus vollständig abgebaut wird.

Aminosäure-Synthesen. 11 der 20 proteinogenen Aminosäuren können auch im tierischen Organismus aufgebaut werden (s. a. Kap. 8, S. 223). Die Kohlenstoff-Ketten hierfür stammen zum großen Teil aus den Metaboliten des Citrat-Zyklus. Aus Oxalacetat kann durch Transaminierung *Aspartat* hervorgehen; wird Oxalacetat zu Pyruvat decarboxyliert, so kann durch Transaminierung daraus *Alanin* gebildet werden. *Serin* entsteht durch Transaminierung von Hydroxypyruvat, das in naher Beziehung zum Glycerat, einem Zwischenprodukt der Glykolyse, steht. Serin kann leicht in *Glycin* umgewandelt werden. Die Transaminierung von 2-Oxoglutarat zu *Glutamat* ist eine Schlüsselreaktion für den Aufbau der Aminosäuren *Glutamin, Prolin* und *Arginin*.

Aminobutyrat-Weg. Das Glutamat kann aber auch zu 4-Aminobutyrat (γ-Aminobuttersäure, oft mit dem Akronym GABA bezeichnet, von engl. γ-amino-butyric acid) decarboxyliert werden. 4-Aminobutyrat spielt besonders im Gehirnstoffwechsel eine Rolle. Es kann mit 2-Oxoglutarat transaminieren und liefert dabei neben weiterem Glutamat Succinsemialdehyd, der durch eine Dehydrogenase in Succinat umgewandelt wird (◉**10.7**). Wie man sieht, wird hierbei die oxidative Decarboxylierung umgangen zugunsten der Bildung von GABA, das im Gehirn als Transmittersubstanz dient (Kap. 23.8). Der Umweg

▷ **Katabol** nennt man solche Stoffwechselreaktionen und -wege, die in Richtung Ausscheidungsprodukte (CO$_2$ H$_2$O, NH$_4^+$) führen. Dagegen werden bei **anabolen** Reaktionen körpereigene Reservestoffe (Protein, Glykogen Depotfett) aufgebaut. **Amphibol** nennt man gelegentlich Reaktionswege wie den Citrat-Zyklus, der sowohl katabole als auch (als Drehscheibe des Stoffwechsels) anabole Reaktionen vermittelt.

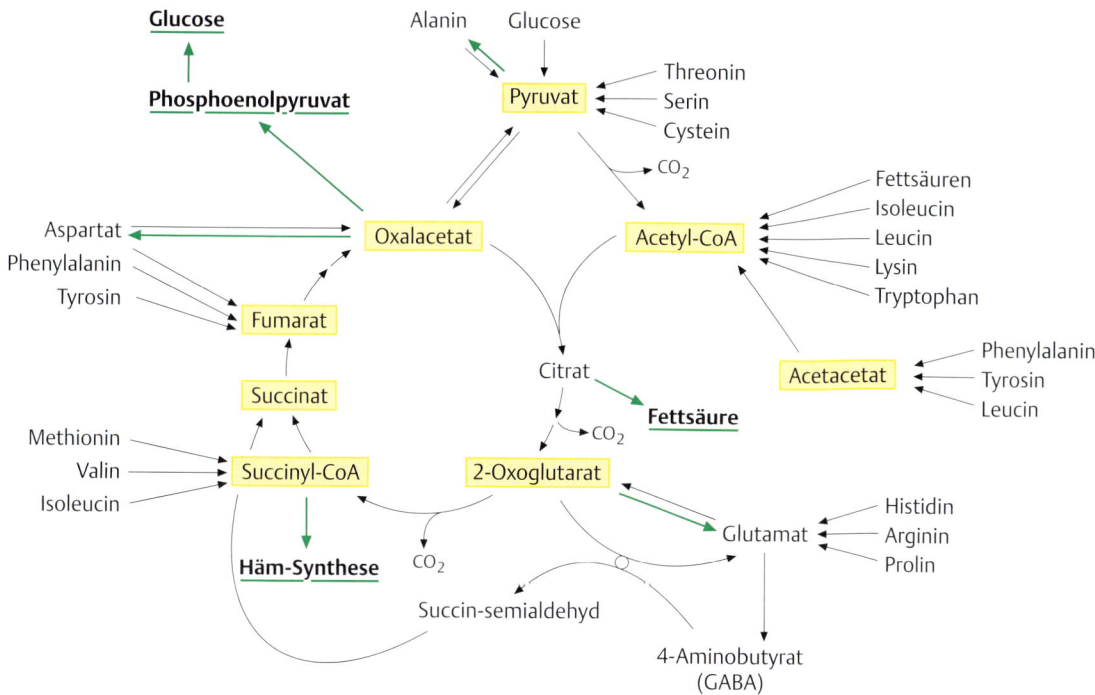

bedeutet den Verzicht auf eine energiereiche Bindung, da hierbei auf dem Weg von 2-Oxoglutarat zu Succinat kein GTP entsteht.

Fettsäure-Synthese. Für die Synthese aus Kohlenhydrat ist die oben besprochene Decarboxylierung von Pyruvat zu Acetyl-CoA die Schlüsselreaktion. Diese verläuft in den Mitochondrien, die Fettsäure-Synthese jedoch im Cytosol. Als Transportmetabolit wird aus Oxalacetat und Acetyl-CoA Citrat gebildet (der erste Schritt des Citrat-Zyklus), und das Citrat wird ins Cytosol geschleust und dort wieder gespalten (s. auch Kap. 11, S. 284).

Glucose-Synthese. Schlüsselsubstanz für den Aufbau der Glucose (Gluconeogenese, s. S. 250 ff.) ist das *Phosphoenolpyruvat;* es entsteht aus Oxalacetat und GTP durch die Phosphoenolpyruvat-Carboxykinase. Oxalacetat ist damit eine wichtige Glucose-Vorstufe, und alle Aminosäuren, die mehr als 2 Kohlenstoff-Atome in den Citrat-Zyklus liefern, können zum Aufbau von Glucose beitragen: Es sind dies die sogenannten *glucogenen* oder *glucoplastischen Aminosäuren* (s. Kap. 8, S. 206, 214, 252).

Häm-Synthese. Sie zweigt auf der Stufe des Succinyl-CoA vom Citrat-Zyklus ab; wir haben sie in Kap. 7 (S. 187 ff.) besprochen.

Anaplerotische Reaktionen. Wenn in größerem Umfang Intermediate aus dem Citrat-Zyklus entfernt werden, würde er bald zum Erliegen kommen, wenn ihm nicht von anderer Seite wieder C_4-Metabolite zugeführt würden. Reaktionen zum Auffüllen des Zyklus werden *anaplerotische Reaktionen* genannt; die wichtigste ist die Carboxylierung von Pyruvat zu Oxalacetat (◉**10.8**). Die Reaktion wird von einem Biotin-Enzym, der Pyruvat-Carboxylase, katalysiert (s.a. Kap. 9, S. 250).

Zu den anaplerotischen Reaktionen gehören auch die Abbaureaktionen der Aminosäuren. Die Reaktionen, die zu den Schlüsselmetaboliten führen, haben wir im Kapitel 8 kennengelernt.

◉**10.7 Citrat-Zyklus als Drehscheibe des Stoffwechsels.** Fettsäuren liefern über die β-Oxidation Acetyl-CoA, Glucose über Pyruvat entweder Oxalacetat oder Acetyl-CoA (oxidative Decarboxylierung). Die Kohlenstoff-Gerüste der Aminosäuren werden über die im Kap. 8 besprochenen Stoffwechselwege zu Schlüsselmetaboliten umgewandelt und in den Citrat-Zyklus eingeschleust. Manche Aminosäuren liefern mehr als einen Schlüsselmetaboliten, sind deshalb doppelt aufgeführt. Synthetische Reaktionen sind grün eingezeichnet.

◉**10.8 Reaktion der Pyruvat-Carboxylase**, die wichtigste anaplerotische Reaktion des Citrat-Zyklus.

10.6 Der Glyoxylat-Zyklus

🔍 Aus **ungeradzahligen Fettsäuren** und aus **Phytol** entsteht bei der β-Oxidation (S. 279) auch Propionyl-CoA, das weiter in Succinyl-CoA übergeht. Daraus kann Kohlenhydrat gebildet werden. Die Mengen, die diesen Weg beschreiten, sind aber gering und beeinträchtigen die Aussage „kein Kohlenhydrat aus Fettsäuren" nicht.

Historisch ist bemerkenswert, dass die dehydrierende Verknüpfung von zwei Molekülen Essigsäure zu Bernsteinsäure (Succinat) schon von Wieland und Thunberg um 1920 postuliert und lange für eine zentrale Reaktion des Stoffwechsels gehalten wurde.

Kein Kohlenhydrat aus Fettsäure im tierischen Organismus. Wir haben bereits kurz erwähnt, dass Kohlenhydrat über Pyruvat zu Acetyl-CoA umgewandelt wird; daraus können Fettsäuren aufgebaut werden; wie dies geschieht, behandeln wir in Kapitel 11.

Der umgekehrte Weg von Fettsäure zu Kohlenhydrat ist im tierischen Organismus *nicht* möglich. Zwar kann Acetyl-CoA in den Citrat-Zyklus eingeschleust werden, eine kurze Überlegung zeigt aber, dass bis zum Oxalacetat (der Schlüsselsubstanz der Glucose-Bildung) bereits 2 CO_2 abgespalten werden, sodass eine Nettosynthese nicht möglich ist.

Gluconeogenese aus Fetten bei Pflanzen und Mikroorganismen. Bei Pflanzen und Mikroorganismen kennt man allerdings eine Variante des Citrat-Zyklus, die gerade diese Aufgabe leistet. Zum Citrat-Zyklus sind zwei Reaktionen hinzu erfunden:

– Die Spaltung des Isocitrats in Succinat und *Glyoxylat,* die Umkehrung einer Aldol-Kondensation;
– die Kondensation von Glyoxylat mit Acetyl-CoA in gleicher Weise wie die Bildung von Citrat (d. h. Addition der Methyl-Gruppe der Essigsäure an die Carbonyl-Gruppe); dabei entsteht direkt Malat.

Zusammen mit einigen Reaktionen des Citrat-Zyklus ergibt sich das in 👁10.9 wiedergegebene Schema. In der Bilanz entsteht aus 2 Molekülen aktivierter Essigsäure 1 Molekül Succinat, das in bekannter Weise über Fumarat und Malat Oxalacetat liefert; von hier aus ist der Weg frei zur Gluconeogenese.

Der Glyoxylat-Zyklus spielt besonders bei den Mikroorganismen eine Rolle, die mit Fettsäuren oder Essigsäure als einziger Kohlenstoff-Quelle wachsen, sowie bei Pflanzensämlingen, die auf diese Weise ihre Fettreserven für die Synthese von Kohlenhydraten heranziehen. Er ist dort in besonderen Zellorganellen, den Glyoxysomen, lokalisiert.

👁**10.9 Reaktionen des Glyoxylat-Zyklus.** Die Spaltung des Isocitrats (**1**) wird durch die *Isocitrat-Lyase* katalysiert, die Kondensation von Acetyl-CoA und Glyoxylat (**2**) von der *Malat-Synthase*. Alle anderen Schritte sind Reaktionen des Citrat-Zyklus.

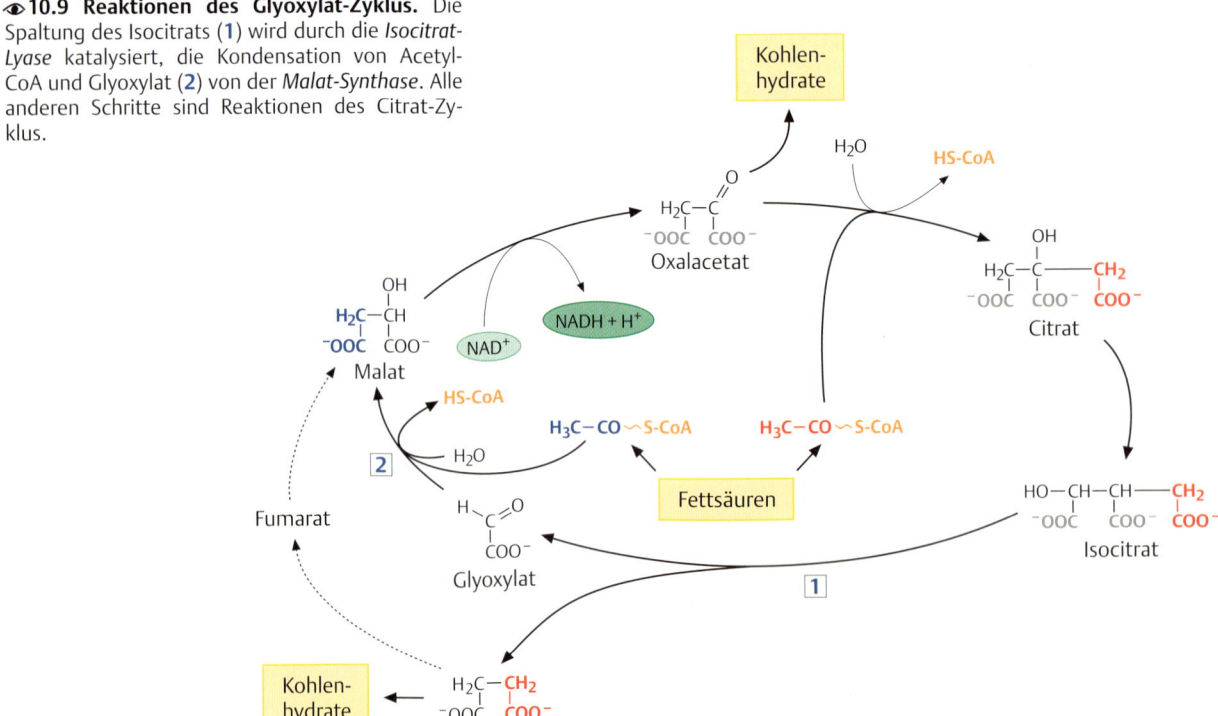

11 Fette und Fettstoffwechsel

📎 **Zusammenfassung**

- Fette, Phospholipide, Glykolipide und Isoprenoidlipide sowie einige verwandte Stoffe fasst man als **Lipide** zusammen. Sie sind durch eine schlechte Löslichkeit in Wasser gekennzeichnet.
- Die **Fette** sind die wichtigsten Reservestoffe tierischer und pflanzlicher Zellen; sie haben einen besonders hohen Energiegehalt. Chemisch sind die Fette Ester von drei Fettsäuren mit Glycerol.
- Die **Fettsäuren** enthalten meist 16, 18 oder 20 C-Atome. Manche besitzen eine oder mehrere *cis*-ständige Doppelbindungen.
- Die **mehrfach ungesättigten Fettsäuren** können von Menschen und höheren Tieren nicht gebildet werden. Da sie u. a. für die Bildung von Eicosanoiden benötigt werden, gehören sie zu den essenziellen Nahrungsbestandteilen.
- **Speicherung und Freisetzung der Fette.** Die Fette werden im Fettgewebe gespeichert und bei Bedarf daraus freigesetzt (Lipolyse). Die Steuerung der Lipolyse erfolgt durch Hormone, insbesondere durch Catecholamine, die stimulieren, und Insulin, das hemmt. Freie Fettsäuren werden im Blut als Albumin-Komplexe transportiert. Nach Aufnahme in die Zellen werden die Fettsäuren mit Hilfe von Coenzym A aktiviert.
- Der **Abbau der Fettsäuren** zur Energiegewinnung geschieht in den Mitochondrien. Dorthin werden die Fettsäuren mit Hilfe von Carnitin transportiert. Der Abbau geschieht in einer zyklischen Abfolge von Stoffwechselschritten, die zusammen als β-**Oxidation** bezeichnet werden. Dabei finden nacheinander Dehydrierung, Wasseranlagerung, Dehydrierung und Abspaltung von Acetyl-CoA statt.
- Der **Aufbau der Fettsäuren und Fette** erfolgt bei reichlichem Nahrungsangebot bevorzugt aus Kohlenhydraten. Die Glykolyse liefert Pyruvat, das durch oxidative Decarboxylierung zu Acetyl-CoA umgewandelt wird, welches dann zu Malonyl-CoA carboxyliert wird. An einem Multienzym-Komplex wird daraus Palmitinsäure aufgebaut, eine gesättigte Fettsäure mit 16 C-Atomen. Palmitinsäure kann durch Kettenverlängerung und Einführung einer Doppelbindung in andere Fettsäuren umgewandelt werden. Diese werden zum Aufbau von Fetten, Phospho- und Glykolipiden verwendet.
- Bei starker Mobilisierung von Fettsäuren werden in der Leber **Ketonkörper** gebildet, nämlich Acetacetat und 3-Hydroxybutyrat. Diese Metabolite können zur Energieversorgung von Gehirn und anderen extrahepatischen Geweben genutzt werden.
- **Störungen des Fettsäurenabbaus** sind Ursache von Krankheiten. Die Störung durch Defekt eines Enzym- oder Transportproteins kann im Carnitin-Zyklus oder der β-Oxidation lokalisiert sein. Störungen beim Abbau der Fettsäuren mit ungerader C-Zahl sind die Ursache der *Propionatämie* bzw. *Methylmalonatämie*. Eine verstärkte Ketogenese tritt im Hungerzustand und bei Insulinmangel auf und verursacht eine *metabolische Acidose*.

11.1 Fette und Lipide

> **Lipide** sind Substanzen, die sich bevorzugt in unpolaren Lösungsmitteln lösen.

Gewöhnlich werden die eigentlichen Fette mit den "fettähnlichen" Verbindungen zur Gruppe der *Lipide* zusammengefasst. Das Hauptkriterium für die Zugehörigkeit einer Substanz zu den Lipiden ist die *Löslichkeit*: Lipide sind in Wasser schwer löslich; sie können in wässrigem Medium meist nur kolloidale oder micellare Lösungen bilden (s. S. 21). Gut löslich sind Lipide dagegen in organischen Lösungsmitteln wie Benzol, Ether, Chloroform und Methanol. Ein Gemisch aus Chloroform und Methanol gilt als das universelle Lipid-Lösungsmittel. ⊤11.1 gibt eine Übersicht über die Lipide nach Verbindungsklassen; dabei sind nur die wichtigsten Gruppen aufgeführt. Man kann die Gruppen I und II auch als *einfache Lipide*, die Gruppen III und IV als *komplexe Lipide* (mit mehr als zwei Hydrolyseprodukten) zusammenfassen.

⊤ **11.1 Stoffklassen der Lipide.** Beispiele (Namen einzelner Verbindungen) sind kursiv gedruckt.

Stoffklasse	Hydrolyseprodukte
I Nicht hydrolysierbare Lipide	
1. Kohlenwasserstoffe	
– Alkane	
– Carotinoide: *Squalen*, β-*Carotin*	
2. Alkohole	
– langkettige Alkanole (C$_{10}$ und höher)	
– Sterole: *Cholesterol*	
3. Säuren	
– Fettsäuren: *Palmitinsäure*	
II Einfache Ester	
1. Fette	3 Fettsäuren + Glycerol
2. Wachse	Fettsäure + Alkanol
3. Sterolester	Fettsäure und Sterol
III Phospholipide	
1. Phosphatidsäuren	2 Fettsäuren + Glycerol + Phosphat
2. Phosphatide	2 Fettsäuren + Glycerol + Phosphat +
Phosphatidylcholin	Aminoalkohol
3. Sphingophospholipide	Fettsäure + Sphingosin + Phosphorsäure
Sphingomyelin	+ Aminoalkohol
IV Glykolipide	
1. Cerebroside	Fettsäure + Sphingosin + Zucker
2. Ganglioside	Fettsäure + Sphingosin + Zucker + Neuraminsäure

🔍 **Alternative Einteilung.** Die Einteilung der komplexen Lipide (Gruppe III und IV) basiert auf ihren Komponenten: Die einen enthalten Phosphat (*Phospholipide*), die anderen Zucker (*Glykolipide*). Alternativ lassen sie sich nach ihren Grundgerüsten Glycerol oder Sphingosin in *Glycerolipide* und *Sphingolipide* aufteilen (s. Kap. 12).

Warum ist die Zusammenfassung so verschieden aufgebauter Stoffe als Lipide überhaupt vernünftig und biologisch sinnvoll? Es gibt gute Gründe dafür; der wichtigste ist, dass sie im Stoffwechsel große Gemeinsamkeiten aufweisen:
- Sie werden ausnahmslos aus aktivierter Essigsäure (Acetyl-CoA) aufgebaut,
- viele enthalten langkettige Fettsäuren als Hauptkomponente,
- sie werden im Stoffwechsel oft durch relativ einfache Reaktionen ineinander überführt
- und schließlich sind viele Lipide wichtige Bestandteile der biologischen Membranen und bestimmen deren Eigenschaften (s. Kap. 14)

Dieses Kapitel ist den Fetten, den Fettsäuren und ihrem Stoffwechsel gewidmet, das folgende Kapitel den komplexen Lipiden. Danach werden die Isoprenoidlipide behandelt, die wegen ihrer verzweigten Kette eine Gruppe für sich bilden.

11.2 Chemischer Aufbau der Fette und Wachse

Fette. Sie gehören ihrer chemischen Natur nach zu den Estern (s. S. 7). Als Säuren enthalten sie langkettige, unverzweigte Monocarbonsäuren, die *Fettsäuren*. Die Alkohol-Komponente ist *Glycerol* (Glycerin), ein dreiwertiger Alkohol. Das Glycerol kann mit den Fettsäuren Ester bilden, und zwar Mono-, Di- und Triester. Diese werden als Monoacyl-, Diacyl- und Triacylglycerole bezeichnet („Acyl-" steht für Fettsäure-Rest). Im *Triacylglycerol*, dem eigentlichen Fett, sind meistens zwei oder drei verschiedene Fettsäure-Reste enthalten (◉11.1).
Die natürlich vorkommenden Fette sind stets Gemische zahlreicher Triacylglycerole.

Seifen und Tenside. Durch hydrolytische Spaltung kann man die Esterbindung lösen und die Komponenten der Fette freisetzen. Besonders leicht gelingt dies *in vitro* mit Alkalilauge; dabei entstehen neben dem Glycerol nicht die freien Fettsäuren, sondern deren Alkalisalze, die *Seifen*. Das Seifekochen ist eine sehr alte biochemische Kunst, und man hat den Namen *Verseifung* für die hydrolytische Spaltung nicht nur der Fette, sondern auch anderer Ester, Amide usw. in die organische Chemie übernommen. Die Spaltung der Fette *in vivo* geschieht mit Hilfe von Enzymen (Lipasen, s. S. 277).
Die Waschkraft der Seifen beruht auf ihren *amphipathischen Eigenschaften*. Sie haben einen polaren Kopf (die Carboxylat-Gruppe) und einen langen unpolaren Schwanz (den Alkyl-Rest). Mit diesem können sie sich an Lipidtröpfchen anlagern und diese in Wasser löslich machen. Da die Calcium-Ionen des Leitungswassers mit Seifen schwer lösliche Salze bilden, wurden andere Stoffe als Waschmittel entwickelt, bei denen die Carboxylat-Gruppe durch eine polare Gruppe ersetzt wurde, z. B. eine Sulfat- oder Sulfonyl-Gruppe, die keine Präzipitate mit Calcium-Ionen bildet. Solche Seifen-ähnlichen Stoffe bezeichnet man als *Tenside*.

Fettsäuren. Die Säuren, die in den natürlichen Fetten vorkommen, sind kettenförmige Carbonsäuren mit einer geraden Anzahl von Kohlenstoff-Atomen. Das ist verständlich, da sie aus C_2-Einheiten, nämlich Essigsäure-Resten, aufgebaut werden. Besonders häufig sind die Säuren mit 16 und 18 C-Atomen: die *Palmitinsäure* $C_{16}H_{32}O_2$ (◉11.2) und die *Stearinsäure* $C_{18}H_{36}O_2$ (◉11.3).

Glycerol

2-Monoacylglycerol

1,2-Diacylglycerol

Triacylglycerol

◉**11.1 Strukturformel von Glycerol, 2-Monoacylglycerol, 1,2-Diacylglycerol und Triacylglycerol**

Palmitinsäure 16:0
$C_{16}H_{32}O_2$

vereinfachte Schreibweise

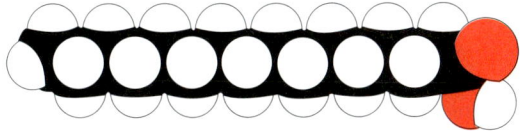

◉**11.2 Strukturformel einer Fettsäure** (Palmitinsäure) in vollständiger und vereinfachter Schreibweise, darunter in Van-der-Waals-Darstellung.

O
‖
C
OH
1

Stearinsäure 18:0
$C_{18}H_{36}O_2$

O
‖
C
OH
1

10 9

Ölsäure 18:1
$C_{18}H_{34}O_2$

O
‖
C
OH
1

13 12   10 9

Linolsäure 18:2
$C_{18}H_{32}O_2$

O
‖
C
OH
1

16 15   13 12   10 9

Linolensäure 18:3
$C_{18}H_{30}O_2$

O
‖
C
OH
1

15 14   12 11   9 8   6 5

Arachidonsäure 20:4
$C_{20}H_{32}O_2$

☞11.3 Strukturformeln verschiedener Fettsäuren.

🔑 **Bezeichnung ungesättigter Fettsäuren.** Für die Bezeichnung der häufig vorkommenden Fettsäuren hat sich eine Kurzschreibweise eingebürgert, bei der die Zahl der C-Atome und der Doppelbindungen durch Ziffern angegeben werden. Die Position der Doppelbindungen wird mit Δ gekennzeichnet. Ölsäure kann danach mit $Δ^9$-18:1 bezeichnet werden (vgl. auch Formelschema in ☞11.3). Wenn die Zählung der Kohlenstoff-Atome nicht wie üblich an der Carboxy-Gruppe sondern am anderen Ende des Moleküls beginnt, kennzeichnet man dies mit einem ω. So sind z.B. ω3-*Fettsäuren* zwischen dem viert- und drittletzten C-Atom ungesättigt.

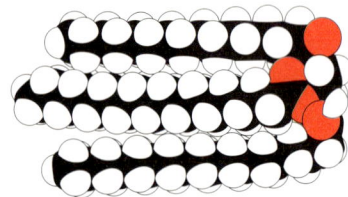

☞11.4 Triacylglycerol (Van-der-Waals-Darstellung). Es handelt sich um Tripalmitoyl-glycerol. Rechts sind Sauerstoffe (rot) der Ester-Bindungen zu sehen. Die dargestellte Struktur ist eine von vielen möglichen Konformationen dieses Fettmoleküls.

Der Einfachheit halber ist die lange Kette von CH_2-Gruppen meist durch eine Zickzacklinie dargestellt, bei der jede Ecke einem C-Atom entspricht; die H-Atome werden dabei weggelassen. An den C—C-Einfachbindungen sind die Fettsäure-Moleküle beliebig drehbar. Wie eine Schlange können sie viele Konformationen einnehmen; eine gerade Zickzacklinie gibt aber die stabilste Anordnung im Raum wieder (s. dazu auch ☞11.2 auf S. 275).

Ungesättigte Fettsäuren sind neben den gesättigten vielfach anzutreffen. Ihre Doppelbindungen liegen fast ausnahmslos in der *cis*-Konfiguration vor (s. *cis-trans*-Isomerie, S. 18). Bei der *Ölsäure*, der häufigsten ungesättigten Fettsäure, liegt die Doppelbindung in der Mitte der Kohlenstoff-Kette, zwischen C-9 und C-10. In mehrfach ungesättigten Fettsäuren sind die Doppelbindungen stets isoliert, d.h. durch eine CH_2-Gruppe getrennt. Ihre π-Elektronen können somit nicht wie bei konjugierten Doppelbindungen in Wechselwirkung treten (s. Carotinoide, S. 335). Beispiele hierfür sind *Linolsäure*, *Linolensäure* und *Arachidonsäure*, deren Formeln in ☞11.3 wiedergegeben sind. Diese mehrfach ungesättigten Fettsäuren finden sich besonders reichlich in manchen pflanzlichen Ölen, z.B. im Leinöl. Noch höher ungesättigte Fettsäuren kommen in Fischleberölen vor (Lebertran). Allgemein gilt die Regel, dass Fette, die viele ungesättigte Fettsäuren enthalten, bei Raumtemperatur flüssig oder ölig sind („Öl" bezeichnet nicht eine chemische Stoffklasse sondern eine physikalische Eigenschaft).

Linolsäure und ihre Homologen sind essenzielle Nahrungsbestandteile (s. Kap. 21). Sie werden zur Biosynthese der *Eicosanoide* benötigt, können im Säugetierorganismus aber nicht gebildet werden. Jedoch kann der tierische Organismus die mehrfach ungesättigten Fettsäuren, zum Teil unter Kettenverlängerung, in noch höher ungesättigte Säuren umwandeln (s. S. 288).

Wachse. Natürliche Wachse, wie Bienenwachs, Walrat und pflanzliche Wachse, sind Gemische verschiedener Stoffe. Als Hauptbestandteil enthalten sie Ester langkettiger einwertiger Alkohole (Alkanole) mit höheren Fettsäuren. Aus dem Bienenwachs wurde das *Myricin*, der Palmitinsäureester des Myricylalkohols $C_{30}H_{61}OH$, aus dem Walrat das Cetylalkoholpalmitat $CH_3—(CH_2)_{14}—CO—O—C_{16}H_{33}$ isoliert. Neben diesen Estern findet man in den Wachsen noch höhere unverzweigte Kohlenwasserstoffe (entstanden durch Decarboxylierung höherer Fettsäuren), Sterolester, freie Fettsäuren und Hydroxyfettsäuren.

11.3 Fette als Reservestoffe

Energiegehalt und Umsatz der Fette. In der Ernährung des Menschen und vieler Tiere spielen die Fette (Triacylglycerole; ☞11.4) eine wichtige Rolle; sie stellen eine sehr energiereiche Nahrung dar (s. Kap. 21). Die eigentliche biologische Bedeutung für alle Organismen, einschließlich der Pflanzen, liegt jedoch darin, dass Fette als *Reservestoffe* dienen. Über den Normalbedarf hinaus aufgenommene Nahrungsstoffe werden großenteils in Fett umgewandelt und in bestimmten Geweben, insbesondere dem Fettgewebe, abgelagert. Das hat gegenüber der Kohlenhydrat-Speicherung als Glykogen verschiedene Vorteile: Fette sind sehr viel energiereicher (die Verbrennungswärme beträgt 39 kJ g^{-1}, bei Kohlenhydraten nur 17 kJ g^{-1}), sie sind nicht wasserlöslich und tragen nicht zum osmotischen Druck bei. Da sie im Gegensatz zu Glykogen nicht hydratisiert sind, kann pro Gewichtseinheit neunmal so viel Energie gespeichert werden.

Das Unterhaut-Fettgewebe dient überdies als mechanisches Polster und, vor allem bei Meeressäugern (Walen, Robben), als thermischer Isolator.

In Zeiten des Nahrungsmangels werden die Fette wieder abgebaut. Dabei ist das Leberfett in viel rascherem Umsatz begriffen als das Fett im Fettgewebe: Die biologischen Halbwertszeiten betragen bei der Ratte 1–2 Tage für Leberfett, 8–10 Tage für Depotfett. Im Blut werden Fette zusammen mit Phosphatiden in Form von großen Lipoprotein-Komplexen (s. S. 307) transportiert.

Wenn der Organismus von den Nahrungsfetten oder von seinen Fettreserven Gebrauch machen will, dann muss er diese abbauen. Der erste Schritt dazu ist die Spaltung in Glycerol und Fettsäuren durch die Wirkung von Lipasen.

Hydrolyse der Fette durch Lipasen. Die enzymatische Hydrolyse der Fette (Triacylglycerole) kann in den Zellen und Geweben, im Blut und im Verdauungstrakt stattfinden. Sie erfolgt stufenweise. Innerhalb der Zellen wird sie von *Triacylglycerol-Lipasen* eingeleitet und durch Diacylglycerol- und Monoacylglycerol-Lipasen fortgesetzt.

Speicherfette Für die Mobilisierung der Reserven im Fettgewebe ist die Spaltung des Triacylglycerols durch die intrazelluläre *hormonsensitive Lipase* geschwindigkeitsbestimmend. Dieses Enzym steht, wie der Name schon sagt, unter hormonaler Kontrolle: *Insulin* hemmt das Enzym; Hormone wie *Adrenalin* und *Glucagon* wirken dagegen stimulierend, d.h. lipolytisch. Die Wirkung der stimulierenden Hormone wird durch cAMP vermittelt (s. S. 489 u. 563), das eine Protein-Kinase aktiviert, welche wiederum die Triacylglycerol-Lipase zur aktiven Form phosphoryliert. Das Produkt der Lipase-Reaktion, Diacylglycerol, wird durch andere Lipasen vollständig gespalten in Glycerol und Fettsäuren, die an das Blut abgegeben werden.

Chylomikronen und Lipoproteine. An den Membranen des Fettgewebes und der Endothelzellen der Blutgefäße findet man extrazellulär ein anderes, fettabbauendes Enzym, die *Lipoprotein-Lipase.* Diese Lipase ist für den Abbau der Fette der Chylomikronen und Lipoproteine sehr niedriger Dichte (VLDL; s. S. 307) verantwortlich. Die von der Lipoprotein-Lipase freigesetzten Fettsäuren werden teils vom Fettgewebe aufgenommen, teils an Albumin gebunden und mit diesem zur Leber und zu anderen Organen transportiert.

Nahrungsfette. Ihre Hydrolyse erfolgt vor allem im Dünndarm durch die *Pankreas-Lipase* (◈**11.5**). Diese wird durch eine *Colipase* aktiviert, ein vom Pankreas sezerniertes Protein, das die Bindung der Lipase an die Lipidoberfläche zusammen mit Gallensäuren (s. S. 328) vermittelt und das Enzym aktiviert. Die Gallensalze wirken außerdem emulgierend auf die Fette, wodurch die Grenzfläche zwischen Lipid und Wasser vergrößert und die Spaltung erleichtert wird. Die Pankreas-Lipase wirkt nur auf emulgierte Fette und spaltet die Ester-Bindungen an C-1 und C-3 des Triacylglycerols.

Etwa 50 bis 60 % der Nahrungsfette werden als 2-Monoacylglycerole resorbiert, der Rest wird durch eine *2-Monoacylglycerol-Lipase* völlig gespalten. In der Darmmucosa werden aus den Spaltprodukten wieder Fette aufgebaut, in Lipoprotein-Komplexen verpackt und als *Chylomikronen* an das Lymphsystem abgegeben. Diese transportieren sie zu den verbrauchenden Geweben (s. S. 307).

Schicksal der Spaltprodukte. Die Spaltprodukte der Fette gehen im Stoffwechsel verschiedene Wege: Das *Glycerol* steht in naher Beziehung zu den Kohlenhydraten; es wird in der Leber durch die *Glycerol-Kinase* mit ATP phosphoryliert und kann zum Aufbau von Glucose verwendet oder auf dem selben Wege wie die Kohlenhydrate abgebaut werden (s. Kapitel 9). Die *Fettsäuren* werden nach dem Prinzip

◈**11.5 Enzymatische Spaltung von Fett durch Lipasen im Darm.**

Die **kurzkettigen Fettsäuren** ($C_4 - C_{10}$) von einigen Nahrungsfetten, die z. B. in Milch vorkommen, werden von der Darmmucosa nicht zur Resynthese von Fetten verwendet sondern direkt an das Blut abgegeben.

der β-Oxidation in C_2-Einheiten (Acetyl-CoA) zerlegt, die wiederum im Citrat-Zyklus weiteroxidiert oder zu Ketonkörpern (s. Abschnitt 11.6) umgewandelt werden. Mit dem Fettsäure-Abbau, der in den Zellen vieler Gewebe abläuft (Ausnahme: Nervenzellen), wollen wir uns nun beschäftigen.

11.4 β-Oxidation der Fettsäuren

Aktivierung der Fettsäuren. Fettsäuren sind chemisch relativ inert, d. h. reaktionsträge. Zum Abbau müssen sie aktiviert werden. Ihre Reaktionsfähigkeit wird dadurch erhöht, dass sie in Thioester überführt werden. Thioester besitzen ein hohes Gruppenübertragungspotenzial, sind also „energiereich" (s. Liste der „energiereichen" Verbindungen, S. 83). Die Thiolgruppe ist die des *Coenzyms A*, das Cysteamin gebunden enthält (Formel S. 90). Zur Bildung des Thioesters aus Fettsäure und CoA muss ein Molekül ATP aufgewandt werden. Die Reaktion (●11.6) wird von *Acyl-CoA-Synthetasen* (Thiokinasen) katalysiert, die sich auf unterschiedlich lange Fettsäuren spezialisiert haben. Die Enzyme sind in der äußeren Mitochondrien-Membran lokalisiert und katalysieren die Aktivierung in zwei Schritten: Zunächst reagiert die Fettsäure mit ATP unter Abspaltung von Diphosphat zum Fettsäure-Adenylat (Acyl-AMP, s. S. 91), welches dann durch CoA in Fettsäure-CoA und AMP zerlegt wird. Diese Aktivierung der Fettsäure zu Acyl-CoA verläuft damit ganz analog der Aktivierung von Essigsäure zu Acetyl-CoA (s. S. 91); in beiden Fällen werden zwei energiereiche Säureanhydrid-Bindungen eines Moleküls ATP aufgewendet, um ein Molekül Carbonsäure zu aktivieren.

Transport in die Mitochondrien. Der eigentliche Abbau der Fettsäuren geschieht in den Mitochondrien. Um dorthin zu gelangen, müssen die an CoA gebundenen Fettsäuren die Doppelmembran der

Acyl-CoA-Synthetase   ATP   P P_i

Acyl-CoA-Synthetase   HS-CoA   AMP

S-CoA

Acyl-CoA

●11.6 Aktivierung einer Fettsäure.

●11.7 Transport von langkettigen Fettsäuren in die Mitochondrien.

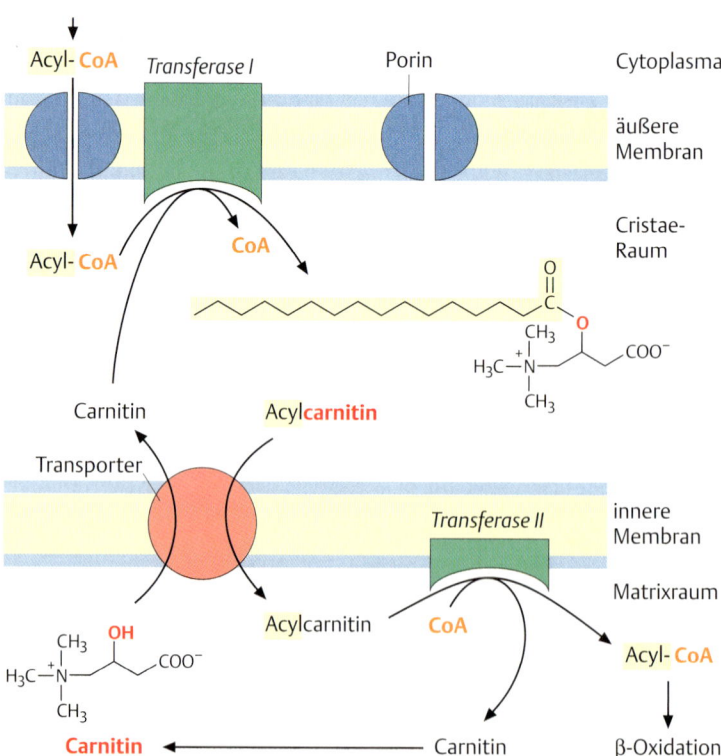

Mitochondrien passieren. Die äußere Membran scheint aufgrund ihrer Porin-Poren (S. 394) für Acyl-CoA durchlässig zu sein, aber die innere Membran kann wegen der großen Polarität des CoA-Anteils nicht direkt passiert werden. Die Fettsäuren werden deshalb auf ein membrangängiges Molekül übertragen, das Carnitin (☞11.7). Das von dem Enzym Carnitin-Palmitoyltransferase I gebildete *Acylcarnitin* passiert dann mit Hilfe eines Transportproteins im Gegentausch mit Carnitin die innere Mitochondrien-Membran. In den Mitochondrien wird der Fettsäure-Rest durch Carnitin-Palmitoyltransferase II von Carnitin auf CoA rückübertragen. Die weiteren Reaktionen vollziehen sich dann an den Fettsäure-CoA-Verbindungen.

Abbau der Fettsäuren. Durch eine Folge von vier Reaktionen, die in ☞11.8 dargestellt sind, wird die Kette der Fettsäuren in C_2-Bruchstük-ke, die aktivierte Essigsäure, zerlegt. Da die vier Reaktionen das β-C-Atom (C-3) betreffen, heißt dieser Abbau β-**Oxidation.**
1. Zunächst wird die an Coenzym A gebundene Fettsäure durch eine *Acyl-CoA-Dehydrogenase* dehydriert. Dabei entsteht ein ungesättigtes Fettsäure-CoA-Molekül, das die Doppelbindung zwischen C-2 und C-3 trägt. Der Wasserstoff wird von dem FAD-haltigen Enzym auf ein *elektronentransferierendes Flavoprotein* (ETF) übertragen, welches ihn an die Atmungskette weiterreicht (s. S. 408). Für die Dehydrierung gibt es in Säugetieren drei verschiedene Enzyme, die langkettige, mittelkettige und kurzkettige Fettsäure-CoA-Verbindungen bevorzugen.
2. In der zweiten Reaktion wird durch die *Enoyl-CoA-Hydratase* Wasser an die Doppelbindung angelagert. Dadurch entsteht am C-3 (β-C-Atom) eine sekundäre Hydroxy-Gruppe.
3. Diese wird nun durch die *3-Hydroxyacyl-CoA-Dehydrogenase* mit NAD^+ als Wasserstoff-Akzeptor zur Oxo-Gruppe dehydriert.

☞ **Carnitin** wird in Leber und Nieren aus den beiden essenziellen Aminosäuren Lysin und Methionin gebildet. Es ist eine ladungstragende quaternäre Ammoniumverbindung mit einer Hydroxy-Gruppe, mit der die langkettigen Fettsäuren verestert werden (☞11.7). Die kurzkettigen Fettsäuren gelangen Carnitin-unabhängig in die Mitochondrien.

☞**11.8** β-**Oxidation der Fettsäuren.** Reaktionsfolge siehe Text.

🔍 Wirkungsgrad des vollständigen Abbaus von Fettsäuren. Fettsäuren sind hochwertige Energielieferanten. Die freie Energie der Verbrennung von Palmitat beträgt 9790 kJ mol^{-1}. Bei dem oxidativen Abbau eines Palmitat-Moleküls in den Mitochondrien werden insgesamt 106 Moleküle ATP gebildet (freie Energie der Hydrolyse ca. 50 kJ mol^{-1}; s. S. 84). Die biologische Oxidation von Palmitat liefert also 5300 kJ mol^{-1}, was einer Ausnutzung von 54 % der gesamten chemischen Energie des Palmitats entspricht.

3-malige β-Oxidation

Isomerase

1-malige β-Oxidation

Dehydrogenase

Reduktase

Isomerase

4-malige β-Oxidation

╱ = Spaltung

👁 11.9 Abbau einer mehrfach ungesättigten Fettsäure am Beispiel der Linolsäure.

4. Die vierte Reaktion wird von der β-*Ketothiolase* katalysiert: Durch CoA wird die Kette gespalten, als C$_2$-Bruchstück erscheint Acetyl-CoA. Durch diese „thioklastische" Spaltung einer C—C-Bindung bleibt die freie Energie der Reaktion zum Teil erhalten, und zwar in Form der neuen energiereichen Thioester-Bindung der verkürzten Fettsäure. Eine erneute Aktivierung der Fettsäure mit ATP erübrigt sich damit. Durch vielfache Wiederholung der Reaktionskette wird so die einmal aktivierte langkettige Fettsäure vollständig in Acetyl-CoA zerlegt.

Verflechtung mit Citrat-Zyklus und Atmungskette. Der Wasserstoff, der im Verlauf der β-Oxidation auf prosthetische Gruppen oder das Coenzym NAD$^+$ übertragen wurde, wird innerhalb der Mitochondrien in der Atmungskette zu Wasser verbrannt; dadurch werden das elektronentransferierende Flavoprotein (ETF) und das Coenzym NADH wieder oxidiert und stehen der β-Oxidation erneut zur Verfügung. Die aktivierte Essigsäure wird im Citrat-Zyklus, der ebenfalls in den Mitochondrien abläuft, vollständig zu CO$_2$ oxidiert (zur Bilanz s. S. 249). Die β-Oxidation muss also mit dem Endabbau der aktivierten Essigsäure im Citrat-Zyklus und mit der Atmungskette gekoppelt werden, um reibungslos abzulaufen und den Fettabbau zur Energiegewinnung zu nutzen. Es ist deshalb von Bedeutung, dass alle drei Vorgänge in enger Nachbarschaft ablaufen.

Regulation des Fettsäure-Abbaus. Unter Bedingungen erhöhter *Lipolyse*, z. B. bei Hunger, kommt es zu einer Stimulierung der hormonsensitiven Lipase durch Hormone (s. S. 277) und dadurch zu einem Anstieg freier Fettsäuren im Blut. Soweit diese nicht zur Energieversorgung der Gewebe benötigt werden, nimmt die Leber die Fettsäuren auf. Der Transport der Fettsäuren in die Mitochondrien ist ein kontrollierter Schritt, denn die Carnitin-Palmitoyltransferase I wird durch Malonyl-CoA gehemmt, das Ausgangssubstanz der Fettsäure-Synthese ist und sich bei anlaufender Lipogenese anhäuft. (s. Abschnitt 11.7). Umgekehrt können aktivierte Fettsäuren die Biosynthese des Malonyl-CoA hemmen.

11.5 Alternative und ergänzende Stoffwechselwege des Fettsäure-Abbaus

Der wichtigste Abbauweg der Fettsäuren ist die β-Oxidation. Mit ihr werden die gesättigten, geradzahligen Fettsäuren vollständig zu Acetyl-CoA abgebaut (s. o.). Ungesättigte Fettsäuren und Fettsäuren mit einer ungeraden Zahl an Kohlenstoff-Atomen erfordern noch zusätzliche Reaktionen. Für den Abbau von aliphatischen Verbindungen mit Methylverzweigungen, insbesondere für die Isoprenoide, und für überlange Fettsäuren (>C$_{18}$) verfügt der Organismus über alternative Abbauwege des Fettsäure-Stoffwechsels. Auch wenn diese Reaktionen quantitativ nur eine geringe Bedeutung haben, führt ihr Ausfall zu gravierenden Erkrankungen (s. Pathobiochemie, S. 291).

Abbau ungesättigter Fettsäuren. Die meisten Fette und Lipide enthalten neben den gesättigten Fettsäuren auch einfach und mehrfach ungesättigte vom Typus der *Ölsäure*, der *Linolsäure* und *Linolensäure* (Formeln s. 👁 11.3. Diese werden genau wie die gesättigten Fettsäuren aktiviert und der β-Oxidation unterworfen. Beim Abbau gibt es allerdings zwei Schwierigkeiten:
- Die Doppelbindungen natürlicher Fettsäuren sind *cis*-ständig und müssen in das *trans*-ständige Zwischenprodukt der β-Oxidation überführt werden;
- die Doppelbindung kann beim Abbau in der „falschen" Position stehen (Δ^3 statt Δ^2).

Diese Schwierigkeiten werden mit Hilfe von drei Enzymen überwunden. In ◉**11.9** ist der Abbau der Linolsäure ($\Delta^{9,12}$ 18:2) gezeigt. Nach dreimaligem Umlaufen des Fettsäure-Abbauzyklus ist eine β,γ-ungesättigte Fettsäure-CoA-Verbindung entstanden ($\Delta^{3,6}$). Durch die *Vinylacetyl-CoA-Δ-Isomerase* wird die Doppelbindung in α,β-Stellung ($\Delta^{2,6}$) verschoben, dabei entsteht gleich die *trans*-Form. Nun kann die β-Oxidation, der Spirale folgend, weitergehen. Endstadium dieses Umlaufs ist eine Δ^4-*cis*-Verbindung. Diese wird zunächst wie bei einer normalen weiteren Oxidationsrunde durch die Acyl-CoA-Dehydrogenase zu einer α,β-ungesättigten Fettsäure oxidiert. Diese $\Delta^{2,4}$-Verbindung wird nun aber nicht hydratisiert, sondern mit Hilfe einer *Dienoyl-CoA-Reduktase* durch Reduktion mit NADPH + H⁺ in eine β,γ-ungesättigte Fettsäure-CoA-Verbindung (Δ^3) umgewandelt. Deren Doppelbindung wird wieder durch die Isomerase verschoben. Die so entstandene α,β-ungesättigte Fettsäure (Δ^2) wird nun in vier weiteren Zyklen endgültig abgebaut.

Abbau von Isoprenoiden. Neben den unverzweigten Fettsäuren werden mit der Nahrung stets auch Moleküle mit verzweigter Kohlenstoff-Kette aufgenommen, insbesondere Carotinoide und andere Polyprenyl-Derivate, die alle zu den *Isoprenoiden* gehören. Eine wichtige Quelle für diese Verbindungen ist das Chlorophyll (s. S. 425), das einen *Phytol-Rest* in Ester-Bindung trägt. Beim Menschen wird dieser langkettige, verzweigte Alkohol bei der Darmpassage nicht abgespalten, wohl aber beim Wiederkäuer: Das Oxidationsprodukt *Phytansäure* findet sich in der Milch. Die Phytansäure trägt eine Methyl-Gruppe in 3-Stellung, die die β-Oxidation blockiert. Das ist wahrscheinlich der Grund dafür, dass die Phytansäure zunächst durch Hydroxylierung zur 2-Hydroxysäure, weiter über die 2-Oxosäure und durch die oxidative Decarboxylierung zur *Pristansäure* abgebaut wird. Dieser Prozess wird als α-**Oxidation** bezeichnet (◉**11.10**).
Pristansäure wird weiter durch β-Oxidation abgebaut und liefert dabei abwechselnd *Propionyl-CoA* und Acetyl-CoA, bis schließlich *Isobutyryl-CoA* entsteht, dessen Abbau bei dem Stoffwechsel des Valins besprochen wurde (s. S. 214).

Abbau der Propionsäure. Wie wir gesehen haben, entsteht bei der α-Oxidation aus Pristansäure – übrigens auch aus anderen methylverzweigten und aus ungeradzahligen Fettsäuren – neben Acetyl-CoA das *Propionyl-CoA*. Auch manche Aminosäuren (Threonin, Methionin, Valin) und Nucleinsäurebasen (Thymin, Uracil) werden zu Propionyl-CoA abgebaut (s. S. 215). Das Propionyl-CoA kann nicht im Citrat-Zyklus abgebaut werden. Es wird vielmehr durch die biotinhaltige Propionyl-CoA-Carboxylase zu *Methylmalonyl-CoA* carboxyliert (◉**11.11**). Bemerkenswerterweise entsteht dieses Malonsäure-Derivat in der *S*-Form (S. 17), die im Stoffwechsel nicht weiter umgesetzt werden kann. Sie muss erst durch eine Methylmalonyl-CoA-Racemase in das Gemisch von *S*-Form und *R*-Form umgewandelt werden; nur die R-Form wird vom nächsten Enzym, der Methylmalonyl-CoA-Mutase, zu Succinyl-CoA isomerisiert. Die Mutase enthält ein Cobalamin-Coenzym (Derivat des Vitamins B$_{12}$).
Mit dem Succinyl-CoA ist der Anschluss an den Citrat-Zyklus erreicht.

🔍 Autoxidation ungesättigter Fettsäuren. Ungesättigte Fettsäuren können mit Sauerstoff zu Peroxiden reagieren, die radikalischen Charakter haben. Teils läuft diese Reaktion ohne Katalysatoren ab (Autoxidation), teils sind daran spezifische Häm-Enzyme und Lipoxygenasen beteiligt, z.B. bei der Biosynthese von Eicosanoiden (s. S. 566). Die Autoxidation der Fette in der Nahrung wird als *Ranzigwerden* leicht registriert. Innerhalb des Organismus führt die Autoxidation der Fette zur Bildung von *freien Radikalen* (s. S. 186), die Membranschäden hervorrufen. Deshalb verhindern eine Reihe von natürlichen *Antioxidanzien* die Autoxidation ungesättigter Fettsäuren wirksam (Vitamin C und E, β-Carotin, Bilirubin und Harnsäure). Auch Nahrungsmitteln werden Antioxidanzien zugesetzt.

◉**11.10 Abbau von Phytol.**

◉**11.11 Einschleusen von Propionyl-CoA in den Stoffwechsel.** In eckigen Klammern sind die Coenzyme angegeben.

Abbau überlanger Fettsäuren. Peroxisomen sind auf den Abbau sehr langkettiger Fettsäuren ($> C_{18}$) spezialisiert. Die Fettsäure-CoA-Moleküle werden dort nur bis zu C_8-Säuren verkürzt, die dann nach Transfer in die Mitochondrien durch β-Oxidation abgebaut werden. Zwar liefert auch der peroxisomale Abbau der Fettsäuren Acetyl-CoA, ein Teil des Wasserstoffs wird aber unter Umgehung der Atmungskette mit Hilfe des Flavoproteins *Acyl-CoA-Oxidase* direkt auf Sauerstoff übertragen, und es entsteht H_2O_2, das durch Peroxidasen oder Katalase wieder vernichtet wird (s. S. 194).

Auch die Verkürzung der Seitenkette von Cholesterol bei der Biosynthese von Gallensäuren (s. S. 328) findet in den Peroxisomen statt.

ω-Oxidation von Fettsäuren. Dieser quantitativ unbedeutende Abbauweg wird durch eine Hydroxylierung des ω-C-Atoms, also des letzten C-Atoms der Fettsäure, eingeleitet. Die Reaktion wird von einem Cytochrom-P450-System im endoplasmatischen Retikulum katalysiert. Die weitere Oxidation der Hydroxyfettsäure führt über die Aldehydsäure zur Dicarbonsäure, welche durch β-Oxidation bis zur *Adipinsäure* (C_6) oder *Suberinsäure* (C_8) abgebaut wird. Diese beiden Dicarbonsäuren tauchen als Endprodukte im Urin auf.

11.6 Bildung von Acetacetat (Ketogenese)

Acetacetat (3-Oxobutyrat), sein Reduktionsprodukt *R(−)-3-Hydroxybutyrat* und das Decarboxylierungsprodukt *Aceton* werden zusammenfassend als „Ketonkörper" bezeichnet. Diese Gruppenbezeichnung ist nicht sehr glücklich, weil das Aceton metabolisch keine Rolle spielt – es ist ein Stoffwechselendprodukt – und das 3-Hydroxybutyrat (alter Ausdruck: β-Hydroxybutyrat), welches normalerweise überwiegt, keine Keto-Gruppe enthält.

Acetacetat und Hydroxybutyrat sind normale Stoffwechselprodukte. Sie entstehen auch beim Abbau von Leucin und im Phenylalanin-Tyrosin-Stoffwechsel (s. S. 215 f.). Die Hauptmenge entstammt aber dem Fettsäure-Abbau: Ketonkörper werden dann gebildet, wenn durch gesteigerte Lipolyse das Angebot an Acetyl-CoA hoch ist (s. Abschnitt 11.4).

🔍 Der **Lynen-Zyklus** läuft nur in den **Mitochondrien** der Leber ab. Es sei daran erinnert, dass 3-Hydroxy-3-methylglutaryl-CoA auch durch ein Enzymsystem im Cytoplasma gebildet wird und dort wichtiges Zwischenprodukt der Cholesterol-Biosynthese ist (S. 321).

Biosynthese der Ketonkörper. Nur die Leber ist in der Lage, Ketonkörper zu bilden. Ausgangspunkt der Reaktionsfolge, die auch als „Lynen-Zyklus" bezeichnet wird (👁 **11.12**), ist das Acetyl-CoA. Zunächst wird aus zwei Molekülen Acetyl-CoA durch Umkehrung der Thiolase-Reaktion (s. S. 279) *Acetacetyl-CoA* gebildet. Die Oxo-Gruppe des Acetacetyl-CoA reagiert mit der CH_3-Gruppe eines weiteren Acetyl-CoA zum *3-Hydroxy-3-methyl-glutaryl-CoA* (HMG-CoA), dabei wird ein CoA abgespalten. Die Reaktion wird von der 3-Hydroxy-3-methyl-glutaryl-CoA-Synthase katalysiert; der Mechanismus ähnelt der Bildung von Citrat aus Oxalacetat und Acetyl-CoA (s. S. 266). Das Produkt wird nun durch die 3-Hydroxy-3-methyl-glutaryl-CoA-Lyase in Acetyl-CoA und freies *Acetacetat* gespalten.

Durch diesen Zyklus werden bilanzmäßig zwei Moleküle Acetyl-CoA in freies Acetacetat verwandelt, wobei zwei Moleküle Coenzym A zurückgewonnen werden. Acetacetat wird zum größeren Teil durch die NAD+-abhängige 3-Hydroxybutyrat-Dehydrogenase zu *3-Hydroxybutyrat* reduziert.

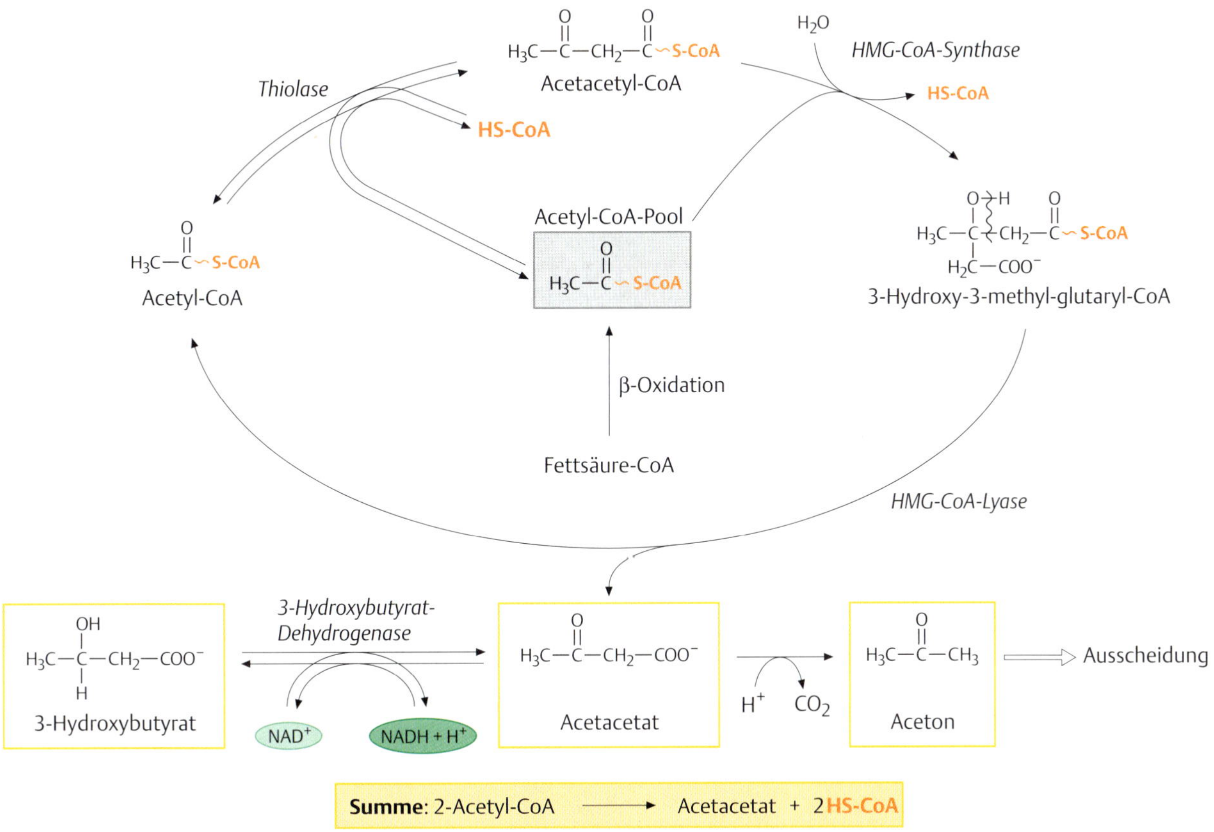

Acetacetyl-CoA

H_2O

HMG-CoA-Synthase

HS-CoA

Thiolase

HS-CoA

Acetyl-CoA-Pool

O
||
$H_3C-C \sim$ **S-CoA**

3-Hydroxy-3-methyl-glutaryl-CoA

$H_3C-C \sim$ **S-CoA**

Acetyl-CoA

β-Oxidation

Fettsäure-CoA

HMG-CoA-Lyase

3-Hydroxybutyrat-Dehydrogenase

OH
|
$H_3C-C-CH_2-COO^-$
|
H

3-Hydroxybutyrat

NAD^+

$NADH + H^+$

O
||
$H_3C-C-CH_2-COO^-$

Acetacetat

H^+ CO_2

O
||
$H_3C-C-CH_3$

Aceton

⟹ Ausscheidung

Summe: 2-Acetyl-CoA ⟶ Acetacetat + 2 **HS-CoA**

👁 **11.12 Bildung von Ketonkörpern (Lynen-Zyklus).** Aus zwei Molekülen Acetyl-CoA entstehen in der Bilanz zwei CoA und freies Acetacetat.

Bedeutung der Ketonkörper. Die Leber kann die Ketonkörper nicht selbst verwerten; sie gibt sie an das Blut ab. *Hydroxybutyrat* und *Acetacetat* werden von den peripheren Organen und Geweben aufgenommen und dem Stoffwechsel zugeführt. Hierzu wird Acetacetat wieder in das CoA-Derivat überführt und zwar durch Reaktion mit Succinyl-CoA, einem Zwischenprodukt des Citrat-Zyklus; die Reaktion wird durch die *3-Oxosäure-CoA-Transferase* katalysiert (👁**11.13**). Acetacetyl-CoA liefert nun durch thioklastische Spaltung (s. S. 280) Acetyl-CoA, welches im Citrat-Zyklus weiter abgebaut wird.

Durch die Bildung von Acetacetat werden die extrahepatischen Gewebe von der Leber mit einem gut wasserlöslichen, aufbereiteten Brennstoff aus dem Fettsäure-Abbau versorgt. Dadurch kann z. B. der Herzmuskel seinen Glucose-Verbrauch einschränken. Insbesondere das Gehirn, welches die im Blut transportierten Fettsäuren nicht verwerten kann, vermag nach einer Adaptationszeit einen großen Teil seiner Stoffwechselenergie aus der Oxidation von Acetacetat und 3-Hydroxybutyrat zu decken.

Das durch einfache Decarboxylierung aus Acetessigsäure entstehende *Aceton* ist für den Organismus wertlos. Es wird mit dem Urin ausgeschieden und lässt sich bei höherem Blutspiegel (s. u.) auch in der Atemluft feststellen.

Regulation der Ketogenese. Normalerweise wird von der Leber nur so viel Acetacetat und Hydroxybutyrat abgegeben, wie in den peripheren Organen umgesetzt wird. Die Blutspiegel dieser beiden Säure-Anionen sind deshalb gering. Die Regulation erfolgt vor allem durch die Regulation der Lipolyse. Eine Steigerung der Lipolyse bewirken die Hormone *Somatotropin*, *Glucagon* und *Adrenalin*; *Insulin* hingegen fördert den Einbau von Fettsäuren in Fett.

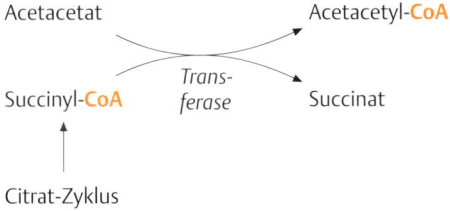

Acetacetat

Acetacetyl-**CoA**

Succinyl-**CoA**

Trans-ferase

Succinat

Citrat-Zyklus

👁 **11.13 Aktivierung von Acetacetat mit Succinyl-CoA.**

Es ist daher verständlich, dass bei Insulin-Mangel (*Diabetes mellitus*) der Fettabbau und damit die Ketonkörper-Produktion erhöht sind (*Ketonämie*). Es kommt zur Ausscheidung von Ketonkörpern im Urin (*Ketonurie*) und zu einer *metabolischen Acidose* (s. S. 293 und Kap. 23.3).

Auch im *Hungerzustand* werden vermehrt Fettreserven mobilisiert, so dass die Ketonkörper-Produktion steigt. Auslösend ist neben dem vermehrten Anfall von Acetyl-CoA aus dem Fettsäure-Abbau ein Mangel an Oxalacetat aufgrund der gesteigerten Gluconeogenese (S. 250 ff.), so dass das Acetyl-CoA nicht in den Citrat-Zyklus eingeschleust werden kann.

11.7 Biosynthese der Fettsäuren

Dass Fett im Säugetierorganismus aus anderen Nahrungsstoffen aufgebaut werden kann (*Lipogenese*), beweist das Schwein; denn wenn es mit Kartoffeln und Kleie (also kohlenhydratreicher Kost) gemästet wird, dann setzt es reichlich Fett an. Viele Säugetiere verwenden für die Lipogenese Kohlenhydrate, die sie über Acetyl-CoA in Palmitat umwandeln. Palmitat wird zum Teil noch durch Einführung einer Doppelbindung oder durch Verlängerung modifiziert, bevor daraus Fett aufgebaut wird.

Zur Fettsäure-Biosynthese sind die Leber, die Nieren, die Lunge, die Milchdrüsen und das Fettgewebe fähig. Diese Gewebe benötigen dazu insbesondere die Cofaktoren NADPH, ATP, Mn^{2+} und Biotin.

Bereitstellung von Acetyl-CoA. Die Umwandlung von Kohlenhydrat in Fett beginnt mit dem Embden-Meyerhof-Abbau (S. 245 ff.) der *Glucose* zu Pyruvat, das nach dem Transport in die Mitochondrien durch oxidative Decarboxylierung *Acetyl-CoA* liefert. Daraus können Fettsäuren aufgebaut werden. Allerdings findet die Fettsäure-Synthese im Cytoplasma statt. Die aktivierte Essigsäure muss deshalb aus den Mitochondrien dorthin transferiert werden.

Transport des Acetyl-CoA ins Cytoplasma. Wie ☞11.14 zeigt, geschieht dieser Transport über Citrat, das aus Acetyl-CoA und Oxalacetat intramitochondrial gebildet wird; diese Reaktion ist ein Teilschritt des Citrat-Zyklus (S. 267). Das Citrat wird durch ein besonderes Transportsystem im Tausch gegen Malat in das Cytoplasma befördert (Antiport), wo es durch die *ATP-Citrat-Lyase* unter Aufnahme von Coenzym A gespalten wird. So entsteht wieder Acetyl-CoA neben Oxalacetat, welches zu Malat reduziert wird. Das Malat wandert wieder im Tausch gegen Citrat in die Mitochondrien zurück. Dieser Transportzyklus sorgt also bei einem Überschuss an Citrat in den Mitochondrien für einen Export von Acetyl-CoA.

Bildung von Malonyl-CoA. Acetyl-CoA wird zunächst durch die *Acetyl-CoA-Carboxylase* zu Malonyl-CoA carboxyliert, denn Malonyl-CoA ist wesentlich reaktionsfähiger als Acetyl-CoA und deshalb für die Kettenverlängerung besser geeignet. Das Biotin-haltige Enzym besteht aus einer variablen Anzahl identischer Untereinheiten, die an zwei Reaktionen beteiligt sind (☞11.15). Im ersten Schritt wird die Biotin-Gruppe einer Untereinheit des Enzyms carboxyliert. Im zweiten Schritt wird die Carboxylat-Gruppe dann auf Acetyl-CoA übertragen.

Die Bildung von Malonyl-CoA stellt den wichtigsten Regelpunkt der Fett-Biosynthese dar. Die Carboxylase unterliegt daher einer mehrfachen Kontrolle: allosterisch, durch Interkonversion (kovalente Modifizierung) und durch Induktion/Repression (s. u.).

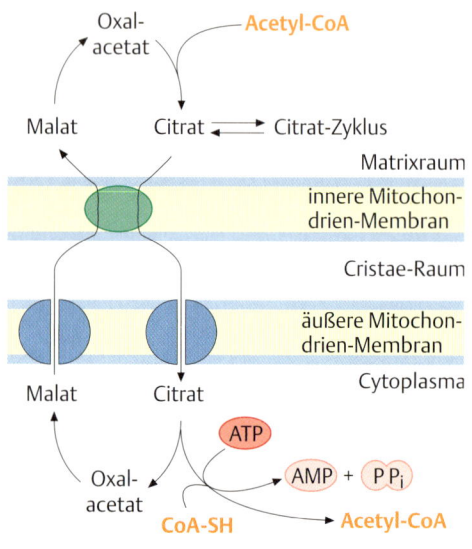

☞**11.14 Ausschleusung von Acetyl-CoA aus den Mitochondrien.**

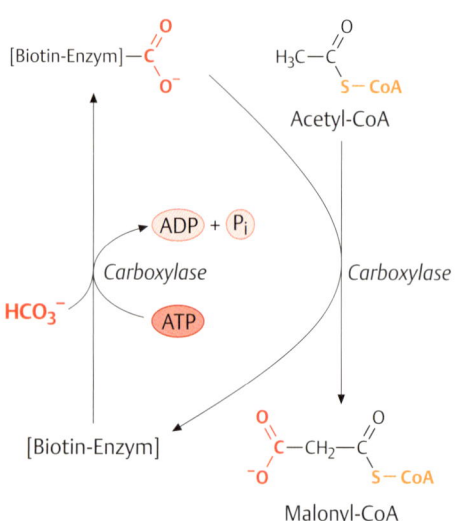

☞**11.15 Carboxylierung von Acetyl-CoA zu Malonyl-CoA.**

Synthese langkettiger Fettsäuren. Die gesamte Synthese der Fettsäuren verläuft in Tieren an einem Enzymkomplex im Cytoplasma ab. Dabei bleibt die wachsende Fettsäure-Kette an den *Fettsäure-Synthase-Komplex* (👁11.16) kovalent gebunden. Bindeglied zum Enzymkomplex ist Pantethein (Pan-SH; Formel 👁4.21, S. 90), das, ähnlich wie das Coenzym A, eine reaktive SH-Gruppe trägt. Das Pantethein ist über eine Phosphat-Gruppe an einen Serin-Rest des Proteins gebunden.

Der Fettsäure-Synthase-Komplex. Die genaue Untersuchung des Fettsäure-Synthase-Komplexes aus tierischen Geweben brachte ein überraschendes Ergebnis. Während sonst die einzelnen Schritte in Reaktionsketten von je einem Enzymprotein katalysiert werden, besteht der Fettsäure-Synthase-Komplex in tierischem Gewebe aus *einer einzigen Peptidkette*, die alle benötigten enzymatischen Aktivitäten besitzt (Ziffern in 👁11.16). Diese Aktivitäten sind in Form von *Domänen* auf dem Protein angeordnet. Vermutlich konnten die Gene für die einzelnen Enzyme im Verlauf der Evolution fusionieren, wodurch das Multienzym-Protein entstanden ist. Der gesamte Komplex ist ein symmetrisches Dimer; er besteht also aus *zwei* dieser Multienzym-Proteine, die während der Reaktion zusammenarbeiten. Die verlängerte Fettsäure-Kette wird vom Pantethein-Arm (Pan-SH) des Acyl-Carrier-Proteins (ACP) der einen Untereinheit auf die reaktive, zur 3-Oxoacyl-ACP-Synthase gehörigen SH-Gruppe (Cys-SH) der anderen Untereinheit weitergereicht.

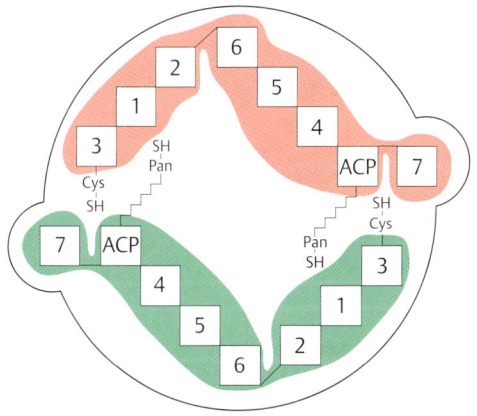

👁11.16 Fettsäure-Synthase-Komplex der Säugetiere. Die Synthase ist aus zwei Peptidketten zusammengesetzt, die in drei Domänen zusammengefasst die unterschiedlichen Enzymaktivitäten enthalten. Das wachsende Substrat hängt am Pantethein und wird von diesem wie von einem Schwenkarm von Enzymzentrum zu Enzymzentrum herumgereicht.

Reaktionen der Fettsäure-Biosynthese (👁11.17). Startreaktion ist die Übertragung eines Butyryl-Rests oder, falls nicht greifbar, eines Acetyl-Rests auf die Cys-SH-Gruppe des Enzymkomplexes (**1**). Als nächster Schritt wird ein Malonyl-Rest von Malonyl-CoA auf die Pantethein-Gruppe am Acyl-Carrier-Protein (ACP) übertragen (**2**). Die *3-Oxo-acyl-ACP-Synthase* (**3**) katalysiert nun die Kondensation der beiden Reste, dabei wird CO_2 eliminiert.
Die folgenden Reaktionen der Kettenverlängerung laufen chemisch gesehen auf eine Umkehr der β-Oxidation hinaus: Die Oxo-Gruppe wird mit NADPH reduziert (**4**), anschließend wird Wasser abgespalten (Reaktion der *3-Hydroxy-ACP-Dehydratase*, **5**), und die so entstandene Doppelbindung wird durch die *Enoyl-ACP-Reduktase* (**6**) mit NADPH reduziert.
Der verlängerte gesättigte Fettsäure-Rest muss nun vom Pantethein-Arm (Pan-SH) des Acyl-Carriers auf das kondensierende Enzym (Cys-SH der β-*Ketoacyl-Synthase-Einheit*) übertragen werden, damit der

🔍 **Bakterielle Fettsäure-Synthasen.** Im Gegensatz zur tierischen Fettsäure-Synthase sind die bakteriellen Enzymkomplexe aus einzelnen Proteinen aufgebaut. Gut untersucht ist der Komplex aus *E. coli*, der aus sieben Enzymproteinen besteht. Das Acyl-Carrier-Protein ist mit einer M_r von 8900 recht klein.
Eine Mittelstellung nimmt der Synthase-Komplex aus Hefe ein. Er besteht aus zwei Untereinheiten. Die α-Untereinheit trägt das Acyl-Carrier-Protein mit dem Pantethein-Arm und katalysiert die Kondensation (Kettenverlängerung) und die Reduktion der Keto-Gruppe; die β-Untereinheit trägt die Aktivitäten der Dehydratase, der Enoyl-Reduktase, der Acetyl-Transferase und der Malonyl- und Palmitoyl-Transacylase. Der Gesamtkomplex ist aus je sechs α- und β-Untereinheiten aufgebaut.

ACP	= Acyl-Carrier-Protein
Pan-SH	= Pantethein-Rest
Cys-SH	= Cystein-Rest

1,2: Acyltransferasen: Substrateintritt
3: 3-Oxoacyl-ACP-Synthase: Kettenverlängerung
4: 3-Oxoacyl-ACP-Reduktase: 1. Reduktion
5: Dehydratase: Wasser-Abspaltung
6: Enoyl-Reduktase: 2. Reduktion
7: Acyl-Hydrolase: Produktfreisetzung

🔍 **Woher stammt das NADPH?** Das NADPH für die Fettsäure-Biosynthese stammt weitgehend aus den oxidativen Reaktionen des *Hexosemonophosphat-Weges* (S. 256 f.). Dieser Stoffwechselweg ist ebenfalls im Cytoplasma lokalisiert und in fettsynthetisierenden Geweben besonders aktiv. In geringerem Umfang können auch die $NADP^+$-abhängige *Malat-Dehydrogenase* und die *extramitochondriale Isocitrat-Dehydrogenase* NADPH liefern.

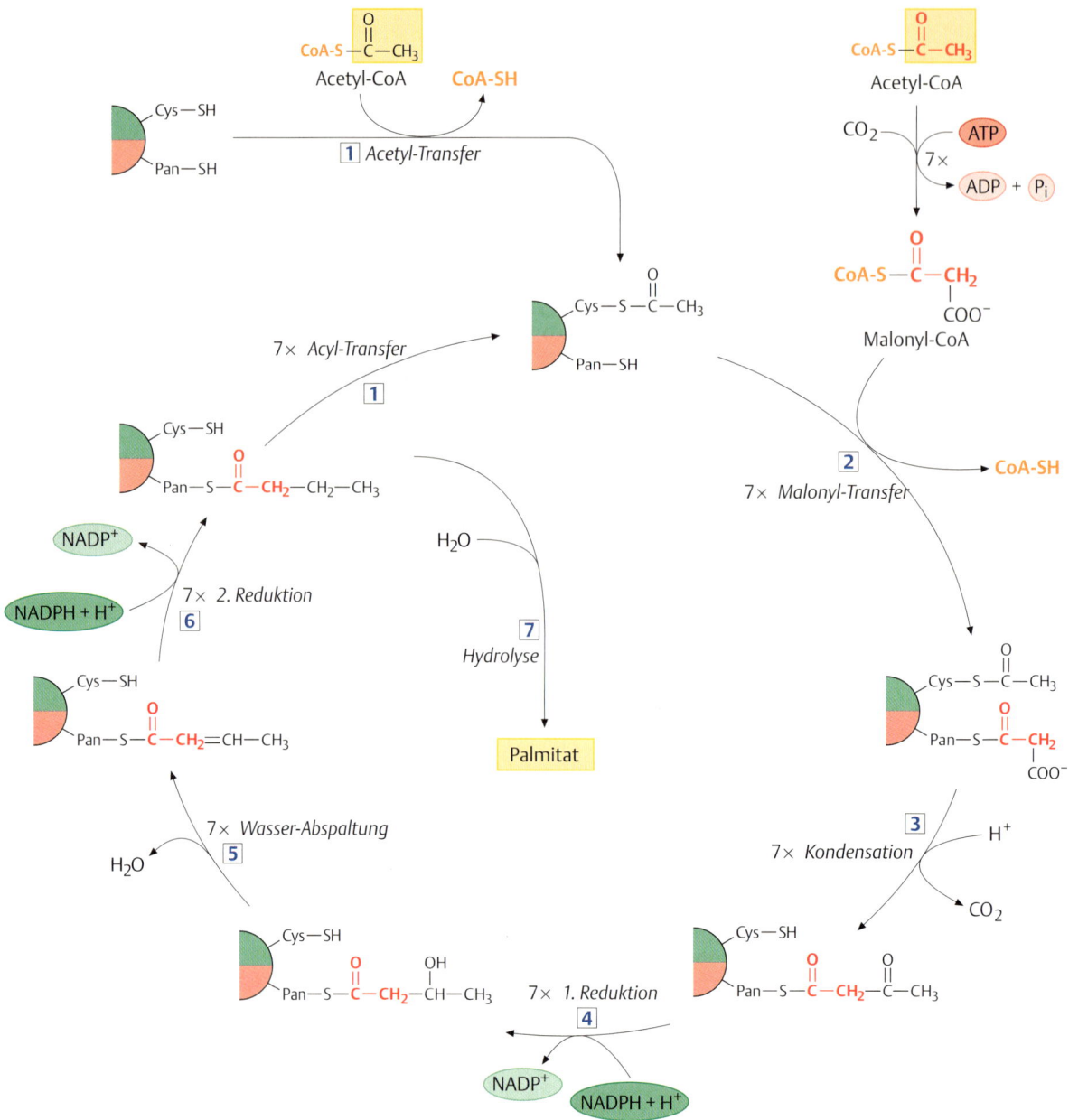

👁 **11.17 Biosynthese von Fettsäuren.** Reaktionen am Multienzym-Komplex (Erklärung s. Text).

Pantethein-Rest einen neuen Malonyl-Rest aufnehmen kann. Auf diese Transferreaktion folgt wiederum die Kondensation, und die Reaktionsfolge wird erneut durchlaufen.

Ist nach sieben Umläufen um den Fettsäure-Synthase-Komplex die Kettenlänge von 16 C-Atomen erreicht (= Palmitat-Rest), dann wird die Fettsäure vom Enzymkomplex abgelöst. Bei der Fettsäure-Synthase tierischer Zellen geschieht dies durch Hydrolyse (**7**); das *Palmitat* diffundiert ab und kann entweder intrazellulär zum Aufbau von Fett dienen oder ins Blut abgegeben werden, wo es von Albumin transportiert wird. Beim Fettsäure-Synthase-Komplex der Hefe und der Mikroorganismen wird der Acyl-Rest auf CoA übertragen, so dass gleich die aktivierte Fettsäure entsteht.

Regulation der Fettsäure-Synthese. Es wäre eine Energieverschwendung, wenn Fettsäure-Abbau und Fettsäure-Synthese gleichzeitig nebeneinander in der Zelle abliefen. Beide Systeme sind zunächst einmal räumlich getrennt (**Kompartimentierung**): Der Abbau findet in den Mitochondrien statt, die Biosynthese im Cytoplasma (⊚ **11.18**). In den Mitochondrien entstehendes Acetyl-CoA kann nicht, wie wir oben gesehen haben, direkt zur Fettsäure-Biosynthese verwendet werden; es muss vielmehr zunächst ausgeschleust werden, und dies geschieht erst nach einer Umwandlung zu *Citrat* (⊚ **11.14**, S. 284). Damit wird der Citrat-Zyklus zu einer wichtigen Schaltstelle des Stoffwechsels (s. Kap. 22).

Neben dieser indirekten Regulation wird das geschwindigkeitsbestimmende Enzym der Fettsäure-Biosynthese, die **Acetyl-CoA-Carboxylase**, allosterisch kontrolliert: Durch *Citrat* (= Indikator für gute Ernährungslage) wird das Enzym stimuliert und durch *Fettsäure-CoA* (= Endprodukt der Fettsäure-Biosynthese) gehemmt. Damit wird die Bildung von Malonyl-CoA, das für die Fettsäure-Biosynthese benötigt wird, der Stoffwechsellage angepasst. Auch *Hormone* kontrollieren die Lipogenese durch kovalente Modifizierung der Carboxylase: *Insulin* sorgt für eine Dephosphorylierung und aktiviert dadurch; *Glucagon* und *Adrenalin* bewirken durch Anheben der cAMP-Konzentration eine Phosphorylierung, was die Carboxylase inaktiviert.

Langfristig beeinflussen Hormone die Carboxylase auch durch Steuerung der Genexpression: *Insulin* wirkt als Induktor, *Glucagon* und einige andere Hormone als Repressoren.

⊶ Die Acetyl-CoA-Carboxylase ist im inaktiven Zustand ein **Dimer**; die allosterische Aktivierung führt zur Bildung eines linearen **Polymers**.

⊶ Auch die **mitochondrialen Transportsysteme**, die für den Transport von Tricarbonsäure (Citrat) und ATP/ADP zuständig sind, werden durch Fettsäure-CoA gehemmt.

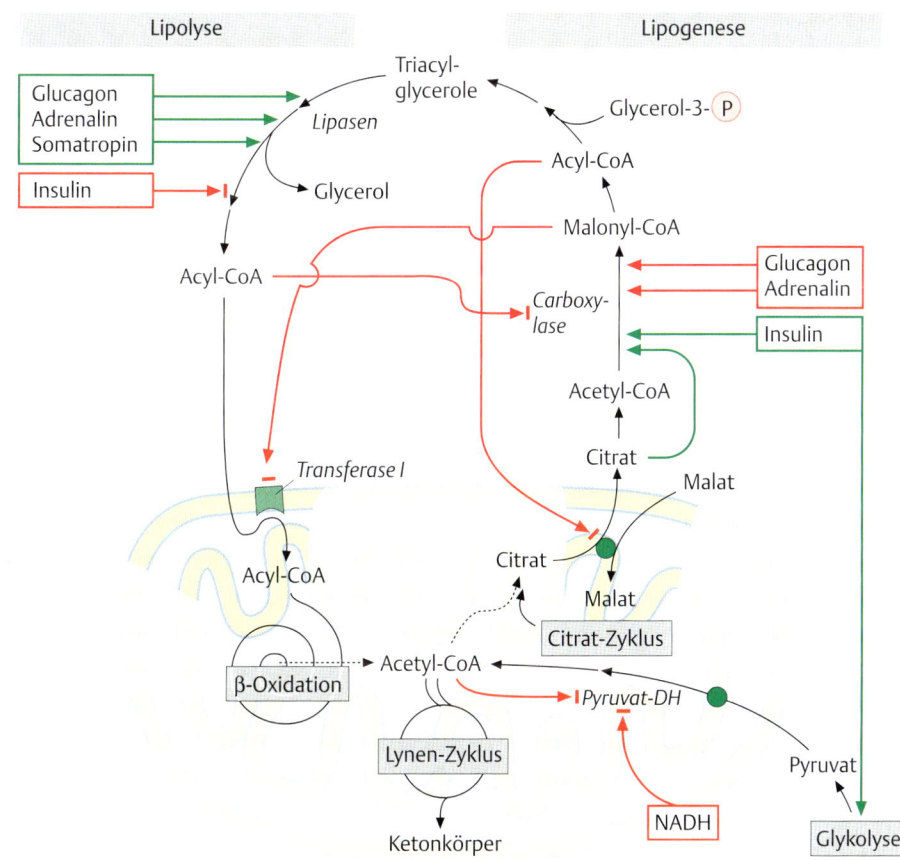

⊚ **11.18 Regulation von Lipolyse und Lipogenese.** Wichtige Angriffspunkte sind die hormonsensitive bzw. die Lipoprotein-Lipase, die Carnitin-Palmitoyltransferase I, die Acetyl-CoA-Carboxylase und die Pyruvat-Dehydrogenase. Glucagon, Adrenalin und Somatotropin wirken über Stimulation der Adenylat-Cyclase (cAMP↑).

Mitochondriales System der Kettenverlängerung. Auch in den Mitochondrien kann eine Verlängerung der Fettsäuren erfolgen. Hierbei dient nicht Malonyl-CoA, sondern Acetyl-CoA als Reaktionspartner von aktivierten Fettsäuren bestimmter Kettenlänge (C_{16}–C_{20}). Die Reaktionen entsprechen der Umkehr der β-Oxidation, mit Ausnahme der Reduktion der Doppelbindung, die hier mit NADPH als Wasserstoff-Donor erfolgt, nicht durch ein Flavoprotein. Dadurch wird das Gleichgewicht der Reaktion in Richtung Synthese verschoben.

⊶ 11.19 Einführung einer Doppelbindung in eine Fettsäure.

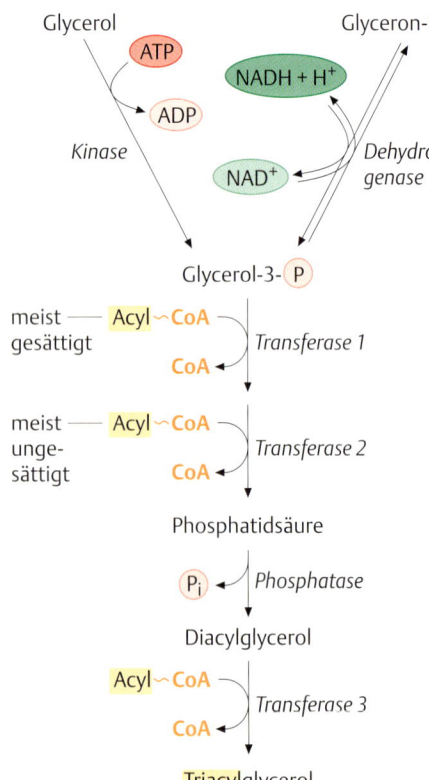

⊶ 11.20 Biosynthese von Fetten.

Fettsäure-Verlängerung durch membrangebundene Enzymsysteme. Außer der im Cytoplasma lokalisierten Fettsäure-Synthase gibt es noch zwei membrangebundene Enzymsysteme, die aktivierte Essigsäure in Fettsäuren einbauen. Sie dienen allerdings nicht der *denovo*-Synthese, sondern nur der Kettenverlängerung.

Kettenverlängerung im endoplasmatischen Retikulum. An den Membranen des endoplasmatischen Retikulums gibt es ein „mikrosomales" Enzymsystem, welches gesättigte und ungesättigte Fettsäuren um einige Einheiten verlängert. Das Startmolekül muss mindestens 10 C-Atome haben. Diese Fettsäure wird zunächst in die CoA-Verbindung überführt und reagiert in dieser Form mit Malonyl-CoA zu 3-Oxoacyl-CoA; anschließend erfolgen die Reduktion der Keto-Gruppe mit NADPH, Wasserabspaltung und Reduktion der Doppelbindung. Der Unterschied zu dem oben besprochenen System der Fettsäure-Biosynthese besteht im Wesentlichen darin, dass kein Acyl-Carrier-Protein benötigt wird, sondern dass hierbei die CoA-Verbindung reagiert. Dieses System verlängert Palmitoyl-CoA (16:0) zu Stearyl-CoA (18:0) und kann auch C_{20}-, C_{22}- und C_{24}-Fettsäuren synthetisieren. Diese findet man besonders in Sphingolipiden (S. 296).

Einführung von Doppelbindungen. Im Gegensatz zu den Pflanzen sind Tiere nur begrenzt in der Lage, aus gesättigten Fettsäuren ungesättigte zu bilden. Die Doppelbindungen werden in Fettsäuren durch *Acyl-CoA-Desaturasen* eingeführt, die im endoplasmatischen Retikulum lokalisiert sind. Die membrangebundenen Enzyme bestehen aus einem Flavoprotein, Cytochrom b_5 und einem eisenhaltigen Protein. Mit Hilfe von O_2 und NADPH können sie z. B. *Stearyl-CoA* durch Dehydrierung zu *Oleyl-CoA* umwandeln (⊶**11.19**).

Die Einführung einer weiteren Doppelbindung jenseits von C-9 ist *nicht* möglich. Daher ist die zweifach ungesättigte *Linolsäure* ($\Delta^{9,12}$-18:2) eine essenzielle Fettsäure, die mit der Nahrung aufgenommen werden muss. Durch die Desaturase kann jedoch in die Linolsäure an C-6-eine weitere Doppelbindung eingeführt werden, es entsteht γ-Linolensäure ($\Delta^{6,9,12}$-18:3). Wird nach Kettenverlängerung noch eine Doppelbindung eingeführt, so kommen wir zur *Arachidonsäure* (20:4), ⊶**11.3**, S. 276), der Ausgangssubstanz der Eicosanoide (S. 566).

11.8 Synthese der Fette aus Fettsäuren

Bildung von Glycerolphosphat. Nach ihrer Biosynthese werden die Fettsäuren als Triacyl-glycerolester, d.h. als Fette, gespeichert. Die Esterbildung, die vor allem im Fettgewebe abläuft, vollzieht sich nicht am Glycerol selbst, sondern am *Glycerol-phosphat*, das durch Phosphorylierung von Glycerol mit ATP entstehen kann (⊶**11.20**). Das hierfür erforderliche Enzym, die Glycerol-Kinase, ist in der Leber vorhanden, fehlt aber praktisch im Fettgewebe und in der Muskulatur. In diesen Geweben entsteht Glycerol-phosphat durch Reduktion von *Dihydroxyaceton-phosphat* (Glyceron-phosphat), das ein Metabolit der Glykolyse ist (s. S. 247).

Veresterung mit den Fettsäuren. Die Hydroxy-Gruppen des Glycerolphosphats werden nun mit zwei Molekülen aktivierter Fettsäure verestert; dabei wird Coenzym A freigesetzt, und es entsteht eine *Phosphatidsäure* (Diacylglycerol-phosphat). Das die Acyl-Gruppen transferierende Enzym (Transferase 2) ist nicht streng spezifisch auf aktivierte Fettsäuren bestimmter Kettenlänge eingestellt, es reagiert aber am schnellsten mit C_{16}-, C_{17}- und C_{18}-Fettsäuren und liefert Phosphatidsäuren mit einer statistischen Verteilung der Fettsäuren an C-1 und C-2 des Glycerols. In der Leber gibt es einen Syntheseweg, der zu einer unsymmetrischen Verteilung der Fettsäuren führt (s. S. 657).

Das *Diacylglycerol-phosphat* wird nun durch eine Phosphatase dephosphoryliert und mit einem weiteren Molekül Acyl-CoA zur Reaktion gebracht. Damit ist das Fettmolekül gebildet. Das Fett kann in Form von Fetttröpfchen intrazellulär als Depotfett oder Organfett abgelagert werden.

Fettsynthese in der Darmwand. Die Resynthese des Triacylglycerols in der Darmwand vollzieht sich – zumindest zum Teil – auf anderem Wege: Hier werden die vom Darm resorbierten *Monoacylglycerole* direkt verwendet und mit zwei Molekülen Acyl-CoA zum Triacylglycerol umgesetzt. Dieses wird dann in Form der Chylomikronen (s. S. 308) über den *Ductus thoracicus* abtransportiert.

11.9 Besonderheiten bei Pflanzen und Mikroorganismen

Die geschilderten Stoffwechselwege beziehen sich auf die Tiere. Pflanzen und Mikroorganismen haben sich zusätzlich auf die Biosynthese besonderer Lipide wie *mehrfach ungesättigter Fettsäuren*, *Wachse* und *Kohlenwasserstoffe* spezialisiert. Auch gibt es weitere wichtige Abweichungen und Besonderheiten. So werden die Fettsäuren in Pflanzen nicht im Cytoplasma, sondern in den *Chloroplasten* synthetisiert. Eubakterien speichern chemische Energie statt in Form von Fetten als *Polyhydroxybuttersäure* („Bakterienfett"). In ihren Lipiden tauchen auch häufig Methylverzweigungen auf, die bei Tieren unüblich sind. Archaebakterien enthalten statt der Fettsäurelipide *Isopropanalkohol-Glycerol-Ether* (s. Kap. 18, S. 459).

$(C_4H_6O_2)_n$ n = 60

Polyhydroxybuttersäure,
das Speicherlipid der Bakterien

11.10 Pathobiochemie

In den letzten Jahren sind verschiedene Krankheiten entdeckt worden, bei denen eine **Störung des Abbaus der Fettsäuren** aufgrund eines genetisch determinierten **Enzymdefektes** die Ursache ist. Der Defekt eines Enzyms oder Transportproteins kann dabei im *Carnitin-Zyklus*, der die Einschleusung der CoA-Derivate der Fettsäuren in die Mitochondrien ermöglicht, oder in der Spirale der β-*Oxidation* in den Mitochondrien lokalisiert sein. Von Störungen durch Enzymdefekte können ferner der *Abbau von Propionyl-CoA*, das bei der β-Oxidation von Fettsäuren mit ungerader C-Zahl entsteht, und der verzweigtkettigen *Phytansäure* betroffen sein.

Eine **erworbene Störung** ist die Ketonämie, bei der als Folge anderer Krankheiten die *Ketogenese* gesteigert ist. Zu den erworbenen Störungen gehört auch die Fettleber mit vermehrter *Einlagerung von Triglyceriden* in die Leberzellen.

Störungen des Fettsäurenabbaus. Fettsäuren sind die wichtigste Energiequelle des Organismus. Wenn die Glykogen- und Glucosereserven erschöpft sind, stehen nur Fettsäuren für die Deckung des Energiebedarfs zur Verfügung. Ein gestörter Abbau der Fettsäuren führt deshalb vor allem im *Hungerzustand* zu Krankheitsymptomen und zur manifesten Krankheit. Die bisher bekannten Enzymdefekte des Carnitin-Zyklus (s. S. 278) und der β-Oxidation (s. S. 278) sind in 👁11.21 und 👁11.22 dargestellt. Die meisten dieser Defekte sind selten. Im Folgenden werden exemplarisch die beiden häufigsten Störungen des Carnitin-Zyklus und die häufigste Störung der β-Oxidation dargestellt.

🔍 **Störungen der Fett-Verdauung und -Resorption** treten bei der Pankreatitis und Pankreasinsuffizienz auf, wenn die Sekretion der Pankreaslipase eingeschränkt ist, ferner bei Krankheiten des Dünndarms mit Malabsorption der Fette, z. B. Sprue. Auch jede Einschränkung des Galleflusses (Cholestase) führt zur Beeinträchtigung der Fettverdauung und -resorption, da Gallensäuren für die Aktivierung der Pankreaslipase und für die Emulgierung der Fette als Voraussetzung ihrer Resorption erforderlich sind (s. S. 328 u. Kap. 23.1).

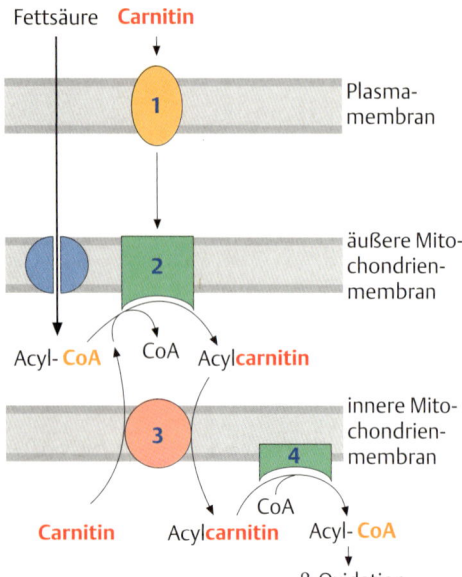

Fettsäure Carnitin

Plasma-
membran

äußere Mito-
chondrien-
membran

Acyl-**CoA**   CoA   Acyl**carnitin**

innere Mito-
chondrien-
membran

Carnitin   Acyl**carnitin**   Acyl-**CoA**

β-Oxidation

**⊚11.21 Enzym- und Transportdefekte des Car-
nitin-Zyklus.**
1 Carnitin-Transporter in der Plasmamembran
2 Carnitin-Palmitoyltransferase I
3 Carnitin-Acylcarnitin-Translokase
4 Carnitin-Palmitoyltransferase II

Defekt des Carnitin-Transportsystems in der Zellmembran. Das bei sehr verschiedenen Zelltypen vorhandene, für Carnitin spezifische *Transportprotein in der Plasmamembran* (**1** in ⊚11.21) ist nicht unmittelbar am Carnitin-Zyklus beteiligt. Von seiner Funktion ist aber eine ausreichende Carnitin-Konzentration im Cytoplasma abhängig, die für den Carnitin-Transport in die Mitochondrien und für den Carnitin-Zyklus erforderlich ist. Betroffen vom Defekt sind die Zellen des Skelettmuskels, des Herzmuskels und des Nierentubulus, dagegen nicht die Leberzellen. Der Defekt an den Tubuluszellen hat zur Folge, dass Carnitin aus dem Primärharn nicht rückresorbiert werden kann und mit dem Urin vermehrt ausgeschieden wird. Daraus resultiert eine Abnahme der Carnitin-Konzentration im Blut. Bei verminderter Plasmakonzentration von Carnitin ist dessen Aufnahme auch in der Leber reduziert, trotz des hier nicht vorhandenen Transportsystems. In der Leber ist deshalb wie in anderen Organen der mitochondriale Fettsäure-Abbau eingeschränkt. Die verminderte Produktion von Acetyl-CoA führt zur verminderten Ketogenese. Die langkettigen Fettsäuren werden dann vermehrt in Peroxisomen abgebaut.

Die Krankheit als Folge des Enzymdefektes manifestiert sich in *zwei Typen*. Beim einen Typ steht das Energiedefizit in der Muskulatur im Vordergrund, Symptome sind Kardiomyopathie und Schwäche der Skelettmuskulatur. Eine Hypoglykämie fehlt in der Regel. Beim zweiten Typ bestehen Zeichen der Leberschädigung mit Zunahme der Aktivität der Transaminasen im Blut und pathologischem Ausfall anderer Leberfunktionstests. Gravierend ist die schwere, anhaltende Hypoglykämie bei eingeschränkter Ketogenese. Die Krankheit kann durch intravenöse Carnitin-Gabe in hoher Dosis therapiert werden, da bei hohen Plasmakonzentrationen Carnitin ohne Vermittlung des Transportproteins durch passive Diffusion in die Zellen aufgenommen wird.

Defekt der Carnitin-Palmitoyl-Transferase II. Unter den genetischen Defekten des eigentlichen Carnitin-Zyklus ist dieser Enzymdefekt am häufigsten. Langkettige Fettsäuren werden in Koppelung an Carnitin durch die innere Mitochondrien-Membran transportiert. Von der membranständigen *Carnitin-Palmitoyl-Transferase II* (**4** in ⊚11.21) wird Acyl-Carnitin in Carnitin und das CoA-Derivat der Fettsäure gespalten (vgl. ⊚11.7, S. 278). Carnitin kann dann durch die innere Membran abtransportiert werden und steht erneut als Vehikel für die Einschleusung von Fettsäuren in die Mitochondrien zur Verfügung. Als Folge des Defektes der Carnitin-Palmitoyl-Transferase II nimmt die Konzentration der Konjugate von Carnitin mit höheren Fettsäuren im Kompartiment zwischen innerer und äußerer Mitochondrienmembran zu. Die Konjugate gelangen durch Permeation der Membranen schließlich in das Blutplasma. Die β-Oxidation langkettiger Fettsäuren in den Mitochondrien ist eingeschränkt. Langkettige Fettsäuren werden kompensatorisch vermehrt in den Peroxisomen abgebaut. Die dabei entstehenden mittelkettigen Fettsäuren können ohne Mitwirkung des Carnitin-Zyklus in die Mitochondrien aufgenommen werden.

Die *Symptomatik* der Krankheit ist vom Grad des Enzymdefektes abhängig. Bei einer Minderung der Enzymaktivität auf ca. 25 % der Norm treten erste Symptome im 15.–30. Lebensjahr auf. Sie betreffen vorwiegend die Muskulatur: Muskelschwäche, Myoglobinurie und histologisch nachweisbare Fettablagerung zwischen den Muskelfasern. Ist die Enzymaktivität auf weniger als 10 % der Norm vermindert, manifestiert sich die Erkrankung bereits im Kindesalter. Im Vordergrund steht eine Lebervergrößerung (Hepatomegalie), verbunden mit Hypoglykämie und verminderter Ketogenese. Eine Kardiomyopathie kann sich mit einer schweren Arrhythmie manifestieren, die häufig Todesursache ist. Klinisch-chemische Symptome sind bei beiden Typen eine Abnahme der Carnitin-Konzentration und eine

Zunahme der Konzentration von Carnitin-Fettsäure-Konjugaten im Blut. *Therapeutisch* werden mittelkettige Fettsäuren zur Deckung des Energiebedarfs eingesetzt. Sie können ohne Vermittlung des Carnitins in die Mitochondrien aufgenommen werden.

Defekt der Acyl-CoA-Dehydrogenase für mittelkettige Fettsäuren.

Am mitochondrialen Abbau der Fettsäuren durch β-Oxidation (s. S. 278) sind vier Enzyme beteiligt (➤11.22). Von jedem existieren mehrere Isoenzyme mit überlappender Substratspezifität für lang-, mittel- und kurzkettige Fettsäuren. Am häufigsten ist der Defekt der Acyl-CoA-Dehydrogenase (**1**) für mittelkettige Fettsäuren (**m**edium-**c**hain **a**cyl-CoA-**d**ehydrogenase deficiency = MCAD-Defekt). Aufgrund des Enzymdefektes ist die β-*Oxidation* mittelkettiger Fettsäuren mit 6–12 C-Atomen eingeschränkt, während langkettige Fettsäuren bis zu dieser Länge normal abgebaut werden können. Die CoA-Derivate der mittelkettigen Fettsäuren häufen sich in den Mitochondrien an. Alternative Abbauwege, die unter diesen Bedingungen vermehrt genutzt werden, aber den Defekt nicht vollständig kompensieren können, sind die ω-*Oxidation* in den Mitochondrien mit Bildung mittelkettiger Dicarbonsäuren (S.282) und die Konjugation der mittelkettigen Fettsäuren mit Glycin. Die Enzymaktivität der MCAD ist in der Regel auf unter 10% der Norm gesenkt. Auffallenderweise ist bei 99% der Krankheitsfälle die gleiche Mutation ($A_{985} \rightarrow G$) nachweisbar. Das *Krankheitsbild* ist geprägt durch eine schwere Hypoglykämie. Sie beruht einerseits auf einem erhöhten Glucose-Verbrauch, da die Energieproduktion aus Fettsäuren eingeschränkt ist, und andererseits auf einer verminderten Gluconeogenese. Bei eingeschränktem Abbau der Fettsäuren zu Acetyl-CoA ist der Flux durch den Citrat-Zyklus reduziert. Oxalacetat und andere C_4-Dicarbonsäuren werden als Substrate der Gluconeogenese vermindert bereitgestellt (s. Kap. 9). Die Anhäufung der CoA-Derivate mittelkettiger Fettsäuren bewirkt strukturelle Veränderungen der Mitochondrien mit Verdichtung ihrer Matrix und Erweiterung der Räume zwischen den Cristae.

Die ersten Symptome treten in der Regel im Alter zwischen 3 und 15 Monaten auf. Bei ausreichender Nahrungszufuhr sind die vom Enzymdefekt Betroffenen in der Regel symptomfrei. Nach Perioden des Fastens kommt es sehr rasch zum Erbrechen, zunehmender Lethargie und tiefer Bewusstlosigkeit (Koma). Auslösend wirken häufig Virusinfektionen, da hierbei eine verminderte Nahrungsaufnahme mit einem erhöhten Energieverbrauch durch Fieber verbunden ist. Die erste Manifestation der Krankheit kann bereits tödlich verlaufen. Nur durch rasche intravenöse Glucoseinfusion kann dieser letale Verlauf verhindert werden. Bei Manifestation im frühen Kindesalter sind nach Überwindung der akuten Phase längerfristige Störungen häufig, z.B. eine verzögerte Entwicklung der kognitiven Leistung, Konzentrations- und Muskelschwäche. Als Organbefund findet sich eine Fettablagerung in der Leber.

Therapeutisch muss durch eine sorgfältige Ernährungsüberwachung ein Hungerzustand verhindert werden. Besonders gefährdet sind die Betroffenen bei Infektionen. Bewährt hat sich die Gabe von Carnitin, da hierdurch die Ausscheidung der Carnitin-Konjugate der toxisch wirkenden mittelkettigen Fettsäuren im Urin gesteigert wird.

Störungen des Abbaus von Fettsäuren mit ungerader C-Zahl und von verzweigtkettigen Fettsäuren.

Fettsäuren mit ungerader Zahl der C-Atome können durch β-Oxidation nicht bis zum Acetyl-CoA abgebaut werden. Endprodukt ist in diesen Fällen *Propionyl-CoA*, das nicht wie Acetyl-CoA direkt in den Citrat-Zyklus eingeschleust werden kann. Propionyl-CoA entsteht auch beim Abbau von einigen Aminosäuren und Nucleinsäurebasen und im Zuge der Verkürzung der Seitenkette des Cholesterols bei der Gallensäuresynthese. Auch Darmbakterien bilden Propionat, das in das Blut gelangt.

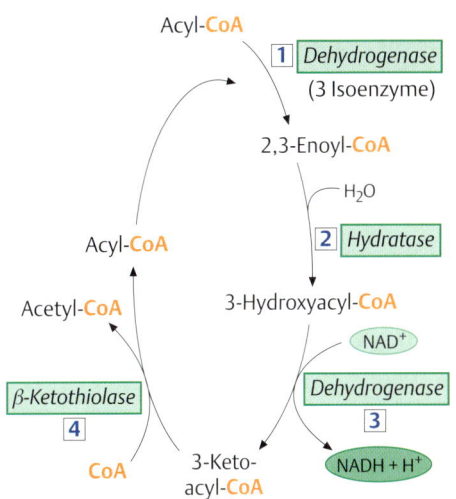

➤**11.22 Enzymdefekte der β-Oxidation**

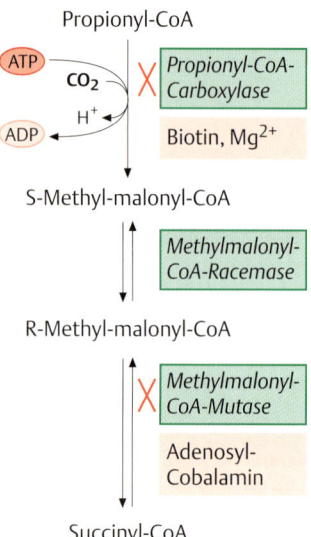

Propionyl-CoA

◉11.23 Enzymdefekte des Abbaus von Propionyl-CoA zu Succinyl-CoA. Die an den Reaktionen beteiligten Coenzyme sind rosa unterlegt (vgl. ◉11.11).

⊤11.2 Mutanten der Methylmalonyl-CoA-Mutase bei Methylmalonatämie.

Defekt	Bezeichnung
Apoenzym fehlend	mut O
Apoenzym vermindert	mut –
Adenosyl-Cobalamin vermindert durch Defekt	
– der Cobalamin-Reduktase	cbl A
– der Cobalamin-Adenosyl-Transferase	cbl B
Störung des Cobalamin-Stoffwechsels mit Defekt	
– der Umwandlung von Cobalamin in Adenosyl- und Methyl-Cobalamin	cbl C, D
– der Freisetzung von OH-Cobalamin aus Lysosomen	cbl F

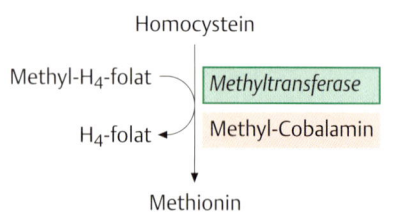

Homocystein

◉11.24 Methyl-Cobalamin ist als Coenzym für die Methionin-Bildung notwendig.

Der Abbau von Propionyl-CoA erfolgt durch eine Reaktionsfolge, bei der Succinyl-CoA entsteht, das den Anschluss zum Citrat-Zyklus ermöglicht (◉11.23, Details s. ◉11.11, S. 281). Von den drei enzymatischen Reaktionen sind zwei Coenzym-abhängig: Coenzym der Propionyl-CoA-Carboxylase ist Biotin, Coenzym der Methylmalonyl-CoA-Mutase ist Adenosyl-Cobalamin. Störungen dieser beiden enzymatischen Reaktionen können die Ursache von zwei Krankheiten sein, *Propionatämie* und *Methylmalonatämie*.

Propionatämie beruht auf einem *Defekt der Propionyl-CoA-Carboxylase*, deren Aktivität auf 1–5% der Norm reduziert ist. Das Enzym besteht aus zwei nicht identischen Untereinheiten (α und β). An die größere α-Untereinheit werden das Coenzym *Biotin*, Bicarbonat, Magnesium und ATP gebunden, an die kleinere β-Untereinheit das Substrat Propionyl-CoA. Zwei Mutanten des Enzyms wurden beschrieben. Bei Mutante A fehlt die mRNA für die β-Untereinheit vollständig, bei Mutante B ist die β-Untereinheit instabil.

Auch ein *Mangel an Biotin* könnte Ursache einer gestörten Carboxylase-Reaktion sein, jedoch ist ein solcher Mangel beim Menschen nahezu ausgeschlossen, weil der Bedarf an Biotin sehr gering ist und das Vitamin auch von Darmbakterien gebildet werden kann. Lediglich bei Genuss großer Mengen von Eiweiß-Protein kann ein Mangel auftreten, da das darin enthaltene *Avidin* Biotin bindet und dessen Resorption verhindert. Bei den seltenen Störungen des Biotin-Stoffwechsels (Kapitel 21, S. 625) sind außer der Carboxylierung von Propionyl-CoA weitere Biotin-abhängige Carboxylasen beeinträchtigt, z. B. die *Acetyl-CoA-Carboxylase* zur Umwandlung von Acetyl-CoA in Malonyl-CoA und die *Pyruvat-Carboxylase* zur Umwandlung von Pyruvat in Oxalacetat.

Methylmalonatämie. Hier ist der primäre Defekt das Fehlen oder die verminderte Aktivität der *Methylmalonyl-CoA-Mutase*. Sieben verschiedene Mutanten wurden als Ursache der Krankheit identifiziert (⊤11.2). Kranke mit Mutationen, die das Apoenzym betreffen, haben die schlechteste Prognose. Durch Gabe von *Cobalamin* kann die Erkrankung nicht beeinflusst werden. Mutationen mit gestörter Synthese von Adenosyl-Cobalamin haben dagegen eine günstigere Prognose; die Substitution des Vitamins kann die Symptome beseitigen oder mildern. Bei Mutationen, die eine Störung des intrazellulären Stoffwechsels von Cobalamin verursachen, ist die Synthese sowohl von Adenosyl-Cobalamin als auch Methyl-Cobalamin eingeschränkt. In diesen Fällen ist die Methylmalonatämie mit einer gestörten Umwandlung von Homocystein in Methionin kombiniert, da die Übertragung der Methylgruppe von 4-Methyl-Tetrahydrofolsäure auf Homocystein vom Coenzym Methyl-Cobalamin abhängig ist (◉11.24, s. a. ◉4.19, S. 89 und S. 624).

Die *metabolischen Folgen* sind bei den Defekten der Propionyl-CoA-Carboxylase und der Methylmalonat-CoA-Mutase ähnlich. Die das Krankheitsbild bestimmende Ketoacidose ist in ihrer metabolischen Ursache nicht eindeutig geklärt. Wahrscheinlich werden über den Anstau von Propionyl-CoA und Methylmalonyl-CoA in den Mitochondrien die Carboxylierung von Pyruvat und der Malat-Shuttle zwischen Mitochondrien und Cytoplasma gehemmt und hierdurch die Gluconeogenese gedrosselt. Der Energiebedarf muss deshalb durch gesteigerten Abbau der geradzahligen Fettsäuren gedeckt werden.

Das *Krankheitsbild* ist bei Propionatämie und Methylmalonatämie weitgehend identisch. Im Vordergrund steht eine schwere *Ketoacidose*, die häufig durch Infektionen oder Proteinzufuhr ausgelöst oder verstärkt wird. Sie ist die häufigste Todesursache. Folgen der Acidose sind Hyperventilation und Störungen der Funktion des Zentralnervensystems. Letztere zeigen sich in EEG-Veränderungen, Lethargie und münden schließlich in ein Koma aus. Die Krankheit manifestiert sich in der Regel schon im Säuglings- und Kindesalter. Bei Methylmalonatämie durch Mutationen, die das Apoenzym oder die Synthese von Adenosyl-Cobalamin betreffen, treten keine Symptome einer perniziösen Anämie auf. Nur bei *Störungen des Cobalamin-Stoffwechsels*, bei denen sowohl die Bildung von Adenosyl- als auch von Methyl-Cobalamin beeinträchtigt ist, treten die geschilderten Symptome der Methylmalonatämie gemeinsam mit den hämatologischen und neurologischen Symptomen eines Vitamin-B_{12}-Mangels auf (megaloblastäre Anämie, funikuläre Myelose; s. S. 624).

Die *Therapie* besteht in der reduzierten Proteinzufuhr und in der frühen Behandlung von Infektionen, um die auslösenden Faktoren einer Ketoacidose zu reduzieren. Die Behandlung der Ketoacidose erfolgt nach den üblichen Verfahren. In einigen Fällen hat sich die Gabe von Carnitin, die eine vermehrte Ausscheidung von Propionyl-Carnitin im Urin zur Folge hat, als therapeutisch wirksam erwiesen.

Refsum-Syndrom. Bei dieser Erkrankung ist die Ursache eine Störung des Abbaus der Phytansäure. Wichtigste Quelle für die Phytansäure beim Menschen sind Milch und Milchprodukte (s. S. 281). Der enzymatische Defekt betrifft den ersten Schritt im Abbauweg der Phytansäure, die α-Oxidation (s. ☞11.10, S. 281). Phytansäure lagert sich deshalb in verschiedenen Geweben, besonders im Nervensystem ab, daher die Bezeichnung *Phytansäure-Lipidose*. Auch im Serum können 20 % der Fettsäuren, in der Leber 50 % auf Phytansäure entfallen, die normalerweise nur in Spuren in Blut und Gewebe nachweisbar ist.

Das *Krankheitsbild* wird bestimmt durch schwere neurologische Ausfälle infolge von Nekrosen der Ganglienzellen und Zerfall der Markscheiden der peripheren Nerven. Im Vordergrund steht eine Polyneuropathie mit Ausfall der Motorik und Sensibilität; weitere Symptome sind Nachtblindheit, Retinitis pigmentosa, Innenohrschwerhörigkeit und cerebrale Ataxie. Die Ablagerung der Phytansäure im Myokard kann Rhythmusstörungen und eine Herzinsuffizienz zur Folge haben. Eine kausale Therapie ist nicht möglich. Eine Besserung ist durch eine phytolarme Kost, in der vor allem Milch und Milchprodukte vermieden werden sollten, erreichbar.

Ketonämie und Ketonurie. Hierbei führt eine gesteigerte Ketogenese zur vermehrten Produktion von Hydroxybutyrat, Acetacetat und Aceton (☞11.25). Die Konzentration dieser Ketonkörper im Blut steigt an, ihre Ausscheidung im Urin nimmt zu. Aceton ist auch in der Atemluft nachweisbar. Die Ketonämie bzw. Ketonurie beruht nicht auf einem Stoffwechseldefekt, sondern auf der Steigerung eines normalen Stoffwechselweges (s. S. 282 f.) unter besonderen Bedingungen. Die wichtigsten sind Hungerzustand und Insulin-Mangel-Diabetes: Nach *längerem Fasten* werden aus den Fettdepots Fettsäuren mobilisiert und zu Acetyl-CoA abgebaut, das in der Leber in Acetacetat und Hydroxybutyrat überführt wird (☞11.12, S. 283). Ihre Konzentration im Plasma kann stark ansteigen. Beim *Diabetes mellitus* werden als Folge des Insulinmangels vermehrt Fettsäuren aus den Fettdepots freigesetzt und abgebaut. Die Ketonkörper dienen im Gehirn als Energiequelle, wenn Glucose nicht in ausreichendem Maße zur Verfügung steht oder nur ungenügend (bei Insulinmangel) verwertet werden kann. Die wichtige klinische Folge der Ketonämie ist eine *metabolische Acidose* (s. Kap. 21.4).

$$OH$$
$$|$$
$$H_3C—CH—CH_2—COO^-$$

3-Hydroxybutyrat

$$O$$
$$||$$
$$H_3C—C—CH_2—COO^-$$

Acetacetat

$$O$$
$$||$$
$$H_3C—C—CH_3$$

Aceton
(ohne metabolische Bedeutung)

☞**11.25 Ketonkörper.**

12 Phospholipide, Glykolipide und Lipoproteine

Zusammenfassung

– **Phospholipide** und **Glykolipide** gehören zu den amphipathischen Substanzen. Sie enthalten eine oder zwei hydrophobe Kohlenwasserstoff-Ketten und einen hydrophilen Anteil. Letzterer ist bei den Phospholipiden (Phosphatiden) ein Phosphodiester mit einem Alkohol oder Aminoalkohol, bei den Glykolipiden besteht er aus einem oder mehreren Zuckerresten. Die Phospholipide tragen mindestens eine negative Ladung am Phosphat und eine positive Ladung an der Aminogruppe.

– Grundkörper der **Phospholipide** ist die *Phosphatidsäure* (Diacylglycerol-3-phosphorsäure). Wird sie mit Cholin verestert, entsteht Phosphatidyl-Cholin (Lecithin), mit Ethanolamin entsteht Phosphatidyl-Ethanolamin. Die Phospholipide sind meist in 2-Stellung des Glycerol-Rests mit einer ungesättigten Fettsäure verestert. Weitere wichtige Phospholipide sind Cardiolipin (Bisphosphatidyl-Glycerol), Phosphatidyl-Inositol, die Plasmalogene sowie das Sphingomyelin, das schon zu den Sphingolipiden gehört.

– Bei der **Biosynthese** der Phospholipide wird die Phosphodiester-Bindung unter Vermittlung von Cytidintriphosphat (CTP) geknüpft. Hierzu wird zunächst entweder die Phosphatidsäure oder das Cholin mit CDP aktiviert. Der **Abbau** der Phospholipide geschieht durch spezifische Phospholipasen.

– Die **Glykolipide** sind meistens Sphingosin-Derivate. Sphingosin ist ein Aminoalkohol, den man sich aus dem Kondensationsprodukt von Palmitoyl-CoA und Serin herleiten kann. Die Amino-Gruppe trägt in Säureamid-Bindung eine langkettige Fettsäure, die primäre Alkohol-Gruppe einen Kohlenhydrat-Rest. Ist nur ein Zuckerrest in das Molekül eingetreten, kommt man zu einem *Cerebrosid*, bei mehreren Zuckerresten zu höheren Glykosphingolipiden. Durch Eintritt von Neuraminsäure in die Oligosaccharid-Kette erhalten wir *Ganglioside*.

– **Lipoproteine** sind meist kugelförmige Aggregate aus Apolipoproteinen und Fetten, Phospholipiden, Cholesterol und Cholesterolestern in wechselnden Anteilen. Man klassifiziert sie nach ihrer Dichte. Von niedriger zu hoher Dichte anwachsend sind dies die Chylomikronen, die Lipoproteine mit sehr geringer Dichte (VLDL = very low density lipoproteins), Lipoproteine mit geringer Dichte (LDL = low density lipoproteins) und Lipoproteine mit hoher Dichte (HDL = high density lipoproteins). Die Lipoproteine können durch Austausch der Lipidkomponenten und der Apoproteine vielfache Veränderungen durchmachen.

– Die Lipoproteine sind die **Transportformen** der Lipide im Blutplasma und der Lymphe. Sie werden vor allem in der Leber und Darmschleimhaut gebildet.

– **Pathobiochemie:** Störungen beim Abbau der Glykosphingolipide sind die Ursache der Krankheitsgruppe der Sphingolipidosen, die vor allem durch neurologische Symptome geprägt sind. Hyperlipoproteinämien und Hypolipoproeinämien beruhen auf Mutationen von Enzymen, Rezeptoren oder Apo-Proteinen. Hyperlipoproteinämien, die mit einer Hypercholesterolämie verbunden sind, begünstigen die Entstehung der Atherosklerose mit ihren Folgen, besonders Herzinfarkt.

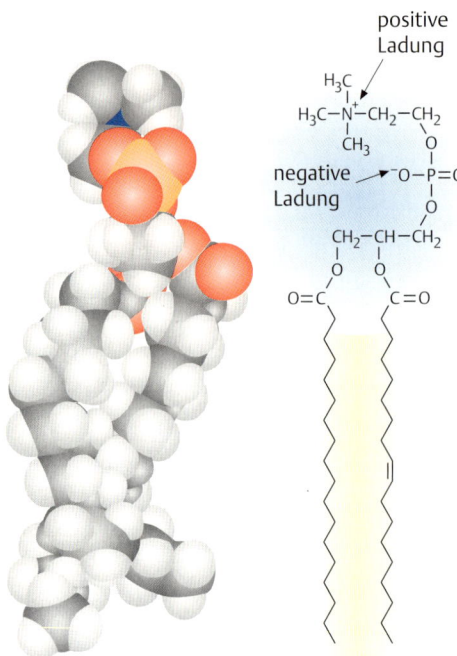

positive Ladung

negative Ladung

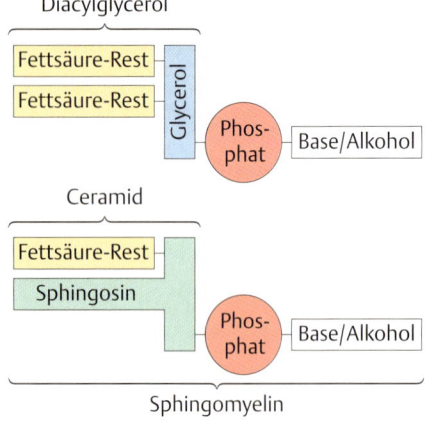

◉12.1 Lecithin. Das Phospholipid ist links in der Van-der-Waals-Darstellung gezeigt und rechts als Strukturformel. Der lipophile Teil dieses Phospholipids, der Kohlenwasserstoff-Schwanz, ist gelb hinterlegt, der hydrophile Teil, die Kopfgruppe, blau.

Phospholipide:

Diacylglycerol

Ceramid

Sphingomyelin

Glykolipide:

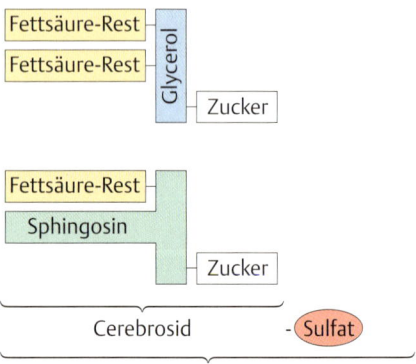

Cerebrosid

Sulfatid

Die *Phospho-* und *Glykolipide* gehören nach der in **⊤11.1** (S. 274) gegebenen Einteilung zu den „*komplexen Lipiden*", die durch Hydrolyse in verschiedene Komponenten zerlegt werden. Im Gegensatz zu den in Kap. 11 besprochenen Fetten tragen sie zusätzlich zu den lipophilen Anteilen noch eine hydrophile Gruppe. Dieses polare Ende wird als „Kopfgruppe", das nichtpolare Ende dagegen meist als „Kohlenwasserstoff-Schwanz" bezeichnet. Bei den Phospholipiden trägt der hydrophile Teil des Moleküls gleichzeitig positive und/oder negative Ladungen (z. B. ◉**12.1**).

Die *amphipathischen* (anderer Ausdruck: amphiphilen), d. h. sowohl lipophilen als auch hydrophilen, Eigenschaften sind für das physikalisch-chemische Verhalten der Substanzen von großer Bedeutung: Phospho- und Glykolipide aggregieren im wässrigen Medium spontan zu geordneten Strukturen (Micellen bzw. Lamellen). Sie sind dadurch zum Aufbau der Lipid-Doppelschichten in den biologischen Membranen befähigt, die wir im Kapitel 14 besprechen werden.

12.1 Bauprinzip und Funktion

Phospholipide, früher auch *Phosphatide* genannt, sind chemisch Phosphodiester. Die Phosphorsäure ist auf der einen Seite mit einem Glycerol-Derivat (Diacylglycerol) oder Sphingosin-Derivat (Ceramid) verestert und auf der anderen Seite mit einer Base (Cholin, Ethanolamin, Serin) oder einem Alkohol (Inositol oder Glycerol; ◉**12.2**). Die Basen enthalten ein Stickstoff-Atom, das im physiologischen pH-Bereich eine positive Ladung trägt; da die Phosphat-Gruppe negativ geladen ist, sind Phospholipide wie das Lecithin Zwitterionen (◉**12.1**).

Die Formeln der wichtigsten Glycerol-Phospholipide sind in ◉**12.3** gezeigt. Sie enthalten die gleichen Fettsäure-Reste, die auch in den neutralen Fetten vorkommen. Es gilt, dass die an C-1 gebundene Fettsäure meist gesättigt ist. Gefunden werden Palmitinsäure, Stearinsäure, seltener die einfach ungesättigte Ölsäure (s. S. 276). Dagegen tritt in 2-Stellung häufig ein ungesättigter Fettsäure-Rest ein: Arachidonsäure, Ölsäure, Linolsäure oder Linolensäure. Das C-3 des Glycerols trägt die Phosphat-Gruppe (s. ◉**12.4**).

Glykolipide enthalten kein Phosphat, sondern statt dessen einen Mono- oder Oligosaccharid-Rest, der mit Glycerol oder häufiger noch mit Sphingosin verknüpft ist (◉**12.2**).

Die **Einteilung der Lipide** ist nicht ganz einheitlich. So kann man auch zwischen *Glycerolipiden* einerseits und *Sphingolipiden* andererseits unterscheiden. Wir ziehen hier jedoch der internationalen Nomenklatur folgend die oben vorgestellte Klassifizierung in *Phospholipide* und *Glykolipide* vor; innerhalb dieser Klassen kann nach Glycerol- und Sphingosin-Derivaten unterschieden werden.

Funktion der Phospho- und Glykolipide. Die biologische Bedeutung und die Aufgaben dieser Stoffgruppen sind vielfältig. Am längsten bekannt ist die Tatsache, dass sie als amphipathische Lipide essenzielle *Bestandteile der biologischen Membranen* sind und deren Eigenschaften entscheidend bestimmen (s. Kap. 14). Einzelne Phospholipide in der Membran können eine *Ankerfunktion* für Proteine haben. Wichtigstes Beispiel dafür ist der Glykosylphosphatidylinositol-Anker (GPI-Anker; s. S. 152).

◉12.2 Prinzipieller Aufbau von Phospholipiden und Glykolipiden. Glykolipide mit Glycerol (3. Gruppe von oben) kommen bei Tieren nur selten vor.

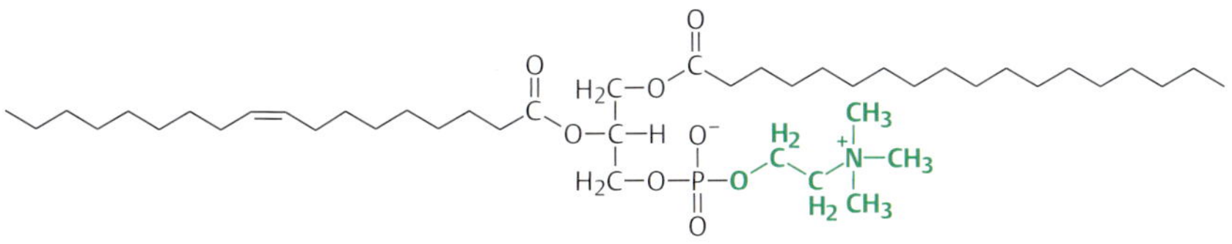

Phosphatidylcholin (Lecithin)

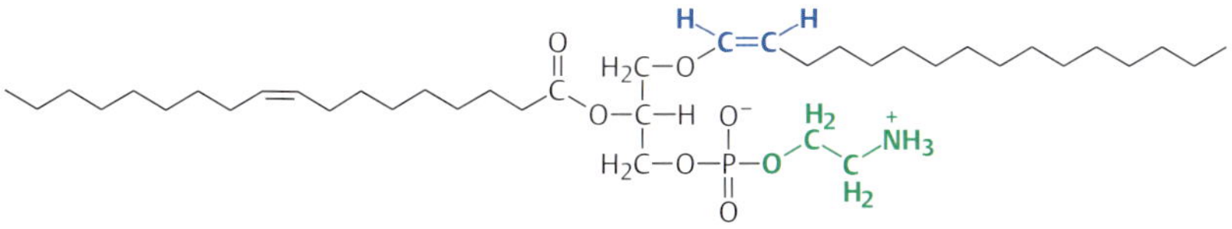

Plasmalogen, Plasmenylethanolamin
[1-(1-Alkenyl)-2-acyl-*sn*-glycerol-3-phospho-ethanolamin]

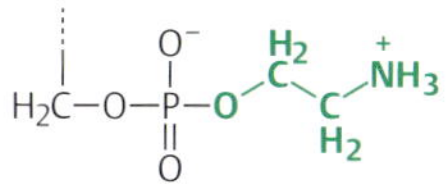

Phosphatidylethanolamin

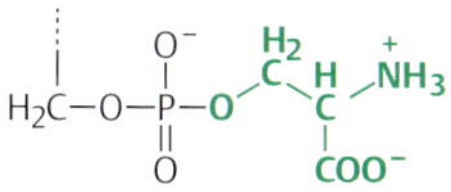

Phosphatidylserin

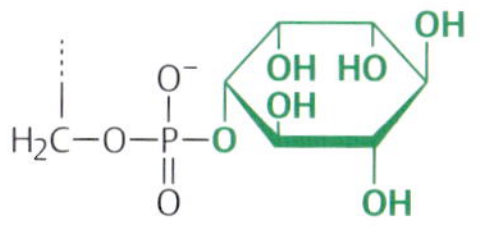

Phosphatidylinositol

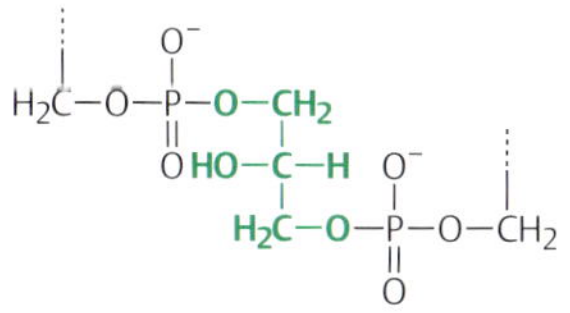

Bisphosphatidylglycerol (Cardiolipin)

👁 **12.3 Struktur der wichtigsten Glycerol-Phospholipide.** Die Formeln rechts sind Teilformeln, der Rest des Diacylglycerols ist jeweils zu ergänzen.

Die Phospholipide erfüllen daneben auch *metabolische Aufgaben*: In der Leber synthetisierte Fettsäuren werden dort zum Aufbau von Phospholipiden verwendet, vor allem von Phosphatidyl-Cholin, daneben auch von Phosphatidyl-Ethanolamin. Sie werden in Lipoproteine eingebaut und in dieser Form an das Blut abgegeben. Im Fettgewebe können die Phospholipide abgefangen und in die Speicherform Triacylglycerol (Fett) umgewandelt werden. Störungen in der Phospholipid-Biosynthese der Leber haben oft zur Folge, dass die Fettsäuren nicht abtransportiert werden und die Leber verfettet.

Weiter stellen Phospho- und Glykolipide ein *Reservoir für die Bildung von bioaktiven Mediatoren* dar. Die Aktivierung eines einzelnen Membranrezeptors durch einen Agonisten, z.B. ein Hormon, einen Neurotransmitter oder Wachstumsfaktor, führt zur Stimulierung von Phospholipasen (s.u.). Dadurch wird eine komplexe intrazelluläre Signalkaskade initiiert, die eine Reihe von *lipophilen Second Messengern* und *Mediatoren* erzeugt. Diese wiederum kontrollieren die Aktivität von *Ionenkanälen, Transportern und Enzymen* (s. Kap. 19).

Die Position der Phospholipide in der Membran kann als *Signal in der Apoptose* dienen (s. S. 756). So ist Phosphatidyl-Serin normalerweise bevorzugt auf der Innenseite der Plasmamembran zu finden. In apoptotischen Zellen taucht es aber plötzlich auf der Membranaußenseite auf und stellt dort das Signal für die Erkennung und Entfernung der sterbenden Zelle durch Phagocyten dar.

Plasmalogene, eine Untergruppe der Phospholipide (s. u.), enthalten ungesättigte Strukturen, die Singlet-Sauerstoff und andere reaktive Sauerstoffspecies abfangen können (s. Kap. 7). Deshalb wirken Vertreter dieser Stoffgruppe als *Radikalfänger* und *Antioxidanzien*.

Die besondere Tendenz von Ethanolamin-Plasmalogenen zu Phasenübergängen von lamellären zu hexagonalen Membranstrukturen macht ihre Beteiligung an der *Fusion von Membranen* wahrscheinlich (s. Kap. 14).

Lipoproteine (der bessere Ausdruck wäre: Lipoprotein-Komplexe) sind völlig anders aufgebaut als die Glyko- und Phospholipide: Hier handelt es sich nicht um definierte Moleküle, sondern um kugelförmige, sehr große Aggregate von Proteinen und Lipiden in wech-

🔍 Man sollte sich darüber im Klaren sein, dass die meisten Phospho- und Glykolipide, die mit Trivialnamen wie Lecithin, Cerebrosid u.a. bezeichnet werden, **Gemische** nahe verwandter Verbindungen sind. Denn ähnlich wie die Neutralfette enthalten sie Fettsäuren, bei denen Kettenlänge und Zahl der Doppelbindungen variieren. Überhaupt erhält man bei der Extraktion dieser Lipide aus biologischem Material schwer trennbare Gemische. Die Reindarstellung einzelner Komponenten daraus ist schwierig.

$$H_2\overset{1}{C}-OH$$
$$HO-\overset{2}{C}-H \quad O$$
$$H_2\overset{3}{C}-O-\overset{||}{P}-O^-$$
$$O^-$$

12.4 Nummerierung des Glycerolphosphats. Durch die Veresterung einer der beiden primären HO-Gruppen ist das mittlere C-Atom asymmetrisch. Wegen der nahen Beziehung zu Glyceraldehyd-3-phosphat nummeriert man das Glycerolphosphat in gleicher Weise. Das Präfix „*sn*" bedeutet stereospezifische Nummerierung. Das C-2 des Glycerols hat definitionsgemäß die L-Konfiguration (HO- in der Fischer-Projektion nach links).

$$H_2C-OH$$
$$C=O$$
$$H_2C-O-\text{(P)}$$

Dihydroxyaceton-3-phosphat

12.5 Biosynthese von Phosphatidsäure in der Leber. Erklärung im Text.

selnden Zusammensetzungen (s. S. 306). Die biologische Aufgabe der Lipoprotein-Komplexe ist der Transport von hydrophoben Lipiden in Blut und Lymphe.

12.2 Glycerolphospholipide

Biosynthese der Phosphatidsäuren. Grundbestandteil aller Glycerol-Phospholipide ist die *sn-Glycerol-3-phosphorsäure* (bzw. ihr Anion, 12.4). Durch Veresterung der Hydroxy-Gruppen des Glycerols gehen daraus die Phosphatidsäuren (Phosphatidate) hervor. Viele Namen leiten sich von den Phosphatidsäuren ab (s. 12.3).

Ihre Biosynthese ist auf zweierlei Weise möglich: Im *Fettgewebe* reagiert Glycerol-3-phosphat mit zwei aktivierten Fettsäuren (Acyl-CoA) direkt zu Phosphatidsäuren. Dagegen wird im endoplasmatischen Retikulum der *Leber und vieler anderer Organe* ein zweiter Reaktionsweg beschritten (12.5). Er beginnt mit der Veresterung der CH$_2$OH-Gruppe des Dihydroxyaceton-3-phosphats mit einer *gesättigten* Fettsäure. Anschließend wird die Ketogruppe des Dihydroxyaceton-Restes zum sekundären Alkohol reduziert. Die neue HO-Gruppe wird nun durch ein anderes Enzym, das ungesättigte Fettsäure-CoA-Verbindungen bevorzugt, acyliert. Auf diese Weise entstehen Phosphatidsäuren, die an C-1 des Glycerols einen gesättigten und an C-2 einen ungesättigten Fettsäure-Rest tragen; diese Substitution ist für viele Phospholipide typisch.

Knüpfung der Phosphodiester-Bindung. Die Phosphatidsäuren stehen im Mittelpunkt des Lipid-Stoffwechsels. Aus ihnen können sowohl die Neutralfette als auch die Glycerolipide aufgebaut werden. Dies erfolgt über aktivierte Zwischenstufen. Entweder wird der Glycerol-Rest oder die anzulagernde Kopfgruppe (Phosphat + Base/Alkohol) aktiviert. Bakterien verwenden den ersten Weg, während Tiere und Pflanzen beide nutzen können.

Die Aktivierung der Kopfgruppe geschieht mit Hilfe von Cytidintriphosphat (CTP). Im ersten Schritt wird ein Aminoalkohol, *Cholin* oder *Ethanolamin*, phosphoryliert (Reaktion (**1**) in 12.6), im zweiten Schritt unter Freisetzung von Diphosphat auf CDP übertragen. CDP-*Cholin* kann dann mit 1,2-Diacylglycerol (DAG) zu *Lecithin* (Phosphatidyl-Cholin) reagieren (Reaktion (**3**). Wenn es sich bei der Kopfgruppe um Ethanolamin handelt, entsteht *Phosphatidyl-Ethanolamin*. Zusammenfassend sind diese Vorgänge in 12.7 a dargestellt.

Die Aktivierung des Glycerol-Restes beginnt bei der *Phosphatidsäure*. Diese wird ebenfalls mit CTP umgesetzt. Die aktivierte Phosphatidsäure ist dann Vorstufe für *Phosphatidyl-Inositol* und für *Cardiolipin*. Bei Bakterien entsteht auch das *Phosphatidyl-Serin* aus diesem Vorläufer, in tierischen Geweben jedoch durch Austausch des Ethanolamin-Restes im *Phosphatidyl-Ethanolamin* gegen Serin (12.7). Phosphatidyl-Serin kann auch wieder zurück zu *Phosphatidyl-Ethanolamin* decarboxyliert werden; die Reaktion wird durch ein Pyridoxalphosphat-Enzym katalysiert.

Phosphatidyl-Serin und Phophatidyl-Ethanolamin wurden früher auch *Kephaline* genannt.

Als *Lysolecithine* und *Lysokephaline* bezeichnet man Produkte, die durch Spaltung mit Phospholipase A$_2$ entstehen (s. u.); sie tragen in 1-Stellung des Glycerols einen Fettsäure-Rest, die Hydroxy-Gruppe an C-2 ist freigelegt. Diese Verbindungsgruppen haben ihren Namen von der Fähigkeit, als oberflächenaktive Substanzen die Membran von Erythrocyten anzugreifen und sie zu lysieren.

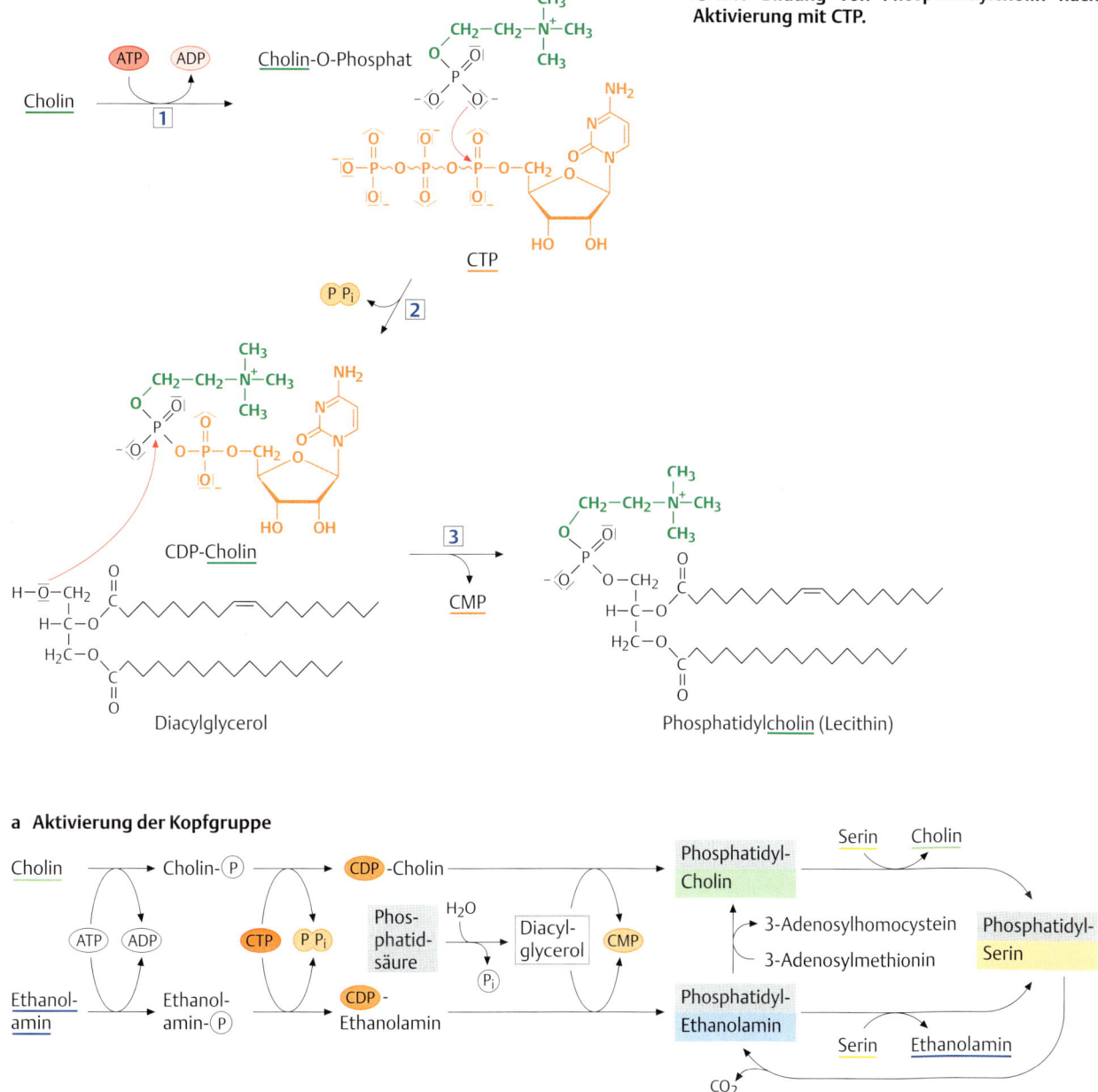

⟐12.6 **Bildung von Phosphatidylcholin nach Aktivierung mit CTP.**

a Aktivierung der Kopfgruppe

b Aktivierung des Glycerol-Restes

⟐12.7 **Biosynthese wichtiger Glycerophospholipide im Überblick.** Geschwindigkeitsbestimmender Schritt im oberen Reaktionsweg ist die Aktivierung der Basen mit CTP durch die Cytidyl-Transferase (s. ⟐12.6).

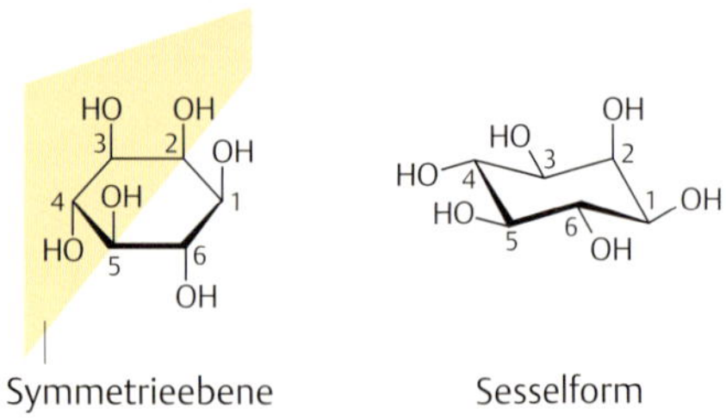

Symmetrieebene Sesselform

myo-Inositol

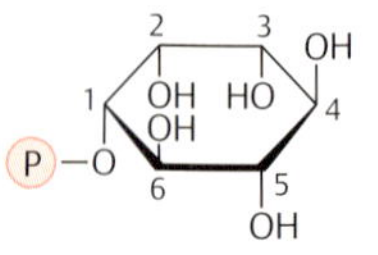

1D-Inositol-1-phosphat

Einige Beispiele von Glycerolphospholipiden seien im Folgenden genauer beschrieben:

Phosphatidyl-Inositol enthält die Alkoholkomponente Inositol. Das ist ein zyklischer, sechswertiger Alkohol (der also sechs HO-Gruppen enthält). Im Phosphatidyl-Inositol ist das Hydroxyl an C-1 mit einer Phosphatidsäure verestert (s. ◉**12.3**). Inositolphospholipide dieses Typs sind in der Zellmembran vieler Gewebe anzutreffen, einige sind Bestandteile von Signaltransduktionssystemen.

Im Inositol wird durch den Kohlenstoff-Sechsring eine Ebene festgelegt, aus der die HO-Gruppen „oberhalb" oder „unterhalb" herausragen können. Dadurch sind neun Isomere (sieben meso- und zwei optisch aktive Formen) möglich. Das *myo*-Inositol, das in freier Form im Muskel vorkommt, stellt eine symmetrische, optisch inaktive *meso*-Form dar (s. Randspalte, linke Formel). Die Formel rechts gibt myo-Inositol in der realistischeren Sesselform wieder.

Die Symmetrie geht verloren, wenn eine oder mehrere der Hydroxy-Gruppen substituiert, z. B. mit Phosphorsäure verestert sind. Dann können D- und L-Verbindungen auftreten. Die etwas komplizierten Nomenklaturregeln verlangen, dass bei D-Verbindungen die C-Atome im Uhrzeigersinn, bei L-Verbindungen gegen den Uhrzeigersinn nummeriert werden. Die Inositolphospholipide sind 1D-Verbindungen, ebenso die Inositolphosphate, die als Signalstoffe dienen. Hier ist insbesondere das 1D-*Phosphatidyl-Inositol-4,5-bisphosphat* (PtdInsP$_2$) zu nennen (s. Kap. 19).

Cardiolipin. Wenn man zwei Phosphatidsäuren aktiviert und mit den beiden endständigen Hydroxymethyl-Gruppen eines Glycerols verknüpft (◉**12.7**), erhält man das Cardiolipin, das zuerst aus Herzmuskel isoliert wurde. Es ist ein charakteristischer Bestandteil der inneren Mitochondrienmembran. Seine Strukturformel ist in ◉**12.3** (S. 297) gezeigt.

Plasmalogene sind Phospholipide, die in 1-Stellung des Glycerols eine Vinylether-Gruppe tragen. Ihre Biosynthese verläuft über einen Glycerolether, wie ◉**12.8** zeigt. Sie kommen besonders in den Membranen von Gehirn, Herz, Neutrophilen und Makrophagen vor.

Die ungewöhnliche Ether-Bindung wird durch Austausch eines Fettsäure-Restes gegen einen Fettalkohol mit 16 oder 18 C-Atomen geknüpft; die Reaktion vollzieht sich am *1-Acyl-dihydroxyaceton-3-phosphat* (Reaktion **1** in ◉**12.8**). Im so entstandenen Ether des Dihydroxyacetonphosphats wird die Oxo-Gruppe mit NADPH zur sekundären Alkohol-Gruppe reduziert (**2**) und mit einem ungesättig-

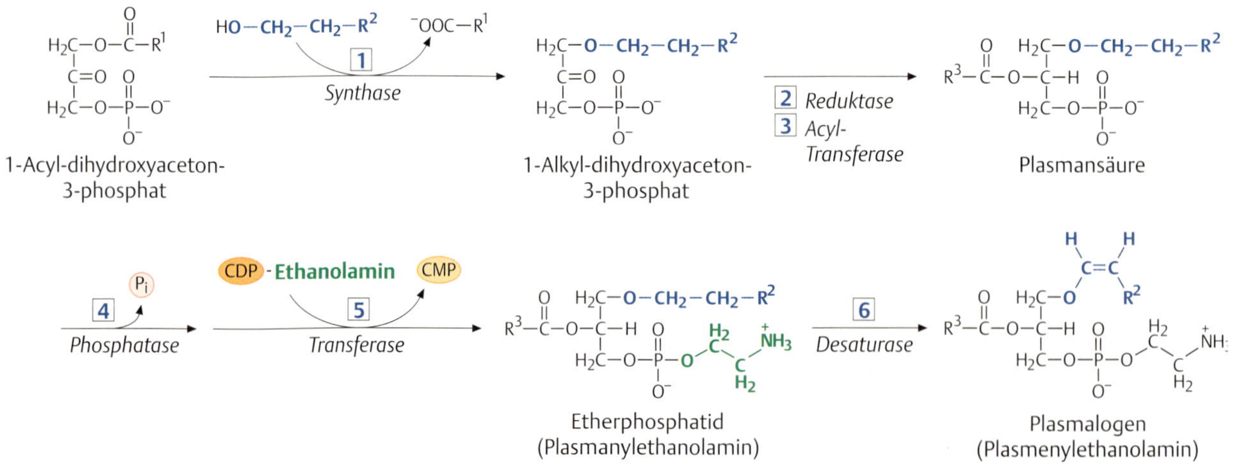

1-Acyl-dihydroxyaceton-3-phosphat

1-Alkyl-dihydroxyaceton-3-phosphat

Plasmansäure

Etherphosphatid (Plasmanylethanolamin)

Plasmalogen (Plasmenylethanolamin)

◉**12.8 Biosynthese von Plasmalogenen.** Dies sind Phosphatide, die in *sn*-1-Stellung statt einer Fettsäure ein Aldehyd (in Form eines Enolethers) gebunden haben. Weitere Erklärungen im Text.

ten Acyl-CoA zum 1-Alkyl-2-acyl-*sn*-glycerol-3-phosphat verestert (**3**). Dieses wird dephosphoryliert (**4**). Anschließend wird durch CDP-Cholin oder CDP-Ethanolamin die Phosphodiester-Bindung geknüpft (**5**), wodurch ein *Etherphosphatid* entsteht. Solche Etherphosphatide kommen in geringer Menge natürlich vor. Erwähnt sei das 1-Alkyl-2-acetyl-*sn*-glycerol-3-phosphocholin (◉**12.9**), das als Entzündungsmediator schon in Konzentrationen von 10^{-10} mol·l^{-1} die Aggregation von Thrombocyten (Blutplättchen) auslöst. Diese und ähnliche Verbindungen werden deshalb als Thrombocytenaktivierungsfaktoren (engl. *platelet activating factor*, PAF) bezeichnet. Sie werden von einer Gruppe eng verwandter Plasmalogene gebildet, die in Granulocyten, Makrophagen, Mastzellen, Eosinophilen und Endothelzellen entstehen und von diesen als Mediatoren bei Entzündungen, Sauerstoffmangel und bei der Blutgerinnung freigesetzt werden. Sie aktivieren Thrombocyten zur Aggregation und Freisetzung von Enzymen. PAF rufen auch eine Verengung der Bronchien hervor.

Schließlich wird die 1-Alkyl-Gruppe des Etherphosphatids durch eine Desaturase zu einer 1-Alk-1'-enyl-Gruppe dehydriert (**6**); die Reaktion ähnelt der Ölsäure-Bildung (s. S. 288). Als Endprodukt erhalten wir ein Plasmalogen.

Das 1-Alkyl-2-acyl-*sn*-glycerol-3-phosphat heißt *Plasmansäure*, der Enolether (systematisch 1-Alk-1'-enyl-2-acyl-*sn*-glycerol-3-phosphat) *Plasmensäure*. Ein Ethanolamin-enthaltendes Plasmalogen kann als Plasmenyl-Ethanolamin bezeichnet werden. Die Plasmalogene enthalten nur ungesättigte Fettsäuren; als basische Gruppe kommt außer Ethanolamin auch Cholin vor.

Phopholipasen bilden eine große Gruppe von Phospholipid-spaltenden Enzymen. Sie hydrolysieren an den Carbonsäure- oder Phosphorsäureester-Bindungen, sind also Esterasen. Die Reaktion verläuft in allen Fällen exergon, d. h. ohne Zufuhr von Energie.

Vorkommen und Bedeutung. Phospholipasen sind als *Verdauungsenzyme* am Abbau von Phospholipiden im Gastrointestinaltrakt beteiligt, manche haben auch Sonderfunktionen z. B. in *Giften* von Mikroorganismen (Toxin der Gasbrand-Erreger) und Tieren (Gifte der Bienen und Spinnen). Besonders wichtig sind einige Phospholipasen für die *Signaltransduktion*, da sie aus leicht verfügbaren Substraten, den Membranlipiden, Signalmoleküle in Form von Second Messengern und Mediatoren erzeugen können (Kap. 19). Die Aktivität dieser Enzyme ist deshalb streng kontrolliert.

Klassifizierung. Die Phospholipasen sind zum Teil sehr spezifisch. Man unterscheidet die Phospholipasen nach ihrem Angriffspunkt am Phospholipid (◉**12.10**).

1-Octadecyl-2-acetyl-*sn*-glycerol-3-phosphocholin

◉**12.9 PAF (Thrombocytenaktivierungsfaktoren).** Gezeigt ist einer der möglichen Vertreter der PAF.

◉**12.10 Angriffsorte von Phospholipasen.**

🔍 **Phospholipasen A₂ (PLA₂).** Man unterscheidet sezernierte (*sPLA₂*) und intrazelluläre Formen der PLA₂. sPLA₂, eine Gruppe kleiner (13–18 kDa) Enzyme, für deren Aktivität millimolare Konzentrationen von Ca^{2+}-Ionen notwendig sind, wurden aus Säugetier-Pankreas und -Thrombocyten, aus Insekten- und Schlangengiften isoliert. Eine im Cytoplasma lokalisierte *cPLA₂* mit einer Ca^{2+}-Sensitivität im mikromolaren Bereich spaltet in stimulierten Zellen Arachidonsäure-haltige Phospholipide und setzt damit Entzündungsmediatoren frei. Sie ist ein pharmakologisches Wirkungsziel für neuartige Antiphlogistika. Eine intrazelluläre Ca^{2+}-unabhängige *iPLA₂* ist wahrscheinlich an der Regulation der Phospholipid-Zusammensetzung von Membranen beteiligt.

Phospholipasen vom Typ A (PLA) sind ihrer Wirkung nach Carbonsäure-Esterasen; nach ihrer Spaltstelle werden sie in PLA₁ und PLA₂ unterschieden (siehe *sn*-Nomenklatur, ☞12.4). Die PLA spalten aus Phospholipiden eine Fettsäure ab und hinterlassen *Lysophosphatide*. Diese oberflächenaktiven Substanzen bekamen ihren Namen von der Eigenschaft, rote Blutkörperchen zu lysieren. PLA₂ (siehe Randspalte) spaltet aus der Position *sn*-2 die meist ungesättigte Fettsäure ab, welche im Fall von *Arachidonsäure* weiter zu den *Eicosanoiden* umgewandelt werden kann.

Phospholipasen vom Typ B (PLB) können aus Lysophosphatiden die letzte Fettsäure abspalten, so dass z. B. Glycerolphosphorsäure-cholinester übrig bleibt. Sie wurden in Pflanzen (z. B. Reiskleie, Getreide, Kartoffeln), Mikroorganismen und tierischem Gewebe gefunden.

Phospholipasen vom Typ C (PLC) sind Phospho**di**esterasen; sie spalten Phosphatidyl-Inositole (Phosphoinositide, PtdIns) und deren höher phosphorylierte Derivate. Dabei führt die Hydrolyse z. B. von Phosphatidyl-Inositol-4,5-phosphat (PtdInsP₂) zu den beiden *Second Messengern* Diacylglycerol (DAG) und Inositol-1,4,5-trisphosphat (InsP₃). Die PLC sind weit verbreitete Effektorenzyme an Membranen, ihre Aktivität wird von extrazellulären Signalstoffen über Membranrezeptoren kontrolliert (Kap. 19).

Phospholipasen vom Typ D (PLD) sind ebenfalls Phospho**di**esterasen mit weiter Verbreitung. Ihr Substrat ist meist Phosphatidyl-Cholin, aus dem sie Phosphatidsäuren freisetzen. In Pflanzen spielen PLD eine Rolle für den Membranumbau bei Entwicklung und Wundheilung. In Säugetieren fungieren sie als Effektorenzyme bei Signaltransduktionsprozessen (Kap. 19). Die freigesetzte Phosphatidsäure wirkt dabei als intrazellulärer oder extrazellulärer Messenger. Die Aktivität der PLD ist streng von Aktivatoren und Inhibitoren kontrolliert.
Eine Phosphohydrolase kann die entstandene Phosphatidsäure weiter in Diacylglycerol umwandeln, das ebenfalls Second Messenger ist.

Die verschiedenen Second Messenger, die von Phospholipasen erzeugt werden können, sind in ☞12.1 aufgelistet.

☞ **12.1 Second Messenger und Mediatoren**, die mit Hilfe von Phospholipasen gebildet werden.

Phospholipide	Phospholipase	Second Messenger
Phosphatidyl-Cholin, Phosphatidyl-Ethanolamin, Phosphatidyl-Inositol	A₂	Arachidonsäure, Eicosanoide, PAF
Phosphatidyl-Inositol	C	Diacylglycerol, Ins-1,4,5-P₃
Plasmenyl-Ethanolamin, Plasmenyl-Cholin	A₂	Arachidonsäure, Eicosanoide, PAF
Phosphatidyl-Cholin, Lyso-Phosphatidyl-Cholin	D	Phosphatidsäure, Lyso-Phosphatidsäure
Sphingomyelin	SMase	Ceramid

12.3 Sphingosin und Sphingomyelin

Sphingosin. Sphingolipide enthalten statt des dreiwertigen Alkohols Glycerol einen Amino-dialkohol, das *Sphingosin*, dessen Struktur man sich von seiner **Biosynthese** her ableiten kann (☞12.11): Durch enzymatische, Pyridoxalphosphat-katalysierte Kondensation von Serin mit Palmitoyl-CoA entsteht im endoplasmatischen Retikulum unter Decarboxylierung die 3-Oxo-Verbindung, die mit NADPH zu *Sphinganin* (Dihydrosphingosin) reduziert wird. Durch ein Flavoprotein, eine Desaturase, kann schließlich noch eine Doppelbindung eingeführt werden.

Sphingosin ist eine C_{18}-Verbindung, enthält also eine lange Kohlenstoff-Kette (die funktionell einem Fettsäure-Rest entspricht), ferner eine *trans*-Doppelbindung, eine Amino-Gruppe und zwei Hydroxy-Gruppen. Der sterischen Anordnung nach ist es eine D-*erythro*-Form. Das Sphingosin ist die Muttersubstanz des Phospholipids Sphingomyelin und vieler Glykolipide.

Das Dihydrosphingosin, das als Zwischenprodukt erscheint, kommt neben Sphingosin in geringer Menge in den Sphingolipiden vor. Im Pflanzenreich ist außerdem das *Phytosphingosin* (4-Hydroxy-dihydrosphingosin) verbreitet. Im Tierreich findet sich neben dem C_{18}-Sphingosin auch die homologe C_{20}-Verbindung *Icosasphingosin*, besonders als Bestandteil der Ganglioside; sie dürfte in analoger Weise aus Serin und Stearyl-CoA gebildet werden.

Der **Abbau** des Sphingosins vollzieht sich in der Weise, dass zunächst die Hydroxy-Gruppe an C-1 mit ATP phosphoryliert wird; anschließend erfolgt durch eine spezifische Aldolase die Spaltung in Phosphoethanolamin und den ungesättigten Fettaldehyd. Der Aldehyd kann entweder zum Fettalkohol reduziert und zum Aufbau der Etherphosphatide verwendet werden, oder er wird zu Palmitinsäure oxidiert und geht in den Pool der Fettsäuren ein.

Ceramide und Sphingomyeline. Die natürlich vorkommenden Sphingolipide tragen an der Amino-Gruppe stets einen Fettsäure-Rest, es sind also *Säureamide*. Solche Acylsphingosine heißen **Ceramide** (s. u.); sie kommen in geringer Menge frei vor. Durch Verknüpfung der Ceramide mit Oligosacchariden (Glucose und/oder Galactose) kommt man zu den Glykosphingolipiden, die *Cerebroside* heißen und unten besprochen werden. Durch Verknüpfung mit Phosphat kommt man zu den *Phosphosphingolipiden*. Diese Phosphosphingolipide werden nach ihrem Vorkommen in den Myelinscheiden der Nerven auch **Sphingomyeline** genannt. Während der Stickstoff des Sphingosins einen Fettsäure-Rest in Säureamid-Bindung trägt, ist die endständige Hydroxy-Gruppe mit Phosphocholin verestert (s. u.). Die Ähnlichkeit mit den Phosphoglycerolipiden ist evident; auch die Biosynthese verläuft analog aus CDP-Cholin und Ceramid nach dem Prinzip der Kopfaktivierung (s.☞12.7).

☞**12.11 Biosynthese von Sphingosin** aus Serin und Palmitoyl-CoA.

🔍 Auch bei den Sphingomyelinen isoliert man zunächst **Gemische**, deren Bestandteile sich durch die Art der Fettsäuren unterscheiden. Besonders reichlich sind die Säuren mit 24 C-Atomen, Lignocerinsäure (gesättigt) und Nervonsäure (eine Doppelbindung) darin vertreten.

Sphingomyeline und Ceramide sind weit verbreitete *Bestandteile von Membranen*. Ihre durch Sphingomyelinasen und Ceramidasen erzeugten Abbauprodukte haben z. T. Bedeutung als *Second Messenger*. Deren Bildung ist vergleichbar mit der Spaltung von Glycerolipiden durch Phospholipasen, die wir oben kennen gelernt haben (☞ 12.1). So sind Ceramide als Signalstoffe an der Kontrolle von Zellwachstum, Differenzierung, Stressabwehr und Apoptose beteiligt. Dagegen kann Sphingosin-1-phosphat die Apoptose unterdrücken.

12.4 Glykolipide

Diese Verbindungen enthalten einen *Lipid-Anteil*, der in der Regel aus einem Diacylglycerol oder einem Ceramid besteht, und einen *Kohlenhydrat-Anteil*. Dieser macht die hydrophile Kopfgruppe der Glykolipide aus. Er enthält eine bis etwa 10 Kohlenhydrat-Gruppen (maximal 30). Dadurch kann ihre Zusammensetzung sehr komplex sein. Zusätzlich zu Zuckerresten können Glykolipide auch noch Schwefelsäure enthalten, sie heißen dann *Sulfatide*.

Glyceroglykolipide sind verhältnismäßig einfach aufgebaut. Sie enthalten das uns schon bekannte 1,2-Diacylglycerol und an die 3-Stellung des Glycerols glykosidisch gebunden ein Mono- oder Oligosaccharid. In besonderer Vielfalt treten Glyceroglykolipide bei Bakterien auf, sie sind aber auch bei Pflanzen und Säugetieren gefunden worden.

Sphingoglykolipide sind von erheblich größerer Bedeutung. Ihr Grundbaustein ist das *Ceramid*, das wir oben bereits kennen gelernt haben. Je nach Art des Kohlenhydrats, das mit dem Ceramid verknüpft ist, muss man drei Klassen unterscheiden: die neutralen *Cerebroside* und die *Sulfatide* und *Ganglioside*, die beide anionischen Charakter haben.

Cerebroside sind die einfachsten neutralen Glykosphingolipide. Sie enthalten als Kohlenhydrat ein Monosaccharid; bei den Cerebrosiden des Gehirns ist das vorwiegend Galactose (s. Formel in der Randspalte), bei denen der parenchymatösen Organe (Leber, Milz u. a.) überwiegt Glucose. Die Fettsäuren sind gesättigte oder einfach ungesättigte C_{24}-Säuren, die manchmal in α-Stellung eine Hydroxy-Gruppe tragen. Neben diesen Cerebrosiden kommen Verbindungen aus Ceramid und einem Di-, Tri- oder Tetrasaccharid vor. Die höheren neutralen Glykosphingolipide sind weit verbreitet, finden sich aber meist nur in geringen Mengen. Ihrer Struktur nach kann man sie als die Neuraminsäure-freien Grundkörper der Ganglioside auffassen, in die sie auch umgewandelt werden können (s. u.).

Sulfatide sind Schwefelsäureester der neutralen Glykosphingolipide. Besonders verbreitet ist eine vom Galacto-cerebrosid abgeleitete Verbindung, die die Schwefelsäure am C-3 der Galactose trägt. Sie tritt bei einer bestimmten Speicherkrankheit vermehrt auf (s. Pathobiochemie).

Ganglioside sind dadurch charakterisiert, dass sie im Kohlenhydrat-Teil eine oder mehrere Sialinsäuren in glykosidischer Bindung tragen. *Sialinsäure* ist eine Bezeichnung für die *N-Acetyl-Derivate der Neuraminsäure* (Abk. NANA). Dabei ist die Neuraminsäure ein Kondensationsprodukt von Mannosamin und Pyruvat (s. S. 234 f.). Die Ganglioside bestehen aus einem Ceramid-Teil, einem neutralen Oligosaccharid mit meist zwei bis vier Zuckerresten, vor allem Glucose, Galactose und *N-Acetyl-galactosamin*, sowie einer oder mehreren Sialinsäuren. ◈12.12 zeigt die Strukturformel eines häufig gefundenen Disialo-gangliosids. Durch enzymatische Abspaltung des endständi-

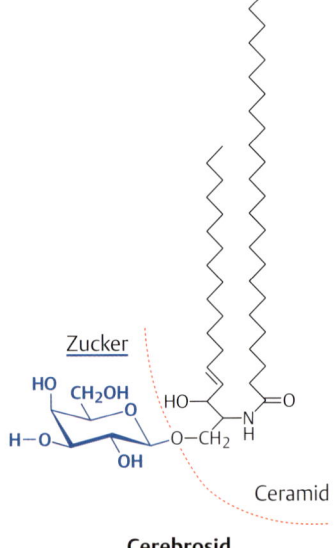

Cerebrosid

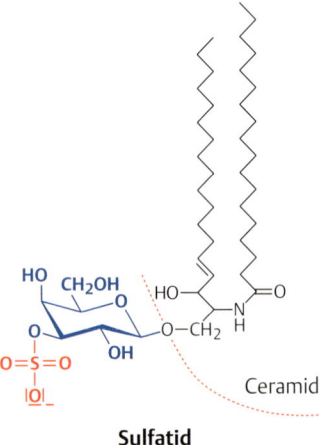

Sulfatid

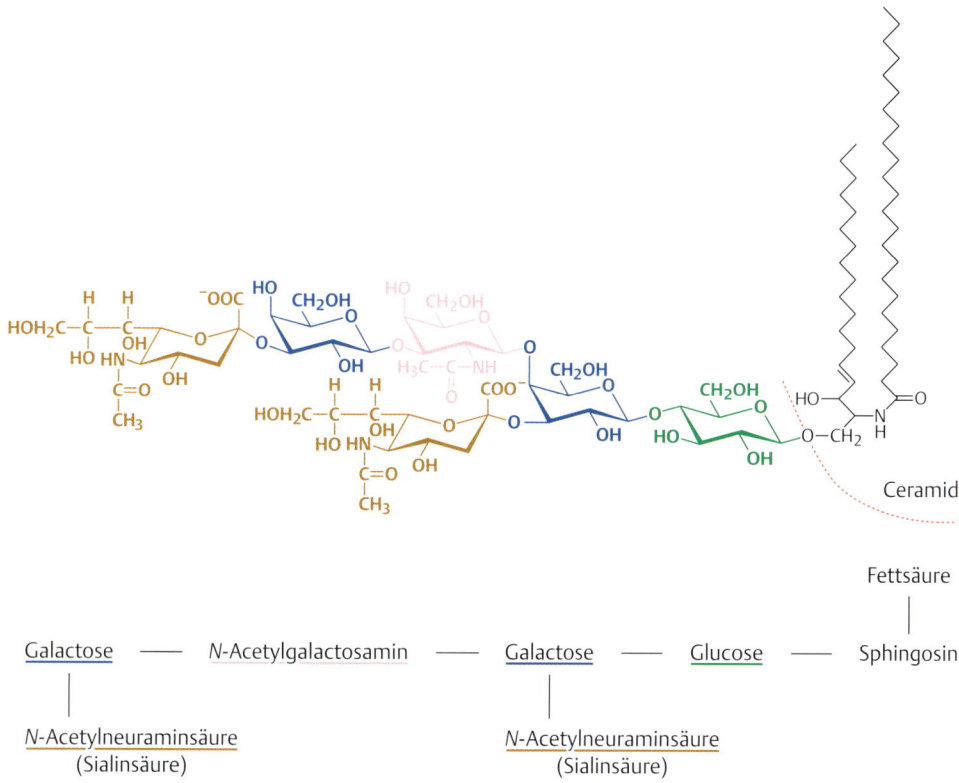

Ceramid

Fettsäure

| Galactose | — | N-Acetylgalactosamin | — | Galactose | — | Glucose | — | Sphingosin |

N-Acetylneuraminsäure
(Sialinsäure)

N-Acetylneuraminsäure
(Sialinsäure)

👁 **12.12 Struktur eines Gangliosids.**

gen N-Acetylneuraminsäure-Restes erhält man ein weit verbreitetes Monosialo-gangliosid.

Ganglioside sind in besonders hoher Konzentration in der grauen Substanz des Gehirns enthalten; man findet sie aber auch in anderen Organen, vor allem auf der Zelloberfläche. Die Neuraminsäure-haltigen Bestandteile der Zellmembranen spielen auch bei der Anheftung von Viren und bei ihrem Eindringen in die Zelle eine Rolle. Die Virus-Rezeptoren der Zellmembran können durch eine Neuraminidase aus dem Bakterium *Vibrio cholerae* zerstört werden. Man findet Neuraminidase auch in manchen Viren, z.B. im Influenza-Virus. Ganglioside vermögen das Tetanus-Toxin zu neutralisieren.

Während die Ganglioside des Nervengewebes fast ausnahmslos N-Acetylneuraminsäure enthalten, findet man in den extraneuralen Organen verschiedener Tiere (nicht beim Menschen) daneben als Bestandteil *N-Glykolyl-neuraminsäure* (s. Randspalte). Sie entsteht durch enzymatische Hydroxylierung der Acetyl-Gruppe, möglicherweise im Ganglosid-Verband.

Biosynthese der Sphingolipide. Die Biosynthese von Sphingosin, die im gER aus Serin und Palmitoyl-CoA stattfindet, wurde oben beschrieben (👁 12.11). Meistens geht allerdings das *Dihydrosphingosin* (Sphinganin) durch Acylierung mit Acyl-CoA gleich in Dihydroceramid über, welches durch Dehydrierung zu Ceramid wird (N-Acylsphingosin; 👁 12.13). Das *Ceramid* hat eine Schlüsselrolle im Stoffwechsel der Sphingolipide, denn aus ihm können sowohl die Phosphosphingolipide, z.B. Sphingomyelin, als auch die Glykosphingolipide, z.B. Cerebroside und Ganglioside, aufgebaut werden. Auch die Glykolipide der Blutgruppen (S. 670) werden aus Ceramid gebildet.

Das *Sphingomyelin* entsteht aus Ceramid durch Übertragung eines Phosphorylcholins vom CDP-Cholin (👁 12.13). Alternativ kann das Phosphorylcholin auch vom Lecithin auf Ceramid übertragen werden. Mit CDP-Ethanolamin entsteht aus Ceramid das entsprechende Sphingolipid.

N-Glykolyl-neuraminsäure

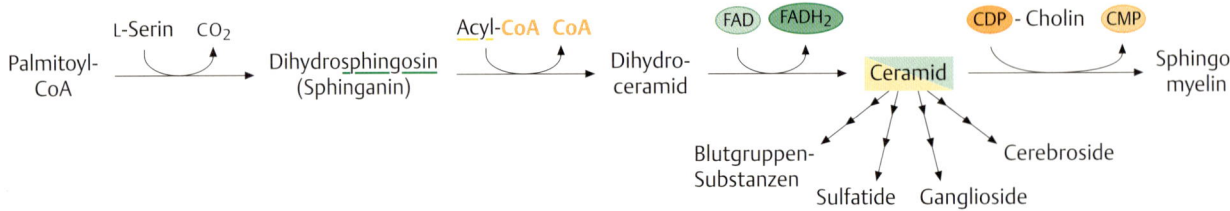

● 12.13 Biosynthese von Ceramid und Sphingolipiden.

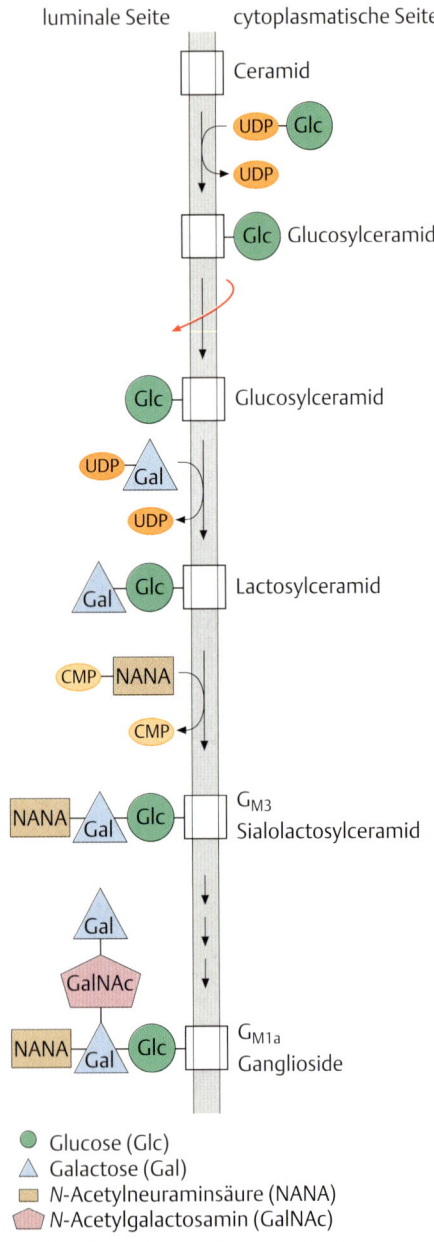

● 12.14 **Biosynthese der Ganglioside** an der Golgi-Membran.

Die Biosynthese der *Ganglioside* beginnt ebenfalls mit dem Ceramid (●**12.14**). Der erste Zuckerrest wird vermutlich an der cytoplasmatischen Seite der Golgi-Membran angehängt; Lieferant ist UDP-Glucose. Das Glucosylceramid wird dann auf die luminale Seite transportiert, wo alle weiteren Glykosylierungen stattfinden. Im *cis*-Kompartiment des Golgi-Apparates folgen die Glykosylierungen bis zum *Gangliosid* G_{M3}, weitere folgen in den *medialen* und *trans*-Golgi-Kompartimenten. Zur Verlängerung der wachsenden Kohlenhydrat-Kette am Ceramid dienen jeweils die aktivierten Zuckerbausteine UDP-Glucose, UDP-Galactose, GDP-Mannose, CMP-Acetylneuraminsäure, UDP-*N*-Acetyl-Galactosamin u. a.

Abbau der Sphingolipide. Er beginnt an der polaren Kopfgruppe. Bei den Glykolipiden werden die angelagerten Kohlenhydrat-Gruppen jeweils vom Ende her hydrolytisch abgespalten. Die oft sehr spezifischen Enzyme können aufgrund genetischer Defekte ausfallen; dann kommt es zu den *Sphingolipidosen*. Wir behandeln den Abbau deshalb im Abschnitt Pathobiochemie.
Wie die Abbauprodukte der Glycerolipide können auch die Hydrolyseprodukte der Sphingolipide Signalcharakter haben. Zu den Signalsubstanzen zählt das Ceramid.

12.5 Lipoproteine

Die Konzentration von Lipiden im Serum ist beträchtlich (▼ 12.2). Da sie in Wasser schlecht löslich sind, werden die Lipide in wässriger Umgebung innerhalb und außerhalb der Zellen mit Hilfe von Proteinen transportiert, an die sie durch Nebenvalenzen gebunden sind.

▼ 12.2 **Lipide im Serum.** Die Konzentrationsbereiche der wichtigsten Lipide sind angegeben. Mit steigendem Alter nimmt die Konzentration meist zu.

Lipid	Konzentration	
	mg·dl^{-1}	mmol·l^{-1}
Triacylglycerole (Fette)	50 – 150	0,6 – 2,5
Phospholipide	160 – 250	2,2 – 3,4
Cholesterol (frei und verestert)	150 – 220	3,9 – 6,2
freie Fettsäuren	14 – 22	0,5 – 0,8

Im Blut sind nicht-veresterte Fettsäuren (FFA, „free fatty acids") an Albumin gebunden, an das auch Bilirubin und lipophile Vitamine und Pharmaka binden. Andere Lipide, insbesondere die Triacylglycerole (Fette), die Phospholipide und das Cholesterol, liegen im Blut als sehr große und komplexe Aggregate mit verschiedenen Proteinen vor. Diese Lipid-Protein-Komplexe werden – nicht ganz korrekt – als *Lipoproteine* bezeichnet. Wir ziehen den Begriff *Lipoprotein-Komplexe* vor, weil er die Vielfalt und Zusammensetzung der Aggregate besser ausdrückt. Der Anteil der Lipide an diesen Komplexen ist variabel, er liegt zwischen 50 und nahezu 99%.

Im Gegensatz zu den Phospholipiden und den Glykolipiden sind die Lipoprotein-Komplexe keine definierten, durch Hauptvalenzen zusammengehaltenen Verbindungen. Es sind vielmehr Aggregate von Lipiden mit besonderen Proteinen, die als *Apolipoproteine* bezeichnet werden (🝨 12.3). Die Zusammensetzung dieser Komplexe wechselt stark. Sie nehmen Lipide und Apoproteine auf, geben sie wieder ab und tauschen sie auch untereinander aus. Deshalb können für den relativen Anteil der Lipide und Apoproteine in den Lipoprotein-Komplexen nur Werte innerhalb bestimmter Grenzen angegeben werden.

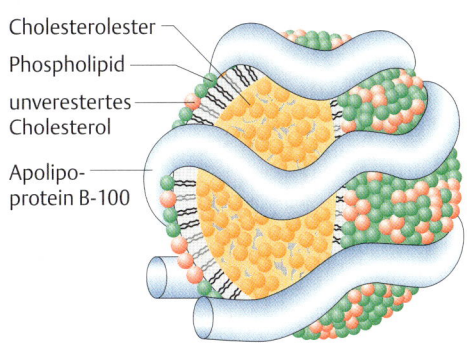

◉ 12.15 Struktur eines Lipoprotein-Komplexes. Gezeigt ist ein LDL, das ein wichtiger Transporteur für Cholesterol ist. Der Komplex enthält etwa folgende Moleküle: 1500 Cholesterol-Ester im Inneren umgeben von 800 Phospholipiden, 500 Cholesterol und einem einzigen Apolipoprotein B 100.

🝨 12.3 Apolipoproteine im menschlichen Serum: Vorkommen in Lipoproteinklassen, Masse und Funktion. LCAT ist die Lecithin-Cholesterol-Acyl-Transferase (s. S. 308), LPL die Lipoprotein-Lipase (s. S. 308).

Apolipo-protein	Lipoprotein-Klasse	Molmasse [kDa]	Funktion
A I	HDL	28	Aktivator der LCAT, Ligand des Apo-AI-Rezeptors
A II	HDL	18	Strukturbildner
B 48	Chylomikronen	265	Strukturbildner
B 100	VLDL, LDL	549	Ligand des Apo-B-Rezeptors
C I	VLDL, HDL	7	Aktivator der LCAT
C II	VLDL, HDL	9	Aktivator der LPL
C III	VLDL, HDL	9	unbekannt
D	HDL	20	Aktivator der LCAT, Strukturbildner
E	VLDL, HDL	34	Ligand des Apo-E-Rezeptors

Zusammensetzung der Lipoproteine. Die Lipoprotein-Komplexe sind in der Regel *kugelige Aggregate*, auf deren Oberfläche Apolipoproteine schwimmen (◉ 12.15). Ihr Kern enthält die Lipide, die amphipathischen außen, die unpolaren Lipide im Inneren. Nach ihrer Dichte hat man die Lipoprotein-Komplexe in fünf Klassen eingeteilt, die sich noch weiter untergliedern lassen (🝨 12.4).

Die in den Lipoproteinen enthaltenen **Lipide** sind Triacylglycerole (Fette), Phospholipide, Cholesterol und Cholesterolester. Glykolipide sind nicht vertreten. Wie aus 🝨 12.4 hervorgeht, nimmt der Proteinanteil von Fraktion zu Fraktion zu. Das entspricht der Trennungsmethode (s. Randspalte): Diejenigen Lipoproteine, die viel Lipid enthalten, haben auch eine geringe Dichte.

> **Auftrennung der Lipoprotein-Komplexe.**
> Die wichtigste Trennungsmethode für Lipoproteine ist die Flotation in der *Ultrazentrifuge*. Durch den hohen Gehalt an Lipid, welches eine geringere Dichte als Wasser besitzt, haben Lipoprotein-Komplexe eine vergleichsweise geringe Dichte. Verwendet man als Lösungsmittel eine Salzlösung bestimmter Dichte, z. B. $\rho = 1{,}063 \; g \cdot l^{-1}$, so werden alle Lipoprotein-Komplexe, deren Schwebedichte geringer als dieser Wert ist, aufschwimmen (flotieren) und an die Oberfläche steigen. Mit der Ultrazentrifuge sind Dichteklassen festgelegt worden, die den Lipoprotein-Komplexen ihre Namen geben (🝨 12.4).
> Eine Flotation ist von der Rohmilch bekannt, in der die Milchlipide, die ebenfalls als Lipoprotein-Komplexe vorliegen, beim Stehen langsam abrahmen und als Sahne abgeschöpft werden können. Eine andere Trennungsmethode für die Lipoprotein-Komplexe ist die *Elektrophorese*, eine Standardmethode zur Untersuchung von menschlichem Serum.

🝨 12.4 Hauptklassen der Lipoprotein-Komplexe im menschlichen Blutplasma. Hauptbestandteile fett.

Klasse	Chylomikronen	VLDL very low density lipoprotein	IDL intermediate density lipoprotein	LDL low density lipoprotein	HDL high density lipoprotein
Dichte [g · cm⁻³]	< 0,95	0,95 – 1,006	1,006 – 1,019	1,019 – 1,063	1,063 – 1,210
Durchmesser [nm]	75 – 1200	30 – 80	25 – 35	18 – 25	5 – 12
Masse [kDa]	ca. 400 000	10 000 – 80 000	5 000 – 10 000	ca. 2300	175 – 360
Protein [%]	1,5 – 2,5	5 – 10	15 – 20	20 – 25	**40 – 55**
Phospholipid [%]	7 – 9	15 – 20	22	15 – 20	20 – 35
Triacylglycerol [%]	**84 – 89**	**50 – 65**	22	7 – 10	3 – 5
freies Cholesterol [%]	1 – 3	5 – 10	8	7 – 10	3 – 4
Cholesterolester [%]	3 – 5	10 – 15	**30**	**35 – 40**	12
Apolipoproteine	A I, A II, **B 48**, C I, C II, C III, E	**B 100**, C I, C II, C III, E	**B 100**, C III, E	**B 100**	**A I, A II**, C I, C II, C III, D, E
Bildungsort	Darmmucosa	Leber	Plasma aus VLDL	Plasma aus VLDL	Leber, Darmmucosa
elektrophoretische Mobilität	keine	α_2	β	β	α_1

Die **Apolipoproteine** (Abk.: Apo) schwimmen auf dem Lipidkern der Lipoprotein-Komplexe und bilden ein Strukturgerüst für die Lipide. Sie sind für die einzelnen Fraktionen der Lipoproteine charakteristisch (☛ 12.3 und ☛ 12.4). Man hat sie in Klassen und Familien zusammengefasst, die sich noch in der Größe unterscheiden. Die Apoproteine der A-Familie haben Molekülmassen um 20 kDa. Die Apo-B-Proteine sind mit 265 bzw. 549 kDa sehr groß. Dagegen sind die der C-Familie wesentlich kleiner; mit etwa 60-80 Aminosäuren gehören sie eigentlich zu den Peptiden.

Die Apolipoproteine enthalten viele hydrophobe Reste und einen hohen Helix-Anteil. Dabei ist eine Seite der Helix mit verhältnismäßig vielen hydrophoben Gruppen besetzt, die mit den Lipiden hydrophobe Wechselwirkungen eingehen können.

Funktion der Lipoproteine. Die Lipoproteine dienen dem Transport der wasserunlöslichen Lipide in Lymphe und Blutserum. Sie werden von den Mucosazellen des Darms und den Leberzellen gebildet und ins Blut abgegeben, wo sie ihre Größe und ihren Inhalt stark verändern. Das an den Gefäßwänden angelagerte Enzym *Lipoprotein-Lipase* (LPL) setzt aus den Lipoprotein-Komplexen Fettsäuren und Glycerol frei, indem es die darin enthaltenen Triacylglycerole spaltet (s. Randspalte). Die in Lipoproteinen vorkommende *Lecithin-Cholesterol-Acyl-Transferase* (LCAT) dagegen verestert Cholesterol mit Fettsäuren (s. Randspalte).

Es findet auch ein lebhafter Austausch von Apolipoproteinen statt (👁 12.16). Diese bilden nicht nur zusammen mit den Kopfgruppen der Phospholipide die polare, *wasserfreundliche Oberfläche* der Lipoproteine, sondern sie *aktivieren auch die Enzyme* LPL und LCAT und sorgen für einen *Lipid-Austausch* zwischen den Lipoprotein-Komplexen. Außerdem sind einige Apoproteine *Liganden für Membranrezeptoren.* Sie stellen sozusagen die Adressen der Lipoprotein-Komplexe dar, mit deren Hilfe diese ihre Zielgewebe finden, die durch den Besitz von *Rezeptoren* für die Apoproteine gekennzeichnet sind.

Wir besprechen nun den Stoffwechsel der Lipoprotein-Komplexe (👁 12.16). Ihre Zusammensetzung findet sich in ☛ 12.4.

Chylomikronen sind die größten Lipoprotein-Komplexe. Es handelt sich um Lipidtröpfchen mit einer netzartigen Hülle aus Apoproteinen. Sie werden während der Verdauung von Fetten von den Zellen der *Darmmucosa* gebildet und über den *Lymphweg* abtransportiert (👁 12.16a).

Bei der Verdauung von Fetten im Lumen des Darms werden diese enzymatisch zu Fettsäuren und Monoacylglycerolen gespalten, welche resorbiert werden (s. S. 277). Die Mucosazellen synthetisieren daraus Fette und Phospholipide. Außerdem bilden sie Mucosa-typische Apolipoproteine, und zwar ein Gemisch aus *Apo-B 48* und einigen anderen Apolipoprotein-Typen. Die mit Hilfe dieser Apolipoproteine gebildeten, verhältnismäßig großen (etwa 75–1200 nm) Lipoprotein-Komplexe (Chylomikronen) werden dann durch Exocytose ausgeschleust und gelangen über den Interzellularraum in die Lymphe und über den *Ductus thoracicus* in die Blutbahn. Nach fettreichen Mahlzeiten ist das Blutplasma reich an Chylomikronen und erscheint deshalb milchtrüb; man bezeichnet das als *Lipämie*.

Die Chylomikronen werden in der Blutbahn sehr schnell wieder abgebaut. Zunächst nehmen sie von HDL *Apo-C II* auf, welches als Aktivator für die *Lipoprotein-Lipase* (LPL) wirkt. Diese hydrolysiert die Fette der Chylomikronen; die freigesetzten Fettsäuren werden entweder vom Fettgewebe aufgenommen oder vom Albumin des Blutserums zu anderen Verbrauchern weiter transportiert. Eine *hepatische Lipase* (HL; s. Randspalte) trägt zum Abbau der Fette bei. Die übrig bleibenden Partikel (Chylomikronen-Reste; engl. „remnants") werden

---

🔍 Lipoprotein-Lipase (LPL) kann aus Triacylglycerolen Fettsäuren durch Hydrolyse abspalten. Das Enzym ist an den Wänden der Blutkapillaren von extrahepatischen Geweben zu finden. Dort ist es an zellständige saure Glykosaminoglykane (s. S. 244) gebunden. Die Aufgabe der LPL ist, aus den Lipoprotein-Komplexen *Fettsäuren freizusetzen*, damit diese in die verbrauchenden Gewebe hineindiffundieren können. Das Enzym entlädt also an geeigneten Stellen des Zirkulationssystems die Fracht der Lipoprotein-Komplexe.

Durch Injektion von Heparin in die Blutbahn kann die LPL aus der Bindung an die Proteoglykane gelöst werden. Die Aktivität des Enzyms im Plasma steigt dann an und kann gemessen werden. Man nennt dies die „post-Heparin-lipolytische Aktivität" (PHLA). Bei Arteriosklerose ist dieser Wert erhöht.

Die Biosynthese der LPL in der Leber wird von Insulin induziert.

🔍 Hepatische Lipase (HL). Dies Enzym sitzt auf der Oberfläche von Hepatocyten und trägt zum Fettabbau der Chylomikronen-remnants, von IDL und LDL bei.

🔍 Lecithin-Cholesterol-Acyl-Transferase (LCAT) ist ein Enzym des Cholesterolstoffwechsels. Es katalysiert die Übertragung eines Fettsäurerestes (Acyl-Rest) von Lecithin auf Cholesterol (S. 324). Dabei geht das Lecithin in Lysolecithin über. Da die übertragene Fettsäure aus der Position 2 des Lecithins stammt, ist sie meistens ungesättigt. Cholesterolester der Lipoproteine sind deshalb reich an ungesättigten Fettsäuren, vor allem an Linolsäure.

LCAT kommt im Blutplasma vor. Wenn sich das Enzym an Lipoprotein-Komplexe anlagert (besonders HDL) und dort von Apolipoproteinen aktiviert wird, dann verringert es in den Lipoprotein-Komplexen den Gehalt an Cholesterol und vermehrt die sehr unpolaren *Cholesterol-Fettsäureester.* Diese wandern in den Kern des HDL und machen dadurch Platz für die Aufnahme von weiterem Cholesterol aus den Geweben. Gleichzeitig nimmt der Gehalt von Phospholipiden ab, da das gebildete Lysophospholipid ins Plasma abdiffundiert.

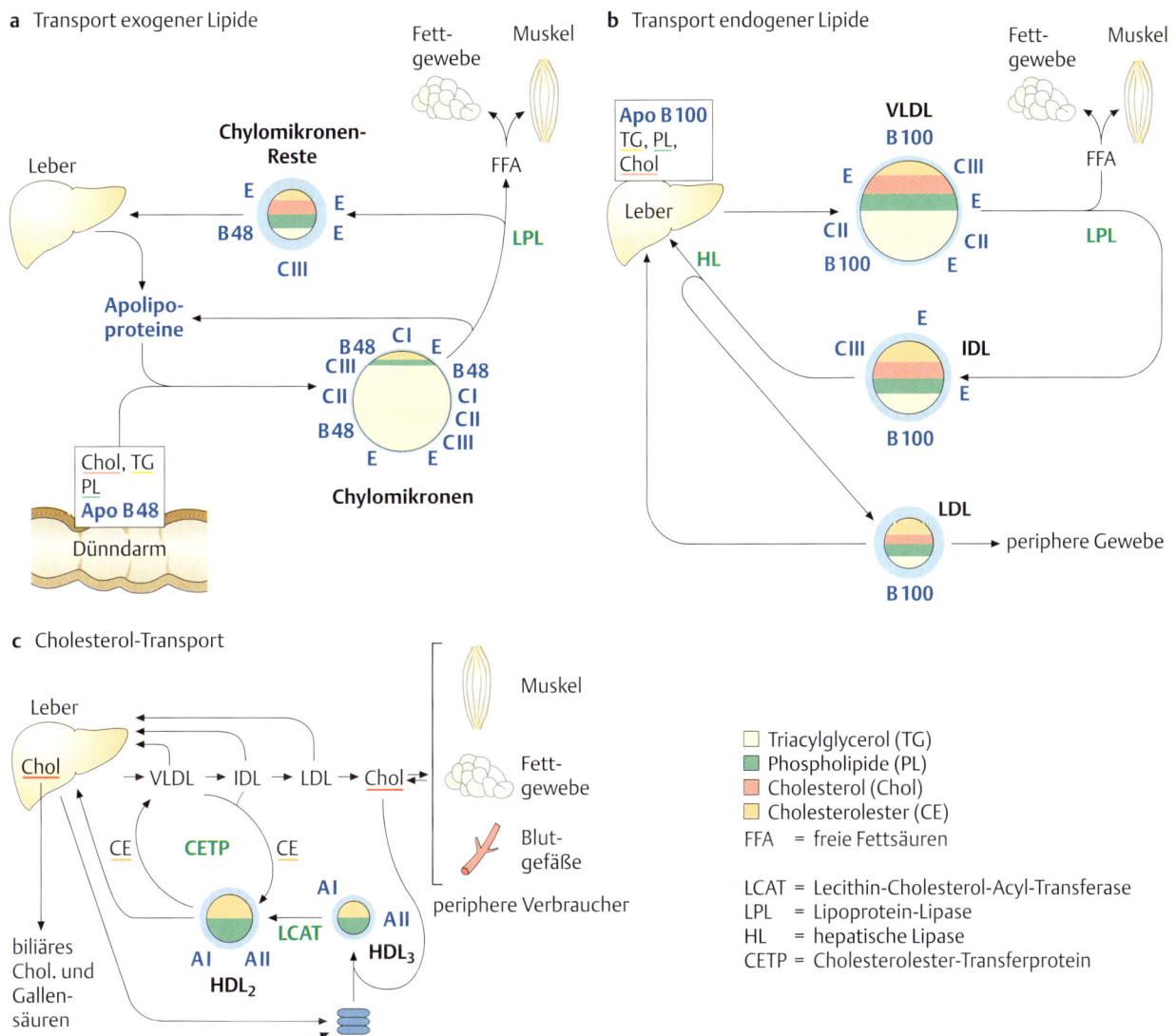

a Transport exogener Lipide

Fettgewebe Muskel

Chylomikronen-Reste

Leber

E E
B48 E
CIII

FFA

LPL

Apolipo-proteine

B48 CI E
CIII B48
CII CI
B48 CII
CIII
E E

Chol, TG
PL
Apo B48

Dünndarm

Chylomikronen

b Transport endogener Lipide

Fettgewebe Muskel

Apo B 100
TG, PL, Chol

VLDL
B 100

Leber

E CIII
CII E
B 100 CII
E

HL

FFA

LPL

E
CIII IDL
E

B 100

LDL

periphere Gewebe

B 100

c Cholesterol-Transport

Leber

Chol

VLDL → IDL → LDL → Chol

CE CETP CE

AI
LCAT AII
AI AII HDL₃
HDL₂

biliäres Chol. und Gallen-säuren

Darm HDL

Muskel

Fettgewebe

Blutgefäße

periphere Verbraucher

☐ Triacylglycerol (TG)
☐ Phospholipide (PL)
☐ Cholesterol (Chol)
☐ Cholesterolester (CE)
FFA = freie Fettsäuren

LCAT = Lecithin-Cholesterol-Acyl-Transferase
LPL = Lipoprotein-Lipase
HL = hepatische Lipase
CETP = Cholesterolester-Transferprotein

12.16 Lipoprotein-Stoffwechsel im Plasma. Die blauen Buchstaben um die Lipoprotein-Komplexe kennzeichnen die wichtigsten Apolipoproteine. Enzymnamen grün. Erklärung im Text. Nach Harrison's Principles of Internal Medicine. 15th ed. New York: McGraw-Hill; 2001.

von der Leber mit Hilfe von Rezeptoren abgefangen, aufgenommen und völlig abgebaut.

Lipoproteine sehr geringer Dichte (VLDL) werden von der *Leber* aufgebaut und in die *Blutbahn* abgegeben (12.16b). Sie haben eine ähnliche Funktion wie die Chylomikronen: Sie sollen die Lipide, die von der Leber synthetisiert werden, im Organismus verteilen. Das lipidreiche VLDL trägt das *Apo-B 100*. Auch hier wird durch die Aufnahme von Apo-C II aus HDL die Voraussetzung für den Abbau der Fette durch die Lipoprotein-Lipase geschaffen. Die VLDL werden durch den Abbau kleiner, gehen in die IDL und schließlich in die LDL über und werden peripher durch einen Rezeptor-Mechanismus aufgenommen (s. u.).
Lipoproteine mittlerer Dichte (IDL) und **Lipoproteine geringer Dichte (LDL)** entstehen im *Plasma* aus dem VLDL der Leber durch Abbau bzw. Stoffwechsel der Lipide und Austausch von Apoproteinen. Im Verlauf dieses Prozesses wird ihr Durchmesser geringer und ihr relativer Proteinanteil steigt (12.16b und 12.4). Beim Übergang von VLDL zu IDL und dann LDL nimmt der relative Anteil von Triacylglycerolen ab

Rezeptoren für Lipoproteine. Viele Zellen enthalten auf ihrer Oberfläche Rezeptoren, die für Apoproteine der **LDL** spezifisch sind. Diese membranständigen Rezeptoren sind Glykoproteine (160 kDa), denen *Apo-B 100* und *Apo E* als Liganden dienen. Mit ihrer Hilfe binden die Zellen LDL-Partikel und schleusen sie durch Endocytose in das Zellinnere ein, wo sie von den Lysosomen abgebaut werden. Details dieses Transportprozesses durch die Membran werden in Kapitel 14 behandelt (s. S. 365).
Makrophagen tragen auf ihrer Oberfläche einen anderen Typ von Rezeptor (*Scavenger-Rezeptor*), der chemisch verändertes LDL binden kann, das vom LDL-Rezeptor nicht mehr gebunden wird.
Die *Leber* besitzt spezifische Rezeptoren für **Chylomikronen-Reste** (Remnants), die den Liganden *Apo-E* binden, sowie Scavenger-Rezeptoren für verschiedene Apoproteine von HDL.

(Aktivität der Lipoprotein-Lipase und der hepatischen Lipase) und der Anteil an Cholesterol-Estern zu (Aktivität der LCAT). IDL und LDL können Lipide und Apolipoproteine (Ausnahme Apo-B 100) mit HDL austauschen.

LDL und IDL binden mit Hilfe von Apo-B 100 an *LDL-Rezeptoren* auf der Oberfläche von Leber-, Nebennieren- und peripheren Gewebszellen. Das Cholesterol wird aus seinen Estern freigesetzt und dient der Versorgung der Zellen. Es wirkt gleichzeitig als Repressor für die Synthese des Schlüsselenzyms der Cholesterol-Biosynthese, der 3-Hydroxy-3-methyl-glutaryl-CoA-Reduktase. Durch diesen Mechanismus wird die Cholesterol-Biosynthese in extrahepatischen Geweben weitgehend unterdrückt (s. S. 323).

Eine krankhafte Erhöhung der LDL-Konzentration (und damit der Cholesterol-Konzentration) im Blutplasma führt zu erhöhter Aufnahme von Cholesterol-Estern in die Zellen der Blutgefäßwände. Dort lagern sich die Ester ab und führen zu atheromatösen und später arteriosklerotischen Läsionen. Das Risiko für Gefäßverschluss, insbesondere *Herzinfarkt*, wird dadurch erhöht (s. Pathobiochemie, S. 313).

Lipoproteine mit hoher Dichte (HDL) werden von der Leber und vom Darm produziert. Sie erscheinen im Plasma zunächst als discoidale (scheibchenförmige) Partikel, die aus *Apo-A I*, Cholesterol und Phospholipid bestehen. Im Blut nehmen diese von VLDL und den Chylomikronen Apolipoproteine vom Typ C und E sowie Phospholipide und Cholesterolester auf; dies geschieht mit Hilfe von *Lipid-Transfer-Proteinen* (PLTP und CETP; s. Randspalte). Dadurch bekommen sie die typische runde Gestalt der Lipoprotein-Komplexe, die je nach Größe und Gehalt an Lipiden und Apolipoproteinen noch in Untergruppen unterteilt sind (HDL$_2$, HDL$_3$). Mit Hilfe des CETP werden Cholesterolester von HDL auch wieder auf VLDL übertragen (☞ **12.16c**).

Eine besondere Rolle spielen die HDL für den *Rücktransport von Cholesterol* aus der Peripherie zur Leber (s. u.). Diese kann die HDL über Scavenger-Rezeptoren für Apo-A I, -A II und -C III binden. Die Entladung der HDL geschieht dabei anders als beim LDL durch *selektive Lipid-Aufnahme* und nicht durch Endocytose. Auch Steroidhormon-bildende Gewebe werden auf diesem Weg mit Cholesterol versorgt.

Ein niedriger HDL-Spiegel korreliert mit einem hohen Atherosklerose-Risiko.

Lipoproteine im Cholesterol-Stoffwechsel. Cholesterol kommt frei und mit Fettsäuren verestert in allen Lipoprotein-Klassen vor. Der Gehalt an verestertem Cholesterol ist besonders hoch in den Lipoproteinen der Klassen IDL und LDL (🖛 **12.4**). Die Ester entstehen erst in den Lipoproteinen durch die Aktivität der *Lecithin-Cholesterol-Acyl-Transferase* (LCAT; s. Randspalte S. 308). Dieses Enzym kommt im Blutplasma vor und wird von Apolipoprotein A I aktiviert. Es überträgt eine Fettsäure von Lecithin auf die Hydroxygruppe des Cholesterols. Da die übertragene Fettsäure aus der Position 2 des Lecithins stammt, ist sie meist ungesättigt. Cholesterolester der Lipoproteine sind deshalb reich an ungesättigten Fettsäuren, vor allem an Linolsäure. Die Ester sind sehr viel hydrophober als das Cholesterol selbst; man vermutet, dass dadurch die Lipoproteine stabilisiert werden.

Die Aufgaben der Lipoproteine im Cholesterol-Stoffwechsel lassen sich leicht abgrenzen:
- *Chylomikronen* transportieren das Cholesterol der Nahrung, nachdem sie zu *Chylomikronen-Resten* umgewandelt wurden, zur Leber.
- *Lipoproteine der Klasse VLDL* sind dagegen die Transportform des Cholesterols, das von der Leber selbst gebildet und exportiert wird. Durch die Entladung der Triacylglycerole und Phospholipide nimmt der relative Anteil an Cholesterol zu, das VLDL geht dabei in IDL und LDL über. Gleichzeitig wird ein Teil des Cholesterols durch

---

🔎 **Phospholipid-Transferprotein** (PLTP). und **Cholesterolester-Transferprotein** (CETP). Diese verwandten Glykoproteine (etwa 66–81 kDa) fördern im Plasma den Austausch von Phospholipiden (PLTP) und neutralen Lipiden (CETP), d.h. Triacylglycerolen und Cholesterol-Fettsäureestern, zwischen den Lipoprotein-Komplexen. Im Plasma zeigt CETP die höchste Affinität für HDL. Es ist besonders für den *Rücktransport von Cholesterol* zur Leber wichtig (☞ **12.16c**)

die LCAT verestert, wodurch der Anteil des Esters steigt. Dies bewirkt auch die Aufnahme von Cholesterolestern von Lipoproteinen der Klasse HDL.

– *Lipoproteine der Klasse LDL* entstehen aus den VLDL. Sie versorgen die Gewebe der Peripherie mit Cholesterol und Cholesterolestern, auch geben sie freies Cholesterol an HDL ab.

– Dagegen sammeln *Lipoproteine der HDL-Klasse* das Cholesterol der Peripherie ein und transportieren es zur Leber. Dabei binden sie die LCAT und wandeln freies Cholesterol in seine Fettsäure-Ester um, die sie in ihrem hydrophoben Kern speichern. Sie vermögen, was besonders wichtig ist, Cholesterol aus arteriosklerotischen Plaques der Blutgefäßwände herauszulösen. Die HDL dienen also der Entsorgung unerwünschten Cholesterols.

Die Leber schließlich nimmt das Cholesterol der HDL und anderer Lipoproteine auf und wandelt es in Gallensäuren um.

12.6 Pathobiochemie

Krankheiten als Folge einer Störung im Stoffwechsel der Phospholipide sind nicht bekannt. Wegen der Bedeutung der Phospholipide für den Aufbau und die Funktion von biologischen Membranen sind Störungen des Phospholipid-Stoffwechsels offensichtlich nicht mit dem Leben vereinbar.

Krankheiten, die auf Störungen im Stoffwechsel der Sphingoglykolipide beruhen, werden als *Sphingolipidosen* bezeichnet. Eine Untergruppe der Sphingolipidosen sind die *Gangliosidosen*. Sie sind durch gestörten Stoffwechsel von Sphingoglykolipiden mit hohem Gehalt an Neuraminsäure gekennzeichnet.

Bei den Störungen im Stoffwechsel der Lipoproteine unterscheidet man *Hyper-, Hypo-* und *A-Lipoproteinämien.*

Sphingolipidosen beruhen auf Störungen des Abbaus der Sphingoglykolipide und des Sphingomyelins. Der Abbau findet in den Lysosomen statt. Die Sphingolipidosen gehören deshalb zur Gruppe der *lysosomalen Krankheiten* (s. Kap. 15). Da die Sphingoglykolipide vor allem in den Zellen des Nervensystems synthetisiert werden und dort wichtige Funktionen zu erfüllen haben, führen die Sphingolipidosen, besonders die Gangliosidosen, zu Funktionsstörungen des Nervensystems und neurologischen Krankheitssymptomen.

Beim **Abbau der Sphingoglykolipide** wird die Kohlenhydratkette stufenweise enzymatisch verkürzt (◉ **12.17**). Der hydrolytische Abbau beginnt stets am freien Ende der Kette, nicht am Ceramid-gebundenen Teil. Eine Besonderheit beim Abbau der Sphingoglykolipide sind *Sphingolipid-Aktivatorproteine* (SAPs). Nur bei deren Anwesenheit können die Hydrolasen wirksam werden. Wahrscheinlich werden durch SAPs die Sphingoglykolipide aus der Membran, in die sie integriert sind, herausgelöst und dadurch für die Enzyme zugänglich. Man kennt derzeit fünf verschiedene SAPs, die jeweils für ein bestimmtes Enzym und sein Substrat spezifisch sind. Störungen des Abbaus können also nicht nur auf einem Fehlen oder Defekt des Enzyms, sondern auch seines spezifischen Aktivatorproteins beruhen.

Beim **Abbau des Sphingomyelins** (◉ **12.18**) wird durch eine im sauren Milieu der Lysosomen wirksame Sphingomyelinase der Phosphocholinrest vom Sphingomyelin abgespalten. Das entstehende Ceramid kann durch eine Ceramidase in die Komponenten Sphingosin und Fettsäure zerlegt werden. Auch bei diesem Abbauweg können Störungen die Ursache von Krankheiten sein.

Die **Nomenklatur** in dieser Krankheitsgruppe ist nicht einheitlich. Es werden Bezeichnungen nach dem Substrat verwendet, das sich als Folge der Abbaustörung im Gewebe anhäuft, z. B. M_2-Gangliosidose.

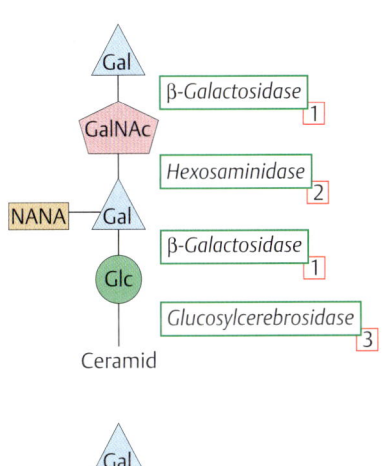

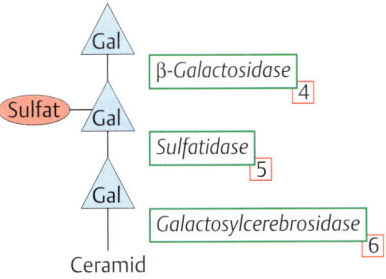

◉ **12.17 Sphingoglykolipidosen (Gangliosidosen).** Der enzymatische Abbau findet in den Lysosomen statt. Bei Defekt eines Enzyms häuft sich das Substrat an. Die dadurch verursachten Krankheiten tragen die folgenden Bezeichnungen:

1. GM_1-Gangliosidose,
2. GM_2-Gangliosidose (Tay-Sachs-Krankheit, Sandhoff-Krankheit),
3. Glucosylceramidose (Gaucher-Krankheit),
4. Globotrigalactosylceramidose (Fabry-Krankheit),
5. Metachromatische Leukodystrophie,
6. Galactosylceramidose (Krabbe-Krankheit).

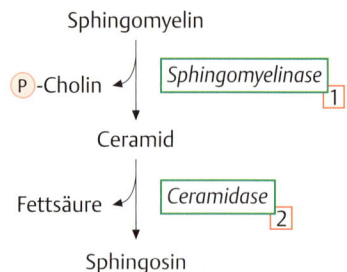

Sphingomyelin

P-Cholin ← Sphingomyelinase 1

Ceramid

Fettsäure ← Ceramidase 2

Sphingosin

◉12.18 Sphingolipidosen durch Störung des Sphingomyelin-Abbaus. Der enzymatische Abbau geschieht in den Lysosomen. Bezeichnungen der Krankheiten:
1 Sphingomyelinase-Defizienz, Niemann-Pick-Kranheit,
2 Ceramidase-Defizienz, Farber-Lipogranulomatose.

Andere Krankheiten werden nach dem Enzymdefekt bezeichnet, z. B. Ceramidglucosidase-Defekt. Verschiedene Defekte werden auch mit dem Namen der Erstbeschreiber belegt, z. B. Niemann-Pick-Erkrankung.
Im Folgenden wird das Prinzip dieser Krankheiten an drei Beispielen erläutert.

GM₂-Gangliosidose (Tay-Sachs-Krankheit, Sandhoff-Erkrankung). Biochemische Grundlage ist eine fehlende oder verminderte Aktivität des Enzyms *Hexosaminidase* (◉12.17). Das Enzym spaltet die glykosidische Bindung von *N*-Acetyl-Glucosamin oder *N*-Acetyl-Galactosamin mit anderen Monosacchariden. Es existieren zwei Isoenzyme. Die Hexosaminidase A ist ein Heterodimer aus den Untereinheiten α und β, die Hexosaminidase B ein Homodimer der beiden Untereinheiten β. Die Hexosaminidase A benötigt für ihre Funktion ein spezifisches Aktivatorprotein, für die Hexosaminidase B ist das Aktivatorprotein nicht erforderlich. Das Gen für die α-Untereinheit ist auf Chromosom 15, die Gene für die β-Untereinheit und das Aktivatorprotein sind auf Chromosom 5 lokalisiert. Mutationen des Gens der α-Untereinheit verursachen einen Defekt der Hexosaminidase A bei intakter Hexosaminidase B (Tay-Sachs-Krankheit), Mutationen der β-Untereinheit führen zum Defekt beider Isoenzyme A und B (Sandhoff-Krankheit). Bei Mutationen des Gens des Aktivatorproteins ist nur die Hexosaminidase A unwirksam. Als Folge der Enzymdefekte kommt es zur Ablagerung von Gangliosiden aber auch von Glykoproteinen und Proteoglykanen mit endständiger *N*-Acetyl-Galactose (GalNAc). Betroffen ist vor allem das Nervensystem, da hier die Bildungsgeschwindigkeit der Ganglioside besonders hoch ist. Bei chronischem Verlauf kann die Ablagerung auch in Leber und Milz stattfinden.
Das *Krankheitsbild* ist sehr variabel. Am häufigsten führt der biochemische Defekt zu einer schweren Degeneration des Nervensystems, die sich mit einer motorischen Störung 3–5 Monate nach der Geburt manifestiert, rasch progredient ist und mit Krämpfen und schwerer Demenz meist vor Erreichen des 4. Lebensjahres zum Tod führt (infantile, akute Form). Eine Restaktivität der Hexosaminidasen von 10–15% der Norm reicht aus, um die Entstehung der Gangliosidablagerungen zu verhindern. Symptomatik und Verlauf der Erkrankung werden wahrscheinlich davon bestimmt, wie weit die Enzymaktivität unter diesem Schwellenwert liegt und in welcher Relation sie zur Gangliosidsynthese steht, die in verschiedenen Hirnregionen stark differiert. Eine Therapie ist nicht verfügbar.

Morbus Gaucher. Basis der Erkrankung ist ein Defekt der lysosomalen β-Glucosidase, die Glucosylceramid hydolytisch in Ceramid und Glucose spaltet (◉12.17). Das Enzym benötigt für seine Aktivierung ein spezifisches Aktivatorprotein, das SAP-C. Auch Mutationen dieses Proteins können Ursache der Erkrankung sein. Als Folge des Enzymdefektes häuft sich Glucosylceramid in Zellen des Monozyten-Makrophagen-Systems in Leber, Milz, Knochenmark, seltener in Zellen des Nervensystems an (◉12.19).
Die Erkrankung manifestiert sich in *drei Typen*, denen das Symptom der exzessiven Leber- und Milzvergrößerung gemeinsam ist. Beim häufigsten Typ I, dessen erste Symptome in der Kindheit oder im Erwachsenenalter auftreten, fehlen neurologische Symptome, dagegen treten Veränderungen am Skelett auf (Osteoporose, lokale Osteolysen, Frakturen). Beim seltenen Typ II mit Manifestation im frühen Kindesalter fehlen Skelettveränderungen, jedoch führen neurodegenerative Veränderungen zum Tod in den ersten beiden Lebensjahren. Der Typ III ist durch Skelettveränderungen und neurodegenerative Defekte charakterisiert. Die Erkrankung vom Typ III verläuft chronisch, so dass die Betroffenen die 2. bis 4. Lebensdekade erreichen können. Die molekularen Grundlagen der verschiedenen Phänotypen

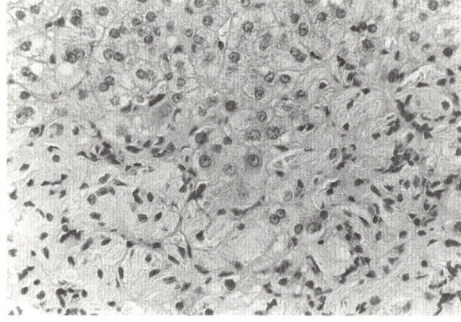

◉12.19 Leberhistologie bei Morbus Gaucher. Streifig strukturiertes Cytoplasma der Zellen durch das gespeicherte Glucosylceramid (Aufnahme Prof. Dr. H.E. Schaefer, Freiburg)

sind unklar. Therapeutisch stehen drei Verfahren in Erprobung: die Enzymsubstitution, eine Knochenmarktransplantation und die Gentherapie.

Niemann-Pick-Erkrankung. Biochemische Grundlage ist ein Defekt der „sauren" Sphingomyelinase (s. ⬦**12.18**). Die Aktivität des Enzyms ist nicht nachweisbar oder stark vermindert. Auch dieses Enzym benötigt ein Aktivatorprotein (SAP-C). Die Folge des Defektes ist eine Anhäufung von Sphingomyelin in Monozyten, Makrophagen und Histiozyten, die schaumförmige Einschlüsse enthalten (*foam cells*). Auch Cholesterol wird vermehrt abgelagert; der Grund ist unklar.
Klinisch manifestiert sich die Erkrankung in zwei Phänotypen. Beim Typ A treten erste Symptome schon in früher Kindheit auf; neurologische Symptome und eine schwere Beeinträchtigung der intellektuellen und kognitiven Entwicklung stehen im Vordergrund. Leber und Milz sind stark vergrößert. Die betroffenen Kinder versterben im Alter von 2 – 3 Jahren. Beim Typ B mit Erstmanifestation im späten Kindes- oder im Adoleszentenalter fehlen neurodegenerative Zeichen. Dagegen ist die Leber- und Milzvergrößerung besonders stark ausgeprägt und eine Störung der Lungenfunktion ist meist die Todesursache. Das Erwachsenenalter kann erreicht werden. Grundlage der unterschiedlichen Typen ist der Grad der Restaktivität des Enzyms (Typ A unter 5 %; Typ B 5 – 10 %), beruhend auf verschiedenen Mutationen. Versuche, durch Enzymsubstitution oder somatische Gentherapie den Verlauf der Erkrankung zu beeinflussen, sind derzeit im Gange.

Hyper- und Hypolipoproteinämien. Ihre Einteilung zeigt ▼**12.5** (S. 314).

Das ***Chylomikronen-Syndrom*** beruht auf einer Mutation des Gens der Lipoprotein-Lipase in den Endothelzellen. Auch die Mutation des Gens von Apolipoprotein C II, eines Aktivators des Enzyms, kann die Erkrankung verursachen. In einigen Fällen wird das familiär gehäufte Auftreten eines Enzyminhibitors postuliert. Als Folge der verminderten Enzymaktivität werden Chylomikronen nicht oder sehr verzögert abgebaut. Im Serum bildet sich beim Stehenlassen ein rahmiger Überstand. Die Triglyceride sind stark erhöht. Der Stoffwechseldefekt manifestiert sich schon im Kindesalter mit rezidivierenden Bauchschmerzen, die durch Schübe einer Pankreatitis hervorgerufen werden und meist mit gleichzeitig auftretenden Lipidablagerungen in der Haut (eruptive Xanthome) kombiniert sind. Das Risiko für eine Atherosklerose und ihre Folgen ist nicht erhöht. Die *Therapie* besteht in der Reduktion der Fettzufuhr und Verwendung von Triglyceriden mit mittelkettigen Fettsäuren, die nach enteraler Resorption über das Pfortaderblut (nicht über die Lymphe) der Leber zugeführt und dort ohne vorausgehende Spaltung durch die Lipoprotein-Lipase umgesetzt werden.

Familiäre Hypercholesterolämie. Bei dieser Stoffwechselerkrankung ist die Regulation der intra- und extrazellulären Cholesterolkonzentration als Folge eines genetischen Defektes des Apo-B-Rezeptors gestört. Fünf verschiedene Typen von Mutationen sind bekannt (⬦**12.20**). Beim *Typ 1* findet keine Synthese des Rezeptorproteins statt (*0-Allel*), beim *Typ 2* wird es zwar synthetisiert, aber nicht zielgerichtet zur Membran transportiert (*Transportdefekt*-Allel). Man vermutet den Defekt eines Signalpeptids. Beim *Typ 3* wird der Rezeptor in die Membran integriert, die Bindung von LDL an den Rezeptor findet aber nicht statt (*Bindungsdefekt*-Allel). Beim *Typ 4* findet keine Internalisierung des Rezeptors mit gebundenem LDL statt (*Internalisierungsdefekt*-Allel), beim *Typ 5* können die internalisierten LDLs nicht unter Freisetzung von Cholesterol abgebaut werden (*Recyclingdefekt*-Allel). Typ 2 ist am häufigsten.

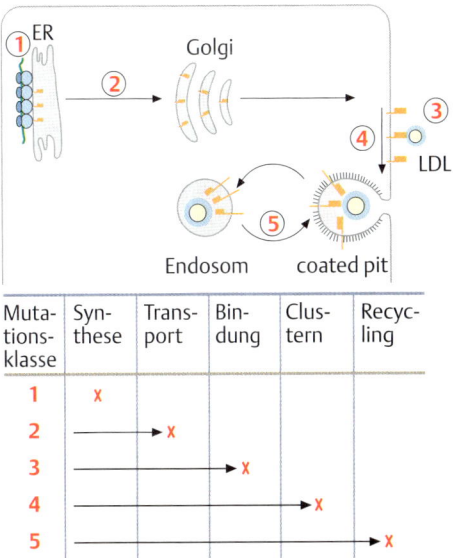

Mutationsklasse	Synthese	Transport	Bindung	Clustern	Recycling
1	x				
2		x			
3			x		
4				x	
5					x

⬦**12.20 Mutationen des LDL-Rezeptors.**
Die Klassifikation erfolgt nach Funktionsdefekten (s. Text).

Sekundäre Hyperlipoproteinämien, die als Folge anderer Erkrankungen auftreten, sind sehr viel häufiger als die genetisch determinierten Typen. In Westdeutschland ist eine sekundäre Hypercholesterolämie bei 5% der Erwachsenen nachweisbar. Wahrscheinlich spielen bei ihrer Entstehung mehrere Gene und ihre Polymorphismen eine Rolle. Der wichtigste exogene Faktor ist die kalorische Überernährung, besonders bei erhöhter Fettzufuhr. Vorkrankheiten sind Diabetes mellitus, Hypothyreose, Alkoholabusus. Auch einige Pharmaka führen zu einer sekundären Zunahme der LDL und des Cholesterols.

Als Folge des Rezeptordefektes ist die intrazelluläre Konzentration von Cholesterol vermindert; die Cholesterolsynthese wird durch die entfallende Hemmung der HMG-CoA-Reduktase gesteigert. Die Konzentration der LDL und des Cholesterols im Plasma ist stark erhöht: bei Heterozygoten beträgt die Cholesterolkonzentration 350–650 $mg \cdot dl^{-1}$, bei Homozygoten 650 bis über 1000 $mg \cdot dl^{-1}$ (normal altersabhängig bis ca. 250 $mg \cdot dl^{-1}$). Klinisch besteht bei den Betroffenen ein stark erhöhtes Risiko für die Entwicklung einer Atherosklerose und ihrer Folgekrankheiten, besonders Herzinfarkt, der bei Homozygoten bereits vor dem 20. Lebensjahr auftreten kann. An den Sehnen findet man Lipidablagerungen (tendinöse Xanthome). Therapeutisch sind bei Heterozygoten Hemmstoffe der Cholesterolsynthese (HMG-CoA-Reduktasehemmer) in Kombination mit Inhibitoren der enteralen Gallensäurenresorption wirksam. Bei Homozygoten müssen die LDL aus dem Plasma physikalisch entfernt werden (LDL-Plasmapherese). Auch eine Lebertransplantation führt zur Senkung der LDL und des Cholesterols im Serum.

Dysbetalipoproteinämie. Bei dieser Hyperliproteinämie ist elektrophoretisch eine abnorm verbreiterte Bande der β-Lipoproteine (VLDL) nachweisbar. Ursache ist eine Mutation von Apo-E. Remnants der VLDL und der Chylomikronen werden deshalb nicht ausreichend an den Apo-E-Rezeptor in der Leber gebunden. Sie können deshalb nicht internisiert und abgebaut werden. Cholesterol und Triglyceride sind im Plasma stark erhöht. *Klinisch* manifestiert sich die Störung bei Homozygoten im Kindes-, bei Heterozygoten im Erwachsenenalter mit tendinösen Xanthomen und Atherosklerose. Bei Heterozygoten wird die Manifestation durch äußere Faktoren (Überernährung, Diabetes, Hypothyreose) begünstigt, bei Homozygoten sind diese zusätzlichen Faktoren zur Manifestation der Erkrankung nicht erforderlich. *Therapeutisch* ist eine fettarme, kalorienreduzierte Kost indiziert.

Abetalipoproteinämie. Hier ist die Bildung und Sekretion der Chylomikronen im Darm und der VLDL in der Leber beeinträchtigt. Beide Lipoproteinklassen enthalten Apo-B und transportieren Cholesterol und Triglyceride (s. S. 308 f.). Die Mutation betrifft nicht das Gen von Apo-B selbst sondern eines Proteins, das im endoplasmatischen Retikulum die Lipide auf das Protein Apo-B überträgt (*mikrosomales Triglycerid-Transferprotein*, MTP). Nur der Komplex von Protein und Lipid kann vom endoplasmatischen Retikulum sezerniert werden.

▼ 12.5 Einteilung der genetischen Hyper- und Hypolipoproteinämien

Bezeichnung und Synonyma	biochemischer Defekt	biochemische Symptomatik (Blut)	klinische Symptome
Hyperlipoproteinämien			
Chylomikronen-Syndrom Lipoproteinlipasedefizienz Fredrickson Typ I	Lipoprotein-Lipase	Chylomikronen ↑ TG ↑↑, Chol ↑	Pankreatitis, eruptive Xanthome
fam. Hypercholesterolämie Fredrickson Typ IIa	LDL-Rezeptor	LDL ↑, Chol ↑↑	Atherosklerose, Herzinfarkt
fam. Dysbetalipoproteinämie „broad-beta-disease" Fredrickson Typ II	Apo-E₂ (Mutation von Apo-E)	Abnormes VLDL (Remnants) Chol ↑, TG ↑	Herzinfarkt (nur bei dominantem Erbgang), „foam cells"
Hypolipoproteinämien			
Abetalipoproteinämie, Hypobetalipoproteinämie	mikrosomales Triglycerid-Transferprotein	VLDL und Chylomikronen fehlend oder ↓↓	Fett-Malabsorption, Akanthosis, neurologische Symptome
Tangier-Krankheit	?	HDL ↓↓	Chol.-Ester
HDL-Defizienz	Apo AI ↓↓	Chol ↓	Speicherung

Chol: Cholesterol, HDL = high density lipoproteins, LDL = low density lipoproteins, TG: Triglyceride, VLDL = very low density lipoproteins, ↓ vermindert, ↑ erhöht, ↓↓ stark vermindert, ↑↑ stark erhöht.

Nicht beladenes Apo-B wird im endoplasmatischen Retikulum abgebaut (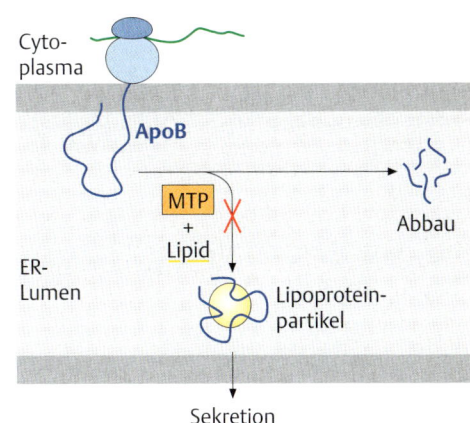12.21). Die VLDL sind im Serum vermindert oder fehlen; dementsprechend ist die Cholesterol- und Triglyceridkonzentration ebenfalls extrem vermindert. *Klinisch* ist eine Störung der enteralen Fettresorption mit Fettstühlen und Diarrhoe meist das erste Symptom. Die verminderte Resorption fettlöslicher Vitamine (A, D, E, K) hat weitere Symptome zur Folge (s. Kap. 21.10). In der Leber kommt es zu einer starken Einlagerung der nicht sezernierbaren Triglyceride. Deformierungen der Erythrocyten (Stechapfelform, Akanthocytose) sind auf Veränderungen der Membranlipide, vor allem die Abnahme des Cholesterols zurückzuführen. Im weiteren Verlauf entwickeln sich schwere neurologische Symptome, die sowohl durch die Veränderungen der Lipide als auch durch den Mangel an fettlöslichen Vitaminen verursacht sind. Die *Therapie* besteht in der Gabe von mittelkettigen Triglyceriden (s.o.), parenteraler Substitution fettlöslicher Vitamine und in schweren Fällen in der Lebertransplantation.

Tangier-Krankheit. Hier liegt ein isolierter HDL-Mangel vor. Die Bezeichnung leitet sich von dem Namen einer kleinen Insel vor der USA-Ostküste ab, auf der die Erkrankung erstmals beobachtet und untersucht wurde. Die Art der Mutation ist nicht bekannt. Apo-A I ist extrem vermindert. Durch das Fehlen der HDL ist die Abgabe von Cholesterol und Cholesterolestern an das Blut beeinträchtigt und wahrscheinlich auch ihr intrazellulärer Transfer gestört. Die Plasmakonzentration von Cholesterol ist vermindert, von Triglyceriden erhöht. Charakteristisch ist die Ablagerung von Cholesterolestern in Tonsillen, Lymphknoten, Thymus, Enterocyten, Nervenzellen und Cornea. Auffallenderweise ist das Atheroserisiko bei den Betroffenen nicht erhöht.

Cholesterol-Speicherkrankheiten und Krankheiten durch Enzymdefekte des Cholesterol-Stoffwechsels werden in Kap. 13 besprochen.

⊚ 12.21 Defekt bei Abetalipoproteinämie. Von der mRNA wird Apolipoprotein B (Apo B) translatiert und das naszierende Poylpeptid in das endoplasmatische Retikulum transferiert. Im Lumen des endoplasmatischen Retikulums werden durch ein spezifisches Protein MTP (mikrosomales Triglycerid-Transfer-protein) die neusynthetisierten Lipide auf das Apo-B-Protein übertragen. Bei der Abetalipoproteinämie fehlt MTP, sodass kein komplettes Lipoprotein gebildet und sezerniert werden kann. Das nicht verwendbare Apo B wird intraluminal abgebaut.

13 Isoprenoidlipide: Steroide und Carotinoide

Zusammenfassung

- Die **Isoprenoide** gehören zu den Lipiden. Sie stellen eine sehr vielfältige Gruppe von Naturstoffen dar. Ihre wichtigsten Vertreter sind die *Terpenoide*, die *Steroide* und die *Stoffe mit isoprenoiden Seitenketten*. Isoprenoide leiten sich formal vom Isopren (2-Methyl-butadien) ab. Ihre biologische Vorstufe ist Isopentenyl-diphosphat, das aus drei Molekülen Acetyl-CoA über 3-Hydroxy-3-methyl-glut-aryl-CoA (HMG-CoA) und Mevalonat aufgebaut wird.

- *Isopentenyl-diphosphat* und das isomere *Prenyl-diphosphat* können eine Kettenreaktion eingehen, die zu polymeren **Polyisoprenen** führt. Meist bleibt die Reaktion bei 10 bis 20 Isopren-Einheiten stehen; so werden *Dolichole* gebildet, die bei der Biosynthese von Glykoproteinen als Zucker-Carrier dienen. Auch die Polyprenyl-Seitenketten des *Ubichinons*, des *Plastochinons* und des *Menachinons* entstehen auf diese Weise.

- Bei der **Cholesterol-Biosynthese** kondensieren insgesamt sechs Moleküle „aktiven Isoprens" zu *Squalen*: Zuerst wird aus drei Isopren-Einheiten Farnesyl-diphosphat gebildet, dann entsteht durch Kopf-an-Kopf-Kondensation von zweien dieser Moleküle Squalen. Dieses wird weiter zu Lanosterol zyklisiert und oxidiert. Durch oxidative Entfernung von drei Methyl-Gruppen und Verlagerung bzw. Reduktion der Doppelbindungen entsteht in Wirbeltieren das *Cholesterol*, eine C_{27}-Verbindung.

- Schrittmacher-Enzym der Cholesterol-Biosynthese ist die **HMG-CoA-Reduktase**. Das am glatten ER lokalisierte Enzym unterliegt einer vielfältigen Kontrolle durch Hormone und Endprodukte des Synthese-seweges.

- **Cholesterol** ist das wichtigste tierische Sterol. Es dient als Membran-Baustein zur Einstellung der Membran-Fluidität und als Ausgangsmaterial für die Biosynthese von *Gallensäuren* und *Steroidhormonen*.

- Der Abbau des Cholesterols geschieht in der Leber und verläuft über **Gallensäuren**, die großenteils noch mit Glycin oder Taurin verknüpft werden. *Gallensäure-Konjugate* spielen bei der Verdauung der Nahrungslipide eine wichtige Rolle, weil sie die Lipide emulgieren und Lipasen aktivieren. Die Gallensäuren durchlaufen einen enterohepatischen Kreislauf.

- Die **Steroidhormone** gehen ebenfalls aus Cholesterol hervor. Durch Verkürzung der Seitenkette entsteht Pregnenolon, aus dem die C_{21}-Hormone gebildet werden, zu denen *Progesteron* und die *Corticosteroide* zählen. Die *Androgene* haben noch 19 und die aromatischen *Östrogene* nur noch 18 C-Atome.

- *7-Dehydrocholesterol*, ein Zwischenprodukt der Cholesterol-Biosynthese, wird in der Haut photochemisch gespalten und liefert das *Calciol*, das bei unzureichender Belichtung die Rolle eines Vitamins hat (**Vitamin D_3).** Durch Hydroxylierungen in Leber und Niere entsteht die aktive Form des Hormons, das *Calcitriol*.

- Zu den Isoprenoiden gehören auch die **Carotinoide**, pflanzliche Farbstoffe mit 40 C-Atomen. Aus ihnen kann der tierische Körper *Retinol* (Vitamin A) bilden. Durch Oxidationsreaktionen werden daraus *Retinal*, ein Bestandteil des Sehpurpurs, und *Retinsäure*, ein Wachstumsfaktor, gebildet.

- **Pathobiochemie.** Die Zunahme des an *LDL* gebundenen Cholesterols im Blut und seine Ablagerung in der Subintima der Gefäße ist ein entscheidender Faktor bei der Entstehung der *Atherosklerose*. Seltene Störungen des Cholesterol-Stoffwechsels beruhen auf einem Defekt des Enzyms LCAT oder der lysosomalen sauren Lipase. Störungen der Gallensäurensynthese können auf Defekte der Reaktionen am Steroidringsystem oder auf Störungen der Seitenkettenverkürzung zurückgeführt werden. Die Folgen sind eine verminderte Gallensekretion (*Cholestase*) und Einschränkungen der Fettverdauung und -resorption.

🔍 Die **„Isopren-Regel"** besagt, dass Isoprenoide eine durch 5 teilbare Zahl an C-Atomen und eine Methyl-Verzweigung besitzen. Terpene bestehen aus 10 C-Atomen. Wegen des Verlustes von C-Atomen gibt es aber Abweichungen von dieser Regel. So besitzt das Triterpenoid Cholesterol keine 30 (6 Isopren-Einheiten x 5 C-Atomen), sondern nur 27 C-Atome, weil im Verlauf der Biosynthese drei C-Atome abgespalten wurden.

C₅ Isopren, Prenyl-Rest

C₁₀ Terpene: Geraniol, Menthol, Campher

C₁₅ Sesquiterpene: Farnesol, Guajazulen

C₂₀ Diterpene: Abietinsäure, Retinsäure

C₃₀ Triterpene: Lanosterol

◉ 13.1 Isoprenoide. Aus der Vielfalt dieser Naturstoffe werden nur wenige Beispiele gezeigt.

13.1 Isopren: Grundkörper der Terpene

Die aktivierte Essigsäure (Acetyl-Coenzym A) ist nicht nur der Baustein für die langen Fettsäure-Moleküle, aus ihr können auch Verbindungen mit verzweigten Ketten aufgebaut werden. Man nennt diese Naturstoffe **Isoprenoide**. Ihr Grundkörper ist das *Isopren* (2-Methylbutadien, C_5H_8), ein ungesättigter Kohlenwasserstoff mit fünf C-Atomen und einer Methyl-Verzweigung (◉**13.1**). Isopren ist eine chemische Verbindung, die in der Natur kaum vorkommt. Sein Kohlenstoffgerüst findet sich aber wieder im *Prenyl-Rest*, dem Grundkörper und Baustein sehr vieler pflanzlicher und tierischer Naturstoffe, die wegen ihrer Fettlöslichkeit zu den Lipiden zählen.

Da sind zunächst die *Terpene*, C_{10}-Verbindungen, die besonders in ätherischen Ölen vorkommen. Terpene sind von Pflanzen gebildete, flüchtige Verbindungen mit charakteristischem Geruch; bekannte Vertreter sind das Menthol und der Campher (◉**13.1**).

Als *Sesquiterpene* bezeichnet man die C_{15}-Verbindungen. Zu ihnen gehören das Farnesol, die Azulene und das Juvenilhormon.

Die C_{20}-Verbindungen werden *Diterpene* genannt; Vertreter sind das Phytol, die Retinsäure und die Abietinsäure.

Die C_{30}-Verbindungen heißen *Triterpene*. Besonders wichtig sind diejenigen, die sich vom Squalen ableiten, die zyklischen Triterpene und die Sterole und Steroide.

Wie die Strukturen, so sind auch die biologischen Eigenschaften und Aufgaben der Isoprenoide, die in allen lebenden Organismen vorkommen, vielfältig: Es sind Geruchsstoffe, Farbstoffe, Coenzyme, Vitamine, Signalstoffe (insbesondere Hormone), Wachstumsfaktoren, Lipidanker, Carrier für polare Stoffe und Elektronen. Manche Isoprenoide haben pharmakologische Bedeutung.

13.2 Biosynthese der Isoprenoide

Bildung von Mevalonat (◉**13.2**, **1–3**). Ausgangsmaterial für die Synthese von Isoprenoiden ist die aktivierte Essigsäure, das *Acetyl-CoA*. Zwei Moleküle aktivierter Essigsäure treten zu Acetacetyl-CoA zusammen, und ein drittes Acetyl-CoA wird als Verzweigung ankondensiert. Das Produkt, ein Derivat der Glutarsäure, heißt *3-Hydroxy-3-methyl-glutaryl-CoA* (HMG-CoA). Es wird von der HMG-CoA-Reduktase unter Verbrauch von zwei Molekülen NADPH zu Mevalonat reduziert.

Bei Tieren findet die Bildung von HMG-CoA aus Acetyl-CoA im Cytoplasma vor allem von Leber, Dünndarm, Haut und Gonaden statt. Die Reduktion zu Mevalonat geschieht am glatten endoplasmatischen

13.2 Biosynthese der Isoprenoide. Der Reaktionsweg beginnt in Tieren mit der Kondensation von drei Molekülen Acetyl-CoA (s. Text). Die Polymerisation des „aktiven Isoprens" Isopentenyl-diphosphat beginnt mit der Umlagerung zu Prenyl-diphosphat und der Eliminierung von Diphosphat. Das Prenyl-Kation leitet die Polymerisation ein, die hier bei Farnesyl-diphosphat abbricht, aber prinzipiell auch weiterlaufen kann.

Retikulum. Unabhängig davon kann HMG-CoA auch in den Mitochondrien der Leber aufgebaut werden. Daraus entstehen dann aber die Ketonkörper, die der Energieversorgung des Organismus dienen (s. Kap. 11, S. 282).

Isopentenyl-diphosphat, das „aktive Isopren". Das Mevalonat wird nun phosphoryliert (**4**) wobei in zwei Stufen unter Verbrauch von zwei ATP das Diphosphat entsteht. Dann werden in einer komplexen Reaktion H_2O und CO_2 abgespalten (**5**) hierzu ist wiederum ATP erforderlich. Als Produkt entsteht *Isopentenyl-diphosphat*, der Vorläufer aller Isoprenoide. Es kann durch eine spezielle Isomerase (**6**) zu *Dimethylallyl-diphosphat* („Prenyl-diphosphat") umgelagert werden.

Polymerisation der Prenyl-Einheiten. Prenyl-diphosphat und Isopentenyl-diphosphat können eine Enzym-katalysierte Kettenreaktion in Gang setzen, die zu *Polyprenylen* führt (◉ **13.2, 7 – 9**). Aus dem Prenyl-diphosphat, einer Allyl-Verbindung, wird leicht ein Diphosphat-Anion abgespalten, und das zurück bleibende Carbonium-Kation lagert sich an die Doppelbindung eines Isopentenyl-diphosphats an. Unter Eliminierung eines Protons stabilisiert sich das Molekül zur C_{10}-Verbindung, dem *Geranyl-diphosphat*, das wieder eine Allyl-Struktur (s. Randspalte) aufweist und ein Diphosphat-Anion abspalten kann. Das Kation greift erneut ein Isopentenyl-diphosphat an, so dass die C_{15}-Verbindung *Farnesyl-diphosphat* entsteht.

Zum **Abbau der Isoprenoide** s. Kap. 11 (S. 281).

🔍 In **Mikroorganismen und Pflanzen** führt noch ein anderer Weg zu Isopentenyl-diphosphat (s. S. 452). Er beginnt mit Pyruvat und Glycerinaldehyd-3-phosphat und verläuft über 1-Desoxy-D-xylulose-5-phosphat zum Mevalonat, dem Ausgangsprodukt der Isoprenoid-Biosynthese.

🔍 **Allyl-Gruppen** sind C_3-Verbindungen mit einer Doppelbindung (Propenyl-(2)-Rest); sie neigen zur Polymerisation:

$$CH_2=CH-CH_2-$$

13.3 Funktion einiger Polyisoprene

🔎 **Gummi** entsteht aus Kautschuk erst durch Erhitzen auf etwa 120 °C mit Schwefel, Füllstoffen (Ruß, Zinkoxid) und weiteren Hilfsmitteln. Dabei werden die Kautschuk-Moleküle durch Schwefelbrücken dauerhaft vernetzt. Der Prozess heißt *Vulkanisation*.

🔎 **Polyisoprene** sind aus Isopren-Einheiten aufgebaute, langkettige Molekülteile, die durch Methyl-Verzweigungen und Doppelbindungen gekennzeichnet sind.

Kautschuk. Wird die Polymerisation nach diesem Reaktionsschema immer weiter fortgesetzt, bis Tausende von Isopren-Einheiten zusammengelagert sind, so gelangen wir zum hochmolekularen Kautschuk-Molekül (500 – 2000 kDa). Solche Polyisoprene sind im Milchsaft bestimmter Pflanzen, besonders des Kautschukbaums (*Hevea brasiliensis*), enthalten. Chemisch ist bemerkenswert, dass die Doppelbindungen des Kautschuks ausschließlich in der *cis*-Konfiguration vorliegen. Die Elastizität des Kautschuks hängt wahrscheinlich mit der dadurch bedingten Molekülgestalt zusammen.

Kürzere Polyisoprene dienen als Membrananker und Carrier. Die Bildung des Kautschuks aus etwa 8000 bis 30000 Isopren-Einheiten ist eine Besonderheit von Pflanzen. Weiter verbreitet hingegen ist die Zusammenlagerung von 10 bis 20 Isopren-Einheiten zu den kürzeren Polyisoprenen. Die Kohlenwasserstoff-Kette der Polyisoprene ist hervorragend geeignet, um Substanzen in einer hydrophoben Umgebung, d.h. in den Membranen, zu verankern oder durch sie hindurch zu transportieren. Die Polyisoprene dienen deshalb häufig als Überträger von polaren Gruppen und Elektronen durch Membranen. Auch die fettlöslichen Vitamine tragen Seitenketten aus Isopren-Einheiten und zählen deshalb zu den Isoprenoiden (🔻 **13.1**).

🔻 13.1 Fettlösliche Vitamine (s. a. S. 607 f.)

Vitamin A:	Retinol (C_{20})
Vitamin D:	D_2 Ercalciol (C_{28}), D_3 Calciol (C_{27})
Vitamin E:	α-Tocopherol (C_{29})
Vitamin K:	K_1 Phyllochinon, K_2 Menachinon, K_3 Menadion

Chinone mit Polyprenyl-Seitenkette transportieren Elektronen. Ubichinon, Plastochinon und Menachinon sind in verschiedenen Membranen verankert und haben die Aufgabe, über das reversible Redoxsystem Chinon/Hydrochinon Elektronen und Wasserstoff zu transportieren.

Ubichinon (Coenzym Q; 👁 **13.3**) besitzt eine Prenyl-Seitenkette von unterschiedlicher Länge (häufig sind es 10 Isopren-Einheiten). Wie sein Name schon sagt, ist Ubichinon weit verbreitet, es kommt sowohl im Tier- als auch Pflanzenreich vor. Ubichinon dient als Substrat der Atmungskette, das innerhalb der inneren Mitochondrien-Membran beweglich ist und Elektronen transportiert (s. Kap. 16, S. 408).

Sein aromatischer Ring wird aus Chorismat gebildet, einem Zwischenprodukt der Biosynthese aromatischer Aminosäuren (s. S. 448). Die Polyprenyl-Gruppe wird durch Kondensation mit dem Prenyldiphosphat entsprechender Kettenlänge angegliedert, und schließlich werden die Substituenten des aromatischen Ringes schrittweise eingeführt. Die Methyl-Gruppen entstammen dem *S*-Adenosylmethionin.

Ubichinon (n = 6 – 10)

Plastochinon (n = 9)

Menachinon (n = 6 – 9)

👁 **13.3 Chinone mit Polyprenyl-Seitenkette:** Ubichinon, Plastochinon und Menachinon.

Plastochinon unterscheidet sich in der Struktur vom Ubichinon nur dadurch, dass statt der Methoxy-Gruppen Methyl-Gruppen in den aromatischen Ring eingetreten sind. Es kommt in Chloroplasten vor und dient bei der Photosynthese als reversibles Redoxsubstrat.

Menachinon, ein Naphtochinon-Derivat mit Polyprenyl-Seitenkette, ist bei manchen Bakterien Bestandteil der Atmungskette. Für den Menschen hat es Bedeutung als *Vitamin K* (s. S. 609).

Prenyl-Reste als Membran-Anker für Proteine und andere Moleküle. An bestimmte *Proteine* werden zur Verankerung in Membranen Isoprenyl-Gruppen angehängt. Dieser Prozess läuft im endoplasmatischen Retikulum (ER) ab; er lässt sich als posttranslationale Modifikation bezeichnen (s. S. 151). Als Membran-Anker dienen *Farnesyl-Reste* (C_{15}) oder *Geranylgeranyl-Reste* (C_{20}); sie werden durch spezifische Isoprenyl-Protein-Transferasen an Cystein-Reste in der Nähe des Carboxy-Terminus geknüpft (👁 **13.4**). Meistens steht das Cystein in der viertletzten Position und bildet mit den drei folgenden Aminosäuren das sogenannte „CaaX-Motiv". Durch die Prenylierung entsteht

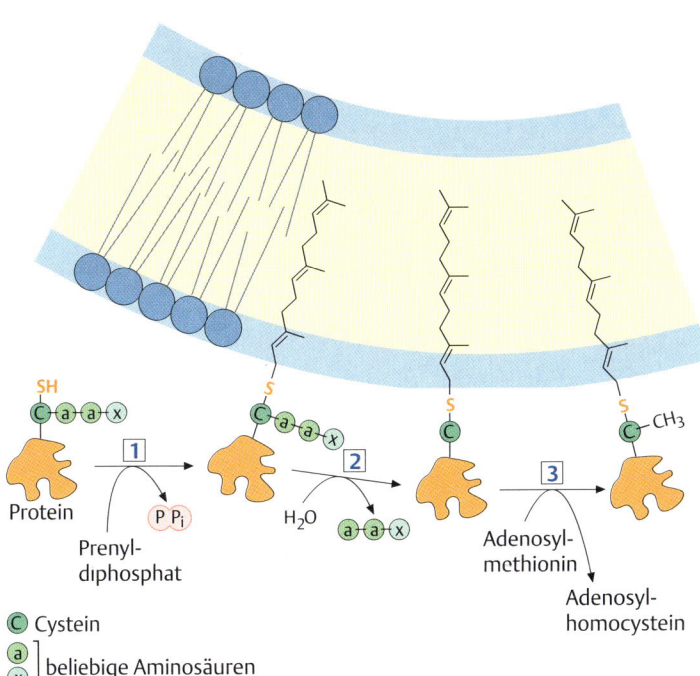

C Cystein

a
x } beliebige Aminosäuren

◉**13.4 Protein-Prenylierung**. Ein Protein mit CaaX-Motiv wird durch eine Prenyl-Transferase prenyliert (**1**). Die drei endständigen Aminosäuren (aaX) werden proteolytisch entfernt (**2**) und die negativ geladene Carboxy-Gruppe des Cysteins methyliert (**3**). Der Aminosäure-Rest X bestimmt, ob eine Farnesyl- oder Geranylgeranyl-Gruppe übertragen wird.

eine Thioether-Brücke zwischen Lipid und Protein. Schließlich werden die letzten drei Aminosäuren (aaX) proteolytisch entfernt und die freie Carboxy-Gruppe des Cysteins durch Methylierung geschützt.
Die Prenylierung sorgt dafür, dass sich das vorher cytoplasmatische Protein an die Membran des ER lagert und zur Plasma- oder Kernmembran transportiert wird, wo es seine Funktion ausübt (s. auch S. 152).
Eine Isoprenylierung geschieht bei etwa 2% aller zellulären Proteine; sie ist u. a. für *Ras* und andere *G-Proteine*, für nucleäre Lamine, sowie für die cGMP-spezifische Phosphodiesterase der Retina nachgewiesen. Schließlich sei noch erwähnt, dass auch *Häm a* (prosthetische Gruppe der Cytochrome a/a₃) am Ring 1 eine Farnesyl-Kette trägt (s. S. 152) und *Chlorophyll* eine esterartig gebundene Phytyl-Gruppe aufweist (s. S. 189). Beide Tetrapyrrole sind Bestandteile von membranständigen Redoxsystemen.

Polyprenole. *Dolichole* stellen eine Familie von polymerisierten Prenyl-Resten dar, die endständig eine Hydroxy-Gruppe tragen. In Pflanzen kommen vor allem Dolichole mit 9–13 Isopren-Einheiten vor, bei Tieren findet man Dolichole aus 17–19 Einheiten. Diese verzweigtkettigen Alkohole transportieren Kohlenhydrat-Gruppen und sind an der Glykoprotein-Biosynthese beteiligt. Im rauen endoplasmatischen Retikulum wird mit ihrer Hilfe ein komplexes Oligosaccharid aufgebaut, das dann auf die *N*-Gruppen von Asparagin-Resten von Proteinen übertragen wird (*N*-Glykosylierung, s. S. 150).

Eine Therapie für spezielle Tumoren? Eine Farnesylierung wird (neben einer Palmitoylierung) bei Ras-Proteinen beobachtet, wenn sie eine Zelle transformieren (s. S. 753). Man hofft, durch gezielte Hemmung der farnesylierenden Enzyme mit spezifischen Inhibitoren, die Transformation zu verhindern und das Tumorwachstum blockieren zu können.

Dolichol-18
C₉₀H₁₆₃OH

13.4 Biosynthese und Stoffwechsel von Cholesterol

Das Cholesterol wird aus Acetyl-CoA über Farnesyl-diphosphat aufgebaut. Wichtigstes Zwischenprodukt ist *3-Hydroxy-3-methyl-glutaryl-CoA* (HMG-CoA), das zu Mevalonat reduziert wird; die Reaktionsfolge ist in ◉**13.2** dargestellt, wo auch die weitere Umwandlung des Mevalonats in das „aktive Isopren" und dessen Kondensation zu Farnesyl-diphosphat gezeigt ist.

13.5 Reaktionsweg vom Farnesyl-diphosphat zum Cholesterol. Zwei Moleküle Farnesyl-diphosphat kondensieren in komplizierter Reaktion zu Squalen, das rechts in anderer Schreibweise dargestellt ist. Über das Epoxid erfolgt der Ringschluss zum Lanosterol. Oxidative Entfernung der überzähligen Methyl-Gruppen und Hydrierung bzw. Verlagerung der Doppelbindungen liefern schließlich Cholesterol.

Durch Kopf-an-Kopf-Kondensation von zwei Molekülen Farnesyl-diphosphat entsteht der Kohlenwasserstoff *Squalen* (☞13.5), ein Triterpen. Zwischenprodukt ist das kompliziert gebaute Prä-squalen-diphosphat, das einen Cyclopropan-Ring enthält und unter Umlagerung, Eliminierung eines Diphosphat-Anions und Aufnahme eines Hydrid-Ions von NADPH das Squalen liefert.

🔍 Die Biosynthese von **Hopanoiden** aus Squalen hat besonderes Interesse gefunden, weil diese in großen Mengen in fossilen Sedimenten und Erdöl-Lagerstätten gefunden wurden. Es handelt sich um Steroid-ähnliche pentazyklische Verbindungen, die manchen Prokaryonten als Membran-Bestandteile dienen. Hopanoide können aber auch von einigen Pilzen und Pflanzen gebildet werden. Sie gelten als Vorläufer der Sterole in der Evolution, da ihr Ringsystem ohne Sauerstoff entstehen kann. Das Reaktionsschema (☞13.6) zeigt die Zyklisierung von Squalen zu Hopen b.

Zyklisierung von Squalen (☞13.5). Das Squalen lässt sich in einer Weise schreiben, die schon die Möglichkeit der Zyklisierung andeutet. Der Ringschluss wird vorbereitet durch eine Epoxid-Bildung an der ersten Doppelbindung mit Hilfe der Squalen-Epoxidase (**2**) der Sauerstoff bildet später die HO-Gruppe an C-3. Man nimmt an, dass nun der Epoxid-Ring durch ein Proton geöffnet wird (**3**) und das Carbonium-Kation in der angegebenen Weise zyklisiert. Dabei entsteht formal zuerst ein Protosterol-Kation, das an das Enzym Lanosterol-Synthase gebunden bleibt; dann wandern Hydrid-Ionen von C-17 nach C-20 und von C-13 nach C-17, die Methyl-Gruppe von C-14 nach C-13 und jene von C-8 nach C-14, an C-9 wird ein Proton eliminiert (**4**), und es entsteht als erstes fassbares Produkt der Zyklisierungsreaktion das *Lanosterol*.

Umwandlung von Lanosterol zu Cholesterol. Vom Cholesterol trennen uns nun noch die drei Methyl-Gruppen, die oxidativ entfernt werden, die Methyl-Gruppe an C-14 als HCOOH und die beiden Methyl-Gruppen an C-3 als zwei CO_2. Außerdem muss die Doppelbindung im Ringsystem verschoben werden – dabei ist 7-Dehydrocholesterol Zwischenprodukt –, und die Doppelbindung in der Seitenkette wird hydriert. Der Reaktionsweg verläuft über etwa 20 Teilschritte. Wir haben einfach das Endprodukt hingeschrieben, das Cholesterol, welches das wichtigste Zoosterol ist (s. S. 326).
Während ihrer Biosynthese sind Squalen, Cholesterol und die Zwischenprodukte an *Sterol-Carrierproteine* gebunden.

Der beschriebene Weg zum Cholesterol gilt für die Tiere mit Ausnahme der Arthropoden und einiger anderer niederer Tiergruppen. Diese sind nicht in der Lage, den Sterol-Ring aus Farnesyl-diphosphat

13.6 Bildung eines Hopanoids aus Squalen.

aufzubauen; sie benötigen deshalb Sterole als essenzielle Nahrungsbestandteile.

In Pflanzen und Bakterien kann Squalen auch auf andere Weise zu *Sterolen* zyklisiert werden (nicht gezeigt).

Funktion des Cholesterols. Cholesterol ist das wichtigste Sterol der Tiere; es kommt in allen Zellen vor. Zusammen mit den Phospholipiden nimmt es am Aufbau der Membranen teil. Hierbei ist die Gestalt des Moleküls von Bedeutung (⊚ **13.7**): Durch die komplizierte Umwandlung von Lanosterol zu Cholesterol ist die α-Seite des Moleküls frei von sperrigen Methyl-Gruppen. Auf dieser Seite kann das Cholesterol mit den hydrophoben Ketten der Fettsäuren in Wechselwirkung treten (s. S. 345). Sie beeinflussen dadurch die Fluidität der Membranen. Daneben dient das Cholesterol im tierischen Organismus als Ausgangsmaterial für zahlreiche andere Steroide, die Gallensäuren und die Steroidhormone.

Regulation der Cholesterol-Biosynthese. Die körpereigene Biosynthese von Cholesterol ist sorgfältig reguliert. Schrittmacher-Enzym des langen Biosyntheseweges ist die **HMG-CoA-Reduktase**. Die Aktivität dieses Enzyms unterliegt einer mehrfachen, gewebespezifischen Kontrolle (⊚ **13.8**). Kurzfristig wirksam sind kompetitive Hemmung des Enzyms, allosterische Effekte und eine kovalente Modifizierung. Langfristige Änderungen der Enzymaktivität werden durch Induktion und Repression der Synthese und Modulation des Abbaus der mRNA und des Enzym-Proteins erreicht.

Die Hormone *Insulin* und *Glucagon* greifen über die kovalente Modifizierung kurzfristig steuernd in die Cholesterol-Biosynthese ein: Insulin stimuliert, Glucagon hemmt dagegen. Der Mechanismus der Hormonwirkung ist bekannt. Beide Hormone kontrollieren über Protein-Kinasen und Protein-Phosphatasen die **Interkonversion** zwischen einer aktiven, nicht phosphorylierten und einer inaktiven, phosphorylierten Enzymform.

Eine längerfristig wirksame Produkthemmung durch Cholesterol und seine Hydroxy-Derivate wird durch **Enzym-Repression**, also durch Repression des Gens für die HMG-CoA-Reduktase erklärt. Auch der mRNA-Spiegel wird kontrolliert: *Thyroxin* stabilisiert und *Glucocorticoide* destabilisieren die mRNA für das Schlüsselenzym.

In peripheren Geweben sind die Lipoproteine des Blutes, insbesondere das LDL (s. S. 309), über ihre Rezeptoren an der Regulation des Enzyms beteiligt, indem sie den **Abbau** des Enzymproteins beschleunigen. In der Darmmucosa wird die Cholesterol-Biosynthese im Wesentlichen durch die **Gallensäuren** gehemmt.

Pharmakologisch und experimentell wichtig ist eine **kompetitive Hemmung** der HMG-CoA-Reduktase durch Isoprenoid-Pharmaka wie Lovastatin und Pravastatin, die aus Mikroorganismen gewonnen werden. Mit diesen „Statinen" lässt sich die Isoprenoid-Synthese reduzieren.

Intrazelluläre Cholesterol-Homöostase. Das Cholesterol der Zellen entstammt entweder der Eigensynthese im ER oder es wird den Lipoprotein-Komplexen im Blut entnommen. Soweit es nicht für neugebildete Membranen oder zur Biosynthese von anderen Steroiden benötigt wird, verknüpft innerhalb der Zellen eine *Acyl-CoA-Cholesterol-Acyltransferase* (ACAT) das Cholesterol mit Fettsäuren zu völlig unpolaren Estern, die in Fett-Tröpfchen im Cytoplasma abgelagert werden (⊚ **13.9** und ⊚ **13.10**). *Cholesterol-Fettsäure-Ester* stellen die Speicherform des Cholesterols dar. Die Veresterung des Cholesterols wird durch LDL und Sterole, z. B. Cholesterol und 25-Hydroxycholesterol, gefördert. Aus dem Speicher wird Cholesterol bei Bedarf durch eine *Esterase* wieder freigesetzt. Auch dieses Enzym ist reguliert.

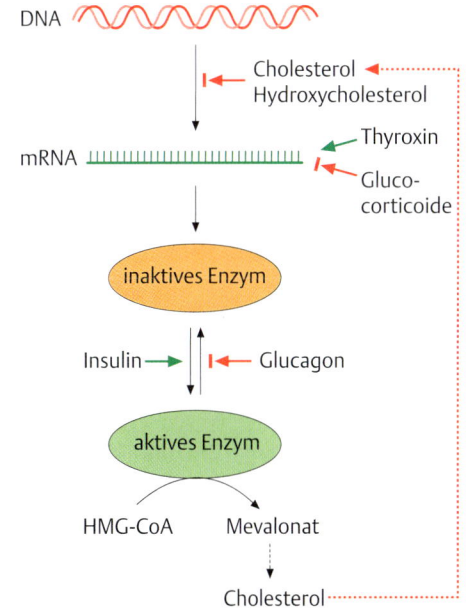

⊚ **13.7 Cholesterol.** Gezeigt sind die Strukturformel mit der Nummerierung der C-Atome, die räumliche Struktur des Cholesterols und eine Van-der-Waals-Darstellung, die die Oberfläche des Moleküls sichtbar macht.

⊚ **13.8 Steuerung der HMG-CoA-Reduktase.**

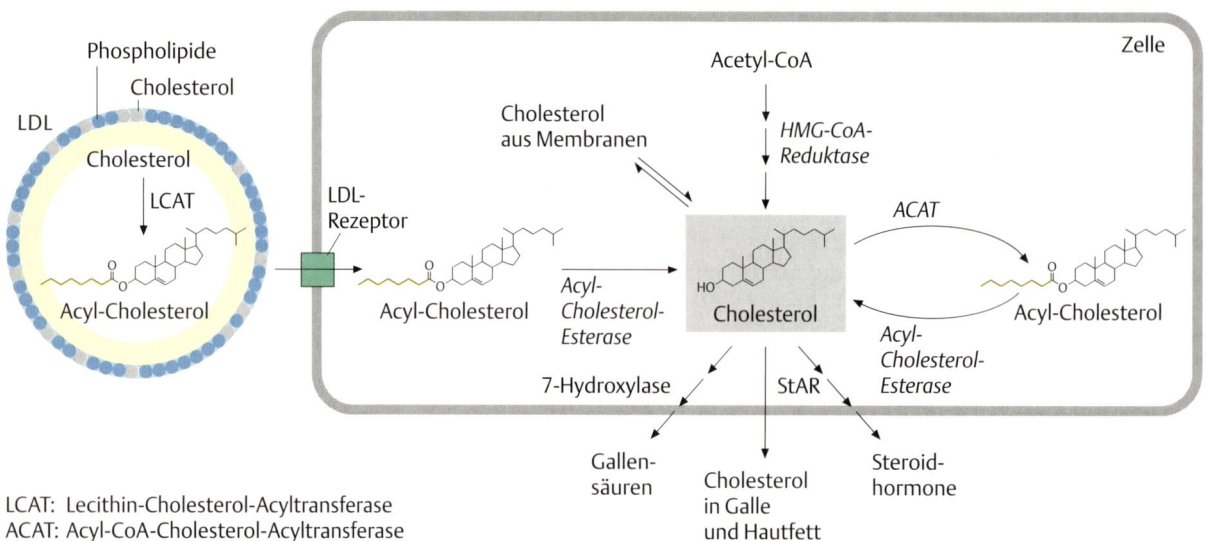

LCAT: Lecithin-Cholesterol-Acyltransferase
ACAT: Acyl-CoA-Cholesterol-Acyltransferase

13.9 Homöostase des Cholesterols. Im Blut transportiert das Lipoprotein LDL Cholesterol (grau, s. S. 307), das dort von dem Enzym *Lecithin-Cholesterol-Acyltransferase* (LCAT) mit Fettsäuren verestert wird (links). Nach der Aufnahme des LDL in die Zelle wird aus dem Lipoprotein mit Hilfe der *Acyl-Cholesterol-Esterase* Cholesterol freigesetzt. Dieses Enzym spaltet auch die intrazellulär gespeicherten Cholesterol-Ester, die mit Hilfe von *Acyl-CoA-Cholesterol-Acyltransferase* (ACAT) aus freiem Cholesterol gebildet werden (rechts). Der Stoffwechsel des Cholesterols zu Gallensäuren und Steroidhormonen wird auf den folgenden Seiten beschrieben. StAR (steroidogenic acute regulator) ist das Transportprotein, das die Biosynthese der Steroidhormone kontrolliert (s. S. 330).

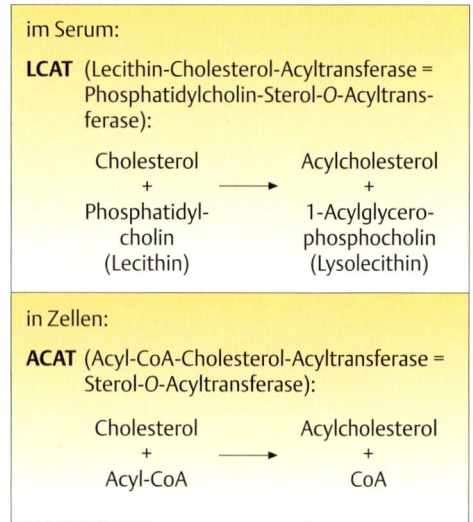

13.10 Reaktionen von LCAT (im Serum) und ACAT (intrazellulär).

🔍 **Hemmstoffe der ACAT.** Bei Atherosklerose (Arterienverkalkung) bilden sich in Arterien atherotische Plaques, die neben anderen Bestandteilen Makrophagen enthalten. Durch übermäßige Einlagerung von Cholesterol-Fettsäure-Estern wandeln sich die Makrophagen zu Schaumzellen um, die den Durchfluss der Blutgefäße einschränken (s. a. **13.25**, S. 339). Das Enzym ACAT ist an der Überproduktion der Lipidtröpfchen in den Schaumzellen beteiligt. Man hofft, mit spezifischen Hemmstoffen das Enzym blockieren zu können, um die Plaque-Bildung zu verhindern und damit das Atherosklerose-Risiko zu mindern.

Insgesamt wird die Homöostase des Cholesterols, also die Konstanthaltung des Cholesterolspiegels in Blutplasma und Zellen, durch ein Netzwerk von Regelkreisen kontrolliert (**13.9**). Bereits bekannte Stellglieder sind die HMG-CoA-Reduktase, die Cholesterol-Acyltransferase (ACAT), die Cholesterol-Esterase und der LDL-Rezeptor (s. S. 309); daneben haben vermutlich aber noch weitere Proteine eine Bedeutung.

Cholesterol-Stoffwechsel (**13.11**). Der tägliche *Bedarf* an Cholesterol beträgt beim Menschen etwa 0,5 – 1,5 g. Davon stammen höchstens 50 % aus der *Nahrung* (0,2 – 0,6 g). Reich an Cholesterol sind Eigelb, Fleisch, Leber, Gehirn und Milchfett (Butter und Sahne). Ihr Cholesterol wird zu maximal 40 % resorbiert und dem körpereigenen Cholesterol-Pool zugeführt; der Rest des Nahrungscholesterols wird wieder ausgeschieden. Pflanzliche Sterole können die Resorption durch kompetitive Hemmung der Cholesterol-Aufnahme vermindern.

Die **endogene Cholesterol-Biosynthese** liefert täglich 0,4 – 1,2 g, da Cholesterol von allen kernhaltigen Zellen des menschlichen Organismus synthetisiert werden kann. Wichtige Syntheseorte sind die Leber, die Darmschleimhaut, die Haut und Steroidhormon-bildende Drüsen. Wie bereits beschrieben wurde (S. 323), ist die Cholesterol-Synthese der einzelnen Gewebe unterschiedlich reguliert. Generell vermindert sie sich bei Zufuhr von Cholesterol mit der Nahrung.

Der körpereigene **Cholesterol-Pool** besteht aus Cholesterol, das hauptsächlich in den Membranen auftritt (Anteil an Membran-Lipiden 30 – 50 %), und Cholesterol-Estern in den Lipid-Speichern der Zellen. Im Blutplasma kommt das Cholesterol als Bestandteil der Lipoproteine vor (s. S. 307). Seine *Konzentration im Serum* beträgt normalerweise etwa 5 mM (= 214 mg·dl⁻¹); ein erhöhter Cholesterol-Spiegel ist ein Risikofaktor für *Atherosklerose* und *Herzinfarkt* (s. Pathobiochemie, S. 339). Vom Gesamt-Cholesterol im Plasma liegt der überwiegende Teil als Ester mit höheren, ungesättigten Fettsäuren vor. Cholesterol-Ester entstehen vor allem durch die Wirkung der Lecithin-Cholesterol-Acyl-Transferase (LCAT) der Lipoproteine (**13.10** und **13.9** und S. 308).

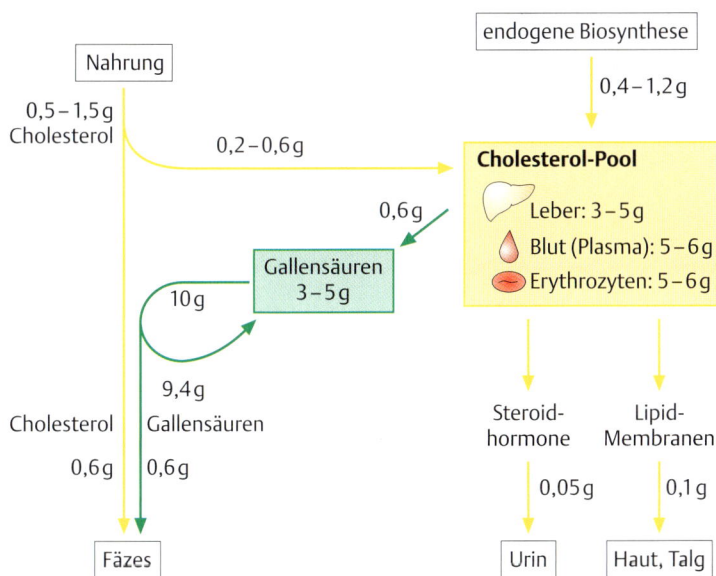

◉13.11   Cholesterol im Menschen. Die Grafik nennt die Poolgröße von Cholesterol und Gallensäuren und beschreibt die Stoffflüsse pro Tag.

Die *Ausscheidung* des Cholesterols entspricht in etwa dem Zufluss durch Nahrung und endogene Biosynthese von täglich etwa 1,0 g; sie erfolgt vorwiegend durch die Leber. Dort wird der größte Teil des Cholesterols zu Gallensäuren oxidiert (täglich etwa 0,6 g); ein geringerer Teil des Cholesterols gelangt auch unverändert in die Galle und kann dort zur Bildung von *Gallensteinen* führen. Da der größte Teil der Gallensäuren wieder resorbiert wird (*enterohepatischer Kreislauf*), ist die zirkulierende Menge an Gallensäuren erheblich (etwa 10 g pro Tag, ◉13.11).

In geringem Umfang wird Cholesterol direkt über die Darmmucosa ausgeschieden. Darmbakterien reduzieren es dann zu 5β-Cholestanol (früher Coprosterin genannt), bei dem die Ringe A und B in *cis*-Stellung verknüpft sind. Auch mit dem Talg der Haut wird etwas Cholesterol abgegeben (etwa 0,1 g). Der Verbrauch von Cholesterol für die Biosynthese von Steroidhormonen ist noch geringer (täglich etwa 0,05 g).

13.5   Nomenklatur und Stereochemie der Steroide

Bevor wir auf die biologische Bedeutung weiterer Steroide eingehen, müssen wir uns mit der Chemie dieser Verbindungen beschäftigen.

Das Ringsystem und seine Isomeriemöglichkeiten. Nach der systematisch-chemischen Nomenklatur leitet sich das Cholesterol vom Cyclopentano-perhydro-phenanthren ab; das ist ein alizyklischer (= nur aus C und H bestehender) gesättigter Kohlenwasserstoff, der den Namen *Gonan* erhalten hat. Der gesättigte Kohlenwasserstoff, der dem Cholesterol zugrunde liegt, heißt *Cholestan*; in der nebenstehenden Formel ist die Nummerierung der C-Atome eingezeichnet.

Konfiguration. Wie auf S. 18 dargelegt, ist an Ringen *cis-trans*-Isomerie möglich. Auch die Verknüpfung zweier alizyklischer Ringe kann in *cis*- oder *trans*-Stellung erfolgen. Im Steran-System sind vier Ringe miteinander verknüpft, die man mit A, B, C und D bezeichnet. Die Ringe B und C sowie C und D sind in fast allen natürlich vorkommenden Steroiden *trans*-verknüpft; nur zwischen den Ringen

Phenanthren
(aromatisch)

Gonan
(alizyklisch)

5α-Cholestan

🔍 In der Darstellung der **Steroid-Formeln** verzichtet man meist darauf, die sogenannten „angulären Methyl-Gruppen" an C-10 und C-13 auszuschreiben. Man symbolisiert sie mit einem Strich, wie auch sonst bei Naturstoffen üblich.

5α-Androstan (A/B *trans*)

5β-Androstan (A/B *cis*)

5β-Cholestan-3β-ol

5α-Cholestan-3β-ol

👁 **13.12 Räumliche Struktur einiger Steroide.** 5α- und 5β-Form sind zwei verschiedene Verbindungen.

A und B kann die Verknüpfung verschieden sein. Der Grundkörper mit der *trans*-Verknüpfung heißt 5α-Androstan, der *cis*-verknüpfte 5β-Androstan (👁**13.12**). Beim 5α-Androstan (und ebenso beim 5α-Cholestan) stehen die Wasserstoff-Atome und Methyl-Gruppen immer abwechselnd oberhalb und unterhalb der Ringebene. Im Cholesterol selbst ist die Isomerie der Ringverknüpfung A/B aufgehoben, da von C-5 eine Doppelbindung ausgeht (s. 👁**13.7**, S. 323).

Konformation. Für chemische Betrachtungen, besonders der Reaktivität, ist die Berücksichtigung der Konformation (= räumliche Anordnung der Atome bei freier Drehbarkeit um die Bindungen) wichtig. Wie in Kap. 1 auf S. 19 dargelegt, sind Cyclohexan-Ringe nicht eben, sondern liegen normalerweise in der Sesselform vor. Die Raumstruktur zweier wichtiger Vertreter der Steroide, 5α-Cholestan-3β-ol und 5β-Cholestan-3β-ol, ist in 👁**13.12** dargestellt.

Stellung weiterer Gruppen. Nach einer Übereinkunft bezieht man die räumliche Stellung der Wasserstoffe an den Ringverknüpfungen sowie der etwa eintretenden Hydroxy-Gruppen oder Seitenketten, also sämtlicher Substituenten, auf die Methyl-Gruppe am C-Atom 10. In den in 👁**13.7** (S. 323) und 👁**13.12** dargestellten Formeln ragt diese Methyl-Gruppe nach oben aus dem flach liegenden Ringsystem heraus. Man spricht von β-Stellung z.B. einer HO-Gruppe, wenn diese in *cis* zu dieser Methyl-Gruppe steht, also gleichfalls nach oben aus dem völlig eben gedachten Ringsystem herausragt, und bezeichnet dies durch einen ausgezogenen Valenzstrich. Das Cholesterol z. B. ist eine 3β-Hydroxy-Verbindung. Steht ein Substituent in *trans* zur Methyl-Gruppe an C-10, also im Modell nach unten, so nennt man das α-Stellung; sie wird in der Formel durch eine punktierte Valenz dargestellt. Diese Bezeichnungen werden vor allem auf dem Gebiet der Steroidhormone wichtig, wo die Isomeren häufig nebeneinander vorkommen.

13.6 Weitere Sterole und pflanzliche Steroide

Die Vielfalt der Steroide. Das gemeinsame Merkmal der Steroide ist das Kohlenstoff-Gerüst des Gonans. Biogenetisch leiten sich die Steroide der Tiere vom Cholesterol und die Steroide der Pflanzen, Pilze und Mikroorganismen von analogen Sterolen ab (s. u.). Durch Veränderung der Cholesterol-Struktur, z. B. durch Verkürzen der Seitenkette und Einführen von funktionellen Gruppen, entstehen dann weitere Steroide, die viele verschiedene biologische Aufgaben erfüllen. Eine Übersicht gibt ⊤ **13.2**.

Sterole sind durch eine alkoholische Hydroxy-Gruppe an C-3 gekennzeichnet. Wir benutzen in Anlehnung an die angelsächsische Schreibweise den systematisch richtigeren Begriff „Sterol" statt des alten deutschen Ausdrucks „Sterin". (Die aus Gallensteinen erstmals isolierte Verbindung nannte man ursprünglich „Cholestearin").

Außer dem *Cholesterol*, das im Abschnitt 13.4 ausführlich besprochen wird, kennt man in Tieren eine Reihe weiterer Sterole. Je höher man in der Tierreihe aufsteigt, desto einheitlicher wird das Sterol-Muster. Das *Lanosterol* haben wir schon als Zwischenprodukt der Cholesterol-Biosynthese erwähnt (s. S. 322); es ist im Wollfett der Schafe in größerer Menge enthalten. Vielen Hautcremes ist es als schützendes Lipid zugesetzt. Das verwandte *Zymosterol*, bei dem die drei „überzähligen" Methyl-Gruppen abgespalten sind, ist zuerst aus Hefe isoliert worden.

Phytosterole. Das wichtigste Sterol der Pflanzen (= Phytosterol) ist das *Ergosterol*, ein C_{28}-Steroid mit drei Doppelbindungen; es ist wie das 7-Dehydro-cholesterol ein Provitamin D (s. u.). Andere Phytoste-

⊤ 13.2 Steroide und ihre biologische Bedeutung. Genannt sind nur einige Vertreter der vielen hundert natürlichen Steroide.

Gruppe	Vertreter	Formel	Vorkommen und Funktion
Sterole			
C_{27} – C_{30}	Cholesterol	$C_{27}H_{46}O$	ubiquitär, Strukturbildner
	7-Dehydrocholesterol	$C_{27}H_{44}O$	Haut, Provitamin D
	Ergosterol	$C_{28}H_{44}O$	Pflanzen, Hefe, Provitamin D
Gallensäuren			
C_{24}	Cholsäure		
Steroidhormone			
C_{27}	Calcitriol	$C_{27}H_{44}O_3$	Calcium-Stoffwechsel-Hormon (Secosteroid, S. 330, 531)
	20-Hydroxyecdyson	$C_{27}H_{44}O_7$	Insekten-Häutungshormon
C_{21}	Progesteron	$C_{21}H_{30}O_2$	Corpus-luteum-Hormon
	Aldosteron	$C_{21}H_{26}O_5$	Nebennierenrinden-Hormon
	Cortisol	$C_{21}H_{30}O_5$	Nebennierenrinden-Hormon
C_{19}	Testosteron	$C_{19}H_{26}O_6$	Hoden-Hormon
C_{18}	Östradiol	$C_{18}H_{24}O_2$	Follikelhormon

role, die wie das Ergosterol zusätzliche Alkyl-Gruppen in der Seitenkette tragen, sind *Stigmasterol* und *Sitosterol*

Saponine, Digitaloide und Steroid-Alkaloide. Diese Steroide sind verwandt mit den Phytosterolen; sie sind in der Struktur dadurch gekennzeichnet, daß sie zahlreiche Hydroxy-Gruppen, Ether- und Lacton-Gruppierungen enthalten – die Alkaloide auch Stickstoff. Viele kommen als Glykoside vor. Sie gehören zu den Produkten des *pflanzlichen Sekundärstoffwechsels*, mit denen sich Pflanzen gegen andere Organismen schützen. Für die Medizin haben diese Steroide mehr pharmakologisches als physiologisches Interesse. Die Formelübersicht (⊙13.13) soll mehr die Variationsmöglichkeiten in der Steroidreihe veranschaulichen als auf einzelne Stoffe aufmerksam machen.

Saponine sind amphiphile Substanzen, sie bilden stark schäumende Lösungen. Ein typisches Saponin ist das *Digitonin* aus Digitalis-Samen; es ist ein Glykosid und besteht aus einem Pentasaccharid und dem Steroid Digitogenin. Digitonin bildet mit 3β-Hydroxysteroiden – also auch mit Cholesterol – schwer lösliche Additionskomplexe, die man zur quantitativen Analyse nutzen kann. Wegen der Reaktion mit Cholesterol wirkt das Digitonin hämolytisch, es zerstört die Erythrocyten-Membran.

Als Beispiel für *Herzglykoside* seien die **Strophanthine** vorgestellt, eine Familie ähnlicher Glykoside, die bei Herzerkrankungen therapeutische Verwendung finden, weil sie die Na^+/K^+-ATPase des Herzens hemmen (s. S. 715). An der Formel fällt auf, dass die Methyl-Gruppe an C-10 zur Aldehyd-Gruppe oxidiert ist und als Seitenkette ein fünfgliedriges ungesättigtes Lacton (= innerer Ester) vorliegt. Dieser Lacton-Ring ist allen herzwirksamen Glykosiden eigen, er ist jedoch bei *Meerzwiebelglykosiden* und *Krötengiften* sechsgliedrig.

Steroid-Alkaloide kommen vor allem in Solanaceen (Kartoffeln, Tomaten und andere Nachtschattengewächse) und in *Veratrum*-Arten vor. Sie lassen sich nicht auf einen gemeinsamen Strukturtyp zurückführen; die Formeln einiger Vertreter erinnern an Saponine, bei denen ein Ring-Sauerstoff durch Stickstoff ersetzt ist. Kartoffelpflanzen sind wegen des Steroid-Alakaloids *Solanin* giftig. Die Kartoffelknollen sind allerdings für den Menschen wegen ihres geringen Gehalts (0,002 – 0,01 %) unschädlich; die grünen, oberirdischen Pflanzenteile mit höherem Solanin-Gehalt sind dagegen ungenießbar.

🔍 **Einteilung der Steroide.** Die Steroide lassen sich einteilen in:
– Sterole (Steroidalkohole)
– Gallensäuren
– Steroidhormone
– Saponine, Digitaloide und Steroid-Alkaloide (nicht in der Tabelle, s. S. 236)

Ergosterol

Glucose
|
Galactose
|
Glucose — Galactose
|
Xylose

Digitonin (ein Saponin)

Cymarose — Glucose
|
Glucose

k-Strophanthin-γ (ein Cardenolid)

Glucose — Galactose
|
Rhamnose

Solanin (ein Sterol-Alkaloid)

👁 **13.13 Beispiele für Saponine, Cardenolide und Steroid-Alkaloide.**

🔍 **Alkaloide** sind Stoffe pflanzlichen oder tierischen Ursprungs, die mindestens einen Heterocyclus mit Stickstoff-Atom enthalten. Sie tragen den Namen wegen ihrer basischen Eigenschaften.

13.7 Gallensäuren

⊙13.14 Cholsäure. Da die HO-Gruppen alle α-ständig sind (sie ragen hinter die Darstellungsebene), besitzt das Molekül eine polare und eine unpolare Seite, wie man an der van-der-Waals-Darstellung (unten) erkennt. Mit der zum Betrachter weisenden unpolaren Seite lagern sich die Gallensäuren an die Lipide, um sie besser wasserlöslich zu machen.

⊙13.15 Glycin und Taurin können mit den Gallensäuren konjugiert sein. Glycin ist die einfachste proteinogene Aminosäure, Taurin (Aminoethansulfonsäure) kommt dagegen in Proteinen nicht vor. Es entsteht durch Oxidation von Cystein (s. S. 219). Im Gehirn fungiert Taurin als Neurotransmitter. Die Verbindung wird „Energy Drinks" als Psychotonikum zugesetzt; allerdings ist ihre pharmakologische Wirkung bei oraler Zufuhr fraglich.

🔍 **Desoxycholsäure** kann sich mit Fettsäuren und anderen Lipiden (Cholesterol, Carotin etc.) zu Molekülaggregaten zusammenlagern, wobei bei Stearinsäure und Palmitinsäure 8 Moleküle Gallensäure auf 1 Molekül Fettsäure kommen.

🔍 **Natriumdesoxycholat** wird in der biochemischen Laboratoriumspraxis als Lösungsvermittler (Detergens) für Lipide und hydrophobe Proteine benutzt.

Struktur. Allen Gallensäuren gemeinsam ist die *cis*-Verknüpfung der Ringe A/B und die α-Stellung der Hydroxy-Gruppen. Ihre Seitenkette, die aus fünf C-Atomen besteht, trägt eine Carboxy-Gruppe. Die wichtigsten Gallensäuren sind die *Cholsäure* (3α,7α,12α-Trihydroxycholansäure; ⊙13.14), die *Chenodesoxycholsäure* (3α,7α-Dihydroxycholansäure) und die *Desoxycholsäure* (3α,12α-Dihydroxycholansäure). *Lithocholsäure* (3-Hydroxycholansäure) kommt nur in Spuren vor.

Cholsäure und Chenodesoxycholsäure werden als „primäre Gallensäuren" bezeichnet, weil sie direkt von der Leber gebildet werden. Aus diesen entstehen im Darm durch mikrobielle Dehydroxylierung an C-7 die „sekundären Gallensäuren".

Gallensäuren werden in der Leber mit Glycin oder Taurin als Säureamide verbunden (⊙13.15). Das Mengenverhältnis der Glycin- zu Taurinkonjugaten beträgt etwa 3:1. In ⊙13.16 sind die *Glykocholsäure* und *Taurocholsäure* gezeigt. In geringem Maße findet in der Leber auch eine Konjugation der Gallensäuren mit Glucuronsäure und die Bildung von Sulfatestern statt.

In der Galle, im Darmlumen und im Lebergewebe liegen die Gallensäuren und die Gallensäureamide als Natrium- oder Kaliumsalze vor. Man bezeichnet deshalb die Gallensäuren auch als *„Gallensalze"*. Im Folgenden wird einheitlich der Begriff „Gallensäuren" verwendet.

Funktion. Gallensäuren haben wichtige Funktionen im Organismus:
– Sie ermöglichen als *Osmolyte*, die in die Gallenkanalikuli von den Leberzellen aktiv sezerniert werden, den Fluss der Galle durch osmotische Filtration (s. Kap. 23.2).
– Sie können aufgrund ihrer *amphiphilen Eigenschaften* Molekülaggregate, sog. Mizellen bilden. In ihnen sind die lipophilen Seiten der Gallensäurenmoleküle einheitlich in das Innere des Komplexes, die hydrophilen Seiten nach außen gerichtet. In den Mizellen können wasserunlösliche Substanzen, z.B. Cholesterol, eingeschlossen und dadurch in Lösung gehalten werden. Durch Mizellenbildung ist Cholesterol mit der wässrigen Galle sezernierbar. Durch die amphiphilen Eigenschaften sind Gallensäuren *anionische Detergenzien*, d.h. sie setzen die Oberflächenspannung von wässrigen Lösungen herab. Dadurch wirken sie auf die Lipide des Darminhalts *emulgierend*.
Gallensäuren *aktivieren die Pankreaslipase* und ermöglichen dadurch die Spaltung der mit der Nahrung aufgenommenen Fette. Aufgrund dieser Eigenschaften haben Gallensäuren große Bedeutung für die Verdauung und Resorption von Fetten, Phospholipiden, Cholesterol und fettlöslichen Vitaminen.

Biosynthese und Stoffwechsel. Die Biosynthese der Gallensäuren vollzieht sich ausschließlich in der Leber (⊙13.16). Man kann Gallensäuren als die leberspezifischen Abbauprodukte des Cholesterols bezeichnen.

Das Ausgangsprodukt Cholesterol wird zunächst durch eine *Cytochrom-P450-Oxidase* in 7α-Stellung hydroxyliert (**1**) dies ist der geschwindigkeitsbestimmende Schritt der Gallensäurensynthese. Dann wird die Hydroxylgruppe an C-3 des Steroidrings zur Oxogruppe oxidiert und die Doppelbindung am Ring B zu Ring A verlagert. In einem weiteren Schritt wird durch eine 5β-Reduktase die Doppelbindung aufgehoben. Erst nach diesen Umwandlungen am Ringsystem (**2**), bei Synthese der Cholsäure auch nach Hydroxylierung an C-12 (Reaktion **3**), wird die Seitenkette oxidativ abgegeben.

13.16 Biosynthese der Gallensäuren und Gallensalze. Erklärung im Text.

Der *Abbau der Seitenkette* beginnt in den Mitochondrien mit einer Hydroxylierung an C-27 (**4**) und anschließender Oxidation zu C-27-Carbonsäuren (**5**), der *Di- bzw. Trihydroxykoprostansäure*. Nach deren Aktivierung durch Verknüpfung mit CoA erfolgt die weitere Verkürzung der Seitenkette in den Peroxisomen nach dem Prinzip der β-Oxidation verzweigter Fettsäuren (**6**). Endprodukte sind die CoA-Derivate der primären Gallensäuren, die mit Taurin oder Glycin verknüpft werden (s. o.), und Propionyl-CoA.

Nach ihrer Abgabe in die Galle und dem Transport in den Darm werden die Gallensäurekonjugate dort durch Bakterien-Enzyme gespalten und die Gallensäuren an C-7 dehydroxyliert. Dadurch entstehen die „sekundären Gallensäuren". Die Gallensäuren werden fast vollständig resorbiert und der Leber zur Wiederverwendung zugeführt (*enterohepatischer Kreislauf*, s.◉**13.11**; S. 325 und S. 662). Nur etwa 0,4 – 0,6 g der täglich sezernierten Menge von 20 bis 30 g werden mit den Fäzes endgültig ausgeschieden. Sie werden durch Neusynthese ersetzt.

Regulation der Gallensäure-Bildung. Die Aktivität der Cholesterol-7α-Monooxygenase wird durch Cholesterol, Mevalonat, Thyroxin, Glucocorticoide und Ascorbat gefördert, dagegen von Gallensäuren selbst und Insulin gehemmt.

13.8 Steroidhormone

Aus Cholesterol werden im Säugetierorganismus sechs verschiedene Steroidhormone gebildet, nämlich *Progesteron*, *Cortisol*, *Aldosteron*, *Testosteron*, *Östradiol* und *Calcitriol* (▼**13.3**). Arthropoden haben dagegen nur ein einziges Steroidhormon, das *Ecdyson*. Aber nicht nur bei Tieren, sondern auch bei Pflanzen, Pilzen und Mikroorganismen finden sich Signalstoffe mit Steroid-Struktur (s. S. 455).

Während die Gallensäuren der meisten Wirbeltiere wie beschrieben C_{24}-Steroide sind, treten bei **Amphibien und Reptilien** (außer Schlangen) auch Gallensäuren mit 27 und 28 C-Atomen auf. In Fischen kommen auch Gallenalkohole vor, die mit Schwefelsäure verestert sind.

▼**13.3 Die wichtigsten Steroidhormone des Menschen**

Verbindung	Familie
Progesteron	Gestagene
Cortisol	Glucocorticoide
Aldosteron	Mineralocorticoide
Testosteron	Androgene
Östradiol	Östrogene
Calcitriol	Calciole (Vitamin-D-Hormone)

C$_{27}$

Ecdyson

Calcitriol

C$_{21}$

Progesteron

Cortisol

Aldosteron

C$_{19}$

Testosteron

C$_{18}$

Östradiol

◉13.17 Formeln der wichtigsten Steroidhormone. Ecdyson kommt nur in Arthropoden vor.

Zu jedem der genannten Steroidhormone gehört jeweils eine Familie von Steroiden mit ähnlicher Struktur und vergleichbarer physiologischer Wirkung. Für diese Steroidfamilien haben sich die folgenden Bezeichnungen eingebürgert (**↑13.3**): *Gestagene* (seltener: *Progestine*), *Glucocorticoide*, *Mineralocorticoide*, *Androgene*, *Östrogene*, *Calciole* (auch inkorrekt „Vitamin-D-Hormone") und *Ecdysteroide*. In diesem Kapitel beschäftigen wir uns mit der Struktur und dem Stoffwechsel der Steroidhormone. Im Kapitel 19 (Signaltransduktion, S. 473 ff.) werden dann ihr Wirkungsmechanismus und in Kapitel 20 (Hormone, S. 517 ff.) ihre physiologischen Wirkungen behandelt.

Struktur der Steroidhormone

C$_{27}$-Steroidhormone. Cholesterol hat ein Kohlenstoff-Gerüst mit 27 C-Atomen. Im Häutungshormon der Insekten, Krebse und Spinnen, dem *Ecdyson*, ist diese Grundstruktur des Cholesterols erhalten geblieben. Auch das Steroidhormon, das den Calcium- und Phosphat-Stoffwechsel der Wirbeltiere steuert, das *Calcitriol*, enthält noch alle 27 C-Atome des Cholesterols. Allerdings ist der Ring B des Calcitriols aufgespalten und verdreht, so dass man es korrekt als *Secosteroid* (= Steroid mit geöffnetem Ring) bezeichnet.

C$_{21}$-Steroidhormone. Viele Wirbeltier-Steroidhormone tragen eine verkürzte Seitenkette an C-17 im Ring D (Zählung der Kohlenstoff-Atome im Steroidgerüst s. S. 325). Bei dem weiblichen Sexualhormon *Progesteron* und den beiden Hormonen der Nebennierenrinde *Cortisol* und *Aldosteron* ist diese Seitenkette bis auf zwei C-Atome verkürzt.

C$_{19}$-Steroidhormone. Das männliche Sexualhormon *Testosteron* und verwandte Androgene haben auch diese zwei C-Atome der Seitenkette verloren.

C$_{18}$-Steroidhormone. Wegen der Abspaltung einer „angulären" Methyl-Gruppe an C-10 besitzt das Östradiol als Vertreter der zweiten Gruppe weiblicher Sexualsteroide, der *Östrogene*, noch ein C-Atom weniger.

Die Formeln der Steroidhormone sind in ◉13.17 gezeigt. Gemeinsam ist ihnen – mit Ausnahme des Calcitriols – das ziemlich starre Ringsystem des Gonans (s. S. 325), an dem verschiedene Substituenten an charakteristischen Positionen eingetreten sind: Hydroxy-Gruppen, Oxo-Gruppen am Ring und in der Seitenkette und Doppelbindungen in Konjugation zu einer Oxo-Gruppe. Die sterische Anordnung dieser Substituenten ist für die biologische Wirkung der Steroidhormone von entscheidender Bedeutung. Die Sauerstoff-Atome, die den sehr lipophilen Steroiden einen leicht polaren Charakter geben, sind für die Interaktion der Steroide mit den Aminosäure-Resten von Proteinen (Hormon-Rezeptoren, Enzyme, Carrier) wichtig.

Biosynthese der Steroidhormone. Sie beginnt für alle Steroidhormone beim Cholesterol (oder dessen unmittelbaren Verwandten). Das Cholesterol wird von den Hormon-synthetisierenden Drüsenzellen entweder aus der Blutbahn entnommen oder selbst gebildet. In vielen Zellen ist es in Form von Lipid-Tröpfchen als Ester mit Fettsäuren gespeichert (s. S. 323). Dann ist der erste Schritt der Hormon-Biosynthese die Freisetzung des Cholesterols aus dieser Speicherform durch eine *Acyl-Cholesterol-Esterase*. Wir betrachten im Folgenden den Biosyntheseweg der Wirbeltier-Steroidhormone Progesteron, Cortisol, Aldosteron, Testosteron und Östradiol gemeinsam, auch wenn diese Wege in unterschiedlichen Drüsen ablaufen (◉13.18).

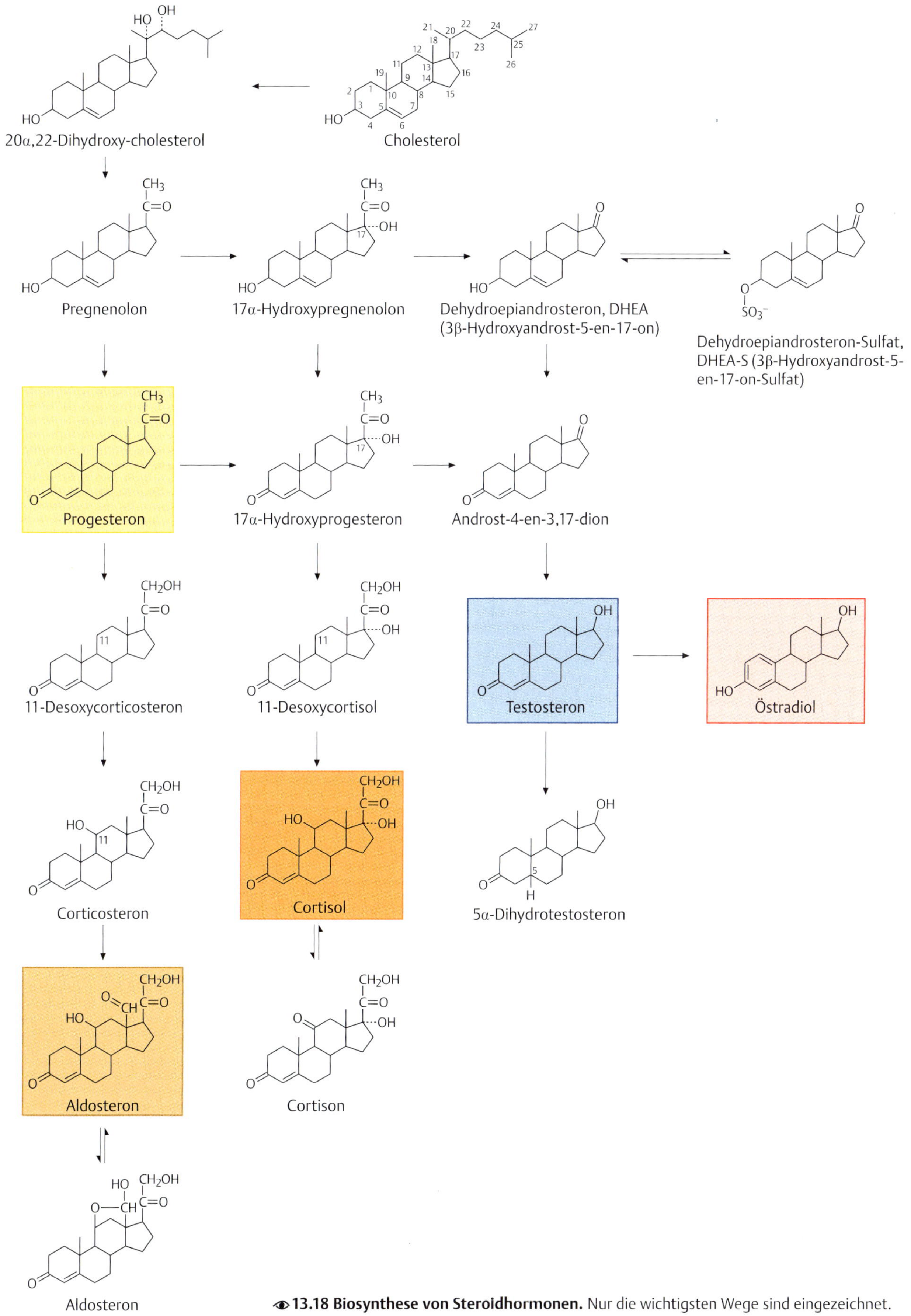

20α,22-Dihydroxy-cholesterol

Cholesterol

Pregnenolon

17α-Hydroxypregnenolon

Dehydroepiandrosteron, DHEA
(3β-Hydroxyandrost-5-en-17-on)

Dehydroepiandrosteron-Sulfat,
DHEA-S (3β-Hydroxyandrost-5-
en-17-on-Sulfat)

Progesteron

17α-Hydroxyprogesteron

Androst-4-en-3,17-dion

Testosteron

Östradiol

11-Desoxycorticosteron

11-Desoxycortisol

5α-Dihydrotestosteron

Corticosteron

Cortisol

Cortison

Aldosteron

Aldosteron

◉ **13.18 Biosynthese von Steroidhormonen.** Nur die wichtigsten Wege sind eingezeichnet.

⚲ Die wichtigsten **Steroidhormon-produzie-renden Drüsen** sind die Nebennierenrinde, der Hoden, das Ovar und die Placenta. Daneben gibt es im tierischen Organismus weitere Quellen für Steroidhormone. Auch bestimmte Nervenzellen im Gehirn können Steroidhormone, sogenannte „Neurosteroide", synthetisieren, mit denen lokal neuronale Aktivitäten moduliert werden.

Es sei betont, dass die hier geschilderten Reaktionen nur Hauptwege der Steroidhormon-Biosynthese darstellen. Auf Nebenwegen werden weitere – aus Platzgründen nicht angeführte – Steroide mit Hormonwirkung gebildet. Die genannten Steroidhormone sind daher nur als die wichtigsten Vertreter ihrer Familie anzusehen.

⚲ **Steroid-metabolisierende Enzyme in Zielzellen.** In manchen Zielorganen werden Steroidhormone noch durch Enzyme modifiziert. Ein gutes Beispiel dafür ist das *Testosteron*, das in bestimmten Zielzellen noch zu 5α-Dihydrotestosteron (5α-DHT) reduziert wird. 5α-DHT stellt in diesen Zellen die eigentlich aktive Form dieses Androgens dar (s. S. 528). Die gezielte Hemmung der 5α-Reduktase in den Haarfollikeln z. B. ist ein Ansatz zur Bekämpfung des Androgen-bedingten Haarausfalls bei Männern.

Anders liegt der Fall bei den Zielzellen für *Aldosteron*. Sie schützen sich gegen das in höheren Konzentrationen vorkommende Cortisol, das ebenfalls an die Aldosteron-Rezeptoren binden kann, durch ein Enzym, das die 11-Hydroxy-Gruppe der Glucocorticoide dehydriert und das Hormon dadurch bindungsunfähig, d. h. unwirksam macht.

Progesteron. Erstes wichtiges Umwandlungsprodukt des Cholesterols ist das 3β-Hydroxy-pregn-5-en-20-on, häufig auch *Pregnenolon* genannt. Die oxidative Verkürzung der Seitenkette geschieht durch Hydroxylierung an C-20 und C-22 und Abspaltung der Restkette als Isocapronaldehyd. Diese Mehrschritt-Reaktion wird von einem Cytochrom P450-Enzym katalysiert (s. S. 192 f.), das als Cyt P450$_{scc}$ bezeichnet wird (scc = side-chain cleavage). Das resultierende Pregnenolon, ein C$_{21}$-Steroid, kann durch Dehydrierung der Hydroxy-Gruppe an C-3 und Verschiebung der Doppelbindung von Ring B nach Ring A zu Progesteron umgewandelt werden.

Cortisol. Progesteron wird durch Hydroxylierung an C-17 zu 17α-Hydroxyprogesteron umgewandelt (Δ4-Weg; Δ kennzeichnet dabei die Position der Doppelbindung). Alternativ kann schon Pregnenolon hydroxyliert werden. Die Oxidation der Hydroxy-Gruppe an C-3 und die Verlagerung der Doppelbindung von Ring B nach Ring A ergeben ebenfalls 17α-Hydroxyprogesteron (Δ5-Weg). Von diesem führen dann zwei aufeinanderfolgende Hydroxylierungen an Position C-21 und C-11 zu *Cortisol*, dem wichtigsten Glucocorticoid der Nebennierenrinde.

Aldosteron. Durch zwei weitere Hydroxylierungen in Position C-21 und C-11 kann Progesteron über 11-Desoxycorticosteron zu Corticosteron umgewandelt werden, das durch die Oxidation der C-18-Methyl-Gruppe in Aldosteron übergeht, das wichtigste Mineralocorticoid der Nebennierenrinde. Die entstandene Aldehyd-Gruppe an C-18 kann mit der benachbarten Hydroxy-Gruppe einen Halbacetal-Ring bilden

Testosteron. 17α-Hydroxyprogesteron, das wir bereits als Zwischenprodukt der Cortisol-Biosynthese kennengelernt haben, wird auch für die Androgen- und Östrogen-Biosynthese benötigt. Seine Seitenkette an C-17 wird von einer Lyase oxidativ abgespalten. Das entstandene Androsten-3,17-dion geht durch Reduktion an C-17 in *Testosteron*, das wichtigste Androgen, über. Dieser Biosyntheseweg vollzieht sich in den Hoden. In geringem Umfang wird Testosteron dort auch durch Reduktion des A-Ringes zu *5α-Dihydrotestosteron* oder durch Aromatisierung zu *Östradiol* umgewandelt; diese werden neben Testosteron ebenfalls sezerniert.

Die Nebennierenrinde bildet die Androgene Androstendion, 11β-Hydroxyandrostendion und Dehydroepiandrosteron (DHEA). DHEA kann reversibel sulfatiert werden.

Östradiol. Östrogene (nach der amerikanischen Schreibweise auch „Estrogene" geschrieben) unterscheiden sich von den Androgenen durch den aromatischen Ring A. Die Biosynthese des Östradiols im Ovar geht vom Testosteron aus, das an der angulären Methyl-Gruppe C-19 zweifach hydroxyliert wird. Durch eine weitere Hydroxylierung an C-2 wird C-19 abgespalten und der Ring A aromatisiert. Die Hydroxy-Gruppe an C-3 hat deshalb phenolischen Charakter (d. h. sie kann in alkalischer Umgebung ein Proton abgeben).

Die Umwandlung von Androgen zu Östrogen findet im glatten endoplasmatischen Retikulum statt und wird von einem Cytochrom-P450$_{aro}$-System katalysiert, das auch als *Aromatase* bezeichnet wird. Die Hemmung dieses Enzyms durch steroidale Aromatase-Hemmer stellt einen wichtigen Ansatz in der Behandlung Östrogen-abhängiger Tumoren dar.

Calcitriol. Die Biosynthese des Calcitriols verläuft völlig anders (👁13.19). Seine Synthese ist eine Gemeinschaftsleistung von Haut, Leber und Niere. Der Aufbau beginnt mit 7-Dehydrocholesterol, einem Zwischenprodukt der Cholesterol-Biosynthese, das sich in der Haut der Säugetiere in verhältnismäßig hoher Konzentration findet. Durch Sonnenlicht oder künstliche UV-Bestrahlung wird der Ring B photochemisch geöffnet, es entsteht zunächst Präcalciol und daraus durch Umlagerung von Doppelbindungen *Calciol* (Calciferol, Cholecalciferol, Vitamin D$_3$). Calciol wird in der Leber zu *Calcidiol* (25-Hydroxycalciferol, 25-HO-Vitamin D$_3$) hydroxyliert, welches von der Niere durch Hydroxylierung an C-1 in *Calcitriol* (1,25-Dihydroxycalciferol, 1,25-Dihydroxy-Vitamin D$_3$) umgewandelt wird. Dies ist das aktive Hormon, das den Calcium- und Phosphat-Stoffwechsel kontrolliert (s. S. 531 f.). Geschwindigeitsbestimmender Schritt ist die 1-Hydroxylierung in der *Niere*, die deshalb als der eigentlich Ort der Hormonbildung angesehen werden kann.

Eine Biosynthese aktiven Hormons ist auch aus dem pflanzlichen Sterol *Ergosterol* möglich, das als Vitamin D$_2$ mit der Nahrung aufgenommen wird. Es unterscheidet sich vom 7-Dehydrocholesterol nur durch den Besitz einer zusätzlichen Doppelbindung und Methyl-Gruppe in der Seitenkette (Formel s. S. 327). Aus Ergosterol entstehen in völlig analoger Reaktion durch Sonnenlicht Ercalciol, dann Ercalcidiol und schließlich Ercalcitriol, welches die gleiche Wirkung wie Calcitriol besitzt.

Kann ein Vitamin gleichzeitig ein Hormon sein? Normalerweise wird durch Bestrahlung in der Haut genügend Calciol gebildet, um aus dieser Hormonvorstufe das benötigte Calcitriol zu synthetisieren. Wenn die Synthese von Calciol aber wegen andauernden Lichtmangels nicht ausreicht, ist der Organismus auf die Zufuhr von Calciol mit der Nahrung angewiesen. In diesem Fall hat Calciol den Charakter eines Vitamins: Es ist identisch mit dem Vitamin D$_3$. Calciole werden aus diesem Grund auch „Vitamin-D-Hormone" genannt. Trotz des Zusammenhangs ist diese Bezeichnung unglücklich, weil Vitamine und Hormone ganz verschiedene Funktionen haben: *Vitamine* sind essenzielle Nahrungsbestandteile, die meist für den Aufbau von Coenzymen benötigt werden; *Hormone* stellen dagegen endogene Signalstoffe dar.

Enzyme der Steroidhormon-Biosynthese. Die Zellen der klassischen Drüsen für Steroidhormone (Nebennierenrinde, Testes, Ovarien) sind charakterisiert durch den vollständigen Besitz der Enzyme, die zur Biosynthese ihrer Hormone notwendig sind. Bei einigen Steroiden teilen sich aber mehrere Gewebe die Aufgabe der Hormon-Biosynthese: Androgene werden nicht nur von den Hoden, sondern auch von der Nebennierenrinde synthetisiert; zur Biosynthese von Calcitriol sind drei Gewebe notwendig, Haut, Leber und Niere.

Für die Steroidhormon-Biosynthese sind die *Cytochrom P450-Systeme* (s. S. 192 f.) besonders charakteristisch. Diese Steroid-Hydroxylasen (systematisch: Monooxygenasen, s. S. 192) sind in den Membranen von Mitochondrien und endoplasmatischem Retikulum lokalisiert. Sie katalysieren positions- und substratspezifische Hydroxylierungen sowie oxidative Spaltungen von C-C-Bindungen. Ihre Substratspezifität ist groß. Bei Ausfall eines Enzyms in der Biosynthesekette wird das Substrat vom folgenden Enzym in einigen Fällen nicht mehr akzeptiert (Beispiel: adrenogenitales Syndrom, s. Pathobiochemie, S. 342).

Für den Transport der Zwischenprodukte zwischen Mitochondrien und endoplasmatischem Retikulum werden besondere Carrier-Systeme benötigt.

Geschwindigkeitsbestimmende Schritte der Biosynthese finden sich meist am Anfang von Reaktionsketten – das gilt auch für die Biosynthese der Steroidhormone in den Drüsenzellen. Bereits die *Cholesterol-Aufnahme* aus dem Plasma über LDL-Rezeptoren (s. S. 309) und die *Freisetzung des Cholesterols* aus seinen Fettsäure-Estern durch eine Acyl-Cholesterol-Lipase können limitierend sein. Den Weg aus dem Cytoplasma durch die Mitochondrienmembranen zu der Seitenket-

⊙ 13.19 Biosynthese von Calcitriol.

ten-abspaltenden Cholesterol-Monooxygenase (Cyt P450$_{scc}$) im Innern der Mitochondrien findet das Cholesterol mit Hilfe des *Sterol-Carriers StAR* (steroidogenic acute regulator). Die Transportaktivität von StAR stellt den wichtigsten geschwindigkeitsbestimmenden Schritt der Hormon-Biogenese dar. Eine Ausnahme ist das Calcitriol: Hier ist erst der letzte Biosynthese-Schritt, die Hydroxylierung an C-1 in der Niere, geschwindigkeitsbestimmend. In allen Fällen steht die Schlüsselreaktion unter der Kontrolle eines übergeordneten Hormonsystems (s. Kap. 20).

Transport der Steroidhormone. Steroidhormone werden im Gegensatz zu den meisten Peptidhormonen nicht in den Hormondrüsen gespeichert, sondern unmittelbar nach ihrer Synthese – vermutlich durch Exocytose – ins Blutplasma ausgeschüttet. Dort binden sie reversibel an *Transportproteine* (☛ 13.4). Deshalb liegt der größte Teil der Steroidhormone (meist > 90 %) im Plasma proteingebunden vor, und nur ein kleiner Teil ist frei und hormon-aktiv.

Die an Plasmaproteine gebundenen Steroide sind als Hormone nicht aktiv. Sie stellen eine Art von Hormonreserve dar, die das Steroidhormon durch die reversible Bindung an Protein vor einer unspezifischen Anlagerung an Membranen, vor beschleunigter Inaktivierung und verfrühter Ausscheidung schützt. Ob die Transportproteine die Zielfindung der Hormone beeinflussen, ist umstritten. Für die Löslichkeit der Steroidhormone spielen sie aber offensichtlich keine Rolle.

Als unspezifisches Transportprotein mit niedriger Affinität (K_D = 1 μM–1 mM) und hoher Kapazität steht *Albumin* zur Verfügung. Daneben gibt es im Plasma auch *spezifische Transportproteine* mit deutlich höherer Affinität (K_D < 1 μM), die allerdings in wesentlich geringeren Konzentrationen als Albumin vorkommen. Einige Steroidhormone konkurrieren um das gleiche Transportprotein.

Auch außerhalb des Blutplasmas kommen Steroidhormon-bindende Proteine vor. Das wichtigste Beispiel ist das *Androgen-bindende Protein*, das von den Sertoli-Zellen des Hodens produziert und sezerniert wird. Dieses Protein bindet Testosteron mit hoher Affinität und Spezifität und sorgt dadurch für eine hohe lokale Androgen-Konzentration im Hoden.

Der Transport der Steroidhormone durch die Plasmamembran erst aus den Drüsenzellen heraus, dann in die Zielzellen hinein, ist umstritten (Diffusion? Carrier-vermittelt? Endocytose? Exocytose?). Innerhalb der Zellen werden Steroid-Intermediate auf dem Weg zwischen gER und Mitochondrien von einem Sterol-Carrier-Protein 2 (SCP-2) gebunden. Der Sterol-Carrier StAR wurde oben schon erwähnt.

Abbau der Steroidhormone. Quantitativ steht der Biosynthese der Steroidhormone eine gleich große Elimination gegenüber, die durch Abbau und Ausscheidung bewirkt wird. Die Geschwindigkeit der Abbaureaktionen, die hauptsächlich in der Leber stattfinden, bestimmt entscheidend die Halbwertszeiten der Steroidhormone im Serum, die in der Größenordnung von Minuten liegen (☛ 13.5).

☛ **13.4 Transportproteine von lipophilen Hormonen im Blutplasma**

Hormon	Protein
Cortisol	Transcortin (CBG), Albumin
Aldosteron	Albumin
Testosteron	Sexualhormon-bindendes Globulin (SHBG), Albumin
Östradiol	Albumin, SHBG
Progesteron	Albumin, Transcortin
Calcitriol	Vitamin-D-bindendes Protein
Iod-Thyronine	Thyroxin-bindendes Globulin (TBG), Transthyretin (TBPA), Albumin
Retinsäure	Retinsäure-bindendes Protein

☌ Die K_D gibt die Konzentration des Hormons an, bei der die Hälfte proteingebunden vorliegt. Je kleiner die K_D ist, desto höher ist die Affinität des Proteins (Rezeptor, Carrier oder Transportprotein) für seinen Liganden (Hormon).

☛ **13.5 Serumspiegel und Halbwertszeiten von Steroidhormonen im Menschen.** ♂ im Mann, ♀ in der Frau.

Hormon	Serumspiegel	Halbwertszeit
Aldosteron	0,08 – 3,8 nM	30 min
Cortisol	80 – 540 nM	90 min
Testosteron (♂)	10 – 35 nM	12 min
Progesteron (♀)	1 – 65 nM	5 min
Östradiol (♀)	0,07 – 1,3 nM	10 min
Calcitriol	0,05 – 0,15 nM	300 min

Wichtige Reaktionen, die zu einer *Inaktivierung* der Steroidhormone führen, sind die Reduktion von Doppelbindungen, die Reduktion von Oxo-Gruppen und besonders die Bildung von Steroid-Konjugaten. Wegen der Kombinationsmöglichkeiten ist die Zahl der möglichen Steroidmetabolite erheblich, wie am Beispiel des Cortisols deutlich wird (◉**13.20**). Als Steroid-Konjugate werden bei Wirbeltieren vor allem *Glucuronide* und *Sulfat-Ester*, bei Arthropoden auch Phosphat-Ester gefunden. Durch Anhängen dieser sehr polaren, negativ geladenen Molekül-Reste an die Steroide verlieren diese ihre hormonale Aktivität völlig, werden gut wasserlöslich und ausscheidbar. Zu einem vollständigen Abbau der Steroid-Verbindungen unter Zerstörung der Ringstruktur sind die Tiere nicht in der Lage.

Ausscheidung der Steroidhormone. Die Steroidhormone und noch stärker ihre polaren Metabolite werden von der Niere in den *Urin* abgegeben. Im Harn tauchen viele Steroidmetabolite auf. Eine Analyse dieser Steroide erlaubt Rückschlüsse auf die Biosynthese und den Stoffwechsel der Hormone. Sie kann deshalb zu diagnostischen Zwecken herangezogen werden. Über die *Galle* und später die *Fäzes* werden in einigem Umfang lipophile Steroidmetabolite von der Leber ausgeschieden.

Hemmstoffe des Steroid-Stoffwechsels haben eine wachsende pharmakologische und diagnostische Bedeutung. Als Beispiele sind zu nennen:
- Inhibitoren der 5α-Reduktion von Testosteron; sie können bei Prostata-Hyperplasien eingesetzt werden.
- Inhibitoren der Aromatase, die 19-Hydroxytestosteron zu Östradiol umwandelt; sie sind zur Behandlung bei Östrogen-abhängigen Tumoren wichtig.
- Inhibitoren der 11-Hydroxylase wie Metyrapon (Metopiron), mit denen die Cortisol-Biosynthese blockiert wird, um die Funktionsfähigkeit der Hypophysen-Nebennierenrinden-Achse zu testen (s. S. 525 u. 544).

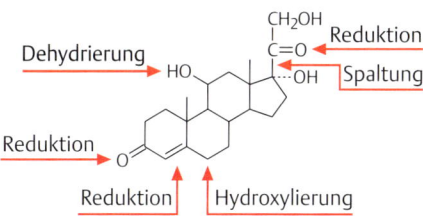

◉**13.20 Abbaureaktionen des Cortisols.**

🔍 Eine Veresterung mit Fettsäuren in den Zielzellen führt bei einigen Steroidhormonen zu einer **umkehrbaren Inaktivierung**. Die Reaktionen scheinen analog der Acylierung von Cholesterol zu verlaufen.

13.9 Carotinoide

Die Carotinoide sind im Tier- und Pflanzenreich sowie bei den Pilzen und Bakterien weit verbreitet; jedoch können die Tiere Carotinoide nicht selbst synthetisieren. Das Kohlenstoff-Gerüst der Carotinoide ist aus acht Isopren-Resten symmetrisch aufgebaut, sie sind somit als *Tetraterpene* zu klassifizieren. Da sie eine große Zahl von konjugierten Doppelbindungen enthalten (meist in *trans*-Konfiguration), sind sie farbig, meist rot (*Lycopin*, *Carotin*) oder gelb (*Xanthophylle*). Wegen der langen Kohlenwasserstoff-Ketten sind sie lipidlöslich, sie werden deshalb auch als „Lipochrome" bezeichnet.

Biosynthese der Carotinoide (◉**13.21**). Bei der Biosynthese kondensieren zunächst vier Isopren-Vorstufen in einer Kettenreaktion (s. S. 319) zu Geranylgeranyl-diphosphat, einer C_{20}-Verbindung, die dann durch Kopf-an-Kopf-Kondensation das symmetrische *15-cis-Phytoen* liefert. Durch Isomerisierung der zentralen Doppelbindung entsteht das all-*trans*-Phytoen. Es ist noch farblos, da von den insgesamt neun Doppelbindungen nur die mittleren drei konjugiert sind. Das konjugierte System wächst schrittweise durch enzymatische Dehydrierung; so entsteht schließlich *Lycopin*, der Hauptfarbstoff der Tomate, des Paprikas und anderer roter Früchte.

🔍 **Konjugierte Doppelbindungen** nennt man solche, die durch eine Einfachbindung getrennt sind. Ihre π-Elektronen sind delokalisiert und die Bindungslängen zwischen den C-Atomen verkürzt. Verbindungen mit vielen konjugierten Doppelbindungen absorbieren sichtbares Licht, sie sind farbig. Je größer das konjugierte Elektronensystem ist, desto längerwelliges Licht kann absorbiert werden, und desto mehr verschiebt sich die Farbe in Richtung des gelb-roten Spektrums.

⊚ **13.21 Biosynthese von Carotinoiden in Pflanzen.** Als Beispiele sind die Bildung von Lycopin und β-Carotin gezeigt.

Carotin. Wie das Schema der Biosynthese von Carotin in ⊚**13.21** zeigt, können sich die Enden der Polyprenyl-Kette zu Ringen schließen. Nach Ringschluss und Dehydrierung kommen wir zum β-*Carotin*, einem verbreiteten Pflanzenfarbstoff (z. B. in Karotten). Das β-Carotin ist das wichtigste *Provitamin A* (s. u.). In Pflanzen kann auch ein α-Carotin entstehen. Die beiden Carotine haben das gleiche Grundgerüst und unterscheiden sich nur in der Position einer einzigen Doppelbindung, die beim α-Carotin an C-4 und beim β-Carotin an C-5 beginnt (Zählung s. ⊚**13.21**).

Xanthophylle sind gekennzeichnet durch Hydroxy-Gruppen, die in die Ringe der Carotine eintreten, und zwar in p-Stellung zur langen Kette. Blattxanthophyll (= *Lutein*; Formel s. unten) leitet sich von α-Carotin, der Maisfarbstoff *Zeaxanthin* von β-Carotin ab. Noch sauerstoffreicher ist das *Astaxanthin* (3,3'-Dihydroxy-4,4'-dioxo-β-carotin), das bei vielen Crustaceen vorkommt und z. B. dem gekochten Hummer die rote Farbe verleiht. Es liegt in den Schalen als dunkelgrünes Chromoproteid vor und wird bei der Denaturierung der Protein-Komponente freigesetzt - daher der Farbumschlag beim Kochen.

Lutein (3,3'-Dihydroxy-α-carotin)

Im Pflanzenreich hat man mehrere hundert verschiedene Carotinoide gefunden. In welchen Mengen sie vorkommen, kann man z. B. an der Farbe des Herbstlaubs ablesen, wenn das grüne Chlorophyll verblasst.

Biologische Bedeutung der Carotinoide. Carotinoide absorbieren Licht im Blau- und UV-Bereich. Sie dienen (neben den stärker verbreiteten Flavonoiden) in Pflanzen als *Farbstoffe* von Blüten (z. B. in Krokus, Stiefmütterchen und Narzissen) und Früchten. Carotinoide sind wichtige „lichtsammelnde" Pigmente, die in den Membranen der Chloroplasten als *Antennen* fungieren, um die Lichtenergie an das Chlorophyll weiterzuleiten (s. S. 425). Außerdem stellen sie für den Photosynthese-Apparat einen *Schutz gegen Photooxidation* dar.

Für die Tiere sind einige Carotinoide, besonders das β-Carotin, ein *Provitamin*, das vom tierischen Organismus in das fettlösliche Vitamin A (Retinol) umgewandelt werden kann; daraus entstehen dann auch die anderen Retinoide (◉13.22).

Retinoide. Diese gelb-orangefarbenen Diterpene (= aus 4 Isopren-Einheiten bestehende C_{20}-Verbindungen) können von Tieren nicht aufgebaut werden. Sie werden deshalb mit der Nahrung aufgenommen, und zwar entweder direkt oder als Vorstufe in Form von Provitamin A. Durch oxidative Spaltung werden bereits in der Darm-mucosa aus pflanzlichem β-Carotin zwei Moleküle *Retinal* erzeugt (◉13.22, **1**). Diese Reaktion läuft allerdings nur langsam ab, so dass Vitamin A etwa sechsmal wirksamer ist als das Provitamin A. Retinal kann (in einem reversiblen Prozess) zu *Retinol* (Vitamin A_1) reduziert werden (**2**), welches mit aktivierten Fettsäuren zu Acyl-Retinol-Estern umgesetzt wird (**3**). Die vom Darm gebildeten Retinol-Ester werden von Chylomikronen transportiert, schließlich von der Leber aufgenommen und dort in den Lipocyten (Ito-Zellen) gespeichert. Die

🔍 **Carotinoide im Tierreich.** Manche Gewebe von Tieren enthalten hohe Konzentrationen an Carotinoiden, z. B. die Haut, die Schale von Eiern, der Schnabel und das Gefieder vieler Vögel, das Eidotter sowie die Keimdrüsen (Gelbkörper!). Wenn man Kanarienvögel Carotin-frei ernährt, werden sie nach der Mauser weiß. Auch Flamingos im Zoo werden mit der Zeit weiß. Man muss zum Erhalt der Federfarben gestoßene Krebsschalen, die Astaxanthin enthalten, zufüttern.

🔍 An den Doppelbindungen der Carotinoide kann *cis-trans-Isomerie* auftreten. Dadurch sind zahlreiche Formen möglich; meist liegen sie in der stabilen all-*trans*-Form vor.

◉**13.22 Umwandlung des β-Carotins in Retinol, Retinal und Retinoat.** Die Reaktionen finden im tierischen Organismus statt. Erklärung im Text.

all-*trans*-Retinal

11-*cis*-Retinal

◉ **13.23 all-*trans*-Retinal und 11-*cis*-Retinal.**

all-*trans*-Retinsäure (T-RA)

3,4-Didehydro-Retinsäure (T-ddRA)

9-*cis*-Retinsäure (9C-RA)

◉ **13.24 Verschiedene Retinoat-Agonisten.**

⚲ **Risikofaktoren** für Atherosklerose sind Rauchen, kalorische Überernährung, Alkoholabusus, Diabetes mellitus, höheres Lebensalter und körperliche Inaktivität.

Einführung einer weiteren Doppelbindung in den Ring führt vom Retinol zu 3-Dehydroretinol (Vitamin A_2). In irreversibler Reaktion kann Retinal zu *Retinsäure* oxidiert werden (4). Zur Ausscheidung mit dem Urin werden die Retinoide mit Glucuronsäure konjugiert.

Retinal dient als Sehpigment. Es kommt in zwei stereoisomeren Formen vor, dem *all*-*trans*-*Retinal* und dem *11*-*cis*-*Retinal* (◉ 13.23), welches der lichtempfindliche Bestandteil des Rhodopsins (Sehpurpurs) ist. Während des Sehvorgangs wird die absorbierte Lichtenergie zur Umlagerung der *cis*- in die *trans*-Verbindung genutzt. Diese Strukturveränderung führt zur Dissoziation des Rhodopsins in all-*trans*-Retinal und Opsin. Wir behandeln diesen Vorgang im Zusammenhang mit dem Nervensystem (s. S. 727).

Retinol (Vitamin A_1) ist die Speicher- und Transportform der Retinoide in Tieren. Nach der Freisetzung aus den Fettsäure-Estern wird es bereits in der Leber an das *Retinol-bindende Protein* (RBP) gebunden. Dieses wird an das Blut abgegeben und von Zellen der Peripherie über Rezeptoren aufgenommen. Intrazellulär wird das Retinol an *zelluläre Retinol-bindende Proteine* (CRBP-I und -II) gebunden.

Retinsäuren bzw. ihre Anionen, die Retinoate, sind Morphogene (hormonähnliche Signalstoffe), sie haben Bedeutung für verschiedene Entwicklungs- und Differenzierungsprozesse (s. u.). Die Retinsäuren kommen in mehreren Formen vor (◉ 13.24); die wichtigste ist die *all*-*trans*-Retinsäure (T-RA), daneben gibt es auch die *3,4-Didehydro*-Retinsäure (T-ddRA), die *9-cis*-Retinsäure (9C-RA) und andere. Im Extra- und Intrazellulärbereich sind mehrere Retinsäure-bindende Proteine (CRABP-I und II) an Transport und Speicherung der Retinsäuren beteiligt.

Ihre Wirkung entfalten die Retinsäuren über zwei verschiedene Rezeptoren, RAR und RXR, die zur nukleären Steroid-Rezeptor-Superfamilie gehören (s. S. 512 ff.). RAR und RXR treten in verschiedenen Isoformen auf und können mit sich selbst und anderen Transkriptionsfaktoren Homo- bzw. Heterodimere bilden (s. S. 514).

Retinsäure-Moleküle steuern in Vertebraten das Wachstum und die Differenzierung von Geweben durch Kontrolle von Homeobox-Genen für Transkriptionsfaktoren (s. S. 515). Während der Embryonalentwicklung spielen sie eine entscheidende Rolle für die Festlegung der anterior/posterioren Lage der Gewebe in Bezug auf die zentrale Körperachse und für die Gliedmaßen-Entwicklung. Sowohl ein Überschuss als auch ein Mangel an Retinsäure führen zu fatalen Entwicklungsstörungen und Fehlbildungen (teratogene Wirkung). Auch sind Retinsäuren an der Biosynthese von Glykoproteinen als Carrier von Oligosacchariden beteiligt.

⚲ **Therapeutisch** wichtig ist die Eigenschaft der Retinoide, die Entwicklung von bestimmten Tumoren zu hemmen. Retinoide werden deshalb zur Behandlung solcher Tumoren und bei Erkrankungen der Haut eingesetzt. β-Carotin selbst wirkt bereits bei niedrigem Sauerstoff-Partialdruck in den Zellen als Antioxidans, indem es entstehende freie Peroxid-Radikale abfängt (s. S. 195).

13.10 Pathobiochemie

Cholesterol und Atherosklerose/Herzinfarkt. Ein erhöhter Cholesterolspiegel im Blut, die *Hypercholesterolämie*, ist ein wichtiger Risikofaktor für die Entstehung einer *Atherosklerose*. Entscheidend ist dabei die Zunahme des an LDL gebundenen Cholesterols. Dagegen begünstigt eine Zunahme des an HDL-gebundenen Cholesterols die Atherosklerose nicht. Die durch Genmutationen verursachten Hyperlipoproteinämien mit Zunahme des Cholesterols wurden in Kapitel 12 (S. 313) besprochen. Häufiger sind polygenetische Hypercholesterolämien, bei deren Entstehung Polymorphismen mehrer Gene Änderungen des Cholesterol-Stoffwechsels bewirken. In den westlichen Industrieländern mit hohem Lebensstandard ist die Atherosklerose mit ihren Folgen (Herzinfarkt, Schlaganfall) die häufigste Todesursache.

Die *Atherosklerose* ist gekennzeichnet durch Atherombildung (◉ 13.25), eine Ablagerung von Fetten, besonders Cholesterol in Bindung an LDL, in den Endothelzellen, die die Gefäßwand auskleiden, und in den darunter liegenden Schichten der Gefäßwand (Subintima). Das LDL ist oxidiert. Sekundär nimmt die Kollagenproduktion in der Umgebung des Atheroms zu, auch können sich Calciumsalze ablagern. Die Gefäßwand wird dadurch hart und starr. Auf den Atheromen bilden sich Thromben, besonders bei Defekten der Endothelschicht. Diese Thromben führen zu einer Einengung oder zum Verschluss der Gefäße. Muskelzellen in der Gefäßwand proliferieren, wandern in die Subintima ein und vermindern durch Kontraktion zusätzlich den Blutfluss. Nach dem initialen Ereignis, der Ablagerung von oxidiertem LDL, hängt der weitere Verlauf von biochemischen Prozessen in den Endothelzellen ab, z. B. der Produktion von NO, von der Aktivierung, Aggregation und Adhäsion der Thrombozyten, induziert durch Thromboxan, von der Adhäsion und Einwanderung von Monozyten unter dem Einfluss von Cytokinen, von der Reaktion der Gefäßmuskelzellen, gesteuert durch Wachstumsfaktoren, z. B. PDGF, und von der Ausbildung einer „fibrösen" Kappe über dem Atherom.

Therapeutisch werden Hemmstoffe der HMGCoA-Reduktase („Statine") in Verbindung mit einer fettarmen Kost eingesetzt. Risikofaktoren (s. Randspalte) müssen ausgeschaltet oder reduziert werden. Durch Einführung der HMG-CoA-Reduktasehemmer konnten die Erkrankungshäufigkeit und Sterblichkeit durch die Folgekrankheiten der Atherosklerose gesenkt werden.

LCAT-Mangel. Bei fehlender oder stark verminderter Synthese und Sekretion des Enzyms LCAT (s. S. 324) durch die Leber findet keine Veresterung des Cholesterols in den nascierenden HDL und in den LDL statt. Im Plasma zirkulieren vermehrt abnorme, scheibenförmige HDL-Komplexe und eine Subfraktion der LDL mit verminderten Cholesterol-Estern (LDL$_2$). Der *reversive Cholesterol-Transport* von peripheren Organen zur Leber ist eingeschränkt. Die Krankheit als Folge des Enzymdefektes manifestiert sich in Trübungen der Cornea, Anämie, abnormen Formen der Erythrocyten, Schaumzellen im Knochenmark und gestörter Nierenfunktion, verursacht durch Ablagerung von Lipiden und Lipoproteinen in diesen Zellen und Geweben. Bluttransfusionen sind durch Übertragung des Enzyms im Spenderplasma therapeutisch wirksam.

Defizienz der sauren, lysosomalen Lipase. Die saure Lipase ist ein lysosomales Enzym, das Cholesterol-Ester und Triglyceride hydrolytisch spaltet. Als Folge des Enzymdefektes akkumulieren intrazellulär die Substrate, besonders in der Leber. Da intrazellulär kein Cholesterol freigesetzt wird, das die Biosynthese von Cholesterol und die Aufnahme von weiterem Cholesterol über den LDL-Rezeptor reprimiert, kommt es zu einer sehr starken Vermehrung der intrazellulären Lipide.

Der Defekt kann sich in *zwei Krankheitstypen* manifestieren. Bei einem Typ treten eine hochgradige Lebervergrößerung mit Einschränkung der Leberfunktion und eine Störung der Magen-Darm-Funktion, besonders eine Störung der Fettresorption, schon in den ersten Lebensmonaten auf. Dieser Krankheitstyp verläuft im ersten Lebensjahr tödlich (*Woolman-Erkrankung*). Beim anderen Typ liegt ebenfalls eine Hepatomegalie vor, die sich aber erst im Erwachsenenalter manifestiert, wobei die Leberfunktion lange Zeit intakt bleibt. Thera-

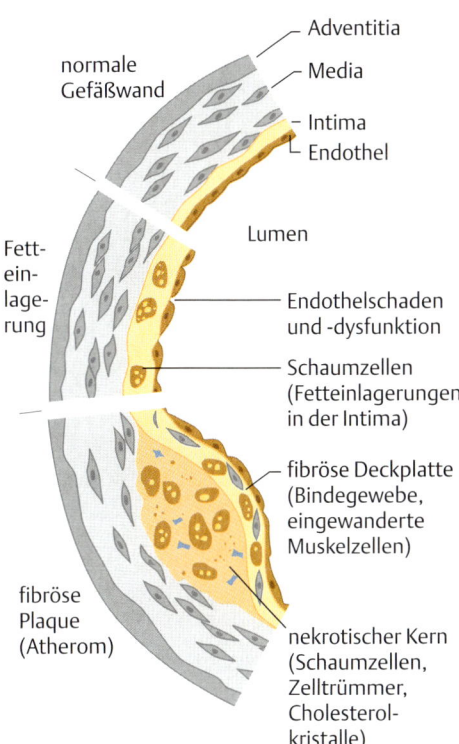

◉ 13.25 Gefäßverengung bei Atherosklerose. Die Abbildung zeigt oben die normale Gefäßwand einer Arterie, in der Mitte den Beginn der Plaque-Bildung durch Einlagerung von Schaumzellen in die Intima und unten fibröse Plaques, in denen sich Monocyten, Makrophagen, Schaumzellen und Cholesterol-Kristalle finden. Häufig sind diese Plaques mit dem Bakterium *Chlamydia pneumoniae* infiziert. (Nach Silbernagl, Lang: Taschenatlas der Pathophysiologie. Stuttgart: Thieme 1998.)

peutisch haben sich bei diesem Typ Hemmstoffe der HMGCoA-Reduktase in Kombination mit Inhibitoren der enteralen Gallensäure-Resorption bewährt.

Störungen der Gallensäurensynthese. Enzymdefekte, die zu Störungen bei der Umwandlung von Cholesterol in Gallensäuren führen, können sowohl die Reaktionen am Steroid-Ringsystem als auch die Reaktionen bei der Verkürzung der Seitenkette des Cholesterols betreffen (vgl. ☞13.16, S. 329).

Reaktionsfolge am Ringsystem. Hier sind zwei genetische Enzymdefekte beschrieben worden.

Beim *Defekt der 3β-Hydroxysteroid-Δ5-Oxidoreduktase/Isomerase* ist die Umwandlung von 7α-Hydroxy-Cholesterol in 7α-Hydroxy-4-Cholesten-3-on blockiert (☞13.26 a). Das Enzym bewirkt Veränderungen des Steroidskeletts an Ring A und B durch zwei Reaktionen: Die Oxidation der 3-Hydroxy-Gruppe und die Verlagerung der Doppelbindung. Da die vorausgehende 7α-Hydroxylierung des Cholesterols nicht beeinträchtigt ist, kann das nicht metabolisierte Zwischenprodukt in Position C-12 des Steroidrings hydroxyliert und die Seitenketten verkürzt werden. Die dabei entstehenden atypischen Gallensäuren werden mit Glycin konjugiert, mit Sulfat verestert und in dieser Form mit dem Urin ausgeschieden. Die Ausscheidung des angestauten Metaboliten 7α-Hydroxycholesterol und seiner Glycin- und Sulfatkonjugate mit der Galle ist dagegen gering.

Der *Defekt der 3-Oxo-Δ4-Steroid-5β-Reduktase* blockiert die nächste Reaktion im Biosyntheseweg der Gallensäuren, die Reduktion der Doppelbindung in Ring A mit Umwandlung von 7α-Hydroxy-4-Cholesten-3-on in 7α-Hydroxy-5β-Cholestan-3-on (☞13.26 b). Auch bei diesem Defekt kann der vermehrt anfallende Metabolit in atypische Gallensäuren umgewandelt werden. Die 3-Oxo-Δ4-Gallensäuren sind wenig gallegängig.

Die *klinische Symptomatik* ist bei beiden Defekten durch eine Einschränkung der Gallesekretion (*Cholestase*) und ihre Folgen geprägt. Die Cholestase beruht auf Reduktion der Gallensäuren-abhängigen Fraktion des Galleflusses (s. Kap. 23.2). Als Folge der Cholestase ist die Resorption der fettlöslichen Vitamine eingeschränkt. Symptome einer D-Avitaminose (s. Kap. 21.10) treten deshalb bei beiden Enzymdefekten auf. Die in der Leber retinierten atypischen Metabolite

☞13.26 Enzymdefekte in der Reaktionsfolge am Ringsystem.
a *Defekt der 3β-Hydroxysteroid-Δ5-Oxidoreduktase/Isomerase:* 7α-Hydroxycholesterol wird durch Seitenkettenverkürzung und C-12-Hydroxylierung in atypische Gallensäuren umgewandelt, die als Sulfat- oder Glycin-Konjugate ausgeschieden werden.
b *Defekt der 3-Oxo-Δ4-steroid-5β-Reduktase:* Das nicht metabolisierbare 7α-Hydroxy-3-oxo-Δ4-cholestan wird in atypische Gallensäuren umgewandelt, die im Urin ausgeschieden werden.

atypische Gallensäuren

wirken hepatotoxisch. Die Folge ist eine Beeinträchtigung der Leberfunktion und längerfristig die Entwicklung einer Leberzirrhose. Durch Gabe von *Chenodesoxycholsäure* wird die beeinträchtigte Synthese normaler Gallensäuren kompensiert und über Hemmung der 7α-Hydroxylase die endogene Gallensäurensynthese und damit auch die Bildung atypischer, toxischer Gallensäuren reduziert.

Reaktionen zur Verkürzung der Seitenkette. Sie finden zunächst in den Mitochondrien, die nachfolgenden in Peroxisomen statt. Voraussetzung für die Seitenverkürzung ist die Hydroxylierung des Steroid-Ringsystems in Position 7α.

Ein *Defekt der mitochondrialen Steroid-27-Hydroxylase* ist die Ursache der *cerebrotendinösen Xanthomatose*: Das Enzym, das zur Familie der Cytochrom-P450-Oxygenasen gehört, benötigt für seine Funktion ein spezifisches Protein, das *Adrenodoxin*. Von den nachgewiesenen Mutationen des Gens für das Enzym betreffen einige die Bindungsstelle des Adrenodoxins. Bei fehlender Hydroylierung an C-27 wird das sich anhäufende Substrat 5β-Cholestan-3α,7α,12α-triol in anderen Positionen der Seitenkette hydroxyliert (◉**13.27**). Es entstehen dann mehrwertige *Gallenalkohole*, die mit dem Urin ausgeschieden werden, aber auch im Gewebe in höherer Konzentration auftreten. Ihr Nachweis sichert die Diagnose. Die Synthese der Gallensäuren, besonders von Chenodesoxycholsäure, ist stark reduziert. In den Geweben lagern sich vermehrt Cholestanol und Cholesterol ab. Cholestanol entsteht aus 7α-Hydroyx-4-cholesten-3-on, das nicht in Gallensäuren umgewandelt werden kann. Die Zunahme des Cholesterols ist wahrscheinlich darauf zurückzuführen, dass die Hemmung der HMGCoA-Reduktase durch Gallensäuren entfällt. Da die 27-Hydroxylase auch im Stoffwechsel der Calciole (D-Vitamine) eine Rolle spielt (s. S. 333 u. 531), sind Skelettveränderungen ein häufiges Symptom des Defektes.

Die *klinische Symptomatik*, Manifestationsalter und Verlauf sind außerordentlich variabel. Typisch sind Xanthome, d. h. Ablagerungen von Cholesterol und Cholestanol im Bereich der Sehnen, besonders der Achillessehne. Im Zentrum des Krankheitsbildes stehen Funktionsstörungen des zentralen Nervensystems mit motorischen und Intelligenzdefekten bis zu schwerer Demenz. Sie beruhen, ebenso wie eine Linsentrübung, auf der Ablagerung von Cholestanol. Veränderungen im Vitamin-D-Stoffwechsel sind die Ursache von Skelettveränderungen im Sinne einer Osteoporose/Osteomalazie. Die *Therapie* mit *Chenodesoxycholsäure* kann die neurologische Symptomatik entscheidend bessern. Bereits bestehende Xanthome und ein Katarakt bleiben unbeeinflusst. Als Folge der Hemmung der Gallensäuren-Synthese durch Chenodesoxycholsäure nimmt die Bildung von Cholestanol und Gallenalkoholen ab. Kombination mit Inhibitoren der HMG-CoA-Reduktase kann den Therapieeffekt der Gallensäure weiter steigern.

◉**13.27 Defekt bei cerebrotendinöser Xantomathose**. Der Defekt der *Steroid-27-Hydroylase* führt zum Anstau von 5β-Cholestan-3α,7α,12α-triol, aus dem durch weitere Hydroxylierungen verschiedene „Gallenalkohole" entstehen. Deren Ausscheidung im Urin ist charakteristisch für die Erkrankung.

Störungen der Seitenkettenverkürzung treten bei sog. peroxisomalen Krankheiten auf, z. B. bei *Zellweger-Syndrom* (Kap. 15, S. 402). Die Folgen des Defektes sind ein Anstau von Trihydroxy- und Dihydroxy-Coprostansäure (THCA und DHCA; 13.28). Die Synthese der Cholsäure und Chenodesoxycholsäure ist stark reduziert. Die vermehrt anfallenden Metaboliten werden am Steroid-Ringsystem zusätzlich in den Positionen C-1 oder C-6, sowie an der Seitenkette hydroxyliert. Diese atypischen Tetrahydroxygallensäuren können mit hoher Clearancerate über die Niere ausgeschieden werden. Das klinische Bild ist gekennzeichnet durch eine ausgeprägte Cholestase mit der Folge einer Leberfunktionsstörung und Leberzirrhose.

13.28 **Defekt der peroxisomalen Seitenkettenverkürzung.** Bei der Gallensäuresynthese wird der Abbau der Seitenkette durch die mitochondriale 27-Hydroxylase eingeleitet. Weitere mitochondriale Oxidation führt zu Di- bzw. Trihydroxycholestansäure (DHCA bzw. THCA), die durch Konjugation mit CoA aktiviert werden (nicht dargestellt). Durch den Defekt der peroxisomalen DHCA- bzw. THCA-CoA-Oxidase ist der weitere Abbau der Seitenkette und damit die Gallensäuresynthese blockiert.

Adrenogenitales Syndrom (AGS). Auch in der Biosynthese der Steroidhormone führt der Ausfall einzelner Enzyme zu Störungen. Als Beispiel sei der genetisch bedingte Ausfall der *Steroid-21-Hydroxylase* angeführt, die in der Nebennierenrinde die zweite der drei Hydroxylierungen der Cortisol-Synthese katalysiert (13.29). Cortisol kann dann nicht gebildet werden, und es kommt wegen des Wegfalls der Rückkopplungshemmung in der Hypophyse zu einer *Hypersekretion von Corticotropin* (ACTH), wodurch die Nebennierenrinde stark stimuliert wird. Da die der 21-Hydroxylierung folgende 11-Hydroxylierung wegen der großen Substratspezifität des Enzyms unterbleibt, werden große Mengen von 17α-Hydroxyprogesteron, Androstendion und anderen Androgenen von der Nebennierenrinde an das Blut abgegeben. Unter dem Einfluss dieser Androgene kommt es zu einer *Virilisierung* der Patientinnen (s. a. S. 575). Auch die Biosynthese des Aldosterons kann betroffen sein. Es kommt dann zu einem lebensbedrohenden *Salzverlust*.

Der Hormonhaushalt kann durch Substitution des fehlenden Hormons korrigiert werden.

13.29 **Reaktion der 21-Hydroxylase.** Das Enzym ist beim adrenogenitalen Syndrom defekt.

14 Membranen

Zusammenfassung

- Membranen sind **flächige Molekülaggregate** aus Lipiden und Proteinen, die sich in wässriger Umgebung selbst organisieren. Die überwiegend hydrophoben Bestandteile der Membranen werden durch die Abstoßung von Wasser zusammengehalten.
- Grundbestandteile der Membranen sind **Phospholipide**, die sich in Doppelschichten anordnen. Dabei zeigen die hydrophilen Molekülteile (Phosphat, Aminoalkohol, Kohlenhydrat) nach außen, die hydrophoben (Kohlenwasserstoff-Ketten) in das Innere der Membran. In diese Lipid-Doppelschicht sind Proteine eingebettet, die entweder nur partiell in die Membran eintauchen oder sie ganz durchdringen (integrale Membranproteine). Andere Membranproteine sind nur an der Oberfläche der Membranen angelagert oder mit ihr durch einen Lipid-Anker verbunden.
- Die **Zellmembran** grenzt Zellen von der Außenwelt ab und garantiert ein konstantes inneres Milieu. Zusätzliche Membranen umschließen in den eukaryonten Zellen die **Organellen**. Der Zellkern, die Mitochondrien und die Chloroplasten sind von einer doppelten Membran umgeben. Das endoplasmatische Retikulum (ER), der Golgi-Apparat, Lysosomen und andere Organellen werden dagegen nur durch eine einzige Membran vom Cytoplasma abgegrenzt.
- Membranen trennen nicht nur Reaktionsräume, sie sind auch selbst **Ort von Reaktionen:** Synthese und Stoffwechsel von Lipiden, Elektronentransport und oxidative Phosphorylierung finden an ihnen statt. Nach innen ist die Plasmamembran fest mit dem Cytoskelett verbunden, nach außen hat sie über die Glykocalyx Kontakt mit benachbarten Zellen. Das Zusammenhalten von Zellen wird durch Adhäsionsproteine vermittelt.
- Membranen zeigen **Polarität**, die Phospholipide ihrer Innen- und Außenseiten sind verschieden zusammengesetzt. Proteine sind stets gerichtet in Membranen eingebaut. Kohlenhydrate finden sich auf der dem Cytoplasma abgewandten Membranseite.
- Membranen zeigen **Fluidität**; diese ist wichtig für die Funktion der Membranen, für Wachstum, Teilung und Gestaltänderung von Zellen und Organellen.
- Membranen entstehen aus Membranen. Sie wachsen durch Insertion von Lipiden und Proteinen im Bereich des ER. Membrantransport findet mit Hilfe von Vesikeln statt.
- Membranen sind gute **elektrische Isolatoren**. Sie sind für polare Moleküle, insbesondere für Elektrolyte (Kationen und Anionen) nicht durchlässig, für Wasser sind Membranen jedoch permeabel.
- Membranen kontrollieren die Aufnahme und Abgabe von Stoffen durch **trägervermittelten Transport**. Die Transportprozesse (Antiport, Symport und Uniport) werden von selektiven Membranproteinen ermöglicht, die auf den Transport bestimmter Moleküle und Gruppen (anorg. und org. Ionen, Zucker und Aminosäuren) spezialisiert sind. Stofftransport gegen Konzentrationsgefälle (aktiver Transport) benötigt Energie. Diese wird meist durch Kopplung an die Hydrolyse von ATP oder einen gegenläufigen Ionengradienten bereitgestellt.

– Membranenzyme, die als **Transport-ATPasen** arbeiten, erzeugen Ionengradienten von Na^+, K^+, H^+ und Ca^{2+}. Auch Lipide, Peptide, Fremdstoffe und andere Moleküle können von Transport-ATPasen durch Membranen transportiert werden. In Umkehrung des Prozesses können besondere ATPasen von Mitochondrien und Chloroplasten mit Hilfe von Ladungs- und Stoffgradienten auch ATP erzeugen.

– Proteine können Membranen meist nur an bestimmten Poren und im entfalteten Zustand durchqueren. Im gefalteten, nativen Zustand ist ein Transport aus der Zelle oder in die Zelle hinein durch Endo- und Exocytose möglich.

– Zellmembranen tragen an der Oberfläche Oligosaccharid-Gruppen, die u.a. für die **serologische Spezifität** (Individualität) mitbestimmmend sind.

– Auf der Membran befinden sich Rezeptoren, die Liganden binden können. Sie dienen der **Signaltransduktion** oder der Fixierung und Einschleusung von Molekülkomplexen.

⊤ 14.1 Membrantypen in den Leberzellen der Ratte: Relativer Anteil der Flächen in %

Membran/Organelle	
Plasmamembran	5
Endoplasmatisches Retikulum	
– raues ER	30
– glattes ER	14
Golgi-Apparat	6
Endocytisches Kompartiment	3
Lysosomen	1
Peroxisomen	1
Mitochondrien	
– äußere Membran	7
– innere Membran	30
Zellkern	0,3

Membranen sind flächige, etwa 6 bis 10 nm dicke Strukturelemente der Zellen, ohne die Lebensvorgänge nicht denkbar sind. *Plasmamembranen* umgeben die Zellen und trennen damit das Zellinnere von der Außenwelt ab. Bei den höheren Organismen (Eukaryonten) kommen Membranen auch im Innenraum der Zellen vor. Diese *intrazellulären Membranen* grenzen die verschiedenen Kompartimente ab und gliedern dadurch die Zellen in unterschiedliche Reaktionsräume. Die Membranen umschließen Organellen und Vesikel, die wir wegen ihrer großen Bedeutung getrennt in Kap. 15 behandeln. Wie dort näher beschrieben wird, sind die meisten Organellen von einer einzigen Membran umgeben. Nur Mitochondrien, Chloroplasten und der Zellkern sind von zwei Membranen umhüllt, was sich aus ihrer Entstehung ableitet. Insgesamt übertrifft die Fläche der intrazellulären Membranen einer eukaryontischen Zelle den Anteil der Plasmamembran um ein Vielfaches. ⊤14.1 gibt dazu Näherungswerte am Beispiel der Leberzellen von Ratten.

Funktionen von Membranen. Membranen trennen *Reaktionsräume.* Sie sind wegen ihres hydrophoben Inneren undurchlässig für hydrophile Stoffe und Ionen. Der Stoffwechsel erfordert jedoch einen ständigen Austausch von Nährstoffen und Stoffwechselprodukten mit der Umgebung. Dieser Austausch wird durch *selektive Transportsysteme* ermöglicht, die Bestandteil der Plasmamembran sind. Membranen schaffen für einige *enzymatische Reaktionen*, wie z.B. die Biosynthese von Phospholipiden (s. S. 296) oder die oxidative Phosphorylierung (s. S. 405), die notwendige lipophile Umgebung. Weiterhin können Zellen über membranständige Rezeptoren *(„Membranrezeptoren")* Signale empfangen, z.B. von Hormonen oder Neurotransmittern, und diese Signale an das Zellinnere weitergeben. Wir behandeln diese Prozesse der *Signaltransduktion* in Kap. 19. Membranen tragen darüber hinaus auf ihrer Oberfläche Strukturen mit *Information für benachbarte Organellen und Zellen,* z.B. Oberflächenantigene und Blutgruppensubstanzen (s. S. 670 f.). Schließlich stellen Membranen *mechanische Strukturen* dar, an denen innere und äußere Strukturelemente der Zelle verankert sind, z.B. das Cytoskelett und die Glykocalyx.

Die meisten Membranen sind elektrisch polarisiert. Ihre Innenseite ist gegenüber der Außenseite negativ geladen; typisch ist eine Spannung von -60 mV. Dieses *Membranpotenzial* ist wichtig für Transportprozesse, die Energieumwandlung und die Membranerregbarkeit (s. auch Kap. 23.8).

14.1 Bestandteile und Struktur

Membranen sind hydrophobe Molekülaggregate, die von selbst in wässriger Umgebung stabile Strukturen ausbilden. Sie sind aus Lipiden und Proteinen aufgebaut, aber auch *Kohlenhydrate* finden sich in Membranpräparationen. Der Anteil dieser Komponenten kann je nach Zelltyp und Membran sehr unterschiedlich sein, wie ☊ 14.2 zeigt. Die Komponenten sind für die Eigenschaften der Membranen verantwortlich.

Die **Lipide** bilden das Grundelement, die Matrix der Membranstruktur. Wegen ihrer hydrophoben Eigenschaften stellen sie die Phasengrenze zwischen zwei wässrigen Kompartimenten dar. Sie bilden zugleich einen ausgezeichneten Isolator, der ohne weiteres Feldstärken bis etwa 10^5 V·cm^{-1} standhält.

Die **Proteine** sind vor allem für die katalytischen Leistungen wie Stoffumwandlungen und Stofftransport, Elektronentransport sowie für die Verankerung des Cytoskeletts an der Plasmamembran verantwortlich.

Darüber hinaus enthalten die meisten Membranen auch **Kohlenhydrate**, die als Glykolipide oder Glykoproteine kovalent gebunden sind. Da die Kohlenhydrate sehr hydrophil sind, finden sie sich immer auf den Oberflächen und nicht innerhalb der Membranen. Die Kohlenhydrate sind an der Erkennung von Zellen beteiligt.

Die meisten Membranen sind *asymmetrisch* aufgebaut, ihre „innere", zum Cytoplasma weisende, und ihre „äußere" Seite unterscheiden sich (s. Randspalte). Die Plasmamembranen von polaren Zellen zeigen auch regionale Unterschiede, die in der Zusammensetzung und Funktion der Membrankomponenten deutlich werden. So besitzen die Zellen des Darmepithels z.B. apikale und basolaterale Membranbereiche, deren Lipide und Proteine unterschiedlich zusammengesetzt sind. Die verschiedenen Bereiche werden durch sog. *Tight Junctions* voneinander abgegrenzt (s. Kap. 15, S. 384).

Membranlipide. Die Lipide der Membranen von Tieren sind vorwiegend *Phospholipide*, *Glykolipide* und *Cholesterol* (☊ 14.3). Die Zusammensetzung und Biosynthese dieser Stoffe wurde in den Kap. 12 und 13 besprochen. Gemeinsam ist diesen Molekülen eine dipolartige Struktur mit einem hydrophilen „Kopf" und längerem hydrophobem Kohlenwasserstoff-„Schwanz". Diese Eigenschaft bezeichnet man als *amphiphil* oder *amphipathisch*. Da die Fettsäure-Reste der Phospholipide etwa 2/3 der Gesamtlänge des Moleküls ausmachen, fällt der hydrophobe Charakter der Membranen besonders ins Gewicht.

Aufgrund ihrer amphiphilen Eigenschaften lagern sich Membranlipide in wässriger Umgebung zusammen und bilden Überstrukturen. Befinden sich derartige Moleküle isoliert in Wasser, so wird die Ordnung des Wassermoleküle erheblich gestört; eine Vielzahl von Wasserstoff-Brückenbindungen zwischen den H_2O-Dipolen muss gelöst werden. Das System aus Wasser und Phospholipid erreicht jedoch ein Energie-Minimum, wenn sich viele Phospholipid-Moleküle mit den hydrophoben Molekülteilen („Schwänzen") zusammenlagern, da dann weniger H-Brücken gelöst werden müssen: die Anwesenheit des polaren Wassers stabilisiert also die Membranen. Dies ist die physikalische Grundlage der *hydrophoben Wechselwirkung* (vgl. S. 2). Sie bewirkt zusammen mit den polaren Eigenschaften der Kopfgruppen die Ausbildung verschiedener Ordnungszustände, deren Typ vom Lipid/Wasser-Verhältnis und der Art des Lipids abhängig ist. Die geladenen Kopfgruppen fügen sich dabei in die Dipolstruktur des Wassers ein.

☊ 14.2 Bestandteile gereinigter Membranen (Angabe in Gewichts %)

Membran von	Protein	Lipid	Kohlen-hydrat
Myelin (Plasmamembran)	18	79	3
Erythrocyt (Plasmamembran)	49	43	8
Leberzelle (Plasmamembran)	44	52	4
Leberzelle (innere Mitochondrienmembran)	76	24	0
Chloroplast (Thylakoidmembran)	70	30	0

🔍 **Die Asymmetrie von Membranen** gilt für die Verteilung und Orientierung von Proteinen in der Membran, sowie für die Zusammensetzung der beiden Hälften der Phospholipid-Doppelschicht. Bei Erythrocyten sind z.B. Sphingomyelin und Phosphatidyl-Cholin vorwiegend außen, Phosphatidyl-Serin und Phosphatidyl-Ethanolamin vorwiegend auf der Innenseite zu finden.

☊ 14.3 Wichtige Membranlipide der Tiere

Phospholipide
  Phosphatidyl-Ethanolamin
  Phosphatidyl-Cholin
  Phosphatidyl-Serin
  Phosphatidyl-Inositol
  Phosphatidyl-Glycerol
  Bisphoshatidyl-Glycerol (Cardiolipin)
  Sphingomyelin
  Plasmalogen
Glykolipide
  Cerebrosid
  Gangliosid
  Sulfatid
Sterole
  Cholesterol

Statt des tierischen Cholesterols finden sich in Pflanzen Phytosterole wie Ergosterol, Stigmasterol oder β-Sitosterol. Die Membranen von *Archaea* enthalten auch Etherlipide. Neutrale Fette kommen in Membranen grundsätzlich nicht vor.

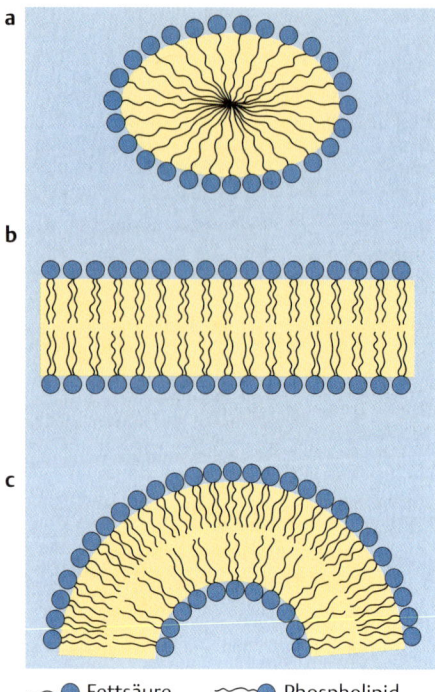

a

b

c

<smiley>~~• Fettsäure   <smiley>~~• Phospholipid

a Micelle. Die Fettsäuren aggregieren zu Kugeln. Die Größe der Micelle ist durch den Platzbedarf der Fettsäure-Schwänze bestimmt und damit begrenzt.
b Membran oder Lamelle. Um die Kontaktflächen der unpolaren Fettsäure-Schwänze mit Wassermolekülen so gering wie möglich zu halten, bilden sich Doppelschichten von Phospholipiden, deren Inneres unpolar und Äußeres polar ist. Die flächige Lamelle kann sich zu Mehrfachschichten („multi-layer") stapeln.
c Vesikel oder Liposomen. In wässriger Umgebung schließen sich die Lamellen oder Membranen spontan zu kugeligen Vesikeln, die sich von den Micellen durch eine membranähnliche Doppelschicht und ihren hydrophilen Inhalt unterscheiden.

🔍 **Liposomen** lassen sich künstlich herstellen, z.B. indem Lecithin in wässriger Lösung durch Ultraschallbehandlung zu Vesikeln verteilt wird. Dabei schließen sie etwas von der wässrigen Lösung ein. So kann man die Liposomen willkürlich mit hydrophilen Substanzen „beladen". Da sie in wässriger Lösung relativ stabil sind, lassen sie sich durch Gelfiltration oder Dialyse reinigen. Sie dienen dann als vesikuläre Transporteure für eine hydrophile Ladung („Cargo"). Man nutzt dies in der Pharmakologie und Kosmetik, um Wirkstoffe durch Membranen gezielt in Zellen zu transferieren.

🔍 **Membranfluidität** beschreibt die relative Diffusionsbewegung von Molekülen innerhalb einer Membran, also die laterale Diffusion, das molekulare Wackeln („wobbling") und Verbiegen von Ketten.

Anordnung der Lipide. Die einfachsten Strukturen, die sich unter diesen Bedingungen bilden, sind *Micellen*, kugelförmige Aggregate, die außen hydrophil (polar) und innen hydrophob (unpolar) sind (⌖ **14.1**). Sie entstehen in wässriger Umgebung bevorzugt aus ionisierten Fettsäuren, indem diese, mit den polaren Kopfgruppen nach außen weisend, mit ihren Schwänzen einen hydrophoben Kern bilden. Micellen können unlösliche oder hydrophobe Substanzen (z.B. Lipide) einschließen. Die Waschwirkung von Seifen und Detergenzien beruht großenteils auf einer Bildung von Micellen.

Die nächst höhere Struktur, die besonders Phospholipide in Wasser bilden, sind *Lamellen*-Anordnungen in zweidimensionaler Schicht. Sie werden als *Lipid-Doppelschichten* bezeichnet und erreichen in der dargestellten Form mit 5 nm nahezu den Durchmesser natürlicher Membranen (6–10 nm).

Bei geeigneter Ausdehnung schließen sich die Membranen zu *Vesikeln*. Die Lipidmembran umgibt dann einen abgeschlossenen wässrigen Innenraum. Solche Vesikel werden auch als *Liposomen* bezeichnet. Sie lassen sich aus vielen amphiphilen Lipiden herstellen (aber nicht aus Cholesterol).

Wenn eine Lösung amphiphiler Substanzen in Luft statt in Wasser eingebracht wird, dann ordnen sich die Lipide dagegen zu inversen vesikulären Strukturen (Beispiel *Seifenblase*): ihre Doppelmembran ist in der Mittelschicht polar und nach außen und innen unpolar.

Fluidität. Die Lipid-Doppelschichten der Membranen sind zweidimensionale asymmetrische Molekülaggregate, die in Abhängigkeit von ihrer Zusammensetzung und der Umgebungstemperatur eher im flüssigen oder im festen Zustand vorliegen. Unter physiologischen Bedingungen ist die Lipid-Doppelschicht als eine *zweidimensionale Flüssigkeit* zu betrachten: die Lipide können rotieren, sich biegen und in der Membranebene bewegen; dagegen ist ein Seitenwechsel der Lipide („Flip-Flop"), wenn man vom Cholesterol absieht, ohne Hilfe von Proteinen sehr unwahrscheinlich. Diese Eigenschaften, die wir zusammenfassend als *Fluidität* bezeichnen, sind für das Verständnis biologischer Membranen von großer Bedeutung (s.u.); sie erklären z.B., warum lipophile Moleküle innerhalb der Membran wandern können.

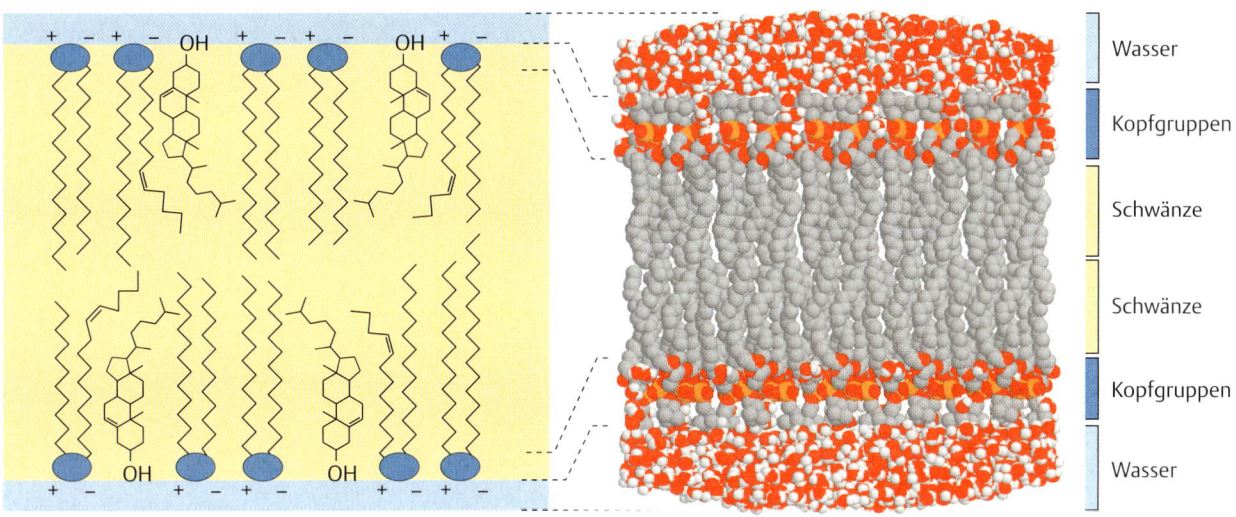

⬤**14.2 Modell einer Lipidmembran aus Phospholipiden.** Zwischen die Phospholipid-Moleküle der Lipid-Doppelschichten des linken Schemas sind noch Cholesterol-Moleküle eingelagert.

Die *Lipid-Zusammensetzung* von Membranen ist für jeden Zelltyp charakteristisch. Dies gilt besonders für den Gehalt an ungesättigten Fettsäuren. In Glycerolphosphatiden ist z.B. die an C-2 hängende Fettsäure meist ungesättigt. Mit dem Anteil an ungesättigten Fettsäuren steigt die Fluidität der Membranen.

Natürliche Membranen enthalten ein Lipid-Gemisch, das bei der Lebenstemperatur des jeweiligen Organismus noch flüssig ist. Dazu leistet Cholesterol, das in den meisten Membranen vorkommt, einen wichtigen Beitrag – eine wichtige Ausnahme bilden jedoch die innere Mitochondrienmembran und die Kernmembran. Anders als die Phospholipide kann Cholesterol in wässriger Lösung spontan keine Überstrukturen bilden. Seine Einlagerung zwischen die Phospholipid-Moleküle nahe der Membranoberfläche festigt deren Zusammenhalt; gleichzeitig wird die Beweglichkeit der Kohlenwasserstoff-Ketten im Inneren der Membran infolge des größeren Abstandes erleichtert. Dies führt zu erhöhter Fluidität. Cholesterol hat eine besondere Affinität zu Sphingolipiden.

⬤**14.2** zeigt das Modell einer Lipidmembran mit Phospholipiden und Cholesterol.

Membranproteine. Neben den Lipiden enthalten die Membranen auch Proteine. Das Massenverhältnis von Proteinen zu Lipiden liegt häufig bei 1. Extremwerte zeigen die proteinreiche innere Mitochondrienmembran mit einem Massenverhältnis von 3,2 und die lipidreiche Myelinmembran mit 0,23 (s. ⬆**14.2**, S. 345).

Integrale Membranproteine. Nach ihrer Lage in der Membran kann man Membranproteine in verschiedene Gruppen einteilen (⬤**14.3**). Die Proteine des Typs I, II und III sind integrale Membranproteine. Sie besitzen Peptidabschnitte aus hydrophoben Aminosäuren, mit denen sie durch die Lipid-Doppelschicht der Membran hindurch ragen. Sie unterscheiden sich dadurch, dass Proteine des Typs I die Lipidschicht mit einer einzigen α-Helix durchdringen, während Proteine des Typs II sie mit vielen, aneinandergelagerten α-Helices durchspannen. Typ III-Membranproteine durchdringen die Membran mit Peptidabschnitten in β-Faltblatt-Struktur und bilden einen Kanal durch die Membran.

🔍 **Membranordnung** bezeichnet die Bewegungsfreiheit von Molekülen oder molekularen Domänen innerhalb der Membran. Sie kann durch Messung der Bewegung paramagnetisch markierter Lipide, durch Messung der Elektronen-Spin-Resonanz (ESR) oder kernmagnetischen Resonanz (NMR) bestimmt werden.

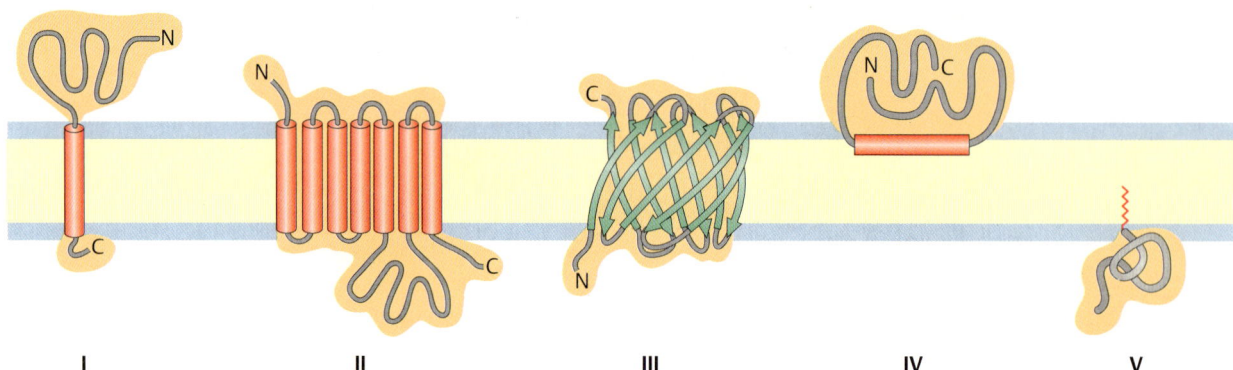

⊙ 14.3 Typen von Membranproteinen.
I   Integrales Membranprotein mit einem Transmembranbereich aus einer *einzigen* α-*Helix*,
II integrales Membranprotein mit mehreren α-Helices im Transmembranbereich, die ein *Helix-Bündel* bilden,
III integrales Membranprotein mit mehreren β-Faltblättern, die ein β-*Fass* bilden, das durch die Membran ragt,
IV peripheres Membranprotein, das mit einer α-Helix an der Membran fixiert ist oder in diese eintaucht,
V   peripheres Membranprotein, das einen Lipid-Anker trägt.

Die membrandurchspannenden Segmente der integralen Membranproteine vom Typ I haben eine Länge von 20–30 Aminosäuren und liegen als rechtsgängige α-Helices vor. Meist beginnt ein solcher Abschnitt mit zwei basischen Aminosäuren, die mit den negativ geladenen Köpfen der Phospholipide interagieren. Darauf folgen Aminosäuren mit hydrophoben Seitenketten (z.B. Phe, Trp, Ala, Leu, Ile, Val). Sie treten mit den Lipiden im Inneren der Membran in Kontakt. Bei Proteinen mit unbekannter intrazellulärer Lokalisation gilt das Auftreten eines solchen Segments, das man mit Hilfe von *Hydropathie-Plots* am gehäuften Vorkommen von hydrophoben Aminosäuren erkennt (s.u.), als Hinweis auf ein Membranprotein.

Proteine mit mehreren Transmembransegmenten (Typ II und III) besitzen auch polare Aminosäuren im Transmembranabschnitt. Sie sind im Inneren des Proteins gelegen und bilden Kontaktstellen zu den polaren Aminosäuren benachbarter Transmembranhelices. Bei Ionenkanälen findet man sie auch im Durchtrittsbereich der Ionen.

Integrale Membranproteine tragen auf der dem Cytoplasma abgewandten Seite häufig Kohlenhydrat-Gruppen, und ihre Peptidketten sind durch Disulfid-Brücken verknüpft.

Typ-I-Proteine, deren Peptidkette die Membran mit nur einer α-Helix durchspannt, tragen an einem oder beiden Enden meist noch eine funktionstragende globuläre Domäne. Beispiele sind viele Rezeptoren für Signalstoffe (S. 473 f.). Bei einigen Proteinen kann die globuläre Domäne durch Proteasen abgespalten werden, sie wird dadurch zu einem gelösten globulären Protein mit biologischer Aktivität. Beispiele sind das Hämagglutinin, die Neuraminidase des Influenza-Virus (S. 154) und HLA-Proteine (S. 692).

Zu den **Typ-II**-Proteinen, die mehrere, parallele β-Helices aufweisen, zählen die G-Protein-gekoppelten Rezeptoren (S. 481), das Bacteriorhodopsin (eine lichtgetriebene Protonenpumpe, S. 432) und eine Reihe von Toxinen, die die Membranfunktionen stören.

Der membrandurchspannende Teil der **Typ-III**-Proteine wird von parallelen Peptidketten in β-Faltblatt-Konformation gebildet. Gut untersuchte Vertreter dieser Gruppe sind die Porine (s.u.), die aus 16 oder 18 Peptidabschnitten eine Fassstruktur (antiparalleles β-Barrel) bilden.

Integrale Membranproteine lassen sich nur unter drastischen Bedingungen aus der Membran extrahieren, z.B. mit 8 mol·l^{-1} Harnstoff, Guanidinchlorid oder Detergenzien wie Oktylglucosid (⊙**14.4**).

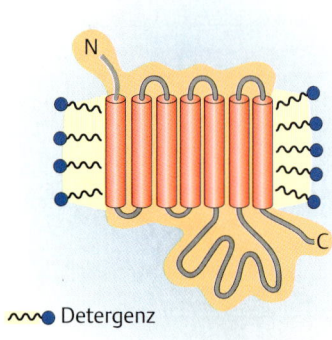

⊙**14.4 Integrales Membranprotein**, das durch Behandlung mit Detergenz in wässriger Umgebung löslich gemacht wurde.

Periphere Membranproteine (Typ IV und V) sind nur lose mit der Membran assoziiert. Sie sind vorwiegend über ionische Kräfte und Wasserstoff-Brückenbindungen an die Kopfgruppen der Membranlipide oder an integrale Membranproteine gebunden und lassen sich deshalb schon mit Lösungen hoher Ionenstärke von Membranpräparationen ablösen.

Typ-IV-Proteine lagern sich mit einer α-Helix auf die Membran. Beispiele sind das Cytochrom c und einige Komponenten der extrazellulären Matrix. Das Enzym Prostaglandin-Synthase taucht mit einer Schleife in die Membran ein.

Typ-V-Proteine sind in wässriger Umgebung gut löslich, können aber mit einer Membran assoziieren, indem sie durch enzymatische Reaktion mit einem Lipid-Anker verbunden werden. Das kann eine Fettsäure, ein Isoprenoid oder ein Glykolipid sein (s. ☛14.4).

Glykoproteine. Manche Membranproteine tragen auf der dem Cytoplasma abgewandten Membranseite (bei der Plasmamembran also auf der zelläußeren Seite) verzweigte Kohlenhydrat-Ketten, die in der Regel *N*-glykosidisch an die Amid-Gruppe eines Asparagins geknüpft sind.

Auf der dem Cytoplasma zugewandten Seite können Membranproteine an Serin, Threonin oder Tyrosin spezifisch phosphoryliert sein.

Hydrophobie-Diagramme von Membranproteinen. Die Interaktion der Proteine mit den Membranlipiden ist relativ unspezifisch. Grundsätzlich sind Aminosäure-Reste, die mit den Fettsäure-Resten in Kontakt stehen, hydrophob. Polare Aminosäure-Reste kommen im Bereich der Membranoberflächen sowie im Inneren der Membranproteine vor, insbesondere, wenn diese eine Pore bilden. Wegen des regelmäßigen Auftretens hydrophober Aminosäure-Reste in den membrandurchtretenden Segmenten von α-Helices lässt sich ihre Position mit Hilfe von *Hydropathie-Plots* ermitteln. Dabei wird jedem Aminosäure-Rest ein bestimmter *Hydrophobizitäts-Wert* zugeordnet (☛14.5). Er drückt dessen Polarität/Unpolarität aus. Mit Hilfe eines „Fensters" aus den Durchschnittswerten der Hydrophobizität von 19 Aminosäuren – das ist die Mindestlänge einer membrandurchspannenden α-Helix – wird ein Hydropathie-Index ermittelt und für das Peptid grafisch dargestellt (☜14.5). Ein Vergleich mit den tatsächlichen Strukturen der Membranproteine zeigt, dass die membrandurchspannenden Ab-

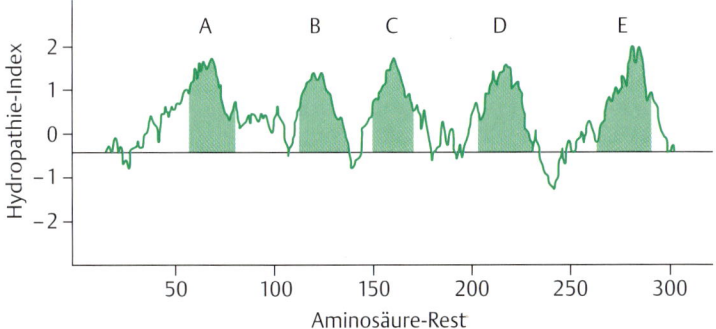

☜**14.5 Hydrophobie-Plot** der M-Kette des photosynthetischen Reaktionszentrums von *Rhodobacter sphaeroides* (s. ☜14.6). Zur Ermittlung der Position der Transmembranabschnitte werden die Hydrophobizitätswerte von Kyte und Doolittle (☛14.5) herangezogen und der Durchschnittswert von 19 nebeneinanderliegenden Aminosäuren (ein sog. „Fenster") ermittelt. Das Fenster wird schrittweise über die ganze Peptidkette geschoben, indem es nach Weiterrücken um jeweils eine Aminosäure-Position neu berechnet wird. Der resultierende Hydropathie-Index jedes Schrittes wird jeweils gegen die mittlere (d.h. zehnte) Aminosäure des Fensters aufgetragen. Die Positionen der fünf Transmembranhelices A–E, die durch Röntgenstrukturanalyse gefunden werden, sind als grüne Bereiche eingetragen. Sie stimmen mit den vorhergesagten Transmembranbereichen gut überein. (Nach C. Branden, J. Tooze. Introduction into Protein Structure. 2nd ed. Garland Publishing, New York 1999.)

☛ **14.4 Ankermoleküle für Proteine an Membranen.** Der hydrophobe Lipid-Anker kann sein:

- eine **Fettsäure-Gruppe**. Ein C_{16}-Palmitinsäure-Rest wird über Thioester-Bindung an einen spezifischen Cystein-Rest innerhalb der Peptidkette geknüpft, ein C_{14}-Myristinsäure-Rest als Säureamid an einen *N*-terminalen Glycin-Rest. Die Palmitoylierung ist reversibel im Gegensatz zu der Myristoylierung.
- eine **Prenyl-Gruppe**, die über eine Thioether-Bindung an einen Cystein-Rest am *C*-Terminus des Proteins gebunden wird. Häufig vorkommende Prenyl-Gruppen sind C_{15}-Farnesyl- und C_{20}-Geranylgeranyl-Reste (s. S. 320).
- ein **Glykosylphosphatidyl-Inositol-Rest** (GPI-Anker), der über eine Peptidbindung an den *C*-Terminus des Proteins gehängt wird. Proteine mit GPI-Anker kommen nur an der äußeren Oberfläche der Plasmamembran vor.

☛ **14.5 Hydrophobizitätswerte von Aminosäuren.** Sie drücken die Polarität von Aminosäure-Seitenketten aus und werden u.a. durch Messung der Löslichkeit in verschiedenen Lösungsmitteln ermittelt. Es existieren verschiedene Skalen. Die hier aufgeführten Werte sind die von J. Kyte und R.F. Doolittle.

Aminosäuren mit unpolaren Seitenketten haben positive Werte, solche mit polaren Seitenketten haben negative Werte.

Ile	4,5	Trp	-0,9
Val	4,5	Tyr	-1,3
Leu	3,8	Pro	-1,6
Phe	2,8	His	-3,2
Cys	2,5	Gln	-3,5
Met	1,9	Asn	-3,5
Ala	1,8	Glu	-3,5
Gly	-0,4	Asp	-3,5
Thr	-0,7	Lys	-3,9
Ser	-0,8	Arg	-4,5

◉14.6 Tertiärstruktur eines Membranproteins.
Das Bild zeigt das photosynthetische Reaktionszentrum von Purpurbakterien. Es besteht aus vier
Untereinheiten L, M, H, sowie aus Cytochrom c.
Die Untereinheit L (gelb) und die Untereinheit M
(rot) zeigen jeweils fünf Transmembranhelices,
die Untereinheit H (grün) dagegen nur eine.
Cytochrom c (blau) besitzt als peripheres Membranprotein keine solche Transmembranhelix. Die
photosynthetischen Pigmente und die Häm-
Gruppen sind schwarz dargestellt. (Nach C. Branden, J. Tooze. Introduction into Protein Structure.
2nd ed. Garland Publishing, New York 1999.)

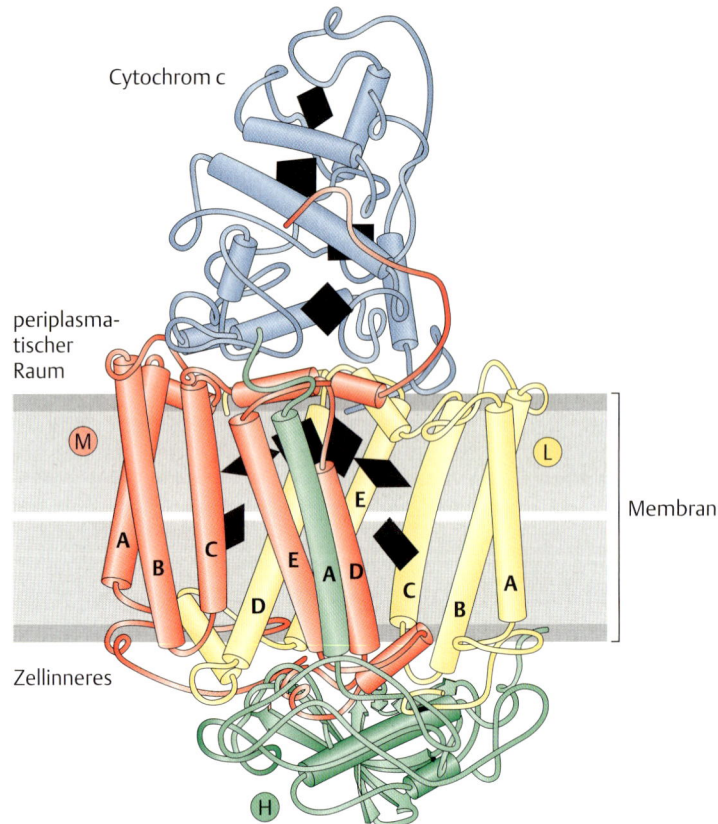

Cytochrom c

periplasmatischer
Raum

Membran

Zellinneres

Zur experimentellen Aufklärung der **Topographie von Membranproteinen** verwendet
man Proteasen, die z.B. nur den äußeren Teil
eines Membranproteins abspalten, oder chemische Reaktionen, mit denen bestimmte Aminosäuren markiert werden, z.B. die Radioiodierung
von Tyrosin, oder spezifische Antikörper. Spektroskopische Methoden geben Information über
die Konformation der Peptidketten. Die Aufklärung der dreidimensionalen Struktur der Membranproteine ist wegen der schlechten Kristallisierbarkeit schwierig. Wo möglich, geschieht sie
mit Hilfe der Elektronenmikroskopie zweidimensionaler Kristalle (Membranproteine als geordneter molekularer Film) und durch Röntgenstrukturanalyse von dreidimensionalen Kristallen.

▼14.6 Häufige Kohlenhydrate an Membranen.
Die Abkürzungen sind auf S. 236 erläutert.

Glycolipide	
Ganglioside:	Glc, Gal, AcNeu, GalNAc
Cerebroside:	Glc, Gal
Galactolipide:	Gal
Glycoproteine	GlcNAc, GalNAc, AcNeu, Man

schnitte der Helices von Membranproteinen des Typ I damit gut
erkannt werden, dass sich aber Anfang und Ende der Abschnitte
weniger präzise vorhersagen lassen. ◉**14.6** zeigt als Beispiel für die
dreidimensionale Struktur eines Membranproteins das photosynthetische Reaktionszentrum in der Membran von Purpurbakterien
(*Rhodopseudomonas viridis*).

Funktionen von Membranproteinen. Membranproteine sind Strukturelemente. Abgesehen von Proteinen der Zellwand (z.B. bei Mikroorganismen) haben sie aber noch weitere Aufgaben. Sie sind Mediatoren zwischen Zelle und Umgebung oder zwischen Organelle und
Cytoplasma. Membranproteine
- *katalysieren* den Transport von Metaboliten und Ionen,
- *wandeln Lichtenergie* in chemische und elektrische Energie um,
- koppeln den Fluss der Elektronen an die *Synthese von ATP*,
- *dienen als Rezeptoren* für Signale und vermitteln die Botschaft
  durch die Membran,
- *fungieren als Enzyme* für lipophile Substrate aller Organismen und
  für Zellwandvorstufen bei Pflanzen und Bakterien,
- sind an der *Zell-Zell-Erkennung* beteiligt.
Im Zuge dieser Prozesse können Membranproteine ihre Orientierung
zwischen den Membranoberflächen nicht ändern, also die Seite
wechseln, wohl aber ihre Konformation und ihren Funktionszustand.
Viele der funktionellen Membranproteine sind Oligomere – offensichtlich eine Voraussetzung für ihre Funktion. Dies gilt z.B. für
Transportproteine (s.u.).

Kohlenhydrate an Membranen. Neben den Lipiden und Proteinen
bilden die Kohlenhydrate die dritte wichtige Gruppe von Membranbestandteilen (▼**14.6**). Sie sind, wie schon betont wurde, asymmetrisch verteilt. Man findet sie in Form von Glykolipiden (S. 304) und
Glykoproteinen (S. 243) stets auf der dem Cytoplasma abgewandten

Seite von Membranen, z.B. auf der Außenseite der Zellmembran und der Innenseite von Membranen des endoplasmatischen Retikulums und Golgi-Apparats. Die Glykolipide und Glykoproteine tragen wegen des Gehaltes an Neuraminsäuren viele *negative Ladungen*.

Mit ihrer Struktur verleihen Kohlenhydrate, die auf der Plasmamembran sitzen, der Zelloberfläche eine Individualität. Sie spielen als Oberflächenantigene eine wichtige Rolle (z.B. als Blutgruppensubstanzen; s. S. 670). Viele Phänomene der Zellerkennung werden auf diese Strukturen zurückgeführt.

Membranen als flüssiges Mosaik. Membranen sind keine festen, statischen Strukturen. Die Lipide einer Membran und viele Membranproteine können sich innerhalb der Membranebene leicht bewegen (laterale Diffusion). Messungen ergaben, dass ein Phospholipid einen Diffusionskoeffizienten von etwa $1 \ \mu m^2 \cdot s^{-1}$ hat, d.h. es kann innerhalb einer Sekunde von einem Ende einer Bakterienmembran zum anderen diffundieren. In der flüssigen Lipid-Doppelschicht schwimmen die Membranproteine. Viele zeigen eine große laterale Beweglichkeit. Man bezeichnet diese Anordnung einer zweidimensionalen Lösung von Lipiden, in der Proteine schwimmen, als *„flüssiges Mosaik"*; ◈14.7 erklärt dies schematisch.

Die Fluidität der Membran wird vor allem von der *Lipid-Zusammensetzung*, dem Cholesterol-Gehalt und der *Temperatur* bestimmt. Sie ermöglicht die Freiheitsgrade der Rotation und der lateralen Diffusion der Proteine in der Membran. Zwischen einzelnen Proteinen können sich Assoziationsgleichgewichte einstellen, ein Vorgang, der für die zeitlich begrenzte Ausbildung von Poren und für die Signaltransduktion (s. Kap. 19) wichtig ist.

Darüber hinaus ist die Fluidität eine Voraussetzung zur *Fusion* der Membranen. Einstülpungen von Plasmamembranen können sich abschnüren und geschlossene Vesikel bilden; auch der umgekehrte Prozess ist möglich und erlaubt so den Transport und Austausch ganzer Membransegmente, z.B. zwischen endoplasmatischem Retikulum und Plasmamembran (s. S. 353), oder die Einschleusung beladener Rezeptoren in Zellen (s. S. 367). Auch die Änderung der Zellform (z.B. von Makrophagen oder Erythrocyten) setzt Fluidität voraus.

Lipid-Rafts. Die Vorstellung von Membranen als einem einheitlichen „flüssigen Mosaik" (◈14.7) hat in jüngster Zeit Einschränkungen erfahren. Denn man fand, dass in vielen Membranen geordnete Strukturen unterschiedlicher Größe vorkommen. Diese als Rafts („Flöße") bezeichneten Lipidaggregate bestehen aus eng aneinander-

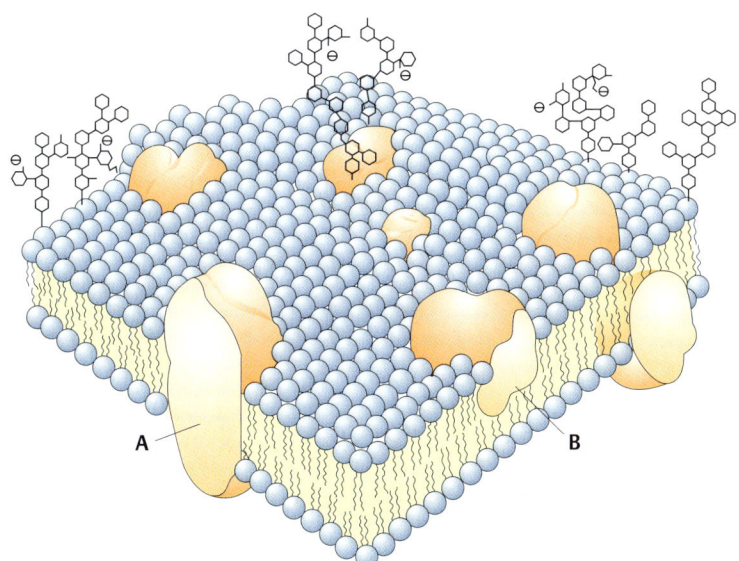

◈**14.7 Aufbau von Membranen als „flüssiges Mosaik"** (nach Singer und Nicolson). In die Phospholipid-Doppelschicht sind Proteine eingebettet. Integrale Membranproteine durchspannen die Membran (1). Andere Membranproteine tauchen nur teilweise in die Membran ein (2). Beide Arten sind in der Ebene der Lipidschicht frei beweglich. Die Sechsecke symbolisieren die Oligosaccharid-Einheiten der Glykoproteine und Glykolipide auf der Außenseite der Membran.

Lipid-Rafts sind geordnete Membranareale, die gegen die Behandlung mit kalten, nichtionischen Detergenzien wie Triton X-100 oder CHAPS resistent sind. Während andere, weniger geordnete Mebranareale in Lösung gehen, bleiben Raft-assoziierte Lipide und Proteine unter diesen Bedingungen unlöslich. Sie flotieren in der Dichtegradienten-Zentrifugation und können so isoliert werden.

Die Extraktion von Cholesterol aus Membranen durch Behandlung mit Methyl-β-Cyclodextrin oder die Komplexierung des Cholesterols mit Saponin führt zu einer Zerstörung der Rafts.

gelagerten Glykosphingolipiden und Cholesterol, welche in den Mikrodomänen der nach außen gerichteten Hälfte der Doppelschicht auftreten. Die Lipid-Rafts sind zwar immer noch flüssig, aber wegen der gesättigten Fettsäure-Reste der Sphingolipide stärker geordnet und dichter gepackt als die Umgebung. Wie Eisschollen wechselnder Größe schwimmen die Rafts in der zweidimensionalen Flüssigkeit der Membranen.

In Bezug auf die Rafts lassen sich Membranproteine einteilen in solche, die eine hohe Affinität zu den Rafts besitzen, andere die nur eine geringe Affinität zeigen und eine dritte Gruppe, deren Vertreter zwischen Rafts und der Umgebung hin und her wechseln können. Zu der ersten Gruppe zählen Proteine mit GPI-Anker (s. ⊤14.4, S. 349), doppelt acylierte Proteine wie Tyrosin-Kinasen der *src*-Familie und manche Transmembranproteine. Proteine der dritten Gruppe können ihre Affinität für Rafts erhöhen, wenn sie eine ligandeninduzierte Konformationsänderung erleben oder oligomerisieren.

Besondere Raft-assoziierte Proteine sind die *Caveoline*. Sie sorgen auf der Plasmamembran für die Ausbildung von *Caveolae*. Das sind kleine Einbuchtungen der Membran, die in vielen Zelltypen gefunden werden, besonders bei Adipocyten, Endothelzellen und glatten Muskelzellen. Calveolae werden als Reservoir für Lipid-Rafts und Raft-Proteine angesehen.

Funktionen von Lipid-Rafts. Rafts sind vielseitige Instrumente, um Membranen zu kompartimentieren. Im Ruhezustand sind sie klein, schwimmen frei in der Membran herum und tragen nur wenige Membranproteine. Wenn sie aktiviert werden, fließen sie zu größeren Einheiten zusammen, in denen ihre Proteine dann aktive Funktionen übernehmen. Rafts sind am Sortieren und Transport von Membranen zwischen den Zellkompartimenten (s. Kap. 15.8, S. 388) sowie an vielen Signaltransduktionsprozessen beteiligt.

Eine große Bedeutung haben Rafts für Pathogene wie Bakterien, Prionen, Viren und Parasiten. Diese rekrutieren die Rafts für ihre Zwecke.

14.2 Biogenese und Dynamik

Membranen befinden sich in einem Gleichgewicht zwischen *Aufbau* und *Abbau*; ständig werden ihre Komponenten ausgetauscht. Der Aufbau umfasst die getrennte Biosynthese von Lipiden und Proteinen sowie ihre *Assemblierung* zu Membranen. Da Syntheseort und Zielmembran für eine bestimmte Komponente durchaus verschieden sein können und zu jedem Membrantyp ein charakteristischer Satz an Lipiden und Proteinen gehört, sind darüber hinaus ein *Sortieren* und ein *Transport* der Komponenten notwendig. Beides geschieht mit Hilfe von Vesikeln (s. Kap. 15, S. 387).

Grundsätzlich gilt: Membranen entstehen aus Membranen. Dabei spielen Fluidität und die Fähigkeit von Membranlipiden zur Selbstorganisation in Form von Doppelschichten eine zentrale Rolle. Membranareale können sich in Form von Vesikeln abschnüren und mit anderen Membranen fusionieren.

Biosynthese und Einbau der Membranlipide tierischer Zellen geschehen am endoplasmatischen Retikulum (ER). Der Syntheseweg von Phosphatidyl-Cholin, einem typischen Membranlipid, wurde bereits in Kap. 12 beschrieben (👁12.6, S. 299). Dabei bleibt von Beginn an die Kohlenwasserstoff-Kette des Acyl-CoA, das selbst ein amphiphiles Molekül darstellt, in der Membran verankert, während die löslichen Komponenten und Enzyme von der wässrigen Phase her Zugang haben und allmählich das Lipid-Molekül ergänzen (👁14.8). Nach Beendigung der Synthese befindet sich das gebildete Phospho-

👁**14.8 Bildung von Membranlipiden.** Zwei Moleküle Acyl-CoA werden in die ER-Membran inseriert und mit Glycerophosphat zu Phosphatidat verestert. Neu synthetisierte Moleküle sind nicht maßstabsgerecht dargestellt.

lipid bereits in der Membran, und zwar mit der „Kopf"-Gruppe zum Cytoplasma orientiert. Für den Transfer auf die andere Seite der Doppelschicht sind besondere Proteine verantwortlich. Der dem Konzentrationsunterschied folgende Seitenwechsel der Lipide („Flip-Flop") wird durch „Flipasen" katalysiert, er entspricht einer erleichterten Diffusion. Ein aktiver Transport gegen einen Konzentrationsgradienten wird zusätzlich von *Phospholipid-Translokasen* katalysiert, die dafür ATP verbrauchen (ABC-Transporter; s. 364).

Den Transport von Phospholipiden vom ER zu anderen Membranen besorgen Vesikel, die durch das Cytoplasma wandern und mit einer „Zielmembran" fusionieren.

Biosynthese und Einbau der Membranproteine. Fast alle Membranproteine werden an Ribosomen des rauen ER (rER) synthetisiert. Details dieser Biosynthese wurden bereits in Kap. 6 (s. S. 150) beschrieben. Sie werden durch die Membran ins Lumen des rER hinein synthetisiert. Die *Glykosylierung* der Membranproteine beginnt im ER und wird im Golgi-Apparat fortgesetzt. Dort findet auch der Sortierungsprozess statt (Details s. S. 387). Nach Abschnürung werden die Membranproteine als Bestandteile vesikulärer Membranen an ihren endgültigen Bestimmungsort transportiert. Dabei wird ihre Orientierung beibehalten: die nach innen ins ER ragende Seite entspricht der Außenseite der Plasmamembran (☞14.9).

Membranproteine, die im Cytoplasma an freien Ribosomen entstehen, können sich mit Hilfe apolarer Regionen an Membranen anlagern oder in die Membran eintauchen (Typ IV). Das vollständige Durchdringen und Passieren von Lipidmembranen ist Proteinen bis auf wenige Ausnahmen nur im entfalteten Zustand möglich. Dazu sind weitere als *Chaperone* bezeichnete Proteine notwendig, die den membranpassierenden Proteinen beim Entfalten und Rückfalten helfen (s. S. 151). Andere Membranproteine, (Typ V, s. ☞14.3), die durch einen Lipid-Anker mit Membranen verbunden sind, tragen eine spezifische Signalsequenz oder besitzen eine Signalregion, mit deren Hilfe sie von Enzymen erkannt werden, die den Lipid-Anker übertragen.

Die Biosynthese von Glykolipiden der Membran ist in Kapitel 12 auf S. 305 beschrieben.

Transport und Abbau der Membrankomponenten. Der Biosynthese von Proteinen und ihrer Insertion in Membranen stehen eine ebenso kontinuierliche Entfernung und ein gleich großer Abbau gegenüber. Dazu dient der *vesikuläre Transport*. Membranproteine, die durch *Exocytose* in die Cytoplasmamembran eingefügt wurden, werden durch *Endocytose* wieder in das Innere der Zelle transportiert und einem endocytischen Kompartiment zugeführt, das eine Verteilerstation für die Membranproteine darstellt. Diese Prozesse werden im Kapitel 15 auf S. 388 detailliert beschrieben.

14.3 Membranen als Strukturelemente

Die Membranen grenzen nicht nur Innen und Außen von Zellen und Organellen gegeneinander ab, sondern halten diese geschlossenen Strukturen auch mechanisch zusammen. Nach Außen ist die Plasmamembran mit der Glykocalyx verbunden (s.u.) und nach Innen mit den Komponenten des Cytoskeletts. Auch die interzellulären Verbindungen (s.u.) haften an der Plasmamembran.

Obwohl Membranen als flüssiges Mosaik angesehen werden (s. S. 351), weil sich ihre Komponenten in der Membranebene bewegen können, gilt dies nicht ohne Einschränkung. Denn viele Zellen besitzen auf ihrer Plasmamembran Diffusionsbarrieren, sog. *Tight*

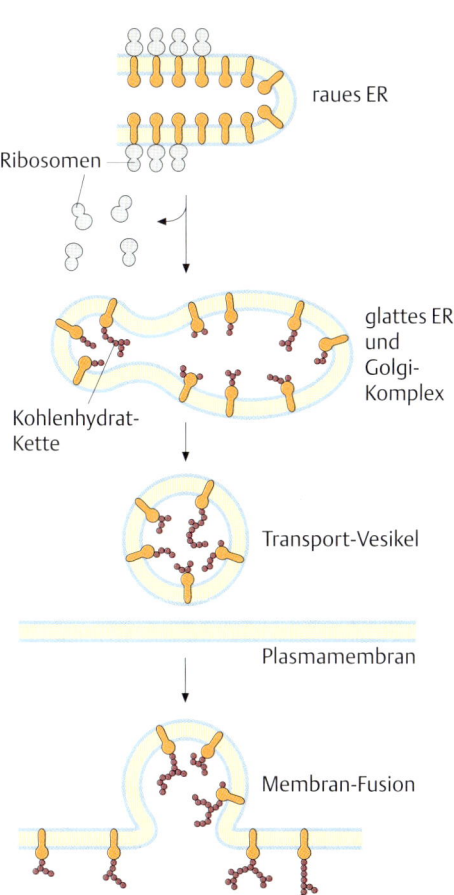

☞**14.9 Transport von Membransegmenten vom Ort der Synthese am rER zur Zelloberfläche.** Zunächst werden die Proteine (orange) synthetisiert und dabei in die Membran inseriert. Die Ribosomen lösen sich ab; anschließend erfolgt der Aufbau der Oligosaccharid-Ketten (rot) von Glykoproteinen, die nach der Fusion mit der Zellmembran nach außen gekehrt sind.

Im Bild beschriftet: raues ER, Ribosomen, glattes ER und Golgi-Komplex, Kohlenhydrat-Kette, Transport-Vesikel, Plasmamembran, Membran-Fusion.

Junctions (s. Kap. 15, S. 384). Diese teilen die Membran in verschiedene Bereiche ein, die mit unterschiedlichen Membranproteinen ausgerüstet sind. Dadurch gewinnen die Zellen eine strukturelle und funktionelle Polarität. Eine Aufteilung der Plasmamembran ist besonders wichtig für die Funktion der Leberzellen und Epithelzellen in Darm und Niere.

Glykocalyx. Die äußere kohlenhydrathaltige Seite der Plasmamembran der Zellen wird als Glykocalyx (engl. coat) bezeichnet. Sie ist für Zell-Zell-Kontakte, für Wachstums- und Teilungsprozesse wichtig und schließt Bestandteile der extrazellulären Matrix mit ein. Diese faserige Schicht kann bei Pflanzen und gramnegativen Bakterien eine bis zu 50 nm dicke Zellwand bilden. Einige wichtige Komponenten der extrazellulären Matrix tierischer Zellen sind in der nebenstehenden Tabelle aufgezählt (**⊤ 14.7**), näheres dazu in Kap. 23.6 (S. 708).
Die Glykocalyx ist komplex zusammengesetzt. Sie besteht aus extrazellulären, glykosylierten Anteilen von integralen Membranproteinen und einer Reihe weiterer nur ionisch gebundener Komponenten. Charakteristisch für die Glykocalyx sind die *Proteoglykane* (s. S. 244), Proteine, die lange Kohlenhydrat-Ketten mit 40–100 Einheiten tragen. Die Proteoglykane enthalten viele negative Ladungen, da ihre Zucker als Uronsäuren oder Schwefelsäure-Ester vorliegen. Das gibt der Zelloberfläche ihren anionischen Charakter.

Interzelluläre Verbindungen. Der Zusammenhalt zwischen Zellen gleichen Typs geht auf *Zelladhäsionsproteine* zurück. Dabei sind benachbarte Zellen eines Gewebes durch Komplexe von Proteinen benachbarter Membranen besonders gut miteinander verbunden. *Desmosomen* bilden Kontaktstellen, die eine feste mechanische Verbindung schaffen. *Tight Junctions*, die sich besonders in Epithelzellen finden, stellen die Begrenzung von Membranbereichen dar, die den apikalen vom basolateralen Teil trennen. *Hemidesmosomen* verankern Intermediärfilamente mit der Basallamina. *Gap Junctions* dienen der Kommunikation zwischen Zellen. Sie verbinden das Cytoplasma benachbarter Zellen durch verschließbare Kanäle. Wir behandeln diese Komponenten in Kap. 15 (S. 383).

Proteine der Erythrocytenmembran. Ein gut untersuchtes Beispiel für die Rolle der Membranproteine in Bezug auf die zelluläre Struktur geben die Erythrocyten. In der Membran von Erythrocyten des Menschen findet man etwa 15 Hauptproteine, von denen die quantitativ wichtigsten das α- und β-Spektrin, das Glykophorin und das „Bande-3-Protein" sind. Das letztgenannte Protein ist der Anionen-Transporter, dessen unglückliche Benennung aus der Reihenfolge von Proteinbanden in der SDS-Gelelektrophorese resultiert. Diese Proteine machen mehr als 60 Gewichtsprozent der Membranproteine aus. Weitere mit der Membran verknüpfte Proteine sind das Ankyrin, „Bande-4.1-Protein" und das Actin. Wie 👁**14.10** zeigt, bildet das

⊤ 14.7 Proteine der extrazellulären Matrix verschiedener Zelltypen

Kollagene:
– fibrilläre Kollagene
– nichtfibrilläre Kollagene
Elastin
Proteoglykane
nicht-kollagene Proteine:
– Fibronectin
– Integrine
– Laminin
– Thrombospondin
– Vitronectin

🔍 **Blutgruppensubstanzen.** Auf der Plasmamembran von Erythrocyten finden sich Glykosphingolipide mit charakteristischen Oligosaccharid-Endgruppen. Es sind die *Blutgruppen-Antigene* A, B oder 0 (s. S. 670). Diese Glykostrukturen kommen als endständige Gruppen auch noch auf hochmolekularen Glykoproteinen in Körpersekreten vor. Geringe Unterschiede der endständigen Kohlenhydrate machen die verschiedenen Blutgruppen aus. Da diese antigenen Determinanten auch auf den Membranen von Darmbakterien vorkommen, bildet der Körper gegen die nichtkörpereigenen Strukturen Antikörper, die *Isoagglutinine*.

👁**14.10 Schema der Cytoplasmamembran von Erythrocyten.** Auf der gezeigten Innenseite der Membran ist ein Netzwerk aus verdrillten Spektrin-Molekülen zu sehen. α- und β-Spektrin lagern sich paarweise Kopf an Kopf zusammen. Die Enden dieser α₂β₂-Tetramere sind über kurze Actin-Stücke aus 13 Monomeren und „Bande-4.1-Proteinen" an Glykophorin und über Ankyrin an „Bande-3-Protein" gebunden. Weitere, nicht gezeigte Proteine (wie Tropomyosin und Adducin) tragen zur Stabilität des Netzwerks bei. (Nach B. Alberts et al., Molecular Biology of the Cell. 4th ed. Garland Science, New York 2002.)

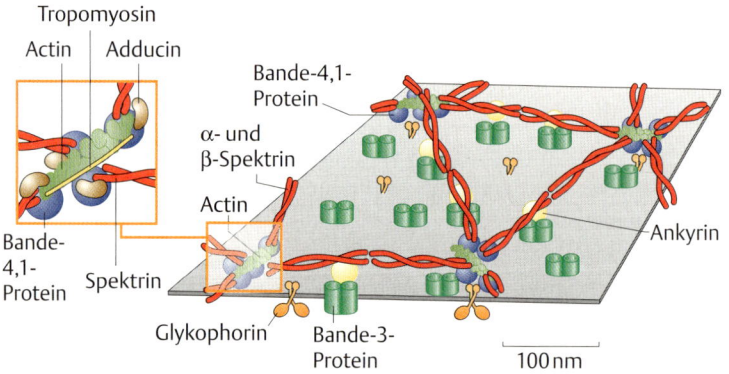

Tropomyosin
Actin   Adducin
Bande-4,1-Protein
α- und β-Spektrin
Actin
Bande-4,1-Protein
Spektrin
Glykophorin
Bande-3-Protein
Ankyrin
100 nm

Spektrin auf der Innenseite der Erythrocytenmembran zusammen mit den anderen Proteinen ein Netzwerk (auch „corticale Region" genannt), das mit der Plasmamembran fest verbunden ist. Dieses mechanische Gerüst verleiht den Erythrocyten ihre scheibchenförmige bikonkave Gestalt.

Erythrocyten des Menschen sind zellkernlose, einfach gebaute Zellen. Die Vernetzung der Plasmamembran mit dem Cytoskelett bei anderen eukaryontischen Zellen folgt den gleichen Prinzipien, ist aber erheblich komplizierter.

14.4 Permeabilität und Transport

Durchlässigkeit von Membranen. Wegen ihres unpolaren Innenbereichs sind Membranen für lipophile Substanzen durchlässig, für polare, wasserlösliche Moleküle dagegen undurchlässig. Nur sehr *kleine, ungeladene Moleküle* können die Membranen durchdringen, darunter O_2, N_2, CO_2, NH_3 und andere Gase, sowie Wasser ($M_r = 18$). Größere Moleküle wie Harnstoff ($M_r = 60$) und Glycerol ($M_r = 92$) passieren Membranen schon wesentlich langsamer, und für noch etwas größere Moleküle, wie z.B. Glucose ($M_r = 160$) und andere Zucker, sind Membranen praktisch undurchlässig. Fast unpassierbar sind Membranen auch für ladungstragende Moleküle (Ionen) aller Größen. Deshalb sind Membranen trotz ihres geringen Durchmessers (ca. 6–10 nm) hervorragende Isolatoren. Ihr elektrischer Widerstand beträgt etwa 109 Ohm·cm^{-2}. ⏷**14.8** gibt Beispiele für die großen Unterschiede in der Durchlässigkeit.

Für die Aufrechterhaltung der osmotischen Verhältnisse ist die Durchlässigkeit von Membranen für Wasser von großer Bedeutung. Der Wasserfluss ist meist ein osmotischer Fluss, er ist an den Transport von Ionen gekoppelt bzw. durch diesen bedingt. Der *osmotische Druck* auf die Membran eines Kompartiments wird durch die am Rand stehende Formel definiert.

Diffusion. Die Wasserpermeation ist passiv; sie erfolgt durch Diffusion. Auch lipidlösliche Stoffe können durch Membranen diffundieren. Bestimmend dafür ist ihre geringe Polarität, die sich als Verteilungskoeffizient zwischen Lipid und wässriger Phase ausdrücken lässt. Zellgifte, viele Pharmaka und Fremdstoffe sind lipophil und können deshalb leicht durch Diffusion ihren Wirkort erreichen, z.B. Ethanol, Narkotika, Antibiotika und Ionophoren.

Transport von kleinen polaren Molekülen und Ionen. Alle Zellen besitzen spezifische Transportsysteme in ihren Membranen, mit denen sie Nahrungsstoffe aufnehmen und wasserlösliche Abbauprodukte wieder abgeben, Ionen-Ungleichgewichte erzeugen und diese zur Energiegewinnung und Signalübertragung nutzen. Mit Hilfe dieser Transportsysteme werden die Membranen *selektiv durchlässig*. Wenn der Transport einem Konzentrationsgradienten folgt – wie z.B. bei der Aufnahme von Glucose aus dem Blutplasma (Konz. ca. 5 mmol·l^{-1}) in die Muskelzellen (Konz. << 1 mmol·l^{-1}) – dann spricht man von einem **passiven Transport** oder auch von einer *erleichterten Diffusion*. Wenn dagegen eine Substanz gegen einen Konzentrationsgradienten – sozusagen bergauf – durch eine Membran transportiert wird, dann ist dazu in irgendeiner Form Energie nötig (z.B. ATP, eine energetisierte Membran oder Licht) und man spricht von **aktivem Transport**. Wird beim aktiven Transport die hierfür notwendige Energie durch Kopplung an die Hydrolyse von ATP aufgebracht, bezeichnet man das als *primär-aktiven Transport*. Wird ein eigentlich nicht freiwillig verlaufender Transport an einen Cotransport gekoppelt und von diesem angetrieben, so spricht man von *sekundär-aktivem Transport*.

⏷**14.8 Relative Diffusionsgeschwindigkeiten durch Membranen** bei pH 7. Angabe in % im Vergleich zu Wasser

H_2O	100
Glycerol	0,1
Glucose	0,001
Tryptophan	0,001
CO^-	0,000001
K^+	0,0000001
Na^+	0,00000001

🔍 Membranen, die nur für Wasser, nicht aber für größere Moleküle und Ionen durchlässig sind, bezeichnet man als **semipermeabel** . Sie können auch künstlich hergestellt werden. An solchen „osmotischen Zellen" hat der Botaniker Pfeffer schon um 1865 den osmotischen Druck studiert.

▷ **Der osmotische Druck** π ist definiert als
$$\pi = RT \cdot \Delta[c]_L.$$
Hier bedeutet $[c]_L$ die Konzentration gelöster Teilchen auf den beiden Seiten einer wasserpermeablen Membran. Liegt auf den beiden Seiten einer semipermeablen Membran eine unterschiedliche Konzentration osmotisch wirksamer Teilchen vor, stellt sich durch den Wassertransport eine Druckdifferenz ein. Ein Unterschied von 1 molar gelösten Teilchen erzeugt unter Idealbedingungen einen Druck von 22 atm.

🔍 **Wasser permeiert Membranen** nicht in Form einzelner Moleküle, sondern als Molekül-Cluster. Ermöglicht wird dies durch die Lipid-Fluidität, genauer durch Fluktuationen in der Konformation der Kohlenwasserstoff-Ketten, welche zur Ausbildung von hohlraumartigen Störstellen führen, in denen kleine Wasserpakete Platz finden. Jedoch sind die durchgelassenen Wasserpakete immer noch erheblich kleiner als hydratisierte Ionen.

Ein besonderes Membranprotein, das *Aquaporin*, erleichtert zusätzlich den Durchtritt von Wasser durch Membranen.

🔍 **Diffusion.** Quantitativ wird die Diffusion als Flux J ausgedrückt. Das ist die Menge an Molekülen, die pro Zeit- und Flächeneinheit durch eine Membran hindurchtritt. Der Flux ist abhängig von der Konzentrationsdifferenz Δc des diffundierenden Stoffes und dem Permeabilitätskoeffizienten P der Membran:

$$J = P \cdot \Delta c$$

Die Zeit, die ein Stoff braucht, um durch Diffusion eine Strecke d zu überwinden, ist proportional zu d^2.

passiver Transport   **aktiver Transport**

H₂O   Glucose   Ion

Carrier   Kanal-
protein   ATP   ADP + Pᵢ

H₂O

Diffusion   erleichterte Diffusion   H⁺

14.11 **Schema passiver und aktiver Transportvorgänge.**

Der selektive Transport durch Membranen ist eine Leistung von integralen Membranproteinen. Transportproteine, die als Träger für den passiven Transport fungieren, werden *Carrier, Transporter* oder *Permeasen* genannt. Sie unterscheiden sich von *Kanalproteinen*, die einen meist wassergefüllten Hohlraum durch die Membran bilden und wie eine spezifische *Membranpore* wirken. Völlig anders sind die integralen Membranenzyme aufgebaut, die ATP hydrolysieren oder eine andere exergone Reaktion ablaufen lassen, um gleichzeitig *vektoriell* Metabolite durch eine Membran hindurch zu transportieren. Diese Proteine bewirken den aktiven Transport, man bezeichnet sie häufig als *Pumpen*.
14.11 stellt die verschiedenen Transportvorgänge (Diffusion, erleichterten Transport und aktiven Transport) schematisch dar.

Passiver Transport durch Carrier und Transporter

Der Carrier-Transport ermöglicht die spezifische Translokation eines Moleküls durch die Membran. Dabei handelt es sich um einen passiven, meist konzentrationsgetriebenen Prozess. Die Carrier sind häufig aus Untereinheiten zusammengesetzt, deren Peptidketten die Membran mehrere Male durchspannen. Sie gehören also dem Typ II oder III der Membranproteine an (s. S. 347). Man stellt sich vor, dass beide Monomere *gemeinsam* eine Substratbindungsstelle ausbilden.
Auch wenn sie keine Enzymaktivität zeigen, lassen sich die Carrier (Transporter, Permeasen) doch mit Enzymen vergleichen. Sie binden das zu transportierende Molekül mit einer definierten *Affinität* (K_M), haben eine maximale Transportkapazität ($J_{max} = V_{max}$), zeigen Molekül- oder Gruppen-Spezifität und lassen sich kompetitiv oder nichtkompetitiv hemmen. 14.12 veranschaulicht den Unterschied der Kinetik zwischen einfacher Diffusion und Carrier-Transport durch eine Membran.
Für den Carrier-Transport gelten in erster Näherung die Gesetze der Enzymkinetik nach Michaelis-Menten (s. S. 62 f.). Man kann eine scheinbare ("apparente") K_M ableiten. Dabei ist die Translokation eines Moleküls durch die Membran der Umwandlung von Substrat in Produkt analog. Wie in der Enzymkinetik bestimmt man die Anfangsgeschwindigkeit eines Transportvorganges, solange der Rücktransport (bei enzymkatalysierten Prozessen die Rückreaktion) noch nicht ins Gewicht fällt.
Ein passiver Transport von *Nichtelektrolyten* (ungeladenen Molekülen) durch die Membran wird von ihrem Konzentrationsunterschied auf den beiden Seiten der Membran angetrieben. Bei *Elektrolyten* ist zusätzlich noch deren Ladung und das Membranpotenzial zu berücksichtigen, zusammenfassend spricht man vom *elektrochemischen Potenzial*.

🔍 Der Begriff **„Transport"** wird hier für alle Vorgänge benutzt, in denen ein Molekül die Membran durchquert. „Passiver Transport" entspricht dann der konzentrationsabhängigen Diffusion, „aktiver Transport" einem energieabhängigen, gegen Konzentrationgefälle gerichteten Prozess.

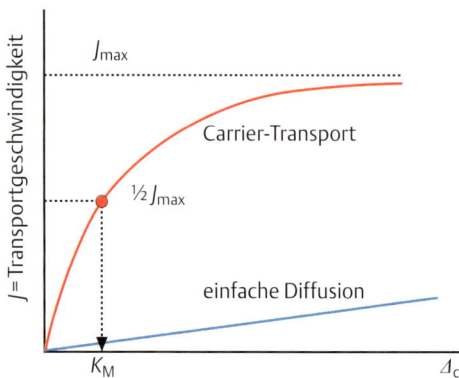

14.12 **Kinetik des passiven Transports durch Membranen mittels Diffusion oder Carrier.**
Die Transportgeschwindigkeit J hängt dabei in unterschiedlicher Weise von der Konzentrationsdifferenz Δc zwischen zwei von einer Membran getrennten Kompartimenten ab.
Für den Fluss J des Transportvorgangs gilt das Diffusionsgesetz J = P · Δc.
Für den Carrier-Transport gilt

$$J = \frac{J_{max} \cdot \Delta c}{\Delta c + K_M}$$

J_{max} ist abhängig von der Aktivität und Anzahl der Carrier-Moleküle in der Membran.

Transportmechanismen. Formal lassen sich drei verschiedene Transportmechanismen unterscheiden (☜14.13):
- *Uniport.* Der Carrier transportiert spezifisch eine Molekülart durch die Membran. Beispiele sind der passive Glucose-Transport in die Zellen des Körpers (s.u.) oder die elektrogene Aufnahme von Ca^{2+}-Ionen in Mitochondrien.
- *Antiport* (Austauschtransport). Der Carrier bindet entweder gleichzeitig oder sequenziell zwei verschiedene Substrate und transportiert diese durch die Membran. Der Austausch von HCO_3^- gegen Cl^- durch einen Anionen-Carrier auf der Zelloberfläche (identisch mit dem „Bande-3-Protein" auf S. 354) und der Austausch von Phosphat gegen Malat an der inneren Mitochondrienmembran laufen nach diesem Prinzip ab. Der Antiport kann als sekundär-aktiver Transport funktionieren, wenn das Konzentrationsungleichgewicht eines Partners für den Transport des anderen genutzt wird. Ein Beispiel dafür ist der Export von Ca^{2+}-Ionen im Tausch gegen jeweils drei Na^+-Ionen durch den Na^+/Ca^{2+}-Austauscher.
- *Symport* (Cotransport). In diesem Falle ist die Bindung beider transportierter Molekülarten Voraussetzung dafür, dass der Carrier den Übergangszustand zur Reorientierung in der Membran erreicht. Auch hier gibt es sekundär-aktive Transportprozesse. Beispiele sind der Symport von Glucose mit Na^+-Ionen in die Zellen des Darmepithels und der Symport von Na^+-Ionen und I^--Ionen in die Zellen des Schilddrüsenepithels.

Glucose-Transporter. Die *Aufnahme von Glucose* in die Zellen des Organismus geschieht mit Hilfe von Glucose-Transportern (Abkürzung: **Glut**). In den Zellen von Leber, Niere und Darmepithel sind sie auch an der *Abgabe von Glucose* beteiligt. Die Glucose-Transporter bilden eine Familie von Transportproteinen, die für die *erleichterte Diffusion* der Glucose und verwandter Monosaccharide durch die Cytoplasmamembran (und mikrosomale Membran, s.u.) zuständig sind. Es handelt sich um stark glykosylierte, integrale Membranproteine mit 12 Transmembranhelices (55 kDa), die je nach Typ eine etwas unterschiedliche Affinität und Spezifität für Glucose und ähnliche Monosaccharide haben (☛14.9). Ihre K_D für Glucose liegt in der Größenordnung von etwa 2–60 mM.
Glut-1 und *Glut-3* zeigen die höchste Affinität für Glucose. Sie transportieren Glucose schon bei niedrigen Konzentrationen und sind deshalb für die Grundversorgung der Zellen zuständig. *Glut-4* steht unter der Kontrolle des Insulins (s. S. 538). Er ist der quantitativ wichtigste Glucose-Transporter im Organismus. *Glut-2* kommt in den B-Zellen des Pankreas vor und ist dort für die Glucose-Aufnahme verantwortlich. In der Leber erlaubt Glut-2 wegen seiner hohen K_D den unlimitierten Einstrom von Glucose nach einer Mahlzeit. *Glut-5* transportiert nicht nur Glucose sondern auch Fructose (und könnte auch „Frut" heißen). Glut-7 schließlich ist ein mikrosomaler Glucosetransporter in der Leber, der an der Glucose-Bildung beteiligt ist (s. S. 250). Während es für Fructose einen eigenen Transporter gibt (Glut-5), wird Galactose über die Glucose-Transporter aufgenommen. Wie in ☛14.9 beschrieben, sind die einzelnen Typen der Glucose-Transporter gewebespezifisch verteilt.
Zu unterscheiden von der Gruppe der passiven Glucose-Transporter der Glut-Familie ist der **Na^+-getriebene Glucose-Symporter**, der für die Resorption der Glucose *gegen* einen Konzentrationsgradienten der Glucose im Darm- und Nierenepithel verantwortlich ist (☜14.14). Er bietet ein gutes Beispiel für einen *sekundär-aktiven Transport.* Dieser Transporter ist auf der luminalen Seite des Bürstensaums lokalisiert und befördert Glucose und einige andere Monosaccharide zusammen mit Na^+-Ionen in die Zellen hinein. Der Symporter sorgt für einen

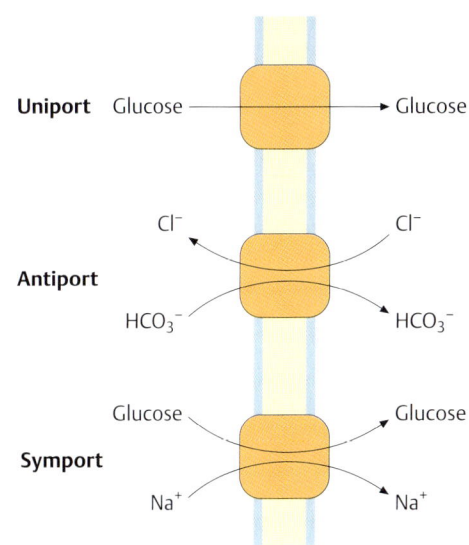

Uniport   Glucose → Glucose

Antiport Cl^- Cl^-
HCO_3^- HCO_3^-

Symport   Glucose   Glucose
Na^+ Na^+

☜**14.13 Beispiele für Uniport, Antiport und Symport durch Permeasen.**

☛ **14.9 Glucose-Transporter.** Die einzelnen Vertreter unterscheiden sich in der Gewebelokalisation, den Transporteigenschaften (K_D, V_{max}, Spezifität) und der Regulierbarkeit.

Glut-1	in Erythrocyten und vielen anderen Geweben; sorgt für den basalen Transport
Glut-2	bevorzugt in Leber und B-Zellen des Pankreas, auch in der basolateralen Membran von Enterocyten; K_D ca. 60 mM
Glut-3	in Gehirn und Nervengewebe; niedrige K_D
Glut-4	besonders in Muskeln und Fettgewebe; K_D 2-5 mM; kontrolliert vom Insulin (s. S. 538)
Glut-5	Fructose-Transporter; in der luminalen Membran der Enterocyten, in Fettgewebe und Skelett-Muskel
Glut-6	GLUT 6: ein Pseudogen
Glut-7	im ER von Leberzellen

👁 **14.14 Transport von Glucose durch die Zellen des Darmepithels.** Aus dem Darmlumen wird die Glucose mit Hilfe eines Na⁺-Cotransports gegen ihren Konzentrationsgradienten in die Zellen transportiert (sekundär-aktiver Transport) und aus diesen mit Hilfe eines Glut-2 an das Blut abgegeben (erleichterte Diffusion). Der Na⁺-Gradient wird durch die Na⁺/K⁺-ATPase erzeugt. Die asymmetrische Verteilung der Transportsysteme wird durch Tight Junctions sicher gestellt. (Nach B. Alberts et al., Molecular Biology of the Cell. 3rd ed. Garland Publishing, New York 1994.)

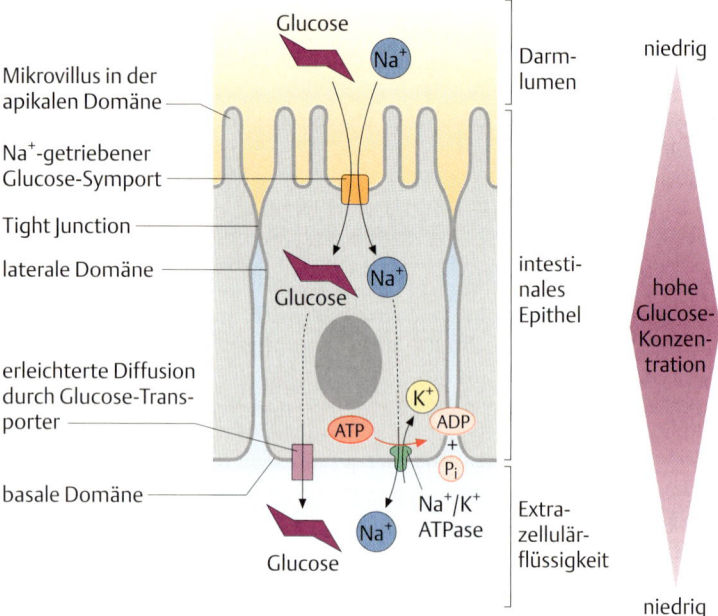

🔍 Man kennt auch Symporter, die einen Nichtelektrolyten zusammen mit **H⁺-Ionen** transportieren, z.B. die Lactose-Aufnahme durch eine Permease bei *Escherichia coli*.

Bergauf-Transport der Monosaccharide aus dem Lumen in die Zellen. Dabei werden Konzentrierungseffekte um den Faktor 10 beobachtet. Die treibende Kraft ist der *Cotransport der Monosaccharide mit Na⁺-Ionen*. Dieser Transport in Richtung des Konzentrationsgradienten (Na⁺-Konzentration extrazellulär hoch, intrazellulär wegen der Na⁺/K⁺-ATPase niedrig) liefert die Energie, die für die Akkumulation von Glucose in den Epithelzellen erforderlich ist. In Gegenwart von Na⁺-Ionen hat der Carrier eine sehr viel größere Affinität für Glucose, die scheinbare Michaelis-Konstante wird dadurch erniedrigt.

Das Transportsystem ist nicht völlig spezifisch für Glucose, es können auch andere Zucker transportiert werden. Wichtig für die Affinität zum Carrier ist der pyranoide Sechsring sowie die Hydroxy-Gruppen an C-1 und C-2. Der Transport von Zuckern kann durch das Polyphenolglucosid *Phlorrhizin* spezifisch gehemmt werden.

Porine. Gramnegative Bakterien sind von zwei Membranen umgeben, einer inneren Plasmamembran und einer äußeren Membran. Dazwischen liegt der periplasmatische Raum. In der äußeren der beiden Membranen finden sich in hoher Konzentration die Porine, Proteinaggregate mit drei Öffnungen. Porine sind Homotrimere, deren Untereinheiten (30–50 kDa) jeweils von 16, in einigen Fällen auch

👁 **14.15 Porin.**
a Schema des trimeren Porins von oben betrachtet, also von der Membranaußenseite. Blaue Bereiche stellen die Wände der fassartigen Proteinstruktur dar. Die den Durchtritt begrenzenden Schleifenregionen sind rot, zwei Calcium-Ionen orange.
b Diagramm einer Porin-Untereinheit von *Rhodobacter capsulatus* von der Seite gesehen. 16 β-Faltblätter bilden eine fassartige Struktur. Die Schleifen oben und unten reichen in den extrazellulären Raum bzw. in das Periplasma. Die rote Schleife zwischen den β-Faltblättern ragt in das Zentrum des Kanals im Inneren und begrenzt den Durchtritt. (Nach C. Branden, J. Tooze. Introduction into Protein Structure. 2nd ed. Garland Publishing, New York 1999.)

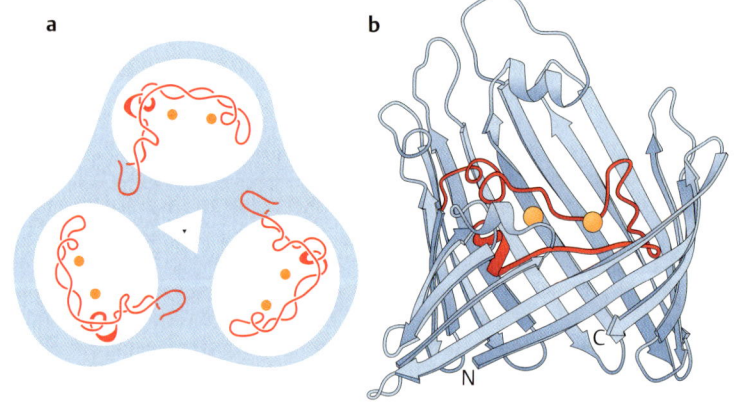

von 18 Peptidsträngen in antiparalleler β-Faltblatt-Konformation gebildet werden. Sie haben die Struktur eines β-Fasses (☞14.15). Mit ihren wassergefüllten Kanälen erlauben Porine die Diffusion von Nahrungsstoffen und Abfallprodukten des Stoffwechsels durch die Membran. Die Kanäle haben einen Innendurchmesser, der durch eine Peptidschleife auf etwa 8 bis 9 nm Durchmesser eingeengt ist. Dadurch wird nur der Durchtritt von kleinen Metaboliten erlaubt. Verwandte Moleküle kommen auch in der äußeren Membran von Mitochondrien und Chloroplasten der höheren Organismen vor.

Kernporen vermitteln den Transport durch die Kernhülle hindurch zwischen Zellkern und Cytoplasma. Sie werden in Kapitel 15 auf S. 372 besprochen.

Ionophoren. Eine besondere Form von Carriermolekülen sind die Ionophoren, die Membranen für Ionen durchlässig machen. Man kennt eine Vielzahl natürlicher und synthetischer, relativ einfach gebauter makrozyklischer Substanzen. Einige dieser ringförmigen Verbindungen interagieren selektiv mit bestimmten Ionen. In Membranen eingebaut können sie als Ionophoren wirken.

Das Antibiotikum *Valinomycin* z.B. (Formel S. 42) ist hoch spezifisch für K^+-Ionen. Lipidmembranen macht es deshalb durchlässig für K^+-Ionen. Solche Ionophoren (z.B. auch viele Kronen-Ether) nehmen ein Kation unter Ersatz der Hydratisierungshülle auf und schirmen die Ladung weitgehend ab, so dass in dieser „Verpackung" das Ion die Membran passieren kann. Im Gegensatz zu den oben besprochenen Carrierproteinen, die fest in der Membran verankert sind, diffundieren die beladenen Ionophoren durch die Membran und geben das Ion an der anderen Seite ab.

Auch „Entkoppler" der Atmungskette wie das *Carbonylcyanid-trifluor-methoxy-phenylhydrazon* (s. S. 415) wirken auf ähnliche Weise und lassen H^+-Ionen durch die Membran, indem sie – als schwache, lipophile Säuren – die Membran sowohl undissoziiert als auch dissoziiert (in anionischer Form) durchdringen können. Letzteres ist möglich, weil ihre Ladung im anionischen Zustand weitgehend delokalisiert oder abgeschirmt ist.

Demgegenüber kennt man auch Ionophoren wie die Antibiotika *Gramicidin A* und *D*, die in einer Lipidmembran durch Assoziation echte stabile Poren bilden und als Kanäle für Kationen wirken. Ihre Spezifität ist meist geringer. So kann der von Gramicidin D gebildete Kanal $H^+ > Na^+ > K^+$ durchlassen. Ionophoretische Substanzen bewirken daher je nach Ionenspezifität einen Zusammenbruch von Membranpotenzialen oder pH-Gradienten.

Ionenkanäle. Für den passiven Durchtritt (Fluss) von Ionen durch die Plasmamembran pflanzlicher und tierischer Zellen gibt es besonders spezifische Membranproteine, die wir als *Ionenkanäle* bezeichnen. Sie haben enge und hochselektive Poren, die den Durchtritt von K^+, Na^+, Ca^{2+} oder Cl^- erlauben. Richtung und Umfang der Ionendurchlässigkeit sind dabei abhängig von der Konzentrationsdifferenz der Ionen zwischen außen und innen und dem anliegenden Membranpotenzial. Die Ionenkanäle zeigen eine Reihe von Gemeinsamkeiten:
- Sie sind aus mehreren *Untereinheiten* oder homologen Domänen zusammengesetzt, in deren Mitte eine *wassergefüllte Pore* zu finden ist, durch die die Ionen diffundieren können (Größenordnung: 10^7 Ionen $\cdot$ s^{-1}).
- Sie treten in alternativen Zuständen auf: *offen* oder *geschlossen*. Im Ruhezustand sind sie geschlossen.
- Wenn sie für kurze Zeit (in der Größenordnung von ms) öffnen, sind sie *selektiv* für bestimmte Ionen.
- Offene Kanäle schließen sich in vielen Fällen spontan.

⚲ Gegentausch von ATP und ADP in der inneren Mitochondrienmembran. ATP aus dem Matrix-Raum (M-Raum) wird an den Carrier, ein dimeres Membranprotein, gebunden. Durch eine Konformationsänderung wird das ATP transportiert. Der Carrier nimmt eine zum Cytoplasma (C-Raum) offene Konformation an, ATP dissoziiert ab, ADP wird gebunden und in umgekehrter Folge der Einzelschritte in den M-Raum befördert.

Die unterschiedlichen Konformationen des Carriers zeigen sich in der selektiven Bindung spezifischer Hemmstoffe. In der „C-Konformation" (die Bindungsstelle für Nucleotide ist zum Cytoplasma hin orientiert) kann das Transportprotein den Hemmstoff *Atractylat* binden. Der Carrier wird dadurch blockiert. Der Hemmstoff *Bongkrekat* kann nur von der mitochondrialen Matrix-Seite binden und nur, wenn der Carrier in der M-Konformation vorliegt; er stabilisiert diese Konformation und blockiert ebenfalls den Transport.

⊤ 14.10 Familien der Ionenkanäle. Die Mitglieder der Proteinfamilien sind miteinander verwandt, weil sie vermutlich aus gemeinsamen Vorläufern hervorgegangen sind.

spannungsgesteuerte Ionenkanäle:
- Na^+-Kanäle
- K^+-Kanäle
- Ca^{2+}-Kanäle

ligandengesteuerte Ionenkanäle:
- Acetylcholin-gesteuerter Ionenkanal
- Glutamat-gesteuerter Ca^{2+}-Kanal
- Serotonin-gesteuerter Kation-Kanal
- GABA-gesteuerter Cl^--Kanal
- Glycin-gesteuerter Cl^--Kanal

mechanisch gesteuerte Ionenkanäle:
- K^+-Kanal der Stereozilien innerer Haarzellen

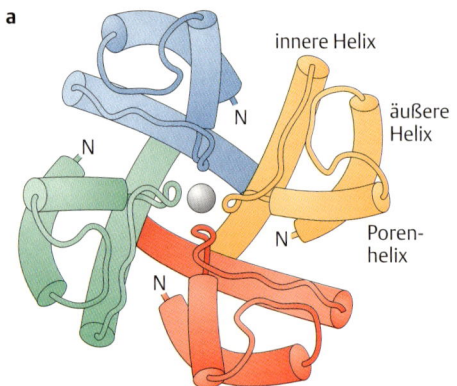

a

innere Helix

äußere Helix

Poren-helix

N

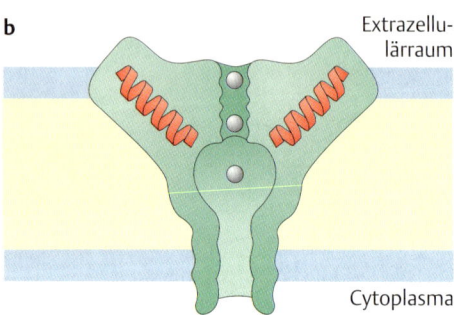

b

Extrazellu-lärraum

Cytoplasma

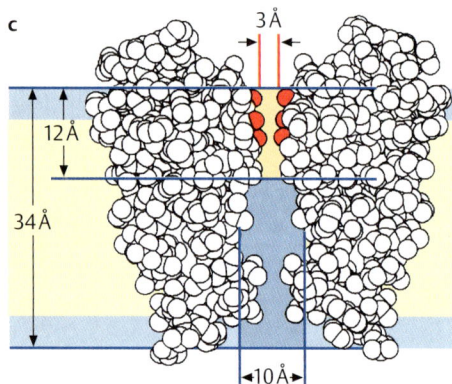

c

3 Å

12 Å

34 Å

10 Å

◉ 14.16 K⁺-Kanal.
a Das Schema des bakteriellen Kanals zeigt die Ansicht des Tetramers von oben (senkrecht zur Membranebene). In der Mitte ist das K⁺-Ion (grau) umgeben von den Peptidschleifen des Selektivitätsfilters zu sehen.
b Senkrechter Schnitt durch den keilförmigen K⁺-Kanal. Die Pore öffnet sich unten, auf der cytosolischen Seite, mit einem wassergefüllten Kanal, der sich in der Mitte der Membran ausweitet. Daran schließt sich der enge Selektivitätsfilter an, der die K⁺-Ionen in den extrazellulären Raum entlässt.
c Van der Waals-Modell des K⁺-Kanals in der Seitenansicht (wie bei **b**). Die Sauerstoff-Atome des Selektivitätsfilters sind rot markiert.
(Nach C. Branden und J. Tooze. Introduction into Protein Structure. Garland Publishing, New York 1999 und J.M. Berg et al., Biochemistry. 5th ed. Freeman, New York 2002.)

Ein **funktionelles Einteilungskriterium** der Ionenkanäle ist, ob ihre Durchlässigkeit für bestimmte Ionen steuerbar ist oder nicht. Die steuerbaren Ionenkanäle haben Eigenschaften, die für allosterische Proteine charakteristisch sind, sie unterscheiden sich noch dadurch, ob ihr Öffnungszustand vom Membranpotenzial (spannungsgesteuert „voltage-gated"), von Signalmolekülen (Neurotransmitter und Second Messenger; ligandengesteuert „ligand-gated") oder mechanisch („mechanically gated") beeinflusst wird (▼ **14.10**)

Nach ihrer **Zusammensetzung** kann man die Ionenkanäle weitgehend in zwei Superfamilien einteilen:
- *tetramere* Ionenkanäle: spannungsgesteuerte Kanäle, cyclische Nucleotid-gesteuerte Kanäle, ionotrope Glutamat-Rezeptoren,
- *pentamere* Ionenkanäle: Neurotransmitter-gesteuerte Kanäle (mit Ausnahme der Glutamat-Rezeptoren).

Wegen der deutlichen Homologie im Aufbau besprechen wir nur ausgewählte Vertreter der Ionenkanäle.

K⁺-Kanäle. Als typisches Beispiel eines Ionenkanals gilt der *bakterielle K⁺-Kanal* (◉**14.16**). Dieser Kanal besteht aus vier identischen Peptidketten von jeweils 191 Aminosäuren. Die Ketten haben eine symmetrische Struktur mit zentraler Achse. Dort liegt eine Pore mit einem engen Selektivitätsfilter. Dieser besteht aus mehreren Carbonyl-Sauerstoff-Atomen, die Bindungsstellen für K⁺-Ionen bilden.

Für längere Zeit war es unklar, warum der K⁺-Kanal für K⁺-Ionen eine 10000-fach höhere Selektivität zeigt als für Na⁺-Ionen, obwohl diese gegenüber den K⁺-Ionen einen kleineren Radius haben (Na⁺ 0,095 nm, K⁺ 0,135 nm) und, da sie kleiner sind, doch ebenfalls durchgelassen werden müssten. Die Erklärung liegt in dem *Selektivitätsfilter*, der mehrere Bindungsstellen für Metall-Ionen einer bestimmten Größe zeigt, in die nackte K⁺-Ionen (ohne Hydrat-Wasser) exakt hineinpassen. Nur K⁺-Ionen werden so eng an die Sauerstoff-Atome des Filters gebunden, dass der Energie-Verlust für das Abstreifen des Hydratwassers kompensiert wird. Den überaus schnellen Transport der K⁺-Ionen (10^8 Ionen pro Sekunde) erklärt man sich durch eine hohe K⁺-Konzentration im Kanal: Die Ionen schieben sich wie am Fließband durch den engen Filter, wobei der Energieverlust der Dehydratisierung am Eingang des Filters durch den Energie-Gewinn am Ende des Filters kompensiert wird.

Kalium-Kanäle bilden eine große und heterogene Protein-Familie. Bei allen Unterschieden sind die Strukturen, die die hohe Ionenselektivität und große Leitfähigkeit garantieren, stark konserviert.

Na⁺-Kanäle. Diese Familie von Kanälen besteht im Gegensatz zu den tetrameren K⁺-Kanälen nur aus einem großen Peptid (260 kDa), das von vier sich wiederholenden Einheiten gebildet wird, von denen jede fünf Transmembranhelices besitzt. Positiv geladene Gruppen in einem Segment fungieren als Spannungssensoren, die die Öffnung der Kanäle auslösen.

Na⁺-Kanäle lassen sich durch extrem kleine Mengen von *Tetrodotoxin*, das Gift des japanischen Kugelfisches, wirksam blockieren. Die letale Dosis für einen Menschen liegt bei nur 10 ng.

Ein wichtiges Charakteristikum der spannungsgesteuerten Ionenkanäle ist ihre Eigenschaft, den Ionenstrom nach der Öffnung schnell wieder zu unterbrechen. Dies wird dadurch erreicht, dass ein beweglisches, positiv geladenes Peptidsegment von etwa 20 Aminosäuren Länge nach der Öffnung des Ionenkanals den Eingang auf der cytosolischen Seite schnell wieder verschließt („Ball und Kette-Modell"). (◉**14.17** auf S. 361)

In Tieren und beim Menschen haben *spannungsgesteuerte Na⁺- und K⁺-Kanäle* eine große Bedeutung für die Entstehung und Weiterleitung von Aktionspotenzialen (s. Kapitel 23.8 auf S. 721).

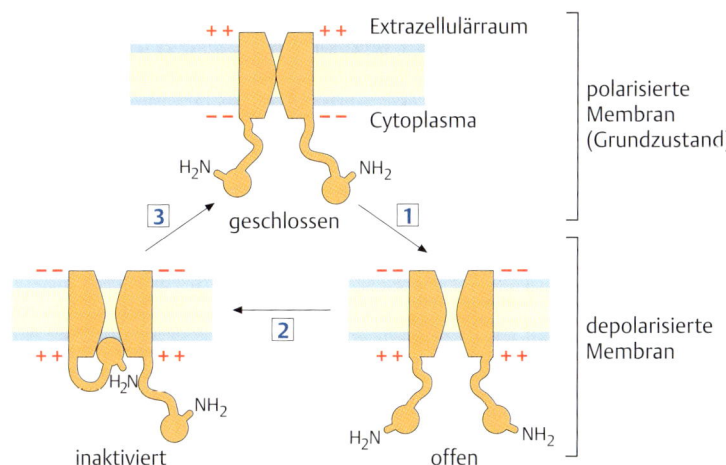

👁 **14.17 „Ball und Kette"-Modell spannungsge-steuerter Ionenkanäle.** Im Grundzustand (oben) ist die Membran polarisiert und der Ionenkanal geschlossen. Wenn das Membranpotenzial depolarisiert wird, öffnet der Ionenkanal (**1**). Er wird jedoch schnell wieder inaktiviert, indem die Ionenpore wieder verschlossen wird (**2**). Dies geschieht durch ein kleines *N*-terminales Peptidsegment („Ball"), das an einem längeren ungefalteten Peptidsegment („Kette") hängt. Aus diesem Zustand kehrt der Ionenkanal in den geschlossenen Zustand zurück (**3**), wenn die Membran repolarisiert ist.

Acetylcholin-Rezeptor. Dieses integrale Membranprotein (👁**14.18**) kommt auf der Plasmamembran cholinerger Neurone und Muskelzellen vor und tritt im Bereich der postsynaptischen Membran in hoher Konzentration auf. Das Protein mit einer Gesamtgröße von 268 kDa ist ein Pentamer aus fünf ähnlichen Untereinheiten (α, α', β, γ und δ). Die fünf Untereinheiten ragen jeweils durch die Membran und bilden eine ringförmige Pore, die in offener und geschlossener Konformation vorliegen kann.

Der nicotinische *Acetylcholin-Rezeptor* ist ein ligandengesteuerter Kationen-Kanal. Sein Ligand ist der Neurotransmitter *Acetylcholin*, dessen Bindung innerhalb von etwa 0,1 ms den Ionenkanal öffnet, so dass Na^+-Ionen durch den Kanal in die Zelle und in geringerem Umfang auch K^+-Ionen aus der Zelle strömen. Wie in Kap. 23.8 auf S. 721 erläutert wird, führt der starke Na^+-Einstrom zu einer kurzfristigen Depolarisation der Membranoberfläche und Umkehr des Membranpotenzials im Bereich des Acetylcholin-Rezeptors, wodurch ein Aktionspotenzial ausgelöst wird.

Der Rezeptor hat zwei Bindungsstellen für Acetylcholin, die zwischen der α- und γ- und zwischen der α- und δ-Untereinheit liegen. Verschiedene Schlangentoxine, darunter α-Bungarotoxin, können den Acetylcho-lin-Rezeptor blockieren.

Aktiver Transport durch Pumpen

Als aktiven Transport klassifiziert man diejenigen Transportvorgänge, die *gegen ein Konzentrationsgefälle* (sozusagen „bergauf") erfolgen. Dafür muss Energie aufgewandt werden. Diesen Transport stellt man sich als einen stöchiometrischen Prozess vor. Für eine Folge von unfreiwilligen (endergonen) Konformationsänderungen des Membranproteins, bei der Moleküle durch die Membran transportiert werden, ist Energie notwendig, die aus verschiedenen exergonen Prozessen stammen kann:
- Kopplung einer Protonenpumpe mit dem *Elektronentransport* z.B. bei der Atmungskette (s. S. 411),
- Kopplung mit der Absorption von *Lichtenergie*, z.B. beim H^+-Transport der Purpurbakterien,
- Bereitstellung der Energie durch *Hydrolyse von ATP*. Das Phänomen des ATP-getriebenen Transports ist besonders wichtig für die Aufrechterhaltung der Ionengradienten von Na^+, K^+, H^+ und Ca^{2+}.
- Nutzung der Triebkraft eines *anderen Konzentrationsgradienten* (häufig H^+ oder Na^+), um einen Antiport oder Symport anzutreiben (sekundär-aktiver Transport). In diesem Fall treibt ein „bergab"-Transport einen kleineren „bergauf"-Transport.

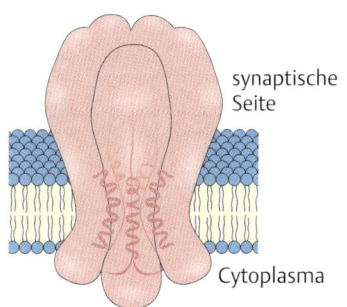

👁**14.18 Schema des nicotinischen Acetylcholin-Rezeptors** in der geschlossenen Konformation.

🔍 Acetylcholin wirkt über **zwei verschiedene Typen von Rezeptoren**, die sich durch Liganden unterscheiden lassen, welche die Wirkung des Acetylcholins imitieren, Nicotin und Muscarin, Entsprechend werden die beiden Rezeptortypen als *nicotinisch* und *muscarinisch* bezeichnet. Der muscarinische Acetylcholin-Rezeptor ist kein Ionenkanal, sondern wirkt über seine Koppelung an ein G-Protein (s. S. 483).

Einteilung der Transport-ATPasen. Man unterscheidet drei verschiedene Gruppen von Enzymen, bei denen der Transport von Ionen gegen einen Gradienten an die Spaltung von ATP gekoppelt ist:

- *P-ATPasen* werden während des Transportvorganges an einem Aspartat-Rest **p**hosphoryliert. Sie sind durch Vanadat hemmbar. Zu dieser Familie zählen u.a. die Na^+/K^+-ATPase, die Ca^{2+}-ATPase, H^+- oder Metall-Ionen wie Cu^{2+}-transportierende ATPasen und Flipasen (s. S. 353), welche Phosphatidyl-Serin und ähnliche Phospholipide in ihrer Membranposition umkehren.
- *V-ATPasen* transportieren H^+ zum Erhalt des sauren pH-Werts von **V**akuolen und **V**esikeln (s. S. 364).
- *F-ATPasen* haben den Prozess umgekehrt. Sie produzieren ATP aus ADP und P_i mit Hilfe eines elektrochemischen Gradienten. Die Enzyme kommen in Mitochondrien und Chloroplasten sowie in der Cytoplasmamembran von atmenden oder photosynthetisierenden Bakterien vor (s. S. 411 und 432). Ihren Namen haben sie von den Kopplungsfaktoren F der ATP-Synthase.

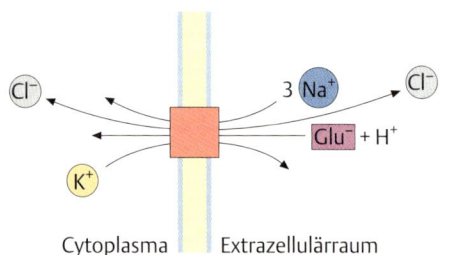

14.19 Glutamat-Transporter. Vorkommen: Zellmembran von Neuronen und Glia-Zellen im ZNS.

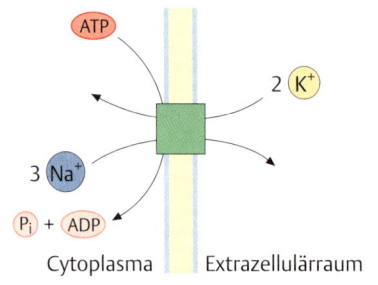

14.20 Na^+/K^+-austauschende ATPase. Vorkommen: Zellmembran aller Zellen.

**Mehr als ein Drittel des ATPs einer ruhenden Zelle wird für den Na^+/K^+-Transport benötigt. Er sichert in tierischen Zellen
- die Aufrechterhaltung des *Zellvolumens*,
- die *elektrische Erregbarkeit* von Neuronen und Muskelzellen,
- den *Transport* von Zuckern und Aminosäuren.

Aminosäure-Transporter. Für den Transport von Aminosäuren und Aminen gibt es in tierischen Geweben mehr als 20 verschiedene Systeme, die in fünf Superfamilien von AS-Transportern klassifiziert werden können. Viele Transporter sind als Symporter für einen sekundär-aktiven Transport ausgelegt, bei denen der Bergab-Transport von Na^+- oder H^+-Ionen für den Bergauf-Transport von Aminosäuren sorgt. In Tieren ist der Transport meist an einen Na^+-Gradienten gekoppelt, in Pflanzen meist an einen H^+-Gradienten. Die Transportsysteme sind nicht völlig substratspezifisch. Häufig wird ein breites Spektrum von Aminosäuren und ihren Derivaten transportiert, die sich in ihren biophysikalischen Eigenschaften ähneln.

Aminosäure-Transporter in der Plasmamembran der Zellen sorgen für die Aufnahme von Aminosäuren als Nahrungsstoffe und ihre Homöostase. Andere Aminosäure-Transporter sind für die selektive An- oder Abreicherung spezifischer Aminosäuren und Amine als Neurotransmitter zuständig. Da Mitochondrien eine besondere Rolle im Aminosäure-Stoffwechsel spielen, besitzen auch ihre (inneren) Membranen Aminosäure-Transporter.

Glutamat-Transporter. Verschiedene Transporter nutzen den Na^+/K^+-Gradienten, um in sekundär-aktivem Transport Aminosäuren durch die Membran zu transportieren und in Zellen anzureichern. Als Vertreter dieser Gruppe sei der *Glutamat-Transporter* genannt (14.19). Dieser Aminosäure-Transporter findet sich in hohen Konzentrationen im ZNS, wo er für die Entfernung des Neurotransmitters Glutamat aus dem synaptischen Spalt verantwortlich ist. Der Transporter bildet ein Pentameres aus identischen Untereinheiten mit jeweils acht α-helikalen Transmembranabschnitten. Eine Besonderheit ist, dass das pentamere Molekül im Zentrum eine wassergefüllte Pore zeigt, durch die Cl^--Ionen diffundieren können. Der Glutamat-Transporter besitzt also zusätzlich die Aktivität eines Chlorid-Kanals. In dieser Eigenschaft ähnelt er den Glutamat-gesteuerten Chlorid-Kanälen (s. S. 510).

Na^+/K^+-ATPase (14.20). Wie in Kap. 21 (S. 596) besprochen, sind Na^+- und K^+-Ionen sehr ungleich verteilt: Bei allen tierischen Zellen ist $[Na^+]$ im Inneren niedrig und $[K^+]$ hoch. Dagegen sind im extrazellulären Raum $[Na^+]$ hoch und $[K^+]$ niedrig. Diese Gradienten werden dadurch aufrechterhalten, dass dauernd Na^+ durch ein aktives Ionentransportsystem nach außen und K^+ dafür nach innen befördert werden. Das hierfür verantwortliche Transportprotein heißt *Na^+/K^+-austauschende ATPase* (Kurzform Na^+/K^+-ATPase). Es hydrolysiert ATP zu ADP und anorganischem Phosphat und nutzt dabei einen Teil der freiwerdenden Energie zum Ionentransport. Das Enzym ist ein Heterodimer mit der Zusammensetzung αβ. Das α-Protein (ca. 110 kDa) ist die katalytische, ionentransportierende Untereinheit, die Funktion des 55 kDa großen β-Glykoproteins ist dagegen weniger klar. Das Enzym kommt in der Plasmamembran aller tierischen Zellen vor und ist wesentlich für das osmotische Gleichgewicht und das Zellvolumen verantwortlich.

ATP-Hydrolyse und Na^+/K^+-Transport sind streng gekoppelt: Pro Molekül ATP werden *drei* Na^+-Ionen nach außen und *zwei* K^+-Ionen nach innen befördert (14.21). Dabei wird das Enzymprotein erst an einem Aspartat-Rest phosphoryliert, dann dephosphoryliert. Es gehört daher zur Gruppe der P-ATPasen. Der Transportvorgang ist ein *elektrogener* Antiport, denn es werden für drei positive Ladungen, die nach außen transportiert werden, nur zwei nach innen gepumpt. Die Na^+/K^+-ATPase trägt daher zum Membranpotenzial direkt bei.

Es ist bemerkenswert, dass das Enzym im Modellversuch – quasi im Rückwärtsgang – auch ATP synthetisieren kann, wenn ein hoher Na^+/K^+-Gradient in umgekehrter Richtung angelegt wird.

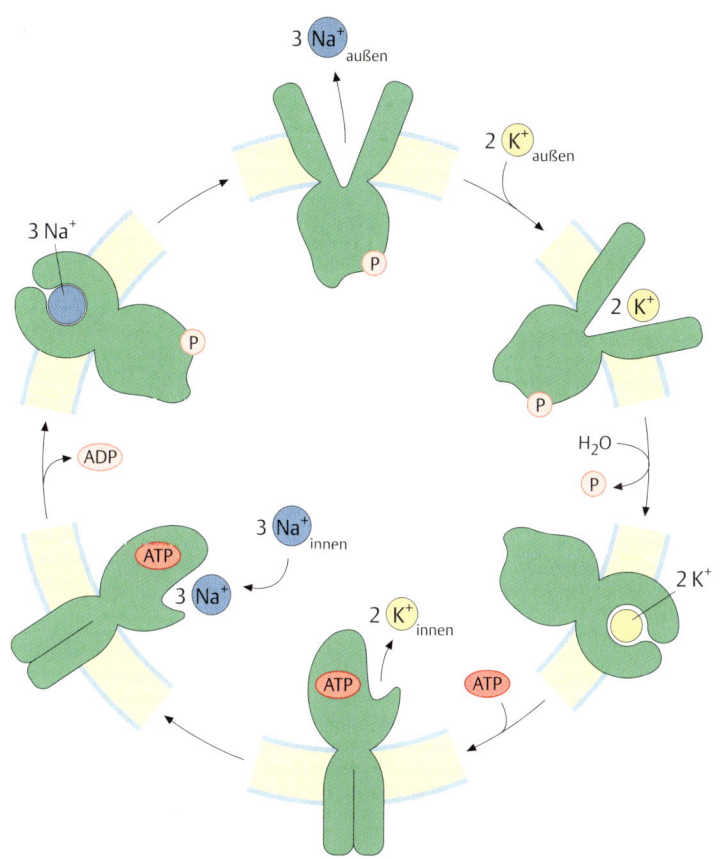

14.21 Mechanismus des Na⁺/K⁺-Transports durch die Na⁺/K⁺-ATPase. Er beruht auf einer Folge von Konformationsänderungen des Carriers, die durch die Bindung der Kationen Na⁺ und K⁺ sowie durch Phosphorylierung bzw. Dephosphorylierung ausgelöst werden. Im unteren Teilbild hat der Carrier innen zwei K⁺-Ionen abgegeben und nimmt drei Na⁺-Ionen auf. Dies aktiviert seine Kinase-Aktivität und führt zur Phosphorylierung durch ATP. Die Na⁺-Ionen werden eingeschlossen; der Zustand relaxiert durch Reorientierung der Bindungsstelle und Abgabe der Na⁺-Ionen nach außen im Austausch gegen zwei K⁺-Ionen. Deren Bindung bewirkt eine Phosphatase-Aktivität und hydrolytische Abspaltung des Phosphats vom Protein; dabei werden K⁺-Ionen eingeschlossen. Diese Konformation relaxiert durch erneute Reorientierung der Bindungsstelle und Abgabe der K⁺-Ionen nach innen. Die Ausgangskonformation mit hoher Na⁺-Affinität auf der Innenseite ist erreicht.
Teil des Funktionszyklus sind nacheinander eine Kinase- und eine Phosphatase-Aktivität. Zusammen resultiert daraus die hydrolytische Spaltung von ATP (=ATPase-Aktivität) und der elektrogene Import von 2 K⁺-Ionen im Austausch gegen 3 Na⁺-Ionen.

Hemmung durch Steroidglykoside. Die herzaktiven Steroidglykoside *Digitoxin* und *Ouabain* (ausgesprochen „Wabain"; S. 527) hemmen die Na⁺/K⁺-ATPase und damit den Ionentransport. Sie binden mit hoher Affinität ($K_i \sim 10$ nM) an die Außenseite der ATPase und blockieren deren Dephosphorylierung, so dass der K⁺-Transport nach innen und die Rückverwandlung des Proteins in die Na⁺-bindende Form verhindert werden.
Steroidglykoside (s. S. 327) aus *Digitalis purpurea* (Fingerhut) werden seit langer Zeit als cardiotones Medikament eingesetzt, um die Kontraktionskraft des Herzmuskels zu verbessern. In moderaten Dosen eingesetzt führen sie durch partielle Hemmung der Na⁺/K⁺-ATPase zu einer erhöhten Konzentration von Na⁺-Ionen in Herzmuskelzellen. Dies hat einen verminderten Export von Ca²⁺-Ionen durch den Na⁺/Ca²⁺-Austauscher zur Folge. Die erhöhte Ca²⁺-Konzentration verbessert dann die Kontraktilität des Muskels.
Ouabain ist vermutlich ein körpereigenes Steroidhormon mit lokaler Wirkung (s. S. 527).

Ca²⁺-ATPasen. Mehrere bedeutende Transportsysteme katalysieren den ATP-getriebenen Transport von Ca²⁺ aus dem cytoplasmatischen Raum der Zelle zurück in den extrazellulären Bereich oder in Organellen (**14.22**). Die Ca²⁺-ATPasen kommen auf der Cytoplasmamembran vor, auf der inneren Mitochondrienmembran und im endoplasmatischen Retikulum sowie in besonders hoher Konzentration auf der Membran des sarkoplasmatischen Retikulums der Muskelzellen. Diese Organelle hat sich auf die Speicherung von Ca²⁺ spezialisiert (s. S. 386). 80 % ihrer Membranproteine bestehen aus Ca²⁺-ATPase.
Die Ca²⁺-ATPasen sind einfacher aufgebaut als die Na⁺/K⁺-ATPase. Sie bestehen nur aus einem Polypeptid (ca. 110 kDa), das zwei Ca²⁺-Ionen

🔍 Energieverhältnisse beim aktiven Transport. An Membranen gilt für den Zusammenhang zwischen Konzentrationsgradienten eines Stoffes S und der freien Energie ΔG:

$$\Delta G = -RT \cdot \ln \frac{[S_{\text{innen}}]}{[S_{\text{außen}}]}$$

bei 25 °C:

$$= -5{,}7 \cdot \log \frac{[S_i]}{[S_a]}$$

Danach richtet sich die aufzuwendende Transportarbeit beim aktiven Transport. Ist der Transport elektrogen, so muss zusätzlich der Beitrag des elektrischen Membranpotenzials berücksichtigt werden (s. Kap. 16).

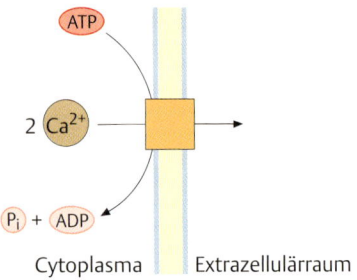

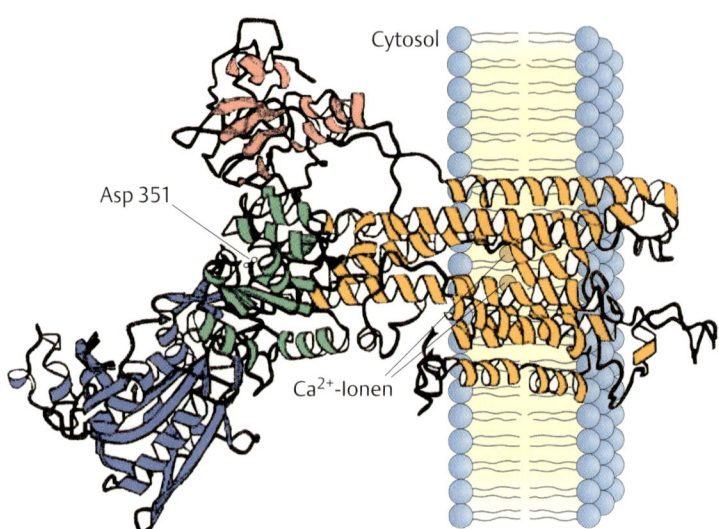

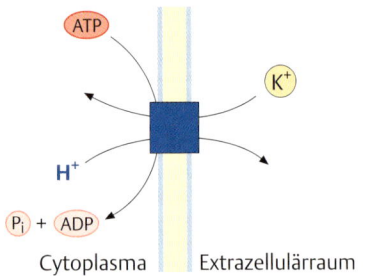

14.22 Ca²⁺-transportierende ATPase. Vorkommen: Zellmembran, endoplasmatisches und sarkoplasmatisches Retikulum.

14.23 Struktur der Ca²⁺-ATPase des sarkoplasmatischen Retikulums. Diese Calcium-Pumpe besteht aus einer membrandurchspannenden Domäne mit 10 α-Helices und einem großen cytoplasmatischen Teil, der aus drei verschiedenen Domänen besteht: Domäne A (engl. **a**ctuator; rosa) fördert die ATP-Bindung, Domäne P (grün) enthält das für die P-ATPasen typische Aspartat, das spezifisch **p**hosphoryliert wird, und Domäne N (blau) bindet das ATP-**N**ucleotid. Zwei Ca²⁺-Ionen sind im Membranbereich gebunden. Das Bild zeigt eine Momentaufnahme des Membranproteins, das während seiner Arbeit deutliche Konformationsänderungen erlebt. (Abbildung nach J.M. Berg, J.L. Tymoczko and L. Stryer, Biochemistry, 5th ed., Freeman 2002.).

14.24 H⁺/K⁺-transportierende ATPase. Vorkommen: Mucosa-Zellen des Magens.

pro ATP transportiert (14.23). Ihre hohe Affinität für Ca²⁺ (etwa $K_M = 10^{-7}$ mol·l⁻¹) sorgt für einen effizienten Abtransport.

Die Aktivität von Ca²⁺-ATPasen der Cytoplasmamembran wird durch das Ca²⁺-bindende Protein Calmodulin gesteuert.

H⁺/K⁺-ATPasen der Magenmucosa gehören ebenfalls zur Gruppe der P-ATPasen, sie ähneln den beschriebenen ionentransportierenden Antiportern (14.24). Der Transport von Protonen aus dem Cytoplasma (pH 7,4) in das Sekret der Belegzellen der Magenwand (pH 0,8) bedeutet eine ATP-getriebene Konzentrierung der H⁺-Ionen über mehr als sechs Zehnerpotenzen. Die H⁺/K⁺-ATPase wird durch Stimulierung von Histamin-Rezeptoren aktiviert.

H⁺-ATPasen säuern den Inhalt von Lysosomen und einigen anderen Organellen an, indem sie durch Uniport die H⁺-Konzentration bis zu 100fach erhöhen (Erniedrigung des pH-Wertes um bis zu 2 Einheiten). Die Transporter zählen zu der Gruppe der V-ATPasen (s. Randspalte auf S. 362), die sich aus mehreren Untereinheiten zusammensetzen.

ABC-Transporter stellen eine Superfamilie von mehreren Dutzend verschiedenen Transportproteinen dar, deren Gemeinsamkeit eine **A**TP-**b**indende **C**assette ist. Sie transportieren Lipide, Gallensalze, giftige Verbindungen oder kurze Peptide gegen einen Konzentrationsgradienten und benutzen dazu als Energielieferanten die Hydrolyse von ATP zu ADP und P_i.

Eine Gruppe der ABC-Transporter bilden die *Pharmakon-Transporter*. Sie spielen physiologisch eine wichtige Rolle bei der Verhinderung der Aufnahme von toxischen Substanzen in die Zellen. Ihr Ausfall führt meist zu einer definierten Erbkrankheit. Zu ihnen zählen auch die Proteine der MRP-Familie (engl. **m**ultidrug **r**esistance **p**rotein;

Bei **Bakterien** sind ABC-Transporter mit kleinen Bindeproteinen an der Außenseite der Zelle verbunden, die eine hohe Affinität für den zu transportierenden Stoff zeigen. Diese Bindeproteine nutzt man technisch. So lassen sich Fusionsproteine mit dem Maltose-Bindeprotein spezifisch an eine Säule binden, die Maltoseeinheiten enthält.

auch *P-Glykoproteine*, Pgp, genannt), deren Aktivität in Tumorzellen verstärkt sein kann. Die MRP können dort für die gleichzeitige Resistenz gegen verschiedene Zytostatika verantwortlich sein (sog. *Multidrug Resistance*, MDR).

Viele Pharmaka werden durch Konjugation mit Glutathion, Glucuronat oder Sulfat entgiftet. Auch für diese negativ geladenen Metabolite gibt es ABC-Transporter. Andere Mitglieder der Familie transportieren cyclische Nucleotide und Nucleotid-Analoge oder fungieren als Translokase für den Seitenwechsel von bestimmten Phospholipiden in der Membran (Flipase).

In sekretorischen Epithelien sind ABC-Transporter für die Ausscheidung von endogenen Metaboliten verantwortlich. So werden von ihnen z.B. in der Leber Gallensalze, Phosphatidyl-Cholin und Bilirubin-Glucuronide in die Primärgalle ausgeschieden. Andere ABC-Transporter sind auf den Transport von Peptiden spezialisiert. Sie spielen u.a. bei dem Antigen-Prozessieren eine wichtige Rolle (*TAP*; engl. **t**ransporter **a**ssociated with **a**ntigen **p**resentation, s. S. 692).

Prinzipiell sind die verschiedenen Vertreter der ABC-Transporter aus zwei membrandurchspannenden Domänen aufgebaut, die für die Translokation des Substrates durch die Membran verantwortlich sind, und aus zwei hydrophilen Domänen (NBD, engl. *nuclear binding domain*), die ATP binden und hydrolysieren, um die Energie für den Transport zu liefern. Diese vier Domänen finden sich entweder als getrennte Polypeptide oder fusioniert in unterschiedlicher Kombination zu drei, zwei oder einem einzigen Polypeptid.

Die ATP-Synthase, die durch H^+-Transport angetrieben wird (Abb. ☞**14.25**), besprechen wir im Zusammenhang mit der oxidativen Phosphorylierung der Atmungskette (S. 411).

Transport von großen Molekülen und Partikeln. Große Moleküle (Proteine, Antigene), Molekülkomplexe (Lipoprotein-Komplexe) und Partikel (Viren) werden mit Hilfe eines völlig anderen Mechanismus durch die Plasmamembran geschleust. Eine Aufnahme dieser Objekte in die Zelle beginnt mit der Bindung an spezifische Rezeptoren in der Membran (s. S. 366). Sie werden dann von der Membran umflossen, schließlich eingeschlossen und als membranumgebene Vesikel in die Zellen aufgenommen. Dieser Prozess heißt *Endocytose*, wir besprechen ihn in Kap. 15 auf S. 390. Der umgekehrte Prozess wird als *Exocytose* bezeichnet, nämlich die Ausschleusung von zellulären Produkten aus der Zelle. Wir unterscheiden zwischen *konstitutiver*, d.h. kontinuierlicher Sekretion und *regulierter Sekretion*. Leberzellen geben z.B. kontinuierlich Plasmaproteine an das Blut ab. Neurosekretorische Nervenzellen und exokrine Drüsenzellen speichern dagegen Sekrete in den Granula und sezernieren deren Inhalt erst auf einen Stimulus hin. An diesem Prozess sind der Second Messenger Ca^{2+} und Fusionsproteine beteiligt, s. ☞**15.27** auf S. 390).

Für Proteine existiert noch ein prinzipiell andersartiger Weg der Durchdringung von Membranen: Sie können entfaltet und als Peptidfaden durch die Membran geschleust werden. Diesen, durch besondere Translokationskomplexe katalysierten Prozess besprechen wir bei den Mitochondrien (S. 395).

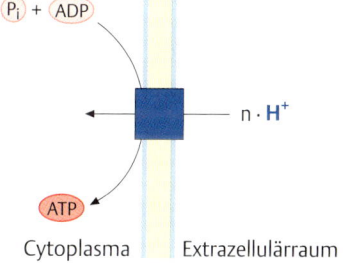

☞**14.25 H^+-transportierende ATP-Synthase.** Vorkommen: Mitochondrien und Chloroplasten.

🔍 **Elektroporation** ist eine physikalische Methode, um Nucleinsäuren durch Membranen in Zellen zu transferieren, mit dem Ziel diese zu transformieren oder zu transfizieren. Mit kurzen Elektropulsen einer bestimmten Feldstärke wird die Permeabilität der Plasmamembran so erhöht, dass sie sich vorübergehend öffnet und die Nucleinsäure aufnimmt. Die Methode kann auch zur Zellfusion genutzt werden.

14.5 Membranständige Rezeptoren

Rezeptoren kommen sowohl frei innerhalb von Zellen als auch gebunden an Membranen vor. Wir behandeln hier nur die wesentlich größere Gruppe der *membranständigen Rezeptoren* („Membranrezeptoren").

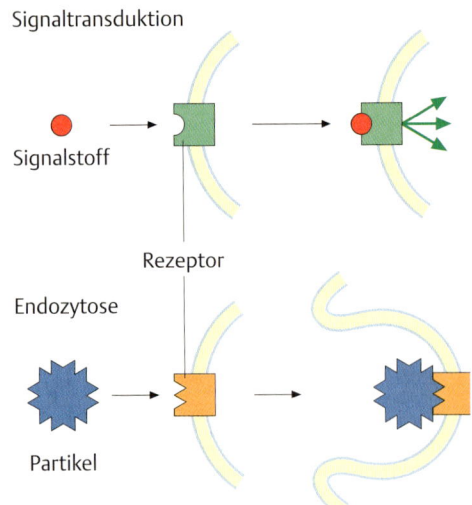

Signaltransduktion

Signalstoff

Rezeptor

Endozytose

Partikel

👁 **14.26 Rezeptoren bei Signaltransduktion und Endocytose.**

📊 **14.11 Rezeptoren der Endocytose**

Membran-rezeptor für	biologische Aufgabe
LDL	Cholesterol-Aufnahme
Eisen-Transferrin	Eisen-Aufnahme
Asialoglyko-protein	Entfernung gealterter Plasma-proteine aus dem Blut
Vitellogenin	Aufnahme von Proteinen zur Eibildung
Viren	?
Selectine und Integrine	Zell-Zell-Kontakte
Choleratoxin	?
Maunose-6-phosphat	Signal für Transport lysosomaler Proteine zum Lysosom

Diese sind meist Glykoproteine, die andere Moleküle spezifisch erkennen und binden können. Die Bindung führt zu einer Konformationsänderung der Rezeptoren, welche je nach Rezeptortyp unterschiedliche Folgen hat (👁14.26):

Signaltransduktion: Der Rezeptor empfängt ein Signal durch die Bindung eines Moleküls auf der Zellaußenseite oder auch den Empfang eines physikalischen Reizes (z.B. Licht) und leitet das Signal an das Zellinnere weiter (s. Kap. 19, S. 473 ff.).

Endocytose: Der Rezeptor bindet einen externen Liganden und vermittelt die spezifische Aufnahme dieses gebundenen Moleküls oder Komplexes in die Zelle (s. S. 390).

Rezeptorbegriff. Die Benutzung des Rezeptorbegriffs wird von den Fachdisziplinen etwas unterschiedlich gehandhabt. Für *Endokrinologen* und *Immunologen* sind Rezeptoren signalübermittelnde Proteine, die eine Signalsubstanz (z.B. ein Hormon, einen Neurotransmitter oder ein Antigen) spezifisch binden können und dann ein chemisches Signal an die Zelle weitergeben, das eine koordinierte, spezifische Antwort der Zelle auslöst. Im weiteren Sinne können Signale auch physikalische Reize sein, die von den Rezeptoren an die Zelle weitergeleitet werden. *Pharmakologen* definieren Rezeptoren häufig über die physiologische Wirkung von synthetischen Verbindungen, die nicht unbedingt Signalstoffe sein müssen. *Biochemiker* und *Zellbiologen* bezeichnen als Rezeptoren auch membranständige Moleküle, die eine extrazelluläre Substanz binden und dadurch den ersten Schritt einer Endocytose einleiten (rezeptorvermittelte Endocytose). Dieser spezifische Transportprozess hat nichts mehr mit Signalübermittlung zu tun. *Physiologen* benutzen den Begriff des Rezeptors sogar für ganze Zellen, die als Sensoren für Reize fungieren (z.B. „Chemorezeptoren", „Kälterezeptoren").

Rezeptoren der Signaltransduktion. Zellen sind mit Hilfe von Membranrezeptoren in der Lage, die unterschiedlichsten stofflichen und physikalischen Signale aus ihrer Umwelt wahrzunehmen. Wir behandeln sie im Kap. 19 (Signaltransduktion, S. 473 ff.).

Rezeptoren der Endocytose. Für eine ganze Reihe von Molekülen und Komplexen besitzen Zellen spezifische Rezeptoren (📊14.11), mit deren Hilfe die Stoffe auf der Membranoberfläche fixiert und in die Zellen aufgenommen werden.

Lipoprotein-Rezeptoren helfen bei der spezifischen Aufnahme von Lipiden aus dem Plasma (s. S. 306 ff.). Gut untersucht ist die Einschleu-sung von Lipoproteinen der LDL-Klasse über Rezeptoren der Zell-oberfläche. Hierbei wird das Lipoprotein vom LDL-Rezeptor gebun-den, von Teilen der Plasmamembran umhüllt, durch Endocytose aufgenommen und als Vesikel den Lysosomen zugeführt, mit denen es fusioniert (👁14.27). Der *LDL-Rezeptor* ist ein integrales Membranglykoprotein. Er bindet spezifisch das Apolipoprotein B-100, welches sich auf der Oberfläche des LDL befindet. Nach der Bindung des LDL an seinen Rezeptor schwimmen viele dieser LDL-Rezeptor-Komplexe auf der Zelloberfläche zusammen. Sie werden in gruben-förmigen Membranarealen konzentriert, die auf der cytoplasmati-schen Seite mit einem besonderen Protein, dem Clathrin, ausgekleidet sind. Dieser Prozess der Endocytose wird im Kapitel 15 (s. S. 390) näher beschrieben. Die Bedeutung der „*Rezeptor-vermittelten Endocytose*"; für die Aufnahme von Cholesterol und für die Regulation der Cholesterol-Biosynthese wurde bereits besprochen (s. S. 323 f.).

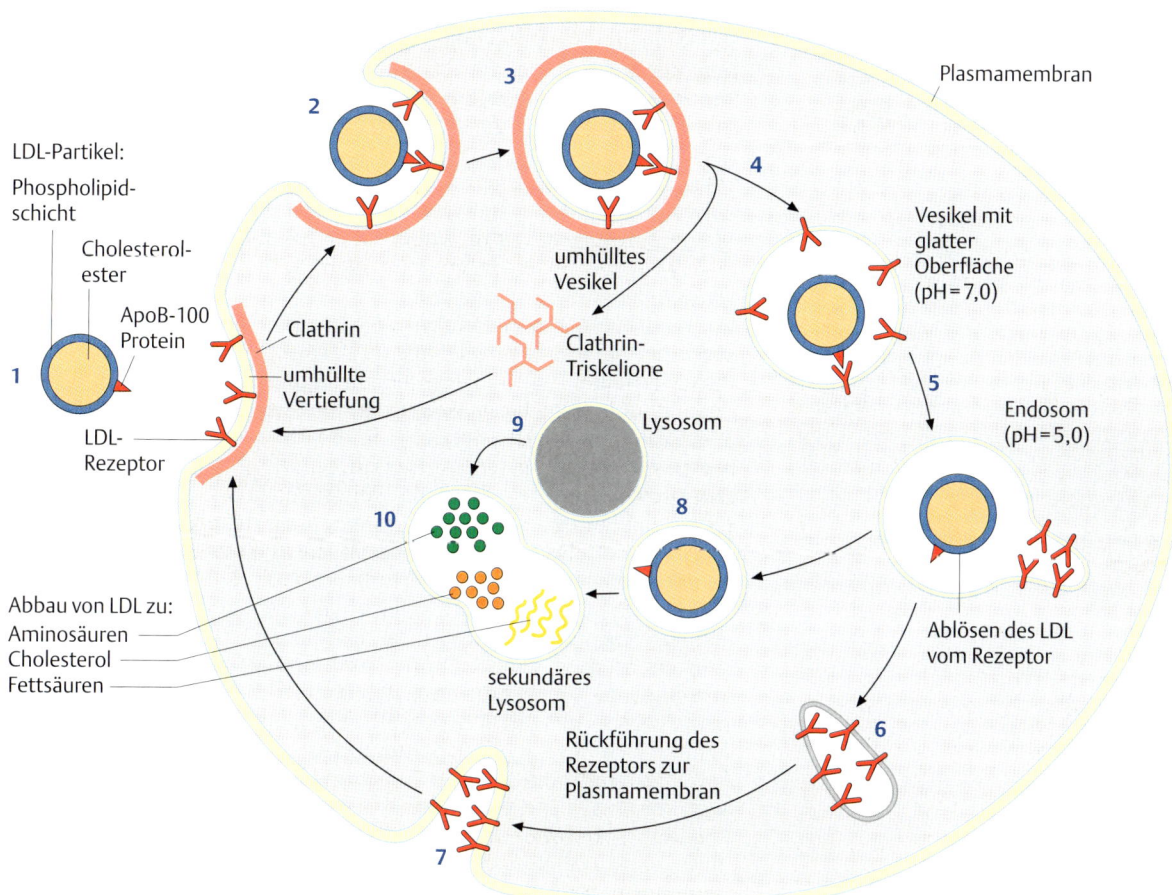

◉ 14.27 Rezeptorvermittelte Endocytose am Beispiel der LDL-Aufnahme in Zellen. Das Lipoprotein LDL ist gekennzeichnet durch den Besitz eines Apoproteins B-100. Mit diesem bindet es an Zellen, die auf ihrer Plasmamembran einen LDL-Rezeptor exponieren (**1**). Solche Rezeptoren finden sich in sog. *„coated pits"* (beschichteten Gruben). Die Bindung führt zu einer Einstülpung, bei der die Membran das LDL umfließt (**2**). Ein von Clathrin-Molekülen umschlossenes Vesikel (*„coated vesicle"*) entsteht (**3**). Nach der Endocytose des LDL wird das Clathrin vom Vesikel entfernt und bildet charakteristische *Triskelione*, das Vesikel wird zum *Endosom* (**5**). Durch einen abfallenden pH löst sich der Rezeptor vom Apo B-100 und kehrt vesikulär an die Membranoberfläche zurück (**6**). Das Endosom fusioniert mit einem *Lysosom* zu einem *sekundären Lysosom*, in dem das LDL abgebaut wird (**10**). Apo B-100 wird zu Aminosäuren hydrolysiert, die Cholesterol-Ester und anderen Lipide werden zu Cholesterol und Fettsäuren hydrolysiert und dann weiter verwendet. (Nach Voet et al., Biochemie, Wiley-VCH, Weinheim 2002.)

14.6 Pathobiochemie

Krankheiten durch Defekte der Lipiddoppelschicht von Biomembranen sind nicht bekannt. Wahrscheinlich sind solche Defekte wegen der zentralen Bedeutung der Membranen letal. Dagegen sind zahlreiche Krankheiten bekannt, die durch genetische Defekte von Membranproteinen verursacht und erklärbar sind. Dabei können in die Membran integrierte

- Transportproteine,
- Rezeptorproteine oder
- Ionenkanäle

hinsichtlich ihrer Struktur und Funktion verändert sein. Viele dieser Defekte und die dadurch verursachten Krankheiten sind in den vorausgegangenen Kapiteln dargestellt worden. Lediglich die Cystinose, eine Krankheit durch den Defekt eines lysosomalen Transportproteins, wird weiter unten ausführlicher dargestellt.

Defekte von Transportproteinen. Hiervon können Transportproteine in der Zellmembran, aber auch in Membranen von Zellorganellen betroffen sein.

Am häufigsten bekannt, aber erst in den letzten Jahren in der molekularen Struktur aufgeklärt, sind Defekte von Transportproteinen in den Mucosazellen des Dünndarms und in den Tubuluszellen der Niere. Die Defekte der Darmmucosa sind die Ursache der Malabsorption bestimmter Substrate (z.B. Glucose und Galactose) oder von Substratgruppen (z.B. Gruppe der basischen Aminosäuren; s. Kap. 23.1, S. 653). Die Defekte im Nierentubulus führen *zum renalen Glucodiabetes*, zum *Phosphatdiabetes* (Vitamin-D-resistente Rachitis), zur *renalen Hyperaminoacidurie* (z.B. Cystinurie), zur eingeschränkten Protonensekretion (*renal-tubuläre Acidose*) oder zur Kombination dieser Defekte. Die Krankheitsbilder werden jeweils in den entsprechenden Kapiteln (Verdauungstrakt, Kap. 23.1; Niere und Harn, Kap. 23.5) behandelt.

Ein Defekt des Transportproteins für Chlorid-Ionen in verschiedenen Drüsenzellen oder Zellen von Drüsengängen (Schleimdrüsen der Bronchialschleimhaut, Pankreasgang, Zellen der Schweißdrüsen und ihres Ganges) ist die Ursache der *Mucoviscidose* (Cystische Fibrose; Kap. 2, S. 45).

Die Defekte von Transportproteinen können nicht nur für Organe, sondern auch für bestimmte Membranareale einer Zelle spezifisch sein. In den Leberzellen sind in deren kanalikulärer Membran verschiedene Transportproteine integriert, die wichtige Funktionen bei der Sekretion von Substraten in die Galle haben (s. Kap. 23.2). Es handelt sich um ABC-Transporter (s. S. 364). Die Energie für den aktiven Transport wird durch ATP-Spaltung gewonnen, wobei das Transportprotein selbst die enzymatische Eigenschaft einer ATPase besitzt (Transport-ATPasen). Defekte des kanalikulären Transporters für konjugierte Gallensäuren (BSEP) oder eines Transporters für Phospholipide (MDR2) sind die Ursache von zwei Typen der *progressiven familiären Cholestase*, Defekte des Transporters für Glucuronsäure-Konjugate verursachen das *Dubin-Johnson-Syndrom* mit dem Leitsymptom eines hepatozellulären Ikterus (s. Kap. 23.2).

Transportprotein-Defekte in der Membran von Zellorganellen können ebenfalls die Ursache von Krankheiten sein. Als Beispiele für die Mitochondrienmembran seien die Störungen des Fettsäureabbaus bei *Defekten der Carnitin-Palmitoyl-Transferase I und II* genannt (s. Kap. 11, S. 290), als Beispiele für das endoplasmatische Retikulum der Morbus Wilson und Sonderformen der Glykogenose Typ I. Beim *Morbus Wilson* ist das Protein für den transmembranären Transport von Kupfer im endoplasmatischen Retikulum (ER) in seiner Funktion beeinträchtigt oder fehlend. Kupfer kann nicht an Coeruloplasmin gebunden und nicht ausreichend über die Galle ausgeschieden werden (s. Kap. 21, S. 622). Sonderformen der *Glykogenosen vom Typ I* be-ruhen auf Defekten von Transportproteinen für die Aufnahme von Glucose-6-phosphat in das Lumen des ER bzw. für die Ausschleusung von Glucose in das Cytoplasma (s. S. 258 u. 398).

Cystinose ist ein Beispiel einer Krankheit, die durch den Defekt eines Transportproteins in der Lysosomenmembran verursacht wird: Cystin (👁14.28), das beim intralysosomalen Proteinabbau freigesetzt wird, kann nicht in das Cytoplasma ausgeschleust werden. Das für das Transportprotein codierende Gen (CTNS) ist identifiziert und chromosomal lokalisiert (17p13). Als Ursache einer Cystinose sind mehr als 50 verschiedene Mutationen bekannt. Die häufigste ist eine Deletion der ersten zehn Exons mit fehlender Expression des Proteins.

Die Cystinose manifestiert sich primär in der Niere mit Cystin-Ablagerungen in den Lysosomen, später auch im Cytoplasma der Tubuluszellen. Die zelluläre Cystin-Konzentration kann bis zum 10-fachen der Norm gesteigert sein. Die Folge ist eine Störung der tubu-

🔍 **Cystische Fibrose** (Mucoviscidose). Zur Familie der ABC-Transporter gehört ein Membranprotein, das etwas umständlich als Cystische-Fibrose-Transmembran-Leitfähigkeitsregulator (CFTR; s. S. 45) bezeichnet wird. Mutationen in dem Gen für dieses Protein, einem regulierten Ionenkanal für Cl⁻-Ionen, führen zu einer verminderten Sekretion von Flüssigkeit und Ionen durch die Membran von Epithelzellen. Besonders das Pankreas und die Lunge sind davon betroffen. Knapp tausend verschiedene Mutationen des CFTR-Gens sind beschrieben.

👁 **14.28 Cystin** ist ein Aminosäurederivat, das bevorzugt extrazellulär vorkommt. Kennzeichnend ist seine Disulfidbrücke. Es entsteht durch Oxidation aus zwei Molekülen Cystein. Intrazellulär kann es durch Reduktion wieder in Cystein übergehen.

🔍 Die Cystinose ist nicht zu verwechseln mit der Cystinurie, einer Transportstörung für Cystin und basische Aminosäuren im Nierentubulus und in den Zellen der Darmmucosa (s. S. 700).

lären Rückresorption von Glucose, Aminosäuren, Phosphat, Calcium, Natrium, Kalium, Hydrogencarbonat und Wasser. Die Symptomatik ist dementsprechend gekennzeichnet durch eine massive Polyurie bei hypoosmolarem Urin, hypophosphatämischer Rachitis (Phosphat-Diabetes, s. S. 701) und hypokaliämischer Acidose (renal tubuläre Acidose, s. S. 597). Die glomeruläre Filtration ist in den ersten Lebensjahren nicht eingeschränkt, nimmt dann aber ab. Im weiteren Verlauf entwickelt sich eine Niereninsuffizienz. Extrarenale Cystin-Ablagerungen kennzeichnen die Spätstadien. Sie können in der Cornea (Photophobie), in der Schilddrüse (Hypothyreose), in der Muskulatur (Muskelschwund), aber auch in anderen Organen (Leber, Milz, Knochenmark, Gehirn) auftreten.

Während die Therapie über lange Zeit nur in Form einer symptomatischen Behandlung (Substitution von Wasser, Elektrolyten, Säure-Basen-Ausgleich) möglich war, oder in einer Nierentransplantation bestand, ist seit 1993 eine wirkungsvolle medikamentöse Behandlung mit Cysteamin verfügbar. *Cysteamin*, das biogene Amin des Cysteins, wird durch ein spezifisches, bei Cystinose intaktes Transportprotein in die Lysosomen aufgenommen und bildet intralysosomal ein Disulfid mit Cystein. Wegen seiner Ähnlichkeit mit Lysin kann dieses durch einen Lysin-Transporter aus den Lysosomen ausgeschleust werden (☞**14.29**). Im Cytoplasma findet dann durch Glutathion oder NADH+H+ die Reduktion und Spaltung des Disulfids zu Cystein und Cysteamin statt. Cysteamin kann im Sinne eines Recycling in die Lysosomen wieder aufgenommen werden.

Defekte von Rezeptorproteinen. Beispiel einer Krankheit durch einen Rezeptordefekt ist die familiäre *Hypercholesterolämie*. Aufgrund verschiedener Defekte des LDL-Rezeptors kann das Lipoprotein LDL mit dem darin enthaltenen Cholesterol nicht endocytotisch in die Zellen aufgenommen und metabolisiert werden (s. Kap. 13, S. 338). Defekte an membranintegrierten Rezeptorproteinen für Proteo- und Polypeptidhormone sind z.B. die Ursache des *Diabetes mellitus Typ II* (s. Kap. 20) und des *Diabetes insipidus renalis* (s. Kap. 23.5). Bei beiden Krankheiten ist der Hormonspiegel im Blut normal oder erhöht, aufgrund des defekten Rezeptors fehlt jedoch die Hormonwirkung am Zielorgan.

Defekte von Kanalproteinen. Beispiele für Krankheiten, die durch den Defekt eines Kanalproteins verursacht werden, sind das Bartter-Syndrom Typ II und das Gitelmann-Syndrom. Das *Bartter-Syndrom Typ II* beruht auf dem Defekt des Kalium-sensitiven Kanals in der luminalen Membran der Zellen der Henle-Schleife (dicker aufsteigender Teil, s. S. 698). Dabei besteht ein lebensbedrohlicher Wasser- und Na+-Verlust mit Dehydratation und Fieber, häufig kombiniert mit Hypercalciurie und Nephrocalcinose (s. Kap. 23.5).

Ursache des *Gitelmann-Syndroms* ist ein Defekt des Aldosteron-gesteuerten Na+/K+-Kanalproteins in den Zellen der Sammelrohre. Abhängig von der Untereinheit, die vom Defekt betroffen ist, kann das Kanalprotein nicht inaktiviert oder nicht durch Aldosteron reguliert werden. Klinische Folgen der fehlenden Inaktivierung sind eine gesteigerte Na+-Rückresorption und eine daraus resultierende Hypertonie; bei fehlender Regulation durch Aldosteron entsteht das Krankheitsbild des Hypoaldosteronismus mit Hypotonie. Dieses Bild zeigt eindrücklich, dass in Abhängigkeit von der molekularen Lokalisation des Defektes an einem Kanalprotein Krankheitsbilder mit sehr verschiedener, sogar konträrer Symptomatik resultieren können.

☞**14.29 Therapie der Cystinose mit Cysteamin**

15 Zell- und Organellenstruktur

Zusammenfassung

– Die eukaryonte Zelle ist durch die Existenz eines **Zellkerns** und durch die Trennung dieses Kompartiments vom **Cytoplasma** definiert. Im Cytoplasma finden die einzelnen Stoffwechsel-, Synthese- und Abbaureaktionen in der löslichen Phase, dem *Cytosol*, und einer Reihe von spezialisierten *Organellen* statt. Form, innere Strukturierung und Beweglichkeit von Zellen werden durch das Cytoskelett und dessen assoziierte Proteine bestimmt.

– Die **Hülle des Zellkerns** ist eine Doppelmembran. Die äußere Kernmembran setzt sich im Membransystem des endoplasmatischen Retikulums fort. An ihrer Innenseite ist die Kernhülle mit der Kernlamina ausgekleidet. Der Stoffaustausch zwischen Kern und Cytoplasma findet an **Kernporen** statt.

– Der Stoffaustausch zwischen Kern und Cytoplasma wird durch Import- und Exportfaktoren (Importine und Exportine) geleistet und durch die GTPase Ran reguliert. Im Zellkern liegt sie GTP-gebunden, im Cytoplasma GDP-gebunden vor.

– Der **Zellzyklus** wird in vier Phasen unterteilt. In der *M-(Mitose)-Phase* findet die Zellteilung statt, in der G_1-*Phase* laufen umfangreiche Syntheseprozesse ab, bevor in der *S-(Synthese)-Phase* die DNA repliziert wird. Während der G_2-*Phase* wird die Mitose vorbereitet. G_1-, S- und G_2-Phase werden als *Interphase* zusammengefasst. Der Zellzyklus wird durch Synthese und Abbau regulatorischer Proteine (Cycline) gesteuert, die mit unterschiedlichen Kinasen reagieren, die wiederum durch stadienspezifische Phosphorylierung von Proteinen einzelne Schritte kontrollieren.

– Das Chromatin des **Interphase**-Zellkerns wird während der **Prophase** der Mitose kondensiert. Die Chromosomen werden dann während der **Metaphase** mit Hilfe von Mikrotubuli (Spindelapparat) und Motorproteinen in der Mittelebene der Zelle so ausgerichtet, dass sie nach Trennung der Chromatiden während der **Anaphase** zu den Zellpolen der sich teilenden Zelle bewegt werden können. **Telophase** und **Cytokinese** schließen den Teilungsvorgang ab.

– Zum **Cytoskelett** tragen drei Proteinkomponenten bei. *Mikrofilamente* (F-Actin, Durchmesser ca. 6 nm) sind Polymere aus globulären G-Actin-Untereinheiten. *Intermediärfilamente* (IF, 10 nm) sind Zelltyp-spezifisch und bestehen aus Proteinen mit zentraler, konservierter α-helikaler Domäne und terminalen, für das jeweilige IF spezifischen Abschnitten. *Mikrotubuli* (25 nm) sind aus Dimeren (α- und β-Tubulin) aufgebaut, die zu Protofilamenten polymerisieren und, nebeneinander als Röhre angeordnet, aus dreizehn Protofilamenten einen Mikrotubulus bilden.

– **Zell-Zell-Verbindungen** werden in Form von *Verschlusskontakten* (tight junctions), *Adhärenzkontakten* (adherens junctions) und *Desmosomen* hergestellt. Die beteiligten Proteine interagieren extrazellulär miteinander und sind intrazellulär über Adapterproteine mit dem Cytoskelett verbunden. *Gap Junctions* stellen Kanäle zwischen Zellen dar, durch die Ionen und kleine Moleküle von Zelle zu Zelle weitergegeben werden können.

– Das **endoplasmatische Retikulum (ER)** wird in das glatte und raue ER (gER, rER) eingeteilt. Im *gER* sind Enzyme des Kohlenhydrat-

Stoffwechsels (Glucose-6-phosphatase), der Biotransformation (Cytochrom P-450) und des Lipid-Stoffwechsels (Cholesterol-, Phospholipid-Synthese) lokalisiert. Das *rER* ist der Bildungsort von Proteinen, die zur Sekretion oder zur Membraninsertion (Plasma-, ER-, Lysosomen-Membran, u.a.) bestimmt sind. Im ER finden posttranslationale Modifikationen statt.

- Der **Golgi-Apparat** ist der Ort weiterer Modifikationen an Proteinen und der Synthese der Glykosaminoglykan-Ketten der Proteoglykane. Ausgehend vom ER teilt man den Golgi-Komplex in den *cis-*, *median-* und *trans-*Golgi-Apparat und das *trans-*Golgi-Netzwerk (tGN) ein. Durch vesikulären Transport werden Proteine vom tGN zur Plasmamembran, zu frühen und späten Endosomen und von dort zu Lysosomen verbracht.
- **Lysosomen** sind Kompartimente, in denen im sauren Milieu eine Vielzahl unterschiedlicher Hydrolasen wirken. Endocytosevesikel führen den Lysosomen Material zum Abbau zu.
- Durch **Endocytose** nehmen Zellen Stoffe aus der Umgebung auf, durch **Exocytose** geben sie Zellprodukte nach außen ab. Exocytose kann konstitutiv oder reguliert erfolgen. Bei der Bildung von Transportvesikeln werden unter Vermittlung von Adaptermolekülen Hüllproteine so an die jeweilige Membran angelagert, dass umhüllte Vesikel entstehen. Bei Endocytose-Vesikeln und bei Vesikeln vom TGN zu späten Endosomen ist das Hüllprotein Clathrin, zwischen ER und Golgi sind es COP I und COP II.
- **Mitochondrien** besitzen eigene, zirkuläre DNA-Moleküle. Diese codieren für einen kleinen Teil der mitochondrialen Proteine. Alle übrigen Proteine der Mitochondrien werden von der Kern-DNA codiert, im Cytoplasma an freien Ribosomen synthetisiert und durch spezifische Transportkomplexe in die Membran- und Matrix-Kompartimente der Mitochondrien eingeschleust.
- **Peroxisomen** sind Organellen, in denen Reaktionen mit H_2O_2 stattfinden. Katalase baut hier Wasserstoffperoxid zu Wasser und Sauerstoff ab. Eine Verkürzung sehr langkettiger Fettsäuren geschieht durch peroxisomale β-Oxidation; weiterhin sind Peroxisomen Bildungsort der Plasmalogene. Der Import peroxisomaler Proteine in die Matrix der Organellen geschieht durch einen spezifischen Translokationsapparat.

▷ Als **Cytoplasma** bezeichnet man den gesamten, von der Plasmamembran umschlossenen Zellanteil außerhalb des Zellkerns, während das **Cytosol** die unstrukturierte, wässrige Phase des Cytoplasmas darstellt.

🔍 Zellbestandteile können nach mechanischem Aufschluss der Zellen durch Zentrifugation bei unterschiedlicher Zentrifugalbeschleunigung (ausgedrückt als Vielfaches der Erdbeschleunigung, g) in einzelne **Fraktionen** aufgetrennt werden (**T** 15.1). Zellkerne können bei ca. 1000 xg, Mitochondrien bei 10000 xg abzentrifugiert werden. Weitere intrazelluläre Membransysteme, in erster Linie das endoplasmatische Retikulum, die bei der mechanischen Aufarbeitung zerstört werden, schließen sich erneut zu Membranvesikeln. Diese werden bei 100000 xg abzentrifugiert und als Mikrosomen bezeichnet. Der verbleibende („postmikrosomale") Überstand trägt auch den Namen Cytosol.

Zellen sind die Grundeinheiten aller lebenden Organismen. Eukaryonte Lebewesen besitzen einen Zellkern, der in räumlicher Trennung zum *Cytoplasma* die DNA als genetische Information enthält. Die DNA ist im Zellkern als Chromatin organisiert und wird hier repliziert und transkribiert (S. 120, 124). Das Zellkerninnere ist durch eine Doppelmembran vom Cytoplasma getrennt. Dort sind *Organellen*, Membransysteme und strukturbildende Proteine (Cytoskelett) in das umgebende Grundplasma, das *Cytosol*, eingebettet (👁15.1). In diesem Kapitel werden Zellkern, Cytoskelett und Organellen biochemisch und funktionell zusammen dargestellt.

15.1 Zellkern und Kernhülle

Die Kernhülle besteht aus einer äußeren und einer inneren Kernmembran. Die äußere Kernmembran setzt sich im Membransystem des endoplasmatischen Retikulums fort. Diese Kernhülle weist eine große Zahl von *Kernporen-Komplexen* (ca. 2000 pro Kern) auf, an denen ein geregelter Stoffaustausch zwischen dem Zellkerninneren und dem Cytoplasma stattfindet. Die Kernporen-Komplexe bestehen aus über 50 Proteinen, besitzen eine Masse von etwa 125 MDa und

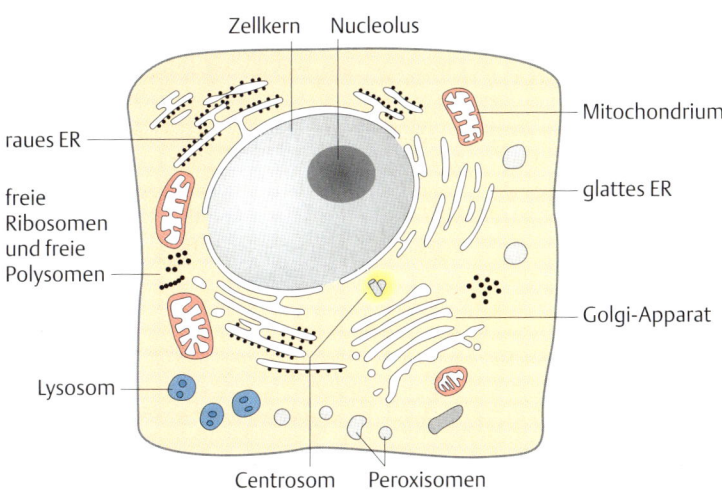

Zellkern Nucleolus

raues ER

freie
Ribosomen
und freie
Polysomen

Mitochondrium

glattes ER

Golgi-Apparat

Lysosom

Centrosom Peroxisomen

15.1 Schematische Darstellung einer Zelle und der Zellorganellen.
Elemente des Cytoskeletts sind nicht eingezeichnet, die Organellen sind nicht
maßstabgerecht dargestellt.

▼ 15.1 Leitenzyme von Zellfraktionen.

Zellkern	NAD+-Pyrophosphorylase
Mitochondrien	Glutamat-Dehydrogenase
Lysosomen	β-Glucuronidase
Golgi-Apparat	Galactosyltransferase
Endoplasmatisches Retikulum	Glucose-6-phosphatase
Zellmembran	Na+/K+-ATPase
Peroxisomen	Katalase
Cytosol	Glykolyse-Enzyme

weisen eine achtfache Symmetrie auf. Zum Cytoplasma hin tragen sie
faserartige Protein-Fortsätze, zur Kerninnenseite sind korbartige
Proteinstrukturen ausgebildet (◉15.3). Die zentrale Porenstruktur
wird netzartig von hydrophoben Proteinstrukturen eingenommen, an
denen der Import und Export von Makromolekülen stattfindet. Auf
der Innenseite ist die Kernhülle von der Kernlamina ausgekleidet. Sie
besteht aus Laminen (Lamin A, B und C), die zur Familie der
Intermediärfilament-Proteine gehören (Abschnitt 15.4). Lamin-assoziierte Proteine vermitteln die Bindung an Proteine der inneren
Kernmembran (◉15.2); Lamin B ist über einen Farnesyl- (oder
Geranyl-)-Rest an einen Lamin-B-Rezeptor der inneren Kernmembran
gebunden.

a

b

innere Kernmembran

LAP2β Emerin LAP1 LBR Otefin

Lamin A, C Lamin B Lamin A, C Lamin B

LAP2α BAF Histon H2A, H2B Hp1

Chromatin Kernlamina

15.2 Die Kernlamina als innere Auskleidung der Kernhülle.
a Nach Entfernung der Membranlipide der Kernhülle verbleibt das Netzwerk
der Kernlamina. Sie besteht aus den Laminen A, B und C.
b Die Lamine sind mit Membranproteinen der inneren Kernmembran (hier:
Lamin-assoziierte Proteine [LAP], Lamin-B-Rezeptor [LBR], Emerin, Otefin) verbunden und reagieren zum Nucleoplasma hin mit Chromatinschleifen über
Histonproteine, Heterochromatin-spezifisches Protein [Hp1] und weitere Lamin-assoziierte Proteine (**a** aus Aebi et al., Nature 323; 1986:560; **b** nach
Wilson, Trends Cell Biol. 10; 2000:125).

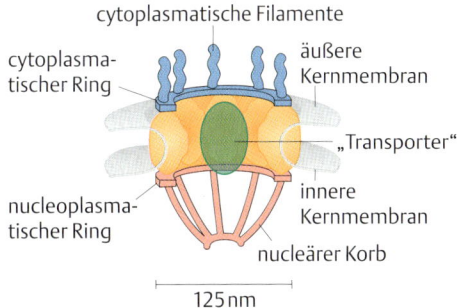

cytoplasmatische Filamente

cytoplasma-
tischer Ring

äußere
Kernmembran

„Transporter"

nucleoplasma-
tischer Ring

innere
Kernmembran

nucleärer Korb

125 nm

15.3 Der Kernporenkomplex. In die Doppelmembran der Kernhülle ist der Kernporenkomplex
eingefügt. Er weist eine achtfache Symmetrie auf
(durch den Anschnitt sind im Modell hier nur fünf
Untereinheiten dargestellt). Zum Cytoplasma hin
zeigen faserartige Strukturen, zum Nucleoplasma
hin ist eine korbartige Struktur ausgebildet. Im
Inneren der Pore, hier als Transporter bezeichnet,
bilden hydrophobe Anteile von Kernporenprotei-
nen eine netzartige Struktur (nach Panté und Aebi,
Struct. Biol. 113 ;1994:179–189).

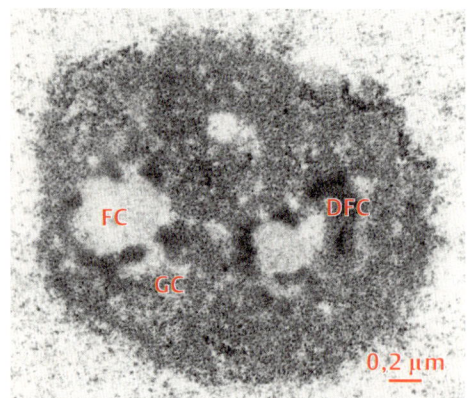

◉15.4 Nucleolus einer humanen Zelle. Der Nucleolus besteht aus drei morphologisch unterscheidbaren Domänen, die den vektoriellen Ablauf der Ribosomen-Biogenese repräsentieren. Die beiden hellen Regionen (*fibrilläre Zentren*, FC) enthalten die transkriptionell aktiven rRNA-Gene. Frühe Prozessierungsschritte der prä-rRNA finden in der *dichten fibrillären Komponente* (DFC) statt, die als dunkles Band die fibrillären Zentren umgibt. In der umgebenden *granulären Komponente* (GC) findet der Zusammenbau der ribosomalen Untereinheiten statt, die schließlich den Nucleolus verlassen, durch das Nucleoplasma wandern und durch Kernporenkomplexe in das Cytoplasma ausgeschleust werden (EM-Aufnahme eines Ultradünnschnittes durch den Kern einer Hep-2-Zelle: freundlicherweise zur Verfügung gestellt von Prof. U. Scheer, Würzburg).

Wie die Chromosomen, so unterliegt auch die Kernhülle im Verlauf des Zellzyklus (s.u.) einem Strukturwandel: Bei höheren Eukaryonten wird die Kernhülle in der Prophase der Mitose nach *Phosphorylierung* der Lamine zu Membranvesikeln fragmentiert; dabei bleibt lediglich Lamin B mit den Kernhüllen-Vesikeln verbunden. Die erneute Ausbildung der Kernhülle beginnt während der Telophase mit einer *Dephosphorylierung* der Lamine und einer Anlagerung von Chromatin an die Vesikel.

Die Chromatinstruktur und ihre Grundelemente, nämlich DNA, Histone und Nicht-Histon-Proteine, haben wir bereits dargestellt (S. 109 ff.). In einer ersten Organisationsebene bauen DNA und Histone die Nucleosomenkette auf. Diese wird durch Vermittlung der H1-Histone zur übergeordneten 30-nm-Faser spiralisiert, und diese wiederum kann durch Bindung an Gerüstproteine des Kerns zu schleifenartigen Abschnitten organisiert sein. Eine nächste, dichtere Verpackungsebene des Chromatins wird vor der Mitose deutlich, wenn kondensierende Proteine (*Condensine*) und Topoisomerasen im Chromatin die dicht gepackte Struktur der Metaphase-Chromosomen herausbilden, die aus den beiden aus der DNA-Replikation hervorgegangenen *Chromatiden* bestehen.

Morphologisch hervortretende Strukturen des Zellkerns sind die *Kernkörperchen* (Nucleoli, ◉15.4). In ihnen werden die Gene für ribosomale 45 S-RNA transkribiert und diese Transkripte prozessiert (s. ◉6.9, S. 126). Ebenfalls in den Nucleoli werden die ribosomalen 5 S-, 18 S- und 28 S-rRNA-Moleküle mit den entsprechenden, aus dem Cytoplasma importierten, ribosomalen Proteinen zu großen und kleinen Ribosomen-Untereinheiten zusammengefügt. Diese werden dann über Kernporen ins Cytoplasma transportiert. Der *Nucleolus* stellt also eine Ansammlung von rRNA und den entsprechenden Genen sowie von Proteinen (Polymerase I, Prozessierungsproteine, ribosomale Proteine, Transkriptionsfaktoren) dar.

15.2 Transport zwischen Zellkern und Cytoplasma

Durch den Kernporenkomplex werden Moleküle zwischen Zellkern und Cytoplasma, also zwischen zwei Kompartimenten, ausgetauscht. Zwar wurde an Modellsubstanzen gefunden, dass unterhalb einer Größe von 30 bis 40 kDa ein Austausch durch Diffusion möglich ist, aber in vielen Fällen wurde auch für kleinere Moleküle gezeigt, dass ihr Transport reguliert und energieabhängig ist und von einem spezifischen Sequenzabschnitt abhängt, der als Adressierung zum Kernimport (nucleäres Lokalisationssignal, NLS) oder zum Export aus dem Kern (nucleäres Exportsignal, NES) dient. Für den Transport werden Proteinfaktoren (Importine bzw. Exportine) benötigt, die das NLS oder NES erkennen und den Transport durch die Pore ermöglichen. Ihr Aktivitätszustand wird durch Faktoren aus der Familie kleiner GTPasen reguliert, hier durch die kleine GTPase Ran (s.u.). Weitere Beispiele solcher GTPasen werden an anderer Stelle besprochen: die Ras-Proteine bei den Protoonkogenen (Kap. 6 und 25), die Rab-Proteine beim vesikulären Transport (Kapitel 15.8) und die α-Untereinheiten von G-Proteinen bei der Signaltransduktion (Kapitel 19).

Das Kernlokalisationssignal (NLS) vieler Proteine stellt eine kurze Abfolge von basischen Aminosäuren dar. Es vermittelt die Bindung des Proteins an ein Adapterprotein (Importin α), welches an den eigentlichen Transportfaktor (Importin β) bindet. Andere Proteine

🔑 Das erste Kernlokalisationssignal (NLS) wurde im großen T-Antigen des SV40-Virus gefunden (angegeben im 1-Buchstaben-Code): P**KKKRK**V. Zusammen mit dem zweigeteilten NLS des Nucleoplasmins, eines Faktors beim Chromatinaufbau, (**KR**PAATKKAGQA**KKKK**LD), wird es als **„klassisches NLS"** bezeichnet und benötigt den Adapter Importin α zur Bindung an den Importrezeptor Importin β. Essenziell sind die fettgedruckten Lysin-[K]- und Arginin-[R]-Reste. Andere Moleküle benötigen keine Adapter, sondern werden durch Importin β oder ein Importin β-verwandtes Protein (Importin 5, Importin 7, Transportin u.a.) in den Kern oder vom Kern ins Cytoplasma (Exportin t, CAS, CRM1) befördert.

binden zum Transport direkt an Importin β oder ein damit verwandtes Protein.

Die kleine GTPase Ran (abgeleitet von *nuclear Ras*) kann, wie jedes G-Protein, in einer GTP- und einer GDP-bindenden Form vorliegen (s. S. 482). Im Zellkern ist ein Guaninnucleotid-Austausch-Faktor an Chromatin gebunden (ursprünglich beschrieben als RCC, *regulator of chromatin condensation*); er sorgt für den Austausch von GDP gegen GTP, so dass Ran im Kern in der GTP-gebundenen Form vorliegt. Demgegenüber liegt im Cytoplasma ein Faktor vor, der die GTPase-Aktivität von Ran aktiviert (Ran-GAP, *GTPase activating protein*). Aus dieser Verteilung von Austausch-Faktor und GTPase-Aktivator ergibt sich ein Ran-GTP: Ran-GDP-Gradient zwischen Kern und Cytoplasma. Für die Richtung des Transports ist die Tatsache entscheidend, dass in Anwesenheit von Ran-GTP das Importsubstrat vom Importfaktor gelöst wird, so dass ersteres im Kern verbleibt. Andererseits hängt die Affinität von Exportfaktoren zu ihrem Substrat von ihrer Bindung an GTP-gebundenes Ran ab, so dass sich im Kern Export-Komplexe bilden können und das entsprechende Makromolekül exportiert wird. Bei Spaltung des GTP zum GDP im Cytoplasma wird das Exportsubstrat vom Exportfaktor freigegeben. Ran-GDP selbst wird durch einen eigenen Faktor (NTF2, *nuclear transport factor 2*) in den Kern transportiert (👁**15.5**).

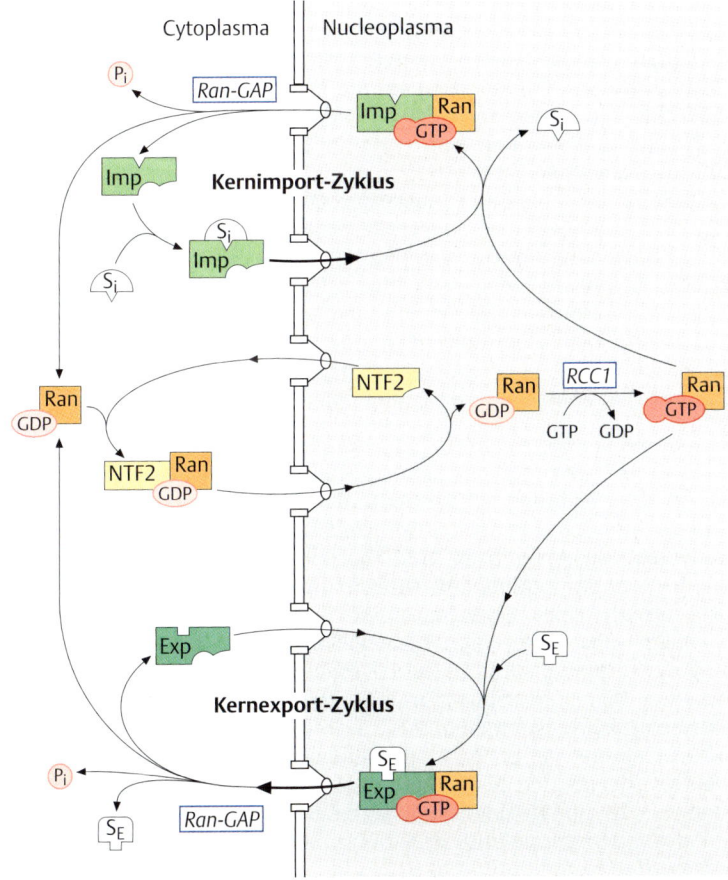

👁15.5 Transportzyklen beim nucleocytoplasmatischen Transport. Im Kern wird durch den Chromatin-gebundenen Guaninnucleotid-Austauschfaktor RCC1 das Ran-Protein mit GTP beladen, im Cytoplasma wird durch ein GTPase-aktivierendes Protein (GAP) die Hydrolyse von Ran-gebundenem GTP zu GDP und P_i ausgelöst. Bei hoher Ran-GTP-Konzentration im Kern löst sich das *Importsubstrat* (S_i) vom Importrezeptor (Imp), während *Exportsubstrat* (S_E) unter diesen Bedingungen an einen Exportrezeptor (Exp) bindet; umgekehrt sorgt die niedrige Ran-GTP-Konzentration im Cytoplasma für eine Trennung des Exportsubstrats vom Exportrezeptor und erlaubt eine Bindung von Importsubstrat an den Importrezeptor. Ran-GDP wird durch einen eigenen Transporter (NTF2, *nuclear transport factor 2*) in den Kern befördert (modifiziert nach Kutay und Görlich, Annu. Rev. Cell Developm. Biol. 15;1999:607 und Kuersten et al., Trends in Cell Biol. 11;2001:497).

Als **Substrate der Transportfaktoren** sind alle Makromoleküle denkbar, die im jeweiligen Kompartiment synthetisiert, aber im anderen benötigt oder zur weiteren Modifikation zeitweilig dorthin verbracht werden müssen. So ist es verständlich, dass Kernproteine (Histone, Transkriptionsfaktoren, Enzyme des Zellkerns) vom Ort ihrer Syn-

Kerntransport-Rezeptoren. Die Importin-β-verwandten Kerntransport-Rezeptoren stellen eine große Familie von Proteinen dar, die Transportsubstrate erkennen und, je nach vorliegender NLS- oder NES-Struktur den Import oder Export bewirken. Wie erwähnt, benötigen sie in bestimmten Fällen Adapterproteine, so z.B. Importin α im Falle der „klassischen" kurzen Abfolge basischer Aminosäuren oder Snurportin 1, welches die Cap-Struktur kleiner Kern-RNA-Moleküle (U snRNA, s. S. 128) in entsprechenden Ribonucleoprotein-Partikeln (U snRNP) erkennt.

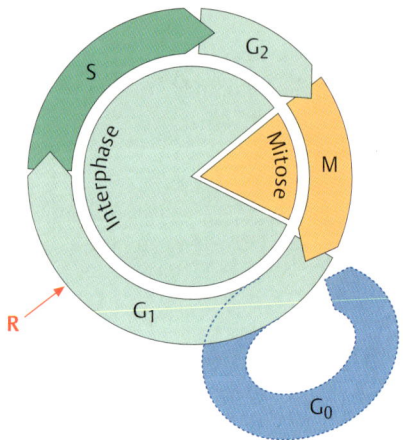

◉15.6 Die Phasen des Zellzyklus. In der G_1-Phase wird durch RNA- und Proteinsynthese die Zelle zur späteren Zellteilung vorbereitet. Durch Überschreiten des Restriktionspunkts (R) wird der Eintritt in die nächsten Phasen des Zellzyklus ausgelöst. Ausdifferenzierte Zellen können für längere Zeit in die G_0-Phase eintreten; erst durch Wachstumsfaktoren werden sie zum Wiedereintritt in den Zyklus stimuliert. In der DNA-Synthese-(S)-Phase wird eine Vielzahl von Genen aktiviert, die in Beziehung zur DNA-Replikation stehen. In der G_2-Phase wird die Zelle für die Teilungsphase (Mitose, M-Phase) vorbereitet.

> **Mitose** ist die Teilung des Zellkerns einer diploiden eukaryonten Zelle. Dabei kondensieren die zuvor verdoppelten Chromosomen zu mikroskopisch sichtbaren Fäden (griechisch μίτος, Faden) und werden in identischen diploiden Chromosomensätzen auf die Tochterzellen aufgeteilt.

these, dem Cytoplasma, in den Kern transportiert werden müssen. Ribosomale Proteine müssen als Substrate der Ribosomen-Biogenese in den Kern gebracht werden und zum Nucleolus gelangen, umgekehrt müssen fertige Ribosomen-Untereinheiten ins Cytoplasma überführt werden. Im Kern synthetisierte Ribonucleinsäuren werden entweder als Ribonucleoprotein-Partikel, wie im Falle der mRNA, oder als freie RNA, wie im Falle der tRNA, mit Hilfe eines Exportfaktors ins Cytoplasma transportiert.

15.3 Der Zellzyklus

Phasen des Zellzyklus. Im Gegensatz zu Bakterien, die bei exponenziellem Wachstum praktisch kontinuierlich ihre DNA replizieren und sich teilen, läuft die Teilung eukaryonter Zellen in einem zyklischen Geschehen mit funktionell unterschiedlichen Phasen ab (◉15.6). Auf die Phase der Zellteilung (**Mitose: M-Phase**) folgt eine erste Zwischenperiode (**G_1-Phase**, für engl. *gap = Lücke*), in der die Syntheseleistungen der Zelle (Synthese von Makromolekülen und Organellen) so weit vorangetrieben werden, dass alle Voraussetzungen zum Fortschreiten im Zellzyklus bis zur nächsten Teilung gegeben sind. Nach Überschreiten des sogenannten *Restriktionspunkts* (oder *START*-Punkts bei Hefe) ist das Voranschreiten im Zyklus bis zur Zellteilung programmiert. Die Zelle tritt dann in die Phase der DNA-Replikation (**Synthesephase, S-Phase**) ein, während der nicht nur die DNA repliziert wird, sondern auch die dafür benötigten Substrate und Faktoren sowie Histone und andere Zellkernproteine synthetisiert werden müssen. Während der jetzt folgenden **G_2-Phase** setzen erste Schritte zur Vorbereitung der M-Phase ein, so zum Beispiel die Auftrennung des Centrosoms zu zwei Spindelpolen.

Viele Zellarten durchlaufen nach der Mitose die G_1-Phase nicht bis zum Restriktionspunkt, sondern verbleiben als hochdiffenzierte Zellen teilungsinaktiv in der sogenannten **G_0-Phase**. Der Wiedereintritt aus der G_0-Phase in den Zellzyklus erfordert dann ein Signal durch einen entsprechenden Faktor. Wir werden solche Wachstumsfaktoren (GF, *growth factors*) und ihre Rezeptoren im Zusammenhang mit der Entwicklung und Differenzierung (Kap. 24) und mit der gestörten Kontrolle der Zellteilung von Tumorzellen (Kap. 25) besprechen.

Die Mitose ist durch mehrere Einzelabschnitte mit charakteristischen, morphologischen und biochemischen Veränderungen gekennzeichnet (▼15.2). Während der **Prophase** der Mitose werden die Chromosomen unter Beteiligung von Gerüstproteinen, Condensin und Topoisomerasen dichter gepackt und morphologisch erkennbar (◉15.7). Die beiden Chromatinfäden (Chromatiden) der zuvor replizierten DNA bleiben über Cohesinproteine weiter aneinander gebunden. Ebenfalls während der mitotischen Prophase wird nach Phosphorylierung der Lamine die Kernhülle zu Vesikeln aufgelöst, so dass nun die Trennung von Nucleoplasma und Cytoplasma aufgehoben ist. Damit werden die Chromosomen für Mikrotubuli zugänglich.

Schon während der S-Phase setzt eine Verdoppelung der Centrosomen ein, sie trennen sich während der G_2-Phase und nehmen in der Prophase als Spindelpole entgegengesetzte Positionen ein. Sie sind nun der Ausgangspunkt für drei funktionell unterschiedene Arten von Mikrotubuli (s. Abschnitt 15.4):

– *Kinetochor-Mikrotubuli* sind in der Lage, mit ihrem wachsenden Ende, dem (+)-Ende (s. u.), an inzwischen ausgebildete Kinetochor-Strukturen im Bereich der Chromosomen-Centromere zu binden,

– *Pol-Mikrotubuli* wachsen zum „Äquator" der Zelle hin und lagern ihre (+)-Enden aneinander, ohne an Chromosomen zu binden, und

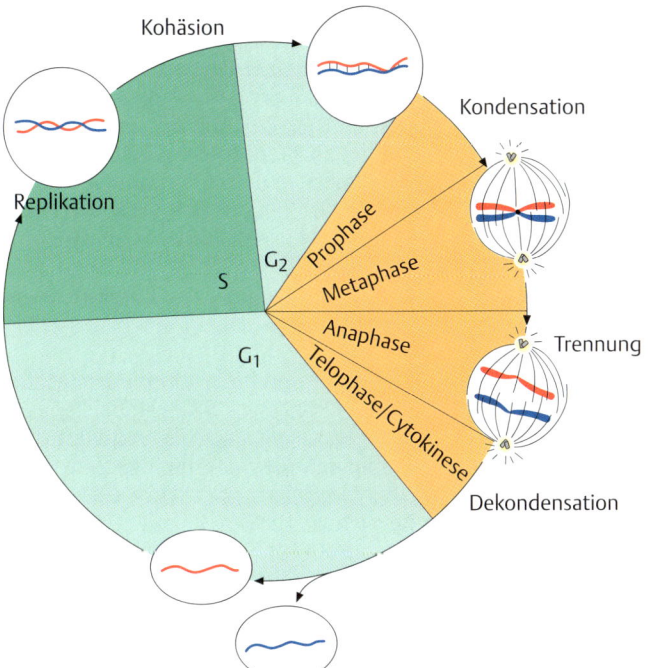

⊙**15.7 Der Zellzyklus als Chromosomenzyklus.** Nach der Replikation wird die DNA der beiden Chromatiden durch Cohesine zusammengehalten (Kohäsion) und dann durch kondensierende Proteine (Condensine) enger gepackt (Kondensation), bevor in der Metaphase die Chromosomen am Zelläquator ausgerichtet werden und in der Anaphase sich die Chromosomen trennen. In der anschließenden G_1-Phase sind die Chromosomen dann wieder dekondensiert (zur Vereinfachung wird nur ein einzelnes Chromosom dargestellt).

⊤ **15.2 Die Phasen der Mitose** (M-Phase).

Frühe Prophase
– Chromosomen beginnen zu kondensieren
– Centriolen wandern zu Zellpolen
– Kernhülle fragmentiert zu Vesikeln

Mittlere und späte Prophase
– Chromosomenkondensierung schreitet fort
– Mikrotubuli strahlen von Centrosomen aus
– Mikrotubuli binden an Kinetochore

Metaphase
– Chromosomen (2 Chromatiden, im Centromerbereich aneinander fixiert) formieren sich am Zelläquator

Frühe Anaphase
– Chromatiden lösen sich im Centromerbereich voneinander
– Kinetochor-Mikrotubuli verkürzen sich am (+)-Ende

Späte Anaphase
– Spindeln verlängern sich durch gegenseitige Verschiebung der Pol-Mikrotubuli an deren (+)-Ende mit Hilfe Kinesin-artiger Motorproteine
– Teilungsfurche beginnt sich auszubilden

Telophase
– Kernhüllen bilden sich am Chromatin aus Membranvesikeln
– Chromosomen dekondensieren
– Spindeln (Mikrotubuli) depolymerisieren
– Actin und Myosin II setzen die Abschnürung von Tochterzellen fort bis zur vollständigen Trennung (Cytokinese)

– *Astral-Mikrotubuli* gehen sternförmig von den Centromeren aus, so dass sie auch zur Plasmamembran hin ausstrahlen (⊙**15.8**).
Durch die Dynamik der Verkürzung und Verlängerung von Kinetochor-Mikrotubuli sowie durch ATP-abhängige *Motorproteine* (Kinesin, Kinesin-verwandte Proteine, Dynein) bewegen die Chromosomen sich in einer Weise, dass diese während der **Metaphase** in einer Ebene am „Äquator" der Zelle angeordnet werden und die so genannte Metaphaseplatte bilden.
Während der **Anaphase** der Mitose werden die beiden Chromosomen voneinander gelöst und die jeweiligen Chromatiden zu den Spindelpolen bewegt. Im Verlauf der Anaphase A geschieht die Chromatiden-Bewegung durch eine Verkürzung der Kinetochor-Mikrotubuli an

⊙**15.8 Der Spindelapparat während der Metaphase und frühen Anaphase.** Mikrotubuli strahlen, ausgehend von ihren (-)-Enden, von den Centriolen der Spindelpole aus und können mit ihren (+)-Enden an Kinetochore der Chromosomen binden (Kinetochor-Fasern). Andere Fasern lagern sich mit ihren (+)-Enden aneinander (Pol-Mikrotubuli). Eine dritte Art von Mikrotubuli strahlt von den Spindelpolen sternförmig, auch zur Plasmamembran hin aus und wird als Astral-Mikrotubuli bezeichnet. Verlängerungen und Verkürzungen von Mikrotubuli sowie ATP-abhängige Motorproteine führen im Verlauf der M-Phase die Chromosomen am Äquator der Zellen zur Metaphaseplatte zusammen. Motorproteine der Dynein-Familie (Bewegung zum (-)-Ende) und der Kinesine (Bewegungen zum (+)-Ende der Mikrotubuli) sind auch, zusammen mit gezielter Verkürzung der Mikrotubuli am Kinetochor, entscheidend für die Chromosomen-Bewegung in der Anaphase. Positionen von Motorproteinen sind durch farbige Punkte hervorgehoben. Zur Definition von (+)- und (-)-Enden der Mikrotubuli s. ⊙**15.14**.

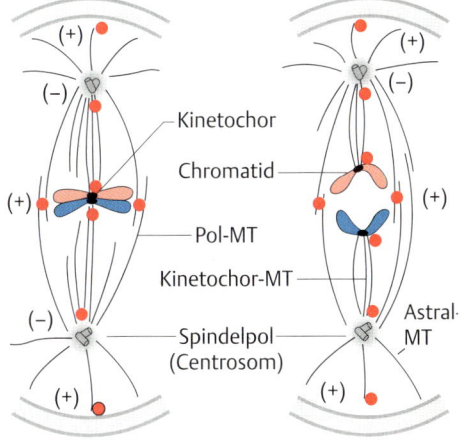

deren (+)-Ende, während im Verlauf der Anaphase B eine Verlängerung der Pol-Mikrotubuli (am (+)-Ende) erfolgt und deren gegenseitige Verschiebung durch Motorproteine die Distanz zwischen den Spindelpolen vergrößert.

Die **Telophase** schließt die Mitose mit der Teilung der Zelle in zwei Tochterzellen ab. Dazu werden die Chromosomen wieder aufgelockert, Lamine werden dephosphoryliert und die Kernhüllen-Vesikel (mit weiterhin gebundenem Lamin B) bauen sich, orientiert am Chromatin, erneut zur Kernhülle auf, Nucleoli bilden sich aus. Am Äquator der Zelle bildet sich ein kontraktiler Ring aus Actin und Myosin II (s. S. 716) aus und schnürt im Vorgang der **Cytokinese** die beiden Tochterzellen voneinander ab.

Die Regulation des Zellzyklus geschieht durch ein komplexes Zusammenspiel von Synthese- und Abbau-Prozessen. Sie werden kontrolliert durch ein System von Protein-Kinasen, deren Aktivität von regulatorischen Untereinheiten abhängt, die während des Zellzyklus phasenspezifisch synthetisiert bzw. abgebaut werden. Diese Untereinheiten werden als *Cycline* bezeichnet; entsprechend spricht man von Cyclin-abhängigen Kinasen oder CDK (engl. *cyclin dependent kinase*). Dieses Grundprinzip gilt für alle Eukaryonten (von Hefe bis Mensch), allerdings mit Unterschieden in der Zahl der Cycline und Cyclin-abhängiger Kinasen. Man unterscheidet im Zellzyklus zwischen unterschiedlich zusammengesetzten G_1-, S-Phase- und Mitose-CDK-Komplexen (👁15.9). So kennt man beim Menschen die Cycline A–D und sechs verschiedene Kinasen (CDK1–CDK6), deren Kombinationen jeweils für einzelne Stadien des Zellzyklus charakteristisch sind.

Ein entscheidendes Regulationsprinzip betrifft offensichtlich die Synthese und den Abbau der einzelnen Cycline. Beide Vorgänge folgen denselben Prinzipien, die wir für Protein-Synthese und -Abbau kenngelernt haben: Transkriptionsfaktoren zur Expression der jeweiligen Cyclin-Gene werden stadienspezifisch aktiviert, wiederum unter Beteiligung von Kinasen, welche spezifische Transkriptionsfaktoren aktivieren. Der kontrollierte Abbau der jeweiligen Cycline in Proteasomen wird durch Polyubiquitinierung ausgelöst. Entsprechend werden Enzyme der Ubiquitin-Aktivierung und Übertragung (S. 203) als Komponenten der Zellzyklus-Kontrolle stadienabhängig reguliert (🌱15.3).

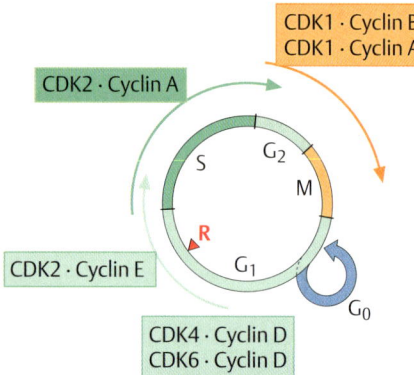

👁**15.9 Aktivität Cyclin-abhängiger Kinasen (CDK) im Zellzyklus bei Säugern.** Die einzelnen Phasen des Zellzyklus sind durch Kombinationen von spezifischen CDK und Cyclinen gekennzeichnet. Cycline werden durch phasen-spezifische Synthese und Ubiquitin-vermittelten Abbau reguliert, CDK werden reguliert durch Interkonversion, durch CDK-Inhibitoren und durch stadienspezifische *de-novo*-Synthese.

🌱**15.3 Stadienspezifische Kontrolle der Aktivität von Regulatoren des Zellzyklus.** Sie beruht auf den gleichen Prinzipien wie die Regulation des Stoffwechsels auf der Enzymebene.

Interkonversion durch Phosphorylierung oder Dephosphorylierung:
– durch Protein-Kinasen: z.B. Cyclin-abhängige Kinasen (CDK)
– durch Protein-Phosphatasen: z.B. cdc25-Phosphatasen

Effekte aktivierender oder inaktivierender Faktoren
– durch aktivierende Untereinheiten: Cycline
– durch inaktivierende Faktoren: CDK-Inhibitoren

Synthese und Abbau beteiligter Faktoren
– Synthese von Cyclinen, Transkriptionsfaktoren
– Ubiquitinübertragung und Abbau von Cyclinen und anderen Faktoren

🔍 Die Entdeckung der Prinzipien der Zellzyklus-Regulation geht insbesondere auf Untersuchungen an **Hefe** (Bäckerhefe und Spalthefe) und an **Oocyten von Amphibien** (*Xenopus laevis*) zurück. Die Beschreibung von Hefemutanten mit gestörtem Zellzyklus (*cell division cycle*, cdc) führte zur Entdeckung einer Vielzahl von Faktoren, darunter die Kinase cdc2 (bei *Schizosaccharomyces pombe*) bzw. cdc28 (bei *Saccharomyces cerevisiae*), entsprechend CDK1 in höheren Eukaryonten.

Die **Substrate der Cyclin-abhängigen Kinasen** sind vielfältig und erst zum Teil aufgeklärt (🌱15.4). So ist die Aktivität der Kinasen selbst von einer Phosphorylierung an bestimmten Positionen abhängig. Weiter können Faktoren, die einzelne Teilschritte des Zellzyklus blockieren, nach Phosphorylierung zur Ubiquitin-Übertragung und damit zum Abbau markiert werden. Als weiteres Beispiel einer stadienspezifischen Phosphorylierung haben wir oben die Phosphorylierung der

Lamine in der Prophase der Mitose bereits beschrieben. Die Histone H1 und H3 werden in der G$_2$-Phase phosphoryliert. Die Aktivität der Condensine, die zur dichten Verpackung der Chromatiden führen, ist ebenso von einer Phosphorylierung abhängig wie die Trennung von Centrosomen in der G$_2$-Phase und die Funktion von Mikrotubulusassoziierten Proteinen. Die Einleitung der Anaphase ist ein Beispiel des Zusammenwirkens von Phosphorylierung und Proteinabbau. Nach Phosphorylierung von Untereinheiten eines Anaphase-auslösenden Protein-Komplexes (*APC, anaphase promoting complex*) löst dieser die Ubiquitin-Übertragung auf einen Anaphase-Inhibitor und später auf mitotisches Cyclin B aus, so dass deren Abbau erfolgt. Damit ist die Anaphase ausgelöst und die Mitose wird vollendet.

Eine unkontrollierte Vermehrung von Zellen stellt eine offensichtliche Gefahr für die Entwicklung und Aufrechterhaltung eines vielzelligen Organismus dar. Wir werden daher einzelne Kontrollschritte des Zellzyklus in menschlichen Zellen in einem späteren Kapitel zusammenfassen, das die Biochemie von Tumorzellen zum Gegenstand hat (Kapitel 25).

⊤ 15.4 Einige Substrate von Zellzyklus-regulierten Protein-Kinasen

Substrate	Zielfunktion
Lamine A, B und C	Abbau der Kernhülle zu Vesikeln
Condensine	Chromatinkondensation
Mikrotubulus-assoziierte Proteine	Ausbildung und Funktion des Spindelapparats
Histone H1 und H3	Chromatinkondensation
Centrosomenproteine	Verdoppelung der Centrosomen
Regulatorproteine (Cycline, CDK, CDK-Inhibitoren)	Regulation des CDK-Systems
Anaphase-auslösende Faktoren	Markierung zur Ubiquitin-Übertragung auf Cyclin

15.4 Das Cytoskelett

Form und Struktur einer Zelle werden durch verschiedene Faserproteine kontrolliert, die zusammenfassend als Cytoskelett bezeichnet werden. Ihr Durchmesser dient als Kriterium zur Unterscheidung von drei Filamentprotein-Arten (⊤ 15.5):
- *Mikrofilamente* (Actinfasern, bestehend aus Actin-Untereinheiten),
- *Mikrotubuli* (Dimere von α- und β-Tubulin als Untereinheiten),
- *Intermediärfilamente* (eine Gruppe mehrerer, zum Teil gewebespezifischer Proteine mit charakteristischem Aufbau).

⊤ 15.5 Die Komponenten des Cytoskeletts

Cytoskelett-Proteine	Protein-Monomere	Durchmesser der Polymere	Vorkommen (Zelltyp)
Mikrotubuli	α- und β-Tubulin	20 – 25 nm	ubiquitär
Intermediärfilamente	IF-Proteine Typ I–V	10 nm	z.T. zelltypisch
Mikrofilamente	G-Actin	6 nm	ubiquitär

Mikrofilamente (Actinfasern) sind an der Formgebung und Bewegung von Zellen entscheidend beteiligt. Sie sind als Elemente des Cytoskeletts in allen Zellen vorhanden und machen mehr als ein Prozent der Proteine einer Zelle aus. Die Actinfasern sind im Cytoplasma zu Bündeln zusammengefügt oder bilden netzartige Strukturen an der Innenseite der Plasmamembran aus (👁15.10). Hierzu sind sie mit spezifischen, quervernetzenden Proteinen assoziiert (⊤ 15.6).

Bildung von Actinfasern (F-Actin). Die Fasern entstehen durch Polymerisierung des monomeren Proteins *G-Actin*. Dieses ist ein in der Evolution hochkonserviertes Protein mit einer Länge von circa 380 Aminosäuren. G-Actin besitzt zwei globuläre Domänen, zwischen denen in einer Grube ATP oder ADP gebunden ist (👁15.11). Die Polymerisierung von G-Actin zu *F-Actin* hängt von der lokalen Konzentration an G-Actin ab. Eine Bindung von ATP an G-Actin beschleunigt die Polymerisierung zwar, diese findet aber auch mit ADP-enthaltendem G-Actin statt. Die Art der Aneinanderlagerung der G-Actin-Monomere zum F-Actin ergibt entlang der Faser die Struktur einer eng gepackten Helix. Dasjenige Ende der Actin-Faser, an dem die ATP-Bindungsstelle des letzten Actin-Monomers offen liegt, wird als Minus (-)-Ende, das andere Ende als Plus (+)-Ende bezeichnet. Bei

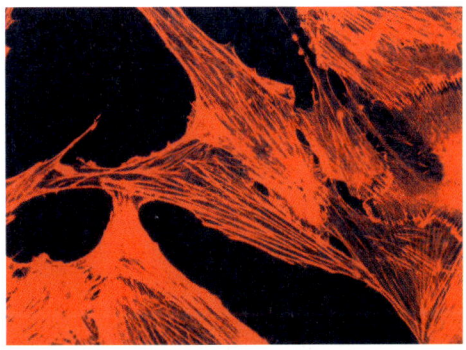

👁15.10 Actinfilamente einer Ratten-Brustdrüsen-Zelllinie. Darstellung durch fluoreszenzmarkiertes Phalloidin, einer Actin-bindenden Substanz (freundlicherweise zur Verfügung gestellt von Prof. M. Osborn und Prof. K. Weber, Göttingen).

☗ 15.6 Beispiele Actin-bindender Proteine und ihre Funktion

G-Actin-bindende Proteine

Thymosin	hemmt Actin-Polymerisierung, bindet G-Actin (1:1-Komplex)
Profilin	Lokalisation nahe Plasmamembran, stimuliert Polymerisierung am (+)-Ende durch ATP-Einbau (für ADP) am G-Actin
Destrin	verhindert Actin-Polymerisierung (Synonym: actin depolymerizing factor, ADF)

Proteine der F-Actin-Polymerisierungs-Kontrolle

Cofilin	Fragmentierung, Bindung („capping") am (+)-Ende
Severin	Fragmentierung
Gelsolin	Fragmentierung, Bindung („capping") am (+)-Ende
Villin	Quervernetzung, Fragmentierung, „capping" (in Bürstensaum-Membranen)

Proteine der F-Actin-Quervernetzung

α-Actinin	parallele Bündelung von F-Actin, beteiligt an Adhäsions-Plaques
Filamin	Quervernetzung, insbesondere in Stress-Fasern
Spectrin	Quervernetzung, beteiligt an „Membranskelett" in Erythrocyten, in Nicht-Muskel-Zellen: Fodrin
Dystrophin	Quervernetzung bei der Ausbildung des corticalen Netzwerks in Muskelfasern

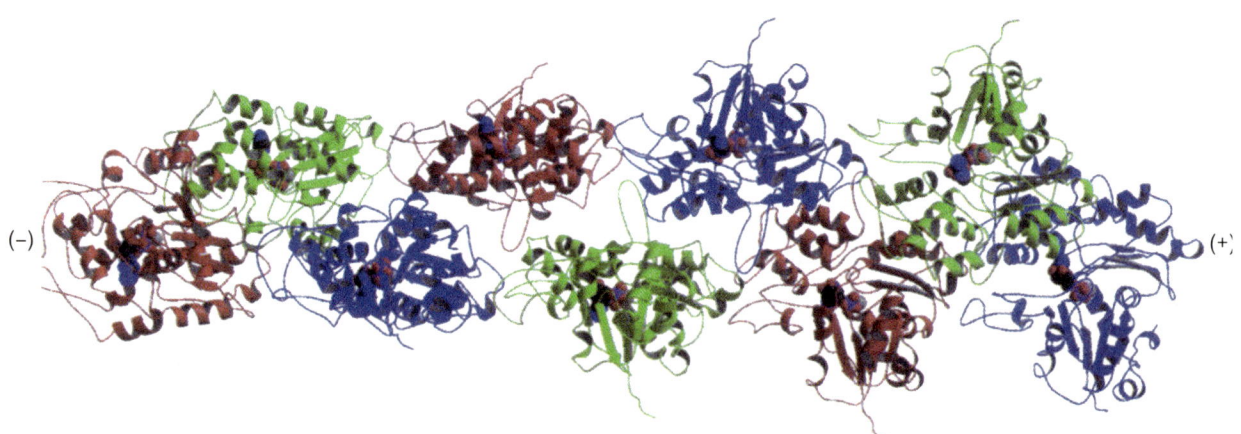

(−) (+)

☗ 15.11 Raumstruktur von G-Actin und F-Actin (Ausschnitt). Gezeigt sind neun G-Actin-Monomere (farblich gegeneinander abgesetzt), die sich zu einem F-Actin-Molekül zusammenlagern. Dabei bilden die Actin-Monomere eine helicale Faser mit gleicher Ausrichtung der ATP-Bindungsstellen. In jedem G-Actin ist ein ATP-Kalottenmodell eingefügt (blau-rot). Die letzte frei liegende ATP-Bindungsstelle definiert das (−)-Ende des Mikrofilaments. Eine volle Umdrehung dieser Helix ergibt sich nach dreizehn Actin-Monomeren (nach Geeves und Holmes, Annu.Rev.Biochem. 1999;68:687–728).

⚲ Der Grad der Actin-Polymerisierung wird nicht nur durch zelluläre Faktoren, sondern auch experimentell durch exogene Faktoren beeinflusst. So bindet **Cytochalasin** an (+)-Enden von F-Actin und verhindert eine weitere Verlängerung. **Phalloidin** bindet an F-Actin und blockiert dessen Depolymerisierung.

hoher G-Actin-Konzentration wächst die Faser an beiden Enden, allerdings schneller am (+)-Ende, bis bei Erniedrigung der G-Actin-Konzentration ein Gleichgewichtszustand aus Wachstum am (+)-Ende und Dissoziation am (−)-Ende erreicht wird. Da nach der Polymerisierung Actin-gebundenes ATP zu ADP hydrolysiert wird, liegt das Actin im Inneren der Fasern meist in der ADP-Form vor.

Der *Polymerisierungszustand von Actin* wird durch cytoplasmatische Proteinfaktoren kontrolliert. So kann zum Beispiel β-Thymosin durch Bindung von G-Actin dessen kritische Konzentration so weit senken, dass eine Polymerisierung unterbleibt. Profilin-Bindung dagegen fördert eine G-Actin-Bindung an (+)-Enden von Actinfasern und vermittelt eine Bindung an Membranproteine. Andere Proteine beeinflussen durch Anlagerung (*Capping*) an (+)- oder (−)-Enden von Actinfasern oder durch F-Actin-Spaltung und anschließendes Capping den Zustand der Actinfasern (s. ☗ 15.6).

Mikrotubuli sind röhrenförmige Strukturen mit einem Durchmesser von 20–25 nm. Ähnlich wie Actinfilamente sind auch Mikrotubuli Polymere eines Proteins, des Tubulins. Dieses ist aus zwei GTP-bindenden Proteinen, α- und β-Tubulin, zusammengesetzt (◉**15.12**). Polymere von hintereinander gelagerten Tubulin-Dimeren werden als Protofilamente bezeichnet. Durch röhrenförmige Aneinanderlagerung von 13 solcher Protofilamente wird ein Mikrotubulus ausgebildet (◉**15.13**). Sonderformen von Mikrotubuli, die zum Beispiel in Cilien und Flagellen ausgebildet werden, bestehen aus Doppelröhren durch Anlagerung von 10 oder 11 weiteren Protofilamenten an einen Mikrotubulus (s. a. Kapitel 23.7). Centriolen schließlich weisen Dreifachröhren auf. Solche Strukturen werden im Centrosom gefunden, dem Ausgangspunkt der Mikrotubulus-Polymerisierung (◉**15.15**).

Je nach Funktion unterliegen Mikrotubuli einem schnellen Auf- und Abbau durch Anfügen und Abgeben von Untereinheiten. Ein Beispiel dafür haben wir oben bereits bei der Mikrotubulus-vermittelten Bewegung der Chromosomen während der Zellteilung kennengelernt. Demgegenüber sind axonale Mikrotubuli der Neuronen sowie die Mikrotubuli in Cilien und Flagellen vergleichsweise stabil.

Die *dynamische Instabilität* der Mikrotubuli beruht auf der unterschiedlichen Art der GTP-Bindung an die α- und β-Untereinheiten des dimeren Tubulins (◉**15.14**). Das α-Tubulin-gebundene GTP wird während der Polymerisierung zum Mikrotubulus nicht hydrolysiert, während das β-Tubulin-gebundene GTP nach dem Einbau in den

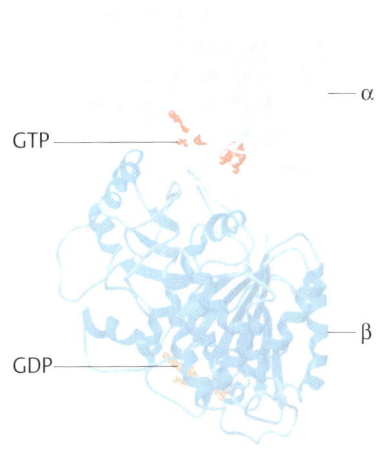

◉**15.12 Tubulin-Dimer mit GTP im α-Tubulin und GDP im β-Tubulin.** Die Nucleotide (hellrot) sind innerhalb der Untereinheiten verborgen (nach Nogales et al., Nature 391;1998:199).

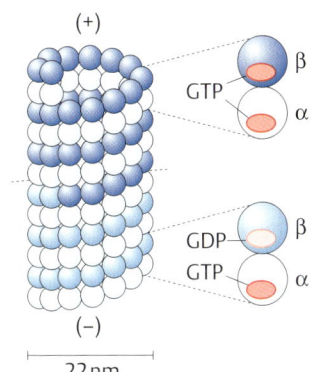

◉**15.13 Mikrotubulus (Ausschnitt).** Dimere aus α- und β-Tubulin sind in der Längsrichtung zu Protofilamenten aneinandergefügt, 13 Protofilamente bilden die röhrenförmige Struktur des Mikrotubulus. Nach Einbau in einen Mikrotubulus wird das GTP des β-Tubulins zu GDP hydrolysiert.

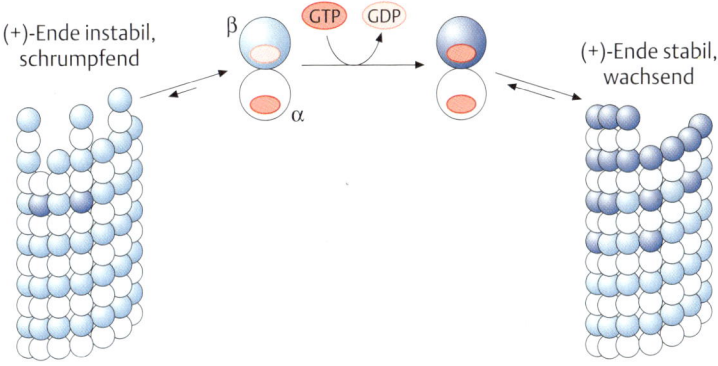

◉**15.14 Dynamische Instabilität.** Mikrotubuli wachsen, wenn die Konzentration an $\alpha\beta$-Dimeren oberhalb einer kritischen Konzentration liegt und β-Tubulin in der GTP-gebundenen Form vorliegt. Bei niedrigeren Konzentrationen von $\alpha\beta$-Dimeren oszillieren die Mikrotubuli zwischen Wachstum und Abbau. Das (+)-Ende wächst, wenn der Anbau GTP-tragender $\alpha\beta$-Dimere schneller verläuft als die GTP-Hydrolyse an den β-Untereinheiten neu eingebauter Tubulin-Dimere.

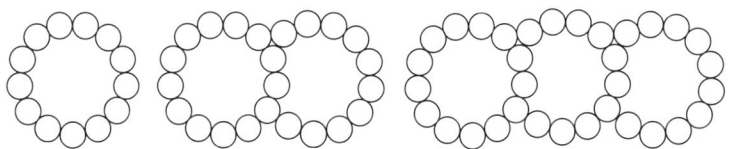

◉**15.15 Mikrotubulus-Varianten.** Neben der Grundform der Mikrotubuli aus 13 Protofilamenten können durch Anfügen von jeweils 10 oder 11 Protofilamenten Doppel- bzw. Dreifach-Röhren entstehen. Die Doppelröhren sind charakteristisch für die Mikrotubuli der Cilien und Flagellen, Dreifachröhren für Centriolen und für Basalkörper der Cilien.

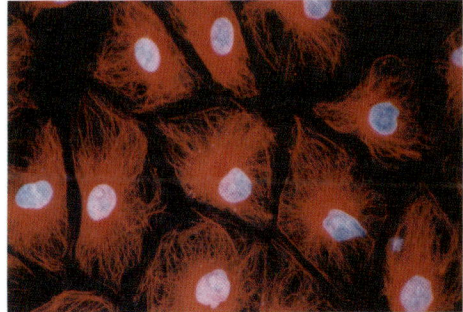

◉**15.16 Mikrotubuli** in Rattenkänguruh-Ptk2-Zellen, dargestellt durch indirekte Immunfluoreszenz mit einem Antikörper gegen Tubulin und einem Rhodamin-markierten Zweitantikörper (freundlicherweise zur Verfügung gestellt von Prof. M. Osborn und Prof. K. Weber, Göttingen).

wachsenden Mikrotubulus zu GDP hydrolysiert wird und das GDP-tragende Tubulin dann eine geringere Affinität zu weiterer Tubulin-Molekülen aufweist. Wenn die Polymerisierung schneller fortschreitet als die GTP-Hydrolyse an den β-Untereinheiten, wächst der Mikrotubulus. Daraus resultiert eine *Polarität* des Mikrotubulus: Man bezeichnet das bevorzugt wachsende Ende, an dem die GTP-Bindungsstelle am β-Tubulin offen liegt und das GTP zunächst noch nicht zu GDP hydrolysiert ist, als Plus-Ende (+). Entsprechend sind am (−)-Ende die α-Untereinheiten terminal gelegen. Sowohl Wachstum als auch Abbau von Mikrotubuli finden am (+)-Ende wesentlich häufiger statt als am (−)-Ende.

Der dynamische Auf- und Abbau der Mikrotubuli wird durch viele Faktoren beeinflusst. Insbesondere muss eine kritische Konzentration an verfügbaren α/β-Dimeren vorliegen, damit es zum Aufbau von Mikrotubuli kommt. Spezifische *Mikrotubulus-assoziierte Proteine* sind an der Stabilisierung und Destabilisierung von Mikrotubuli beteiligt.

Die dynamische Instabilität der Mikrotubuli wie auch ihre Interaktion mit Motorproteinen sind Grundlage für Bewegungsvorgänge in der Zelle. Wir werden dies anhand von Kinesinen und Dyneinen und weiteren damit interagierenden Komponenten in Kapitel 23.7 näher beschreiben.

🔍 Die Bindung der pflanzlichen Toxine **Colchicin**, **Taxol** und **Vinblastin** beeinflusst die dynamische Instabilität von Mikrotubuli. Colchicin bindet an Tubulin-Dimere und blockiert die Mikrotubuli-Verlängerung. Taxol bindet an Mikrotubuli und stabilisiert diese. Dies stört ebenso die dynamische Instabilität wie die Bindung von Vinblastin an GTP-bindende Tubulin-Dimere am (+)-Ende.

Intermediärfilamente (IF) sind faserartige Strukturen im Cytoplasma multizellulärer Organismen (👁15.17). Ihr Name ist vom Durchmesser der Filamente abgeleitet, der mit 10 nm zwischen dem von Mikrofilamenten (Actin) und Mikrotubuli liegt. Ihre Funktion scheint in erster Linie in einer Strukturierung und mechanischen Stabilisierung der Zellen zu liegen. IF bilden in den meisten Zellen ein Netzwerk im Cytoplasma, sind im Bereich um den Kern angereichert und treten in Kontakt zu Proteinen der Plasmamembran. So bindet zum Beispiel das Intermediärfilament Vimentin an Ankyrin oder Keratin an Proteine der Desmosomen (Abschnitt 15.5). Wie wir bei der Organisation des Zellkerns gesehen haben, ist auch die Innenseite der Kernhülle mit spezifischen Intermediärfilamenten (Lamin, 👁15.2) beschichtet. *Intermediärfilament-assoziierte Proteine* stellen Verbindungen zu anderen Strukturelementen der Zelle her.

Den Proteinen der Intermediärfilamente ist ein charakteristischer Aufbau gemeinsam (👁15.18a): Die zentrale α-helicale IF-Protein-Domäne hat eine Länge von circa 300 Aminosäuren und weist vielfache Wiederholungen einer Folge von sieben Aminosäureresten auf, deren erste und vierte Position hydrophobe Reste einnehmen. Die C- und N-terminalen Domänen sind nicht-helical und variieren in Länge und Primärstruktur zwischen den einzelnen IF-Arten.

Die Bildung von Intermediärfilamenten aus den einzelnen Proteinketten geht von einer Grundeinheit aus, in der die α-Helices zweier

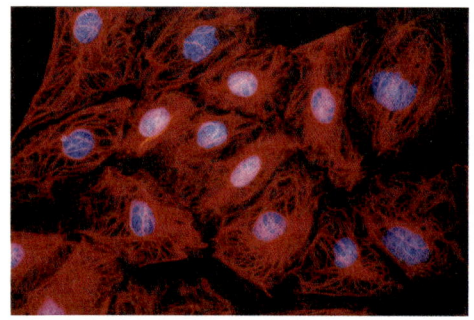

👁**15.17 Intermediärfilamente** in Ratten-Känguruh-Ptk2-Zellen, dargestellt durch indirekte Immunfluoreszenz mit einem Antikörper gegen Keratin und einem Rhodamin-markierten Zweitantikörper (Aufnahme freundlicherweise zur Verfügung gestellt von Prof. M. Osborn und Prof. K. Weber, Göttingen).

👁**15.18 Aufbau von Intermediärfilamenten.**
a Das IF-Monomer besitzt eine zentrale α-helicale Domäne, unterbrochen von nicht-helicalen Abschnitten (nicht gezeigt). **b** Parallel angeordnete IF-Proteine bilden Homo- bzw. Heterodimere durch Umeinanderwinden (coiled coil) ihrer α-Helix-Anteile. **c** Dimere werden antiparallel, gegeneinander versetzt, zu Tetrameren angeordnet und diese durch End-zu-End-Anlagerung zu Protofilamenten verlängert. Die schraffierten Abschnitte entsprechen Überlappungen der nicht-helicalen Proteinenden. **d** Protofibrillen entstehen durch gegeneinander versetzte Aneinanderlagerung zweier Protofilamente. **e** Aus vier Protofibrillen schließlich entsteht durch seitliche Anlagerung ein Intermediärfilament (nach Fuchs und Weber, Annu. Rev. Biochem. 63;1994:345).

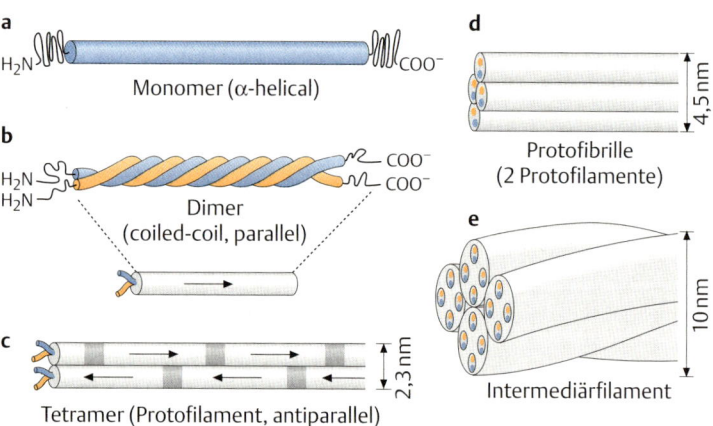

a

H₂N $\quad$ COO⁻

Monomer (α-helical)

b

H₂N
H₂N $\quad$ COO⁻ $\quad$ COO⁻

Dimer (coiled-coil, parallel)

c

2,3 nm

Tetramer (Protofilament, antiparallel)

d

4,5 nm

Protofibrille (2 Protofilamente)

e

10 nm

Intermediärfilament

parallel angelagerter Proteine umeinander gewunden sind (soge-nannte *coiled-coil*-Anordnung, ◉**15.18b**). In der nächsten Stufe bilden diese Dimere gegeneinander versetzt durch antiparallele Aneinander-lagerung ein tetrameres Protein. End-zu-End-Verknüpfung solcher Tetramere führt zu Protofilamenten, parallele Aneinanderlagerung zweier Protofilamente definiert die Protofibrille und der Komplex aus vier umeinander gewundenen Protofibrillen schließlich stellt das 10-nm-Intermediärfilament dar (◉**15.18**).

Die Einteilung der Intermediärfilamente in 5 Hauptgruppen geschieht auf der Basis von Sequenzvergleichen der α-helicalen Proteindomä-nen (☛**15.7**). Die Spezifität einzelner Intermediärfilamente für be-stimmte Gewebe hat auch diagnostische Bedeutung, wenn durch Identifizierung bestimmter gewebetypischer Intermediärfilamente in einer Krebszelle das Ausgangsgewebe eines Tumors bestimmt wer-den kann (z.B. Cytokeratin in Carcinomzellen als charakteristisches epitheliales Intermediärfilament).

☛ **15.7 Einteilung der Intermediärfilament-Proteine (IF).** Aufgrund von Sequenzdaten werden 5 jeweils nahe verwandte Typen von IF unterschieden.

	IF-Protein	Vorkommen
Typ I	saure Keratine (pK_i: 4–6)	Epithelien, Haare
Typ II	basische Keratine (pK_i : 6–8)	Epithelien
Typ III	Vimentin	mesenchymale Zellen
	Desmin	glatte, quergestreifte und Herz-Muskulatur
	Peripherin	Neuronen des peripheren Nervensystems
	GFAP (gliales fibrilläres saures Protein)	Gliazellen, Astrozyten
Typ IV	Neurofilament-Proteine	Axone, Dendriten, Perikaryen
	α-Internexin	Neurone (insbesondere embryonal)
Typ V	Lamine	Lamine A–C ubiquitär an der Innenseite der Kernhülle

15.5 Verbindungen zwischen Zellen

Interzelluläre Verbindungen kommen durch Wechselwirkungen in-tegraler Proteine der Plasmamembran zustande, deren extrazelluläre Anteile miteinander interagieren und so den spezifischen Zusammen-halt der Zellen in Geweben bestimmen (◉**15.19**). In diesem Abschnitt werden Zellkontakte besprochen, deren Proteine mit ihren extrazellu-

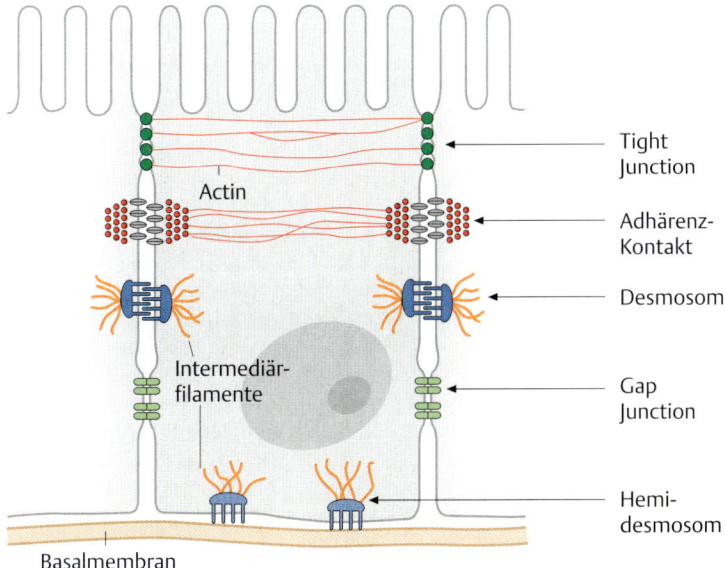

Tight Junction

Actin

Adhärenz-Kontakt

Desmosom

Intermediär-filamente

Gap Junction

Hemi-desmosom

Basalmembran

◉**15.19 Zell-Zell- und Zell-Matrix-Verbindun-gen innerhalb eines Epithels.** *Tight Junctions* grenzen als Verschlusskontakte den apikalen Teil der Zelle vom basolateralen Teil der Zelle ab. Ihnen sind *Adhärenzkontakte* benachbart. Beide Verschlussproteine sind auf ihrer cytoplasmati-schen Seite über Adapterproteine mit Actinfila-menten verknüpft. Im Gegensatz dazu sind *Des-mosomen* und *Hemidesmosomen* mit Intermediär-filamenten verbunden. Durch *Gap Junctions* kön-nen kleine Moleküle oder Ionen von Zelle zu Zelle diffundieren. Das Cytoskelett ist im Schema nur angedeutet; Microvilli zum Beispiel bilden in ihrem Inneren ein Actingerüst aus (unter Beteiligung von Villin, s. ☛ **15.6**).

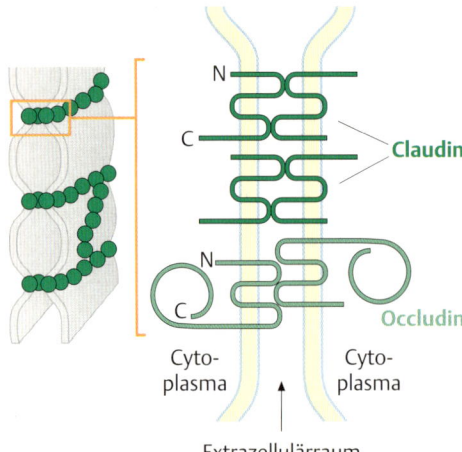

⬦15.20 Die Proteine Occludin und Claudin als Elemente von Tight Junctions. Occludin und Claudin interagieren extrazellulär miteinander und bilden Verschlusskontakte. Das ebenfalls beteiligte JAM (junctional adhesion molecule) ist nicht gezeigt (nach Anderson, News Physiol. Sci. 2001;16:126).

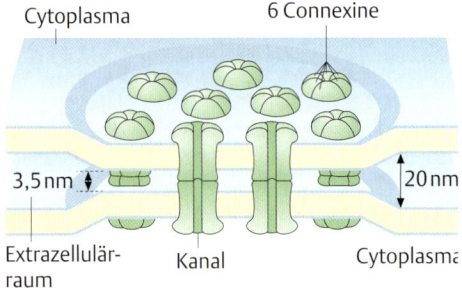

⬦15.21 Gap Junctions sind Kommunikationskontakte zwischen Zellen. Jede der beiden beteiligten Zellmembranen bildet in ihrer Plasmamembran Halbkanäle (Connexone) aus, die jeweils aus sechs Connexin-Molekülen bestehen und mit den Connexonen der benachbarten Zelle interagieren. Die einzelnen Connexine durchspannen die Plasmamembran mit vier Transmembrandomänen. (Modifiziert nach Willecke et al., Biol. Chem. 2002;383:725.).

lären Anteilen Kontakte zwischen benachbarten Zellen erzeugen und mit ihren cytoplasmatischen Domänen, gegebenenfalls über weitere Adapterproteine, an das Cytoskelett binden. Man teilt diese Kontakte nach Struktur, Funktion und den beteiligten Komponenten des Cytoskeletts ein (➥15.8 und 15.9) und benutzt vielfach die eingeführten englischen Begriffe.

Tight Junctions (Zonula occludens, Verschlusskontakte) sind nahe der apikalen Region von Epithelzellen angeordnet und verhindern eine unspezifische Diffusion von Flüssigkeit und gelösten Substanzen durch das Epithel. Daneben bilden sie eine Sperre gegen eine unspezifische Neuverteilung von Membranproteinen. So wird zum Beispiel an intestinalen Mucosazellen durch Tight Junctions gesichert, dass bestimmte Transporter nur apikal (also zum Darmlumen hin), andere Membranproteine, z.B. die Na^+/K^+-ATPase, nur basolateral lokalisiert sind. Drei Membranproteine (*Claudin, Occludin, junctional adhesion molecule/JAM*) in diesen Tight Junctions vermitteln einen engen Kontakt der benachbarten Membranen (➥15.20). Auf der cytoplasmatischen Seite stellen sog. ZO-(Zonula occludens-)Proteine, Symplekin und Cingulin eine Verbindung zu Actinfilamenten her. Die ZO-Proteine gehören zur Familie der *M*embran-*a*ssoziierten *G*uanylat-*K*inasen (MAGUK).

Adherens Junctions (Adhärenzkontakte) sind den Tight Junctions basolateralwärts benachbart. Ihre Membranproteine gehören den *Cadherinen* an, deren Funktion Ca^{2+}-abhängig ist. Sie sind über verschiedene Adapterproteine (α-Actinin, Vinculin, Radixin) mit Mikrofilamenten (Actin) verknüpft.

Desmosomen werden ebenfalls durch Mitglieder der Cadherin-Familie (Desmoglein, Desmocollin) ausgebildet. Diese Proteine sind auf ihrer cytoplasmatischen Seite mit Plakophilin oder dem β-Catenin-verwandten Plakoglobin und mit einem Protein der Plakin-Familie assoziiert, welches eine Verbindung zu Intermediärfilamenten herstellt.

Hemidesmosomen unterscheiden sich von Desmosomen dadurch, dass sie keine Zell-Zell-Kontakte, sondern die Haftung von Epithelzellen an extrazellulären Matrixproteinen der Basalmembran bewirken. Die verankernden Plasmamembranproteine gehören zur Familie der *Integrine*, die als Heterodimere in verschiedenen Kombinationen vorkommen (s. ➥15.22) und mit Komponenten der Basalmembran interagieren. Auch hier wird auf der cytoplasmatischen Seite über Adapterproteine (z.B. Plektin) eine Verknüpfung zu Intermediärfilament-Proteinen hergestellt.

Gap Junctions (Nexus, Kommunikationskontakte) stellen ebenfalls Zellverbindungen dar. Sie bilden an eng benachbarten Plasmamembranen zwei in Folge angeordnete Kanäle aus und erlauben den Übertritt von anorganischen Ionen und kleinen H_2O-löslichen Molekülen bis zu einer Molekülgröße von ca. 1 kDa. Sie erlauben die Weitergabe von Ionen, Signalstoffen und Nährstoffen zwischen Zellen und sind z.B. für die koordinierte Erregungsausbreitung im Herzmuskel essenziell; aber auch Entwicklung und Differenzierung, z.B. während der Embryogenese, benötigen ein System von Zell-Zell-Kommunikationen.
Die Kanäle beider Membranen sind aus jeweils sechs *Connexin*-Molekülen aufgebaut, die einen Halbkanal (*Connexon*) ausbilden. Der gesamte Kanal einer Gap Junction besteht also aus 12 Untereinheiten, die den Spalt zwischen den beteiligten Zellen überbrücken und eine direkte Verbindung von Cytoplasma zu Cytoplasma herstellen (➥15.21). Der Öffnungszustand der Gap Junction kann reguliert

werden, indem sich die einzelnen Connexin-Moleküle durch eine koordinierte Änderung ihrer Konformation gegeneinander verschieben und dadurch den Kanaldurchmesser verändern. So führt unter anderem die Erhöhung der Calcium-Konzentration in einer Zelle (zum Beispiel nach einer Schädigung) zum Verschluss des Kommunikationskontakts und damit zum Schutz benachbarter Zellen vor intrazellulären Signalen der geschädigten Zelle.

Connexine stellen eine Familie mehrerer verwandter Proteine dar; beim Menschen wurden 20 verschiedene Connexin-Gene beschrieben. Durch diese Vielfalt können einzelne Connexone sowohl aus identischen Connexinen als auch aus verschiedenen Isoformen zusammengesetzt sein. Gap Junctions wiederum können aus identischen oder unterschiedlichen Connexonen bestehen. Dabei bestimmt das Muster der Zusammensetzung die Permeabilität der Gap Junctions.

Zell-Zell- und Zell-Matrix-Adhäsionen sind weitere Arten der Zellverbindungen, die durch Proteine der Plasmamembran vermittelt werden und von großer Bedeutung für die Morphogenese multizellulärer Organismen und für die Entwicklung von Organen sind. Als *Cadherine* sind Membranproteine definiert, die für die Adhäsion Ca^{2+}-Ionen benötigen (⊕15.22). Wir haben spezielle Vertreter dieser Proteinfamilie, von der mehr als 40 verschiedene Proteine bekannt sind, schon als Komponenten der Desmosomen und Adhärenzkontakte kennengelernt. Die extrazellulären Domänen der *E-* und *N-Cadherine* interagieren bei den gewebespezifischen Kontakten zwischen epithelialen (E-Cadherine) bzw. neuronalen (N-Cadherine) oder Muskel-Zellen (M- und N-Cadherine) miteinander und sind sowohl während der Entwicklung als auch in differenzierten Geweben essenziell.

Im Gegensatz zu den Cadherinen sind CAM-Zelladhäsionsmoleküle (*cell adhesion molecules, CAM*) zur gegenseitigen Bindung nicht Ca^{2+}-abhängig. Auch sie sind schon während der Embryonalentwicklung essenziell, so z.B. das neuronale N-CAM. Die Kohlenhydrat-Anteile dieses Glykoproteins sind im Verlauf der Entwicklung unterschiedlich strukturiert und modulieren dadurch die Zell-Zell-Wechselwirkungen im sich entwickelnden und im adulten Nervengewebe.

Selektine sind Transmembranproteine auf Endothelien, Blutplättchen und Leukocyten. Sie können spezifische Oligosaccharidstrukturen erkennen und dadurch Zell-Zell-Kontakte herstellen, so zum Beispiel beim Durchtritt von Leukocyten durch das Endothel.

Viele der beteiligten Proteine sind nicht nur Strukturelemente, sondern auch am Empfang und der Weitergabe von Signalen beteiligt (Guanylat-Kinasen, Integrine, Cadherine u.a.), die die Ausbildung und Funktion der Zellverbindungen regulieren.

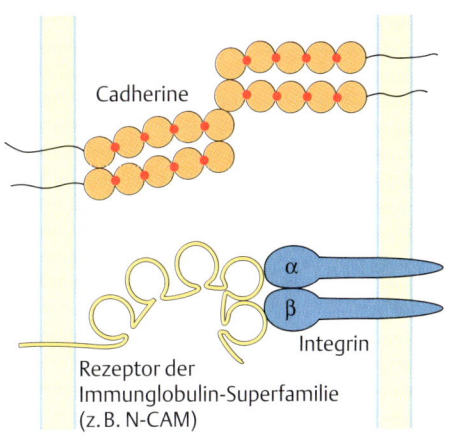

⊕15.22 Cadherine und Integrine als Beispiele für Zell-Adhäsions-Rezeptoren. *Cadherine* besitzen in ihrem extrazellulären Anteil fünf wiederholte Abschnitte mit β-Faltblattstrukturen. Die äußeren Wiederholungseinheiten interagieren miteinander und bilden auf diese Weise Ca^{2+}-abhängig Zell-Zell-Kontakte aus. Mit ihrem cytoplasmatischen Anteil interagieren Cadherine mit dem Cytoskelett. *Integrine* sind Heterodimere aus einer α- und einer β-Untereinheit. Bei Säugern sind 18 verschiedene α- und 8 verschiedene β-Integrin-Untereinheiten bekannt, die in unterschiedlichen Kombinationen vorkommen. Meist binden Integrine an die extrazelluläre Matrix, sie können aber auch – wie im Bild gezeigt – mit Oberflächenmolekülen anderer Zellen reagieren, so z.B. dem neuronalen Zelladhäsionsmolekül *N-CAM*. Dieses wird wegen seiner Struktur der Immunglobulin-Superfamilie (s. Kapitel 23.4) zugerechnet (modifiziert nach Hynes, Trends in Cell Biology 1999;9:M33).

⊤ 15.8 Proteine der interzellulären Verbindungen

	Transmembranprotein (TMP)	TMP-interagierendes cytoplasmatisches Protein	interagierendes Cytoskelett-Protein
Verschlusskontakt (Tight Junction)	Claudin Occludin JAM (junctional adhesion molecule)	ZO-(Zonula occludens-)Proteine (ZO-1, 2, 3) Cingulin Symplekin	Actin
Adhärenzkontakt (Adherens Junction)	Cadherine	α-, β-Catenin α-Actinin Vinculin	Actin
Desmosom	Cadherine: Desmoglein Desmocollin	Armadillo-Proteine Plakoglobin Plakophilin Plakine (zum Cytoskelett) Plectin Desmoplakin	Intermediärfilamente
Gap Junction	Connexine		

⊤ 15.9 Proteine der Zell-Matrix-Adhäsion

	Transmembranprotein	cytoplasmatischer Adapter	interagierendes Cytoskelettprot.	extrazellulärer Ligand
Hemidesmosom	Integrine (α6, β4-Heterodimer)	Plektin	Intermediärfilamente	Laminine (Basalmembran)
fokale Ahäsion	Integrine	Vinculin u.a.	Actin	extrazelluläre Matrix

15.6 Das endoplasmatische Retikulum

⊤ 15.10 Stoffwechselleistungen des glatten ER

Lipid-Stoffwechsel
(u.a. Leber, Darm, endokrine Zellen)
Syntheseort für
    Cholesterol
    Steroide
    Phospholipide
    Ceramid
    Triglyceride

Kohlenhydrat-Stoffwechsel (Leber)
Glucosebereitstellung aus Glykogen: Glucose-6-phosphatase

Biotransformation (Leber)
Hydroxylierung lipophiler Substanzen
Cytochrom-P450-Enzyme

Ca²⁺-Speicherung in Muskel- und
Nichtmuskel-Zellen
(sarcoplasmatisches Retikulum:
gER der Muskelzelle)
Ca²⁺-Kanäle, -ATPasen und -Bindungsproteine

Das endoplasmatische Retikulum (ER) ist ein vesikuläres und tubuläres System von Membranen, welches das Cytoplasma durchzieht. Die ER-Membran geht im Bereich der Kernhülle kontinuierlich in deren äußere Membran über. An den Membranen des ER werden Membranlipide und -proteine synthetisiert sowie Sekretproteine und solche Proteine, die entweder im ER verbleiben oder durch vesikulären Transport in andere Kompartimente (Golgi-Apparat, Endosomen, Lysosomen) weitergegeben werden.
Die Weitergabe werden wir im Zusammenhang von vesikulärem Transport, Exocytose und Endocytose besprechen (Abschnitt 15.8).

Glattes endoplasmatisches Retikulum. Das gER (engl. Abk. sER = smooth ER) ist durch den fehlenden Besatz seiner Membranen mit Ribosomen morphologisch definiert. Die Proteine des gER erbringen vielfältige enzymatische Leistungen (⊤ 15.10). Hier sind Monooxygenasen des Cytochrom-P450-Systems lokalisiert, welche die Hydroxylierung von lipophilen Substanzen, z.B. von Fremdstoffen, katalysieren (S. 192). Lumenwärts ist aber auch die *Glucose-6-phosphatase*, eines der essenziellen Enzyme der Gluconeogenese und der Glykogenolyse (S. 243, 250), lokalisiert: es ist ein Leitenzym des glatten endoplasmatischen Retikulums.
Eine wichtige Rolle spielt das gER im *Lipid-Stoffwechsel*. Hier findet die Biosynthese von Phospholipiden und von Sphingosin bzw. von Ceramid statt. Die weiteren Sphingolipid-Synthesereaktionen sind im Golgi-Apparat lokalisiert. Am gER finden weiterhin die Triacylglycerol-Biosynthese, die Synthese von Cholesterol und Teilschritte der Steroidhormon- und Gallensäuren-Synthese statt. Auch die Schlüsselenzyme der Prostaglandin-Biosynthese, die Cyclooxygenasen, sind Enzyme des glatten endoplasmatischen Retikulums.

Raues endoplasmatisches Retikulum. Die Membran des rER (engl. Abk. rER = rough ER) ist der Syntheseort von Sekret- und Membranproteinen; dies wurde bereits in Kap. 6 beschrieben (S. 148). Lumenwärts finden posttranslationale Faltungs- und Modifikations-schritte statt (s. ⊤ 6.8, S. 151).
Die Proteine, die am rER synthetisiert werden, verbleiben entweder im ER (ER-residente Proteine) oder sind für verschiedene Zellkompartimente (frühe und späte Endosomen, Lysosomen) einschließlich ihrer Membranen und für den Export aus der Zelle bestimmt (👁15.23). Letztere werden in abgeschnürten Vesikeln zum Golgi-System weitergeleitet und hier aufgrund spezifischer Signale in ihrer Primärstruktur oder aufgrund posttranslationaler Modifikationen (z.B. Glykosylierung, s.u.) zum Transport an ihren Bestimmungsort sortiert.
Demgegenüber werden an freien Ribosomen solche Proteine synthetisiert, die für das Cytoplasma oder für den Import in andere als die oben genannten Organellen bestimmt sind.

Glykosylierung. Die Übertragung von Oligosacchariden kann *O*- oder *N*-glykosidisch erfolgen, also auf Hydroxy-Gruppen von Aminosäuren (Threonin, Serin) oder auf die Seitenkette eines Asparagin-Rests. Die

N-glykosidische Übertragung geschieht cotranslational von einem in die Membran integrierten *Dolicholdiphosphat* (s. Kap. 6, S. 150). Die zuvor notwendige Glykosylierung dieses Lipids geschieht ebenfalls an der Membran des endoplasmatischen Retikulums, allerdings auf dessen cytoplasmawärts gerichteter Oberfläche (👁15.24). Hier werden zunächst nacheinander zwei *N*-Acetyl-Glucosamine (GlcNAc) auf Dolicholphosphat übertragen (aus UDP-GlcNAc) und anschließend Mannosereste aus GDP-Mannose hinzugefügt. Erst auf dieser Zwischenstufe wird das Glykolipid zur luminalen Seite der ER-Membran umorientiert und dort weitere Kohlenhydratreste angehängt.

Weitere Modifikationen geschehen im Golgi-Apparat. Das jeweilige Muster spezifischer Kohlenhydratstrukturen an den resultierenden Glykoproteinen wird durch entsprechende *Glykosyltransferasen* „erkannt"; das Vorhandensein dieser Enzyme im jeweiligen Gewebe bestimmt somit die Sortierung der Glykoproteine und ihren gerichteten Transport.

15.7 Der Golgi-Apparat

Der Golgi-Apparat ist ein weiteres System membranumschlossener Vesikel, in dem Proteine, die am rER synthetisiert wurden, prozessiert und für den Transport in ihr Zielkompartiment vorbereitet werden. Darüber hinaus werden an den Membranen des Golgi-Apparats Glyko- und Sphingolipide synthetisiert.

Transportprozesse. Topographisch wird der Golgi-Apparat in einen *cis*-, *medianen* und *trans*-Golgi-Bereich und das *trans*-Golgi-Netzwerk eingeteilt. Die Weitergabe von membranintegrierten und luminalen Komponenten vom endoplasmatischen Retikulum zum Golgi-Apparat geschieht durch Abschnürung von Vesikeln aus dem ER und Fusion der Transportvesikel am *cis*-Golgi-Kompartiment. Nach dem Zisternen-Reifungsmodell ist der Golgi-Apparat kein statisches Vesikelsystem, sondern entwickelt sich ständig durch Reifung nachfolgender Zisternen. In diesem Modell besteht die Funktion von Vesikeln im retrograden Transport darin, ER- und Golgi-Komponenten zu ihrem Ursprungs-Kompartiment zurückzubringen (rechts in 👁15.23), wäh-

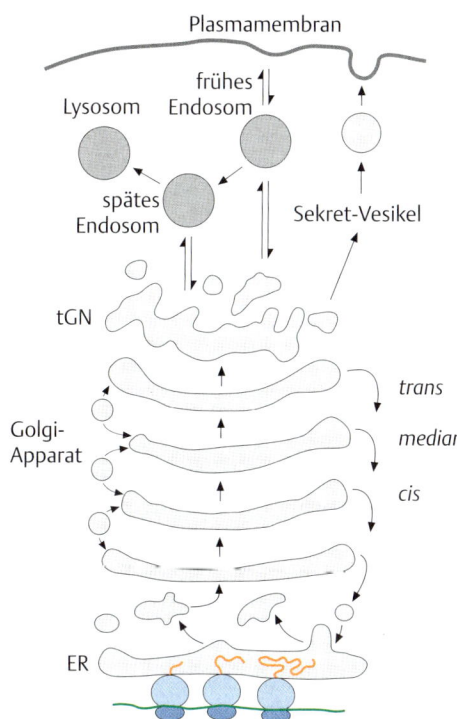

👁**15.23 Transportwege zwischen verschiedenen vesikulären Membransystemen** bei Exocytose, Endocytose und Lysosomen-Biogenese. Sekretproteine werden am rauen ER synthetisiert, in ER und Golgi-Apparat prozessiert und ihrem Zielkompartiment (Extrazellulärraum, Lysosom, Plasmamembran und andere Membranen) zugeführt. tGN = *trans*-Golgi-Netzwerk. Der Transport im Golgi-Apparat kann durch Vesikelbildung, aber auch durch gerichtete Verlagerung der Cisternen von *cis* nach *trans* erfolgen. Im Bild sind nur die Vesikelsysteme, nicht aber das transportierte Material gezeigt.

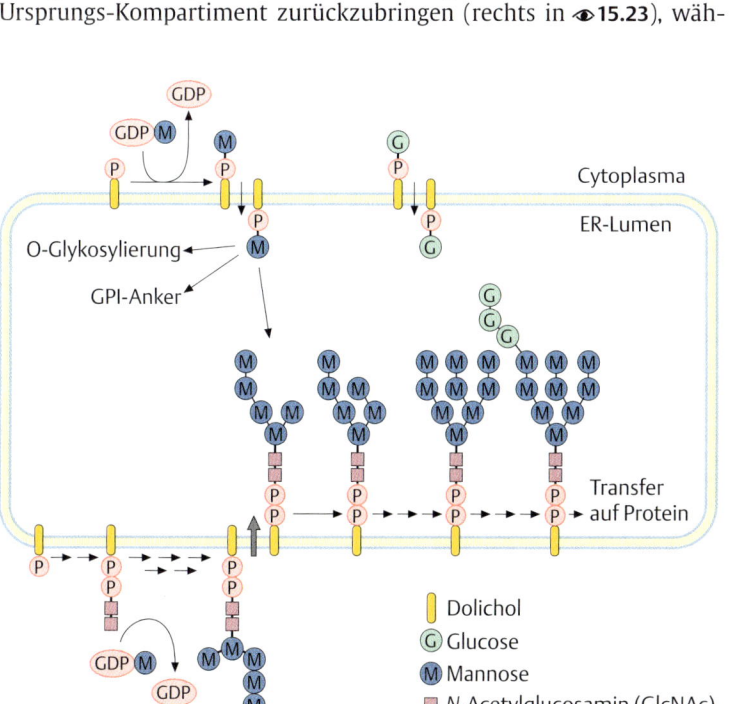

👁**15.24 Biosynthese *N*-glykosylierter Proteine an der ER-Membran.** Das Oligosaccharid Man$_5$GlcNAc$_2$ wird auf der cytoplasmatischen Seite der ER-Membran an Dolicholdiphosphat synthetisiert und anschließend zum ER-Lumen hin verlagert. Dort werden weitere Mannose- und Glucosereste aus Dolicholphosphat-Mannose und Dolicholphosphat-Glucose auf das Oligosaccharid übertragen, bevor dieses cotranslational auf Protein übertragen wird. Diese Dolicholphosphatgebundenen Zucker stehen auch für andere Biosynthesen (*O*-Glykosylierung, Glykosylphosphatidylinositol-Anker, s. S. 152) zur Verfügung (nach Burda und Aebi, Biochim. Biophys. Acta 1999; 1426:239).

☛ 15.11 Posttranslationale Modifikation von Proteinen im ER, Golgi-Apparat und Sekretvesikeln

Endoplasmatisches Retikulum
– Signalpeptid-Abspaltung
– spezifische Proteolyse
– Ausbildung der Tertiärstruktur
  (Proteinfaltung, vermittelt durch ER-Chaperone)
– Disulfidbrücken-Bildung
– Glutamat-Carboxylierung (Gerinnungsfaktoren)
– Hydroxylierung von Lysyl- und Prolyl-Resten
  (Kollagen)
– *O*-Glykosylierung von OH-Lysyl-Resten (Kollagen)
– *N*-Glykosylierung naszierender Proteine an
  Asn-Resten

Golgi-Apparat
– *O*-Glykosylierung
– Modifikation von Oligosaccharid-Seitenketten
– Phosphorylierung von Mannose-Resten
  (Lysosomen-Adressierung)
– spezifische Proteolyse
– Acylierung (Fettsäure-Übertragung auf bestimmte
  Proteine)
– Glykosaminoglykan-Synthese an Proteoglykan-
  Kernprotein (einschließlich Sulfatierung)

Sekretvesikel
– spezifische Proteolyse zu aktiven Peptiden
  (Insulin, Neuropeptide)

◉ 15.25 Faktoren der Glykanprozessierung im Golgi-Apparat. Nucleosiddiphosphat-aktivierte Zucker werden über Antiporter (**1**) in das Golgi-Lumen importiert und mit Hilfe entsprechender Transferasen (**2**) auf Akzeptorproteine (**3**) übertragen. Nach hydrolytischer Spaltung der Nucleosiddiphosphate (XDP) zu Monophosphaten (XMP) (**4**) werden diese durch Antiport aus dem Golgi-Lumen entfernt (nach Varki, Trends Cell Biol. 1998;8:34).

rend „Fracht"-Moleküle (Sekretproteine, Membranproteine) mit Hilfe entsprechender Vesikel, die sich vom *trans*-Golgi-Netzwerk abschnüren, an ihr Ziel gelangen. Neben dem schnellen Austausch zwischen Golgi-Zisternen durch Vesikel wird auch eine gerichtete Verlagerung der Cisternen vom *cis*-Golgi-Apparat zum *trans*-Golgi-Netzwerk ohne Zwischenschaltung von Transportvesikeln beobachtet.

An der Bildung und Fusion der Vesikel sind ein Saum von Adaptergebundenen Proteinen (coat-Proteine) an den Vesikelmembranen beteiligt, sowie Rezeptorproteine an Ausgangs- und Zielmembranen und kleine G-Proteine als Regulatoren. Dies wird im nächsten Abschnitt im Zusammenhang von Endo- und Exocytose näher dargestellt.

Synthese- und Stoffwechselfunktion. ☛ 15.11 fasst die Modifikationsprozesse im endoplasmatischen Retikulum und im Golgi-Apparat zusammen. *N*-glykosidisch gebundene Oligosaccharid-Ketten, die im ER angefügt wurden, werden im Golgi-Apparat weiter verändert. Man unterscheidet mannosereiche von komplexen Glykoproteinen. Mannosidasen verkürzen zunächst die mannosereichen Seitenketten. Anschließend können wieder Zuckermoleküle (*N*-Acetylneuraminsäure, *N*-Acetylglucosamin, Galactose) auf diese Oligosaccharide übertragen werden. **☛ 15.12** gibt eine Übersicht über die Biosynthese und den Stoffwechsel von Glykolipiden im Golgi-Komplex. Die daran beteiligten Faktoren und Substrate sind in ◉**15.25** dargestellt.

Zu den Funktionen des Golgi-Apparats gehört auch die Synthese von Proteoglykanen (S. 245). Polysaccharid-Ketten, die aus sich wiederholenden Disaccharid-Einheiten bestehen, werden dort schrittweise an der Proteinkette aufgebaut und anschließend sulfatiert. Sulfat-Donor ist hierbei 3'-Phosphoadenosin-5'-phosphosulfat (PAPS, S. 84).

☛ 15.12 Modifikation von Glykokonjugaten im Golgi-Apparat (nach Varki, Trends Cell Biol. 1998;8:34).

N-**Glykane** (Oligosaccharide zuvor im ER auf Asn übertragen)
– Bildung des Mannose-6-Phosphat-Signals zur Adressierung lysosomaler
  Enzyme
– Mannoseabspaltungen und GlcNAc-Übertragungen als weitere
  Modifizierungen

O-**Glykane** (GalNAc zuvor in ER oder Golgi auf Serin oder Threonin übertragen)
– Übertragung weiterer Kohlenhydratbausteine

Glykosphingolipide (Monoglycosylceramid an ER oder Golgi gebildet)
– Verlagerung des Monoglycosylceramids von cytoplasmatischer zur luminalen
  Seite (◉**12.14**, S. 306)
– schrittweise Übertragung weiterer Kohlenhydrate

Glykosaminoglykane (Übertragung von Xylose auf Serin von „Core"-Proteinen
im Golgi)
– Übertragung von Kohlenhydraten auf Xylose bildet spezifisches Tetrasaccharid
– Verlängerung der Kohlenhydratketten in charakteristischen Disaccharid-Wieder-
  holungen

Glykophospholipid-Anker (GPI-Anker, gebildet im ER)
– Übertragung der GPI-Anker auf entsprechende Proteine

15.8 Vesikulärer Transport, Exo- und Endocytose

Proteine, die am rauen ER synthetisiert werden, können für verschiedene Kompartimente bestimmt sein. Die „Adressierung" des Proteins für sein Zielkompartiment besteht in der Anordnung bestimmter Aminosäurereste an definierten Stellen des Proteins oder in einem spezifischen Muster posttranslational modifizierter Aminosäure(n). Diese Adressen sorgen dafür, dass das Protein entweder

- als funktioneller Bestandteil im ER verbleibt („*residente ER-Proteine*"), oder
- als *lysosomales Protein* im ER und Golgi-Komplex so modifiziert wird, dass es über „späte" Endosomen den Lysosomen zugeführt wird, oder
- als *Membranprotein* schon bei der Synthese in die ER-Membran eingebaut und schließlich durch vesikulären Transport über mehrere Kompartimente in die Zielmembran gelangt, oder
- aus dem Lumen von Transportvesikeln nach Verschmelzen der Vesikelmembran mit der Plasmamembran in die Umgebung abgegeben wird (dieser Prozess wird *Exocytose* genannt), oder
- als *Plasmamembranprotein* (zum Beispiel als Rezeptor für Substanzen, die in die Zelle aufgenommen werden sollen) durch Endocytose (also durch Vesikelbildung durch Einstülpen der Plasmamembran) einer kontrollierten Verteilung auf intrazelluläre Vesikel zugeführt wird.

Der vesikuläre Transport kann grob in die Teilschritte Vesikelbildung, Weitergabe der Vesikel, Andocken an die Zielmembran und Fusion mit dieser eingeteilt werden. Der erste Schritt, die Abschnürung eines Vesikels von der Membran des Ausgangskompartiments, wird dadurch erreicht, dass im Vesikel-bildenden Bereich einer Membran cytoplasmatisch gelegene Anteile von Membranproteinen durch Adapterproteine erkannt und zum Ausgangspunkt für die Ummantelung mit einer Proteinschicht werden. Die Ausbildung dieser Proteinschicht ist die treibende Kraft zur Bildung von Vesikeln („*coated vesicles*"). Kontrolliert wird der Prozess durch *kleine GTP-bindende Proteine*.

Bisher wurden drei Proteinkomplexe als **Hüllproteine von Vesikeln** beschrieben: Clathrin, COP-I (coat protein I) und COP-II (coat protein II). Sie sind charakteristisch für das jeweilige Ausgangs- und Zielkompartiment (**▼ 15.13**). *Clathrin* ist das Protein, das als polymeres Aggregat die Vesikel bei der Endocytose und bei der Abschnürung von Vesikeln am *trans*-Golgi-Netzwerk umgibt. Es ist über spezifische *Adapterproteine* (AP1–AP3, je nach Transportweg) mit Erkennungsstrukturen an cytoplasmatischen Abschnitten von Transmembran-Proteinen verknüpft. Clathrin-Monomere selbst bestehen aus drei schweren und drei leichten Ketten. Sie bilden zusammen eine charakteristische, dreigliedrige Struktur (Triskelion) als Grundbaustein der Proteinhülle (**◈15.26**). Die *COP-Komplexe* für den vesikulären Transport vom ER zum *cis*-Golgi-Bereich werden als COP-II bezeichnet; für den umgekehrten Weg, vom Golgi-Komplex zurück zum ER, bilden sich COP-I-Komplexe aus.

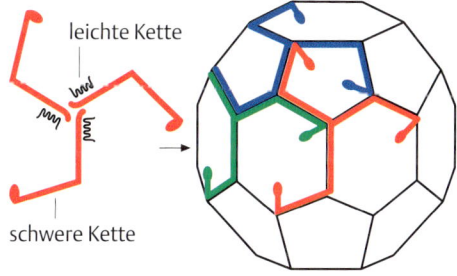

◈15.26 Bildung der Clathrinhülle aus Untereinheiten. Drei leichte und drei schwere Ketten bilden ein sog. Triskelion. Aus diesen Triskelien bilden sich Clathrinhüllen, wenn entsprechende Adapterproteine an cytoplasmatische Domänen von Transmembran-Proteinen binden und so die Vesikelbildung auslösen. Dies ist am Beispiel der Endocytose in **◈15.28** gezeigt.

▼ 15.13 Adaptoren und Hüllproteine von Transportvesikeln

Vesikelherkunft	Hüllprotein	Adapterprotein	Zielkompartiment
Plasmamembran	Clathrin	Adaptin 2	Endosomen
trans-Golgi-Netzwerk	Clathrin	Adaptin 1	Lysosomen über späte Endosomen
trans-Golgi-Netzwerk	–	–	Plasmamembran
endoplasmatisches Retikulum	COP II	SAR1 (GTP-gebunden)	Golgi-Apparat
Golgi-Apparat	COP I	ARF1 (GTP-gebunden)	endoplasmatisches Retikulum

Es gibt viele Hinweise dafür, dass der Weg von Vesikeln zum Zielkompartiment sich an *Mikrotubuli* orientiert. Der nächste Schritt ist dann das Ablegen der Proteinhülle und das Andocken des Transportvesikels an der Zielmembran. Hieran sind Bindungsproteine und Ras-verwandte, kleine GTP-bindende Proteine (*Rab-Proteine*, Name

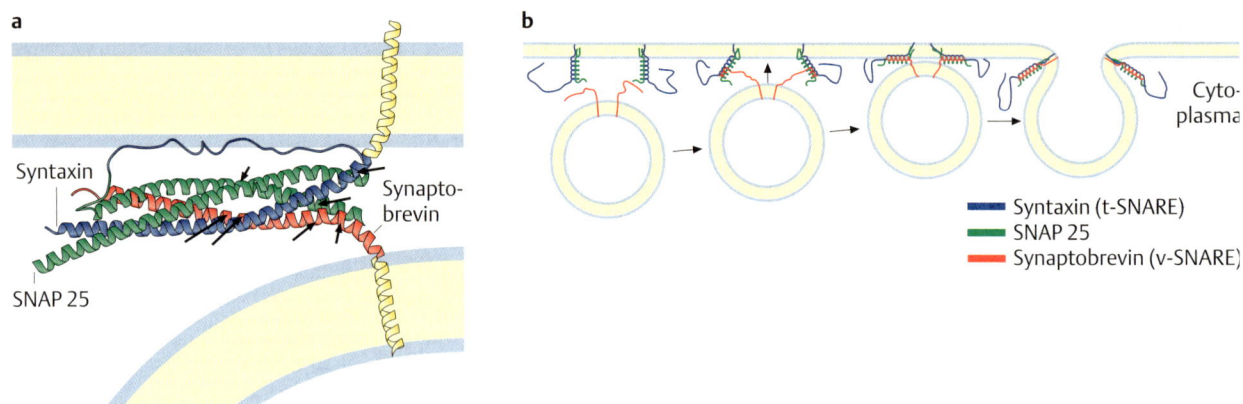

a

Syntaxin

Synapto-
brevin

SNAP 25

b

Cyto-
plasma

■ Syntaxin (t-SNARE)
■ SNAP 25
■ Synaptobrevin (v-SNARE)

◉15.27 Die Rolle der SNARE-Proteine bei der Fusion von Membranen. SNARE-Proteine von Vesikel- und Zielmembran (v-SNARE, t-SNARE, SNAP-25) sind jeweils in ihren Membran-nahen Abschnitten durch Sequenzabschnitte charakterisiert, die untereinander verwundene („coiled-coil") Strukturen ausbilden können (**a**). Wenn durch die enge Verwindung der SNARE-Proteine von Vesikel- und Zielmembran die beiden Membranen einander sehr nahe kommen, wird ihre Fusion energetisch erleichtert (**b**). Es bildet sich eine Pore aus und schließlich verschmelzen die Membranen völlig miteinander. Die Pfeile in **a** weisen auf Positionen von Peptidbindungen, an denen Neurotoxine (Botulinumtoxin, Tetanustoxin) Proteine des Fusionskomplexes spalten und so die Ausschüttung von Neurotransmitter blockieren.

⚲ Nomenklatur. Der Begriff SNARE resultiert aus seiner ersten Beschreibung als Rezeptor für seine Wechselwirkung mit NSF-assoziierten Proteinen (*NSF*: N-Ethyl-maleinimid-sensitives Fusionsprotein; *SNAP* sind: *soluble NSF attachment proteins; SNARE* ist der SNAP-Rezeptor; VAMP [Synaptobrevin] steht für Vesikel-assozziertes Membran-Protein; SNAP-25 ist ein 25-kDa-Protein und wurde zuerst in Synapsen beschrieben.

⚲ Neurotoxine. Bakterielle Toxine können das Ausschütten von Neurotransmittern dadurch hemmen, dass sie Proteinkomponenten des SNARE-Komplexes spalten. *Botulinum-* und *Tetanus-Toxin* binden an Membranrezeptoren, werden durch Endocytose in Nervenendigungen aufgenommen, gelangen ins Cytoplasma und spalten Synaptobrevin, Syntaxin und SNAP-25 an jeweils spezifischen Peptidbindungen (s. ◉15.27).

abgeleitet von Ras und brain) beteiligt. Der Fusionsschritt selbst wird durch mehrere Proteinfaktoren vermittelt; essenziell sind ein vesikuläres Fusionsprotein (*v-SNARE*), ein SNARE-Protein der Ziel-(target-) Membran (*t-SNARE*) und ein weiteres Protein an der Akzeptor-Membran, *SNAP-25* (◉15.27). Ein ATP-bindendes und -spaltendes Protein, *NSF*, ist darüber hinaus für die effiziente Fusion nötig. Die eigentliche Membranfusion ist das Resultat der engen Verwindung α-helicaler Abschnitte von t-SNARE, v-SNARE und SNAP-25 als Komponenten der Donor- und Akzeptor-Membranen.

Exocytose kann auf zwei unterschiedlichen Wegen ablaufen. Man spricht von *konstitutiver Sekretion*, wenn Sekretproteine nach ihrer Synthese am ER über den Golgi-Komplex in Form von Sekretvesikeln zur Plasmamembran gebracht und ohne auslösendes Signal nach außen abgegeben werden. Beispiele hierfür sind Proteine des Blutplasmas, die in der Leber synthetisiert und kontinuierlich ins Blut abgegeben werden. Dagegen bezeichnet man die Exocytose als *kontrolliert*, wenn die Sekretproteine zunächst in Sekretgranula gespeichert und erst auf einen auslösenden Reiz hin abgegeben werden. Dies trifft zum Beispiel auf Peptidhormone zu, die erst als Ergebnis eines Signals (z.B. Ausschüttung der Hypophysen-Hormone nach Stimulierung der Hypophyse durch Hypothalamus-Hormone) ausgeschüttet werden. Ein anderes Beispiel ist die Ausschüttung des Insulins, das in β-Granula gespeichert ist und bei Austieg der Glucose-Konzentration im Blutplasma als Ergebnis einer intrazellulären Signalkette durch Exocytose abgegeben wird (s. oben, ◉15.23).

Endocytose ist die Aufnahme extrazellulärer Substanzen durch Einstülpung und Vesikelbildung an der Plasmamembran. Man spricht von *Pinocytose*, wenn der Vorgang in der unspezifischen Aufnahme von Flüssigkeit aus der Umgebung besteht und grenzt sie von der *Rezeptor-vermittelten Endocytose* ab. Im letzteren Fall werden Substanzen an Rezeptoren gebunden, die eine Liganden-bindende extrazelluläre Domäne, einen Transmembran-Abschnitt und eine ins Cytoplasma reichende Proteindomäne besitzen. An diesem cytoplasmatischen Anteil des Rezeptors kann sich nach der extrazellulären Bindung des entsprechenden Liganden der Komplex aus Adapter und Clathrin ausbilden, der die Einstülpung und Vesikelbildung auslöst.

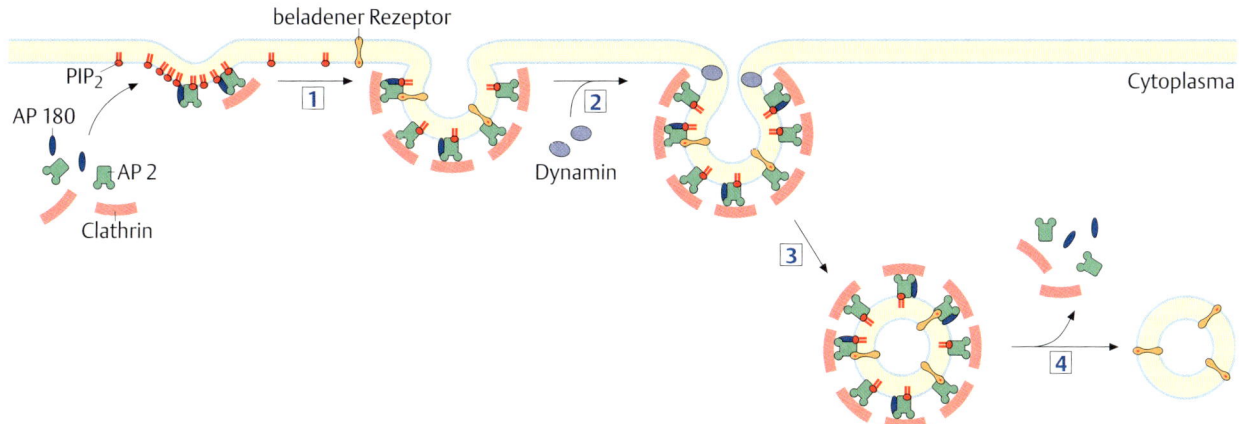

◉15.28 Rezeptorvermittelte Endocytose. Liganden-Bindung an Plasmamembran-ständigen Rezeptoren führt zur Bindung von Adapterprotein an der cytoplasmatischen Domäne des Rezeptors. Dadurch wird Clathrin gebunden und organisiert die Ausbildung eines Clathrin-Mantels (**1**), so dass sich auf der cytoplasmatischen Seite ein Vesikel bildet (**2**); dessen endgültige Abschnürung (**3**) wird durch Dynamin (unter GTP-Verbrauch) erreicht. Im Cytoplasma wird anschließend unter Beteiligung von Hitzeschockproteinen die Proteinhülle entfernt (**4**). AP2: Adapter-Protein 2; AP180: Clathrin-„Assemblierungsfaktor"; PIP$_2$: Phosphatidylinositol-(4,5)-bisphosphat. (Nach Takei, Haucke. Trends in Cell Biology 2001;11) .

Dabei wird der Schritt der endgültigen Abschnürung unter GTP-Verbrauch durch Polymerisierung von Dynamin, einem cytoplasmatischen Protein, erreicht (◉15.28).

Im weiteren Verlauf der Endocytose wird der Clathrin-Mantel entfernt, die endocytierten Vesikel (*frühe Endosomen*) erreichen das Kompartiment der späten Endosomen und ihr Inhalt wird schließlich den Lysosomen zugeführt. An allen diesen vesikulären Transportschritten sind *Rab-Moleküle* (Ras-verwandte, kleine G-Proteine) beteiligt (◉15.29).

⌕ Rab-Proteine gehören einer großen Gruppe Ras-verwandter, kleiner GTPasen an, die einzelne Schritte des vesikulären Transports in der Zelle koordinieren (◉15.29; s.a. Ran beim Transport zwischen Kern und Cytoplasma: S. 375). Ihre einzelnen Klassen können spezifischen Organellen und vesikulären Transportschritten zugeordnet werden. Ihre Aktivität wird durch Guanylnucleotid-Austausch-(*exchange*)-Faktoren (GEF) bzw. Aktivatoren ihrer GTPase-Funktion (GAP) reguliert. Wie in **T 15.13** aufgeführt, sind auch die Adapter der COP-I- und COP-II-umhüllten Vesikel (SAR1 und ARF1) GTP-bindende Proteine. Sie gehören ebenfalls der Familie Ras-verwandter GTPasen an und werden durch entsprechende GEF- und GAP-Faktoren reguliert.

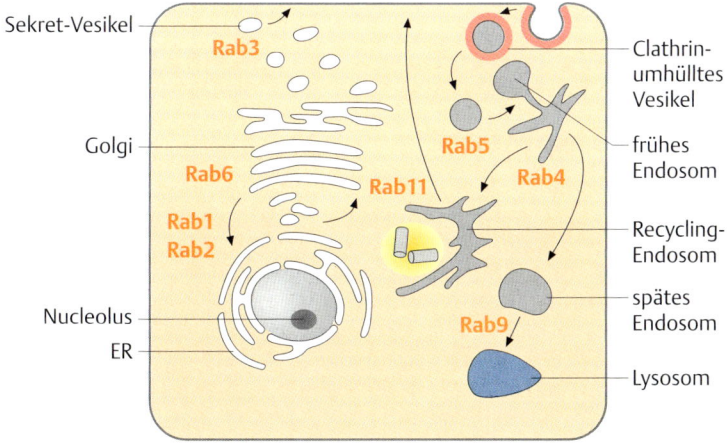

◉15.29 Beteiligung von Rab-Proteinen an Endocytose und Recycling von Vesikeln. Die endozytierten Vesikel führen nach Entfernung der Clathrin-Hülle das aufgenommene Material über frühe Endosomen und späte Endosomen den Lysosomen zu. Daneben können durch Sortierung in frühen Endosomen zum Beispiel Rezeptor-tragende Vesikel abgeschnürt und auf dem Weg über Recycling-Endosomen zur Plasmamembran zurückgeführt werden. Recycling-Endosomen sind im Bereich der Centrosomen lokalisiert. An allen Schritten sind regulatorische Rab-Proteine beteiligt. Dies ist ergänzend im linken Teil des Bildes auch für den sekretorischen Weg an einigen Beispielen dargestellt (ER: endoplasmatisches Retikulum).

⌕ Die Eisenaufnahme der Zelle ist ein Beispiel für rezeptorvermittelte Endocytose. Die Bindung von Eisen-beladenem *Transferrin* (Tf) an den Tf-Rezeptor der Zelle löst die Rekrutierung von Adapterprotein (AP-2) und die anschließende Bildung der Clathrinhülle und Endocytose aus. Nach Internalisierung wird die Clathrinhülle abgelöst und die resultierenden Endocytose-Vesikel fusionieren mit frühen Endosomen. Durch den niedrigen pH-Wert wird dort das Eisen vom Transferrin gelöst. Das *Apotransferrin* und sein Rezeptor werden dann über Recycling-Endosomen zur Plasmamembran zurückgeführt. Sowohl frühe Endosomen- als auch Lysosomen-Membranen besitzen Eisentransporter, so dass das freigesetzte Eisen ins Cytoplasma weitergegeben werden kann. Die einzelnen Schritte der Membranfusion und Vesikelbildung werden durch jeweils spezifische Rab-Proteine koordiniert. Weiteres zum Eisenstoffwechsel s. S. 599 f.

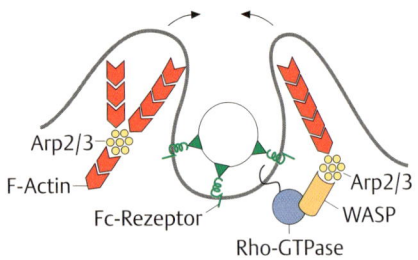

⊙15.30 Rezeptorvermittelte Phagocytose. Rezeptoren an der Phagocytenmembran (z.B. F_c-Rezeptoren zur Bindung von Antikörpern, s. Kapitel 23.4) binden das Fremdmaterial. Über eine Signalkaskade, an der Rho (ein weiteres Beispiel einer Ras-verwandten GTPase) und das WASP-Protein (Wiskott-Aldrich-Syndrom-Protein), beteiligt sind, wirkt Arp 2/3 als Kernstruktur zur lokalen Ausbildung von Mikrofilamenten. Durch den dynamischen Auf- und Umbau von Actin-Filamenten wird die Plasmamembran schließlich über das Fremdmaterial gezogen. Nach Fusion der so entstandenen Phagosomen mit Lysosomen wird dort das phagocytierte Material abgebaut (nach Castellano et al. Seminars in Immunology 2001;13:347).

� 15.14 Lysosomale Enzyme und ihre Substrate

Enzyme	Substrate
Nucleasen	
saure Ribonuclease	RNA
saure Desoxyribonuclease	DNA
Phosphatasen	
saure Phosphatase	Phosphatester
saure Phosphodiesterase	Olidonucleotide und andere Phosphodiester
Phosphoprotein-Phosphatase	Phosphoproteine
Proteasen	
Cathepsine	Proteine
Kollagenase	Kollagen
Elastase	Elastin
Glykosidasen	
β-Galactosidase	β-Galactoside
α-Glucosidase	Glykogen
β-Glucuronidase	β-Glucuronide
α-Mannosidase	Mannoside
Hyaluronidase	Hyaluronsäuren
Glucocerebrosidase	Glykolipide
Hexosaminidase	Glykolipide
Lipasen	
saure Lipase A	Cholesterolester
Phospholipasen	Phospholipide
Sulfatasen	
Arylsulfatasen	Sulfatide

Beispiele für die Rezeptor-vermittelte Endocytose werden wir an mehreren Stellen antreffen. So wird das Cholesterol-transportierende *Lipoprotein LDL* über einen LDL-Rezeptor von entsprechenden Zielzellen aufgenommen und das Cholesterol im Lysosom freigesetzt (s. S. 367). Ein anderes Beispiel ist das *Eisen-Transport-Protein Transferrin*, das mit Hilfe des Transferrin-Rezeptors in die Zelle aufgenommen wird, aber nach Abgabe des Eisens im (frühen) Endosom zusammen mit seinem Rezeptor durch vesikulären Transport zur Plasmamembran zurückgeführt wird.

Phagocytose ist die Aufnahme größerer Partikel in die Zelle. Protozoen können mit Hilfe der Phagocytose ganze Mikroorganismen aufnehmen und als Nahrungsquelle benutzen. Bei Säugern ist die Phagocytose Teil der unspezifischen Abwehrmechanismen, mit denen Monocyten, Gewebsmakrophagen und polymorphkernige, neutrophile Granulocyten (zusammengefasst: Phagocyten) eingedrungene Erreger aufnehmen und abbauen.

Die Haftung der Fremdpartikel kann unspezifisch sein, sie kann aber auch durch Rezeptoren zustande kommen. Solche Rezeptoren können zum Beispiel den F_c-Teil von Immunglobulinen erkennen, die im Rahmen der Immunantwort als Antikörper an der Oberfläche von Fremdpartikeln gebunden werden (⊙15.30). Eine solche Vorbereitung der Partikel-Oberfläche für die Phagozytose wird als *Opsonierung* bezeichnet. Sie kann auch darin bestehen, dass um das infektiöse Agens zunächst eine Hülle durch das Akute-Phase-Protein CRP (*C-reaktives Protein*) gebildet wird. An dieses Protein bindet der Komplementfaktor C3b (S. 694). Dadurch kann das infektiöse Agens am C3b-Rezeptor der Makrophagen andocken.

Der Mechanismus der Phagocytose besteht darin, dass die Bindung durch Rezeptoren und spezifische Liganden zu einer schrittweisen Umhüllung des Fremdmaterials durch die Phagocyten führt, bis dieses völlig in diesen Zellen eingeschlossen ist (⊙15.30). Der Einschluss wird als *Phagosom* bezeichnet. Analog zur Endocytose können die Phagosomen mit Lysosomen verschmelzen und die Verdauung der Fremdpartikel auslösen. Bei Monocyten und polymorphkernigen neutrophilen Granulocyten sind neben den lysosomalen Hydrolasen reaktive Sauerstoff-Metabolite an der Abtötung von Mikroorganismen beteiligt.

15.9 Lysosomen

Lysosomen sind membranumschlossene Vesikel, deren Aufgabe im hydrolytischen Abbau von aufgenommenen und endogenen Substanzen besteht. Sie enthalten viele verschiedene hydrolytische Enzyme (⊤15.14), deren pH-Optimum im sauren Bereich liegt. Entsprechend wird im Inneren der Lysosomen ein pH-Wert von etwa 5 durch eine in der Lysosomen-Membran lokalisierte, ATP-abhängige *Protonenpumpe* aufrecht erhalten. Weiterhin sind in der Lysosomen-Membran Transportproteine enthalten, mit deren Hilfe die Abbauprodukte ins Cytoplasma abgegeben werden.

Die **Synthese und Adressierung der löslichen lysosomalen Enzyme** ist ein gutes Beispiel für die Sortierungsfunktion des Golgi-Komplexes. Lysosomale Enzyme werden bei ihrer Synthese am rauen endoplasmatischen Retikulum durch Übertragung eines Oligosaccharids *N*-glykosyliert (⊙15.31a). Sie werden anschließend im *cis*- und *medianen* Golgi-Komplex spezifisch an bestimmten Mannose-Resten phosphoryliert (⊙15.31b) und damit als lysosomale Enzyme gekennzeichnet. Membranständige *Mannose-6-phosphat-(M6P-)Rezeptoren* im *trans*-Golgi-Netzwerk (tGN) binden derart modifizierte Proteine und lösen die Abschnürung Clathrin-umhüllter Vesikel mit lysosomalen Enzymen aus. In zwischengeschalteten Vesikeln, die dem Kompartiment der späten Endosomen entsprechen, werden Rezeptor und Ligand voneinander getrennt und danach die Enzym-enthaltenden Vesikel mit Lysosomen fusioniert. Die M6P-tragenden Membrananteile werden zum *trans*-Golgi-Netzwerk zurück geführt. Statt zum Lysosom können lysosomale Enzyme in Vesikeln zur Plasmamembran gelangen und in den Extrazellulärraum abgegeben werden. Zur Plasmamembran gelangen auch Mannose-6-phosphat-Rezeptoren. Diese können extrazelluläre M6P-tragende Enzyme binden und nach Endocytose den Lysosomen zuführen.

Die **Abbauprodukte**, die durch die Aktivität der Hydrolasen im Lysosom freigesetzt werden, werden von dort ins Cytoplasma transportiert und stehen der Zelle zur weiteren Verwendung zur Verfügung. Dies gilt zum Beispiel für Aminosäuren oder Monosaccharide. Auch Cholesterol, welches durch Rezeptor-vermittelte Endocytose von Lipoprotein (LDL, S. 367) in die Zelle aufgenommen wird, gelangt über Endosomen zum Lysosom und steht nach Abbau des LDL-Proteinanteils der Zelle zur Speicherung, als Membranbestandteil oder zur Synthese von Steroidhormonen und Gallensäuren zur Verfügung. Hier ist allerdings der genaue Mechanismus des Cholesterol-Transports aus dem Lysosom ins Cytoplasma noch nicht bekannt.

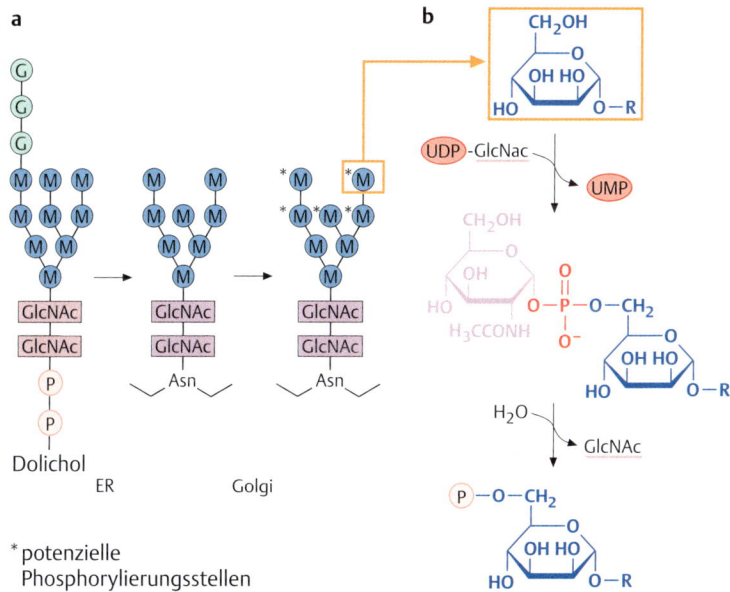

⊚15.31 Biosynthese des Sortierungssignals Mannose-6-phosphat am Oligosaccharid-Anteil eines neu synthetisierten lysosomalen Enzyms. *N*-glykosidisch gebundenes Oligosaccharid, synthetisiert wie in ⊚15.24 beschrieben, wird zunächst um die Glucose-, z.T. auch um Mannose-Reste, verkürzt (**a**) und anschließend an einem, seltener an zwei Mannose-Resten phosphoryliert. Potenzielle Phosphorylierungsstellen sind mit einem Sternchen markiert. **b** Bei dieser Modifikation wird das Phosphat aus einem UDP-*N*-Acetyl-Glucosamin auf Mannose an C-6 übertragen (GlcNAc: *N*-Acetylglucosamin; R: enzymgebundenes Oligosaccharid).

15.10 Mitochondrien

Mitochondrien sind die Organellen der Zellatmung, in denen der größte Teil der ATP-Synthese einer Zelle stattfindet. Sie sind also gewissermaßen die „Kraftwerke der Zelle", da in ihnen die wichtigsten oxidativen Stoffwechselprozesse (Citrat-Zyklus, Fettsäure-Oxidation) als Lieferanten von NADH in idealer Weise mit der NADH-Oxidation durch die Atmungskette verknüpft sind. Neben dieser zentralen Funktion im Rahmen des Energiestoffwechsels, die im nachfolgenden Kapitel 16 behandelt wird, sind Mitochondrien auch an einer Reihe von Biosynthese-Prozessen beteiligt (u.a. Gluconeogenese, Porphyrin-Synthese, Ketonkörper-Synthese, Harnstoffzyklus, Steroidhormon-Synthese).

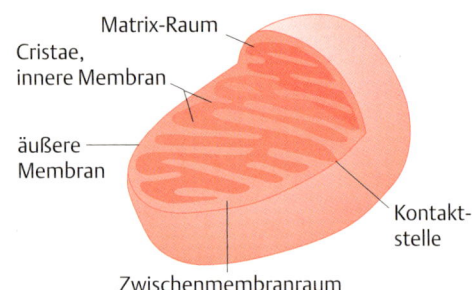

Matrix-Raum

Cristae,
innere Membran

äußere
Membran

Kontakt-
stelle

Zwischenmembranraum

◉15.32 Mitochondrien-Aufbau (Schema). Durch die Auffaltung der inneren Mitochondrien-Membran zu Cristae ist deren Oberfläche mehrfach größer als die der äußeren Membran. Äußere und innere Membran stehen stellenweise miteinander in Kontakt. Mitochondrien sind vielgestaltig, fusionieren miteinander und trennen sich voneinander. In vielen Fällen sind sie als großes Netzwerk untereinander verbunden.

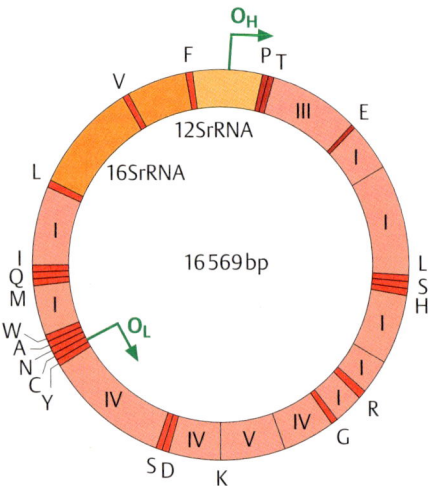

◉15.33 Mitochondriale DNA des Menschen. Die beiden Stränge der zirkulären Doppelhelix differieren stark in der Basenzusammensetzung, so dass ein „schwerer" Strang (H-Strang, G-reich) von einem leichten Strang (L-Strang, C-reich) unterschieden wird. Am H-Strang werden die rRNA, die Mehrzahl der tRNAs und der mRNAs einiger Proteine transkribiert. Die Gene für Untereinheiten mitochondrialer Proteine sind hier mit römischen Ziffern (I–V) entsprechend den Komplexen der Atmungskette, denen die Translationsprodukte angehören, gekennzeichnet. tRNA-Gene sind entsprechend den zugehörigen Aminosäuren im Ein-Buchstaben-Code benannt. OH und OL sind Ausgangspunkte (Origins) der DNA-Replikation.

🔍 **Maternale Vererbung.** Die mitochondriale DNA eines Organismus stammt praktisch vollständig aus den mütterlichen Mitochondrien, weil Spermien bei der Befruchtung nur sehr wenig Cytoplasma zur Zygote beitragen. Mutationen in der mitochondrialen DNA werden also maternal vererbt.

Innere und äußere Membran. Die *mitochondriale Matrix*, der Innenraum der Mitochondrien, ist von zwei Membranen umgeben, von denen die innere durch Auffaltungen (Cristae) zum Matrix-Raum hin gekennzeichnet ist (◉15.32). Die daraus resultierende Oberflächenvergrößerung der inneren Mitochondrienmembran kann, je nach Zellart, sehr unterschiedlich gestaltet sein. Es ist nicht bekannt, in wieweit dies funktionelle Bedeutung hat.

Die *innere Mitochondrienmembran* besteht zu 20% aus Lipiden und zu 80% aus Proteinen. Als Lipide sind vorwiegend Phosphatidylcholin und *Cardiolipin* vertreten; letzteres kennzeichnet als Leitlipid die Mitochondrien-Membran. Cholesterol ist in der inneren Mitochondrienmembran nicht enthalten, in geringer Menge hingegen in der äußeren Membran. Die Proteine sind zum größten Teil die Bestandteile der Atmungskette und vielfältiger Transportsysteme (◉22.1, S. 630). Die *äußere Mitochondrienmembran* ist durch Membrankanäle, die durch das Protein *Porin* gebildet werden, relativ frei permeabel.

Die innere Membran ist dagegen ein perfekter Isolator. Die Redoxsysteme der Atmungskette selbst und das damit gekoppelte Phosphorylierungssystem sind (mit Ausnahme des Cytochrom c) Strukturbestandteile der inneren Membran, die den Matrix-Raum vom Zwischenmembran-Raum trennt. Über diese Membran wird der elektrochemische Gradient aufgebaut, der die ATP-Synthese treibt (Kap. 16, S. 404 ff.). Der Zwischenmembranraum wird auch C-Raum genannt, weil er über die Porine mit dem Cytoplasma in Verbindung steht.

Mitochondriale DNA (mtDNA). Im Matrix-Raum verfügen die Mitochondrien über eine eigene DNA. Sie ist ringförmig und entspricht damit dem Aufbau bakterieller DNA. Auf der mitochondrialen DNA liegen Gene für einzelne Untereinheiten mitochondrialer Proteinkomplexe (z.B. 3 von 13 Ketten des Komplex IV der Cytochrom-Oxidase), für ribosomale RNA und für tRNA (◉15.33). Wie bei der Besprechung des genetischen Codes dargestellt, weichen im mitochondrialen Genom einige Codons vom universellen genetischen Code ab. Schon allein deshalb ist die Notwendigkeit eigener tRNA-Gene im mitochondrialen Genom offensichtlich.

Mitochondriale Proteine. Die Ausstattung der Mitochondrien mit Genen für ribosomale RNA, für tRNA und für mRNA erlaubt ihnen eine eigene Proteinsynthese. Allerdings codieren die mitochondrialen Strukturgene nur für circa 5% der mitochondrialen Proteine. Der größte Teil der mitochondrialen Proteine muss also im Kern-Genom codiert sein und die Proteine werden an freien Ribosomen synthetisiert. Diese Proteine tragen eine Signalsequenz, die für ihren Transport ins Mitochondrium essenziell ist. Im Cytoplasma werden die mitochondrialen Proteine unter ATP-Verbrauch mit Begleitproteinen (Chaperonen) assoziiert, um ihnen eine Konformation zu sichern, die ihnen den Übertritt ins Mitochondrium erlaubt. Dort binden Rezeptorproteine in der äußeren Membran die Vorläuferproteine. An Kontaktstellen zwischen der äußeren und inneren Mitochondrien-Membran werden die Proteine dann durch Protein–Kanäle in den Matrix-Raum geschleust (◉15.34). Dabei hängt der Eintritt in die innere Mitochondrienmembran entscheidend vom Bestehen des elektrochemischen Membranpotenzials ab, dessen Bedeutung für die ATP-Synthese wir in Kapitel 16 kennenlernen werden.

Bei der Translokation der Vorläuferproteine in die Mitochondrien-Matrix ist ein intramitochondriales *Chaperon* (Mt-hsp70) beteiligt. Im Matrixraum werden Präsequenzen (analog den Signalsequenzen im ER) abgespalten, und die Proteine werden durch Wechselwirkung mit einem Chaperonin, (Mt-hsp60 s. S. 151 Kap. 6) in ihre endgültige Konformation gebracht (Matrixproteine) oder zur inneren Membran weiterverlagert. Diejenigen Proteine, die für die innere Mitochondrienmembran oder für den Raum zwischen den beiden Membranen bestimmt sind, benötigen weitere Signalsequenzen, die jetzt ihre Wechselwirkung mit Rezeptoren auf der Matrix-Seite der Mitochondrienmembran vermitteln, so dass die Integration in der inneren Membran oder der Durchtritt zum Raum zwischen den Membranen ermöglicht wird.

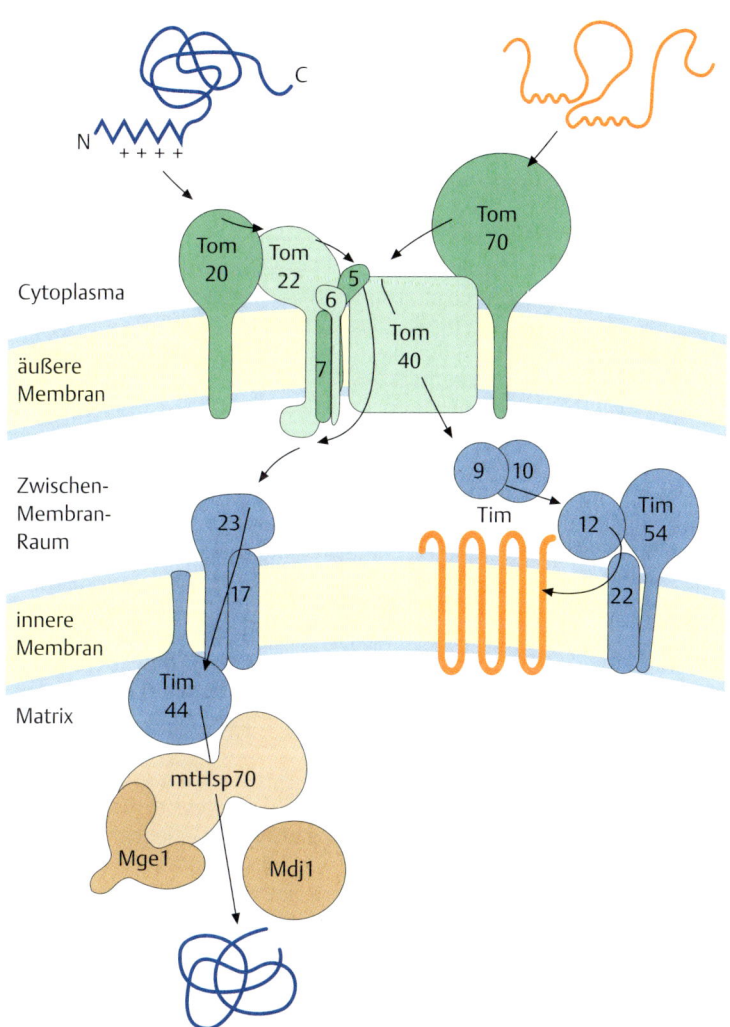

⊙15.34 Mitochondrialer Protein-Import. Auf ihrem Weg durch die Translocase-Komplexe interagiert die positiv geladene Signalsequenz mit negativ geladenen Abschnitten von Transportkomplexen. Die Abspaltung dieser Signalsequenzen durch spezifische Proteasen ist eng mit dem Transport durch die innere Membran verknüpft. Das in der Matrix lokalisierte mtHsp70-Chaperon interagiert mit dem entfalteten Substratprotein und mit Tim44 und geht dabei eine Konformationsänderung ein, so dass das Protein verlagert wird. Unklar ist bisher, ob diese Schritte mehrfach durchlaufen werden müssen, oder ob bereits die einmalige Bindung an mtHsp70 bewirkt, dass das Substratprotein vollständig transloziert wird. Für die Insertion von Membranproteinen wird ein völlig anderer Komplex benötigt (rechts im Bild). (Nach Voos et al. Biochim. Biophys. Acta 1999;1422 :235–254).

✎ Proteine des mitochondrialen Imports. Im Cytoplasma werden die Proteine entweder mit Hilfe eines *Chaperons* der hsp70-Klasse oder – dies aber nur bei Säugern – eines *mitochondrialen Import-Stimulierungs-Faktors* (MSF) in einem importkompetenten Faltungszustand gehalten. Die Transportfaktoren werden nach ihrer Lokalisation in der äußeren Membran eingeteilt in Tom (Translocase of outer mitochondrial membrane) oder Tim (translocase of inner mitochondrial membrane), ergänzt durch die Molekülmasse (in kDa). Tom40 ist die zentrale Komponente der Translocase der äußeren Membran. Tim23 und Tim17 sind die zentralen Komponenten des Translokationskanals der inneren Mitochondrienmembran (⊙15.34). Auf der Matrixseite sind – neben dem negativen Membranpotenzial – mtHsp70-Chaperon und Tim44 für den Translokationsprozess essenziell. Im Matrixraum bewirkt dann ein weiteres Hitzeschockprotein, mtHsp60, als Chaperonin die korrekte Faltung des importierten Matrixproteins. Für die Insertion von Membranproteinen wird ein anderer Komplex benötigt.

15.11 Peroxisomen

🔍 Unter dem Begriff **Microbody** wird eine Familie von Organellen zusammengefasst, zu der neben den *Peroxisomen* die *Glyoxysomen* der Pflanzen (gekennzeichnet durch Enzyme des Glyoxylatzyklus) und die *Glykosomen* der Trypanosomen (gekennzeichnet durch Enzyme der Glykolyse) gehören.

Oxidase

$$R \bullet H_2 \xrightarrow{\quad O_2 \quad} R + H_2O_2 \qquad (1)$$

Peroxidase

$$R \bullet H_2 + H_2O_2 \longrightarrow R + 2\,H_2O \qquad (2)$$

Katalase

$$2\,H_2O_2 \longrightarrow 2\,H_2O + O_2 \qquad (3)$$

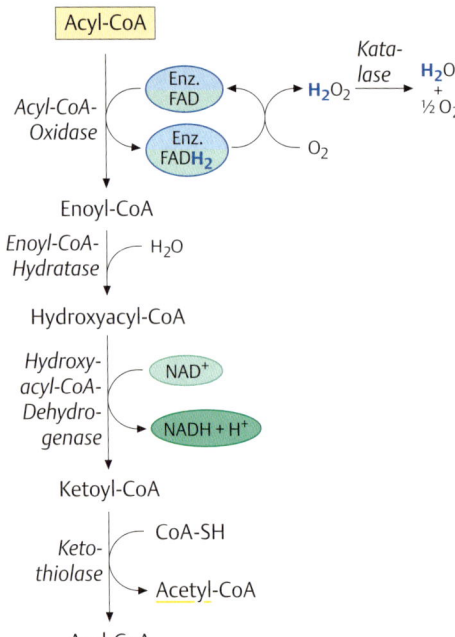

👁 15.35 Peroxisomale β-Oxidation langer Fettsäure-Ketten. Die Acyl-CoA-Oxidase (Dehydrogenase) enthält FAD als prosthetische Gruppe und überträgt den Wasserstoff auf O_2. Das entstehende H_2O_2 wird durch Katalase zu H_2O und O_2 abgebaut. Die einzelnen Schritte entsprechen zwar der mitochondrialen β-Oxidation, sie führen aber nicht zum vollständigen Fettsäure-Abbau und werden durch Peroxisomen-eigene Enzyme katalysiert.

Peroxisomen kommen ubiquitär in eukaryonten Zellen vor und gehören einer Klasse von Organellen an, die man ursprünglich rein morphologisch als „microbodies" bezeichnet hat. Sie besitzen einen Durchmesser zwischen circa 0,1 und 1 µm, sind von einer einzigen Lipid-Membran umgeben und zeigen eine vergleichsweise hohe Dichte. Nachdem man erkannt hatte, dass diese Organellen Enzyme des Stoffwechsels von Wasserstoffperoxid, wie Oxidasen und Katalase, enthalten, wurde der Begriff *Peroxisom* geprägt. Später wurden dann weitere Peroxisomen-Funktionen gefunden. Bei einer Veränderung der Umgebungsbedingungen können sich Peroxisomen durch Variation ihrer enzymatischen Ausstattung anpassen. Defekte in einzelnen Komponenten von Peroxisomen führen zu schweren Krankheiten.

Die biochemischen Funktionen der Peroxisomen sind vielfältig. Peroxisomen besitzen eine Vielzahl unterschiedlicher Oxidasen, bei deren Reaktionen H_2O_2 anfällt. Dieses wird mit Hilfe der *Katalase* abgebaut. Sie kann sowohl eine Peroxidase-Reaktion (2) als auch eine Disproportionierung (3) katalysieren.

Zusätzlich zur mitochondrialen β-Oxidation gibt es auch in Peroxisomen eine β-*Oxidation*. Sie ist auf die Oxidation sehr langkettiger, mehrfach ungesättigter Fettsäuren spezialisiert. Acyl-CoA-Synthetasen sind an der Peroxisomen-Membran lokalisiert und aktivieren sehr langkettige Fettsäuren (*very long chain fatty acids, VLCFA*) für die β-Oxidation (👁15.35): Im ersten Schritt katalysiert eine peroxisomale Acyl-CoA-Oxidase die Übertragung von FAD-gebundenem H_2 auf O_2, so dass aus Acyl-CoA neben H_2O_2 das entsprechende Enoyl-CoA entsteht. Die weiteren Schritte (Hydratase, Dehydrogenase, Thiolase) sind dem mitochondrialen System des Fettsäure-Abbaus analog. Neben dieser Oxidation langer Fettsäuren geschieht auch bei der *Gallensäure-Biosynthese* die Verkürzung der Cholesterol-Seitenkette durch β-Oxidation in den Peroxisomen.

Auch zu weiteren Synthesewegen tragen Peroxisomen mit Teilschritten bei. So wurden HMG-CoA-Reduktase und weitere Enzyme der *Cholesterol-Biosynthese* in Peroxisomen gefunden. Daneben sind mehrere Aminotransferasen an der *Verwertung von Aminosäuren* beteiligt. Eine weitere Funktion der Peroxisomen liegt in ihrer Beteiligung an der *Plasmalogen-Biosynthese*. Diese Phospholipide enthalten einen 1,2-ungesättigten, langkettigen Alkohol in Enolether-Bindung (S. 297). Die Enzyme der ersten Plasmalogen-Biosyntheseschritte (ausgehend vom Dihydroxyacetonphosphat) sind in besonders hoher Konzentration in den Peroxisomen von Hirn und Leber enthalten.

Die Biogenese der Peroxisomen geschieht nach dem Prinzip von Wachstum und Teilung. Das bedeutet, dass zunächst eine Volumenzunahme vorhandener Peroxisomen durch Einbau neu synthetisierter Komponenten stattfindet, der dann eine Aufteilung in zwei Tochterorganellen folgt. Dem entsprechend werden peroxisomale Membran- und Matrixproteine an freien Ribosomen des Cytoplasmas synthetisiert und posttranslational in die Membran integriert oder in das Lumen (die Matrix) der Peroxisomen transloziert. Hierzu ist sowohl ein topogenes Signal im peroxisomalen Protein als auch ein Erkennungs- und Translokations-Komplex an der Peroxisomen-Membran erforderlich (👁15.36). Es wurden zwei peroxisomale Zielsignale (*peroxisomal targeting sequences*, PTS1 und PTS2) beschrieben, welche an jeweils spezifische PTS-Rezeptoren binden (Pex5p oder Pex7p). Diese wurden sowohl an der cytoplasmatischen als auch an der Matrix-Seite der Peroxisomen-Membran nachgewiesen, sind also möglicherweise an mehreren Schritten des Translokationsprozesses zum Matrixraum beteiligt. Peroxisomale Membranproteine besitzen spezifische topogene Signale (mPTS) und werden durch einen entsprechend spezifischen Prozess in die Membran eingebaut.

Glyoxysomen sind pflanzliche Peroxisomen, die in keimenden Samen die Verwertung der Fettspeicher zum Aufbau von Kohlenhydraten ermöglichen. Hier wird durch den *Glyoxylat-Zyklus* Acetyl-CoA zur Synthese von Succinat umgesetzt (S. 272). Das Succinat wird dann außerhalb der Glyoxysomen (über Fumarat, Malat, Oxalacetat) zur Gluconeogenese verwendet.

15.12 Pathobiochemie

Bei zahlreichen, sehr verschiedenen Krankheiten sind strukturelle und funktionelle Veränderungen des Zellkerns oder bestimmter Zellorganellen nachweisbar. Häufig ist aber ungeklärt, ob diese Veränderungen die Ursache der Krankheit oder für die Krankheitsentstehung bedeutsam sind, oder ob es sich um Begleit- oder Sekundärphänomene handelt. Im Folgenden werden als Beispiele einige Krankheiten aufgeführt, in deren Pathogenese Veränderungen an subzellulären Strukturen und Organellen eine wichtige Rolle einnehmen.

Cytoskelett. Als Krankheitsursache sind das völlige Fehlen oder schwere Anomalien von G-Actin und Tubulin durch Mutationen ihrer Gene bislang nicht bekannt, da dies wahrscheinlich mit dem Leben nicht vereinbar ist. Dagegen können molekulare Defekte von Intermediärfilamenten und von Actin- bzw. Tubulin-assoziierten Proteinen die Ursache von Krankheiten sein.

Ein Defekt der Intermediärfilamente liegt bei der **Epidermolysis bullosa** vor. Es handelt sich um Veränderungen von Keratin I und II der Epithel- und Basalzellen der Haut. Die Störung des Cytoskeletts ist die Ursache dafür, dass sich nach minimalen Traumen große Blasen der Haut mit bleibenden Hautdefekten entwickeln. Bei schwersten Formen ist auch Kollagen VII als Verankerungsprotein der Zellen betroffen (s. Kap. 23.6).

Das Fehlen eines Actin-assoziierten Proteins ist die Ursache der **progressiven Duchenne-Muskeldystrophie** und der verwandten **Becker-Muskeldystrophie**, bei der das Protein in seiner Funktion lediglich gestört ist. Das betroffene Gen wurde 1988 identifiziert und das Protein als *Dystrophin* bezeichnet. Seine Funktion wird im Zusammenhang mit der Biochemie der Muskulatur näher besprochen (s. Kap. 23.7).

Defekte der Actin-assoziierten Proteine des Netzwerks an der Innenseite der Erythrocytenmembran sind die Ursache von **Formveränderungen der Erythrocyten** und deren Hämolyse. Bei der hereditären Sphärocytose wurden Mutationen in den Genen für Ankyrin, für die α- oder β-Ketten von Spektrin, für das Bande-4.2-Protein und für den Anionentransporter 1 (Bande-3-Protein) gefunden, bei hereditärer Elliptocytose in den Genen für die beiden Spektrin-Ketten oder für das Bande-4.1-Protein (s. ◉**14.10**, S. 354 und Kap. 23.3).

Intrazelluläre Ablagerungen von Intermediärfilamenten und assoziierten Proteinen können bei chronischen Krankheiten auftreten. Beispiele sind die sogenannten **Mallory Bodies**, die vor allem bei alkoholbedingten Leberkrankheiten, aber auch bei chronischen Krankheiten anderer Organe zu beobachten sind. Die Mallory-Bodies bestehen aus Cytokeratinaggregaten von sehr hoher Masse, da durch posttranslationale Modifikation die Keratinfasern quervernetzt sind. Die Einschlüsse enthalten neben Cytokeratin auch Ubiquitin und verschiedene Polypeptide.

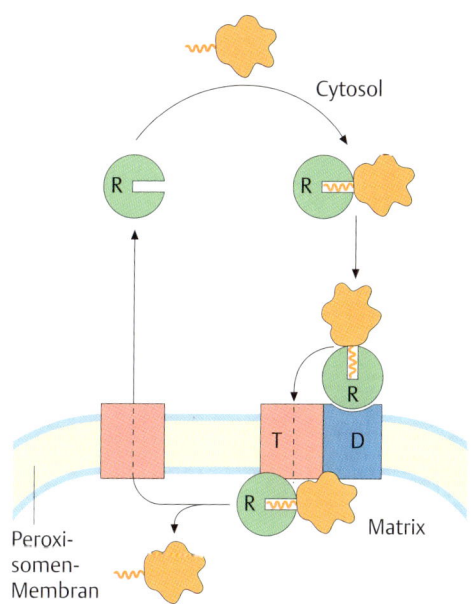

◉**15.36 Das peroxisomale Import-System (PEX).** Peroxisomale Proteine (orange) werden an freien Ribosomen synthetisiert. Je nach peroxisomalem Zielsignal binden die Proteine an einen entsprechenden Rezeptor (R), welcher an Membranproteinen andockt (D, *docking protein*) und über ein peroxisomales Translocon (T) in den Matrixraum verbracht wird. Während der Translokation bleiben die transportierten Proteine mit den Rezeptorproteinen assoziiert; diese Komplexe werden erst im Matrixraum dissoziiert (nach Kunau et al. Trends in Cell Biology 2001;11:358).

Bei chronischen Muskelkrankheiten sind intrazelluläre **Ablagerungen von Desmin** zu beobachten. Ursache und Entstehung dieser Einschlüsse sind ungeklärt.

Zell-Zell- und Zell-Matrix-Verbindungen. Beim **Pemphigus**, einer Blasenbildung und Ablösung der Epidermis der Haut, verursachen Autoantikörper gegen Proteine der *Desmosomen* und *Hemidesmosomen* die Störung der Zell-Zell-bzw. Zell-Matrix-Verbindungen. In Abhängigkeit von der Art der Autoantikörper und ihrer Zielantigene entwickeln sich in ihrem Schweregrad verschiedene Krankheitstypen. Beim milderen Pemphigus vulgaris sind die Autoantikörper gegen intra- und extrazelluläre Bestandteile der Desmosomen (Desmoplakin, Desmoglein, Desmocollin) gerichtet, beim schweren Krankheitsbild des bullösen Pemphigus auch gegen Proteine der Hemidesmosomen (Integrine und Glykoproteine) zur Verankerung der Zellen an der Matrix. Die Veränderungen treten nur an der Haut auf. Dies weist auf Unterschiede der Desmosomen bzw. Hemidesmosomen in der Haut und in anderen Organen hin.

Eine Störung der Gallesekretion (**Cholestase**) kann durch Defekte der *Tight Junctions* zwischen den Leberzellen begünstigt werden, weil der osmotische Gradient zwischen dem Lumen der Gallencanaliculi und dem Extrazellulärraum als Voraussetzung der Gallesekretion nicht aufrecht erhalten werden kann (s. Kap. 23.2). Ferner können Transportproteine, die normalerweise nur in der Membran der Gallenkapillaren (apikale Membrandomäne) lokalisiert sind, in die sinusoidale Membran der Leberzellen (basolaterale Domäne) abwandern und dadurch einen abnormen „retrograden" Abfluss von Gallebestandteilen aus den Leberzellen ins Blut anstatt in die Galle bewirken.

Endoplasmatisches Retikulum und Golgi-Komplex. Ein kompletter Ausfall des endoplasmatischen Retikulums (ER) oder des Golgi-Apparates ist wegen ihrer vielfältigen Funktionen im Zellstoffwechsel mit dem Leben nicht vereinbar. Dagegen können Defekte oder Ausfälle von Einzelfunktionen dieser Organellen auftreten und die Ursache von Krankheiten sein. In den vorausgehenden Kapiteln ist dies ausführlich erörtert worden, so dass hier lediglich kurze Hinweise auf einige Beispiele folgen.

Beim α_1-**Antitrypsin-Mangel** (s. ◉**2.29**, S. 46) kommt es aufgrund einer Genmutation mit Austausch von nur einer Aminosäure zur abnormen Faltung des Proteins im Lumen des ER. Diese Anomalie ist durch Chaperone des ER nicht korrigierbar. Das Protein kann deshalb nicht über den Golgi-Apparat hinaus zur Zellmembran transportiert und ins Blut sezerniert werden.

Die **Glykogenose Typ I** (s. ▼**9.3.** S. 259) beruht auf einem Defekt der Glucose-6-phosphatase, die im glatten ER lokalisiert ist. Seltener sind Transportproteine in der Membran des ER für die Einschleusung von Glucose-6-phosphat oder für den Abtransport von Glucose betroffen. Der Anstieg von Glucose-6-phosphat stimuliert die Glykogensynthese (s. Kap. 22).

Die **Abetalipoproteinämie** (s. Kap. 12) hat ihre Ursache im Fehlen eines ER-Proteins, das am Import von Triglyceriden in das ER-Lumen beteiligt ist und die Triglyceride auf das Apolipoprotein B (B100 oder B48) überträgt (*Mikrosomales Lipid-Transferprotein*). Da nur der Komplex von Apolipoprotein B und Lipiden in Form von Chylomikronen und VLDL im ER transportiert und schließlich sezerniert werden kann, führt die Mutation des Transferproteins dazu, dass weder Chylomikronen noch VLDL in Darm und Leber gebildet werden können.

Das ER ist der Ort der **Biotransformation**, d.h. der Umwandlung von lipophilen körpereigenen oder körperfremden Stoffen in hydrophile Derivate, die über die Galle oder den Urin ausgeschieden werden können (s. Kap. 7.5 und 23.2). Hauptort der Biotransformation ist die

Leber. Das Volumen des ER in der Leber macht 15% des Zellvolumens aus. Bei starker funktioneller Beanspruchung, z. B. durch Arzneimittel, kann das Volumen des ER rasch auf das zwei- bis dreifache ansteigen. Beispiele für Krankheiten durch Defekte der Biotransformation körpereigener Substanzen sind **Störungen der Gallesekretion** als Folge von Enzymdefekten der Gallensäuresynthese im ER. Diese betreffen die Phase I der Biotransformation, die Ringhydroxylierung durch *Cytochrom-P450-Monooxygenasen* im ER (s. $\blacktriangledown$ 23.6, S. 664 u. Kap. 13). Beispiele für Defekte der Phase II sind **Störungen des Bilirubin-Stoffwechsels**, bei denen das Bilirubin infolge eines Defekts der *Bilirubin-Glucuronyltransferase* nicht in ausreichendem Maße mit Glucuronsäure verknüpft wird und das Konjugat nicht ausgeschieden werden kann (s. Kap. 23.2).

Unter den körperfremden Stoffen, die der Biotransformation unterliegen, haben Pharmaka die größte Bedeutung. Genetische Defekte von Enzymen der Phase I oder II können die Ursache von fehlender Elimination der Metaboliten und damit der Auslöser toxischer Wirkungen sein.

Exocytose und Endocytose. Eine Störung der **Exocytose** und damit der regulierten oder konstitutiven Sekretion von Substanzen kann auf mehreren Stufen der Biosynthese, Prozessierung und Verteilung der entsprechenden Stoffe liegen, so dass diese gar nicht die Plasmamembran erreichen; ein Beispiel ist der oben beschriebene α_1-**Antitrypsin-Mangel**. Ein anderes Beispiel, das weniger eine Exocytose im engeren Sinne, als vielmehr den vesikulären Transport eines Chloridkanals nach seiner Biosynthese am rauen ER zur Plasmamembran betrifft, ist die **cystische Fibrose**. Hier ist das Kanalprotein durch eine Mutation fehlgefaltet und wird bereits im ER zurückgehalten.

Beispiele für eine Störung der Exocytose bei ihrem letzten Schritt, der Fusion der Membranen von intrazellulären Vesikeln mit der Plasmamembran, haben wir bereits oben am Beispiel der **Botulinum-** und **Tetanus-Neurotoxine** kennen gelernt. Diese Toxine spalten Proteinkomponenten des SNARE-Komplexes und blockieren damit die Ausschüttung von Neurotransmittern (s. S. 390 und Kap. 23.8).

Ein Beispiel für eine Krankheit durch **gestörte Endocytose** ist eine Form der **familiären Hypercholesterolämie** (s. Kap. 12). Bei dieser Form der Erkrankung ist der LDL-Rezeptor zwar normal in der Zellmembran integriert und LDL bindet dort. Danach ist aber die Internalisierung des LDL-beladenen, durch die Mutation betroffenen Rezeptors nicht möglich. Aufgrund der defekten Cholesterolaufnahme in die Zellen, besonders der Leber, kommt es zu einem Anstieg der Cholesterolkonzentration im Blut mit ihren Folgekrankheiten (Atherosklerose, Herzinfarkt).

Lysosomen. Von den Erkrankungen, die auf Defekten lysosomaler Enzyme beruhen („lysosomale Krankheiten"), sind mehrere in früheren Abschnitten bereits dargestellt oder erwähnt worden, so die Sphingolipidosen und Glykosphingolipidosen (Kap. 12), die Cholesterolester-Speicherkrankheit (Kap. 13) und die Glykogenose Typ II (Kap. 9). In den Lysosomen findet auch der Abbau von Glykosaminoglykanen und Glykoproteinen statt. Störungen dieser Abbauwege gehören deshalb ebenfalls zu den lysosomalen Krankheiten.

Mucopolysaccharidosen beruhen auf Defekten lysosomaler Enzyme, die den Abbau der Kohlenhydratketten der Mucopolysaccharide (Glykosaminoglykane, Proteoglykane) bewirken. Je nach Enzymdefekt ($\circledcirc$**15.37**) akkumulieren bestimmte Glykosaminoglykane in den Lysosomen. Die Symptomatik der verschiedenen Mucopolysaccharidosen ist aufgrund der weiten Verbreitung der Glykosaminoglykane nicht auf ein bestimmtes Organ begrenzt. Im Vordergrund stehen meist die Vergrößerung verschiedener Organe, besonders von Leber und Milz, Veränderungen am Knochen (Dysostosen), Störungen der Herz-

👁15.37 **Enzymdefekte bei verschiedenen Typen der Mucopolysaccharidosen** am Beispiel des Abbaus von Dermatansulfat (vgl. ☂ 15.14**).**

funktion und Einschränkungen des Gehörs und der Sehkraft. Häufig besteht eine Deformierung des Kopfes. Bei einigen, aber nicht bei allen Typen ist die intellektuelle Entwicklung beeinträchtigt. Auch bei Trägern eines identischen Enzymdefekts kann das Spektrum der Symptome und der Schweregrad der Erkrankung variieren. Die Diagnose kann durch Enzymbestimmung an Fibroblasten und Leukocyten, pränatal durch Amniozentese gestellt werden. Der Erbgang ist bei fast allen Typen autosomal rezessiv.

Biochemisch interessante Sonderformen einer Störung der Lysosomen-Biogenese sind die **I-Zell-Erkrankung** (Mucolipidose II) und die ihr verwandte, aber mildere **Pseudo-Hurler-Polydystrophie** (Mucolipidose III). Der Begriff „I-Cell" steht für *„inclusion body cells".* Beide Erkrankungen beruhen auf einem gestörten Transport lysosomaler

Enzyme vom ER und Golgi-Komplex zu den Lysosomen. Ursache ist ein Defekt der *UDP-N-Acetyl-Glucosamin-1-phosphotransferase*, die im Golgi-Komplex den ersten Schritt für die Bindung von Mannose-6-phosphat an die Kohlenhydratseitenkette des Proteins katalysiert (☞ 15.31b), das als Erkennungsmarker für den gerichteten Transport des Proteins zum Lysosom dient. Durch die gestörte Lysosomenfunktion kommt es zur Speicherung von Makromolekülen in endosomenartigen Vesikeln (den *inclusion bodies*). Darüber hinaus gelangen Enzyme durch vesikulären Transport zur Plasmamembran und in den Extrazellulärraum.

Krankheiten durch **Störungen des Glykoprotein-Abbaus** beruhen ebenfalls auf Defekten lysosomaler Enzyme, die in diesem Fall normalerweise den stufenweise verlaufenden Abbau der Kohlenhydratkette katalysieren (☞ 15.38). Die nicht abgebauten Glykoproteine akkumulieren im Gewebe. Entstehende Fragmente der Kohlenhydratketten werden auch mit dem Urin ausgeschieden. Die klinische Symptomatik ist variabel. Störungen der geistigen Entwicklung, neurologische Symptome (Krämpfe, Myoklonien) und Veränderungen am Auge (Katarakt, Corneatrübung) sowie Veränderungen an Lymphocyten (Vakuolenbildung) sind mit dem Defekt assoziiert. Der Zusammenhang ist ungeklärt.

Eine Sonderform ist die **Galaktosialidose**, die auf einem kombinierten Defekt der lysosomalen β-Galactosidase und der Neuraminidase beruht. Die Mutation betrifft nicht die Gene dieser Enzyme, sondern das Gen eines Proteins, das die beiden Enzyme vor dem Abbau in den Lysosomen schützt (protektives Protein). Den Symptomen liegen die Ablagerungen von Sialyl-Oligosacchariden in den Lysosomen und im Cytoplasma von Zellen verschiedener Organe, vor allem in Nervensystem, Niere, Leber und Lymphocyten, zugrunde.

Mitochondrien. Die Mitochondrien sind als „Kraftwerke der Zelle" der Ort der Fettsäureoxidation, des Citrat-Zyklus und der Atmungskette. Krankheiten durch eine gestörte Einschleusung von Fettsäuren in die Mitochondrien und durch partielle Defekte der Fettsäureoxidation wurden im Kapitel 11 über Fette und Fettstoffwechsel bereits dargestellt. Defekte des Citrat-Zyklus als Krankheitsursache sind nicht bekannt; sie sind mit dem Leben nicht vereinbar. Krankheiten, die auf Defekten der Atmungskette beruhen, werden in Kapitel 16 behandelt.

Peroxisomen. Krankheiten durch Störungen der in den Peroxisomen lokalisierten metabolischen Reaktionen („peroxisomale Krankheiten") können in zwei Gruppen eingeteilt werden. In der einen Gruppe liegt ein Defekt oder Ausfall *einzelner* peroxisomaler Enzyme vor, in der zweiten Gruppe besteht ein genereller Defekt der Peroxisomenfunktion auf der Grundlage einer gestörten Biogenese der Peroxisomen. Zur ersten Gruppe gehören Krankheiten, die bereits in vorausgehenden Kapiteln behandelt wurden, so die **Oxalose** und **Hyperoxalurie** (Kapitel 8), das **Refsum-Syndrom** (Kapitel 11), **Störungen der Gallensäuresynthese** (Kapitel 13). Ein Defekt der **Katalase** beeinträchtigt die Abwehr gegen oxidativen Stress, da die Katalase zu den enzymatischen Antioxidanzien gehört (Kapitel 7).

Bei der X-chromosomal vererbten Form der **Adrenoleukodystrophie** ist die peroxisomale Konjugation der sehr langkettigen Fettsäuren (über 22 C-Atome) mit Coenzym A und damit ihre Oxidation gestört. Die Konzentration dieser Fettsäuren in Körperflüssigkeiten und Geweben ist erhöht. Das betroffene Gen wurde inzwischen identifiziert. Es codiert für ein zur Familie der *ABC-Transporter* (s. Kap. 14.4, S. 364) gehörendes Membranprotein der Peroxisomen, von dem man annimmt, dass es den Import von sehr langkettigen Fettsäuren (very long chain fatty acids, VLCFA) in die Peroxisomen vermittelt. Von dieser X-chromosomal vererbten Form der Adrenoleukodystrophie ist

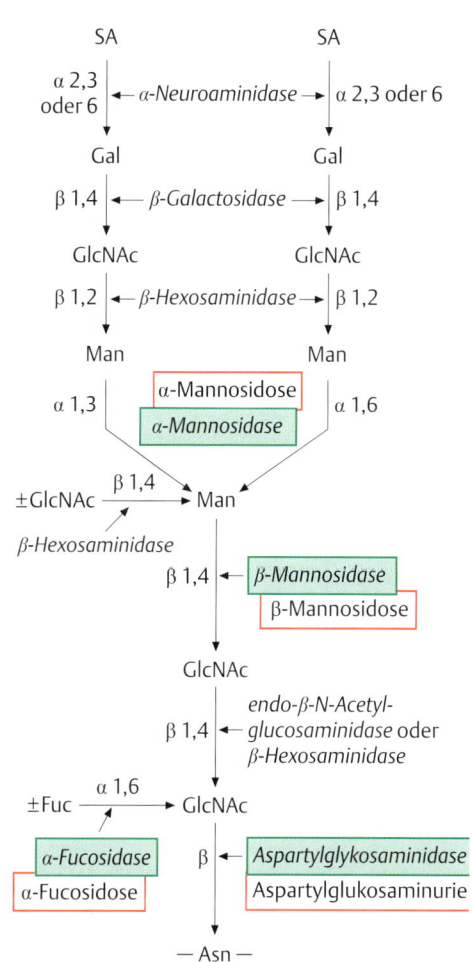

☞ **15.38 Abbau der Kohlenhydrat-Seitenketten eines Glykoproteins** und verschiedene Typen der Glykoproteinosen.

die pseudo-neonatale Adrenoleukodystrophie zu unterscheiden, bei der ein Defekt der *Acyl-CoA-Oxidase-1* vorliegt, dem ersten Enzym der β-Oxidation von VLCFA.

Die X-chromosomal vererbte Adrenoleukodystrophie bewirkt Störungen am Zentralnervensystem mit schwerer Demenz und neurologischen Ausfällen. Es besteht ferner eine Nebenniereninsuffizienz. Sie wird dadurch verursacht, dass Cholesterol, das mit den sehr langkettigen Fettsäuren verestert ist, für die Steroidsynthese in der Nebennierenrinde nicht oder nur eingeschränkt verwendet werden kann.

Die zweite Gruppe peroxisomaler Krankheiten wird repräsentiert durch das **Zellweger-Syndrom**, das in mehreren Varianten auftreten kann. Der primäre Defekt betrifft Proteine in der Membran der Peroxisomen, die den Transport von Enzymen oder anderen Proteinen aus dem Cytosol in die Peroxisomen vermitteln. Die Peroxisomen können deshalb keine neu synthetisierten Proteine aufnehmen und damit nicht wachsen, so dass sie sich nicht in Tochter-Peroxisomen teilen können („Defekte der *Peroxisomen-Biogenese*"). Beim Zellweger-Syndrom summieren sich in verschiedenen Kombinationen die oben genannten Einzeldefekte mit ihren entsprechenden Symptomen. Hinzu kommen Störungen der Organentwicklung, vor allem von Zentralnervensystem, Auge, Leber, Niere, seltener von Herz und Gelenkknorpel. Es gibt Hinweise, dass die in mehreren Teilschritten in den Peroxisomen synthetisierten und beim Zellweger-Syndrom verminderten oder fehlenden *Plasmalogene* für die gerichtete Migration der Nervenzellen während der Emryonalentwicklung entscheidend sind. Dafür spricht, dass die Gliazellen, die unter normalen Bedingungen als Leitschiene für die Migration der neuronalen Zellen dienen, während der Entwicklung sehr reich an Peroxisomen sind.

Genetische Untersuchungen haben eine starke Heterogenität der betroffenen Genregionen (Komplementationsgruppen, s. Lehrbücher der Genetik) erbracht, und es wurden bisher bei Zellweger-Patienten mit unterschiedlich ausgeprägter Erkrankung Mutationen in 11 verschiedenen, jeweils einzeln betroffenen *PEX-Genen* gefunden. Mit diesem Begriff werden die Gene zusammengefasst, deren Produkte für die Peroxisomen-Biogenese essenziell sind; sie sind in zwei verschiedenen Importwegen (PTS1 und PTS2) involviert (s. Kap. 15.11, S. 396). In den meisten Erkrankungsfällen sind gleichzeitig beide Wege von den Mutationen betroffen.

16 ATP-Synthese an Membranen: Atmungskette

Zusammenfassung

- Die wichtigsten Mechanismen der Energiebereitstellung in Form von ATP sind Photosynthese und Atmung. Beide Systeme sind an Membranen gebunden und nutzen die Energie von Redoxreaktionen zur Erzeugung eines **elektrochemischen Gradienten** von Wasserstoff-Ionen (primäre Energieumwandlung). Sekundär wird dieser Gradient durch reversibel arbeitende Transport-ATPasen für Wasserstoff-Ionen genutzt. Diese Enzyme fungieren als **ATP-Synthasen**.
- Atmung ist ein **oxidativer Prozess** und nützt die Energie der Wasserbildung aus Coenzym-gebundenem Wasserstoff und Luftsauerstoff. Dabei wird der Wasserstoff unter Elektronenabgabe oxidiert und der Sauerstoff unter Elektronenaufnahme reduziert.
- Die an diesen Prozessen beteiligten Redoxsysteme sind integrale Membranenzyme und wirken als Protonenpumpen. Sie bilden in der Reihe ihrer Redoxpotenziale die **Atmungskette**, die in tierischen Zellen in der inneren Mitochondrienmembran lokalisiert ist.
- Wichtigster Wasserstoff- bzw. **Elektronen-Donor** der Atmungskette ist reduziertes Nicotinamid-adenin-dinucleotid, NADH. Bestimmte membrangebundene Flavoproteine können ebenfalls Wasserstoff mit seinen Elektronen (Reduktionsäquivalente) direkt an die Atmungskette abgeben.
- Die **funktionellen Komplexe** der Atmungskette sind die NADH-Ubichinon-Reduktase, die Ubichinon-Cytochrom c-Reduktase und die Cytochrom c-Oxidase, welche mit molekularem Sauerstoff reagiert und auf diesen vier Elektronen und vier Protonen überträgt, so dass zwei Moleküle Wasser entstehen. Sie enthält Cytochrom aa_3 und Kupfer-Ionen.
- **Hilfssubstrate** der Atmungskette sind Ubichinon und Cytochrom c. Sie verbinden als Redox-Komponenten die drei Komplexe miteinander.
- Der Elektronentransport der Atmungskette ist mit dem Transfer von Protonen durch die innere Mitochondrienmembran verbunden. Dadurch entsteht ein **elektrochemischer Gradient** (mehr H^+-Ionen und positive Ladungen auf der Außenseite der inneren Membran). Er wird zum Antrieb der ATP-Synthase benutzt.
- Die **ATP-Synthase** besteht aus einem asymmetrisch aufgebauten Proteinkomplex der Membran. Integraler Membranbestandteil ist ein Protonenkanal (Kopplungsfaktor F_0). Er ist mit dem katalytischen Teil der ATP-Synthase (Kopplungsfaktor F_1) verbunden. In einem kooperativen Prozess treibt der exergone Protonenrückfluss die endergone Synthese von ATP.
- Die ATP-Synthase ist ein molekularer Motor, bei dem der Protonenfluss Innenteile zum Rotieren bringt, wodurch ATP aus ADP und anorganischem Phosphat gebildet wird.
- Der Elektronenfluss der Atmungskette wird durch die ADP-Phosphorylierung kontrolliert.

Übersicht

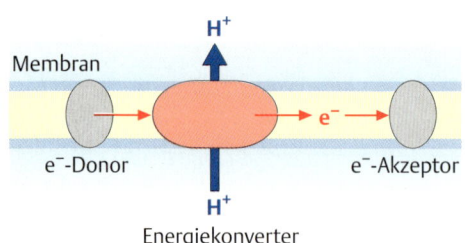

Membran

H$^+$

e$^-$-Donor   e$^-$ e$^-$-Akzeptor

H$^+$

Energiekonverter

16.1 Umwandlung von Redox-Energie in die Energie eines Ionengradienten.

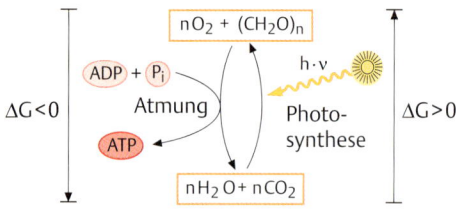

nO$_2$ + (CH$_2$O)$_n$

ADP + P$_i$

$\Delta G<0$ Atmung   h·ν $\Delta G>0$

ATP   Photo-synthese

nH$_2$O + nCO$_2$

16.2 Wechselspiel von Atmung und Photosynthese. Wasser und CO$_2$ werden mit Hilfe der Lichtenergie in der Photosynthese zu Sauerstoff und Kohlenhydrat umgewandelt. Diese können in der Atmung zu CO$_2$ und Wasser zurückverwandelt werden. Dabei wird Energie gewonnen, die in Form von ATP nutzbar ist.

16.1 Energiekonservierung an Membranen

Membranen sind nicht nur Grenzen zwischen Außenwelt und Zellinnerem oder zwischen Cytoplasma und Zellkompartimenten, sie sind auch der Ort für gerichtete (vektorielle) Stoffwechselreaktionen, die der Energiekonservierung dienen. Wie in 16.1 gezeigt, sind dies vor allem Redoxreaktionen, durch deren freie Energie ein Ionengradient über die Membran aufgebaut wird. Dieser dient seinerseits als Energiequelle zur Synthese von ATP aus ADP und Phosphat und einigen Energie verbrauchenden Transportprozessen. Die zentrale Rolle des ATP für den Energiehaushalt der Zelle haben wir bereits besprochen (S. 83).

Bei der *Zellatmung* wird Substrat-Wasserstoff mit Sauerstoff zu Wasser oxidiert; hierbei sind Coenzyme (vor allem NADH) und die membrangebundenen Enzyme der *Atmungskette* zwischengeschaltet. Der umgekehrte Prozess, die Spaltung von Wasser unter Freisetzung von O$_2$, wird durch den Photosynthese-Apparat der grünen Pflanzen, Grünalgen und Cyanobakterien geleistet (S. 424 ff.). Er wird durch die Speicherung von Lichtenergie ermöglicht und ist der entscheidende energetische Primärprozess für die Erhaltung des Lebens auf der Erde in seiner heutigen Form (16.2); durch ihn wurde in der Evolution die Sauerstoff-Atmosphäre geschaffen. Die Konservierung der Energie – primär als Ionengradient, sekundär als ATP – verläuft analog zur Energiekonservierung in der Atmungskette.

Die Lichtenergie konservierende Struktur der Pflanzen ist die *Thylakoidmembran* der *Chloroplasten,* während die Zellatmung in eukaryontischen Zellen eine Funktion der *inneren Mitochondrienmembran* ist. Bei Prokaryonten sind beide Prozesse eine Funktion der Plasmamembran der jeweiligen Organismen. Die Struktur der membrangebundenen Redox-Enzyme der Photosynthese und der Zellatmung weisen bemerkenswerte Verwandtschaften auf. Man nimmt deshalb heute an, dass Chloroplasten und Mitochondrien durch Einwanderung von photosynthetischen bzw. Sauerstoff-atmenden Mikroorganismen in anaerobe Eukaryonten entstanden sind (Endosymbionten-Theorie, S. 172).

Wir wollen zunächst die mitochondriale Atmungskette besprechen, die für Pflanzen und Tiere gleichermaßen wichtig ist. Die tierische Zelle deckt den größten Teil ihres ATP-Bedarfs durch die mitochondriale Oxidation reduzierter Coenzyme (NADH, FADH$_2$) mit O$_2$ als Oxidans. Die reduzierten Coenzyme werden vor allem von der Fettsäure-Oxidation (S. 279) und vom Citrat-Zyklus (S. 266) geliefert.

16.2 Die Zellatmung: Energetik und Prinzip der Atmungskette

Oxidation mit Sauerstoff. Der Sauerstoff ist das klassische Oxidationsmittel der Chemie. Reaktionen mit molekularem Sauerstoff sind meist stark exergon: sie verlaufen freiwillig und Energie wird freigesetzt – wir kennen das von der Verbrennung.

Bei der Zellatmung wird in erster Linie NADH mit Sauerstoff oxidiert: dabei entsteht Wasser (Gl. 16.1). Die freie Energie dieser Reaktion ergibt sich aus der Differenz der *Redoxpotenziale,* die in der Randspalte aufgeführt sind (Gl. 16.2 und 16.3). Die Differenz von 1135 mV entspricht einer freien Energie von –219 kJ (Redoxpotenzial und freie Energie sind auf S. 74 und 75 erläutert).

Für eine biochemische Reaktion ist dieser Energiebetrag ungewöhnlich hoch. Er ist in dieser Form für die Zelle nicht nutzbar. In der Atmungskette wird er in „Pakete" zerlegt, indem der Wasserstoff bzw. die Elektronen kaskadenartig über die Hilfssubstrate Coenzym Q und

$$NADH + H^+ + \tfrac{1}{2} O_2 = NAD^+ + H_2O \qquad (16.1)$$

$$NADH + H^+/NAD^+ = E^{0'} = -320 \text{ mV} \qquad (16.2)$$

$$2[H] + \tfrac{1}{2} O_2/H_2O = E^{0'} = +815 \text{ mV} \qquad (16.3)$$

Differenz: 1135 mV

Cytochrom *c* zum Sauerstoff geleitet werden. Die Kette, die in ◉**16.3** dargestellt ist, lässt sich mit einem Wasserlauf mit Staustufen und Gefällstrecken vergleichen. Während die Stauseen Gebiete gleichen Potenzials darstellen, treiben die Gefällstrecken die Turbinen eines Kraftwerks. Ganz analog ist bei der Atmungskette die große Menge freier Energie auf mehrere einzelne Redoxreaktionen mit kleinerer freier Energie verteilt. Das ermöglicht eine effiziente Kopplung mit endergonen Reaktionen. Die terminale Reaktion mit Sauerstoff ist irreversibel und bewirkt daher einen stetigen Fluss von Elektronen durch das Gesamtsystem.

Die in ◉**16.3** in senkrechter Linie gezeigten Elektronen-transportierenden Redoxkomplexe sind in die innere Mitochondrienmembran integriert. Die freie Energie des Elektronenflusses wird dazu benutzt, H^+-Ionen nach außen zu transportieren.

$$(NADH + H^+) + \tfrac{1}{2} O_2 + 10\, H^+_{innen} \rightarrow NAD^+ + H_2O + 10\, H^+_{außen} \quad (16.4)$$

$$\Delta G\,[kJ \cdot mol^{-1}] = \Delta\tilde{\mu}H^+ = F \cdot \Delta\psi - 2{,}3\, RT \cdot \Delta pH \quad (16.5)$$

Nach Gleichung 16.4 wird an der Membran ein Konzentrationsgradient von H^+ aufgebaut, in welchem die Redox-Energie zwischengespeichert wird; letztlich wird sie zur ATP-Synthese benutzt (s. u.). Der Transport von H^+-Ionen durch die Membran ist ein *elektrogener Prozess*; er führt zu einem „*elektrochemischen Potenzial*" $\Delta\mu H^+$. Dieses setzt sich zusammen aus der Konzentrationsdifferenz der H^+-Ionen ΔpH und aus einem Ladungsungleichgewicht, dem Membranpotenzial $\Delta\psi$ (außen positiv, innen negativ). Die darin gespeicherte Energie ist durch die Gl. 16.5 ausgedrückt. Die Anteile von ΔpH und $\Delta\psi$ können dabei sehr unterschiedlich sein: Während bei Mitochondrien ΔpH gering ist (etwa 0,5 bis 1 Einheit), können bei aeroben Mikroorganismen Werte von >3 pH-Einheiten erreicht werden. Das Membranpotenzial $\Delta\psi$ liefert den größeren Anteil der freien Energie des H^+-Transports.

Analog zur „elektromotorischen Kraft" eines galvanischen Elements oder dem Potenzial eines Redoxsystems lässt sich eine *protonenmotorische Kraft* Δp definieren. Die Definitionsgleichung 16.6 ergibt sich, wenn wir Gl. 16.5 durch *F* dividieren. Δp hat im Fließgleichgewicht Werte von 0,18 – 0,20 V.

ATP-Synthese. Die *primär* als protonenmotorische Potenzialdifferenz Δp gespeicherte Energie (der „*elektrochemische Gradient*") wird *sekundär* für die Synthese von ATP durch Phosphorylierung von ADP genutzt (vgl. Schema ◉**16.11**, S. 411). Dieser Vorgang wird durch die ATP-Synthase katalysiert, der Mechanismus wird auf S. 413 besprochen. Wegen der energetischen Kopplung an die Atmung wird der Prozess als „*Atmungsketten-Phosphorylierung*" oder „*oxidative Phosphorylierung*" bezeichnet, im Gegensatz zur Substratketten-Phosphorylierung oder Substratstufen-Phosphorylierung (z. B. im Verlauf der Glykolyse, S. 247).

Neben der ADP-Phosphorylierung wird der elektrochemische Gradient von H^+-Ionen auch für andere endergone Prozesse als Energiequelle genutzt, wie z. B. den Transport von Anionen oder Kationen. Ein wichtiges Beispiel ist der Phosphat-Transport in die Mitochondrien (S. 411).

Elektronenfluss in der Atmungskette. Entscheidend für die Atmungskette ist der Fluss der Elektronen. Da sie stets vom Redoxsystem mit negativerem Potenzial zu demjenigen mit positiverem Potenzial fließen, lässt sich eine logische Anordnung über die Reihenfolge der Redox-Katalysatoren in der Atmungskette angeben. Wir haben das bereits im Kap. 4. (S. 74) bei der Abhandlung der prosthetischen Gruppen besprochen (vgl. ◉**4.4** S. 75; s.a. Kap. 7,

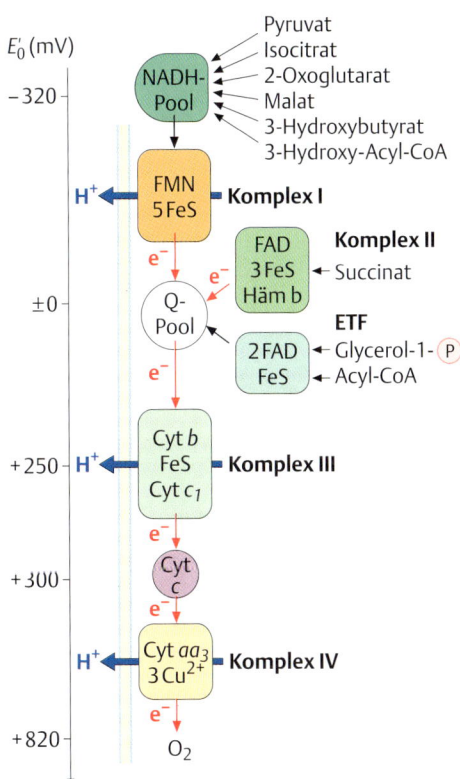

◉**16.3 Anordnung der Redoxsysteme der Atmungskette nach Redoxpotenzialen mit den wichtigsten Lieferanten von Reduktionsäquivalenten.** Die Elektronen fließen vom NADH-Pool zum Sauerstoff. Einige Substrate lassen den ersten Schritt (Komplex I) aus und liefern ihre Reduktionsäquivalente direkt an den Coenzym Q-Pool, z.B. das Succinat. Die Succinat-Dehydrogenase ist selbst ein Membranprotein und Teil der Atmungskette (Komplex II). Die Kreise stellen die Hilfssubstrate dar. ETF = Elektronen transportierendes Flavoprotein, FeS = Sammelbezeichnung für Eisen-Schwefel-Cluster unterschiedlicher Struktur.

$$\Delta p\,[Volt] = \Delta\tilde{\mu}H^+/F = \Delta\psi - 2{,}3 \cdot \frac{RT}{F} \cdot \Delta pH \quad (16.6)$$

Historisches. Dass die Atemluft zum Leben von Mensch und Tier notwendig ist, ist eine alte Erfahrung. Um 1790 zeigte Lavoisier, dass der Stoffwechsel einer langsamen Verbrennung entspricht: O_2 wird verbraucht, CO_2 gebildet. Im 19. Jahrhundert herrschte die Ansicht vor, dass diese Verbrennung entweder in der Lunge oder im Blutkreislauf lokalisiert sei. Intrazelluläre Strukturen ("Elementar-Organismen") wurden zuerst von Altmann 1890 beschrieben, sie wurden von Benda (1898) Mitochondrien genannt; Warburg zeigte 1913, dass bestimmte Zellpartikel für die biologische Oxidation verantwortlich sind.

Wieland vertrat energisch die Theorie der Dehydrierung (Aktivierung des Wasserstoffs) unter Bildung von H_2O_2 als primärem Reduktionsprodukt des Sauerstoffs, Warburg die Theorie der Sauerstoff-Aktivierung durch Eisen-Katalyse. 1927 beschrieb Warburg das „Atmungsferment" und seine Hemmbarkeit durch CO, die durch Belichtung aufgehoben wird; etwa gleichzeitig wurden die Cytochrome durch Keilin wiederentdeckt und ihre Beziehung zur biologischen Oxidation aufgezeigt. 1939 entdeckten Belitzer und Tschibakova sowie Kalckar die oxidative Phosphorylierung. Messungen des P/O-Quotienten an isolierten Mitochondrien folgten um 1950 durch Lehninger. Versuche, irgendwelche energiereichen Zwischenprodukte zu fassen, blieben ergebnislos. 1960 formulierte Mitchell die chemiosmotische Hypothese der Energiekonservierung, die sich später bestätigt hat. Er erhielt dafür 1978 den Nobelpreis für Chemie.

S. 191). In der ◉16.3 ist die Skala der Redoxpotenziale ebenfalls angegeben.

Im ersten Teil der Atmungskette katalysieren die Redoxsysteme 2-Elektronenübergänge. Vom Ubichinon ab finden 1-Elektron-Übergänge statt. Die *Reduktionsäquivalente* werden dissoziiert in H^+-Ionen (die abgepuffert werden) und Elektronen, die durch das Cytochromsystem geleitet werden. Das Wirkungsprinzip der Cytochrome besteht im Valenzwechsel des Häm-Eisens. Entsprechend den Redoxpotenzialen wandern die Elektronen über Cytochrom *b* und Cytochrom *c* zum Cytochrom aa_3, von wo sie auf den Sauerstoff übertragen werden. Einzelheiten besprechen wir unten (S. 406–410).

Es ist klar, dass der pH-Gradient und das Membranpotenzial nur aufrecht erhalten werden können, solange die Membran der Mitochondrien intakt ist. Wird sie löchrig oder partiell zerstört, dann brechen die Potenziale zusammen.

Hemmstoffe der Atmungskette. Man kennt eine Reihe von spezifischen Hemmstoffen, die als starke *Zellgifte* wirken und den Elektronentransport über die Atmungskette blockieren. Sie greifen an bestimmten Redoxsystemen an (das Cyanid z. B. an der Cytochrom-Oxidase) und sind auch wichtige Hilfsmittel bei der Erforschung der Teilreaktionen der Atmungskette. Die wichtigsten Hemmstoffe sind in ⊤16.1 mit aufgeführt.

Atmung ohne Sauerstoff. Der membrangebundene Elektronentransport, gekoppelt mit Protonentranslokation und ATP-Synthese, ist offenbar ein sehr effektiver Weg zur Nutzung von Stoffwechselenergie. Er wird auch von anaerob lebenden Mikroorganismen benutzt, wobei statt des Sauerstoffs eine andere Substanz die Funktion des terminalen Elektronenakzeptors übernimmt (z B. Fe^{3+}, NO_3^-, SO_4^{2-}, S^0, u. a.); man spricht z. B. von *Nitrat-Atmung* oder *Schwefel-Atmung*. Auch Kohlenstoff-Verbindungen wie CO_2 oder Fumarat können diese Rolle übernehmen: methanogene Archaebakterien reduzieren z. B. CO_2 zu CH_4 (s. S. 466).

16.3 Die Komponenten der Atmungskette: Organisation und Funktion

🔍 Die **Benennung der Cytochrome und Häme** ist etwas verwirrend. Wie in Kapitel 7 (S. 185) dargestellt wurde, handelt es sich um Porphyrin-Grundkörper mit einem Eisen-Ion im Zentrum, die als prosthetische Gruppen von Proteinen dienen. Die Eisenporphyrin-Systeme unterscheiden sich in den Seitenketten und heißen entsprechend Cytochrom *a*, *b* oder *c* (mit Untergruppen). Darunter versteht man dann die prosthetische Gruppe mit ihrem jeweiligen Protein. Die Bezeichnungen Häm und Cytochrom werden alternativ für den gleichen Protein-Porphyrin-Komplex verwendet. Wenn eine Häm-Gruppe ohne ihren Proteinanteil gemeint ist, bekommt sie einen Großbuchstaben, z. B. Häm *A* (wie in ◉16.8).

Wie in ◉16.3 dargestellt, besteht die mitochondriale Atmungskette aus einer Reihe von *Proteinkomplexen*, die als *Oxidoreduktasen* wirken. Sie werden als Komplex I – IV bezeichnet: ⊤16.1 gibt eine Vorstellung von Größe und Zusammensetzung der Komplexe. Sie enthalten Reaktionszentren mit Flavinen, Eisenschwefel-Komplexen und Eisenporphyrinen (Cytochromen). Zwischen diesen dienen die Redoxhilfssubstrate *Ubichinon* und *Cytochrom c* als Sammelbecken für Reduktionsäquivalente (Wasserstoff bzw. Elektronen).

Innerhalb der Komplexe I, III und IV finden Elektronenübergänge zwischen Reaktionszentren sehr unterschiedlichen Redoxpotenzials statt: deren freie Energie wird in die Transportarbeit bei der Erzeugung des H^+-Ionen-Gradienten investiert. Die Komplexe I, III und IV katalysieren also gleichzeitig zwei Prozesse: einerseits den Elektronentransport zwischen den Redoxzentren innerhalb der Membran, andererseits den gerichteten Transport von Protonen durch die Membran. Diese Doppelfunktion ermöglicht die Energieumwandlung von Redox-Energie in diejenige eines elektrochemischen Potenzials, $\Delta\bar{\mu}H^+$.

Der Komplex II (Succinat-Dehydrogenase) ist zwar ein Membranprotein, wirkt aber lediglich als Dehydrogenase, nicht als Protonenpumpe.

⏏ 16.1 Die Elektronentransport-Komplexe der mitochondrialen Atmungskette. Der Komplex V, die ATP-Synthase (s. S. 412), ist am Elektronentransport nicht beteiligt.

Komplex	Trivial- und systematischer Name	H₂-, bzw. e⁻-Donor	M (kDa)	Zahl der Proteine	Redox-gruppen	typische Hemmstoffe
I	NADH-Dehydrogenase (NADH: Ubichinon-Oxidoreduktase)	NADH	800	42	1 FMN 5 FeS	Rotenon Barbiturate
II	Succinat-Dehydrogenase (Succinat: Ubichinon-Oxidoreduktase)	Succinat	120	4	1 FAD 3 FeS 1 Häm *b* 2 Ubichinon	Malonat
III	Cytochrom bc_1-Komplex (Ubichinon: Cytochrom *c*-Oxidoreduktase)	Ubihydrochinon	250	11	2 Häm *b* 1 Häm *c* 1 FeS	Antimycin Myxothiazol Chinon-Analoge
IV	Cytochrom-Oxidase (Cytochrom *c*: O₂-Oxidoreduktase)	Cytochrom *c*	200	13	2 Häm a/a_3 3 Cu^{2+}	CN^-, S^{2-} CO, N_3^-

Topologie der Atmungskette. Wie die ◉16.4 zeigt, sind die im Folgenden besprochenen Komplexe der Atmungskette sowie der Komplex V (ATP-Synthase) in enger Nachbarschaft in die Phospholipidschicht der inneren Mitochondrienmembran eingebettet. In der Nähe finden sich auch die funktionell dazugehörigen Transportsysteme für ADP/ATP und für Phosphat (s. u.).

Die Membran ist für Protonen absolut undurchlässig; das ist eine wichtige Voraussetzung für die Fähigkeit, Energie in Form eines elektrochemischen Gradienten von H⁺-Ionen zu speichern. Weitere Voraussetzung ist der orientierte Einbau der einzelnen Enzymkomplexe, um eine vektorielle Katalyse von Elektrontransfer und Protonentransport zu ermöglichen.

Die Aufklärung der Tertiär- und Quartärstruktur dieser Membranproteine und die Untersuchung der Struktur-Funktionsbeziehung ist Gegenstand laufender Forschung. Röntgenstrukturanalysen der Komplexe II, III, IV und V liegen vor, dagegen ist die molekulare Architektur von Komplex I noch nicht völlig geklärt.

NADH:Ubichinon-Oxidoreduktase (Komplex I) ist mit 42 Untereinheiten der größte Komplex; er liegt als Monomer vor und enthält als prosthetische Gruppe Flavinmononucleotid (FMN, vgl. S. 79) und mindestens fünf Eisen-Schwefel-Proteine, die z. T. der Klasse [4 Fe–4 S] und z. T. der Klasse [2 Fe–2 S] mit Redoxpotenzialen um -30 mV

🔍 Die Proteine der Atmungsketten-Komplexe sind in der inneren Mitochondrienmembran lokalisiert. Diese Membran trennt das Innere der Mitochondrien, den *Matrixraum* (**M-Raum**) von dem *Intermembranraum* (oder *Intercristaeraum*) ab, der dem Cytoplasma zugewandt ist (**C-Raum**; s. S. 394). Die Komplexe haben in der Membran eine spezifische Ausrichtung, können jedoch um ihre Längsachse (senkrecht zur Membran) rotieren und auch lateral diffundieren. Jeder Komplex enthält Untereinheiten, welche die Membran durchspannen. Diese sind im Allgemeinen α-helikal strukturiert. Einzelne Untereinheiten können 8–12 solcher Helices in einem Polypeptid enthalten. Solche Polypeptidsegmente sind am Protonentransport beteiligt.

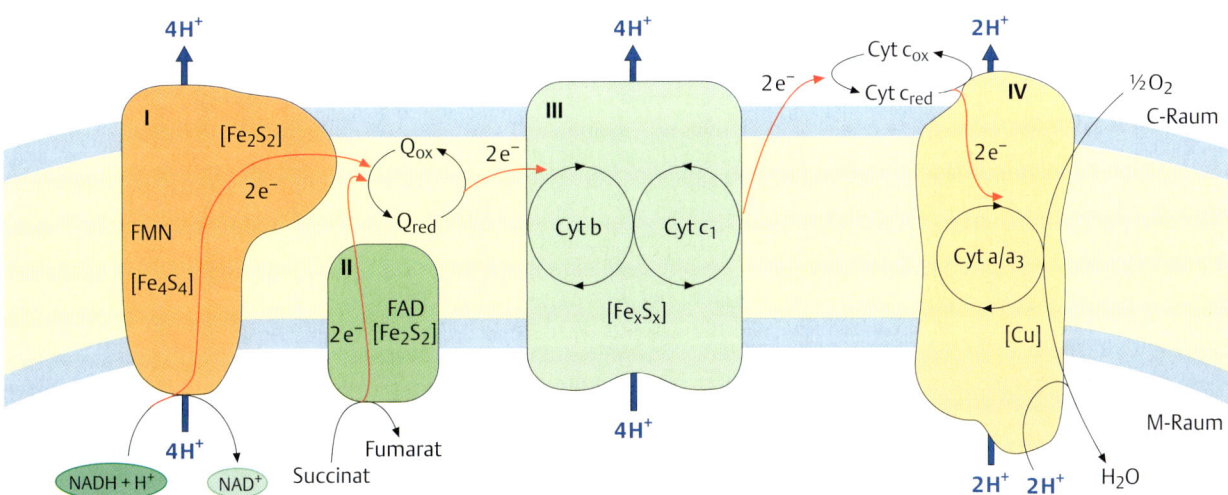

◉16.4 Topologie der Atmungskette in der inneren Membran der Mitochondrien. Cyt = Cytochrom, Cu = Kupfer, FAD = Flavinadenin-dinucleotid, FMN = Flavin-mononucleotid, FeS = Eisen-Schwefel-Protein, NADH = Nicotinamid-adenin-dinucleotid (reduziert), Q = Ubichinon, QH₂ = Ubihydrochinon. Das Ubichinon ist in die Phospholipid-Doppelschicht eingebettet. Bei der quantitativen Betrachtung des Protonentransports ist zu berücksichtigen, dass zur Reduktion eines O₂-Moleküls zwei NADH (+ H⁺)-Moleküle notwendig sind. Der Fluss des Wasserstoffs von NADH bis zum Sauerstoff ist im Text erklärt.

🔍 Manche Tiere, die länger ohne Sauerstoff auskommen müssen (Beispiel: Wattwürmer) nutzen die erste Kaskade der Atmungskette zum ATP-Gewinn: NADH wird oxidiert, der Wasserstoff über Komplex I auf Ubichinon und von dort (statt auf Cytochrom c und schließlich Sauerstoff) auf Fumarat übertragen, welches zu Succinat reduziert wird (s. S. 269). Auf diese Weise kann zusätzlich zur anaeroben Glykolyse trotz Abwesenheit von Sauerstoff ein weiteres Molekül ATP gewonnen werden.

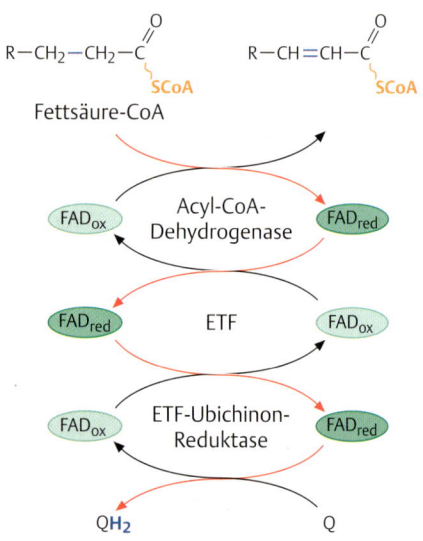

◉16.5 Das ETF katalysiert den Fluss des Wasserstoffs vom Substrat Fettsäure-CoA (Acyl-CoA) über Flavoproteine zum Ubichinon (Coenzym Q). Die Reaktion verbindet einen Schritt der β-Oxidation der Fettsäuren mit der Atmungskette. Das oxidierte FAD ist hellgrün, das reduzierte dunkelgrün markiert.

Ubichinon $(n=5-10)$

◉16.6 Ubichinon (Coenzym Q). Das Coenzym kann durch Reduktion in Ubichinol (reduziertes Coenzym Q) übergehen. Dabei verliert es seine Chinon-Struktur (s. S. 74).

angehören. Die Eisen-Schwefel-Proteine – zusammenfassend mit FeS abgekürzt – sind auf S. 80 näher besprochen worden.

FMN ist an ein Polypeptid von 51 kDa gebunden, dem auch eines der FeS-Zentren zugeordnet ist. Die weiteren FeS-Zentren sowie eine chinoide Struktur, vermutlich Ubichinon, gehören zu integralen Membranproteinen und sind Elektronendonor für Coenzym Q. Topologisch gliedert sich der Komplex in zwei Teilkomplexe. Der periphere Teil bindet NADH und ist nur vom mitochondrialen Innenraum (Matrix) für NADH zugänglich.

Komplex I oxidiert NADH zu NAD^+ und überträgt den Wasserstoff auf Ubichinon (Q), das dadurch zu QH_2 reduziert wird. Außerdem werden 4 H^+ vom Matrix-Raum in den C-Raum gepumpt, mit einer Stöchiometrie von $4H^+/2e^-$.

Succinat:Ubichinon-Oxidoreduktase (Komplex II) ist gleichzeitig ein Enzym des Citrat-Zyklus (S. 267) und Bestandteil der Atmungskette. Der Komplex aus tierischen Mitochondrien enthält vier Polypeptide von 70, 27, 15,5 und 13,5 kDa. Einige Untereinheiten sind integrale Membranproteine (s. ◉16.4). Die eigentliche *Succinat-Dehydrogenase* kann in Lösung gebracht werden und besteht aus dem 70-kDa- und dem 27-kDa-Protein. Sie trägt kovalent gebundenes FAD (vgl. S. 78) sowie ein [4 Fe–4 S]- und zwei [2 Fe–2 S]-Cluster. Eine der kleineren Untereinheiten ist Cytochrom b_{560}, das nicht mit demjenigen aus Komplex III identisch ist. Seine Funktion ist nicht bekannt, am Elektronentransport ist es nicht beteiligt. Wie bei Komplex I liegt die Bindungsstelle für Succinat auf der Matrix- (M-)Seite (s. S. 407) der Membran. Komplex II oxidiert Substrate mit einem Redoxpotenzial um 0 mV; so überträgt es z.B. Wasserstoff von Succinat auf Coenzym Q, jedoch ohne Kopplung an einen Protonentransport durch die Membran: $\Delta G^{0'}$ der Reaktion ist fast Null. Deshalb ist die Reaktion reversibel, was für die Energiekonservierung im Stoffwechsel einiger Mikroorganismen von Bedeutung ist (vgl. Propionat-Gärung, S. 468).

Das Elektronen-übertragende Flavoprotein (*elektron-transferring flavoprotein*, ETF) ist ein Dimeres aus zwei FAD-haltigen Untereinheiten ($M = 30$ kDa), das den Wasserstoff ebenfalls bei einem Redoxpotenzial von ca. 0 mV in die Atmungskette einschleust. Es wirkt als Hilfssubstrat zwischen zwei flavinhaltigen Enzymen, wie das Schema in ◉16.5 zeigt: Die *Acyl-CoA-Dehydrogenase* (s. S. 279) überträgt den Wasserstoff auf ETF; das reduzierte ETF wird durch das Flavoprotein *ETF-Ubichinon-Reduktase* wieder oxidiert. Dieses Enzym enthält zusätzlich noch einen Eisen-Schwefel-Cluster vom Typ [4 Fe–4 S].

Ubichinon (Coenzym Q, ◉16.6) bildet ein Sammelbecken (Pool) für den Wasserstoff, der teils vom NADH, teils vom Succinat oder den Fettsäuren geliefert wird. In tierischen Geweben kommt es ausschließlich in der Mitochondrienmembran vor. Coenzym Q ist mit seinem bis zu 50 C-Atome langen Isopren-Rest tief in der Membran verankert, erlaubt aber eine relativ große Mobilität des als Redoxsystem fungierenden Chinon-Kopfes. Dies ist wichtig für seine Funktion bei der Wasserstoff- und Elektronenübertragung, wobei die Semichinon-Form (s. Schema S. 74) im sog. *Q-Zyklus* an Komplex III eine wichtige Rolle spielt. Die Q-Moleküle können lokal gehäuft in der Lipidmembran vorliegen. Wahrscheinlich kann hier eine Leitung von Wasserstoff-Ionen (Protonen) erfolgen, indem diese von Molekül zu Molekül weitergereicht werden. Das erspart den Transport des gesamten Hilfssubstrat-Moleküls.

Eine weitere Funktion hat es als „Redoxpuffer", denn es ist verglichen mit anderen Komponenten der Atmungskette etwa in 10- bis 15fachem Überschuss vorhanden. Ähnliche Funktionen übernehmen *Plastochinon* in Chloroplasten und *Menachinon* in Membranen von „anaerob atmenden" Mikroorganismen (S. 464, 466).

Ubihydrochinon-Cytochrom c-Oxidoreduktase (M = 250 kDa) ist die funktionelle Bezeichnung für **Komplex III**, der manchmal auch bc_1-Komplex genannt wird. Bei Wirbeltieren setzt er sich aus elf verschiedenen Polypeptiden (M = 4 – 45 kDa) zusammen, von denen nur drei Redoxzentren tragen. Die Rolle der übrigen Untereinheiten ist nicht genau bekannt, sie sind aber sowohl für die Biosynthese als auch die Funktion des Komplexes notwendig.

Die Redoxzentren bestehen aus einem Cytochrom mit zwei Häm-Gruppen vom B-Typ, die nach ihren Absorptionsmaxima als Cyt b_{562} und Cyt b_{566} unterschieden werden, einem Cytochrom c_1, das nahe dem Intercristae-Raum (C-Raum) angeordnet ist, und einem FeS-Protein, dem sog. *Rieske-Protein*, das ein [2 Fe–2 S]-Cluster mit Cys und His als Liganden trägt und in einer Tasche mobil angeordnet ist (◉ **16.7**). Der Komplex liegt als Dimer vor.

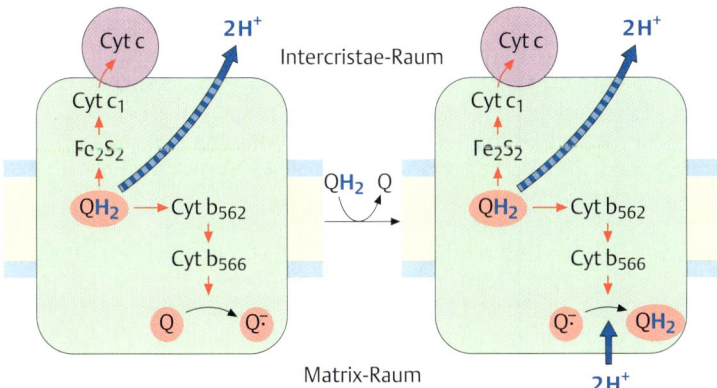

◉ **16.7 Der Elektronenfluss durch Komplex III (Q-Zyklus).**
hellgrün = Lipidschicht mit Ubichinon-Pool, rot = Elektronenfluss, hellrot unterlegt = oxidiertes und reduziertes Ubichinon (Q bzw. QH_2), blau = H^+-Ionen-Kanäle.
Links: An den Komplex gebundenes QH_2 geht in Q über, indem es seine beiden Protonen an den C-Raum abgibt und die beiden Elektronen transferiert, eins über das Fe_2S_2-Protein und Cytochrom c_1 auf ein auf der C-Seite angelagertes oxidiertes Cytochrom c, das andere über Cytochrom b_{562} und b_{566} auf ein Q, das dadurch zu einem Semichinon $Q^{.-}$ reduziert wird.
Rechts: Nach dem Auswechseln des gebildeten Q durch ein zweites QH_2 gibt dieses erneut zwei Protonen und zwei Elektronen ab und reduziert dadurch ein weiteres Cytochrom c sowie das Semichinon $Q^{.-}$ zum QH_2. Dabei werden die beiden Wasserstoffe durch Aufnahme von 2 H^+ aus dem Matrix-Raum geliefert. Mit dem Platzwechsel zwischen QH_2 und Q beginnt der Zyklus von neuem.

Elektronenfluss im Komplex III (Q-Zyklus, ◉ **16.7**). Das Ubihydrochinon QH_2 wird beim Eintritt in den Komplex seiner Protonen beraubt; diese werden in den C-Raum abgegeben. Vom Ubihydrochinon-Anion wird durch das FeS-Protein ein Elektron auf Cytochrom c_1 übertragen und wandert von dort auf das Cytochrom c. Ein zweites Elektron wird durch das Rieske-Protein in der anderen Lage auf das Cytochrom b_{562} übertragen und an das Cytochrom b_{566} weitergeleitet. Von dort wird es auf ein Ubichinon übertragen; dadurch entsteht ein Semichinon-Anion $Q^{.-}$. Wie in ◉ **16.7** gezeigt, vollzieht sich der gleiche Vorgang an einem zweiten b_{562}/b_{566}-Komplex. Formal betrachtet erleiden die beiden Semichinon-Anionen, die so entstehen, eine Disproportionierung (vgl. Gleichung 16.7), und die stabilen Produkte Ubichinon und Ubihydrochinon gehen wieder in den *Chinon-Pool* ein. In der Summe ist ein QH_2 zu Q oxidiert worden. Dabei wurden zwei Cytochrom c reduziert und zwei Protonen aus dem M-Raum aufgenommen und vier in den C-Raum abgegeben. Der Elektronentransport zwischen den beiden Häm-Gruppen des Cytochrom b ist deshalb elektrogen und trägt zum Membranpotenzial $\Delta\psi$ bei.

Disproportionierung:

$$2\,Q^{.-} + 2H^+ \rightarrow Q + QH_2 \tag{16.7}$$

Cytochrom c muss wie Ubichinon als Hilfssubstrat der Atmungskette aufgefasst werden. Es ist das einzige Elektronen-transportierende Protein, das nicht integraler Bestandteil der Membran ist; vielmehr ist es wasserlöslich und im Intercristae-Raum (C-Raum) locker an die innere Mitochondrienmembran gebunden. Die Sequenz der 104 Aminosäuren ist für viele Arten bekannt, ebenso die Raumstruktur. Zwischen dem Protein und dem Porphyrin-System bestehen Hauptvalenzbindungen: die SH-Gruppen von zwei Cystein-Seitenketten haben sich an die Vinyl-Gruppen addiert, so dass das Porphyrin über zwei stabile Thioether-Gruppierungen gebunden ist (s. ◉ **7.8**, S. 191). Der dem zentralen Eisenatom benachbarte Histidin-Rest (His-18) besetzt die 5. Koordinationsstelle des Eisens, der Schwefel des

🔍 In **Bakterien** sind die Komplexe I – IV prinzipiell ähnlich aufgebaut, sie enthalten aber viel weniger und größere Untereinheiten. So besteht der Komplex IV, die Cytochrom-Oxidase, nur aus vier Untereinheiten.

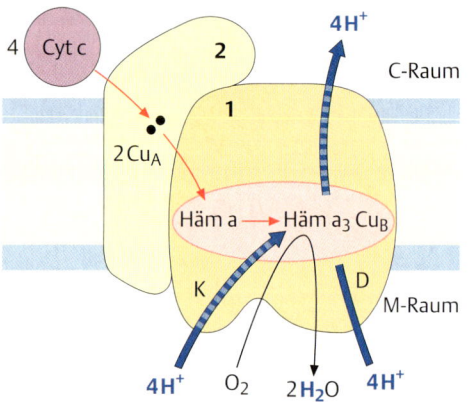

👁 **16.8 Häm A** ist ein Eisenporphyrin mit einem Farnesyl-Rest (rot) als lipophiler Seitenkette.

👁 **16.9 Das aktive Zentrum der Cytochrom-Oxidase.** violett = reduziertes Cytochrom c, dunkelgelb = Untereinheit 1 der Cytochrom-Oxidase, hellgelb = Untereinheit 2, rosa unterlegt = das Reaktionszentrum der Wasserbildung, rot = der Weg der Elektronen, blau markiert = die Kanäle für den H⁺-Transport; der Kanal K mit Lysin als Amino-Endgruppe transportiert H⁺ zum Reaktionszentrum der Wasserbildung, der mit D markierte Kanal mit Asparaginsäure als aminoendständiger Gruppe transportiert H⁺-Ionen vom Matrix-(M-)-Raum in den Intercristae-(C-)Raum. Die Gesamtbilanz ist ein Verbrauch von acht H^+/O_2, vier zur Wasserbildung und vier zum Transport durch die Membran.

Methionins in Position 80 die 6. (👁 **7.8**). Da keine Koordinationsstelle mehr frei ist, reagiert die Häm-Gruppe des Cytochrom c weder mit O_2 noch mit CN^- oder mit CO. Es kann also, im Gegensatz zu anderen Cytochromen, durch diese Hemmstoffe nicht vergiftet werden.

Die Cytochrom-Oxidase bildet den terminalen **Komplex IV** der Atmungskette, der mit Sauerstoff reagiert; sie wurde deshalb von Warburg als *Atmungsferment* bezeichnet. Der Komplex in Rinderherz-Mitochondrien besteht aus 13 Untereinheiten, von denen die drei größten (M = 57, 26 u. 30 kDa) vom mitochondrialen Genom codiert und an mitochondrialen Ribosomen synthetisiert werden. Die kleineren Polypeptide (5,0–17,2 kDa) kommen teilweise in gewebsspezifischen Isoformen vor; eine davon (Untereinheit VIa, Herztyp) bindet ADP und reguliert die Aktivität. Der gesamte Komplex bildet ein integrales Membranprotein. Seine Funktion als Protonen-transportierendes Redoxsystem ist an die Untereinheiten 1 und 2 gebunden. Die spektrale Absorptionsbande bei 604 nm ist typisch für die im Komplex enthaltenen Häm-a-Moleküle. Das grüne Häm a (👁 **16.8**) unterscheidet sich vom roten Häm des Blutfarbstoffs (👁 **7.5**, S. 186) durch die Formyl-Gruppe an Position 18 und durch den Farnesyl-Rest an Position 2 der C-2-Seitenkette, welcher vermutlich die Fixierung in stark hydrophoben Bereichen ermöglicht.

Der Komplex enthält insgesamt drei Kupfer-Atome und zwei Häm-a-Zentren (👁 **16.9**). Untereinheit 2 besitzt ein binucleäres Cu-Zentrum (Cu_A), welches die Elektronen von Cytochrom c übernimmt. Diese werden an Untereinheit 1 auf Häm a und von dort auf das binucleäre Häm a_3/Cu_B-Zentrum übertragen, wo die Reduktion des Sauerstoffs mit Bildung von Wasser erfolgt (👁 **16.10**).

Insgesamt werden von vier reduzierten Cytochrom c-Molekülen schrittweise vier Elektronen auf ein O_2 übertragen. Dabei kommt es jedoch nicht zur Bildung freier, aggressiver Superoxid-Spezies, sondern zur Freisetzung von Wasser. Insgesamt werden je Molekül reduzierten Sauerstoffs dem M-Raum acht H^+-Ionen entzogen. Hiervon gehen vier H^+-Ionen in die Wasserbildung ein. Vier weitere werden als Energie-konservierende Reaktion durch die Membran in den C-Raum transportiert, so dass für die Protonenpumpe eine Stöchiometrie von $2H^+/O$ resultiert, bzw. $4H^+/O_2$.

Bilanz der Atmungskette. Bilanziert man die Redoxreaktionen der Atmungskette, dann kommt man auf 10 H^+-Ionen, die in den Matrixraum transferiert werden, wenn mit Hilfe von 1 (NADH + H^+) ½ O_2 zu 1 H_2O reduziert wird, wie in 👁 **16.4** zusammenfassend dargestellt ist.

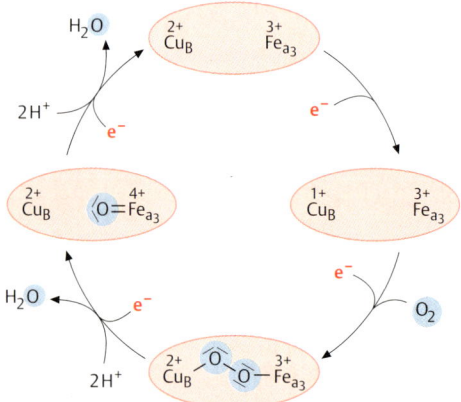

👁 **16.10 Reduktion von Sauerstoff am Häm a_3** der *Cytochrom c*-Oxidase. Das vollständig oxidierte Reaktionszentrum (oben) übernimmt ein Elektron von Häm a. Mit der Aufnahme eines zweiten Elektrons wird Sauerstoff angelagert und zugleich zum Peroxid-Anion reduziert. Die Übernahme eines weiteren Elektrons von Häm a führt zur Spaltung der O-O-Bindung, wobei ein Sauerstoff-Atom als Oxo-Ferryl-Häm stabilisiert wird und das andere mit zwei Protonen als Wasser freigesetzt wird. Mit Übernahme des vierten Elektrons wird das zweite O-Atom zu Wasser reduziert und der Ausgangszustand am Häm a_3 wieder erreicht. Die vier gezeigten Zustände sind experimentell nachweisbar.

16.4 Atmungsketten-Phosphorylierung

Die biochemische Funktion der Atmungskette besteht darin, die chemische Energie der Oxidation eines Substrats (in den Mitochondrien vor allem NADH) als chemische Energie in Form von ATP zu konservieren. Dieser Vorgang besteht aus zwei Teilprozessen:

– *Primärprozess* der Energie-Konservierung ist die Ausbildung eines elektrochemischen Potenzials von H^+-Ionen und Ladungen zwischen intra- und extramitochondrialem Raum durch die oben beschriebene Wirkung der Atmungskettenenzyme.

– *Sekundärprozess* ist die Ausnutzung der als Ionengradient konservierten Energie für die stark endergone Synthese von ATP aus ADP und anorganischem Phosphat.

Der Sekundärprozess wird durch einen weiteren Enzymkomplex der Mitochondrienmembran katalysiert, der **Komplex V** oder *ATP-Synthase* genannt wird. Im Bestreben, den H^+-Gradienten wieder auszugleichen, fließen die H^+-Ionen durch den Komplex V vom C-Raum wieder in den M-Raum zurück; an diesen H^+-Strom ist die ATP-Synthese energetisch gekoppelt. Komplex V kann funktionell als eine reversibel arbeitende ATP-getriebene H^+-Pumpe verstanden werden.

Den *chemiosmotischen Gradienten* an der inneren Mitochondrienmembran nutzen auch noch einige andere Transportsysteme, um Metabolite gegen einen Konzentrationsgradienten anzureichern. Dies gilt für den Import von Pyruvat, Phosphat und Calcium-Ionen sowie den Austausch von ATP gegen ADP und von Citrat gegen Malat (👁16.12).

Wie die 👁16.11 zeigt, ergibt sich dabei im Fließgleichgewicht ein ständiger zyklischer *Protonenfluss* durch die Membran. Er erfolgt nach außen und nach innen auf getrennten Wegen und wird durch verschieden organisierte Enzymkomplexe bewirkt. Dieses Prinzip hat allgemeine Gültigkeit. Es ist nicht nur in der Mitochondrienmembran verwirklicht, sondern auch in der Plasmamembran aerober und anaerober Bakterien sowie in der Thylakoidmembran der Chloroplasten.

Historisches. Die Bildung energiereicher Phosphate (ATP bzw. Kreatinphosphat) im Verlauf der biologischen Oxidation wurde von Engelhardt, Kalckar und Belitser um 1938 entdeckt. Die Bedeutung dieser Reaktion wurde erst durch das Konzept der energiereichen Bindungen (Lipman 1941) klar. Lange Zeit hatte man angenommen, dass die Energiekonservierung durch einen chemischen Prozess abliefe, in Analogie zur Substratketten-Phosphorylierung (s. S. 249). Diese *chemische Theorie der Kopplung* ist heute unhaltbar geworden. Um 1960 stellte P. Mitchell die *chemiosmotische Theorie* der energetischen Kopplung auf, die anfangs sehr umstritten war, heute aber als gesichert gilt. Sie ist als universelles, für viele biologische Systeme gültiges Prinzip anzusehen.

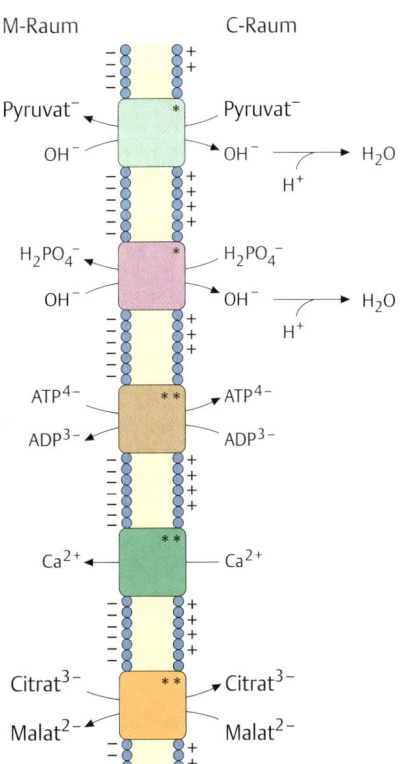

👁16.11 Protonenflüsse durch die Mitochondrienmembran im Fließgleichgewicht. Durch die Redox-Komplexe **I**, **III** und **IV** werden H^+-Ionen nach außen gepumpt, der Transport P_i nach innen und die ATP-Synthese am Komplex **V** werden durch die rückströmenden H^+-Ionen ermöglicht.

👁16.12 Endergone Transportprozesse an der inneren Mitochondrienmembran, die vom chemiosmotischen Gradienten angetrieben werden. * protonengetrieben, **ladungsgetrieben.

▷ **P/O-Quotient.** Im Laboratorium misst man nicht Atome, sondern rechnet in mol (bzw. in mmol, μmol usw.). Er ist deshalb definiert als:

$$P/O = \frac{\text{mol ATP gebildet}}{\text{mol O verbraucht}}$$

👁 Der Transport von mindestens drei H^+ für ein gebildetes ATP folgt auch aus energetischen Erwägungen. Wie wir oben gesehen haben, beträgt die protonenmotorische Kraft Δp etwa 0,18 Volt. Das entspricht einer Energie ΔG von 17,3 kJ · mol^{-1}. Da die Synthese von ATP aus ADP und P$_i$ unter physiologischen Bedingungen etwa 50 kJ · mol^{-1} erfordert, sind auch aus energetischen Gründen 3 H^+ entsprechend 3 · 17,3 = 51,9 kJ erforderlich.

👁 Das in 👁16.13 erklärte zyklisch alternierende Reaktionsmodell der ATP-Synthase wurde in den 70er Jahren von P. Boyer aufgrund kinetischer Isotopenaustauschversuche postuliert. Dieser Mechanismus hat die Idee intramolekularer Rotationsbewegungen stark beeinflusst. Die Aufklärung der atomaren Struktur des F_1-Teils gelang 1994 J. Walker. Sie lieferte die Basis für Experimente zum Beweis des chemomechanischen Rotationsmechanismus in der ATP-Synthase.
Der Reaktionsverlauf an der ATP-Synthase ist ein gutes Beispiel für Kooperativität. Sie beruht auf der Existenz von drei gleichwertigen katalytischen Zentren am Enzym. Ist hiervon nur eines besetzt, so ist die Geschwindigkeit der Reaktion vernachlässigbar gering. Sie steigt um das 10^{6}fache, wenn ein zweites besetzt wird. Die katalytischen Zentren können jedoch niemals gleichzeitig denselben Funktions- bzw. Konformationszustand annehmen, wie durch die Symbole in 👁16.13 angedeutet. Sie haben sehr unterschiedliche Affinität zu ihren Substraten. Man nimmt an, dass während der kontinuierlichen Katalyse die drei katalytischen Zentren ihren Funktionszustand schrittweise zyklisch vertauschen. Diese Konformationsänderungen werden energetisch durch den Protonenfluss bewirkt. Zusätzlich liefert auch die Bindung der Substrate an einem katalytischen Zentrum einen energetischen Beitrag für die Konformationsänderung an den benachbarten Zentren.

Der P/O-Quotient. Als quantitatives Maß für die Energiekonservierung hat man den P/O-Quotienten eingeführt. Das ist die Zahl der ATP-Moleküle, die pro Sauerstoff-*Atom* (d.h. durch Bildung von einem H_2O) aus ADP und P$_i$ synthetisiert werden.
Der P/O-Quotient wird durch zwei Faktoren bestimmt: erstens durch die Pumpleistung der Atmungskette insgesamt, die nach 👁16.4 zehn H^+/O beträgt, zweitens durch die Zahl der rückfließenden Protonen, die zur Bildung von einem ATP benötigt werden.
Komplex V, den wir unten näher besprechen, benötigt bei den normalerweise herrschenden Gradienten einen Rückstrom von etwa drei H^+-Ionen für die Bildung von einem ATP aus ADP und $H_2PO_4^-$ – vermutlich werden durch den Rückfluss von zehn H^+ drei ATP gebildet. Bei diesem Wert errechnet sich somit ein P/O-Quotient von etwa drei für die Oxidation von einem NADH. Das ist auch der Wert, der *in vitro* unter günstigen Bedingungen gemessen wird. Er entspricht einem thermodynamischen *Wirkungsgrad* von nahezu 50% für die Atmungsketten-Phosphorylierung. Dies ist ein herausragend hoher Wirkungsgrad, wenn man ihn mit den Werten technischer Systeme vergleicht, die der Mensch realisiert hat.

Allerdings ist zu berücksichtigen, dass *in vivo* zusätzlich noch ein H^+ für den Transport von $H_2PO_4^-$ aus dem Cytoplasma in das Mitochondrium aufgewendet werden muss (👁16.11). Außerdem ist immer mit kleinen Lecks in der Membran zu rechnen, so dass *in vivo* wohl nur ein Wert von 2,5 ATP/O für die Oxidation von NADH bzw. 1,5 ATP/O für die Oxidation von Succinat durch Komplex II anzusetzen ist. Wir haben diese Werte in Kapitel 9 bei der Berechnung der *ATP-Ausbeute* in der aeroben Glykolyse benutzt.

Energetik der ATP-Synthese. Die Bildung von ATP aus ADP und anorganischem Phosphat ist unter physiologischen Bedingungen mit etwa 45–50 kJ · mol^{-1} endergon. Es ist ja die Umkehrung der *ATP-Hydrolyse*: warum diese so stark exergon ist, haben wir im Kap. 4 (S. 83) ausführlich begründet.
Im wässrigen Medium liegt die Gleichgewichtskonstante für die ATP-Bildung bei 3,3 · 10^{-5}. Indessen vollzieht sich die Synthese am Enzym *nicht* im wässrigen Medium; vielmehr werden die Substrate ADP und P$_i$ nach ihrer Anlagerung an die ATP-Synthase durch Konformationsänderung in eine hydrophobe Tasche gezwängt (👁16.13). Dadurch wird die Dissoziation der Phosphat-Gruppe zurückgedrängt, und die Gleichgewichtskonstante steigt auf 0,5. Es bedarf dann nur geringer Energiezufuhr (ca. 4 kJ · mol^{-1}), um die Eliminierung von H_2O aus ADP und P$_i$ zu vollziehen.
Wir erinnern an die 👁3.1a auf S. 53. Dort war gezeigt, dass sich der Gesamtenergieumsatz einer Reaktion am Enzym auf Teilvorgänge aufspalten lässt; deren Summe muss aber wieder dem Gesamtumsatz entsprechen (Gesetz von der Erhaltung der Energie). Bei der ATP-Synthase ist es die *Freisetzung von ATP* aus dem Komplex, die viel Energie erfordert, weil dazu eine Konformationsänderung erfolgen muss. Schließlich stellt eine weitere Konformationsänderung den Substrat-bindenden Zustand wieder her. Für jede Konformationsänderung ist der Rückstrom von etwa einem H^+ erforderlich (👁16.13).

Struktur der ATP-Synthase. Der Komplex V ist ein integrales Membranprotein und besteht aus zwei funktionellen Komponenten, die als *Kopplungsfaktoren* F_O und F_1 bezeichnet werden (das Indexzeichen O steht für „Oligomycin-sensitiv", s.u.). Wie in 👁16.14 gezeigt, stellt F_O den integralen Membrananteil dar, während F_1 auf einem Stiel sitzend peripher angeordnet ist und in den Matrixraum der Mitochondrien ragt. Im Elektronenmikroskop erkennt man auf der inneren Mitochondrienmembran einen dichten Besatz mit F_1-Partikeln.

Insgesamt besteht der Komplex aus acht funktionellen Protein-Untereinheiten, die mit α, β, γ, δ, ε, sowie a, b und c bezeichnet werden (☞16.14). Die großen Untereinheiten α und β bilden die Hauptmasse des F_1-Teils und sind hexagonal alternierend in der Stöchiometrie $\alpha_3\beta_3$ angeordnet. F_1 enthält in den drei β-Untereinheiten die katalytischen Zentren für die Reaktion ADP + P_i → ATP + H_2O. Die Untereinheiten α und β haben bei allen bekannten Enzymen dieses Typs die gleiche symmetrische Grundanordnung und analoge Struktur. Die Untereinheiten γ, δ, ε und b verbinden F_1 mit F_O, wobei γ eine von der Spitze des F_1-Teils bis in F_O reichende Rotationsachse bildet. Zu F_O gehören die Untereinheiten a, b und c in der Stöchiometrie $a_1b_2c_{9-12}$. Seine Funktion ist die Protonenleitung. Eine besondere Funktion kommt dabei dem außerordentlich hydrophoben c-Peptid zu, das in hydrophober Umgebung eine Carboxylfunktion (Asp oder Glu) trägt; deren kovalente Modifikation führt zur völligen Blockierung des Protonentransports.

Mitochondrien enthalten ein weiteres Polypeptid, den *ATPase-Inhibitor* (9,6 kDa) als leicht dissoziierende Untereinheit. Er bindet bei Abwesenheit eines elektrochemischen Protonenpotenzials an die Untereinheit β und verhindert die ATP-Hydrolyse durch Umkehr der Reaktion.

Mechanismen der Kopplung. Durch Aufklärung der Kristallstruktur des peripheren F_1-Teils konnten sowohl der als „binding change mechanism" (☞16.13) bezeichnete katalytische Prozess bewiesen als auch Vorstellungen zum Kopplungsmechanismus entwickelt werden. Danach stellt die ATP-Synthase einen *„molekularen Motor"* dar, der nach dem Prinzip eines Schrittmotors wie das Zahnrad einer Turmuhr arbeitet. Darin bilden F_1, mit den Untereinheiten $\alpha_3\beta_3\delta$, und F_O, mit den Untereinheiten a und b, den *Stator*. Die Untereinheit γ hat man sich als eine Art rotierende Kurbelwelle vorzustellen, welche zusammen mit den Untereinheiten ε und einem Ring aus c-Untereinheiten den Rotor bilden, wie in ☞16.14 veranschaulicht. Die Rotation der γ-Untereinheit innerhalb des feststehenden $\alpha_3\beta_3$-Hexamers wird durch den Protonenstrom angetrieben, wobei die asymmetrische Form der γ-Untereinheit die Übertragung der Rotationsenergie auf die katalyti-

🔍 Das Struktur- und Funktionsprinzip der ATP-Synthase ist in der Evolution sehr früh etabliert worden. Es ist in höchstem Maße konserviert.

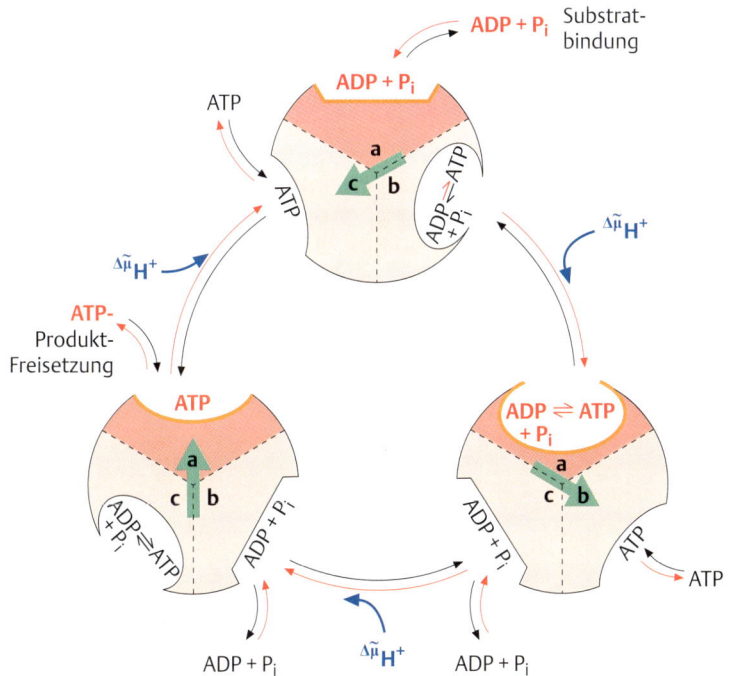

☞**16.13 Schema zum Reaktionsablauf an der ATP-Synthase.** Am Komplex existieren stets drei unterschiedliche Konformationen der katalytischen Zentren **a**, **b und c**. Wir verfolgen den Zyklus an dem dunkler gezeichneten Reaktionszentrum **a**; die Bindungsstelle ist dunkelrosa dargestellt. Es beginnt mit der Substratbindung, die gleichzeitig die ATP-Freisetzung am benachbarten Zentrum **c** durch kooperative Effekte erleichtert. Nach der Substratbindung erfolgt die Ausbildung einer hydophoben Reaktionstasche durch eine *Konformationsänderung*, die Energie erfordert und durch den rotierenden Innenteil des F_1-Komplexes (grüner Pfeil) erzwungen wird. In diesem Zustand (rechts unten) erfolgt die Reaktion. Der Übergang in den Zustand links ist wieder eine erzwungene Konformationsänderung, die Energie erfordert. Jetzt kann ATP abdissoziieren. Dies wird durch die Konformationsänderung zum Substrat-bindenden Zustand (oben) erleichtert. Wir haben den Zyklus einmal durchlaufen. Die Zentren **b** und **c** haben derweil die entsprechenden Konformationsänderungen durchgemacht.

👁 **16.14 ATP-Synthase.**
a Das vereinfachte Modell zeigt die zweiteilige Struktur aus dem mit Nucleotiden wechselwirkenden Kopfteil, F_1 (untere Hälfte des Molekülaggregats), und dem ionenleitenden Fußteil, F_O, der in der Membran verankert ist (obere Hälfte). Kennzeichnend ist die funktionelle Zweiteilung mit einem *Rotor-Element*, bestehend aus den Untereinheiten $c_{9-12}\gamma\varepsilon$ und einem *Stator-Element* aus $ab_2\delta(\alpha\beta)_3$. Die durch Rotation des Fußteils erzwungene Drehung des γ-Teils verursacht Konformationsänderungen in den drei fixierten α- und β-Teilen, an denen das ATP entsteht. Teilstrukturen bei angenähert atomarer Auflösung liegen vom Komplex $(\alpha\beta)_3\gamma$, von δ, von ε und von c vor.
b Vergrößerter Fußteil F_O. Das Modell zeigt den Weg der Protonen durch den Fußteil der ATPase, an dem sowohl die a-Untereinheit als auch die c-Peptide beteiligt sind. Das a-Peptid enthält wahrscheinlich zwei halbe, etwas gegeneinander versetzte Protonenkanäle. Durch einen treten die Protonen aus dem C-Raum ein und gelangen bis zu einem der etwa 10 c-Peptide, die einen Ring bilden. Die Protonen lagern sich dort an die Carboxylat-Gruppen eines Glu- oder Asp-Restes an und werden durch Rotation des Ringes der c-Peptide im Kreis transportiert, bis sie über den zweiten Halbkanal die Membran in Richtung M-Raum verlassen. Triebkraft ist die große Konzentrationsdifferenz der Protonen zwischen C-Raum und M-Raum.

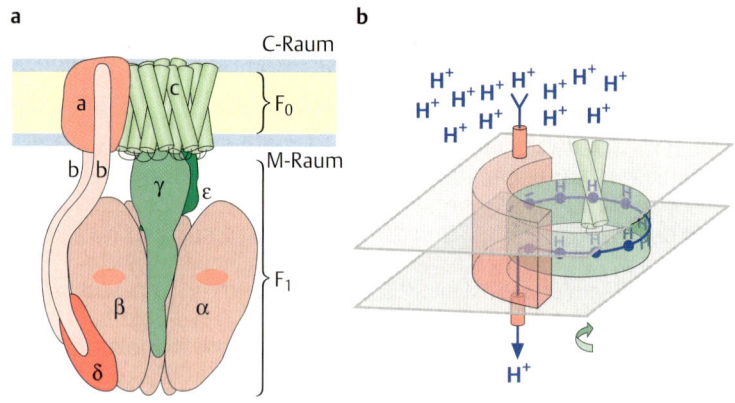

schen $\alpha\beta$-Zentren in Form einer Konformationsänderung bewirkt. Dass diese Rotation tatsächlich stattfindet, konnte an rekonstituierten Systemen durch Fluoreszenzmarkierung von γ und zeitaufgelöste spektroskopische Experimente bewiesen werden. Dabei bewirken jeweils 3–4 transportierte Protonen eine Drehung des Rotors um 120°.

16.5 Dynamik der Zellatmung

Die Atmungskette ist ein ausgezeichnetes Beispiel dafür, dass sich im Organismus kein echtes chemisches Gleichgewicht ausbildet. Sie kann ihre Funktion nur erfüllen, wenn sie laufend Redox-Äquivalente (z. B. Wasserstoff) von den Substraten aufnimmt und damit den Sauerstoff, der vom Hämoglobin angeliefert wird, reduziert. Dabei stellt sich ein stationärer Zustand ein, der ein *Fließgleichgewicht* ist und vom Sauerstoff-Angebot, von Substratkonzentrationen und vor allem von der Kopplung mit dem Phosphorylierungssystem stärker beeinflusst wird als von den Redoxpotenzialen. Die Nicotinamid-Nucleotide können dabei weitgehend in reduzierter Form vorliegen, die folgenden Coenzyme sind in zunehmendem Maße oxidiert.

Atmungskontrolle. Qualitativ läßt sich die *Kontrolle der Zellatmung durch die ADP-Phosphorylierung* leicht verstehen. Der Fluss von Reduktionsäquivalenten zum Sauerstoff (Atmung) führt zur Ausbildung des Protonenpotenzials an der Membran, welches eine maximale Größe erreicht und gewissermaßen als Gegenkraft die Geschwindigkeit des Elektronenflusses begrenzt. Dieser kann nur beschleunigt werden, wenn dem Protonenpotenzial Energie entnommen wird, dieses also abgebaut bzw. verwertet werden kann. Dies ist der Fall, wenn der ATP-Synthase ADP und anorganisches Phosphat als Substrate zur Verfügung stehen. ADP kann daher zum begrenzenden Faktor für die Atmungskette werden. Das System hat deshalb selbstregulierende Eigenschaften: Wird viel chemische Energie (ATP) in der Zelle verbraucht, z. B. bei Muskelarbeit, so entsteht als Spaltprodukt ADP, das die Atmung stimuliert („aktiver Zustand") und dabei zu ATP rephosphoryliert wird; ist das ADP verbraucht, so verlangsamt sich der Elektronenfluss wieder („kontrollierter Zustand"). Die Prozesse der Atmungskette werden also durch die Verfügbarkeit von ADP kontrolliert.

Entkoppler und Hemmstoffe der oxidativen Phosphorylierung. Als Entkoppler der oxidativen Phosphorylierung bezeichnet man Stoffe wie Dinitrophenol (DNP), substituierte Phenylhydrazone wie Carbonylcyanid-p-trifluormethoxyphenylhydrazon (FCCP; ◉**16.15**) u. a. m., die die Atmung der Mitochondrien stimulieren, aber die Bildung von ATP dabei verhindern. Die Atmungskette läuft gewissermaßen im Leerlauf. Entkoppler wirken als *Protonophoren*, sie schaffen in der Membran also einen Nebenweg für Protonen an Komplex V vorbei. Dies führt zu einem Zusammenbruch von Δp, da gewissermaßen eine Art „Kurzschluss" des Protonenkreislaufs entsteht.

Dagegen hemmen Inhibitoren wie *Oligomycin* die Phosphorylierung. Sie greifen am F_O-Teil vom Komplex V an und hemmen den Protonenrückstrom vom C- in den M-Raum. Infolge der Kopplung mit den Protonenpumpen der Atmungskette bewirkt dieser „Protonenstau" auch eine Hemmung der Atmung. Im entkoppelten Zustand sind diese Inhibitoren daher wirkungslos.

In einigen Geweben (so im braunen Fettgewebe mancher Säuger) kann unter bestimmten physiologischen Bedingungen, z. B. beim Erwachen aus dem Winterschlaf oder bei Kältestress, die oxidative Phosphorylierung *in vivo* entkoppelt sein; die freie Energie der Reaktion geht dann in Wärme über. Man nennt das „chemische oder zitterfreie Thermogenese". Verantwortlich hierfür ist eine als Protonophor wirkende, durch Nucleotide gesteuerte Familie von Membranproteinen, die zusammen als „uncoupling protein" (UCP) oder *Thermogenin* bezeichnet werden. UCP-1 besteht aus zwei Untereinheiten von je 33 kDa. Es lässt im aktivierten Zustand Protonen aus dem C-Raum in den M-Raum zurückdiffundieren, wodurch Wärme freigesetzt wird. Seine Aktivierung geschieht durch freie Fettsäuren, die in Reaktion auf hormonale Signale, wie β-adrenerge Agonisten, aus Fetten freigesetzt werden. Das UCP-1 hat zusammen mit dem verwandten UCP-2 und -3 auch eine Bedeutung für die Energiehomöostase und die Regulation des Körpergewichts.

16.6 Pathobiochemie

Krankheiten durch Störungen der Atmungskette und der oxidativen Phosphorylierung (OXPHOS) werden unter dem Begriff „*mitochondriale Krankheiten*" zusammengefasst. Die OXPHOS ist dabei nur eingeschränkt, denn ihr vollständiger Ausfall als wichtigste Energiequelle des Organismus ist mit dem Leben nicht vereinbar.

Der Begriff „mitochondriale Krankheiten" in seiner Beschränkung auf Defekte der OXPHOS ist nicht eindeutig. Es gibt einerseits Krankheiten durch mitochondriale Stoffwechseldefekte ohne Beteiligung der OXPHOS (z.B. die Defekte der Häm- und Harnstoffsynthese oder der β-Oxidation der Fettsäuren), andererseits können Störungen der OXPHOS durch primäre Stoffwechseldefekte im Cytoplasma verursacht werden (s.u.). Der Begriff „mitochondriale Krankheiten" hat aber breite Akzeptanz gefunden und wird auch im Folgenden verwendet.

Ursachen mitochondrialer Krankheiten sind exogene und endogene Noxen, vor allem aber Genmutationen. Zu den exogenen Schadstoffen gehören Substanzen, die eine Entkoppelung der OXPHOS verursachen. Endogene Noxen sind reaktive Sauerstoff-Intermediate (s. S. 186), die bei den Reaktionen des Elektronentransfers bereits normalerweise in geringer Menge, bei eingeschränkter OXPHOS hingegen vermehrt entstehen (s.u.). Auch können endogen gebildete Proteine als Entkoppler der OXPHOS wirken und mitochondriale Krankheiten verursachen.

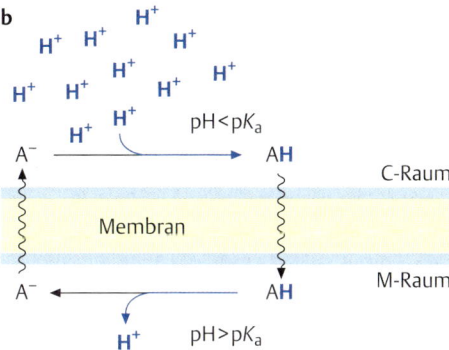

a

2,4-Dinitro-phenol (DNP)

Carbonylcyanidtrifluor-methoxyphenylhydrazon (FCCP)

b

pH<pK_a

AH

C-Raum

Membran

M-Raum

AH

H^+ pH>pK_a

◉**16.15 Entkopplung.**
a Typische Entkoppler sind schwache, lipidlösliche Säuren, die, wie unten dargestellt, einen Zusammenbruch des Protonengradienten bewirken. Bei den Formeln sind die leicht dissoziierenden H-Atome hervorgehoben.
b Protonophore Wirkung von Entkopplern: Der Transport des lipophilen Entkopplers durch die Membran geschieht durch Diffusion (A– = Entkoppler-Anion, AH = undissoziierter Entkoppler).

Mitochondriale Krankheiten wurden erst in den letzten Jahren in ihrer Pathogenese aufgeklärt. Zwar haben schon 1962 skandinavische Autoren einen Defekt der OXPHOS als Ursache eines „hypermetabolischen Syndroms" beschrieben. Aber erst nach dem Sequenzieren der mitochondrialen DNA konnten 1988 Mutationen dieser DNA mit Einschränkung der OXPHOS als Krankheitsursache identifiziert werden. In der Folge wurden auch Mutationen der nucleären DNA beschrieben, die durch eine reduzierte OXPHOS zur Krankheit führen. Andererseits wurden bei lange bekannten, aber in ihrer Entstehung ungeklärten Krankheiten Defekte der OXPHOS als Ursache nachgewiesen.

✎ Die **Genetik der mtDNA** unterscheidet sich in mehreren Punkten von der klassischen Genetik der nucleären DNA mit Konsequenzen für die Manifestation mitochondrialer Krankheiten:

– *Maternale Vererbung.* Nach Penetration der Eizelle durch ein Spermium werden die Mitochondrien (und damit auch die mtDNA) der Spermien abgebaut. Die mtDNA des entstehenden Organismus leitet sich deshalb ausschließlich von der mtDNA der Mutter ab. Mutationen der mtDNA werden von der Mutter sowohl an die männlichen als auch weiblichen Kinder weitergegeben, aber nur die Töchter übertragen sie an weitere Nachkommen.

– *Heteroplasmie.* Während jede somatische Zelle normalerweise nur einen Kern mit zwei Allelen jedes Gens enthält, beträgt die Zahl der Mitochondrien pro Zelle je nach Zelltyp 100–1000, und in jedem Mitochondrium sind 5–10 Kopien der mtDNA enthalten. In einer Zelle können deshalb in großer Zahl sowohl mutierte als auch nicht mutierte Kopien der mtDNA vorhanden sein.

– *Schwellenwerteffekt.* Das Verhältnis von mutierten zu normalen Kopien der mitochondrialen DNA kann in einem weiten Bereich schwanken. Eine Krankheit durch Mutation der mtDNA manifestiert sich nicht graduell durch Zunahme mutierter DNA-Kopien, sondern bei Überschreiten eines eng beschränkten Schwellenwertes im Verhältnis von mutierter zu nicht mutierter mtDNA. Dies erklärt das Auftreten einiger mitochondrialer Erkrankungen erst im höheren Alter (s. u.).

– *Replikative Segregation.* Bei der Zellteilung verteilen sich die Mitochondrien und die darin enthaltene mtDNA zufällig auf die Tochterzellen. Im Extremfall enthalten sie nur Mitochondrien mit normaler oder nur mit mutierter mtDNA, in der Regel wird das Verhältnis jedoch zwischen diesen Extremen liegen. Die „Belastung" der Zelle durch mutierte mtDNA kann somit durch die Zellteilung sowohl zu- als auch abnehmen. Die Manifestation der mitochondrialen Krankheit bei Überschreiten eines Schwellenwertes ist deshalb von der Replikation der Zellen abhängig.

– *Hohe Mutationsrate und Akkumulation der Mutationen.* Die Häufigkeit der Mutationen von mtDNA ist 5–20-fach höher als die der nucleären DNA. Die Gründe liegen wahrscheinlich in der Schädigung der mtDNA durch reaktive Sauerstoff-Intermediate, die beim Elektronentransfer durch die Atmungskette entstehen (s. u.), in der geringen Funktion von DNA-Reparaturmechanismen in den Mitochondrien, im Fehlen von Histonen, die die nucleäre DNA schützen und in der hohen Replikationsgeschwindigkeit der mtDNA. Häufigkeit und verminderte Reparatur der Mutationen der mtDNA sind die Ursache für die Akkumulation mitochondrialer Mutationen mit zunehmendem Lebensalter.

Von den Genmutationen mit der Folge mitochondrialer Krankheiten können sowohl die mitochondriale als auch die nucleäre DNA betroffen sein. Die mitochondriale DNA (mtDNA) codiert für 22 tRNA, 2 rRNA und 13 Untereinheiten von Proteinen der Atmungskette (s. S. 394). Die weit überwiegende Zahl mitochondrialer Proteine (geschätzte Gesamtzahl über 1000) ist in der nucleären DNA codiert.

Im Gegensatz zu pathogenen Mutationen der nucleären DNA, bei denen sich die Krankheit in der Regel schon im Säuglings- oder Kindesalter manifestiert, können mitochondriale Krankheiten in jeder Lebensphase, ja sogar in höherem Alter erstmals auftreten. Dies beruht auf der Akkumulation von Mutationen der mtDNA und Erreichen des Schwellenwertes mit zunehmendem Lebensalter (s. Randspalte). Auch besteht eine physiologische altersabhängige Abnahme mitochondrialer Funktionen, so der OXPHOS-Kapazität, der mitochondrialen Proteinsynthese, der Transkription von mtDNA und des Phosphat-Transports in die Mitochondrien. Mitochondriale Defekte mit Einschränkung der OXPHOS spielen deshalb eine wichtige Rolle besonders bei den chronischen, fortschreitenden und degenerativen Krankheiten (s.u.).

Pathogenese mitochondrialer Krankheiten. Mitochondriale Krankheiten können durch drei Prozesse entstehen, die als Folge einer Einschränkung der OXPHOS auftreten:
– Energiedefizit der Zelle,
– Schädigung durch reaktive Sauerstoff-Intermediate,
– gesteigerte Apoptose (programmierter Zelltod).
Häufig besteht eine Synergie dieser Effekte.

Energiedefizit. Die Bereitstellung von Energie in Form von ATP durch die OXPHOS ist eine Erfordernis aller Organe und Zellen. Mitochondriale Krankheiten manifestieren sich bevorzugt an Organen mit hohem Energiebedarf wie dem zentralen Nervensystem, Skelettmuskel, Herzmuskel, Leber und Niere. Auch Gewebe mit geringer Replikationsrate sind häufig betroffen, weil geschädigte Zellen bei verminderter Replikation nicht oder nur ungenügend eliminiert und durch normale Zellen ersetzt werden können. Prinzipiell können sich mitochondriale Krankheiten an jedem Organ manifestieren. Besonders häufig ist die Schädigung mehrerer Organe mit der Folge von Symptomkombinationen (Syndromen).

Metabolische Veränderungen aufgrund mitochondrialer Erkrankungen sind besonders ausgeprägt nach körperlicher Belastung. Ein Ergometertest wird deshalb zur Frühdiagnose mitochondrialer Krankheiten genutzt. Mit speziellen Verfahren kann der Defekt den einzelnen Komplexen innerhalb der OXPHOS zugeordnet werden.

Im Gegensatz zu den Krankheiten, die durch Enzymdefekte in anderen Zellorganellen als Folge von Mutationen der nucleären DNA verursacht werden, fehlen bei mitochondrialen Krankheiten meist typische Metabolitmuster in Körperflüssigkeiten und Organen. Eine Ausnahme bilden Defekte des Elektronen-transferierenden Flavoproteins (ETF) und der ETF-Ubichinon-Oxidoreduktase (ETF-Qo). Diese Proteine sorgen für einen Seiteneingang der Atmungskette, durch den Elektronen über flavinhaltige Dehydrogenasen auf ETF und dann auf das oxidierte Ubichinon übertragen werden (s. S. 408). Solche Dehydrogenasen spielen bei der β-Oxidation der Fettsäuren, aber auch beim Abbau von einzelnen Aminosäuren (Leucin, Valin, Isoleucin, Lysin und Tryptophan) und von Cholin eine wichtige Rolle. Bei eingeschränktem Elektronentransfer auf ETF und ETF-Qo werden Metabolite der Substrate der flavinhaltigen Dehydrogenasen mit dem Urin ausgeschieden, z. B. Glutarat, Hydroxyglutarat und Adipinat, teilweise nach β-Oxidation oder nach Konjugation mit Glycin. Ferner besteht bei den Kranken mit Defekten von ETF und ETF-Qo eine massive metabolische Acidose, eine Hyperammoniämie durch verminderte Synthese von *N*-Acetylglutamin mit verminderter Einschleusung von Ammonium in den Harnstoffzyklus, und eine Hypoglykämie durch Hemmung der Gluconeogenese.

Bildung von reaktiven Sauerstoff-Intermediaten. Durch die Atmungskette werden 98–99% des Sauerstoffs in einer Reaktionskaskade zu H_2O reduziert. Nur in sehr geringem Umfang wird beim Elektronentransfer auf molekularen Sauerstoff das hochreaktive Superoxid-Anion (O_2^-) gebildet (s. S. 184). O_2^- setzt aus den Eisen-Kupfer-Komplexen der Enzyme der Atmungskette Eisen frei und inaktiviert dadurch den Elektronentransfer in der Atmungskette. Superoxid muss deshalb rasch beseitigt werden. Dies erfolgt durch *Superoxid-Dismutasen* in Verbindung mit *Glutathion-Peroxidasen* (S. 195), die im Matrixraum und im intermembranären Raum der Mitochondrien enthalten sind. Unter Einwirkung der Superoxid-Dismutase entsteht H_2O_2, das durch die Glutathion-Peroxidase in Wasser umgewandelt wird. In Gegenwart von Kupfer- und Eisen-Ionen kann aber aus dem Zwischenprodukt H_2O_2 das hochreaktive *Hydroxylradikal* ($\cdot OH^-$) entstehen (👁 **16.16**).

Die hochreaktiven Sauerstoff-Intermediate („reaktive Sauerstoff-Spezies", ROS) schädigen die DNA, ferner die Komplexe der Atmungskette durch Freisetzung von Eisen aus den Eisen-Schwefel-Komplexen. Auch mitochondriale Proteine und die Lipide der mitochondrialen Membranen können geschädigt werden. Die enge Nachbarschaft von ROS-Bildung, Atmungskette, Proteinen und Membranen in den Mitochondrien begünstigt deren Schädigung. Da die ROS-Bildung bei Abnahme der OXPHOS ansteigt, kann ein Circulus vitiosus resultieren, der die Entstehung mitochondrialer Krankheiten begünstigt.

Einzelne mitochondriale Krankheiten werden im Folgenden durch einige wenige instruktive Beispiele von Krankheiten mit genetischer Determinierung vorgestellt. Sie werden wie folgt eingeteilt:
- Mutationen der *mitochondrialen* DNA und Defekte von Proteinen der Atmungskette,
- Mutationen der *nucleären* DNA mit *direkter* Auswirkung auf Proteine der Atmungskette,
- Mutationen der *nucleären* DNA mit *indirekter* Auswirkung auf Proteine der Atmungskette,
  - mutierte Proteine in Mitochondrien,
  - mutierte Proteine im Cytoplasma.

Krankheiten durch Mutationen der mtDNA und Defekte von Proteinen der OXPHOS. Diese Krankheitsgruppe ist wegen der besonderen Eigenschaften des mitochondrialen Genoms und seiner Genetik (s.o.) außerordentlich vielgestaltig. Eine bestimmte Mutation kann sich an verschiedenen Organen mit verschiedenen Symptomen manifestieren. Auch das Manifestationsalter der Krankheit ist bei einer bestimmten Mutation außerordentlich variabel. Bei einigen Krankheiten dieser Gruppe sind die Symptome nur einem einzelnen Organ oder Organsystem zuzuordnen. Sehr viel häufiger sind Syndrome, d.h. Symptomkombinationen durch Schädigung mehrerer Organe. Symptome von Seiten des Nervensystems, der Skelett- und Herzmuskulatur sind besonders häufig vertreten. In 🝓 **16.2** ist eine kleine Auswahl solcher Syndrome aufgeführt.

Krankheiten durch Mutationen der nucleären DNA mit unmittelbarer Auswirkung auf Proteine der OXPHOS. In dieser Gruppe sind Defekte des Komplexes I der Atmungskette am häufigsten. 36 Untereinheiten der Proteine dieses Komplexes werden durch nucleäre DNA und nur 7 durch mitochondriale DNA codiert. Mutationen der nucleären Gene, die für diesen Komplex codieren, führen häufig zu einem Multiorganversagen in früher Kindheit mit infauster Prognose. Seltener

🔍 **Allgemeine biochemische Symptome** der mitochondrialen Krankheiten sind entsprechend der eingeschränkten oxidativen Phosphorylierung:
- Zunahme der Lactat-Konzentration und des Lactat-Pyruvat-Quotienten im Blut,
- Entwicklung einer Lactat-Acidose bei Überschreiten der Kompensationsmechanismen einer metabolischen Acidose,
- Ketonämie: Acetyl-CoA kann nur eingeschränkt in den Citrat-Zyklus eingeschleust werden und wird deshalb zur Bildung von 3-Hydroxybutyrat und Acetoacetat verwendet. Die Nahrungszufuhr mit der Folge eines gesteigerten Anfalls von Acetyl-CoA steigert diesen Effekt (paradoxe Ketonämie),
- Abnahme von ATP in Zellen und Geweben.

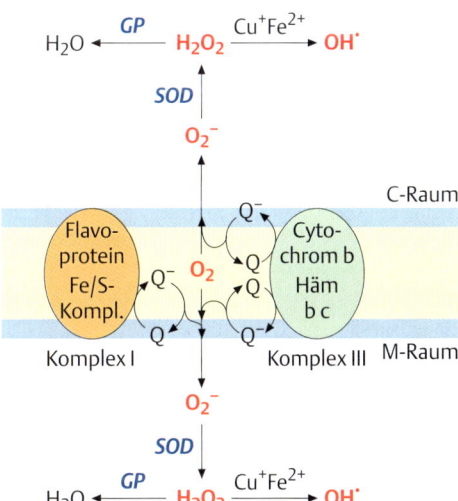

👁 **16.16 Entstehung reaktiver Sauerstoff-Intermediate durch die Atmungskette.** Die Elektronen werden von den Komplexen I und III der Atmungskette unter Beteiligung von Flavinen, Cytochrom *b* bzw. Ubichinon übertragen. SOD = Superoxid-Dismutase; GP = Glutathion-Peroxidase.

🖝 16.2 Erkrankungen (Syndrome) durch Mutationen der mitochondrialen DNA

Erkrankung	Gendefekt der mtDNA	Symptomatik
MELAS (**M**yopathie, **E**nzephalopathie, **L**actat-**A**cidose, **S**troke-ähnliche Episoden	Punktmutation einer tRNA: $tRNA_{Leu}$, $tRNA_{Lys}$, $tRNA_{Val}$, $tRNA_{Phe}$, Mangel an Komplex I	Migräne, Epilepsie, Demenz, Minderwuchs, Hypakusis, Schlaganfälle, Hemiparesen, Ataxie, kortikale Blindheit, Hemianopsien, Lactat-Acidosen
MERRF (**M**yoklonus-**E**pilepsie mit **r**agged **r**ed **f**ibers)	Punktmutation einer tRNA: $tRNA_{Lys}$, $tRNA_{Leu}$, Mangel an Komplex IV	Myoklonien, Epilepsie, Ataxie, Minderwuchs, Myopathie, Hypakusis, Optikusatrophie, ragged red fibres
CPEO (**c**hronisch **p**rogressive **e**xterne **O**phthalmoplegie	Deletion, verschiedene tRNA-Punktmutationen	bilaterale Ptosis, externe Opthalmoplegie, proximale Myopathie
KSS (**K**earns-**S**ayre-**S**yndrom)	Deletion	progressive Opthalmoplegie, Retinitis pigmentosa, Beginn < 20 Jahre, Kardiomyopathie
NARP (**N**europathie, **A**taxie, **R**etinitis **p**igmentosa)	Punktmutation (ATP-Synthase)	sensible Neuropathie, Ataxie, Retinitis pigmentosa, Hypakusis, Myopathie, Epilepsie
LHON (**L**ebersche **h**ereditäre **O**ptikus**n**europathie)	Punktmutation eines Strukturgens (Komplex I)	subakuter bilateraler Visusverlust bei jungen Männern, evtl. Pyramidenbahnzeichen, Neuropathie
Morbus Leigh (nekrotisierende Enzephalomyelopathie)	autosomal-rezessiv vererbt, Punktmutationen und Deletionen von mtDNA, seltener Mutationen von nDNA	Ataxie, Hirnnervenaffektionen, Atemregulationsstörungen, Entwicklungsverzögerung
Monosymptomatische Formen	Punktmutationen, Deletionen	isolierte Myopathie, Kardiomyopathie, Diabetes mellitus

sind Krankheiten durch Defekte einzelner Organe, besonders Gehirn, Skelettmuskulatur, Herz (verlängertes QT-Syndrom) und Auge (externe Ophthalmoplegie, Psosis, Retinopathie), oft mit Manifestationen in höherem Alter. Schließlich können auch Syndrome, wie sie bei mitochondrialen Mutationen auftreten, das Krankheitsbild bestimmen, z. B. das Leigh-Syndrom (s. 🖝 16.2).

Krankheiten durch Mutationen der nucleären DNA mit indirekter Auswirkung auf Proteine der OXPHOS. Diese Krankheiten können in zwei Gruppen eingeteilt werden. Bei der einen Gruppe sind die mutierten Proteine in den Mitochondrien, bei der zweiten Gruppe im Cytoplasma lokalisiert (s. 🖝 16.2).

Bei der **Friedreich-Ataxie**, einer seit langem bekannten neuro-muskulären Erkrankung, führt die Mutation der nucleären DNA (Häufung von GAA-Tripletts eines Gens mit Lokalisation 9q13) zur verminderten Bildung des mitochondrialen Proteins *Frataxin*, das den Austausch von Eisen zwischen Mitochondrien und Cytoplasma vermittelt und dadurch für den Aufbau der Eisen-Schwefel-Cluster in den Komplexen I und III der Atmungskette von Bedeutung ist. Die Funktion dieser Komplexe ist vermindert. Zusätzlich führt die Zunahme des Eisens in den Mitochondrien zur gesteigerten Produktion reaktiver Sauerstoff-Intermediate, die eine Schädigung der mtDNA bewirken können.

Die **Cytochrom c-Oxidase-Defizienz** kann durch Mutationen nucleärer Gene verursacht sein. Es sind hierbei nicht diejenigen Gene betroffen, die für verschiedene Untereinheiten des Komplexes kodieren, vielmehr liegen Defekte von Proteinen vor, die für die Vereinigung der Protein-Untereinheiten zum stabilen Komplex, für die Kupfer-Bindung oder für die Aktivität der Häm A-Farnesyltransferase wichtig sind. Das Krankheitsbild kann in Abhängigkeit von der jeweiligen Mutation durch eine Kardiomyopathie mit Enzephalopathie, durch Leberversagen mit Ketoacidose oder durch schwere Störungen der tubulären Transportgänge in der Niere, schließlich auch durch ein Leigh-Syndrom geprägt sein (s. 🖝 16.2).

Bei der **Huntington-Erkrankung** bestehen schwere neurologische Störungen (Ataxie, Chorea, Demenz). Die Ursache ist eine Mutation mit ausgedehnten CAG-Repeats auf Chromosom 4. Deren Folge ist eine Veränderung eines Proteins (*Huntingtin*) durch *N*-terminale Anheftung von Polyglutamin-Resten. Das mutierte Protein bildet Aggregate in bestimmten Abschnitten des zentralen Nervensystems und beeinträchtigt dadurch den vesikulären Transport, sowie die Endo- und Exocytose von Neurotransmittern. Zusätzlich sind in bestimmten Abschnitten des zentralen Nervensystems (Putamen, Nucleus caudatus) Defekte von Komplex I, III und IV der Atmungskette nachweisbar. Es gibt Hinweise, dass Huntingtin auch die Funktion eines Antioxidans hat, so dass bei seinem Fehlen die Proteine der Atmungskette durch reaktive Sauerstoff-Intermediate geschädigt werden.

17 Besonderheiten der Biochemie der Pflanzen

Zusammenfassung

- Grüne **Pflanzenzellen** unterscheiden sich von tierischen Zellen vor allem durch den Besitz von Chloroplasten, großen Vakuolen und einer festen Zellwand. Chloroplasten sind aus der Endosymbiose mit Cyanobakterien hervorgegangen.
- Die **Photosynthese** ist ein reduktiver Prozess und nutzt primär Lichtenergie, um Wasser zu spalten und Reduktionsäquivalente auf $NADP^+$ zu übertragen. In grünen Pflanzen und Algen ist sie in der Thylakoidmembran der Chloroplasten lokalisiert. Wasserspaltung und Elektronenfluss zwischen den Redoxkomplexen werden zur Erzeugung eines H^+-Gradienten benutzt, der die ATP-Synthese antreibt.
- Die **Redoxsysteme** bestehen aus dem manganhaltigen wasserspaltenden Enzym, dem Photosystem II, dem Photosystem I und der Ferredoxin-$NADP^+$-Reduktase. Photosystem II und I sind durch den Plastochinon-Pool sowie die Plastochinon-Plastocyanin-Reduktase (Cytochrom b_6f-Komplex) und Plastocyanin verbunden. Die photosynthetische Elektronentransportkette ist eng verwandt mit derjenigen bei der Atmung.
- Die **Lichtenergie** wird durch **Antennen** gesammelt und den Chlorophyllmolekülen der **Reaktionszentren** von Photosystem II und I zugeleitet. Angeregtes Chlorophyll spaltet ein Elektron ab, das auf ein negativeres Redoxpotenzial angehoben wird. Bei Photosystem II wird das abgeführte Elektron durch Oxidation von Wasser unter O_2-Freisetzung ersetzt. Photosystem I hebt das Elektron dann auf ein noch negativeres Potenzial und ermöglicht die $NADP^+$-Reduktion.
- In der **bakteriellen Photosynthese** findet man Photosysteme, die analog zu Photosystem II sind; sie arbeiten aber ohne Wasserspaltung und benutzen einen zyklischen Elektronenfluss, um einen H^+-Gradienten zu erzeugen. Daneben gibt es Photosysteme vom Typ I. Bakterielle Photosynthese nutzt vor allem das von den grünen Pflanzen übrig gelassene Licht: Grünlicht und nahes Infrarotlicht. Cyanobakterien besitzen beide Photosysteme und Wasserspaltung.
- Das **Bakteriorhodopsin** der Halobakterien, ein besonders einfaches, chlorophyllfreies Photosystem, besteht aus einem einzigen Polypeptid und enthält als lichtabsorbierende Gruppe Retinal. Bakteriorhodopsin wirkt als lichtgetriebene Protonenpumpe.
- Die **Assimilation des Kohlendioxids** in den grünen Pflanzen ist der quantitativ wichtigste biochemische Vorgang auf dieser Erde. Die CO_2-Fixierung erfolgt in den Chloroplasten in einem zyklischen Prozess, dem Calvin-Zyklus. Als Akzeptor für CO_2 fungiert Ribulose-1,5-bisphosphat, das aus Ribulose-5-phosphat und ATP durch eine Kinase gebildet wird. Das Enzym Ribulosebisphosphat-Carboxylase („RubisCO"), das häufigste Protein in den Pflanzen, katalysiert die Anlagerung von CO_2 unter Bildung von zwei Molekülen 3-Phosphoglycerat. Diese werden durch NADPH zu Triosephosphaten reduziert; daraus wird das Akzeptormolekül regeneriert und Zucker gebildet.
- RubisCO hat eine Oxygenase-Nebenaktivität, welche das Substrat mit O_2 zu 3-Phosphoglycerat und 2-Phosphoglykolat spaltet. Letz-

teres wird über den **Photorespirationsweg** unter CO_2-Verlust und ATP- und NADPH-Verbrauch rückverwandelt in 3-Phosphoglycerat.

- Pflanzen **speichern CO_2-Fixierungsprodukte** hauptsächlich in Form von Kohlenhydraten, wie Stärke oder Fructane. Wichtigste Transportform für Zucker ist Saccharose. Ein großer Teil der Kohlenhydrate wird allerdings für die Synthese von Stützgewebe benötigt (Cellulose, Hemicellulose). Speicherlipide dienen als weitere Kohlenstoffspeicher, Speicherproteine ohne enzymatische Aktivität dienen als Speicher für Aminosäuren.

- Pflanzen regeln den **Gasaustausch** durch Öffnen und Schließen der Stomata. Geringe Öffnung mindert den Wasserverlust – aber auch die CO_2-Versorgung – und erfordert besondere Anpassung. C_4-Pflanzen und CAM-Pflanzen haben der eigentlichen CO_2-Fixierung durch RubisCO eine effiziente CO_2-Fixierung in C_4-Verbindungen vorgeschaltet. Bei C_4-Pflanzen sind die beiden CO_2-Fixierungsprozesse räumlich getrennt, bei CAM-Pflanzen sind sie zeitlich getrennt.

- Der **Transpirationsstrom** durch Wasserverdunstung der Blätter treibt den Stofftransport zwischen den Pflanzenorganen an. Organe des Ferntransportes sind die Leitbündel. *Xylem* ist zuständig für Wasser- und Mineralstoff-Transport, *Phloem* für Assimilat-Transport.

- Pflanzen und die meisten Mikroorganismen können den **Bedarf an Stickstoff und Schwefel** aus Nitrat und Sulfat decken, die sie zu NH_4^+ und H_2S reduzieren. Die Synthese von Glutamin ist die wichtigste Reaktion bei der Fixierung des NH_4^+, die Synthese von Cystein bei der Fixierung von H_2S.

- Pflanzen und die meisten Mikroorganismen können alle **Aminosäuren** selbst synthetisieren. Vorstufen sind zentrale Intermediate des Citrat-Zyklus, der Glykolyse und des Pentosephosphat-Weges. In Pflanzen spielt die Synthese der aromatischen Aminosäuren über den Shikimisäure-Weg eine überragende Rolle.

- **Phenylpropanverbindungen** leiten sich von Phenylalanin ab. Sie umfassen wichtige pflanzliche Stoffklassen wie das Lignin und die Flavonoide. Flavonoide und verwandte Verbindungen enthalten einen weiteren aromatischen Ring, der aus drei Malonyl-CoA über den Polyketid-Weg gebildet wird.

- Die meisten Phenylpropanverbindungen sind für das Leben der Einzelzelle entbehrlich (**Sekundärstoffwechsel**), für das Überleben der Pflanze aber wichtig. Sie spielen eine große und vielfältige ökologische Rolle. Weitere sekundäre Pflanzenstoffe sind die Alkaloide und vielfältige Isoprenverbindungen.

- Die **Steuerung der Entwicklung der Pflanze** kennt Gemeinsamkeiten mit der Entwicklungssteuerung von Tieren, aber auch wesentliche Unterschiede. Neben Phytohormonen haben die Lichtqualität sowie die Schwerkraft eine wichtige Steuerfunktion. **Lichtsensoren** für rotes und dunkelrotes Licht sind die **Phytochrome**, Sensoren für Blaulicht und nahes UV-Licht sind Cryptochrome und Phototropine. Der „Gravitationssinn" der Pflanze und die Signalkette bei der Entwicklungssteuerung sind nur unvollkommen verstanden. Die Entwicklung der höheren Pflanzen wird außerdem durch Pflanzenhormone (**Phytohormone**) gesteuert. Zum Beispiel fördern Indolylessigsäure (Auxin) und Gibberelline das Streckungswachstum; Cytokinine stimulieren die Zellteilung, Abscisinsäure löst die endogene Ruhe (Dormanz) und Stressantwort aus, und das Gas Ethylen fördert Fruchtreifung und Seneszenz. Bei geeigneten Hormonverhältnissen lassen sich ausdifferenzierte Pflanzenzellen zum Wachstum und zur Bildung einer ganzen neuen Pflanze veranlassen.

Seit den grundlegenden Entdeckungen der Biochemie und des Stoffwechsels, die häufig an Mikroorganismen gemacht wurden, hat sich das Konzept von der *Einheit in der Biochemie* durchgesetzt: Was für das Bakterium *Escherichia coli* (den Zwerg) gilt, gilt auch für den Elefanten (den Riesen). Dieses Konzept ist aber nur insoweit richtig, als die Zwänge der Energetik und der Chemie für alle Lebewesen zutreffen. Allerdings sind die Organisationsformen der Lebewesen grundverschieden. Es muss also organismenspezifische Stoffwechselleistungen und Biochemie geben. Immerhin verhalten sich die Größenverhältnisse zwischen dem kleinsten Bakterium und dem größten Säugetier wie Mensch zu Erdkugel. Auch die Lebensnischen und die Abstammung der Lebewesen sind so verschieden, dass vieles, was in diesem Buch über die Biochemie vor allem der Tiere gesagt wurde, nicht auf Pflanzen und Mikroorganismen zutreffen kann. In diesem Kapitel wollen wir deshalb zunächst einige Besonderheiten der Biochemie der Pflanzen besprechen. Wir werden im Zusammenhang mit der Assimilation der Elemente C, N und S auch die Biosynthese von Aminosäuren abhandeln. Diese können zwar teilweise auch von Mensch und Tier aufgebaut werden, der Großteil stammt letztlich aber, direkt oder indirekt, aus der pflanzlichen Nahrung.

17.1 Struktur der Pflanzenzelle

Die Fähigkeit zur Photosynthese erfordert ein besonderes Bauprinzip der Pflanze: möglichst große Oberfläche durch Blätter und offene Form. Zur Stabilisierung des Systems braucht es eine feste Zellwand. Wir wollen deshalb kurz den Aufbau einer typischen Blattzelle besprechen, um auf Besonderheiten der Pflanze aufmerksam zu machen (☞ 17.1). Die Zelle ist von einer festen Zellwand umgeben, den größten Teil des Zellinneren nehmen die Vakuole (70–80 %) und die Chloroplasten (ca. 15 %) ein. Nur wenige Prozent entfallen auf das Cytoplasma, die Mitochondrien und den Kern sowie die Peroxisomen, das endoplasmatische Retikulum und den Golgi-Apparat.

Die **Zellwand** verleiht mechanische Stabilität und besteht hauptsächlich aus Cellulose-Fibrillen. Die junge Zelle umgibt eine *Primärwand*, die erst wenig Cellulose enthält. Später wird von innen die cellulosereiche *Sekundärwand* aufgelagert. Die Einlagerung von Lignin in die Cellulose-Fibrillen der Sekundärwand führt zu einer Verholzung der Zelle. Zunehmende Verholzung führt letztlich zum Zelltod, und die Holzzelle hat nur noch Stützfunktion. Trockenes Holz besteht aus 40 % Cellulose, 30 % Hemicellulose und 30 % Lignin; deren Strukturen werden in den Abschnitten 17.6 und 17.9 (S. 441 und 451) besprochen. Daneben gibt es Glykoproteine, Hemicellulosen und Pektin, vor allem in der Primärwand und den Zwischenzellwänden.

Die einzelnen Zellen haben über **Plasmodesmen** miteinander Verbindung, tausend bis zehntausend pro Zelle („Zellkontinuum"). Diese von der Plasmamembran umgebenen Kanäle sind für kleine Moleküle durch Diffusion durchgängig. Im Kanal verbindet ein Schlauch des endoplasmatischen Reticulums die Nachbarzellen. Die Pflanze besteht sozusagen aus 2 Räumen: Das zusammenhängende Zellkompartiment (Protoplast) nennt man *Symplast*, die Zellzwischenräume *Apoplast*.

Besonders auffällig ist die **Vakuole**, die von einer als *Tonoplast* bezeichneten Membran umgeben ist. Der innere pH-Wert ist schwach sauer (pH 5,5). Die Vakuole hat Speicherfunktion, sie ist gleichzeitig Verdauungsorganell für die Wiederverwertung von Zellbestandteilen, Abfalldeponie und Zwischenspeicher. Die Vakuole regelt auch den Zellturgor: die Festigkeit der nicht verholzten Pflanzenteile ist bedingt durch den hohen Turgor der Vakuole, die das Cytoplasma gegen die Zellwand drückt.

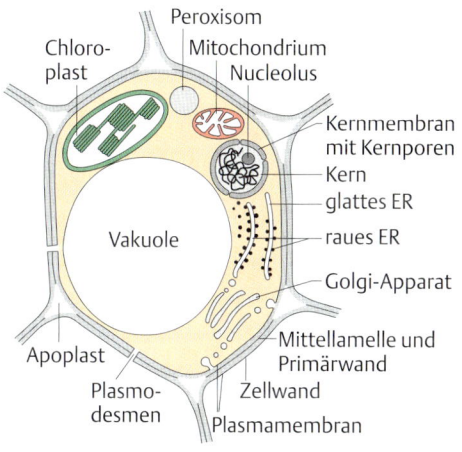

☞ **17.1 Schematische Darstellung einer Blattzelle (Mesophyllzelle).**

Die **Plastidengenome** verschiedener Pflanzen sind relativ ähnlich, sie sind also während der Evolution nur wenig verändert worden. Das Plastidengenom kodiert für drei Stoffwechselleistungen:

1. für Teile der *Photosynthese*, z. B. Teile der Ribulose-1,5-bisphosphat-Carboxylase, der H$^+$-ATPase, der Photosysteme, des Cytochrom b$_6$f-Komplexes und der NADH-Plastochinon-Oxidoreduktase;
2. für einen großen Teil des *Proteinsynthese-Apparates*, so für viele tRNAs, ribosomale Proteine und alle rRNAs;
3. für die *Gentranskription*, darunter für die eine der beiden rRNA-Polymerasen, welche dem bakteriellen Enzym ähnelt. Auffallend ist der Bakterien-typische Promotorbereich sowie die polycistronische mRNA.

Kernkodierte Proteine müssen in Plastiden importiert werden, wobei sie zwei Membranen passieren müssen. Offensichtlich ist ein Großteil des ursprünglichen Cyanobakteriengenoms in den Kern gewandert oder verloren gegangen; insgesamt hat man bei Tabak nur noch 122 Gene auf dem Plastidengenom gefunden. Im Kerngenom der Ackerschmalwand (*Arabidopsis thaliana*) findet man ca. 4000 Gene bakteriellen Ursprungs. Dies entspricht 20% der Gene dieser Pflanze.

Die **Chloroplasten** besprechen wir im Zusammenhang mit der Photosynthese (S. 425). Sie sind Ort der Photosynthese, aber auch anderer Syntheseleistungen. Sie speichern am Tage Stärke, die bei Nacht wieder in den Mitochondrien veratmet wird. Sie werden mütterlich über die Vorstufen der *Proplastiden* der Eizelle vererbt. Diese differenzieren sich während der Entwicklung in verschiedene **Plastiden**: grüne *Chloroplasten*, farbige *Chromoplasten* und farblose *Leukoplasten*. Wegen des eigenen Chromosoms und des Transkriptions- und Translationsapparates bezeichnet man Plastiden als *semiautonome* Organellen. Plastiden sind von zwei Membranen umgeben, von denen die innere im Prinzip der Cytoplasmamembran von Prokaryonten entspricht und viele Transportsysteme enthält. Die äußere Membran ist aufgrund von eingelagerten Porenproteinen (Porinen) durchlässig für Moleküle bis 10 kDa.

Pflanzenzellen besitzen natürlich auch **Mitochondrien**. Sie liefern die Energie im Dunkeln und in den nicht-grünen Geweben.

Peroxisomen sind an der Photorespiration beteiligt. In ihnen findet der Glyoxylat-Zyklus statt.

Die einzelnen Organe der Pflanze tauschen über verschiedene **Transportwege** miteinander Stoffe und Informationen aus. Die Nährstoffe bezieht die Pflanze aus dem Boden in Form von gelösten anorganischen Substanzen, welche die Makroelemente und die Spurenelemente enthalten. Der Transport aus der Wurzel nach oben erfordert Verdunstung von Wasser in den Blättern. Den Kohlenstoff fixiert die Pflanze aus dem CO_2 der Luft. Bei der Photosynthese gibt sie molekularen Sauerstoff ab. Diese Transportwege werden in Abschnitt 17.5 (S. 437) genauer besprochen.

Pflanzenzellen besitzen drei verschiedene **Genome**: im Kern, in Mitochondrien und in Plastiden. Die Organellengenome werden nur mütterlich vererbt, da bei der Befruchtung der weiblichen Eizelle vom männlichen Pollen nur der Kern in die Eizelle gelangt. Das *Plastidengenom* ist zirkulär und ähnelt stark dem Genom von Cyanobakterien, es ist aber mit 120–160 kbp im Vergleich zum Genom von Cyanobakterien sehr klein (wenige %) und entspricht daher nur ≤ 0,1 % des pflanzlichen Kerngenoms. Pro Zelle liegen ein Dutzend bis 100 Kopien des Plastidengenoms vor.

Eine Besonderheit der Pflanzenzellen ist, dass sie isoliert **leicht in Kultur gehalten** werden und wieder zur Bildung von ganzen Pflanzen veranlasst werden können.

17.2 Chloroplasten, die Organellen der Photosynthese

Die Photosynthese besteht aus zwei Prozessen. Die Ausnutzung des Sonnenlichts als Energiequelle für biochemische Reaktionen ist eine sehr frühe Errungenschaft der Evolution. Die Chloroplasten, die Organellen der Photosynthese, haben ihren Ursprung in den Cyanobakterien. Photosynthese war ursprünglich definiert als lichtabhängige CO_2-Fixierung (Assimilation), gekoppelt mit der Entwicklung von Sauerstoff. Man hat später erkannt, dass hierfür zwei getrennte Prozesse verantwortlich sind (●17.2): In einer *Lichtreaktion* wird Wasser gespalten, der Sauerstoff wird freigesetzt und der Wasserstoff auf NADP$^+$ übertragen. Gleichzeitig wird ATP aus ADP und P$_i$ gebildet. Diese Lichtreaktion wird heute als Photosynthese bezeichnet. In einer *Dunkelreaktion* wird CO_2 gebunden und mit [NADPH + H$^+$] unter ATP-Verbrauch zu Kohlenhydrat reduziert. Die CO_2-Reduktion verläuft über den *Calvin-Zyklus* (S. 435), sie ist mit der Lichtreaktion durch den Bedarf an ATP und NADPH verbunden. Wir besprechen zunächst die *Lichtreaktion*.

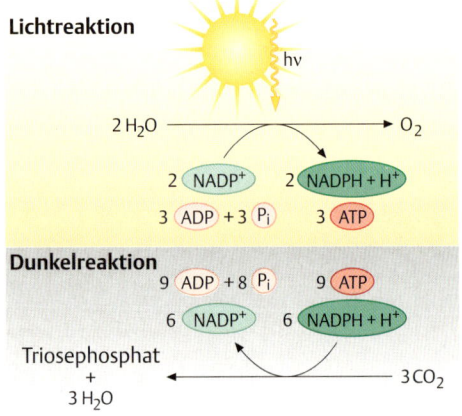

● **17.2 Licht- und Dunkelreaktion der Photosynthese.**

Prinzip der Lichtreaktion. Primärreaktion aller photochemischen Prozesse ist die Absorption von Lichtquanten durch Farbstoffmoleküle, welche eine *Ladungstrennung* bewirkt. Die Pflanze verwendet dafür zwei getrennte Photosysteme II und I, die durch eine Elektronentransportkette miteinander verbunden sind. Bei der Photosynthese ist diese Primärreaktion mit einem exergonen Elektronentransport vom Photosystem II zum Photosystem I verbunden. Der Elektronentransport ist mit einem *Protonentransport* durch eine Membran gekoppelt. Der so erzeugte Protonengradient dient der ATP-Synthese. Redoxkette, Protonentransport und ATP-Synthese haben große Ähnlichkeiten mit den Vorgängen in der Atmungskette.

Chloroplasten sind die Organellen der Photosynthese grüner Pflanzen. Sie sind von einer doppelten äußeren Membran umhüllt, die sie gegen das Cytoplasma der Pflanzen- bzw. Algenzelle abgrenzt (👁**17.3**). Der Innenraum wird *Stroma* genannt; hier finden wir die Enzyme der CO_2-Fixierung und der Stärkesynthese, der Nitrat- und Sulfat-Assimilation (ausgenommen Nitrat-Reduktase), der Fettsäuresynthese und der plastidären Proteinsynthese. Das Stroma ist durchzogen von in sich geschlossenen sackartigen *Thylakoidmembranen*. In diesen sind die Multi-Enzym-Komplexe der Lichtreaktionen und der ATP-Synthase-Komplex lokalisiert. Die Membranen lagern sich oft zu Stapeln zusammen, die sich nach Aufschluss der Chloroplasten als *Grana* isolieren lassen. Die Thylakoidmembranen umschließen einen Innenraum, der *Lumen* genannt wird; in diesem finden keine Synthesen statt. Zwischen Lumen und Stroma bildet sich im Fließgleichgewicht der Photosynthese ein pH-Gradient aus (sauer im Lumen), der die ATP-Synthese treibt.

Es ist interessant, die Topologie der Chloroplasten mit jener der Mitochondrien zu vergleichen. Wie 👁**17.4** zeigt, entspricht das Stroma dem Matrixraum der Mitochondrien. Damit stimmt überein, dass in beiden Räumen viele Stoffwechselwege lokalisiert sind.

Chlorophyll und andere Licht absorbierende Pigmente. Das wichtigste Pigment der Photosynthese ist der Farbstoff Chlorophyll, ein Magnesium-haltiges Porphyrin (👁**17.6**). Chlorophyll absorbiert hauptsächlich zwischen 550 und 700 nm und unterhalb 480 nm (👁**17.5**). Das nicht absorbierte Grünlicht bedingt die grüne Blattfarbe. Hauptmerkmale sind der teilreduzierte Ring D sowie der Cyclopentanon-Ring neben Ring C und die unpolare Phytyl-Seitenkette, die das Molekül in den Proteinen verankert. In höheren Pflanzen kommen zwei nah verwandte Pigmente – Chlorophyll *a* und *b* – vor, die sich zwar nur geringfügig in der Seitenkette des Ringes B unterscheiden, aber deutlich in der Lichtabsorption. Ihre Spektren sowie das Spektrum eines typischen Carotinoids als Hilfspigment ist in 👁**17.5** dargestellt. Das Verhältnis von Chlorophyll *a* zu *b* ist etwa 3 zu 1. Nur Chlorophyll *a* ist Bestandteil des Reaktionszentrums, die Anwesenheit von Chlorophyll *b* in den Antennen des Photosystems II (s. u.) ermöglicht eine effizientere Nutzung der Sonnenenergie. Zu einem Chlorophyll im Reaktionszentrum gehören ca. 300 in Antennen (s. u.).

👁**17.3 Aufbau eines Chloroplasten grüner Pflanzen und Algen.** Die photosynthetische Energiekonservierung ist eine Funktion der Thylakoidmembran. Die Enzyme der CO_2-Fixierung und Kohlenhydrat-Synthese sind im Stroma lokalisiert. Hier finden sich auch das Plastidengenom, Ribosomen und Enzyme der Proteinsynthese. Die innere Membran enthält spezifische Transportsysteme. Die Bildung der Chloroplasten weist viele Analogien zur Mitochondriengenese auf. Auch hier wird der größte Teil der Proteine im Cytoplasma synthetisiert (vgl. Mitochondrien). Während der Evolution entwickelte sich die äußere Membran aus einer Membran der Eukaryonten, die innere aus einer Membran des endosymbiontischen Cyanobakteriums, sie entspricht dessen Cytoplasmamembran.

🔍 **Energiebilanz der Lichtreaktion.** Die Lichtreaktion koppelt die Wasserspaltungsreaktion (eine Oxidationsreaktion) an die Reduktion von $NADP^+$ (s. 👁**17.2**). Zusätzlich müssen dabei ca. 3 ATP gebildet werden, die nötig sind, um 1 CO_2 mit 2 NADPH zu Kohlenhydrat zu reduzieren. NADPH- und ATP-Bildung erfordern viel Energie. Ein Vergleich der Redoxpotenziale (s. ☛**4.2**, S. 76) lehrt, dass die Wasserspaltungsreaktion mit einem Redoxpotenzial von +0,82 Volt stark endergon ist. Allein für die Reduktion von 1 mol $NADP^+$ sind bei einem (nicht erreichbaren) Wirkungsgrad von 100 % schon 220 kJ erforderlich. Die notwendige Energie wird durch Absorption von Lichtquanten geliefert. Das energetische Äquivalent von 1 mol Photonen der Wellenlänge 680 nm – wie sie im Reaktionszentrum wirksam werden – ist aber nur 175 kJ. Da $NADP^+$-Reduktion *und* ATP-Synthese gleichzeitig ablaufen, kann der Gesamtvorgang also nicht in einer einzigen Lichtreaktion mit einem einzelnen Lichtquant verwirklicht werden, sondern er bedarf zahlreicher Lichtquanten.

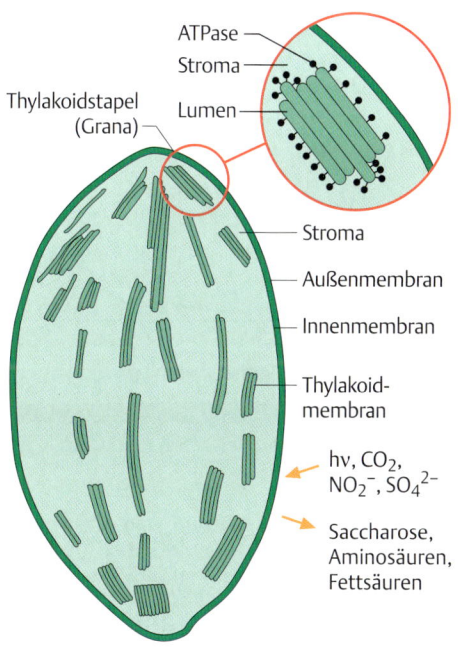

ATPase
Stroma
Lumen
Thylakoidstapel (Grana)
Stroma
Außenmembran
Innenmembran
Thylakoidmembran
hv, CO_2, NO_2^-, SO_4^{2-}
Saccharose, Aminosäuren, Fettsäuren

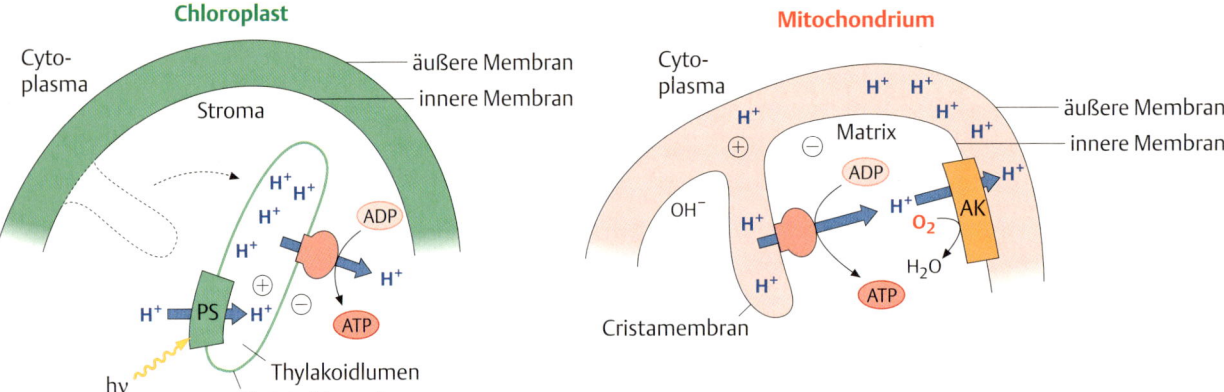

◉17.4 Chloroplast und Mitochondrium im Vergleich. Die Membranorganisation, die Orientierung von Membranpotenzial und Protonenfluss entsprechen einander. Die gestrichelten Linien deuten die phylogenetische Herkunft der Thylakoidmembran beim Chloroplasten an und erklären die bestehende Orientierung der Membranproteine und Membranpotenziale.
AK = Atmungskette, PS = Photosyntheseapparat.

🔍 Die Summe der vorhandenen Pigmente erklärt das photochemische **Aktionsspektrum** der Photosynthese. Elektrochrome Änderungen des Carotinoid-Spektrums (bedingt durch Änderung der Ladungsverteilung in der Umgebung) können experimentell genutzt werden, um die Änderungen des Membranpotenzials von Thylakoidmembranen im μs-Bereich direkt zu messen.

Akzessorische Pigmente. Außer den *Chlorophyllen* sind noch weitere Pigmente am Einfangen der Lichtenergie für die Photosynthese beteiligt, in erster Linie die *Carotinoide*. Carotinoide, z. B. Lutein, absorbieren in der „Grünlücke" des Chlorophyllspektrums und tragen so zur besseren Nutzung des Lichtes bei (◉17.5). Sie können auch den schädlichen Triplett-Anregungszustand des Chlorophylls und den Singulett-Zustand des Sauerstoffs „löschen", die bei der Photosynthese auftreten. Alle Pigmente sind an Proteine gebunden. Bei Rotalgen und Cyanobakterien findet man zusätzlich offenkettige Tetrapyrrol-Farbstoffe, *Phycobiline*, ähnlich den Gallenfarbstoffen (engl. bile = Galle), die *Phycoerythrine* (rot) und *Phycocyanine* (blaugrün). Die genannten Farbstoffe sind an *Chromoproteine* gebunden, die geordnete Strukturen auf der Thylakoidmembran bilden (sog. *Phycobilisomen*).

Verteilung der Pigmente in den Photosystemen. Das System II enthält Chlorophyll *a* und *b* sowie Carotinoide; zwei Chlorophylle *a* bilden im Reaktionszentrum ein spezielles reaktives Chlorophyll-*a*-Paar, das Pigment P_{680}. Das System I enthält 300 – 1000 Chlorophyll-*a*-Moleküle und ebenfalls ein reaktives Chlorophyll *a*-Paar im Reaktionszentrum; es wird nach dem Absorptionsmaximum des Reaktionszentrums *in vivo* auch P_{700} genannt.

◉17.5 Absorptionsspektrum von Chlorophyll a und b und dem Carotinoid Lutein (gelöst in Aceton). Die obere Kurve zeigt das Spektrum des Sonnenlichtes. Man beachte die so genannte Grünlücke der Chlorophylle im Bereich des grünen Lichtes (480 – 550 nm).

◉17.6 Chlorophyll a und b. Der elektronenanziehende Formylrest von Chl-*b* verändert die π-Elektronenwolke und somit das Spektrum. Darunter sind 2 Resonanzstrukturen der delokalisierten π-Elektronen der konjugierten Doppelbindungen (rot) dargestellt.

Lichtsammel-Komplexe. Für das Einfangen des Lichts ist eine Antenne erforderlich. Die nicht zum eigentlichen Reaktionszentrum gehörenden Pigmente bilden an Proteine gebunden die sog. *Antennen- oder Lichtsammel-Komplexe*, welche die photosynthetischen Reaktionszentren umgeben. Ihre Pigmente gehen durch Absorption eines Lichtquants in einen angeregten Zustand über; ein Elektron des konjugierten Doppelbindungssystems (s. Schema der Resonanzstrukturen in ☞**17.6**) wird in ein höheres Orbital angehoben. Dessen Anregungsenergie pflanzt sich als sog. *„Exciton"* in ps (10^{-12} s) vom primär angeregten Pigment zum Photoreaktionszentrum fort (☞**17.7**). Dies erfordert eine präzise Ausrichtung der Chromophoren in den Proteinen zueinander. Damit wird eine maximale Sammlung von Energie auch bei niedrigen Lichtintensitäten ermöglicht; andererseits wird überschüssige Energie, die nicht durch die Reaktionszentren aufgenommen werden kann, als sehr langwelliges Fluoreszenzlicht wieder abgestrahlt. Die dem Reaktionszentrum II aufgesetzten *Phycobilisomen* der Rotalgen und Cyanobacterien wirken ähnlich als Superantennen. Sie können bis zu 40 % des Zellproteins ausmachen und absorbieren besonders gut das von den Grünalgen übrig gelassene Grünlicht.

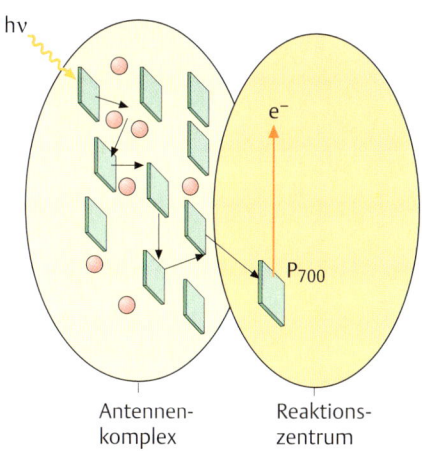

☞**17.7 Prinzip der Energieleitung durch die Pigmente des Antennenkomplexes zu den photosynthetischen Reaktionszentren.** Hier Photosystem I. Vierecke symbolisieren Chlorophyll, Kreise Carotinoide oder andere Pigmente.

17.3 Die photosynthetische Redoxkette und ATP-Synthese

Wie oben schon erwähnt, wird bei der Photosynthese Wasser gespalten und $NADP^+$ zu NADPH reduziert. Wasser ist dabei der Elektronendonor, $NADP^+$ der Elektronenakzeptor. Zwischen den Redoxpartnern liegt eine Potenzialdifferenz von 1,14 V.

Die photosynthetische Redoxkette im Überblick. Die Reaktionskette wird meist in Form eines liegenden Z dargestellt (☞**17.8**). Sie beginnt mit der Absorption eines Lichtquants durch ein *spezielles Chlorophyllpaar* im Photosystem II. Dadurch wird ein Elektron aus dem Reaktionszentrum P_{680} abgespalten und auf ein *Phaeophytin* übertragen, ein Mg-freies Chlorophyll. Das Chlorophyll wird dabei in wenigen ps oxidiert und ausgebleicht. Die Primärreaktion der Photosynthese ist also eine Ladungstrennung. Das oxidierte Zentrum P_{680}^+ füllt seinen Elektronenbestand aus der Wasserspaltung an der Lumenseite auf (☞**17.9**). Dies wird durch das extrem positive Redoxpotenzial des Reaktionszentrums von Photosystem II ($E^{o'}$ +1,15 V) ermöglicht. Vom Phaeophytin gelangt das Elektron zu einem proteingebundenen Plastochinon Q_A und über ein Fe zu einem lose gebundenen Plastochinon Q_B, das erste stabile Reduktionsmittel auf seinem Weg („Elektronenfalle"). Bis hier wurde über die Hälfte der Anregungsenergie als Wärme verloren, der Prozess dauert ca. 0,1 ms. Q_B nimmt hintereinander 2 e^- sowie 2 H^+ aus dem Stroma auf und wird dadurch zu Q_BH_2.

Der reduzierte Primärakzeptor Q_BH_2 tauscht mit oxidiertem *Plastochinon* (PQ) aus. Das Elektron durchläuft nun eine transmembrane Elektronentransportkette vom Plastochinonpool der Membran zum b_6f-Komplex (der ähnlich wie der mitochondriale bc_1-Komplex aufgebaut ist) und wird vom löslichen *Plastocyanin* (PC) im Lumen aufgenommen. Plastocyanin überträgt das Elektron auf das Pigment P_{700} von Photosystem I, welches in der zweiten Lichtreaktion das Elektron erneut über die Membran auf *Ferredoxin* im Cytoplasma transportiert. Von dort verläuft der Elektronenfluss über das Flavin-System der *Ferredoxin-NADP+-Reduktase* zu $NADP^+$, das zu NADPH reduziert wird. Der Weg ist in ☞**17.9** schematisch zusammengefasst. Da für die Reduktion von $NADP^+$ zwei Elektronen benötigt werden, muss dieser Prozess zweimal durchlaufen werden.

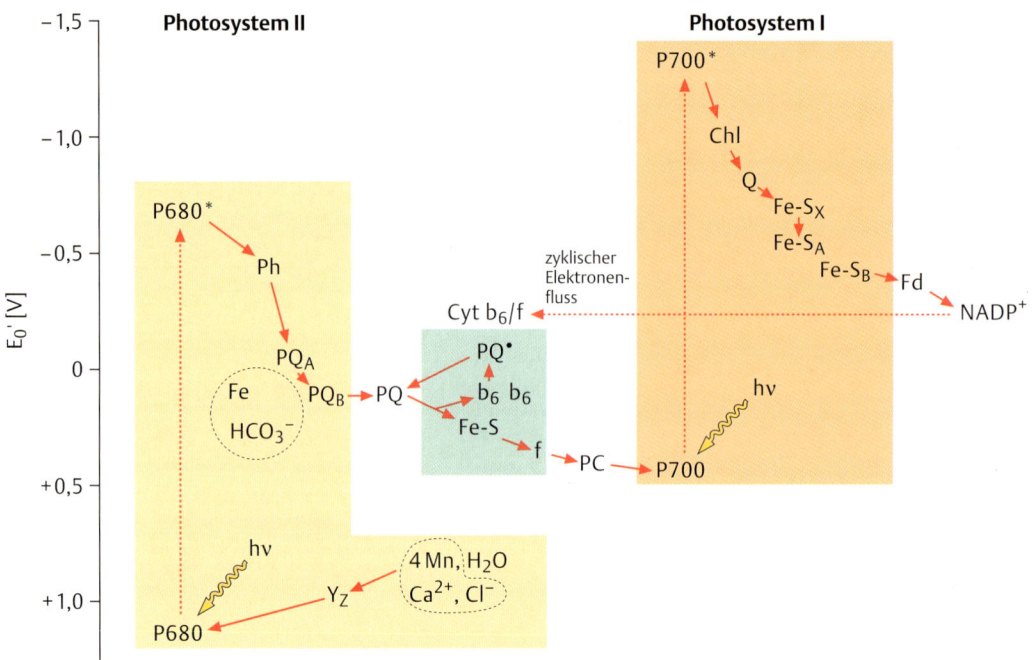

⟐17.8 Die photosynthetische Elektronentransportkette als Z-Schema. Nach oben zeigende Linien bedeuten endergone lichtgetriebene Reaktionen, nach unten zeigende Linien exergone Reaktionen. Das Zeichen * symbolisiert einen durch Excitonen angeregten Zustand, die farbigen Flächen deuten die Proteinkomplexe an.
Fd = Ferredoxin, FNR = Ferredoxin-NADP-Reduktase, PC = Plastocyanin, Q_a und Q_B = gebundene Plastochinon-Moleküle (PQ) von Photosystem II, Y = Tyrosin-Rest. Die Stöchiometrie am Mangan-Enzym ist für 1 O_2 gezeigt; vgl. hierzu ⟐17.9
Die Redoxpotenziale sind folgende: P_{680}/P_{680}^+ +1,15 V; P_{680}^*/P_{680}^+ −0,7 V; Phe^-/Phe −0,45 V; Q_A^-/Q_A 0 V; P_{700}/P_{700}^+ +0,45 V; P_{700}^*/P_{700}^+ −1,3 V; $Phyllochinon^-/Phyllochinon$ −0,8 V; 4Fe-4S-Zentrum x −0,73 V; weitere Fe-S-Zentren −0,55 V.

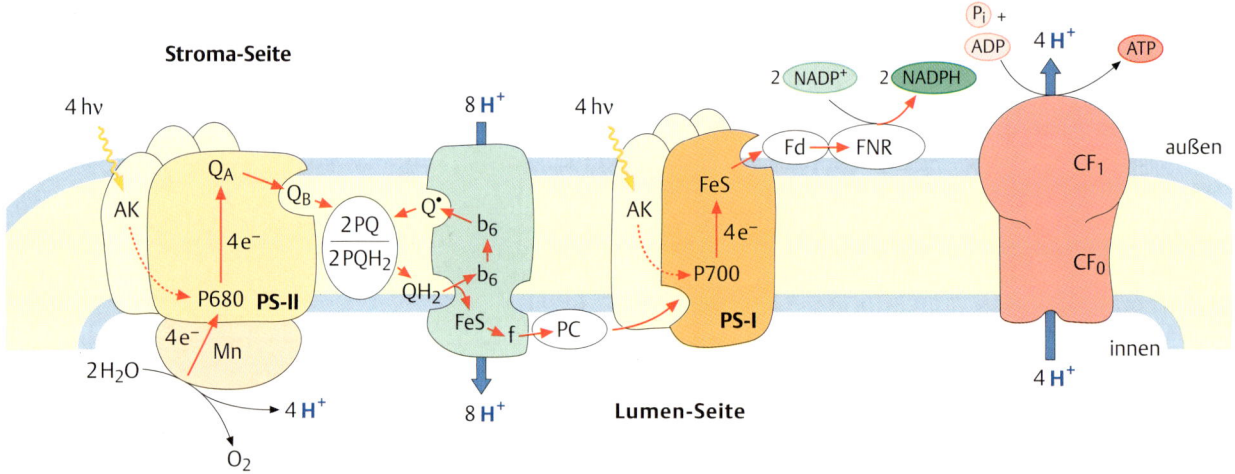

⟐17.9 Organisation der Komponenten des photosynthetischen Elektronentransports in der Thylakoidmembran. Das Schema zeigt den lichtgetriebenen Weg von 4 e^- aus 2 H_2O zu $NADP^+$. Die Photosysteme II und I sind gelb bzw. orange dargestellt, der Cytochrom-b_6/f-Komplex grün. AK = Antennenkomplexe, Fd = Ferredoxin, PC = Plastocyanin. Protonen werden nur durch den Q-Zyklus transportiert bzw. durch die Wasserspaltung im Lumen freigesetzt; sie gelangen über die ATP-Synthase (rot) zurück ins Stroma.

Die an Photosystem II gekoppelte Wasserspaltung liefert molekularen Sauerstoff O_2 und muss deshalb als 4-Elektronen-Übertragung formuliert werden: $2\ H_2O \rightarrow 4\ e^- + O_2 + 4\ H^+$. Sie führt aufgrund der Orientierung von Photosystem II in der Membran zu einer Protonenfreisetzung im Lumen der Thylakoide (s. u.).

Wie unten besprochen, wird im Zuge des Elektronentransports ein Protonengradient zwischen Lumen und äußerer Umgebung der Thylakoide aufgebaut, der für die ATP-Synthese am ATP-Synthase-Komplex genutzt werden kann.

Wir besprechen nun Struktur und Funktion der einzelnen Komplexe.

Photosystem II (Chinon-Typ) und Wasserspaltung. Der Gesamtkomplex (gelb in ◉**17.9**) besteht aus mindestens 16 verschiedenen Untereinheiten, von denen zwei (D_1D_2) das eigentliche Reaktionszentrum darstellen. Diese beiden Proteine sind einander sehr ähnlich und enthalten je fünf Transmembran-Helices, in denen das spezielle Chlorophyll-a-Paar, jeweils zwei Moleküle weiteres Chlorophyll a, Phaeophytin und Plastochinon sowie ein gemeinsames Fe-Atom gebunden sind. D_1 ist instabil und muss ständig abgebaut und neu gebildet werden; als Grund vermutet man Schädigung durch Sauerstoff-Radikale, die bei der Elektronenabgabe durch das wasserspaltende System nicht ganz vermieden werden können. Ein zentraler Lichtsammelkomplex (Core-Antennen-Komplex) aus *Chlorophyll-bindenden Proteinen* (CP) und zwei kleine Cytochrome b_{559} nicht geklärter Funktion gehören zum Gesamtkomplex. Das Zentrum ist umgeben von trimeren Lichtsammelkomplexen (nahe und äußere Antenne). Die Übertragung von Excitonen von Chl-b in den Antennen nach Chl-a im Reaktionszentrum ist mit Energieverlust verbunden, was den Excitonenfluss zum Zentrum leitet. Auf der Lumenseite ist dem Reaktionszentrum das Wasserspaltungsenzym aufgelagert.

Wasserspaltungsenzym. Der *Primärprozess* hinterlässt im Reaktionszentrum durch Photooxidation von P_{680} eine „Elektronenlücke". Sie wird mit Elektronen (über ein Tyrosin-Radikal) aufgefüllt, die das Wasserspaltungsenzym (braun in ◉**17.9**) den gebundenen zwei Molekülen Wasser entzieht. Das Wasserspaltungsenzym enthält einen Cluster mit 4 Mn-Atomen, welche vermutlich zwischen den Oxidationszuständen (III) und (IV) wechseln. Deren Oxidation erfolgt schrittweise und erfordert die Energieaufnahme von 4 Lichtquanten, gefolgt von der Abgabe von 4 e^- an das Reaktionszentrum und von 4 H^+ in das Lumen, vermutlich nach dem in ◉**17.11** gezeigten Schema. Die fünf Oxidationszustände des Wasserspaltungssystems werden als S_0–S_4 bezeichnet. Erst der voll oxidierte S_4-Zustand ist instabil und fällt unter Abgabe von O_2 und Aufnahme von 2 H_2O in den Grundzustand S_0 zurück.

Plastochinon. Eines der im Reaktionszentrum gebundenen Plastochinone ist stabiler Elektronenakzeptor für das Photosystem II (siehe photosynthetische Redoxkette). Dieses tauscht mit dem *Plastochinon-Pool* aus (in ◉**17.8** und ◉**17.9** als PQ/PQH$_2$ bezeichnet). Das System Plastochinon – Plastosemichinon – Plastohydrochinon ◉**17.10** führt in Verbindung mit dem b_6f-Komplex einen „Q-Zyklus" (s. S. 408 f.) zum Protonentransport durch die Membran aus.

Woher stammt der Sauerstoff? Bereits van Niel hatte in den 1930er Jahren erkannt, dass die Photosynthese der allgemeinen Gleichung genügt: $CO_2 + 2\ H_2A \rightarrow$ [CH_2O=Kohlenhydrat] + 2 A + H_2O. In dieser Gleichung ist H_2A ein beliebiger Elektronendonor. Im Fall der oxygenen Photosynthese ist $H_2A = H_2O$. Im Fall der anoxygenen Photosynthese der Bakterien ist $H_2A = H_2S$. Das Produkt A ist dann folgerichtig O bzw. S. Daraus folgt, dass der Sauerstoff (O_2 = 2A) bei der Photosynthese aus H_2O (= H_2A) stammt, nicht aus CO_2.

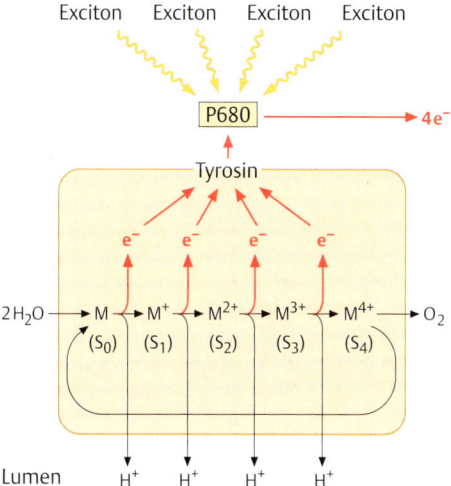

◉**17.11 Oxidationszustände des wasserspaltenden Enzyms.** Während des gesamten Zyklus der photosynthetischen Wasserspaltung übernimmt das Photosystem II nacheinander alle 4 Elektronen vom Mn-Enzym. Die Einzelschritte verlaufen sehr rasch, mit Halbwertszeiten im Bereich von 20 – 300 ns. S_0 – S_4 kennzeichnet die verschiedenen Oxidationszustände. M = (4 Mn) mit n positiven Ladungen, M^+ = mit n+1 positiven Ladungen etc.

Plastochinon oxidiert (PQ; Chinon)

Semichinon (PQ$^\cdot$)

reduziert (PQH$_2$; Hydrochinon)

◉**17.10 Elektronenübertragung durch Plastochinon.**

Hill-Reaktion. Durch Zusatz von künstlichen Elektronen-Donoren und -Akzeptoren kann man die photochemische Redoxkette modifizieren. Wir können auf Einzelheiten nicht eingehen und erwähnen nur die nach ihrem Entdecker benannte „Hill-Reaktion". Hierbei werden unphysiologische Elektronen-Akzeptoren (Hill-Oxidantien) wie z. B. Ferricyanid-Ion oder Benzochinon zugesetzt. Man beobachtet dann die Entwicklung von Sauerstoff unter Reduktion des zugesetzten Stoffes, ohne dass CO_2 fixiert wird: dies ist ein Beweis dafür, dass der Sauerstoff nicht aus CO_2 stammt, wie zuerst vermutet wurde (s. auch van Niel's Theorie).

Hemmstoffe. Wie für die mitochondriale Atmungskette kennt man auch einige Hemmstoffe des photosynthetischen Elektronentransports (17.12). Manche dieser Verbindungen sind als solche oder in chemisch derivatisierter Form als *Herbizide* im Gebrauch. Ihr Angriffsort ist unterschiedlich. Meist ist das Photosystem II betroffen: es handelt sich oft um Plastochinon-Analoga, welche die PQ_B-Bindestelle am D_1-Protein besetzen. Andere Herbizide hemmen den Elektronenfluss zwischen PS II und dem Plastochinon-Pool; so z. B. DCMU [N^1-(3,4-Dichlorphenyl)-N^2dimethylharnstoff] und S-Triazine. Andere hemmen den b_6f-Komplex direkt, wie DBMIB [2,5-Dibrom-3-methyl-5-isopropyl-1,4-benzochinon], ein Plastochinon-Analoges. Methylviologen (= Paraquat) wirkt als künstlicher Elektronenakzeptor in Photosystem I und ist autoxidabel. Andere Reagenzien führen zu einer Art „Kurzschluss" im wasserspaltenden Enzym und stören die Abfolge der S_0–S_3-Zustände. Außer den bekannten *Entkopplern* der Atmungsketten-Phosphorylierung (S. 359, 415) wirken an Chloroplasten auch schwache Ammoniumbasen entkoppelnd, wie z. B. Methylamin.

DCMU (Diuron)

S-Triazine

DBMIB

17.12 Hemmstoffe der Photosynthese.

Der b_6f-Komplex ist ein integrales Membranprotein und besteht aus vielen Untereinheiten, mit folgenden Hauptkomponenten: *Cytochrom b_6* trägt zwei Häm-Gruppen. Es hat mehrere, die Membran durchziehende α-Helices, zwischen zwei dieser Helices sind die Häm-Gruppen in analoger Weise wie im mitochondrialen Cytochrom b angeordnet (S. 407 f.). Die Primärstruktur ist in höchstem Maße konserviert und findet sich in auffallender Homologie in den b-Cytochromen aller bisher untersuchten Prokaryonten und Eukaryonten. *Cytochrom f* (f für folium = Blatt) ist ein peripheres Membranprotein auf der Lumenseite der Membran, welches wie Cytochrom c ein kovalent gebundenes Häm c trägt. Ein 2Fe-2S-Protein (*Rieske-Protein*) mit positivem Potenzial und ein weiteres kleines Protein kommen hinzu, sowie einige kleine Peptide unbekannter Funktion. Der b_6f-Komplex trägt zwei Plastochinon-Bindungsstellen und überträgt 1 Elektron über das Rieske-Fe-S-Protein auf das Kupferprotein Plastocyanin. Das andere Elektron wird über die Häm-b_6-Gruppen rückübertragen auf Q (Q-Zyklus). Die Funktion des b_6f-Komplexes ist also analog zu der des bc_1-Komplexes von Mitochondrien, wobei Cytochrom c durch Plastocyanin ersetzt ist.

Plastocyanin ist ein relativ kleines peripheres Membranprotein von 10 kDa, das ein Cu-Atom enthält und sozusagen die Rolle von Cytochrom c in der Atmungskette einnimmt (bei der bakteriellen Photosynthese übernimmt tatsächlich ein Cytochrom c die Aufgabe von Plastocyanin!). Es nimmt im Elektronenfluss ein Elektron vom b_6f-Komplex auf und übergibt es an das Reaktionszentrum P_{700}.

Photosystem I (Fe-S-Typ) und NADPH-Bildung. Photosystem I (orange in 17.9) enthält das Reaktionszentrum P_{700} mit einem Redoxpotenzial von +0,45 V. Es wird in ähnlicher Weise wie Photosystem II photooxidiert, das Elektron wird über die Membran letztlich auf ein Fe-S-Zentrum übertragen. Neben einem speziellen Chlorophyll-a-Paar enthält es weiteres Chl-a, ein Phyllochinon, ein spezielles 4Fe-4S-Zentrum mit sehr negativem Redoxpotenzial als Primärakzeptor des Elektrons, sowie zwei weitere Fe-S-Zentren. Photosystem I besteht aus mindestens zwölf verschiedenen Untereinheiten. Ähnlich wie Photosystem II enthält es ein heterodimeres großes Protein (AB) und viele kleine Untereinheiten. A und B sind nahe verwandt und als natürliche Fusionsproteine aus den eigentlichen Reaktionszentrumproteinen (analog zu Protein D_1D_2) und den CP-Proteinen des Core-Antennen-Komplexes hervorgegangen. A und B haben entsprechende Doppelfunktion als Antenne (ca. 100 Chl-a-Moleküle) und Reaktionszentrum. Protein F bindet auf der Lumenseite *Plastocyanin*, durch das die Reduktion von Photosystem I nach Abspaltung des Elektrons erfolgt. Protein C auf der Stromaseite enthält zwei Fe-S-Zentren; diese übertragen das Elektron auf *Ferredoxin* zur Reduktion von $NADP^+$ im Stroma. Die Standard-Potenzialdifferenz des Elektronentransports durch Photosystem I beträgt etwa +1 V. Ferredoxin mit einem $E^{o'}$ von -0,45 V reduziert das $NADP^+$-System ($E^{o'}$ -0,32 V). Die Ferredoxin-$NADP^+$-Reduktase ist ein Flavoprotein.

Das Hintereinanderschalten der beiden Photosysteme sorgt also dafür, dass am System II ein sehr starkes Oxidationsmittel zur Oxidation des Wassers und am System I ein sehr starkes Reduktionsmittel zur Reduktion von $NADP^+$ erzeugt wird. Die einzelnen Komplexe sind in der Membran ungleichmäßig verteilt. Während der b_6f-Komplex und das Plastochinon nahezu regelmäßig auftreten, befindet sich Photosystem II fast ausschließlich in den gestapelten Membrangebieten. Hingegen sind Photosystem I und der ATP-Synthase-Komplex nur in den peripheren Membrangebieten lokalisiert; sie sind gut von der Stromaseite zugänglich, wodurch ein Austausch der Substrate $NADP^+$, ADP und Phosphat ungehindert möglich ist.

Photophosphorylierung. Wie eingangs erwähnt, bewirkt die Lichtabsorption neben der Reduktion von $NADP^+$ auch die Speicherung von Energie als ATP. Intermediär wird die Energie wie in der Zellatmung durch das elektrochemische Potenzial eines H^+-Gradienten über die Thylakoidmembran gespeichert. Die pH-Differenz über die Membran kann dabei höhere Werte als bei Mitochondrien annehmen.

Die Phosphorylierung von ADP wird durch einen vierten Protein-Komplex in der Membran, die *ATP-Synthase* katalysiert; sie wird als Kopplungsfaktor CF_0/CF_1 bezeichnet und ist analog zu dem auf S. 411 f. besprochenen Komplex der Mitochondrien aufgebaut. Auch der Reaktionsmechanismus ist vollkommen analog. Trotz der Analogie der Struktur sind funktionelle Unterschiede wichtig, welche die Aktivität des Enzyms regulieren. Die ATP-Synthase katalysiert eine im Prinzip reversible Reaktion. Es leuchtet ein, dass der Komplex im Dunkeln, also bei Abwesenheit eines pH-Gradienten, inaktiv bleiben muss, da seine ATPase-Funktion ansonsten zur ständigen Hydrolyse von ATP führen würde. Offensichtlich wird der ATP-Synthase-Komplex erst katalytisch wirksam, wenn ein Protonengradient über die Membran aufgebaut worden ist. Bei der Aktivierung spielt außerdem die Reduktion einer S–S-Brücke in der Untereinheit g durch Thioredoxin eine Rolle. Beides, Aufbau des Protonenpotenzials und Reduktion von Thioredoxin, sind abhängig vom Licht, das somit indirekt die ATPase-Aktivität steuert.

Bilanz der Lichtreaktion. Die Bilanz der Lichtreaktion pro vier Elektronen sieht im Idealfall folgendermaßen aus (vgl. ◉**17.9**): Vier H^+ werden bei der Spaltung zweier Wassermoleküle ins Lumen gegeben, 8 H^+ werden durch den Cytochrom b_6f-Komplex mit Q-Zyklus ins Lumen gepumpt. Wenn die ATP-Synthase 4 H^+/ATP benötigt, ergibt sich als Ausbeute 3 ATP und 2 NADPH. Pro Mol O_2 werden also 3 ATP und 2 NADPH gebildet.

Zyklische Photophosphorylierung. Die Fixierung von 1 CO_2 in Stärke erfordert 3 ATP und 2 NADPH. Es ist deshalb zu fordern, dass ATP und NADPH in ungefähr diesen Mengen bei der Photosynthese bereitgestellt werden (s. o.). Wenn die CO_2-Fixierung nicht in ausreichendem Maße stattfindet und somit zu wenig $NADP^+$ zur Verfügung steht, können die Elektronen von Photosystem I auf den Cytochrom b_6f-Komplex zurück übertragen werden und auf einem niedrigeren Energieniveau wieder auf Photosystem I zurückfließen (zyklischer Elektronenfluss in ◉**17.8**). Möglicherweise ist dafür der NADH-Dehydrogenase-Komplex verantwortlich, den man in Thylakoidmembranen findet. Dieser Kreisprozess schließt die Funktion eines Q-Zyklus ein und wirkt als Protonenpumpe, so dass auch ohne Netto-$NADP^+$-Reduktion Lichtenergie direkt in chemische Energie in Form von ATP umgewandelt werden kann. Man nimmt an, dass auf diese Weise die Pflanze – dem jeweiligen Bedarf entsprechend – die Synthese von ATP und NADPH steuert.

Quantenbedarf und Wirkungsgrad der Photosynthese. Als Quantenbedarf bezeichnet man die Anzahl von Photonen des Lichtes (Quanten), die benötigt werden, um 1 Molekül O_2 zu entwickeln. Zur Photolyse des Wassers werden 4 Photonen für 1 O_2 benötigt. Die Reduktion von 2 $NADP^+$ im Photosystem I erfordert nochmals 4 Photonen. Daraus ergibt sich ein Quantenbedarf von 8. Im Experiment werden Werte von 8–10 Quanten gefunden. Die Abschätzung von 8 Quanten ist ein Minimalwert; der wahre Wert wird immer höher ausfallen, je nach Ausmaß der zyklischen Photophosphorylierung. Nimmt man einen Quantenbedarf von 8, die Bildung von 2 NADPH (2 x 220 kJ/mol) und 3 ATP (3 x 50 kJ/mol) pro O_2 an, so wird von der eingestrahlten Energie (8 x 175 kJ/mol) etwa 40 % in Form von chemischer Energie (NADPH und ATP) gespeichert.

◔ Vakuolenmembranen enthalten eine Variante der CF_0/CF_1-ATP-Synthase (**V-ATPase**). Sie spaltet ATP und pumpt dabei zwei H^+ in die Vakuole und säuert sie an.

◔ Es gibt eine dem CF_0/CF_1 analog strukturierte mikrobielle ATP-Synthase, die anstelle von Protonen den Konzentrationsgradienten von Na^+-Ionen als Energiequelle benutzt. Dies erscheint wichtig für die Vorstellungen des **Mechanismus von F_0F_1-ATP-Synthasen,** denn dadurch wird eine frühere Auffassung widerlegt, die besagte, dass die transportierten Protonen direkt an der chemischen Reaktion im katalytischen Zentrum der *F*-ATPase beteiligt sind.

◔ Der isolierte „Kopplungsfaktor" CF_0/CF_1 kann in synthetische Lipid-Membranen (Liposomen) eingebaut werden. Er kann dann bei Anlegen eines pH-Gradienten über die Membran ATP synthetisieren. Die gemessene Stöchiometrie beträgt 3–4 H^+/ATP.

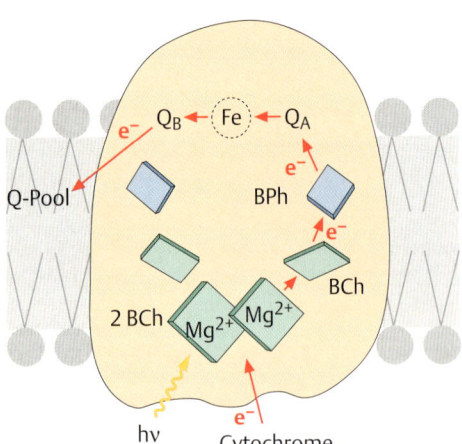

⊙17.13 Prinzip eines bakteriellen Photosystems. Im Beispiel die Anordnung der Pigmente und Redoxkomponenten im photosynthetischen Reaktionszentrum von *Rhodopseudomonas viridis.* Die Vierecke symbolisieren Bakteriochlorophyll (BCh) und Bakteriopheophytin (BPh).

🔍 Die **Bakteriochlorophylle** unterscheiden sich chemisch vom Chlorophyll der Pflanze zwar nur wenig, aber sie *absorbieren Licht anderer Wellenlänge*, vor allem im Infrarotbereich. Das erlaubt es Bakterien, das von Pflanzen übrig gelassene Licht noch wirkungsvoller zu verwerten. Für die unmittelbare Lichtabsorption und Weiterleitung sorgen verschiedene, im Überschuss vorhandene Antennenkomplexe, die in Verbindung mit dem Reaktionszentrum stehen.

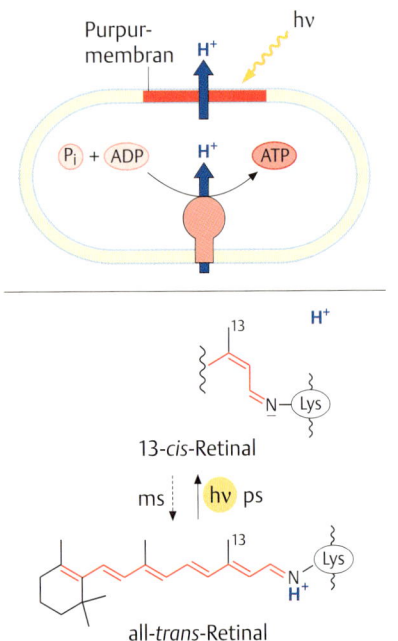

⊙17.14 Nutzung von Lichtenergie durch Halobakterien. In den purpurnen Membranflecken befindet sich das Bakteriorhodopsin. Das Pigment ist Retinal, das durch Licht isomerisiert wird (ps = Picosekunden, ms = Millisekunden).

Bakterielle Photosynthese. Neben der oben für grüne Pflanzen beschriebenen Photosynthese (oxygene Photosynthese) kennen wir eine große Zahl photosynthetischer Systeme bei Mikroorganismen. Sie unterscheiden sich in vielen Einzelheiten wie Pigmenttyp oder Elektronenüberträger, jedoch nicht hinsichtlich des generellen Prinzips der Nutzung von Lichtenergie. Allerdings benutzen sie anstelle der Wasserspaltung andere reduzierte Verbindungen als H_2-Donoren für die NADPH-Bildung (z. B. H_2S, das zu S oder H_2SO_4 oxidiert wird) (anoxygene Photosynthese).
Bakterien, ausgenommen Cyanobakterien, besitzen nur *ein* Photosystem II (mit Chinon als Primärakzeptor) oder I (mit Fe-S-Zentrum als Primärakzeptor), das mit einem zyklischen Elektronentransport verbunden ist und den Aufbau eines elektrochemischen Protonengradienten katalysiert. Damit wird Energie für die ATP-Synthese konserviert.

Das Reaktionszentrum von *Rhodopseudomonas viridis* konnte in kristallisierter Form dargestellt und mit Hilfe hochauflösender Röntgenstrukturanalyse in seiner Raumstruktur und Funktion aufgeklärt werden. Diese Entdeckung ist richtungsweisend für ein Verständnis der photochemischen Primärprozesse und der Elektronenleitung in Chromoproteinen. Das Schema in ⊙17.13 zeigt den prinzipiellen Aufbau des Reaktionszentrums und die Sequenz des Elektronenflusses. Das System ähnelt dem Photosystem II der Chloroplasten, welches die Elektronen vom wasserspaltenden Mn-Enzym übernimmt.

Cyanobakterien besitzen wie Chloroplasten beide Photosysteme und die Wasserspaltung (oxygene Photosynthese); von ihnen leiten sich die Chloroplasten ab. An dieser Stelle sei erwähnt, dass die Symbiose von Grünalgen oder Cyanobakterien mit Pilzen zur Lebensform der photosynthetisierenden Flechten geführt hat.

Nutzung der Lichtenergie in Halobakterien (⊙17.14). Eine vielseitige Nutzung der Lichtenergie ist in den zu den *Archaebakterien* zählenden Halobakterien entdeckt worden. Diese Organismen leben in extrem salzhaltigen Gewässern. Sie verfügen über Pigmente, die mit dem Rhodopsin des Sehpurpurs verwandt sind und die Lichtenergie in dreierlei Weise umwandeln. Einerseits wird durch *Bakteriorhodopsin* in einer lichtabhängigen Reaktion ein Protonengradient erzeugt, der wie bei Mitochondrien oder Chloroplasten zur Synthese von ATP genutzt wird. Bakteriorhodopsin ist in der Plasmamembran in schollenartigen Arealen als sog. Purpurmembran organisiert. Andererseits ist an die Funktion von *Halorhodopsin* eine Anionenpumpe gekoppelt, die Chlorid-Ionen durch die Plasmamembran nach innen pumpt als ein Anion für K^+. Darüber hinaus kann ein weiteres Rhodopsin-Pigment Lichtenergie in ein Signal umsetzen, das Bewegungsrichtung und Aktivität der Geißelfäden (Flagellen) steuert. Dies ermöglicht den Bakterien das phototaktische Auffinden der Regionen optimaler Lichtbedingungen.

Zur Evolution der Photosynthese und der Atmungskette. Die große Ähnlichkeit der Elektronentransportkette im Photosyntheseapparat mit der Atmungskette in der Mitochondrienmembran hat zu der Hypothese geführt, dass beide Systeme aus einer gemeinsamen Vorstufe hervorgegangen sind. Nach Broda müssen hierzu in der primitiven Procytenmembran zwei Elemente zusammengekommen sein: Erstens eine ATP-Synthase, die durch „Umpolung" einer ATP-getriebenen Protonenpumpe entstanden sein dürfte, und zweitens ein membrangebundenes Redoxsystem, das ein im Zellinneren befindliches Substrat mit einem externen Oxidationsmittel dehydriert und zudem die Fähigkeit erworben hat, einen Protonengradienten aufzubauen, der die ATP-Synthase speist.

Durch Kopplung dieser Elektronentransportkette mit einem Photosystem konnte der Elektronenfluss zyklisch gestaltet werden, ein Oxidationsmittel war nicht mehr erforderlich.

Als nächster Schritt wurde die Wasserspaltung erfunden. Nachdem sich genug Sauerstoff in der Atmosphäre angesammelt hatte, war es sinnvoll, die Elektronentransportkette zu einer Atmungskette umzufunktionieren. Eine starke Stütze für diese Hypothese ist die große Übereinstimmung in der Aminosäuren-Sequenz wichtiger Proteine bei der Atmung und der Photosynthese. Das gilt für die Untereinheit 2 der Cytochrom-Oxidase mit dem Plastocyanin, für die Cytochrom b-Gruppe und für Teile der ATP-Synthase.

Die geschilderten Evolutionsprozesse müssen sich an Prokaryonten vollzogen haben. Diese wurden später von den Eukaryonten als Symbionten eingefangen (s. hierzu den Stammbaum in ◉**6.68**, S. 171). Nun erst konnte die weitere Reduktion dieser Symbionten zu Chloroplasten bzw. Mitochondrien erfolgen, zusammen mit einer Weiterentwicklung und Perfektionierung der Enzymsysteme. Dafür spricht, dass wichtige Chloroplasten- und Mitochondrienproteine vom Zellkern codiert werden.

⚲ Die Primärstruktur von **Bakteriorhodopsin** ist vollständig aufgeklärt. Das als Schiff-Base an Lysin gebundene Retinal ist der Photorezeptor und erfährt durch Absorption von Lichtquanten eine *all-trans-* → 13-*cis*-Umlagerung, wie in ◉**17.14** gezeigt (vgl. Kap. 23.8, Sehvorgang). Diese führt im Protein zu einer Serie von Konformationsänderungen, welche eine Protonentranslokation über die Plasmamembran bewirken. Die Rückkehr in den Ausgangszustand erfolgt langsamer und spontan. Ein bemerkenswerter Unterschied zu anderen Photosystemen besteht darin, dass hier eine lichtgetriebene Protonentranslokation über die Plasmamembran *ohne* Beteiligung eines Redoxprozesses erfolgt.

17.4 Assimilation von Kohlenstoff durch Photosynthese, Photorespiration

Aufbau der Zucker durch Photosynthese. Unter Assimilation versteht man die Aneignung eines Stoffes, z. B. eines Elements. Die Assimilation des Kohlenstoffs aus Kohlendioxid in den grünen Pflanzen (= autotrophe CO_2-Fixierung) ist der quantitativ wichtigste biochemische Vorgang auf dieser Erde. Das wird sofort klar, wenn wir uns vergegenwärtigen, dass alle Lebewesen, die nicht selbst zur Photosynthese befähigt sind, von den Assimilaten der Pflanzen leben, direkt oder indirekt. Damit ist das Leben in der heutigen Form erst möglich; die Energie zu seiner Erhaltung ist das Licht, das vom Blattfarbstoff Chlorophyll eingefangen und durch einen komplizierten Chemismus nutzbar gemacht wird. Die organischen Stoffe, die auf diesem Wege erzeugt werden, dienen nun den anderen Lebewesen als Ausgangsmaterial für mannigfaltige Abbau- und Umbauvorgänge. Sie werden dabei schließlich zu CO_2 oxidiert, das auf dem Weg der Photosynthese wieder in organische Bindung übergeführt wird. Biochemisch betrachtet, ist die wichtigste „Erfindung" der grünen Pflanzen die Ausnutzung des Sonnenlichts zur Gewinnung von ATP, d. h. chemischer Energie, und zur Spaltung von Wasser, wobei der Wasserstoff auf $NADP^+$ übertragen wird. Dadurch wird NADPH gebildet. Die Reaktion kann durch die in ◉**17.15** gezeigte Summengleichung wiedergegeben werden.

Die Reaktionen, durch welche CO_2 in organische Bindung gebracht und in Kohlenhydrat eingebaut wird, nennt man **Dunkelreaktion**. Sie wurden von Melvin Calvin und seinen Mitarbeitern aufgeklärt; deshalb wird die Reaktionsfolge auch häufig *Calvin-Zyklus* (oder reduktiver Pentosephosphat-Zyklus) genannt.

Schlüsselreaktion der CO_2-Fixierung. Der CO_2-Gehalt der Luft beträgt ca. 0,037 % (370 ppm), entsprechend ist bei 25 °C nur etwa 12 μM „CO_2" (CO_2 und HCO_3^-) in Wasser gelöst. Als Akzeptor für CO_2 fungiert Ribulose-1,5-bisphosphat, das aus Ribulose-5-phosphat und ATP durch eine Kinase gebildet wird. Das Enzym *Ribulosebisphosphat-Carboxylase* (RubisCO) katalysiert die Anlagerung des CO_2; als Reaktionsmechanismus wird ein elektrophiler Angriff des CO_2 auf die Elektronen der Endiol-Form des Ribulosebisphosphats angenommen (◉**17.16**). Unter Abgabe von H^+ entsteht eine 3-Oxosäure, die unter Aufnahme von Wasser in zwei Moleküle 3-Phosphoglycerat gespalten

⚲ Jedes Jahr wird ca. 1/10 des CO_2 der Luft durch Photosynthese in organisches Material fixiert und von Tieren und v. a. von Mikroorganismen wieder zu CO_2 mineralisiert. Das seit Jahrmillionen bestehende **Gleichgewicht zwischen Luft-CO_2 und organisch gebundenem Kohlenstoff** ist seit der zweiten Hälfte des 19ten Jahrhunderts durch den Menschen verändert worden. In merklichem Maße sind festgelegte Kohlenstoff-Formen (fossile Kohle, Erdöl, anorganische Carbonate) mobilisiert und in den Kreislauf einbezogen worden. Dadurch steigt der CO_2-Gehalt der Luft.

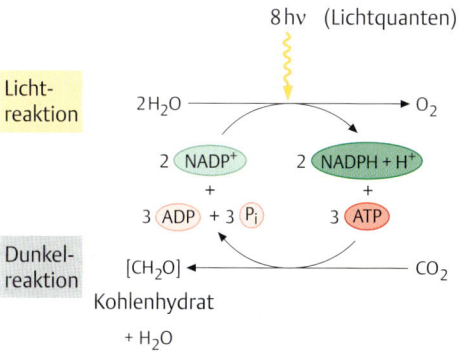

◉**17.15 Idealisierte Bilanz** der Lichtreaktion und der Dunkelreaktion bei der Photosynthese.

Ribulose-1,5-bisphosphat
(Endiol-Form)

hypothetische 3-Oxo-säure

3-Phospho-glycerat

1,3-Bisphospho-glycerat

Glyceraldehyd-3-phosphat
(= Triosephosphat)

17.16 CO_2-Fixierung durch die Ribulosebisphosphat-Carboxylase (RubisCO) und nachfolgende Reduktion des 3-Phosphoglycerats. Erklärung im Text. Der K_M-Wert des Enzyms für CO_2 ist ca 10 μM, was etwa der Konzentration von gelöstem CO_2 aus der Luft bei 25 °C entspricht. Seine Wechselzahl ist sehr niedrig (ca 4 s^{-1}), was große Mengen des Enzyms erfordert. Das Enzym kann in Blättern bis zur Hälfte der löslichen Proteine ausmachen, es ist deshalb das häufigste Protein der Natur. Die Konzentration des Enzymes ist etwa ähnlich hoch wie die seines Substrates Ribulosebisphosphat und bis zu tausend mal so hoch wie die des Substrates CO_2.

Regulation der RubisCO. Im Stroma der Chloroplasten kommen gleichzeitig die Enzyme des reduktiven und des oxidativen *Pentosephosphat-Zyklus* vor. Während der reduktive Zyklus unter Verbrauch von 3 ATP und 2 NADPH 1 Molekül CO_2 zur Stufe der Kohlenhydrate reduziert, liefert der oxidative Zyklus CO_2 wieder zurück. Ein Verlust von 3 ATP wäre die Folge. Die RubisCO wird entsprechend ihrer zentralen Bedeutung durch verschiedene Mechanismen strikt reguliert.
1. Das Enzym ist nur aktiv, wenn eine bestimmte Aminogruppe eines Lysinrestes mit CO_2 ein Carbamat (Kohlensäureamid) gebildet hat und Mg^{2+} gebunden enthält (kovalente Modifikation). Das Carbamat wird durch ein extra Enzym unter ATP-Verbrauch eingeführt (Interkonversion).
2. Die RubisCO wird durch das Produkt 3-Phospho-glycerat und verschiedene Hexosephosphate gehemmt (allosterische Regulation).
3. Die Regulation entscheidender Enzyme durch Thioredoxin garantiert, dass der reduktive Weg nur im Licht, der oxidative nur im Dunkeln abläuft: Im Licht wird reduziertes Ferredoxin durch das Photosystem I gebildet; es reduziert das Thioredoxin, welches mehrere Enzyme des reduktiven Zyklus durch Reduktion aktiviert und gleichzeitig die Glucose-6-Phosphat-Dehydrogenase, das erste Enzym des oxidativen Weges, inaktiviert.
4. Bei der Photosynthese werden Protonen aus dem Stroma gepumpt, was mit einer Alkalisierung und einem Anstieg der Mg^{2+}-Konzentration im Stroma verbunden ist. Verschiedene Enzyme der CO_2-Fixierung zeigen eine ausgeprägte pH- und Mg^{2+}-Abhängigkeit.

wird. Das 3-Phosphoglycerat wird nun durch das in der photosynthetischen Redoxkette erzeugte NADPH zu 3-Phosphoglyceraldehyd (Triosephosphat) reduziert. Die Reaktion erfordert die gleichzeitige Spaltung von ATP in ADP und Phosphat. Aus Triosephosphat kann auf dem Wege der Gluconeogenese (S. 250 f.) Hexosephosphat aufgebaut werden. Das CO_2/Bicarbonat-Gleichgewicht wird durch Carbonat-Dehydratase (*Carboanhydrase*) eingestellt.

Resynthese von Ribulosebisphosphat. Um aus der geschilderten Carboxylierung von Ribulosebisphosphat und der Reduktion des Phosphoglycerats zum Triosephosphat einen vollständigen „Calvin-Zyklus" zu machen, muss nun aus der Triose bzw. der Hexose wieder Ribulosebisphosphat regeneriert werden. Dies geschieht ganz ähnlich wie im Pentosephosphat-Zyklus, der auf S. 256 f. beschrieben wurde (deshalb „reduktiver Pentosephosphat-Zyklus", vgl. auch 9.40, S. 257). Der regenerierte CO_2-Akzeptor Ribulosebisphosphat kann erneut CO_2 aufnehmen, der Zyklus beginnt von vorn. Insgesamt ergibt sich als Bilanz der Photosynthese das in 17.17 dargestellte, vereinfachte Schema.
Im Stroma der Chloroplasten gibt es sowohl die Enzyme des reduktiven als auch des oxidativen Pentosephosphatweges. Ein gleichzeitiger Ablauf beider Stoffwechselwege würde zur Verschleuderung von ATP führen. Dies wird auf elegante Weise vermieden: Verbunden mit der Belichtung ist die Reduktion von *Thioredoxin* durch das reduzierte *Ferredoxin*. Dieses kleine Protein Thioredoxin enthält im oxidierten Zustand eine Disulfid-Brücke. Reduziertes Thioredoxin aktiviert Schlüsselenzyme der CO_2-Fixierung und hemmt das Startenzym des oxidativen Weges, die Glucose-6-phosphat-Dehydrogenase.

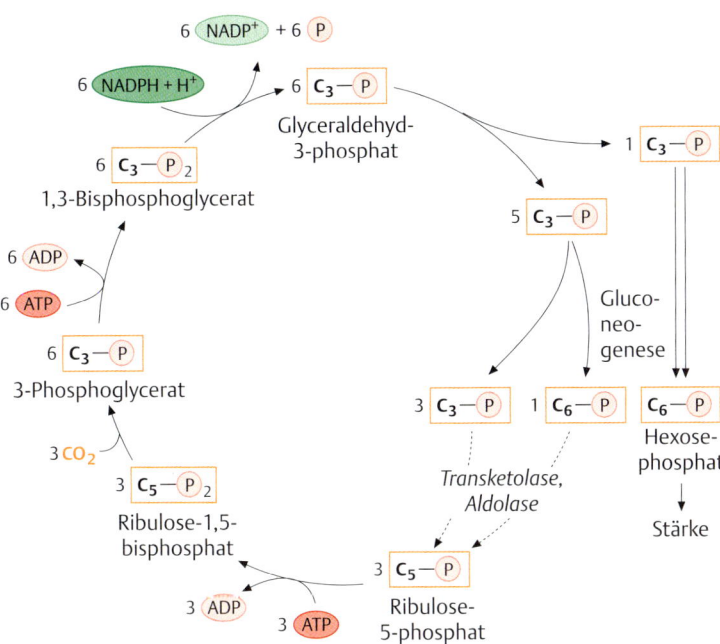

👁 **17.17 Calvin-Zyklus** und Bilanz der photosynthetischen CO_2-Fixierung.

Oxygenase-Nebenreaktion und Photorespiration. Eine unvermeidliche Oxygenase-Nebenreaktion der Ribulose-1,5-bisphosphat-Carboxylase spaltet einen Teil des Ribulosebisphosphats mit Sauerstoff in 3-Phosphoglycerat und 2-Phosphoglykolat (👁 **17.18**). Das Enzym wird deshalb Ribulose-1,5-bisphosphat-Carboxylase/Oxygenase (RubisCO) genannt.

Über den Photorespirationsweg (*Lichtatmung*) werden zwei Moleküle des so entstandenen 2-Phosphoglykolats rückgebildet zu 3-Phosphoglycerat, unter CO_2-Bildung und Verbrauch von O_2, 5 ATP und 3 NADPH. Letztlich entsteht dabei intermediär Serin, das in 3-Phosphoglycerat zurückverwandelt wird. Dabei wechseln die Zwischenprodukte vom Chloroplasten über Peroxisomen zu Mitochondrien und zurück. Bei CO_2-Mangel kommt es schließlich zu keiner Netto-Fixierung von CO_2 mehr (Kompensationspunkt: O_2-Bildung oder CO_2-Fixierung durch Photosynthese ist gleich groß wie O_2-Verbrauch oder CO_2-Bildung durch Atmung). Im Extremfall wird die Pflanze durch Licht „ausgezehrt".

🔍 Im Blatt liegt das Verhältnis Carboxylierung/Oxygenierung zwischen 2 und 4. Diese Nebenreaktion kostet die Pflanze ca. ein Drittel der eingefangenen Photonen. Was könnte der **Sinn dieses scheinbar nutzlosen Weges** sein? Die Pflanze muss im vollen Licht bei Wassermangel die Spaltöffnungen schließen. Durch den CO_2-Mangel entsteht eine Überproduktion von ATP, NADPH und Sauerstoff. Dies würde den Photosyntheseapparat schädigen. Die Photorespiration könnte somit eine Art Notventil sein.

🔍 Der **Photorespirationsweg** in Chloroplast, Peroxisom und Mitochondrium ist mit einer Freisetzung von NH_3 aus Glutamat verbunden, welches durch die *Glutamin-Synthethase* der Chloroplasten unter ATP-Verbrauch effektiv refixiert wird (s. S. 212, 444).

👁 **17.18 Oxygenase-Reaktion der Ribulose-1,5-bisphosphat-Carboxylase/Oxygenase.** Statt CO_2 kann die Carboxylase auch ein O_2-Molekül an Ribulosebisphosphat anlagern. Durch die Spaltung entsteht dann aus der oberen Hälfte des Zuckermoleküls Phosphoglykolsäure; vom Standpunkt der Photosynthese ist das eine Verlustreaktion.

17.5 Wasserhaushalt und Phloemtransport der Pflanze

Stoffwechsel der Stomata. Blätter sind mit einer gas- und wasserdichten Cuticula überzogen, in deren Zellwand Cutin (Aufbau s. S. 449) eingelagert ist und die mit einer Wachsschicht überzogen ist. Der Gasaustausch wird durch Öffnen und Schließen der Spaltöffnungen (**Stomata**) reguliert (☞**17.19**), abhängig von Licht, der CO_2-Konzentration im interzellulären Gasraum und dem Wasserstatus der Zelle. Öffnen und Schließen wird durch Anstieg und Abfall des osmotischen Drucks der Schließzellen bewirkt. Der Anstieg des osmotischen Drucks geht auf die Anhäufung von K^+-Ionen und Malat als Gegenion zurück. Die Folge ist eine Volumenzunahme der Schließzellen und damit die Öffnung der Stomata.

Die Aufnahme von CO_2 aus der Luft in das Blatt ist bei gewöhnlichen Pflanzen (C_3-Pflanzen, s. unten) mit ungefähr dem tausendfachen Verlust von Wasser durch Verdunstung verbunden. Der Wasserverlust wird durch Wasseraufnahme der Wurzeln ausgeglichen und erzeugt einen Sog, den **Transpirationsstrom**. Pflanzen haben unabhängig voneinander verschiedene Wege gefunden, den Wasserverlust bei der Photosynthese zu minimieren.

☞**17.19 Spaltöffnung (Stoma)** im geschlossenen (grün) und im geöffneten (schwarz) Zustand. Schließzellen sind nicht durch Plasmodesmen mit Nachbarzellen verbunden.

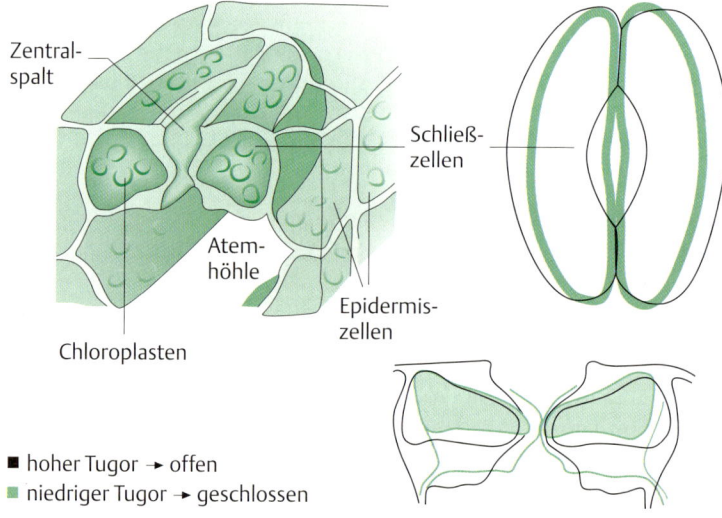

Zentral-spalt

Schließ-zellen

Atem-höhle

Epidermis-zellen

Chloroplasten

■ hoher Tugor → offen
■ niedriger Tugor → geschlossen

Anpassung durch C_4-Stoffwechsel (Hatch-Slack-Weg, benannt nach den beiden Entdeckern). Viele Pflanzen warmer und trockener Gebiete, darunter Kulturpflanzen wie Zuckerrohr, Hirse und Mais, fixieren CO_2 zuerst in C_4-Verbindungen; sie werden deshalb *C_4-Pflanzen* genannt, im Unterschied zu den anderen (*C_3-Pflanzen*). Die Öffnung der Stomata ist nur halb so groß, der Wasserverbrauch bei der Photosynthese wird dadurch auf die Hälfte verringert (aber auch die CO_2-Nachfuhr). Dieser Mangel wird ausgeglichen durch eine **„CO_2-Pumpe"** (☞**17.20**). Im Cytoplasma der *Mesophyllzellen* wird CO_2 (5 µM) „vorläufig" in Oxalacetat fixiert und dann zu Malat reduziert. Malat wird in die *Gefäßbündelscheiden* transportiert und dort zu Pyruvat und CO_2 (70 µM) umgesetzt; das dabei freigesetzte CO_2 wird in den Chloroplasten durch die „eigentliche" Photosynthese über den Calvin-Zyklus assimiliert. Das Vehikel Pyruvat muss ins Mesophyll rücktransportiert und unter ATP-Verbrauch wieder zu Phosphoenolpyruvat rückgebildet werden.

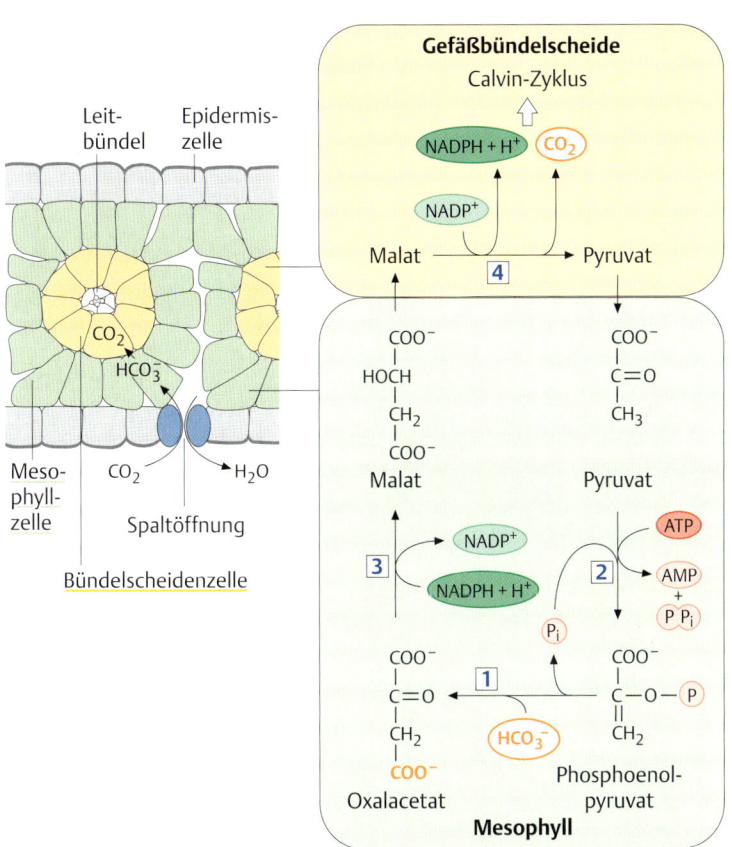

Gefäßbündelscheide
Calvin-Zyklus

Mesophyll

👁 **17.20 Blattanatomie einer C$_4$-Pflanze und Prinzip des C$_4$-Stoffwechsels und CAM-Stoffwechsels.** (**1**) PEP-Carboxylase; (**2**) Pyruvat-Phosphat-Dikinase; (**3**) NAD(P)-Malat-Dehydrogenase; (**4**) Malat-Enzym. Das Substrat der Phosphoenolpyruvat-Carboxylase ist Bicarbonat, welches beim schwach alkalischen pH des Cytoplasmas in 10-mal höherer Konzentration vorliegt als gelöstes CO_2. Außerdem ist der K_M-Wert für Bicarbonat sehr günstig. Dies erklärt die effiziente CO_2-Konzentrierung. Der Preis dafür sind zwei zusätzliche ATP pro fixiertes CO_2. Es gibt mehrere biochemische Varianten dieses Stoffwechsels. Die Enzyme des C$_4$-Stoffwechsels werden durch Licht reguliert.

Anpassung durch Crassulaceen-Säure-Stoffwechsel (**CAM** = crassulacean acid metabolism). Fettblattgewächse trockener Standorte, wie die Crassulaceen, müssen während des heißen Tages ihre Spaltöffnungen schließen, um Wasserverlust zu vermeiden (*CAM-Pflanzen*). In der kühleren Nacht fixieren sie bei geöffneten Spaltöffnungen CO_2 aus der Luft durch die cytoplasmatische Phosphoenolpyruvat-Carboxylase in Oxalacetat, das zu Äpfelsäure (Malat) reduziert und in riesigen Vakuolen zwischengespeichert wird. Phosphoenolpyruvat und NADH stammen aus dem nächtlichen Abbau von Kohlenhydraten. Am Tag wird dann, bei geschlossenen Spaltöffnungen, in den Chloroplasten aus Malat wieder CO_2 freigesetzt und über den Calvin-Zyklus refixiert (diurnaler Säure-Zyklus). Die Wasserersparnis ist 90%. In Extremfällen kann bei geschlossenen Spaltöffnungen das CO_2 der Atmung refixiert werden.

Transportwege der Photoassimilate. Die Pflanze hat zwei Ferntransportsysteme, die miteinander zusammenhängen (👁 **17.21**). Das **Xylem** (von griech. Holz) besteht aus verholzten Röhren. Es sorgt für den Transport von Wasser und darin gelösten Mineralstoffen von der Wurzel zu den Blättern; der Prozess wird angetrieben durch den **Transpirationsstrom**. Das **Phloem** (von griech. Rinde) wird von langen Zellen mit schrägen Querwänden mit Poren (Siebplatten) gebildet, die sogenannte *Siebröhren* bilden. Es sorgt für die Verteilung der Assimilate vom Herstellungsort Blatt zu den Verbrauchsorten. Wie 👁 **17.22** zeigt, fließt der Assimilatstrom intrazellulär. Die Richtung des **Massenstroms** im Phloem wird durch den Verbrauch bestimmt. Die Phloemzellen haben die meisten Organellen verloren und sind umgeben von normalen, mitochondrienreichen Pflanzenzellen, den *Geleitzellen*. Viele Plasmodesmenbrücken sorgen für den Stoffaustausch zwischen den beiden Zellarten. Beide Transportsysteme sind

🔍 Die CO_2-fixierenden Enzyme bevorzugen unterschiedlich stark das Kohlenstoff-Isotop ^{12}C gegenüber dem zu 1,1 % natürlich vorkommenden ^{13}C. Aus dem **$^{13}C/^{12}C$-Verhältnis** der Biomasse lässt sich deshalb auf den Fixierungsmechanismus, C$_3$- oder C$_4$-Weg, schließen.

👁 **17.21 Aufbau eines Leitbündels.**

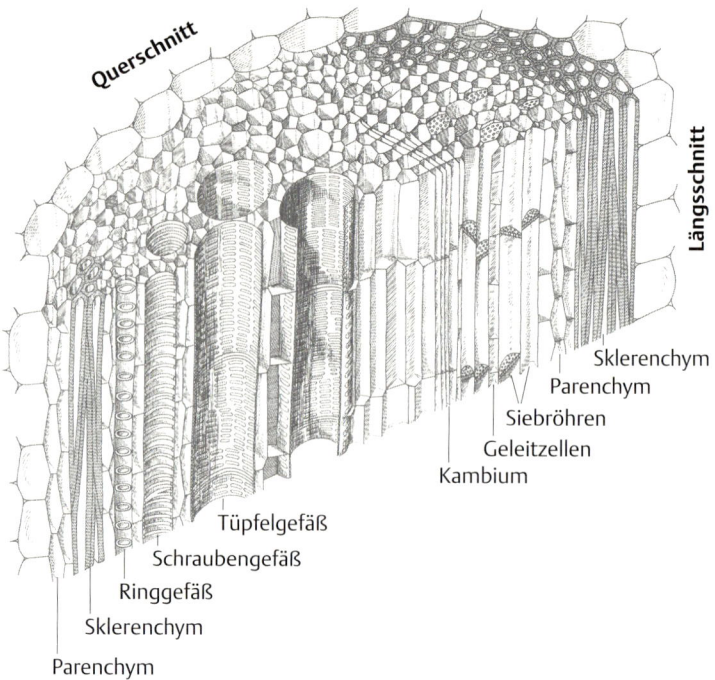

Querschnitt

Längsschnitt

Sklerenchym
Parenchym
Siebröhren
Geleitzellen
Kambium

Tüpfelgefäß
Schraubengefäß
Ringgefäß
Sklerenchym
Parenchym

umgeben von Parenchymzellen (Bündelscheide) und bilden eine funktionelle Einheit, das **Leitbündel** (👁17.21).

Transportformen der Assimilate. Die Photosynthese in den grünen Blattzellen führt zur Synthese von ATP und NADPH, mit deren Hilfe Kohlenstoff, Stickstoff und Schwefel in organische Verbindungen assimiliert werden. Die Transportform des Kohlenstoffs ist meist das Disaccharid Saccharose, gelegentlich auch Raffinose und ähnliche Oligosaccharide. Aminosäuren, hauptsächlich Glutamat, Glutamin und Cystein, sind die Transportformen für Stickstoff und Schwefel. Die Konzentration von Saccharose im Phloem kann über 1 mol pro l betragen, die von Aminosäuren bis zu $0,5 \ mol \cdot l^{-1}$ die Transportgeschwindigkeit liegt bei 1–4 m/h. Die aktive Beladung mit Stoffen zieht einen osmotischen Wassereinstrom nach sich, so dass Drücke von bis zu 30 bar entstehen.

Be- und Entladung des Phloems. Die **Beladung** mit Photoassimilaten kann auf zwei Wegen geschehen (👁17.22): Die Stoffe diffundieren aus den Mesophyllzellen des Blattes („**Quelle**") über die Parenchymzellen direkt zu den Siebröhren, zu denen die Plasmodesmen die Verbindung herstellen (*symplastische* Phloembeladung). Der symplastische Transfer der Photoassimilate benötigt keine weitere Energie. Besonders in krautigen Pflanzen der Subtropen und Tropen werden die Assimilate zuerst in den extrazellulären Raum des Blattes (Apoplast) abgegeben. Von dort werden sie energieabhängig von den Geleitzellen aufgenommen und wiederum über Plasmodesmen an die Phloemzellen weitergereicht (*apoplastische* Phloembeladung). Die Stoffaufnahme, z.B. der Saccharose, erfordert also Energie (Mitochondrien!) und geschieht durch einen Symport mit Protonen; für den Protonengradienten sorgt eine Protonen-ATPase an der Cytoplasmamembran.

Entsprechend gilt das Umgekehrte für die **Entladung des Phloems** am Verbrauchsort („**Senke**"). Der Transport ist ein Massenstrom, angetrieben durch die „Substratpumpen" im Blatt und durch den Assimilatverbrauch am Verbrauchsort, häufig gleichzeitig Speicherort (wachsender Spross, Blüte, Samen oder Frucht, Wurzel). In Speicherorganen werden die Zucker meist in abgeleiteten Plastiden (*Amyloplasten*) zu Stärke umgesetzt und gelagert.

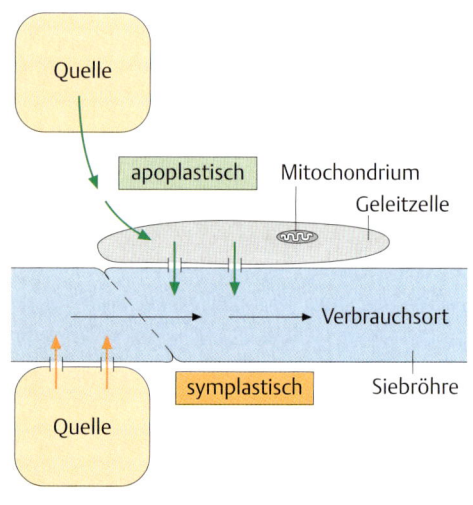

Quelle

apoplastisch
Mitochondrium
Geleitzelle

Verbrauchsort

symplastisch
Siebröhre

Quelle

👁**17.22 Mechanismen der Beladung des Phloems mit Assimilaten.** Bei der symplastischen Beladung gelangen die Stoffe direkt über Plasmodesmen in das Phloem; bei der apoplastischen Beladung werden die Stoffe energieabhängig aus dem Interzellularraum in Geleitzellen transportiert. Die kernlosen Siebelemente haben nur wenig Cytoplasma an der Wand und sind weitgehend frei von Organellen und Vakuolen.

17.6 Synthese von Polysacchariden und anderen Speicherstoffen

Der Transport der Assimilate erfolgt hauptsächlich in Form von Saccharose. Wir wollen zunächst den Stoffwechsel dieses Disaccharides behandeln.

Bildung und Verbrauch von Saccharose (☞ **17.23**). Der Transportzucker Saccharose wird im Cytoplasma aus UDP-Glucose und Fructose-6-phosphat gebildet durch die *Saccharose-phosphat-Synthase*; Zwischenprodukt ist Saccharose-6-phosphat, das durch eine Phosphatase irreversibel gespalten wird. Die Saccharose-phosphat-Synthase unterliegt wegen ihrer Schrittmacherfunktion einer strikten metabolischen Kontrolle, ähnlich wie die Nitrat-Reduktase (s. u.). Die Spaltung der Saccharose mit UDP zu UDP-Glucose und Fructose erfolgt am Verbrauchsort durch die *Saccharose-Synthase* (die etwas irreführende Namensgebung bezieht sich auf die Rückreaktion). Beide Zucker werden über Glucose-1-phosphat zu ADP-Glucose umgesetzt, der Vorstufe der Stärke. UDP-Glucose dient als Vorstufe für die Cellulose. Saccharose kann auch durch das Enzym *Invertase* in Glucose und Fructose hydrolysiert werden.

In manchen Pflanzen erfolgt der Export der Assimilate aus den Blättern in Form von Zuckeralkoholen oder von Oligosacchariden der *Raffinose-Familie* (Raffinose, Stachiose, Verbascose). Letztere enthalten Saccharose, deren Glucose-Rest über C-6 mit 1 bis 3 Galactose-Resten verknüpft ist. Sie haben teilweise auch Speicherfunktion und sind für den Menschen unverdaulich.

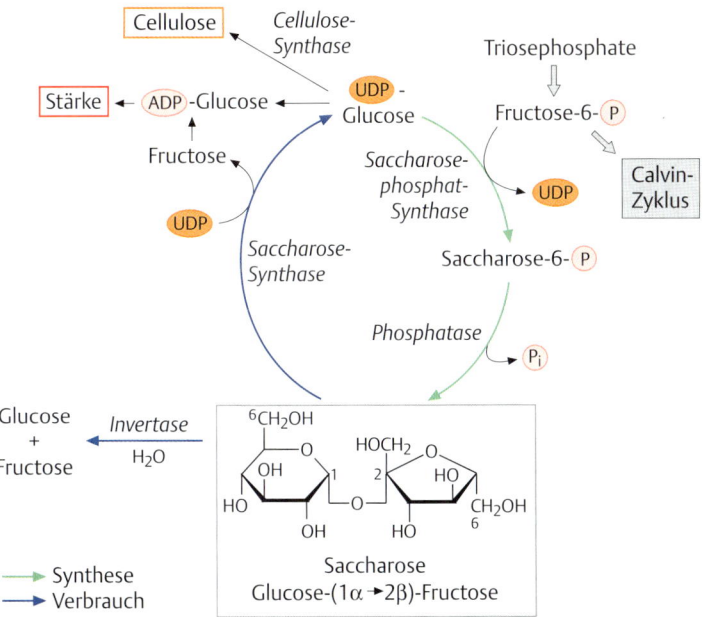

☞ **17.23 Stoffwechsel der Saccharose**

Bildung und Ablage der Assimilate als Stärke. Alle nichtgrünen Teile der Pflanze werden über die Photosynthese in den Blättern mit Bausteinen und Energiesubstraten versorgt (☞ **17.24**). Die Zucker werden als Polysaccharide gespeichert, welche die Energieversorgung im Dunkeln, während des Winters, bei Trockenheit und bei der Samenkeimung gewährleisten. Meist erfolgt die Lagerung als Stärke, gelegentlich als Fructan (s. u.). Das in den Chloroplasten gebildete Triosephosphat wird über den Phosphat-Translokator (☞ **17.24** rechts)

17.24 Stoff-Fluss zwischen Chloroplasten und anderen Zellkompartimenten. Man beachte die vielen Transportsysteme der inneren Membran, die durch Kreise dargestellt sind. Die verbrauchenden Reaktionen im Cytoplasma sind durch blaue Pfeile dargestellt.

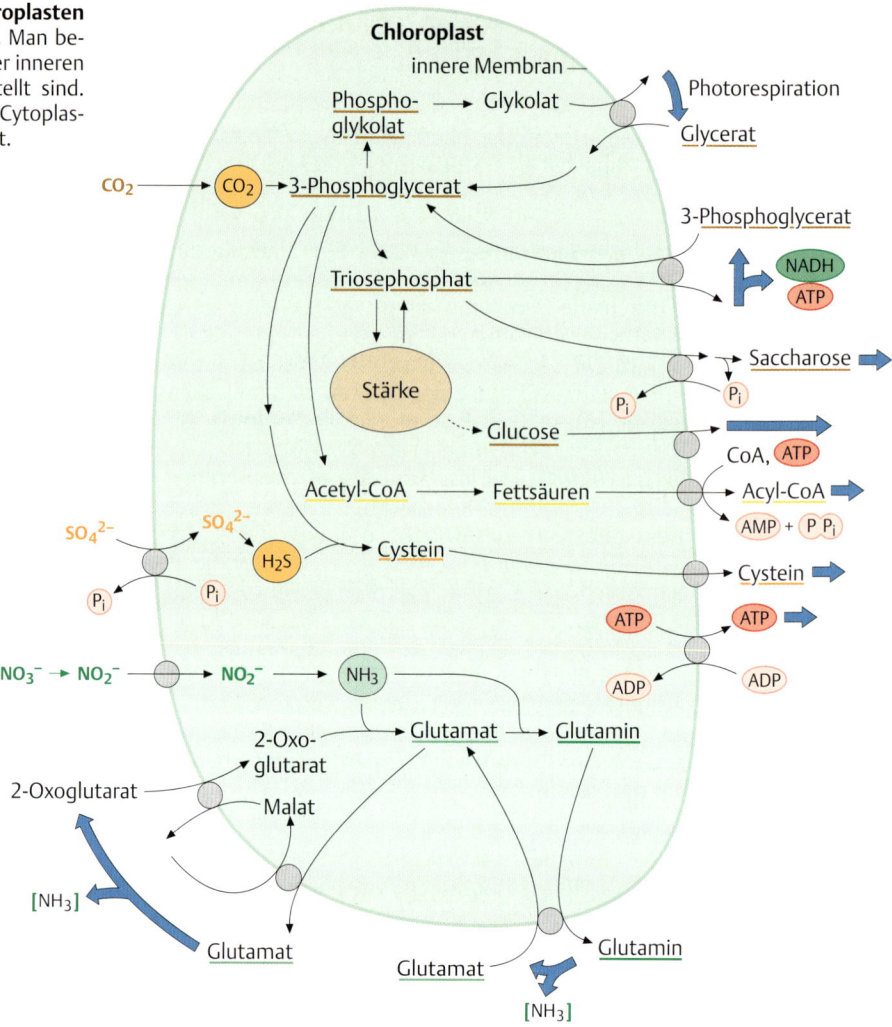

Regulation. Die Verwertung des bei der Photosynthese gebildeten Triosephosphats muss strikt reguliert werden. Fünf Sechstel davon sind für die Regeneration des CO₂-Akzeptors Ribulose-bisphosphat erforderlich. Triosephosphat ist Ausgangsverbindung der Saccharose-Synthese und wird durch den Phosphat-Translokator aus den Chloroplasten exportiert. Die *Fructose-bisphosphat-Phosphatase*, welche für den Nachschub von Triosephosphaten über den Calvin-Zyklus sorgt, wird entsprechend Substrat-Angebot und Nachfrage strikt reguliert („Eingangsventil") (s. S. 439). Die *Saccharose-phosphat-Synthase* („Ausgangsventil") wird durch Glucose-6-phosphat aktiviert und durch Phosphat gehemmt. Die Aktivität wird außerdem lichtabhängig durch kovalente Modifikation verändert, wie für Nitrat-Reduktase weiter unten besprochen wird. Das lösliche Enzym *Saccharose-Synthase* spielt bei der Stärkesynthese in den Amyloplasten von Speichergeweben eine Rolle. An der Cellulosesynthese ist eine membrangebundene Form des Enzyms beteiligt, das „vor Ort" UDP-Glucose bildet.

im Gegentausch mit Phosphat in das Cytoplasma transportiert und dort zu Saccharose umgesetzt. Das freigesetzte Phosphat dient wieder dem Transport.

Die Bildung von Stärke ist auf Plastiden beschränkt, nämlich den *Chloroplasten* in den grünen Teilen und den abgeleiteten *Leukoplasten* (Amyloplasten) im nichtgrünen Gewebe. In den Chloroplasten häuft sich die Stärke im Laufe des Tages an und wird in der Nacht wieder verbraucht (*transitorische* Stärke), dagegen bleibt sie in Speicherorganen wie in Samen oder Knollen auf Dauer angelegt (*Depotstärke*).

Die Synthese der Stärke erfolgt über ADP-Glucose (*Stärke-Synthase*). Der Abbau erfolgt über Hydrolyse durch *Amylase* und/oder durch Phosphorolyse über *Stärke-Phosphorylase*, welche Glucose-1-phosphat bildet. (Entzweigungsenzyme s. S. 242). Die Glucose verlässt den Chloroplasten über einen Glucose-Translokator (**17.24**).

Speicherung der CO₂-Fixierungsprodukte in anderen Polysacchariden, Lipiden und Protein. Die Produkte der CO₂-Assimilation in der Pflanze werden nicht nur in Form von Polysacchariden, sondern z. T. von Lipiden gespeichert. Aus den überschüssigen Produkten der Nitrat-Assimilation (s. u.), den Aminosäuren, bilden Pflanzen Speicherproteine, die keine enzymatische Funktion besitzen.

Fructane wie das Inulin sind lösliche Polyfructosen, die (im Gegensatz zur unlöslichen Stärke der Plastiden, s. o.) in der Vakuole synthetisiert und gelagert werden. Fructane schmecken süß und können vom Menschen nicht verdaut werden. Inulin wird zur Bestimmung der Nierenclearance verwendet, da es von menschlichen Zellen nicht aufgenommen wird. Bei der Synthese werden an den Glucose- oder Fructoseteil eines Saccharosemoleküls weitere Fructosemoleküle angeknüpft. Daraus resultieren vielfältige Polysaccharidstrukturen. Die Speicherung im Blatt als Fructan-Vakuole bedeutet einen großen, rasch zugänglichen Energie- und Kohlenstoffvorrrat.

Polysaccharide ohne Speicherfunktion. Weitere Polysaccharide enthalten β-glykosidische Bindungen und haben Strukturfunktion. Sie werden deshalb hier nur kurz erwähnt. Sie machen aber über die Hälfte der pflanzlichen Biomasse aus, und ihre Synthese bestimmt wesentlich den Stoff-Fluss.

Cellulose (Formel s. ☞**9.19**, S. 240). Der Großteil der Photosyntheseprodukte muss in die Synthese der Stützsubstanz Cellulose, den häufigsten Naturstoff, investiert werden. Native Cellulose besteht aus etwa 8000 bis 12000 Glucose-Einheiten entsprechend einer Masse von 1,3 bis 2,0 x 10^6 Da. Die Kette, die einige mm lang ist, liegt als Faltungsmicelle vor: Das lange Fadenmolekül ist in sich vielfach gefaltet, einzelne Abschnitte sind durch Wasserstoff-Brückenbindungen verknüpft. Durch die Faltung entstehen Elementarfibrillen von 3,5 nm Durchmesser, die elektronenmikroskopisch sichtbar sind und kreuzweise übereinandergelegt die pflanzliche Zellwand aufbauen. Sie sind durch eingelagerte Hemicellulosen, das Protein Extensin sowie Lignin, ein hochmolekulares Polymerisat des Coniferylalkohols, verkittet.
Die *Synthese* der Cellulose aus UDP-Glucose erfolgt durch die in der Plasmamembran gebundene *Cellulose-Synthase*; eine ebenfalls membrangebundene Saccharose-Synthase liefert das Substrat UDP-Glucose (zusammen mit Fructose; s. ☞**9.16** und ☞**17.23**).
Cellulasen, die Cellulose hydrolytisch spalten, sind bei Mikroorganismen verbreitet, bei Tieren sehr selten anzutreffen. Die Verwertung der Cellulose als Nahrungsmittel geschieht in fast allen Fällen unter Miteinwirkung der Mikroflora (z. B. im Pansen der Wiederkäuer).

Hemicellulosen nennt man Polysaccharide, die vor allem aus Xylose, Arabinose und manchmal auch Galactose aufgebaut sind. Viele dieser Polysaccharide haben helikale Raumstrukturen: Zwei oder drei Ketten sind nach Art eines Seiles umeinander gedreht. Sie werden durch Wasserstoff-Brückenbindungen zwischen den Hydroxy-Gruppen zusammengehalten.

Callose. Dieses β-1,3-Glucan bildet eine Schraubenstruktur, die als universelles Abdichtmittel bei Verletzung synthetisiert wird. Ausgelöst wird die Synthese durch einen Anstieg der Calcium-Konzentration im Cytoplasma, da Zellverletzung zum Calcium-Einstrom führt.

Agar und Pektine sind Gel-bildende Polysaccharide. Agar ist ein Produkt aus Seetang, welches verschiedene Komponenten enthält, die sauren *Carrageenane* und die neutrale *Agarose* (☞**17.25**). Letztere ist aus D-Galactose und 3,6-Anhydro-L-galactose-Einheiten aufgebaut; durch die Ether-Brücke zwischen C-3 und C-6 ist eine bestimmte Konformation festgelegt. Die Carrageenane sind ähnlich aufgebaut und enthalten Sulfat-Gruppen. Die Gel-Bildung kommt dadurch zustande, dass die Moleküle Doppelhelix-Abschnitte bilden können: Dadurch entsteht ein Netzwerk, welches Wasser gebunden enthält. Auf ähnlichen Strukturprinzipien beruht die Gel-Bildung der *Pektine*, die im Wesentlichen Polymere der Galacturonsäure in α1→4-Bindung sind. Die Carboxy-Gruppen der Uronsäure sind zum Teil mit Methanol verestert.

☞**17.25 Disaccharid-Einheit der Agarose.**

Synthese von Lipiden und Triglyceriden in verschiedenen Kompartimenten der Pflanze. Acetyl-CoA stammt aus der Oxidation von Pyruvat, NADPH aus der Photosynthese. *Plastiden* enthalten eine prokaryotische Form des Acetyl-CoA-Carboxylase-Komplexes und des Fettsäure-Synthase-Komplexes, im Gegensatz zu den cytoplasmatischen eukaryotischen multifunktionellen Formen. Die erste Doppelbindung ungesättigter Fettsäuren wird durch eine lösliche O_2-abhängige Desaturase eingeführt. Es ist eine Monooxygenase, welche zuerst aus Sauerstoff eine Hydroxylgruppe einführt, die dann unter Wasseraustritt eine *cis*-Doppelbindung ergibt. Acyliertes Acyl-Carrier-Protein (ACP) dient als Vorstufe für plastidäre Lipide, Überschuss wird durch Thioesterasen hydrolysiert.

Die freigesetzten überschüssigen Fettsäuren gelangen aus den Plastiden ins *Cytoplasma*, wo sie in CoA-Thioester überführt werden. Diese dienen als Vorstufen für Lipide der Cytoplasmamembran und für Fettspeicher. An den Membranen *des endoplasmatischen Retikulums* erfolgt Kettenverlängerung und die Bildung von Phospho- und Glykolipiden. Auf der Lipidstufe erfolgt erst die Einführung weiterer Doppelbindungen durch membrangebundene Desaturasen, die Sauerstoff und Ferredoxin benötigen, und der Austausch von Fettsäuren gegen höher ungesättigte Fettsäuren. Die Triacylglyceride werden aus diesem gemeinsamen Pool der Lipide abgezweigt, indem der polare Rest an C-3 des Glycerols abhydrolysiert und durch eine Fettsäure ersetzt wird.

Pflanzliche Speicherproteine bilden 70% der Proteinnahrung der Menschheit, sind jedoch arm an Threonin, Tryptophan, Lysin und z. T. auch Methionin. Bei rein pflanzlicher Kost kann deshalb die Versorgung mit diesen essenziellen Aminosäuren unzureichend sein. In den Pflanzen werden Speicherproteine mobilisiert durch Proteinasen, die in inaktiver Proform häufig zusammen mit den Speicherproteinen gelagert werden. Bei der Keimung erfolgt die Aktivierung der Proform durch limitierte Proteolyse mit speziellen Peptidasen. Durch Wasseraufnahme bei der Keimung fusionieren die Proteinkörper zu einer Vakuole. Manche Samen bilden außer Speicherproteinen auch toxische Proteine, welche vor Tierfraß schützen (Lectine, Protease- oder Amylase-Hemmer).

Speicherlipide. Ein weiterer wichtiger Kohlenstoffspeicher sind Triacylglycerole (Triglyceride) in Samen. Sie werden vom Menschen als Pflanzenfette oder -öle genutzt. Im Unterschied zu tierischen Fetten enthalten die pflanzlichen Fette mehrfach ungesättigte Fettsäuren mit Doppelbindungen in cis-Stellung. Diese sind für Mensch und Tier essenziell. Durch die „Knicke" in ihrer Struktur ist die Ordnung der Seitenketten und damit die Schmelztemperatur der Fette erniedrigt, so dass sie als Öle in Ölkörpern gelagert werden. Diese sind Öltröpfchen, die sich zwischen die zwei Lipidschichten der ER-Membran einlagern; in dieser Schicht sind Proteine (Oleosine) verankert, die für die Mobilisierung der Ölspeicher bei der Samenkeimung nötig sind.

Die *Synthese* von Fettsäuren erfolgt in den Plastiden am Acyl-Carrier-Protein ACP (s. S. 285); bei diesem prokaryotischen Weg werden die Acylreste vom Acyl-ACP übertragen. Die Ausgangsverbindung Acetyl-CoA wird durch die plastidäre Pyruvat-Dehydrogenase oder durch Aktivierung von freier Essigsäure gebildet. Die Fettsäuren werden gleich beim Transport aus den Chloroplasten zu den CoA-Estern umgesetzt. Die Synthese der Triglyceride (und der Lipide der Plasmamembran) aus Acyl-CoA erfolgt in der Membran des endoplasmatischen Retikulums über den eukaryotischen Weg (S. 288 f.). Vermutlich häuft sich das Triglycerid so lange zwischen der Lipiddoppelschicht an, bis es sich zu einem Ölkörper abrundet. Aus der gespaltenen Lipiddoppelschicht leitet sich die den Ölkörper umgebende einfache Lipidschicht ab. Ein spezielles Protein, Oleosin, umhüllt den Lipidkörper und verhindert dessen Fusion mit anderen.

Die *Mobilisierung* des Kohlenstoffes aus den Speicherlipiden während der Samenkeimung erfolgt in den Glyoxysomen (spezialisierte Peroxisomen). Die durch Lipasen hydrolytisch freigesetzten Fettsäuren werden in die Glyoxysomen transportiert, dort als CoA-Ester aktiviert und durch β-Oxidation zu Acetyl-CoA abgebaut. Über den Glyoxylat-Zyklus (☞10.9, S. 272) können Pflanzen (und Mikroorganismen) alle Verbindungen, auch Kohlenhydrate, aus Acetyl-CoA synthetisieren.

Speicherproteine. Sie werden in Proteinkörpern eingelagert, die von einer einfachen Membran umgeben sind. Diese Membran leitet sich letztlich vom rauen endoplasmatischen Retikulum ab, an dessen Membranen diese Proteine synthetisiert werden. Nach Prozessierung im Lumen werden sie abgeschnürt oder über den Golgi-Apparat in Proteinspeichervakuolen geschleust. Speicherproteine wie die Globuline können in verschiedenen Pflanzenorganen deponiert werden, vor allem in Samen (Endosperm von Gräsern, Keimblätter von Hülsenfrüchten) oder im Kambium des Stammes. Sie erlauben eine schnelle Blattbildung bei Keimung und Austrieb.

17.7 Assimilation von Stickstoff und Schwefel aus anorganischen Verbindungen

Mensch und Tier können den zum Stoffwechsel benötigten Stickstoff und Schwefel nur in Form organischer Verbindungen mit der Nahrung aufnehmen. Beim Abbau organischen Materials wird zwar Ammoniak und Schwefelwasserstoff freigesetzt, beide reduzierten anorganischen Verbindungen werden aber von Bakterien mit Sauerstoff sofort zu Nitrat und Sulfat oxidiert (s. Abschnitt 18.2). Das erklärt das Vorherrschen dieser Verbindungen in der Natur. Nur bei Überdüngung oder unter Sauerstoffmangel bei Nässe findet man größere Mengen Ammoniak oder Schwefelwasserstoff im Boden.

Die Pflanzen und die meisten Mikroorganismen müssen die beiden Elemente also in anorganischer Form als Nitrat und Sulfat aus dem

Boden oder dem Wasser aufnehmen. Sie bilden daraus alle N- und S-haltigen Verbindungen. Somit sind Nitrat- und Sulfat-Assimilation von Pflanzen und Mikroorganismen eine Voraussetzung für das Leben von Mensch und Tier. Zellphosphor stammt aus Phosphat, die Phosphorylgruppen der meisten Zellbausteine stammen aus der γ-Phosphatgruppe des ATP.

Zur Assimilation werden Nitrat und Sulfat in zwei Stufen reduziert.
Für Synthesen werden Stickstoff und Schwefel in der höchsten Reduktionsstufe benötigt, als Ammoniak (NH_3, pK_a = 9,3) und H_2S (pK_{a1} =7). Beide Verbindungen sind flüchtig und giftig, sie werden deshalb sofort gebunden in Form von Glutamat oder Glutamin bzw. Cystein. Die Reduktion von Nitrat und Sulfat ist ein 8-Elektronen-Prozess. Er erfolgt in *zwei Reduktionsstufen*. Zuerst wird in einer 2-Elektronen-Reduktion Nitrit bzw. Sulfit gebildet, gefolgt von einer sehr ähnlichen 6-Elektronen-Reduktion dieser Zwischenprodukte zu Ammoniak bzw. Schwefelwasserstoff. Die beteiligten Reduktasen enthalten verschiedene Metalle und bilden kurze Elektronentransportketten vom Elektronendonor zum Substrat aus. Reduktionsmittel sind NAD(P)H, Ferredoxin oder Thioredoxin; sie stammen bei der Pflanze aus der Photosynthese oder im Dunkeln aus der Oxidation von Glucose-6-phosphat. Alle Schritte der Nitrat- und Sulfat-Assimilation, ausgenommen die Nitrat-Reduktion, laufen in den Plastiden ab (s. ☞17.24): ein eindrucksvolles Zeugnis für die Prokaryontenherkunft dieser Organellen und ihrer Stoffwechselleistungen. Die Geschwindigkeiten der Assimilation von C, N und S in einer Pflanze sind sehr unterschiedlich, sie verhalten sich etwa wie 100:4:0,2. Bei Bakterien verhalten sie sich etwa wie 100:20:0,6.

Nitrat-Assimilation. Stickstoff wird benötigt für die Synthese von Aminosäuren, Nucleinsäuren, vielen Coenzymen und anderen Verbindungen.

Nitrat-Reduktion. ☞17.26; gibt die Reaktionen wieder. Die *Nitrat-Reduktase*, ein Molybdoenzym, katalysiert die 2-Elektronen-Reduktion von Nitrat zu Nitrit (E°' +430 mV, s. ☞4.2, S. 76). Elektronendonor ist NAD(P)H; eine kurze Elektronentransportkette im Enzym führt vom reduzierten Pyridinnucleotid über jeweils kovalent gebundenes FAD, Cytochrom b zum Molybdän-Cofaktor (s. S. 88). Molybdän wechselt von der Oxidationsstufe +IV zu +VI.
Die *Nitrit-Reduktase*, ein *Sirohäm-Enzym* (s. S. 190, 446), katalysiert die 6-Elektronen-Reduktion von Nitrit zu Ammoniak. Als Elektronendonor dient reduziertes Ferredoxin. Die Elektronen werden über ein 4Fe-4S-Zentrum und FAD auf Sirohäm übertragen; die hohe Affinität für Nitrit und die hohe Aktivität der Nitrit-Reduktase sorgen dafür, dass das toxische Nitrit vollständig reduziert wird.

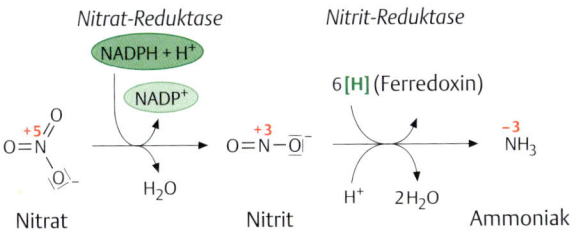

☞17.26 Reaktionen der Nitrat-Reduktion. Die Oxidationszahl des Stickstoffs ist jeweils rot eingetragen.

🔍 **Lokalisation der mit Nitrat- und Sulfat-Assimilation verbundenen Prozesse.** Pflanzen nehmen Nitrat und Sulfat über die Wurzel auf. Die Aufnahme beider Verbindungen erfolgt durch hochaffine Transportsysteme, welche durch einen Symport von Protonen getrieben werden. Dies ermöglicht Wachstum noch bei Konzentrationen von < 10 µmolar. Durch die Verdunstung von Wasser in den Blättern (*Transpirationsstrom*) gelangen Nitrat und Sulfat über die Xylemgefäße zu den Blättern und dort in die Mesophyllzellen. Nitrat und Sulfat werden aus dem Transpirationsstrom aktiv durch Symport mit 2 bzw. 3 Protonen in das Cytoplasma transportiert. Überschüssiges Nitrat und Sulfat werden in die Vakuolen transportiert und dort zwischengespeichert, wenn Reduktionsmittel fehlen.
Die Reduktion erfolgt in den Wurzeln oder im Blatt. Bis auf die Reduktion von Nitrat zu Nitrit im Cytoplasma sind alle Schritte in den Chloroplasten des Blattes bzw. den Leukoplasten (nicht-grüne Chloroplasten) der Wurzel lokalisiert. Die Aminosäuren Glutamat und Glutamin sowie Cystein sind die Produkte der Assimilation dieser Elemente und deren Transportformen.
Die Reduktionsmittel stammen im Licht aus der Photosynthese, im Dunkeln aus der Oxidation von Zuckern über den oxidativen Pentosephosphat-Zyklus. Beide Assimilationsprozesse sind streng kontrolliert: Der Bedarf an diesen Elementen ist stark unterschiedlich, und entsprechend verhalten sich die Geschwindigkeiten der Assimilation. Die vorwiegende Lokalisation dieser Prozesse in den Plastiden spricht für ihren prokaryotischen Ursprung. In der Tat sind die bakteriellen und pflanzlichen Systeme einander so ähnlich, dass hier nur auf die Pflanze eingegangen wird.

🔍 **Regulation der Nitrat-Assimilation.** Die Nitrat-Assimilation erfordert Reduktionsmittel, ATP und das Kohlenstoffgerüst von 2-Oxoglutarat. Alle drei sind Produkte der Photosynthese. Außerdem muss vermieden werden, dass sich das giftige Nitrit anhäuft. Die Nitratreduktion muss darum im Dunkeln abgestellt werden. Zwei Prozesse sorgen dafür: Eine langsame Anpassung erfolgt über die *Kontrolle der Transkription* des Gens der Nitrat-Reduktase. Das Enzym ist sehr kurzlebig und wird ständig neu gebildet. Nitrat, Kohlenhydrate und Licht stimulieren, Glutamin hemmt die Neusynthese. Eine schnelle Anpassung erfolgt durch eine reversible *kovalente Modifikation* des Enzyms (Phosphorylierung und damit verbundene Inaktivierung im Dunkeln). Eine lichtstimulierte Phosphatase sorgt für Rückführung in die aktive Form. Der Prozess erinnert stark an die ganz ähnliche Regulation der Saccharosephosphat-Synthase (s. Abschnitt 17.6).

🔍 Die Nitrat-Reduktase reduziert auch **Chlorat** (ClO_3^-) zu Chlorit (ClO_2^-). Chlorit, ein starkes Oxidationsmittel, wirkt herbizid. Nitrat-Reduktase-Mutanten sind deshalb resistent gegen Chlorat.

🔍 Die Glutaminsäure kann auch durch *reduktive Aminierung* gebildet werden. Die **NADPH-abhängige Glutamat-Dehydrogenase**, die diese reversible Reaktion katalysiert, hat aber eine viel geringere Affinität für NH_3 $(k_M = 10^{-2}$ M) als die irreversible Glutamin-Synthetase $(10^{-4}$ M), so dass diese Reaktion nur bei hohem Ammonium-Angebot genutzt werden kann.

🔍 **Glufosinat**, ein Substratanalogon von Glutamat, hemmt die Glutamin-Synthetase. Das nichtgebundene Zellgift Ammoniak führt zum Tod der Pflanze. Glufosinat wird als Herbizid eingesetzt, das im Boden rasch abgebaut wird.

$$
\begin{array}{c}
COO^- \\
| \\
H-C-NH_3^+ \\
| \\
CH_2 \\
| \\
CH_2 \\
| \\
H_3C-P-O^- \\
\| \\
O
\end{array}
$$

Glufosinat

🔍 **Nitrat-Atmung.** Im Unterschied zu der *assimilatorischen* Nitrat- und Nitrit-Reduktion der Pflanzen und Mikroorganismen kann Nitrat als Ersatz für Sauerstoff bei der Atmung vieler Bakterien dienen. Diese sog. *Nitratatmung* oder *dissimilatorische Nitrat-Reduktion* wird durch mehrere andersartige membrangebundene Enzyme katalysiert und ist mit Elektronentransport-Phosphorylierung verbunden; sie wird in Abschnitt 18.13 besprochen. Während die Synthese der dissimilatorischen Enzyme durch O_2 reprimiert wird, wird die Synthese der assimilatorischen Enzyme durch NH_3 reprimiert.

Fixierung und Weitergabe von Ammoniak. Ammoniak (NH_3) bzw. Ammonium-Ionen (NH_4^+) werden am Ort der Entstehung in Glutamin und Glutamat fixiert und in dieser Form zu anderen Geweben transportiert. Besondere Bedeutung hat die Synthese von *Glutamin* aus *Glutamat* und NH_3 (☞**17.27**). Diese Reaktion, katalysiert durch die *Glutamin-Synthetase,* benötigt ATP und ist praktisch irreversibel:

Glutamat + ATP + NH_3 → Glutamin + ADP + P_i.

Das Enzym hat eine hohe Affinität zu NH_3 ($K_M = 10^{-4}$ M). Wegen ihrer zentralen Bedeutung für den *N*-Stoffwechsel werden die Synthese und Aktivität der Glutamin-Synthetase auf verschiedenen Ebenen reguliert. Die γ-Amid-Gruppe des Glutamins wird durch *Transamidierung* weitergegeben.

Das gebildete Glutamin wird über die *Glutamat-Synthase* (auch als **G**lutamin-**O**xo**g**lutarat-**A**mino**t**ransferase, GOGAT, bezeichnet) mit 2-Oxoglutarat zu zwei Molekülen Glutamat umgesetzt. Reduziertes Ferredoxin, seltener NADPH, dient als Reduktionsmittel. Netto kostet die irreversible Synthese von Glutamat aus 2-Oxoglutarat, NADPH und NH_3 durch das Zusammenwirken von Glutamin-Synthetase und Glutamat-Synthase also 1 ATP. Das erforderliche 2-Oxoglutarat wird im Gegentausch mit Malat in die Chloroplasten importiert und das gebildete Glutamat im Rücktausch mit Malat in das Cytoplasma ausgeschleust (s. ☞**17.24**, unten).

Der in Glutamin und Glutamat gebundene Stickstoff ist die Vorstufe für den gesamten Zellstickstoff. Diese Verbindungen sind – neben anderen - auch meist die *Transportform* für den gebundenen Stickstoff in der Zelle. Die α-Aminogruppen der Aminosäuren stammen aus der α-Aminogruppe des Glutamats (ca. 85 % des Zell-*N*), der Rest des Zellstickstoffes stammt aus der γ-Amidogruppe des Glutamins (s. Kapitel 8). Indirekt wird meist alles NH_4^+ über Glutamin fixiert.

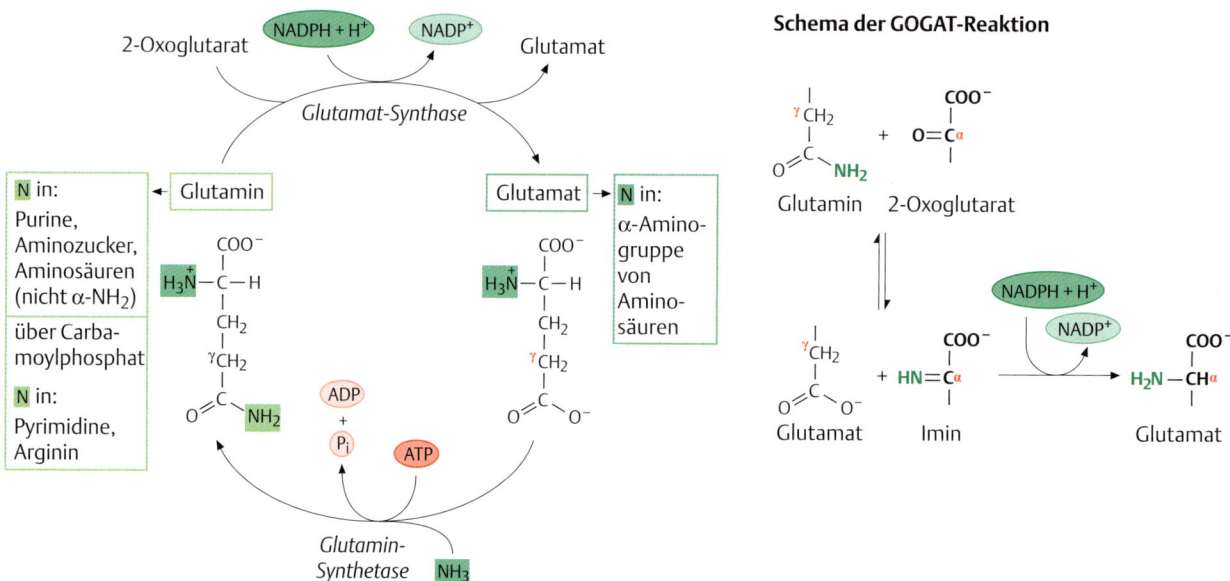

☞17.27 Die Rolle von Glutamat und Glutamin im *N*-Stoffwechsel. Bei der NH_3-Assimilation entstehen primär Glutamin und Glutamat. Glutamat ist der universelle NH_3-Donor für die Biosynthese der Aminosäuren durch Transaminierung. Die Amid-Gruppe des Glutamins kann durch Glutamin-Amidotransferasen direkt auf die Vorstufen der Aminozucker, der Purine und einiger Aminosäuren übertragen werden. Sie liefert auch den Stickstoff für Pyrimidin-Basen über die Zwischenstufe des Carbamoylphosphats.

Sulfat-Assimilation (☞17.28). Schwefel wird benötigt für die Aminosäuren Cystein und Methionin, für das Entgiftungsmittel Glutathion, für Thioredoxin, für Eisen-Schwefel-Redoxzentren und für viele Coenzyme. Eine Besonderheit der Pflanzen ist das Vorkommen des Sulfolipids *Sulfoquinovose*, in dem Schwefel als Sulfonsäure über eine C–S-Bindung mit einem Kohlenhydrat eines Glykolipids verknüpft ist. Sulfat wird im Gegentausch mit Phosphat über den Phosphat-Translokator in die Chloroplasten aufgenommen (s. ☞17.24, links).

Sulfat-Reduktion. Wichtigste Schwefelquelle ist *Sulfat*. Da der meiste Zellschwefel auf der Thiol-Stufe vorliegt, muss Sulfat erst einmal reduziert werden. Der Prozess erfolgt in drei Schritten (☞17.28):
Zunächst wird Sulfat mit ATP durch die *Sulfat-Adenylyltransferase* (früher ATP-Sulfurylase, Reaktion (**1**) im Bild) zu Adenosin-5-phosphosulfat (APS) aktiviert (s. S. 85); freies Sulfat wäre aus energetischen Gründen nicht reduzierbar (SO_3^{2-}/SO_4^{2-}: $E^{o'}$ –517 mV). Die Diphosphat-Spaltung durch Pyrophosphatase verschiebt das Gleichgewicht der endergonen Reaktion nach rechts. Für die Synthese von Sulfatestern wird zusätzlich die 3'-OH-Gruppe der Ribose des APS mit ATP phosphoryliert (Phospho-APS = PAPS; aktiviertes Sulfat; Reaktion (**2**). Die Reduktion von APS zu Sulfit (HSO_3^-) wird durch die *APS-Reduktase* katalysiert (**3**), Elektronendonor ist Glutathion. Ein Teil des Sulfits wird in Pflanzen für die Sulfolipid-Synthese verwendet, der Hauptteil wird schließlich mit 6 [H] durch *Sulfit-Reduktase* zu H_2S reduziert (**4**). Dieses Enzym katalysiert eine ähnliche Reaktion wie die NO_2^--Reduktase und

🔍 **Sulfat-Atmung.** Im Unterschied zu der *assimilatorischen Sulfat-Reduktion* der Pflanzen und Mikroorganismen kann Sulfat bei mehreren anaeroben Bakteriengruppen als Elektronenakzeptor bei der Energiegewinnung dienen (s. Abschnitt 18.3). Diese sogenannte *Sulfat-Atmung* oder *dissimilatorische Sulfat-Reduktion* ist mit Elektronentransport-Phosphorylierung verbunden. Die Reduktion von SO_4^{2-} zu SO_3^{2-} verläuft wie besprochen. Bei der Reduktion von Sulfit zu Schwefelwasserstoff werden Protonen über die Membran nach außen gepumpt. Die H^+-ATP-Synthase nutzt diesen Protonengradienten zur ATP-Synthese.

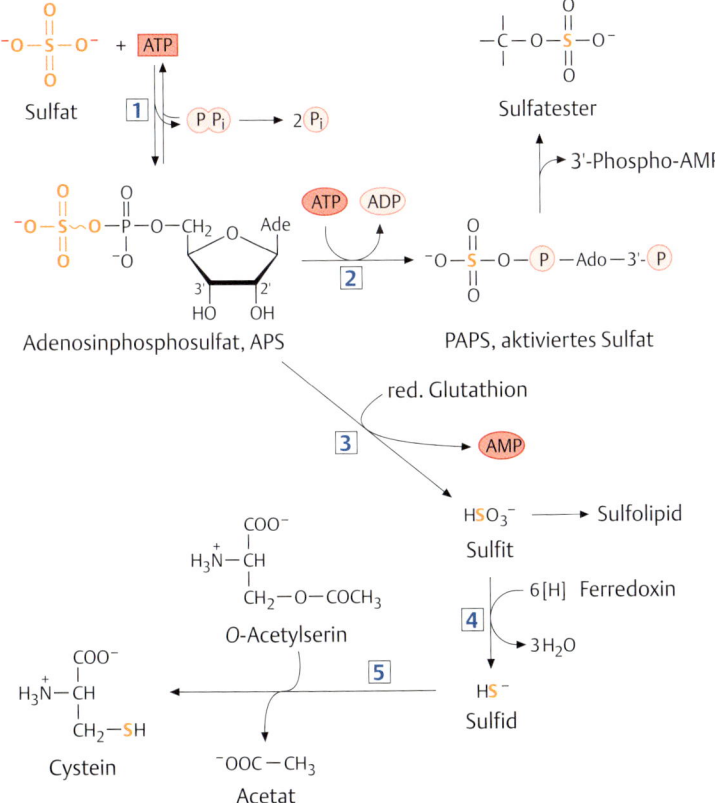

☞**17.28 Sulfat-Reduktion** in Pflanzen und Mikroorganismen. Zuerst erfolgt die Aktivierung des Sulfats (**1**). APS wird durch die *APS-Kinase* (**2**) zusätzlich phosphoryliert zu PAPS, welches als Sulfatquelle für Sulfatester dient. Die aktivierte Sulfat-Gruppe wird durch eine *Reduktase* (**3**) zu Sulfit und AMP umgesetzt: Reduktionsmittel ist bei Pflanzen Glutathion. Das Sulfit wird durch Sulfit-Reduktase (**4**) mit reduziertem Ferredoxin bzw. NADPH zu Schwefelwasserstoff (H_2S), bzw. dessen Anion (HS^-), reduziert. Schließlich wird das H_2S durch *Cystein-Synthase* auf *O*-Acetylserin übertragen (**5**).

17.29 Sirohäm ist ein partiell reduziertes Eisen-Porphyrin. Auffallend sind die beiden zusätzlichen Methyl-Gruppen, die die Einführung einer Doppelbindung an dieser Stelle verhindern. Das Sirohäm ist die prosthetische Gruppe der Nitrit- und Sulfit-Reduktasen.

17.30 Synthese von Methionin. Erklärung im Text.

enthält ebenfalls Sirohäm (17.29). Elektronendonor bei Pflanzen ist Ferredoxin, bei Mikroorganismen in der Regel NADPH, welches über ein Flavoprotein das Sirohäm-Protein reduziert.

Fixierung und Weitergabe von Schwefelwasserstoff. Schwefelwasserstoff (H_2S) ist ein starkes Zellgift. Deshalb wird er sogleich in Form von Cystein fixiert und weitergegeben: Durch die *Cystein-Synthase* (**5**) wird er auf den Akzeptor *O*-Acetyl-Serin übertragen. Die Ester-Gruppe besitzt ein ausreichendes Gruppenübertragungspotenzial, um die Reaktion energetisch zu ermöglichen. Das Cystein ist der *S*-Donor der anderen Sulfhydryl-Verbindungen und auch des Schwefels in den Eisenschwefel-Zentren von Enzymen (s. S. 80 f.), in vielzelligen Organismen auch die Transportform gebundenen Schwefels.

Die Synthese des *Methionin* beginnt mit Homoserin, das eine CH_2-Gruppe mehr als Serin hat und sich von Aspartat ableitet (17.30). Analog zur Cystein-Synthese wird hier die OH-Gruppe mit ATP zu einem Phosphorsäureester aktiviert, mit Cystein das Addukt *Cystathionin* gebildet und dieses zu Serin und Homocystein hydrolysiert. Methionin entsteht durch CH_3-Übertragung aus N^5-Methyl-Tetrahydrofolsäure (s. S. 89; s. auch Methionin-Abbau S. 219 f.).

Glutathion. Ein beachtlicher Teil des produzierten Cysteins wird zur Synthese von Glutathion (s. S. 81) verwendet. Als *Antioxidans* schützt es Zellbestandteile gegen Oxidation. Eine andere Schutzfunktion besteht darin, Fremdstoffe abzufangen. *Glutathion-S-Transferasen* addieren die Thiolgruppe des Glutathions an Kohlenstoffdoppelbindungen, Carbonylgruppen sowie andere reaktive Gruppen. Solche Glutathion-Konjugate werden unter Verbrauch von ATP in die Vakuole gepumpt (*Glutathion-Pumpen*). Aquaporine (Wasserkanäle) sorgen für den raschen Nachstrom von Wasser aus dem Cytoplasma in die Vakuole, da die Diffusion durch die Membran zu langsam wäre. Glutathion ist auch Ausgangssubstanz für die Bildung von *Phytochelatinen*. Dabei wird das Glycin des Tripeptids abgespalten und bis zu einem Dutzend (Glu-Cys)-Reste werden verknüpft. Die Thiolgruppen der Cysteinreste bilden feste Komplexe mit Metallionen. Die mit Schwermetallen beladenen Phytochelatine werden wie die Glutathion-Konjugate unter Verbrauch von ATP in die Vakuolen gepumpt. Ähnlich werden auch Blütenfarbstoffe als Glutathion-Konjugate in den Vakuolen angehäuft.

Bilanz. Bevor wir nun zu anderen Fragen übergehen, wollen wir kurz zusammenfassen: Zellstickstoff wird über die Aminosäuren Glutamat und Glutamin eingebaut; Zellphosphor stammt aus ATP, Zellschwefel wird aus Cystein eingebaut. Schließlich sei erwähnt, dass C_1-Einheiten benötigt werden. Deren Träger ist die Tetrahydrofolsäure. In 17.1 ist der Bedarf an verschiedenen Substraten für die Synthese von 1 g Zellmasse von Bakterien zusammengestellt.

17.1 Bedarf für die Synthese von 1 g Zellmasse. Bakterien wurden für dieses Beispiel gewählt, da sie keine umfangreichen Stützgewebe haben. Bei Pflanzen ist der Kohlenstoffbedarf weit größer wegen der Zellwandsynthese.

Substrat	Menge	Schlüsselmetabolit
Kohlenstoff	40 mmol	Intermediate (Acetyl-CoA, …)
NH_3	10 mmol	Glutamat, Glutamin
H_3PO_4	1 mmol	ATP
H_2S	0,3 mmol	Cystein
C_1-Einheiten	1,2 mmol	C_1-Tetrahydrofolat

17.8 Übersicht über die Biosynthese der Aminosäuren

Proteine stellen die mengenmäßig bedeutendste Makromolekül-Klasse der meisten Lebewesen dar, die Pflanzen ausgenommen. Der Synthese ihrer Bausteine, der Aminosäuren, kommt deshalb eine große Bedeutung im Stoffwechsel zu. Diejenigen Aminosäuren, die für Mensch und Tier essenziell sind, werden von den Pflanzen und den Mikroorganismen gebildet. Die Pflanzen und viele Mikroorganismen vermögen nicht nur alle Aminosäuren aus kleinen Bausteinen aufzubauen, sie können dazu sogar anorganische Stickstoff-Verbindungen verwerten.

Herkunft des Kohlenstoff-Gerüsts. Die wichtigsten Stoffwechsel-Zwischenprodukte, von denen Biosynthesen ausgehen, sind in ⊙ 17.31 gezeigt. Die von den Vorläufern des Kohlenstoff-Gerüstes ausgehenden unterschiedlich dicken Pfeile verdeutlichen die verschieden starken Stoff-Flüsse. Man kann nach ihrer biosynthetischen Herkunft fünf Gruppen unterscheiden:
– Die Aspartat-Familie,
– die Glutamat-Familie,
– die Aromaten-Familie,
– die Serin-Familie, und
– die Pyruvat-Familie.

⊙ **17.31 Herkunft des Kohlenstoffs der 20 Aminosäuren.** Die mengenmäßig wichtigsten Zwischenverbindungen des Stoffwechsels sind Acetyl-CoA, Pyruvat, Oxalacetat, 3-Phosphoglycerat, 2-Oxoglutarat und Ribose-5-phosphat.
Das Schema zeigt den Bedarf einer Bakterienzelle. In Pflanzen ist der Bedarf an Zuckerphosphaten und aromatischen Aminosäuren am höchsten; entsprechend anders verhalten sich die Stoff-Flüsse. Die Biosynthesen des Histidins und des Tryptophans sind besonders komplex.
Der Mensch kann acht Aminosäuren nicht selbst aufbauen, die essenziellen Aminosäuren (mit * gekennzeichnet; s. auch ⊤ 8.6, S. 223). Diese sind die verzweigtkettigen Val, Leu, Ile, die aromatischen Phe, Trp, ferner Lys, Met und Thr. Sie müssen mit der Nahrung aufgenommen werden. Für Kinder ist auch Histidin essenziell.

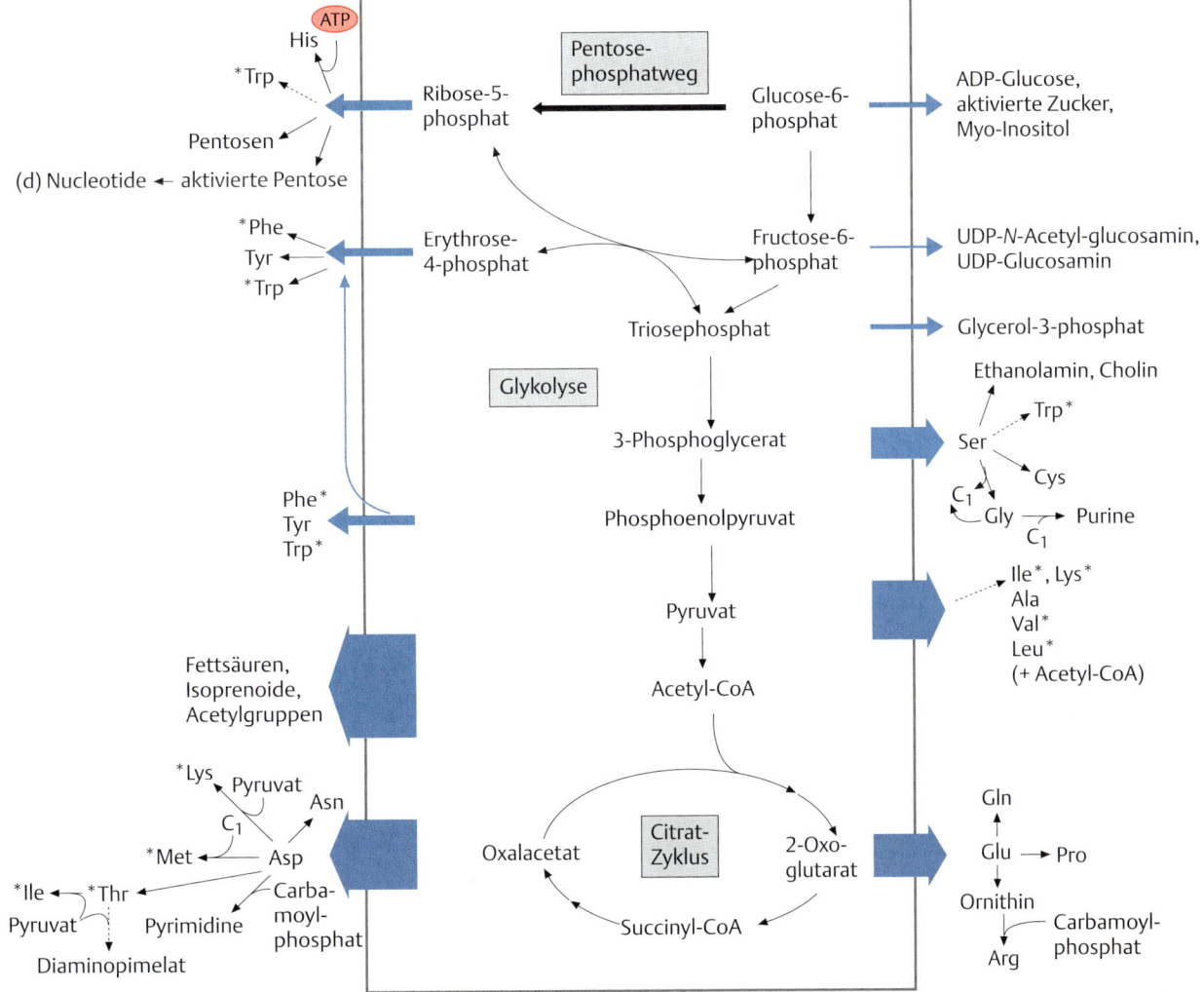

Dazu kommt das *Histidin* mit einem komplexen Biosyntheseweg aus ATP und Phosphoribosyldiphosphat (9 Enzyme, 11 Reaktionen!). Allein die Hälfte der Aminosäuren entstammt dem Citrat-Zyklus, was dessen Rolle als Drehscheibe des Stoffwechsels eindrucksvoll verdeutlicht (s. S. 271 anaplerotische Sequenzen). Die andere Hälfte stammt aus Glykolyse-Zwischenprodukten, Zuckerphosphaten und Acetyl-CoA. Wir können hier nicht auf die Biosynthese aller Aminosäuren und auf deren verschiedenen Varianten eingehen. Anhand des bisher Gesagten kann aber die Synthese von Glu, Gln (s. Nitrat-Assimilation), Arg (s. Harnstoff-Zyklus S. 213), Asp, Asn (ähnlich wie Glu und Gln), Thr (S. 220), Ala (S. 214), Cys, Met (s. Sulfat-Assimilation), Ser, Gly (s. C_1-Stoffwechsel, S. 219 selbst abgeleitet werden. Der α-Amino-Stickstoff stammt jeweils aus NH_3 und wird meist von Glutamat durch Transaminierung übertragen.

Biosynthese essenzieller Aminosäuren. Aus den vielen verschiedenen Biosynthesewegen für Aminosäuren wollen wir als Beispiel die Synthese der *aromatischen* Aminosäuren herausgreifen. Sie spielen vor allem bei den Pflanzen eine große Rolle (s. u., Phenylpropan-Stoffwechsel, Abwehr).

Phenylalanin- und Tyrosin-Biosynthese (⊚17.31). Die Biosynthese des aromatischen Ringes geht aus von Erythrose-4-phosphat und Phosphoenolpyruvat. Der erste Schritt wird von 3-Desoxy-D-arabino-heptulosonat-7-phosphat-(DAHP-)-Synthasen katalysiert, die allosterisch von den Endprodukten (Phe, Tyr, Trp) gehemmt werden. ⊚17.32 zeigt die Reaktionsfolge, die als *Shikimisäure-Weg* bekannt ist. Erstes stabiles Produkt nach dem Ringschluss ist Dehydrochinat (Anion der

⊚**17.32 Biosynthese von Phenylalanin und Tyrosin.** Zunächst entsteht aus Phosphoenolpyruvat (PEP) und Erythrose-4-phosphat (E4P) eine C_7-Verbindung, die daneben in einer Form gezeichnet ist, die den Ringschluss verständlich macht: Durch Eliminierung von Phosphat entsteht formal eine Doppelbindung, durch Addition an die Carbonyl-Gruppe wird der Ring geschlossen, und unter Verschiebung eines Hydrid-Ions stabilisiert sich das Produkt zu Dehydrochinat. Nun wird Wasser abgespalten, und durch Reduktion der Oxo-Gruppe entsteht Shikimat, das mit ATP phosphoryliert wird. Durch Kondensation mit einem zweiten Phosphoenolpyruvat entsteht ein Enol-Ether, das Chorismat, das durch Umlagerung Prephenat liefert. Von hier aus stehen zwei Wege offen: 1. Transaminierung zu Arogensäure und weiter Dehydrierung und Decarboxylierung zu Tyrosin oder 2. Eliminierung von CO_2 und HO^- zu Phenylpyruvat, das durch Transaminierung Phenylalanin liefert.

Dehydrochinasäure). Durch Wasserabspaltung und Reduktion entsteht daraus *Shikimat*. Phosphoenolpyruvat liefert drei weitere C-Atome, die zunächst als *Enolether* gebunden werden und erst beim Übergang von Chorismat zu Prephenat die Seitenkette bilden. Prephenat ist die Vorstufe von *Tyrosin* und *Phenylalanin;* die Amino-Gruppe wird durch Transaminierung eingeführt.

Tryptophan-Biosynthese (👁17.33). Der Weg zum Tryptophan zweigt vom Chorismat ab: Mit Glutamin als Ammonium-Donor entsteht Anthranilsäure, die mit Phosphoribosyldiphosphat kondensiert und über eine Reihe von Zwischenstufen Tryptophan liefert.

17.9 Synthese von Phenylpropanoiden, Isoprenoiden und Sekundärmetaboliten

Phenylpropanoide. Pflanzen enthalten eine sehr große Anzahl phenolischer Substanzen. Sie werden aus Phenylalanin, selten aus Tyrosin, über den *Shikimat-Weg* synthetisiert. Da diese Verbindungen einen Benzolring und eine C_3-Seitenkette haben, werden sie als *Phenylpropanoide* zusammengefasst (👁17.34); darunter sind viele Sekundärmetabolite und Zellwandbestandteile.

Beispiele und Funktion. An erster Stelle steht das hochmolekulare *Lignin*, das durch radikalische Polymerisation von Phenylpropanen entsteht (s. u.). Neben einfachen Phenolen gehören zu dieser Substanzklasse auch die *Flavonoide, Stilbene, Tannine* und *Lignane.*

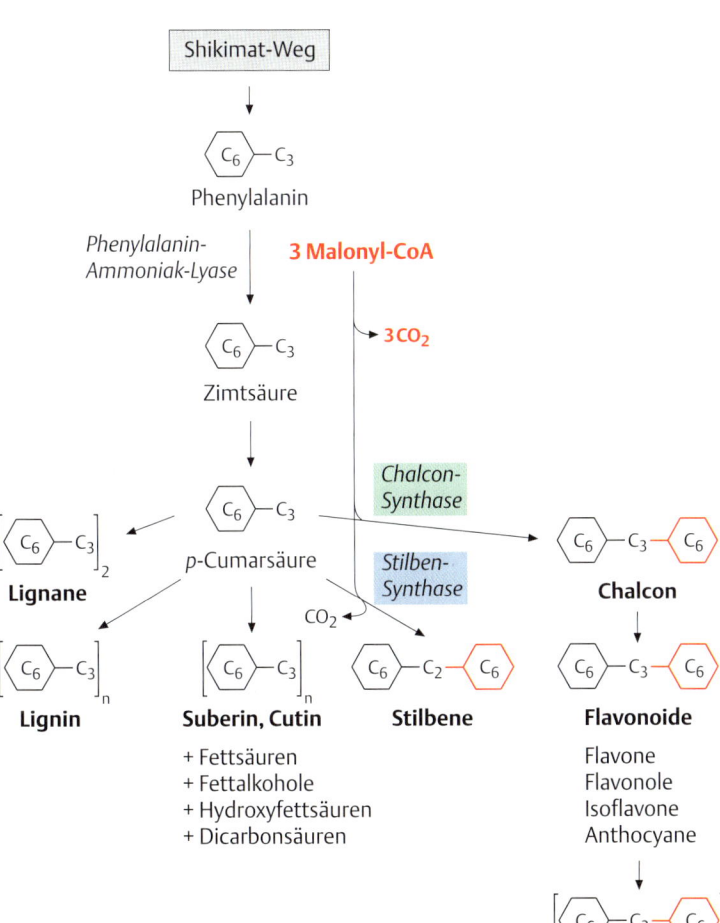

👁**17.33 Synthese von Tryptophan** aus Anthranilsäure. PLP, Pyridoxalphosphat.

👁**17.34 Phenylpropanoid-Stoffwechsel der Pflanzen im Überblick.** Der rot gezeichnete 2. Ring in Flavonoiden und Stilbenen wird aus 3 Malonyl-CoA über den Polyketid-Weg gebildet (s. 👁17.36). Die *Chalcon-Synthase* ist das Schrittmacherenzym dieses Stoffwechsels. Eine ähnliche Kondensation, aber unter Verlust der Carboxylgruppe der aktivierten Cumarsäure, wird von der *Stilben-Synthase* katalysiert. Durch die *Chalcon-Isomerase* wird Chalcon durch Ringschluss zu Flavanon umgewandelt, einer Muttersubstanz für weitere Synthesen. Enzyme der Ausgangs- und Verzweigungsreaktionen sind *Phenylalanin-Ammoniak-Lyase, Chalcon-Synthase* und *Chalcon-Isomerase.* Erwartungsgemäß wird deren Synthese reguliert, beispielsweise durch Elicitoren stimuliert.

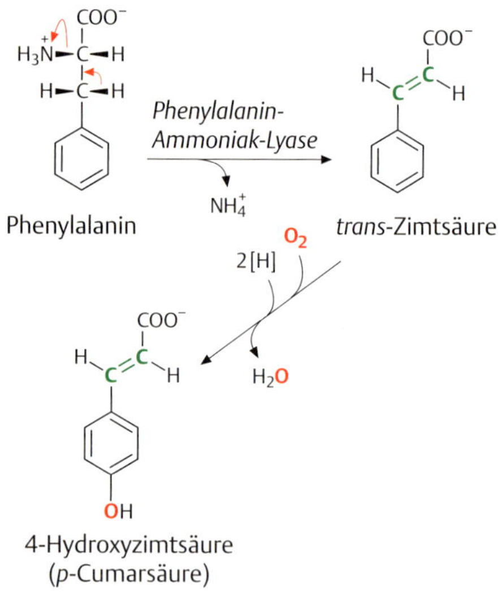

Phenylalanin

Phenylalanin-Ammoniak-Lyase

NH_4^+

trans-Zimtsäure

O_2

2[H]

H_2O

4-Hydroxyzimtsäure
(*p*-Cumarsäure)

◉17.35 Der erste Schritt im Phenylpropan-Stoffwechsel. Bildung von *trans*-Zimtsäure durch die *Phenylalanin-Ammoniak-Lyase* (PAL).

⚲ Hydroxylierungen. Auf dem Wege von aromatischen Aminosäuren zu den genannten sekundären Pflanzenstoffen wird häufig Sauerstoff in den aromatischen Ring eingeführt. Beispiele für *Monooxygenase*-Reaktionen haben wir bereits kennen gelernt. Hier sei noch darauf hingewiesen, dass in zahlreichen Fällen eine *Epoxid*-Zwischenstufe angenommen werden kann, die sich durch Wanderung eines H-Atoms zum Phenol stabilisieren kann (sog. NIH-Shift). Die meisten Hydroxylierungen werden bei Eukaryonten durch Enzyme der Cytochrom P450-Familie katalysiert, von denen man Hunderte kennt.

Anthocyane sind Bütenfarbstoffe und dienen dem Lichtschutz. *Tannine* (engl. tan = gerben, Gerbstoffe) binden fest an Proteine und haben dadurch Abwehrfunktion. *Phenole* sind zusammen mit langkettigen Carbonsäuren im *Suberin* der Korkschicht und im *Cutin* der Cutikula enthalten. Phenylpropanoide und Phenole erfüllen unterschiedliche Funktionen: Als Antibiotika, Signalsubstanzen zur Bildung von Symbiosen mit Bakterien und Pilzen, Lockmittel für Bestäuber, Schutz gegen ultraviolettes Licht, als gas- und wasserundurchlässiges Isoliermaterial der Zellwände, als Abwehrmittel und Fraßschutz, und als Gerüstmaterial zur Stabilität der Pflanzen.

Phenylpropan-Stoffwechsel. Der erste Schritt im Phenylpropan-Stoffwechsel der Pflanzen wird von der *Phenylalanin-Ammoniak-Lyase* (PAL) katalysiert (◉17.35). Das Enzym kommt in mehreren Isoenzymformen in allen Pflanzen vor, seine Synthese und Aktivität werden sorgfältig auf den verschiedensten Ebenen reguliert und kontrolliert. Die von der PAL katalysierte nicht-oxidative Desaminierung ist auf S. 211 besprochen; ungesättigtes Reaktionsprodukt mit *trans*-Doppelbindung ist die *Zimtsäure*. Manche Lyasen setzen auch Tyrosin zu *4-Hydroxyzimtsäure* (*p*-Cumarsäure) um, einer Schlüsselverbindung dieses Stoffwechsels.

Von Zimtsäure bzw. der 4-Hydroxyzimtsäure gehen verschiedene Wege aus (s. ◉17.34). Hydroxylierungen (meist in *o*- oder *p*-Stellung) mittels weniger, spezifischer Monooxygenasen führen zu phenolischen Verbindungen – bei mehreren OH-Gruppen am Ring werden diese oft *O*-methyliert. Reduktion der Säuregruppe führt zu Alkoholen; um reduziert werden zu können, muss die Säuregruppe zuvor ATP-abhängig (Produkte AMP + PPi) zum Coenzym-A-Thioester aktiviert werden (S. 278).

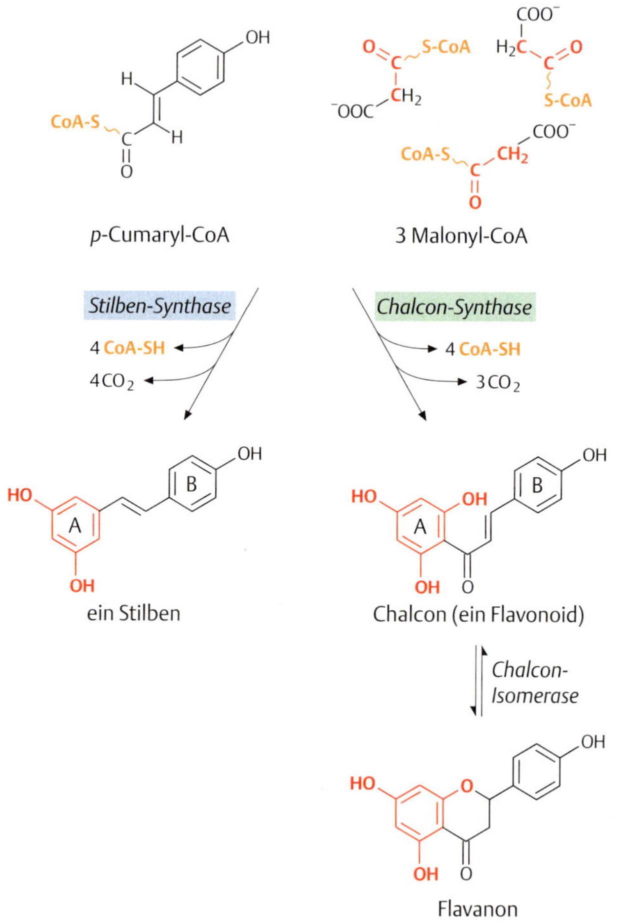

p-Cumaryl-CoA

3 Malonyl-CoA

Stilben-Synthase

4 CoA-SH

$4 CO_2$

Chalcon-Synthase

4 CoA-SH

$3 CO_2$

ein Stilben

Chalcon (ein Flavonoid)

Chalcon-Isomerase

Flavanon

◉17.36 Anfangsschritte der Biosynthese der Flavonoide und Stilbene.

Molekülvergrößerung durch Kondensation mit Malonyl-CoA (Chalcon-Synthase, Stilben-Synthase, s. u.) führt zu *Flavonoiden* und *Stilbenoiden* (⊚**17.36**). Kettenverkürzung führt zu *Phenolen, Kresolen* und *Benzoesäure-Derivaten.* Ein wichtiges Beispiel ist die *Salicylsäure* (2-Hydroxybenzoesäure), die als Signalstoff bei der pflanzlichen Abwehrreaktion eine Rolle spielt.

Dehydrierende Polymerisation, die mengenmäßig wichtigste Reaktion, führt schließlich zum polymeren *Lignin.* Es dient als Stützsubstanz der Cellulose-Fasern (Vergleich: Stahlbeton), als Wundverschluss und als Abwehrstoff z. B. bei Pilzbefall.

Lignin, der zweithäufigste Naturstoff, ist aus Phenylpropan-Verbindungen aufgebaut, die sich von Zimtalkohol und damit von Phenylalanin ableiten. Die Lignin-Synthese ist eine *Oxidations-Polymerisations-Reaktion* (s. Melanin-Synthese S. 217), die von den *Monolignolen* p-Cumaryl-, Coniferyl- und Sinapinalkohol ausgeht. Diese werden aus der Zelle transportiert. Extrazelluläre *Peroxidasen* oder *Laccasen* leiten die Bildung von *Phenoxy-Radikalen* ein, in denen das ungepaarte Elektron durch Delokalisation über das ganze Molekül stabilisiert wird (⊚**17.37**). Diese Radikale können spontan in unterschiedlicher Weise zu einem netzartigen Riesenmolekül polymerisieren, Protein oder Kohlenhydrate können als Gerüst für den Polymerisationsprozess dienen. Die ausgebildeten Arylether-, Biphenyl- und Diphenylether-Bindungen sind sehr stabil; sie können nur durch Exoenzyme spezialisierter Pilze gespalten werden, dabei sind wiederum *Sauerstoff-Radikale* beteiligt. Die Phenoxy-Radikale können aber auch mit O_2 oder H_2O_2 zu höher oxidierten Produkten umgesetzt werden.

🔍 **Phenolasen** katalysieren die Hydroxylierung von Monophenolen zu Diphenolen und deren Dehydrierung zu Chinonen bzw. Semichinonen. Die Bildung von *Melanin* aus Tyrosin durch die *Tyrosinase* wurde schon besprochen (s. S. 217).

🔍 **Peroxidasen** (Donor : H_2O_2-Oxidoreduktasen) katalysieren eine Vielzahl verschiedener Reaktionen, meist mit H_2O_2, die von großer Bedeutung für den Stoffwechsel von Naturstoffen sind. Am wichtigsten ist die Peroxidase-katalysierte Polymerisation von Verbindungen, die sich von Zimtalkohol ableiten. Lösliche oder membrangebundene Peroxidasen werden in verschiedenen Zellkompartimenten und Organen der Pflanze gefunden. Wenn auch die Struktur ihrer polymeren Reaktionsprodukte nicht im Detail bekannt ist, sind sie doch äußerst wichtige Enzyme der Pflanze.

🔍 **Laccasen** sind Cu-haltige Monophenoloxidasen, welche eine Phenolgruppe zu einem Radikal oxidieren, unter Reduktion von O_2 zu H_2O_2. Sie kommen z. B. im Saft des ostasiatischen Lackbaums vor. Sie oxidieren *p*-Diphenole zu Semichinonen, die dann polymerisieren; dadurch härtet der Saft an der Luft zu Lack aus.

⊚**17.37 Anfangsschritte der Lignin-Synthese durch oxidative Polymerisation. a** Oxidation der Monolignole durch Entzug eines Elektrons (und H^+) zu Radikalen (hier am Beispiel des *p*-Cumarylalkohols, verschiedene Resonanzstrukturen). **b** Polymerisation der Radikale. Die rot gezeichneten Bindungen entstehen neu. **c** Struktur der Monolignole. Sie entstehen aus Zimtsäure.

a Radikalbildung

Radikale

b Polymerisation

Lignin (Ausschnitt)

c Struktur der Monolignole

$R^1 = R^2 = $ H (*p*-Hydroxyzimtalkohol)
$R^1 = $ OCH$_3$, $R^2 = $ H (Coniferylalkohol)
$R^1 = R^2 = $ OCH$_3$ (Sinapinalkohol)

Blütenfarbstoffe, aber auch Lichtschutzpigmente und Phytoalexine, gehören meist zur Stoffklasse der *Flavonoide, Anthocyane* und *Stilbene* (◉**17.36**). Bemerkenswert ist, dass sie neben dem Phenylpropangerüst (Ring B) einen zweiten aromatischen Ring (A) enthalten, der aus drei Molekülen Malonyl-CoA unter Decarboxylierung gebildet wird (*Polyketid-Weg* der Aromatensynthese). Die CH$_2$-Gruppe des *Malonyl-CoA* ist noch stärker aktiviert als die CH$_3$-Gruppe des Acetyl-CoA. Als weiterer Baustoff wird *p-Cumaryl-CoA* benötigt, das die Reaktion durch Kondensation mit Malonyl-CoA einleitet. Schlüsselenzym ist die Chalcon-Synthase. Bei der Synthese des zweiten Ringes der Stilbene durch Stilben-Synthase wird ein C-Atom des Phenylpropans abgespalten.

Isoprenoide. Pflanzen enthalten eine ungewöhnliche Vielfalt (> 20000) von Isoprenoiden mit sehr unterschiedlichen Funktionen. Die in Kap. 13 (S. 318 f.) besprochenen zwei Synthesewege für das „aktive Isopren", Isopentenyldiphosphat, kommen gleichzeitig vor: der Acetat-Mevalonat-Weg im Cytoplasma und der 1-Desoxy-D-xylulose-5-phosphat-Weg in den Plastiden (Endosymbiose!). Die Funktion der Isoprenoide ist vielfältig: Baustein von Membranen, Elektronenüberträger, Wuchsstoff, Pflanzenhormon, Glykosylüberträger bei der Synthese extrazellulärer Polysaccharide, Duft- und Lockstoff für Bestäubung und Samenverbreitung. Im Harz, Milchsaft, Wachs und etherischen Öl vorkommende *Terpenoide* schützen gegen Tierfraß oder sind antibiotisch wirksam; sie gehören zum Abwehrsystem der Pflanze (*Phytoalexine*).

Von Aminosäuren abgeleitete Produkte des Sekundärstoffwechsels. Von den 20 L-Aminosäuren leitet sich eine Fülle von anderen, für höhere Tiere und den Menschen bedeutsame Verbindungen ab. Diese Sekundärstoffwechsel-Produkte sind meist gattungsspezifisch und haben spezifische ökologische Funktionen. Sie schützen nicht nur vor Tierfraß und Infektion, sondern sind als Nahrungsbestandteile auch ein Risiko für den Menschen. Andererseits gehören zu ihnen medizinisch wichtige Wirkstoffe. Einige Beispiele sind in ◉**17.38** gezeigt. Bei Mikroorganismen sind Aminosäuren die Vorstufen wichtiger Sekundärmetabolite wie *Antibiotika* (z. B. β-Lactam-Antibiotika wie *Penicillin*). Bei Pflanzen schließlich leitet sich sogar die Mehrzahl der niedermolekularen, löslichen sekundären Inhaltsstoffe von Aminosäuren, vor allem den aromatischen, ab. Dazu gehören die medizinisch wichtigen *Alkaloide* (von Aminosäuren abgeleitete, zyklische Verbindungen mit basischem N wie Nicotin, Cocain, Chinin, Morphin oder Coffein), *Gerbstoffe* (Phenole, Tannine) und *Phytohormone* (Indolylessigsäure, Ethylen).

Pflanzliche Abwehr. Zu den Feinden der Pflanze zählen Viren, Bakterien, Pilze, Nematoden, Insekten, nicht zu sprechen von den großen Pflanzenfressern. Pflanzen haben ein Abwehrsystem entwickelt, dessen Grundzüge man versteht. Neben *konstitutiv* gebildeten Abwehrstoffen (z. B. Phenolen) produzieren Pflanzen innerhalb weniger Stunden nach Infektion Abwehrsubstanzen, sog. *Phytoalexine* (griech. alekein = abwehren) mit breiter antibiotischer Wirkung. Sie gehören zu verschiedenen Stoffklassen wie Phenylpropanoiden oder Isoprenoiden. Auslöser für die Synthese der Phytoalexine sind Stoffe, welche den Notfall anzeigen (*Elicitoren*, lat. elicere = entlocken, hervorrufen): Exoenzyme oder Zellwandfragmente des Angreifers, die durch Abwehrenzyme der Pflanze freigesetzt werden (*exogene* E.); oder aber Fragmente der eigenen Zelle, die durch Exoenzyme des Angreifers freigesetzt werden (*endogene* E.).
Spezifische Rezeptoren an der Außenseite der Cytoplasmamembran binden diese Elicitoren und lösen eine Signalkaskade aus. Ziel ist die rasche Transkription der Gene der Phytoalexin-Synthese im Kern. Die

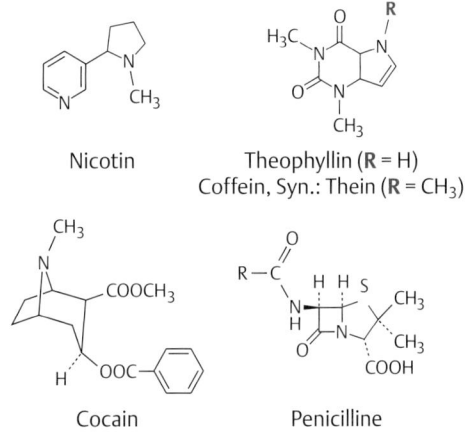

Nicotin

Theophyllin (**R** = H)
Coffein, Syn.: Thein (**R** = CH$_3$)

Cocain

Penicilline

◉**17.38 Strukturen einiger Sekundärmetabolite**.

von Abwehrgenen kodierten Proteine werden als PR-Proteine (pathogenesis related) bezeichnet. Die schnellste Antwort auf Infektion (in Minuten) ist eine Depolarisation der Cytoplasmamembran, gefolgt von einem Ca^{2+}-Einstrom, Verstärkung der Zellwand durch Kallose-Bildung sowie die Bildung von reaktiven Sauerstoffspezies (O_2^-, H_2O_2) ("oxidative burst"). Später setzt der gesteuerte Zelltod der infizierten und umliegenden Zellen ein. Dabei werden in den absterbenden Zellen Phenole gebildet, die angrenzenden Zellen verstärken die Zellwände durch Einlagerung von Cellulose und Lignin. Zusätzlich werden spezifische Hemmstoffe und hydrolytische Enzyme gegen den Eindringling gebildet, wie Chitinasen gegen die Pilzzellwand oder Glucanasen. Diese *hypersensitive* Reaktion dient der Abschottung gegen den Eindringling. Das erklärt, warum der Phenylpropanstoffwechsel so rasch reguliert werden muss. Die Bildung von Salicylsäure ist offenbar ein systemisches Signal, das zu Abwehrreaktionen der ganzen Pflanze führt.

Der Stoffwechsel der Pflanzeninhaltsstoffe umfasst eine Vielzahl von Umwandlungsreaktionen. Konjugatbildungen mit Zuckern, aromatischen Säuren, Aminen, Aminosäuren, aliphatischen Säuren, Lipiden sowie Schwefel- und Phosphorsäure. Dazu kommen noch vielfältige Abbaureaktionen, auf die in diesem Rahmen nicht eingegangen werden kann.

17.10 Steuerung der Entwicklung der Pflanze

Das Leben der Pflanze hängt in starkem Maße von Faktoren ab, die bei Tier und Mensch wenig bedeutsam sind. Im Leben der Pflanze ist beispielsweise die Wasserversorgung besonders wichtig. Charakteristisch ist die große Regenerationsfähigkeit. Entwicklungsprozesse, die gesteuert werden müssen, sind beispielsweise Differenzierung der Zellen und Organbildung, Samenkeimung und Laubaustrieb, Blüten- und Samenbildung, Blattabbau, Samen- und Winterruhe. Wir besprechen als Erstes die Struktur und Wirkung von Phytohormonen (s. 17.39), und anschließend die ebenso wichtige Steuerung der Entwicklung durch Umweltfaktoren, besonders Licht und Schwerkraft.

Phytohormone. Die Entwicklung der höheren Pflanzen wird durch eine Gruppe von Signalsubstanzen gesteuert, die man bei ihrer Entdeckung vor mehreren Jahrzehnten den Hormonen an die Seite gestellt hat. Es gibt jedoch gewichtige Unterschiede zu den Hormonsystemen der Tiere:
- Pflanzenhormone (Phytohormone) sind häufig bekannte Endprodukte des Stoffwechsels, die auch in anderen Organismen vorkommen, wie zum Beispiel *Indolylessigsäure*, *Ethylen* und bedingt auch *Cytokinin*, das als seltene Base in einigen tRNA vorkommt. Peptidhormone kommen – bis auf seltene Ausnahmen wie das Wundhormon *Systemin* (18 Aminosäuren) – nicht vor.
- Da die Signalsubstanzen offenbar die Zellgrenzen durchdringen können, schwindet die Bedeutung von Second Messengern, die zwischen dem membrangebundenen Hormonrezeptor und dem intrazellulären Wirkungsort vermitteln.
- Die Entwicklung der pflanzlichen Zellwand als Stützelement brachte es mit sich, dass direkte Zell/Zell-Wechselwirkungen auf Membranebene und eine Zell/Zell-Erkennung nicht die Bedeutung haben wie bei Tieren. Allerdings sorgen die Plasmodesmen für ein Zellkontinuum.
- Schließlich scheint es bei Pflanzen keine klare Trennung zwischen Hormonproduktionsort (Drüse) und Wirkort zu geben. Pflanzenhormone ähneln deshalb am ehesten den tierischen Gewebshor-

Indol-3'-essigsäure,
ein Auxin

Gibberellin GA$_1$

Zeatin,
ein Cytokinin

Abscisinsäure

$H_2C=CH_2$
Ethylen

Jasmonsäure

Brassinolid,
ein Brassinosteroid

17.39 Strukturen der wichtigsten Pflanzenhormone.

monen. Allerdings ist ihre Wirkung mehr als bei Tieren abhängig von der Signalkombination, d. h. der relativen Menge einiger weniger Hormone. Dazu kommt, dass dieselben Phytohormone in unterschiedlichen Geweben recht unterschiedliche, z.T. gegensätzliche Wirkungen ausüben können.

Auxin (Indolylessigsäure) ist ein Zellstreckungswirkstoff, der in der Spitze der Pflanze, besonders des Keimlings, gebildet wird und die Streckung der basalwärts gelegenen Zellen bewirkt. Auxin vermittelt auch die verschiedenen Tropismen (gerichtetes Wachstum) der Pflanze. Dabei ist ein polarer Transport von Zelle zu Zelle für die Ungleichverteilung verantwortlich. Rezeptoren und Signalwege sind noch nicht sicher identifiziert. Ein schneller Effekt des Auxins ist die Auflockerung der Zellwand als Voraussetzung für die Zellverlängerung. Später erfolgt die Induktion der Synthese von Proteinen, die für das Wachstum nötig sind. Die Regulation der Zellteilung erfordert das Zusammenwirken mit Cytokininen (s. u.).

Gibberellinsäure wurde zunächst als ein Produkt eines phytopathogenen Pilzes isoliert, der Riesenwuchs verursacht; der Signalstoff leitet sich von den Isoprenoiden (Diterpen) ab. Gibberelline, von denen etwa 100 Varianten bekannt sind, stimulieren gleichfalls das Streckungswachstum (besonders der Hauptachse, Schießen des Sprosses!); Hemmer der Gibberellinsynthese (Retardanzien) erzeugen deshalb Zwergwuchs. Gibberelline steuern auch die Blütenbildung, die Samenbildung und -keimung.

Cytokinine sind Pflanzenhormone, die die Zellteilung anregen; sie sind vor allem an der Entwicklung der Knospen beteiligt und wirken dort als Antagonisten des Auxins. Chemisch handelt es sich um Derivate des Adenins, bei denen die 6-Amino-Gruppe substituiert ist. Aus Maispflanzen wurde das *Zeatin* isoliert, das einen hydroxylierten Prenyl-Rest enthält; hochwirksam ist auch das *Kinesin* (6-Furfuryladenin), ein DNA-Abbauprodukt. Ausgewachsene Pflanzenzellen können durch ein bestimmtes Verhältnis von Cytokininen und Auxin dazu veranlasst werden, sich wieder zu teilen und einen Zellhaufen (*Kallus*) zu bilden. Aus diesem lässt sich eine neue vollständige Pflanze züchten.

Abscisinsäure ist ein Phytohormon, das den Wasserhaushalt kontrolliert. Sie führt bei Wassermangel zur Öffnung von Anionenkanälen. Dadurch strömen K$^+$-Ionen und mit ihnen Wasser aus, und dies führt zum Schließen der Stomata. Das Hormon sorgt auch dafür, dass Samen und Knospen nicht vor der Zeit auskeimen bzw. treiben (*Dormanz*). Abscisinsäure wirkt gleichsam als Antagonist der anderen Phytohormone. Die chemische Struktur lässt eine Verwandtschaft zu den Carotinoiden erkennen. An der Signaltransduktion scheinen Ca^{2+} als Botenstoff und Protein-Kinasen beteiligt zu sein.

Ethylen, obwohl ein Gas, kann ebenfalls als Phytohormon der höheren Pflanze aufgefasst werden. Es wird in zwei Schritten aus S-Adenosylmethionin gebildet und ist in die Regulation vieler Entwicklungsprozesse eingeschaltet: Ethylen löst bei zahlreichen Früchten die Reifung aus; grün geerntete Früchte können durch Ethylenbegasung künstlich gereift werden. Weiter sorgt es für den Abbau der Blattsubstanz (*Seneszenz*) und die Speicherung der freigewordenen Bausteine in Speicherorganen bzw. im Samen im Jahreszyklus. Es kann als Wundstresshormon der höheren Pflanze bezeichnet werden, welches die Synthese von Tanninen induziert. Interessanterweise ähnelt der Ethylen-Rezeptor den Sensor-Kinasen bei den bakteriellen 2-Komponentensystemen (s. S. 461).

Jasmonsäure und ihr Methylester haben ähnliche Wirkung wie Abscisinsäure und Ethylen. Sie hemmen das auxininduzierte Streckungswachstum, das cytokinin- und auxininduzierte Kalluswachstum sowie die Samenkeimung und fördern die Seneszenz. Jasmonsäure ist vermutlich auch Signalsubstanz bei der Auslösung der Synthese mancher Phytoalexine.

Brassinosteroide. Diese Steroidhormone dienen Pflanzen als Wachstumsregulatoren. Sie induzieren die Verlängerung von Internodien und Zellteilung und wirken ähnlich wie Auxin. Ihre wachstumsfördernde Wirkung ist jedoch im Gegensatz zu jener der Auxine und Gibberelline länger anhaltend. Das gezeigte *Brassinolid* wurde aus Rapspollen isoliert. Es ist bemerkenswert, dass auch im Pflanzenreich das Steroidgerüst die Grundlage für einen Signalstoff abgibt. Die strukturelle Ähnlichkeit mit den Ecdysteroiden der Arthropoden ist nicht zu übersehen.

Gamone. So bezeichnet man Stoffe, die bei Algen und Pilzen auf die Ausbildung der Sexualorgane und das Verhalten der Gameten einwirken. Einige dieser Gamone konnten in der Struktur geklärt werden. Die nebenstehenden Formeln (☞**17.40**) zeigen drei Vertreter: das *Antheridiol,* die *Trisporsäure* und das *Sirenin.* Es sind Isoprenoidlipide; das Antheridiol ist ein Steroid. Sein Wirkungsmechanismus entspricht dem der tierischen Steroidhormone.
Bei Hefen wurden auch Peptid-Gamone gefunden.

Reaktion auf äußere Faktoren. Neben Phytohormonen hat die Lichtqualität (rotes, blaues, ultraviolettes Licht) eine wichtige Steuerfunktion. Das Licht steuert gerichtetes Wachstum (= **Phototropismus**). Ein anderer Faktor ist die Schwerkraft der Erde (gerichtetes Wachstum = **Gravitropismus**). Lichtsensoren für rotes und dunkelrotes Licht sind die Phytochrome. Sie wirken als morphogenetische Faktoren mit „Schalterfunktion" für entwicklungsphysiologische Prozesse. Die Signaltransduktion bei der Phytochromwirkung ähnelt der bei anderen Eukaryonten.

Phytochrome sind lösliche dimere Proteine aus einem großen Apoprotein (ca. 120 kDa), deren prosthetische Gruppe, ein offenkettiges Tetrapyrrol, kovalent an ein Cystein gebunden ist (☞**17.41 a**). Das Phytochrom mit dem Absorptionsmaximum bei 660 nm (P_r, r = rot) wird durch hellrotes Licht reversibel zu einer Form isomerisiert, die im dunkelroten Bereich bei 730 nm absorbiert; man nennt diese

☞**17.40 Struktur einiger Gamone.**

☞**17.41 Struktur von Phytochrom (a) und die von ihm kontrollierte Signalkette (b).** Formel des ähnlichen Bilirubins s. S. 399.

Form des Phytochroms P_{fr} (fr für „far red"). Da sich die Lichtabsorption der beiden Formen überlappt, stellt sich je nach Farbe und Intensität des eingestrahlten Lichtes ein reversibles Gleichgewicht der beiden Formen ein. Bei hellem Sonnenlicht liegt vorwiegend die P_{fr}-Form vor. P_{fr} ist die morphogenetisch wirksame Form des Phytochroms und signalisiert „Belichtung". Man kennt fünf verschiedene Phytochrome A–E.

Phytochrom A wird im Dunkeln in hoher Konzentration gebildet und ist lichtlabil. Es ist verantwortlich für das Umschalten zur Photomorphogenese (Lichtinduktion); es induziert die Samenkeimung bei Lichtkeimern und verhindert das Auftreten der langen, blassen, „etiolierten" Keime (bekannt von Kartoffeln, die im Dunkeln keimen). Auch für den Photoperiodismus (die Abhängigkeit von der Tageslänge) ist dieses Phytochromsystem verantwortlich. Schließlich sind auch biochemische Wirkungen (Induktion bestimmter Enzyme, vor allem Phenylalanin-Ammoniak-Lyase) durch P_{fr} bekannt. Die aktive Form P_{fr} von Phytochrom A ist kurzlebig; unter Vermittlung von Ubiquitin wird es durch Proteolyse abgebaut und damit seine Signalwirkung beendet. Auch durch dunkelrotes Licht wird P_{fr} wieder in die inaktive Form P_r verwandelt.

Die Signalwege des aktivierten Phytochroms A sind offenbar ähnlich denjenigen von Tieren. An der frühen Signaltransduktion sind G-Proteine beteiligt (👁 **17.41 b**). Man nimmt zwei weiterführende Wege an: An einem dieser Wege sind Ca^{2+} als Botenstoff und Calmodulin beteiligt, am anderen cGMP. Beide Wege regulieren sich gegenseitig. Ziel ist die Aktivierung oder Inaktivierung von Transkriptionsfaktoren im Zellkern durch Phosphorylierung. Entsprechende Protein-Kinasen wurden gefunden.

Die *Phytochrome B-E* werden konstitutiv in geringen Konzentrationen gebildet und sind stabil. Sie sind wahrscheinlich an der Lichtanpassung bereits ergrünter Zellen beteiligt.

Blaulicht- und UV-Rezeptoren. Es gibt auch Photorezeptoren für blaues und nahes ultraviolettes Licht, welche die Phytochrome bei der Entwicklungssteuerung ergänzen. *Phototropine* steuern lichtabhängige Pflanzenbewegungen, also Phototropismus, Chloroplastenwanderung und Stomata-Öffnung. Es sind 120 kDa große Rezeptor-Kinasen mit FMN als Chomophor; Blaulicht-abhängige Autophosphorylierung führt über einen noch nicht genau bekannten Signalweg zur Aktivierung von Transkriptionsfaktoren. Phototropin-ähnliche Proteine regulieren in anderen Organismen Antworten auf die Änderung von Sauerstoffgehalt, Membranspannung oder Licht. *Cryptochrome* steuern die Keimung durch De-Etiolierung und die photoperiodische Blütenbildung. Es sind 70–80 kDa große Proteine, deren N-terminale Domäne durch Duplikation von DNA-Photolyasen (s. S. 165) entstanden ist. Die lichtabsorbierende Gruppe ist wie bei den DNA-Photolyasen ein Desazaflavin oder Methenyltetrahydrofolat. Die Lichtenergie wird übertragen auf ein FAD im aktiven Zentrum, wo möglicherweise Autophosphorylierung oder Übertragung eines Elektrons ausgelöst und damit ein Signalweg induziert wird.

Gravitropismus. Der Gravitationssinn der Pflanze und die Signalkette bei der Entwicklungssteuerung sind nur unvollkommen verstanden. Amyloplasten wirken vermutlich als „Schweresteinchen" (Statolithen), die auf ein darunterliegendes Actin-Netz drücken, das auf unbekannte Weise als Gravisensor wirkt.

🔍 Phytochrome werden – abhängig von Qualität und Quantität von Licht – in den Zellkern transportiert. Für Phytochrom B konnte gezeigt werden, dass es seine Hauptfunktion im Zellkern ausübt. Der **lichtabhängige Kerntransport** ähnelt dem Steroidtransport zum Steroidhormonrezeptor (s. S. 132, Kapitel 19). Wie die Second Messenger Ca^{2+} und G-Proteine einzuordnen sind, ist noch unklar und ein spannendes Forschungsgebiet.

18 Besonderheiten der Biochemie der Mikroorganismen

📎 Zusammenfassung

- **Prokaryonten** (= Bakterien) unterscheiden sich von Eukaryonten in der Organisation der Zelle und im weitgehenden Fehlen höherer Lebensformen mit verschiedenartig differenzierten Zellen. Man unterscheidet zwei Abstammungslinien, Eubakterien und Archaebakterien. Die Unterschiede im Zellaufbau und im Synthesestoffwechsel sind Ziele beim Angriff durch antibiotisch wirksame Substanzen.
- Bakterien zeigen besondere **Synthese- und Abbauleistungen**. Zu ihnen zählt die Fixierung von molekularem Stickstoff und der Abbau von Cellulose und Hemicellulose. Lignin wird von Pilzen abgebaut. Mikroorganismen sind im Kreislauf der Stoffe hauptsächlich verantwortlich für die Remineralisierung der organischen Stoffe.
- **Aerobe** Bakterien gewinnen Energie durch Elektronentransport-Phosphorylierung, analog der mitochondrialen Atmungskette. Die Reduktionsäquivalente entstehen durch Oxidation organischer Substrate oder durch Oxidation anorganischer Verbindungen wie NH_3, H_2S oder Fe(II). Die oxidierten Stoffwechselprodukte HNO_3, H_2SO_4 und Fe(III) dienen anaeroben Bakterien als Elektronenakzeptoren für eine **anaerobe Atmung.**
- Neben der Fähigkeit, anaerob zu atmen, können Bakterien organische Stoffe zu Gärprodukten **vergären**. Dabei wird Energie hauptsächlich durch Substratketten-Phosphorylierung bei der Oxidation des Substrates gewonnen. Die anfallenden Reduktionsäquivalente müssen auf ein Zwischenprodukt des Gärungsstoffwechsels abgeladen werden; dieses wird zum reduzierten Gärprodukt umgesetzt und ausgeschieden. Eine andere Möglichkeit, die Reduktionsäquivalente loszuwerden, besteht in der Reduktion von Protonen des Wassers unter H_2-Bildung. Letztlich entsteht aus den Gärprodukten Essigsäure, CO_2 und H_2 durch den Stoffwechsel von Methanbildenden Bakterien das Biogas ($CO_2 + CH_4$).
- **Symbiontische Bakterien** spielen in der Natur eine große Rolle bei der N_2-Fixierung, bei der Versorgung von Nahrungsspezialisten mit Vitaminen und essenziellen Aminosäuren und bei der Versorgung mancher Meerestiere mit assimiliertem organischem Kohlenstoff. Die Symbiose zwischen photosynthetisierenden Grünalgen oder Cyanobakterien mit Pilzen bringt die Flechten hervor.
- Ein Drittel der Menschen fällt Infektionskrankheiten zum Opfer. **Pathogene Bakterien** zeichnen sich durch Virulenzfaktoren aus, Eigenschaften, welche erst gemeinsam die Krankheit verursachen. Der Anfangsschritt einer Infektion ist der Eintritt des Pathogenen hauptsächlich über die Schleimhäute. Voraussetzung dafür ist die Bindung des Bakteriums an die Wirtszelloberfläche über *Adhäsine*. Die Invasion erfolgt meist über das Blut- oder Lymphsystem. Zur Kolonisierung und zum Wachstum im Wirt sezernieren Bakterien *Exoenzyme*, welche das Wirtsgewebe schädigen. Siderophore dienen für ausreichende Eisenversorgung. Besonders wichtig ist die Sezernierung von *hochtoxischen Proteinen*. Man fasst sie in drei Klassen zusammen. Zytolytische Toxine schädigen die Plasmamembran. A-B-Toxine bestehen aus zwei Domänen, einer Bindedomäne B und einer Domäne mit dem enzymatisch aktiven Gift A; das Gift wird

abgespalten und verändert wichtige Proteine der Zelle durch kovalente Modifikation. Superantigene stimulieren unspezifisch und hochgradig das Immunsystem. Bei Gram-negativen Bakterien kommt die Wirkung des *Endotoxins* hinzu. Endotoxin ist ein Teil des Lipopolysaccharids der äußeren Membran dieser Bakterien. Es wird bei der Bakterienlyse freigesetzt und verursacht Fieber und septischen Schock.

Bakterien haben mit den Eukaryonten die meisten Bausteine und Makromoleküle gemeinsam. Die eukaryontischen Organellen gleichen hinsichtlich Aufbau und Syntheseleistung den *aeroben Bakterien* (Mitochondrien) und den Photosynthese betreibenden *Cyanobakterien* (Chloroplasten). Diese Ähnlichkeit beruht auf der gemeinsamen Abstammung. Vieles davon, was über diese Organellen gesagt wurde, lässt sich deshalb auf jene Bakterien übertragen. Bei genauer Betrachtung bemerkt man aber auch tiefgreifende Unterschiede zwischen Prokaryonten und Eukaryonten.

So sind die Prozesse der Zellteilung, der DNA-Replikation, der Transkription und der Translation in allen Organismen im Prinzip zwar ähnlich; dennoch existieren fundamentale Unterschiede. Diese Unterschiede zu erkennen bietet die Chance, Bakterien wirkungsvoll zu bekämpfen. Am auffälligsten sind die Besonderheiten von Bakterien bei den vielfältigen Formen der Energiegewinnung. Diese haben in den 3,8 Milliarden Jahren der Evolution eine Vollkommenheit und Anpassungsfähigkeit erreicht, welche das Fehlen von höher organisierten Lebensformen wettmacht.

In diesem Kapitel wollen wir auf einige Punkte eingehen, die besonders charakteristisch für Bakterien sind. Zuerst soll der Aufbau der Prokaryontenzelle besprochen werden; dem gleichem Bauprinzip liegen zwei getrennte Entwicklungslinien zugrunde. Die besonderen Synthese- und Abbauleistungen von Mikroorganismen sind für die Erhaltung des Lebens von elementarer Bedeutung. Einige dieser Stoffwechselleistungen bilden auch die Grundlage für die moderne Biotechnologie und die klassische Lebensmitteltechnologie. Aus der Urzeit haben manche Bakterien ein Leben ohne Sauerstoff und unter extremen Bedingungen bis in unsere Zeit beibehalten. Viele Tiere und Pflanzen sind auf eine Symbiose mit Bakterien angewiesen, ebenso wie der Mensch. Schließlich haben Mikroorganismen auch Pflanze, Tier und Mensch als Lebensraum erschlossen; pathogene Bakterien sind deshalb Ursache von Infektionskrankheiten und damit für den frühen Tod eines Drittels der Menschheit.

18.1 Einteilung und Zellstruktur der Prokaryonten

Eubakterien und Archaebakterien. Man unterscheidet zwei Abstammungslinien, die sich in wesentlichen Eigenschaften von einander unterscheiden (▼ 18.1). Der Energie- und Baustoffwechsel in Archaebakterien (Archaea) gleicht dem von Eubakterien (Bacteria), die Molekularbiologie des Zellstoffwechsels eher der von Eukaryonten.

Struktur der Bakterienzelle. Prokaryonten (= Bakterien) unterscheiden sich von den Eukaryonten in der einfachen Organisation der Zelle und im weitgehenden **Fehlen höherer Lebensformen** aus verschieden differenzierten Zellen (◉ 18.1). Sie besitzen eine feste **Zellwand**, die bei Eubakterien aus einem *Peptidoglycan* (Murein) besteht. So genannte Gram-negative Bakterien besitzen zusätzlich eine äußere Membran, deren äußere Schicht aus *Lipopolysacchariden* besteht. Die innere Schicht entspricht in ihrer Zusammensetzung der Plasma-

🔍 **Struktur der äußeren Membran.** Gram-negative Bakterien enthalten außer der Zellwand eine darüber gelagerte äußere Membran, die nicht der Cytoplasmamembran gleicht. Damit wird ein zweiter Zellraum, der *periplasmatische Raum*, geschaffen. Wichtigste Lipid-Komponente der äußeren Membran ist ein Lipopolysaccharid, das die physikalischen Eigenschaften der Membran wesentlich mitbestimmt. Sein Polysaccharid-Anteil, der nach außen ragt, bestimmt die serologischen Eigenschaften. Der Lipid-Anteil des Moleküls, der nach Abbau des Lipopolysaccharids frei wird, ist das Endotoxin (oder – etwas irreführend – *Pyrogen*), das bei bakteriellen Infektionen für Fieber und andere Körperreaktionen verantwortlich ist.

▼ 18.1   Gemeinsamkeiten und Unterschiede zwischen den Organismenreichen Eubakterien, Archaebakterien, Eukaryonten. Die beiden Bakterienreiche werden als Protocyten (Prokaryonten) bezeichnet, im Gegensatz zu den Eukaryonten (= Eucyten). Manche Merkmale gelten nicht für alle Mitglieder eines Reiches; z. B. besitzen nicht alle Eubakterien und Archaebakterien Flagellen oder Gasvakuolen. Die Größe von Protocyten kann bis 2 mm betragen.

Merkmal	Protocyten Eubakterien	Archaebakterien	Eucyten Eukaryonten
Größenbereich	0,3–2,5 µm	0,3–2,5 µm	2–20 (–300) µm
Vielzelligkeit	–	–	+
Differenzierung	(+)	–	+
Zellkern/Mitose	–	–	+
Genom	zirkuläre DNA	zirkuläre DNA	Chromosomen
Nucleosomen	–	–	+
Rekombination	Konjugation	Konjugation	Meiose/Syngamie
Operons	+	+	+ (nur Organellen)
RNA-Polymerase	Bakterien-Typ	Archaeen-Typ	Archaeen-Typ
Initiator-tRNA	fMet-tRNA	Met-tRNA	Met-tRNA
Ribosomen	70 S	70 S	80 S
mRNA, Cap an 5'	–	–	+
mRNA, poly(A) an 3'	–	–	+
Endomembransystem	–	–	+
Endo-/Exocytose	–	–	+
Organellen	–	–	+
Gasvakuolen	+	+	–
Mechanoenzyme	–	–	+
Cytoskelett	–	–	+
Flagellen	+	+	–
Geißeln	–	–	+
Photosynthese	+	–	+ (Chloroplasten)
e⁻-Transport/H⁺-Gradient	+	+	+ (nur Organellen)
ATP-Synthase	F-Typ	A-Typ	F-Typ (Organellen)
Peptidoglykan	+	–	–
Acylester-Lipide	+	–	+
Isopropanylether-Lipide	–	+	–
N_2-Fixierung	+	+	–
Methanogenese	–	+	–
Anaerobiose	+	+	selten (Hefe)
Chemolithotrophie	+	+	–

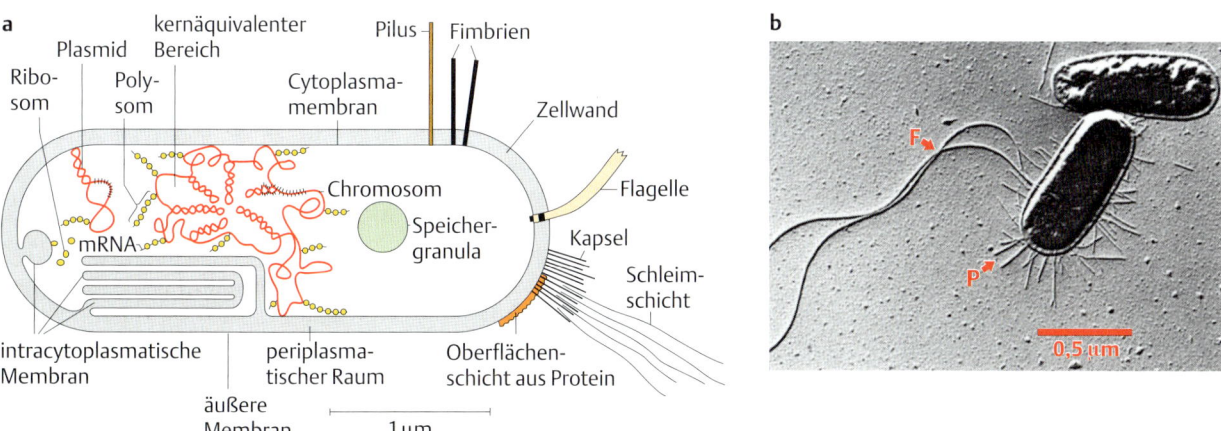

👁 18.1   *Escherichia coli* als Beispiel für ein Gram-negatives Bakterium. Das Schema in **a** zeigt in idealisierter Form die elektronenmikroskopisch sichtbaren Zellstrukturen, die in verschiedenen Bakterien vorkommen. *Gram-positive Bakterien* enthalten keine äußere Membran, dafür ein dickeres Murein. Die Oberflächenschicht kommt seltener vor und besteht aus Proteinen; die Schleimschicht ist meist aus Polysacchariden aufgebaut. In **b** ist eine elektronenmikroskopische Aufnahme gezeigt. Der Balken entspricht 1 µm. F = Flagelle. P = Pili oder Fimbrien.

Lipopolysaccharide in der äußeren Membran. Bei den Enterobacteriaceen (hierzu gehören z. B. die *Salmonellen* und Verwandte von *E. coli)* ist der Aufbau des Lipopolysaccharids genau bekannt. Die Lipid-Komponente (*Lipid A*) besteht aus langkettigen Fettsäuren, die mit den Hydroxy- und Aminogruppen von Disaccharid-Einheiten [GlcN (β1→6)GlcN] verestert sind; diese Bausteine wiederum sind über Diphosphat-Brücken verknüpft. Im Polysaccharid-Anteil finden wir zunächst ein Dekasaccharid, das u. a. eine Heptose und eine C_8-Zuckersäure enthält; es ist glykosidisch an eine Hydroxy-Gruppe der Disaccharid-Einheit gebunden. An das Dekasaccharid schließt sich nach außen eine Zuckerkette von 200–250 Einheiten an, die aus sich wiederholenden Tetra- oder Pentasaccharid-Bausteinen aufgebaut ist. Diese Ketten stellen das Oberflächen-Antigen (*O-Antigen*) dar; durch Variationen in diesem Teil (bedingt durch Mutationen der Synthese-Enzyme) entstehen die zahlreichen serologischen Typen der Salmonellen.

Die Ketten des O-Antigens können auch ganz fehlen; dadurch entstehen die serologisch gleichen R-Typen, wobei R „raue Kolonieform" bezeichnet.

Viele Bakterien umgeben sich mit Kapsel- und Schleimsubstanzen, die für die Anheftung an den Wirt und damit ebenfalls für die Pathogenität entscheidend sind. Meist sind es Polysaccharide, die auch Zuckersäuren enthalten. Nicht selten ahmen die Bakterien damit wirtseigene Oberflächen-Substanzen in einer *molekularen Mimikry* nach. Sie umgehen damit das Immunsystem.

membran. Die Unterschiede im Zellaufbau und im Synthesestoffwechsel sind Ziele beim Angriff durch antibiotisch wirksame Substanzen. Prokaryonten haben keine durch Membranen abgegrenzten Zellkompartimente und keine Organellen wie Plastiden oder Mitochondrien oder einen membranumgrenzten Zellkern.

Die Bakterienzelle benötigt wegen ihrer Kleinheit (im μm-Bereich) kein Versorgungssystem. Alle Stoffe gelangen durch Diffusion innerhalb weniger als 1 s an alle Orte. Elemente des *Cytoskeletts* wie Intermediärfilamente, Actinfilamente und Mikrotubuli und auch *Motorproteine* wie Myosine, Dyneine und Kinesine kommen nicht vor. Es gibt jedoch bakterientypische Varianten des Cytoskeletts und der Motorproteine: Bakterien haben ein *FtsZ-Protein* (filamentation sensitive, Mutanten zeigen Filamentwachstum), welches homolog zu Tubulinen und an der Zellteilung beteiligt ist. Statt der *Geißeln* besitzen sie viel kleinere und anders aufgebaute **Flagellen**. Diese werden durch einen Motor in der Cytoplasmamembran in Rotation versetzt und erlauben die Bewegung wie durch eine Schiffsschraube. Angetrieben wird der Flagellenmotor durch Einströmen von Protonen über die energisierte Membran, analog wie bei der ATP-Synthase.

Bakterien besitzen als **Speicherstoffe** *Polyglucose, Polyphosphat* oder einen wasserunlöslichen *Polyester der 3-Hydroxybuttersäure* (S. 283), aber keine Triglyceride. Ein Endomembransystem fehlt und damit auch die Transportprozesse Exo- und Endocytose.

Die **Cytoplasmamembran** ist Ort des Transportes, der Atmung und der Photosynthese und auch die Ankerstelle für Sinnesrezeptoren, welche das Verhalten der Zelle und teilweise auch die Genregulation steuern. Sie ist im Prinzip ähnlich aufgebaut wie die innere Mitochondrien- und Plastidenmembran. An ihr findet auch die Synthese der Vorstufen für die Zellwand statt.

Bakterien sind die ältesten Organismen und hoch angepasst. Manche von ihnen können **extreme Lebensräume** besiedeln, in denen Eukaryonten nicht leben können. Ihre hohe und vielfältige Stoffwechselleistung (kürzeste Generationszeit 15 min) macht sie zu biotechnologisch wichtigen Organismen. Hinsichtlich der Vielfalt ihrer Biochemie sind sie die „Weltmeister" unter den Lebewesen; diese Vielfalt kann hier nur angedeutet werden.

Zellwand der Bakterien. Wir besprechen hier nur einige wesentliche Strukturen der Zellhülle. Sie besteht größtenteils aus komplex aufgebauten, sehr großen Makromolekülen, die man **„Mureine"** nennt (von lat. murus = Wand; **18.2**). Grundbaustein ist ein Disaccharid aus *N*-Acetyl-glucosamin-(β1→4)-*N*-Acetyl-muraminsäure. Die *Muraminsäure* ist der *3-O*-Ether des Glucosamins mit Milchsäure. Die Disaccharid-Einheiten sind β1→4-glykosidisch zu einem Polysaccharid verbunden; die Grundstruktur entspricht damit dem Chitin (*N*-Acetyl-glucosamin in β1→4-Verknüpfung, S. 233), nur dass bei jeder zweiten Einheit die HO-Gruppe an C-3 mit Milchsäure einen Ether gebildet hat (die Biosynthese verläuft über eine Ether-Bildung mit Phosphoenolpyruvat unter Reduktion des Enols).

Die freie Carboxy-Gruppe der Milchsäure bildet mit Aminosäuren (L-Alanin, D-Glutaminsäure, L-Lysin, oder meso-Diaminopimelinsäure, D-Alanin-D-Alanin) kurze Peptidstücke (Muropeptide), die gleichzeitig eine Quervernetzung zwischen verschiedenen Polysaccharid-Ketten herstellen. Dieser Schritt der Biosynthese wird durch *Penicillin* gehemmt. Andere Antibiotika greifen an anderen Teilschritten der Zellwandsynthese ein.

Muraminsäureglykoside werden spezifisch gespalten von *Lysozym* (= Muramidase), einem im Tierreich verbreiteten Enzym. Es wirkt als Schutzmittel gegen bakterielle Infektionen und kommt u. a. in der Tränenflüssigkeit, im Nasenschleim, im Blutplasma und im Hühnereiweiß vor (zum Wirkungsmechanismus s. S. 59).

Spaltstelle für *Lysozym*

18.2 Struktur des Mureins (Ausschnitt). Blau = Milchsäureanteil der *N*-Acetyl-muraminsäure.

Eine andere Gruppe von Zellwandbestandteilen sind die **Teichonsäuren.** Sie sind aus einem Polyalkohol (Glycerol oder Ribitol) und Phosphorsäure aufgebaut; über Phosphorsäurediester-Bindungen bilden sie große Kettenmoleküle, und an den freien Hydroxy-Gruppen sitzen z.B. *N*-Acetyl-glucosamin-Reste (glykosidisch) und D-Alanin (in Ester-Bindung).

Bakteriengenom. Bakterien haben ein *ringförmiges Chromosom* aus Doppelstrang-DNA ohne Kernmembran. Das Chromosom ist auf ein Tausendstel seiner Größe kondensiert, allerdings gibt es keine typischen Histone. Ihre Gene, 600 bis 6000, sind in *Operons* organisiert. Operons umfassen hintereinander liegende Gene, die eine Funktionseinheit bilden. Sie stehen unter gemeinsamer Kontrolle und werden als polycistronische mRNA transkribiert. Introns fehlen meist, und nichtcodierende Regionen machen nur einen kleinen Teil (< 1/5) des Genoms aus.

Transkription, Translation und Replikation finden gleichzeitig in der Chromosomenregion statt. Diese Prozesse sind einerseits vergleichbar den eukaryontischen Prozessen, weisen andererseits aber signifikante Unterschiede auf. Diese Unterschiede sind von großer Bedeutung für die Medizin, da hier bakterienspezifische Antibiotika angreifen.

Entwicklungssteuerung und Reaktion auf externe Signale. Bakterien haben keine eigentlichen Hormone. Eine Reihe von **„Wuchsstoffen"** sind Vitamine. Für fast alle wasserlöslichen Vitamine kennt man einen bestimmten Bakterienstamm, der gerade diesen Stoff als „Wuchsstoff" (Wachstumsvitamin) benötigt. Allerdings scheiden viele Bakterien Signalstoffe aus, welche ab einer bestimmten Schwellenkonzentration andere Zellen der Population veranlassen, sich in ihrem Stoffwechsel umzustellen. Diese Art „Volksabstimmung" (*Quorum sensing*) befähigt Bakterien zu Gemeinschaftsleistungen, welche die einzelne Zelle überfordern würde. Dieses Phänomen spielt auch bei der Pathogenität eine Rolle. Die ausgeschiedenen und eingesammelten Botenstoffe sind *Homoserin-Lactone* oder kurze Peptide.

Bakterien können über **Membransensoren** verschiedene Reize aufnehmen (Licht, Sauerstoff, Temperatur, Osmolarität, Locksubstanzen, Schreckstoffe, Substrate, Energetisierung der Membran). Diese Sensorproteine wirken als *Protein-Histidin-Kinasen* und führen nach Reizung eine Autophosphorylierung eines Histidinrestes an ihrem cytoplasmatischen Teil durch (**18.3**). ATP ist der Phosphoryl-Donor. Dieses Histidin-Phosphat phosphoryliert ein Aspartat an einem cytoplasmatischen Regulatorprotein, welches in der phosphorylierten Form aktiviert wird und Gene an- oder abschaltet. Man nennt diese

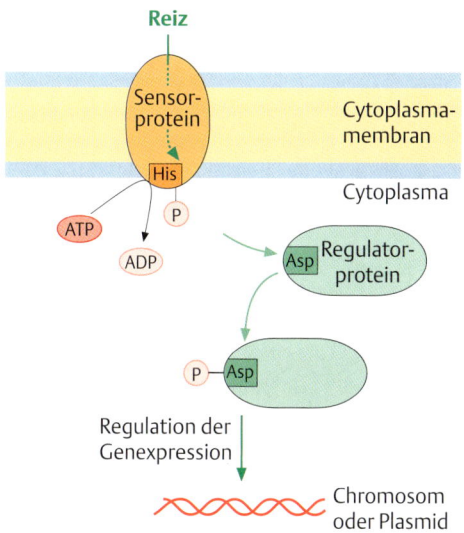

18.3 Signaltransduktion bei Bakterien durch 2-Komponenten-Systeme.

Systeme *2-Komponenten-Systeme*. Bei der Chemotaxis wird auch die Flagellenbewegung ähnlich gesteuert, indem das phosphorylierte Regulatorprotein den Flagellenmotor steuert.

Bakterien besitzen auch **Alarmone**, oft Nucleotidabkömmlinge wie *cAMP* und *Guanosintetraphosphat* (ppGpp = GDP, welches an 3'-Stellung der Ribose eine Diphosphatgruppe trägt). Alarmone signalisieren Stressbedingungen und führen zu Stoffwechseländerungen; sie werden durch intrazelluläre Sensoren aus ATP bzw. GTP gebildet.

18.2 Besondere Synthese- und Abbauleistungen von Mikroorganismen

Bakterien haben einige besondere biosynthetische Fähigkeiten, die auch für höhere Lebewesen von entscheidender Bedeutung sein können. Einige Abbauleistungen sind notwendig für den Kreislauf der Stoffe. Aus der großen Anzahl dieser Prozesse können hier nur wenige erwähnt werden. Auf die bakterielle Photosynthese wurde bereits in Kapitel 17.3 eingegangen.

Stickstoff-Fixierung. Die Fähigkeit, den *Stickstoff der Luft* (N_2) zu binden, ist auf Prokaryonten beschränkt. Viele freilebende Bakterien verwenden N_2 bei Mangel an anderen N-Quellen. Symbiontische Knöllchenbakterien (z. B. *Rhizobium sp.*) – vor allem von Schmetterlingsblütlern – versorgen diese wichtigen Kulturpflanzen (Klee, Soja, Bohnen) mit Stickstoff. Von den Pflanzen erhalten sie Malat. Die für die Stickstoff-Reduktion benötigten „Reduktionsäquivalente" entstammen der Oxidation von organischen Verbindungen wie Pyruvat oder von H_2; Cyanobakterien gewinnen sie durch Photosynthese. Das gebildete Ammoniak wird dann über Glutamin und Glutamat auf andere Verbindungen übertragen (s. ◉**17.27**, S. 444).

Molekularer Stickstoff (N_2) ist außerordentlich stabil und chemisch inert. Zwar ist die Bildung von NH_3 aus den Elementen N_2 und H_2 exergon, aber die Aktivierungsenergie ist *hoch*; deshalb ist man in der Technik dazu gezwungen, besondere Katalysatoren sowie hohe Temperaturen und Drücke anzuwenden (Haber-Bosch-Verfahren der Ammoniaksynthese). Das biochemische Äquivalent zum Haber-Bosch-Verfahren ist die N_2-Reduktion nach der nebenstehenden Gleichung (18.1). Das Enzym, das diese Reaktion katalysiert, wird *Nitrogenase* genannt; es vermag außer N_2 auch andere Substrate zu reduzieren, z. B. HCN zu Methylamin, oder Acetylen, das in Ethylen übergeht. Die letztgenannte Reaktion wird häufig zur indirekten Messung der Enzymaktivität herangezogen.

Das Molybdän-Eisen-Protein ist ein Tetramer aus 2 α- und 2 β-Untereinheiten, das 30 Fe und 2 Mo-Atome enthält. Die Struktur des Mo-haltigen Reaktionszentrums, auch Fe-Mo-Cofaktor genannt, ist in ◉**18.4** dargestellt. Man kennt verschiedene Typen der Nitrogenase, die teilweise statt Mo andere Metalle (V oder Fe) im aktiven Zentrum

✑ Die **potenzielle Stoffwechsel-Leistung** von Mikroorganismen ist enorm: Bei einer Generationszeit von 1 Stunde können in 6 Tagen (= 144 h) aus 1 Zelle (1 μm^3, 10^{-12} g) infolge der 144 Zellteilungen 2^{144} = 10^{43} Zellen gebildet werden. Dies entspricht 10^{28} kg, tausendmal so viel wie die Masse der Erde.

✑ Die **Nitrogenase** besteht aus zwei verschiedenen Proteinen, einem Eisen-Schwefel-Protein I *(Azoferredoxin)* und einem Molybdän-Eisen-Schwefel-Protein II *(Molybdo-Ferredoxin)*. Elektronen-Donor für die Stickstoff-Reduktion ist Ferredoxin. Die Elektronen werden zuerst von Azoferredoxin aufgenommen, dann wird ATP angelagert, welches später gespalten wird. Dadurch erhält das Azoferredoxin ein sehr negatives Redoxpotenzial, so dass es das Molybdo-Ferredoxin schrittweise in den vollständig reduzierten Zustand überführen kann. Die Elektronen werden dann nach der Gleichung

$$N_2 + 8\,H^+ + 8\,e^- + 16\,Mg \cdot ATP \rightarrow$$
$$2\,NH_3 + H_2 + 16\,Mg \cdot ADP + 16\,P_i \qquad (18.1)$$

auf N_2 übertragen. Bemerkenswert ist, dass außer NH_3 jeweils noch 1 H_2 entsteht.

◉**18.4 Struktur des Reaktionszentrums der Nitrogenase.** Der Fe-Mo-Cofaktor enthält 7 Fe(II)-Ionen und ein Mo-Ion, die teils mit Schwefel, teils mit Homocitrat (rechts) komplexiert sind.

enthalten. Die Nitrogenase wird durch Sauerstoff inaktiviert. Deshalb haben aerobe Stickstoff-Fixierer besondere Schutzstrategien gegen Sauerstoff entwickelt.

Die die Bakteriensymbionten beherbergenden Wurzelknöllchen sind rötlich. Das rührt her von großen Mengen *Leghämoglobin* (*Leguminosen*), einem Häm-haltigen Protein, welches von der Pflanze gebildet wird. Es hat die Aufgabe, den Sauerstoff zu binden und für die Atmung der Bakterien bereitzustellen. Die Endoxidase der Rhizobien hat eine enorm hohe Affinität zu O_2. Die Symbiose von Rhizobien mit Leguminosen ist nur die häufigste von vielen ähnlichen Symbiosen anderer Bakteriengruppen mit anderen Pflanzengruppen.

Synthese von Vitaminen. Viele Bakterien können die wichtigsten Vitamine als Bausteine von Cofaktoren und Coenzymen selbst bilden. In manchen Symbiosen stellen Bakterien dem tierischen Wirt diese Vitamine zur Verfügung; besonders gilt dies für die Symbionten von Blut- und Pflanzensaft-saugenden Insekten (Nahrungsspezialisten).

Abbau von Cellulose, Hemicellulose und Lignin. Diese Polymere sind die Hauptbestandteile von Landpflanzen und damit wesentliche Nahrungsquelle für Pflanzen fressende Tiere. Viele Pflanzenfresser nutzen die Fähigkeit von Mikroorganismen, *Cellulose und Hemicellulose* zu einfachen Zuckern hydrolysieren zu können, indem sie geeignete Gärräume für die Bakterien und Protozoen schaffen (z. B. Pansen der Wiederkäuer). Die Cellulose ist schwierig angreifbar, da sie teils kristallin, teils mit Lignin inkrustiert vorliegt. Mikroorganismen sezernieren oder binden an ihre Zelloberfläche verschiedene Glykosidasen, welche die glykosidischen Bindungen spalten.

Im Unterschied zur Cellulose kann *Lignin* nur von bestimmten Pilzen mit Hilfe von molekularem Sauerstoff angegriffen werden (☜**18.5**). Sie erzeugen mit Hilfe von Oxidasen H_2O_2, das durch Umsetzung von

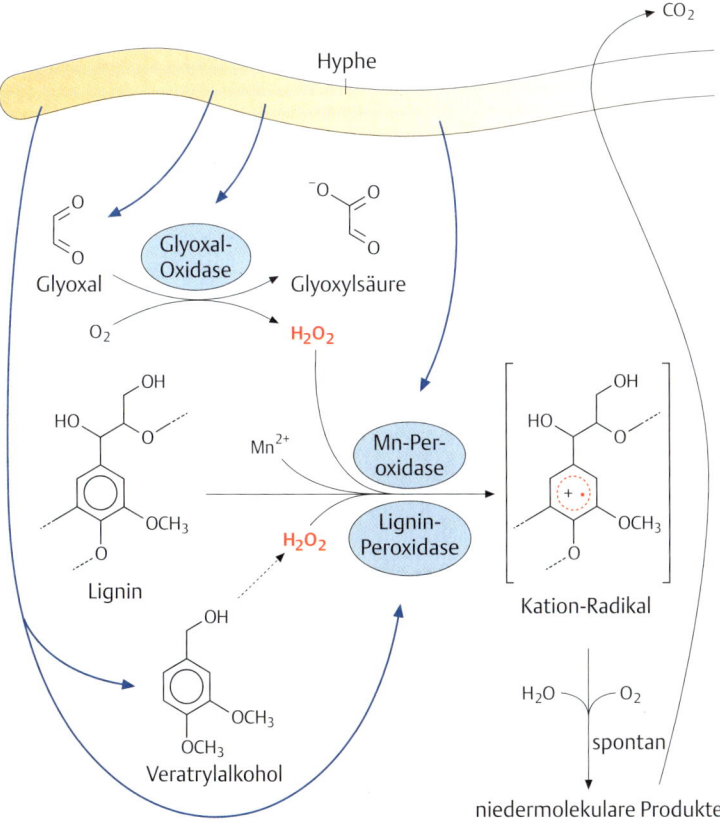

☜**18.5 Ligninabbau durch Pilze.** Glyoxal und aromatische Alkohole (wie Veratrylalkohol) stammen aus der Oxidation des Lignins. Deren Oxidation wiederum dient zur Bildung von H_2O_2 sowie zur Komplexierung (Oxalsäure!) von Mangan-Ionen. Eine besondere Rolle beim Angriff der phenolischen Strukturen wird Mn^{3+} zugeschrieben, welches durch *Mangan-Peroxidasen* aus Mn^{2+} und H_2O_2 entsteht. Die durch Peroxidasen entstehenden Radikal-Kationen zerfallen spontan in niedermolekulare Produkte oder reagieren weiter.

🔍 Eine den Mangan-Peroxidasen analoge chemische Reaktion ist die **Bildung von Hydroxyl-Radikalen** durch Fe^{2+} und H_2O_2 (*Fenton-Reaktion*) nach folgender Gleichung:
$Fe^{2+} + H_2O_2 \rightarrow Fe^{3+} + OH\text{-Radikal} + OH^-$.
Das Hydroxyl-Radikal ist eines der stärksten Oxidationsmittel ($E^{o'} = + 2{,}18$ V!):
Hydroxyl-Radikal $+ e^- + H^+ \rightarrow H_2O$.

Sauerstoff mit Alkoholen und Aldehyden außerhalb der Zelle entsteht. H_2O_2 dient dann als Cosubstrat für Peroxidasen, welche die stabilen Biaryl- und Etherbindungen oxidativ spalten können. Es ist noch unklar, wie die Pilzzelle sich vor den aggressiven Sauerstoff-Reagenzien selbst schützt. Die Durchdringung des Pflanzenmaterials durch lange Pilzzellfäden (Hyphen) ist dabei entscheidend und könnte erklären, warum Bakterien Lignin kaum abbauen. Der Ligninabbau muss als Cometabolismus angesehen werden, der das Ziel hat, die wertvollere Hemicellulose und *N*-haltige Verbindungen zu erschließen. Der Abbau verläuft unvollständig; die nicht umgesetzten Aromaten sind als Humusstoff entscheidend für die Bodenbildung und -fruchtbarkeit.

Oxidation anorganischer Verbindungen. Manche Bakterien sind als Nahrungsspezialisten an das Fehlen von organischer Nahrung angepasst. Sie können allein mit anorganischer Substanz leben; man nennt sie *chemolithoautotroph*. Während Eukaryonten Energie z. B. aus der Oxidation von Zuckern oder Aminosäuren gewinnen, ersetzen diese Bakterien solche organischen Substrate durch oxidierbare, anorganische Substrate wie H_2S. Statt also Glucose zu CO_2 zu oxidieren, wandeln diese Bakterien z. B. H_2S oxidativ zu S und weiter zu H_2SO_4 um (👁18.6). Die dabei anfallenden Reduktionsäquivalente werden meist in die Atmungskette geschleust und mit Sauerstoff wieder oxidiert (s. S. 406). Dabei entsteht ein Protonengradient, der wiederum zur Energiegewinnung genutzt wird (Elektronentransport-Phosphorylierung, s. Kap. 16, S. 405).

Die chemolithotrophen Bakterien spielen im Kreislauf der Stoffe, bei Symbiosen mit Tieren und bei der Materialzerstörung eine wichtige Rolle. Sie können zum Beispiel Schwefelwasserstoff (schematisch

🔍 Der Begriff **chemo-litho-auto-troph** bezieht sich auf die Herkunft von Energie, Reduktionsäquivalenten und Kohlenstoff im Stoffwechsel
– Chemo = Energie aus chemischer Reaktion (Gegensatz: photo-);
– litho = Reduktionsäquivalente aus Oxidation anorganischer Verbindungen (Gegensatz: organo-);
– auto = C aus CO_2 (Gegensatz: hetero-);
– troph = sich ernährend.

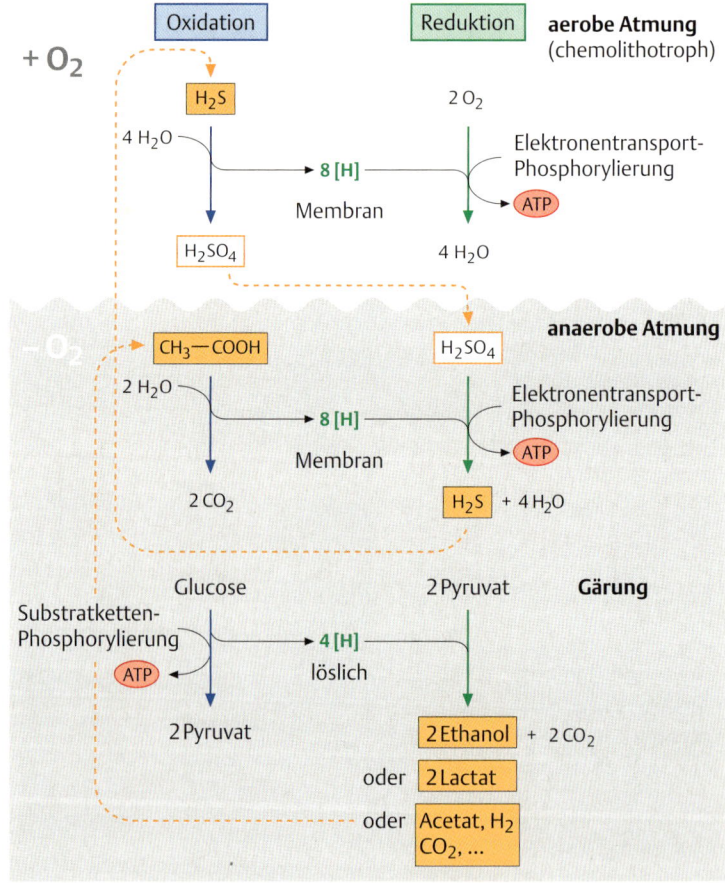

👁**18.6 Verschiedene Typen des bakteriellen Energiestoffwechsels und ihre Rolle im Stoffkreislauf der Natur.** Oben gezeigt ist die chemolithotrophe Lebensweise am Beispiel der Oxidation von H_2S. Darunter die anaerobe Atmung am Beispiel der Sulfat-Atmung. Ganz unten ist die Gärung gezeigt. Durch die anaerobe Atmung schließt sich der Kreislauf der Stoffe. Er beruht auf einem Wechsel von aerober und anaerober Lebensweise.
Angetrieben wird der Kreislauf durch den Energiegehalt von organischem Material (Elektronen-Donor) in Gegenwart eines Oxidationsmittels (Elektronen-Akzeptor). Der Aufbau dieser organischen Substanz und die Freisetzung von Sauerstoff aus Wasser sind letztlich vom Sonnenlicht abhängig. In anaeroben Bereichen wird organisches Material zu Gärprodukten wie Alkohol, Essigsäure, Wasserstoff (und CO_2) abgebaut. Bakterien mit einer anaeroben Atmung können diese Gärprodukte meist vollständig zu CO_2 oxidieren.

gezeigt in ↔18.6), Schwefel, Wasserstoff, Methan, Ammoniak oder Fe(II) oxidieren. Produkte sind Schwefelsäure, H^+, Kohlensäure, Nitrat und Fe(III). Bei der Oxidation der anorganischen Substrate durch *spezifische Dehydrogenasen* werden die Reduktionsäquivalente [H] meist auf Chinone oder Cytochrome in der Membran (Elektronenüberträger) geleitet. Lediglich die stabilen Moleküle CH_4 und NH_3 müssen erst mit O_2 durch *Monooxygenasen* angegriffen werden und ergeben CH_3OH und NH_2OH als Zwischenprodukte. Die Reoxidation der reduzierten Chinone und Cytochrome mit O_2 in der Atmung und der Mechanismus der Energiegewinnung durch Elektronentransport-Phosphorylierung ist prinzipiell ähnlich wie bei der Atmung. Durch rückläufigen, energieabhängigen Elektronentransport gelangt ein Teil der Reduktionsäquivalente von den reduzierten Elektronenüberträgern zu NAD(P)H, welches für die Assimilation von Zellkohlenstoff aus CO_2 benötigt wird.

Chemolithoautotrophe Bakterien nutzen also die reduzierten anorganischen Verbindungen, die in anaeroben Bereichen der Erde und der Gewässer durch anaerobe Atmung entstehen (s. Abschnitt 18.3). Die reduzierten anorganischen Stoffe gelangen durch Diffusion in die aerobe Grenzschicht, wo die *chemolithotrophen Bakterien* leben. Die Produkte ihres Energiestoffwechsels gelangen durch Diffusion wieder in die anaeroben Bereiche und dienen dort als Ersatz für Sauerstoff in der anaeroben Atmung. So schließt sich der Stoffkreislauf; die entstandenen Säuren sind für Materialzerstörung verantwortlich.

Varianten und alternative Stoffwechselwege. Wir haben einige Stoffwechselprozesse besprochen, welche eine Domäne von Bakterien sind. An einem Beispiel wollen wir verdeutlichen, dass es bei Bakterien auch bei allgemeinen Stoffwechselprozessen eine große Vielfalt der Wege und biochemischen Mechanismen gibt. So bauen manche Bakterien Glucose nicht über den Embden-Meyerhof-Weg, die klassische Glykolyse, ab. Vielmehr oxidieren sie Glucose-6-phosphat wie im oxidativen Pentosephosphatweg zu 6-Phosphogluconat (↔18.7). Dieses wird dehydratisiert zu *2-Keto-3-desoxy-6-phosphogluconat (KDPG)*, welches durch eine Aldolase zu Pyruvat und 3-Phosphoglyceraldehyd gespalten wird. Die Bilanz Glucose → 2 Pyruvat ergibt dabei 1 NADH + 1 NADPH + 1 ATP, verglichen mit 2 NADH + 2 ATP bei der Glykolyse. Dieser Weg wird nach seinen Entdeckern als *Entner-Doudoroff-Weg* bezeichnet. Varianten und Alternativen gibt es zu fast allen zentralen Biosynthese- und Abbauwegen, selbst zu Glykolyse, Citrat-Zyklus und Calvin-Zyklus.

🔍 Gasförmige anorganische Substrate gelangen auch durch die Luft zu Bakterien in den feuchten Poren von **Gestein**, das durch die sauren Stoffwechselprodukte zerstört wird.
Einige **Meerestiere** gehen Symbiosen mit autotrophen H_2S- oder CH_4-oxidierenden Bakterien ein, welche den Wirt mit organischem Material versorgen. Das spektakulärste Beispiel sind die Lebensgemeinschaften in der dunklen Tiefsee an Vulkanen (*black smokers*), welche H_2S ausstoßen.

🔍 Die Fähigkeit von chemolithoautotrophen Bakterien, Ammoniak in zwei Stufen über Nitrit zu Nitrat (KNO_3 = *Salpeter*) zu oxidieren, war früher die Quelle für Nitrat. Nitrat wurde zur Herstellung von **Schießpulver** benötigt. Die Kontrolle über die Salpeterproduktion (aus Urin: Harnstoff + H_2O → 2 NH_3 + CO_2) war Vorrecht der Landesfürsten, sog. Königsrecht.

↔**18.7 Entner-Doudoroff-Weg (KDPG-Weg) der Glucose-Oxidation zu Pyruvat.** Erläuterungen im Text. Der Weg der Glucose zu 6-Phosphogluconat ist in ↔9.38 (S. 255) beschrieben.

T 18.2 Terminale Reduktionsreaktionen bei verschiedenen Typen der anaeroben Atmung.

Reaktion		$\Delta G^{0`}$ * (kJ/Reaktion)
$2 [H] + NO_3^-$	$\rightarrow NO_2^- + H_2O$	-163
$3 [H] + NO_2^- + H^+$	$\rightarrow 1/2\ N_2 + 2\ H_2O$	-560
$6 [H] + NO_2^- + 2H^+$	$\rightarrow NH_4^+ + 2\ H_2O$	-436
$8 [H] + SO_4^{2-} + 2H^+$	$\rightarrow H_2S + 4\ H_2O$	-152
$2 [H] + S$	$\rightarrow H_2S$	-28
$8 [H] + CO_2$	$\rightarrow CH_4 + 2\ H_2O$	-135
$2 [H] + Fumarat$	$\rightarrow Succinat$	-86

* für $2 [H] = H_2$ berechnet

$H_3C-S-CH_2-CH_2-SO_3^-$

Methyl-CoM

2 [H]

H_4C + $HS-CH_2-CH_2-SO_3^-$

Methan   Coenzym M

18.8 Methanbildung durch Faktor-430-enthaltende *Methyl-Coenzym-M-Reduktase*.

18.3 Leben ohne Sauerstoff und in extremen Bereichen

Anaerobe Atmung. Oben haben wir besprochen, wie aerob lebende chemolithotrophe Bakterien Energie aus der Oxidation reduzierter anorganischer Verbindungen gewinnen, nämlich durch Elektronentransport-Phosphorylierung in der Atmungskette. Deren oxidierte Stoffwechselprodukte (HNO_3, Fe(III), H_2SO_4, CO_2) gelangen wieder in tiefere Bereiche, in denen der Sauerstoff aufgezehrt wurde (= anaerobe Bedingungen). Die hier lebenden Bakterien nutzen diese Stoffe als Ersatz für das von Eukaryonten zur Energiegewinnung genutzte Oxidationsmittel O_2. Sie setzen also z. B. mit Hilfe von H_2SO_4 organische Verbindungen oxidativ zu CO_2 um, wobei die Schwefelsäure gleichzeitig wieder zu H_2S reduziert wird (s. 18.6). Man nennt diesen Vorgang „anaerobe Atmung".

Bakterien mit einer anaeroben Atmung verwenden also als terminale Elektronenakzeptoren der Atmung oxidierte anorganische Verbindungen wie HNO_3, Fe(III) oder H_2SO_4 (T 18.2). Konsequenterweise spricht man von einer *Nitrat-*, *Eisen-* oder *Sulfat-Atmung*. Methanbildende Bakterien können CO_2 zu CH_4 reduzieren (*CO$_2$-Atmung*). Sie besiedeln Lebensräume, in denen weder Nitrat, noch Fe(III) oder Sulfat vorhanden sind. Der letzte Schritt dieses Reaktionsweges wird durch die *Methyl-Coenzym-M-Reduktase* katalysiert, die als Coenzym ein Nickel-haltiges Tetrapyrrol, den „Faktor 430", trägt (s. 7.7, S. 190). Die Reaktion ist in 18.8 formuliert.

Der Elektronentransport bei allen diesen anaeroben Atmungstypen ist gekoppelt mit dem Transport von H^+-Ionen über die Membran; der gebildete Protonengradient wird für die ATP-Synthese genutzt. Die energetischen Prinzipien der anaeroben Atmung sind vergleichbar denen bei der Sauerstoffatmung. Dagegen ist die Vielfalt der Biochemie und die Fähigkeit, auch mit geringsten Energiebeträgen leben zu können, einzigartig in der Natur. Dies erfordert bemerkenswerte biochemische Anpassungen, auf die hier nicht eingegangen werden kann.

Gärungen. Gärungen sind Energiestoffwechsel, die ohne Sauerstoff oder andere oxidierende anorganische Verbindungen als Oxidationsmittel ablaufen (s. 18.6). Gärer gewinnen ihre Energie aus der Umwandlung von energiereicheren organischen Verbindungen in energieärmere. Diese anaeroben ATP-liefernden Stoffwechselprozesse kommen häufig bei Mikroorganismen vor, aber auch zeitweise bei höheren Lebewesen: Niedere Tiere, die ständig in Sauerstoff-freiem Milieu leben (Darmwürmer) oder zeitweise Sauerstoff-Mangel erleiden (Schlickbewohner), sind Beispiele. Auch starke Muskelarbeit führt zu Sauerstoff-Zehrung und Sauerstoff-Mangel im Muskelgewebe.

Prinzip des Gärungsstoffwechsels. Im Gegensatz zur Atmung, bei der das organische Substrat vollständig zu CO_2 oxidiert wird und die Reduktionsäquivalente im Zuge der Atmungskette (Elektronentransportketten-Phosphorylierung) auf O_2 oder einen anderen terminalen Akzeptor übertragen werden, wird bei Gärungsprozessen ATP durch *Substratketten-Phosphorylierung* gewonnen: Die Substrate werden dabei nur unvollständig oxidiert und die Reduktionsäquivalente auf Stoffwechsel-Zwischenprodukte übertragen; die so entstehenden *Gärprodukte* werden ausgeschieden.

Der ATP-Gewinn ist bei der Gärung viel geringer als bei der Atmung, da die Elektronentransport-Phosphorylierung fehlt und ein Teil des Substrats zusätzlich reduziert wird, also für die Energiegewinnung durch Substratketten-Phosphorylierung verloren geht. Der Wirkungsgrad – die Ausbeute an ATP, bezogen auf die verfügbare freie Energie – ist aber bei Gärungen nicht schlechter als bei der Atmung.

Die im Folgenden am Beispiel von Zuckern dargestellten Prinzipien gelten auch für die Vergärung von Aminosäuren und anderen Verbindungen.

Vergärung von Kohlenhydraten. Beim Stoffwechsel von Kohlenhydraten ist die *Dehydrierung von Aldehyd-Gruppen* (in hydratisierter Form) zur Carbonsäure die einzige stark exergone Reaktion, die über die Bildung eines energiereichen Zwischenproduktes an die Phosphorylierung von ADP zu ATP gekoppelt werden kann. Der Wasserstoff [H] wird dabei zunächst auf ein Coenzym übertragen; das reduzierte Coenzym (z. B. NADH) kann nur durch Reaktion mit einem zweiten Metaboliten, der ebenfalls aus dem Zucker entsteht, wieder oxidiert werden, um den katalytischen Zyklus zu vollenden. Durch diese reduktive Gärungsreaktion entsteht das Gärprodukt, das ausgeschieden wird, obwohl es bei aerober oder anaerober Oxidation noch viel Energie liefern könnte. Nach den wichtigsten Gärprodukten (z. B. *Ethanol, Milchsäure* [Lactat] oder *Propionsäure*) unterscheidet man die verschiedenen Gärungsformen.

Alkoholische Gärung. Diese Gärungsform ist die bekannteste. Beim anaeroben Kohlenhydrat-Abbau in der Hefe werden bis zum Pyruvat dieselben Reaktionen durchschritten wie bei der Glykolyse (s. ➲9.27), S. 246). Pro Hexose fallen also netto 2 ATP durch Substratketten-Phosphorylierung bei der Triosephosphat-Oxidation an. Außerdem werden 2 Moleküle Pyruvat und 2 NADH gebildet.

Das Pyruvat wird nun durch die *Pyruvat-Decarboxylase* zu Acetaldehyd decarboxyliert (➲18.9). Das Enzym enthält Thiamin-diphosphat als prosthetische Gruppe; die Reaktion entspricht im ersten Schritt der oxidativen Decarboxylierung (vgl. ➲10.2 und ➲10.3, S. 264); das Decarboxylierungsprodukt, Acetaldehyd, wird aber nicht auf eine Liponamid-Gruppe übertragen, sondern freigesetzt. Der Acetaldehyd wird anschließend durch die *Alkohol-Dehydrogenase* mit NADH zu Ethanol reduziert; durch die Reaktion wird das NADH zum NAD$^+$ reoxidiert.

Der Pasteur-Effekt. Bei Hefezellen, aber auch Muskelzellen, die ihren Energiebedarf entweder durch Atmung oder durch Gärung decken können, beobachtet man eine Stoffwechselregulation, die als *Pasteur-Effekt* bekannt geworden ist: In Gegenwart von Sauerstoff wird die Gärung gehemmt oder vollständig unterdrückt, der Durchsatz durch die Glykolysekette stark verringert. Der Grund ist darin zu suchen, dass bei der Atmung aus der Glucose etwa 15-mal soviel ATP gebildet werden kann und bei gleicher Energieproduktion entsprechend weniger Glucose umgesetzt werden muss. Der Pasteur-Effekt fehlt in den Geweben (z. B. Retina, Darmmucosa, z. T. auch Muskel) oder Organismen, in denen das Überleben von einer hohen Gärungsaktivität auch unter aeroben Bedingungen abhängt. In Mikroorganismen reprimiert O$_2$ zusätzlich die Synthese der Gärungsenzyme.

Milchsäure-Gärung. Bei dieser Gärungsform wird das aus der Glucose gebildete Pyruvat nicht decarboxyliert, sondern durch NADH zu Lactat reduziert. Man bezeichnet diesen Prozess auch als „anaerobe Glykolyse". Milchsäure-Bakterien produzieren oft D-Lactat aus Zuckern, während die Glykolyse im Muskel L-Lactat liefert. Abgesehen davon sind die Reaktionen gleich.

Die Milchsäure-Gärung zur Konservierung von Lebensmitteln ist schon lange bekannt. *Milchsäure-Bakterien* spielen eine wichtige Rolle beim Sauerwerden der Milch, bei der Herstellung anderer Milchprodukte, in Sauerteig, bei der Silagegärung und beim Konservieren von Gemüse durch Säuerung (Sauerkraut, saure Gurken, Oliven u.a.m.). Die Milchsäure hat einen pK_a-Wert von 3,7; schädliche Bakterien werden durch die Säuerung am Wachstum gehindert.

🔍 Es fällt auf, dass das erste **energiereiche Zwischenprodukt**, das bei der Aldehyd-Dehydrierung entsteht, stets ein *Thioester* ist. Wahrscheinlich wurde die Bildung von energiereichen Thioestern als Schritt der Energiekonservierung in der Evolution zuerst erfunden. Die Reaktion blieb dann, in verschiedener Weise modifiziert, erhalten.

Weitere daraus abgeleitete, energiereiche Zwischenprodukte sind Phosphate vom Typ des *Acetylphosphats* (Säureanhydrid) und *Phosphoenolpyruvats* (Enolester).

➲18.9 Alkoholische Gärung. Die Bildung des Pyruvats aus der Glucose erfolgt bei Hefen durch die Glykolyse.

Louis Pasteur (1822–1895) war der eigentliche Begründer der modernen Mikrobiologie. Er zeigte als erster, dass Gärungs- und Fäulnisvorgänge auf die Tätigkeit von Mikroorganismen zurückzuführen sind. Von ihm stammt die Feststellung „la fermentation est la vie sans oxygène". Den hier beschriebenen Effekt hat er 1861 entdeckt. Der biochemische Regelmechanismus, der diesem Effekt zugrunde liegt, wurde erst etwa 100 Jahre später durch die Entdeckung der allosterischen Kontrolle der *6-Phosphofructo-Kinase* durch ATP (dem Inhibitor) und ADP (dem Aktivator) aufgeklärt. Dieses Schlüsselenzym bestimmt die Fließgeschwindigkeit durch den Embden-Meyerhof-Abbauweg.

Propionat- und Succinat-Gärung. Während bei der Alkohol- und der Lactat-Gärung nur zwei ATP pro Glucose durch Substratketten-Phosphorylierung gebildet werden können, kann durch die Bildung von Propionat und Succinat etwas mehr ATP gewonnen werden. ☜18.10 zeigt die wichtigsten Reaktionen, die bei der Propionsäuregärung durchlaufen werden. Hier lassen sich noch einmal einige Prinzipien der Gärung erläutern. Die interne Wasserstoff-Bilanz geht nach folgender Gleichung auf:

$$1,5\ C_6H_{12}O_6 \rightarrow \quad 2\ C_3H_6O_2 + \quad 1\ C_2H_4O_2 + 1\ CO_2 + 1\ H_2O.$$
(Glucose)　　　　(Propionsäure)　(Essigsäure)

Im Unterschied zu den vorigen Beispielen benötigt diese Gärung zwei Organismen. Der eine vergärt Glucose zu Lactat, der andere vergärt Lactat zu Propionat und Acetat. Außerdem handelt es sich hier um einen verzweigten Stoffwechsel: Von 3 Pyruvat wird eines zu Acetat und CO_2 oxidiert; dies wird dadurch ermöglicht, dass 2 Pyruvat auf dem in ☜18.10 gezeigten Weg zu Propionat reduziert werden. Energiereiche Zwischenprodukte sind 1,3-Bisphosphoglycerat (aus der Glykolyse) und Acetyl-CoA bzw. Acetylphosphat. Ferner begegnen wir hier auch einer Elektronentransport-Phosphorylierung, nämlich bei der Reduktion von Fumarat zu Succinat durch NADH. Das ist energetisch möglich; die Differenz der Redoxpotenziale (vgl. S. 76) beträgt etwa 320 mV, das entspricht der ersten Stufe der Atmungskette. Dieser zusätzliche ATP-Gewinn ist auch der Grund dafür, dass der komplizierte Umweg für die Umwandlung von Pyruvat in Propionat beschritten wird.

🔍 Bei der Vergärung von Kohlenhydraten und von einigen anderen Substanzen treten – entweder einzeln oder im Gemisch – folgende **Gärungsprodukte** auf: Ethanol, Lactat, Propionat, Formiat, Butyrat, Succinat, Capronat, Acetat, n-Butanol, 2,3-Butandiol, Aceton, Glycerol, Propanol, Kohlendioxyd und molekularer Wasserstoff. Auf die mannigfachen Varianten des anaeroben Stoffwechsels kann hier im einzelnen nicht eingegangen werden.

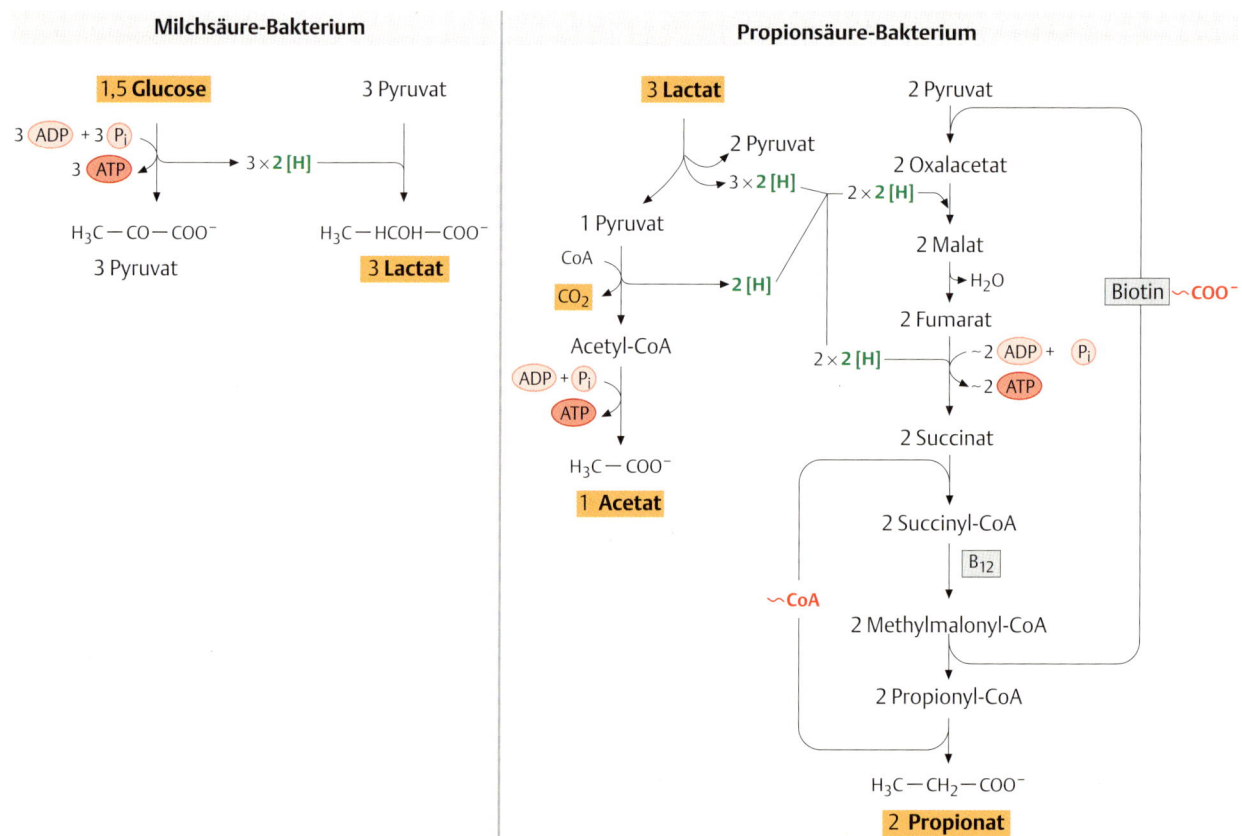

☜18.10 Vergärung von Glucose zu Propionat und Acetat. Das bei der Popionsäuregärung gebildete CO_2 ist verantwortlich für die Löcher im Schweizer Käse. Erklärungen im Text.

Kennzeichnend ist der sparsame Umgang mit Energie, z.B. wird Pyruvat ATP-unabhängig durch Transcarboxylierung mit Methylmalonyl-CoA carboxyliert, und die Bildung von Succinyl-CoA aus Succinat geschieht ebenfalls ATP-unabhängig durch CoA-Transfer vom Propionyl-CoA. In der Bilanz werden pro 1,5 mol Glucose 6 ATP gebildet. Allerdings ist dieser Prozess und damit die Energieausbeute aufgeteilt auf zwei Organismen, solche die 1,5 Glucose zu 3 Lactat vergären, und andere, die 3 Lactat zu den genannten Gärprodukten vergären.

Bei der Succinyl-CoA-Umlagerung zu Methylmalonyl-CoA ist ein B_{12}-Enzym beteiligt; wegen ihres hohen B_{12}-Gehaltes werden Propionsäurebakterien deshalb zur technischen Herstellung von Vitamin B_{12} eingesetzt. Propionsäure-Bakterien sind besonders im Pansen von Wiederkäuern bei der Cellulose-Verdauung anzutreffen. Das Propionat und Acetat wird im Darm resorbiert und von der Kuh zu Fleisch, Milcheiweiß und Fett aufgebaut. Dies geschieht in der Leber, im Fall des Propionats in umgekehrter, B_{12}-abhängiger Succinat-Bildung.

Gärung unter Wasserstoff-Bildung. Bei den besprochenen Gärungen ist die Energie liefernde Oxidation einer Aldehyd- oder Keto-Gruppe gekoppelt an die Reduktion eines Stoffwechselzwischenproduktes (z.B. Pyruvat). Dieses steht für weitere Energie liefernde Schritte nicht mehr zur Verfügung, sondern wird als reduziertes Gärprodukt ausgeschieden (z.B. Milchsäure). Viele Bakterien lösen das Problem der Elektronenbilanz ganz anders: Sie übertragen die Reduktionsäquivalente auf Protonen des Wassers unter Bildung von H_2: $2 e^- + 2 H^+ \rightarrow H_2$. Die Reaktion wird von dem Nickelenzym *Hydrogenase* katalysiert. Diese Bakterien können mehr Energie gewinnen, denn sie können beispielsweise Pyruvat zu Acetat unter ATP-Bildung weiteroxidieren, statt es zu Lactat zu reduzieren. Voraussetzung ist aber, dass andere Bakterien effizient H_2 „wegfressen", damit der Gärprozess exergon wird. Man nennt solche Fressgemeinschaften *syntrophe Assoziationen*.

Leben in extremen Bereichen. Viele Bakterien, besonders Archaebakterien, besiedeln extreme Lebensbereiche, die nicht von Eukaryonten besiedelbar sind. Besonders spektakulär sind heiße saure vulkanische Gebiete, in denen Temperaturen am Siedepunkt des Wassers und ein pH-Wert von 1 herrschen. In der Tiefsee herrschen Drücke von mehreren hundert bar. Leben unter diesen Extrembedingungen ist nur durch eine Anpassung der Proteinstrukturen möglich. So bemerkenswert die physiologischen Anpassungen dieser Bakterien sind, die Biochemie von Synthese- und Energiestoffwechsel ist vergleichbar mit der anderer Bakterien.

18.4 Virulenz und Pathogenitätsmechanismen

Ein Drittel aller Todesfälle ist Folge einer Infektionskrankheit. Infektionskrankheiten können verursacht werden durch Viren, Bakterien, Pilze und Protozoen. Vielzellige Tiere, die parasitäre Krankheiten verursachen, und Prionen (s. S. 160) seien hier nicht erwähnt. Die drei größten Killer sind Atemwegserkrankungen, Magen-Darm-Erkrankungen und die Tuberkulose. Der Besiedelung eines Lebewesens durch krankheitserregende (pathogene) Bakterien steht eine viel größere Zahl von Mikroorganismen entgegen, die ebenfalls auf oder in diesen Lebewesen siedeln. Im Falle des Menschen sind über hundert Bakterienarten für eine normale Funktion der Haut, des Darmtraktes und des Urogenitaltraktes notwendig („Normalflora"); ihre Anwesenheit verhindert oft eine Besiedelung durch Pathogene.

Das Vitamin B_{12} beziehen die Wiederkäuer von den Bakterien im Pansen. Vor der Entdeckung von Vitamin B_{12} war deshalb rohe Rinderleber (im Unterschied zu Schweineleber) das einzige Heilmittel gegen die B_{12}-Mangelkrankheit **perniziöse Anämie**. Interessanterweise werden Propionat und Succinat auch beim anaeroben Stoffwechsel von niederen Tieren (Muscheln, Würmern) produziert.

Zu den **häufigsten Pathogenen** zählen extra-intestinale *Escherichia coli*-Stämme, die den Urogenitaltrakt befallen oder Durchfall erregen. Bei ihnen kennt man beispielsweise zwei Dutzend Virulenzfaktoren, die größtenteils bei den harmlosen darmbewohnenden Stämmen fehlen. Zu diesen Faktoren zählen: jeweils mehrere Adhäsine, Kapselantigene, O-Antigene (Lipopolysaccharid, s. S. 460), Fe(III)-Aufnahmesysteme, Serum-Resistenzfaktoren (welche in die Komplement-Kaskade eingreifen), Exotoxine sowie die Beweglichkeit durch Flagellen.

Unter **Virulenz** versteht man die relative Fähigkeit eines Erregers, eine Krankheit zu verursachen. Mehrere Faktoren tragen zur Virulenz bei; kein Faktor ist für sich allein ausreichend. Wirkungen dieser Faktoren, die direkt für die Krankheit verantwortlich sind, nennt man Pathogenitätsmechanismen. Gene, welche für Pathogenitätsfaktoren codieren, kommen in pathogenen Bakterien oft gehäuft in sog. Pathogenitätsinseln auf dem Chromosom vor. Man teilt die Entstehung einer bakteriellen Infektionskrankheit in folgende Teilschritte ein:

Eintritt. Nur wenige Mikroorganismen sind allein aufgrund der von ihnen gebildeten Gifte (Toxine) pathogen; sie brauchen keinen Zugang zu den Geweben des Wirtes. Die meisten Pathogene dringen über die riesige Oberfläche der Schleimhäute (400 m²) ein, seltener über die Haut (2 m²), es sei denn über eine Verletzung. Erfolgreichen Pathogenen gelingt die Besiedelung (Kolonisierung) des Wirtes und Wachstum und Vermehrung.

Spezifische Adhäsion. Damit ist die Anheftung von Mikroorganismen an Epithelzellen (der Schleimhäute) gemeint; die Adhäsion ist meist gewebe- und wirtsspezifisch. Ankerstellen (Rezeptoren) an der Oberfläche des Wirtsgewebes sind oft Glykoproteine, Disaccharid-Strukturen oder komplexe Lipide wie Ganglioside. Die Adhäsion wird vermittelt durch **Adhäsine** an der Oberfläche der Bakterien; es sind häufig **Polysaccharide**, aber auch Bindungsproteine. Die Polysaccharide sind außerdem für die Ausbildung von Kolonien verantwortlich; als Kolonien entgehen Mikroorganismen dem Gefressenwerden durch Makrophagen und andere Fresszellen. Solche Polysaccharid-Hüllen können aus verschiedenen Bausteinen aufgebaut sein, unterschiedliche Konsistenz haben und eine feste Kapsel, eine lockere *Glykocalyx* oder eine undeutliche Schleimmasse bilden. Eine wichtige Rolle bei der Adhäsion vieler Pathogene spielen Proteinfäden mit Rezeptor-erkennenden Proteinen an ihrer Spitze, die aus der Zelloberfläche herausragen. Man nennt sie **Fimbrien** (viele, kurze) und **Pili** (lange, wenige) (s. ◉**18.1**, S. 459). Die genannten bakteriellen Oberflächenstrukturen sind meist immunogen; gegen sie gerichtete Antikörper im Blutserum sind wichtig für die Diagnose von Infektionskrankheiten.

Invasion. Die meisten pathogenen Mikroorganismen dringen über kleine Verletzungen der Schleimhäute ein. Sie verbreiten sich in der Regel durch das Blutsystem oder das zirkulatorische Lymphsystem. Das Wachstum beginnt oft schon in der Submukosa.

Kolonisierung und Wachstum im Wirt. Der tierische oder menschliche Wirt ist nur scheinbar ein Nahrungsparadies. Die leicht zugänglichen löslichen Nährstoffe sind Mangelware; dies gilt besonders für das Spurenelement Eisen. An Luft liegt Eisen praktisch vollständig in der Oxidationsstufe Fe(III) als wasserunlöslicher Oxo- oder Hydroxy-Komplex vor. Fast alle Pathogene sezernieren *Siderophore* (organische Eisenkomplexbildner), welche eine höhere Affinität für Fe(III) haben als die anorganischen Komplexe. In vielen Fällen gelingt es sogar, den tierischen Speicher- oder Transportproteinen das Eisen zu entreißen. Die meisten Pathogene sezernieren *Exoenzyme* (Proteinasen, Lipasen, Nucleasen). Diese dienen sowohl dem Eintritt in Gewebe als auch deren Erschließung als Nahrungsquelle. Beispiele sind Gewebezerstörende Enzyme wie Hyaluronidase oder Kollagenase. Die betreffenden Strukturen von Hyaluronsäuren und Kollagen sind an anderer Stelle besprochen (s. S. 244 und Kap. 23.6).
Zur erfolgreichen Kolonisierung gehört häufig auch ein Eingriff in das Blutgerinnungssystem. Bekannt ist die fibrinolytische Wirkung von *Streptokinase*. Diese Proteinase setzt das inaktive Plasminogen in das aktive Plasmin um und führt dadurch letztlich zur Auflösung von Blutgerinnseln, in welche Pathogene eingeschlossen sein können. (Die

🔍 Wir haben hier nur Pathogene besprochen, die für Mensch und Tier wichtig sind, vor allem Bakterien. Bei **Infektionskrankheiten der Pflanzen** spielen hauptsächlich Pilze eine Rolle. Pathogene Pilze bilden wie alle Pilze Hyphen aus und können durch spezielle Haftstrukturen die starken Zellwände der Pflanze durchdringen. Der mechanische Druck wird durch sezernierte zellwandlytische Enzyme unterstützt. Auch ist das pflanzliche Abwehrsystem gänzlich anders als das tierische, was besondere Anpassungen von Pflanzenpathogenen erfordert.

Blutgerinnungskaskade ist in Kap. 23.3 besprochen). Auch das Gegenteil, induzierte Blutgerinnung verursacht durch Coagulase, kann wichtig sein.

Bildung von Exotoxinen. Pathogene sezernieren meist auch hochtoxische Proteine (Exotoxine). Man teilt sie in drei Klassen ein.

Zytolytische Toxine greifen enzymatisch (Beispiel Phospholipasen) oder durch Einlagerung in die Membran (Porenbildung) die Struktur der Plasmamembran an und rufen Zell-Lyse hervor. Besonders augenfällig ist dies bei der Lyse von Erythrocyten. Hämolysierende Bakterien bilden, wenn sie auf roten Blutagar-Platten gezüchtet werden, einen farblosen Hof um die Kolonie. Der Hof zeigt die Lyse von Erythrocyten an. Diese Toxine werden deshalb oft *Hämolysine* genannte. Lysiert das Toxin bevorzugt weiße Blutzellen, spricht man von *Leukozidinen.*

A-B-Toxine. Eine wichtige Klasse von Exotoxinen sind die sogenannten A-B-Toxine (👁 **18.11**). Sie bestehen aus zwei Domänen, der Domäne A, welche für das enzymatisch aktive Gift verantwortlich ist, und der Domäne B, welche für die Bindung des Toxins an einen Zellrezeptor verantwortlich ist. Nach *Bindung* an einen Zellrezeptor durch B erfolgt die Abspaltung von A. A dringt mit Hilfe von B in die Zelle ein (*Translokation*) und verändert durch *kovalente Modifikation* eine zentral wichtiges Protein. Damit wird eine elementare Zellfunktion verhindert. Die Angriffspunkte können sehr verschieden sein, wie Elongationsfaktoren oder G-Proteine. Auch die vom Toxin katalysierte chemische Modifikation kann sehr verschieden sein.

Alternativ zur Einteilung nach dem *Wirkmechanismus* (s. oben) teilt man Toxine häufig nach dem *Zielort* ein. Zwei Beispiele seien genannt. Besonders berüchtigt sind die hochwirksamen Proteinasen von anaeroben Clostridien-Bakterien, welche als **Neurotoxine** wirken. Das Tetanus-Toxin wird von *Clostridium tetani* gebildet; es verhindert die Freisetzung des inhibitorischen Neurotransmitters Glycin aus Interneuronen. Dies führt dazu, dass die innervierten motorischen Nerven ständig Acetylcholin an den Endplatten freisetzen und damit eine Dauerkontraktion der innervierten Muskeln verursachen (Wundstarrkrampf).

a allgemeine Wirkungsweise

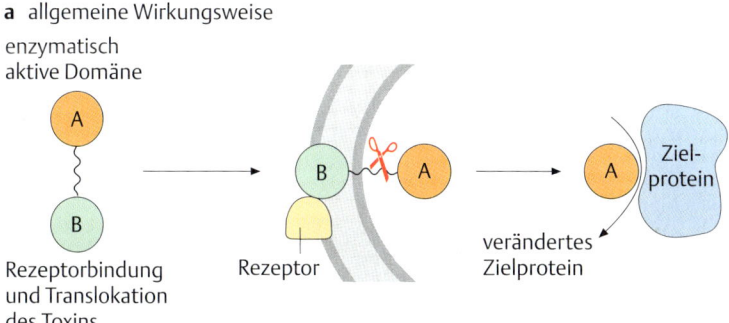

enzymatisch
aktive Domäne

A

B

Rezeptorbindung
und Translokation
des Toxins

Rezeptor

B — A

A   Zielprotein

verändertes
Zielprotein

b ADP-Ribosylierung (Beispiel Diphtherie-Toxin)

👁 **18.11 Allgemeine Wirkungsweise von A-B-Toxinen und ein Beispiel für die enzymatische Aktivität dieser Gifte.** Gezeigt ist die Ausbildung einer glykosidischen Bindung zwischen dem ADP-Ribose-Teil von NAD^+ und einem Aminosäurerest (ADP-Ribosylierung). Entsprechendes gilt für den Glucosyltransfer von UDP-Glucose auf einen Aminosäurerest, die Amidierung der γ-Carboxyl-Gruppe eines Glutamatrestes (Transglutaminase) und die Desaminierung eines Glutaminrestes eines Zielproteins.

Umgekehrt verhält es sich beim Botulinum-Toxin, welches vom Lebensmittel-vergiftenden *Clostridium botulinum* gebildet wird. Dieses Toxin bindet an die präsynaptische Membran an den Enden der stimulatorischen motorischen Neuronen (neuromuskuläre Endplatte) und blockiert die Freisetzung des Neurotransmitters Acetylcholin. Die Folge ist eine Hemmung der Muskelkontraktion und schlaffe Dauerlähmung (s. Kapitel 23.8). Diese Gifte sind so potent, dass eine Ausbreitung des Erregers im lebenden Wirt gar nicht erforderlich ist. Ein Milligramm des Botulinum-Toxins genügt, um eine Million Meerschweinchen zu töten.

Enterotoxine werden nach einem weiteren wichtigen zellulären Angriffsort benannt; es sind die Epithelzellen der Dünndarm-Mukosa. Enterotoxine aktivieren indirekt die Adenylatcyclase dieser Zellen, was zu einer Erhöhung des cAMP-Spiegels führt. Bekannte Enterotoxine sind das *Cholera-Toxin* und das *Escherichia-Enterotoxin*. Der stark erhöhe cAMP-Spiegel führt zur Blockierung der Natrium-Aufnahme sowie zum aktiven Export von Chlorid und Bicarbonat-Ionen aus dem Blut über das Darmepithel ins Darmlumen. Der Verlust der osmotisch wirksamen Teilchen zieht ein Nachströmen von großen Mengen von Wasser in den Darm mit sich und führt zu lebensbedrohendem Durchfall.

Superantigene. Die dritte große Klasse der Exotoxine sind die Superantigene von Staphylokokken und Streptokokken. Sie stimulieren unspezifisch und hochgradig das Immunsystem (☞**18.12**). Diese Proteine binden an die MHC-Klasse-II-Moleküle an der Oberfläche von Antigen-präsentierenden Zellen. Die feste Bindung erfolgt außerhalb der Stelle, wo gewöhnlich das Antigen gebunden wird. Gleichzeitig wird eine Domäne des T-Zell-Rezeptors einer T-Helferzelle gebunden. Die dauerhafte Bindung des T-Zell-Rezeptors an das MHC-Klasse-II-Molekül führt zu einer hundertfachen Stimulierung der reaktiven T-Zellen, verglichen mit einem gewöhnlichen Antigen. Solche Superantigene führen damit zu einer überschießenden zellvermittelten Reaktion, wie der Freisetzung von Cytokinen, gefolgt von systemischen Entzündungseffekten.

Zusätzliche Wirkung von Endotoxinen. Endotoxine (nicht zu verwechseln mit Enterotoxinen!) sind Bestandteil des Lipopolysaccharides der äußeren Membran von Gram-negativen Bakterien. Endotoxin ist der Lipid-A-Teil des Moleküls (☞**18.13**) (s. S. 460), der zellgebunden ist (deshalb *Endo...*) und der nur dann in großen Mengen freigesetzt wird, wenn solche Bakterien lysieren. Endotoxine rufen starke physiologische Wirkungen hervor: Sie regen Leukocyten zur Freisetzung endogener Pyrogene an. Diese Proteine wirken auf das Wärmezentrum im Gehirn, der Organismus reagiert mit Fieber. Auch Cytokine werden ausgeschüttet und können zu einem gefürchteten Schockzustand (septischer Schock) führen.

☞ **18.12 Wirkung von Superantigenen** durch Kopplung zwischen T-Zell-Rezeptor und MHC-II-Molekül von Antigen präsentierenden Zellen.

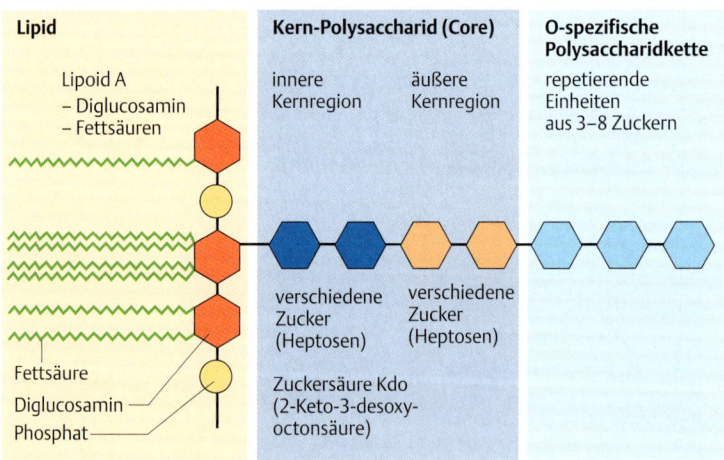

☞**18.13 Der dreiteilige Lipopolysaccharid-Komplex (LPS) Gram-negativer Bakterien.**

19 Signaltransduktion

Zusammenfassung

- **Chemische und physikalische Signale** können von Zellen über Rezeptoren wahrgenommen werden.
- **Rezeptoren** sind allosterische Proteine, die durch das Signal ihre Konformation ändern. Sie finden sich auf Membranen und treten als lösliche Rezeptoren auch intrazellulär auf.
- Mit der Bindung des Signals an einen Rezeptor beginnen komplexe **Prozesse der Signaltransduktion**, an der viele verschiedene Proteine teilhaben. Schließlich werden dadurch Zellteilung, Zellwachstum, Differenzierung, Stoffwechsel und andere Leistungen der Zellen gesteuert.
- **Signalketten** sind häufig als Kaskaden organisiert, durch die das Signal verstärkt wird. Untereinander sind sie häufig zu Signalnetzen verknüpft.
- Hydrophile Signale wirken über **Membranrezeptoren**. Von diesen gibt es drei Typen: *7-Transmembranhelix-Rezeptoren* aktivieren G-Proteine; *1-Helix-Rezeptoren* sind aktivierbare Tyrosin-Kinasen oder aktivieren solche direkt; *ionotrope Rezeptoren* sind ligandengesteuerte Ionenkanäle.
- **G-Proteine** können das Signal an primäre Effektoren weiterleiten. Diese Schalterproteine haben im Ruhezustand ein GDP gebunden. Durch Aktivierung tauschen sie dieses gegen GTP, das sie nach kurzer Zeit wieder zu GDP spalten. Es gibt mehrere Familien von G-Proteinen mit unterschiedlichen Funktionen.
- **Primäre Effektoren** sind gesteuerte Enzyme und Ionenkanäle, die Second Messenger erzeugen.
- Die wichtigsten **Second Messenger** sind cAMP, cGMP, Diacylglycerol, Inositol-trisphosphat und Ca^{2+}. Sie kontrollieren die Aktivität von Protein-Kinasen und Ionenkanälen.
- **cAMP** wird von *Adenylat-Cyclase* aus ATP gebildet und durch eine cAMP-spezifische Phosphodiesterase wieder abgebaut. Es sorgt für die Phosphorylierung vieler Zielproteine durch Aktivierung der *Protein-Kinase A*.
- Das **Calcium-Signal** ist ein sehr kurzlebiger Anstieg der Ca^{2+}-Konzentration im Cytoplasma. Es entsteht durch Öffnen von Ionenkanälen für Calcium in der Plasmamembran oder dem Endoplasmatischen Retikulum und wirkt besonders über eine Bindung an *Calmodulin* und *Calmodulin-abhängige Kinase*.
- Die Spaltung des Membranlipids Phosphatidylinositol-bisphosphat durch *Phospholipase C* führt zu den beiden Second Messengern **Inositoltrisphosphat** und **Diacylglycerol**. *Inositoltrisphosphat* öffnet intrazelluläre Calcium-Kanäle und löst dadurch das Calcium-Signal aus. *Diacylglycerol* aktiviert zusammen mit Ca^{2+} die *Protein-Kinase C*.
- *Phosphatidyl-Inositol-3-Kinasen* phosphorylieren Inositol-haltige Phospholipide in der Membran.
- **Protein-Kinasen** werden in *Tyrosin-Protein-Kinasen* und *Serin/Threonin-Protein-Kinasen* eingeteilt. Sie phosphorylieren spezifisch Enzyme, Ionenkanäle, Transkriptionsfaktoren und andere Proteine, deren Funktion sich dadurch ändert. *Phosphoprotein-Phosphatasen* kehren diesen Prozess wieder um.
- Einige **Membranrezeptoren** dimerisieren als Reaktion auf die Signalbindung und phosphorylieren sich gegenseitig.

- Viele Signalproteine sind **modular aufgebaut**. Mit Hilfe der einzelnen Module können sie an ganz verschiedene Partnermoleküle andocken.
- Die spezifische Interaktion von Proteinen mit anderen Proteinen oder mit Lipiden wird von **Kopplungselementen** ermöglicht. Mit Hilfe des Kopplungselements SH2 bindet ein Protein an Phosphotyrosin-Gruppen, mit SH3 an ein Prolin-reiches Segment eines anderen Proteins und mit PH an Phosphoinositide. Der Besitz solcher Kopplungselemente ist typisch für Proteine der Signaltransduktion.
- Proteine, die ausschließlich Kopplungselemente besitzen, fungieren als **Adaptermoleküle**. Sie können verschiedene Signalproteine miteinander verknüpfen.
- Der **MAP-Kinase-Weg** besteht aus einer Kaskade von hintereinandergeschalteten Protein-Kinasen, die zu einer Phosphorylierung von Transkriptionsfaktoren führt.
- **Spannungsgesteuerte Ionenkanäle** für Na^+, K^+ und Ca^{2+} sind für die Erzeugung des Aktionspotenzials verantwortlich. **Ligandengesteuerte Ionenkanäle** für Na^+, K^+, Ca^{2+} und Cl^- übermitteln die Wirkung von vielen Neurotransmittern.
- Lipophile Signale wie Steroidhormone und das Schilddrüsenhormon wirken intrazellulär durch Bindung an **nucleäre Rezeptoren**. Dies sind liganden-gesteuerte Transkriptionsfaktoren, die nach Anlagerung an die DNA die Transkription spezifischer Gene kontrollieren. Schließlich resultiert eine Veränderung der Synthesegeschwindigkeit bestimmter Proteine (Induktion/Repression).
- **Defekte der Signaltransduktion** können zu Krebs, Cholera, Keuchhusten, Bluthochdruck und anderen Erkrankungen führen. Mit Medikamenten wird in Signaltransduktionssysteme eingegriffen, um Krankheiten zu heilen.

Zellen können auf extrazelluläre Signale reagieren, z.B. auf *Hormone*, die Änderungen in der Umgebung signalisieren, oder auf *Aromen*, die Geruch und Geschmack einer Speise kommunizieren (☛ 19.1). Die Zellen nehmen diese Signale mit Hilfe von *Rezeptoren* wahr – das sind Proteine in der Zellmembran, im Cytoplasma oder im Zellkern, die nach Aktivierung durch das Signal die Information in die Zelle an die Orte der Wirkung weiterleiten.

Die Mechanismen dieser *Signaltransduktion* sind vielfältig und weit verbreitet. Viele Proteine der Zellen sind daran beteiligt. Man schätzt, dass etwa die Hälfte der 25 größten Proteinfamilien der Signaltransduktion dienen.

Auf die Wahrnehmung durch Rezeptoren folgt eine gestufte Weiterleitung der Signale, denn Signaltransduktionsprozesse sind meist als *Kaskaden* organisiert. Sie bilden häufig *Netzwerke*, die das erfasste Signal verstärken und mit anderen Signalen verrechnen, um damit über Effektorsysteme Enzyme zu steuern, die Maschinerie der Genexpression zu beeinflussen oder Ionenkanäle zu kontrollieren. Es werden dadurch alle wichtigen zellulären Vorgänge kontrolliert, das Wachstum und die Gestaltbildung der Zellen ebenso wie die Differenzierung, die Apoptose und der Stoffwechsel, um nur einige Beispiele zu nennen.

Wir beschreiben die Prozesse der Signaltransduktion erst einmal in ihren Grundzügen (👁 19.1) und gehen dann in den folgenden Abschnitten auf die einzelnen Komponenten näher ein.

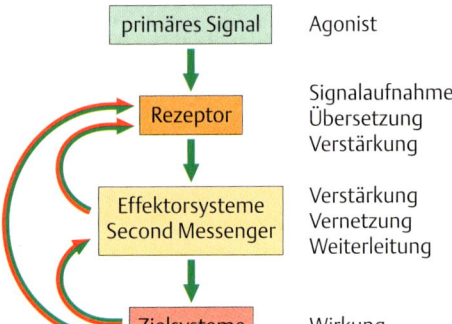

👁 **19.1 Prinzip der Signaltransduktion.** Ein *primäres Signal* wird von *Rezeptoren* wahrgenommen und an intrazelluläre Effektorsysteme weitergeleitet. Diese übersetzen es in veränderte Konzentrationen von *Second Messengern*, welche über weitere Effektorsysteme auf die Zielsysteme wirken. Auf verschiedenen Stufen des Systems kommt es zu einer Verstärkung des Signals und einer Vernetzung mit anderen Signalsystemen.

19.1 Grundzüge der Signaltransduktion

Signale. Extrazelluläre Signale, die in ☚ 19.1 aufgelistet sind, werden manchmal auch als „primäre Signale" bezeichnet. Es handelt sich um physikalische oder – in der Mehrzahl – chemische Signale. Die chemischen Signalstoffe sind meist zu groß und zu polar, um die Membran einer Zelle zu durchdringen und in ihr Inneres zu gelangen. Deshalb binden sie an *Rezeptoren auf der Zellmembran*. Nur einige kleine, unpolare Signalstoffe wie Steroidhormone, Iodthyronine und Retinoide können die Membran passieren, sie binden im Cytoplasma und im Zellkern an *intrazelluläre Rezeptoren*. Ein chemisches Signal, das einen Rezeptor aktiviert, wird manchmal als *Agonist* bezeichnet, unabhängig davon, ob es ein natürlicher oder synthetischer Stoff (z.B. ein Medikament) ist. Dagegen blockiert ein *Antagonist* die Wirkung am Rezeptor.

Neben den chemischen Signalen können auch physikalische Reize Rezeptoren stimulieren und Signalkaskaden auslösen. Sie benutzen dieselben Mechanismen der Signaltransduktion wie die chemischen Signale. Gemeinsam sind es „*Agonisten*", die einen Rezeptor aktivieren.

Rezeptoren kommen sowohl als Bestandteile von Membranen („Membranrezeptoren") als auch frei innerhalb von Zellen vor. Es sind in der Regel Proteine, die durch die Fähigkeit charakterisiert sind, einen *Liganden* – den chemischen Signalstoff – spezifisch zu erkennen und durch nebenvalente Kräfte reversibel zu binden. Die Bindung des Liganden oder die Wirkung des physikalischen Signals lösen eine Konformationsänderung des Rezeptors aus. Dadurch ändert der Rezeptor auch seine Eigenschaften und Aktivitäten. Dieser Prozess entspricht dem Verhalten von allosterischen Enzymen, die ihre Enzymaktivitäten ändern, wenn sie einen allosterischen Liganden binden (s. S. 66).

Membranrezeptoren und *intrazelluläre Rezeptoren* zeigen nicht nur eine unterschiedliche Lokalisation, sondern auch recht verschiedene Eigenschaften. Sie werden deshalb im Folgenden getrennt behandelt.

Der spezifischen Bindung des chemischen Signals an den Rezeptor oder der Interaktion mit einem physikalischen Reiz folgt die Weiterleitung und Verstärkung der Information. *Membranrezeptore*n, von denen es drei unterschiedliche Typen gibt (☚ 19.2), leiten nach Bindung des Signalstoffs die Information durch die Membran hindurch (*„Signaltransduktion"*). Wir unterscheiden

- Rezeptoren, die als Enzyme auf der Membraninnenseite aktiv werden können oder Enzyme direkt aktivieren,
- Rezeptoren mit Ionenleitfähigkeit und
- Rezeptoren, die mit G-Proteinen interagieren.

Auf der Membraninnenseite erzeugen diese Rezeptoren auf sehr unterschiedliche Weise und häufig indirekt über andere Proteine ein *sekundäres chemisches Signal*. Das ist meist die Phosphorylierung eines Proteins oder die Bildung eines intrazellulären Botenstoffs, der als „*Second Messenger*" bezeichnet wird.

Second Messenger sind vergleichsweise kleine Moleküle mit Signalcharakter, die ihre Wirkung innerhalb der Zellen ausüben. Zu nennen sind besonders cAMP, cGMP, Inositol-1,4,5-trisphosphat ($InsP_3$), Diacylglycerol (DAG) und Calcium-Ionen. Sie werden in der Zelle erzeugt oder freigesetzt, meist auf der Innenseite der Plasmamembran. Soweit sie nicht sehr unpolar sind (wie DAG), verbreiten sich die Second Messenger schnell in der Zelle und übermitteln die Information des primären Signals.

☚ **19.1 Extrazelluläre Signale**

Chemische Signale, die als Liganden für Rezeptoren dienen, sind
- Hormone und hormonähnliche Substanzen
- Neurotransmitter und Neuromodulatoren
- Wachstumsfaktoren
- Moleküle der extrazellulären Matrix
- Membrankomponenten von anderen Zellen
- Antigene
- Pharmaka
- Geruchs- und Geschmacksstoffe

Physikalische Signale, die auf Rezeptoren wirken, sind
- Licht
- Schall
- mechanische Kräfte

🔍 **Der Begriff des Rezeptors** wird recht unterschiedlich benutzt (s. S. 366). Im Rahmen dieses Kapitels verstehen wir unter Rezeptoren *Signalübermittelnde Proteine*, die eine Signalsubstanz, z. B. ein Hormon, einen Neurotransmitter oder ein Antigen, spezifisch binden können und dann das Signal an die Zelle weitergeben, um eine koordinierte und spezifische Antwort auszulösen. Signale können nicht nur chemische, sondern auch physikalische Reize sein, die von den Rezeptoren wahrgenommen und deren Information weitergeleitet wird.

☚ **19.2 Typen von Membranrezeptoren**

Rezeptoren mit intrinsischer oder assoziierter Enzymaktivität
- Tyrosin-Kinase-Rezeptoren
- Guanylat-Cyclase-Rezeptoren
- Serin/Threonin-Kinase-Rezeptoren
- Cytokin-Rezeptoren (JAK/STAT-gekoppelte Rezeptoren)
- Wachstumsfaktor-Rezeptoren

Rezeptoren mit Ionenleitfähigkeit
- ligandengesteuerte Ionenkanäle
- spannungsgesteuerte Ionenkanäle

G-Protein-gekoppelte Rezeptoren
- 7-Transmembranhelix-Rezeptoren

Die **Nomenklatur** der Komponenten der Signaltransduktion ist alles andere als konsistent. Für viele Moleküle gibt es mehr als einen Namen und häufig verschiedene Abkürzungen. Diese Probleme sind typisch für ein junges, stark wachsendes Gebiet der Biowissenschaften, das von Wissenschaftlern unterschiedlicher Fächer bearbeitet wird.

Die Bildung der Second Messenger durch Enzyme oder Ionenkanäle (Ca^{2+}) stellt einen effizienten *Verstärkungsprozess* dar: Für ein Molekül eines extrazellulären Signals, das an seinen Rezeptor bindet, entstehen oft Hunderte von Second-Messenger-Molekülen. Ein weiterer Aspekt ist, dass die große Vielfalt verschiedener extrazellulärer Signale in eine kleine Zahl intrazellulärer Signale übersetzt wird. So schnell, wie die Second Messenger gebildet werden, werden sie auch wieder abgebaut, ihre Halblebenszeit ist gewöhnlich kurz (Sekunden bis Minuten).

Die Wirkung der Second Messenger beruht meist auf der spezifischen Aktivierung von Protein-Kinasen.

Protein-Kinasen sind Enzyme, die Proteine mit Hilfe von ATP phosphorylieren können (s. S. 494). Sie kommen in großer Zahl und Vielfalt vor und spielen eine große Rolle bei Signaltransduktionsprozessen. So gibt es unter den Membranrezeptoren mehrere Typen, die als Protein-Kinasen aktiv werden, wenn sie ihren Liganden gebunden haben (☛ 19.2). Andere, intrazelluläre Protein-Kinasen werden dagegen durch Bindung eines Second Messengers aktiviert. Die Aktivität einer dritten Gruppe von Protein-Kinasen wird durch Phosphorylierung/Desphosphorylierung gesteuert. Protein-Kinasen zeigen eine Substrat- und Reaktionsspezifität: Es werden nur ausgewählte Substratproteine phosphoryliert, und die Phosphorylierung geschieht nur an bestimmten Serin- und Threonin-Resten (Ser/Thr-Protein-Kinasen) oder an Tyrosin-Resten (Tyr-Protein-Kinasen), was im Substratprotein zu einer Veränderung der Proteinkonformation und -aktivität führt. Auch diese *Proteinphosphorylierung* stellt einen Verstärkungsschritt bei der Übermittlung des extrazellulären Signals dar, denn eine Protein-Kinase kann in kurzer Zeit viele Substratproteine phosphorylieren.

Die Phosphorylierung von Proteinen hat eine längerfristige Wirkung. Sie wird erst durch die Wirkung von *Protein-Phosphatasen* beendet, die für die hydrolytische Entfernung der Phosphatgruppen von den Substratproteinen sorgen. Im Wechselspiel können Protein-Kinasen und Protein-Phosphatasen so die Aktivitäten von Enzymen, Transkriptionsfaktoren und Ionenkanälen steuern.

Kinase-Kaskaden. Die Hintereinanderschaltung von verschiedenen Protein-Kinasen führt zu Kaskaden von sich verstärkenden Proteinphosphorylierungen. Ein prominentes Beispiel ist die *Mitogen-aktivierte Protein-Kinase-(MAPK-)Kaskade* (☛ 19.2). Sie besteht aus einem Membranrezeptor, der den Stimulus wahrnimmt, einer nachgeschalteten MAPK-Kinase-Kinase (MAPKKK), die eine MAPK-Kinase (MAPKK) phosphoryliert, welche die MAPK phosporyliert. Diese kontrolliert dann verschiedene Effektorsysteme in der Zelle, z.B. die Aktivität von Transkriptionsfaktoren, die als Reaktion auf das Mitogen eine Zellteilung auslösen (s. S. 505).

Weitere Kaskaden dieses Typs existieren in den Zellen der Eukaryonten. Ihnen gemeinsam sind die Prinzipien der Signalverstärkung, der gegenseitigen Vernetzung und der Selbstregulation.

Adapterproteine und Kopplungselemente. Die Interaktion von Membranrezeptoren mit den verschiedenen Protein-Kinasen ebenso wie mit anderen Enzymen kann von *Adapterproteinen* vermittelt werden. Das sind Proteine, die mehrere *Kopplungselemente* (oder *-domänen*) besitzen, mit denen ein Protein spezifisch an ein Lipid oder anderes Protein binden kann. Adapterproteine fungieren wie Verbindungsstecker zwischen verschiedenen Komponenten der Signaltransduktion.

◉ 19.2 MAPK-Kaskade. Die Abbildung zeigt ein vereinfachtes Schema der *Mitogen-aktivierten Protein-Kinase-Kaskade*. Ein detaillierteres Schema findet sich in ◉ 20.31 auf S. 505. In Säugetieren finden sich unter den Signalen der MAPK-Kaskade Wachstumsfaktoren, Cytokine und zellulärer Stress. Zielsystem ist vorrangig die Transkriptionsmaschinerie. Die biologischen Antworten können u. a. Entzündungsprozesse, Apoptose und Entwicklungsschritte der Zelle sein.

Es gibt einen ganzen Satz verschiedener Kopplungsdomänen, von denen *SH2* (s. S. 503) eine besonders prominente Domäne ist. Mit ihrer Hilfe koppelt sich ein Protein spezifisch an einen Tyrosin-Rest eines anderen Proteins, und zwar nur dann, wenn dieser phosphoryliert ist. Wird ein Signalprotein an einem Tyrosin-Rest phosphoryliert, so gewinnt es dadurch neue Bindungspartner – man wird an einen Schalter erinnert. Statt an Proteine bindet die Kopplungsdomäne *PH* (s. S. 504) an Kopfgruppen von bestimmten Phospholipiden (s. S. 487).

Kopplungsdomänen kommen in sehr vielen Proteinen vor, die an der Signaltransduktion teilnehmen. Sie schaffen dadurch eine große Vielfalt an Verknüpfungsmöglichkeiten.

Gesteuerte Ionenkanäle kontrollieren den Membrandurchtritt von den vier Ionenarten Na^+, K^+, Ca^{2+} und Cl^- (☛ **19.3**). Sie gehören mit zu den Effektorproteinen, die unter der Kontrolle externer Signale stehen. Die gesteuerten Ionenkanäle sind an der Erzeugung und Weiterleitung elektrischer Signale beteiligt und vermitteln die Wahrnehmung externer Stimuli wie Hitze, Licht, Geräusch und Berührung. An Ionenkanäle können einige Neurotransmitter direkt binden und ihre Öffnung fördern, darunter sind die Neurotransmitter Acetylcholin, Glutamat, 5-Hydroxytryptamin, GABA und Glycin. Solche *ligandengesteuerten Ionenkanäle* fungieren als *ionotrope Rezeptoren*. Einige andere Ionenkanäle sind für Änderungen des Membranpotenzials empfindlich, sie werden als *spannungsgesteuerte Ionenkanäle* bezeichnet. Die Entstehung des Aktionspotenzials in Nerven- und Muskelzellen hängt von ihnen ab. Eine weitere Gruppe von Ionenkanälen steht unter der indirekten Kontrolle von Neurotransmittern und anderen Signalen. Diese chemischen Stimuli binden an Membranrezeptoren *(metabotrope Rezeptoren)* und wirken über G-Proteine auf die Ionenkanäle. Second Messenger und Protein-Kinasen können ebenfalls an der Kontrolle des Öffnungszustandes von Ionenkanälen beteiligt sein.

Spezielle Schrittmacher-Ionenkanäle steuern die rhythmische Aktivität elektrisch erregbarer Zellen. Sie kontrollieren den Herzschlag und die rhythmische Aktivität neuronaler Netzwerke (z.B. den Wach/Schlaf-Rhythmus) und die zyklische Freisetzung von Hormonen. Steuerbare Ionenkanäle finden sich nicht nur auf der Plasmamembran, sondern auch auf den Membranen von Zellorganellen. Ein Beispiel ist der Ca^{2+}-spezifische Ionenkanal des endoplasmatischen Retikulums von Skelettmuskeln (sarkoplasmatisches Retikulum, SR), der durch Freisetzung von Ca^{2+} aus dem SR die neuronale Stimulierung an die Muskelkontraktion koppelt (s. Kap. 23.7).

Nucleäre Rezeptoren. Alle bisher besprochenen Signaltransduktionsprozesse beginnen mit der Bindung eines extrazellulären Signals an seinen Rezeptor auf der Zellmembran. Von diesem Prinzip weichen einige lipophile extrazelluläre Signalstoffe ab, darunter die Steroidhormone und die Schilddrüsenhormone. Diese *lipophilen Signalstoffe* durchdringen die Zellmembran und binden an intrazelluläre Rezeptoren, die entweder im Cytoplasma oder im Zellkern lokalisiert sind. Die Rezeptoren werden durch die Bindung ihres Liganden als Transkriptionsfaktoren aktiviert. Sie wandern in den Zellkern – daher auch der Begriff „nucleäre Rezeptoren" –, dimerisieren und lagern sich sequenzspezifisch an sog. Hormone-Response-Elemente der DNA, um die Transkription spezifischer Gene zu aktivieren. Dieser Wirkungsweg kontrolliert über die Bildung von mRNA die Neusynthese von Proteinen (☛ **19.3**)

☛ **19.3 Gesteuerte Ionenkanäle** bilden eine große Familie von integralen Membranprotenen.

Kationenkanäle	Na^+
	K^+
	Ca^{2+}
Anionenkanäle	Cl^-

19.3 Hormonwirkung durch Genaktivierung.
Das lipophile Hormon dringt in die Zielzelle ein
und bindet dort an seinen Hormonrezeptor. Dieser
wandert in den Zellkern und lagert sich als
Rezeptor-Dimer an Hormon-Response-Elemente
der DNA an. Dadurch wird die Transkription
benachbarter Gene stimuliert. Prä-mRNA wird
gebildet und zu mRNA umgewandelt, welche
schließlich der Proteinbiosynthese im Cytoplasma
dient (s. a. ◉**6.23**, S. 135 und **19.36**, S. 514).

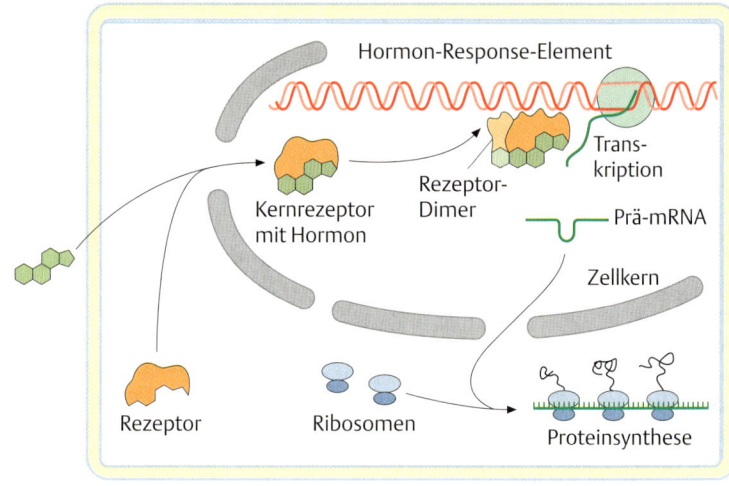

Nomenklatur: 7-Transmembranhelix-Rezep-
toren (7TM-Rezeptoren) werden auch als *Serpentin-Rezeptoren* oder als *G-Protein-gekoppelte Rezeptoren* (GPCR) bezeichnet.

**⊤ 19.4 Biologische Funktionen, die von 7TM-
Rezeptoren gesteuert werden** (nach J.S. Gutkind,
J. Biol. Chem. 1998;273:1839).

– Sehen
– Riechen
– Schmecken
– Neurotransmission
– Hormonsekretion
– Hormonwirkung
– Chemotaxis
– Exocytose
– Kontrolle des Blutdrucks
– Embryonalentwicklung
– Zellwachstum und -differenzierung
– Entwicklung
– Virus-Infektion
– Carcinogenese

19.2 7-Transmembranhelix-Rezeptoren

7-Transmembranhelix-Rezeptoren sind integrale Membranproteine
(s. S. 347); sie bilden die größte Familie von Rezeptoren mit mehr als
tausend Vertretern. Dies spiegelt die Vielfalt von chemischen und
physikalischen Signalen wider, deren Botschaften sie vermitteln:
Photonen, Geruchsstoffe, Geschmacksstoffe, Calcium-Ionen, Hormone
und Neurotransmitter. Entsprechend groß ist die Zahl von biologischen Funktionen, die von diesen Rezeptoren gesteuert werden
(⊤**19.4**).
Der Name *7-Transmembranhelix-Rezeptor* (7TM-Rezeptor) macht bereits deutlich, dass diese Membranproteine durch sieben membrandurchspannende Helices charakterisiert sind (◉**19.4**). Ihr zweiter
Name, *Serpentin-Rezeptoren* (von lat. Schlange), macht diese Eigenschaft ebenfalls deutlich. *G-Protein-gekoppelte Rezeptoren* (GPCR), der
dritte Name dieser großen Rezeptorfamilie, bezieht sich auf ihren
Signal-Transduktionsmechanismus (s. u.).

Rezeptoraktivierung. 7TM-Rezeptoren können auf ihrer extrazellulären Seite einen *Liganden* binden, der auch als Agonist oder primäres
Signal bezeichnet wird. Der Anstieg der Ligandenkonzentration führt
zu einer Bindung, der Abfall zu einer Dissoziation vom Rezeptor. Die
reversible Bindung des Liganden auf der extrazellulären Seite veranlasst den Rezeptor, seine Konformation zu ändern. Dies wirkt sich
auch auf die intrazelluläre Seite des integralen Membranproteins aus,
d. h. der Rezeptor leitet das Signal durch die Membran. Es ist
offensichtlich, dass 7TM-Rezeptoren *allosterische Proteine* sind und in
(mindestens) zwei Zuständen vorkommen, einem Ruhezustand in
Abwesenheit des Liganden und einem aktivierten Zustand, wenn der
Ligand gebunden ist.

Signaltransduktion. Auf der Innenseite der Plasmamembran interagieren 7TM-Rezeptoren mit *G-Proteinen* und übertragen ihre Aktivierung (◉**19.5**). Das ist der wichtigste Weg der Signalübermittlung
durch die Membran. Deshalb ist für 7TM-Rezeptoren auch der Begriff
G-Protein-gekoppelte Rezeptoren (GPCR) gebräuchlich, obwohl einige
7TM-Rezeptoren auch an alternativen Signaltransduktionswegen beteiligt sind, die unabhängig von G-Proteinen verlaufen – solche
Nebenwege betreffen die direkte Interaktion von 7TM-Rezeptoren
mit Adapter- und Scaffolding-Proteinen (s. Abschnitt 19.8).

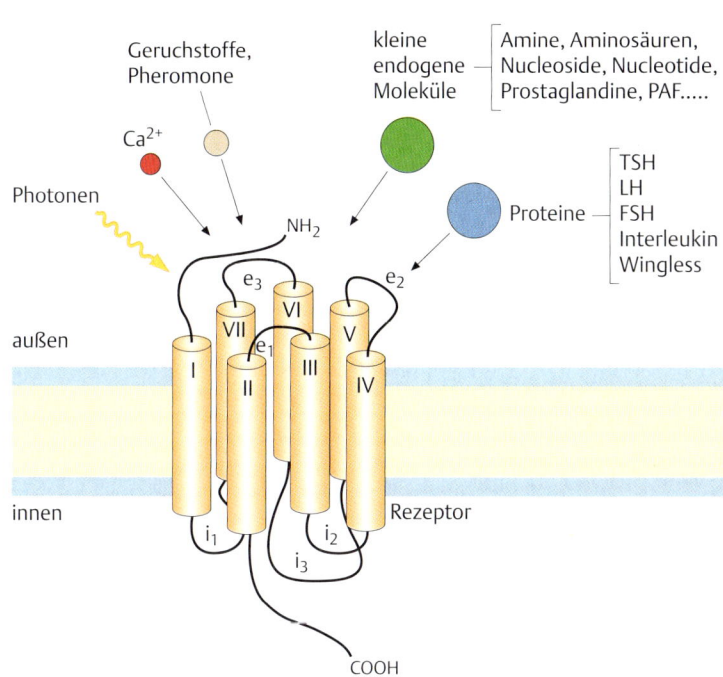

◉**19.4 7-Transmembranhelix-Rezeptor.** Die schematische Darstellung macht die Anordnung der sieben Helices (I–VII) in der Membran sichtbar und zeigt die Vielfalt möglicher Liganden. Der Rezeptor hat drei extrazelluläre Schleifen (engl. loops; e₁–e₃) und drei intrazelluläre Schleifen (i₁– i₃). Der *N*-Terminus ragt nach außen, der *C*-Terminus nach innen.

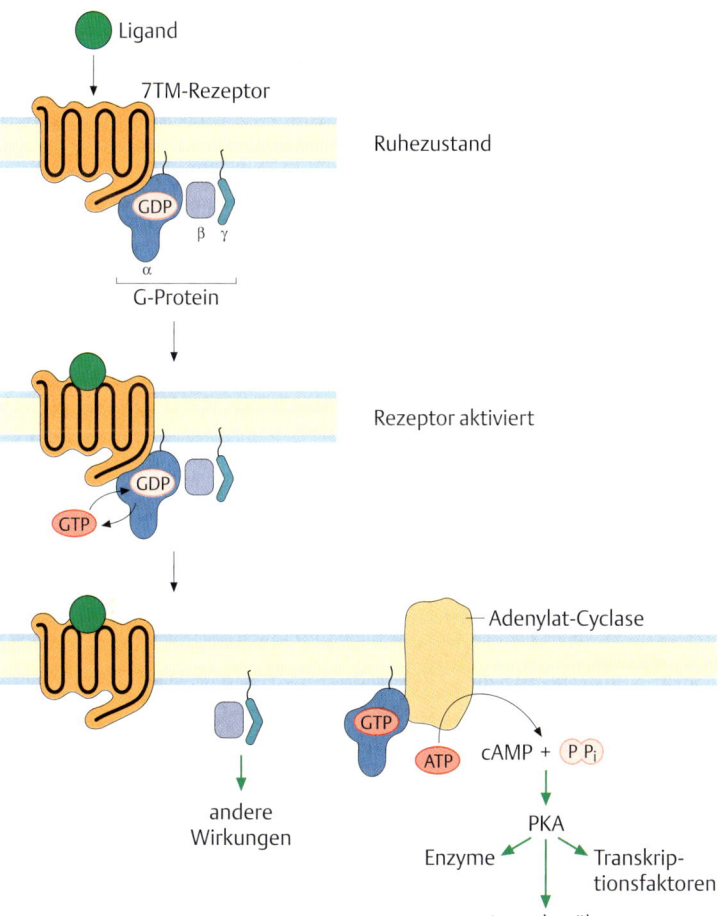

◉**19.5 Signaltransduktionskette der 7TM-Rezeptoren** am Beispiel des β_2-adrenergen Rezeptors.

In Abwesenheit des Liganden – hier des Catecholamins Adrenalin – befinden sich *7TM-Rezeptoren* überwiegend in einem niederaffinen Ruhezustand. Der *Ligand* bindet bevorzugt an den hochaffinen Zustand des Rezeptors und fördert dadurch die Bildung eines vorübergehenden Komplexes aus Ligand, aktiviertem *7TM-Rezeptor* und *G-Protein*. Dadurch wird eine Konformationsänderung des G-Proteins ausgelöst, die zum Austausch von GDP gegen GTP führt. Viele G-Proteine können auf diese Weise von einem Rezeptormolekül aktiviert werden. In der Folge dissoziiert jedes G-Protein in seine GTP-tragende α-Untereinheit und ein $\beta\gamma$-Dimer, die jeweils verschiedene Effektoren aktivieren können. In dem hier vorgestellten Fall aktiviert das $G\alpha_s$ eine *Adenylat-Cyclase*, was den Spiegel an cAMP ansteigen lässt. Der Anstieg des cAMP wiederum aktiviert *Protein-Kinase A* (PKA), eine Serin/Threonin-Kinase, welche viele verschiedene Substrate phosphorylieren kann, darunter Stoffwechselenzyme, Ionenkanäle, 7TM-Rezeptoren, Transkriptionsfaktoren sowie andere Kinasen.

Die Aktivierung der G-Proteine drückt sich als Austausch von GDP gegen GTP aus (s. Abschnitt 19.3). 7TM-Rezeptoren haben deshalb die Funktion von *Guaninnucleotid-austauschenden Faktoren* (GEF; guanine nucleotide exchange factor). Meist hat jeder 7TM-Rezeptor einen bestimmten Typ von G-Protein gebunden, den er aktivieren kann.

Rezeptorinaktivierung. Die Liganden der 7TM-Rezeptoren sind reversibel gebunden. Bei Absinken ihrer Konzentration im Extrazellulärbereich dissoziieren sie wieder von den 7TM-Rezeptoren ab, und diese kehren durch Änderung ihrer Konformation in den Ruhezustand zurück.

In vielen Fällen wird eine Feinregulation der Rezeptoraktivität durch Phosphorylierung/Dephosphorylierung des Rezeptors auf der Innenseite der Membran erreicht. Die Phosphorylierung führt zu seiner Abschaltung. Für eine solche „*Desensitisierung*" oder „*Down-Regulation*" gibt es zwei Wege: Sie kann durch Second-Messenger-kontrollierte *Protein-Kinasen vom Typ A* und *C* (PKA, PKC) geschehen oder durch spezielle *G-Protein-gekoppelte Rezeptor-Kinasen* (GRKs).

GRKs phosphorylieren nur aktivierte Rezeptoren, an die dann, im phosphorylierten Zustand, β-*Arrestine* binden können, eine Familie von Proteinen, die die sterische Interaktion von 7TM-Rezeptoren mit G-Proteinen verhindern und die *Internalisierung* der Rezeptoren auslösen. Die Entfernung der Rezeptoren von der Membran geschieht mit Hilfe von *Caveolae* (s.S. 352) und wird von β-Arrestinen gefördert. Internalisierte 7TM-Rezeptoren werden in Endosomen dephosphoryliert und kehren dann zur Membran zurück *(Rezeptor-Recycling)*, oder sie werden in Lysosomen bzw. nach Ubiquitinylierung in Proteasomen (S. 203) endgültig abgebaut.

Familien von 7TM-Rezeptoren. Besonders gut untersucht ist das *Rhodopsin*, ein Rezeptor für Licht. Rhodopsin ist der erste 7TM-Rezeptor, von dem wir nicht nur die Primär-, sondern auch die Sekundär- und Tertiärstruktur kennen (👁19.6).

Die nähere Analyse der Primärstruktur der 7TM-Rezeptoren, besonders der mehr als hundert verschiedenen Geruchsrezeptoren, zeigt, dass es mehrere Familien von 7TM-Rezeptoren gibt (vermutlich sechs), die nur locker miteinander verwandt sind. Die drei Hauptfamilien sind:

- *Familie 1* ist bei weitem die größte Gruppe. Sie schließt das Rhodopsin ein, sowie Rezeptoren für Catecholamine (β-adrenerge Wirkung), Peptidhormone, Glykoprotein-Hormone (LH, TSH und FSH), GABA, Pheromone und die vielen Geruchsstoffe, die das olfaktorische System wahrnehmen kann.
- *Familie 2* enthält etwa 25 Mitglieder einschließlich der Rezeptoren für Sekretin, Glucagon, VIP, GnRH, Corticoliberin, Calcitonin und Parathormon. Sie alle koppeln über ein G_s-Protein an Adenylat-Cyclase.
- *Familie 3* ist vergleichsweise klein und enthält die metabotrope Glutamat-Rezeptor-Familie, den $GABA_B$-Rezeptor, den Calcium-Sensor, einige Pheromon- und Geschmacksrezeptoren. Mitglieder dieser Familie scheinen mit den bakteriellen periplasmatischen Bindungsproteinen (PBP) verwandt zu sein.

Pharmaka. 7TM-Rezeptoren sind vielfältige Zielstrukturen (engl. targets) für Pharmaka. Diese können bevorzugt an die hochaffine Form der Rezeptoren binden und wirken dann als *Agonisten*, oder sie binden an die niederaffine Konformation des Rezeptors und wirken dadurch als *Antagonisten*.

Nicht-traditionelle 7TM-Rezeptoren. Zu dieser kleinen Gruppe von Rezeptoren gehören Mitglieder der *Frizzled*-Familie. Statt Aktivierung von G-Proteinen verläuft die Signaltransduktion nach Bindung des

👁19.6 Rhodopsin, ein Vertreter der 7TM-Rezeptoren. Das integrale Membranprotein *Opsin* trägt in seinem Zentrum einen lichtempfindlichen Liganden, das Isoprenoid *Retinal* (rot). In diesem besonderen Fall stellen Photonen das Signal dar; sie lösen eine Isomerisierung des Retinals aus, das aus einer 11-*cis* in eine 11-*trans*-Stellung umklappt (s. S. 338). Diese molekulare Bewegung überträgt sich auf das Opsin und verursacht dessen Konformationsänderung. Gezeigt ist die 3D-Struktur des Rhodopsins im Ruhezustand (in Dunkelheit).

Liganden *Wnt* über einen intrazellulären Proteinkomplex, der eine Inaktivierung der Glykogen-Synthase-Kinase 3 bewirkt. Kontrolliert werden dadurch die Entscheidung über das Zellschicksal und die Zellproliferation (s. Abschnitt 19.9).

19.3 G-Proteine

G-Proteine sind *Guaninnucleotid-bindende Proteine*, die als molekulare Schalter und Zeitschaltuhren an der Signaltransduktion und anderen zellulären Prozessen teilnehmen. Sie können in einem *An-* oder *Aus-Zustand* vorliegen und zwischen diesen beiden Zuständen hin- und herpendeln. Durch ein externes Signal angeschaltet, sind G-Proteine eine vorgegebene Zeit aktiv, um sich dann selbst wieder abzuschalten

Wir unterscheiden drei Gruppen von G-Proteinen, die an der Signaltransduktion, der zellulären Organisation und der Proteinbiosynthese beteiligt sind:
- *große heterotrimere G-Proteine* ($G\alpha\beta\gamma$),
- *kleine, monomere G-Proteine:* Ras und Ras-ähnliche GTPasen,
- *mittelgroße G-Proteine:* Elongationsfaktoren Tu (EF-Tu entspricht eEF1α) und G (EF-G entspricht eEF2, s. S. 145, ☛6.6).

Wir betrachten zuerst die großen (30–35 kDa) G-Proteine der Säugetiere, die an der Signaltransduktion durch G-Protein-gekoppelte Rezeptoren (GPCR = 7TM-Rezeptoren; s. Abschnitt 19.2) beteiligt sind. Es folgen weiter unten die kleinen (20–25 kDa) und die mittelgroßen G-Proteine.

Große heterotrimere G-Proteine werden durch direkten Kontakt mit 7TM-Rezeptoren aktiviert. Sie übertragen das Signal weiter auf Adenylat-Cyclase und andere primäre Effektorsysteme (☞19.5). G-Proteine sind, wie der Name schon andeutet, **G**uaninnucleotid-bindende Proteine, die entweder ein GDP oder ein GTP als Komplex mit Mg^{2+} gebunden haben. Sie sind auf der Innenseite der Plasmamembran lokalisiert. In der Ruheform (*Aus*-Zustand) liegen G-Proteine als Heterotrimere vor und tragen ein GDP. Die Bindung an einen aktivierten 7TM-Rezeptor führt nun zu einer Konformationsänderung des G-Proteins. Seine Bindungsstelle für das Nucleotid öffnet sich, und das GDP wird gegen ein GTP aus dem Cytoplasma ausgetauscht, welches dort in höherer Konzentration als GDP vorkommt. Durch Bindung des GTP ist das G-Protein aktiviert (*An*-Zustand). Das trimere G-Protein löst jetzt seine Bindung zum 7TM-Rezeptor und zerfällt in zwei Bestandteile, eine α-Untereinheit (Gα) und eine β,γ-Untereinheit (G$\beta\gamma$). Durch die Ablösung der beiden Untereinheiten vom Rezeptor können sich weitere G-Proteine an den 7TM-Rezeptor anlagern und aktiviert werden. Dies trägt zu der großen Verstärkung des primären Signals bei.

Struktur der großen G-Proteine. Wie bereits erwähnt, bestehen die großen G-Proteine aus einer α-, einer β- und einer γ-Untereinheit (☞19.7). Die α-Untereinheit (Gα, 39–46 kDa) ist ein Mitglied der P-Schleifen-NTPasen-Familie, also ein – allerdings sehr ineffizientes – *Nucleotid-spaltendes Enzym*. Die β-Untereinheit (Gβ, 37 kDa) hat die charakteristische Struktur eines siebenblättrigen Propellers. Die γ-Untereinheit (Gγ, 8 kDa) besteht nur aus zwei α-Helices, die sich an die β-Untereinheit anlagern. β- und γ-Untereinheit sind ständig miteinander verbunden, während die α-Untereinheit im aktivierten Zustand den ternären Komplex verlässt und sich nur wieder mit der β,γ-Untereinheit zusammenlagert, wenn das GTP zu GDP hydrolysiert ist. Dadurch ist der Aus-Zustand wieder hergestellt.

🔍 **Bakterielle Toxine** können heterotrimere G-Proteine spezifisch verändern:

Das *Cholera-Toxin* Choleragen des Darmbakteriums *Vibrio cholerae* modifiziert enzymatisch Gα_s-Untereinheiten. Dabei wird eine ADP-Ribose von NAD^+ auf einen Arginin-Rest von Gα_s übertragen. Diese Modifizierung fixiert die Gα_s-Untereinheit der Enterocyten in der aktiven Form, was durch andauernde Stimulierung der Adenylat-Cyclase den cAMP-Spiegel permanent erhöht. Dies führt über die Aktivierung der Chlorid-Kanäle und einer Hemmung der Na^+/H^+-Austauscher zu einer starken Sekretion von Elektrolyten und Wasser und verursacht eine lebensbedrohliche Diarrhöe.

Pertussis-Toxin, das von dem Keuchhusten auslösenden Bakterium *Bordetella pertusssis* gebildet wird, ADP-ribosyliert dagegen spezifisch Gα_i-Untereinheiten und verhindert dadurch die Interaktion mit G-Protein-aktivierenden Rezeptoren. Dadurch wird der hemmende Effekt des G-Proteins blockiert.

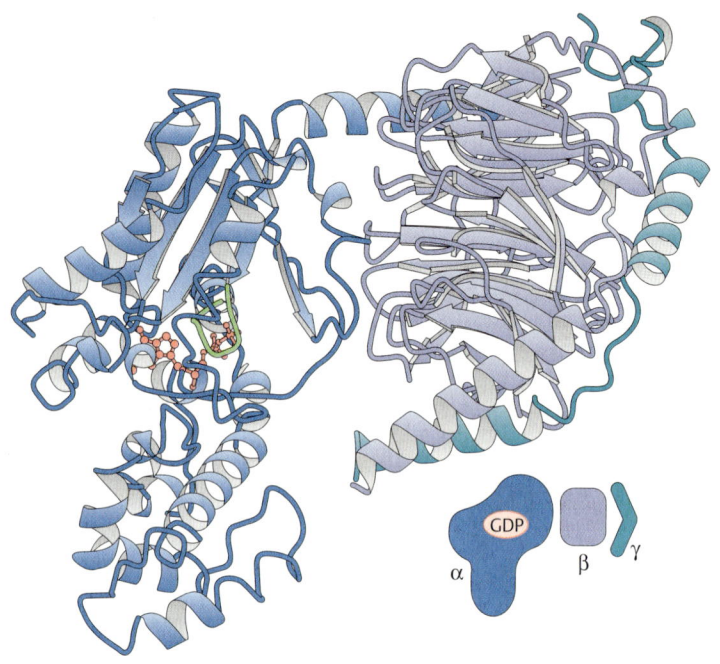

19.7 G-Protein im Ruhezustand mit seinen drei Untereinheiten α (blau), β (blaugrau) und γ (türkis), unten eine schematische Darstellung und darüber die 3D-Struktur. Die α-Untereinheit trägt das Guaninnucleotid GDP, das im Zentrum des Moleküls zu sehen ist. An die α-Untereinheit ist die β-Untereinheit gebunden und an diese die γ-Untereinheit. Nicht gezeigt sind die Lipidanker der α- und γ-Untereinheit (nach J.M. Berg et al., Biochemistry, 5th ed., Freeman and Co., New York, 2002).

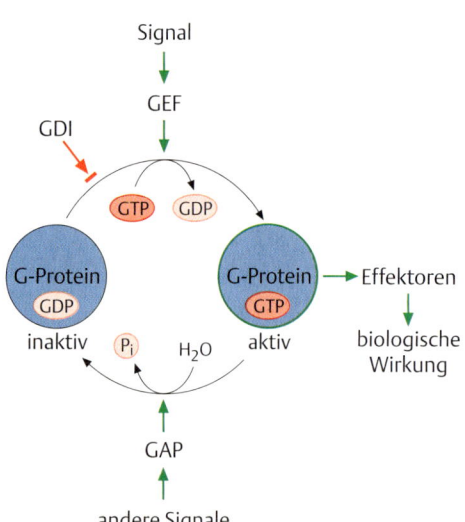

19.8   G-Protein-Zyklus. G-Proteine werden durch *Guaninnucleotid-Austauschfaktoren* (GEF) aktiviert. Die Autoinaktivierung der G-Proteine kann von *GTPase-aktivierenden Proteinen* (GAP) stimuliert werden. Zusätzlich ist noch eine Blockierung der Aktivierung durch *Guaninnucleotid-Dissoziations-Inhibitoren* (GDI) möglich.

Durch Verknüpfung mit *Lipidankern* (s. S. 152 und 349) sind die Gα- und die Gγ-Untereinheit an die Innenseite der Cytoplasma-Membran gebunden. Gα trägt Myristinsäure-Reste am *N*-terminalen Glycin und vorübergehend auch Palmitinsäure-Reste in der Nähe des *N*-Terminus, Gγ ist dagegen mit einer Geranyl-Geranyl- oder Farnesyl-Gruppe in der Nähe des *C*-Terminus prenyliert. Wegen dieser Lipidanker können sich die großen G-Proteine nur im Bereich der Membran bewegen.

Aktivierung und Inaktivierung von G-Proteinen. G-Proteine haben im Ruhezustand („Aus") ein GDP gebunden. Durch Kontakt mit anderen Proteinen werden sie zu einer Konformationsänderung gezwungen, was den Austausch des Nucleotids gegen GTP veranlasst. Solche aktivierenden Proteine bezeichnet man als *Guaninnucleotid-Austauschfaktoren* (engl.: guanine nucleotide exchange factor, GEF), deren häufigste Vertreter 7TM-Rezeptoren sind.

Der entscheidende Mechanismus zur Inaktivierung der G-Proteine ist die enzymatische Hydrolyse des GTP zu GDP und P_i, die von der α-Untereinheit selbst katalysiert wird. Die GTPase-Reaktion verläuft langsam – die Wechselzahl liegt in der Größenordnung von Sekunden –, jedoch kann ihre Geschwindigkeit durch andere Proteine beeinflusst werden, die als *GTPase-aktivierende Proteine* (GAP) bezeichnet werden (oder als „regulators of G protein signalling", RGS). Die Aktivierung und Inaktivierung von G-Proteinen kann also entscheidend von anderen Proteinen beeinflusst werden. Dies lässt sich an der grafischen Darstellung des „G-Protein-Zyklus" leicht ablesen (**19.8**).

Ebenso wie die 7TM-Rezeptoren können die G-Proteine durch spezifische Protein-Kinasen phosphoryliert werden. Auch dies führt zu ihrer Inaktivierung, ein Effekt, der bei der Herabregelung der Empfindlichkeit *(Desensitisierung)* von Zellen durch Überstimulierung mit einem Signal beobachtet wird.

Familien der großen G-Proteine. Jede der drei Untereinheiten eines heterotrimeren G-Proteins kommt in verschiedenen Isotypen vor. Bisher sind mehr als 20 verschiedene Gene für $G\alpha$ kloniert worden, sechs Gene für $G\beta$ und zwölf für $G\gamma$. Aus den Isotypen der drei Untereinheiten können deshalb durch Kombination viele verschiedene $G\alpha\beta\gamma$-Proteine entstehen.

Nach den Klassen der α-Untereinheit unterscheidet man *fünf Familien der großen G-Proteine*, die als $G\alpha_s$ (s für stimulierend), $G\alpha_i$ (i für inhibitorisch), $G\alpha_t$ (t für Transducin), $G\alpha_q$ und $G\alpha_{12}$ bezeichnet werden (🖝 **19.5**).

Funktionen der großen G-Proteine. Heterotrimere G-Proteine vermitteln das Signal eines aktivierten 7TM-Rezeptors an nachgeordnete („downstream") *Effektorsysteme*. Dies geschieht, indem sie nach dem Austausch von GDP gegen GTP (im An-Zustand) in die α-Untereinheit und die fest verknüpfte $\beta\gamma$-Untereinheit zerfallen, welche beide unabhängig voneinander mit Effektorproteinen interagieren und dadurch ihr Signal übertragen.

Die GTP-tragende α-*Untereinheit* diffundiert zu benachbarten membranständigen Enzymen und Ionenkanälen und steuert deren Aktivität (🖝 **19.5**): $G\alpha_s$ z.B. stimuliert die Adenylat-Cyclase, was zu einer Erhöhung der intrazellulären cAMP-Konzentration führt, $G\alpha_i$ wirkt dagegen inhibitorisch auf die Adenylat-Cyclase, $G\alpha_q$ aktiviert Phospholipase Cβ und $G\alpha_{12}$ hat Wirkungen auf verschiedene Effektorsysteme. Andere von α-Untereinheiten gesteuerte Effektorsysteme sind die Enzyme cGMP-Phosphodiesterase, Phospholipase A_2 sowie Ionenkanäle (Ca^{2+}-Kanäle, einwärtsgerichtete K^+-Kanäle) und Na^+/H^+-Austauscher (🖝 **19.5**).

Die $\beta\gamma$-*Untereinheit* zeigt ebenfalls stimulierende oder hemmende Wirkung auf eine Reihe von primären Effektorsystemen (🖝 **19.6**).

$G\alpha$-Untereinheiten besitzen wie erwähnt eine intrinsische *GTPase-Aktivität*. Diese ist zwar recht langsam, sorgt aber dafür, dass nach einer gewissen Zeit (Sekunden bis Minuten) das Signal wieder abgeschaltet wird. Die Untereinheiten $G\alpha$ und $G\beta\gamma$ lagern sich dann wieder zusammen und können bei Bedarf erneut aktiviert werden.

🖝 **19.6 Wirkungen der $\beta\gamma$-Untereinheiten** von großen G-Proteinen auf nachgeordnete primäre Effektorsysteme. In einigen Fällen betrifft die Wirkung nur bestimmte Isotypen von Effektorsystemen.

Aktivierung

– G-Protein-regulierter einwärtsgerichteter K^+-Kanal (GIRK)
– Phospholipase C
– Phospholipase A_2
– β-adrenerge Rezeptor-Kinasen (βARK)
– MAP-Kinasen

Hemmung

– Ca^{2+}-Kanäle
– Adenylat-Cyclase

🖝 **19.5 Wirkungen der α-Untereinheiten** von G-Proteinen auf primäre Effektorsysteme. In einigen Fällen betrifft die Wirkung nur bestimmte Isotypen.

$G\alpha$-Klasse	auslösende extrazelluläre Signale	direkte Effekte	intrazelluläre Wirkungen
$G\alpha_s$	Catecholamine (β-adrenerge Wirkung) Glucagon Parathormon viele andere Signalstoffe	stimuliert alle Adenylat-Cyclasen	cAMP↑
$G\alpha_i$	Acetylcholin Catecholamine (α_2-adrenerge Wirkung) viele Neurotransmitter	hemmt einige Adenylat-Cyclasen und Ca^{2+}-Kanäle, aktiviert cGMP-Phosphodiesterase aktiviert einwärtsgerichtete K^+-Kanäle	cAMP↓ cGMP↓ K^+-Einstrom↑
$G\alpha_t$	Photonen	stimuliert cGMP-spezifische Phosphodiesterase	cGMP↓
$G\alpha_q$	Acetylcholin Catecholamine (α_1-adrenerge Wirkung) viele Neurotransmitter	stimuliert Phospholipase C$_\beta$	DAG↑ und InsP$_3$↑, Ca^{2+}↑
$G\alpha_{12}$	Thromboxan Thrombin	aktiviert Phospholipase A_2, Na^+/H^+-Austauscher, Rho, und Guaninnucleotid-austauschende Faktoren (GEFs)	

Zur Nomenklatur. Das *ras*-Gen und sein 21 kDa-großes Genprodukt, das Ras-Protein, wurden ursprünglich in Retroviren gefunden, die Sarcome in Ratten auslösen (ras = **r**at **s**arcoma).

Mutationen von Ras-Genen, die zu einer verlängerten Lebenszeit von GTP führen, haben *onkogene Aktivität* (s. S. 752). Es wurde beobachtet, dass etwa 30 % aller soliden Tumoren des Menschen Mutationen in Ras-Genen tragen. Dies illustriert die Bedeutung der Superfamilie der kleinen Ras-ähnlichen G-Proteine für die Kontrolle von Wachstum und Differenzierung.

19.7 Kleine Ras-ähnliche G-Proteine

Subfamilie	Funktion
Ras	reguliert das Zellwachstum
Rab	kontrolliert die Sekretion und Endocytose
Rho/Rac	steuert das Cytoskelett
Ran	steuert den Transport von RNA und Proteinen zwischen Zellkern und Cytoplasma
Rad	reguliert spannungsgesteuerten Ca^{2+}-Kanal
Arf	reguliert den vesikuläen Transport

Kleine Ras-ähnliche G-Proteine bilden eine Familie von mehr als 60 GTPasen, die in die Subfamilien der *Ras, Rab, Rho/Rac, Ran, Rad* und *Arf* unterteilt werden können (**19.7**). Auch diese G-Proteine kommen in einem An- oder Aus-Zustand vor und kontrollieren dadurch so entscheidende zelluläre Prozesse wie das Wachstum, die Differenzierung, die Organisation des Cytoskeletts, den nucleären Import und Export sowie den vesikulären Transport. Ras-ähnliche Signaltransduktionskaskaden werden durch eine große Zahl verschiedener extra- und intrazellulärer Signale aktiviert, die alle zu einem GEF-stimulierten Austausch von GDP gegen GTP führen.

Struktur. Ras-ähnliche G-Proteine sind Monomere (20–25 kDa), die im Ruhezustand GDP gebunden haben und im Cytoplasma zu finden sind. Nur wenn sie durch Prenylierung mit Hilfe spezifischer *Prenyltransferasen* an ihrem C-Terminus mit einem Lipidanker (Farnesyl- oder Geranyl-Geranyl-Rest; s. S. 349) versehen wurden, können die Ras-ähnlichen Proteine mit der Zellmembran assoziieren und dort in den G-Protein-Zyklus eintreten (**19.8**). Zusätzlich zu den aktivierenden GEFs gibt es besondere, als *GDI* (guanine nucleotide dissociation inhibitors) bezeichnete Proteine, die die Aktivität der Ras-ähnlichen Proteine vermindern, indem sie an diese binden und eine Aktivierung verhindern. Die GTPase-Aktivität der Ras-ähnlichen Proteine ist sehr langsam. Mit Hilfe von *GAPs* (GTPase-aktivierenden Proteinen, s.o.) wird die GTPase-Aktivität jedoch bis zu 10^5-fach beschleunigt und damit die zügige Abschaltung der Ras-ähnlichen Proteine bewirkt. Der in **19.8** beschriebene GTPase-Zyklus gilt auch für die Ras-ähnlichen G-Proteine.

Die Aktivierung von Ras-ähnlichen G-Proteinen kann durch viele Signale geschehen. **19.9** zeigt als typisches Beispiel die komplexe Aktivierung von Ras durch den epidermalen Wachstumsfaktor (EGF). Dieser Signalstoff bindet auf der Zellaußenseite an den *EGF-Rezeptor*, der eine Rezeptor-Tyrosin-Kinase ist (s. Abschnitt 19.7). Vom Liganden veranlasst, dimerisiert der Rezeptor und phosphoryliert sich dann selbst auf der Zellinnenseite. Das *Adapterprotein* Grb2 bindet mit seiner SH2-Domäne an die phosphorylierten Tyrosinreste des EGF-Rezeptors und rekrutiert ein weiteres Adapterprotein, das Sos, über zwei SH3-Domänen. Sos ist ein *GEF* (s. S. 482) und aktiviert Ras. Ras seinerseits aktiviert *Ser/Thr-Protein-Kinasen* (Raf-Kinase = MAP-Kinase-Kinase-Kinase), die ihrerseits spezifische Zielproteine phosphorylieren und dadurch das Zellwachstum stimulieren. Diese Beschreibung einer linearen Signaltransduktion, deren Details noch in den folgenden Abschnitten behandelt werden, gibt die vielfältigen Vernetzungen von Ras-Proteinen nur unzureichend wieder. Ras-Proteine verarbeiten multiple Eingangssignale und kontrollieren verschiedene Effektorproteine. Tatsächlich kann Ras als Zentrum eines Netzwerks verschiedener Signalketten angesehen werden.

19.9 Aktivierung von Ras durch epidermalen Wachstumsfaktor. Die Bindung von epidermalem Wachstumsfaktor (EGF) aktiviert die *Tyrosin-Kinase* des EGF-Rezeptors, sich selbst zu phosphorylieren. An die neu entstandenen Phosphor-Tyrosin-Gruppen lagert sich das *Adapterprotein* Grb2 an und an dieses das Adapterprotein Sos, welches das G-Protein Ras stimuliert, GDP gegen GTP auszutauschen. Dadurch wird Ras aktiviert und kann nun seinerseits die Protein-Kinase MAPKKK aktivieren, das erste Glied des *MAP-Kinase-Wegs*.

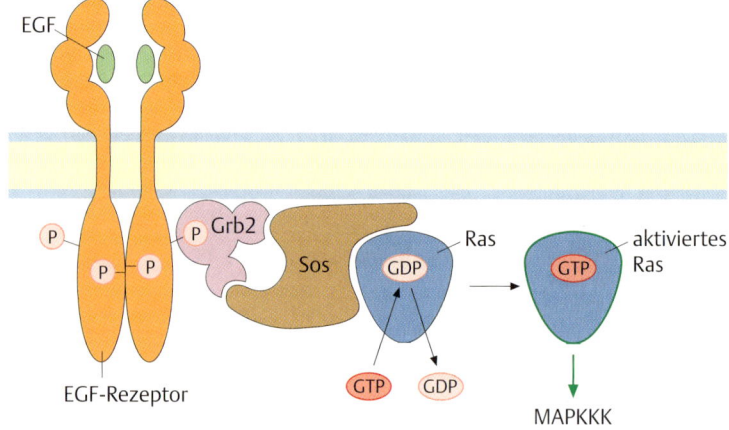

Analog der hier beschriebenen Proteine kommen G-Proteine mit GTPase-Aktivität auch in anderen Bereichen der Zelle vor, z.B. am endoplasmatischen Retikulum und im Golgi-Apparat. Sie sind dort an der Steuerung der Protein-Biosynthese (s. S. 146) und des vesikulären Transports (s. S. 391) beteiligt.

Elongationsfaktoren der Proteinbiosynthese. Die dritte Familie von G-Proteinen wird von mittelgroßen GTPasen (43 kDa) gebildet. Sie kontrollieren die Geschwindigkeit der Proteinbiosynthese auf der Ebene der Elongation. Es sind dies die *Elongationsfaktoren Tu* (EF-Tu entspricht eEF1α) und *G* (EF-G entspricht eEF2). Auch sie sind aktiv, wenn sie GTP tragen, und inaktiv mit GDP. Der Komplex aus EF-Tu und GDP wird durch Bindung des Faktors EF-Ts zum Austausch von GDP gegen GTP veranlasst und dadurch aktiviert. Aktiviertes Tu lagert sich nun mit einer beliebigen mit Aminosäure beladenen tRNA zusammen (Ausnahme: die Initiator-tRNA fMet-tRNA$_f$) und transportiert diese zu den mit mRNA „programmierten" Ribosomen (s.a. Kap. 6, S. 147). Wenn das Codon von mRNA und das komplementäre Anticodon von tRNA zueinander passen und gebunden haben, wird das GTP des EF-Tu hydrolysiert und der EF-Tu-GDP-Komplex vom Ribosom freigesetzt.

Nach Bildung der Peptidbindung wird das Ribosom aktiv zum nächsten RNA-Codon weitertransportiert. An diesem Translokationsschritt der Proteinbiosynthese ist der zweite Elongationsfaktor, das EF-G beteiligt, das die Verschiebung der tRNA von der A-Stelle zur P-Stelle bewirkt. Während dieses Schritts bleibt die Basenpaarung zwischen der tRNA und der mRNA erhalten, so dass die mRNA-Position verschoben wird. Hierfür ist die Hydrolyse des GTP erforderlich (s. auch Kap. 6, S. 147 und 👁6.37).

Eine Sonderrolle spielt ein dritter Elongationsfaktor, *SelB*, ein spezialisiertes EF-Tu, der für den Einbau von *Selenocystein* in die wachsende Proteinkette zuständig ist (s. S. 143). Er erkennt und bindet an eine Haarnadelstruktur der mRNA, die abwärts vom UGA-Codon gelegen ist, und sorgt so für die Positionierung der Selenocystein-tRNA an das UGA-Codon, das eigentlich für einen Kettenabbruch steht (s. Kap. 6.4, S. 143).

Auch im Spleiß-Komplex (Spliceosom) findet sich ein mittelgroßes G-Protein, das mit den G-Proteinen der Protein-Elongation verwandt ist. Es ist an der Kontrolle des Spleißvorgangs beteiligt.

19.4 Primäre Effektorsysteme

G-Proteine wirken auf primäre Effektorsysteme (🌂 **19.5** und **19.6**). Das sind *Ionenkanäle* und Enzyme, insbesondere *Nucleotid-Cyclasen*, *Phospholipasen* und *Protein-Kinasen*, die diffusible Second Messenger erzeugen oder andere Proteine modifizieren. Wir behandeln diese Effektorsysteme hier nacheinander, die Ionenkanäle in Abschnitt 19.10.

Adenylat-Cyclasen bilden eine Familie von großen integralen Membranenzymen, die mit zwölf Helices die Zellmembran durchspannen. Allen Isoenzymen ist gemeinsam, dass sie durch Bindung von Gα$_s$ stimuliert werden, aus ATP vermehrt *3',5'-cyclisches AMP* (cAMP) zu bilden (👁**19.10**); dabei wird anorganisches Diphosphat freigesetzt. Je nach Subtyp der Adenylat-Cyclase können auch noch Ca^{2+}/Calmodulin, Protein-Kinase C und die β,γ-Untereinheiten von G-Proteinen stimulierend wirken. Ein unphysiologischer Aktivator der Adenylat-Cyclase ist das Diterpen *Forskolin*, das experimentell angewandt wird. Hemmend wirken dagegen, je nach Isoenzym, Gα$_i$, Ca^{2+} und β,γ-Untereinheiten von G-Proteinen.

🔍 **Inhibitoren der Elongationsfaktoren** blockieren in Bakterien die Freisetzung der Faktoren von den Ribosomen. *Fluoraluminate* frieren den EF-G-GDP-Komplex ein. Das Antibiotikum *Kirromycin* und das Steroid *Fusidinsäure* blockieren spezifisch die Freisetzung von EF-Tu-GDP und EF-G-GDP.

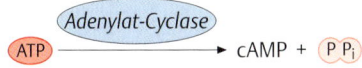

👁**19.10 Reaktion der Adenylat-Cyclase** (Strukturformel des cAMP in 👁**19.16**).

Die verschiedenen Isoenzyme der Adenylat-Cyclase haben spezifische Aufgaben in den einzelnen Zelltypen und werden unterschiedlich kontrolliert. Ihre vielfältige Regulierbarkeit unterstreicht die zentrale Rolle der Adenylat-Cyclasen für die Signaltransduktion der Zellen. Die Enzyme stellen einen Sammelpunkt dar, in dem verschiedene Signalwege zusammenlaufen und gegeneinander verrechnet werden. Ca^{2+}/Calmodulin-abhängige Adenylat-Cyclasen sind an Lernvorgängen beteiligt.

Phospholipase C (PLC) ist der Name einer weiteren großen Gruppe von Effektormolekülen, von denen die β-Isoform durch G-Proteine aktiviert wird. Wie wir auf S. 301 beschrieben haben, spalten Phospholipasen Phospholipide. Die Substrate der PLC sind eine bestimmte Gruppe von Phospholipiden in Membranen, die Phosphoinositide (Inositol-haltige Phospholipide). Diese werden von PLC zwischen Glycerol und Phosphat gespalten (☞20.11). Aus Phosphatidyl-Inositol-4,5-bisphosphat (PtdIns-4,5-P_2, manchmal auch unpräzise als PIP_2 abgekürzt), dem wichtigsten Substrat der Phospholipase, werden *Diacylglycerol* (DAG) und *Inositol-1,4,5-trisphosphat* (InsP₃; unpräzise: IP₃) freigesetzt (☞19.12). Beide Reaktionsprodukte fungieren als Second Messenger und werden weiter unten ausführlich besprochen. Wie die Adenylat-Cyclase ist auch die PLC damit Schaltstelle einer weit verbreiteten Signalkaskade, die extrazelluläre Signale zu intrazellulären umsetzt.

Auch Phospholipasen vom Typ C kommen in verschiedenen Formen vor. Besonders zu nennen sind die Subfamilien β, γ und δ. Gemeinsam ist diesen ein mit PH abgekürztes Kopplungselement, die *Pleckstrin-Homologie-Domäne* (PH-Domäne, s. Abschnitt 19.8), mit dessen Hilfe sie an die Kopfgruppe ihres Substrates binden und sich damit in Membrannähe verankern. Aktiviert werden die Phospholipasen vom Typ Cβ durch Gα_q, die Phospholipasen vom Typ Cγ dagegen durch Rezeptor-Tyrosin-Kinasen (s. Abschnitt 19.7). Die Enzymaktivität der PLC hält lange an und überdauert das primär aktivierende Signal.

☞**19.11 Angriffspunkte von Phospholipasen** (siehe auch ☞**12.10**, S. 301). Dargestellt ist ein Phospholipid mit den Spaltstellen der Phospholipase A₁, A₂, C und D.

☞**19.12 Reaktion der Phospholipase C.**

Phospholipase A₂ (PLA₂) bilden eine Familie von Enzymen, die Phospholipide in Position *sn*-2 des Glycerols spalten und ungesättigte Fettsäuren freisetzen (👁**19.13**). Vertreter der PLA₂ kommen sowohl extrazellulär (sPLA₂) als auch intrazellulär (cPLA₂) vor. Die intrazellulären PLA₂ sind von besonderer Bedeutung für die Signaltransduktion, weil sie *Arachidonsäure* freisetzen, die als Signalstoff wirken kann und Ausgangspunkt der Biosynthese von *Eicosanoiden* ist (s. S. 566).
cPLA₂ wird durch Phosphorylierung aktiviert und steht unter der Kontrolle von Protein-Kinase C und G-Proteinen.

Phospholipase D (PLD) spaltet bevorzugt Phosphatidylcholin zu Cholin und Phosphatidsäure, aus welcher mit Hilfe einer Phosphatase der Second Messenger *Diacylglycerol* (DAG) freigesetzt werden kann. PLD steht unter der Kontrolle von Protein-Kinase C und G-Proteinen.

cGMP-spezifische Phosphodiesterase ist Bestandteil des Sehapparates (s. S. 727). Das Enzym hydrolysiert cGMP zu GMP (👁**19.14**). Seine Aktivität wird durch die α-Untereinheit Gα_t des G-Proteins *Transducin* stimuliert. Dabei bindet das Gα_t an die inhibitorische γ-Untereinheit der Phosphodiesterase und sorgt für ihre Abdissoziation. Die Phosphodiesterase verursacht durch Hydrolyse des cGMP einen rapiden Abfall seiner Konzentration, wodurch cGMP-kontrollierte Kationenkanäle schließen und die Sehzellen aufhören, den Neurotransmitter Glutamat auszuschütten. Details des Sehprozesses werden auf S. 727 dargestellt.

G-Protein-gekoppelte Rezeptor-Kinasen (GRK) dienen der Phosphorylierung von Membranrezeptoren zur schnellen Abschaltung des Signals. Nur aktivierter, d.h. ligandenbesetzter Rezeptor wird phosphoryliert. Besonders gut untersucht sind die *Rhodopsin-Kinase* und die *β₂-adrenerge Rezeptor-Kinase* (βARK). Im inaktiven Zustand sind die Rezeptor-Kinasen im Cytoplasma lokalisiert. Sie werden von den β,γ-Untereinheiten der aktivierten G-Proteine zur Membran gebracht und können dort ihre Rezeptor-Substrate phosphorylieren.

Nicht unter der Kontrolle von G-Proteinen und G-Protein-gekoppelten Membranrezeptoren (s. Abschnitt 19.2), sondern von Rezeptor-Kinasen (s. Abschnitt 19.7) stehen andere Effektorsysteme. Dies sind die bereits oben beschriebene Phospholipase Cγ und die Phosphatidyl-Inositol-3-Kinase.

Phosphatidyl-Inositol-3-Kinasen (PtdIns-3-Kinasen, PI3K) bilden eine Familie von verwandten Lipid-Kinasen, die Inositol-haltige Phosphatide in der Zellmembran phosphorylieren. Dadurch werden membranständige Signalmoleküle erzeugt, an die Effektormoleküle mit PH-Domäne (s. Abschnitt 19.8) binden können.

Reaktion. PI3K führen in Position 3 von Inositolgruppen der Phosphoinositide (s. S. 300) ein zusätzliches Phosphat ein. Phosphatdonor ist ATP, Akzeptoren können die Lipide PtdIns, PtdIns-4-phosphat und PtdIns-4,5-bisphosphat sein (👁**19.15**). Es entstehen dadurch mehrere, verschieden stark phosphorylierte Membranlipide, deren wichtigstes das *Phosphatidyl-Inositol-3,4,5-trisphosphat* (PtdIns(3,4,5)P₃) ist. Dieses wird aus Phosphatidyl-Inositol-4,5-bisphosphat (PtdInsP₂) gebildet, welches gleichzeitig Substrat der *Phospholipase C* (PLC; s.o.) und dadurch Lieferant der beiden Second Messenger Ins-1,4,5-P₃ und DAG ist (s. Abschnitt 19.5). Phospholipase C und PI3K konkurrieren also um das gleiche Substrat und erzeugen daraus völlig verschiedene Second Messenger.

Funktion. Das wichtigste Produkt der PI3K, PtdIns(3,4,5)P₃, ist ein Membranlipid mit der Funktion eines Second Messengers. An diesen

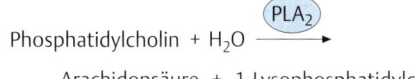

Phosphatidylcholin + H_2O $\xrightarrow{\text{PLA}_2}$

Arachidonsäure + 1-Lysophosphatidylcholin

👁**19.13 Reaktion der Phospholipase A₂.**

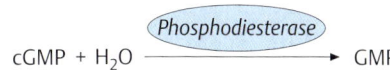

cGMP + H_2O $\xrightarrow{\textit{Phosphodiesterase}}$ GMP

👁**19.14 Reaktion der cGMP-spezifischen Phosphodiesterase** (Strukturformel des cGMP in 👁**20.16**).

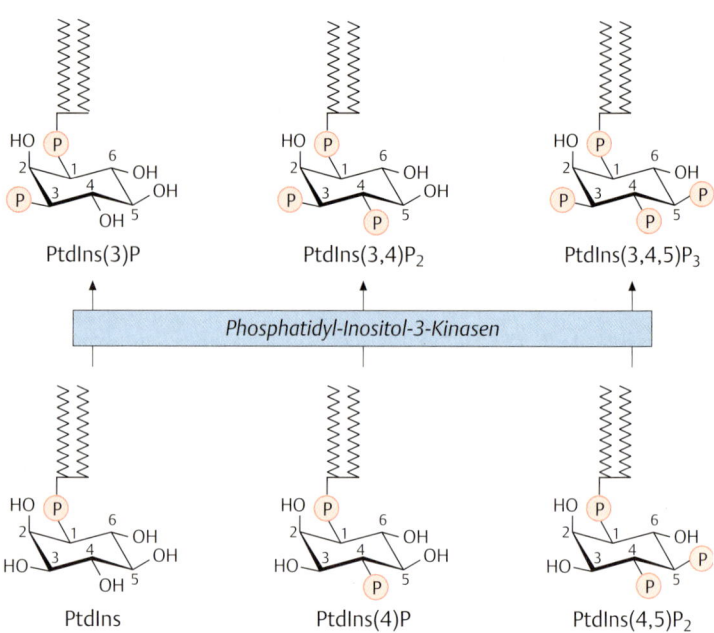

⊙ 19.15 Reaktionen der Phosphatidyl-Inositol-3-Kinase.

binden Effektormoleküle mit *Pleckstrin-Homologie-Domäne* (PH; s. Abschnitt 19.8), z.B. die *Protein-Kinase Akt* (Protein-Kinase B). Diese Effektormoleküle kontrollieren Reaktionen des Stoffwechsels sowie Zellproliferation und Zelltod. Der PI3K-Signalweg wird in Abschnitt 19.9 näher beschrieben.

Struktur. PI3K zerfallen in mehrere Klassen. Sie sind meist Heterodimere und bestehen aus einer katalytischen (55–85 kDa) und einer regulatorischen Untereinheit (ca. 110 kDa). Im inaktiven Zustand sind sie im Cytoplasma lokalisiert. Sie binden mit Hilfe ihrer regulatorischen Untereinheit, die SH2-Module enthält, an Phosphotyrosin-Reste von aktivierten Rezeptor-Kinasen und werden dadurch aktiviert (s. Abschnitt 19.9).

19.5 Second Messenger

⊤ 19.8 Wichtige Second Messenger, die in diesem Abschnitt besprochen werden.

hydrophobe Second Messenger
Diacylglycerol
Phosphatidyl-inositol-Derivate

hydrophile Second Messenger
cAMP
cGMP
Inositol-phosphate
Ca^{2+}
NO

Second Messenger sind intrazelluläre, diffusible Signalmoleküle, die die Botschaft von externen Signalen vermitteln. Wir unterscheiden *hydrophobe Second Messenger* wie das Diacylglycerol und Phosphatidyl-Inositol-Derivate, die in oder an Membranen lokalisiert sind, und *hydrophile Second Messenger*, wie das cAMP, cGMP, Inositol-phosphate und Ca^{2+}, die im Cytoplasma zu finden sind (⊤ 19.8). Ihre Signalfunktion üben die relativ kleinen Moleküle als Liganden allosterischer Enzyme, Ionenkanäle und Transporter aus. die durch Anstieg der Second-Messenger-Konzentration meist aktiviert werden.
Für die Second Messenger sind folgende Eigenschaften typisch:
– Es sind kleine, von Enzymen gebildete oder von Ionenkanälen kontrollierte Moleküle.
– Sie treten – mit Ausnahme des Ca^{2+} und NO – nur in Zellen auf.
– Der Anstieg ihrer Konzentration ist nur kurz.
– Ihre Biosynthese und der Abbau sind räumlich kontrolliert; häufig kommt es nur zu lokal begrenzten Konzentrationsanstiegen.
– Nur Ca^{2+} wird intrazellulär in besonderen Organellen gespeichert und kann aus diesen schnell freigesetzt werden.

cAMP (cyclisches 3',5'-Adenosinmonophosphat) ist ein Adenin-Ribonucleotid, das sein Phosphat in cyclischer Diester-Bindung trägt (⮞20.16a). Es wird durch die Aktivität der *Adenylat-Cyclasen* erzeugt und von cAMP-spezifischen Phosphodiesterasen wieder abgebaut. Wie die in Abschnitt 19.4 bereits besprochenen Adenylat-Cyclasen, so bilden auch die *cAMP-spezifischen Phosphodiesterasen* eine Familie mit mehr als zehn verschiedenen Isoformen. Sie unterliegen ebenfalls einer sorgfältigen Kontrolle, und zwar durch Ca^{2+}/Calmodulin und durch Protein-Phosphorylierung. Folglich kann ein Anstieg der cAMP-Konzentration entweder durch die Aktivierung von Adenylat-Cyclasen oder die Hemmung von cAMP-spezifischen Phosphodiesterasen erreicht werden.

cAMP ist ein weit verbreiteter Second Messenger, der praktisch in allen Zellen vorkommt. Dort vermittelt cAMP die Wirkung von vielen externen Signalstoffen (⬩ 19.9). Seine Wirkung erreicht cAMP auf zwei Wegen:

– cAMP kontrolliert den Öffnungszustand von *Ionenkanälen*, insbesondere den Durchlass von Ca^{2+}, und den Aktivitätszustand von *Transportsystemen für Ionen*. Beispiele für solche cAMP-vermittelten Prozesse sind die Wirkung von Histamin auf die HCl-Sekretion im Magen und die Wirkung des Vasopressins auf die Wasserresorption in der Niere. Auch die Wahrnehmung von Geruchsstoffen verläuft über die Wirkung von cAMP auf Na^+/Ca^{2+}-Kanäle (s. S. 727).
– cAMP aktiviert eine Familie von Protein-Kinasen, die als *Protein-Kinasen A* (PKA, von c**A**MP) bezeichnet werden. Diese Enzyme können viele verschiedene Proteine der Zelle phosphorylieren. Die Aktivierung der PKA ist der quantitativ wichtigste Weg der cAMP-Wirkung (s. Abschnitt 19.6).

cGMP (cyclisches 3',5'-Guanosinmonophosphat) ähnelt in seiner chemischen Struktur dem cAMP; der Unterschied liegt in dem Austausch der Nucleobase Adenin gegen ein Guanin (⮞19.16b). Als Second Messenger ist das cGMP allerdings nicht so weit verbreitet. Vergleichbar mit dem cAMP wird das cGMP von *Guanylat-Cyclasen* aus GTP gebildet und von *cGMP-spezifischen Phosphodiesterasen* abgebaut. Zwei Typen von ligandengesteuerten Guanylat-Cyclasen sind bekannt, membranständige Enzyme, die von G-Proteinen kontrolliert werden, und im Cytoplasma lokalisierte Enzyme. Einige der cytoplasmatischen Guanylat-Cyclasen stehen unter der Kontrolle von NO (s. S. 569).

Ähnlich wie cAMP steuert das cGMP die Aktivität von *Protein-Kinasen vom Typ G* (PKG) und den Öffnungszustand von *Ionenkanälen*. Besonders gut untersucht ist die Rolle des cGMP beim Sehprozess (s. S. 727). Seine Beteiligung an der Wirkungsvermittlung von Atriopeptin (ANP, s. S. 559) ist gesichert.

⮞19.16 cAMP und cGMP. cAMP (zyklisches 3',5'-Adenosinmonophosphat) enthält ein Adenin *N*-glykosidisch mit einer Ribose verknüpft, die in Position 3' und 5' ein Phosphat in zyklischer Diester-Bindung trägt. cGMP (zyklisches 3',5'-Guanosinmonophosphat) entspricht dem cAMP, trägt aber statt des Adenins ein Guanin.

⬩ 19.9 Extrazelluläre Signalstoffe, die über cAMP wirken (Rezeptor-Subtyp in runden Klammern; Signalstoff-Abkürzung in eckigen Klammern).

cAMP-Anstieg:
Adenosin (A_2)
(Nor-)Adrenalin (β_1 und β_2)
Calcitonin
Corticotropin [ACTH]
Dopamin (D_1)
Follitropin [FSH]
Gastrin
Geruchsstoffe
Glucagon
Gonadoliberin [GnRH]
Histamin (H_2)
Lutropin [LH]
Melanotropin [MSH]
Parathyrin [PTH]
Sekretin
Serotonin
Thyrotropin [TSH]
Vasopressin (V_2)

cAMP-Abfall:
Adenosin (A_1)
(Nor-)Adrenalin (α_2)
Bradykinin
Dopamin (D_2)
Opioide
Somatostatin

🔍 cAMP wirkt nicht nur in höheren Organismen sondern dient als Signal auch in eukaryontischen **Einzellern und Bakterien**. In dem Schleimpilz *Dictyostelium* ist es Auslöser für die Aggregation der Zellen. In dem Bakterium *Escherichia coli* signalisiert es u.a. den Mangel an Glucose, dem wichtigsten Energielieferanten. Über die Bindung an ein cAMP-Rezeptorprotein stimuliert das cAMP dort die Transkription des *lac*-Operons (s. S. 129). Offensichtlich wurde das cAMP während der Evolution sehr früh erfunden und hat dann seine Bedeutung als „Hungersignal" beibehalten.

🔍 **Phosphodiesterasen** können durch methylierte Xanthine wie *Coffein* (S. 100) und *Theophyllin* gehemmt werden. Die bekannten Wirkungen dieser Wirkstoffe lassen sich teilweise dadurch erklären, dass sie den Abbau des cAMP verlangsamen und dadurch die von cAMP vermittelten Wirkungen, z.B. des Adrenalins, länger anhalten lassen. Der zweite Wirkungsbereich der methylierten Xanthine betrifft die Aktivierung von Purin-Rezeptoren (s. S. 507).

Inositol-1,4,5-trisphosphat (InsP$_3$) ist eine dreifach phosphorylierte Ringverbindung aus sechs Kohlenstoffen. Inositol, der Grundkörper des InsP$_3$, ist ein sechsfach hydroxyliertes Cyclohexan (kein Zucker!; Struktur s. ☞**19.12**). Sie wird durch *Phospholipase C* (s. S. 486) aus dem Membranlipid Phosphatidyl-Inositol-4,5-bisphosphat (PtdIns[4,5]P$_2$), freigesetzt. Der dabei ebenfalls gebildete zweite Second Messenger, das *Diacylglycerol*, wird weiter unten behandelt. InsP$_3$, das häufig (aber biochemisch inkorrekt) auch als IP$_3$ abgekürzt wird, ist sehr hydrophil und diffundiert leicht von der Membran in das Cytoplasma zum endoplasmatischen Retikulum (ER), bzw. in den Zellen der glatten Muskulatur zum sarkoplasmatischen Retikulum (SR). Dort verursacht InsP$_3$ die schnelle Freisetzung von Ca^{2+} aus seinen intrazellulären Speichern ER und SR. Das InsP$_3$ bindet dabei an InsP$_3$-Rezeptoren auf der Membran von ER und SR (☞**19.17**).

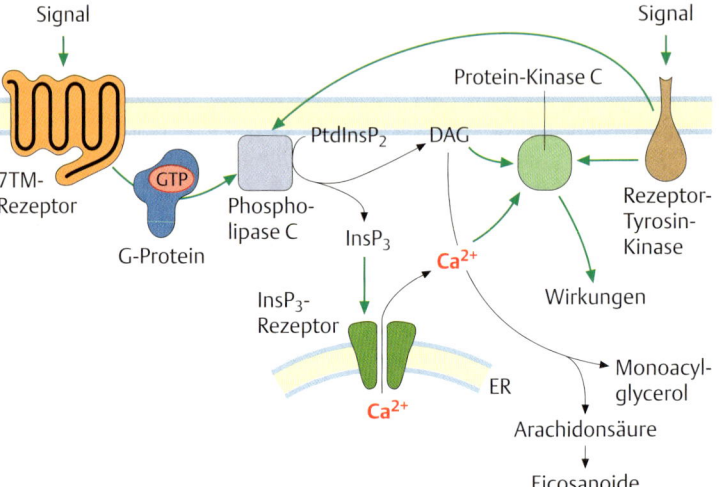

☞**19.17 Signalkaskade der Phospholipase C (PLC).** Durch Bindung von extrazellulären Signalstoffen an einen 7TM-Rezeptor wird Phospholipase C über G-Proteine aktiviert. Ein zweiter Weg der Aktivierung verläuft über Rezeptor-Tyrosin-Kinasen. PLC erzeugt zwei Second Messenger, das *InsP$_3$* und *DAG*. InsP$_3$ löst einen Anstieg der intrazellulären Ca^{2+}-Konzentration aus, DAG aktiviert zusammen mit Ca^{2+}-Ionen Protein-Kinase C. Aus DAG kann außerdem Arachidonsäure hervorgehen. Diese besondere Fettsäure wird ihrerseits zu Prostaglandinen, Prostacyclinen und anderen Eicosanoiden umgewandelt. Die Signalkaskade der PLC erzeugt also gleichzeitig verschiedene Second Messenger und Mediatoren.

🔍 **Lithium-Ionen** hemmen die Inositol-Monophosphatase und verhindern dadurch das Recycling von InsP$_3$ zu Inositol. Sie werden als Medikamente bei psychischen Erkrankungen eingesetzt.

Die *InsP$_3$-Rezeptoren* bestehen aus vier großen, identischen Untereinheiten. Sie werden zu *Ionenkanälen für Ca^{2+}*, wenn mindestens drei Moleküle InsP$_3$ an sie binden (s.a. Abschnitt 19.10). Für diesen stark kooperativen Effekt sind nanomolare Konzentrationen an InsP$_3$ ausreichend. Als Resultat strömt Ca^{2+} aus seinen Speichern ins Cytoplasma. Der angestiegene Calcium-Spiegel löst dann, je nach Zelltyp, unterschiedliche Prozesse aus, z. B. eine Kontraktion, den Abbau von Glykogen oder die Fusion von Vesikeln mit der Zellmembran zur Ausschüttung ihres Inhaltes.

Die Wirkung des InsP$_3$ hält nur für sehr kurze Zeit an (Größenordnung von Sekunden), dann wird es in Moleküle umgewandelt, die nicht an den Rezeptor binden können: Phosphatasen spalten die Phosphatgruppen des InsP$_3$ schrittweise ab, oder Kinasen wandeln InsP$_3$ in noch höher phosphorylierte Inositol-phosphate um, z. B. zu *Inositol-1,3,4,5-tetrakisphosphat* (InsP$_4$), das seinerseits als Second Messenger Ras-Proteine aktivieren kann. Die Metabolite des InsP$_3$ können also weitere Aktivitäten auslösen. Am Ende des komplexen Stoffwechsels von InsP$_3$ steht aber in allen Fällen das Recycling zu Inositol, der ringförmigen Grundverbindung.

Diacylglycerol (DAG) ist ein Lipid, das am Grundkörper Glycerol zwei Fettsäuren in Esterbindung trägt. Die Fettsäure am mittleren C-Atom des Glycerols ist in der Regel mehrfach ungesättigt; es handelt sich häufig um Arachidonsäure (☞**19.12**). DAG ist neben InsP$_3$ der zweite von *Phospholipase C* erzeugte Second Messenger. Auch Phospholipase D kann zusammen mit einer Phosphatase DAG erzeugen (s. S. 487).

Als lipophiles Signal verbleibt das DAG im Bereich der Membran. Es aktiviert dort verschiedene Membranproteine, darunter besonders die *Protein-Kinasen C* (s. Abschnitt 19.6)

Die Wirkung von DAG ist, wie die von InsP$_3$, nur kurz. Es wird entweder enzymatisch zu Phosphatidat phosphoryliert oder zu Glycerol und zwei Fettsäuren hydrolysiert. Die dabei vom mittleren Kohlenstoff des Glycerols freigesetzte *Arachidonsäure* ist ihrerseits ein Second Messenger. Sie ist gleichzeitig Ausgangsstoff für die Biosynthese der *Eicosanoide* mit weiteren bedeutenden Wirkungen (s. S. 568).

Ca^{2+}-Ionen sind wegen ihrer allgemeinen Verfügbarkeit ein universeller Second Messenger. Jedoch sind sie im Organismus sehr ungleich verteilt. Im Extrazellulärbereich ist ihre Konzentration hoch, sie liegt bei 2500 μmol · l^{-1}, im Cytosol ist sie dagegen niedrig (um 0,1 μmol · l^{-1}). In der Zelle gibt es jedoch Organellen mit höherer Calcium-Konzentration; das sind die Mitochondrien und das endoplasmatische Retikulum (ER; in Muskeln das sarkoplasmatische Retikulum, SR). Sie dienen als zelleigene Ca^{2+}-Speicher und -Puffer.

Intrazelluläre Ca^{2+}-Homöostase. Der mehr als 10000-fache Konzentrationsunterschied an der Cytoplasmamembran der Zellen wird durch ein kompliziertes Zusammenspiel von *Ca^{2+}-Transportsystemen*, von gesteuerten Ca^{2+}-Ionenkanälen und Ionenpumpen (s. S. 363), sowie *Ca^{2+}-bindenden Proteinen* aufrechterhalten (☞19.18). Die intrazelluläre Ca^{2+}-Konzentration ist im Ruhezustand niedrig. Sie kann aber durch zellexterne Stimuli wie chemische Signalstoffe, elektrische und mechanische Reize gestört werden. Dabei öffnen kurzfristig für Ca^{2+} durchlässige Kanäle, die es sowohl in der Plasmamembran als auch in den Membranen der Calcium-speichernden Organellen gibt (s.u.). Dies führt zu einem schnellen, aber nur vorübergehenden

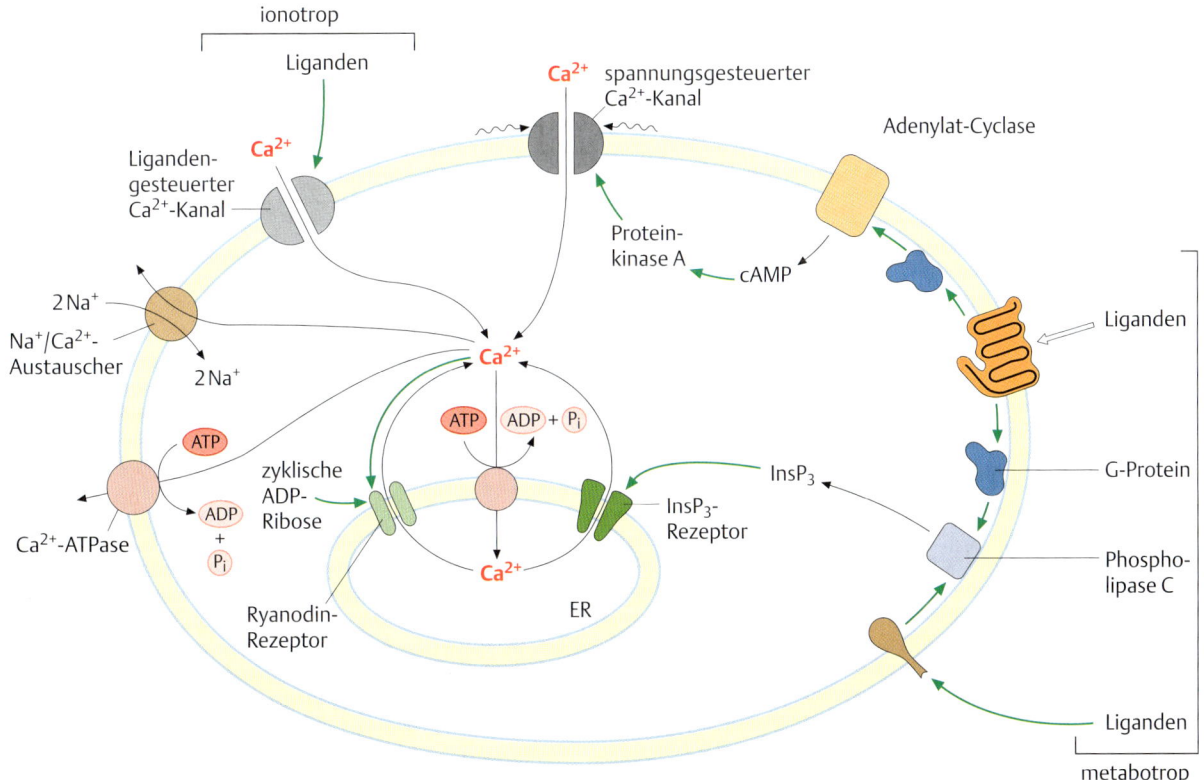

☞**19.18 Calcium-Homöostase der Zellen.** Gezeigt sind die Prozesse, die an der Kontrolle des intrazellulären Ca^{2+}-Spiegels beteiligt sind. Die wichtigsten Glieder sind verschiedene gesteuerte Calcium-Kanäle, die Phospholipase C und Calcium-Pumpen.

Anstieg der cytoplasmatischen Ca^{2+}-Konzentration, dem entscheidenden zellinternen Signal. Gleichzeitig sorgen die o.g. energieabhängigen Transportsysteme dafür, dass Ca^{2+} dauernd aus dem Cytosol in den Extrazellulärbereich und in die intrazellulären Ca^{2+}-Speicher zurückbefördert wird. In Eukaryonten geschieht dies im Wesentlichen durch eine *Ca^{2+}-ATPase* und einen *Na^+/Ca^{2+}-Austauscher* (s. S. 363).

Die Auslösung des Ca^{2+}-Signals (= Anstieg der Ca^{2+}-Konzentration im Cytoplasma) ist durch folgende Kanäle möglich:
- *Spannungs-abhängige Ca^{2+}-Kanäle* (VOC, voltage-operated channel) in der Plasmamembran von erregbaren Zellen (Muskeln, Nerven) öffnen, wenn die Membran depolarisiert wird.
- *Liganden-gesteuerte Ca^{2+}-Kanäle* (ROC, receptor-operated channel) in der Plasmamembran von sekretorischen Zellen und Nervenendigungen öffnen, wenn auf der Außenseite ein Agonist bindet, z.B. ATP, Glutamat oder Acetylcholin.
- *Mechanorezeptoren mit Ca^{2+}-Kanalaktivität* auf der Plasmamembran vieler Zelltypen öffnen bei Deformation der Gestalt von Zellen durch mechanischen Stress.
- *Speicher-gesteuerte Ca^{2+}-Kanäle* (SOC, store-operated channel) werden z.B. durch $InsP_3$, zyklische ADP-Ribose oder Ca^{2+} selbst geöffnet.

Die Öffnung dieser Kanäle unterliegt einer vielfältigen Kontrolle, an der besonders die Phospholipasen über die Freisetzung von $InsP_3$ beteiligt sind. Diese Enzyme wiederum sind Glieder von Signaltransduktionsketten und werden von externen Signalen kontrolliert (☛ 19.10).

☛ **19.10 Extrazelluläre Signalstoffe, die zu einem Anstieg der intrazellulären Ca^{2+}-Konzentration führen.** Die Wirkung erfolgt über Rezeptoren auf der Plasmamembran oder direkt über Ionenkanäle (nach G. Krauss, Biochemistry of Signal Transduction and Regulation, Wiley-VCH, Weinheim, 2001).

Wirkung über Phospholipase Cβ (über 7TM-Rezeptoren und G-Proteine)
- Acetylcholin (muscarinischer Rez.)
- Adrenalin (α_1-adrenerger Rez.)
- Angiotensin II
- Bombesin
- Bradykinin
- Glucagon
- Ocytocin
- Serotonin
- Tachykinin
- Thrombin, Thromboxan
- Vasopressin

Wirkung über Phospholipase Cγ (über Rezeptor-Tyrosin-Kinasen)
- Epidermaler – Wachstumsfaktor (EGF)
- Fibroblasten-Wachstumsfaktor (FGF)
- Plättchen-Wachstumsfaktor (PDGF)
- T-Zell-Rezeptor

Wirkung direkt auf Kationenkanäle
- Acetylcholin (nicotinischer Rezeptor)
- ATP
- Glutamat

🔍 **Calcium-Komplexe.** Verbindungen von Calcium-Ionen mit einigen Säuren wie Schwefelsäure, Phosphorsäure oder Carbonsäuren sind schwer löslich (s. S. 597). Damit Ca^{2+} in den Zellen trotz der Anwesenheit dieser Säuren löslich bleibt, ist die Ca^{2+}-Konzentration entsprechend niedrig.

Mit Sauerstoff-Atomen von Proteinen, besonders in der Seitenkette der sauren Aminosäuren Glu und Asp bilden Ca^{2+}-Ionen dagegen lösliche, chelatartige Komplexe. Die Interaktion des Ca^{2+} mit mehreren Carboxylat-Gruppen dieser Aminosäuren ermöglicht die Verknüpfung verschiedener Segmente eines Proteins und kann Konformationsänderungen auslösen.

Ca^{2+}-Wirkungen. Der Anstieg der Ca^{2+}-Konzentration im Cytoplasma führt zu einer spezifischen Antwort, die von der Ausstattung der Zellen bestimmt ist. Im Muskel werden z.B. Kontraktionen ausgelöst und der Glykogenabbau aktiviert, in endokrinen Drüsen wird die Exocytose von Hormonen und in Nervenzellen die von Neurotransmittern stimuliert. Seine vielfältigen Wirkungen erreicht Calcium dadurch, dass es leicht an Proteine bindet (▼ 19.11), unter denen das ubiquitäre *Calmodulin* das quantitativ wichtigste ist (◉ 19.19), es macht etwa 1% der Proteine einer tierischen Zelle aus. Dieses kleine allosterische Protein aus 148 Aminosäuren (17 kDa) besitzt vier hochaffine, kooperative Bindungsstellen für Ca^{2+}-Ionen (K_D ca. 1 µmol · l^{-1}). Ein Anstieg der Ca^{2+}-Konzentration im Cytoplasma auf mehr als 500 nM führt durch Bindung der Calcium-Ionen zu einer starken Konformationsänderung des Calmodulins, das nun andere Proteine aktivieren kann (▼ 19.12). In einigen Fällen ist Calmodulin bereits regulatorische Untereinheit dieser Proteine, in anderen Fällen lagert es sich erst nach der Aktivierung durch Ca^{2+} wie eine Klammer an eine amphipathische α-Helix eines kontrollierten Proteins und erzwingt eine Konformationsänderung. Die Aktivierung von *Ca^{2+}/ Calmodulin-abhängigen Protein-Kinasen* wird in Abschnitt 19.6 beschrieben.

▼ **19.11 Ca²⁺-bindende Proteine** (nach G. Krauss, Biochemistry of Signal Transduction and Regulation, Wiley-VCH, Weinheim, 2001).

Protein	Funktion
α-Actinin	Bündeln von Actin
Ca^{2+}-abhängige K-Kanäle	Effektor der Hyperpolarisation
Ca^{2+}-ATPase	Transport von Ca^{2+} durch die Zellmembran
Calbindin	Ca^{2+}-Speicherung
Calcineurin B	Modulator von Protein-Phosphatase
Caldesmon	Modulator der Muskelkontraktion
Calreticulin	Ca^{2+}-Speicherung
Calsequestrin	Ca^{2+}-Speicherung
Calmodulin	Aktivierung von Protein-Kinasen (PKCaM) und Modulierung anderer Enzyme und Ionenkanäle
Calpain	Aktivierung von Proteasen
$InsP_3$-Rezeptor	Freisetzung von intrazellulärem Ca^{2+}
Na^+/Ca^{2+}-Transporter	Austausch von Na^+ gegen Ca^{2+} an der Zellmembran
Parvalbumin	Ca^{2+}-Speicherung
Phospholipase A_2	Freisetzung von Arachidonsäure
Protein-Kinase C	Phosphorylierung vieler Proteine
Recoverin	Regulation der Guanylat-Cyclase
Ryanodin-Rezeptor	Freisetzung von intrazellulärem Ca^{2+}
Troponin C	Modulierung der Muskelkontraktion
Villin	Organisation von Actin-Filamenten

NO (**Stickstoffmonoxid**; = endothelialer Faktor) ist ein gasförmiges, kleines Molekül, das wegen eines ungepaarten Elektrons Radikalcharakter hat und deshalb sehr reaktiv ist (s. ◉ 20.34, S. 569). NO unterscheidet sich von den bisher genannten Second Messengern dadurch, dass es leicht Membranen passieren kann – es wirkt also nicht nur in der Zelle, in der es gebildet wird, sondern darüber hinaus. NO wird deshalb auch zu den Mediatoren gezählt, die wir in Kapitel 20.14 behandeln. Dort werden die Biosynthese, der Wirkungsmechanismus und die Wirkungen des NO beschrieben.

Als interzellulärer Messenger hat NO verschiedenen Funktionen. Je nach Konzentration und Lokalisation wirkt NO als *Neurotransmitter*, *Mediator* oder *Zellgift*. So sorgt NO, das von Endothelzellen freigesetzt wird, die die Blutgefäße auskleiden, für eine Relaxation und Dilatation der Blutgefäßmuskulatur. Dagegen wirkt NO, das in großen Mengen von aktivierten Makrophagen freigesetzt wird, als zellulärer „Kampfstoff" des Immunsystems, um Fremdkörper wie Bakterien und

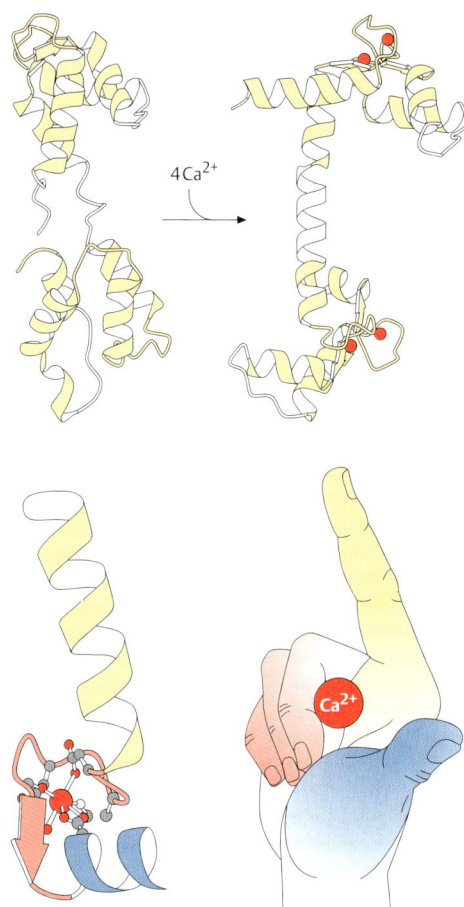

4 Ca^{2+}

EF-Hand

◉ **19.19 Calmodulin.** Die Bindung von vier Calcium-Ionen an Calmodulin löst eine starke Konformationsänderung aus. Das Ca^{2+}/Calmodulin-Molekül interagiert mit amphipathischen α-Helices. Jede Ca^{2+}-Bindungsstelle des Calmodulins und anderer Ca^{2+}-bindender Proteine zeigt ein typisches *Helix-Loop-Helix-Motiv*, das als *EF-Hand* in die Literatur eingegangen ist: Wenn man sich eine Hand mit ausgestrecktem Daumen (F-Helix) und Zeigefinger (E-Helix) vorstellt, dann sitzt das Ca^{2+}-Ion genau in der Beuge der Hand (Loop) zwischen den beiden Fingern. Das Calcium-Ion ist dabei von sechs *O*-Atomen des Proteins und einem *O*-Atom gebundenen Wassers umgeben (nach Berg et al. Biochemistry, 5th ed., Freeman and Co, New York, 2002).

▼ **19.12 Ca²⁺/Calmodulin-kontrollierte Proteine.** Der Ca^{2+}-Calmodulin-Komplex aktiviert Enzyme, Ionenpumpen und andere Proteine. Beispiele für die Enzyme sind:

Calmodulin-abhängige Protein-Kinasen (CaM-Kinasen):
– Phosphorylase-Kinase
– multifunktionelle CaM-Kinase II
– CaM-Kinase III
– Myosin-leichte Kette-Kinase
Protein-Kinase C
Ca^{2+}-ATPase

Ca²⁺-spezifische Reagenzien werden zur Untersuchung der intrazellulären Konzentrationen und ihrer Veränderungen, sowie der Wirkung und des Wirkungsmechanismus von Calcium-Ionen eingesetzt. Mit Ca²⁺-spezifischen Chelatoren wie dem *EGTA* (Ethylenglycol-bis(β-aminoethylether)-*N*,*N*,*N*′,*N*′-tetraacetat) gelingt es im Experiment, die Konzentration von verfügbarem Ca²⁺ sehr niedrig einzustellen. Andere Chelatoren, die aufgrund ihrer Lipophilie membrangängig sind, werden als *Ca²⁺-Ionophoren* benutzt, um Ca²⁺ durch Membranen in Zellen und Organellen einzuschleusen und dadurch die Ca²⁺-Konzentration willkürlich zu erhöhen. Beispiele sind das *A23187* und das *Ionomycin* (◉*20.20*).

Polyzyklische Ca²⁺-Chelatoren, die fluoreszieren, ändern bei Bindung von Ca²⁺ ihre Fluoreszenzeigenschaften. Dies kann zur Konzentrationsmessung von Ca²⁺-Ionen in lebenden Zellen benutzt werden. Ein bekannter Vertreter dieser Gruppe ist das *Fura-2*. Allerdings ist diese Verbindung wegen ihrer freien Carboxy-Gruppen zu polar, um durch die Plasmamembran in Zellen einzudringen. Ein eleganter Weg, dies doch zu erreichen, ist, statt Fura-2 membrangängige Fura-Ester einzusetzen. Diese diffundieren durch die Plasmamembran in Zellen hinein, wo sie durch unspezifische Esterasen gespalten werden. Dadurch ist das Fura-2 innerhalb der Zellen gefangen und kann als intrazellulärer Ca²⁺-Sensor genutzt werden.

EGTA
[Ethylenglycol bis(β-amino-ethyl-ether)-N,N,N′,N′-tetraacetat]

Fura-2

A23187

Ionomycin

◉**19.20 Ca²⁺-Chelatoren, Ca²⁺-Ionophoren und Ca²⁺-sensitive Fluoreszenzfarbstoffe.**

✎ (Stickstoffmonoxid) sollte nicht mit **Lachgas** N₂O (Distickstoffmonoxid) verwechselt werden.

✎ **cGMP, NO und die Erektion.** Bei sexueller Erregung wird der Spiegel an cGMP im Schwellkörper des Mannes durch Wirkung von NO auf die cytoplasmatische *Guanylat-Cyclase* erhöht. Das cGMP löst eine Erschlaffung der glatten Muskulatur des Schwellkörpers aus. Dadurch kann sich der Schwellkörper mit Blut füllen und es kommt zu einer Erektion. Das cGMP wird durch eine spezifische *Phosphodiesterase* (Typ 5) im Schwellkörper wieder abgebaut. Dieser Isoenzym-Typ kommt auch in Venen, Arterien und Koronargefäßen vor.

✎ **Bedeutung der reversiblen Proteinphosphorylierung.** Das Genom des Menschen enthält Gene für mehr als 550 Protein-Kinasen und etwa 200 Protein-Phosphatasen. Die Zahl der daraus hervorgehenden Enzymproteine ist wegen Spleißvarianten noch erheblich größer. Protein-Kinasen stellen die größte Enzymfamilie der Natur – tatsächlich werden in Eukaryonten ca. 30% aller Proteine reversibel phosphoryliert. Die Bedeutung der Phosphorylierung von Proteinen ist also sehr groß.

Tumorzellen zu töten (s. S. 570). Das Signal NO ist auch an der Förderung der Neurotransmission (Rolle bei Lernen und Gedächtnis?), der Erektion des Penis, der Steuerung der Darmperistaltik, dem olfaktorischen Gedächtnis und der Kontrolle von Zellproliferation und circadianem Rhythmus beteiligt. Ein Mangel an NO ist mit vielen Krankheiten verbunden: pulmonaler Hochdruck, Impotenz, männliche Aggressivität und Haarverlust. NO kann eine Neurodegeneration auslösen und spielt eine Rolle bei inflammatorischen Erkrankungen. Seine exzessive Freisetzung als Reaktion auf Infektionen kann zu gefährlichem Blutdruckabfall und septischem Schock führen.

19.6 Protein-Kinasen und Protein-Phosphatasen

Die reversible Phosphorylierung stellt die wichtigste Form der kovalenten Modifikation von Proteinen dar (Interkonversion, s. S. 67). Mit ihr wird die Aktivität von Enzymen, Ionenkanälen, Transkriptionsfaktoren und anderen Funktionsträgern des zellulären Geschehens gesteuert. Welch große Bedeutung die Phosphorylierung/Dephosphorylierung für die Steuerung des Zellgeschehens besitzen, lässt sich an der reversiblen Steuerung von Stoffwechselenzymen ablesen (🕾 19.13).

Die Übertragung einer Phosphatgruppe von ATP auf spezifische Aminosäure-Reste geschieht durch *Protein-Kinasen*, die hydrolytische Entfernung durch *Protein-Phosphatasen*.

Protein-Kinasen sind Phosphotransferasen, sie phosphorylieren ausgewählte Proteine mit Hilfe von ATP, das dabei in ADP übergeht. Proteinphosphorylierungen finden nur intrazellulär statt, wo die ATP-Konzentration hoch ist. Als Akzeptor für den Phosphatrest kommen grundsätzlich nur Seitenketten von Aminosäuren in Frage, die auf der Oberfläche der Substratproteine zugänglich sind. Etwa 90% aller Phosphorylierung betreffen Aminosäurereste von *Serin* und *Threonin* und nur etwa 1% *Tyrosin*-Reste. Auch *Histidin-, Aspartat- und Glutamat*-Reste werden in Proteinen – besonders von Prokaryonten – phosphoryliert. Diese Akzeptoren sind aus analytischen Gründen (saure Hydrolyse) bisher etwas übersehen worden. Welcher Aminosäure-Rest phosphoryliert wird, hängt besonders von der nahen Umgebung im Protein ab. Unter den Protein-Kinasen gibt es multifunktionelle Enzyme, die viele verschiedene Proteinsubstrate phosphorylieren, und hochspezifische Protein-Kinasen, die nur ein einziges Protein phosphorylieren können.

Die enzymatische Phosphorylierung eines Proteins ist – ebenso wie seine Dephosphorylierung – eine irreversible, sorgfältig kontrollierte Reaktion. Durch die Einführung der Phosphatgruppe mit ihren beiden negativen Ladungen ändern sich lokal die elektrostatischen Verhältnisse und es kommt zu deutlichen Konformationsänderungen, die die biologische Aktivität des Substratprotcins bestimmen. Wenn dieses Protein ebenfalls eine Protein-Kinase ist, kommt es zu Enzymkaskaden mit großem Verstärkungseffekt. Von solchen *Protein-Kinase-Kaskaden* wird in der Signaltransduktion häufig Gebrauch gemacht (s. Abschnitt 19.9). Die Einführung einer Phosphatgruppe in ein Protein kann auch die Erzeugung einer neuen Bindungsstelle bedeuten, an die Adaptermoleküle andocken können (s. Abschnitt 19.8)

Einteilung. Eingeteilt werden die Protein-Kinasen meist nach der Aminosäure, die sie phosphorylieren (⊤ **19.14**):
- *Serin/Threonin-Protein-Kinasen* bilden die bei weitem größte Gruppe von Enzymen (mit verschiedenen Subfamilien), die generell mit der Signaltransduktion im Cytoplasma assoziiert ist.
- *Tyrosin-Protein-Kinasen* kommen mehrheitlich als Membranrezeptoren vor und werden durch externe Ligandenbindung aktiviert („Rezeptor-Tyrosin-Kinasen", s. Abschnitt 19.7). Aber auch cytoplasmatische Tyrosin-Kinasen sind bekannt (sog. „Nicht-Rezeptor-Tyrosin-Kinasen").
- *Protein-Kinasen mit doppelter Spezifität* (Ser/Thr und Tyr) bilden nur eine kleine Gruppe, zu der MEK1 gehört (s. S. 505).
- *Protein-Kinasen, die andere Aminosäuren phosphorylieren,* nämlich Histidin und Asparagin, finden sich bevorzugt in Prokaryonten.

Ein zweites Einteilungskriterium kann das aktivierende Molekül sein: cAMP – Protein-Kinase A, cGMP – Protein-Kinase G usw.

Struktur. Die vielen Protein-Kinasen sind untereinander verwandt. Ihre Strukturanalyse zeigt einen prinzipiell ähnlichen Aufbau: Protein-Kinasen werden aus zwei Molekülteilen gebildet, die durch ein kurzes Polypeptid verknüpft sind. Der obere Teil besteht aus einer β-Faltblatt-Struktur mit fünf antiparallelen Strängen und einer Helix C. Der untere, vorwiegend α-helikale Teil enthält die Substratbindungsstelle. ATP bindet in der tiefen Spalte zwischen den Molekülteilen. ◉v1921 zeigt dies am Beispiel der Casein-Kinase I, einer Ser/Thr-spezifischen Protein-Kinase.

Funktion. Gemeinsam ist den Protein-Kinasen die Funktion eines molekularen Schalters, sie können in aktiver oder inaktiver Form vorliegen. Die Regulation der Kinase-Aktivität geschieht durch verschiedene Mechanismen:
- *Regulation durch Untereinheiten.* Z.B. wird die Enzymaktivität der katalytischen Untereinheit C durch eine regulatorische Untereinheit R, die unter allosterischer Kontrolle steht, vollständig blockiert. Als Beispiel sei die *Protein-Kinase A* genannt (s.u.). Auch

⊤ **19.13 Phosphorylierung von Schlüsselenzymen des Intermediärstoffwechsels.** (Beispiele; s. auch ⊤ 22.3, S. 634)

Enzym	phosphorylierte Form
Acyl-Cholesterol-Esterase	aktiv
Glykogen-Phosphorylase	aktiv
Glykogen-Synthase	inaktiv
Phosphorylase-Kinase	aktiv
Pyruvat-Dehydrogenase	inaktiv
Triacylglycerol-Lipase	aktiv

🔍 **Unterschiede zwischen Pro- und Eukaryonten** fallen auch bei den Protein-Kinasen auf. In den Zellen der Eukaryonten werden die Proteine vorzugsweise in den Seitenketten von Ser, Thr und Tyr phosphoryliert. Dagegen nutzen die Prokaryonten überwiegend das sog. *Zweikomponentensystem:* Zunächst phosporyliert ein Sensorprotein mlt His-Kinase-Aktivität ein identisches Sensorprotein, mit dem es ein Dimer bildet; dann wird die Phosphatgruppe auf einen Asp-Rest eines anderen Proteins übertragen, den Antwort-Regulator.
Mit Hilfe des Zweikomponentensystems reagiert ein Prokaryont auf so wichtige Umweltparameter wie Temperatur, osmotischen Druck, pH-Wert oder Anwesenheit von Nahrungs- und Giftstoffen.

⊤ **19.14 Einteilung von Protein-Kinasen (PK) nach der phosphorylierten Aminosäure.**

Serin/Threonin-Protein-Kinasen
cAMP-abhängige PK (PKA)
DAG-abhängige PK (PKC)
Ca^{2+}-Calmodulin-abhängige PK (PKCaM)
cGMP-abhängige PK (PKG)
AMP-aktivierte Kinase
Mitogen-aktivierte PK (MAPK)
Casein-Kinase I

Tyrosin-Protein-Kinasen
Rezeptor für epidermalen Wachstumsfaktor
Rezeptor für Plättchen-Wachstumsfaktor (PDGF)
Insulin-Rezeptor
Src-Kinase
Janus-Kinase

Protein-Kinasen mit doppelter Spezifität (d.h. für Ser/Thr und Tyr)
MEK1

Protein-Kinasen, die andere Aminosäure-Reste phosphorylieren (His, Asp)
His-Kinase

🔍 **Die Phosphorylierung von Histidin-Resten** führt meist, aber nicht immer, zu recht instabilen Proteinphosphaten. Die β-Untereinheit von G-Proteinen kann von einer *His-Protein-Kinase* phosphoryliert werden. Es gibt auch His-Autokinase-Aktivität, die z.B. für die Nucleosidphosphat-Kinasen bei der Übertragung von Phosphat wichtig ist.

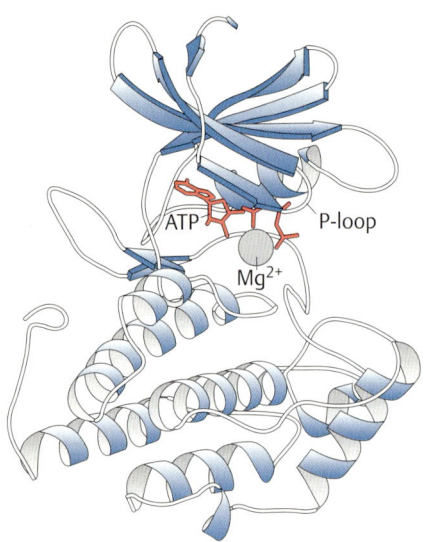

◉19.21 Struktur einer Ser/Thr-spezifischen Protein-Kinase. Gezeigt ist das Modell der *Casein-Kinase I*. Im aktiven Zentrum sind ATP und Mg^{2+} erkennbar.

⊤ 19.15 Familien von Nicht-Rezeptor-Protein-Kinasen.

Enzymfamilie	Aktivator
Protein-Kinase A (PKA)	cAMP
Protein-Kinase B (PKB)	PtdInsP$_3$
Protein-Kinase C (PKC)	DAG und Ca^{2+}, Phosphorylierung
Protein-Kinase G (PKG)	cGMP
Calmodulin-abhängige Protein-Kinase (PKCaM)	Ca^{2+}/Calmodulin
Src-Kinasen	Phosphorylierung

inhibitorische Proteine sind bekannt, die als Pseudosubstrate fungieren.

– *Regulation durch Bindung von Domänen.* In diesem Fall ist die Protein-Kinase durch *Autoinhibition* gehemmt, weil Molekülteile die ATP- und Substratbindungsstellen blockieren. Die Anlagerung eines anderen Proteins hebt diese Hemmung auf. So wird die *Ca^{2+}/Calmodulin-abhängige Kinase* durch Bindung des Ca^{2+}/Calmodulin-Komplexes aktiviert (s.u.).

– *Regulation durch Phosphorylierung.* Viele Protein-Kinasen erlangen ihre volle Aktivität durch Phosphorylierung an einer „Aktivierungsschleife". Beispiel ist der Insulin-Rezeptor, eine Rezeptor-Tyrosin-Kinase (s. Abschnitt 19.7)

Als erste Protein-Kinase wurde vor etwa 50 Jahren die *Phosphorylase-Kinase* des Muskels entdeckt, eine Serin-Kinase, die die Glykogenolyse steuert (s. ◉**22.7**, S. 635). Inzwischen sind viele weitere Protein-Kinasen identifiziert und näher untersucht. Wir greifen hier einige wichtige Enzyme heraus und unterscheiden dabei zwischen *Nicht-Rezeptor-Protein-Kinasen* (⊤ 19.15), die in diesem Abschnitt besprochen werden, und *Rezeptor-Protein-Kinasen*, die Teil von Membranrezeptoren oder mit diesen eng assoziiert sind; diese werden wegen ihrer besonderen Bedeutung in Abschnitt 19.7 besprochen.

Protein-Kinasen vom Typ A (PKA) sind Ser/Thr-Protein-Kinasen. Sie bilden eine Familie *allosterischer Enzyme*, die von cAMP reversibel aktiviert werden. Wir haben diesen allosterischen Liganden der PKA als wichtigen Second Messenger in Abschnitt 19.5 kennengelernt.

PKA sind Heterotetramere und bestehen aus zwei regulatorischen Einheiten (R) und zwei katalytischen Einheiten (C). In Abwesenheit von cAMP liegen PKA als Tetramere in Form von R$_2$C$_2$ vor und sind inaktiv (◉19.22). Zur Aktivierung muss die intrazelluläre cAMP-Konzentration eine bestimmte Höhe erreichen (Größenordnung 10 nM). Dann binden die beiden R-Untereinheiten jeweils zwei cAMP, was ihre Konformation ändert. Dadurch zerfällt die PKA in die beiden C und ein dimeres R$_2$ mit vier gebunden cAMP. In dieser freien Form sind die katalytischen Untereinheiten C als Protein-Kinase aktiv; sie phosphorylieren bestimmte Proteine spezifisch an *Serin*- und *Threonin-Resten.* Dies geschieht so lange, bis ein Absinken der cAMP-Konzentration zur Assoziation von R$_2$ mit den beiden C führt und der inaktive Zustand R$_2$C$_2$ wieder erreicht ist.

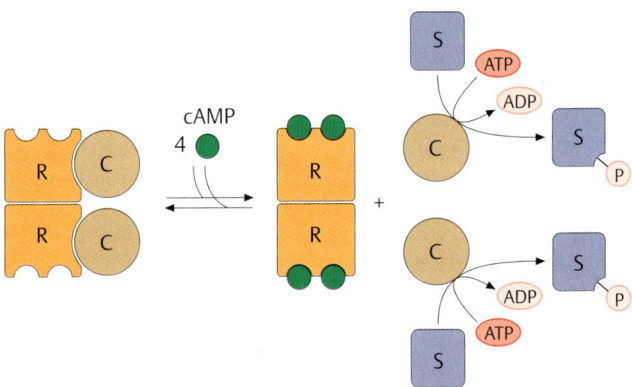

◉19.22 Aktivierung von Protein-Kinasen A durch cAMP. Die Enzyme sind Tetramere und bestehen aus zwei regulatorischen Untereinheiten (R) und zwei katalytischen Untereinheiten (C). Durch reversible Bindung von vier cAMP an das R-Dimer werden die beiden C freigesetzt und können Substratproteine (S) phosphorylieren.

PKA können mit Hilfe von ATP viele verschiedene Proteine phosphorylieren. Den Substratproteinen ist die Konsensus-Sequenz-Arg-Arg-X-Ser/Thr-Z gemeinsam, wobei X der Rest einer kleinen Aminosäure ist und Z der einer hydrophoben Aminosäure (z.B. Ile). Zu den Substratproteinen zählen andere Protein-Kinasen, Enzyme des Intermediärstoffwechsels, Transkriptionsfaktoren wie das CREB-Protein (S. 135), sowie Ionenkanäle (☞ 19.16). Durch die Phosphorylierung regulieren die PKA u.a. den Stoffwechsel von Glykogen, Monosacchariden und Lipiden. PKA können auch cAMP-spezifische Phosphodiesterasen aktivieren. Dies führt zu einem Abfall der cAMP-Konzentration. Es ergibt sich damit eine direkte Rückkopplungsschleife, die dafür sorgt, dass der cAMP-Spiegel nur kurzfristig ansteigt.

Protein-Kinasen vom Typ B (PKB, Protein-Kinase Akt) sind Ser/Thr-Protein-Kinasen, die durch Phosphorylierung aktiviert werden. Zu ihren Substraten zählen u. a. die Glykogen-Synthase-Kinase 3, ribosomale Protein-S6-Kinase und einige Transkriptionsfaktoren. PKB ist damit an der Regulation zentraler Stoffwechselwege beteiligt, z.B. an der Insulinwirkung. Aktive PKB fördert die Zellteilung und unterdrückt die Apoptose.
PKB sind Effektoren des Phosphoinositol-Weges (s. S. 490). Die inaktiven Kinasen finden sich im Cytoplasma. Mit Hilfe einer Pleckstrin-Domäne (siehe Kopplungselemente, S. 503) können sich die Enzyme an Phosphatidyl-Inositol-3,4,5-trisphosphat (PtdInsP$_3$) an der Membran anlagern, das dort von Phosphatidyl-Inositol-3-Kinasen gebildet wird (s. S. 506). Die Membrannähe fördert die Phosphorylierung der PKB durch mindestens zwei verschiedene Protein-Kinasen (PDK1 und PDK2; phosphatidylinositol dependent kinase), was die PKB aktiviert und von der Membran löst.

Protein-Kinasen vom Typ C (PKC) sind Zink-haltige Ser/Thr-Protein-Kinasen, die von dem Second Messenger DAG aktiviert werden (s. Abschnitt 19.5). PKC kommen in mindestens 11 Isoformen vor, die sich in der Art der Aktivierung, der zellulären Lokalisation und in ihren Funktionen unterscheiden.
In der inaktiven Form sind PKC lösliche Enzyme, die mit Phospholipiden interagieren können. Durch Bindung an DAG werden sie an die Plasmamembran fixiert. Die Interaktion mit Phospholipiden, insbesondere mit Phosphatidyl-Serin, erfordert Ca^{2+}-Ionen. Durch die gleichzeitige Bindung an DAG und Ca^{2+}-Phospholipid-Komplexe werden die PKC allosterisch aktiviert. Sie können nun Substratproteine phosphorylieren, die die Konsensussequenz -X-Arg-X-X-(Ser/Thr)-Hyd-Arg-X- tragen, wobei Hyd für den Rest einer hydrophoben Aminosäure steht.
Die Membranassoziation der PKC wird durch spezielle Membranproteine gefördert, die als „Rezeptoren für aktivierte Protein-Kinase C" *(RACK-Proteine)* bezeichnet werden. Auch durch Phosphorylierung wird PKC aktiviert. Im Vergleich zu den anderen Second-Messenger-aktivierten Protein-Kinasen führt die Aktivierung von PKC zu einer längeren Wirkung.
Die Zahl der Substrat-Proteine der PKC ist groß (☞ 19.17). Zu ihnen gehört die Familie der sogenannten *MARCKS-Proteine* (Myristinsäure-tragende, Alanin-reiche C-Kinase-Substrate), die in die Steuerung von Zellmobilität, Sekretion, Membrantransport und Zellzyklus eingreifen. Alle diese Prozesse hängen mit einer Reorganisation des Actin-Cytoskeletts zusammen. Der Name der Proteinfamilie kennzeichnet bereits einige ihrer Eigenschaften: Ihr *N*-Terminus trägt den Lipidanker Myristinsäure, und sie haben einen hohen Gehalt an bestimmten Aminosäuren (besonders Ala, Gly, Pro und Glu). Außer der Phosphorylierungsstelle für die PKC gibt es noch eine Bindungsstelle für Ca^{2+}/ Calmodulin. MARCKS-Proteine kontrollieren den Aggregationszustand von Actin. Unphosphoryliert und in Abwesenheit von Ca^{2+}

☞ **19.16 Substrate der Protein-Kinase A** (Beispiele).

Phosphorylase-Kinase
Glykogen-Synthase
Proteinphosphatase-1-Inhibitor
Fructose-6-phosphat-2-Kinase
Myosin-Kinase
cAMP-Response Element Binding Protein (CREB)
K$^+$-Kanal

🔍 Experimentell lassen sich PKC durch **Phorbolester** aktivieren. Das sind komplexe cyclische Verbindungen, die an PKC spezifisch binden und durch ihre Lipophilität die Membranassoziation der PKC bewirken und sie dadurch aktivieren. Dies führt u.a. zu einer unkontrollierten Zellvermehrung. Phorbolester wie das Tetradecanoyl-Phorbolacetat (TPA) wirken als *Tumorpromotoren*. Ihre allgemeine Formel ist in Kap. 25.2 auf S. 749 wiedergegeben.

☞ **19.17 Substrate der Protein-Kinasen C** (Beispiele). Viele Substrate sind Membranproteine.

MARCKS-Proteine
andere Proteine des Cytoskeletts
Raf-Kinase
Calcitriol-Rezeptor
Rezeptor des epidermalen Wachstumsfaktors
Na$^+$/H$^+$-Austauscher

⊤ 19.18 Substrate der Ca²⁺/Calmodulin-abhängigen Protein-Kinase II (PKCaM II) (Beispiele).

Acetyl-CoA-Carboxylase
ATP-Citrat-Lyase
Calcium-Kanal
EGF-Rezeptor
Glykogen-Synthase
HMG-CoA-Reduktase
Intermediärfilamente
Mikrotubulus-assoz. Proteine
Phosphofruktokinase
Phospholipase A₂

🔍 **Einteilung der Protein-Phosphatasen.** Auf der Grundlage der katalytischen Domänen zerfällt die erste Gruppe (Ser/Thr-PPasen) in zwei Familien:
– Die *PPP-Familie* mit den Mitgliedern PP1, PP2A und PP2B (Calcineurin). PP1 ist u.a. an der Regulation des Glykogen-Stoffwechsels und der Muskelkontraktion beteiligt (👁 22.7, S. 635). *Calcineurin* wird von Ca²⁺/Calmodulin aktiviert und ist an der T-Zell-Aktivierung beteiligt. Es ist als Ziel von immunsuppressiven Medikamenten wichtig.
– Die *PPM-Familie* mit verschiedenen Mitgliedern, darunter PP2C, das an der Regulation der Stress-Antwort beteiligt ist. Gemeinsam ist diesen Phosphatasen ihre Mg²⁺-Abhängigkeit.
Mit Ausnahme von PP1 haben die Protein-Phosphatasen der PPP- und PPM-Familie zwei Metallionen im katalytischen Zentrum (Zn²⁺, Fe²⁺, Fe³⁺, Mg²⁺ oder Mn²⁺), die an der Reaktion beteiligt sind.
In der PTP-Familie (Protein-Tyrosin-Phosphatasen) findet sich ein Cystein im aktiven Zentrum.

binden sie an Actinfilamente und sorgen für ihre Vernetzung (Crosslinking). PKC-katalysierte Phosphorylierung und eine Interaktion mit Ca²⁺/Calmodulin verhindert diese Fähigkeit.

Protein-Kinasen vom Typ G (PKG) sind nicht so gut charakterisiert wie die PKA. Sie werden von *cGMP* aktiviert. Ihre regulatorische und katalytische Einheiten sind Teile eines einzigen Proteins. Unter den Funktionen, die PKG kontrollieren, ist die Reduktion des Ca²⁺-Spiegels besonders zu nennen.

Ca²⁺/Calmodulin-abhängige Protein-Kinasen (PKCaM) bilden eine Kinase-Familie mit unterschiedlicher Spezifität. Gemeinsam ist diesen Enzymen die Aktivierung durch den Ca²⁺/Calmodulin-Komplex (s.S. 493). Einige PKCaM zeigen eine hohe Substratspezifität, z.B. die *Myosin-leichte-Kette-Kinase*, die *PKCaM III*, die den Elongationsfaktor 2 der Proteinsynthese phosphoryliert, oder die *Phosphorylase-Kinase*, die wir bei der Steuerung des Glykogen-Stoffwechsels kennenlernen werden (s.S. 635). Dagegen hat die multifunktionelle PKCaM II ein breites Substratspektrum. Sie steuert durch Phosphorylierung die Aktivität verschiedener Stoffwechselenzyme und anderer Proteine (⊤ 19.18).

Src-Kinasen sind Vertreter der Gruppe von *Nicht-Rezeptor-Tyrosin-Kinasen* mit mehr als 30 Mitgliedern, die an der Kontrolle der Teilung, Differenzierung und Aggregation von Zellen beteiligt sind. Sie übermitteln die Signale von Antigen- und Cytokin-Rezeptoren (s. Abschnitt 19.7). Gemeinsam ist ihnen die Tyrosin-Kinase-Aktivität in der Src-Homologie-Domäne (SH1) und jeweils eine SH2- und SH3-Domäne (s. Abschnitt 19.8), über die sie durch Tyrosinphosphorylierung selbst reguliert werden. Die Src-Kinasen selbst tragen einen Myristinsäure-Rest als Membrananker.

Protein-Phosphatasen. Unter den Phosphatasen bilden die Protein-Phosphatasen eine besondere Gruppe. Es sind regulierte Enzyme, die spezifisch Peptide und Proteine dephosphorylieren können. Mehr als 75 Vertreter der Protein-Phosphatasen sind bereits bekannt. Sie lassen sich nach ihrem Substrat einteilen in *Protein-Serin/Threonin-Phosphatasen* (Ser/Thr-PPasen) und *Protein-Tyrosin-Phosphatasen* (PTP), die miteinander nicht verwandt sind. Außerdem gibt es noch „Dual-Specificity-Phosphatasen", die sowohl Ser/Thr- als auch Tyr-Phosphate dephosphorylieren.
Durch den Besitz von Kontrollelementen, z.B. SH2-Domänen, sind die Phosphatasen nur in bestimmten Bereichen der Zelle lokalisiert. Sie selbst sind Substrate von Protein-Kinasen und werden durch Phosphorylierung in ihrer Aktivität gesteuert.
Für die Unterscheidung der einzelnen Phosphatasen sind einige Hemmstoffe von Bedeutung (⊤ 19.19).

⊤ 19.19 Hemmstoffe von Phosphatasen

Enzym	Hemmstoff
alle Phosphatasen	Phosphat
saure Phosphatasen	Tartrat
alkalische Phosphatasen	Fluorid
PP1, PP2A, PP2B	Okadainsäure, Microcystin, Tautomycin
PP1	Inhibitorprotein I₁ und I₂
PP2B, PP2C	EDTA, EGTA
Tyr-Protein-Phosphatasen	Molybdat, Vanadat, Fluorid

19.7 1-Helix-Membranrezeptoren

Unter den Rezeptoren für externe Liganden gibt es eine Gruppe von integralen Membranproteinen, die die Zellmembran nur mit einer Helix durchspannen. Diese 1-Helix-Membranrezeptoren unterscheiden sich dadurch von den 7-Transmembranhelix-Rezeptoren und den Liganden-gesteuerten Ionenkanälen, die in den Abschnitten 19.2 und 19.10 behandelt werden. Die 1-Helix-Membranrezeptoren können selbst eine intrinsische Protein-Kinase-Aktivität besitzen – das sind die *Rezeptor-Tyrosin-Kinasen* – oder ihnen fehlt eine Kinase-Aktivität, aber sie sind mit Protein-Tyrosin-Kinasen assoziiert – das sind vor allem die *Antigen-Rezeptoren*. Eine dritte Gruppe von Rezeptoren koppelt über Kopplungselemente an Protein-Tyrosin-Kinasen – das sind besonders die *Cytokin-Rezeptoren*.

Rezeptor-Tyrosin-Kinasen sind Membranproteine, die eine Liganden-gesteuerte, intrinsische Enzymaktivität besitzen. Bei Bindung eines Liganden auf der Zellaußenseite bildet sich ein Rezeptor-Dimer (= Aktivierung; ◉19.23). Dadurch kommen die Protein-Kinase-Domänen des Rezeptors einander so nah, dass sie sich gegenseitig an Tyrosin-Resten phosphorylieren können. Die neu gebildeten Phosphotyrosin-Gruppen sind Andockstellen für Proteine mit den Kopplungsdomänen SH2 und PTB (s. Abschnitt 19.8). Angedockte Proteine werden ebenfalls phosphoryliert, so dass die aktivierten Rezeptoren mit vielen verschiedenen Effektormolekülen verknüpft werden (⊤ 19.20).
Liganden der mehr als 50 verschiedenen Rezeptor-Tyrosin-Kinasen sind z.B. das *Insulin,* der *epidermale Wachstumsfaktor* (EGF) und der *Plättchen-Wachstumsfaktor* (PDGF) (⊤ 19.21).

EGF-Rezeptor. Dieses Membranprotein besteht aus 1186 Aminosäure-Resten. In Abwesenheit von EGF liegt der Rezeptor als Monomer vor und ist enzymatisch inaktiv. Die Bindung des Liganden (63 Aminosäure-Reste) an die extrazelluläre Domäne führt zu einer Konformationsänderung des Rezeptors, die eine Dimerisierung begünstigt (◉19.23). Dadurch kommen sich die intrazellulären Protein-Tyrosin-Kinase-Domänen nahe und phosphorylieren sich gegenseitig, was die Aktivierung des Rezeptors verstärkt (Autoaktivierung). Die phosphorylierten Tyrosin-Reste sind Andockstellen für Adapterproteine mit *SH2-Domänen.* Diese Proteine verknüpfen die aktivierten Rezeptoren mit Effektorproteinen und leiten das Signal dadurch weiter. Die Tyrosin-Kinase des aktivierten (dimerisierten) Rezeptors phosphory-

⊤ 19.20 Effektormoleküle von Rezeptor-Tyrosin-Kinasen

Phosphoinositid-3-Kinase
Phospholipase Cγ
Tyrosin-Kinasen der Src-Familie
P120 GAP (eine GTPase)
Grb2 (Adapterprotein)
Tyrosin-spez. Protein-Phosphatase

⊤ 19.21 Rezeptoren mit Protein-Tyrosin-Kinase-Aktivität oder einer assoziierten Tyrosin-Kinase (Beispiele von den mehr als 100 Rezeptoren)

Liganden von Rezeptor-Tyrosin-Kinasen
Epidermaler Wachstumsfaktor (EGF)
Fibroblasten-Wachstumsfaktor
Insulin
Insulin-ähnlicher Wachstumsfaktor 1 und 2 (IGF-1 und -2)
Nervenwachstumsfaktor
Plättchen-Wachstumsfaktor (PDGF)
Transformierender Wachstumsfaktor α (TGF-α)

Liganden von Rezeptoren mit assoziierten Protein-Tyrosin-Kinasen
Erythropoietin
Interferone α, β und γ
Interleukine 1–7, 9, 12, 15
Tumornekrosefaktor (TNF)
Wachstumshormon (GH)

◉**19.23 Aktivierung einer Rezeptor-Tyrosin-Kinase durch Liganden.** Gezeigt ist die Aktivierung des Rezeptors für den epidermalen Wachstumsfaktor (EGF). Seine Bindung löst eine Dimerisierung des EGF-Rezeptors aus, wodurch die Tyrosin-Kinase-Region des Rezeptors aktiviert wird. An neu entstandene Phosphotyrosin-Gruppen können andere Signalproteine andocken. Sie besitzen weitere Kopplungselemente für die Bindung von Effektormolekülen (◉19.9).

EGF
inaktive Protein-Tyrosin-Kinase-Region
EGF-Rezeptor
Effekte
Effekte

liert nicht nur sich selbst, sondern auch die angedockten Adapterproteine. Dies schafft weitere Bindungsstellen für Adapterproteine.

Die Rezeptoren für Insulin und PDGF sind prinzipiell ähnlich aufgebaut, wobei der Insulin-Rezeptor bereits in der Ruheform als Dimer vorliegt.

hGH-Rezeptor. Ein etwas anderer Typ ist der Rezeptor für das menschliche Wachstumshormon (hGH, s. S. 545). Er ist aus 638 Aminosäuren aufgebaut und durchspannt die Membran ebenfalls mit einer einzigen Helix. An die extrazelluläre Domäne des Rezeptors lagert sich das große hGH-Molekül (191 Aminosäuren) an. Es bindet gleichzeitig an zwei Rezeptoren und sorgt dadurch für eine Rezeptor-Dimerisierung (= Aktivierung). Im Gegensatz zu dem Typ des EGF-Rezeptors besitzt der hGH-Rezeptor auf seiner intrazellulären Domäne aber keine Protein-Tyrosin-Kinase-Aktivität. Statt dessen ist dort eine separate Protein-Tyrosin-Kinase gebunden, die als *Janus-Kinase-2* (Jak2) bezeichnet wird. Aufgrund der Rezeptor-Dimerisierung sind die beiden Jak2 in der Lage, sich und den hGH-Rezeptor an Tyrosin-Resten zu phosphorylieren, wodurch Andockstellen für Proteine mit *SH2-Domänen* geschaffen werden, an die Effektormoleküle binden können (s. Jak-STAT-Signalweg unten und PI3K-Signalweg; 19.9).

Antigen-Rezeptoren. Die Bindung von Antigenen an Antigen-Rezeptoren auf der Oberfläche von Lymphocyten kann zu einer schnellen Aktivierung intrazellulärer Signaltransduktionssysteme führen. Abhängig vom Zelltyp führt dies zu Wachstum, Tod, Aktivierung, Ruhezustand oder Differenzierung der Zellen (s. Kap. 23.4). Auch hier sind Protein-Tyrosin-Kinasen beteiligt.

Unter den vielen verschiedenen Rezeptoren der Zellen des Immunsystems sind die Antigen-Rezeptoren einzigartig, weil mit ihrer Hilfe eine Vielzahl verschiedener Liganden (Antigene) spezifisch gebunden werden kann (s. S. 685 ff.). Die Ligandenbindung löst eine spezifische Immunantwort aus.

Wir unterscheiden drei Typen von Antigen-Rezeptoren: T-Zell-Antigen-Rezeptoren, B-Zell-Antigen-Rezeptoren und F$_c$-Rezeptoren (👁**19.24**). Alle enthalten mehr als eine Polypeptidkette und werden deshalb auch als *MIRRs* (multichain immune recognition receptors) bezeichnet. Jeder MIRR besitzt eine Liganden-bindende extrazelluläre Domäne mit variabler Kette, welche die Spezifität für das Antigen

👁**19.24 Antigen-Rezeptoren.** T-Zell-Antigen-Rezeptor (TCR), B-Zell-Antigen-Rezeptor (BCR) und zwei verschiedene Formen von F$_c$-Rezeptoren (FCR) werden gezeigt. Die Rezeptoren sind Multimere aus verschiedenen integralen Membranproteinen. Auf der Außenseite finden sich die Untereinheiten mit den Antigen-bindenden Strukturen (s. auch 👁**23.29** auf S. 687). In das Zellinnere ragen assoziierte Untereinheiten mit einem oder mehreren sog. ITAM-Modulen, an denen die Rezeptoren nach Aktivierung durch Bindung eines Antigens phosphoryliert werden können. (LC: leichte Kette, HC: schwere Kette, weitere Erläuterungen siehe Text.)

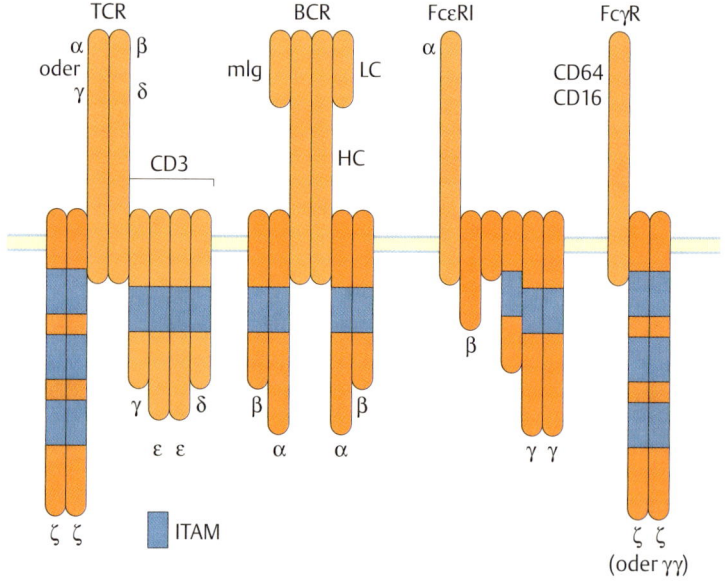

sichert (s.a. S. 687). Die extrazellulären Peptide sind mit einer oder mehreren invarianten Untereinheiten, die durch die Membran in das Zellinnere ragen, nicht-kovalent verbunden. Diese Peptide zeigen keine Kinase-Aktivität, enthalten aber ein oder mehrere als *ITAM* (immunoreceptor tyrosine activation motif) bezeichnete Motive. Phosphorylierte ITAM-Sequenzen sind die Bindungsstellen für Signalproteine mit SH2 und PTB-Domäne (s. Abschnitt 19.8). Die Sequenz der ITAM-Module ist

-DxxYxxLxxxxxxxYDxL-

(wobei D: Aspartat, E: Glutamat, I: Isoleucin, L: Leucin, x: beliebiger Aminosäurerest und Y: Tyrosin).

- **T-Zell-Antigen-Rezeptoren** (TCR) werden auf der Oberfläche von T-Zellen exponiert. Ihre extrazelluläre Komponente besteht aus einem αβ- oder γδ-Heterodimer, das die variable Domäne zur Erkennung und Bindung kleiner Peptide trägt, die von Klasse-I-oder Klasse-II-MHC-Antigenen präsentiert werden (s. S. 692 f.). Die assoziierten, invarianten Peptide (ζ, CD3γ, -ε, -δ) tragen jede mindestens eine ITAM-Sequenz.
- **B-Zell-Antigen-Rezeptoren** (BCR) setzen sich aus Membran-Immunglobulinen (mIg) zusammen, die mit Heterodimeren der invarianten Igα- und Igβ-Untereinheit assoziiert sind. Diese enthalten ITAM-Sequenzen.
- **F$_c$-Rezeptoren** (FCR) werden von einer Vielzahl verschiedener Zellen exprimiert. Sie binden lösliche Immunglobuline (Ig) und Immunkomplexe über die F$_c$-Region des Ig (s. S. 687). Auch in F$_c$-Rezeptoren sind invariante Teile mit Peptiden variabler Sequenz verbunden.

Nach der Antigen-ausgelösten Dimerisierung der Antigen-Rezeptoren interagieren sie über Kopplungsdomänen mit *Nicht-Rezeptor-Tyrosin-Kinasen* (s. Abschnitt 19.6). Lck, eine Protein-Tyrosin-Kinase der Src-Familie, wird aktiviert und phosphoryliert die Rezeptoren an den ITAM-Domänen (s. **19.24**). Durch Rekrutierung weiterer Enzyme mit Hilfe von Adaptermolekülen wird eine ganze Kaskade von Protein-Tyrosin-Kinasen aktiviert. Die Details der Immunantwort, an der die Antigen-Rezeptoren beteiligt sind, werden im Kap. 23.4 ab S. 687 besprochen.

Cytokin-Rezeptoren binden die verschiedenen hormonähnlichen Signalstoffe des Immun- und hämatopoietischen Systems, die zusammenfassend als *Cytokine* bezeichnet werden (s.S. 550). Die Rezeptoren besitzen keine eigene Rezeptor-Tyrosin-Kinase-Aktivität. Sie zerfallen in zwei Familien, Klasse-I- und Klasse-II-Cytokin-Rezeptoren.
Die Bindung von Liganden an **Klasse-I-Rezeptoren** führt zu einer Heterodimerisierung mit anderen Membranproteinen oder löst die Homodimerisierung von anderen Membranproteinen aus. In beiden Fällen führt dies zur Rekrutierung von cytoplasmatischen Tyrosin-Kinasen der Jak-Familie. Insofern ähneln sie den hGH-Rezeptoren. Im Unterschied zu diesen können die Cytokin-Rezeptoren der Klasse I aber mit drei verschieden integralen Membranproteinen Heterodimere bilden. Dies sind die *Signalproteine gp130, βc* und γc, die selbst keine Liganden binden können, für die Weiterleitung des Signals aber wichtig sind. Die gemeinsame Nutzung von gp130 erklärt, warum Cytokine typischerweise überlappende biologische Wirkungen zeigen. Aktivierte *Jak-Kinasen* phosphorylieren bevorzugt bestimmte Tyrosin-Reste auf der cytoplasmatischen Seite der gp130-Proteine. Dort können dann Proteine, die als *STAT* (signal transducers and activators of transcription) bezeichnet werden, mit ihrer Tyrosin-phosphat-bindenden SH2-Domäne andocken. Auch sie werden von

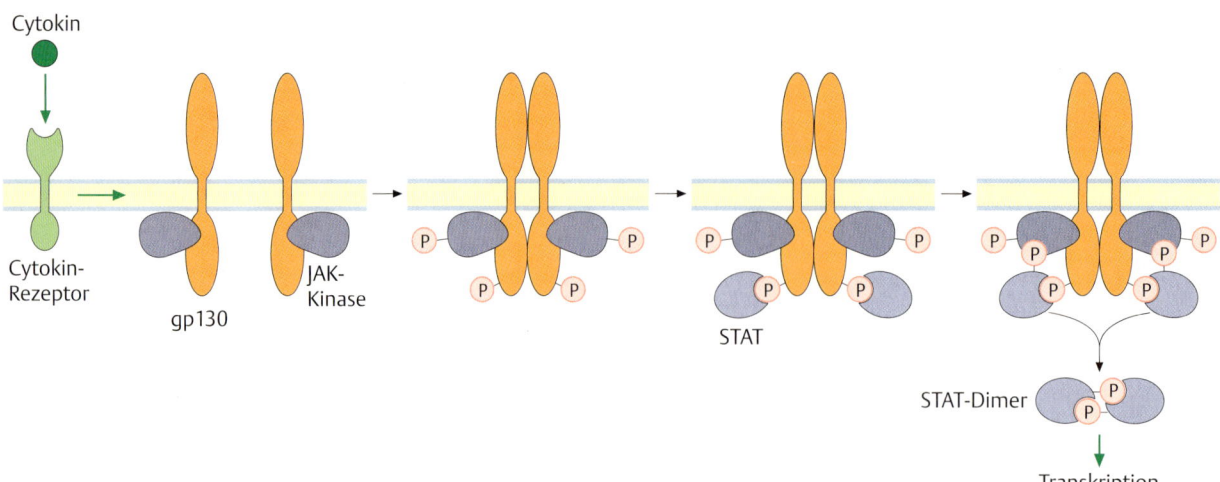

👁 **19.25 Der Jak-STAT-Signalweg.** Cytokin-Rezeptoren der Klasse I können die Dimerisierung von oder mit anderen Membranproteinen auslösen, z.B. von zwei Molekülen *gp130*. Dies aktiviert die mit gp130 assoziierte Protein-Tyrosin-Kinase *Jak*, sich selbst und das Membranprotein zu phosphorylieren. Dadurch kann der Transkriptionsfaktor STAT andocken und ebenfalls phosphoryliert werden. STAT löst sich wieder, dimerisiert und wandert dann in den Zellkern, wo das STAT-Dimer die Transkription spezifischer Gene kontrolliert.

Jak-Kinasen phosphoryliert. Phosphorylierte STAT lösen sich wieder und dimerisieren. Die STAT-Dimere wandern direkt in den Zellkern und wirken dort als Transkriptionsfaktoren. Auch andere Proteine können über Tyrosinphosphat-bindende Domänen an den Komplex aus Cytokin-Rezeptor, gp130 und Jak binden und phosphoryliert werden. Dies verknüpft Cytokin-Rezeptoren der Klasse 1 mit weiteren Signaltransduktionswegen, die Zellwachstum und -differenzierung kontrollieren. 👁19.25 zeigt ein Beispiel für die komplexe Wirkung der Cytokin-Klasse-I-Rezeptoren.

Cytokin-Rezeptoren der Klasse II, deren Liganden die Interferone und das Interleukin-10 sind, bilden Multimere (z.B. Heterodi- und -trimere) mit anderen Membranproteinen. Auch sie kontrollieren über den *Jak-STAT-Weg* die Transkription spezifischer Gene.

19.8 Kopplungselemente und Adapter proteine

Zur intrazellulären Weiterleitung von Signalen nutzt die Zelle häufig spezifische *Protein-Protein-Interaktionen*. Dadurch werden z. B. Protein-Substrate spezifisch an Enzyme herangeführt und Enzyme aus dem Cytoplasma an Membranen angelagert, wo sie Zugang zu ihren Substraten bekommen. Um solche Kontakte herzustellen, sind die meisten Proteine der Signaltransduktion modular aufgebaut und besitzen eine Reihe von *Kopplungselementen*. Das sind Proteindomänen, die mit definierten Strukturelementen von Nachbarproteinen interagieren können. 👁19.26 zeigt als Beispiel den modularen Aufbau von Phospholipase C (PLC; s. Abschnitt 19.4).

Die wichtigsten Kopplungselemente sind in 🖝 19.22 aufgezählt. Sie werden besonders in Protein-Kinasen, Effektorenzymen und Transkriptionsfaktoren gefunden. Einige Proteine besitzen ausschließlich Kopplungselemente und keine weiteren funktionellen Domänen. Wir bezeichnen sie als *Adaptermoleküle*.

🖝 **19.22 Kopplungsdomänen** in Signalproteinen sind potenzielle Liganden von Proteinen oder Lipiden mit bestimmten Motiven. Für ihre Bindung entscheidend sind die unmittelbare Umgebung der Bindungsstelle (flankierende Sequenzen) und ihr Phosphorylierungsstatus.

Domäne	koppelt an
PDZ	kurze Peptidsequenzen am *C*-Terminus von Proteinen
PH	Phosphoinositide in der Membran
PTB	Phosphotyrosin
SH2	Phosphotyrosin
SH3	Prolin-reiche Sequenz
WW	Prolin-reiche Sequenz

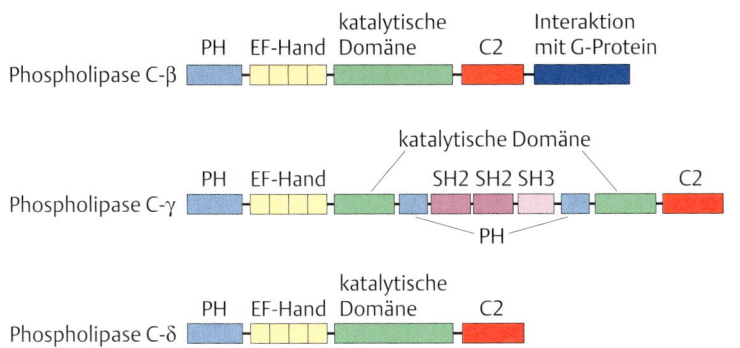

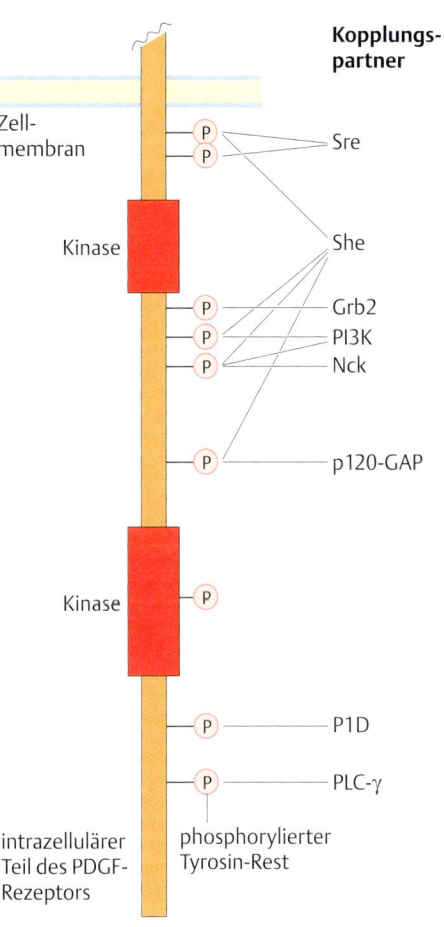

⬥19.26 Modularer Aufbau der Phospholipasen C (PLC). Die drei Isoenzyme PLC-β, -γ und -δ tragen verschiedene Kopplungselemente, die ihnen erlauben, mit anderen Komponenten der Signaltransduktion zu interagieren. Dadurch wird verständlich, warum PLC-β von Liganden der 7TM-Rezeptoren über G-Proteine aktiviert wird (z. B. Hormone, Neurohormone und sensorische Signale), PLC-γ und -δ dagegen nicht. Diese beiden Typen von PLC werden von Liganden der Rezeptor-Tyrosin-Kinasen durch Phosphorylierung aktiviert (s. ⬥19.17).
Abkürzungen der Kopplungselemente: (in Klammern die Bindungspartner): PH (Phospholipid), EF-Hand (Ca²⁺) SH2 (Phosphotyrosin), SH3 (Prolin-Sequenz) und C2 (Phospholipid). Die PH-Domäne und die katalytische Domäne der PLC-γ sind zweigeteilt.

Kopplungselemente (oder -domänen) haben meist eine Größe von etwa 60 bis 100 Aminosäuren. Als besonderes Motiv kommen sie in ganz verschiedenen Proteinen vor. Häufig treten mehrere Kopplungselemente nebeneinander auf. Dies verleiht den Proteinen multiple Bindungsmöglichkeiten. Dadurch können unterschiedliche Signaltransduktionswege miteinander verknüpft und ganze *Signaltransduktionskomplexe* montiert werden. ⬥19.27 zeigt, wie vielfältig die Kopplungsmöglichkeiten an einem Membranprotein allein mit einem einzigen Typ von Kopplungsgruppe sein können.

SH2-Domänen sind etwa 100 Aminosäuren lang und haben eine Affinität für *phosphorylierte Tyrosin-Reste.* Sie wurden ursprünglich als Sequenzmotiv mit **H**omologie zu **S**rc-Tyrosin-Kinase entdeckt. Aminosäuren in der Nachbarschaft der Phosphotyrosin-Reste bestimmen die Spezifität der Bindung. SH2-Domänen können deshalb in mindestens fünf miteinander verwandte Klassen eingeteilt werden.
Proteine mit SH2-Domänen binden häufig an Membranrezeptoren, die sich selbst phosphorylieren können. Eine solche Autophosphorylierung führt deshalb zu einer Translokation von Effektorproteinen mit SH2-Domäne vom Cytoplasma an die Membran, wo diese in unmittelbarer Nachbarschaft zu ihren Substraten und Zielproteinen sind. Beispiele sind Phospholipase Cγ und Phosphatidyl-Inositol-3-Kinase (s. Abschnitt 19.4).

SH3-Domänen sind etwa 50 Aminosäuren lang. Sie binden an Proteine mit *Prolin-reichen Sequenzen* von etwa 10 Aminosäuren Länge. Die minimale Konsensus-Sequenz ist -PxxP- (P = Prolin; x = beliebige Aminosäure). SH3-Domänen vermitteln die Kopplung zwischen Proteinen im Bereich des Cytoskeletts oder der Plasmamembran und geben einigen Protein-Tyrosin-Kinasen durch Requirierung ihrer Substrate eine Selektivität. SH3-Domänen sind u.a. an der Signaltransduktion von Ras beteiligt.

PTB-Domänen haben eine Größe von etwa 180 Aminosäuren und sind ebenfalls auf die **B**indung von **P**hospho**t**yrosin spezialisiert. Sie kommen besonders in Adapterproteinen vor, die Membranrezeptoren mit Effektormolekülen verknüpfen. PTB und SH2-Domänen sind nicht miteinander verwandt. Statt dessen zeigt PTB Homologie zu PH.

⬥19.27 Vielfalt der Protein-Protein-Kontakte über SH2-Domänen. In linearer Darstellung ist der intrazelluläre Teil des PDGF-Rezeptors gezeigt. Der Rezeptor autophosphoryliert sich mit Hilfe der zweiteiligen Kinase (rote Kästen) an neun verschiedenen Tyrosin-Resten, wenn er durch Bindung seines extrazellulären Liganden Plättchen-Wachstumsfaktor (PDGF) aktiviert wird. An diese Phosphotyrosin-Gruppen (rosafarbene Kugeln) können verschiedene Effektormoleküle mit SH2-Domäne andocken. Es handelt sich um Mitglieder der Src-Tyrosin-Kinase-Familie (Src), Adapterproteine (Shc, Grb2 und Nck), Phosphatidyl-Inositol-3-Kinase (PI3K), GTPase-aktivierendes Protein (p120-GAP), Protein-Tyrosin-Phosphatase (PTP-1D) und Phospholipase C (PLC-γ). Welches Effektormolekül bindet, hängt von der Verfügbarkeit ab und wird von der Differenzierung der Zelle und ihrem physiologischen Status bestimmt. (Nach G. Krauss: Biochemistry of Signal Transduction and Regulation. Wiley-VCH 2001.)

PH (Pleckstrin-Homologie)-Domänen haben eine Länge von etwa 120 Aminosäuren und vermitteln die Bindung von Proteinen an bestimmte Membranlipide, insbesondere an *Phosphatidyl-Inositol-3,4,5-tris-phosphat* (PtdIns(3,4,5)P$_3$; s. Abschnitt 19.4). Das Kopplungselement sorgt damit für eine Rekrutierung des PH-tragenden Proteins an die Plasmamembran. Ihren Namen hat die PH-Domäne von Pleckstrin, dem wichtigsten Substrat der Protein-Kinase C in Thrombozyten.

PDZ-Domänen binden an kurze, hydrophobe Peptidsequenzen am C-Terminus von Proteinen. Sie organisieren verschiedene Proteine zu supramolekularen Signalkomplexen. Ihren Namen verdanken die PDZ-Domänen ihrem Vorkommen in den drei Proteinen **P**SD-95 (postsynaptic density), **D**lgA (Discs large gene) und **Z**O-1 (Zonula occludens-Protein-1).

WW-Domänen sind besonders kleine Module, sie bestehen nur aus etwa 35 Aminosäure-Resten. Sie sind charakterisiert durch eine kurze antiparallele β-Faltblattstruktur mit zwei konservierten Tryptophan-Resten (Trp = W) im Abstand von 20–22 Aminosäuren, die ihnen den Namen gaben. In ihrer Faltungsspalte können WW-Domänen den *Prolin-Rest* eines anderen Proteins binden. Damit ähneln sie funktionell den SH3-Domänen, sie binden aber andere Liganden.
WW-Domänen vermitteln u.a. eine Protein-Protein-Interaktion bei dem Ubiquitin-abhängigen Proteinabbau und in der Erkennung von Proteinsubstraten von Protein-Kinasen.

Adapterproteine enthalten mehrere Kopplungselemente für die Interaktion mit anderen Proteinen (◉19.28), besitzen darüber hinaus aber keine eigene Aktivität als Enzyme oder Transkriptionsfaktoren. Adaptermoleküle dienen zur Kopplung von Effektormolekülen und Rezeptoren.

Grb2-Protein (**g**rowth factor **r**eceptor **b**inding protein) tritt als Bestandteil der Signaltransduktion von Wachstumsfaktoren und des Ras-Weges auf.

Insulin-Rezeptor-Substrat (IRS) koppelt den Insulin-Rezeptor an Effektormoleküle. Nach Bindung an den aktivierten und autophosphorylierten Rezeptor mit Hilfe der PTB-Domäne wird das IRS selbst an verschiedenen Tyrosin-Resten phosphoryliert. Dies schafft Andockstellen für den Grb2-mSos-Komplex, die PtdIns-3-Kinase und die Protein-Tyrosin-Phosphatase SHP-2. Die PH-Domäne dient der Membranassoziation des IRS.

CRK-Proteine enthalten SH2- und SH3-Domänen, mit denen sie Protein-Tyrosin-Kinasen und deren Substratproteine zueinander führen. Ihr Name Crk (**C**hicken tumor nr. 10 **r**egulator of **k**inase) leitet sich von der Tatsache ab, dass das Gen zuerst aus einem bestimmten Hühnchen-Tumor isoliert wurde. Zellen, die mit dem Crk-Gen transformiert wurden, zeigten einen erhöhten Spiegel an Proteinen mit phosphorylierten Tyrosin-Gruppen. Crk-Proteine nehmen an vielen verschiedenen Signalwegen teil. U.a. sind sie für die zelluläre Differenzierung und Wanderung wichtig. Sie sind an der Kontrolle der neuronalen Differenzierung beteiligt und am axonalen Wachstum von Neuronen.

P Phosphotyrosin-enthaltende Bindungsstelle für SH2 und PTB

PH Pleckstrin-Homologie-Domäne

PTB Phosphotyrosin-bindende Domäne

◉**19.28 Schematischer Aufbau einiger Adapterproteine.** Erkennbar ist der für Signalmoleküle typische modulare Aufbau aus verschiedenen Kopplungselementen.

19.9 Signalketten

Nachdem nun fast alle Komponenten der Signaltransduktion besprochen sind – es fehlen noch die Transkriptionsfaktoren und die Ionenkanäle – sollen exemplarisch drei Signaltransduktionsketten vorgestellt werden, mit deren Hilfe extrazelluläre Signale über Membranrezeptoren das Zellgeschehen beeinflussen. Solche Wege der Signalweiterleitung sind von der Evolution sehr konserviert, sie finden sich in allen höheren Organismen, bei Säugetieren ebenso wie bei Fliegen oder Hefen. Einzelne Komponenten lassen sich im Experiment zwischen diesen Organismen austauschen, ohne dass sie ihre Funktion völlig verlieren. Dies unterstreicht ihre grundsätzliche Bedeutung für die Steuerung von Lebensprozessen.

MAP-Kinase-Signalweg. Der MAP-Kinase-Weg besteht aus einer Kaskade von hintereinander geschalteten Protein-Kinasen, die durch jeweils vorgeschaltete („upstream") Threonin- und Tyrosin-Protein-Kinasen phosphoryliert und dadurch aktiviert werden (s. ☞**19.2**, S. 476). Am unteren Ende dieser Enzymkaskade steht eine *MAP-Kinase* (MAPK; siehe Randspalte). Dieses Enzym wird durch Phosphorylierung an einem Threonin- und Tyrosin-Rest aktiviert. Die beiden phosphorylierten Aminosäuren der MAPK sind Teil der P-Schleife am Rand der katalytischen Spalte des Enzyms. Die vorgeschaltete Protein-Kinase trägt konsequenter Weise die Bezeichnung *MAP-Kinase-Kinase* (MAPKK) oder auch MEK (**M**APK/**E**RK-**K**inase). MEK ist eine der seltenen Protein-Kinasen, die sowohl Thr- als auch Tyr-Reste phosphorylieren können. MEK ihrerseits wird durch Phosphorylierung an zwei Serin-Resten von MEK-Kinasen (MEKK) aktiviert, die im Prinzip als *MAP-Kinase-Kinase-Kinasen* (MAPKKK) bezeichnet werden können. Zu ihnen gehören auch die Kinasen Raf und Mos. Es lässt sich also eine Signalkette formulieren, die mit einem extrazellulären Mitogen beginnt, das (auf unten beschriebene Weise) für die Aktivierung von MAPKKK sorgt; diese aktiviert MAPKK und diese wiederum MAPK, welche dann durch Phosphorylierung von Transkriptionsfaktoren in die Gen-Transkription eingreift (s.a. ☞**19.2**).
Die Realität bei Säugetierzellen ist allerdings noch komplizierter. Es finden sich dort drei, miteinander vernetzte MAP-Kinase-Wege (☞**v1929**). Für jede der Kinasen gibt es viele Vertreter – insgesamt mehr als 50, darunter mindestens zwölf MAPKKK – so dass sich die

☞ **Zur Nomenklatur.** Das erste identifizierte Mitglied des MAP-Kinase-Signalwegs war eine Insulin-aktivierte Ser/Thr-Protein-Kinase, die das Mikrotubuli-assoziierte Protein (MAP)-2 phosphorylieren konnte. Es wurde deshalb MAP2-Kinase bezeichnet. Später wurde gefunden, dass auch andere Mitogene dieses Enzym stimulieren können. Das Enzym wird seitdem als *Mitogen-aktivierte Protein-Kinase* (MAPK) bezeichnet. Es gab dem ganzen Signalweg den Namen. Inzwischen ist für einige MAPK auch der Begriff ERK (extracellular signal-regulated kinase) im Gebrauch. Die verwirrenden Bezeichnungen der Mitglieder des MAP-Kinase-Signalwegs sind ein gutes Beispiel für die historisch bedingten Nomenklaturprobleme der Signaltransduktion.

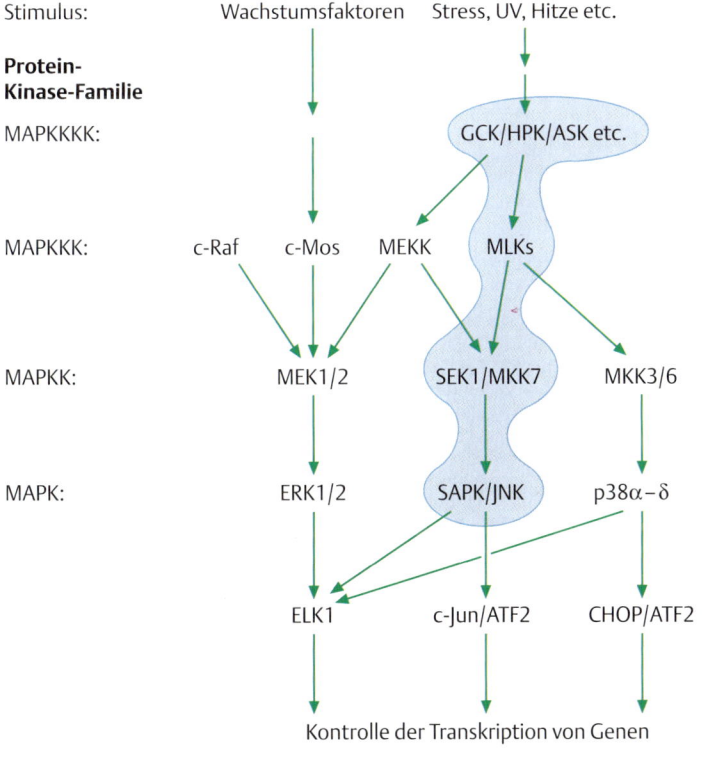

Stimulus: Wachstumsfaktoren — Stress, UV, Hitze etc.

Protein-Kinase-Familie

MAPKKKK: GCK/HPK/ASK etc.

MAPKKK: c-Raf — c-Mos — MEKK — MLKs

MAPKK: MEK1/2 — SEK1/MKK7 — MKK3/6

MAPK: ERK1/2 — SAPK/JNK — p38α–δ

ELK1 — c-Jun/ATF2 — CHOP/ATF2

Kontrolle der Transkription von Genen

Signalweg: ERK-Signalweg — JNK-Signalweg — p38-Signalweg

☞**19.29 Die drei bedeutenden MAPK-Signalwege in Säugern.** Der Mitogen-induzierte Signalweg (links) vermittelt die Wirkung von Wachstumsfaktoren, die beiden anderen Wege, der SAPK/JNK- und der p38-Signalweg, den Einfluss von Stressfaktoren, wie UV-Licht, Hitze und Toxinen. Hellblau hinterlegte Protein-Kinasen sind zu einem Komplex zusammengefasst, der an das Gerüstprotein JIP1 bindet. Die Abbildung macht die Quervernetzung und Parallelität von Signalsystemen deutlich (s. auch ☞**19.2**). (Nach J.R. Woodgett, Protein Kinases: Physiological Roles. Encyclopedia of Life Sciences. Mac Millan 2001.)

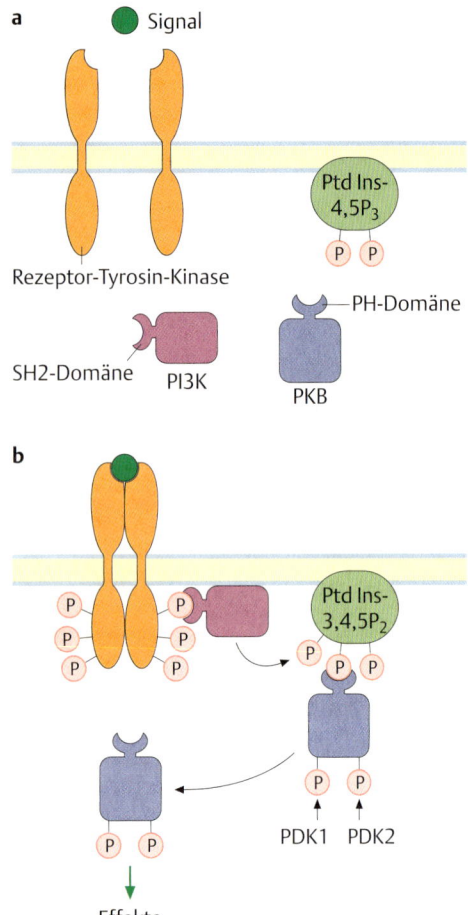

a

Signal

Rezeptor-Tyrosin-Kinase

SH2-Domäne PI3K

PH-Domäne

PKB

Ptd Ins-4,5P₃

b

Ptd Ins-3,4,5P₂

PDK1 PDK2

Effekte

👁19.30 Phosphatidyl-Inositol-3-Kinase (PI3K)-Signalweg. a In ruhenden Zellen liegt das Membranlipid Phosphatidyl-Inositol-,4,5-bisphosphat (PtdIns-4-5-P$_2$) vor. Die Phosphatidyl-Inositol-3-Kinase (PI3K) und die Protein-Kinase B (PKB = Akt) sind im Cytoplasma lokalisiert und inaktiv. **b** Durch Liganden-induzierte Dimerisierung und Aktivierung der Rezeptor-Tyrosin-Kinase (RTK) ist die PI3K in der Lage, mittels ihrer SH2-Domänen an die neu phosphorylierten Tyrosin-Reste des Rezeptordimers zu binden. Dort kommt die PI3K in Kontakt mit ihrem Substrat PtdIns-4,5-P$_2$. An das gebildete PtdIns-3,4,5-P$_3$ docken mittels PH-Domäne die PKB und zwei aktivierende Protein-Kinasen, die PDK1 und PDK2 (nicht gezeigt), an, was zu einer Phosphorylierung und Aktivierung der PKB führt. Das aktivierte Enzym verlässt die Membran und diffundiert in das Cytoplasma und den Zellkern, um dort Protein-Substrate zu phosphorylieren und das Signal weiterzutragen. (Nach J.R. Woodgett. Protein Kinases: Physiological Roles. Enzy-clopedia of Life Sciences. Mac Millan 2001.)

Frage nach dem Sinn dieser Komplexität stellt. Es ist wohl nicht so sehr der Aspekt einer Signalverstärkung dieser Kaskade, der im Vordergrund steht, sondern eher die Möglichkeit einer wechselseitigen Beeinflussung von Signalwegen („cross-talk"), einer Mehrfachnutzung von Signalkomponenten („multipurposing") und einer Spezialisierung von Aufgaben.

Wie wird die MAP-Kinase-Kaskade aktiviert? Die aktivierenden Signale sind vielfältig. Es gehören dazu zellexterne Signalstoffe wie die mitogen wirkenden Wachstumsfaktoren, der Tumornekrose-Faktor (TNF), Interleukin-1, bakterielle Endotoxine und eine Reihe von Stresssignalen. Die Rezeptoren der Mitogene sind membranständige Rezeptor-Tyrosin-Kinasen. Über Adapterproteine aktivieren sie *Ras*, das wir in Abschnitt 19.3 (S. 484) als kleines G-Protein kennengelernt haben. Ras scheint eine zentrale Schaltstation zu sein, in der die verschiedenen Signale zusammenmünden. Ras sorgt für die Aktivierung der Protein-Kinase *Raf*, eine MAPKKK, womit der Einstieg in die Kaskade erreicht ist. Neben Ras sind auch *Ras-verwandte Proteine* an der Aktivierung der Kaskade beteiligt.

Die gesteuerten biologischen Wirkungen sind Apoptose, Zellproliferation und -differenzierung. Um diese Prozesse zu kontrollieren, wandern viele aktivierte MAPK vom Cytoplasma in den Zellkern und phosphorylieren dort Transkriptionsfaktoren, wie z.B. ELK-1 oder c-Jun. Einige MAPK verbleiben auch im Cytoplasma und phosphorylieren dort weitere Protein-Kinasen, die dann steuernd in die Translationsmaschinerie eingreifen.

Phosphatidyl-Inositol-3-Kinase (PI3K)-Signalweg. Dieser Signalweg beginnt an der Membran mit einer Familie von Lipid-Kinasen, die Phosphatidyl-Inositide in Position 3 phosphorylieren (s. Abschnitt 19.4; S. 487). Diese Phosphatidyl-Inositol-3-Kinasen (PI3K) liegen normalerweise inaktiv im Cytoplasma vor. Mit SH2-Domänen können sie aber an Phosphotyrosin-Gruppen von Membranproteinen andocken (👁19.30), beispielsweise an aktivierte Rezeptoren für das Wachstumshormon (hGH) oder den Plättchen-Wachstumsfaktor (PDGF), ErbB3 oder das Insulin-Rezeptor-Substrat (IRS). An der Membran haben die PI3K Zugang zu ihren Substraten, den Phosphatidylinositiden. Sie sind dort aktiv. Die von PI3K gebildeten Phosphoinositide tragen eine zusätzliche Phosphatgruppe in Position 3. An diese können jetzt Signalproteine mit Pleckstrin-Homologie-Domäne (PH) binden, z. B. die Protein-Kinase B (PKB), die auch als Akt bezeichnet wird (s. S. 497). PKB ist eine Ser/Thr-Kinase, die nach Rekrutierung an die Membran von zwei weiteren Kinasen, der PDK1 und PDK2, phosphoryliert wird. Die PKB wird dadurch aktiviert und kann sich jetzt wieder von der Membran entfernen, um ihre Substrat-Proteine zu phosphorylieren. Zu diesen zählen Enzyme wie GSK-3 (s.u. und👁22.7, S. 635) und Transkriptionsfaktoren wie Forkhead.

Die Aktivierung dieses Signalwegs schützt die Zellen vor Apoptose und erleichtert ihnen das Wachstum und Überleben. In Tumorzellen ist der PI3K-Signalweg häufig aktiviert. Gleichzeitig ist die Aktivität einer Phosphatase, die die 3-Phosphatgruppe aus den Lipiden entfernt, vermindert. Beides führt zu einer Resistenz gegen Apoptose-Signale und einem übermäßigen Tumorwachstum.

Wnt-Signalweg. Die verschiedenen Partner dieses Signalweges sind „Frizzled", das ist ein untypischer 7TM-Rezeptor (s. Abschnitt 19.2) für den extrazellulären Liganden Wnt, und intrazellulär eine normalerweise aktive Protein-Kinase (GSK-3), die durch den Rezeptor inaktiviert (!) werden kann, sowie die Matrixproteine *Axin* und *β-Catenin*. Im Zentrum des Signalweges steht die Protein-Kinase GSK-3, die ganz unterschiedliche Proteine phosphorylieren kann, darunter metabolische Enzyme, Regulatorproteine und Transkriptionsfaktoren. Ihr Name *Glykogen-Synthase-Kinase 3* (GSK-3) spiegelt das nur unzureichend wider, das Enzym trägt ihn wegen seiner Fähigkeit, Glykogen-Synthase zu phosphorylieren. Dieses und andere Substrate werden durch GSK-3 inaktiviert.

In ruhenden Zellen bindet GSK-3 an das Matrixprotein *Axin*, das außerdem noch die Proteine APC und *β-Catenin* trägt. In dieser Situation ist die Aktivität der GSK-3 hoch, wodurch β-Catenin phosphoryliert wird. Die Phosphorylierung markiert β-Catenin für den Abbau in Proteasomen. Dadurch ist seine Konzentration in nicht aktivierten Zellen konstant niedrig. Wenn nun der Signalweg durch Wnt stimuliert wird, ist die GSK-3-Aktivität gehemmt, die Phosphorylierung von β-Catenin unterbleibt und seine Konzentration steigt an, weil es nicht abgebaut wird. Es kann jetzt mit dem Transkriptionsfaktor TCF/LEF1 interagieren. Dieser Signaltransduktionsprozess ist in ☜25.7 auf S. 755 dargestellt.

Wnt-Proteine sind sezernierte Glykoproteine, die auf benachbarte Zellen wirken. Eine besondere Bedeutung hat der wnt-Signalweg für die Embryonalentwicklung der höheren Organismen. Mit seiner Hilfe werden z.B. die dorsoventrale Achse festgelegt, die Segmente organisiert und die Organe und Gliedmaße positioniert (s. Kap. 24, S. 735).

🔍 In bestimmten **Tumorzellen** fehlt APC. Dadurch ist der Signalweg entkoppelt und β-Catenin häuft sich an. In anderen Tumorzellen ist β-Catenin zu einer stabilisierten Form mutiert, die gegen den Abbau resistent ist.

19.10 Gesteuerte Ionenkanäle

Signaltransmission ist die Hauptaufgabe von Neuronen (s. Kap. 23.8, S. 719). Sie sezernieren dazu Neurotransmitter und Neurohormone.

Die *Neurotransmitter* werden an Nervenendigungen in den synaptischen Spalt abgegeben und binden dort an Rezeptoren auf der Membran von postsynaptischen Nerven- oder Muskelzellen, die auf diese Signale spezifisch reagieren. Dabei wirken die Neurotransmitter direkt oder indirekt auf *Ionenkanäle* der nachgeschalteten Nerven- und Muskelzellen und lösen in diesen ein *Aktionspotenzial* aus (s. Kap. 23.8, S. 721), welches der elektrischen Signalübertragung dient.

Die *Neurohormone* werden dagegen im Bereich von Neurohämalorganen an das Blut abgegeben und erreichen über dieses periphere Zielorgane, um dort Funktionen zu steuern. Wir werden die Neurohormone in dem folgenden Kapitel behandeln (Kap. 20).

Nur in wenigen Fällen kommunizieren Nervenzellen ohne die Hilfe von chemischen Messengern (d.h. Neurohormone und Neurotransmitter), indem sie direkt durch cytoplasmatische Verbindungen miteinander verknüpft sind. Diese *elektrischen Synapsen* werden in Lehrbüchern der Physiologie näher behandelt.

Neurotransmitter sind chemische Signalstoffe, die von Nervenzellen abgegeben werden, um andere Nervenzellen und Muskelzellen zu erregen oder zu hemmen. Die wichtigsten Neurotransmitter sind in ☛23.17 (s. S. 722) aufgezählt. Chemisch lassen sich die Neurotransmitter in Acetylcholin und drei große Gruppen einteilen, die Amine und Aminosäuren, die Purine und die Peptide.

Das *Acetylcholin* und die *Aminosäuren* und ihre Derivate sind vergleichsweise kleine Signalmoleküle. Sie werden in den Nervenendigungen synthetisiert, von Transportsystemen in Vesikel transportiert und dort zusammen mit ATP gespeichert. Wenn der Vesikelinhalt in den synaptischen Spalt ausgeschüttet wird, dann können das Acetylcholin bzw. die Aminosäure-Derivate und das ATP getrennt wirken. ATP und seine Katabolite ADP, AMP und Adenosin binden an einigen postsynaptischen Zellen an besondere *Purin-Rezeptoren* und aktivieren diese.

Die *Peptidtransmitter* sind etwas größere Moleküle (3 bis etwa 15 Aminosäuren lang). Sie bilden eine vielköpfige Gruppe von mehreren Hundert verschiedenen Signalstoffen, die sich zu Familien zusammenfassen lassen. Als Neuropeptide werden sie im Zellkörper des

▷ **Neurotransmitter** erfüllen die folgenden Kriterien:
- Sie werden in Neuronen synthetisiert.
- Sie werden in den Nervenendigungen der präsynaptischen Zellen in Vesikeln gespeichert und auf einen Reiz hin ausgeschüttet.
- Sie wirken auf Rezeptoren der postsynaptischen Membran und lösen dort eine physiologische Antwort aus.
- Sie werden schnell wieder aus dem synaptischen Spalt entfernt. Dies geschieht durch Wiederaufnahme in Neurone und Gliazellen sowie durch Diffusion. Nur Acetylcholin wird zusätzlich durch enzymatische Spaltung inaktiviert (s. S. 722).

🔍 Neurone können **mehr als einen Typ von Neurotransmitter** enthalten. Die Ausschüttung kann differenziell geschehen, je nachdem wie das Muster und die Intensität der Reizung des Neurons aussehen, d.h. ob kurze Ca^{2+}-Pulse auftreten (Ausschüttung kleiner Neurotransmitter) oder wiederholte, längeranhaltende (zusätzliche Neuropeptid-Ausschüttung). Z.B. können Motoneurone Acetylcholin und Calcitonin-Gen-verwandtes Peptid (CGRP) ausschütten. Das Acetylcholin fördert die Kontraktion der Muskelfasern und das CGRP stimuliert über cAMP und eine Serie von Phosphorylierungen die Stärke der Kontraktion und den Energiestoffwechsel.

präsynaptischen Neurons in Form von großen Vorläufermolekülen (Polyproteinen) synthetisiert und dann durch limitierte Proteolyse in großen Vesikeln prozessiert und gespeichert. Ihr Transport vom Zellkörper durch die langen Axone zu den Synapsen ist ein wichtiger Teilprozess.

Die Ausschüttung der kleinen Neurotransmitter (Acetylcholin, Aminosäuren, Amine, ATP) wird von den Proteinen *Synaptotagmin*, *Synaptophysin* und *Synaptobrevin* vermittelt. Diese Proteine sorgen bei einem lokalen, kurzfristigen Anstieg der Ca^{2+}-Konzentration für eine schnelle Fusion mit der präsynaptischen Membran (Kap. 15.8, S. 390), was zu einer Ausschüttung des Inhaltes in den synaptischen Spalt führt. Neuropeptid-haltige Vesikel sind deutlich größer und unterscheiden sich auch in ihrer Zusammensetzung von den Vesikeln mit kleinen Neurotransmittern. Ihre Ausschüttung setzt einen längeren Anstieg der Ca^{2+}-Konzentration voraus und geschieht deutlich langsamer nach einem anderen Mechanismus.

Zur Informationsrückmeldung an das präsynaptische Neuron werden Neurotransmitter-ähnliche sog. retrograde Messenger genutzt, die wir bereits kennengelernt haben (S. 490, 493). Es sind das *Stickstoffmonoxid*, NO, und die *Arachidonsäure*. Beide Verbindungen können wegen ihrer geringen Polarität Membranen leicht passieren.

Die Neurotransmitter wirken durch Bindung an *Rezeptoren*. In der Regel kann ein Neurotransmitter an mehrere Rezeptortypen binden, viele sogar an mehr als zehn verschiedene Typen (☛ **23.18** auf S. 726). Dies bedeutet auch, dass jeder Neurotransmitter je nach Art der postsynaptischen Zelle verschiedene, manchmal sogar gegensätzliche Wirkungen zeigen kann. Die Wirkung wird dabei direkt durch Bindung an einen Ionenkanal vermittelt *(ionotroper Rezeptor)* oder über einen 7-Helix-Rezeptor *(metabotroper Rezeptor)*, welcher indirekt über G-Proteine die Funktion von Ionenkanälen steuert.

Ionenkanäle sind integrale Membranproteine, die sich in allen Zellen des Organismus finden (s. Kap. 14.4, S. 359ff). Sie ermöglichen den Durchfluss der Ionen Na^+, K^+, Ca^{2+}, und Cl^- durch die Membran in Abhängigkeit von Konzentrations- und Spannungsunterschieden. Viele, aber nicht alle Ionenkanäle sind *signalgesteuert*. In ihnen ist der Durchfluss der Ionen streng kontrolliert. Als Signale wirken verschiedene physikalische und chemische Stimuli. Sie steuern den Ionenfluss, indem sie die Wahrscheinlichkeit für eine Öffnung der Ionenkanäle erhöhen (👁 **19.31**) durch

- eine *Änderung im Membranpotenzial:* spannungsgesteuerte Na^+-, Ca^{2+}- und K^+-Kanäle und hyperpolarisationsaktivierter K^+-Kanal;
- die *Bindung von Neurotransmitter:* z.B. nicotinischer Acetylcholin-Rezeptor, Glutamat-Rezeptor, GABA-Rezeptor, Glycin-Rezeptor;
- die *Bindung von Second Messenger:* cAMP, cGMP, $InsP_3$, Ca^{2+};
- *mechanischen Stress:* z.B. epithelialer Zug-aktivierter Ionenkanal;
- eine *Änderung der Temperatur:* z.B. Capsaicin-Rezeptor.

Die spannungsgesteuerten und die ligandengesteuerten Ionenkanäle sind quantitativ von besonderer Bedeutung. Funktionell kann man die gesteuerten Ionenkanäle als Glieder von Signaltransduktionssystemen ansehen. In einem Fall ist das Aktionspotenzial das Signal, das ihre Öffnung auslöst, im anderen Fall sind es Liganden, insbesondere Neurotransmitter auf der Membranaußenseite oder Second Messenger auf der cytoplasmatischen Seite.

Proteinstruktur der Ionenkanäle. Gesteuerte Ionenkanäle sind Proteine, die zwischen mehreren Zuständen hin und herpendeln (👁 **19.31**, s. auch Kap. 14.4). Man kann sie mit allosterischen Enzymen vergleichen. In Abwesenheit des Reizes oder Signals sind sie fast immer geschlossen (ihre Öffnungswahrscheinlichkeit liegt unter 0,1%). Der physikalische Reiz oder das chemische Signal vergrößern nun die

👁 **19.31 Funktionszustände von Ionenkanälen.** In diesem Modell pendelt der Ionenkanal zwischen einem geöffneten und einem geschlossenem Zustand hin und her. Meist ist er geschlossen. Spannungsänderungen, Neurotransmitter, Second Messenger und mechanischer Stress können die Wahrscheinlichkeit zum Öffnen erhöhen.

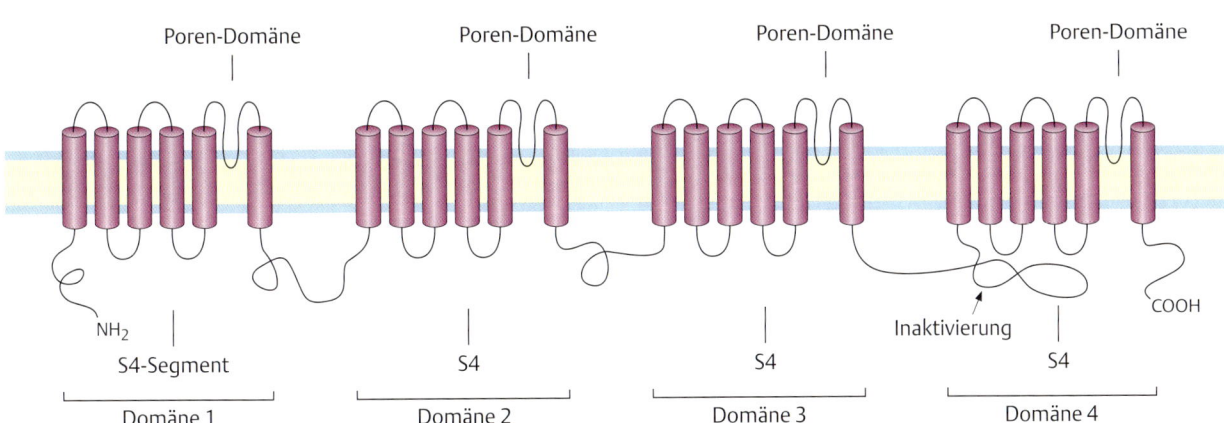

Poren-Domäne Poren-Domäne Poren-Domäne Poren-Domäne

NH₂

COOH

Inaktivierung

S4-Segment S4 S4 S4

Domäne 1 Domäne 2 Domäne 3 Domäne 4

👁 **19.32 Typischer Aufbau eines spannungsgesteuerten Ionenkanals.** Gezeigt ist die entfaltete Struktur der α-Untereinheit eines *Natriumkanals*. Der Kanal besteht aus einem einzigen großen Peptid, das in vier homologen Domänen (D1–D4) organisiert ist. Jede Domäne besteht aus sechs Transmembransegmenten (S1–S6). Das S4-Segment enthält mehrere positiv geladene Aminosäure-Reste, die als Spannungssensor fungieren. Die spezielle Struktur zwischen den Segmenten S5 und S6 bildet einen Teil der Ionen-selektiven Pore. Die Verbindung von D3 und D4 ist an der Inaktivierung des Ionenkanals beteiligt. Wie die hier linear gezeigten Transmembranhelices zu einem Poren-tragenden Ionenkanal zusammengelagert sind, ist im Detail noch nicht bekannt.

Wahrscheinlichkeit, dass der Ionenkanal öffnet. Dazu sind die Ionenkanäle entsprechend ausgerüstet:

- *Spannungsgesteuerte Ionenkanäle* besitzen eine Spannungssensor-Region, die in dem vierten Segment (S4) der sechs Transmembransegmente zu finden ist. Dieses Segment kommt in jeder Untereinheit des tetrameren Kanals vor (👁 **19.32**). Durch Ladungsveränderungen auf der Membranoberfläche verschiebt sich die Sensorregion und löst dadurch eine globale Konformationsänderung aus.
- Der Sensor von *Neurotransmitter-gesteuerten Ionenkanälen* ist eine hochaffine Bindungsstelle in der großen extrazellulären Domäne. Mindestens zwei der typischerweise fünf Untereinheiten besitzen eine solche Bindungstasche für den spezifischen Liganden, z.B. für GABA, Glycin, 5-Hydroxytryptamin, Acetylcholin oder Glutamat.
- *Second-Messenger-gesteuerte Ionenkanäle* ähneln in ihrer Struktur den spannungsgesteuerten Ionenkanälen. Jede der vier Untereinheiten des Tetramers besitzt eine große intrazelluläre Domäne mit einer hochaffinen Bindungsstelle für den Second Messenger.

Weitere Modulationsmöglichkeiten. Zusätzlich zu dieser Steuerung durch Spannungsänderung, Liganden und mechanischen Stress kann die Öffnungswahrscheinlichkeit von Ionenkanälen noch durch weitere Mechanismen moduliert werden. Dies ermöglicht dem Nervensystem, sich an die wechselnden Bedingungen der Umgebung anzupassen. Die Modulation der Ionenleitung wird entweder dadurch erreicht, dass das Membranpotenzial bzw. die Neurotransmitter-Konzentration vergrößert bzw. verkleinert werden oder dadurch, dass die Geschwindigkeit des Ionenflusses verändert wird. Häufig ist daran eine Phosphorylierung/Dephosphorylierung des Ionenkanals auf seiner cytoplasmatischen Seite beteiligt. Einen Sonderfall stellen *Magnesium-Ionen* und *Polyamine* dar. Diese intrazellulär wirksamen Kationen sind an der Modulation der Aktivitäten bestimmter Ionenkanäle beteiligt (z.B. der einwärtsgleichrichtenden K⁺-Kanäle und der NMDA-Rezeptoren), indem sie den Eingang der Ionenpore auf der Cytoplasmaseite blockieren.

Calcium-Kanäle sind an der Kontrolle des Second Messengers Ca^{2+} entscheidend beteiligt (s. Abschnitt 19.4). Die *spannungsgesteuerten Calcium-Kanäle* bestehen aus einer Polypeptidkette von etwa 2000 Aminosäuren, die vier homologe Domänen (D1–D4) bilden. Jede Domäne besteht aus sechs transmembranären α-Helices. Die Kanäle

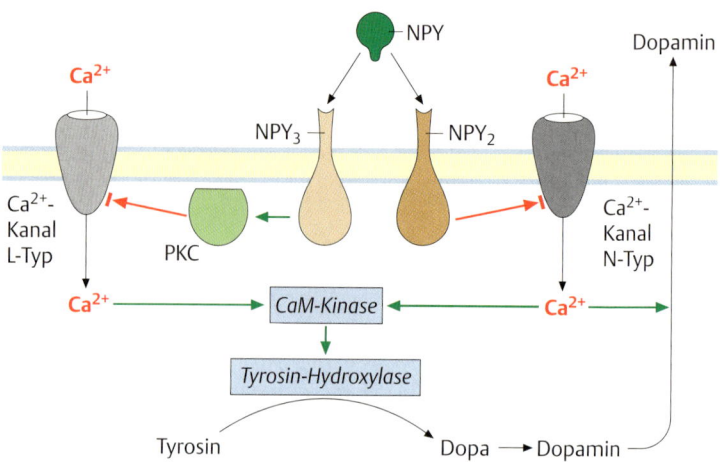

👁19.33 Beteiligung von Calcium-Kanälen an der Wirkung des Neuropeptids Y (NPY) auf die Catecholamin-Synthese und -Ausschüttung. Das 36 Aminosäuren große Neurohormon NPY (s. S. 557) wirkt über mindestens sechs verschiedene Rezeptortypen. Über den Rezeptortyp 3 (NPY$_3$) blockiert es die Biosynthese von Catecholaminen und über den Typ 2 (NPY$_2$) hemmt es die Ausschüttung der Catecholamine. Beide Rezeptoren wirken auf unterschiedlichem Weg auf zwei verschiedene Calcium-Kanäle (L-Typ und N-Typ).

🔍 **Spannungsgesteuerte Calcium-Kanäle** sind als Heteromultimere aus verschiedenen Untereinheiten aufgebaut. Es werden die folgenden Typen unterschieden: L, T, N, P, Q und R.

Man unterscheidet die Kanäle meistens mit pharmakologischen Methoden, da sie verschiedene Pharmaka und Toxine binden können. Einige Pharmaka (z. B. Verapamil, Nifedipin und Diltiazem), die an den L-Typ-Calcium-Kanal binden, werden als Therapeutika in der Behandlung von Bluthochdruck und Herzerkrankungen eingesetzt.

stellen den Hauptweg der Calcium-Translokation durch die Plasmamembran erregbarer Zellen dar. Sie sind beteiligt an der Steuerung von Muskelkontraktion, Hormon- und Neurotransmitter-Freisetzung (Beispiel: 👁20.33), Zellmotilität und -wachstum, sowie Zelltod und weiteren Prozessen.

Es gibt mindestens sechs Klassen von spannungsgesteuerten Calcium-Kanälen, die im Organismus auf unterschiedliche Zellen verteilt sind und verschiedene elektrophysiologische Eigenschaften aufweisen.

Beispiel für einen *ligandengesteuerten Calcium-Kanal* ist der InsP$_3$-Rezeptor, der sich in den Membranen von ER und SR findet. Der sehr große Kanal (~1000 kDa) hat eine tetramere Struktur, die durch Bindung von vier InsP$_3$-Molekülen allosterisch verändert wird, so dass die Pore für Ca^{2+} öffnet und der Cytoplasma-Spiegel von Ca^{2+} ansteigt (Calcium-Signal, s. Abschnitt 19.5). Der Kanal wird durch eine Reihe anderer intrazellulärer Signale moduliert, darunter Ca^{2+} selbst, Phosphorylierung, Nucleotide und Protein-Protein-Interaktion.

Chlorid-Kanäle. Es gibt spannungsgesteuerte und ligandengesteuerte Chlorid-Kanäle. Spannungsgesteuerte Kanäle haben eine tetramere Struktur mit vier Domänen (vgl. 👁19.32). Neurotransmitter-gesteuerte Chlorid-Kanäle (Glycin-, Glutamat- und GABA-Rezeptor) sind dagegen Pentamere.

Chlorid-Kanäle sind involviert in die Regulation des Zellvolumens, des transepithelialen Transports und der Kontrolle des Membranpotenzials. Moduliert wird ihr Öffnungszustand durch sehr unterschiedliche Signale: das Anschwellen der Zellen (mechanischer Stress), eine Hyper- und Depolarisation der Membran, durch Veränderungen des intrazellulären pH und der Ca^{2+}-Konzentration sowie eine Phosphorylierung durch PKA.

Besonders prominente Vertreter der ligandengesteuerten Chloridkanäle sind der *GABA-Rezeptor* und der *Glycin-Rezeptor*. Bei Bindung dieser Aminosäure-Transmitter erhöhen sie ihre Leitfähigkeit für Chlorid. Auch der *CFTR-Rezeptor* (s.S. 45, 368) gehört zu den Chlorid-Kanälen. Er wird durch cAMP aktiviert.

Kalium-Kanäle. Die große und funktionell recht heterogene Familie dieser Kanäle wurde bereits in Abschnitt 14.4 (S. 360) angesprochen. Kalium-Kanäle sind beteiligt an der Kontrolle des Zellvolumens, des Membranpotenzials, der neuronalen Erregbarkeit sowie der Sekretion von Salz, Hormonen und Neurotransmittern. Ihre verschiedenen Vertreter werden kontrolliert vom Membranpotenzial, der intrazellulären Konzentration von Ca^{2+} (aktiviert), ATP (blockiert) und einigen

🔍 **Kalium-Kanäle** können eingeteilt werden in
– einwärtsgerichte Gleichrichter-Kanäle,
– ATP-sensitive Kanäle,
– spannungsgesteuerte Kanäle,
– Calcium-aktivierte Kanäle.

Second Messengern. Charakteristisch ist die Empfindlichkeit einzelner Kalium-Kanal-Familien gegen tierische und pflanzliche Toxine.

Sigma-Rezeptoren greifen steuernd in Nervenfunktionen ein. Es sind Membranproteine, die selbst keine Ionenleitfähigkeit besitzen. Sigma-Rezeptoren sind beteiligt an der Steuerung von zentralen cholinergen Funktionen, der NMDA-induzierten Aktivierung pyramidaler Neurone u.a. Während es eine Reihe von Pharmaka gibt, die spezifisch an die drei verschiedenen Gruppen von Sigma-Rezeptoren (σ_1, σ_2, σ_3) binden, ist die Identität der physiologischen Liganden unklar.

Natrium-Kanäle wurden ebenfalls schon im Kapitel 14.4 (S. 360) behandelt. *Spannungsgesteuerte Natrium-Kanäle* kommen in der Zellmembran der meisten erregbaren Zellen vor und sind von zentraler Bedeutung für die Entstehung eines Aktionspotenzials (s. Kap. 23.8). Für diese Familie von Natrium-Kanälen existieren eine Reihe von Pharmaka, die den Natrium-Transport blockieren. Sie werden als Lokalanästhetika, Antiarrhythmika und Antiepileptika genutzt.

Vanilloid-Rezeptoren. Das bekannteste Vanilloid ist *Capsaicin*, der scharfe Bestandteil des Chili-Pfeffers. Dieser neurotoxische Naturstoff kann nichtmyelinisierte, afferente Nervenfasern, die im ganzen Körper an der Schmerz-Transmission und neurogenen Entzündungen beteiligt sind, aktivieren. Auf die Haut gegeben, löst Capsaicin das Gefühl von Hitze und brennendem Schmerz aus. Der Aktivierung der Nervenfasern folgt ein Verlust der Sensitivität für Capsaicin, eine Insensitivität auch für andere schädliche Stimuli und ein Verlust der Fähigkeit, Signalsubstanzen der Neurotransmission und Entzündung auszuschütten. Diese Eigenschaften des Capsaicins werden therapeutisch genutzt, um Schmerz- und Entzündungsprozesse zu behandeln, z. B. bei Arthritis und Neuralgie.

Der Rezeptor für Capsaicin (Vanilloid-Rezeptor) ist ein 838 Aminosäuren großes Membranprotein. Es ist nicht klar, ob er selbst ein Ionenkanal ist oder mit einem unspezifischen Kationenkanal gekoppelt ist, der bevorzugt für Calcium- und Natrium-Ionen durchlässig ist. Andere, physiologische Aktivatoren des Vanilloid-Rezeptors sind Protonen- und Temperaturänderungen. Ein Abfall des pH-Wertes unter 5,5 und ein Anstieg der Temperatur auf über 40 °C werden dem Körper von Vanilloid-Rezeptoren als *Schmerz* signalisiert.

19.11 Nucleäre Rezeptoren

Nucleäre Rezeptoren kommen in den Zielzellen von lipophilen Signalstoffen vor. Ihre biologische Aufgabe ist die Steuerung der Aktivität der DNA-abhängigen RNA-Polymerasen (👁**19.3**, S. 478 und 👁**6.23**, S. 135). Dadurch wird die Expression spezifischer Gene kontrolliert.

Liganden der nucleären Rezeptoren zeichnen sich von den anderen Signalstoffen durch ihre Hydrophobizität aus, sie sind nur schlecht in Wasser löslich. Es sind die Steroidhormone, das Hormon der Schilddrüse, verschiedene Retinsäuren, Prostaglandine und einige lipophile Metabolite (**📊 19.23**). Die Hormone und hormonähnlichen Stoffe werden im Detail im Kap. 20 besprochen. Aufgrund ihrer Lipophilie können die Liganden der nucleären Rezeptoren die Plasmamembran ihrer Zielzellen durchdringen. Ob dies ausschließlich durch Diffusion geschieht, oder ob daran auch Carriermoleküle beteiligt sind, ist nicht völlig geklärt. Im Cytoplasma können die Signalstoffe noch in einigen Fällen in ihrer Aktivität verändert werden, z.B. durch enzymatische Umwandlung oder Bindung an Proteine:

Capsaicin

📊 19.23 Lipophile Liganden nucleärer Rezeptoren in Wirbeltieren.

Steroidhormone
Aldosteron
Calcitriol (1α,25-Dihydroxycholecalciferol)
Cortisol
20-Hydroxyecdyson*
Östradiol
Progesteron
Testosteron

Schilddrüsenhormon
Triiodthyronin (T_3)

hormonähnliche Signalstoffe
9-*cis*-Retinsäure (Metabolit des Vitamin A)
all-*trans*-Retinsäure (Metabolit des Vitamin A)

Metabolite
verschiedene Fettsäuren und Eicosanoide
Gallensäuren
Oxysterole (hydroxylierte Cholesterol-Metabolite)
Xenobiotioca

* Ligand in Arthropoden, nicht in Säugetieren

– Das Schilddrüsenhormon Thyroxin (Tetraiodthyronin, T_4) wird zu Triiodthyronin (T_3) deiodiert, wodurch es in seine aktive Form überführt wird (s. S. 533 f.).
– Testosteron kann zu Östradiol aromatisiert oder zu 5α-Dihydro-testosteron (DHT) reduziert werden (s. S. 331 f.). Für diese existieren verschiedene Rezeptoren.
– Cortisol kann zu 11-Dehydrocortisol (Cortison) dehydriert und damit inaktiviert werden (s. S. 527).
– Retinsäure kann sich an ein intrazelluläres Bindeprotein anlagern.

Die Rezeptoren, an die die lipophilen Signalstoffe reversibel binden, sind im Cytoplasma, in einigen Fällen auch im Zellkern lokalisiert. Steroidhormone und Triiodthyronin binden mit hoher Affinität und Spezifität, die lipophilen Metabolite mit geringerer Affinität und Spezifität an ihre Rezeptoren.

Nucleäre Rezeptoren sind *liganden-gesteuerte Transkriptionsfaktoren.* Sie gehören einer Protein-Superfamilie an, zu deren Mitgliedern noch weitere signalunabhängige Transkriptionsfaktoren zählen. Von ihnen gibt es mehr als ein Dutzend verschiedener Vertreter, die jeweils ihren charakteristischen Liganden haben (⊤ 19.24). Dazu kommen noch weitere „verwaiste" Rezeptoren (engl. orphan receptors), für die kein Ligand bekannt ist. Gemeinsames Merkmal dieser DNA-bindenden Proteine sind mehrere *Zinkfinger-Motive*, Peptidschleifen, in denen Zink-Ionen von vier Cystein-Resten, z. T. auch Histidin-Resten, umgeben sind (s. S. 134). Mit diesen als Tandem auftretenden Zinkfingern können die Transkriptionsfaktoren spezifisch an DNA binden, indem sie sich in die große Furche der DNA einlagern und mit den Basen interagieren (👁19.34). Die Anlagerung geschieht, wie wir weiter unten sehen werden, sequenzspezifisch an *Hormon-Response-Elemente*.

Die nucleären Rezeptoren haben eine Größe von etwa 400 bis 1000 Aminosäuren und zeigen eine modulare Struktur (👁19.35). Wie die anderen Proteine der Signaltransduktion kommen auch die nucleären Rezeptoren in verschiedenen Subtypen und Spleißvarianten vor, die unterschiedliche Aktivitäten gegenüber ihren Bindungspartnern zeigen (s. u.). Es kommt deshalb zu einer großen funktionellen Vielfalt in den Zielgeweben lipophiler Signalstoffe.

🔍 **Nomenklatur.** Die Familie der nucleären Rezeptoren wird auch als *Familie der Steroidrezeptoren* bezeichnet, weil viele Liganden Steroidhormone sind. Auch der Begriff *intrazelluläre Rezeptoren* ist wegen ihrer Lokalisation gebräuchlich.

Als *verwaiste Rezeptoren* (orphan receptors) bezeichnet man Transkriptionsprodukte von Genen, die alle Merkmale eines Mitglieds der Familie nucleärer Rezeptoren zeigen, deren Liganden aber nicht bekannt sind.

> ▷ **Charakteristische Eigenschaften der nucleären Rezeptoren sind**
> – eine hohe bis mittlere Affinität für den lipophilen Signalstoff,
> – eine große (Hormone) bis mittlere Spezifität bei der Bindung des Signalstoffs,
> – eine Bindungsspezifität für bestimmte Nucleotidsequenzen (HRE; siehe Hauptspalte),
> – eine geringe Kopienzahl pro Zelle (wenige tausend Moleküle).

⊤ **19.24 Nucleäre Rezeptoren.** Insgesamt finden sich im menschlichen Genom 48 verschiedene Mitglieder der nucleären-Rezeptorfamilie. Davon besitzen 28 eine Liganden-bindende Domäne, die einen kleinen lipophilen Liganden binden kann. Von diesen sind 9 klassische Hormonrezeptoren und 19 Orphan-Rezeptoren.

Rezeptor	Abkürzung	wichtigster Ligand
Glucocorticoid-Rezeptor	GR	Cortisol
Mineralocorticoid-Rezeptor	MR	Aldosteron
Progesteron-Rezeptor	PR	Progesteron
Androgen-Rezeptor	AR	Testosteron
Östrogen-Rezeptoren	ER-α, -β	Östradiol
Farnesoid-Rezeptor	FXR	Gallensäuren
Schilddrüsenhormon-Rezeptoren	T3R-α, -β	Triiodthyronin
Calcitriol-Rezeptor	VDR	Calcitriol (1α,25-$(OH)_2$-Vit. D_3)
9-*cis*-Retinsäure-Rezeptoren	RXR-α, -β, -γ	9-*cis*-Retinsäure
all-*trans*-Retinsäure-Rezeptoren	RAR-α, -β, -γ	all-*trans*-Retinsäure
Peroxisomen-Proliferator-aktivierter Rezeptor	PPAR	15-Desoxy-$\Delta^{12,14}$-Prostaglandin J_2
Orphan-Rezeptoren (Beispiele)		
COUP-TP		?
NGFI- B		?
Retinsäure-verwandter Orphan-Rezeptor	ROR	?

Abkürzungen: AS: Aminosäuren, COUP-TF: Chicken ovalbumin upstream promoter transcription factor, NGFI: Nerve growth factor-induced transcription factor

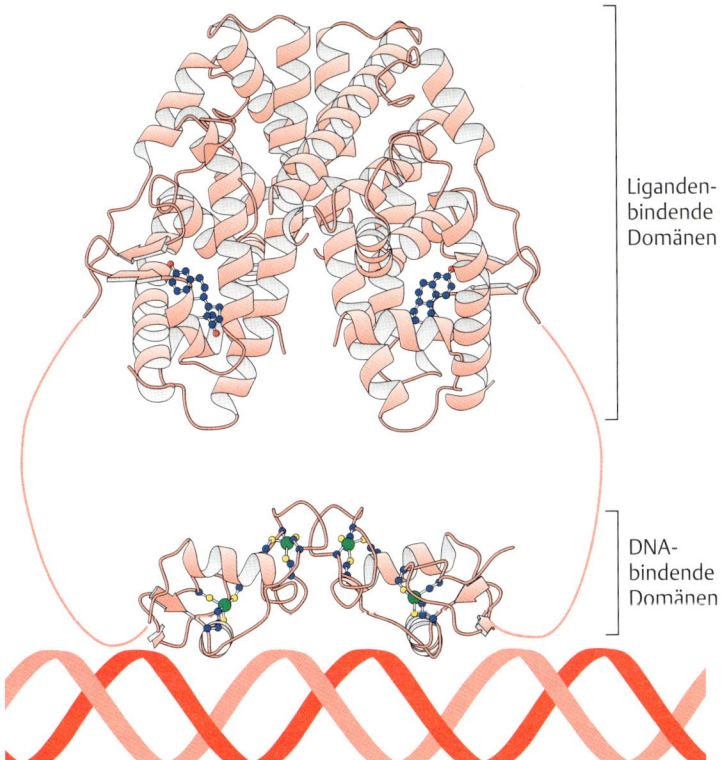

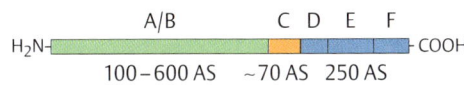

19.35 Domänen-Struktur der nucleären Rezeptoren. A/B: *N*-terminale, variable Region (grün), C: DNA-bindende Domäne (orange), D: variable Linker-Region mit dem Kern-Lokalisierungssignal, E: Liganden-bindende Region, F: variable *C*-terminale Region. Die Domänen C und E sind auch an der Dimerisierung beteiligt, die beiden variablen Regionen A/B und D an der Stimulierung der Transkription.

Ligandenbindende Domänen

DNA-bindende Domänen

19.34 Komplex aus einem dimeren Östrogen-Rezeptor und einem DNA-Fragment. Die beiden Liganden-bindenden Domänen (oben) haben je ein Östradiol-Molekül in den beiden Bindungstaschen gebunden. Die beiden DNA-bindenden Domänen (unten) ragen mit ihrer Erkennungshelix in die große Furch der DNA-Helix hinein. Der Abstand zwischen ihnen entspricht einer Umdrehung der DNA-Helix. Er wird von der Dimerisierungsschleife fixiert. Als grüne Kugeln sind die vier Zink-Ionen sichtbar. Über die verbindende Struktur der variablen Linker-Region ist noch nicht genügend bekannt (gestrichelt). (Nach JM Berg et al. Biochemistry. 5th ed. Freeman, New York 2002.)

Rezeptoraktivierung. In erster Linie wird die Aktivität der nucleären Hormon-Rezeptoren durch die Konzentration ihrer Liganden bestimmt. Die lipophilen Signalstoffe binden reversibel und mit mittlerer (Metabolite) bis hoher Affinität (Steroidhormone: $K_D = 10^{-8}$– 10^{-10} mol $\cdot$ l^{-1}) in einer hydrophoben Tasche der Liganden-bindenden Domäne und lösen dadurch eine Konformationsänderung aus. Dadurch gewinnt das Rezeptormolekül neue Eigenschaften für die Interaktion mit anderen Proteinen.

Im inaktiven Zustand liegen die Rezeptoren verschiedener Steroidhormone (z. B. von Cortisol) im Cytoplasma als *inaktive Komplexe* mit verschiedenen Proteinen vor, darunter Chaperonen (s. S. 151). Allgemein helfen diese Proteine anderen Proteinen bei der Faltung und schützen sie vor Denaturierung. In dem inaktiven Rezeptor-Komplex wurden u.a. die Chaperone hsp90 und hsp70 sowie sog. Immunophiline und ein saures 23 kDa-Protein gefunden. Zwei Moleküle des Hitzeschockproteins hsp90 halten den Rezeptor in einer teilweise entfalteten Konformation. Die Hormonbindung aktiviert nun den Rezeptor. Er trennt sich von den Chaperonen und anderen Proteinen, wodurch seine Kernlokalisierungssequenz exponiert wird. Nach der Translokation in den Zellkern bindet er dort als Dimer an die DNA. Andere nucleäre Rezeptoren finden sich schon im Ruhezustand im Zellkern und sind bereits als Dimer an die DNA gebunden (👁 **19.36**).

Es stellt sich jetzt die Frage, wie die nucleären Rezeptoren als Transkriptionsfaktoren mit der DNA interagieren, um die richtigen Gene zu kontrollieren. Den Schlüssel dazu liefern Hormon-Response-Elemente (HRE).

Hormon-Response-Elemente (HRE) sind diejenigen Nucleotid-Sequenzen der DNA, an die die nucleären Rezeptoren mit hoher Affinität binden. Sie setzen sich aus zwei Abschnitten eines Hexanucleotids zusammen, zwischen denen bis zu acht beliebige Nucleotide liegen. Die beiden Hexanucleotide des HRE können in unterschiedlicher Konfiguration auftreten, und zwar als Palindrom (inverted repeat: → ←), in direkter Wiederholung (direct repeat: → →) oder in gegenläufiger Anordnung (everted repeat: ← →). Dabei wird die Identität eines HRE bestimmt durch die Sequenz des Hexanucleotids, seine Richtung und besonders den Abstand der beiden Hexanucleotide. ☞**19.37** zeigt als Beispiel ein HRE mit inverted repeat und drei dazwischenliegenden Basenpaaren sowie ein HRE mit direct repeat und nur einem Basenpaar Abstand.

Aufgrund der Art ihrer Bindung an eine dieser HRE-Konfigurationen können die nucleären Rezeptoren in vier Gruppen eingeteilt werden:
- Rezeptoren, die *Homodimere* (zwei identische Rezeptoren) bilden und in unterschiedlicher Architektur an ein HRE der DNA binden. Ein Beispiel ist der Glucocorticoid-Rezeptor (GR).
- Rezeptoren, die *Heterodimere* bilden und an ein HRE mit direct repeat-Struktur binden. Der erste Rezeptor (in 5'-Position) ist dabei in allen Fällen der Rezeptor RXR mit dem Liganden 9-*cis*-Retinsäure. In der zweiten Position können die Rezeptoren von all-*trans*-Retinsäure (RAR), Calcitriol (VDR), Triiodthyronin (T3R) und Prostaglandin J$_2$ (PPAR) binden.
- *Orphan-Rezeptoren.* Sie binden als Homodimere an ein direct repeat. Auch der dimere RXR zählt aufgrund seiner Homologie zu dieser Gruppe, obwohl sein Ligand bekannt ist.
- monomere Rezeptoren, die an asymmetrische Erkennungssequenzen binden (alles Orphan-Rezeptoren).

Jeweils ein Beispiel für einen homodimeren und einen heterodimeren Rezeptor an ihrem HRE ist in ☞**19.37** gezeigt.

lipophile Signalstoffe

Zellmembran

hsp

Zellkern

Rezeptor

Transkriptions-Iniations-komplex

+1

DNA

HRE

☞**19.36 Prinzip der Signaltransduktion durch nucleäre Hormonrezeptoren.** Das Hormon durchdringt die Zellmembran, wird in einigen Fällen noch modifiziert und bindet an seinen Rezeptor, wodurch dieser aktiviert wird. Dies geschieht entweder im Zellkern (linker Weg) oder im Cytoplasma (rechter Weg). Die Hormonbindung im Cytoplasma führt zu einer Abdissoziation von *Hitzeschock-Proteinen* (hsp) und zum Transfer des Komplexes aus Rezeptor und Hormon in den Zellkern. Dort dimerisiert der aktivierte nucleäre Rezeptor zu einem Homo- oder Heterodimer und lagert sich an sein *Hormon-Response-Element* (HRE), das in der Regel symmetrisch organisiert ist (s. ☞**19.37**). Der DNA-gebundene Rezeptor stimuliert dann die Transkriptionsmaschinerie durch direkte oder indirekte Protein-Protein-Interaktion mit dem Initiationskomplex. Die Pfeile unter der DNA deuten die Konfiguration des dargestellten HRE an.

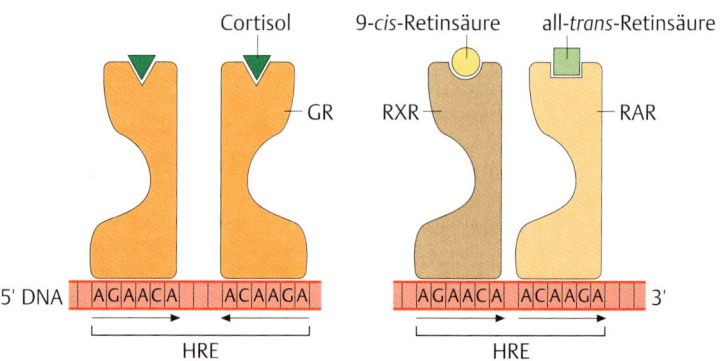

Cortisol · 9-*cis*-Retinsäure · all-*trans*-Retinsäure

GR · RXR · RAR

5' DNA | AGAACA | ACAAGA | HRE | AGAACA | ACAAGA | HRE | 3'

☞**19.37 Dimere Struktur von nucleären Rezeptoren und ihre Anordnung auf den HRE** am Beispiel des homodimeren Glucocorticoid-Rezeptors (GR) und des heterodimeren Rezeptors für 9-*cis*- (RXR) und all-*trans*-Retinsäure (RAR).

Mechanismus der Transkriptionskontrolle. Hormonkontrollierte Gene befinden sich in unmittelbarer Nachbarschaft der HRE. Es ist also die Position der HRE innerhalb der DNA, welche die Transkription von Genen bestimmt (☞**19.36**). Aber wie steuert der aktivierte, DNA-gebundene Hormon-Rezeptor-Komplex die Transkription spezifischer Gene?

An das Liganden-tragende Rezeptor-Dimer binden *Co-Aktivatoren*, ca. 160 kDa große Proteine. Dies führt zu einer
- Veränderung der Struktur des Chromatins z. B. durch Histon-Acetylierung und
- direkten Interaktion der transaktivierenden Rezeptorbereiche (besonders AF1 in Domäne A/B und AF2 in Domäne F; s. ◉**19.35**) mit dem Initiationskomplex der Transkriptionsmaschinerie.

Dabei kann die Transkription hormonkontrollierter Gene nicht nur stimuliert sondern auch gehemmt werden. Nucleäre Rezeptoren können also nicht nur die Eigenschaft von Aktivatoren sondern auch von Repressoren der Transkription haben. Die auf der DNA-sitzenden Rezeptoren ohne Liganden wirken als Repressoren der Transkription, und erst die Bindung des lipophilen Signalstoffs wandelt die Repression in eine Aktivierung um. Hier sind zusätzliche Proteine als *Co-Repressoren* beteiligt.

Neben der Aktivierung durch den Liganden greifen andere Kontrollmechanismen ein, um die Rezeptoraktivität zu steuern, darunter die Phosphorylierung/Dephosphorylierung und die Bindung an andere Proteine. Dies verknüpft den Signalweg der liphophilen Signalstoffe mit anderen Signaltransduktionswegen („Crosstalk").

Hormonagonisten und -antagonisten. Neben den natürlichen Steroidhormonen gibt es auch synthetische Steroide, die trotz abgewandelter Struktur wie das eigentliche Hormon wirken. Sie binden an den Rezeptor offensichtlich in ähnlicher Weise wie der natürliche Ligand und lösen dadurch eine Rezeptoraktivierung aus. Man bezeichnet alle Substanzen, die wie das Hormon wirken, als *Agonisten*.

In einigen Fällen führen aber geringe chemische Änderungen dazu, dass das Steroid zwar noch an den Rezeptor bindet, die eigentliche Aktivierung aber verhindert wird, z.B. weil ein Coaktivator aus sterischen Gründen nicht mehr binden kann. Diese Verbindungen werden als *Antagonisten* bezeichnet. Synthetische Agonisten und Antagonisten sind wertvolle Medikamente in der Behandlung von hormonabhängigen Tumoren und bei endokrinen Erkrankungen.

Alternative Wirkungswege lipophiler Signalstoffe. Neben dem klassischen, *genomischen Wirkungsweg* der lipophilen Signalstoffe zeigen einige Steroidhormone auch noch einen *nichtgenomischen Weg*. Der auffälligste Unterschied zwischen beiden ist die Geschwindigkeit der Wirkung. Der genomische Weg beginnend mit dem Auftauchen des extrazellulären Signals bis zur Wirkung ist vergleichsweise langsam (Größenordnung: Stunden bis Tage), der nichtgenomische Weg dagegen sehr schnell (Millisekunden bis Minuten). Für die nichtgenomische Wirkung wird kein Zellkern benötigt, sie findet an der Zellmembran oder in ihrer unmittelbaren Nähe statt (◉**19.38**).

Eine schnelle Wirkung wurde bei allen Steroidhormonen gefunden. ▼**19.25** nennt dazu Beispiele. Die Hormone können auf ganz unterschiedliche Komponenten von Signaltransduktionssystemen wirken, darunter auf Membranrezeptoren, MAP-Kinase, PI3-Kinase, STAT, Tyrosin-Kinasen und -Phosphatasen, Protein-Kinase C, Adenylat-Cyclase, G-Proteine u.a. Im Allgemeinen sind diese Signalsysteme in der Zellmembran oder dem Cytoplasma lokalisiert und erzeugen ihre Wirkungen auch in diesem Bereich, z.B. die Öffnung von Ionenkanälen. Die Signalsysteme zeigen auch Wirkungen auf den Zellkern, wo sie die Transkription beeinflussen können. Bindungspartner für die schnellen Hormonwirkungen sind also bereits bekannte Proteine der Signaltransduktion, in einigen Fällen sogar nucleäre Rezeptoren, die mit der Plasmamembran assoziiert sind. Prominente schnelle Wirkungen sind die Erhöhung der cAMP-Konzentration, die Aktivierung der PKC und die Öffnung von Ca^{2+}-Kanälen.

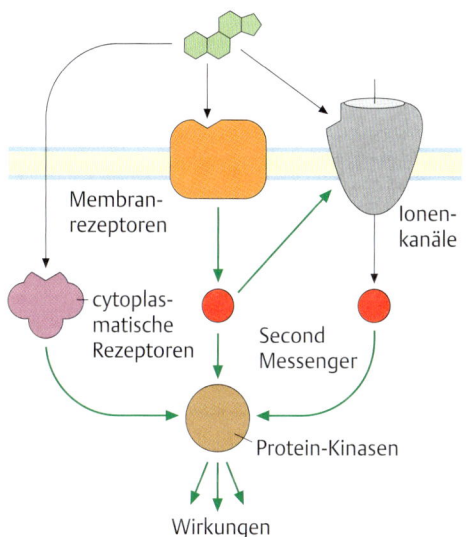

◉**19.38 Alternative Wirkungswege von Steroidhormonen.** Die Steroide wirken an der Membran durch direkte Bindung an Ionenkanäle oder Membranrezeptoren sowie im Cytoplasma durch Bindung an cytoplasmatische Rezeptoren. Diese aktivieren, teilweise unter Einschaltung von Second Messengern, verschiedene Protein-Kinasen, die die schnelle Wirkung an Ziele weiterleiten.

🔍 Der klassische, nucleäre und der alternative Wirkungsweg von Steroidhormonen lassen sich im Experiment auch mit Hilfe von Hemmstoffen der Translation und Transkription unterscheiden. Diese unterbrechen nur den genomischen Wirkungsweg.

⊤ 19.25 Beispiele für nichtgenomische Wirkungen von lipophilen Hormonen

Signal	schnelle biologische Wirkung	Gewebe
Östradiol	Anstieg der intrazellulären Ca^{2+}-Konzentration, Öffnung von Maxi-K^+-Kanälen	Endometrium
Androgene	Einfließen von Ca^{2+}	T-Zellen
	Hemmung der Apoptose	Osteoblasten
	Stimulierung der intrazellulären Ca^{2+}-Freisetzung und Aktivierung der MAP-Kinase	Myotuben des Skelettmuskels
Progesteron	Zellreifung	*Xenopus*-Oozyten
Calcitriol	Aktivierung von PKC und PI3-Kinase	Endothelzellen
	Stimulierung der Insulin-Freisetzung	Pankreas
Glucocorticoide	Hemmung des Nicotin-induzierten Ca^{2+}-Einstroms	PC-12-Zellen
Mineralocorticoide	positive inotrope Wirkung	Rattenherz
Schilddrüsenhormon	Stimulierung des Sauerstoffverbrauchs, Verkürzung des Aktionspotenzials	Myocyten

⊤ 19.26 Von neuroaktiven Steroiden kontrollierte Rezeptoren

Neurotransmitter-Rezeptoren

$GABA_A$-Rezeptor

5-HT_3-Rezeptor

nicotinischer Acetylcholin-Rezeptor

NMDA-Rezeptor

Kainat-Rezeptor

AMPA-Rezeptor

Glycin-Rezeptor

Andere Rezeptoren

$Sigma_1$-Rezeptor

Ocytocin-Rezeptor

Von besonderer Bedeutung sind die nichtgenomischen Wirkungen von Steroiden für das Nervensystem. Dort wirken *neuroaktive Steroide* selektiv auf Rezeptoren von Neurohormonen und Neurotransmittern (⊤ 19.26). Sie modulieren dadurch die Aktivität von Neuronen. An welche Membrankomponente die Steroide dabei binden, ist nicht völlig geklärt. Je nach Steroid sind die postulierten Wirkungen z.B. neuroprotektiv, Gedächtnis fördernd, sedativ, anästhetisch, anxiolytisch, antikonvulsiv, antipsychotisch oder antidepressiv.

20 Hormone und hormonähnliche Signalstoffe

Zusammenfassung

- Hormone sind **Signalstoffe**. Sie werden vom Organismus in speziellen Drüsen oder in diffus verteilten Zellen gebildet. Sie gelangen auf dem Blutweg zu ihren Erfolgsorganen, wo sie spezifische Wirkungen ausüben. Die *hormonähnlichen* Signalstoffe erfüllen nicht alle dieser Kriterien.
- Hormone steuern und kontrollieren praktisch **alle Leistungen des Organismus**: das Wachstum, die Differenzierung, den Stoffwechsel und die Reproduktion.
- **Einteilung:** Hormone können eingeteilt werden nach ihrer *chemischen Natur*, nach dem *Zelltyp*, der sie bildet, oder nach ihrer *physiologischen Funktion*.
- Ihrer **chemischen Natur** nach gehören die meisten Hormone der höheren Tiere zu den Steroiden oder zu den Peptiden und Proteinen. Als Ausnahmen leiten sich einige Signalstoffe von Aminosäuren ab: die Iodthyronine und Catecholamine von Tyrosin, Serotonin und Melatonin von Tryptophan. Retinoat ist ein kettenförmiges Isoprenoid, und die Eicosanoide sind Fettsäure-Derivate.
- Nach dem **Zelltyp**, der sie bildet, lassen sich Hormone einteilen in *glanduläre Hormone*, *aglanduläre Hormone* (Gewebshormone) und *neurosekretorische Hormone*. Zu den *hormonähnlichen Stoffen* werden die Mediatoren, Neurotransmitter, Cytokine und Wachstumsfaktoren gezählt. Eine funktionelle Abgrenzung dieser Signalstoffe ist kaum möglich.
- **Lipophil** sind die Steroidhormone und die Hormone der Schilddrüse (Iodthyronine) sowie die hormonähnlichen Eicosanoide und das Retinoat. **Hydrophil** verhalten sich dagegen alle Peptid- und Proteohormone sowie die biogenen Amine.
- Für jedes Hormon lässt sich ein **Hormonsystem** definieren, zu dem die Zellen gehören, die das Hormon bilden und sezernieren, das Transportsystem Blut, die Zellen, die das Hormon umwandeln und inaktivieren und die Zielzellen, die durch den Besitz von Hormonrezeptoren gekennzeichnet sind.
- Die **Konzentrationen** der Hormone im Blut sind sehr gering. Sie werden sorgfältig kontrolliert. Für die Klinik ist die Kenntnis der Hormonkonzentrationen und ihr Verlauf wichtig.
- **Pathobiochemie:** Störungen eines Hormonsystems durch Über- oder Unterproduktion von Hormonen oder durch Defekte der Signaltransduktion führen zu charakteristischen Krankheitsbildern.

Übersicht

20.1 Prinzipen hormonaler Regulation

Historisches. Der Hormonbegriff wurde in der Vergangenheit verschieden weit gefasst. Als „innere Sekretion" wurde von Claude Bernard in der Mitte des vorigen Jahrhunderts die Glucose-Sekretion aus der Leber in die Blutbahn bezeichnet. Das Beispiel ist gefallen, und der Begriff „innere Sekretion" ist auf die Hormone und das ganze Fachgebiet, die „*Endokrinologie*", übergegangen.
Das Wort *Hormon* als Sammelbezeichnung für chemische Botenstoffe wurde 1905 von Ernest Henry Starling geprägt; er hat den Hormonbegriff am Beispiel des Sekretins entwickelt.

> ▷ **Hormone** sind chemische Signalstoffe. Sie werden in spezialisierten Zellen gebildet und wirken, meist nach einem Transport über die Blutbahn, auf die Zellen ihrer Erfolgsorgane, wo sie bestimmte physiologische und biochemische Regulationsfunktionen erfüllen.

Drei Systeme der Informationsübermittlung. Vielzellige Organismen müssen Wachstum und Leistung ihrer Organe, Gewebe und Zellen aufeinander abstimmen. Dafür haben sich im Laufe der Evolution drei verschiedenen Systeme herausgebildet, das *Nervensystem*, das *Immunsystem* und das *System der Hormone*. Neuronale Kommunikation dient der schnellen Informationsübermittlung im Sekundenbereich. Der Wirkungseintritt bei humoraler Kommunikation über Hormone ist wesentlich langsamer, er benötigt Minuten, Stunden oder länger. Beide Systeme sind miteinander verwandt und teilen viele Grundprinzipien. Dagegen ist das Immunsystem primär auf die Erkennung und Abwehr körperfremder Stoffe und Organismen spezialisiert und hat dafür eigene Mechanismen entwickelt (s. S. 683); es benutzt auch Signalwege und -Substanzen, wie sie von den beiden anderen Systemen bekannt sind.

Überträgerstoffe. Nervensystem, Immunsystem und Hormonsystem übermitteln Signale und bedienen sich dabei chemischer Stoffe. Beim Nervensystem geschieht die Signaltransduktion vorrangig durch *Neurotransmitter* (s. S. 507, 722), beim Immunsystem teilweise durch *Cytokine* und beim Hormonsystem ausschließlich durch *Hormone*. In Bezug auf Biosynthese, Abbau und Wirkungsmechanismus von Neurotransmittern, Cytokinen und Hormonen gibt es so viele Ähnlichkeiten und Übergänge, dass man gemeinsame Ursprünge vermutet.
Wir haben die allgemeinen Prinzipien der Signaltransduktion im vorigen Kapitel gemeinsam behandelt. Hier wenden wir uns den Hormonen zu und besprechen die hormonähnlichen Cytokine nur in einem kurzen Abschnitt auf S. 550; die Biochemie des Nervensystems und des Immunsystems wird in Kapitel 23, Abschnitt 8 und 4 behandelt.

Definition des Hormonbegriffs. Wegen der nahen Verwandtschaft zu den anderen Signalstoffen (s. S. 475) ist es nicht leicht, *Hormone* von diesen eindeutig abzugrenzen. Als Arbeitsdefinition wollen wir die nebenstehende Definition benutzen. Unter *hormonähnlichen Stoffen* verstehen wir dann all diejenigen Signalsubstanzen des Körpers, die dieser Definition nicht voll genügen, z. B. weil sie nicht im Blut auftauchen, oder weil sie von vielen (d. h. nicht spezialisierten) Zellen des Körpers gebildet werden können.
Insgesamt kennt man allein für den Menschen mehr als 100 verschiedene Hormone und hormonähnliche Signalstoffe (siehe ⏙ 20.4 am Ende dieses Abschnittes).

Die **Einteilung der Hormone** und hormonähnlichen Stoffe kann unterschiedlichen Prinzipien folgen. Sie kann sich nach dem *Ort der Hormonbildung* (Drüse oder Drüsenzelle; ◈20.1) richten; nach diesem Kriterium sind die Hormone dieses Kapitels gegliedert. Sie kann sich an der *chemischen Struktur* orientieren, z. B. Steroid oder Peptid. Oder die Einteilung folgt physiologischen Kriterien, nämlich der *Art des Bildungsortes und ihrer Fernwirkung*.

Einteilung nach Art des Bildungsorts und der Fernwirkung. Nach diesem Prinzip lassen sich fünf verschiedene Klassen einteilen:

Echte Hormone:
1. **Glanduläre Hormone** („klassische Hormone"). Sie werden in Drüsen gebildet und in die Blutbahn abgegeben. Nach der Art ihrer Wirkung kann man die *glandotropen* (d. h. andere Drüsen kontrollierende) von den *peripher wirkenden Hormonen* unterscheiden. Beispiel für ein glandotropes Hormon ist das Corticotropin (ACTH);

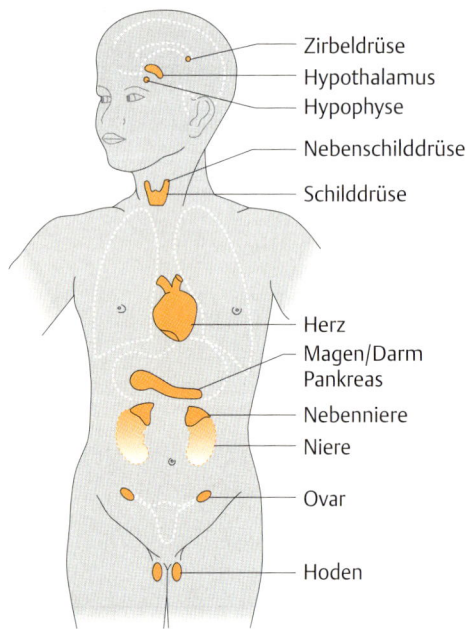

Zirbeldrüse
Hypothalamus
Hypophyse
Nebenschilddrüse
Schilddrüse
Herz
Magen/Darm
Pankreas
Nebenniere
Niere
Ovar
Hoden

◉ **20.1 Die wichtigsten Drüsen und Hormon bildenden Organe des Menschen.** Die meisten Hormondrüsen sind zusammengesetzte Organe, die auch Zellen mit nichtendokrinen Funktionen enthalten, z. B. die Keimdrüsen, die Bauchspeicheldrüse, das Gehirn oder das Herz.

als peripher wirkende Hormone können das Cortisol und das Insulin genannt werden.

2. **Gewebshormone** (aglanduläre Hormone). Sie werden nicht in Drüsen, sondern in spezialisierten Einzelzellen gebildet, die über ein Gewebe verteilt sein können, weshalb sie auch als *Gewebshormone* bezeichnet werden. Sie gelangen meist durch Diffusion im Interstitium zu ihren Zielzellen. Man bezeichnet dies auch als *parakrinen Mechanismus* hormonaler Regulation (s. u.). Allerdings gelangen manche Gewebshormone auch in den Blutkreislauf. Beispiele für Gewebshormone finden sich besonders unter den Hormonen des Magen-Darm-Traktes, z. B. das Gastrin.

3. **Neurosekretorische Hormone** (Hormone von Nervenzellen). Sie werden von sekretorischen Nervenzellen gebildet und gelangen – anders als die Neurotransmitter – in die Blutbahn, die sie zu ihren Erfolgsorganen transportiert. Beispiele für Neurohormone sind das Corticoliberin (CRF) und das Adrenalin.

Hormonähnliche Substanzen:

4. **Mediatorstoffe** (Mediatoren) können von vielen Zellen eines Organismus abgegeben werden. Es sind in der Regel nur *lokal wirksame Signalstoffe*, die innerhalb eines Gewebes diffundieren, die Nachbarzellen beeinflussen und schnell wieder abgebaut werden. Typische Mediatoren sind das Histamin, die Prostaglandine und das NO.

5. **Cytokine und Wachstumsfaktoren** sind Signalstoffe einzelner Gewebe, z. B. des Immunsystems und der Nervenzellen, mit denen diese vorrangig ihr eigenes Wachstum und ihre Differenzierung kontrollieren.

Endokrine, parakrine und autokrine Hormonwirkung (☞20.2). Zellen, die Hormone bilden und ins Blut sezernieren, bezeichnet man als *endokrine* Drüsenzellen. Wenn das Hormon dagegen in unmittelbarer Umgebung der Drüsenzelle auf die Nachbarzellen wirkt, ohne das Blut zu erreichen, spricht man von *parakriner* Hormonwirkung. Manche Zellen können auch Signalsubstanzen, z. B. Wachstumsfaktoren, sezernieren, mit denen sie sich selbst beeinflussen. Dies ist eine *autokrine* Wirkung. Neurotransmitter kann man als *neurokrine* Signalstoffe ansehen.

Auch bei dieser Einteilung der Hormonwirkung sind die Grenzen verschwommen. Manche Hormone wirken sowohl endokrin als auch parakrin (z. B. Testosteron), andere sowohl endokrin als auch neurokrin (z. B. Adrenalin oder Somatostatin), oder sowohl parakrin als auch neurokrin (z. B. Histamin).

Einteilung der Hormone nach ihrer chemischen Natur. Es gibt in Säugetieren sechs Familien von Steroidhormonen, daneben aber mehr als 100 verschiedene Hormone und hormonähnliche Stoffe, die zu den Peptiden oder Proteinen zählen. Chemisch gesehen gibt es also zwei Hauptklassen von Hormonen; die *Steroidhormone* und die *Peptidhormone*. Daneben kommen aber, besonders bei den hormonähnlichen Stoffen, noch einige Sonderfälle vor. Diese Signalstoffe leiten sich von *Aminosäuren* ab (Iodthyronine, Adrenalin, Serotonin, Melatonin, Histamin, NO), sind Derivate von *Fettsäuren* (Eicosanoide, manche Pheromone) oder von *Diterpenen* (Retinoat).

Wenn man die Signalstoffe nach ihren chemischen Eigenschaften in lipophile und hydrophile Substanzen einteilt, kommt man zu einigen Gemeinsamkeiten (☞20.1)

🔍 **Neurotransmitter** unterscheiden sich von Neurohormonen dadurch, dass sie von Nervenzellen nicht ins Blut, sondern in den synaptischen Spalt abgegeben werden, durch den sie in Mikrosekunden diffundieren, um an der postsynaptischen Membran Nervenzellen oder Muskelzellen zu erregen oder zu hemmen (s. S. 722).

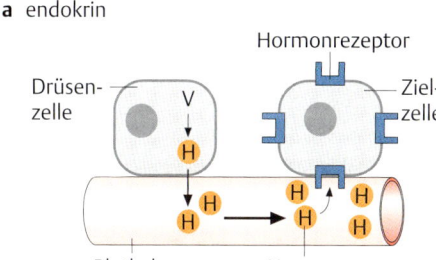

a endokrin

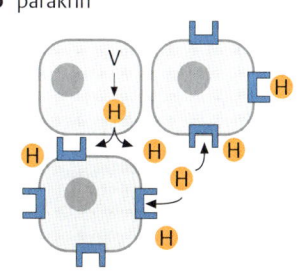

b parakrin

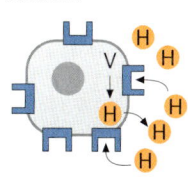

c autokrin

☞**20.2 Endokrine, parakrine und autokrine Hormonwirkung.** H = Hormon, V = Hormonvorstufe.

▼ 20.1 Einteilung der Signalstoffe in lipophile und hydrophile Substanzen. Diese Gruppierung macht deutlich, dass die Signalstoffe entsprechend ihrer Polarität bestimmte Gemeinsamkeiten haben.

	lipophil	hydrophil
Signalstoff	Steroidhormone Iodthyronine Retinoat	Aminosäuren und ihre Derivate Peptidhormone Proteohormone
Transport im Plasma	gebunden	meist frei
Halbwertszeit	lang (Stunden bis Tage)	kurz (Minuten)
Rezeptoren	intrazellulär	membranständig
Wirkungsweise	Transkriptionskontrolle	über Membranproteine und intrazelluläre Signalkaskaden)

▼ 20.2 Proteinfamilien von Hormonen und hormonähnlichen Verbindungen

Insulin-Familie
Insulin
Relaxin
insulinähnliche Wachstumsfaktoren (IGF-I und -II)
Nervenwachstumsfaktor (NGF)

Glucagon-Familie
Glucagon
Sekretin
vasoaktives intestinales Polypeptid (VIP)
gastrointestinales Inhibitor-Peptid (GIP)
Glicentin

Glykoproteinhormon-Familie
Thyrotropin (TSH)
Follitropin (FSH)
Lutropin (LH)
Choriongonadotropin (hCG)
Choleratoxin* (α-Untereinheit)

Wachstumshormon-Familie
Wachstumshormon (GH)
placentales Lactogen (PL; Somatomammotropin)
Prolactin

(* kein Hormon)

Hormonfamilien. Die Verwandtschaft der Steroidhormone oder der Eicosanoide untereinander ist offensichtlich. Aber auch unter den Peptidhormonen gibt es viele, deren Aminosäuresequenz (Primärstruktur) oder allgemeiner Aufbau (Sekundär- und Tertiärstruktur) sehr ähnlich sind, obwohl die Signalstoffe völlig verschiedene Herkunft und Funktion haben. ▼ 20.2 nennt einige Beispiele. Diese Ähnlichkeiten weisen auf eine Verwandtschaft durch *gemeinsamen Ursprung* hin und machen deutlich, dass die Einteilung der Signalstoffe nach ihrer Funktion willkürliche Grenzen zieht.

Bestandteile eines „Hormonsystems". Die physiologisch relevante Größe für ein Hormon ist dessen Konzentration im Blut, der *Hormonspiegel.* Dieser wird von den verschiedenen Gliedern des betreffenden Hormonsystems beeinflusst (☞20.3). Diese sind die hormonliefernden Zellen, das Blut als Transportmedium und Hormonspeicher, die Zellen der Erfolgsorgane und schließlich noch Organe der Inaktivierung und Eliminierung des Hormons.

Bei der *Biosynthese der Peptid- und Proteohormone* werden zunächst erheblich größere Polypeptid-Ketten, sog. *Präprohormone,* nach den Prinzipien der Protein-Biosynthese (s. S. 141 ff.) gebildet. Sie tragen am *N*-Terminus eine hydrophobe Signalsequenz (s. S. 148), mit deren Hilfe das Peptid in das endoplasmatische Retikulum geschleust wird. Die Signalsequenz stellt gewissermaßen die Adresse für das synthetisierte Peptid oder Protein dar, das als Hormon über das ER, den Golgi-Apparat und danach das TGN und Vesikel/Granula aus der Zelle exportiert werden soll. Durch Abspaltung der Signalsequenz entsteht das *Prohormon.* Dieses unterliegt noch posttranslationalen Modifikationen; es kann in manchen Fällen mit Zuckern oder anderen Molekülen verknüpft werden.
Wichtigste obligate Modifikation des Prohormons ist die Spaltung durch sequenzspezifische Endoproteinasen, die aus dem Prohormon das *Hormon* herausspalten. Das Hormon wird zusammen mit den Spaltprodukten in sekretorischen Granula gespeichert. Wenn die Drüsenzelle durch übergeordnete Hormone, mit Hilfe des Nervensystems gereizt oder durch andere Reize stimuliert wird, steigt der intrazelluläre Ca^{2+}-Spiegel an, die Granula verschmelzen mit der

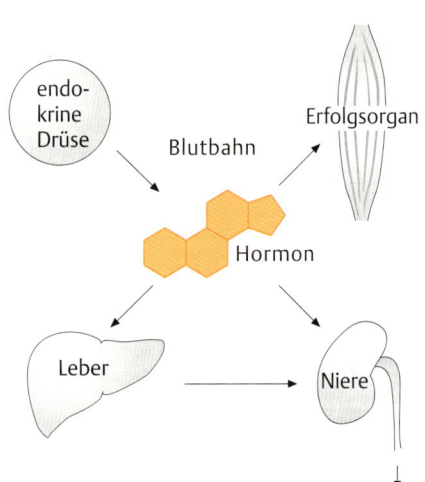

☞20.3 Glieder eines Hormonsystems. Von der endokrinen Drüse (Aufgabe: *Synthese, Speicherung und kontrollierte Sekretion*) wird ein Hormon kontrolliert in die Blutbahn abgegeben und erreicht mit dem Blutstrom (*Transport*) die Erfolgsorgane. Dort bindet das Hormon an Rezeptoren, die die Hormonwirkung vermitteln (*Wirkung*). Weitere Glieder im Hormonsystem sind häufig Leber oder Lunge (*Inaktivierung*) und Niere (*Ausscheidung*); sie erfüllen die wichtige Aufgabe, den Aufbau von zu hohen Hormon-Konzentrationen im Blut zu verhindern. Für manche Hormone gibt es im Plasma Transportproteine (*Hormonschutz und Speicherung*), die von der Leber gebildet werden.

Plasmamembran und setzen ihren Inhalt durch Exocytose frei. In der Regel ist dieser Schritt für die Sekretionsgeschwindigkeit des Peptidhormons geschwindigkeitsbestimmend.

Völlig anders verläuft die **Biosynthese der Steroidhormone**. Ihre Vorstufe ist das Cholesterol, aus dem sie durch aufeinanderfolgende enzymatische Reaktionen gebildet werden, die teils im glatten endoplasmatischen Retikulum, teils in den Mitochondrien ablaufen. Die einzelnen Schritte wurden bereits in Kapitel 13 besprochen (S. 330 ff.). Spezifische Hydroxylierungen durch membrangebundene Cytochrom P450-Systeme spielen bei der Biosynthese eine besondere Rolle. Die Steroidhormone werden in den Drüsen nicht gespeichert, sondern sogleich durch Exocytose an das Blut abgegeben. Die Regulation der Hormonproduktion erfolgt hier beim ersten Schritt der Biosynthese (HMG-CoA-Reduktase, S. 318).

Regelkreise der Hormonproduktion. Die Tätigkeit vieler Hormondrüsen wird zentral vom Hypothalamus-Hypophysen-System gesteuert. Man kann von einer *Hierarchie der Hormondrüsen* sprechen, die drei Stufen umfasst; ☜**20.4** zeigt dies am Beispiel der Nebennierenrinde. Der Hypothalamus fördert oder hemmt (durch ein sog. *Releasing-* bzw. *Inhibiting-Hormon*) die Sekretion von Hormon aus der Hypophyse. Deren Hormon stimuliert wiederum die Hormonproduktion in einer peripheren Drüse. Das hier produzierte Hormon (im Beispiel Cortisol) wirkt, wie ersichtlich, im Sinne eines Regelkreises auf den Hypothalamus und die Hypophyse zurück und hemmt die Sekretion des Corticoliberins (CRH) und Corticotropins (ACTH).

Der Hypothalamus verrechnet damit auch neuronale Meldungen aus dem Zentralnervensystem und reagiert so z. B. auf Stress; er empfängt ferner Impulse von einem Rhythmuszentrum, was zu einem Tag-Nacht-Rhythmus der Hormonproduktion und des Hormonspiegels für Cortisol führt. Einer solchen hierarchischen Kontrolle durch Hypophyse und Hypothalamus mit (meist negativer) Rückkopplung unterliegen die Nebennierenrinde, die Schilddrüse, die Hoden und die Ovarien. Man spricht hier auch von „*Hormonachsen*".

In anderen Hormondrüsen wird die Hormonsekretion durch die *rückkoppelnde Wirkung von Stoffwechselprodukten* vermittelt, für deren Konstanthaltung (Homöostase) sie sorgen. Die Langerhans-Inseln der Bauchspeicheldrüse z. B. sezernieren Insulin als Antwort auf eine erhöhte Blutglucose-Konzentration. Da das Insulin diese Konzentration senkt, ergibt sich ein Regelkreis mit nur wenigen Gliedern.

Abbau der Hormone. Eine wirksame Regulation von physiologischen Vorgängen durch Hormone ist nur dann möglich, wenn die Hormone aus der Blutbahn auch wieder entfernt werden, denn sonst würde der Organismus auf die Dauer mit Hormonen überschwemmt. Die meisten Hormone werden in der Leber inaktiviert. Einige Peptid- und Proteohormone werden auch in der Blutbahn selbst, besonders an den Wänden der Blutgefäße von Lunge und Niere, inaktiviert. Ihr Abbau geschieht durch enzymatische Spaltung von Peptidbindungen

✎ **Liberine und Tropine.** Die „Releasing-Hormone" des Hypothalamus werden als „Liberine" klassifiziert, die glandotropen Hormone der Hypophyse als „Tropine".

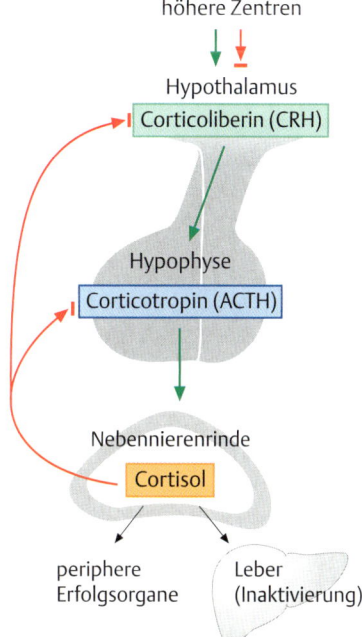

☜**20.4 Regulation der Cortisol-Produktion durch die Hypothalamus-Hypophysen-Nebennieren-Achse** (rot: Hemmung, grün: Stimulierung). Vom Hypothalamus (im Zwischenhirn) wird das Neurohormon Corticoliberin (CRH) freigesetzt; seine Sekretion wird durch höhere Zentren (Rhythmuszentrum, ZNS) nerval gesteuert. Das CRH stimuliert die Hypophyse zur Sekretion des glandotropen Hormons Corticotropin (ACTH). Dieses wirkt auf die Nebennierenrinde und regt sie zur Cortisol-Produktion an. Daneben sind noch andere hypothalamische Hormone an der Regulation der Cortisol-Produktion beteiligt. Das Cortisol wirkt peripher auf seine Erfolgsorgane (s. S. 526) und gleichzeitig zentral im Sinne einer Rückkopplungshemmung auf Hypophyse und Hypothalamus.

und durch Reduktion von Disulfid-Brücken. Steroidhormone werden meist durch Reduktion ungesättigter Keton-Gruppierungen und durch Konjugat-Bildung mit Schwefelsäure oder Glucuronsäure in der Leber metabolisiert (s. S. 335). Wir gehen auf den Abbau der Signalstoffe jeweils bei ihrer Darstellung ein.

Hormonkonzentration. Für die physiologische Wirkung der Hormone ist ihre Konzentration im Blut entscheidend. Dieser „Hormon-Plasmaspiegel" ist sehr niedrig – er liegt zwischen 10^{-7} und 10^{-14} mol l^{-1} – und steht unter strenger Kontrolle. In erster Linie wird die Hormonkonzentration von der Geschwindigkeit der *Hormonsekretion* aus der Hormondrüse bestimmt. Je nach Hormon kann diese gleichmäßig verlaufen, z. B. beim Thyroxin, unregelmäßig („*episodisch*") wie beim Somatotropin (GH) oder periodisch („*pulsatil*"), wie beim Gonadotropin (GnRH). Allerdings können auch die Geschwindigkeit der Hormoninaktivierung und der Hormonausscheidung seine Konzentration beeinflussen. Das ist in der Medizin bei Erkrankungen der Leber und der Niere von Bedeutung.

Natürlich ist die Konzentration der Hormone nicht konstant. Sie entspricht dem physiologischen Bedarf und zeigt häufig zyklische Veränderungen, die vom Tag-Nacht-Rhythmus („circadianer Rhythmus"), der Jahreszeit (Brunstzyklus) oder von äußeren Bedingungen (wie z. B. Hunger/Sättigung oder Entspannung/Stress) abhängig sein können.

Erfolgsorgane und Hormonrezeptoren. Es ist schon lange bekannt, dass die Hormone nur auf bestimmte Organe und Gewebe wirken, die man *Erfolgsorgane* nennt: Hormone wirken gewebespezifisch. So wirkt das Testosteron, das männliche Keimdrüsenhormon (Androgen), vorrangig auf die männlichen Geschlechtsorgane, auf bestimmte Zentren im Zwischenhirn, die Muskeln und einige andere Zielgewebe. Der Grund für diese *Gewebsspezifität* liegt darin, dass nur die Zellen der Erfolgsorgane *Rezeptoren* für Androgene enthalten. Als Rezeptoren bezeichnet man in diesem Zusammenhang Proteine, die das Hormon binden und seine Wirkung vermitteln (s. Definition der Rezeptoren auf S. 366). Für jedes Hormon gibt es mindestens einen Rezeptortyp, häufig mit Subtypen. Manche Signalstoffe können an mehr als einen Rezeptortyp binden, was besonders für die Pharmakologie wichtig ist. Die Bindung eines Hormons an seinen Rezeptor ist meist durch eine *hohe Spezifität*, eine *große Affinität* und eine *geringe Bindungskapazität* gekennzeichnet (s. S. 512).

Die Rezeptoren der hydrophilen Signalstoffe befinden sich meist auf der Zellmembran, dagegen sind die Rezeptoren der lipophilen Signalstoffe vorwiegend intrazellulär lokalisiert (☛ 20.1). Dieser prinzipielle Unterschied spiegelt sich auch in den verschiedenen Wirkungsmechanismen wider, die wir in Kapitel 19 besprochen haben.

Isolierung noch unbekannter Hormone. Die Hormone wurden durch ihre biologische Wirkung entdeckt, meist durch Ausfallerscheinungen bei Erkrankungen oder nach Ausschalten der Drüse im Tierexperiment. Der Ausfall ließ sich häufig durch Gabe von Rohextrakten der Drüse beheben. Aus diesem Grundexperiment lässt sich ein biologischer Test entwickeln, mit dem man im Tierversuch die Menge aktiven Hormons bestimmen kann. Erst dann können die chemischen Arbeiten zur Isolierung der noch unbekannten Substanz beginnen. Da die Hormone nur in kleinsten Mengen vorkommen, ist zu ihrer Reindarstellung meist eine hohe Anreicherung erforderlich (10^6-fach oder höher).

Mit den Mitteln der Molekularbiologie wird heute auch der umgekehrte Weg beschritten, indem auf Grund von Sequenzähnlichkeit zu anderen Hormonen Gene isoliert werden, die für ein Peptidhormon

---

✎ **Hormon-Bestimmungsmethoden.**

Für die Diagnostik endokriner Störungen ist es wichtig, den Spiegel des im Blut kreisenden Hormons zu kennen. Da die Konzentrationen der Hormone sehr gering sind, ist ihre Bestimmung nur mit sehr empfindlichen Methoden möglich. Besonders bewährt haben sich die *Immunoassays*, der Radioimmunoassay (RIA) und der Enzymimmunoassay (EIA) sowie verwandte Methoden.

Dafür werden zunächst Antikörper gegen das zu bestimmende Hormon erzeugt. Die zu analysierende Probe mit unbekannter Menge an Hormon – meist das Serum eines Patienten – wird mit einer geringen Menge Hormon versetzt, das radioaktiv oder durch Verknüpfung mit einem Enzym markiert ist. Dieser Mischung werden die Antikörper im Unterschuss zugesetzt. Die Antikörper binden sowohl das unmarkierte Hormon aus der Probe als auch das markierte Hormon. Man bestimmt dann die an die Antikörper gebundene Radioaktivität bzw. Enzymaktivität. Da markiertes und nichtmarkiertes Hormon um die Bindungsstellen konkurrieren, lässt sich aus der an die Antikörper gebundenen Aktivität auf die ursprünglich vorhandene Hormonmenge zurückschließen: je mehr Aktivität gemessen wird, desto weniger unmarkiertes Hormon war im Serum vorhanden (und umgekehrt). Durch Vergleich mit einer Eichreihe bekannten Hormongehalts kann die unbekannte Menge des Hormons dann quantitativ bestimmt werden.

codieren könnten. Die Schwierigkeit liegt dann in dem Nachweis einer biologischen Funktion des Genprodukts.

Nomenklatur der Hormone. Hormone werden meist mit ihren *Trivialnamen* benannt, Beispiel „Testosteron" für das wichtigste männliche Sexualsteroid. Daneben besteht die Möglichkeit, die Hormone *nach ihrer chemischen Struktur* zu benennen. Für das Testosteron lautet dieser Begriff „17β-Hydroxy-4-androsten-3-on". Eine weitere Möglichkeit, Hormone zu benennen, basiert auf ihrer *biologischen (physiologischen) Wirkung*. Testosteron würde man danach unter die „Androgene" einordnen. Diese Art der Benennung ist besonders nützlich, weil sie keine Rücksicht auf geringe Strukturunterschiede androgen wirksamer Steroide nehmen muss (s. S. 528). Denn viele Hormone tauchen im Blut in mehreren Strukturvarianten auf, die sich nur in wenigen molekularen Details unterscheiden. Auch gibt es zwischen den einzelnen Tierarten Unterschiede in den Hormonen. So wird z. B. die Funktion des wichtigsten Glucocorticoids des Menschen, des Cortisols, bei der Ratte durch das Corticosteron getragen.

Die Benennungsvielfalt erstreckt sich auch auf die Abkürzungen. Häufig werden gleichzeitig mehrere Akronyme verwendet, von denen sich manche auch noch auf die englische Bezeichnung beziehen; Beispiel: Somatotropin (STH) = Wachstumshormon (GH; engl. growth hormone), dem manchmal noch ein h (für engl. human) vorangestellt wird: hGH.

☛ 20.4 (nächste Seite) zählt die wichtigsten *Hormone der Wirbeltiere* auf, ☛ 20.3 die Gruppen *hormonähnlicher Stoffe*. *Cytokine* finden sich gesondert in ☛ 20.11 (S. 551) und *Neurotransmitter* in ☛ 23.17 (S. 725).

🔍 Die *Endokrinologie* ist ein multidisziplinäres Fach, zu dem nicht nur die Chemie, Biochemie und Biologie beitragen, sondern ganz besonders die Physiologie, die Pharmakologie und viele klinische Disziplinen. Dies spiegelt sich in der **Benennung der Hormone** wider, die zusätzlich noch durch historisch bedingte Missgriffe belastet ist. Studierende werden hier einige Toleranz aufbringen müssen.

Unterschiedliche Auffassungen gibt es häufig zwischen Klinikern und Grundlagenforschern, da jede Gruppe die für sich brauchbarsten und bequemsten Bezeichnungen vorzieht und für die richtigen hält. Gute Beispiele dafür sind die Releasing-Hormone und -Faktoren des Hypothalamus, die Liberine und Statine. Wir werden beide Nomenklaturen nebeneinander benutzen.

☛ **20.3 Wichtige Gruppen von hormonähnlichen Signalstoffen der Wirbeltiere.** Nur einige Vertreter sind genannt.

Signalstoff	Bildungsort	Wirkung bzw. Funktion
Mediatoren	manchmal spezialisiert, manchmal viele Zellen	lokale Signalübermittlung zwischen benachbarten Zellen
Histamin	Mastzellen	Kontraktion glatter Muskulatur, Sekretion von Salzsäure im Magen
Prostaglandine	viele Gewebe	vielfältige Wirkungen, u. a. auf Blutgefäße, Blutplättchen und Bronchien
Stickstoffmonoxid	Gefäßendothel und andere Gewebe	Second Messenger einiger Signalsubstanzen
Neurotransmitter (s. ☛ 23.17, S. 725)	Nervenzellen	schnelle Signalübermittlung auf andere Nervenzellen und Muskel
Acetylcholin	Nervenzellen	öffnet Kationen-Kanäle (nikotinisch) oder aktiviert G-Proteine (muskarinisch)
GABA	Nervenzellen	öffnet Chlorid-Kanäle
Glutamat	Nervenzellen	öffnet unspezifische Kationen-Kanäle
Noradrenalin	Nervenzellen und Nebennierenmark	aktiviert G-Proteine
Cytokine und Wachstumsfaktoren (s. ☛ 20.11, S. 551)	viele Gewebe	Steuerung von Zellproliferation und Differenzierung
epidermaler Wachstumsfaktor (EGF)		Proliferation epidermalen Gewebes
Tumor-Nekrose-Faktor α (TNFα)		Induktion von Apoptose
Interleukin 2	aktivierte T-Zellen	Proliferation von T- und B-Zellen, IgG-Synthese
Retinoat		Morphogen während der Embryogenese
Pheromone	spezialisierte Drüsen	Kommunikation zwischen Individuen
Androsten-Derivate		Stillhalte-Reflex der Sau
Bombykol		Anlockung von Männchen des Seidenspinners

☛ 20.4 Wichtige Hormone der Wirbeltiere (innerhalb der Gruppen alphabetisch sortiert)

Hormon	Abkürzung	Bildungsort	Fördernde Wirkung auf
Steroidhormone			
Aldosteron		Nebennierenrinde	Na^+-Retention und K^+-Ausscheidung
Calcitriol	D_3	Niere	Ca^{2+}-Absorption und Mineralisierung von Knochen
Cortisol		Nebennierenrinde	Proteolyse, Gluconeogenese, Lipolyse, Hemmung inflammatorischer Prozesse
Östradiol	E_2	Ovar (Follikel)	Proliferation der Uterusschleimhaut und Ausbildung sekundärer Geschlechtsmerkmale
Progesteron		Ovar (Corpus luteum)	Sekretionsphase der Uterusschleimhaut
Testosteron		Hoden (Zwischenzellen)	Spermatogenese und sekundäre Geschlechtsmerkmale
Peptid- und Proteohormone			
atriales natriuretisches Hormon	ANP	Herz	Diurese und Na^+-Ausscheidung
Calcitonin	CT	Schilddrüse	Senkung des Ca^{2+}-Spiegels
Choriongonadotropin	hCG	Placenta	Bildung von Progesteron und Östradiol
Corticoliberin (Corticotropin-Releasing-Hormon)	CRH	Hypothalamus	Freisetzung von Corticotropin (ACTH)
Corticotropin	ACTH	Adenohypophyse	Funktion der Nebennierenrinde, Bildung von Cortisol
Erythropoietin	Epo	Niere	Reifung der Erythrocyten
Follitropin (Follikel-stimulierendes Hormon)	FSH	Adenohypophyse	Reifung der Keimzellen
Gastrin		G-Zellen des Magens und Duodenum	Stimulierung der Magensaft-Sekretion
Glucagon		Bauchspeicheldrüse	Steigerung des Blutzucker-Spiegels
Glucagon-ähnliches Peptid-1	GLP-1	Ileum, Kolon, Rektum	Insulin-Sekretion
Gonadoliberin	GnRH	Hypothalamus	Freisetzung von Lutropin (LH) und Follitropin (FSH)
Insulin		Bauchspeicheldrüse	Senkung des Blutzucker-Spiegels, blockiert Lipolyse
Leptin		Fettgewebe	Energieverbrauch, Senkung der Nahrungsaufnahme
Lutropin (luteinisierendes Hormon)	LH	Adenohypophyse	Bildung von Progesteron und Östradiol
Ocytocin		Neurohypophyse	Uterus-Kontraktion
Parathyrin (Parathormon)	PTH	Nebenschilddrüse	Ca^{2+}-Mobilisierung
Prolactin	PRL	Adenohypophyse	Funktion der Brustdrüse
Sekretin		S-Zellen des Duodenums und Jejunums	Förderung der Bicarbonat-Sekretion des Pankreas
Somatoliberin (Wachstumshormon-Releasing-Hormon)	GHRH	Hypothalamus	Freisetzung von Somatotropin (GH)
Somatostatin	SRIF	Hypothalamus (Hyp.) und Pankreas (P.)	Hyp: Hemmung der Freisetzung von Somatotropin (GH) und Thyrotropin (TSH); P.: Hemmung der Insulin-Freisetzung
Somatotropin (Wachstumshormon)	GH, STH	Adenohypophyse	Wachstum und Stoffwechsel
Thymosin		Thymus	Proliferation und Differenzierung lymphoider Zellen
Thyroliberin (Thyrotropin-Releasing-Hormon)	TRH	Hypothalamus	Freisetzung von Thyrotropin
Thyrotropin	TSH	Adenohypophyse	Wachstum und Funktion der Schilddrüse
Vasopressin (Adiuretin)	ADH	Neurohypophyse	Konzentrierung des Urins, Blutdruck
Aminosäure-Derivate			
Adrenalin		Nebennierenmark	Erhöhung von Blutdruck, Herzfrequenz und Blutzuckerspiegel
Melatonin		Zirbeldrüse	Kontrolle der Tagesperiodik
Thyroxin und Triiodthyronin	T_4 und T_3	Schilddrüse	Entwicklung, Grundumsatz, Körpertemperatur

20.2 Hormone der Nebennierenrinde

Die Nebenniere ist ein lebenswichtiges Organ, das aus zwei völlig unterschiedlichen Geweben zusammengesetzt ist: der Rinde und dem Mark (👁20.5). Die *Markzellen* sind umgewandelte Nervenzellen. Sie bilden die beiden von der Aminosäure Phenylalanin abgeleiteten Hormone *Adrenalin* und *Noradrenalin*, die wir in Abschnitt 20.13 auf S. 561 ff. besprechen werden.

Die Rindenzellen bilden dagegen Dutzende verschiedener Steroide, von denen einige hormonal aktiv sind. Sie können nach ihrer Wirkung in drei chemisch nahe verwandte Familien von Steroidhormonen eingeteilt werden:

1. die **Glucocorticoide**, die den Intermediärstoffwechsel beeinflussen; ihre wichtigsten Vertreter sind das *Cortisol* und das *Corticosteron*;
2. die **Mineralocorticoide**, deren wichtigster Vertreter das *Aldosteron* ist; sie regulieren den Na⁺/K⁺-Haushalt;
3. die **adrenalen Androgene**, das *Testosteron, Dehydroepiandrosteron* (DHEA), dessen Sulfat-Ester (DHEAS) und das *Androstendion*. Diese stellen die Androgene von Jungen und Mädchen vor der Pubertät und die hauptsächlichen Androgene der Frau dar. Außer dem Testosteron haben diese Steroide nur eine geringe androgene Wirksamkeit, können aber von peripheren Organen zu wirksamen Androgenen umgewandelt werden.

Als eigentliche Nebennierenrinden-Hormone sind Cortisol, Corticosteron, Aldosteron und Testosteron anzusehen.

Biosynthese der Nebennierenrindenhormone. Histologisch ist die Nebennierenrinde in drei Schichten gegliedert, eine äußere *Zona glomerulosa*, eine *Zona fasciculata* und eine innere *Zona reticularis*. Die äußere Zona glomerulosa bildet das Aldosteron, die mittlere und innere Schicht die Glucocorticoide (Cortisol und Corticosteron) und die Androgene. Die Formeln der beiden Glucocorticoide und des Mineralocorticoids sind in 👁20.6 wiedergegeben. Deutlich sind die großen Mengenunterschiede der Steroide, die von der Nebennierenrinde synthetisiert werden. Die Biogenese dieser Steroidhormone geht vom Cholesterol aus, wie auf S. 330 besprochen wurde.

Transport im Blut und Ausscheidung. Der Gehalt der Nebennierenrinde an Hormonen ist gering, aber ihre Syntheseleistung erheblich. Pro Minute wird ein mehrfaches der stationär vorhandenen Hormonmenge ins Blut abgegeben; die gesamte im menschlichen Organismus kreisende Menge wird alle 2–3 Stunden erneuert. Im Blut ist das *Cortisol* zum größten Teil an ein besonderes Protein gebunden, das *Transcortin* (Corticosteroid-bindendes Globulin, CBG), daneben auch etwas an Albumin. *Aldosteron* zirkuliert im Blut weitgehend ungebunden, nur ein geringer Teil bindet an Albumin (s. auch ⊤13.4).

Der erheblichen Produktion von Steroidhormonen in der Nebennierenrinde steht ein gleich großer Abbau in der Leber gegenüber, der teils zu den Tetrahydro-Verbindungen, teils zu den 17-Oxosteroiden führt (S. 334). Die meisten dieser Metabolite werden von der Leber mit Glucuronsäure verknüpft („konjugiert") und schließlich neben geringen Mengen an freiem Cortisol über die Nieren ausgeschieden.

Regulation der Steroidogenese. Die Aktivität der Nebennierenrinde wird von zwei weitgehend getrennten Systemen kontrolliert.
Die *Glucocorticoid-* und *Androgen*-Produktion wird in erster Linie durch die Hypothalamus- und Hypophysen-Achse gesteuert (👁20.4,

👁**20.6 Die wichtigsten Hormone der Nebennierenrinde** mit Angabe der Tagesproduktion des Menschen (Angaben zur Steroid-Nomenklatur finden sich auf S. 325). Die Formel von Testosteron findet sich in 👁**20.9.**

> Die **Nebenniere** ist eine komplexe Hormondrüse. Das Nebennierenmark bildet die Catecholamine *Adrenalin* und *Noradrenalin*, die Nebennierenrinde die Steroidhormon-Familien der *Glucocorticoide, Mineralocorticoide* und *adrenalen Androgene*.

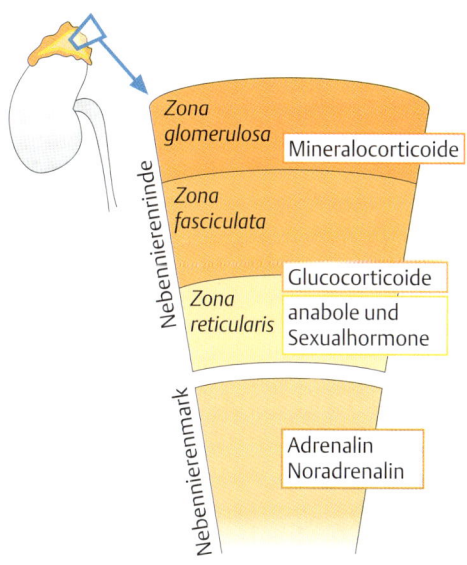

👁**20.5 Aufbau und Hormone der Nebenniere.**

Neben dem Corticosteron und dem Cortisol, die beide an C-11 eine Hydroxy-Gruppe in β-Stellung tragen, bildet die Nebennierenrinde auch die 11-Oxo-Verbindungen **Dehydrocorticosteron und Cortison** (s. 👁**13.18**, S. 331). Diese sind allerdings als Hormone nicht wirksam. Sie erlangen erst durch enzymatische Reduktion zu den 11-Hydroxy-Verbindungen hormonale Aktivität.

S. 521). Dabei ist Corticotropin (ACTH, s. S. 544 ff.) das entscheidende, stimulierende Hormon. Seine Blutkonzentration zeigt einen circadianen Rhythmus mit episodischen Einschüben. Die Cortisol-Bildung folgt dem ACTH-Spiegel eng und hat deshalb ein Minimum gegen Mitternacht und ein Maximum am frühen Morgen. Besonders gesteigert ist die Corticoid-Sekretion bei starken körperlichen und seelischen Belastungen, sog. *Stress*-Situationen.

Die *Aldosteron*-Produktion wird in erster Linie durch das *Angiotensin II* des Renin-Angiotensin-Systems (s. S. 560) gesteuert, welches auf eine erniedrigte Nierendurchblutung und die Na^+-Konzentration im Blutplasma reagiert. Aber auch das ACTH der Hypophyse stimuliert die Aldosteron-Sekretion etwas.

Wirkungen der Nebennierenrinden-Hormone. Die adrenalen Steroidhormone besitzen *glucocorticoide*, *mineralocorticoide* und *androgene Wirkungen*. Bei Cortisol überwiegt aber die glucocorticoide Wirkung, bei Aldosteron die mineralocorticoide Wirkung so stark, dass man in erster Näherung Cortisol als *das* Glucocorticoid und Aldosteron als *das* Mineralocorticoid ansprechen kann. Dagegen sind die adrenalen Androgene nur schwach wirksam. Sie stellen aber die wichtigsten Androgene vor der Pubertät dar und sind die entscheidenden Androgene bei Frauen. Eine besondere medizinische Bedeutung hat die Androgen-Bildung bei genetisch bedingtem Ausfall eines der Biosynthese-Enzyme (*adrenogenitales Syndrom*, s. Pathobiochemie S. 575) und bei Tumoren der Nebennierenrinde.

Glucocorticoide wirken vor allem auf den Glucose- und Protein-Stoffwechsel. Sie fördern die *Gluconeogenese* aus den Aminosäuren, die durch Proteinabbau freigesetzt werden (S. 206). Die Stimulierung der Gluconeogenese in der Leber kommt dadurch zustande, dass verschiedene Enzyme des Aminosäure-Stoffwechsels auf dem Wege der *Enzyminduktion* neu gebildet werden. Die Glucose wird z. T. als Glykogen gespeichert, z. T. in die Blutbahn abgegeben. Gleichzeitig hemmen Glucocorticoide die periphere Glucose-Verwertung. Infolgedessen steigt der Blutglucose-Spiegel – in Extremfällen spricht man von *Steroid-Diabetes*.

Im Protein-Stoffwechsel haben die Glucocorticoide eine *katabole Wirkung*: sie hemmen die Protein-Biosynthese und fördern den Protein-Abbau in Muskeln, Knochen und lymphatischen Organen. Nur in der Leber kommt es als Folge der Enzyminduktion zu einer verstärkten RNA- und Protein-Biosynthese. Durch verstärkten Protein-Abbau gelangen vermehrt Aminosäuren in die Blutbahn und werden von der Leber zur Gluconeogenese verwendet. Der Stickstoff der Aminosäuren wird als Harnstoff ausgeschieden; man beobachtet eine *negative Stickstoff-Bilanz*. Durch Stimulierung der Lipolyse im peripheren Fettgewebe kommt es zu einem verstärkten Fettabbau. Auf den Knochenstoffwechsel wirken die Glucocorticoide ebenfalls katabol. Über das Zusammenspiel der Glucocorticoide mit den anderen Hormonen bei der Regulation des Stoffwechsels s. S. 527.

Als Folge der Hemmung der Protein-Biosynthese in lymphatischen Organen unterdrücken die Glucocorticoide – besonders bei höherer Dosierung – die Antikörper-Bildung. Man nennt das die *immunsuppressive Wirkung*; sie spielt pharmakologisch eine wichtige Rolle. Aus der verlangsamten Abwehrreaktion von Leukocyten und Lymphocyten erklärt sich auch die *entzündungshemmende Wirkung* der Glucocorticoide.

Mineralocorticoide, d. h. in erster Linie das *Aldosteron* (👁**20.6**), kontrollieren die Na^+- und K^+-Konzentration im Blut und regulieren damit das Extrazellulärvolumen, welches indirekt den Blutdruck beeinflusst. Die wichtigste Wirkung des Aldosterons auf sein Zielorgan Niere ist die Induktion verschiedener Enzyme und Proteine, die direkt oder indirekt am Na^+-Transport beteiligt sind. Dies führt zu

> ▷ **Wichtige glucocorticoide Wirkungen:**
> *Förderung von*
> – Gluconeogenese
> – Glykogen-Biosynthese
> – Lipolyse
> – Protein-Abbau
> – Knochen-Abbau
> *Hemmung der*
> – Proteinsynthese (Ausnahme: Leber)
> – Entzündungsantwort der Leukocyten
> – Immunantwort der Lymphocyten

> ▷ **Wichtige mineralocorticoide Wirkungen:**
> – Na^+-Retention
> – K^+-Ausscheidung
> – Blutdruckerhöhung

einer ausgeprägten *Na⁺-Retention*. Dagegen wird die Ausscheidung von K^+, H^+ und NH_4^+ durch die Niere von Aldosteron gefördert. Es wirkt im gleichen Sinne auch auf andere epitheliale Gewebe wie die Schweißdrüsen, die intestinale Mucosa und die Speicheldrüsen.

Interaktion von Gluco- und Mineralocorticoiden. Die Rezeptoren für Glucocorticoide und Mineralocorticoide sind recht ähnlich. Deshalb kann Aldosteron an die Glucocorticoid-Rezeptoren und Cortisol auch an die Mineralocorticoid-Rezeptoren binden. Da Cortisol in recht hoher Plasma-Konzentration vorliegt (70 – 550 nM), müsste es eigentlich einen großen Teil der Aldosteron-Rezeptoren besetzen. Die Zielzellen des Aldosterons (Plasmakonzentration 0,1 – 4 nM) schützen sich aber vor den Glucocorticoiden durch das Enzym *11-Hydroxysteroid-Dehydrogenase*, welches Cortisol und verwandte Steroide zu 11-Oxosteroiden inaktiviert, Aldosteron dagegen nicht angreift. Dieses bleibt daher unverändert und kann an seine Rezeptoren binden, um eine gewebetypische mineralocorticoide Antwort auszulösen.

Therapeutisch wichtige Glucocorticoide. Die Glucocorticoide haben sich bei vielen Krankheiten (Arthritis, Hautkrankheiten, Entzündungen, Allergien, Asthma, Gicht) als wertvolle Therapeutika erwiesen. Durch Abwandlung ihrer Struktur, insbesondere durch Einführung von Fluor- und Methyl-Gruppen hat man Hormonanaloge erhalten, die noch wirksamer sind als Cortisol und deren Wirkungsspektrum sich von den natürlichen Hormonen unterscheidet. Aus der Vielzahl dieser Stoffe geben wir hier die Formeln von *Prednison* (5 x wirksamer als Cortisol) und *Dexamethason* (40 – 70 x wirksamer) wieder (👁**20.7**); beide Stoffe haben hohe entzündungshemmende Wirkung, aber verhältnismäßig geringe mineralocorticoide Aktivität.

Cardenolide (Herzglykoside). Neu ist die Beobachtung, dass die NNR in der Zona fasciculata neben Corticosteroiden auch geringe Menge an Cardenoliden vom Typ des *Ouabains* bildet (👁**20.8**). Diese zuckerhaltigen Steroide (s. S. 327) hemmen die Na^+/K^+-ATPase. Besonders gut bindet Ouabain an die Na^+/K^+-ATPase der Herzmuskelzellen, dadurch steigert es die Kontraktionskraft der Herzmuskulatur. Es wird deshalb auch als *Herzglykosid* bezeichnet. Anoxie und verstärkter Stress scheinen die auslösenden Reize für die Ouabain-Sekretion der NNR zu sein. Aber auch Neurone des Hypothalamus können Ouabain-ähnliche Steroide bilden und damit Nervenaktivitäten im ZNS modulieren.

In der Medizin sind die Wirkungen der Herzglykoside aus Pflanzen seit langem bekannt (s. S. 363). Sie werden von Klinikern häufig als „Digitalis" bezeichnet, da sie u. a. auch in *Digitalis purpurea*, dem roter Fingerhut, vorkommen. Die pflanzlichen Herzglykoside werden zur Behandlung von chronischer Herzmuskelinsuffizienz eingesetzt, da sie offenbar die gleichen Wirkorte wie die endogenen Cardenolide nutzen, um die Leistung des Herzens zu stärken. Eine Überdosierung von Digitalis führt zu lebensbedrohenden Herzstörungen. Extrakte des Ouabaio-Baums dienten afrikanischen Stämmen als Pfeilgift.

20.3 Hormone der Keimdrüsen

Die drei vom Organismus produzierten Familien von Sexualsteroiden sind die *Östrogene* (Follikelhormone), die *Gestagene* (Gelbkörperhormone) und die *Androgene* (männliche Sexualsteroide). Alle drei Hormongruppen werden sowohl vom männlichen als auch vom weiblichen Organismus gebildet. Allerdings sind die Mengen, die synthetisiert und ins Blut ausgeschieden werden, in charakteristischer Weise unterschiedlich.

🔍 Die 11-Hydroxysteroid-Dehyrogenase wird von *Glycyrrhetinsäure*, einem Bestandteil von natürlicher **Lakritze**, gehemmt. Dies erklärt die mineralocorticoide Wirkung von Extrakten der Süßholzwurzel.

👁**20.7 Therapeutisch wichtige Glucocorticoide.**

👁**20.8 Ouabain**, ein herzwirksames Hormon der Nebennierenrinde

Testosteron

17β-Hydroxy-5α-androstan-3-on
(5α-Dihydrotestosteron)

◉20.9 Die beiden wichtigsten von den Hoden sezernierten Androgene.

Androgene sind chemisch charakterisiert durch eine Steroidstruktur mit 19 C-Atomen. Sie tragen an den beiden Enden des Moleküls je eine Sauerstoff-Funktion: eine Oxo-Gruppe an C-3 und eine Hydroxy-Gruppe an C-17. Das wichtigste Androgen des männlichen Wirbeltieres ist das *Testosteron* (▼ 20.5, ◉20.9); es wird im männlichen Fetus und beim erwachsenen Mann in den *Leydig-Zwischenzellen des Hodengewebes* aus Cholesterol gebildet (Reaktionsweg S. 331;). In weit geringeren Mengen wird vom Hoden noch ein zweites Androgen produziert, das α-*Dihydrotestosteron* (DHT; chemisch: 17β-Hydroxy-5α-androstan-3-on). Wie im vorigen Abschnitt bereits beschrieben, werden auch von der Nebennierenrinde (NNR) Steroide mit androgener Wirkung in nennenswerter Menge sezerniert (▼20.5). Diese adrenalen Androgene machen beim Mann bis zu 10%, bei der Frau etwa 50% der insgesamt gebildeten Androgene aus. In den Ovarien der Frau werden ebenfalls Androgene gebildet; sie dienen dort aber als Zwischenprodukte der Östrogen-Biosynthese und werden nur in geringen Mengen freigesetzt.

▼ 20.5 Androgene des Mannes. Nur die wichtigsten Steroide sind aufgeführt. (NNR = Nebennierenrinde; * nur schwach wirksam).

Androgen	tägl. Produktion (mg)	Bildungsort
Testosteron	5	Hoden
5α-Dihydrotestosteron (DHT)	0,4	Hoden + Peripherie
Androstendion*	2	Hoden, NNR
11β-Hydroxyandrostendion*	2	NNR
Dehydroepiandrosteron (DHEA)*	5	Hoden, NNR

Die Biosynthese der Androgene im Hoden steht unter der Kontrolle des *Lutropins* (luteinisierendes Hormons, LH) aus der Hypophyse (s. S. 547). Die Hoden produzieren Androgene während der Entwicklung des männlichen Fetus, erreichen ein Maximum beim drei Monate alten Säugling, stellen dann die Hormonbildung ein und nehmen sie erst mit der Pubertät wieder auf.

Im **Blut** binden die Androgene an ein besonderes Transportprotein, das Sexualhormon-bindende Globulin (SHBG; s. S. 334). Nur ein sehr geringer Anteil des Testosterons (1 – 3%) bleibt ungebunden.

Zielgewebe der Androgene sind die *Gonaden* des Mannes, die *Muskeln* und *Knochen*, das *Gehirn* und viele weitere Gewebe. In diesen Geweben wirken drei verschiedene Steroide als aktive Androgene: das Testosteron, das 5α-Dihydrotestosteron und in wenigen Fällen das Östradiol (!) nach seiner Umwandlung aus Testosteron. Diese drei Steroidhormone werden teils im Hoden, teils erst am Wirkort aus den im Blut zirkulierenden Androgenen gebildet. Das 5α-Dihydrotestosteron kann durch Reduktion der Doppelbindung des Testosterons in Ring A mit Hilfe einer 5α-Reduktase entstehen und das Östradiol durch Aromatisierung. Jedes dieser Steroidhormone hat seine spezifischen Zielgewebe (▼ 20.6).

Wirkungen der Androgene. Androgene sind für die Bildung, den Erhalt und die Funktion der männlichen Geschlechtsorgane und Geschlechtsmerkmale notwendig. Sie kommen in den Hoden in vergleichsweise hohen Konzentrationen vor und stimulieren auf parakrinem Weg die Spermienentwicklung (das von den Leydig-Zellen gebildete Testosteron diffundiert direkt zu den Tubuli seminiferi). Die hohe Konzentration des Steroids wird durch ein Androgen-bindendes Protein erreicht. Neben dieser *genitalen Wirkung* haben Androgene auch eine ausgeprägte *extragenitale Wirkung*. Diese Effekte sind endokriner Natur und werden bei erheblich niedrigerer Konzentra-

▼ 20.6 Zielgewebe der Androgene beim Mann (aktive Form des Androgens).

Testosteron	Muskeln
	Knochen
	Niere
	Immunsystem
	embryonale Gewebe
	Spermatogonien
	Fettgewebe
	Gehirn
	Speicheldrüsen
5α-Dihydrotestosteron (DHT)	Prostata
	Samenbläschen
	externe Genitalien
	Haut
	Haarwurzeln
Östradiol	Hypophyse
	Hypothalamus

tion erreicht. Die Ausfallerscheinungen bei der Kastration sind schon lange bekannt. Ihre Behebung durch Transplantation der Hoden war ein klassisches Tierexperiment zu Beginn der Hormonforschung.

Wirkungen auf die Geschlechtsdifferenzierung: Androgene sind entscheidend an der Geschlechtsdifferenzierung zum männlichen Organismus beteiligt. Wie bekannt, enthalten menschliche diploide Zellen 22 autosomale Paare von Chromosomen und zwei Geschlechtschromosomen (XX = weiblich, XY = männlich). Auf dem *Y-Chromosom* – nicht aber auf dem X-Chromosom – ist ein sogenanntes *SRY-*(Sexdeterminierende Region Y)-*Gen* lokalisiert, das für ein DNA-bindendes Protein kodiert, welches während der fetalen Entwicklung über eine Hierarchie von Genen die Testis-Entwicklung in Gang setzt. Im männlichen Keim beginnen deshalb Leydig-Zellen etwa 60 Tage nach der Befruchtung, Androgene zu produzieren. Diese induzieren die Ausbildung männlicher Genitalien (Wolff-Gang, externe Genitalien), während gleichzeitig ein von fetalen Sertoli-Zellen des Hodens gebildetes Glykoprotein, das *Anti-Müller-Hormon*, die Rückbildung weiblicher Strukturen bewirkt (Müller-Gang).

Auch die Prägung des „psychischen Geschlechts", d.h. der männlichen Verhaltensweisen, geschieht im Laufe der vorgeburtlichen Entwicklung durch Androgene. Die Androgen-Produktion der Hoden steigt nach der Geburt bis zum 3. Monat weiter an und geht dann bis zum 6. Monat wieder zurück. Erst in der Pubertät setzt sie unter Wirkung der Hypothalamus-/Hypophysen-Hormone GnRH und LH wieder ein. In dieser Phase erfolgt unter der Kontrolle der Androgene die Ausreifung der Geschlechtsorgane und die Ausbildung der sekundären Geschlechtsmerkmale.

Wirkungen auf den Stoffwechsel: Androgene haben außer der spezifischen Wirkung auf den Genitaltrakt noch eine extragenitale Wirkung auf den allgemeinen Stoffwechsel: Sie fördern den Proteinaufbau und erhöhen die Stickstoff-Retention. Man bezeichnet das als *anabole Wirkung*; sie ist auch für manche Steroide charakteristisch, die durch chemische Abwandlung des Testosteron-Grundtypus erhalten wurden. Einige von ihnen haben neben der androgenen Wirkung eine ausgeprägte anabole Wirksamkeit. Solche Steroide (*Anabolika*) sind für manche therapeutische Zwecke wertvoll, leider werden sie aber auch in der Viehzucht bei der Mast und im Sport zur Erzielung von Höchstleistungen missbraucht.

Frauen bilden ebenfalls Androgene, allerdings in wesentlich geringerem Umfang als Männer. Die Androgene stammen aus der Nebennierenrinde und dem Ovar. Sie sind für alle nicht ausschließlich männlichen Funktionen, die in ☛ 20.6 genannt wurden, von Bedeutung, z.B. auch für die Scham- und Achselbehaarung und die Libido.

Antiandrogene. Man hat durch chemische Synthese Steroide hergestellt, die am Erfolgsorgan die Wirkung von Androgenen hemmen. Besonders wirksam sind Testosteron-Analoge mit einer 1α:2α-Methylen-Gruppe, d.h. einem Cyclopropan-Ring wie z.B. im *Cyproteron-Acetat*. Bei der Antihormonwirkung handelt es sich um eine kompetitive Verdrängung des eigentlichen Hormons am Androgen-Rezeptor (s.S. 515). Die Antiandrogene sind für bestimmte klinische Anwendungen wichtig (Hirsutismus, Akne, männliche Triebtäter).

Kein eigentliches Antiandrogen, sondern ein Hemmstoff der 5α-Reduktase, die für die Bildung von DHT aus Testosteron sorgt (s.S. 332), ist das *Finasterid* (Propecia®). Es wird erfolgreich bei Prostatahyperplasie und Alopezie (Haarausfall) eingesetzt.

Wichtige Wirkungen der Androgene:

- sexuelle Differenzierung des männlichen Fetus
- sexuelle und körperliche Reifung des männlichen Organismus in der Pubertät
- Stimulierung der Spermatogenese
- „männliche" Verhaltensmuster (Libido, Potenz, Aggression)
- anabole Wirkung auf Muskeln, Knochen, Stoffwechsel und Erythropoiese

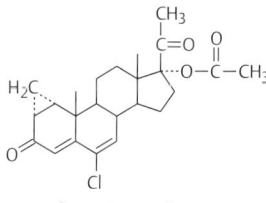

Cyproteron-Acetat

Finasterid (Propecia®)

Östradiol-3, 17β, E₂   Östron, E₁

◈20.10 Strukturformeln von Östrogenen.

> **Wichtige Wirkungen der Östrogene:**
>
> – sexuelle Reifung der Frau in der Pubertät
> – Stimulierung der Reifung der weiblichen Genitalien (Vagina, Uterus, Tuben)
> – Förderung der sekundären weiblichen Geschlechtsmerkmale (Brustdrüse, Fettpolster)
> – Proliferation des Endometriums
> – Förderung des Knochenaufbaus
> – Verminderung der Blutlipide

Mit der **Menopause** setzen die regelmäßigen Zyklen aus und damit unterbleibt auch die ovarielle Östradiol-Produktion. Als weniger wirksames Östrogen verbleibt das Östron, das peripheren Produktionsorten entstammt. Unter den zurückgehenden Wirkungen der Östrogene im Alter ist das Risiko einer *Osteoporose* durch Verlust von Knochenmasse besonders groß (s. S. 576). Es lässt sich durch Östrogen-Substitution vermindern.

Progesteron

Östrogene. Diese Gruppe von Steroiden mit 18 C-Atomen ist chemisch charakterisiert durch den aromatischen Ring A und die phenolische Hydroxy-Gruppe an C-3 (◈20.10). Die *Biogenese* der Östrogene (im englischen Sprachraum oft Estrogene geschrieben) geschieht im Ovar durch ein Zusammenwirken von Theka- und Granulosa-Zellen, sie wird durch Lutropin (luteotropes Hormon, LH) stimuliert. Auch Unterhautfettgewebe und Nebennieren von Mann und Frau bilden in geringem Umfang aus Testosteron durch Aromatisierung Östrogene. Der Reaktionsweg der Biosynthese wurde auf S. 332 besprochen. Vorstufe ist das Testosteron, aus dem als physiologisch wichtigstes Östrogen das Östradiol (Östradiol-3,17β; abgekürzt E₂ wegen der beiden Hydroxy-Gruppen) entsteht. Daneben findet man als weitere Östrogene das Östron (E₁) und Östriol-3,16α,17β (E₃). Östriol entsteht in steigenden Mengen während der Schwangerschaft in der Placenta. Es kann deshalb als Indikator für den normalen Verlauf einer Schwangerschaft benutzt werden.

Östradiol bindet im Blut an das Sexualhormon-bindende Globulin (SHBG).

Die *Inaktivierung* der Östrogene erfolgt in der Leber. Die wichtigsten Stoffwechselprodukte des Östradiols sind Östron, 2-Hydroxy-Östron und Östriol. Diese Steroide werden in der Leber mit Glucuronsäure und Schwefelsäure verknüpft (konjugiert) und als Glucuronide und Sulfat-Ester mit dem Harn und der Galle ausgeschieden. Diese Reaktionen entsprechen den Entgiftungen von körperfremden Substanzen (s. S. 334).

Wirkungen der Östrogene. Östrogene fördern die Entwicklung und Funktion der Gewebe, die an der Reproduktion beteiligt sind, von Vagina und Uterus (*genitale Wirkung*). Auch die sekundären weiblichen Geschlechtsmerkmale stehen unter der Kontrolle des Östradiols. Es ist für den normalen Ablauf der Genitalzyklen verantwortlich, die als Brunstzyklen oder (bei Affen und Menschen) als Menstruationszyklen auftreten. Östradiol bewirkt die Proliferation der Uterusschleimhaut und die Entwicklung der Brustdrüse; es reguliert durch negative Rückkopplung die Sekretion von Gonadotropin (LH) und wirkt im Zyklus mit Progesteron und Hypophysenhormonen zusammen (s. S. 548 f.). Im allgemeinen Stoffwechsel haben Östrogene eine *anabole Wirkung*. Sie vermindern die Blutlipide, vermehren das Unterhaut-Fettdepot und fördern den Einbau von Ca²⁺-Ionen in Knochen (*extragenitale Wirkung*).

Antiöstrogene sind Verbindungen, die die Wirkung von Östrogenen blockieren. Obwohl einige von ihnen keine Steroid-Struktur besitzen, können sie an Östrogen-Rezeptoren binden und eine Östrogen-Wirkung verhindern. Diese Verbindungen sind besonders zur Behandlung Östrogen-abhängiger Tumoren wertvoll.

Die Antiöstrogene sollten nicht mit den Aromatase-Hemmern verwechselt werden, die das Enzym der Östrogen-Bildung blockieren (s. S. 335). Auch letztere werden in der Tumortherapie eingesetzt.

Gestagene (Progestine, Corpus-luteum-Hormone). Das wichtigste Hormon des Gelbkörpers ist das *Progesteron*, ein Steroid mit 21 C-Atomen. Es wird vom *Gelbkörper* und der *Plazenta* gebildet, in geringen Mengen auch von der Nebennierenrinde, und zwar aus Cholesterol durch oxidative Verkürzung der Seitenkette und Dehydrierung der 3β-Hydroxy-Gruppe; die Doppelbindung wandert dann in die Konjugation zur Oxo-Gruppe (s. S. 332). Progesteron wird besonders in bestimmten Phasen des Menstruationszyklus und in der Schwangerschaft synthetisiert. Seine Biosynthese steht unter der Kontrolle des *Lutropins* (LH). Neben dem Progesteron werden noch die beiden Pregnenolone (20α-OH und 20β-OH; Formeln s. S. 331) gebildet; sie sind gleichfalls biologisch aktiv.

Im Blut konkurriert Progesteron mit Cortisol um die Bindung an das Corticosteroid-bindende Globulin (CBG). Wie die anderen Steroidhormone wird es von der Leber inaktiviert. Als Ausscheidungsprodukte findet man im Harn die Glucuronide von Pregnandiol und einigen Stereoisomeren (s. S. 335).

Wirkungen der Gestagene. Progesteron reguliert die Uterustätigkeit und fördert die Entwicklung der Brustdrüse. Es setzt den peripheren Blutstrom herab und vermindert dadurch den Wärmeverlust. Deshalb bewirkt Progesteron einen geringen Anstieg der Körpertemperatur. Progesteron wird beim Menschen vermehrt nach dem Eisprung gebildet und bewirkt die Vorbereitung der Uterusschleimhaut auf das Einnisten des befruchteten Eies (Sekretionsphase) und die Aufrechterhaltung einer etwa eingetretenen Schwangerschaft. Die hormonale Regulation des Menstruationszyklus wird auf S. 548 f. im Zusammenhang besprochen.

An der Sexualfunktion beteiligte Peptidhormone. *Inhibin* und *Activin* sind einander verwandte Peptidhormone (Größe ca. 32 kDa), die in die Familie des Wachstumsfaktors TGFβ gehören. Sie dienen zusammen mit *Follistatin*, das nicht verwandt ist, der Feinregulation der Hypothalamus-Hypophysen-Gonaden-Achse. Das Inhibin wird beim Mann von den Sertoli-Zellen gebildet und bei der Frau vom Ovar. Es hemmt in der Hypophyse die Produktion von Follitropin (FSH).

Relaxin kann als weiteres weibliches Sexualhormon aufgefasst werden, obwohl es auch im Mann gebildet wird. In der Frau wird Relaxin vom Corpus luteum synthetisiert. Es ist ein Peptid von 6 kDa Größe; seine Struktur hat Ähnlichkeit zum Insulin. Höchste Blutkonzentrationen zeigt Relaxin während der Schwangerschaft. Zu seinen physiologischen Wirkungen zählen die Hemmung der Kontraktionen des Uterus (zusammen mit Progesteron), ein Erweichen der Gewebe des Geburtskanals sowie die Förderung von Wachstum und Differenzierung der Brustdrüse. In den Zielorganen wird die Wirkung durch NO und cAMP vermittelt.

▷ **Wichtige Wirkungen der Gestagene:**
- Beeinflussung des Endometriums im Uterus (Sekretionsphase)
- Aufrechterhaltung einer Schwangerschaft
- Entwicklung der Brustdrüse
- Erhöhung der basalen Körpertemperatur

20.4 Calcitriol

Calcitriol (1α,25-Dihydroxycholecalciferol, 1,25-$(OH)_2$-Vitamin D_3) ist ein Stoffwechselprodukt des *Calciols* (Cholecalciferol, Vitamin D_3), welches aus Cholesterol entsteht. Calcitriol hat alle Kennzeichen eines Steroidhormons: Biosynthese und Sekretion werden streng reguliert, der Wirkungsmechanismus entspricht dem der anderen Steroidhormone (s. S. 511 ff.).

Biosynthese. Bildungsort des Hormons ist die Niere. An der Biosynthese sind jedoch mehrere Gewebe beteiligt (s. hierzu das Formelschema auf S. 333): Zunächst wird in der Leber und einigen anderen Geweben aus Cholesterol *7-Dehydrocholesterol* gebildet. Dieses wird zur *Haut* transportiert; die Haut kann allerdings ebenfalls 7-Dehydrocholesterol bilden. Durch Sonnenlicht wird das 7-Dehydrocholesterol in einer photochemischen Reaktion in das Seco-Steroid *Calciol* (Cholecalciferol) umgewandelt. Bei Mangel an Licht bleibt diese Reaktion aus, Calciol muss dann als *Vitamin D_3* zugeführt werden.

Nach dem Transport von der Haut zur *Leber* wird das Calciol dort im endoplasmatischen Retikulum zu *Calcidiol* (25-Hydroxy-cholecalciferol; 25-(OH)-Vitamin D_3) hydroxyliert, welches in den Mitochondrien der *Niere* durch eine weitere Hydroxylierung an C-1 in *Calcitriol* umgewandelt wird. Entscheidend für die biologische Wirkung ist die 1α-Hydroxy-Gruppe. Neben der Hydroxylierung des Calcidiols an C-1 gibt es auch Hydroxylierungen an C-23, C-24 und C-26.

Calciol
(Cholecalciferol)

Calcitriol
(1α, 25-Dihydroxycholecalciferol)

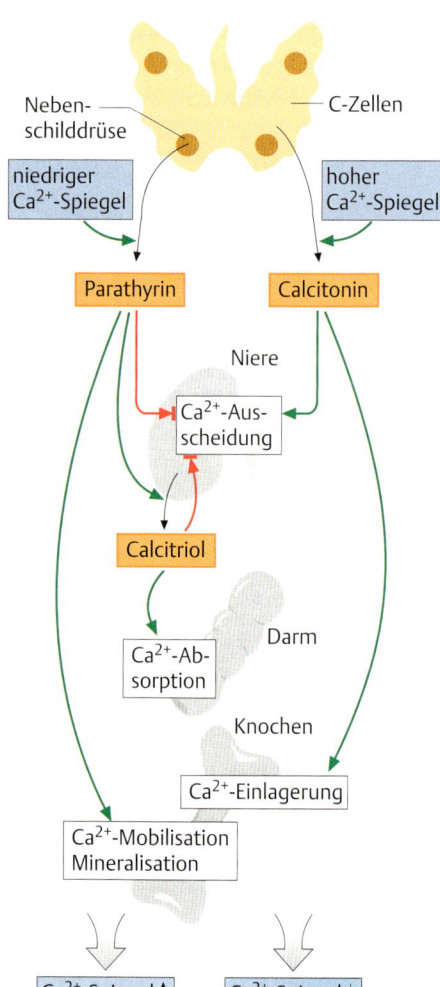

> ⊳ **Wichtige Wirkungen des Calcitriols:**
> – Erhöhung der Calcium- und Phosphat-Absorption in Darm und Niere
> – Mobilisierung des Calcium-Stoffwechsels im Knochen

🔍 Mangel an Calcitriol führt bei Kindern zu **Rachitis**, bei Erwachsenen zu **Osteomalazie**, zwei Formen von Knochenerweichung. Ursache ist meistens eine unzureichende, lichtabhängige Bildung von Calciol in der Haut. Der Mangel lässt sich durch Gabe von Vitamin D_3 (= Calciol) oder Vitamin D_2 beheben, das sich statt vom 7-Dehydrocholesterol vom pflanzlichen Ergosterol ableitet (s. S. 327).

Neben-schilddrüse

C-Zellen

niedriger Ca^{2+}-Spiegel

hoher Ca^{2+}-Spiegel

Parathyrin

Calcitonin

Niere

Ca^{2+}-Aus-scheidung

Calcitriol

Ca^{2+}-Ab-sorption

Darm

Knochen

Ca^{2+}-Einlagerung

Ca^{2+}-Mobilisation Mineralisation

Ca^{2+}-Spiegel ↑

Ca^{2+}-Spiegel ↓

Die Regulation der Biosynthese des Calcitriols erfolgt auf der letzten Stufe: Die 1α-Hydroxylierung in der Niere wird durch das Nebenschilddrüsenhormon *Parathyrin* (s. u.) stimuliert, dessen Konzentration seinerseits durch Hypocalcämie erhöht wird. Calcitriol hemmt dagegen die 1α-Hydroxylierung durch negative Rückkopplung.

Wirkungen von Calcitriol. Calcitriol sorgt zusammen mit den Peptidhormonen Parathyrin und Calcitonin (s. u.) für eine Homöostase von Calcium und Phosphat. Calcitriol hat dabei drei wichtige Erfolgsorgane: den Verdauungstrakt, die Niere und die Knochen.

In der *Dünndarmmucosa* fördert das Calcitriol die Absorption von Ca^{2+}-Ionen, indem es ein Protein induziert, welches Ca^{2+}-Ionen bindet und damit die Konzentrierung und den anschließenden Übertritt von Ca^{2+} ins Blut erleichtert. Außerdem induziert Calcitriol eine Ca^{2+}-abhängige ATPase. Diese ist wahrscheinlich für die Anreicherung der Ca^{2+}-Ionen und den aktiven Transport in die Epithelzellen verantwortlich.

In der *Niere* fördert Calcitriol die Reabsorption von Phosphat und Calcium.

Am *Knochen* führt das Calcitriol zu einer verbesserten Mineralisierung des Skeletts, besonders in den neu gebildeten, noch nicht mineralisierten Arealen. Gleichzeitig stimuliert das Calcitriol aber die Calcium-Mobilisierung aus den Knochen. Es scheint so, als ob die Mineralisierung der neu gebildeten Knochengrundsubstanz durch Verschiebung von Calcium und Phosphat aus schon verkalkten Knochenabschnitten in die noch unverkalkte Grundsubstanz zustande kommt (s. hierzu auch Kapitel 21, S. 598).

20.5 Hormone der Schilddrüse und der Nebenschilddrüsen

Parathyrin (klinisch häufig verwendete Abkürzung: PTH; alter Ausdruck „Parathormon"). Dieses lebenswichtige Hormon wird von den Zellen der Nebenschilddrüsen (Epithelkörperchen, *Glandulae parathyreoideae*) produziert.

Biosynthese. Parathyrin ist ein Peptid aus 84 Aminosäuren (9,3 kDa), das als Präprohormon mit 115 Aminosäuren gebildet wird. Dieses wird zu einem Prohormon mit 90 Aminosäuren gespalten, das durch Abspaltung des Propeptids in Parathyrin übergeht.

Die Zellen der Nebenschilddrüsen tragen auf ihrer Zellmembran Ca^{2+}-Rezeptoren, mit deren Hilfe sie die *Ca^{2+}-Konzentration* im Plasma messen können. Wenn der Ca^{2+}-Spiegel abfällt, sezernieren die Nebenschilddrüsen vermehrt Parathyrin (👁**20.11**). Interessanterweise ist die Biosynthese des Präprohormons konstant. Es wird in den Zellen der Nebenschilddrüsen ständig zu charakteristischen Fragmenten abgebaut, die an das Blut abgegeben werden, aber unwirksam sind. Ein niedriger Spiegel an Ca^{2+}-Ionen vermindert die limitierte Proteolyse in den Drüsenzellen und fördert dadurch die Sekretion aktiven Hormons.

Parathyrin hat im Plasma eine Halbwertszeit von 2–4 Minuten. Es wird hauptsächlich von Leber und Niere abgebaut.

Wirkungen von Parathyrin. Das Parathyrin ist entscheidend an der Kontrolle der *Calcium-* und *Phosphat-Homöostase* beteiligt: es steigert die Ca^{2+}-Konzentration im Plasma und senkt den Phosphat-Spiegel.

👁**20.11 Steuerung der Calcium-Konzentration im Plasma** durch die Hormone Parathyrin, Calcitonin und Calcitriol. Die Zellen der Nebenschilddrüse reagieren auf einen Abfall der Calcium-Konzentration im Plasma mit einer Ausschüttung von Parathyrin. Dieses sorgt wiederum für einen Anstieg des Calcium-Spiegels. Das Calcitonin dagegen senkt den Ca^{2+}-Spiegel.

Seine Zielorgane sind die *Knochen* und *Nieren* (☞20.11). Es fördert den Abbau von Knochen, wodurch der Ca^{2+}-Spiegel im Blut gesteigert wird. In der Niere vermindert es die Ausscheidung von Ca^{2+} und Mg^{2+} und erhöht die Ausscheidung von Phosphat, Hydrogencarbonat und K^+. Auch stimuliert Parathyrin in der Niere die Bildung des Steroidhormons *Calcitriol*, welches die Calcium-Absorption im Darm fördert (s. S. 532).

Mangel an Parathyrin, z. B. durch Parathyreoidektomie, führt rasch zum Absinken des Ca^{2+}-Spiegels im Blut und zu tetanischen Krämpfen durch Veränderung des Ionenmilieus in Muskel und Nervengewebe. Injektion des Hormons führt umgekehrt zur Steigerung der Ca^{2+}-, Phosphat- und Citrat-Konzentration im Plasma und zu erhöhter Phosphat-Ausscheidung der Niere.

Calcitonin (CT) ist ein Peptidhormon, das aus 32 Aminosäuren (3,4 kDa) besteht und eine Disulfidbrücke zwischen der 1. und 7. Aminosäure trägt. Die Unterschiede von Calcitonin zwischen den Spezies sind beträchtlich.

Biosynthese. Es wird in den C-Zellen (Parafollikularzellen) der Schilddrüse und in den entsprechenden Zellen der Nebenschilddrüse gebildet. C-Zellen sind umgewandelte Nervenzellen, in denen das Gen für Calcitonin zu Calcitonin-mRNA transkribiert wird. Diese RNA wird am rER in das Präpropeptid translatiert, aus der das Calcitonin durch gezielte Spaltung freigesetzt wird. Die Sekretion des Calcitonins steht unter der Kontrolle des Calcium-Spiegels; ein hoher Spiegel fördert die Sekretion des Hormons (☞20.11).

Wirkung von Calcitonin. Das Calcitonin bewirkt eine rasche und kurz andauernde Senkung des Ca^{2+}- und Phosphat-Spiegels im Blut, hauptsächlich durch Wirkung auf den *Knochen* (☞20.11). Es hemmt dort die Absorption von Knochensubstanz durch Osteoklasten. Weniger wichtig ist die Wirkung auf die *Niere*, wo es die Ausscheidung von Calcium und Phosphat fördert. Seine physiologische Bedeutung für die Calcium- und Phosphat-Homöostase beim Menschen ist vermutlich gering, da eine Entfernung der C-Zellen bei Thyreoidektomie zu keinen erkennbaren Schäden führt. Dagegen ist Calcitonin für die Calcium-Homöostase bei Salzwasser-Fischen essenziell.

In der Klinik hat Calcitonin Bedeutung als Tumormarker und Therapeutikum bei Osteoporose.

Iodthyronine: Thyroxin (T$_4$) und Triiodthyronin (T$_3$). Das *Thyroxin* ist eine aromatische Aminosäure, die vier Iod-Atome trägt. Die nichtiodierte Stammsubstanz des Thyroxins bezeichnet man als *Thyronin*; charakteristisch ist vor allem die Diphenylether-Gruppierung. Iod-Atome können in 3,5,3′,5′-Stellung eintreten. Mehrere Diiod- und Triiodthyronine haben eine physiologische Bedeutung, vor allem das *3,5,3′-Triiodthyronin*, das die aktive Form des Schilddrüsenhormons ist.

Biosynthese. Die Schilddrüse enthält ein besonderes Protein, das *Thyreoglobulin*, das in den Epithelzellen der Follikel gebildet und in ihrem Lumen gespeichert wird (☞20.12). Thyreoglobulin ist ein sehr großes, dimeres Glykoprotein (660 kDa), in dem über 100 Tyrosin-Reste vorkommen – das ist ein für Proteine durchschnittlicher Wert. Die Iodthyronine entstehen an diesem großen Protein. Zu ihrer Biosynthese werden einige der im Thyreoglobulin enthaltenen Tyrosin-Reste iodiert. Dazu werden *Iodid-Ionen* gegen einen Konzentrationsgradienten aus dem Blut aufgenommen (sekundär-aktiver Transport durch einen Symport mit 2 Na^+-Ionen), durch eine Peroxidase mit H_2O_2 zu Iod-Radikalen oxidiert und dann in die Tyrosin-Reste des Thyreoglobulins eingeführt (Organifizierung des Iods). Dadurch trägt ein Thyreoglobulin bis zu 50 Iod-Atome an seinen Tyrosin-Resten.

CGRP. Das Calcitonin-Gen wird auch von Nervenzellen des Gehirns und der Peripherie exprimiert. Allerdings wird dort durch alternatives Spleißen (s. S. 139) ein anderes Neuropeptid erzeugt, das *Calcitonin-Gen-verwandte Peptid* (calcitonin gene-related peptide, CGRP), das aus 37 Aminosäuren besteht und Homologie zum Calcitonin zeigt. CGRP hat eine andere biologische Wirkung als Calcitonin; es wirkt stark gefäßerweiternd und ist ein Neurotransmitter.

Die Bildung von zwei verschiedenen, von einem Gen codierten Peptiden ist ein wichtiges Beispiel für gewebespezifische RNA-Prozessierung.

▷ **Wichtige Wirkungen von Parathyrin:**

- Steigerung des Ca^{2+}-Plasmaspiegels
- Senkung des Phosphat-Spiegels
- Stimulierung der Calcitriol-Bildung

und Calcitonin:

- kurzfristige Senkung des Ca^{2+}-und Phosphat-Spiegels

Thyronin

Thyroxin (Tetraiodthyronin, T$_4$)

Triiodthyronin, T$_3$

◉20.12 Biosynthese der Schilddrüsenhormone.
Gezeigt ist der Randausschnitt eines Schilddrüsen-
follikels, der von Thyreocyten ausgekleidet ist.
Diese Drüsenzellen nehmen Aminosäuren aus der
Blutbahn (unten) auf, um daraus *Thyreoglobulin* zu
synthetisieren. Das Thyreoglobulin wird in das
Lumen des Follikels (oben) abgegeben und dort
als sogenanntes Kolloid gespeichert. Im Bereich
der Zellmembran zum Follikellumen wird *Iodid* mit
Hilfe einer Peroxidase in das Thyreoglobulin eingeführt. Einzelne Phenyl-Reste des Thyreoglobulins
werden übertragen, wobei die Diphenylether-
Gruppierung des Thyronin-Restes (blau) entsteht
und ein Serin-Rest zurückbleibt. Das iodierte
Thyreoglobulin bleibt im Kolloid gespeichert, bis
es durch Endocytose/Pinocytose von den Thyreocyten aufgenommen und durch lysosomale Proteinasen (Kathepsine, Thiolproteinasen) abgebaut
wird. Die freiwerdenden Aminosäuren *Thyroxin*
(T_4) und *Triiodthyronin* (T_3) werden ans Blut abgegeben.

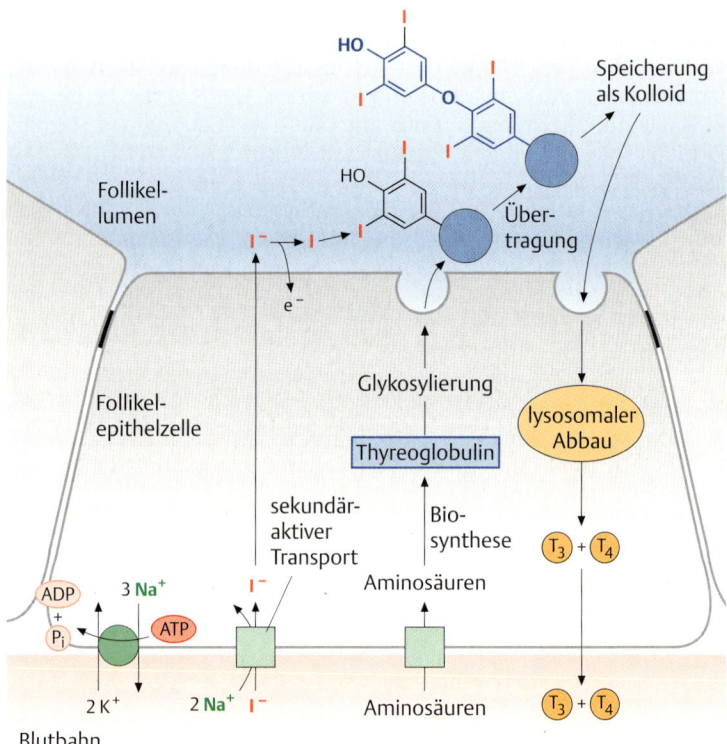

🔍 Die Bildung von Iodthyroninen durch die
Schilddrüse kann durch Gabe von **Thyreostatika**
pharmakologisch gehemmt werden (s. S. 578).
Diese Hemmstoffe greifen an verschiedenen Or-
ten der Biosynthese an. Perchlorat ClO_4^- (und
einige andere Anionen wie SCN^-, NO_3^-, TcO_4^-)
hemmt den Na^+/I^--Symporter. Thioharnstoff-Deri-
vate blockieren dagegen die Peroxidase und damit
die Organifizierung des Iods. Lithium-Ionen hemmen die Freisetzung von Iodthyroninen.

Das Gerüst des Thyronins, d. h. die über eine Ether-Brücke verbunde-
nen aromatischen Ringe, bildet sich am Thyreoglobulin. Die Ether-
Bindung entsteht wahrscheinlich über Semichinon-Radikale aus zwei
Tyrosin-Resten. Im Lumen der Schilddrüsenfollikel wird das so
modifizierte Thyreoglobulin als Hormonvorstufe gespeichert. Der
Hormonvorrat in diesem Speicher reicht für viele Wochen.

Nach Maßgabe des Bedarfs oder der Stimulierung der Drüse durch
Thyrotropin (TSH) wird das Thyreoglobulin durch Endocytose wieder
in die Epithelzellen aufgenommen, in Lysosomen gespalten und das
Thyroxin (oder Triiodthyronin) in die Blutbahn abgegeben. Die
übrigen Aminosäuren, die bei der Spaltung des Thyrotropins anfallen,
werden für die Proteinbiosynthese wiederverwendet. Die Hormon-
Sekretion beträgt 80–100 µg täglich (T_4: 100–130 nmol, T_3: 40–
60 nmol). Für die gesamte Schilddrüsentätigkeit ergibt sich damit das
in ◉**20.12** schematisch dargestellte Bild. Das Thyroxin wird im
peripheren Gewebe zum Triiodthyronin deiodiert, das die aktive
Wirkform ist.
Thyroxin und Triiodthyronin können vom Organismus nur aufgebaut
werden, wenn genügend *Iod* mit der Nahrung zugeführt wird. Iod
ist deshalb eines der lebenswichtigen Spurenelemente (s. Kap. 21,
S. 605), deren Funktion man kennt. Wenn zuwenig Iod in der Nahrung
vorhanden ist – wie in vielen Gegenden Mitteleuropas – kann es zu
Iod-Mangelerscheinungen kommen, die sich als *Kropf* manifestieren:
das Gewebe der Schilddrüse hypertrophiert, um die durch Iod-
Mangel bedingte Unterproduktion an Hormon nach Möglichkeit auszugleichen (s. Pathobiochemie, S. 578). Das Iod wird in Form von
Iodid benötigt, das als Begleiter von Natriumchlorid im Trinkwasser
und einigen Nahrungsmitteln (z. B. Seefisch) vorkommt. In Iod-
Mangelgebieten sollte der Tagesbedarf von 180 µg Iodid (1,4 µmol)
durch Gabe von iodiertem Speisesalz gedeckt werden.
Regulation der Biosynthese. Die Sekretion von T_4 und T_3 aus der
Schilddrüse steht unter Kontrolle der Hypothalamus-Hypophysen-

Protein-Kinase A (s. S. 496). Die Wirkung dieser beiden Hormone steuert besonders in der Leber gemeinsam den Phosphorylierungszustand interkonvertierbarer Enzyme des Stoffwechsels. Auch auf den cAMP-Spiegel wirken die beiden Hormone gegensätzlich. Insulin stimuliert die Phosphodiesterase, die cAMP hydrolysiert und den intrazellulären cAMP-Spiegel senkt.

Langsamer ist die Wirkung des Insulins durch *Induktion* und *Repression spezifischer Enzyme* des Stoffwechsels. Diese nukleäre Wirkung wird durch die Phosphorylierung/Dephosphorylierung von Transkriptionsfaktoren erzielt.

Glucagon. Auch das Glucagon ist ein Polypeptid. Es besteht aus einer Kette von 29 Aminosäuren (M_r 3485). Glucagon ist nicht mit dem Insulin sondern mit dem Sekretin verwandt (s. S. 556 u. ⊤ **20.7**).

Biosynthese. Es wird in den A-Zellen des Pankreas aus einer erheblich größeren Vorstufe mit 160 Aminosäuren gebildet. Das Gen für Glucagon codiert ein Präproglucagon, ein Polypeptid, das hintereinander und z. T. überlappend verschiedene Peptide enthält (👁 **20.15**). Das Glucagon-Gen wird gewebespezifisch exprimiert: In den A-Zellen des Pankreas dient es zur Synthese von *Glucagon*, in den L-Zellen des Dünndarms zur Synthese von *Glucagon-like peptide 1* (GLP-1; s. S. 557). Daneben werden auch andere Peptide gebildet, deren physiologische Bedeutung nicht in allen Fällen geklärt ist. Die Aufgabe von Enteroglucagon-37 ist die Förderung der Glucose-Aufnahme durch das Darmepithel.

Regulation der Glucagon-Sekretion. Die Sekretion wird durch Glucose, Insulin und Somatostatin gehemmt, dagegen durch Aminosäuren (besonders Arg) sowie durch Catecholamine, Corticosteroide und einige Hormone des Gastrointestinaltraktes (CCK und VIP) stimuliert. Seine Konzentration im Plasma kann beim Fasten bis auf etwa 50 pM (ca. 200 pg·ml^{-1}) ansteigen. Glucagon wird schnell durch Leber und Niere aus dem Blutkreislauf entfernt, seine Halbwertszeit im Plasma liegt bei 3–6 min.

Wirkungen von Glucagon. Glucagon ist ein wichtiger Gegenspieler des Insulins, es mobilisiert die Energiereserven des Organismus. Seine wichtigste Wirkung ist die Erhöhung des Blutzucker-Spiegels. In der Leber, dem bedeutendsten Zielorgan des Glucagons, fördert das Hormon den Abbau von Glykogen, die Gluconeogenese aus Aminosäuren und Lactat sowie die Bildung der Ketonkörper aus Fettsäuren. Sein Wirkungsmechanismus verläuft über die Bindung an einen G-Protein-gekoppelten Membran-Rezeptor und die Aktivierung der Adenylat-Cyclase. Das gebildete cAMP stimuliert die Protein-Kinasen vom Typ A zur Phosphorylierung von Schlüsselenzymen des Intermediärstoffwechsels und von nukleären Transkriptionsfaktoren (s. S. 496).

Somatostatin ist ein kleines, zyklisches Peptid aus 14 Aminosäuren (M_r 1640), das in verschiedenen Bereichen des Körpers als Signalstoff gebildet wird. Im Pankreas entsteht Somatostatin in den D-Zellen. Auch von einzelnen endokrinen Zellen des Gastrointestinaltraktes wird es sezerniert. Somatostatin kommt als Neurohormon im Hypothalamus (s. S. 545) und als Neurotransmitter und -modulator im ZNS vor.

Die Sekretion des Somatostatins aus den D-Zellen des Pankreas wird durch die gleichen Faktoren kontrolliert wie beim Insulin (s. o.). Somatostatin hat im Blut eine kurze Halbwertszeit von 2–3 min.

Wirkungsmechanismen und Wirkungen. Somatostatin hat multiple Funktionen und Wirkungswege. Es wirkt endokrin als Hormon, parakrin als Gewebshormon und neurokrin als Neurotransmitter und -modulator. In allen Fällen zeigt es eine *hemmende Wirkung* auf die

⊤ **20.7 Hormone der Glucagon-Familie**

– Glucagon
– Sekretin
– Gastrisches inhibitorisches Peptid (GIP)
– Gonadoliberin (GnRH)
– Vasoaktives intestinales Peptid (VIP)

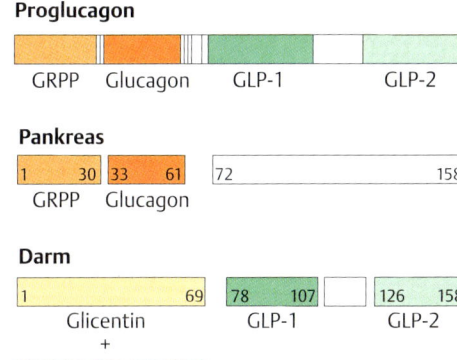

👁**20.15 Proglucagon.** Das Peptid wird posttranslational zu unterschiedlichen Signalpeptiden gespalten. Im Pankreas entstehen daraus das *Glucagon* und das *Glicentin-related polypeptide* (GRPP), und in der intestinalen Mucosa des Darms das *Glicentin* und *Glucagon-like peptide-1* und *2* (GLP-1 und 2). Glicentin wird dort weiter zu GRPP und *Enteroglucagon-37* (Oxyntomodulin) gespalten.

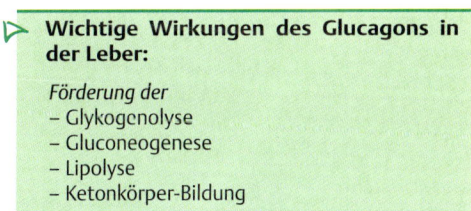

▷ **Wichtige Wirkungen des Glucagons in der Leber:**

Förderung der
– Glykogenolyse
– Gluconeogenese
– Lipolyse
– Ketonkörper-Bildung

⏻ 20.8 Zielorgane des Somatostatins.
Folgende Funktionen (bei Hormonen: Sekretion) werden durch Somatostatin gehemmt:

endokrines Pankreas

– Insulin, Glucagon,
– pankreatisches Polypeptid.

exokrines Pankreas

– Enzym-Sekretion,
– Bicarbonat-Produktion.

Blut

– Thrombocyten-Aggregation

Magen-Darm-Trakt

– Durchblutung, Nahrungsabsorption,
– Motilität,
– Magensäure, Pepsin,
– Gastrin, Sekretin, Cholecystokinin.

Niere

– Renin.

Hypophyse

– Somatotropin (STH),
– Thyrotropin (TSH),
– Corticotropin (ACTH).

ZNS

– EEG-Aktivität,
– ACTH-Freisetzung.

kontrollierten Prozesse (⏻ 20.8). In den Langerhans-Inseln wird die Aktivität benachbarter Drüsenzellen gehemmt: Dadurch vermindert Somatostatin die Sekretion von Insulin und Glucagon. Im Verdauungstrakt hat es die Aufgabe, die Aufnahme von Nahrungsstoffen zu verlangsamen: es verzögert die Entleerung des Magens, vermindert die Bildung von Magensaft und Gastrin, vermindert die exokrine Sekretion des Pankreas und den lokalen Blutfluss im Magen-Darm-Trakt. Im ZNS dient Somatostatin als Neurotransmitter. Auch dort ist es an der Hemmung der Nahrungsaufnahme beteiligt.
Eine größere Form des Somatostatins mit 28 Aminosäuren kommt im Gastrointestinaltrakt vor. Sein *N*-Terminus ist dabei um 14 Aminosäuren verlängert. Es hat die gleiche Wirkung wie das Somatostatin-14.

Pankreatisches Polypeptid (PP). Dieses ist ein Peptid aus 36 Aminosäuren, das von den F-(PP-)Zellen der Bauchspeicheldrüse gebildet wird. Es stimuliert die exokrine Sekretion des Pankreas, also die Produktion der Verdauungssäfte, und hemmt die Aktivität der Gallenblase sowie die Salzsäure-Bildung des Magens.

20.7 Hormone des Hypothalamus und der Hypophyse

Hypothalamus und Hypophyse sind zwei eng miteinander verbundene Hormondrüsen. Der Hypothalamus ist ein Teil des Zwischenhirns, in ihm werden Neurohormone gebildet. Die Hypophyse ist die Anhangsdrüse des Gehirns. Sie besteht eigentlich aus zwei getrennten Organen, nämlich der *Neurohypophyse* (Hypophysenhinterlappen) und der *Adenohypophyse* (Hypophysenvorderlappen, ☞20.16). Beide Teile bilden mehrere Hormone. Die *Pars intermedia*, die bei verschiedenen Tieren mit Farbwechsel gut entwickelt ist, spielt beim Menschen keine Rolle.

Hormone des Hypothalamus

Die ⏻ 20.9 nennt die wichtigsten hypothalamischen Hormone (= Neurohormone). Sie stellen ein Bindeglied zwischen nervöser und humoraler Regulation dar, denn ihre Bildung wird durch das Zentralnervensystem kontrolliert. Abgegeben werden die Hypothalamushormone von den Endigungen der hypothalamischen Nervenfasern an Blutkapillaren. Sie erreichen auf kurzem Wege über ein spezielles Portalsystem ihr Zielorgan, die Adenohypophyse, wo sie die Freisetzung der hypophysären Hormone entweder stimulieren oder hemmen (s. ☞20.18, S. 544).

Struktur. Die hypothalamischen Hormone sind kürzere Peptide mit 3–44 Aminosäure-Resten, die häufig *N*-terminal eine *Acetyl-Gruppe* oder einen *Pyroglutamyl-Rest* (5-Oxoprolin-Rest, Abk. Glp, Formel auf S. 28) und *C*-terminal eine *Amid-Gruppe* („–NH₂") tragen. Durch diese Modifikationen der Peptidkette sind sie vor einem unspezifischen Abbau durch Exopeptidasen besser geschützt.

Biosynthese. Die Gene der Neurohormone codieren in mehreren Fällen eine ganze Familie verschiedener Proteine und Peptide. Ihre mRNA wird zu einer großen Vorstufe translatiert, aus der durch *limitierte Proteolyse* im Golgi-Apparat Peptidhormone, Neurotransmitter und Neuromodulatoren, manchmal auch Bindungsproteine oder Proteine mit unbekannter Funktion freigesetzt werden (*Polyprotein-Konzept*). Die Ausstattung der Zellen mit proteinmodifizierenden Enzymen und strukturspezifischen Proteinasen entscheidet dann darüber, welche Produkte aus dem Polyprotein jeweils gebildet und sezerniert werden.

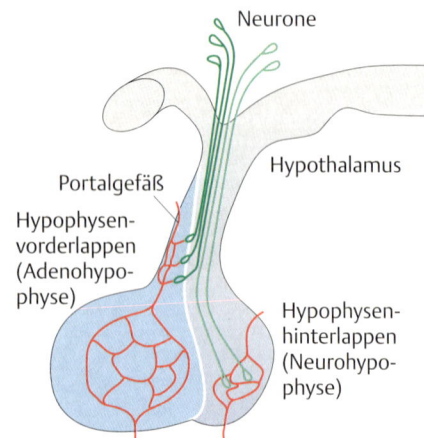

Neurone

Hypothalamus

Portalgefäß

Hypophysenvorderlappen (Adenohypophyse)

Hypophysenhinterlappen (Neurohypophyse)

☞20.16 Hypothalamus und Hypophyse. Die vom Hypothalamus in das Portalgefäß (rot) sezernierten Neurohormone werden vom Blut zum Hypophysenvorderlappen (hellblau) transportiert und dort an Rezeptoren gebunden. Dadurch wird die Aktivität dieser Drüse gesteuert. Der Hypophysenhinterlappen ist dagegen direkt mit dem Hypothalamus verbunden, seine Neurohormone werden durch axonalen Transport geliefert und ins Blut sezerniert.

Regulation. Die Steuerung der Aktivität des Hypothalamus ist komplex. Auf ihn wirken sowohl afferente Einflüsse aus dem Gehirn als auch Hormone aus dem Blutsystem, soweit sie die Blut-Hirn-Schranke durchdringen. Die Neurone des Hypothalamus haben viele Eingänge, sie integrieren die verschiedenen Reize und antworten auf sie mit einer Sekretion ihrer Hormone. Dabei verläuft die Sekretion der Neurosekrete nicht kontinuierlich, sondern in einem typischen zeitlichen Muster, häufig in Pulsen oder Episoden. Man spricht von *pulsatiler* und *episodischer Sekretion*. Dadurch ist die Adenohypophyse nicht einer gleichbleibenden Hormonkonzentration, sondern Hormonpulsen ausgesetzt, deren Frequenz und nicht so sehr deren Konzentration für die Wirkung entscheidend ist.

Corticoliberin (Corticotropin-releasing hormone, **CRH**). Dieses Neuropeptid aus 41 Aminosäuren wird in verschiedenen Kerngebieten des Hypothalamus, aber auch in anderen Regionen des Gehirns sowie in verschiedenen peripheren Organen (Lunge, Nebenniere, Gastrointestinaltrakt) gebildet. In der Adenohypophyse bewirkt es eine *verstärkte Ausschüttung des Corticotropins* (ACTH, s. u.), besonders bei Reaktion auf Stress. Die Ausschüttung von CRH wird vom ZNS kontrolliert und auch durch die kreisenden Mengen an Glucocorticoiden bestimmt. Dieser Regelkreis, in den Hypothalamus, Adenohypophyse und Nebennierenrinde einbezogen sind, sorgt im Sinne des Schemas in ☞**20.4** (S. 521) für einen im Tagesrhythmus schwankenden Spiegel an Nebennierenrindenhormon (circadianer Rhythmus). Allerdings kann dieser Regelkreis von äußeren Faktoren im Sinne einer Sollwertverstellung beeinflusst werden.
Im Gehirn und in Zentren des vegetativen Nervensystems hat CRH als *Neurotransmitter/Modulator* eine Schlüsselstellung in der Koordination von Vorgängen, die mit Stress verbunden sind.

Thyroliberin (**TRH**) ist ein Tripeptid mit der Struktur Pyroglutamylhistidyl-prolinamid, das von hypothalamischen Neuronen produziert wird und in der Hypophyse die Bildung und Sekretion von Thyreotropin und Prolactin stimuliert. Größter auslösender Reiz für seine Sekretion ist eine starke Kälteexposition. Das Neuropeptid wird auch in anderen Regionen des ZNS gebildet, wo es als Neurotransmitter/Modulator wirkt.

Gonadoliberin (Gonadotropin-releasing hormone, **GnRH, LHRH**). Dieses Neurohormon aus Kernen des Hypothalamus ist ein Dekapeptid. Es wird in regelmäßigen Hormonpulsen von etwa 1 min Dauer sezerniert und stimuliert dadurch die gonadotropen Zellen der Adenohypophyse zur Sekretion der Gonadotropine LH und FSH (s. S. 548 f.). Die Intervalle zwischen zwei GnRH-Hormonpulsen betragen beim Mann etwa 120 min, bei der Frau zyklusabhängig 60-90 min. Die Bildung des Gonadoliberins steht seinerseits unter Kontrolle des Gehirns.
Es gibt auch GnRH-Rezeptoren außerhalb der Hypophyse. Im Hypothalamus scheinen sie an der autokrinen Selbstregulation beteiligt zu sein. Die Funktion in der Peripherie ist unklar.

Zu Somatostatin s. S. 539, Somatoliberin s. S. 545 und Dopamin s. S. 562 f.

⊤ 20.9 Hypothalamische Hormone des Menschen

Bezeichnung biochemisch	funktionell	Abkürzung
Corticoliberin	Corticotropin-releasing hormone	CRH
Somatostatin		SRIF, SIH
Thyroliberin	Thyreotropin-releasing hormone	TRH
Gonadoliberin	Gonadotropin-releasing hormone	GnRH
Dopamin	Prolactin-inhibiting hormone	PIH
Somatoliberin	Growth hormone-releasing hormone	GHRH

Thyroliberin: Glp-His-Pro-NH$_2$

🔍 Die **pulsatile Sekretion** von Gonadoliberin ist für seine Wirksamkeit entscheidend. Durch eine kontinuierliche Infusion von GnRH wird kurzfristig ein Anstieg der LH- und FSH-Sekretion ausgelöst, gefolgt von einer anhaltenden Suppression der Gonadotropine durch Herunterregelung der GnRH-Rezeptoren. Klinisch wird dieses Prinzip zur Blockierung der LH- und FSH-Sekretion durch den Einsatz von synthetischen GnRH-Analogen mit langer Wirkung genutzt.

Hypothalamus	Ocytocin-Vorstufe	Vasopressin-Vorstufe
	↓	↓
Neurohypophyse	Ocytocin	Vasopressin
	↓	↓
Zielorgane	Uterus, Brustdrüse, Gehirn	Niere, Blutgefäße, Hypophyse

👁 **20.17 Hormone der Neurohypophyse.** Sie werden im Hypothalamus gebildet und von der Neurohypophyse sezerniert.

🔍 Im Tierreich gibt es verschiedene **Varianten der beiden Neuropeptide**. Der Mensch und die meisten Tiere haben ein sogenanntes *Arginin-Vasopressin* (AVP), bei dem an Position 8 ein Arginin steht. Im Vasopressin der Schweine befindet sich an dieser Stelle ein Lysin. Bei Reptilien, Amphibien und Fischen bildet die Neurohypophyse sogar nur ein Hormon, das *Vasotocin*, das in Position 3 wie Ocytocin und in Position 8 wie Vasopressin aufgebaut ist.

🔍 Als **Neurosekretion** wird die Produktion von Hormonen und hormonähnlichen Substanzen durch Nervenzellen bezeichnet. Das Neurosekret wird im Perikaryon der Nervenzelle gebildet, im Axon transportiert, häufig in sekretorischen Vesikeln gespeichert und schließlich im Bereich eines „Neurohämalorgans" – im einfachsten Fall einer Nervenendigung – an das Blut abgegeben. Die Freisetzung der Neurosekrete kann durch chemische oder elektrische Reizung der Nervenzellen geschehen, ausgelöst durch Hormone, Neurotransmitter oder eine Depolarisation.
In der Evolution sind zuerst die neurosekretorischen Hormone entstanden sie sind schon bei einfachen Tieren, z. B. bei dem Polypen Hydra, nachweisbar.

▷ **Wichtige Wirkungen von Ocytocin:**

– Wehenauslösung
– Milchejektion

und Vasopressin:
– Blutdruckerhöhung
– Antidiurese

Hormone der Neurohypophyse

Die Neurohypophyse sezerniert zwei miteinander verwandte zyklische Nonapeptide, das **Ocytocin** und das **Vasopressin**, die im Gegensatz zu den Hormonen der Adenohypophyse (s. u.) Hormone von Nervenzellen, also Neurosekrete, sind. Beide werden als große Vorstufen (ca. 20 kDa) in mehreren Zellgruppen des Hypothalamus (*Nucleus supraopticus* und *paraventricularis*) gebildet und über axonalen Transport in die Neurohypophyse gebracht (👁20.17). Während des Transports werden aus den beiden Prohormonen die aktiven Neuropeptide freigesetzt, zusammen mit den beiden Carrierproteinen *Neurophysin I* (für Ocytocin) und *Neurophysin II* (für Vasopressin). Die aktiven Hormone werden mit den Neurophysinen gespeichert und dann in das Blut abgegeben.
Der Abbau der beiden Neurohormone geschieht hauptsächlich in der Leber, z. T. werden sie auch mit dem Urin ausgeschieden. Ihre Halbwertszeit ist kurz (2-4 min).

Struktur. Ocytocin und Vasopressin sind sehr ähnliche Nonapeptide, deren Cystein-Reste in Position 1 und 6 über eine Disulfid-Brücke zu einem Ring verknüpft sind. Ocytocin und Vasopressin unterscheiden sich nur in Position 3 und 8, doch haben sie deutlich unterschiedliche biologische Aktivitäten.

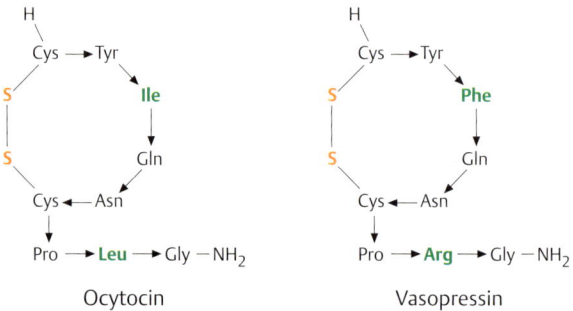

Ocytocin   Vasopressin

Wirkmechanismus. Die Wirkung der beiden Hormone wird durch miteinander verwandte Membranrezeptoren vermittelt (Vasopressin-Rezeptoren V_{1a}, V_{1b}, V_2; Ocytocin-Rezeptor), die über verschiedenen G-Proteine entweder Adenylat-Cyclase (V_2) oder Phospholipase C (V_{1a}, V_{1b}) aktivieren.

Wirkungen von Ocytocin. Ocytocin wirkt bei der Frau auf die glatte Muskulatur von Uterus und Brustdrüse. Es löst die Kontraktion der Uterusmuskulatur aus (Wehen) und ist für die Milchejektion der laktierenden Brustdrüse verantwortlich. Beim Mann bewirkt Ocytocin eine Kontraktion der Samenkanälchen. Weitere Wirkorte liegen im ZNS, wo das Ocytocin eine Reihe von Wirkungen u. a. auf Blutdruck, Nierenfunktion und Verhalten ausübt.

Wirkungen von Vasopressin. Synonyme dieses Hormons sind Arginin-Vasopressin (AVP), Adiuretin, antidiuretisches Hormon (ADH, in der Klinik bevorzugt). Damit werden auch die beiden bedeutendsten Wirkbereiche des Vasopressins angesprochen, die Erhöhung des Blutdrucks und die Antidiurese: An der Muskulatur kleiner Blutgefäße bewirkt es über V_{1a}-Rezeptoren eine Konstriktion, was zu einer *Blutdruckerhöhung* führt. In den distalen Tubuli und Sammelrohren der Niere fördert es die *Rückresorption von Wasser* aus dem Primärharn (s. S. 699) durch Permeabilitätssteigerung. Vasopressin bewirkt dabei über V_2-Rezeptoren einen Anstieg von cAMP. Dadurch wird die Fusion von intrazellulären Vesikeln, die Wasserkanäle (Aquaporin-2, s. S. 355) tragen, mit der luminalen Seite der Plasmamembran gefördert. Die antidiuretische Wirkung setzt schon bei kleineren Konzentrationen des Vasopressins ein als die vasokonstriktorische Wirkung.

Daneben hat das Vasopressin viele weitere Wirkungen: Über das Portalsystem kann das Neuropeptid die Adenohypophyse erreichen. Dort stimuliert es mittels V_{1b}-Rezeptoren die Sekretion von Corticotropin (ACTH). In anderen Bereichen des Gehirns ist Vasopressin als *Neurotransmitter/Neuromodulator* an Lern- und Gedächtnisprozessen beteiligt. Außerdem kann Vasopressin die glatte Muskulatur des Dünndarms erregen und den Glykogen-Abbau in der Leber fördern.

Wichtigster Reiz für die Sekretion des Vasopressins ist der Anstieg der Osmolalität (genauer: Anstieg der Na^+-Konzentration) des Blutplasmas.

Eine Minderung der Sekretion von Vasopressin führt zu dem Krankheitsbild des *Diabetes insipidus*, bei dem große Mengen an hypotonem Harn ausgeschieden werden (bis zu 30 l pro Tag). Der Wasserverlust muss durch Trinken wieder ausgeglichen werden. Die Störungen können eine zentrale Ursache, z. B. ein Trauma im Bereich des Hypophysenstiels, oder eine renale Ursache haben, z. B. einen genetischen Defekt des Vasopressin-V_2-Rezeptors. Da das Gen für diesen Rezeptor auf dem X-Chromosom lokalisiert ist, tritt diese Form der Erkrankung nur bei männlichen Patienten auf.

Hormone der Adenohypophyse

◈20.18 gibt eine Übersicht über den funktionalen Zusammenhang der Hormone von Hypothalamus und Adenohypophyse. In dieser Hierarchie stehen die hypothalamischen Hormone an oberster Stelle. Sie steuern die sechs wichtigsten hypophysären Hormone, von denen vier übergeordnete, sog. *glandotrope* Hormone sind: sie wirken auf endokrine Drüsen des Organismus und stimulieren dort die Produktion der entsprechenden Hormone. Solche Hierarchien gelten insbesondere für die Glucocorticoide (Cortisol), die Schilddrüsenhormone (Iodthyronine) und die Sexualsteroide (Progesteron, Östradiol und Testosteron). Die *nichtglandotropen* hypophysären Hormone steuern Funktionen in peripheren Zielorganen direkt. Das Prinzip dieser Hormonhierarchie wurde bereits in ◈20.4 auf S. 521 erläutert.

In der Adenohypophyse werden mindestens acht verschiedene Hormone gebildet. Aufgrund von Gemeinsamkeiten in ihrer Aminosäure-Sequenz lassen sie sich in **drei Gruppen** einordnen. Sie werden von fünf verschiedenen Zelltypen gebildet, die sich mit histologischen Methoden identifizieren lassen (⊤ 20.10).
- *Corticotropin-Familie:* Die erste Gruppe bilden Corticotropin (ACTH), Melanotropin (MSH), Lipotropin, Enkephalin und Endorphin. All diese Hormone rechnen noch zu den Peptiden und werden von einem einzigen Gen, dem POMC-Gen, codiert.
- *Prolactin-Wachstumshormon-Familie:* Als Mitglieder der zweiten Gruppe sind Somatotropin (GH), Prolactin und Chorionsomatomammotropin (hCS, hPL) zu nennen. Sie sind Proteine mit einer M_r um 22000.
- *Glykoproteinhormon-Familie:* Die dritte Gruppe schließlich umfasst Thyrotropin (TSH), Follitropin (FSH) und Lutropin (LH). Es sind Glykoproteine mit M_r 28000 – 34000, die aus zwei Untereinheiten (α- und β-Ketten) bestehen. Ihre α-Ketten sind identisch, die Hormone unterscheiden sich in ihren β-Ketten, die für die Rezeptorbindung entscheidend sind. Das Choriongonadotropin gehört ebenfalls in diese Hormonfamilie; es wird jedoch nur von der Plazenta gebildet.

⌕ Da Ocytocin und Vasopressin als kleine Peptide durch Schleimhäute diffundieren können, lassen sich die Neuropeptide und ihre Analoge in Form von **Nasensprays** applizieren.

⊤ **20.10 Zelltypen in der Adenohypophyse.** In der Adenohypophyse finden sich fünf Typen von endokrin aktiven Zellen (Anteil in Klammern), die die folgenden Hormone sezernieren.

Zelltyp und Hormon	Synonym	Abkürzung
Somatotrope *(50 %)*		
Somatotropin	(human) growth hormone	STH, GH, hGH
Lactotrope *(10–25 %)*		
Prolactin		PRL
Thyrotrope *(bis 10 %)*		
Thyrotropin	Thyroidea-stimulierendes Hormon	TSH
Corticotrope *(15–20 %)*		
Corticotropin	adrenocorticotropes Hormon	ACTH
Enkephaline		
Endorphine		
Lipotropin		
Gonadotrope *(10–15 %)*		
Lutropin	luteinisierendes Hormon	LH
Follitropin	Follikel-stimulierendes Hormon	FSH

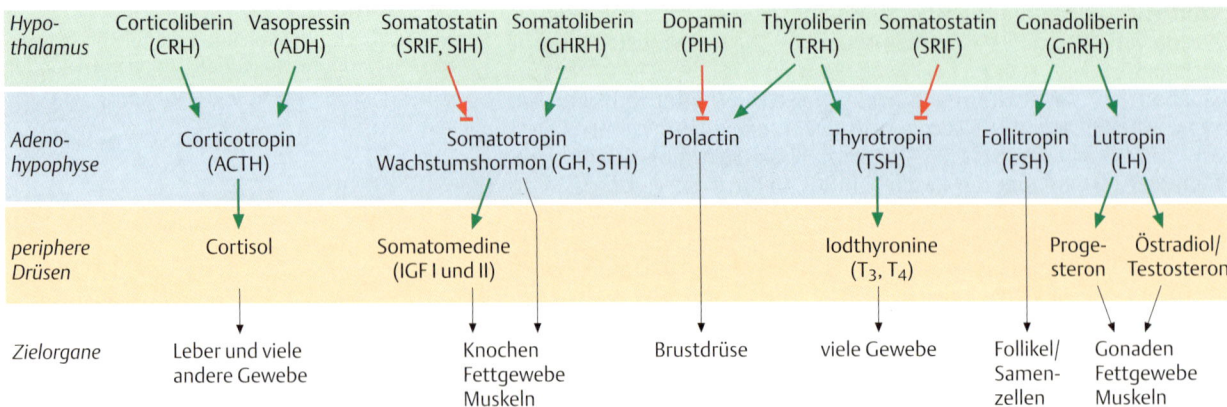

Hypo-thalamus	Corticoliberin (CRH)	Vasopressin (ADH)	Somatostatin (SRIF, SIH)	Somatoliberin (GHRH)	Dopamin (PIH)	Thyroliberin (TRH)	Somatostatin (SRIF)	Gonadoliberin (GnRH)	
Adeno-hypophyse	Corticotropin (ACTH)		Somatotropin Wachstumshormon (GH, STH)		Prolactin	Thyrotropin (TSH)	Follitropin (FSH)	Lutropin (LH)	
periphere Drüsen	Cortisol		Somatomedine (IGF I und II)			Iodthyronine (T$_3$, T$_4$)		Proge-steron	Östradiol/ Testosteron
Zielorgane	Leber und viele andere Gewebe		Knochen Fettgewebe Muskeln		Brustdrüse	viele Gewebe	Follikel/ Samen-zellen	Gonaden Fettgewebe Muskeln	

20.18 Hormone von Hypothalamus und Adenohypophyse. Es sind nur die wichtigsten Wirkorte angegeben. Dabei bedeuten grüne Pfeile eine stimulierende und rote Pfeile eine hemmende Wirkung auf das jeweilige Zielorgan. In Klammern stehen die in der Klinik gebräuchlichen Abkürzungen. Neben den genannten Hormonen sezerniert die Adenohypophyse auch MSH, Enkephaline und Endorphine.

Pro-Opiomelanocortin

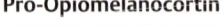

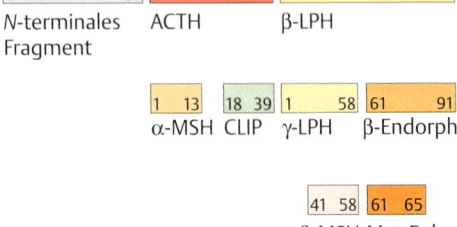

20.19 Vom Pro-Opiomelanocortin-Gen co-dierte Peptide. Das Schema zeigt nur die wichtigsten Peptide, die durch limitierte Proteolyse aus dem Polyprotein gebildet werden können. Die Abkürzungen sind im Text erläutert.

▷ **Wichtige Wirkungen des ACTH:**

Förderung
– der Steroidogenese in der Nebennieren-rinde
– der Lipolyse im Fettgewebe

🔍 Das **Melanotropin** bewirkt die Ausbreitung der Pigmentgranula in den Melanophoren in der Epidermis von Amphibien und Fischen, führt also zur *Dunkelfärbung der Haut*.
Das Hormon kann auch aus den Hypophysen der Säugetiere, die keine Melanophoren besitzen, isoliert werden. MSH-produzierende Neurone des ZNS sind an der *Regulation des Körpergewichts* beteiligt.
Die Ausschüttung des Melanotropins wird durch die Hypothalamus-Peptide *Melanoliberin* und *Me-lanostatin* (MIF) kontrolliert. Beide scheinen che-misch mit Ocytocin verwandt zu sein; das termi-nale Peptid Pro-Leu-Gly-NH$_2$ wirkt z. B. als *„inhibi-ting factor"* auch auf andere Hormonsysteme.

Corticotropin (adrenocorticotropes Hormon, **ACTH**) ist ein Peptidhor-mon aus 39 Aminosäuren. Auch *N*-terminale Fragmente mit den ersten 18 bis 23 Aminosäuren sind noch biologisch aktiv.

Biosynthese. Corticotropin wird vom *Pro-Opiomelanocortin-Gen* (POMC-Gen) codiert. Dieses enthält die Information für verschiedene Signalpeptide, die sich z. T. überlappen: *Corticotropin*, β- und γ-*Lipotropin*, α-, β- und γ-*Melanotropin*, β-*Endorphin* und *Met-Enkepha-lin*. Nach der Transkription des POMC-Gens zu einer mRNA wird diese zu Pro-Opiomelanocortin translatiert, einem Polyprotein, aus dem durch Proteinmodifikation und limitierte Proteolyse einige der Signalstoffe gewebespezifisch freigesetzt werden (**20.19**). In der Adenohypophyse wird von den corticotropen Zellen aus dem Pro-Opiomelanocortin außer ACTH auch noch β-*Lipotropin* (β-LPH) und β-*Endorphin* gebildet. Andere Peptide des POMC-Gens werden zwar nicht von den Corticotropen aber von anderen Zellen im ZNS und der Peripherie des Körpers sezerniert.

Wirkungen von Corticotropin. Die physiologische Wirkung von ACTH besteht vorrangig in einer Stimulierung der Nebennierenrinde, wobei vor allem die Produktion der Glucocorticoide in der *Zona fasciculata* gesteigert wird (s. S. 525). Über das Adenylat-Cyclase-System aktiviert das ACTH eine Cholesterol-Esterase, die aus gespeicherten Fettsäure-estern Cholesterol freisetzt, sowie den *Sterol-Carrier StAR* (steroidoge-nic acute regulator), der das Cholesterol in die Mitochondrien befördert (s. S. 324). Außerdem wird das Cytochrom P-450$_{scc}$-System stimuliert, das die Seitenkette des Cholesterols oxidativ kürzt. Ferner beobachtet man eine vermehrte Aktivität der NADPH-produzierenden Enzyme Malat-Dehydrogenase und Glucose-6-phosphat-Dehydroge-nase, weil NADPH für Steroid-Hydroxylierungen benötigt wird.
Erhöhte Konzentrationen von ACTH fördern in Fettzellen die *Lipolyse*, in den B-Zellen des Pankreas die *Insulin-Ausschüttung* und in den Melanocyten der Haut die Pigmentierung durch Bildung von Melanin. Die Bedeutung von β-LPH und β-Endorphin beim Menschen ist weniger klar.

Melanotropin (Melanocyten-stimulierendes Hormon, **MSH**) wird bei vielen Wirbeltieren in der *Pars intermedia* (früher Hypophysenmittel-lappen genannt) produziert. Beim Menschen kommt es in verschiede-nen Regionen des Gehirns als *Neurotransmitter* sowie in Keratinocy-ten und Haarfollikelzellen vor. Die Sequenz von drei verschiedenen Formen des Melanotropins ist bekannt: α-, β- und γ-MSH. Es sind kleine, am *N*-Terminus acetylierte Peptide aus 5 bis 13 Aminosäuren.

Lipotropine (**LPH**). In Hypophysen kommen zwei verschiedene Peptide vor (Länge 91 und 58 Aminosäuren), die aufgrund ihrer Wirkung als β- und γ-Lipotropin bezeichnet werden. Ob sie an der physiologischen Regulation der Lipolyse beteiligt sind, ist allerdings fraglich. Diese Funktion wird beim Menschen vom Wachstumshormon und ACTH erfüllt. Die Lipotropine gehören zur *Corticotropin-Familie* und werden vom POMC-Gen codiert. Sie enthalten die vollständige Sequenz des β-Melanotropins, der Enkephaline und Endorphine (s. ☞**20.19**). Man nimmt deshalb an, dass das β-Lipotropin als Vorstufe des β-Endorphins dient und keine eigene physiologische Funktion besitzt.

Somatotropin (**STH,** Wachstumshormon, **GH**). Dieses Proteohormon gehört zu der *Prolactin-Wachstumshormon-Familie*. Das Protein besteht aus einer Peptidkette von 191 Aminosäuren (21,5 kDa) und trägt zwei Disulfid-Brücken. Unter den Hormonen der Adenohypophyse zeigt Somatotropin die größte Speziesspezifität. Diese geht soweit, dass das aus Rinderhypophysen gewonnenes GH beim Menschen wirkungslos ist. Das humane GH (hGH) wird für Substitutionsbehandlungen gentechnisch gewonnen.

Biosynthese und Regulation. Somatotropin wird in der Hypophyse von den somatotropen Zellen gebildet und vorwiegend in der ersten Schlafhälfte (non-REM-Schlaf) sezerniert. Die Sekretion steht unter der Kontrolle vieler Faktoren, besonders der beiden hypothalamischen Hormone *Somatoliberin* (GHRH) und *Somatostatin* (SRIF). Beides sind Peptide. Somatoliberin, eigentlich zwei ähnliche Peptide aus 40 und 44 Aminosäuren, wird vermehrt produziert, wenn der Blutzucker sinkt. Da Somatotropin den Blutzuckerspiegel erhöht, ergibt sich hier ein Regelkreis. Während die Somatotropin-Sekretion also durch Glucose vermindert wird, wird sie von anderen stoffwechselrelevanten Verbindungen wie Aminosäuren (z. B. Arg) und Fettsäuren gefördert. Andere physiologische Faktoren, die stimulierend wirken, sind der non-REM-Tiefschlaf, körperliche Anstrengungen und Stress.

Die Plasmahalbwertszeit des Somatotropins beträgt etwa 20 min. Ein Teil des zirkulierenden Hormons ist an ein Bindungsprotein gebunden, das dem extrazellulären Anteil des Somatotropin-Rezeptors entspricht. Man kann die Bindung an dieses Protein als eine Reservoir-Bildung auffassen.

Wirkungen von Somatotropin. Somatotropin fördert anabole Stoffwechselprozesse und das Wachstum (daher der Name *Wachstumshormon*). Es tut dies teils direkt, teils über die Induktion von *Insulinähnlichen Wachstumsfaktoren* (s. u.).

Wachstum ist ein sehr komplexer Vorgang, und das Somatotropin scheint eine Vielzahl von physiologischen Vorgängen zu beeinflussen. Knochen- und Knorpelwachstum werden gefördert, Fett wird vermehrt von Fettzellen freigesetzt und verbrannt, es kommt zur Stickstoff-Retention und vermehrten Protein-Synthese, langfristig zur Erhöhung des Blutzucker-Spiegels und einer Gewichtszunahme. Mit vielen dieser Wirkungen ist das Somatotropin ein Gegenspieler des Insulins. Auf einige Stoffwechselwirkungen werden wir bei der Behandlung der Stoffwechselsteuerung zurückkommen (S. 637).

In der Leber, aber auch im Knochen stimuliert Somatotropin die Produktion der Insulin-ähnlichen Wachstumsfaktoren I und II (IGF-I und II).

Insulin-ähnliche Wachstumsfaktoren I und II (IGF-I und -II; Somatomedine). Es handelt sich um zwei Peptide aus 70 (IGF-I) bzw. 67 (IGF-II) Aminosäuren, die zu Proinsulin homolog sind. Sie werden vor allem in der Leber, aber auch in Knochen, Gehirn und anderen Geweben gebildet und ohne Speicherung an die Umgebung abgegeben.

🔍 **Somatostatin**, das auf S. 539 beschrieben ist, wird nicht nur als *Neurohormon* vom Hypothalamus gebildet, sondern auch als *Gewebshormon* im Pankreas und Magen-Darm-Trakt. Außerdem ist es *Neurotransmitter/Modulator* im ZNS.

🔍 **Somatotropin** wirkt über einen Membranrezeptor vom Typ I, der mit den Rezeptoren für Cytokine und Prolactin verwandt ist. Nach der Dimerisierung des Rezeptors wird vermehrt Diacylglycerol gebildet, das die *Protein-Kinase C* aktiviert.

🔍 **IGF-I** fördert die Zellteilung, indem es als *Progressionsfaktor* in den Zellzyklus eingreift. Viele Prozesse werden dadurch stimuliert, darunter das Knorpelwachstum, die Hämatopoiese, die ovarielle Steroidogenese, die Myoblasten-Proliferation und -Differenzierung. Die Somatotropin-Sekretion wird von IGF-I reprimiert (neg. Feedback). Die Rezeptoren für Insulin und IGF-I sind eng verwandt, sie binden beide auch den jeweils anderen Liganden, allerdings mit unterschiedlicher Affinität.

IGF-II hat ähnliche Wirkungen, zeigt aber eine andere Verteilung im Körper. Auch sein Rezeptor unterscheidet sich von dem des IGF-I, er ist identisch mit dem 300 kDa Mannose-6-phosphat-Rezeptor (s. S. 292). Eine physiologische Bedeutung hat IGF-II vor allem für das intrauterine Wachstum.

IGF-I und -II fördern das *Wachstum* und die *Zelldifferenzierung* und vermitteln dadurch viele Wirkungen des Somatotropins. Sie wirken vorrangig lokal als *Gewebshormone*. Wenn sie ins Blut gelangen, können die IGF an Trägerproteine gebunden werden. Erstaunlicherweise gibt es sechs verschiedene Trägerproteine (IGF-BP). Die IGF-BP verlängern die Halblebenszeit der IGF erheblich, sie modulieren die Verfügbarkeit der Hormone und sind an ihrer Zielfindung beteiligt.

Thyrotropin (**TSH**), das thyrotrope Hormon, gehört in die Familie der *Glykoproteinhormone*. Diese Hormone haben eine Molmasse von etwa 28 kDa, als Heterodimere bestehen sie aus einer α-Untereinheit mit 89 Aminosäuren und einer β-Untereinheit mit 112 Aminosäuren. Die α-*Untereinheiten* der Glykoproteinhormone sind völlig identisch. Die Glykoproteinhormone unterscheiden sich durch ihre β-*Untereinheiten*, die für die spezifische Rezeptorbindung und die verschiedenen biologischen Aktivitäten verantwortlich sind. Die Kohlenhydrate verringern die metabolische Clearance der Hormone und verlängern damit ihre Halbwertszeiten; außerdem verstärken sie ihre biologische Aktivität. Die Plasma-Halbwertszeit von Thyrotropin beträgt etwa 30 min.

Wirkung des Thyrotropins. Sie besteht in der Kontrolle der Schilddrüsenfunktion. Das hypophysäre Hormon fördert das Wachstum der Thyreocyten und stimuliert viele Teilprozesse, die zu einer verstärkten Sekretion der Iodthyronine T_4 und T_3 führen (s. S. 533), also die Aufnahme von Iodid in die Thyreocyten, die Organifizierung des Iods, die Ausbildung der Thyroxin-Gruppen am Thyreoglobulin, die Resorption des Thyreoglobulins, lysosomale Aktivitäten und schließlich die Ausschüttung des Thyroxins und Triiodthyronins. Die Signaltransduktion des Thyrotropins verläuft über einen Membranrezeptor von Typ III, sowie Adenylat-Cyclase und Phospholipase C.

Regulation. Die Biosynthese des TSH wird durch das hypothalamische Neuropeptid Thyroliberin stimuliert. Eine hemmende Wirkung übt das Somatostatin aus. Auch Triiodthyronin vermindert im Sinne einer negativen Rückkopplung die Sekretion von TSH. Auch andere Hormone und Pharmaka können die TSH-Sekretion beeinflussen: Somatotropin und Glucocorticoide hemmen, Östrogene stimulieren.

Gonadotrope Hormone (Gonadotropine). Es gibt zahlreiche Hormone, die auf das Geschehen in den Keimdrüsen einwirken. Sie sind im Gegensatz zu den Sexualsteroiden nicht geschlechtsspezifisch, wirken also bei Mann und Frau. Man unterscheidet hauptsächlich zwei Wirkungen:
- die *Stimulierung der Follikel* durch ein Follikel-stimulierendes Hormon (Follitropin, FSH): sie ist auf die Entwicklung der Follikel im Ovar und der Samenzellen im Hoden gerichtet, und
- die *Stimulierung der Bildung von Sexual-Steroidhormonen* durch ein luteinisierendes Hormon (Lutoprin, LH): diese Wirkung betrifft die Bildung von Östrogenen und Gestagenen im Ovar bzw. Androgenen in den Hoden; sie ist identisch mit der luteinisierenden Wirkung, d.h. der Umwandlung der Follikel in das *Corpus luteum* (Gelbkörper).

FSH und LH werden gemeinsam von einem Zelltyp, den gonadotropen Zellen der Adenohypophyse, gebildet. Außerdem kann auch die Plazenta gonadotrope Hormone bilden.

Die episodische Sekretion von FSH und LH steht unter der positiven Kontrolle des Gonadoliberins (S. 541): GnRH bindet an Rezeptoren auf der Oberfläche der gonadotropen Zellen. Der Rezeptor ist ein 7-Helix-Protein, das die Spaltung von Phosphoinositid stimuliert. Über $InsP_3$ (s. S. 486) wird Ca^{2+} aus intrazellulären Speichern freigesetzt, das mit Hilfe von Calmodulin die Exocytose von LH und FSH stimuliert. Wie die beiden Gonadotropine getrennt reguliert werden, ist immer noch nicht ganz klar. Die cytoplasmatische Ca^{2+}-Konzentration in den gonadotropen Zellen zeigt Oszillationen. Ihre Frequenz

---

Mitglieder der **Glykoproteinhormon-Familie**, die eine identische α-Untereinheit besitzen:
- Thyrotropin (TSH)
- Follitropin (FSH)
- Lutropin (LH)
- Choriongonadotropin (hCG)

Der Rezeptor für Thyrotropin kann auch durch Bindung von Auto-Antikörpern stimuliert (**Morbus Basedow** = Graves Erkrankung, S. 578) oder blockiert werden.

Weitere regulatorische Faktoren greifen in die Biosynthese der Gonadotropine ein: *Östrogene* und *Androgene* hemmen ihre Sekretion. FSH wird selektiv durch *Inhibin* (s. S. 531) gehemmt (neg. Rückkopplungsschleife). Auch lokale Faktoren wie *Interleukin 6* und *PACAP* (pituitary adenylate cyclase activating polypeptide) beeinflussen durch parakrine Effekte die Aktivität der hypophysären Zellen.

wird durch das GnRH stimuliert. Zahlreiche weitere Faktoren können modulierend eingreifen; dies wird unten im Zusammenhang mit dem Menstruationszyklus genauer besprochen.

Follitropin (Follikelzell-stimulierendes Hormon, **FSH**) zählt zu der Familie der Glykoproteinhormone. Es ähnelt damit in Größe und Aufbau dem Thyrotropin und dem Lutropin (Größe etwa 28 kDa, αβ-Heterodimer, hoher Kohlenhydrat-Anteil). Der Zuckeranteil ist für die biologische Funktion wichtig.

Zielorgane des FSH sind die männlichen und weiblichen Gonaden. Es fördert das *Wachstum* und die *Entwicklung der Keimzellen*. Im Ovar werden die Follikel vergrößert, im Hoden wird die Spermatogenese angeregt und die Synthese des Androgen-bindenden Proteins (ABP) durch die Sertoli-Zellen induziert. Das Hormon hat eine wichtige Rolle im Menstruationszyklus der Frau (s. u.).

Lutropin (luteinisierendes Hormon, **LH**; ältere Bezeichnung: Zwischenzell-stimulierendes Hormon ICSH) hat eine Größe von 29 kDa und ähnelt dem Thyrotropin und dem Follitropin

Es kontrolliert die Produktion der Steroidhormone der Keimdrüsen; im Hoden werden die Leydig-Zwischenzellen zur *Testosteron*- und zur *Östron*-Bildung angeregt, beim weiblichen Organismus wird die *Östradiol*- und die *Progesteron-Synthese* im Ovar stimuliert. Ein Konzentrationsanstieg des LH in der Zyklusmitte ist für die Ovulation verantwortlich.

Choriongonadotropin (**hCG**). Dieses ebenfalls zur Glykoproteinhormon-Familie gehörende Hormon wird nur während der Schwangerschaft von der Plazenta gebildet. Es hat einen sehr hohen Kohlenhydrat-Gehalt und ähnelt in seiner Struktur den hypophysären Gonadotropinen, insbesondere dem Lutropin (LH).

Ebenso wie die hypophysären Glykoprotein-Hormone hat es eine luteotrope und eine geringe thyrotrope Wirkung. Das Hormon *fördert die Östrogen- und Progesteron-Bildung* und damit sekundär auch das Uteruswachstum.

Da das Choriongonadotropin unmittelbar nach dem Einnisten des befruchteten Eies in ansteigenden Mengen gebildet wird, kann sein Auftauchen als *Indikator für eine Schwangerschaft* dienen. Wegen seiner geringen Größe (237 Aminosäuren, ca. 28 kDa) wird das Hormon mit dem Urin ausgeschieden. Auf den Nachweis von hCG im Urin gründen sich deshalb verschiedene *Schwangerschaftstests*.

Prolactin (**PRL**) wird in den lactotropen (auch „mammotropen") Zellen der Adenohypophyse gebildet. Das Proteohormon besitzt 198 Aminosäuren (23 kDa) und enthält keine Kohlenhydrate.

Wirkungen: Seine wichtigste physiologische Wirkung in der Frau ist die Vorbereitung der Milchdrüse auf die Lactation (Milchbildung) während der Schwangerschaft und die Förderung der Lactation nach der Geburt. Es stimuliert dort die Synthese der Milchproteine Casein und Lactalbumin. Bei regelmäßig stillenden Müttern hemmt das Prolactin die Sekretion von LH und FSH, wodurch eine anovulatorische Phase entsteht, die eine Konzeption während der Lactationsphase verhindert. Prolactin ist auch an der Steuerung der Pubertät und des Menstruationszyklus beteiligt. Bei vielen Tieren beeinflusst Prolactin auch das Verhalten, z. B. löst es Brutinstinkte aus. Die psychischen Wirkungen beim Menschen sind unzureichend bekannt.

Regulation. Die Prolactin-Spiegel sind vor der Pubertät niedrig, danach sind sie etwas höher. Zum Ende einer Schwangerschaft steigen sie stark an. Sie bleiben während der Lactationsphase hoch. Die Sekretion von Prolactin aus der Hypophyse wird von *Thyroliberin* (TRH) und *Östradiol* stimuliert und von *Dopamin* (PIH) über D_2-Rezeptoren gehemmt. Dopamin, das wie TRF vom Hypothalamus

> **Wichtige Wirkungen von**
>
> **FSH:**
> – Förderung der Follikelreifung,
> – Spermatogenese, ABP-Bildung.
>
> **LH:**
> – Förderung der Östradiol-, Progesteron- und Testosteron-Synthese
> – Umwandlung des Follikels in den Gelbkörper

🔍 Die Neuraminsäure-Reste im **Kohlenhydrat-Anteil der Gonadotropine** sind ein wichtiger Schutz vor Inaktivierung. Werden sie abgespalten, so nehmen die Leberzellen die Hormone rasch auf und bauen sie ab. Die Choriongonadotropine, die mehr Neuraminsäure enthalten als die Hypophysenhormone, haben deshalb eine noch längere Halblebenszeit.

🔍 In der **vergleichenden Endokrinologie** werden die Hormonsysteme der Tiere unter dem Blickwinkel der Evolution untersucht. Dabei wurde festgestellt, dass viele Hormonsysteme sehr alt sind, ihre Vertreter werden im ganzen Tierreich gefunden (z. B. das Insulin). Auch die Mechanismen der Signaltransduktion zeigen zwischen den Tiergruppen keine wesentlichen Unterschiede. Dagegen kann die physiologische Wirkung der Hormone von Tiergruppe zu Tiergruppe variieren. *Prolactin* ist dafür ein gutes Beispiel: In Fischen ist es an der Regulation des Wasserhaushalts beteiligt, was z. B. beim Lachs für den Wechsel zwischen Süß- und Salzwasser wichtig ist. Diese osmoregulatorische Bedeutung hat das Prolactin bei den Säugern fast völlig verloren.

👁**20.20 Dopamin.** Dieses biogene Amin gehört zu den Catecholaminen (S. 562). Es kontrolliert nicht nur die Prolactin-Sekretion, sondern ist auch ein wichtiger Neurotransmitter (S. 723).

gebildet wird, ist im Unterschied zu den anderen hypothalamischen Hormonen kein Peptid, sondern ein biogenes Amin (☞**20.20**). Auch andere hypothalamische Faktoren wie VIP, Angiotensin II und endogene Opioide beeinflussen die Prolactin-Freisetzung.

Somatomammotropin (plazentales Lactogen, **hPL**; Chorion-Somatomammotropin, **hCS**) zeigt Verwandtschaft mit dem Prolactin und dem Somatotropin (GH) der Adenohypophyse. Es wird jedoch nur während der Schwangerschaft von der Plazenta gebildet. Das Hormon beeinflusst den Stoffwechsel, seine biologische Funktion in der Schwangerschaft ist aber noch nicht völlig verstanden. Das Auftreten von Schwangerschaftsdiabetes wird in Zusammenhang mit der GH-Ähnlichkeit des hPL gebracht.

20.8 Hormonale Regulation des Menstruationszyklus

Zyklische Veränderungen im physiologischen Geschehen sind häufig hormonal gesteuert. Ein Beispiel bietet der Genitalzyklus, der bei den Tierarten sehr verschieden verläuft. Wir wollen hier lediglich auf die Verhältnisse beim Menschen eingehen.

Der Genitalzyklus der Frau ist gekennzeichnet durch das periodische Reifen von Follikeln im Ovar; als Zeitgeber funktioniert zum einen der Regelkreis Ovar – Hypothalamus – Hypophyse, zum anderen ein Zentrum, das in einer rhythmogenen Zone im Zwischenhirn lokalisiert ist und über den Hypothalamus die Hypophysentätigkeit steuert.

In der ersten Zyklushälfte wird Follitropin (**FSH**) sezerniert, das die *Reifung* des Follikels bewirkt. Die *Ovulation* des reifen Follikels wird ausgelöst durch einen steilen Anstieg der Lutropin-(**LH**)-Sekretion (☞**20.21**, gelben Kurve). Er wird durch das Gonadoliberin (GnRH) des Hypothalamus bewirkt. Das LH steuert auch die Ausbildung des *Corpus luteum* und stimuliert die einsetzende Progesteron-Produktion (☞**19.28**, blauen Kurve).

Während die Hypophyse vor allem auf das Ovar einwirkt, werden die Vorgänge im *Uterus* von den Keimdrüsenhormonen gesteuert. Das **Östradiol** sorgt für den Aufbau der neuen Schleimhaut (*Proliferationsphase* oder *Follikelphase*), der kurz vor der Ovulation beendet ist. Gleichzeitig wirkt das Östradiol auf die Hypophyse zurück, es *hemmt* die Ausschüttung des *FSH*. Ein ständig hoher Östrogen-Spiegel hemmt auch die LH-Produktion, während die kurze präovulatorische Steigerung (☞**20.21**, violette Kurve) über den Hypothalamus die LH-Sekretion stimuliert. Durch die luteinisierende Wirkung des LH kommt die Progesteron-Produktion in Gang, das **Progesteron** bewirkt die Umwandlung der Uterusschleimhaut in den prägraviden Zustand und bereitet die Einbettung des befruchteten Eies vor (*Sekretionsphase* oder *Lutealphase* der Uterusschleimhaut). Solange die Progesteron-Produktion anhält, bleibt dieser Zustand erhalten.

Ist das Ei befruchtet, dann entwickelt sich der Gelbkörper zum *Corpus luteum graviditatis* und steigert die Progesteron-Produktion, die später von der Plazenta übernommen wird. Ist das Ei dagegen nicht befruchtet worden, so bildet sich der Gelbkörper zurück, weil die Produktion des LH durch die Hypophyse nachlässt, vermutlich infolge Rückkopplungshemmung durch Progesteron. Die Regression des Corpus luteum führt zur verminderten Produktion von Progesteron und Östradiol. Die Sekretionsschleimhaut kann beim Fehlen des Progesterons nicht erhalten bleiben, sie wird in der Menstruation abgestoßen.

Der gleichzeitige Abfall des Östradiol-Spiegels führt im hypothalamo-hypophysären System zur Gegenregulation, die FSH-Produktion wird

---

🔍 Das Muster und die Frequenz der hypothalamischen Aktivität (GnRH-Sekretion) werden durch *Opioid-Peptide* negativ und durch *Catecholamine* positiv gesteuert. Auf diesem Wege können **psychische Faktoren** wie z. B. Stress den Menstruationszyklus beeinflussen.

🔍 Obwohl am Beginn des Zyklus mehrere Follikel mit dem Wachstum beginnen, setzt sich (mit wenigen Ausnahmen) nur ein Follikel endgültig durch und wächst unter der Wirkung von FSH zu voller Größe heran. Die übrigen Follikel (Sekundärfollikel) werden durch Abgabe von **Inhibin** durch den dominanten Follikel am weiteren Wachstum gehindert und bilden sich zurück. Auch die FSH-Sekretion der Hypophyse (s.o.) wird durch Inhibin gehemmt.

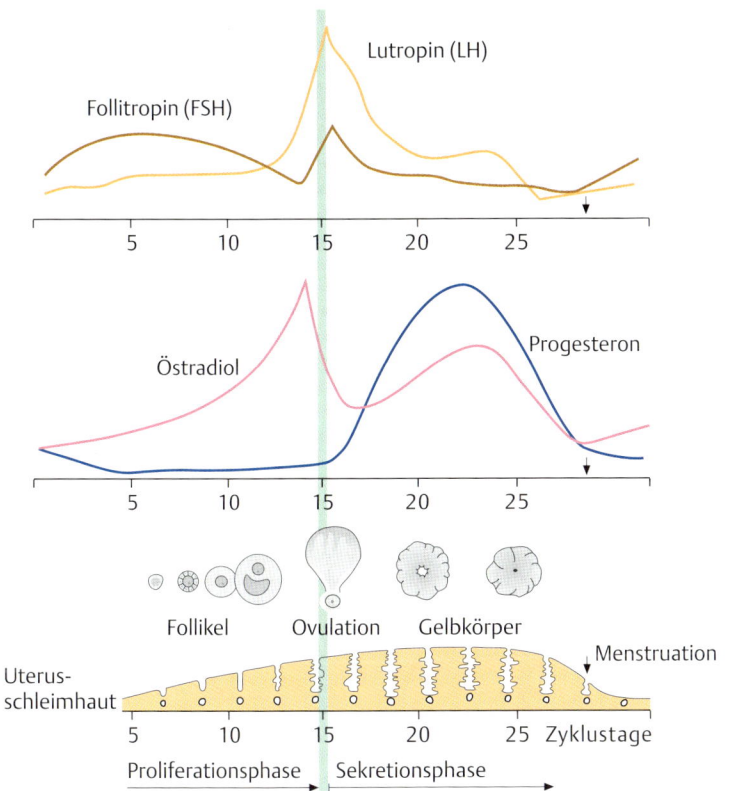

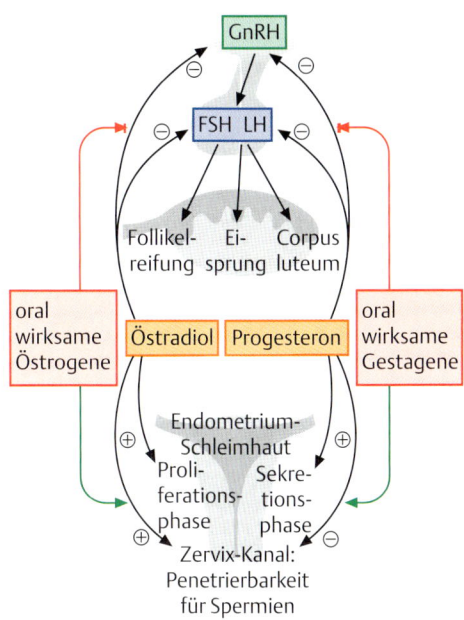

20.22 Funktionsprinzip der hormonalen Empfängnisverhütung. Die oral verabreichten Östrogene und Gestagene wirken wie die natürlich vorkommenden Hormone, so dass infolge der negativen Rückkopplung die FSH- und LH-Sekretion und damit auch Follikelreifung und Eisprung ausbleiben (nach Lüllmann/Mohr; Thieme 1998)

20.21 Hormonale Steuerung des Menstruationszyklus. Die oberen Kurven zeigen die relativen Konzentrationen der Hypophysenhormone Follitropin (FSH) und Lutropin (LH). In der Mitte sind die relativen Konzentrationen von Östradiol und Progesteron dargestellt, darunter schematisch der Funktionszustand der Uterusschleimhaut. Die *Proliferationsphase* dauert in diesem Beispiel von Tag 1 bis Tag 15. Zu diesem Zeitpunkt tritt die *Ovulation* ein. Die *Sekretionsphase* dauert vom Tag 16 bis zum Tag 29. Sie endet mit der *Menstruationsblutung*. Weitere Erklärungen im Text.

gesteigert, und das Wechselspiel beginnt von neuem. Für den *zyklischen Ablauf* sind in erster Linie die wechselweise *Stimulierung des Ovars* durch die *Hypophyse*, die Rückwirkung der *Ovarialhormone* auf die Hypophyse und ein zentraler rhythmischer Zeitgeber verantwortlich.

Ovulationshemmung. Wie erwähnt, wird die Gonadotropin-Produktion der Hypophyse durch die zirkulierenden Steroide stark beeinflusst. Man kann daher durch Gaben bestimmter Steroidhormone die Gonadotropin-Sekretion weitgehend unterdrücken und damit den Zyklus der Eireifung unterbrechen. Auf diesem Prinzip beruht die *hormonale Empfängnisverhütung* (Kontrazeption), die zur Geburtenregelung angewendet wird (20.22). Die hierzu verwendeten Präparate enthalten ein oral wirksames *Gestagen*, z. B. 17α-Ethinyl-nortestosteron, das durch den Rückkopplungseffekt die pulsatile Sekretion von GnRH blockiert. Da nun kein LH produziert wird, kommt es nicht zur Eireifung und Ovulation. Außerdem ist den meisten Präparaten ein *Östrogen* beigefügt, welches das Endometrium stimuliert; durch Absetzen des Medikaments (oder durch Placebo-Pillen in der Endphase des „Zyklus") kommt es zu einer Blutung. Es wird so gewissermaßen ein künstlicher Zyklus aufrechterhalten. Die in den Präparaten enthaltenen Gestagene führen auch zu Veränderungen des Zervikalschleims, was ebenfalls zur empfängnisverhütenden Wirkung beiträgt. Es gibt verschiedene Präparatformen der oralen Kontrazeptiva, deren Gestagen- und Östrogen-Anteile und -Konzentrationen unterschiedlich sind.

Die in der **„Pille"** enthaltenen Gestagene und Östrogene sind nicht die natürlich vorkommenden Hormone, sondern chemisch modifizierte Steroide. Diese werden bei oraler Zufuhr nicht sofort von der Leber inaktiviert und haben bei gleicher Hormonwirkung die erforderliche längere Halbwertszeit.

Hohe Dosen von Östrogenen können in einem Zeitraum bis zu zwei Tagen nach der Konzeption das Einnisten des befruchteten Eies verhindern. Solche **„Pillen danach"** wirken deshalb als *Nidationshemmer*.

Zum Abbruch einer Schwangerschaft im Frühstadium kann das Steroid **RU 486** (Mifepriston®) eingesetzt werden, das antigestagene Eigenschaften besitzt. Das Antihormon bindet an die Progesteron-Rezeptoren und stabilisiert sie in einer inaktiven Form. Dadurch wird die zur Aufrechterhaltung der Schwangerschaft notwendige Wirkung des Progesterons kompetitiv blockiert und es kommt zum Abbruch der Schwangerschaft.

Eine **hormonelle Kontrazeption beim Mann** hat zum Ziel, die Spermatogenese zu unterdrücken. Untersuchungen in dieser Richtung zeigen allerdings, dass die Samenproduktion und die Sekretion von Testosteron eng miteinander verbunden sind; eine Unterbrechung der Spermatogenese ohne Hemmung der Androgenproduktion ist auf hormonellem Wege bisher nicht gelungen. Die Inhibierung von FSH allein führt nur zu einer unzureichenden Verminderung der Spermienzahl, so dass eine Kontrazeption nicht sicher erreicht wird. Die Unterdrückung von LH und FSH zusammen bringt zwar die gewünschte Azoospermie, führt aber zu einem Androgen-Mangel mit negativen Wirkungen auf Libido, Potenz, männliches Rollenverhalten und den Protein-, Mineral- und Knochen-Stoffwechsel. In der Zukunft könnte der kombinierte Einsatz von *GnRH-Antagonisten und Testosteron* ein erfolgversprechender Ansatz für die männliche Kontrazeption mit Hormonen sein.

20.9 Hormonähnliche Stoffe des Immunsystems

Die Zellen des Immunsystems (s. S. 684) nutzen zur Kommunikation zwei Arten der Signalübertragung: einmal die direkten Kontakte von Zelle zu Zelle über Membran-Rezeptoren, z. B. bei der Antigen-Erkennung, und zum anderen die Ausschüttung und Bindung von Signalsubstanzen. Diese Signale wurden als *Interleukine* (IL) bezeichnet. Allerdings hat sich in diesem noch wachsenden Grenzgebiet zwischen Endokrinologie und Immunologie bisher keine einheitliche Nomenklatur durchgesetzt. Es kommt hinzu, dass viele der Signalstoffe des Immunsystems auch von Zellen produziert werden, die nicht dem Immunsystem angehören, so dass für diese Signalstoffe, die (auch) das Immunsystem beeinflussen, vorzugsweise der Überbegriff *Cytokine* benutzt werden sollte. ☛ 20.11 nennt einige wichtige Cytokine, deren Zahl noch ständig wächst.

Cytokine sind regulatorisch wirkende, hormonähnliche Signalstoffe, die von Leukocyten, aber auch von anderen Zellen gebildet werden, um die Aktivitäten des humoralen und zellulären Immunsystems zu steuern. Die Cytokine sind ausschließlich Peptide. Sie wirken über spezifische Membran-Rezeptoren (s. S. 365). Wie ☛ 20.11 zeigt, sind viele Cytokine Wachstumsfaktoren, sie können die *Hämatopoiese* und *Lymphopoiese* beeinflussen. Vor allem sind sie an der Steuerung von Entzündungen, an infektiösen Erkrankungen und allergischen Prozessen beteiligt. Cytokine sind für das *Wachstum*, die *Differenzierung* und *Aktivierung von T- und B-Zellen* verantwortlich. Auch wirken sie auf die Hypophysen-Hypothalamus-Achse und andere Bereiche des Nervensystems ein.

Als eine besondere Untergruppe der Cytokine gelten die chemotaktisch wirkenden Cytokine, die *Chemokine*. Wir behandeln sie deshalb auch getrennt.

Cytokin-Netzwerk. Zu jedem einzelnen Cytokin sind wohldefinierte Wirkungen beschrieben, die sich *in vitro* als Auslösung von *Proliferation, Differenzierung* und *Bewegung* bestimmter Zielzellen zeigen. Diese Wirkungen beschreiben die Leistungen der Cytokine *in vivo* allerdings nur unzureichend, weil die verschiedenen Cytokine durch ein ganzes *Netzwerk von Interaktionen* miteinander verbunden sind, z. B. durch
- Kompetition um die gleichen Rezeptorbindungsstellen,
- Induktion oder Repression von anderen Cytokinen,
- Induktion, Repression oder Modulation von Rezeptoren anderer Cytokine.

▷ **Cytokine** sind hormonähnliche Signalstoffe. Sie sichern die *Homöostase* der über den ganzen Körper verteilten Zellen des Immunsystems. Gleichzeitig spielen sie eine dominante Rolle bei der Reaktion auf *Verletzungen* und *Infektionen*.

🔍 Bei den Cytokinen wird besonders deutlich, dass die Grenzen zwischen Hormonen, Gewebshormonen, Mediatoren und Wachstumsfaktoren (s. S. 519) willkürlich gezogen wurden. Diese Peptide mit Signalwirkung passen in alle Kategorien.

⊤ 20.11   Wichtige Cytokine. Die Tabelle zeigt nur eine Auswahl dieser noch wachsenden Gruppe von Signalstoffen.

Abkürzung und Name		Bildungsort	Wirkung
IL-1	Interleukin-1, zwei Formen: α und β	Makrophagen, Endothelzellen, große granuläre Lymphocyten, B-Lymphocyten, Fibroblasten	aktiviert B- und T-Lymphocyten sowie Monocyten, induziert die Bildung von IL-2, endogenes Pyrogen
IL-2	Interleukin-2	T- Lymphocyten	Proliferation von T- und B-Lymphocyten
IL-3	Interleukin-3 (Multi-CSF)	aktivierte T-Lymphocyten, Mastzellen, Eosinophile	stimuliert Hämatopoiese
IL-4	Interleukin-4	T-Lymphocyten, Mastzellen	Differenzierung von B-Lymphocyten, fördert die Sekretion von IgE und IgG, weitere Effekte außerhalb des Immunsystems
IL-5	Interleukin-5	T-Lymphocyten, Mastzellen, Eosinophile	Differenzierung von Eosinophilen
IL-6	Interleukin-6	viele Zellen, darunter Fibroblasten, B- und T-Lymphocyten, Tumorzellen, Makrophagen	Plasmazell-Bildung, Synthese und Sekretion von Immunglobulinen durch B-Lymphocyten
IL-7	Interleukin-7 (Lymphopoietin 1)	Knochenmarkzellen, Stromazellen des Thymus	Proliferation von T- und B-Lymphocyten
IL-8	Interleukin-8	sehr viele verschiedene Zellen	lockt und aktiviert Neutrophile
IL-9	Interleukin-9	T-Lymphocyten	Proliferationsfaktor für T-Lymphocyten und Mastzellen
IL-10	Interleukin-10	TH_0 und TH_2-Untergruppen von T-Lymphocyten, Monocyten, Makrophagen	blockiert die Cytokin-Synthese von TH_1-T-Lymphocyten, aktivierten Monocyten und NK-Zellen
IL-11	Interleukin-11	IL-1-stimulierte Fibroblasten	fördert Wachstum von Vorläuferzellen
IL-12	Interleukin-12 (NKSF)	Makrophagen, Monocyten	induziert IFN-γ-Bildung in T- und NK-Zellen
IL-13	Interleukin-13	aktivierte T-Lymphocyten	hemmt die Bildung von inflammatorischen Cytokinen
IL-14	Interleukin-14	T- und B-Lymphocyten	fördert die Proliferation von B-Lymphocyten
IL-15	Interleukin-15	viele Zellen, darunter Epithelzellen und Monocyten	fördert die Proliferation von T- und B-Lymphocyten
IL-16	Interleukin-16	CD8-positive T-Lymphocyten	Chemotaxis und Stimulation von Leukocyten
IL-17	Interleukin-17	CD4-positive T-Lymphocyten	Stimulation von Leukocyten
IL-18	Interleukin-18	Monocyten, Makrophagen	Induktion von IFN-γ in T-Lymphocyten
Epo	Erythropoietin	Niere und Leber	fördert Erythropoiese
IFN-α	α-Interferon	Leukocyten	antivirale und antiproliferative Wirkung, induziert Klasse-I-MHC-Antigene auf Lymphocyten
IFN-β	β-Interferon	Fibroblasten	antivirale und antiproliferative Wirkung
IFN-γ	γ-Interferon	T- und B-Lymphocyten, NK-Zellen	aktiviert Makrophagen, NK-Zellen und Lymphocyten, antivirale Wirkung
PDGF	Plättchen-Wachstumsfaktor	Thrombocyten, Makrophagen, Endothelzellen	mitogene Wirkung auf Bindegewebe und Glia-Zellen, Lockstoff für verschiedene Zellarten, Förderung der Wundheilung
TNF-α	Tumornekrose-Faktor-α (Cachectin)	Makrophagen, T-Lymphocyten	multiple Wirkung (Fieber, Knochenauflösung, Hämorrhagien)
TNF-β	Tumornekrose-Faktor-β (Lymphotoxin)	aktivierte T- und B-Lymphocyten	Wirkung wie TNF-α
TGF-α	transformierender Wachstumsfaktor α	Makrophagen, Keratinocyten	wirkt wie EGF auf Fibroblasten mitogen
TGF-β	transformiererdner Wachstumsfaktor β	Thrombocyten	hemmt das Wachstum von Epithelzellen

Einzelne physiologische Stimuli und Erkrankungen sind durch die Auslösung eines ganzen *Musters von Cytokinen* gekennzeichnet, die dann vielfach miteinander interagieren. Dabei kontrollieren sich positiv und negativ wirksame Cytokine häufig gegenseitig, und erst unter pathophysiologischen Bedingungen gerät dieses System aus dem Gleichgewicht.

Regulation der Cytokin-Bildung. Einige Cytokine, wie z. B. M-CSF, IL-6 und Epo, werden *konstitutiv exprimiert*, um z. B. die Hämatopoiese im Gleichgewicht zu halten. Andere Cytokine, wie das GM-CSF, TGF-β und PDGF, werden auf Vorrat produziert und intrazellulär in Vesikeln

🔍 Die **klinische Bedeutung der Cytokine** ist herausragend. Viele wurden deshalb mit gentechnischen Methoden erzeugt und sind als Medikamente verfügbar. Auch Cytokin-Antagonisten sind von therapeutischem Interesse.

gespeichert; wieder andere, wie EGF und TGF-α, kommen als Vorstufen in Membranproteinen vor. Aus diesen Pools (Vesikel oder Membranen) können diese Cytokine auf einen Stimulus hin schnell freigesetzt werden. Die meisten Cytokine werden aber erst durch einen äußeren Reiz *neu synthetisiert* und dann sofort ausgeschüttet. Stimuli einer Cytokin-Sekretion sind

- infektiöse Agenzien wie Bakterien, Viren, Pilze und Parasiten,
- mechanische Verletzung von Gewebe und
- toxische Reize.

Entzündungsmediatoren wie Moleküle des Komplement-Systems (s. S. 694) und Lipid-Mediatoren wie der Plättchen-aktivierende Faktor (PAF, ein Phosphorylcholin-Derivat), die in Reaktion auf eine Infektion gebildet werden, können ebenfalls die Cytokin-Produktion stimulieren. Auch Cytokine selbst, z. B. IL-1, TNF und IFN-γ, können wirkungsvolle Induktoren sein.

Die Cytokin-Expression kann wirkungsvoll reprimiert werden. Klassische Inhibitoren der Cytokine sind die *Glucocorticoide*, die therapeutisch zur Immunsuppression und Entzündungshemmung eingesetzt werden. Das Hormon-Response-Element für Glucocorticoide findet sich in den Promotoren der Gene verschiedener Cytokine. Auch einige *Prostaglandine* können die Cytokin-Expression supprimieren. Wiederum gibt es auch Cytokine, z. B. TGF-β und IL-10, welche die Expression anderer Cytokine hemmen. Die Details der Transkriptionskontrolle der Cytokine durch nukleäre Faktoren sind sehr komplex. Verschiedene Cytokine, wie EGF und TGF-α, werden erst durch Proteolyse von inaktiven Membranproteinen freigesetzt.

Cytokin-Rezeptoren gehören allgemein der Klasse I der Membran-Rezeptoren mit einer membrandurchspannenden Helix an (eine Ausnahme bilden die Chemokin-Rezeptoren; s. u.). Es sind meist Glykoproteine, die verschiedene Domänen, darunter auch Immunglobulin-Domänen, enthalten. Wir behandeln sie ausführlicher im Kapitel 19 (Signaltransduktion, s. S. 501).

🔍 Erythropoietin führt zu einer vermehrten Bildung von Erythrocyten. Dadurch wird der Sauerstoff-Transport im Blut verbessert und Muskeln können größere Höchstleistungen erbringen. Das Epo wird deshalb von Sportlern verbotenerweise zum **Doping** eingesetzt.

Erythropoietin (**Epo**) ist ein sehr stark glykosyliertes Protein mit einer Größe von 34–37 kDa. Eigentlich ist Epo ein untypisches Cytokin, da es nicht von Zellen des Immunsystems, sondern von der *Niere* (90%) und Leber (10%) in Reaktion auf einen Sauerstoffmangel gebildet wird. Epo ist ein echtes Hormon, mit dem Stammzellen des Knochenmarks stimuliert werden, sich zu vermehren und zu Erythrocyten auszudifferenzieren. Auch die Bildung der Thrombocyten wird gefördert.

Der Epo-Rezeptor ist Mitglied der Hämatopoietin-Rezeptorfamilie.

🔍 **IL-1** ist ein pleiotropes Cytokin mit **multiplen Wirkungen** auch außerhalb des Immunsystems, z. B. induziert es in der Leber die *Bildung von Akute-Phase-Proteinen*, im Gehirn löst es *Fieber* und *Schlaf* aus, und in der Niere fördert es die *Natriurese*.

Interleukin-1 (**IL-1**) kommt in zwei Formen vor: *IL-1α* wird von Keratinocyten gebildet und *IL-1β* von Monocyten; auch aktivierte Makrophagen sind eine Quelle für IL-1. Beide Peptide (ca. 17 kDa) unterscheiden sich stark in ihrer Primärstruktur und ihrer Lokalisierung: IL-1α ist meist zellassoziiert und IL-1β wird meistens freigesetzt. Sie binden aber wegen einer ähnlichen Tertiärstruktur an den gleichen Rezeptor und haben die gleiche physiologische Wirkung: sie *aktivieren T- und B-Lymphocyten*. Die beiden IL-1-Peptide haben auch außerhalb des Immunsystems viele Zielgewebe (ZNS, Verdauungsapparat, Blutsystem und Blutgefäße), wo sie Wirkungen ausüben, die alle mit dem Beginn einer Infektion in Zusammenhang stehen: Fieberauslösung, Appetitlosigkeit, Corticotropin-(CRH)-Ausschüttung und Blutdruck-Senkung.

Es gibt zwei verschiedene IL-1-Rezeptoren und mehrere verwandte Proteine (*Toll-like*-Rezeptoren) mit noch nicht vollständig geklärter Funktion.

🔍 Das Vorkommen eines **IL-1-Rezeptor-Antagonisten** wurde beobachtet. Dieses Molekül könnte klinisch dazu genutzt werden, die Wirkung von IL-1 z. B. beim septischen Schock zu blockieren.

Interleukin-2 (**IL-2**) ist ein glykosyliertes Polypeptid von ca. 15 kDa Größe, das als Wachstumsfaktor von T-Zellen gebildet wird und auf aktivierte T-Zellen wirkt, die Synthese und Reifung von B-Zellen fördert und weitere Zellen des Immunsystems kontrolliert. Seine Wirkung ist *entscheidend für die T-Zell-vermittelte Immunantwort*.
Der IL-2-Rezeptor ist ein Heterotrimer, er besteht aus drei verschiedenen, membrandurchspannenden Peptidketten.

🔍 **IL-2** wird in der Behandlung einiger **Tumoren** eingesetzt.

Interleukin-4 (**IL-4**) ist ein pleiotropes (= mit vielen Wirkungen) Cytokin (20 kDa) aus T-Zellen und Mastzellen. Es wirkt auf B- und T-Zellen und viele nichtlymphoide Zellen. In B-Zellen stimuliert IL-4 durch Isotypen-Umschaltung die Sekretion von IgE und IgG4.
Der IL-4-Rezeptor ist ein Heterodimer. Eine lösliche Spleißvariante des Rezeptors wirkt als IL-4-Antagonist.

Nervenwachstumsfaktor (**NGF**). Der Faktor ist ein homodimeres Glykoprotein (26 kDa), welches das *Überleben*, die *Differenzierung* und *Funktion von Neuronen* fördert. NGF stimuliert auch das Wachstum und die Differenzierung von B-Lymphocyten.
Es gibt Rezeptoren für NGF mit hoher und mit niedriger Affinität. Sie werden auf sensorischen und sympathischen Nervenzellen sowie auf nicht-Nervenzellen gefunden, die sich vom Neuralrohr ableiten z. B. Melanocyten, Schwann-Zellen, Mastzellen und B-Lymphocyten.

🔍 Die **Benennung von NGF** ist missverständlich. Der Faktor hat keine mitogene Wirkung auf Nervenzellen.

Tumornekrose-Faktor-α (**TNF-**α, Cachectin) ist ein potenter parakriner und endokriner *Mediator von Entzündungen und Immunantworten*. Er hat eine Größe von 17 kDa. Seine Bildung in Monocyten und Makrophagen wird besonders durch Lipopolysaccharide (LPS) und andere bakterielle Produkte ausgelöst. TNF-α regelt Wachstum und Differenzierung vieler Zellen. Für manche transformierte Zellen wirkt TNF-α selektiv cytotoxisch, besonders im Zusammenwirken mit IFN-γ. TNF-α ist ein endogenes *Pyrogen*, es löst die Fieberbildung im Hypothalamus aus. Viele seiner Wirkungen geschehen in Kombination mit anderen Cytokinen (Cytokin-Netzwerk; s. o.).

🔍 Viele Mitglieder der TNF-Rezeptor-Familie tragen eine „**Todes-Domäne**", ein Motiv zur Protein-Protein-Interaktion in der Signaltransduktion der Apoptose (s. S. 756). Es ist wahrscheinlich, dass sie während der Entwicklung des Organismus an wichtigen signalgesteuerten Abschaltprozessen von Zellen beteiligt sind.

🔍 Obwohl TNF-α im Experiment eine *cytostatische und cytotoxische Wirkung* auf Tumore zeigt, ist sein **klinischer Einsatz** wegen Resistenz- und Toxizitätsproblemen bisher nicht sehr erfolgreich gewesen.

Interferone kommen in drei Molekülarten vor: **IFN-**α, **IFN-**β und **IFN-**γ. Es sind Glykoproteine, deren Synthese durch doppelsträngige RNA induziert wird. Sie haben eine Virus-unspezifische *antivirale Aktivität*, sie wirken *antiproliferativ* und *immunmodulierend*. In den Virus-befallenen Körperzellen hemmen IFN die Protein-Biosynthese und aktivieren eine *RNase L* (s. S. 159).
- *IFN-*α, eine Familie von vielen sehr ähnlichen Polypeptiden (16-27 kDa), wird als Antwort auf eine Virusinfektion *von Leukocyten gebildet*. Es vermittelt Resistenz gegen Viren, hemmt die Zellproliferation und reguliert die Expression von MHC-Klasse-I-Molekülen.
- *IFN-*β (20 kDa) zeigt auf der DNA-Ebene eine 30%ige Sequenzähnlichkeit zu IFN-α, seine biologische Wirkung ist ähnlich. Es wird *von Fibroblasten* und einigen epithelialen Zellen *gebildet*.
- *IFN-*γ (40-70 kDa) ist ein pleiotropes Cytokin, das von T-Lymphocyten und NK-Zellen gebildet wird. Es greift regelnd in fast alle Phasen einer Immun- und Entzündungsantwort ein durch Aktivierung von T- und B-Zellen, Makrophagen und NK-Zellen. IFN-γ potenziert die antivirale und antiproliferative Wirkung der beiden anderen IFN.
Spezifische Rezeptoren gibt es für IFN-α und IFN-γ, während IFN-β sich seinen Rezeptor mit IFN-α teilt.

▷ **Interferone** zeigen antivirale, antiproliferative und immunmodulatorische Aktivitäten.

Chemokine (chemotaktische Cytokine) sind eine Superfamilie kleiner, meist sezernierter Peptide (8-12 kDa) mit vier konservierten Cystein-Resten, die interne Disulfidbrücken bilden. Sie lassen sich nach der

▷ **Chemokine** sind zellspezifische, lokal wirkende Lockstoffe für Leukocyten.

20.12 Chemokine. Zu den mehr als drei Dutzend bekannten Chemokinen zählen die folgenden Peptide:

Chemokin	angelockter Zelltyp
IL-8	neutrophile Zellen
IP-10	Monocyten
MCP-1	Leukocyten
MCP-2	T-Lymphocyten
MCP-3	Monocyten u. a.
MIP-α	T-Lymphocyten u. a.
MIP-β	Monocyten, T-Lymphocyten
NAP-2	Neutrophile, Basophile
RANTES	Monocyten, T-Lymphocyten u. a.

Abkürzungen: IL-8 = Interleukin-8, IP-10 = durch IFN-γ induzierbares Protein 10, MCP = Makrophagen-chemotaktisches Protein, MIP = Makrophagen-inflammatorisches Protein, NAP = Neutrophile-aktivierendes Protein, RANTES = *regulated on activation, normal T-cells expressed and secreted.*

Die Zellen des Immunsystems sezernieren außer den Cytokinen, die als hormonähnliche Stoffe eine große Reichweite im Organismus haben, auch Signalstoffe mit lokaler Wirkung, nämlich **Mediatoren** wie das *Histamin, Serotonin* und *Eicosanoide,* die auf S. 564 ff. behandelt werden.

Position der ersten beiden konservierten Cystein-Reste (C) und der Zahl beliebiger Aminosäuren (X) dazwischen in vier Familien gruppieren: C, CC, CXC und CX₃C.

Wirkungen. Chemokine sind *zellspezifische, lokal wirkende Lockstoffe für Leukocyten.* Sie aktivieren Subgruppen phagocytotischer Zellen und locken sie aus dem Blut zum Ort einer Entzündung im Gewebe (20.23 und 20.12. Dadurch spielen sie eine wichtige Rolle bei pathophysiologischen Prozessen wie *akuten und chronischen Entzündungen, Autoimmunerkrankungen, Tumoren* und *Atherosklerose.* Chemokine der Gruppe CXC (s. u.) mobilisieren z. B. neutrophile, eosinophile und basophile Granulocyten, CC-Chemokine dagegen induzieren die Wanderung von Monocyten und Lymphocyten. Die zelluläre Spezifität ob ein Leukocyt auf ein Chemokin reagiert – wird durch den Besitz der „richtigen" Chemokin-Rezeptoren bestimmt (s. u.). Chemokine der CX₃C-Familie scheinen Membranproteine zu sein, sozusagen lokal fixierte Signale für die Leukocyten.

Chemokine zeigen auch Wirkungen außerhalb des Immunsystems; so ist ihre Beteiligung an der *Angiogenese,* der *Hämatopoiese* und der *Organogenese* gesichert.

Sie werden besonders von Zellen des Immunsystems synthetisiert und sezerniert. Auslösende Reize können Stress oder der Kontakt mit Viren und Bakterien sein (Zellkontakte mit fremden Oberflächen). Auch stimulieren primäre proinflammatorische Mediatoren (andere Cytokine) wie *Interleukin-1* oder *Tumornekrose-Faktor* die Bildung von Chemokinen.

Wirkungsweise. Chemokine besitzen zwei verschiedene Bindungsbereiche auf ihrer Oberfläche. Durch eine *niederaffine Glykosaminoglykan-Bindungsdomäne* bilden sie auf der extrazellulären Matrix und der Oberfläche von Endothelzellen einen *lokalen Gradienten* um den Ort ihrer Sekretion. An diesem Gradienten orientieren sich die Leukocyten in ihrer Wanderung. Mit einer *hochaffinen Bindungsstelle* binden sie als aktivierende Liganden an Chemokin-Rezeptoren.

Die Chemokin-Rezeptoren (Größe ca. 40 kDa) lassen sich zu Familien zusammenfassen. Im Gegensatz zu den Rezeptoren der Cytokine sind sie Sieben-Helix-Rezeptoren, die über G-Proteine wirken. HIV-1 und ähnliche Viren benutzen Chemokin-Rezeptoren zusammen mit CD4 zum Eintritt in Wirtszellen.

20.23 Wirkung von Chemokinen. In entzündetem Gewebe werden Chemokine produziert, die durch Diffusion in die Blutbahn gelangen. Dort treffen sie auf *Leukocyten,* die aufgrund ihrer Interaktion mit Selektinen an der Blutgefäßwand entlangrollen (**1**). Die Chemokine binden an Chemokin-Rezeptoren auf der Leukocyten-Oberfläche und aktivieren diese (**2**). Dies veranlasst die Leukocyten, fest an die Epithelzellen der Gefäßwand zu binden (**3**) und das Blutgefäß in Richtung auf die Quelle der Chemokine zu verlassen (**4**). (Nach Gemsa und Resch, in: Gemsa et al. (Hrsg.). Immunologie: Grundlagen, Klinik, Praxis. 4. Aufl. Stuttgart: Thieme; 1997)

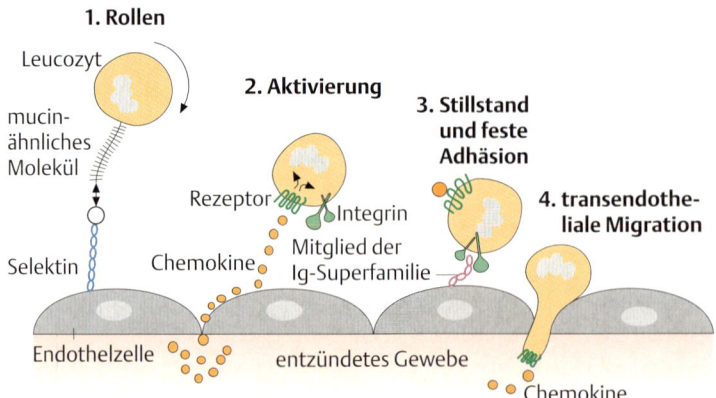

20.10 Hormone des Magen-Darm-Traktes und des Fettgewebes

Hormone des Magen-Darm-Trakts

Die gastrointestinalen Hormone sind Peptide oder biogene Amine. Sie werden in spezialisierten Zellen gebildet, die nicht zu einer Drüse zusammengefasst sind, sondern *einzeln* oder in kleinen Gruppen im Gewebe liegen. Man ordnet diese Hormone deshalb großenteils unter die *Gewebshormone* ein (s. S. 519).

Die in den disseminierten Zellen gebildeten Gewebshormone gelangen auf verschiedenen Wegen zu ihren Erfolgsorganen:

– auf *parakrinem Wege*, indem sie durch das Interstitium (den Raum zwischen den Zellen) zu den Zielzellen in unmittelbarer Umgebung diffundieren (s. S. 519). Dies ist der typische Wirkungsweg der meisten Gastrointestinalhormone. Für die entsprechenden Wirkstoffe wurden die Begriffe *Paramone* und *Cybernine* vorgeschlagen.

– auf *endokrinem Wege* über das Blut. In ☞**20.2** auf S. 519 sind der endokrine und der parakrine Regulationsmechanismus einander gegenübergestellt.

– auf *neurokrinem Wege:* Eine Reihe von gastrointestinalen Hormonen wird von Nervenzellen produziert. Ihre Produkte wirken als Neurohormone, Neurotransmitter und Neuromodulatoren.

– auf *autokrinem Wege:* Manche Peptide wirken unmittelbar auf die Drüsenzelle, in der sie synthetisiert werden, zurück und stimulieren oder hemmen ihre eigene Bildung.

Der **Gastrointestinaltrakt** (**GIT**) ist die größte Hormondrüse des menschlichen Organismus. Allerdings sind die endokrinen Zellen diffus über die Magen-Darm-Schleimhaut verteilt. Es sind teils hormonbildende Zellen der *Mucosa*, teils Zellen des *vegetativen Nervensystems*. Viele Zellen haben Kontakt mit dem Darmlumen. Dort werden sie durch die Produkte der Verdauung gereizt, ihre Signalstoffe an das umgebende Gewebe abzugeben und damit die Ankunft der Nahrung oder eine bestimmte Verdauungssituation zu signalisieren (☞**20.24**). Die Reichweite der Gewebshormone wird auch durch ihre geringe Halblebenszeit (im Minutenbereich) begrenzt. Im Blut tauchen nur

⊤20.13 Gastrointestinale Hormone und verwandte Peptidhormone (ganz rechts die Abkürzungen; mit * markierte Hormone kommen auch im Gehirn vor).

Gastrin-Familie	
Gastrin*	
Cholecystokinin*	CCK
Sekretin-Familie	
gastrisches inhibitorisches Polypeptid	GIP
Glucagon*	
Glucagon-ähnliches Peptid-1	GLP-1
Peptid His-Ile*	PHI
Peptid His-Met	PHM
Sekretin*	
vasoaktives intestinales Polypeptid*	VIP
PP-Familie	
pankreatisches Polypeptid*	PP
Peptid YY*	PYY
Neuropeptid Y*	NPY
Andere Peptide	
Bombesin*	
Calcitonin-Gen-verwandtes Peptid*	CGRP
β-Endorphin*	
Enkephaline*	
Galanin*	
Gastrin-freisetzendes Peptid*	GRP
Motilin	
Neurotensin*	
Somatostatin*	
Substanz P*	
Biogene Amine	
Histamin*	
Serotonin*	

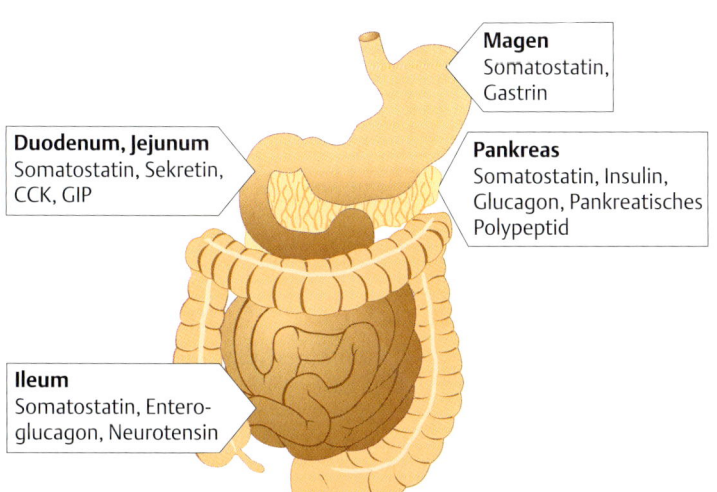

☞20.24 Bildungsorte einiger Peptidhormone im Magen-Darm-Trakt. Zu den Hormonen des Pankreas s. Abschnitt 20.6, S. 535. (nach K.-D. Spindler. Vergleichende Endokrinologie. Stuttgart: Thieme; 1997)

Magen
Somatostatin, Gastrin

Duodenum, Jejunum
Somatostatin, Sekretin, CCK, GIP

Pankreas
Somatostatin, Insulin, Glucagon, Pankreatisches Polypeptid

Ileum
Somatostatin, Enteroglucagon, Neurotensin

die Gastrointestinalhormone auf, deren Zielgewebe weiter entfernt liegt. Die Blutkonzentration der anderen Hormone ist äußerst gering. Man kennt mehr als 30 gastrointestinale Hormone, die wichtigsten sind in ☛ 20.13 aufgezählt. Ihre Aufgabe ist, die Verdauung durch Regelung der gastrointestinalen Sekretion, Absorption der Nahrungsstoffe, Motilität und Durchblutung des Magen-Darm-Traktes zu fördern. Entsprechend ist ihre Sekretion von den einzelnen Phasen der Verdauung abhängig.

Einige der hier besprochenen Hormone des Magen-Darm-Traktes kommen auch im Gehirn vor (s. ☛ 20.13). Sie haben dort die Funktion von *Neurotransmittern* und *Neuromodulatoren*. Der Grund für diese duale Lokalisation ist noch nicht verstanden.

Gastrin wird in den *G-Zellen* im Antrum des Magens und im proximalen Duodenum gebildet. Verschieden lange Polypeptide mit Gastrin-Wirkung mit 34, 17 und 14 Aminosäuren treten auf; für die Wirkung ist das *C*-terminale Tetrapeptid –Trp-Met-Asp-Phe-NH$_2$ entscheidend. Ein synthetisches Peptidanalog ist das *Pentagastrin*, das *N*-terminal noch zusätzlich einen Butyloxycarbonyl-β-Alanyl-Rest trägt.

Die Hauptwirkung des Gastrins ist die *Steigerung der Säurebildung im Magen*, d.h. der Protonen-Sekretion der Belegzellen. Diese Wirkung ist weitgehend indirekt, sie verläuft über eine Stimulierung der *Histamin*-Ausschüttung durch Enterochromaffin-ähnliche Zellen in der Magenmucosa. Gastrin fördert außerdem das Wachstum von Magen- und Darmepithel.

Die Gastrin-Produktion der G-Zellen wird durch aromatische Aminosäuren und kleine Peptide im Magenlumen stimuliert. Durch sauren Magensaft sowie durch *Sekretin* und das *gastrische inhibierende Polypeptid* (GIP; s. u.) wird sie gehemmt. Damit ergibt sich ein Regelkreis (👁 20.25).

Eine Überproduktion von Gastrin durch Tumoren der G-Zellen führt zu schwerer Magenübersäuerung und Ulkus (Zollinger-Ellison-Syndrom).

Cholecystokinin (**CCK**; anderer Ausdruck: Pankreozymin, PZ) ist weit verbreitet im ZNS und Gastrointestinaltrakt, wo es in den *I-Zellen* des Duodenums und Jejunums produziert wird. CCK tritt ebenfalls in verschiedenen Größen auf (58, 39, 33 und 8 Aminosäuren), die wahrscheinlich unterschiedliche Stufen des proteolytischen Abbaus darstellen. Das Oktapeptid CCK 8 ist noch aktiv. Eine Besonderheit des Hormons ist die *Sulfat-Gruppe* an dem Tyrosin-Rest in Position 7; sie ist für die volle biologische Aktivität notwendig.

CCK hat zwei Hauptwirkungen: es *stimuliert die Enzymsekretion* der Bauchspeicheldrüse – dieser Effekt verschaffte dem Hormon seinen zweiten Namen *Pankreozymin* –, und es *löst Gallenblasen-Kontraktionen aus*. Daneben fördert es die Sekretion von Pepsinogen aus den Hauptzellen des Magens und hemmt die Protonen-Sekretion im Magen.

Auslösender Reiz für die Freisetzung von CCK ist die Anwesenheit von Protein und Fett im Lumen des Duodenums. Trypsin hemmt (Rückkopplungsschleife!).

Sekretin ist ein Peptid aus 27 Aminosäuren, das von den *S-Zellen* des Duodenums und Jejunums produziert wird. Es ist zum Glucagon strukturhomolog: von den 27 Aminosäuren sind 14 identisch. Der Übertritt sauren Speisebreis (unter pH 4,5) löst die Sekretion des Sekretins durch die Duodenum-Schleimhaut aus (👁 20.25).

Das Gewebshormon regt das Pankreas zur *Sekretion von Wasser und Bicarbonat* an. Es verlangsamt die Magenentleerung und wirkt antitrophisch auf die Magenschleimhaut.

▷ **Wichtige Wirkungen von Gastrin:**

– steigert die Säurebildung im Magen
– Wachstum von Magen- und Darmepithel

🔍 Im **ZNS** ist Gastrin ein seltener Neurotransmitter. Es scheint an der Entstehung von *Angst* beteiligt zu sein.

🔍 Die **Rezeptoren für Gastrin und CCK** sind verwandt. Es sind 7-Helix-Rezeptoren, die über G-Proteine und Phospholipase C wirken. Sie unterscheiden sich aber in ihrer Affinität für die Liganden und in ihrer Gewebeverteilung. Die Rezeptoren kommen in verschiedenen Bereichen des ZNS und des Magen-Darm-Traktes vor.

▷ **Wichtige Wirkungen von CCK:**

– Enzymsekretion des Pankreas
– Gallenblasenkontraktionen

🔍 CCK hat als Neurotransmitter interessante Wirkungen im **ZNS**: Es ist beteiligt an der Entstehung des *Sättigungsgefühls* und verstärkt die *Analgesie*.

Untersuchungen zur Sekretion und Wirkung von Sekretin durch den englischen Physiologen *Starling* gaben 1906 Anlass zu der Prägung des Begriffs „Hormon".

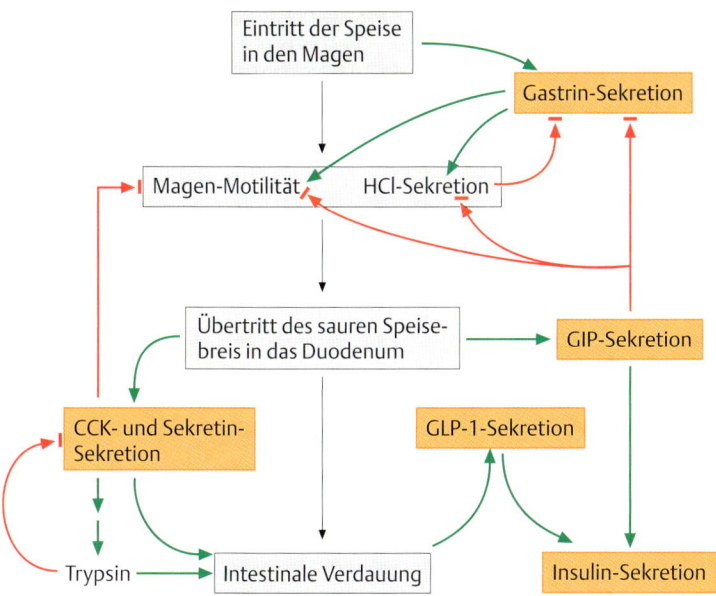

👁**20.25 Hormonale Steuerung der Verdauung.** Einzelne Schritte der Nahrungsverdauung lösen die Sekretion von Hormonen aus, die wiederum in die Verdauungsprozesse steuernd eingreifen (grüne Pfeile fördernd; rote Pfeile hemmende Wirkung)

Glucose-induziertes insulinotropes Polypeptid (gastrisches inhibierendes Polypeptid, **GIP**). Dieses Peptid aus 42 Aminosäuren ist ein Produkt der *K-Zellen* des Duodenums, Jejunums und Ileums. Es ähnelt dem Sekretin. GIP *stimuliert die Insulin-Sekretion* in Gegenwart von Glucose (Inkretin-Wirkung; siehe Randspalte). Die Hemmung der Gastrin- und Säure-Sekretion im Magen wird erst bei höheren Konzentrationen erreicht.

Glucagon-ähnliches Peptid-1 (**GLP-1**, Enteroglucagon) wird von den *L-Zellen* des GIT gebildet. Das Peptid besteht aus 37 Aminosäuren, durch Abspaltung eines *N*-terminalen Hexapeptids entsteht seine biologisch aktive Form, das GLP-1(7-37).
GLP-1 wird vom gleichen Gen wie Glucagon codiert. Die unterschiedlichen Genprodukte sind auf Unterschiede im posttranslationalen Prozessieren in Pankreas und GIT zurückzuführen (s. 👁**20.15**, S. 539). GLP-1 verstärkt die Insulin-Sekretion in Gegenwart von Glucose indem es als *Inkretin* wirkt.

Neuropeptid Y (**NPY**, meist englisch ausgesprochen) ist ein im ZNS weit verbreitetes Neuropeptid aus 36 Aminosäuren. Es wird von Neuronen im ZNS und der Peripherie gebildet, darunter auch im GIT. NPY ist verwandt mit dem *Peptid YY* (PYY) und dem *pankreatischen Polypeptid* (PP), mit denen es sich den Rezeptor teilt (s. u.).
NPY wirkt als *Neurotransmitter/Modulator*. Viele Leistungen des ZNS werden von NPY kontrolliert. Im Hypothalamus des Gehirns spielt es eine zentrale Rolle bei der Regulation des Körpergewichtes, es *fördert das Hungergefühl und senkt die Thermogenese*. Beim Fasten steigt der NPY-Spiegel im Hypothalamus deutlich an. Mehrere hypothalamische Hormone werden von NPY moduliert, darunter das *Gonadoliberin* (GnRH) und das *Corticoliberin* (CRH). NPY ist in die Regulation verschiedener vegetativer und zentralnervöser Leistungen eingebunden, u. a. *Lernen, Gedächtnis, Angst* und *circadiane Rhythmen*. In der Peripherie ist NPY einer der wirksamsten Neurotransmitter mit vasokonstriktorischer Wirkung. Im GIT ist es an der Kontrolle der Verdauungsvorgänge beteiligt.
Mindestens sechs Klassen von Rezeptoren (Y_1 bis Y_6) sind in der Lage, die Neuropeptide NPY, PYY und PP als Liganden zu binden. Es sind 7-Helix-Rezeptoren, die an G_i-Proteine geknüpft sind und den cAMP-

🔍 Als „**Inkretin-Wirkung**" bezeichnet man die Beobachtung, dass oral zugeführte Glucose eine größere Insulin-Sekretion durch die B-Zellen des Pankreas bewirkt, als wenn die gleiche Menge Glucose durch Injektion zugeführt wird. Die Glucose löst im Darmtrakt die Sekretion der Inkretine GLP-1 und GIP ins Blut aus, welche in den Inselzellen des Pankreas die Empfindlichkeit der B-Zellen für Glucose steigern (s. S. 536).

▷ **Wichtige Wirkungen von NPY:**
  – fördert das Hungergefühl
  – senkt die Thermogenese

🔍 NPY ist im **ZNS** in die Steuerung vieler Prozesse eingebunden, u. a. ist es das Signal des Gehirns für *Hunger* auf Nahrung. Seine Synthese und Freisetzung wird durch Leptin kontrolliert (s. u.).

🔍 Agonisten und Antagonisten der NPY-Rezeptoren haben ein großes **pharmakologisches Interesse** für die Behandlung von *Übergewicht, Depressionen und Epilepsie*.

Spiegel modulieren (s. S. 510). Die Rezeptoren zeigen ein funktionsbezogenes und gewebetypisches Verteilungsprofil. So löst z. B. die Aktivierung der beiden Rezeptortypen Y_1 und Y_5 durch Injektion von selektiven Agonisten in das Gehirn von Tieren Fressversuche aus.

Die **biogenen Amine** *Histamin* und *Serotonin* (5-Hydroxytryptamin) werden ebenfalls von endokrinen Zellen des Gastrointestinaltraktes gebildet, um die Verdauung zu steuern. Wir behandeln sie im Abschnitt über Mediatoren (s. S. 564).

Hormone des Fettgewebes

Leptin (von griech.: λεπτός = dünn). Dieses Proteohormon aus 167 Aminosäuren greift in die Regulation des Körpergewichts ein. Leptin informiert das Gehirn und die anderen Organe des Körpers darüber, wie weit die *Lipidspeicher im Fettgewebe gefüllt* sind.

Die Sekretion des Leptins durch die *Fettzellen* wird vom Insulin gehemmt. Auch freie Fettsäuren blockieren die Leptin-Ausschüttung. Im Blut hat Leptin eine circadiane Rhythmik mit einem Maximum in der zweiten Nachthälfte. Wichtiges Zielorgan ist das Gehirn, insbesondere der Hypothalamus. Leptin *hemmt* dort *die Synthese und Freisetzung von NPY*, welches die Nahrungsaufnahme und Körpertemperatur steigert (s. o.). Auch andere Neurotransmitter-Systeme im Hypothalamus werden von Leptin beeinflusst. Durch Leptin wird eine *Energie-verbrauchende Stoffwechsellage* hergestellt: Erhöhung der körperlichen Aktivität, Erhöhung der Körpertemperatur, Senkung von Appetit und Energieaufnahme, negative Energiebilanz, Senkung des Körperfettgehalts.

Neben dem Gehirn besitzen aber auch periphere Organe Rezeptoren für Leptin, z. B. Leber, Fettgewebe, hämatopoietisches System und Inselzellen. Zumindest *in vitro* hemmt Leptin auch direkt eine intrazelluläre Anhäufung von Fettsäuren, indem es den Fettsäure- und Fett-Aufbau hemmt und die β-Oxidation der Fettsäuren fördert. Schlüsselenzym für diese Effekte ist die *Acetyl-CoA-Carboxylase*, die von Leptin gehemmt wird. Leptin verbessert auch die Glucose-Homöostase; die Wirkmechanismen dazu sind aber noch nicht völlig verstanden.

Die Leptin-Rezeptoren sind mit den Klasse-I-Rezeptoren der Cytokine verwandt (Homologie zu dem Interleukin-Rezeptor gp130), sie treten in vielen Spleißvarianten auf. Die Signaltransduktion verläuft über Janus-Kinase 2 und das STAT-System (s. S. 501).

> **Wichtige Wirkungen von Leptin:**
> – fördert eine Energie-verbrauchende
>   Stoffwechsellage
> – hemmt Freisetzung von NPY

🔍 Ein starkes **Übergewicht** zeigen Mäuse mit Defekten im Leptin-Gen (sog. *ob/ob-Mäuse*) oder im Leptin-Rezeptor (*db/db-Mäuse*). In übergewichtigen menschlichen Patienten ist der Plasmaspiegel von Leptin häufig erhöht, was eher auf eine *Leptin-Resistenz* als einen Leptin-Mangel hinweist. Die Situation ist aber eindeutig komplizierter, denn Mutationen des Leptins oder des Leptin-Rezeptors bei übergewichtigen Menschen sind selten.

Klinische Versuche, das Übergewicht bei Adipositas durch Gabe von *Leptin-Agonisten* zu reduzieren, waren bisher wenig erfolgreich.

20.11 Hormone des Herzens, der Blutgefäße und der Niere

Hormone des Herzens

Atriales natriuretisches Peptid (ANP) und andere natriuretische Peptide. Dieses cyclische Peptid wird von Myocyten im Vorhof des Herzens gebildet. Es besteht aus 28 Aminosäuren und enthält eine Disulfid-Brücke. ANP ist der wichtigste Vertreter einer Familie von homologen Hormonen, die nicht nur in verschiedenen Bereichen des Herzens, sondern auch vom Gehirn und vom Endothel gebildet werden (🔻 20.14).

Wirkungen. Das *ANP* hat eine starke diuretische und natriuretische Wirkung: es vergrößert in der Niere die glomeruläre Filtrationsrate und vermindert im Sammelrohr die Reabsorption von Na^+-Ionen und Wasser. Indem es die Ausscheidung von Wasser und Kochsalz mit dem Urin fördert, vermindert ANP das Blutvolumen. Es ist damit ein Antagonist des Renin-Angiotensin-Systems (s. u.). Außerdem zeigt

🔻 **20.14 Natriuretische Peptide**

Name	Größe	Entstehungsort
ANP	28 AS	Herzvorhof
BNP	32 AS	Herzventrikel und Gehirn
CNP	22 AS	Gehirn
Urodilatin	32 AS	Niere

das ANP eine ausgeprägte vasodilatatorische Wirkung auf die Blutgefäße. Eine Infusion von ANP führt beim Menschen zu einem Abfall des systolischen und diastolischen Blutdrucks, zu einer Verminderung des vom Herzen geförderten Blutvolumens und zu einem Anstieg der Herzschlagfrequenz. In der Niere hemmt ANP die Sekretion von Renin, in der Nebenniere die Bildung und Sekretion von Aldosteron. Insgesamt verbessert das ANP die hämodynamische Situation des Herzens. Die ANP-Sekretion wird durch eine mechanische Dehnung des Herzvorhofs ausgelöst (Stichwort: „*Vorhof voll Blase voll*").

BNP wird vorwiegend im Herzventrikel gebildet und hat eine ähnliche, aber schwächere Wirkung als das ANP. *CNP* wird im Gehirn gebildet und wirkt dort als Neurotransmitter. *Urodilatin* entsteht in der Niere und wirkt dort als lokaler Regulator der Na^+-Transports.

Wirkmechanismus und Inaktivierung. ANP und seine Verwandten binden an Membranrezeptoren vom Typ I (s. S. 499). Der ANP-Rezeptor ist eine ligandenaktivierbare *Guanylat-Cyclase*. In Reaktion auf die Bindung des Signalstoffes bildet der Rezeptor auf der intrazellulären Seite der Membran den Second Messenger *cGMP*, der Protein-Kinasen vom Typ G aktiviert.

Die Inaktivierung des ANP geschieht vorwiegend in Lunge, Leber und Niere durch an die Gefäßwand gebundene Endopeptidasen; auch tragen sog. Clearance-Rezeptoren (C-Rezeptoren), die keine Guanylat-Cyclase-Aktivität besitzen, aber ANP binden und internalisieren können, zur Entfernung des Hormons aus dem Zirkulationssystem bei.

> **Wichtige Wirkungen von ANP:**
>
> – Förderung von Diurese und Natriurese in der Niere
> – Vasodilatation
> – Hemmung der Renin-Angiotensin-Aldosteron-Systems

Die Bestimmung der verschiedenen **Varianten des ANP** im Plasma kann bei der Beurteilung des klinischen Zustandes von Herzerkrankungen wichtig sein.

Hormone der Blutgefäße

Die Epithelzellen der Blutgefäße sind an der Bildung verschiedener Signalstoffe beteiligt, die z. T. parakrin in unmittelbarer Umgebung, z. T. endokrin über das Blut wirken. Zu nennen sind die *Endotheline* und das *Bradykinin*.

Endotheline sind Peptide aus 21 Aminosäuren, die in drei Isoformen auftreten (ET-1, ET-2 und ET-3) und eine bicyclische Struktur besitzen. Sie wirken vasokonstriktorisch und sind die *am stärksten wirksamen Regulatoren des Blutdrucks*. Weniger gut untersucht ist ihre proliferative Wirkung während der Embryonalentwicklung.

Die Endotheline werden von Endothelzellen der Blutgefäße durch Spaltung einer größeren Vorstufe gebildet und wirken parakrin auf die darunter liegenden glatten Muskelzellen. In das Blut gelangen nur geringe Mengen von ET-1, die besonders auf das Herz und die Niere wirken. Die Endotheline binden an zwei Subtypen von Membranrezeptoren (ET_A und ET_B). Die Signaltransduktion verläuft über G-Proteine (Subtyp $G_{q/11}$) und kontrolliert über Phospholipase C die Bildung der Second Messenger $InsP_3$/DAG (s. S. 490).

Bradykinin ist ein Nonapeptid, das zu den *Kininen* gehört. Das sind kleine Peptidsignalstoffe im Plasma, die aus *Kininogen* durch die proteolytische Wirkung der Proteasen Plasma- und Gewebe-*Kallikrein*, *Trypsin* oder *Plasmin* entstehen. Bradykinin und andere Kinine sind wichtige Mediatoren von Schmerz und Entzündung. Bradykinin verursacht eine Gefäßerweiterung und dadurch Blutdrucksenkung. Es lässt die glatte Muskulatur der Bronchien, des Magen-Darm-Traktes und des Uterus kontrahieren und kontrolliert die Durchblutung dieser Organe. Auch bei der Kontaktphase der Blutgerinnung wird Bradykinin freigesetzt. Es ist ein wirksamer Signalstoff des Schmerzes. Vermittelt wird die Wirkung der Kinine durch mehrere G-Protein-gekoppelte Rezeptoren (BK_1, BK_2), die nur einen geringen Verwandtschaftsgrad zeigen.

Antagonisten der Endotheline besitzen ein großes therapeutisches Interesse bei Krankheiten, in denen die Blutdruckregulation und der Blutfluss durch Organe gestört sind.

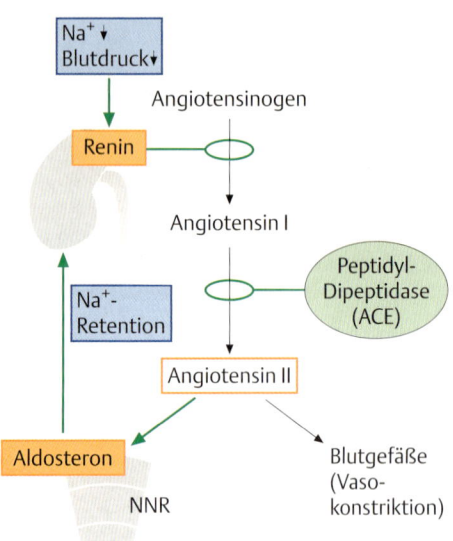

◉20.26 Das Renin-Angiotensin-System im Regelkreis für die Na⁺-Konzentration. Bei Hyponatriämie wird von den juxtaglomerulären Zellen *Renin* in die Blutbahn abgegeben. Renin ist eine spezifische Proteinase, die aus dem Plasmaprotein Angiotensinogen das Angiotensin I freisetzt. Angiotensin I, ein Dekapeptid, wird noch zu Angiotensin II verkürzt. Dieses stimuliert die Nebennierenrinde zur Aldosteron-Produktion; das Aldosteron bewirkt in der Niere eine erhöhte Na⁺-Retention, die der Hyponatriämie entgegen wirkt. Damit ist der Regelkreis geschlossen.

🔍 ACE, die Peptidase, die Angiotensin I in Angiotensin II umwandelt, lässt sich durch spezifische Hemmstoffe blockieren. Diese haben therapeutische Bedeutung für die Behandlung des **Bluthochdrucks**. Da ACE aber auch am Abbau anderer, biologisch wirksamer Peptide beteiligt ist, z. B. des Bradykinins, haben ACE-Hemmer weitere, teilweise unerwünschte Wirkungen.

🔍 Die **Epiphyse** (Zirbeldrüse, Pinealorgan, *Glandula pinealis*) ist eine kleine etwa 1 cm lange Drüse am Gehirn. Descartes hielt diese Drüse in seinem *Traité de l'Homme* (1667) für den *Sitz der Seele*. Sie wird heute wegen ihrer Photosensibilität eher als das *dritte Auge der Wirbeltiere* verstanden. Die Epiphyse ist bei vielen Tieren ein photorezeptorisches Organ. Soweit sie selbst kein Licht mehr aufnehmen kann, wie z. B. beim Menschen, verarbeitet sie noradrenerge Nervenimpulse, die vom Auge kommen.

Hormone der Niere

Die Nieren haben neben ihren exkretorischen und metabolischen Aufgaben (s. S. 696) auch endokrine Funktionen: Sie produzieren das Seco-Steroidhormon *Calcitriol* (s. S. 531), das Proteohormon *Erythropoietin* und Mediatoren vom *Prostaglandin*-Typ (s. S. 566). Außerdem sind die Nieren an der Biosynthese von *Angiotensin II* durch die Sekretion des Enzyms Renin beteiligt.

Erythropoietin (**Epo**). Der Hauptbildungsort dieses Hormons ist beim Erwachsenen die Niere, im Fetus die Leber. Wegen seiner Wirkung als Differenzierungsfaktor für Erythrocyten zählt Erythropoietin zu den *Cytokinen* und wurde deshalb in Abschnitt 20.9 auf S. 552 besprochen.

Renin-Angiotensin-Aldosteron-System. Dieses System dient in erster Linie der Regulation des Blutdrucks. Es zeigt im Vergleich zu den klassischen hormonalen Regelsystemen eine interessante Abweichung: Das *Renin*, das von der Niere abgegeben wird, ist eine Endopeptidase, die aus dem Plasmaprotein *Angiotensinogen* ein Dekapeptid, das *Angiotensin I*, freisetzt (◉20.26). Durch eine weitere Abspaltung eines terminalen Dipeptids mit Hilfe einer Peptidyl-Dipeptidase (Angiotensin cleaving enzyme, ACE) entsteht das wirksame *Angiotensin II*, ein Oktapeptid.

Angiotensin II ist ein sehr wirksames, Blutdruck steigerndes Hormon. Es wirkt auf periphere Arteriolen stark kontrahierend. Daneben hat Angiotensin II einige weitere Wirkungen: Es stimuliert in der Nebenniere (in der Zona glomerulosa) die Biosynthese von Aldosteron und greift dadurch in den Natriumhaushalt ein (◉20.26). Auf die Nervenendigungen des sympathischen Systems wirkt Angiotensin II modulierend. Dort fördert es die Freisetzung von Catecholaminen (s. S. 561). Auf das Zentralnervensystem wirkt das Angiotensin II über diejenigen Gehirnbereiche, die sich außerhalb der Blut-Hirn-Schranke befinden (die sog. Zirkumventrikularorgane). Es stimuliert dort das Bedürfnis zum Trinken und den Appetit auf Salz, es fördert die Sekretion von Vasopressin und Corticotropin (ACTH) und steigert den Blutdruck. Angiotensin II wird in vielen Geweben auch lokal erzeugt und steuert dort lokale Wirkungen, z. B. im Gehirn, Herzen, Ovar und Hoden.

Peptid-Familie: Die Vorstufe Angiotensin I (1–10) ist unwirksam. Dagegen haben das Angiotensin II (1–8) und seine verkürzten Formen Angiotensin III (2–8), Angiotensin IV (3–8) und Angiotensin V (1–7) viele endokrine und neurokrine Wirkungen. Sie wirken über zwei verschiedene *Angiotensin-Rezeptoren* (AT₁ und AT₂). Der bedeutendere Rezeptor AT₁ wird von der glatten Gefäßmuskulatur, Leber, Herz, Lunge, NNR, Hypophyse und ZNS exprimiert. Auch daraus ist die Vielfalt der Angiotensin-Wirkungen ableitbar.

20.12 Hormon der Epiphyse

Melatonin. Das Melatonin ist ein biogenes Amin, das zu den *Indol-Derivaten* gehört. Es wird von der Epiphyse, in geringem Umfang auch von der Retina, aus Tryptophan über Serotonin (s. S. 565) gebildet. Dabei wird Serotonin an seiner Amino-Gruppe acetyliert und an der Hydroxy-Gruppe methyliert (◉20.27). Geschwindigkeitsbestimmend ist die *N-Acetyl-Transferase*, die von Noradrenalin-Rezeptoren über cAMP gesteuert wird.

Sezerniert wird Melatonin vorwiegend nachts. Die circadiane Sekretion wird von der zentralen biologischen Uhr im *Nucleus suprachiasmaticus* des Hypothalamus kontrolliert und mit dem 24-Stunden-Rhythmus der Photoperiode synchronisiert. Abgebaut wird Melatonin durch Hydroxylierung und Aufspaltung des Indol-Ringes.

Wirkungen. Melatonin hat ausgeprägte Wirkungen auf das neuroendokrine System, es *hemmt die Gonaden-Tätigkeit* und *senkt die Körpertemperatur*. Melatonin-Rezeptoren finden sich in verschiedenen Kernbereichen des Hypothalamus und in der Hypophyse. Im Hypothalamus verhindert es die Freisetzung von *Gonadoliberin* (GnRH) und *Corticoliberin* (CRH), in der Hypophyse beeinflusst es die Freisetzung der *Gonadotropine* LH und FSH. Auch in der Peripherie kommen Melatonin-Rezeptoren vor, besonders in den Organen des Reproduktionssystems.

Melatonin wirkt auf die Gefäßmuskulatur. Es kontrolliert das hämatopoietische System und interagiert mit dem Immunsystem, z. B. verhindert es eine Stress-induzierte Immundepression.

Melatonin ist ein *effizienter Radikalfänger* (s. S. 186). In verschiedenen Tests erwies es sich wirksamer gegen Hydroxyl- und Peroxylradikale als andere bekannte Antioxidanzien wie Glutathion und α-Tocopherol (Vitamin E). Da Melatonin membrangängig ist, trägt es wahrscheinlich überall im Körper zur intrazellulären antioxidativen Abwehr bei. Es wird deshalb spekuliert, dass oxidationsbedingte Alterungsvorgänge durch Melatonin verlangsamt werden können.

Der Wirkung in Amphibien verdankt das Melatonin seinen Namen: Melatonin hellt die Amphibienhaut auf, indem es die Kontraktion der Melanophoren fördert. Damit ist es ein *Gegenspieler des Melanotropins* (MSH) aus dem Hypophysenzwischenlappen.

Die Melatonin-Rezeptoren (drei Subtypen) sind G-Protein-gekoppelte Membranrezeptoren, die über G-Proteine der Klasse G_i und $G_{q/11}$ wirken.

Konzentration. Die Plasma-Konzentration von Melatonin ist bei Kindern hoch, sie fällt bis zum Ende der Pubertät ab, ist im Erwachsenen niedriger und nimmt mit fortschreitendem Alter weiter ab. Die Melatonin-Sekretion folgt einem *Tag-Nacht-Rhythmus*. Die Sekretion wird durch Dunkelheit gefördert, dadurch liegen die Hormonkonzentrationen bei Nacht hoch. Diesen circadianen Rhythmus überträgt das Melatonin mit Hilfe seiner Wirkung im Hypothalamus auch auf andere Hormonsysteme: die Steroidhormone der Gonaden (unter GnRH-Kontrolle), die Glucocorticoide (unter CRH-Kontrolle) und einige Cytokine (s. S. 550). In Tieren, deren saisonale Brutzeit von der Tageslänge abhängt, wird der Reproduktionszyklus von Melatonin gesteuert.

20.13 Hormone des Nebennierenmarks

Der Zusammenhang zwischen Hormonen und Neurotransmittern wird bei der Betrachtung der Hormone des *Nebennierenmarks* (NNM) besonders deutlich. Diese endokrine Drüse leitet sich entwicklungsgeschichtlich vom Neuralrohr ab, ist also Nervengewebe. Die chromaffinen Zellen des Nebennierenmarks produzieren die beiden Hormone *Adrenalin* und *Noradrenalin*, zwei Catecholamine. Beide Catecholamine werden auch von anderen Nervenzellen gebildet und dienen dort als Neurotransmitter (s. S. 723). Das Nebennierenmark ist von der Steroidhormon-produzierenden Nebennierenrinde umgeben (s. S. 525).

Adrenalin und Noradrenalin werden im allgemeinen als Hormone des Nebennierenmarks angesehen. Tatsächlich erfüllen sie alle Bedingungen, die wir an *Hormone* geknüpft haben: Sie werden in einer Drüse synthetisiert und kontrolliert sezerniert; sie gelangen über das Blut zu ihren Erfolgsorganen und rufen dort spezifische Wirkungen hervor. Andererseits sind Adrenalin und seine Vorstufen, Dopamin und Noradrenalin, auch *Transmittersubstanzen* im Nervengewebe, und die Stimulierung des Nebennierenmarks zur Ausschüttung von

◉ **20.27 Biosynthese des Melatonins.**

> **Melatonin** ist ein chemischer *Zeitgeber*, der dem Körper Dunkelheit signalisiert. Seine vielen physiologischen Wirkungen lassen sich klassifizieren als
> – antiproliferativ
> – immunstimulatorisch
> – antioxidativ

🔍 **Klinische Anwendung.** Melatonin wird therapeutisch eingesetzt, um Störungen des circadianen Rhythmus, z. B. Schlafstörungen, aufgrund von Jet-Lag, Nachtarbeit oder Blindheit zu behandeln. Weitere Einsatzbereiche werden zur Zeit erprobt: die Behandlung von Kopfschmerzen, endogenen Depressionen, degenerativen Erkrankungen des Nervensystems, Störungen des Verdauungstraktes und der Einsatz als Kontrazeptivum. Die Hoffnung, dass durch Melatonin die Tumor-Entstehung und -Wachstum vermindert und das *Altern* verlangsamt wird, haben die Substanz zu einem häufig eingesetzten Medikament gemacht, das in Deutschland allerdings nicht zugelassen ist.

Noradrenalin, Adrenalin und verwandte Verbindungen sind *ortho*-Diphenole mit einer Amin-Gruppe in der Seitenkette. Vom einfachsten *o*-Diphenol, dem *Brenzcatechin* (englisch *catechol*; Formel siehe unten) ist die Sammelbezeichnung „Catecholamine" für die ganze Stoffgruppe abgeleitet. Viele Catecholamine sind pharmakologisch interessant.

Brenzcatechin

In den USA wird Adrenalin als **„Epinephrin"** bezeichnet und Noradrenalin analog als **„Norepinephrin"**, weil der Name Adrenalin dort als eingetragenes Warenzeichen geschützt ist.

Adrenalin und Noradrenalin gleicht auffallend den Vorgängen an den Synapsen von Nervenzellen. Biochemisch gehören Adrenalin, Noradrenalin und Dopamin zur Klasse der *biogenen Amine* (s. S. 208), wie auch Histamin, Serotonin und Melatonin.

Biosynthese. Die Biosynthese läuft nur in Catecholamin-Neuronen ab und beginnt mit L-*Tyrosin* (●20.28). Diese aromatische Aminosäure wird zunächst oxidiert zum **D**ihydr**ox**y**p**henyl**a**lanin (= Dopa), einem Zwischenprodukt der Melanin-Bildung (s. S. 217). Allerdings wird dieser Schritt nicht von der Melanin bildenden Phenol-Oxidase katalysiert, sondern von einer *Tyrosin-3-Monooxygenase*, die wie die Phenylalanin-Hydroxylase Sauerstoff und Tetrahydrobiopterin benötigt (s. dazu S. 216). Diese Reaktion ist der geschwindigkeitsbestimmende Schritt der Catecholamin-Biosynthese. Dopa wird von einer *aromatische L-Aminosäure-Decarboxylase* zu *Dopamin* umgesetzt, Cofaktor ist dabei Pyridoxalphosphat. Dopamin wird nun in einem aktiven Transport in Vesikel aufgenommen und dort von einer *Dopamin-β-Monooxygenase*, einem Cu-haltigen Enzym, hydroxyliert, wozu Ascorbat (Vitamin C) und Sauerstoff benötigt werden. Das entstehende *Noradrenalin* kann die Vesikel wieder verlassen und im Cytoplasma noch von einer *Phenylethanolamin-N-Methyltransferase* mit Hilfe von S-Adenosylmethionin zu *Adrenalin* methyliert werden, bevor es wieder in die Vesikel aufgenommen wird. In den Vesikeln sind die Catecholamine zusammen mit *ATP*, verschiedenen *Neuropeptiden* und dem Protein *Chromogranin* gespeichert, bis sie durch Exocytose gemeinsam ausgeschüttet werden.

Die Geschwindigkeit der Catecholamin-Ausschüttung wird neuronal durch Acetylcholin (mittels nicotinischer Rezeptoren) stimuliert. Dabei ist die Biosynthese der Catecholamine an ihre Sekretion gekoppelt; eine Stimulierung der Ausschüttung aktiviert die Tyrosin-Monooxygenase.

Die Entscheidung darüber, welches Catecholamin von einem Neuron gebildet wird (Dopamin, Noradrenalin oder Adrenalin), hängt von der Ausstattung mit Enzymen ab. Im NNM beträgt das Verhältnis von Adrenalin zu Noradrenalin etwa 4:1, und Dopamin kommt nur in geringen Mengen vor.

Im Blut tauchen sowohl Adrenalin als auch Noradrenalin auf. *Adrenalin* stammt vorwiegend aus dem Nebennierenmark, während das *Noradrenalin* vorwiegend aus den Endigungen sympathischer Nerven kommt.

Wirkungsmechanismus. Zielorgane für Catecholamine finden sich sowohl im ZNS als auch in allen Bereichen der Peripherie. Die *adrenerge Wirkung* an den Erfolgsorganen wird bestimmt durch den Typ des membranständigen Rezeptors. Man unterscheidet α_1-, α_2 und β-adrenerge Rezeptoren („Adrenozeptoren", mit weiteren Subtypen, s. ▼20.15), die an unterschiedliche Effektorsysteme geknüpft sind. An der Gefäßmuskulatur führt z. B. die Stimulierung von α-Rezeptoren zu

●20.28 **Biosynthese der Catecholamine im Nebennierenmark.** Die Moleküle dieses Biosyntheseweges haben, mit Ausnahme des Dopamins, an ihrem C-2 jeweils eine L-Konfiguration: L-Tyrosin, L-Dopa, L-Noradrenalin und L-Adrenalin. Einige Enzyme werden durch Acetylcholin (ACh) und Glucocorticoide (Gl) induziert (grün), bzw. durch Adrenalin allosterisch gehemmt (rot).

▼ 20.15 Typen adrenerger Rezeptoren. Ihre natürlichen Agonisten sind Adrenalin und Noradrenalin. Zu den verschiedenen Wirkungen sollte ein Lehrbuch der Physiologie konsultiert werden.

	Signaltransduktionsweg	Zielorgane	Subtypen
α_1-Adrenozeptoren	in der Peripherie: $G_{q/11}$, Phospholipase C	glatte Muskulatur von Blutgefäßen und Urogenitalgewebe, Herz, Leber, ZNS	$\alpha_{1A}, \alpha_{1B}, \alpha_{1D}, \alpha_{1L}$
α_2-Adrenozeptoren	G_i, cAMP-Modulation	periphere und zentrale Neurone, glatte Muskulatur, Thrombocyten, B-Zellen im Pankreas	$\alpha_{2A}, \alpha_{2B}, \alpha_{2C}$
β-Adrenozeptoren	G_s, cAMP-Anstieg	ZNS, Herz, glatte Muskulatur von Gefäßen, Urogenitaltrakt und Bronchien, juxtaglomerulärer Apparat der Niere, Inselzellen, Leber, Skelettmuskel, Fettgewebe	β_1: Stimulierung des Herzschlags (Geschwindigkeit und Kraft) Freisetzung von Renin in der Niere β_2: Bronchodilatation β_3: Lipolyse in weißem Fettgewebe, Thermogenese in braunem Fettgewebe β_4: Herzkontraktilität (?)

einer Vasokonstriktion und von β_2-*Rezeptoren* zu einer Erschlaffung. Allgemein scheinen metabolische Effekte über β_2-*Rezeptoren* vermittelt zu werden.

Die Bindung von Catecholaminen an α_1-*Rezeptoren* führt über die Aktivierung von Phospholipase C zu einem InsP$_3$-vermittelten Anstieg des intrazellulären Ca^{2+}-Spiegels. Bindung an α_2-*Rezeptoren* hemmt die Adenylat-Cyclase. Dagegen wird die Wirkung über β-*Rezeptoren* über eine Stimulierung der Adenylat-Cyclase vermittelt und führt zu einer Erhöhung des intrazellulären cAMP-Spiegels. Der Mechanismus der Hormonwirkung über Second Messenger wird in Kapitel 19 ausführlich besprochen (S. 488).

Wirkungen. Die biologischen Wirkungen können als Reaktion auf eine bedrohliche Situation angesehen werden: Steigerung der Herzfrequenz, Blutdruckerhöhung, Glucose-Ausschüttung und erhöhte Muskeltätigkeit, etwa um eine Fluchtreaktion zu ermöglichen. Damit steht im Einklang, dass die Sekretion des Adrenalins aus dem Nebennierenmark durch cholinerge Nerven erfolgt; Transmittersubstanz ist hier Acetylcholin, das mit den Rezeptoren der chromaffinen Zellen reagiert und dadurch den intrazellulären Ca^{2+}-Spiegel erhöht. Dies hat eine Depolarisierung der Membran zur Folge, die die Exocytose der chromaffinen Granula auslöst (s. S. 390). Details der Wirkungen von Catecholaminen sind in den Lehrbüchern der Physiologie zu finden.

Wiederaufnahme und Stoffwechsel. Die Wirkung der Catecholamine wird sehr schnell beendet.

Neuronale Wiederaufnahme: Die an den Synapsen freigesetzten Catecholamine werden vorrangig durch Wiederaufnahme in die Nervenendigungen entfernt. Die dafür verantwortlichen *axonalen Transportsysteme* sind Catecholamin-spezifisch, sättigbar, erfordern Energie und sind Natrium-abhängig. Sie werden im Zusammenhang mit den Transportsystemen der anderen biogenen Amine auf S. 564 besprochen. Die von adrenergen Neuronen wieder aufgenommenen Catecholamine werden wiederverwendet oder mit Hilfe einer Monoamin-Oxidase (s. u.) desaminiert und als inaktive Metabolite ans Blut abgegeben.

Extraneuronale Aufnahme: Die im Blut zirkulierenden Catecholamine werden auch von anderen Geweben aufgenommen und dort abgebaut. Das verantwortliche Transportsystem ist nicht spezifisch für Catecholamine.

Enzymatische Inaktivierung: Die Catecholamine werden sowohl in Nervenzellen als auch in nichtneuronalem Gewebe (besonders der Leber) inaktiviert. Die 3-Hydroxy-Gruppe der Catecholamine wird

Adrenozeptoren haben eine große **pharmakologische Bedeutung**. Sie können durch Agonisten aktiviert und durch Antagonisten blockiert werden. Synthetische α_1-Antagonisten werden bei *Prostata-Beschwerden* eingesetzt, α_2-Agonisten bei *Bluthochdruck*, zur *Anästhesie*, zum *Opiat-Entzug* und bei *Glaukom*, β-Antagonisten (sog. „β-Blocker") bei *Bluthochdruck* und *Glaukom*.

Dopamin besitzt bereits eine biologische Wirkung als Neurotransmitter. In der Adenohypophyse wirkt Dopamin als *Prolactostatin* (**PIF**); es hemmt die Sekretion von Prolactin (s. S. 544).

Im **Blutplasma** können die Catecholamine mit niedriger Affinität an Albumin binden.

20.29 Endprodukte des Catecholamin-Stoffwechsels.

Die Transporter biogener Amine sind **pharmakologische Ziele** für Cocain, Antidepressiva und Amphetamine.

20.30 Histamin und sein Inaktivierungsprodukt τ-Methylhistamin. Die beiden *N*-Atome des Imidazol-Rings werden mit π und τ gekennzeichnet (von griechisch πρός = benachbart und τελος = fern von der Seitenkette).

von *Catechol-O-Methyl-Transferase* (COMT) mit Hilfe von S-Adenosylmethionin methyliert. Das Enzym kommt in postsynaptischen Neuronen, in Gliazellen und peripheren Geweben vor. Die Amino-Gruppe kann durch eine flavinhaltige *Amin-Oxidase* (Monoamin-Oxidase, MAO, Isotyp A und B) zu Aldehyd oxidiert werden. MAO kommt in den Endigungen dopaminerger und noradrenerger Neurone und in Gliazellen sowie *Leber* und *Niere* vor und zeigt eine Isotyp-spezifische Verteilung. Der entstandene Aldehyd wird entweder weiter zur Säure oxidiert oder zum Alkohol reduziert. Endprodukte des Stoffwechsels der Catecholamine sind *3-Methoxy-4-hydroxymandelsäure* (aus Adrenalin und Noradrenalin) und *Homovanillinsäure* (aus Dopamin; 20.29). In der Leber und im Darm erfolgt schließlich auch noch eine *Konjugat-Bildung* der phenolischen Hydroxy-Gruppe mit Sulfat oder Glucuronat.

20.14 Mediatoren

Als Mediatoren bezeichnet man *Signalstoffe, die nicht in spezialisierten Drüsenzellen gebildet werden*, sondern in vielen verschiedenen Zellen (20.16). Mediatoren verbreiten sich durch *Diffusion im Gewebe*. Sie wirken also nur im Nahbereich. Dazu passt, dass sie eine sehr *kurze Lebenszeit* besitzen. Ihre Wirkung wird von Rezeptoren vermittelt.

Biogene Amine. Die hier besprochenen biogenen Amine haben gleich mehrere Funktionen: im Gehirn und peripheren Nervensystem wirken sie als Neurotransmitter/Neuromodulatoren und im nichtneuralen Gewebe als Mediatoren.
Insgesamt haben die Mediatoren eine große klinische Bedeutung, sie sind vor allem pharmakologisch interessant.

Membrantransport von biogenen Aminen. Aminerge Neurone nehmen die von ihnen in den synaptischen Spalt sezernierten Neurotransmitter mithilfe von Transportern schnell wieder auf. Bekannt sind bisher drei hochaffine Transporter mit verschiedener Spezifität, die untereinander verwandt sind. Sie haben vermutlich zwölf Membrandurchspannende Helices und eine lange extrazelluläre Schleife zwischen Helix III und IV mit vielen Glykosylierungsstellen. Auf der Zellinnenseite liegen die intrazellulären *N*- und *C*-Termini. Dort zeigen sich auch verschiedene Phosphorylierungsstellen, die eine Regelung durch Phosphorylierung ermöglichen. Die Transporter gehören zu der größeren Familie der Natrium-abhängigen Transporterfamilie (s. S. 362;):
– ein *Dopamin-Transporter* (DAT)
– ein *Noradrenalin-Transporter* (NET)
– ein *Serotonin-Transporter* (SERT)

Intrazellulär finden sich in den aminergen Neuronen noch zwei Arten von *Vesikel-Monoamin-Transportern* (VMAT), die zwar ebenfalls zwölf Transmembrandomänen haben, aber Mitglieder einer der Protonenabhängigen Transporterfamilien sind.

Histamin. Histamin gehört zu den *biogenen Aminen* (s. S. 208). Es ist im Organismus weit verbreitet. Im ZNS kommt es in den *histaminergen Neuronen* vor, in der Peripherie besonders in der Magen*mucosa*, in Gewebsmastzellen und basophilen Leukocyten.
Stoffwechsel. Histamin entsteht durch enzymatische Decarboxylierung von Histidin mit Hilfe einer spezifischen *L-Histidin-Decarboxylase*. Die Inaktivierung des Histamins erfolgt vorwiegend durch Methylierung am τ-N (20.30). Das Produkt Methylhistamin, aber auch Histamin selbst, werden enzymatisch zu Aldehyden oxidiert. Daran beteiligt sind die *Monoamin-Oxidase B* (MAO B) und *Diamin-Oxidase* (s. S. 209).

Wirkungen. Im ZNS wirkt Histamin als *Neurotransmitter.* Es wird von Neuronen im hinteren Teil des *Hypothalamus* synthetisiert. Histaminerge Neurone projizieren in alle Bereiche des ZNS und sind an der Steuerung vieler Gehirnfunktionen beteiligt: Schlafen/Wachen, Kontrolle des Herzkreislaufs, Steuerung der Hormonachsen, Lernen und Gedächtnis.

In der Peripherie wirkt Histamin als *Mediator.* Das in Mastzellen und Basophilen gespeicherte Histamin liegt in Bindung an *Heparin* vor. Durch Histamin-Liberatoren (Gewebshormone, Pharmaka) kann es freigesetzt werden. Bei allergischen Reaktionen vom Soforttyp (anaphylaktischer Schock, allergische Urtikaria, Ödembildung) ist die Mitwirkung von Histamin von großer Bedeutung. Auch an den Auswirkungen der anderen Allergietypen (z. B. Endotoxin-Schock), den Entzündungen und Verbrennungen ist Histamin beteiligt.

Wirkungsmechanismus. Für das Histamin kennt man drei Membran-Rezeptoren, die alle über G-Proteine wirken. Sie sind im Körper weit verbreitet.
- *H_1-Rezeptoren* vermitteln allergische Reaktionen der Haut und der Atemwege.
- *H_2-Rezeptoren* in den Belegzellen der Magenmucosa sind an der Steuerung der Magensäure-Bildung beteiligt. Sie vermitteln die Wirkung des Histamins, das aus enterochromaffinen Zellen durch Gastrin-Wirkung (s. S. 556) freigesetzt wird.
- *H_3-Rezeptoren* kommen sowohl im zentralen als auch im peripheren Nervensystem vor. Sie regeln die Freisetzung von Neurotransmittern.

Serotonin (5-Hydroxytryptamin, **5-HT**) ist ein biogenes Amin, das sich vom Tryptophan ableitet. Es kommt in drei verschiedenen Zelltypen vor: in *serotoninergen Neuronen* des ZNS, in *enterochromaffinen Zellen* der Mucosa des Gastrointestinaltraktes (GIT) und in *Thrombocyten.* Die Thrombocyten können das Serotonin allerdings nicht selbst bilden; sie nehmen es aus dem Blut auf.

Stoffwechsel. Gebildet wird Serotonin in serotoninergen Neuronen und chromaffinen Zellen aus *L-Tryptophan* durch Hydroxylierung in 5-Stellung und Decarboxylierung. Die *Tryptophan-5-Hydroxylase* ist das geschwindigkeitsbestimmende Enzym. Der Reaktionsweg ist identisch mit dem des *Melatonins* in der Zirbeldrüse, er wurde dort schon besprochen (s. ☞**20.27**, S. 561 und ☞**8.20**, S. 218).

Der Abbau des biogenen Amins geschieht bevorzugt durch *Monoamin-Oxidase A* (MAO A). Der entstehende Aldehyd wird weiter zu *5-Hydroxyindolessigsäure* oxidiert, dem wichtigsten Endprodukt des Serotonin-Stoffwechsels.

Wirkungen. Serotonin wirkt als wichtiger *Neurotransmitter* des ZNS. Das in der Peripherie von Thrombocyten und enterochromaffinen Zellen gespeicherte Serotonin hat die Funktion eines *Mediators* mit den Wirkbereichen Herz-Kreislauf-System und Magen-Darm-Trakt (zu den zahlreichen Wirkungen dort siehe Lehrbücher der Physiologie). Auf die glatte Gefäßmuskulatur wirkt es vasokonstriktorisch. Die Sekretion aus chromaffinen Zellen des GIT dient der Kontrolle der Darmperistaltik und enteralen Flüssigkeitssekretion. Wenn Thrombocyten bei Gefäßverletzung aggregieren, sezernieren sie das Serotonin zusammen mit ATP. Dies fördert die Hämostase.

Wirkungsmechanismus. Serotonin wirkt über eine große Familie von 7-Helix-Membranrezeptoren. Es sind mehr als ein Dutzend verschiedene Serotonin-Rezeptor-Subtypen bekannt, die in sieben Klassen eingeteilt werden: 5-HT_1 bis 5-HT_7. Eine zusätzliche strukturelle und funktionelle Vielfalt der Serotonin-Rezeptoren wird durch alternatives Spleißen und Editing-Prozesse ihrer mRNA erzeugt. Die Rezeptoren sind entweder ionotrop oder metabotrob (s. S. 477): Rezeptoren

Serotonin

🔍 Die Verminderung des Serotonin-Abbaus im ZNS durch **Hemmstoffe der MAO A** ist ein therapeutischer Ansatz zur Behandlung von *Depressionen.*

🔍 Der **Neurotransmitter Serotonin** ist an vielen Aktivitäten des Gehirns beteiligt, u. a. an der Steuerung von *Schlaf, Fortbewegung, Nahrungsaufnahme* und *Sexualität,* außerdem an *Übelkeit, Sucht, Aggression* und *Affekten.*

🔍 Serotonin gehört zu den Signalsubstanzen, die an Nociceptoren in der Peripherie direkt **Schmerz** auslösen können. Andere schmerzauslösende Mediatoren sind Bradykinin, Histamin, ATP, PGE_2, IL-1, TNF-α und NGF.

vom Typ 5-HT$_1$ sind an G$_{i/o}$-Proteine (cAMP-Modulation) gekoppelt, und die vom Typ 5-HT$_2$ an G$_{q/11}$-Proteine (Anstieg von InsP$_3$ und DAG). Rezeptor-Typ 5-HT$_3$ ist ein Liganden-gesteuerter Ionenkanal. Die Typen 5-HT$_4$ – 5-HT$_7$ wirken über G$_s$-Proteine (cAMP-Anstieg).

Eicosanoide stellen eine besondere Familie von Mediatoren dar, weil sie lipidlöslich sind. Sie leiten sich nicht von Aminosäuren, sondern von Fettsäuren ab. Zu den Eicosanoiden zählen die *Prostaglandine*, *Prostacycline*, *Thromboxane*, *Leukotriene* und *Hydroperoxy-* und *Hydroxyfettsäuren*. Es handelt sich um lokal wirksame, hormonähnliche Lipide, die von vielen Zellen des Organismus gebildet werden können. Sie haben *autokrine* und *parakrine* Eigenschaften. Eicosanoide zeigen eine große Wirkungsvielfalt.

Wie der vom griechischen Wort εἴκοσι für die Zahl 20 abgeleitete Name sagt, leiten sich Eicosanoide von mehrfach ungesättigten C$_{20}$-Fettsäuren ab. Die wichtigste Vorstufe ist die vierfach ungesättigte (all-*cis*) Fettsäure *Arachidonsäure* (20:4), die ein normaler Bestandteil der Phospholipide in Membranen ist. Auch die dreifach und fünffach ungesättigten C$_{20}$-Fettsäuren werden zu Eicosanoiden umgewandelt.

Biosynthese. Im ersten Schritt wird durch *Phospholipase A$_2$* (s. S. 302) Arachidonsäure aus Membranlipiden freigesetzt. Alternativ wird Arachidonsäure auch aus Diacylglyceriden durch eine *Diacylglycerid-Lipase* freigesetzt. Arachidonsäure kann dann, wie ☞20.33 zeigt, in zwei Richtungen mit Sauerstoff umgesetzt werden:
- ein *Cyclooxygenase-Weg* führt zu den Prostaglandinen, Prostacyclinen und Thromboxanen;
- ein *Lipoxygenase-Weg* führt zu den Leukotrienen und Hydroxyfettsäuren.

Geschwindigkeitsbestimmend für die Bildung von Eicosanoiden ist entweder die Verfügbarkeit von Arachidonsäure (also die Aktivität der Lipasen) oder der erste Schritt in ihrer Biosynthese (z. B. die Aktivität der PGH$_2$-Synthase). Die Bildung der Eicosanoide steht unter der Kontrolle übergeordneter Systeme (Neurotransmitter, Hormone, andere Mediatoren).

Cyclooxygenase-Weg (links in ☞20.33). Der erste Schritt des Cyclooxygenase-Wegs wird von der *Prostaglandin H$_2$-Synthase* katalysiert. Dieses Membranenzym katalysiert zwei Reaktionsschritte mit einer Cyclooxygenase- und einer Peroxidase-Aktivität (☞20.31). Es ist deshalb biochemisch nicht korrekt, wenn das Enzym einfach als *Cyclooxygenase* (COX) bezeichnet wird. Erst werden zwei Moleküle Sauerstoff auf das Substrat übertragen, es entsteht Prostaglandin G$_2$ (PGG$_2$). Dieses wird zu Prostaglandin H$_2$ (PGH$_2$) reduziert. Das PGH$_2$ ist dann Substrat für die Synthese verschiedener Prostaglandine, Prostacycline und Thromboxane, wie das Reaktionsschema in ☞20.33 zeigt. Welches Eicosanoid jeweils gebildet wird, hängt von der Enzymausstattung des Zelltyps ab.

Die *Prostaglandin-H$_2$-Synthase* (COX, ☞20.32) ist ein Häm-haltiges Enzym, das in zwei verwandten Formen vorkommt. COX-1 ist ein konstitutives Enzym, das die schnelle physiologische Wirkung zirkulierender Hormone vermittelt. Es kommt besonders in Nieren, Magen, Thrombocyten und Gefäßendothel vor. COX-2 wird dagegen normalerweise nicht von Zellen exprimiert, aber bei Bedarf durch Wachstumsfaktoren, Tumorpromotoren und Cytokine induziert. Seine Produkte sind an Entzündungsprozessen, Mitogenese und Ovulation beteiligt.

☞ **Bezeichnungen.** Für Prostaglandine und Prostacycline ist auch die Bezeichnung *Prostanoide* gebräuchlich, da diese zyklische Verbindung den Grundkörper darstellt. Der Begriff *Prostaglandine* schließt die Thromboxane und offenkettigen Eicosanoide nicht mit ein.

Arachidonsäure

Prostansäure

Arachidonat

Cyclooxygenase | 2O$_2$

PGG$_2$

Peroxidase | 2e$^-$

PGH$_2$

☞**20.31 Reaktion der Prostaglandin-H$_2$-Synthase.**

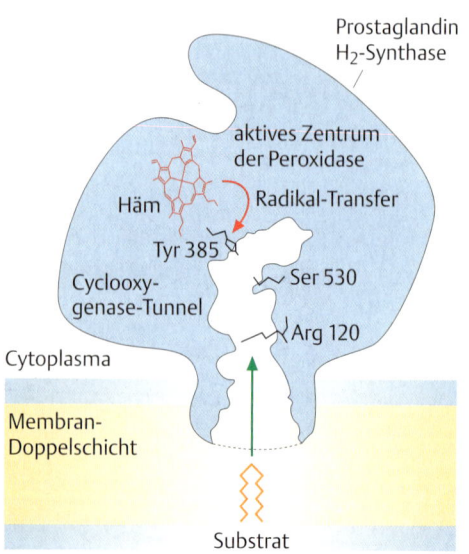

Prostaglandin H$_2$-Synthase

aktives Zentrum der Peroxidase

Häm | Radikal-Transfer

Tyr 385

Ser 530

Cyclooxygenase-Tunnel

Arg 120

Cytoplasma

Membran-Doppelschicht

Substrat

☞**20.32 Schema der Prostaglandin-H$_2$-Synthase.** Das Enzym sitzt auf der Membran. Von unten betritt das Substrat Arachidonat das Enzym und gelangt durch einen Cyclooxygenase-Tunnel zum Reaktionszentrum (Tyr 385). *Acetylsalicylat* kann die Hydroxy-Gruppe des Ser 530 acetylieren und hemmt dadurch irreversibel den Substratzutritt. (Nach Blake C. Curr. Biol. 4; 1994: 452 – 454.)

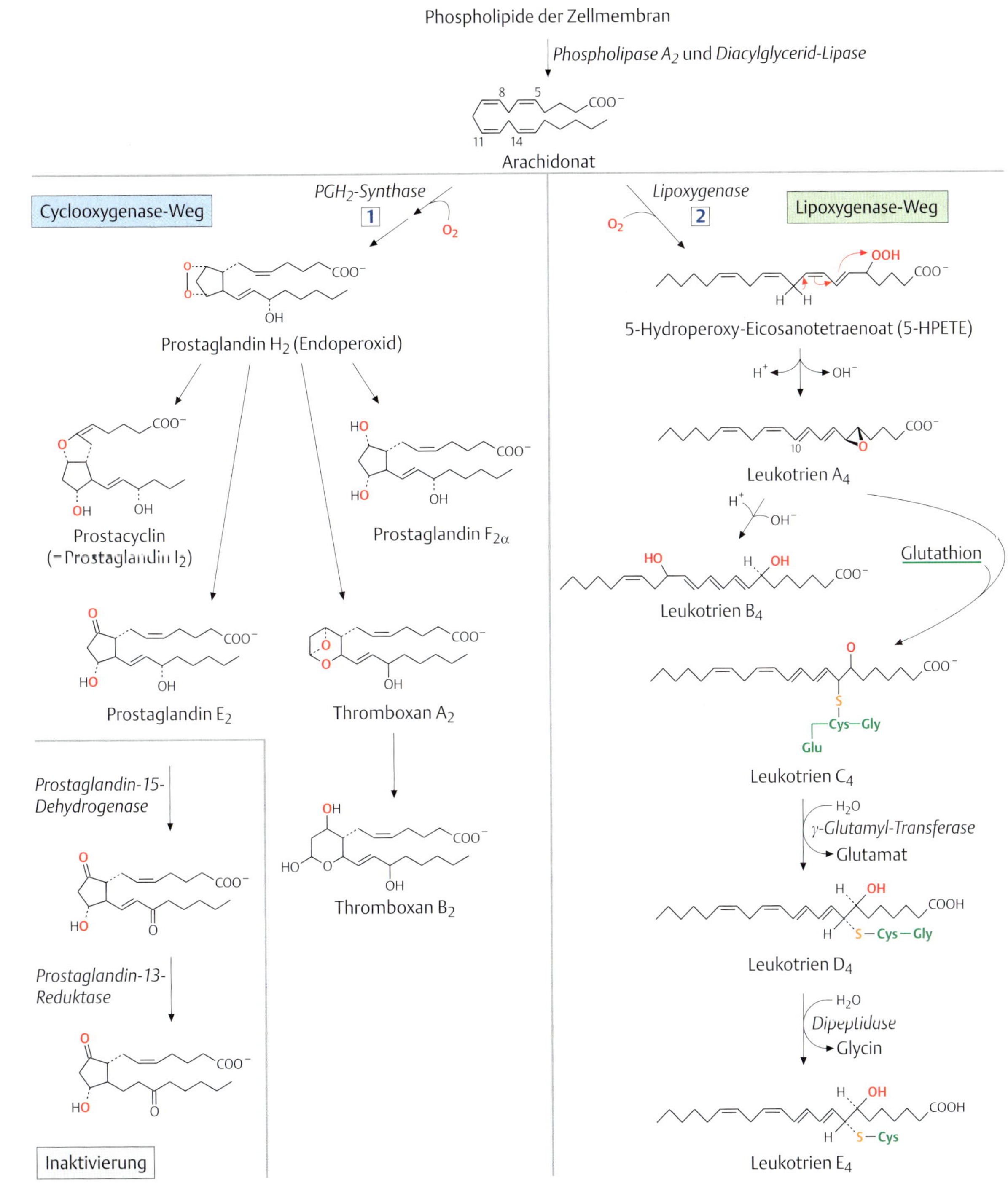

Phospholipide der Zellmembran

Phospholipase A$_2$ und Diacylglycerid-Lipase

Arachidonat

Cyclooxygenase-Weg

PGH$_2$-Synthase
1
O$_2$

Lipoxygenase
2
O$_2$

Lipoxygenase-Weg

Prostaglandin H$_2$ (Endoperoxid)

5-Hydroperoxy-Eicosanotetraenoat (5-HPETE)

H$^+$ → OH$^-$

Prostacyclin
(= Prostaglandin I$_2$)

Prostaglandin F$_{2\alpha}$

Leukotrien A$_4$

H$^+$ → OH$^-$

Prostaglandin E$_2$

Thromboxan A$_2$

Leukotrien B$_4$

Glutathion

Thromboxan B$_2$

Prostaglandin-15-Dehydrogenase

Cys—Gly
Glu

Leukotrien C$_4$

H$_2$O
γ-Glutamyl-Transferase
→ Glutamat

Prostaglandin-13-Reduktase

S—Cys—Gly

Leukotrien D$_4$

H$_2$O
Dipeptidase
→ Glycin

Inaktivierung

S—Cys

Leukotrien E$_4$

👁20.33 Biosynthese und Stoffwechsel der Eicosanoide. Das aus Membranlipiden freigesetzte Arachidonat reagiert mit Sauerstoff entweder zu Prostaglandin H$_2$ (*Cyclooxygenase-Weg*; linke Hälfte) oder zu 5-Hydroperoxy-Eicosanotetraenoat (5-HPETE) (*Lipoxygenase-Weg*; rechte Hälfte).
Durch die *Cyclooxygenase* (PGH$_2$-Synthase, **1**) wird ein Endoperoxid gebildet und gleichzeitig der Fünfring geschlossen. Die Öffnung der Sauerstoff-Brücke führt entweder zum Prostaglandin E$_2$ oder zum Prostacyclin; bei gleichzeitiger Reduktion entsteht Prostaglandin F$_{2\alpha}$. Wird bei der Isomerisierung des Endoperoxids der Fünfring geöffnet, so gelangt man zum Thromboxan A$_2$, das durch Hydrolyse des Epoxid-Rings in Thromboxan B$_2$ übergehen kann.
Durch die *Lipoxygenase* (**2**) wird zunächst eine Peroxy-Gruppe eingeführt, die unter Wasserabspaltung ein sehr reaktionsfähiges Epoxid liefert. Durch Addition von H$^+$ und OH$^-$ entsteht daraus Leukotrien B$_4$, die Addition der HS-Gruppe des Glutathions führt zu einem Konjugat, dem Leukotrien C$_4$; enzymatische Abspaltung der Aminosäure-Reste liefert daraus Leukotrien D$_4$ und Leukotrien E$_4$.

🔍 Prostaglandine sind an der Regulation des ovariellen Zyklus beteiligt. Das Prostaglandin $F_{2\alpha}$, das in der Amnionflüssigkeit kurz vor der Geburt auftaucht, hat eine kontrahierende Wirkung auf den Uterus und nimmt an der Steuerung des Geburtsvorganges teil. Prostaglandine werden deshalb zur **Geburtsbeschleunigung** und zum **Abbruch einer Schwangerschaft** in Verbindung mit einem Antigestagen (s. S. 549) eingesetzt.

🌓 20.17 Wirkungen, die von Eicosanoid-Rezeptoren vermittelt werden. Der erste Buchstabe der Rezeptorfamilie kennzeichnet das Eicosanoid (Prostanoid) mit der höchsten Affinität zum Rezeptor, der zweite Buchstabe steht für „Prostanoid-Rezeptor". (D: PGD_2; E: PGE_2 ; F: $PGF_{2\alpha}$; I: PGI_2; T: TXA_2)

DP	– Hemmung der Thrombocyten-Aggregation
	– Relaxation von glatter Muskulatur
	– Hemmung der Freisetzung von Neurotransmittern
	– Förderung des Schlafs
EP_1	– Kontraktion von glatter Muskulatur
EP_2	– Relaxation von glatter Muskulatur
EP_3	– Hemmung der Wasserabsorption in der Niere
	– Hemmung der Magensäure-Sekretion
	– Uterus-Kontraktion
	– Hemmung der Freisetzung von Neurotransmittern
	– Hemmung der Lipolyse
	– Fieber
EP_4	– Relaxation von glatter Muskulatur
FP	– Kontraktion des Myometriums
	– Bronchokonstriktion
	– Luteolyse
IP	– Relaxation der Gefäßmuskulatur
	– Hemmung der Thrombocyten-Aggregation
TP	– Thrombocyten-Aggregation
	– Kontraktion der glatten Muskulatur der Atemwege

Die Prostaglandin-H_2-Synthase wird von *Acetylsalicylat* (Aspirin®) und anderen *nichtsteroidalen antiinflammatorischen Medikamenten* gehemmt. Der Wirkungsmechanismus von Acetylsalicylat ist bekannt; es acetyliert den Serin-Rest Nr. 530 und blockiert dadurch den Zutritt des Substrates Arachidonat im Cyclooxygenase-Tunnel (⊛20.32).

Abbau. Die Inaktivierung der Prostaglandine und Thromboxane geschieht vor allem durch die *Prostaglandin-15-Dehydrogenase*. Dieses Enzym dehydriert die Hydroxy-Gruppe in der Seitenkette zur Oxo-Gruppe. Ein weiterer Schritt ist die Reduktion der Doppelbindung durch die *Prostaglandin-13-Reduktase*. Die Enden der Seitenketten können durch β- oder ω-Oxidation abgebaut werden.

Wirkungen. Die Eicosanoide wirken als Vermittler (*Mediatoren*) bei vielen physiologischen Reaktionen. Auch an pathologischen Prozessen sind sie entscheidend beteiligt: Entzündungen, Immunantwort, Fieber und Schmerz. 🌓20.17 gibt einen Eindruck von der Vielfalt dieser Prozesse. Die Wirkung der Eicosanoide ist nur von kurzer Dauer, da sehr rasch eine Inaktivierung einsetzt (s. o.).

Die Prostaglandine sind vor allem an der Blutdruck-Regulation beteiligt; sie beeinflussen die Thrombocyten, sie sind bei Entzündungsprozessen nachweisbar und hemmen die Magensaft-Sekretion. Das Prostaglandin E_2 (PGE_2) wirkt außerdem als lokales Nierenhormon, indem es die lokale Durchblutung steigert und die Freisetzung von Renin fördert. Eine pathologisch vermehrte Synthese von PGE_2 in der Niere führt über die Stimulation des Renin-Angiotensin-Systems zum sekundären Hyperaldosteronismus (Bartter-Syndrom). An vielen Zielorganen wirken Prostaglandine E und F antagonistisch; das gleiche gilt für Thromboxane und Prostacycline, die vor allem auf die Thrombocyten-Aggregation und den Arterientonus einwirken.

Wirkungsmechanismus. Es werden gegenwärtig fünf verschiedene Gruppen von Membran-Rezeptoren für Eicosanoide unterschieden (DP, EP, FP, IP, und TP; s. 🌓20.17), die in weitere Untergruppen zerfallen; Spleißvarianten kommen vor. Die Rezeptoren sind an G-Proteine gekoppelt und beeinflussen die intrazellulären Spiegel von cAMP oder $InsP_3$ und DAG.

Prostaglandine (**PG**) sind durch einen alizyklischen Fünfring gekennzeichnet. Nach ihrer Substitution im Fünfring mit Oxo- und Hydroxy-Gruppen werden sie in die Reihen A–F eingeteilt. Durch zusätzlich tief gestellte Ziffern wird die Zahl der Doppelbindungen in der Seitenkette gekennzeichnet. Zwei besonders wichtige Vertreter sind die PGE_2 und $PGF_{2\alpha}$ (s. ⊛20.33). *Prostacycline* (PGI) sind eine Untergruppe der Prostaglandine.

Thromboxane (**TX**) zeichnen sich durch einen heterozyklischen 6-gliedrigen Ring (Tetrahydropyran) aus, der ein oder mehrere Sauerstoff-Atome trägt. TXA_2 führt zu einer Vasokonstriktion, Thrombocyten-Aggregation und Kontraktion der Bronchialmuskulatur.

Leukotriene (**LT**) sind Hydroxy- und Hydroperoxy-Derivate von C_{20}-Fettsäuren. Im Gegensatz zu den Prostaglandinen haben sie eine offene Kettenstruktur und sind oft mit Glutathion und dessen Metaboliten konjugiert. Sie entstehen aus Arachidonsäure, in die durch eine Lipoxygenase Sauerstoff eingeführt wird (s. ⊛20.33)

Die *biologischen Wirkungen* der Leukotriene sind vielfältig und noch unzureichend erforscht. Sie sind an zahlreichen Abwehrreaktionen des Körpers beteiligt. Das LTB_4 ist ein Mediatorstoff bei Entzündungsreaktionen: Es steigert die Permeabilität der Kapillaren und lockt durch Chemotaxis Leukocyten an. Die LTC_4 und LTD_4 wirken bei der anaphylaktischen Reaktion mit, sie führen zur Konstriktion der Bronchialmuskulatur und zum Wassereinstrom in die Bronchialmucosa. Man vermutet, dass die Leukotriene beim allergisch bedingten *Asthma bronchiale* eine wichtige Rolle spielen.

Stickstoffmonoxid (**NO**, endothelium-derived relaxing factor, **EDRF**) ist ein in jeder Hinsicht ungewöhnlicher Mediator in tierischen Organismen: er ist sehr klein, gasförmig, membrangängig, kurzlebig und sehr reaktiv (👁**20.34**).

Biosynthese. NO wird von *Nervenzellen*, *Endothelzellen* und *aktivierten Makrophagen* gebildet. Es entsteht in einer Mehrschritt-Reaktion aus der Aminosäure L-Arginin (👁**20.35**). Die Bildung von NO kann von drei verschiedenen *NO-Synthasen* (NOS) katalysiert werden. Die meisten Zellarten und Gewebe enthalten mehrere Isotypen dieses Enzyms.

– *NOS-1* (auch nNOS) kommt hauptsächlich in zentralen und peripheren Neuronen vor. Es produziert NO als Neurotransmitter.
– *NOS-2* (auch iNOS) ist normalerweise nicht in Zellen vorhanden. Das Enzym wird durch Entzündungsmediatoren (Endotoxin, Cytokine) in Makrophagen und anderen Zellen induziert, um NO in großem Umfang als cytotoxisches Agens zu synthetisieren.
– *NOS-3* (auch eNOS) wird von Endothelzellen gebildet. Dieses NO wirkt vorrangig als Vasodilatator, Gefäßrelaxans und Gerinnungshemmer.

$$\cdot\underline{N}{=}\underline{O}\rangle \quad\longleftrightarrow\quad \langle\underline{N}{=}\underline{O}\cdot^{+}$$

👁**20.34 NO.** Das Molekül besteht nur aus den beiden Atomen Stickstoff und Sauerstoff. Wegen seines ungepaarten Elektrons zeigt es radikalischen Charakter und ist paramagnetisch.

👁**20.35 Biosynthese des Mediators NO aus Arginin.** Im ersten Schritt wird Arginin hydroxyliert, im zweiten Schritt wird NO abgespalten. Die Stöchiometrie der zweiten Reaktion ist noch nicht völlig geklärt.

Alle drei NO-Synthasen sind Flavin- und Calmodulin-haltige *Cytochrom P-450-Monooxygenasen* (s. S. 192). Für die Reaktion brauchen sie molekularen Sauerstoff und NADPH; Tetrahydrobiopterin ist Cofaktor. Die Enzyme unterliegen einer komplizierten co- und posttranslationalen Modifikation durch Phosphorylierung, Myristoylierung und Palmitoylierung. Diese bestimmen ihre subzelluläre Lokalisation und modifizieren ihre Aktivität.

NO kann als Signalstoff nicht gespeichert werden. Es wird unmittelbar mit seiner Bildung freigesetzt. Als Radikal hat NO nur eine sehr kurze Halblebenszeit von wenigen Sekunden, dann reagiert es mit anderen Verbindungen, die ungepaarte Elektronen besitzen (O_2, O_2^-, Fe, Cu, Mn). Da NO aber andererseits leicht durch Gewebe diffundieren kann, ist seine Reichweite trotz der kurzen Halblebenszeit recht groß.

Wirkungen. NO hat eine janusköpfige Wirkung: Das Gas wirkt als *Mediator* über größere Distanzen und bei hoher Konzentration auch als ein cytotoxischer *Kampfstoff* besonders von Makrophagen:

– NO ist *Neurotransmitter.* In niedrigen Konzentrationen ist es eine Signalsubstanz von Nerven, es wirkt als membrangängiger *intra- und interzellulärer Transmitter.*
– NO ist *Mediator.* Es wird von Nervenzellen und Epithelzellen kontinuierlich in variierenden Mengen als langsamer Mediator der synaptischen Transmission freigesetzt, um den Tonus der Blutgefäße zu regulieren. Es bewirkt eine *Vasodilatation* und *Blutdrucksenkung* in der glatten Muskulatur. Auch hemmt es die Thrombocyten-Aggregation. Im Penis trägt NO zur Erektion bei.

🔍 **Septischer Schock:** Nach einer umfangreichen bakteriellen Infektion kommt es zu einer heftigen Antwort des Immunsystems mit Ausschüttung von Cytokinen (TNF-α, IL-1). Diese lösen zusammen mit Endotoxinen eine Massenproduktion von NO aus, wodurch es zu einem starken Blutdruckabfall und Kreislaufzusammenbruch kommt.

🔍 Die erschlaffende Wirkung von Nitroverbindungen, z.B. von Glyceroltrinitrat (Nitroglycerin) und Nitroprussid-Natrium, auf die glatte Gefäßmuskulatur wird seit langer Zeit zur Behandlung von *Angina pectoris* genutzt. Diese **Nitrovasodilatoren** wirken durch eine langsame Freisetzung von NO.

– NO ist *Zellgift*. Die induzierbare NO-Synthase reagiert auf Endotoxine und Cytokine (IL-1, IF-γ, TNF-α). Da höhere NO-Konzentrationen für Zellen toxisch sind, verursacht es Zelltod und Gewebeläsionen. Mit dieser Eigenschaft ist es an der unspezifischen Immunabwehr beteiligt. Wie sich die NO-sezernierenden Zellen selbst schützen, ist noch unklar.

Wirkungsmechanismus. NO bindet an Eisen- und Häm-haltige Enzyme. Die Anlagerung von NO an die Häm-Gruppe einer *löslichen, intrazellulären Guanylat-Cyclase* führt zu einer vermehrten Bildung des Second Messengers *cGMP* (s. S. 489). In hohen Konzentrationen wirkt NO nitrosylierend auf Proteine und Nucleinsäuren. Modifikationen der DNA stehen dabei im Vordergrund der cytotoxischen NO-Wirkung.

Kohlenmonoxid (**CO**) wird als ein dem NO vergleichbarer Mediator postuliert. Tatsächlich haben die beiden Verbindungen recht ähnliche Eigenschaften; Ausnahme: CO ist gegenüber O_2 stabil. CO wird im Säugetier bei der Fettsäure-Peroxidation und beim Abbau von Hämoglobin gebildet, nur die zweite Reaktion hat aber quantitative Bedeutung. Die CO-produzierende *Häm-Oxygenase*, die das Häm zu Biliverdin-IXa umwandelt (S. 659), tritt wie NOS in einer induzierbaren und einer konstitutiven Form auf. Induktoren der induzierbaren Häm-Oxygenase sind typisch für zellulären Stress.

Wirkungen. Die Wirkung von CO als *Zellgift* ist belegt (Bindung an Fe-Enzyme, Blockade der Atmungskette). CO kann wie NO – allerdings schwächer – an die lösliche Guanylat-Cyclase binden und sie aktivieren. Ob sich damit CO-Wirkungen auf die Gefäßmuskulatur, die Thrombocyten-Aggregation und die Muskulatur des Gastrointestinaltraktes erklären lassen, ist noch Gegenstand der Forschung.

20.15 Hormone wirbelloser Tiere

Natürlich haben auch wirbellose Tiere Hormone. Aus dem umfangreichen Gebiet greifen wir die Insektenhormone heraus, die besonders gut untersucht sind. Die Jugendentwicklung der Insekten führt über eine Reihe von Häutungen (Larvenhäutungen – bei der Gruppe der holometabolen Insekten auch die Puppenhäutung) zum fertigen Insekt. Bekanntestes Beispiel ist die Entwicklung Raupe – Puppe – Schmetterling. An der Auslösung der Häutungen sind verschiedene Hormone beteiligt, wie die ◉v2036 zeigt.

Ecdyson und 20-Hydroxyecdyson. Das erste Insektenhormon, das in reiner kristallisierter Form erhalten werden konnte, war das Ecdyson. Die Strukturaufklärung brachte das überraschende Ergebnis, dass es zu den Steroidhormonen gehört. Die Formel lässt eine nahe Beziehung zum Cholesterol erkennen.
Ein zweites, nahe verwandtes Steroid, das *20-Hydroxyecdyson* (Ecdysteron) entsteht aus Ecdyson durch Hydroxylierung. Dieses Steroid wird als die eigentlich wirksame Form des Häutungshormons angesehen. Interessanterweise kommt das 20-Hydroxyecdyson in vielen Pflanzen vor, wahrscheinlich um die von Insektenfraß bedrohten Pflanzenteile ungenießbar zu machen.

Juvenilhormon. Ein zweites Isoprenoidhormon ist an der Steuerung der Metamorphose der Insekten beteiligt, das Juvenilhormon. Seine Ähnlichkeit mit der Retinsäure (s. S. 337) ist nicht zu übersehen. In der Wirkung unterscheiden sich diese beiden Isoprenoide jedoch stark. Juvenilhormon 1 und homologe Verbindungen steuern die Art der vom 20-Hydroxyecdyson ausgelösten Häutungen: Eine hohe Konzentrationen von Juvenilhormon bewirkt Larvalhäutungen, bei

Ecdyson

Juvenilhormon 1

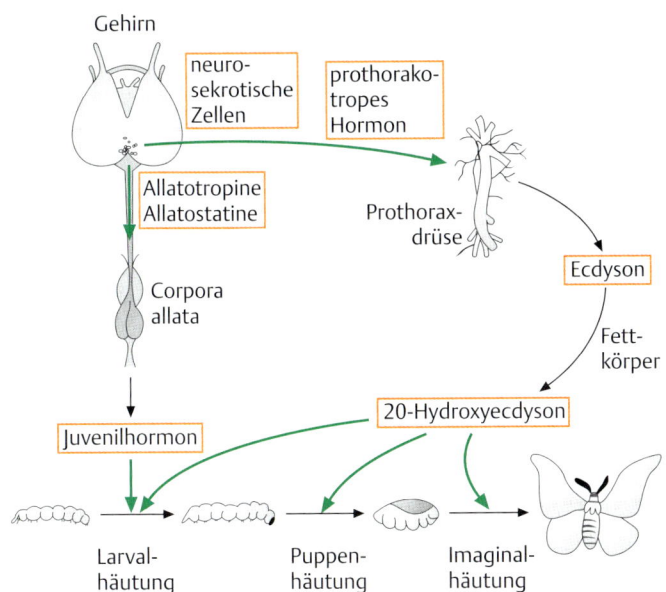

Gehirn

neuro-
sekrotische
Zellen

prothorako-
tropes
Hormon

Allatotropine
Allatostatine

Prothorax-
drüse

Corpora
allata

Ecdyson

Fett-
körper

Juvenilhormon

20-Hydroxyecdyson

Larval-
häutung

Puppen-
häutung

Imaginal-
häutung

**⊚ 20.36 Hormonale Kontrolle der Insektenent-
wicklung.** Jede Häutung wird von den neurosekretorischen Zellen des Gehirns eingeleitet; sie
produzieren ein Peptidhormon, das *prothorakotro-
pe Hormon (PTTH)*, das eine weitere im Prothorax
gelegene Drüse zur Synthese und Ausschüttung
des eigentlichen Häutungshormons, des *Ecdysons*,
stimuliert. Das Ecdyson wird im Fettkörper zu *20-
Hydroxyecdyson* umgewandelt. Wirkt dieses allein
auf die Epidermis, dann häutet sich die Larve (=
Raupe) zur Puppe und die Puppe zum Schmetterling. Die Larvenhäutung kommt dadurch zustande, dass außer dem Ecdyson noch das Hormon
der Corpora allata sezerniert wird, das als *Juvenilhormon* die Ausbildung larvaler Merkmale bewirkt.
Auch die Sekretion dieses Hormons steht unter
der Kontrolle von übergeordneten Peptidhormonen aus dem Gehirn (*Allatotropine* und *Allatostatine*).

niedrigen Juvenilhormon-Konzentrationen häutet sich die Larve (ggf.
über das Puppenstadium) zur Imago (⊚ 20.36). In erwachsenen
Insekten ist das Juvenilhormon an der Steuerung der Dotterbildung
beteiligt. Seine Wirkung entspricht dann etwa jener der Östrogene im
Säugetier.

20.16 Pheromone

Pheromone sind eine biologisch definierte Gruppe von flüchtigen
Wirkstoffen, die eine chemische Kommunikation zwischen Indivi-
duen vermitteln. Sie stehen damit zwischen den Hormonen, die die
Kommunikation innerhalb eines Organismus besorgen, und den
Geruchsstoffen (s. S. 571).

Pheromone bei Insekten. Schulbeispiel für die Pheromone sind die
Sexuallockstoffe der Insekten, die von Weibchen ausgesandt werden,
um die Männchen anzulocken, oft über weite Entfernungen. Beim
Seidenspinner wird der Wirkstoff in besonderen Duftdrüsen des
weiblichen Schmetterlings gebildet. Es handelt sich um *Bombykol*,
eine kettenförmige, zweifach ungesättigte Kohlenstoff-Verbindung
aus 16 C-Atomen mit einer endständigen Hydroxy-Gruppe. Die
sterische Anordnung an den Doppelbindungen ist für die biologische
Wirkung von großer Bedeutung. Das Pheromon wird von den Männchen, die besonders auffällige Antennen tragen, wahrgenommen. Es
reichen wenige Moleküle pro Sinneszelle, um die biologische Reaktion auszulösen.

Lockstoffe kennt man bei vielen Insekten, besonders bei Schmetter-
lingen, Käfern und Schaben. Sie kommen meist in artspezifischen
Mischungen sehr ähnlicher, flüchtiger Verbindungen vor. Pheromone
dienen auch zur Spurmarkierung bei Ameisen und Termiten sowie
zur Territorienmarkierung.

Pheromone bei Wirbeltieren. Nicht nur Insekten sondern auch
andere Tiergruppen nutzen Pheromone zur Kommunikation, darunter
Fische, Vögel und Säugetiere.

Bei den meisten Säugetieren (mit Ausnahme einiger Primaten) lassen
Weibchen die Paarung nur während des Östrus zu. Mit Hilfe von
Pheromonen erleichtern sie den Männchen aber das Auffinden des

H₃C ... CH₂OH
Bombykol

🔍 Auch Pflanzen nutzen tierische Pheromone
zu ihrer Verbreitung. Das beste Beispiel ist wohl
der **Trüffel**. Dieser kostbare Speisepilz enthält das
Steroid 5α-Androst-16-en-3α-ol, ein Sexualpheromon der Schweine (s. u.). Sie werden angelockt
und fressen die Pilze. Die Pilzsporen überstehen
die Magen-Darm-Passage und werden so weiter
verbreitet.

Paarungspartners, indem sie durch chemische Signale das Herannahen des Östrus signalisieren (wie Haustierbesitzer wissen). Manche dieser Pheromone haben auch als *Aphrodisiakum* für das nachfolgende Sexualverhalten eine Bedeutung. Zur Förderung der Brutpflege werden Pheromone ebenfalls eingesetzt.

Auch Männchen produzieren Pheromone u. a. zur Etablierung eines Reviers, zum Aufbau eines Harems oder zur Optimierung der Paarung. Elche legen z. B. regelrechte Duftspuren durch Verstreuen von Speichelflocken.

Das Sexualpheromon des Ebers ist eine Mischung aus *5α-Androst-16-en-3-on* und *5α-Androst-16-en-3α-ol*; das erste hat einen urin- oder schweißartigen Geruch, das zweite riecht moschusartig. Diese beiden Δ^{16}-Steroide werden von den Hoden der Eber synthetisiert und gelangen über die Blutbahn zu den Speicheldrüsen, von denen sie aufgenommen und in den Speichel abgegeben werden. Bei der Kopulation niest der Eber die Sau an; durch die Geruchswahrnehmung dieser Substanzen wird ein Stillhalte-Reflex der Sau ausgelöst, der die Kopulation erleichtert. Das Steroidketon findet sich auch im Achselhöhlenschweiß von Männern.

5α-Androst-16-en-3-on

5α-Androst-16-en-3α-ol

zwei Pheromone des Ebers

🔍 Die **Wirkung von Pheromonen beim Menschen** könnte auf der Kombination mehrerer Stoffe beruhen. Außerdem sind wahrscheinlich Geschlecht, Alter, physiologische Situation, hormonaler Status und die Prägung des Empfängers von Bedeutung.

Pheromone beim Menschen. Es war lange Zeit umstritten, ob Pheromone auch beim Menschen vorkommen. Diese Frage kann inzwischen positiv beantwortet werden, obwohl die chemische Struktur dieser Pheromone nach wie vor ungeklärt ist. Wahrscheinlich sind einige Pheromone wie bei anderen Säugetieren *Derivate von Steroidhormonen*. Diese Pheromone können nicht bewusst wahrgenommen werden, obwohl sie physiologische Systeme wie Blutdruck, Herzschlag, Hormone, Menstruationszyklus, Ovulation und das Verhalten beeinflussen, denn sie werden nicht mit der Nase gerochen, sondern unbewusst vom *vomeronasalen Organ* registriert, das im Nasen-Rachen-Bereich lokalisiert ist. Dazu besitzt dieses Organ, ähnlich wie das Riechepithel der Nase (s. S. 728), Nervenzellen, die auf ihrer Oberfläche Rezeptoren für chemische Stoffe tragen. Diese *Chemorezeptoren* der Pheromone werden von mehreren hundert Genen codiert und zeigen deshalb eine große Vielfalt. Ihre Signaltransduktion verläuft über G-Proteine.

20.17 Pathobiochemie

Krankheiten des endokrinen Systems beruhen auf Störungen der Bildung und Sekretion, der Wirkung oder der Regulation von Hormonen. Prinzipien ihrer Pathogenese sind in ☞ **20.18** und ☞ **20.19** zusammengefasst.

Die gesteigerte Wirkung eines Hormons beruht in der Regel auf seiner vermehrten Bildung und Sekretion durch Tumoren der Hormon-produzierenden Zellen. Die Produktionssteigerung ist meist eine Folge der *Zunahme der Hormon-bildenden Zellen*, doch können auch Mutationen, die die Tumorbildung induzieren, mit der Zellproliferation auch die Hormonsynthese stimulieren. Voraussetzung ist in jedem Fall die Autonomie der Tumorzellen von den Regulationsmechanismen der Hormonsekretion (Beispiele: *hypophysäres Adenom beim Morbus Cushing, toxisches Adenom der Schilddrüse*). Wenn kein Tumor der Hormon-bildenden Zellen vorliegt, kann die Überproduktion aufgrund einer Dauerstimulation der Hormonsynthese durch ein *falsches Signal* verursacht werden (Beispiel: *Hyperthyreose* bei Dauerstimulation des TSH-Rezeptors durch Autoantikörper). Bei einer dritten Gruppe bedingen genetische Defekte die Überproduktion (Beispiel: *multiple endokrine Neoplasie*). Schließlich kann die exogene Zufuhr eines Hormons zur gesteigerten Hormonwirkung führen, als

☞ **20.18 Pathogenese endokriner Krankheiten**

Gesteigerte Hormonwirkung
Vermehrte Bildung und Sekretion
– Tumoren (autonom)
– Dauerstimulation (falsches Signal)
– Genetische Defekte
Verminderter Abbau

Verminderte Hormonwirkung
Verminderte Bildung
– Zerstörung der hormonbildenden Zellen (Tumor, Autoimmunprozesse)
– Hypo- oder Aplasie des endokrinen Organs
Verminderte Wirkung
– Defekt des Rezeptors oder der Signalkette im Erfolgsorgan
– Fehlendes oder defektes Transportprotein
– Fehlerhaftes Hormon
– Antihormone

Gestörte Hormonregulation
– Keine zeitliche Koordination und/oder keine Adaption an Bedarf

⌐ 20.19 Störungen von Regelsystemen, an denen Rezeptoren beteiligt sind (nach Murray et al.: Harper's Biochemistry. 22nd ed. London: Prentice Hall Int.; 1990).

Krankheit	Betroffener Rezeptor für	Ursache
Morbus Basedow	Thyrotropin (TSH)	Antikörper stimulieren den TSH-Rezeptor
Acanthosis nigricans mit Insulin-Resistenz	Insulin	Antikörper hindern Insulin an der Bindung
Diabetes mellitus, Typ II	Insulin	Postrezeptorprozesse beeinträchtigt
Myasthenia gravis	Acetylcholin	Antikörper beschleunigen den Abbau von Rezeptor
kongenitaler, nephrogener Diabetes insipidus	Adiuretin	Rezeptormangel
testikuläre Feminisierung	Androgene	Rezeptormangel
Pseudohypoparathyreoidismus	Parathyrin	Rezeptormangel
Vitamin-D-resistente Rachitis, Typ II	Calcitriol	Rezeptormangel

beabsichtigte therapeutische Wirkung oder als unerwünschte Nebenwirkung.

Ein verminderter Abbau ist nur selten die Ursache einer gesteigerten Hormonwirkung (Beispiel: *sekundärer Hyperaldosteronismus* bei chronischen Leberkrankheiten infolge einer verminderten Abbaugeschwindigkeit des Hormons).

Die verminderte Wirkung eines Hormons kann verschiedene Ursachen haben. Am häufigsten ist die verminderte Bildung und Sekretion des Hormons infolge einer Zerstörung der Hormon-bildenden Zellen durch Tumoren, Autoimmunprozesse oder chemische Noxen (Beispiel: *Diabetes mellitus Typ I*, *Morbus Addison*). Auch angeborene Fehlbildungen eines endokrinen Organs im Sinne einer Hypo- oder Aplasie führen zur Unterfunktion des betreffenden Hormons (Beispiel: *konnatales Myxödem*). Dagegen sind Defekte der Hormonsynthese selten die Ursache einer verminderten Hormonwirkung (Beispiel: *Low T$_3$-Syndrom* bei fehlender Umwandlung von Tetra- in Triiodthyronin; fehlerhaftes Parathyrin als Ursache eines *Hypoparathyreoidismus*).

Die verminderte Wirkung eines Hormons bei normaler Hormonsekretion beruht meist auf einem Defekt des Rezeptors oder der vom Rezeptor ausgehenden Signaltransduktion im Erfolgsorgan. Solche Defekte können exogen bedingt oder genetisch determiniert sein. (Beispiel für einen exogenen Rezeptordefekt ist der *Typ-II-Diabetes* mit Verminderung des Insulinrezeptors bei Adipösen; Beispiel eines genetischen Defektes ist der *Pseudohypoparathyreoidismus* oder die *Vitamin-D-resistente Rachitis* vom Typ II). Auch ein Defekt des Transportproteins für ein Hormon kann dessen Wirksamkeit reduzieren (Beispiel: seltene Formen des *Diabetes insipidus*). Selten ist die fehlerhafte Synthese eines Hormons die Ursache seiner Unterfunktion. Ein Beispiel ist der *pseudoidiopathische Hypoparathyreoidismus*.

Pharmaka, die die Synthese oder Wirkung eines Hormons hemmen, können bei ihrer Anwendung beabsichtigt oder unbeabsichtigt die Wirkung des betreffenden Hormons reduzieren oder völlig ausschalten, Beispiele sind *Thyreostatika*, *Antidiabetika* und *Antiöstrogene*.

Regulationsstörungen. Bei einer dritten Gruppe endokriner Krankheiten ist eine normale Hormonproduktion möglich und die Hormonwirkung ist nicht beeinträchtigt, aber die Regulation der Hormonsekretion ist gestört, so dass die Sekretion nicht zeitgerecht und koordiniert mit anderen Hormonen erfolgt oder nicht an den Bedarf adaptiert werden kann. Beispiele für eine fehlende Koordination sind *Zyklusstörungen* der Frau, Beispiele für fehlende Adaption sind die *Über-* und/oder *Unterproduktion von Zytokinen* bei verschiedenen Krankheiten.

Hormonagonisten und -Antagonisten. *Hormonagonisten* sind Substanzen, die die Wirkung von Hormonen besitzen. Sie binden an Hormonrezeptoren und lösen dadurch die hormontypische Antwort aus. Grundlage des Effektes der Hormonagonisten ist eine molekulare

⌐ 20.20 Beispiele der pharmakologischen Beeinflussung von Hormonwirkungen

Hormonagonisten
Adiuretinanaloga s. S. 542
Serotoninagonisten s. S. 565
Hormonantagonisten
Aldosteronantagonisten s. S. 574
Antiandrogene s. S. 529
Hemmstoffe der Hormonsekretion
Thyreostatika s. S. 534
Stimulatoren der Hormonsekretion
Sulfonylharnstoffe s. S. 536
Hormonderivate mit verändertem Wirkungsspektrum
Prednison und Prednisolon s. S. 527

Ähnlichkeit mit dem Hormon. Bei größeren Peptidhormonen reicht häufig ein kleiner Molekülteil für eine Wirkung. Hormonagonisten werden z. B. bei Hormonmangel als Therapeutika eingesetzt (Substitutionstherapie). Sie werden oft mit dem Ziel entwickelt, die Pharmakodynamik des Hormons (Stärke und Dauer der Hormonwirkung) zu verändern.

Hormonantagonisten („Antihormone") zeigen selbst keine Hormonwirkung, sie können aber an Hormonrezeptoren kompetitiv binden und diese blockieren. Durch die so verminderte Zahl an reaktionsfähigen Rezeptoren wird die Wirkung endogenen Hormons abgeschwächt. Hormonantagonisten werden zur Reduktion ungewünschter Hormoneffekte eingesetzt. Sie haben in der Therapie der Überproduktion eines Hormons, aber auch bei anderen Indikationen große Bedeutung, z. B. bei der Therapie von Tumoren, deren Wachstum hormonabhängig ist (Beispiel: Prostatakarzinom).

Pharmakologisch wird auch in den Stoffwechsel und die Sekretion der Hormone eingegriffen: durch Hemmstoffe und Stimulatoren der Hormonsekretion sowie durch Hormonderivate mit im Vergleich zum nativen Hormon verändertem Wirkungsspektrum.

Das Gebiet der endokrinen Krankheiten nimmt einen breiten Raum im Spektrum möglicher Krankheiten des Menschen ein. Die Pathobiochemie kann deshalb in diesem Rahmen nur an wenigen Beispielen erläutert werden.

Hormone der Nebennierenrinde

Für jede der drei in der Nebennierenrinde produzierten Hormongruppen sind charakteristische Krankheiten bei Überproduktion dieser Hormone bekannt.

Die Überproduktion der Glucocorticoide ist Ursache des *Cushing-Syndroms*. Es wird in 85 % der Fälle durch kleine gutartige Tumoren der Adenohypophyse (*Mikroadenome*) verursacht, die vermehrt ACTH produzieren. 15 % der endogenen Cushing-Syndrome sind die Folge von Nebennierenadenomen oder -karzinomen, die unabhängig von ACTH vermehrt Glucocorticoide sezernieren. Eine vermehrte CRH-Sekretion ist wahrscheinlich die Ursache des Cushing-Syndroms, das bei schweren psychiatrischen Erkrankungen auftritt.

Die Symptomatik der Kranken beruht auf der gesteigerten Gluconeogenese mit der Folge einer Glucoseintoleranz bis zum ausgeprägten Diabetes (⊤ 20.21). Gesteigert ist auch der Proteinkatabolismus. Hierauf ist eine Muskelatrophie an den Extremitäten und eine Osteoporose zurückzuführen. Letztere wird durch die Hemmung der enteralen Calciumresorption mit verursacht. Für den Krankheitsverlauf bestimmend ist oft die Immunschwäche mit gesteigerter Anfälligkeit gegen Infektionen. Begleitsymptome sind Hypertonie und Hypokaliämie.

Die *Therapie* besteht in der Entfernung des Hypophysenadenoms oder des Nebennierenrindenadenoms bzw. -karzinoms. Ist die Entfernung des Hypophysenadenoms nicht möglich, kommt eine lokale Bestrahlung oder die Behandlung mit Hemmstoffen der Steroidbiosynthese mit Imidazolderivaten (Ketoconazol) in Betracht.

Überproduktion der Mineralocorticoide. Beim *primärem Hyperaldosteronismus*, dem *Conn-Syndrom*, ist in 70–80 % der Fälle ein gutartiges einseitiges Adenom der Nebennierenrinde die Ursache der vermehrten Aldosteronproduktion. Seltener ist eine beidseitige Hyperplasie der Nebennierenrinde. *Symptome* des primären Hyperaldosteronismus sind gesteigerte Natriumretention mit Hypernatriämie und Ödembildung, Hypokaliämie mit der Folge einer Muskelschwäche und in einem Teil der Fälle Hypertonie.

⊤ **20.21 Auswirkungen der gesteigerten Cortisolproduktion beim Cushing-Syndrom**

Wirkung auf	Effekt
Gluconeogenese ↑	Hyperglykämie, „Steroiddiabetes"
Natriumretention ↑	Hypertonie
Proteinkatabolismus ↑	Adynamie, Muskelschwund
Lipogenese ↑	Stammfettsucht, Hypercholesterolämie
Hämatopoese	Polyglobulie, Lympho- und Eosinopenie, Thrombozytose
Leuko- und Lymphozytenfunktion ↓	antiphlogistische und antiallergische Wirkung
Proliferation der T-Lymphozyten ↓	immunsuppressive Wirkung

Hochwirksame **Aldosteron-Antagonisten** sind *Spironolacton* und sein Metabolit *Canrenon*. Ihre Wirkung beruht auf der Bindung an den cytoplasmatischen Rezeptor für Aldosteron in den distalen Tubuluszellen und Sammelrohren der Niere. Die Synthese der für die Aldosteronwirkung wichtigen Proteine (Na^+-Kanäle, Na^+/K^+-ATPase) wird dadurch blockiert. Aldosteron-Antagonisten werden als *Diuretika* zur Ausschwemmung von Ödemen bei Leber- und Herzkrankheiten eingesetzt. Als Nebenwirkung kann eine Hyperkaliämie auftreten.

Der *sekundäre Hyperaldosteronismus* beruht dagegen auf einer Stimulation des Renin-Angiotensin-Systems, die bei chronischen Herz- und Leberkrankheiten mit Ödemen auftritt, ferner beim sog. *Bartter-Syndrom* (s. S. 568) aufgrund einer Überproduktion von Renin.

Die *Therapie* des primären Hyperaldosteronismus besteht in der einseitigen Entfernung der Nebenniere, beim sekundären Hyperaldosteronismus in der Gabe von Aldosteron-Antagonisten (Spironolactone).

Überproduktion der Androgene. Die Ursache dieses Krankheitsbildes, das als *adrenogenitales Syndrom* (AGS) bezeichnet wird, ist ein Synthesedefekt der Glucocorticoide. Am häufigsten ist ein genetisch determinierter Defekt der 21-Hydroxylase (s. S. 332). Als Folge des Enzymdefektes ist die Synthese von Cortisol vermindert; dies bewirkt eine Stimulation der Adenohypophyse mit gesteigerter ACTH-Sekretion. Dadurch werden die Umwandlung von Cholesterol in Progesteron und die Synthese der Androgene stimuliert.

Symptome treten meist schon im Kindesalter auf. Leitsymptom sind Virilisierung, Wachstumsstörungen und Gewichtsverlust. Eine Spätmanifestation kommt vor allem bei Mädchen zum Zeitpunkt der Menarche vor. Auch hier steht die Virilisierung im Vordergrund der Symptomatik.

Die *Therapie* ist die Gabe von Cortisol, um die gesteigerte ACTH-Produktion zu hemmen.

Unterproduktion der Gluco- und Mineralocorticoide. Der Ausfall dieser beiden Hormongruppen kennzeichnet das *Addison-Syndrom*. Seine Ursache ist in 80 % der Fälle eine Autoimmunreaktion, die zur Zerstörung der Nebennieren, besonders der Nebennierenrinde führt. Früher war die häufigste Ursache eine Nebennieren-Tuberkulose. Ein *sekundäres Addison-Syndrom* entsteht durch Ausfall der ACTH-Produktion in der Hypophyse, ein *tertiäres* durch Ausfall der hypothalamischen CRH-Sekretion. Das akut auftretende Addison-Syndrom ist eine lebensbedrohliche Erkrankung, die eine sofortige Intensivtherapie mit intravenöser Substitution der Mineralo- und Glucocorticoide sowie Ausgleich der Elektrolyte und des Säure-Basen-Haushaltes erfordert. Bei chronischem Addison-Syndrom ist eine langfristige Hormonsubstitution in zirkadianem Rhythmus notwendig.

Hormone der Keimdrüsen (Sexualhormone)

Eine Überproduktion männlicher Sexualhormone beruht in der Regel auf einer gesteigerten hypothalamischen GnRH-Sekretion und führt zur vorzeitigen Pubertät (*Pubertas praecox*). Beim Erwachsenen ist die Überproduktion der männlichen Sexualhormone auf einen Tumor in der Nebenniere oder ein adrenogenitales Syndrom (s. oben) zurückzuführen.

Bei der Unterproduktion der männlichen Sexualhormone ist zwischen einem primären, sekundären und tertiären Hypogonadismus unterschieden.

Beim *primären Hypogonadismus* ist die Testosteron-Produktion in den Leydig-Zellen reduziert; die Gonadotropin-Sekretion ist gesteigert. Die Ursache kann eine angeborene Fehlbildung mit völligem Fehlen oder fehlender Differenzierung der Hoden sein. Häufiger ist eine numerische Chromosomenaberration die Ursache. Mehrere Formen wurden beschrieben, die häufigste ist das *Klinefelter-Syndrom* mit einem Karyotyp 47XXY, also einem überzähligen X-Chromosom, infolge einer Störung der Reifeteilung. Symptome sind hypoplastische Hoden, Azoospermie, Osteoporose, Muskelschwund und fehlende Ausprägung der sekundären Geschlechtsmerkmale. Eine andere Form

Therapeutische Anwendung der Glucocorticoide. Glucocorticoide werden nicht nur zur Hormonsubstitution bei der Behandlung der Nebenniereninsuffizienz (gemeinsam mit Mineralocorticoiden) eingesetzt. Häufiger ist die therapeutische Anwendung aufgrund ihrer antiphlogistischen (antiphlogistischen), antiallergischen und immunsuppressiven Wirkung. Dabei sind im Vergleich zur normalen Hormonproduktion in der Regel höhere („pharmakologische") Dosen erforderlich. Da die physiologischen Glucocorticoide Cortisol und Cortison auch eine schwache Mineralocorticoidwirkung besitzen, die bei hoher Dosierung zu störenden Nebenwirkungen führt (Wasserretention, Hypertonie), wurden Glucocorticoidderivate entwickelt, bei denen die antiphlogistische Wirkung gesteigert, die Mineralocorticoidwirkung dagegen abgeschwächt ist oder völlig fehlt. Beispiele sind Prednison und Prednisolon, die sich von Cortison bzw. Cortisol durch eine Doppelbindung in Ring A unterscheiden. Ihre antiphlogistische Wirkung ist im Vergleich zur Cortisol um den Faktor 4 gesteigert, die Mineralocorticoidwirkung um den Faktor 0,6 abgeschwächt. Noch ausgeprägter sind diese Veränderungen im Wirkungsspektrum bei den Cortisolderivaten Dexametason und Betametason. Deren antiphlogistische Wirkung ist im Vergleich zur Cortisol 30-fach stärker, eine Mineralocorticoidwirkung fehlt.

Cortison

Cortisol (Hydrocortison)

Prednison

Prednisolon

Betamethason

des primären Hypogonadismus beruht auf einer Leydigzell-Hypoplasie als Folge eines autosomal rezessiv vererbten Defektes des LH-Rezeptors dieser Zellen. Es entwickelt sich ein sexueller Infantilismus mit Ausbleiben der Pubertät. Ein primärer Hypogonadismus kann ferner auf einem 5-Reduktasemangel mit fehlender Umwandlung von Testosteron in DHT (s. S. 332) beruhen Die Betroffenen haben einen weiblichen Phänotyp, sind aber nach ihrem Karyotyp männlich (XY) und besitzen Testes (*Pseudohermaphroditismus*).

Ein *sekundärer Hypogonadismus* beruht auf einer Hypophyseninsuffizienz aufgrund von Tumoren, Bestrahlung oder Traumen der Hypophysenregion. Der Ausfall der LH- und FSH-Sekretion ist häufig das erste Zeichen einer erworbenen hypophysären Insuffizienz. Selten ist eine genetisch determinierte Störung der hypothalamischen GnRH-Sekretion. Als typische hormonelle Konstellation beim sekundären Hypogonadismus findet sich eine Verminderung von Testosteron und Gonadotropinen.

Beim *tertiären Hypogonadismus* ist die Ursache ein Defekt des Androgenrezeptors an den Erfolgsorganen. Die Konzentrationen von LH und Testosteron im Blut sind erhöht. Klinische Folge ist eine sog. testikuläre Feminisierung. Gonaden mit hyperplastischen Leydig-Zellen sind vorhanden, auch der Karyotyp ist männlich, jedoch liegt ein weiblicher Phänotyp vor, verbunden mit einer Amenorrhoe.

Die Sekretion der weiblichen Sexualhormone durch die Ovarien wird von den Gonadotropinen der Hypophyse und den Gonadotropin-releasing-Hormonen des Hypothalamus in einem komplexen Wechselspiel reguliert. Zyklus und Fertilität der Frau sind hiervon abhängig (s. S. 548). Die vielfachen Störungen, die dabei auftreten können, sollen hier nicht erörtert werden. Leitsymptom aller Störungen ist das Ausbleiben der Regelblutung (*Amenorrhoe*).

Bei der *hypergonadotropen Ovarialinsuffizienz* sind die Follikelstrukturen in den Ovarien nicht ausgebildet, so dass Östrogene und Gestagene nicht sezerniert werden. Die FSH- und LH-Konzentrationen im Blut sind deshalb erhöht. Die häufigste Ursache ist ein veränderter Karyotyp, meist als 45XO-Typ (*Ullrich-Turner-Syndrom*). Seltener ist eine Zerstörung der Hormon-bildenden Zellen in den Ovarien durch Autoimmunprozesse, vergleichbar zum Morbus Addison (s. S. 575), mit dem diese Ovarialinsuffizienz häufig kombiniert ist. Exogene Ursachen sind Cytostatika und ionisierende Strahlen. Typische klinische Symptome, besonders ausgeprägt beim Ullrich-Turner-Syndrom, sind sexueller Infantilismus und Minderwuchs.
Andere Formen der Ovarialinsuffizienz, deren Ursache primär im Ovar lokalisiert ist, sind die Corpus-luteum-Insuffizienz mit Verkürzung der Lutealphase auf acht oder weniger Tage, ferner der anovulatorische Zyklus, bei dem eine Follikelreifung mit entsprechender Östradiolsekretion stattfindet, die Ovulation jedoch ausbleibt. Bei diesen Störungen sind die Gonadotropine im Blut normal.

Eine *sekundäre Ovarialinsuffizienz* besteht bei einer Hyperprolaktinämie, die auf eine hypophysäre Dysfunktion oder auf ein Prolaktin-produzierendes Hypophysenadenom (*Prolactinom*) zurückzuführen ist. Die Folge ist eine Hemmung der pulsatilen Freisetzung von FSH und LH aus der Hypophyse. In den Ovarien ist die Follikelreifung gestört; meist besteht eine Anovulation.
Bei anderen hypophysären Tumoren, meist *Kraniopharyngiomen* oder *Hamartomen*, gelangt das hypothalamisch produzierte GnRH nicht oder nur in unzureichendem Maße zur Hypophyse, so dass die Sekretion von FSH und LH gestört ist. In diesen Fällen ist die Ovarialinsuffizienz meist mit anderen Symptomen einer Hypophyseninsuffizienz kombiniert, z. B. Minderwuchs, Hypothyreoidismus und Nebennnierenninsuffizienz.

Eine interessante Gruppe von Pharmaka sind die **selektiven Östrogen-Rezeptor-Modulatoren (SERM)**, die einige Östrogenwirkungen auslösen, andere unterdrücken. Therapeutisch eingesetzt wird *Raloxifen*, das relativ selektiv den Knochenabbau hemmt, während andere Östrogenwirkungen fehlen. Dies beruht darauf, dass der Komplex aus SERM + Rezeptor an andere DNA-Sequenzen gebunden wird als der Östrogen-Rezeptor-Komplex. So aktiviert der Komplex aus dem SERM Raloxifen und seinem Rezeptor die für TGF-β kodierenden Gene. TGF-β (s. S. 551) ist ein Inhibitor der knochenabbauenden Zellen (Osteoblasten). Indikation ist die Osteoporoseprophylaxe im Klimakterium der Frau.

Calciole

Der erworbene Mangel an Calciolen führt im Kindesalter (ab 3. Lebensmonat) zum Krankheitsbild der *Rachitis*, beim Erwachsenen zur *Osteomalazie* (S. 532, 617). Ursache der Rachitis ist in der Regel eine zu geringe Zufuhr von Calciol (Cholecalciferol, Vitamin D_3) mit der Nahrung (Kuhmilch und Muttermilch enthalten nur geringe Mengen an Calciolen) in Verbindung mit einer durch geringe Sonneneinstrahlung verminderten endogenen Bildung von Calciol. Ursachen der Osteomalazie können eine Mangelernährung, eine Resorptionsstörung der fettlöslichen Vitamine bei Cholestase oder Pankreasinsuffizienz oder eine chronische Nierenerkrankung mit verminderter 1α-Hydroxylierung von Calcidiol (25-OH-Calciol) sein.

Symptome der Rachitis sind eine Erweichung der Knochen, besonders am Schädel (Kraniotabes), Knochenauftreibungen an der Knochel-Knorpel-Grenze („Rosenkranz" der Rippen), Zahndefekte und Myotonie. Bei der Osteomalazie liegt eine generelle verminderte Verkalkung der Knochengruppensubstanz vor. Generalisierte Schmerzen und Deformierungen der langen Röhrenknochen sind die Folge. Die Veränderungen am Skelett bei Rachitis und Osteomalazie beruhen einerseits auf der verminderten Wirkung der Calciole am Knochen mit vermehrter Aktivität der Osteoklasten und Osteoblasten, andererseits werden sie indirekt durch die Hypocalcämie verursacht: Diese führt zu einer gesteigerten Parathyrinsekretion mit der Folge einer Hypophosphatämie (s. S. 598). Typisch ist das gute therapeutische Ansprechen auf kleine Dosen von Vitamin D.

Die genetisch determinierten Störungen im Stoffwechsel der Calciole treten schon im Kindesalter auf und führen zum Krankheitsbild der Rachitis, die aber auf die üblichen Dosen von Vitamin D nicht anspricht: *Vitamin-D-resistente Rachitis*. Zwei Typen können unterschieden werden. Beim Typ I liegt ein Defekt der Calcidiol-Hydroxylase vor. Beim Typ II führen Mutationen zu einer gestörten Funktion des Calcitriol-Rezeptors, von denen einige die Domäne der Hormonbindung, andere die Domäne der DNA-Bindungsstelle des Rezeptorproteins betreffen.

Parathyrin und Calcitonin

Bei *primärem Hyperparathyreoidismus* (pHPT) beruht die Überproduktion von Parathyrin auf einem oder – seltener – mehreren Nebenschilddrüsenadenomen, extrem selten auf einem Karzinom der Nebenschilddrüse. Unabhängig von der Art des Tumors wird die Hormonproduktion durch die Calciumkonzentration im Blut nicht mehr reguliert. Die Symptomatik ist wesentlich durch die Hypercalcämie bedingt, die auf einer gesteigerten enteralen Calciumresorption beruht, da durch Parathyrin die Calcitriolsynthese in der Niere gesteigert ist. Die renale Phosphatrückresorption ist gehemmt. In fortgeschrittenen Fällen kommt es zur Hypercalcurie mit der Bildung von Nierensteinen und der Ablagerung von Calciumsalzen im Nierengewebe (*Nephrocalcinose*). Der Knochenumsatz ist gesteigert. Eine lokal erhöhte Aktivität der Osteoklasten führt zu zystischen Defekten des Knochens. Die Therapie besteht bei symptomatischem pHPT in der operativen Entfernung des Schilddrüsenadenoms.

Der *sekundäre Hyperparathyreoidismus* ist die Folge einer länger bestehenden Hypocalcämie, z. B. bei chronischen Darmerkrankungen mit verminderter enteraler Calciumresorption oder bei chronischen Nierenerkrankungen mit verminderter Bildung von Calcitriol. Die Dauerstimulation durch die Hypocalcämie führt zur Hyperplasie der Nebenschilddrüse. Auf dem Boden der Hyperplasie kann sich ein *Adenom* entwickeln. Man spricht dann von *tertiärem Hyperparathyreoidismus*.

Beim *Hypoparathyreoidismus* sind die häufigsten Ursachen die Aplasie der Nebenschilddrüsen, ihre Zerstörung durch Autoimmunprozesse oder ihre operative Entfernung bei Schilddrüsenoperationen. Seltener ist eine Hormonresistenz bei normaler oder erhöhter Hormonkonzentration im Blutplasma (*Pseudohypoparathyreoidismus*). Als Ursache der Hormonresistenz wurden Defekte in der Signalkette, die vom Hormonrezeptor ausgeht, identifiziert. Sehr selten ist die Bildung eines abgewandelten Parathormons, das den Hormonrezeptor für das normale PTH blockiert. Man bezeichnet diesen Zustand als *pseudo-idiopathischen Hypoparathyreoidismus*.

Symptome des Hypoparathyreoidismus sind tetanische Muskelkrämpfe durch die Hypocalcämie und eine gesteigerte neuromuskuläre Erregbarkeit.

Die akute *Therapie* besteht in einer sorgfältig dosierten Calciumgabe. Langfristig kann mit Vitamin D therapiert werden, weil dadurch die Calciumresorption im Darm gesteigert und die Calciumkonzentration normalisiert wird.

Eine *Überproduktion von Calcitonin* tritt nur bei den sehr seltenen C-Zell-Karzinomen der Schilddrüse auf. Mangelsituationen an Calcitonin sind nicht bekannt.

Schilddrüsenhormone

Hyperthyreose. Die Ursache einer Überproduktion von Schilddrüsenhormonen (*Hyperthyreose*) ist meist die Produktion von Autoantikörpern gegen den TSH-Rezeptor der Schilddrüse. Diese Autoantikörper binden an den Rezeptor und aktivieren die intrazelluläre Signaltransduktion. Gleichzeitig wird der Rezeptor gegen die Wirkung von TSH blockiert. Die normale Regelung der Funktion der Schilddrüse durch TSH ist damit ausgeschaltet.

Eine weitere, seltenere Ursache der Überproduktion der Schilddrüsenhormone ist ein gutartiger Tumor (*Adenom*) der Schilddrüse, bei dem die Hormonproduktion nicht der Regulation durch TSH unterliegt.

Die Symptomatik der Hyperthyreose wird unter dem Begriff *Morbus Basedow* (im englischen Sprachraum „*Grave's disease*") zusammengefasst. Zur Symptomatik gehören rascher Puls (Tachykardie), oft kombiniert mit Rhythmusstörungen, gesteigerte Erregbarkeit, Durchfälle, gesteigerte Reflexe und Tremor. Die Haut ist warm und feucht. Häufig besteht eine Vergrößerung der Schilddrüse (*Struma*) und ein Vortreten der Augäpfel (*Exophthalmus*) durch eine Zunahme des Fettgewebes hinter den Augenbulbi. Das Krankheitsbild kann sich zu einer thyreotoxischen Krise steigern, die eine Mortalität von 50% aufweist.

Sehr selten sind *kongenitale, hereditäre Hyperthyreosen*. Sie beruhen auf einer Mutation des TSH-Rezeptors in der Schilddrüse oder einer Mutation des T_3-Rezeptors der Hypophyse. In beiden Fällen ist die normale Regulation der Schilddrüsenfunktion ausgeschaltet.

Hypothyreose. Eine Unterfunktion der Schilddrüse (*Hypothyreose*) kann bereits im Säuglings- oder Kleinkindesalter auftreten (*konnatale Hypothyreose*) oder im späteren Leben, meist zwischen dem 40. und 60. Lebensjahr (*erworbene Hypothyreose*).

Die konnatale Hypothyreose kann durch eine Fehlbildung der Entwicklung der Schilddrüse (Aplasie oder Dyplasie) verursacht sein. Auch Iodmangel oder Iodexzess in der Nahrung der Mutter während der Schwangerschaft können zu einer intrauterin erworbenen Unterfunktion führen. In den letzten Jahren sind verschiedene kongenitale, hereditäre Hypothyreosen in ihren molekularen Mechanismen aufgeklärt worden.

🔍 Für die Therapie der Hyperthyreose stehen neben der chirurgischen Schilddrüsenresektion zwei nicht-chirurgische Verfahren zur Verfügung: **Thyreostatika** hemmen die Bildung oder Sekretion der Schilddrüsenhormone (s. 👁20.12). In Abhängigkeit von der Art der Thyreostatika ergeben sich verschiedene Angriffspunkte:

Perchlorat-Ionen hemmen kompetitiv die Aufnahme von Iodid-Ionen aus dem Blut in die Schilddrüse. *Thiouracile* und *Mercaptoimidazole* haben als gemeinsames Strukturmerkmal eine Thioharnstoff-Gruppe. Sie hemmen die Peroxidase in den Zellen der Schilddrüse und dadurch die Umwandlung von Iodid in Iod, den Einbau von Iod in Tyrosylreste und die Koppelung von Iodtyrosinen zu Iodthyroninen. *Iodid-Ionen* hemmen zeitlich begrenzt die proteolytischen Enzyme, durch die T_4 und T_3 aus Thyreoglobulin freigesetzt werden.

Die **Radioiod-Therapie** wird mit ^{131}I durchgeführt, das mit kurzer Halbwertszeit (8 Tage) unter Freisetzung von β- und γ-Strahlen zerfällt. Besonders die β-Strahlen führen zu Funktionsstörungen der Zellen der Schilddrüse und zur verminderten Hormonsynthese und -sekretion. Wegen der geringen Reichweite der β-Strahlen ist die Wirkung auf die Schilddrüse beschränkt, sie setzt allerdings erst 2 – 4 Monate nach Therapiebeginn ein.

Thioharnstoff   Propylthiouracil   Thiamazol

Die *erworbenen Formen der Hypothyreose*, die primär von der Schilddrüse ausgehen, sind häufig durch eine autoimmune Erkrankung der Schilddrüse oder durch ein Schilddrüsenkarzinom verursacht. Auch extremer Iodmangel kann die Ursache einer Hypothyreose sein. Sekundäre Formen treten bei einer Insuffizienz des Hypophysenvorderlappens auf. Sie sind meist mit anderen hormonalen Störungen kombiniert.

Die *Symptomatik* der Hypothyreose ist abhängig vom Manifestationszeitpunkt und Schweregrad der Unterfunktion. Die konnatalen Formen sind bei schwerer Unterfunktion oder völligem Fehlen der Hormonproduktion durch Wachstumsverzögerung, Skelettanomalien und Intelligenzdefekte charakterisiert. Das Krankheitsbild wird als *Kretinismus* bezeichnet. Bei den erworbenen Formen besteht eine Verlangsamung des Pulsschlages, die Reflexe sind abgeschwächt, die Haut ist dick und kühl. Häufig ist eine Ateminsuffizienz nachweisbar. Das Vollbild der Erkrankung bezeichnet man als *Myxödem*. Eine Sonderform ist das „*Low T_3-Syndrom*", bei dem T_4 nicht in T_3 umgewandelt werden kann.

Eine Schilddrüsenvergrößerung, die nicht mit einer Über- oder Unterproduktion der Schilddrüsenhormone verbunden ist, bezeichnet man als *euthyreote Struma*. Die Ursache ist häufig ein Iodmangel, vor allem bei erhöhtem Iodbedarf in der Pubertät und der Schwangerschaft. Auch Entzündungen und Tumoren können Ursache von Schilddrüsenvergrößerungen sein. Die vergrößerte Schilddrüse kann eine Abflussstörung in den oberen Halsvenen und eine Einengung der Trachea verursachen.

Hormone der Bauchspeicheldrüse

Diabetes mellitus. Die „Zuckerkrankheit" (*Diabetes mellitus*) ist die häufigste Erkrankung des endokrinen Systems und generell eine der häufigsten Erkrankungen in den Ländern mit hohem Lebensstandard. 5 % der Bevölkerung in Westeuropa leiden an dieser Erkrankung. Durch die Komplikationen am Gefäßsystem entstehen chronische Organerkrankungen. Der Diabetes mellitus ist deshalb ein gesundheitspolitisches Problem ersten Ranges. Nach der Pathogenese und der klinischen Symptomatik können zwei Typen des Diabetes mellitus unterschieden werden.

Beim *Diabetes mellitus Typ I* ist die Ursache eine verminderte Insulinsekretion. Sie beruht in den meisten Fällen auf einer autoimmunen Zerstörung der B-Zellen in den Pankreasinseln. Die Autoimmunreaktion entwickelt sich auf einer genetischen Prädisposition, für die verschiedene Regionen des Genoms, meist in enger Nachbarschaft zu den HLA-kodierenden Regionen verantwortlich sind. Auslösend für die Immunreaktion wirken Virusinfektionen (Rötelnviren, Coxsackie-B-Viren, Zytomegalie- und Herpesviren). Immunreaktionen auf die Virusinfektion induzieren wahrscheinlich eine Reaktion mit antigenverwandten Strukturen der B-Zellen (molekulares Mimikry). Autoantikörper, die gegen Inselzellen gerichtet sind, können im Frühstadium des Typ-I-Diabetes in 60–90% der Fälle nachgewiesen werden. Auch Autoantiköper gegen Insulin können, wenn auch selten, auftreten. Histologisch zeigt sich eine Entzündungsreaktion im Bereich der Inseln.

Bei *Diabetes mellitus Typ II* liegt primär eine verminderte Insulinempfindlichkeit bzw. Insulinresistenz der peripheren Gewebe vor. So wird z. B. die Glucoseaufnahme in die Muskulatur nicht adäquat zur Insulinkonzentration im Blut gesteigert. Ursache der verminderten Insulinempfindlichkeit ist ein Defekt des Insulinrezeptors oder der intrazellulären Signaltransduktion. Die Insulinsekretion ist primär als Antwort auf den Defekt erhöht. Erst im Stadium des manifesten Typ-

Die **Sekretion von endogenem Insulin** ist wegen dessen kurzer Halbwertszeit schwer nachweisbar. Allerdings hilft die Bestimmung des gleichzeitig sezernierten C-Peptids, dessen Halbwertszeit länger ist (s. S. 537).

Die Entdeckung des **Insulins** und seine therapeutische Anwendung brachten die entscheidende Wende in der Therapie des Diabetes mellitus. Die Lebenserwartung von jugendlichen Diabetikern (Typ-I-Diabetes), die vor der Insulinära in der Regel sehr früh an den Folgen der Ketoacidose verstarben, wurde dadurch dramatisch verbessert, in vielen Fällen normalisiert. Heute werden neben dem gentechnologisch gewonnenen Humaninsulin besonders rasch wirkende Insulinderivate und die sog. Verzögerungsinsuline verwendet.

Bei den sehr *rasch wirkenden Insulinderivaten* ist in der B-Kette ein Aminosäureaustausch durchgeführt worden. Dadurch wird die Bildung von Hexameren, die bei normalem Humaninsulin die Resorption des Insulins verlangsamen, verhindert. Die Zeit nach der Injektion bis zur Erreichung der maximalen Plasmakonzentration wird auf die Hälfte verkürzt.

Die *Verzögerungsinsulinen* werden langsamer resorbiert und weisen daher eine verlängerte Wirkung auf. Dies gelingt durch eine Bindung des Insulins an basische Proteine, durch Verabreichung einer Insulin-Zink-Suspension oder durch Änderungen der molekularen Struktur der B-Kette.

II-Diabetes kommt es durch „Erschöpfung" der Inselzellen zur verminderten Insulinsekretion.

Das *Leitsymptom* bei beiden Diabetestypen ist die erhöhte Konzentration der Glucose im Blutplasma bei nüchternem Probanden und eine eingeschränkte Glucosetoleranz. Zu deren Bestimmung wird 2 Stunden nach oraler Zufuhr von 75 g Glucose die Glucosekonzentration im Blutplasma gemessen. Der Nüchtern-Glucosewert im Blutplasma liegt beim Gesunden unter 110 mg/dl (6,3 mM), beim Glucosetoleranztest steigt die Glucosekonzentration nicht über 140 mg/dl (8,0 mM). Für den Diabetes beweisend sind Nüchternwerte über 126 mg/dl (7,2 mM) und beim Toleranztest über 200 mg/dl (11,5 mM). Der Zwischenbereich zeigt eine gestörte Glucosehomöostase an, meist das Vorstadium eines manifesten Diabetes.

Manifestationsalter: Der *Diabetes mellitus vom Typ I* tritt akut vor allem bei Jugendlichen, oft im Anschluss an eine Infektion auf. Die Patienten sind in der Regel schlank oder sogar mager. Erste Symptome sind Schwäche, Heißhunger, verstärkter Durst und große Urinmengen durch die osmotische Diurese. Der *Diabetes mellitus vom Typ II* wird meist erst bei Patienten im Lebensalter über 40 Jahren manifest. Er beginnt in der Regel schleichend. Die Patienten sind meist adipös. Das Krankheitsbild wird in der Regel durch die artherosklerotischen Veränderungen an kleinen und großen Gefäßen (Mikro- und Makroangiopathie) und die daraus resultierenden Organschäden an Niere, Nervensystem, Herz-Kreislauf und Retina bestimmt.

Wichtige *Komplikationen* sind die diabetische Ketoacidose und das hyperosmolare Koma. Die *diabetische Ketocidose* tritt vor allem beim Diabetes mellitus Typ I auf und ist häufig erste Krankheitsmanifestation. Durch den absoluten Insulinmangel ist die Lipolyse gesteigert. Das vermehrt anfallende Acetyl-CoA kann bei eingeschränkter Glykolyse nicht im Citratzyklus abgebaut werden und wird deshalb zur Ketogenese verwendet. Acetoacetat und β-Hydroxybutyrat führen zur metabolischen Acidose. In der Atemluft wird Aceton ausgeschieden. Die Patienten verfallen in Bewusstlosigkeit (*diabetisches Koma*), das vor der Entdeckung des Insulins die häufigste Todesursache der Diabetiker war. Beim *hyperosmolaren Koma* führt die exzessive Steigerung der Glucosekonzentration im Blut und der Übertritt von Glucose in den Primärharn zu einer osmotischen Diurese mit Exsikkose, die sich besonders am zentralen Nervensystem auswirkt.

Eine Überproduktion von Hormonen, die hinsichtlich der Glucosetoleranz Gegenspieler des Insulins sind, kann ebenfalls zum Bild des Diabetes führen, z. B. Morbus Cushing (s. S. 574), Phäochromozytom (s. S. 755) und Conn-Syndrom (s. S. 574). Schließlich kann ein Diabetes mellitus die Folge einer Erkrankung des exokrinen Pankreas sein, wenn dabei Pankreasgewebe in großem Ausmaß einschließlich der Inseln zerstört ist.

Krankheiten durch Überproduktion von Insulin oder Glucagon sind im Gegensatz zum Diabetes mellitus selten. Die Ursache des *Hyperinsulinismus* ist ein Insulin-produzierender, in der Regel gutartiger Tumor, der meist im Pankreas oder Magen lokalisiert ist. Das Krankheitsbild ist charakterisiert durch eine anfallsweise auftretende schwere Hypoglykämie mit Glucosekonzentrationen unter 30 mg/dl (1,7 mM) im Blutplasma. Die Hypoglykämie führt zunächst zu vegetativen Symptomen, wahrscheinlich durch eine erhöhte Ausschüttung von Catecholaminen (Herzklopfen, vermehrte Schweißsekretion). In der Folge treten Verwirrtheitszustände, Krämpfe und schließlich eine tiefe Bewusstlosigkeit auf. Die Erkrankung verläuft tödlich, wenn nicht rasch Glucose infundiert wird.

Die Ursache einer *gesteigerten Glucagonsekretion* ist ein benigner Tumor der A-Zellen (*Glucagonom*).

Multiple endokrine Neoplasie. Bei dieser Erkrankung treten in verschiedenen Organen sporadisch gutartige Tumoren auf, die Proteo- und Polypeptidhormone produzieren. Am häufigsten sind Tumoren der Nebenschilddrüse, der Hypophyse (*Prolaktinome*, s. S. 576) und des Pankreas (*Insulinome*, selten *Glucagonome*). Das Syndrom beruht auf der Mutation eines Tumorsuppressorgens (Minin). Es besteht primär ein autosomal rezessiver Erbgang der Mutation.

Hypophysenhormone

Die Überfunktion von *somatotropem Hormon* (STH; englisch *growth hormone*: GH) beruht in der Regel auf einem gutartigen Tumor (*Adenom*), dessen Zellen GH produzieren. Bei einigen Tumoren wurde eine Mutation des Rezeptors für das die GH-Sekretion steuernde Releasing-Hormon des Hypothalamus nachgewiesen mit der Folge einer konstanten Aktivierung der Signaltransduktion. Das typische klinische Zeichen ist die *Akromegalie*: eine Wachstumssteigerung an den peripheren Körperstellen wie z. B. Nase, Kinn, Händen und Füßen. In der Regel besteht eine Vergrößerung der Zunge (Makroglossie) und eine Glucoseintoleranz.

Die *Überproduktion von Prolactin* hat ihre Ursache in der Regel in einem Prolactin-produzierenden Tumor (*Prolactinom*). Auch verschiedene Medikamente können die Prolaktinproduktion bei langfristiger Anwendung stimulieren, z. B. Dopamin-Antagonisten, einige Psychopharmaka und Betarezeptoren-Blocker. Die klinische Symptomatik beruht auf einer Suppression der Hypothalamus-Hypophysen-Gonadenachse. Sie führt beim Mann zur Impotenz und Verlust der Libido, bei der Frau zu Unregelmäßigkeiten des Zyklus, übergehend in Amenorrhoe, meist verbunden mit einer Galaktorrhoe und Infertilität.

Die Überproduktion weiterer einzelner Hypophysenvorderlappenhormone durch spezielle Adenome wurde bei der Besprechung der Überfunktion der peripheren Organe dargestellt, z. B. Überproduktion von ACTH beim *Morbus Cushing* (s. S. 574), Überfunktion von TSH bei *Hyperthyreose* (s. S. 578).

Die Unterproduktion der Hypophysen-Vorderlappenhormone ist meist nicht auf einzelne Hormone beschränkt. Die Ursachen sind Tumoren im Bereich der Hypophyse, Blutungen oder auch Autoimmunreaktionen gegen das Hypophysengewebe. Ein genetischer Defekt als Ursache einer generalisierten Hypophysen-Vorderlappeninsuffizienz beruht auf einer Mutation eines Transkriptionsfaktors für die Hormone in der Hypophyse. Der Ausfall der einzelnen Hormone ist meist zeitlich gestaffelt. Früh fallen GH und FSH/LH aus, später TSH und ACTH. Symptom des Ausfalls von GH vor der Pubertät ist ein *Minderwuchs*. Beim Erwachsenen führt der Ausfall von GH aus noch nicht völlig geklärten Gründen zu kardiovaskulären Störungen, vermutlich in Verbindung mit Veränderungen der Lipoproteine. Das klinische Bild wird ferner geprägt durch die Unterfunktion der peripheren endokrinen Organe, z. B. Myxödem, Zyklusstörungen, Addison. Als Ursache einer isolierten Unterfunktion von GH wurden auch genetische Defekte der GH-Synthese und des GH-Rezeptors in den peripheren Organen beschrieben.

Unterproduktion von ADH. Die Ursache sind Traumen, Blutungen oder Tumoren im Bereich des Hypophysenhinterlappens oder des Hypothalamus. Auch ein genetischer Defekt des Transportproteins für ADH (Neurophysin II) wurde als Ursache beschrieben. Es resultiert

⚲ Orale Antidiabetika. Da Insulin wegen seiner raschen Inaktivierung im Gastrointestinaltrakt nicht oral angewandt werden kann, wurden oral wirksame Medikamente zur Behandlung des Diabetes entwickelt. Die Domäne dieser oralen Antidiabetika ist der Typ-II-Diabetes, bei dem die Insulin-Produktion nicht völlig erloschen ist:
– *Sulfonylharnstoffe* sind die am häufigsten angewandten oralen Antidiabetika. Sie verbessern das Ansprechen der B-Zellen auf einen Glucosereiz mit Freisetzung von Insulin. Ihre Wirkung beruht auf der Blockierung von K^+-Kanälen der B-Zellen mit Senkung des Membranpotenzials und konsekutiver Öffnung von Ca^{2+}-Kanälen. Die Zunahme der intrazellulären Calciumkonzentration induziert die Exozytose von Insulin.
– *α-Glucosidase-Inhibitoren* wirken als orale Antidiabetika, indem sie die enzymatische Spaltung von Oligo- und Disacchariden in den Zellen des Dünndarms hemmen und dadurch die Resorption der Glucose verzögern.
– *Biguanide* finden als orale Antidiabetika wegen der Gefahr der Lactatacidose nur noch geringe Anwendung. Eine Ausnahme ist Metformin, bei dem diese Gefahr gering ist. Die Senkung des Glucosespiegels im Blut durch Metformin beruht auf verminderter Glucoseproduktion in der Leber (Hemmung der Gluconeogenese und der Glykogenolyse) und gesteigertem Glucoseverbrauch in der Muskulatur.
– *Glitazone* sind sog. Insulinsensitizer. Sie vermindern die Insulinresistenz. Diese Wirkung beruht auf der Reaktion mit einem intrazellulären Rezeptorprotein (PPAR = peroxysomal proliferator activated rezeptor). Dadurch wird die Expression von Proteinen stimuliert, die in den Glucosestoffwechsel eingreifen.

das Krankheitsbild des zentralen *Diabetes insipidus*. Da die Rück-resorption von Wasser in den Sammelrohren der Niere blockiert ist, kommt es zu einer massiven Harnflut (Polyurie), die eine entsprechend gesteigerte orale Flüssigkeitsaufnahme (Polydypsie) zur Folge hat. Wasserverlust und Flüssigkeitsaufnahme können bis auf 10 – 20 l pro Tag gesteigert sein. Da die Kompensation des Flüssigkeits-verlustes durch die Flüssigkeitsaufnahme in der Regel nicht ausreicht, steigt die Osmolarität des Serums an, insbesondere die Natrium-konzentration. Im Urin findet sich dagegen eine erniedrigte Osmolali-tät. Beim peripheren Diabetes insipidus ist die ADH-Sekretion normal, es fehlt aber die Antwort der Epithelzellen der Sammelrohre der Niere auf das Signal.

Gastrointestinale Hormone

Eine Überproduktion einzelner gastrointestinaler Hormone hat ihre Ursache in spezifischen Tumoren des Gastrointestinaltraktes.

Beim *Zollinger-Ellison-Syndrom* ist ein Gastrinom, ein Tumor der Gastrin-produzierenden Zellen (G-Zellen), die Ursache. Die Tumoren sind meist im Pankreas und Duodenum, sehr selten im Magenantrum lokalisiert. Klinisch bestehen schwere rezidivierende Ulcera der Magenschleimhaut als Folge der Überproduktion von Magensäure. Meist besteht gleichzeitig eine Diarrhoe mit Fettstuhl infolge einer Inaktivierung der Pankreaslipase durch die Zunahme der Säure im Duodenum.

Das *Werner-Morrison-Syndrom* („Vipom") wird durch Überproduktion von vasoaktivem intestinalem Peptid (VIP) durch spezifische Tumo-ren verursacht. Sie sind meist im Pankreas lokalisiert. Die Patienten leiden an schweren wässrigen Durchfällen (5 l pro Tag) mit der Folge einer Dehydratation. In ihrer Ursache ungeklärt sind die begleitende gestörte Glucosetoleranz und Hypercalcämie.

Beim *metastasierenden Dünndarmkarzinoid* liegt eine Überproduktion von Serotonin, Bradykinin, Histamin und meist auch von verschiede-nen Neuropeptiden durch einen Tumor vor, der sich von „gelben Zellen" (enterochromaffinen Zellen) des Darms und – seltener – des Bronchialsystems ableitet. Serotonin verursacht die für die Krankheit typische Diarrhoe und die manchmal vorhandene Bronchospastik. Die anfallsweise auftretende Hautrötung („Flush") ist dagegen nicht auf Serotonin, sondern wahrscheinlich auf die vermehrte Produktion von Bradykinin zurückzuführen.

Antihistaminika. Histamin, ein *Mediator*, spielt bei entzündlichen und allergischen Reaktio-nen eine wichtige Rolle (s. S. 564). Es fördert die Verengung der Bronchien, die Darmperistaltik und die Erweiterung und Permeabilität kleiner Blut-gefäße; außerdem fungiert es als *Neurotransmitter* im Gehirn. Die Wirkungen werden von drei ver-schiedenen Rezeptor-Typen vermittelt (s. S. 565), für die jeweils spezifische Hormonantagonisten entwickelt wurden. H_1-*Antagonisten* werden zur Behandlung von Heuschnupfen, Brechreiz und Schlaflosigkeit eingesetzt. H_2-*Antagonisten* (H_2-Blocker) sind wirksame Therapeutika gegen eine Überproduktion von Salzsäure im Magen, sie helfen bei peptischen Ulzera.

Serotonin-Antagonisten. Die Vielzahl der physiologischen Wirkungen von Serotonin (s. S. 565) beruht auf der Vielzahl der Rezeptoren mit unterschiedlicher Organlokalisation und verschie-denen Effekten als Folge ihrer Stimulation. Seroto-nin-Agonisten und -Antagonisten, die mit be-stimmten Rezeptortypen reagieren, werden the-rapeutisch eingesetzt, z. B. $5\text{-HT}_{1\alpha}$-Rezeptor-Agonis-ten bei Angstzuständen und Migräne, $5\text{-HT}_{2\alpha}$-Ago-nisten beim Karzinoidsyndrom und zur Prophylaxe von Migräneanfällen. 5-HT_3-Antagonisten sind starke Antiemetika und werden zur Verhinderung von Übelkeit und Erbrechen unter Chemotherapie verwendet. Inhibitoren der Wiederaufnahme des in den synaptischen Spalt abgegebenen Seroto-nins (SSRI = selective serotonin reuptake inhibi-tors) sind wirksame Antidepressiva.

21 Ernährung, Mineralhaushalt und Vitamine

Zusammenfassung

- Die regelmäßige Nahrungsaufnahme führt dem Organismus chemische Energie für die Leistungen der Zellen zu und liefert gleichzeitig Baustoffe, die zur dauernden Erneuerung der körpereigenen Substanzen erforderlich sind. Die Nahrungsstoffe werden eingeteilt in die großen Klassen der **Kohlenhydrate**, der **Lipide** und der **Proteine**. Sie können sich in Hinsicht auf ihre Verbrennungswärme weitgehend vertreten.
- Der **respiratorische Quotient** gibt an, wie viel CO_2 bei der Verbrennung der Nahrungsstoffe pro verbrauchtem O_2 gebildet wird.
- Die physiologische Verbrennungswärme von Kohlenhydraten und Proteinen beträgt 17 kJ·g^{-1}. Fette sind mit 39 kJ·g^{-1} wesentlich energiereicher. Der tägliche **Energiebedarf** beträgt für Männer etwa 10000 kJ und für Frauen 7500 kJ.
- Bei der Ernährung sollen die Hauptnahrungsstoffe in einer vernünftigen **Relation** zueinander stehen. Die Kohlenhydrate sollten 50 – 55%, die Lipide 30% und die Proteine 15 – 20% der Energie stellen. Die angemessene Energiezufuhr kann am besten durch regelmäßige Kontrolle des Körpergewichts überprüft werden.
- Neben einer ausreichenden Energieversorgung ist die Zufuhr von **essenziellen Nahrungsstoffen** wichtig. Proteine sollten mindestens in dem Umfang zugeführt werden, dass die Stickstoffbilanz ausgeglichen ist. Die Nahrungsproteine müssen ausreichende Mengen der essenziellen Aminosäuren enthalten. Weitere essenzielle Nahrungsbestandteile sind die mehrfach ungesättigten Fettsäuren (Linolsäure, Linolensäure und Arachidonsäure), die Mineralstoffe und Spurenelemente sowie die Vitamine.
- Wichtigster Mineralstoff der Nahrung ist Wasser, das etwa 60% des Körpers ausmacht. Der **Wasserhaushalt** muss ausgeglichen sein. Er hat einen täglichen Umsatz von etwa 2,8 l und wird im Wesentlichen durch das Durstgefühl und die Nierentätigkeit reguliert. An seiner Steuerung sind das atriale natriuretische Peptid (ANP), Adiuretin und das Renin-Angiotensin-Aldosteron-System beteiligt.
- Blutplasma hat einen pH-Wert von 7,4. Der pH-Wert ist gepuffert und nur geringe Abweichungen zum Sauren (Acidose) und Alkalischen (Alkalose) werden toleriert. Lunge, Leber und Nieren steuern gemeinsam den **Säure-Basen-Haushalt**. Über die Lunge wird die Lage des Bicarbonat-(HCO_3^--)-Puffers beeinflusst. Die Leber reagiert auf pH-Verschiebungen mit einer Verschiebung des N-Stoffwechsels zwischen Harnstoff-Synthese und Glutamin-Bildung. Die Nieren können in die pH-Regulation durch Steuerung der Protonen-, Ammoniak- und Bicarbonat-Ausscheidung eingreifen.
- Die **anorganischen Ionen (Elektrolyte)** spielen eine wichtige Rolle bei zahlreichen Zellfunktionen. Wir unterscheiden Makroelemente und Mikroelemente (Spurenelemente). Ihre Aufnahme und/oder Abgabe sind sorgfältig kontrolliert, um die endogenen Konzentrationen konstant zu halten.
- Zu den **Makroelementen** gehören Natrium, Kalium, Calcium, Magnesium, Chlor, Phosphor und Schwefel. Natrium und Kalium sind in charakteristischer Weise ungleich verteilt (Konzentration von Na^+ außerhalb und von K^+ innerhalb der Zelle höher). Die Calcium-

Ionen sind für die Erregbarkeit der Muskel- und Nervenzellen wichtig, sie sind außerdem Hauptbestandteil der anorganischen Knochensubstanz. Dort tritt Calcium zusammen mit Phosphat in Form von anorganischem Apatit auf. Außerdem haben Ester und Säureanhydride des Phosphats eine große Bedeutung für den Stoffwechsel.

- Zu den lebensnotwendigen **Spurenelementen** zählen die Hauptgruppenelemente Fluor, Iod und Selen, außerdem die Metalle Eisen, Kupfer, Zink, Mangan, Molybdän, Kobalt und Chrom. Die Hauptmenge des Eisens liegt im Organismus in Form von Hämoglobin vor. Die Aufnahme des Eisens ist sorgfältig reguliert. Eine genetisch bedingte übergroße Eisenaufnahme ist die Hämochromatose.

- **Vitamine** sind meist Bestandteile oder Vorstufen von Cofaktoren oder Coenzymen, welche der Mensch nicht synthetisieren kann. Sie müssen deshalb mit der Nahrung in kleinen Mengen aufgenommen werden, um Stoffwechsel-Störungen zu verhindern. Die Verbindungen werden in fettlösliche und wasserlösliche Vitamine eingeteilt.

- Fettlöslich sind die Vitamine A, D, E und K, wasserlöslich dagegen die Vitamine B_1, B_2-Komplex (Riboflavin, Nicotinsäureamid, Folsäure und Pantothensäure), B_6, B_{12}, C und H.

- Unzureichende Zufuhr der Vitamine führt zu Mangelkrankheiten; bekannte Beispiele sind Rachitis, Skorbut und perniziöse Anämie.

Im Kapitel 16 haben wir gesehen, dass die ATP-Produktion in der Atmungskette der wesentliche Prozess des Energiestoffwechsels ist. Die Atmungskette wird ihrerseits hautsächlich durch den Citrat-Zyklus mit Reduktionsäquivalenten versorgt; durch das Zusammenspiel von Citrat-Zyklus und Atmungskette wird die Versorgung mit ATP gewährleistet. Nach diesem *Prinzip der gemeinsamen Endstrecke*, die in erster Näherung aus Citrat-Zyklus und Atmungskette besteht, werden alle wichtigen Nährstoffe für die Energieversorgung der Gewebe und Organe genutzt. Dabei können sich die Hauptnährstoffe in großem Umfang gegenseitig vertreten.

21.1 Energiewert und ATP-Ausbeute

Der respiratorische Quotient. Als Endprodukte des Stoffwechsels erscheinen hauptsächlich CO_2, H_2O und Harnstoff. Aus dem Verhältnis von ausgeschiedenem CO_2 zu aufgenommenem O_2, welches *respiratorischer Quotient (RQ)* genannt wird, kann man auf die Art der verbrannten Nahrungstoffe schließen. Kohlenhydrate, die nach der nebenstehenden Bruttogleichung oxidiert werden, müssen ein Verhältnis von $CO_2/O_2 = 1$ ergeben. In ähnlicher Weise kann man zeigen, dass der oxidative Abbau von Fett einen respiratorischen Quotienten von etwa 0,7, von Protein einen solchen von rund 0,8 ergibt.

$$RQ = \frac{\text{Volumen gebildetes } CO_2}{\text{Volumen verbrauchtes } O_2}$$

Glucose-Oxidation:

$$C_6H_{12}O_6 + 6\,O_2 = 6\,CO_2 + 6\,H_2O$$

$$RQ = \frac{6\,CO_2}{6\,O_2} = 1$$

Palmitinsäure-Oxidation:

$$C_{16}H_{32}O_2 + 23\,O_2 = 16\,CO_2 + 16\,H_2O$$

$$RQ = \frac{16\,CO_2}{23\,O_2} \approx 0,7$$

Verbrennungswärme. Ein geeignetes Maß für die einander äquivalenten Mengen der Nährstoffe haben die Physiologen in der Verbrennungswärme bei vollständiger Oxidation gefunden. Nach dem „Isodynamiegesetz" können sich die Nährstoffe nach Maßgabe ihrer Verbrennungswärme vertreten. Man rechnet mit den in ☛ 21.1 abgerundeten Werten für die „physiologischen Brennwerte".

In der Biochemie pflegt man den Betrachtungen nicht die *Reaktionswärme* ΔH, sondern die *freie Energie* ΔG (s. S. 51) zugrunde zu legen und müsste das auch bei dieser Rechnung tun. Der Fehler, den man durch Vernachlässigung der Entropieänderung, d.h. durch Verwendung der Verbrennungswärme ΔH statt der freien Energie ΔG, begeht, ist aber gering (bei der Glucose z. B. etwa 4%); er fällt nicht ins Gewicht.

Produktion und Verbrauch von ATP. Ein noch besseres Maß für die Energieausnutzung wäre die ATP-Produktion, denn wir haben ATP als immer wieder auftretenden „Treibstoff" vieler Vorgänge kennengelernt. Es stellt gewissermaßen die *Energiewährung* des Organismus dar. Die umgesetzte Menge an ATP ist nicht gering. Man kann leicht ausrechnen (siehe Randspalte), dass ein erwachsener Mensch in 24 Stunden rund 75 kg ATP produziert (und natürlich auch wieder spaltet), also sein eigenes Körpergewicht! Davon wird der allergrößte Teil (ca. 95%) durch die Atmungsketten-Phosphorylierung erzeugt, der Rest entsteht durch die Substratketten-Phosphorylierungen.

Die Ausnutzung der Energie, in % ATP-Ausbeute ausgedrückt, ist für die Oxidation von Kohlenhydrat und Fett praktisch gleich; es ist nämlich die Energieausbeute der Atmungskette. Rund 50% der freien Energie werden in Form des ATP als chemische Energie gebildet.

Grundumsatz und Arbeitsumsatz. Der *Energiebedarf* des Organismus wird im wesentlichen von drei Faktoren bestimmt:
- Grundumsatz
- körperliche Aktivität und
- Umgebungstemperatur

Für die Aufrechterhaltung der Körperfunktionen, der Körpertemperatur und der thermodynamischen Ungleichgewichte (Konzentrationsgradienten u. a.) benötigt der Organismus eine gewisse Mindestmenge an Energie, die im *Grundumsatz* zum Ausdruck kommt. Er beträgt – je nach Größe (Körperoberfläche), Alter und Geschlecht – zwischen 6.000 kJ (= 1.430 kcal) und 8.000 kJ (= 1.900 kcal) pro Tag, ist aber keine unveränderliche Größe. Bei Schwangerschaft, während des Stillens und bei Überfunktion der Schilddrüse ist der Grundumsatz gesteigert, in Zeiten der Mangelernährung dagegen erheblich gesenkt.

Zum Grundumsatz kommt dann der *Arbeitsumsatz* hinzu, der bei leichter und sitzender Tätigkeit den Energieumsatz pro Tag auf 10.500 kJ (= 2.500 kcal), bei schwerer körperlicher Arbeit auf 15.000 kJ (3.600 kcal) und darüber ansteigen lässt. Bei niedriger *Umgebungstemperatur* wird zusätzliche Energie für die Wärmeerzeugung durch Zittern und Atmungsketten-Entkopplung benötigt, bei hoher Umgebungstemperatur für das Kühlen durch Schwitzen.

Bei Bestimmung der Energiebilanzen fällt auf, dass besonders Proteinzufuhr eine Steigerung des Grundumsatzes bewirkt. Dabei wird 15 – 20% der zugeführten Energiemenge zusätzlich umgesetzt (Dies wurde früher als „spezifisch-dynamische Wirkung" der Proteine bezeichnet). Der höhere Umsatz erklärt sich daraus, dass für die Bildung der gleichen Menge ATP aus Eiweiß mehr Energie aufgewendet werden muss, da ein Teil des ATP für die Entfernung des anfallenden Stickstoffs in der Harnstoff-Synthese wieder verbraucht wird.

Biologische Halbwertszeit. Im Grundumsatz sind die Substrate und die Energie zum Neuaufbau und „Ersatz" körpereigener Stoffe enthalten. Die Isotopentechnik hat den Nachweis erbracht, dass – mit Ausnahme der DNA – praktisch alle Baustoffe des Körpers laufend erneuert werden. Allerdings geschieht diese Erneuerung mit unterschiedlicher Geschwindigkeit. Als Maß dafür hat man die *biologische Halbwertszeit* eingeführt. Das ist die Zeit, in der die Hälfte des vorhandenen Substrats abgebaut und erneuert wird – der Begriff wird analog zur Halbwertszeit radioaktiver Stoffe verwendet. Zum Beispiel beträgt beim Menschen die gemittelte Halbwertszeit der Leber- und Plasmaproteine etwa 10 Tage, die Halbwertszeit der Proteine in Haut, Skelett und Muskulatur etwa 158 Tage. Tatsächlich unterscheiden

⊤ 21.1 Verbrennungswärme der Nahrungsstoffe (physiologische Brennwerte)

	kJ·g^{-1}	kcal·g^{-1}
Kohlenhydrat	17	4,1
Protein	17	4,1
Lipid (Fett)	39	9,3
Ethanol	30	7,1

ATP-Umsatz. Der Rechnung wird ein Energieumsatz von 10.500 kJ, eine Energiespeicherung (als ATP) von 48% zugrunde gelegt. Dann werden 5.040 kJ chemischer Energie für die ATP-Produktion verwendet; weil 35 kJ pro Mol ATP erforderlich sind, können damit 5.040 : 35 = 144 mol = 144 · 510 g = 73,5 kg ATP aufgebaut werden - natürlich ist das nur ein Näherungswert.

> Die chemische Energie wird in **Joule (J)** angegeben (früher in Kalorien, cal). Für die Umrechnung von J und cal gilt:
> 1 kJ = 0,239 kcal
> 1 kcal = 4,185 kJ

sich die Proteine entsprechend ihrer Funktion in ihrer Halbwertszeit erheblich.

21.2 Die wichtigsten Nahrungsbestandteile

Als Energielieferanten sind die oben genannten Stoffklassen, die *Kohlenhydrate*, die *Lipide* und die *Proteine*, von Bedeutung. Mit der Nahrung müssen jedoch nicht nur Energieträger zugeführt werden: Für die Aufrechterhaltung des Stoffgleichgewichtes benötigt der Organismus auch essenzielle Aminosäuren, essenzielle Fettsäuren, Mineralstoffe und schließlich Vitamine. Der Wasserhaushalt muss durch entsprechende Flüssigkeitszufuhr ausgeglichen werden.

Kohlenhydrate. Sie gehören nicht zu den essenziellen Nahrungsbestandteilen, da sie im Organismus aus den glucogenen Aminosäuren der Proteine und aus dem Glycerol der Fette und Glycerolipide aufgebaut werden können. Dennoch ist eine Aufnahme von Kohlenhydraten in Höhe von etwa 50–55% der täglich benötigten Energie ernährungsphysiologisch wünschenswert.

Wichtigstes Kohlenhydrat in der Ernährung ist die *Stärke*, das pflanzliche Reservekohlenhydrat. Hauptquelle der Stärke sind Getreide, Kartoffeln, Mais oder Reis. In den Industrieländern spielt daneben die *Saccharose* eine bedenklich große Rolle; sie kann 15–20% der gesamten Kalorienzufuhr ausmachen. Ein hoher Saccharosekonsum ist ein Risikofaktor für Zahnkaries, Diabetes mellitus, Übergewicht und Arteriosklerose. Es ist deshalb wünschenswert, den Verbrauch von Saccharose einzuschränken und den Kohlenhydrat-Bedarf vorwiegend durch Stärke zu decken.

Neben Saccharose spielt die *Lactose* eine Rolle in der menschlichen Ernährung, da sie das Hauptkohlenhydrat der Milch ist. Sie wird vom Säugling und Kleinkind rasch verwertet, vom Erwachsenen langsamer, da die Bildung von Galactosidase im höheren Alter geringer ist und Galactose langsamer resorbiert wird als Glucose.

Proteine gehören zu den essenziellen Nahrungsbestandteilen, da laufend – auch im Ruhestoffwechsel – eine gewisse Menge Körperprotein abgebaut wird. Von den freiwerdenden Aminosäuren wird ein großer Teil weiter abgebaut, ihr Stickstoff wird in Harnstoff überführt und ausgeschieden. Für den Ersatz der abgebauten Proteine müssen die notwendigen Aminosäuren bereitgestellt werden. Da der Körper nur einen Teil dieser Aminosäuren selbst bilden kann, müssen ihm die anderen, *essenziellen Aminosäuren* (s. u.) mit den Nahrungsproteinen zugeführt werden (s. a. S. 223).

Überwiegt die Ausscheidung der Aminosäuren, dann ist die *Stickstoff-Bilanz* negativ. Das Eiweißminimum dürfte für den erwachsenen Menschen etwa bei 35–50 g pro Tag liegen (0,5–0,6 g/kg Körpergewicht). Eine gute Ernährung erfordert natürlich eine größere Proteinmenge; empfohlen werden 0,8 g/kg Körpergewicht, das sind bei einem Erwachsenen etwa 60 g Protein täglich. Dabei ist vorausgesetzt, dass das Protein qualitativ hochwertig ist, d. h. dass es gut verdaulich ist und die essenziellen Aminosäuren in ausreichender Menge enthält. Ein ungünstiges relatives Mengenverhältnis der essenziellen Aminosäuren hat zur Folge, dass das Nahrungsprotein nicht optimal zum Aufbau von Körperprotein genutzt werden kann und ein größerer Teil der Aminosäuren abgebaut wird. Infolgedessen wird mehr Protein benötigt, um den Bilanzausgleich zu erreichen.

Tierisches Eiweiß in Fleisch, Fisch, Eiern und Milch ist meist hochwertig; eine Ausnahme bildet Gelatine, das ist abgebautes Kollagen. Dagegen sind Pflanzenproteine mit Ausnahme von Soja oft nicht so hochwertig. So enthalten Hülsenfrüchte zu wenig Methionin, Wei-

🔍 Eine **kohlenhydratfreie Ernährung** führt zu Umstellungen im Stoffwechsel, die ungünstig sind: Durch vermehrte Verbrennung von Fett kommt es zum Anstieg der Ketonkörper bis zur metabolischen Acidose; die Verwertung der Aminosäuren zur Gluconeogenese hat eine Verminderung der Proteinbiosynthese zur Folge.

🔍 Bezogen auf das Körpergewicht haben Säuglinge, Kinder und heranwachsende Jugendliche einen besonders **hohen Proteinbedarf**. Auch Schwangere, Stillende, Leistungssportler und Kranke in der Rekonvaleszenz benötigen vermehrt Protein.

▷ Als **Stickstoff-Bilanz** bezeichnet man die Differenz zwischen aufgenommenem *N* (weitgehend Protein-*N*) und ausgeschiedenem *N* (weitgehend Harnstoff-*N*)

🔍 Die **tatsächliche Proteinzufuhr** in den westlichen Industrienationen liegt bei etwa 80–125 g Protein pro Tag. Dies ist deutlich mehr als notwendig.
Eine negative Wirkung dieser überhöhten Proteinzufuhr ist nicht bekannt. Allerdings ist die hohe Zufuhr tierischer Proteine von einer erhöhten Aufnahme an Fetten, Cholesterol und Purinen begleitet, die kritischer zu bewerten ist. Positive Wirkungen einer überhöhten Proteinaufnahme, z. B. ein vermehrter Muskelaufbau, sind nicht bewiesen.

zen- und Maisproteine sind arm an Lysin. Bei der Tierernährung wird deshalb pflanzlichen Futtermitteln oft synthetisches Lysin zugesetzt, um diesen Mangel auszugleichen.

Eine ausreichende Ernährung mit Protein ist besonders in den Ländern der Dritten Welt ein Problem. In Asien und Afrika leben viele Menschen im Eiweißminimum. Das wirkt sich besonders bei Kleinkindern aus, die einen relativ höheren Proteinbedarf in der Wachstumsphase haben. Der Kwashiorkor, eine in einigen Regionen Afrikas verbreitete Kinderkrankheit, ist auf einen Eiweißmangel zurückzuführen.

Der Proteinstoffwechsel wird außerdem noch durch Hormone beeinflusst: *Testosteron* führt bei normaler Ernährung zur Stickstoff-Retention (anabole Wirkung, S. 528), die *Glucocorticoide* haben dagegen eine katabole Wirkung, denn sie fördern die Umwandlung von Protein in Kohlenhydrat (Gluconeogenese, S. 250)

Essenzielle Aminosäuren können im Säugerorganismus nicht synthetisiert werden. Sie sind unentbehrliche Bestandteile der Nahrung. Die für den Menschen essenziellen Aminosäuren sind in ⌶ 21.2 zusammengestellt.

Es zeigt sich deutlich, dass seltene Aminosäuren (Met, Trp) auch in geringer Menge benötigt werden. Cystein ist nicht essenziell im eigentlichen Sinne, da es aus Methionin gebildet werden kann; aber als Schwefelquelle sind Cystein und Methionin unentbehrlich.

Der wachsende Organismus hat einen quantitativ höheren Bedarf, außerdem sind noch einige nichtessenzielle Aminosäuren (z. B. Arginin und Histidin) wachstumsfördernd; ihre Synthese ist offenbar unter den Bedingungen des Wachstums und bei Erkrankungen nicht intensiv genug.

Wahrscheinlich muss auch das Histidin zu den essenziellen Aminosäuren gerechnet werden, obwohl sich bei Ernährungsstudien in Kurzzeitversuchen über einige Wochen keine Abhängigkeit gezeigt hat. Auf jeden Fall benötigen Kinder im Wachstumsalter Histidin in der Nahrung.

Fette und verwandte Lipide (Phospho- und Glykolipide) sind in erster Linie wichtige Energieträger der Nahrung. Mit 39 kJ g^{-1} ist der Energieinhalt von Fetten mehr als doppelt so hoch wie der der Kohlenhydrate und Proteine, weil Fette im Gegensatz zu diesen nicht hydratisiert sind. Essenziell sind die Lipide aber nicht wegen ihrer Funktion als Energieträger, sondern wegen ihres Gehaltes an mehrfach ungesättigten Fettsäuren, die der Körper nicht synthetisieren kann, und als Träger für die fettlöslichen Vitamine.

Essenzielle Fettsäuren sind die drei ungesättigten Fettsäuren Linolsäure ($\Delta^{9,12}$-18:2), α-Linolensäure ($\Delta^{9,12,15}$-18:3) und Arachidonsäure ($\Delta^{5,8,11,14}$-20:4). Sie gehören zu der Gruppe der *mehrfach ungesättigten* Fettsäuren (PUFA = polyunsaturated fatty acids). Diese können im Säugetierorganismus nicht *de novo* aufgebaut werden; lediglich die Umwandlung von Linolsäure über Linolensäure in Arachidonsäure durch ein mitochondriales Enzymsystem ist möglich. Die Fettsäuren dieser Reihe sind Bestandteile von Membranlipiden (S. 345) und werden als *Vorstufen der Eicosanoide* benötigt (S. 566). Nahrungsmittel mit hohem Anteil an essenziellen Fettsäuren sind Fisch und pflanzliche Öle. Für den Menschen sind 6–8 g tägliche Zufuhr erforderlich. Da Linolensäure ubiquitär verbreitet ist, wird diese Menge im allgemeinen leicht erreicht, so dass Mangelerscheinungen selten sind. Der Erwachsene verfügt außerdem über erhebliche Reserven.

Ein Mangel an *essenziellen Fettsäuren* äußert sich in Hautveränderungen, Störungen im Wasserhaushalt und der Fortpflanzung (vermutlich durch verringerte Prostaglandin-Synthese, S. 568).

Essenzielle Aminosäuren des Menschen sind Val, Leu, Ile, Lys, Phe, Trp, Met und Thr. **Wachstumsfördernde Aminosäuren** sind Cys, His und Arg.

⌶ 21.2 Bedarf des erwachsenen Menschen an essenziellen Aminosäuren (in mmol·kg^{-1} Körpergewicht)

Valin	0,28
Leucin	0,39
Isoleucin	0,21
Lysin	0,24
Phenylalanin	0,18
Tryptophan	0,04
Methionin	0,07
(Cystein)	0,07
Threonin	0,20

Mittelkettige Fettsäuren mit 8–10 C-Atomen haben als Bestandteile synthetischer Fette bei „bilanzierter Ernährung" (Astronautenkost, Ernährung von Patienten durch Schlundsonde) Interesse gefunden. Diese Fette werden durch die Lipasen des Darms leichter gespalten und die Fettsäuren werden vom Darmepithel leichter resorbiert als die langkettigen Fettsäuren. Besonders wichtig ist, dass die mittelkettigen Fettsäuren im Darmepithel nicht zum Aufbau von Fetten herangezogen werden (s. S. 277); sie werden vielmehr direkt an das Blut abgegeben und in Bindung an Albumin zur Leber und den extrahepatischen Organen transportiert. Dort werden sie rasch aufgenommen und verstoffwechselt.

🥄 **Ballaststoffe.** Obwohl sie nicht als essenziell angesehen werden können, tragen faserige Nahrungsbestandteile, insbesondere *Cellulose, Hemicelluose, Lignin* und *Pectine*, ganz wesentlich zur besseren Verdauung bei. Diese pflanzlichen Zellwandbestandteile sind nur für Mikroorganismen verdaubar. Als Ballaststoffe fördern sie im Darm die Wasserretention und beeinflussen die Resorption anderer Komponenten der Nahrung.

🥄 **Ethanol.** Alkoholische Getränke können in erheblichem Umfang zur Energiezufuhr beitragen, wie sich aus dem Energiegehalt von Ethanol (30 kJ · g^{-1}, ☛ **21.1**) schließen lässt.

🥄 **Die Speicherung des Fetts** im Fettgewebe kann durch Vergrößerung der Zellen (Einlagerung von Lipidtröpfchen, Hypertrophie) oder durch Vermehrung der Zellzahl in den Fettgeweben (Hyperplasie) erfolgen. Die Fettgewebszellen vermehren sich im frühen Kindesalter und während der Pubertät; danach bleibt ihre Zahl konstant. Eine Überernährung in diesen Lebensabschnitten, in denen die Zahl der Fettzellen noch zunimmt, ist besonders ungünstig, da sich daraus eine lebenslange Tendenz zum Übergewicht entwickelt. Die Verminderung der Zahl der Fettzellen auf das normale Maß ist durch eine energiearme Diät sehr viel schwerer zu erreichen als ein Abbau der Fettreserven unter Verkleinerung der Fettzellen vom hypertrophen Typ.

Für die Regulation des Fettstoffwechsels hat das Insulin eine zentrale Bedeutung (s. dazu Kap. 20, S. 537).

Ernährungsnormen. Man hat versucht, für eine gesunde Ernährung Normen aufzustellen; so wird eine tägliche Zufuhr von 9.200 – 11.500 kJ (2.200 – 2.750 kcal) für Männer und von 7.000 – 8.400 kJ (1.600 – 2.000 kcal) für Frauen empfohlen, wobei die Kohlenhydrate 50 – 55 %, die Fette 30 % und die Proteine 15 – 20 % der Energie stellen sollten. Es fällt jedoch schwer, allgemeine Angaben zu machen, da der Bedarf sehr stark von der Art der Arbeit abhängig ist. Menschen, die sich viel bewegen, brauchen viel mehr Energie als solche mit sitzender Tätigkeit. Besser als eine Ernährung nach Energietabellen ist die regelmäßige Kontrolle des Körpergewichtes. In der Regel sorgen die Gefühle des Hungers und der Sättigung dafür, dass die Nahrungszufuhr dem Bedarf angepasst wird. Diese physiologische Regulation des Körpergewichts funktioniert erstaunlich genau; das Körpergewicht bleibt im Allgemeinen sehr konstant. Allerdings können abweichende Ernährungsgewohnheiten diese Regulation überspielen, so dass es zu Übergewicht und Fettleibigkeit oder zum Untergewicht kommt.

Die Ernährung in speziellen Lebenssituationen erfordert eine Anpassung an veränderte Bedürfnisse. So werden in der *Schwangerschaft* eine Energiezulage von etwa 1.250 kJ (300 kcal) pro Tag und eine erhöhte Vitaminzufuhr empfohlen. In der *Stillzeit* besteht ein täglicher Mehrbedarf von ca. 1.700 kJ (400 kcal), der etwa dem Energiegehalt der Muttermilch entspricht.

Die Ernährung des Menschen im *ersten Lebensjahr* zerfällt in drei Abschnitte. In den ersten 4 Lebensmonaten wird der Säugling ausschließlich mit Muttermilch oder Säuglingsmilchnahrung ernährt. Im 5. Monat beginnt die Einführung der Beikost, die schrittweise bis zum 9. Monat erweitert wird. Vom 10. Monat an kann die breiige Kost durch festere Nahrung ersetzt werden und am Ende des 1. Lebensjahres verträgt das Kind dann fast alle Lebensmittel.

Im *Seniorenalter* ist ein konstanter Nährstoffbedarf bei sinkender Energieaufnahme festzustellen. In diesem Lebensabschnitt wird eine Mangelernährung oft nicht erkannt.

Für *Sportler* gelten besondere Ernährungsempfehlungen, die die Sportart (Kraftsport/Kraftausdauersport/Spielsport/Ausdauersport) und die spezifischen Sportphasen (Training/Wettkampf) berücksichtigen.

Überernährung und Fettsucht. Eine Nahrungsaufnahme, die höher ist als es dem täglichen Energieverbrauch entspricht, führt zu Gewichtszunahme. Da der Körper Proteine und Kohlenhydrate nur in begrenzter Menge speichern kann, verwandelt er die überschüssige Nahrung in Fett, das in den Fettgeweben gespeichert wird. Eine *Adipositas* (Fettsucht) liegt vor, wenn der Anteil des Fettgewebes am Gesamtkörpergewicht bei Männern mehr als 20 %, bei Frauen mehr als 25 % beträgt. Eine solche Fettleibigkeit hat sehr unerwünschte Folgen, sie ist ein ausgesprochener Risikofaktor für *Arteriosklerose, Koronarinsuffizienz* und *Herzinfarkt*.

Unterernährung. In Ländern der Dritten Welt sind Hunderte von Millionen Menschen unterernährt. Das gilt sowohl für die quantitative Nahrungszufuhr, die Deckung des Energiebedarfs, als auch für die Zufuhr von essenziellen Nahrungsbestandteilen, insbesondere von Proteinen und Vitaminen. Dieser Mangel ist für die Gesundheit noch gefährlicher als die unzureichende Energiezufuhr. Unzureichende Zufuhr einer balancierten Nahrung, bei der die essenziellen Nahrungsbestandteile und Vitamine im richtigen Verhältnis zueinander stehen, mag zu Wachstumsverlangsamung, Gewichtsverlust und Hypoproteinämie führen; fehlt jedoch ein bestimmtes Vitamin bei sonst ausreichender Ernährung, dann zeigen sich Mangelkrankheiten wie Skorbut oder Beriberi.

Diäten sind Ernährungsweisen, die der gezielten präventiven bzw. therapeutischen Beeinflussung des Körpers dienen. Manche Diäten haben einen philosophisch-weltanschaulichen Hintergrund, bei vielen ist jedoch eine Gewichtsreduktion das wichtigste Ziel. Die angestrebte Gewichtsreduktion kann durch eine Diät nur erreicht werden, wenn eine Umstellung der langfristigen Ernährungsgewohnheiten erfolgt.

🔍 Die **Diäten** lassen sich grob einteilen in
– vorwiegend ovo-lacto-vegetarisch,
– modifiziertes Fasten,
– fettreich,
– eiweißreich,
– kohlenhydratreich.

21.3 Wasserhaushalt

Ein Sprichwort sagt, dass Essen und Trinken Leib und Seele zusammenhalten. Da der erwachsene Mensch täglich etwa 1,5 – 2,0 l Wasser verliert, ist neben der Nahrungsaufnahme eine ausreichende Flüssigkeitszufuhr erforderlich.

Wasser ist bei weitem der wichtigste anorganische Bestandteil lebender Organismen. Mengenmäßig macht es beim Menschen etwa 60% des Körpergewichtes (71 – 73 % der fettfreien Körpersubstanz) aus; bei manchen Tieren, z. B. Quallen, kann der Wassergehalt bis zu 98% betragen. Wasser ist das allgemeine *Lösungsmittel* der organischen Substanz, es ist für die Funktion der Proteine und den Ablauf der Stoffwechselvorgänge in den Zellen unentbehrlich – hier gilt noch der lateinische Satz *„Corpora non agunt nisi soluta"* (die Stoffe wirken nur, wenn sie gelöst sind). Wasser greift auch selbst als *Reaktionspartner* in Stoffwechselreaktionen ein. Außerhalb der Zellen hat es die Aufgabe des *Transportmittels* – besonders ausgeprägt im Blutkreislauf – und dient ferner als Hilfsmittel der *Temperaturregulation*. Wasserverdunstung ist das wichtigste Mittel, um Wärme nach außen abzuführen (siehe hierzu die Lehrbücher der Physiologie).

🔍 **Der Wassergehalt der Gewebe** ist sehr unterschiedlich. Der Zahnschmelz ist mit 0,2% Wassergehalt extrem wasserarm. Dagegen enthalten Knochen noch 20 bis 25% Wasser. Bei den meisten Organen (Leber, Gehirn, Muskel) liegt der Wassergehalt bei 70-75%, Embryonen bestehen im Frühstadium zu etwa 95% aus Wasser.

Verteilung des Wassers. Für die Betrachtung der Wasser- und Mineralstoffverteilung im Organismus muss man drei verschiedene Großräume oder Kompartimente unterscheiden (▼ 21.3):
– den *intrazellulären Raum*, d. i. die Gesamtheit der Flüssigkeit innerhalb der Zellen,
– den *extrazellulären Raum*, der noch unterteilt wird in den *interstitiellen Raum* (interstitielle Flüssigkeit zwischen den Zellen bzw. zwischen den Zellen und Blutgefäßen) und den *intravasalen Raum* (Flüssigkeit der Blutplasmas).

Zum interstitiellen Raum gehört auch der *transzelluläre Raum*, der von der Flüssigkeit in Hohlorganen (Magen, Magen-Darm) oder Körperhöhlen (Pleura, Peritonealraum) eingenommen wird. Dieses transzelluläre Flüssigkeitsvolumen ist beim Gesunden sehr gering. In den transzellulären Raum sezernierte Flüssigkeit wird nahezu vollständig resorbiert. Bei Krankheiten kann jedoch die Flüssigkeit im transzellulären Raum beträchtlich zunehmen.

Die Räume sind nicht streng geschieden. Zwischen den Blutgefäßen und dem interstitiellen Raum, ebenso zwischen interstitiellem und Intrazellulärraum wird ständig Flüssigkeit ausgetauscht. Die Blutkapillaren und die Zellmembranen sind für Wasser gut permeabel.

Besonders ausgeprägt sind die Flüssigkeitsbewegungen im Verdauungstrakt und in den Nieren. Im Verdauungstrakt werden mit Speichel, Magensaft, Galle, Pankreas- und Darmsekret täglich 8 – 10 l Flüssigkeit abgegeben und im unteren Dünndarm und Dickdarm bis auf einen Rest von 200 – 300 ml wieder resorbiert. In der Niere werden in den Glomeruli aus dem Blutplasma täglich etwa 100 l Primärharn abfiltriert. Davon werden 98 – 99 l rückresorbiert (s. Kap. 23.5).

▼ **21.3 Verteilung des Gesamtkörperwassers auf Intra- und Extrazellulärraum** (Angabe in % des Körpergewichtes). In der Rechnung ist der transzelluläre Raum nicht enthalten.

Intrazellulärraum	40%
Extrazellulärraum	20%
davon	
interstitieller Raum	15%
intravasaler Raum	5%

Messung des interstitiellen Raums.
Inulin, ein Polysaccharid aus Fructose, tritt leicht in das Interstitium, aber nicht in die Zellen ein. Injiziert man eine bestimmte Menge an Inulin in die Blutbahn und bestimmt dann nach erfolgter Gleichgewichtseinstellung die Konzentration im Blut, dann kann man daraus die Gesamtmenge der Flüssigkeit errechnen, in der sich das Inulin verteilt hat. Diese Größe deckt sich mit dem gesamten *extrazellulären Raum*. Zieht man davon noch das Blutvolumen ab, so erhält man den *interstitiellen Raum*. – Außer Inulin dienen noch andere Stoffe zur Ermittlung dieser physiologischen Größen.

⊤ 21.4 Ursachen von Veränderungen der intrazellulären Hydratation

- extrazelluläre Osmolarität
- Hormone (Insulin, Glucagon u. a.)
- Metabolite (Glutamin u. a.)
- reaktive Sauerstoffintermediate
- intrazelluläre Osmolyte (myo-Inositol, Betain, Taurin)

▷ Unter **Osmose** versteht man die Diffusion von Wasser durch semipermeable Membranen, die für andere Moleküle (besonders Ionen) undurchlässig sind (s. S. 355).

⊤ 21.5 Flüssigkeitsbilanz beim gesunden Erwachsenen (Angabe in l/Tag)

Aufnahme und Bildung	
Nahrung	0,6
Getränke	1,4
Oxidationswasser	0,8
Zufuhr zusammen	*2,8*

Ausscheidung und Verbrauch	
Urin	1,6
Faeces	0,2
Perspiration (sensibilis u. insensibilis)	1,0
Abfluss zusammen	*2,8*

Intrazelluläre Flüssigkeit. Der Wassergehalt in der Zelle, die *intrazelluläre Hydratation*, ist für alle intrazellulären Prozesse von großer Bedeutung. Die intrazelluläre Hydratation ist im Gegensatz zur extrazellulären Flüssigkeit derzeit nur mit sehr aufwendigen Methoden quantitativ zu bestimmen. Deshalb sind die Kenntnisse über die Auswirkungen von Veränderungen der intrazellulären Hydratation auf die Zellbiologie unter normalen und pathologischen Bedingungen noch sehr lückenhaft. Ursachen von Veränderungen der intrazellulären Hydratation sind in ⊤ 21.4 zusammengefasst.

Die intrazelluläre Hydratation ist von der *extrazellulären Osmolarität* abhängig. Wenn die Konzentration osmotisch wirksamer Teilchen im Extrazellulärraum abnimmt, strömt Wasser in die Zellen und lässt sie anschwellen. Wenn dagegen die extrazelluläre Osmolarität zunimmt, dann hat dies einen gegenteiligen Effekt: Wasser strömt aus den Zellen und sie schrumpfen. Die intrazelluläre Hydratation kann aber auch, unabhängig von der extrazellulären Osmolarität, durch weitere Faktoren kontrolliert werden.

Mehrere *Hormone* beeinflussen den Grad der intrazellulären Hydratation. So bewirkt Insulin eine Zunahme der Hydratation und des Zellvolumens, Glucagon hat den entgegengesetzten Effekt. Eine Zellschwellung wird auch von Bradykinin und IGF-1 induziert, eine Zellschrumpfung durch cAMP und Adenosin. Als *Metabolite* beeinflussen einige Aminosäuren die intrazelluläre Hydratation, z.B. das Glutamin. Werden diese Metabolite vermehrt gebildet oder aufgenommen, kommt es zur Zellschwellung, ihre Abgabe oder Abbau führen zu einer Zellschrumpfung. *Reaktive Sauerstoffintermediate* induzieren eine Abnahme der intrazellulären Hydratation. *Organische Osmolyte* schließlich nehmen eine Sonderstellung ein, da sie vorrangig zur Regulation der intrazellulären Hydratation synthetisiert und abgebaut werden. Solche Osmolyte sind Polyole (Sorbitol, *myo*-Inositol), das Betain (s. S. 219) und das Taurin (s. S. 220).

Die Auswirkungen einer Veränderung der intrazellulären Hydratation sind komplex. Vor allem an Leberzellen, aber auch an Muskel- und Gliazellen wurde gezeigt, dass eine Zunahme die anabolen Stoffwechselprozesse steigert; die Synthese von Protein, Glykogen und Fettsäuren nimmt zu. Bei verminderter Hydratation überwiegen dagegen die katabolen Prozesse wie Proteolyse und Glykogenabbau. Das Cytoskelett und die Zellorganellen werden ebenfalls vom Grad der Hydratation beeinflusst; die Polymerisation von Actin (s. S. 379), die Stabilität der Mikrotubuli (s. S. 381) und die Prozesse der Exo- und Endocytose sind bei Zunahme der Hydratation gesteigert. Auch die Expression bestimmter Gene variiert bei verschiedenen Graden der intrazellulären Hydratation.

Wasserbilanz. Der Organismus besitzt einen verhältnismäßig geringen frei verfügbaren Wasservorrat; andererseits sind starke Verschiebungen im Wassergehalt zwischen den Verteilungsräumen unzuträglich, eine ausgeglichene Bilanz wird deshalb angestrebt. Sie wird im Normalfall erreicht; die Wasserzufuhr durch Getränke, den Wassergehalt der festen Nahrung und das Oxidationswasser wird durch die Ausscheidung als Harn, in den Faeces und durch Perspiration kompensiert (⊤ 21.5).

Ein Posten auf der Einnahmeseite, der leicht übersehen wird, ist das *Oxidationswasser*. Wie wir gesehen haben, ist die Atmungskette der wichtigste energieliefernde Vorgang, er produziert laufend Wasser, beim normal ernährten Erwachsenen etwa 800 g/Tag (siehe Randspalte). Bei manchen Tieren kann das Oxidationswasser den gesamten Wasserbedarf decken (z.B. Kleidermotte). In diesen Fällen ist die Wasserausscheidung auf ein extremes Minimum begrenzt. Das Oxidationswasser ist nur ein Beispiel dafür, dass Wasser bei vielen Reaktionen des Stoffwechsels gebildet wird. Durch die vielen hydrolytischen Reaktionen wird Wasser auch wieder verbraucht.

Als Abgabe kommt in heißer Umgebung und besonders bei Hitze-
arbeit ein Wasserverlust durch *Schweiß* hinzu, der mehrere Liter am
Tage erreichen kann und durch erhöhte Flüssigkeits- und Salzauf-
nahme ausgeglichen werden muss. Außerdem verliert der Körper
über seine Oberfläche und die Lunge ständig Feuchtigkeit.

Regulation des Wasserhaushaltes. Bei der Wasserbewegung zwischen den verschiedenen Kompartimenten wird Wasser nicht aktiv
transportiert, sondern folgt stets passiv einem osmotischen Gradienten. Der *osmotische Druck* der extrazellulären Flüssigkeit wird
überwiegend durch die Na^+-Konzentration bestimmt. Die Regulation
des Wasserhaushaltes steht deshalb mit der Regulation der Na^+-
Konzentration der extrazellulären Flüssigkeit, besonders im Blutplasma, in einem engen Zusammenhang.

Für die Regulation des Wasserhaushalts und der Na^+-Konzentration
besitzt der Organismus an mehreren Stellen *Volumen- und Osmo-
Rezeptoren*. Sie sind im Bereich der großen herznahen Venen, im
rechten Vorhof des Herzens, in den juxtaglomulären Zellen der Niere
und im Hypothalamus zu finden. Diese „Sensoren" registrieren dort
das extrazelluläre Flüssigkeitsvolumen und die Na^+-Konzentration.
Sie geben hormonale und neuronale Signale ab, die im *Hypothalamus*
das Durstgefühl und damit die Wasseraufnahme, in der Niere die
Wasser- und Na^+-Ausscheidung bzw. Retention steuern.

Hormonale Signale sind das im Hypothalamus gebildete und von der
Neurohypophyse abgegebene *Adiuretin* (ADH, s. S. 542), das von den
juxtaglomerulären Zellen der Niere abgegebene Enzym *Renin* des
Renin-Angiotensin-Aldosteron-Systems (s. S. 560) und das von den
Vorhöfen des Herzens sezernierte *natriuretische Peptid* (ANP, s. S. 558).
Von den Rezeptoren im arteriellen Stromgebiet wird das sympathiko-
adrenerge System aktiviert. Es entstehen dadurch mehrfach abge-
sicherte Regelkreise. Für die hormonale Volumenregulation ist dies in
👁21.1 gezeigt.

🔍 Die **Wasserproduktion der Atmungskette**
lässt sich wie die ATP-Produktion aus dem Grundumsatz abschätzen. Wie auf S. 587 ausgeführt,
werden täglich etwa 144 mol ATP gebildet, davon
95 % = 136,8 mol über die Atmungskette. Pro 3
mol ATP entsteht 1 mol H_2O. Damit beträgt die
Wasserproduktion in der Atmungskette 136,8:3 =
45,6 mol = 820 g.

▷ Unter **Osmolarität** versteht man die Konzentration aller osmotisch wirksamen Teilchen einer Lösung.
Sie wird angegeben in $mosmol \cdot l^{-1}$. Diese
unterscheidet sich von Konzentrationsangaben bei Elektrolyten in $mmol \cdot l^{-1}$ dadurch, dass alle dissoziierten Teilchen
berücksichtigt werden, bei NaCl also Na^+
und Cl^-.

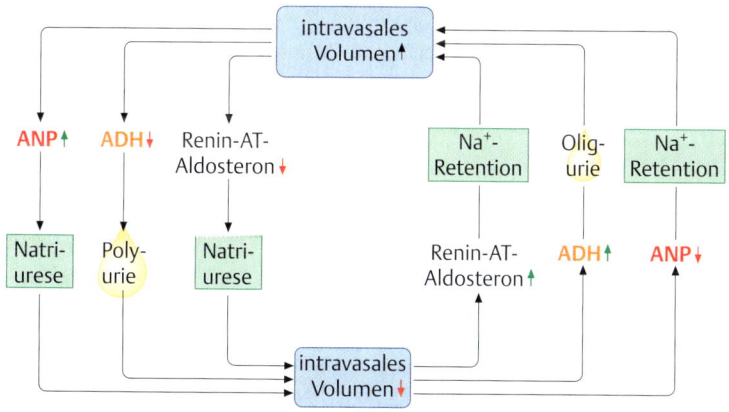

↑Zunahme   ↓ Abnahme

👁**21.1 Regulation des intravasalen Volumens durch Hormone**
ADH: antidiuretisches Hormon
AT: Angiotensin II
ANP: atriales natriuretisches Peptid

Die Konzentrierung des Harns ist jedoch begrenzt, da das aufgenommene Na^+ stets zu seiner Ausscheidung eine entsprechende Wassermenge erfordert. Deshalb ist es nicht möglich, den Flüssigkeitsbedarf durch **Trinken von Meerwasser** zu decken. Für 100 ml getrunkenes Meerwasser muss die Niere 160 ml Wasser ausscheiden, um die aufgenommenen Salze wieder aus dem Körper zu eliminieren.

Organische Säuren im Blutplasma. Normalerweise beträgt die Konzentration organischer Säuren – besser ihrer Anionen, die bei pH 7,4 stets vorliegen – zusammen nur etwa $5 \text{ mmol} \cdot l^{-1}$ Blutplasma; den größten Teil stellt dabei *Lactat*, das nach Muskelarbeit erheblich ansteigen kann. Bei Hunger oder Diabetes mellitus sind *Acetacetat* und *3-Hydroxybutyrat* stark vermehrt; häufig führt die Bildung der dazugehörigen Säuren (d. h. Milchsäure, Acetessigsäure und 3-Hydroxybuttersäure) zur *metabolischen Acidose* (s. S. 620).

Carbonat-Dehydratase-Reaktion:

$$H_2CO_3 \rightleftharpoons CO_2 + H_2O$$

H_2CO_3 hat in der ersten Stufe einen pK-Wert von 3,7. In Wasser zersetzt es sich spontan zu CO_2 + H_2O; auf 1 Molekül H_2CO_3 kommen im Gleichgewicht etwa 400 Moleküle CO_2.

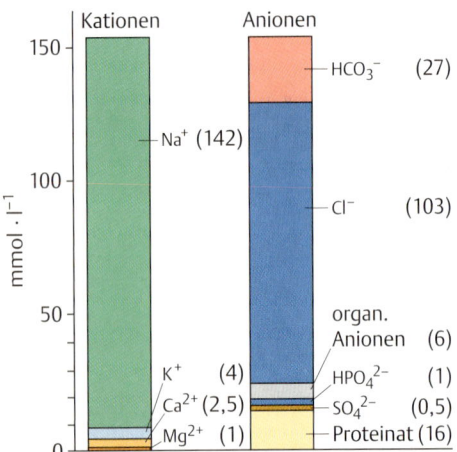

21.2 Ionogramm des Blutplasmas. Die Konzentrationen sind in $mmol \cdot l^{-1}$ angegeben. Bei Proteinat (Anionen der Proteine) und Anionen organischer Säuren sind mmol negativer Ladungen eingesetzt.

Die *Niere* ist als Erfolgsorgan für die Wasser- und Na^+-Regulation besonders geeignet, weil sie von dem im Glomerulus gebildeten Primärharn (ca. 100 l/Tag) 98–99 % Wasser und Na^+ zurückresorbiert. Durch kleine Änderungen der Rückresorptionsquote kann die Harnmenge in einem weiten Bereich zwischen 500 und 4000 ml (normal 1200 bis 2000 ml) pro Tag variiert werden. Entsprechend kann sich auch die Osmolarität des Harns zwischen 50 und 1200 $mOsmol \cdot l^{-1}$ (normal 300 $mOsmol \cdot l^{-1}$) im Sinne einer Harnverdünnung oder -Konzentrierung verschieben.

21.4 Säure-Basen-Gleichgewicht

pH des Blutplasmas. Der pH-Wert des extrazellulären Raums einschließlich des Blutplasmas wird annähernd neutral bei pH 7,4 gehalten, die normale Schwankungsbreite liegt zwischen 7,35 und 7,45 (zum Begriff des pH-Werts s. S. 4).
Die tranzellulären Flüssigkeiten haben z. T. stark davon abweichende pH-Werte. *Magensaft* ist mit pH 1,5 stark sauer, *Dünndarminhalt* alkalisch um pH 8, Harn meist schwach sauer um pH 5. Über den pH-Wert des Cytoplasmas der Zellen gibt es nur wenige Angaben; er ist wohl meist etwas niedriger als der pH der extrazellulären Flüssigkeit.

Ionen-Zusammensetzung und Puffersysteme des Blutes. Stellt man die Kationen und Anionen des Blutplasmas einander gegenüber, dann erhält man ein Diagramm wie in 21.2. Man kann sich eine solche Flüssigkeit zusammengesetzt denken aus den *Basen* (den Hydroxiden der Kationen nach 21.2) und aus den *Säuren*, die den Anionen entsprechen.
Die Säure, die mit dem Hydrogencarbonat-Ion (HCO_3^-; alter Ausdruck: Bicarbonat-Ion) korrespondiert, ist die Kohlensäure H_2CO_3, die bekanntlich mit ihrem Säureanhydrid CO_2 im Gleichgewicht steht. Die Gleichgewichtseinstellung wird durch ein besonderes Enzym, die *Carbonat-Dehydratase* (Carboanhydrase) katalysiert. Es ist ein Zinkhaltiges Enzym (M_r = 30000) mit einer recht hohen Wechselzahl.
Das System HCO_3^-/H_2CO_3 ist das wichtigste *Puffersystem* des ganzen Organismus. Beim pH des Blutes (7,40) stehen HCO_3^- und H_2CO_3 im Verhältnis 20:1.
An der Konstanz des Blut-pH ist auch die Pufferwirkung des Hämoglobins beteiligt. Wenn das $Hb \cdot O_2$, das in den Erythrocyten lokalisiert ist, den Sauerstoff an die Gewebe abgibt, dann sinkt seine Säurestärke (*Bohr-Effekt*, s. S. 37 f.); infolgedessen müssen H^+-Ionen aufgenommen werden. Dadurch kann das durch Oxidation der Metaboliten entstandene CO_2 bzw. H_2CO_3 zum erheblichen Teil abgepuffert werden. Bei der Beladung des Hämoglobins mit Sauerstoff in der Lunge wird wieder H^+ abdissoziiert und damit vermehrt CO_2 aus HCO_3^- freigesetzt.
Schließlich wirkt auch noch das anorganische Phosphat im pH-Bereich des Blutes als Puffer; da aber die Phosphat-Konzentration im Blut klein ist, ist die Pufferwirkung gering, im Gegensatz zum Urin. Die Puffersysteme sind in 21.6 zusammengefasst.

Parameter zur Beurteilung des aktuellen Säure-Basen-Status. Bei der Beurteilung des Säure-Basen-Haushalts sind zunächst respiratorische und metabolische Ursachen zu unterscheiden (21.7).
– *Respiratorische Veränderungen* beruhen primär auf einem veränderten CO_2-Gasaustausch in der Lunge. Ihr Kennzeichen ist eine Verschiebung des arteriellen CO_2-Partialdruckes (pCO_2) im Blut. Der Anstieg von pCO_2 charakterisiert eine *respiratorische Acidose*, der Abfall eine *respiratorische Alkalose*.

– *Metabolische Veränderungen* des Säure-Basen-Haushalts beruhen auf einer vermehrten oder verminderten Bildung von Säuren bzw. Basen durch Stoffwechselprozesse oder auf deren exogener Zufuhr. Ihr Kennzeichen ist die Änderung der Hydrogencarbonat-(HCO_3^-)-Konzentration im Blut. Eine Zunahme von HCO_3^- bedeutet *metabolische Alkalose*, eine Abnahme *metabolische Acidose*.

Das Bicarbonat-Puffersystem

Nach der Gleichung von Henderson-Hasselbalch

$$pH = pK + \lg \frac{[HCO_3^-]}{[pCO_2]}$$

(S. 12) ist der pH-Wert, der sich in einem Puffer einstellt, nicht von den Absolutmengen, sondern vom Verhältnis der Konzentrationen von undissoziierter Säure und Anion abhängig. Der pK-Wert der Kohlensäure (1. Stufe) beträgt 3,7; bei einer nichtflüchtigen Säure wäre in diesem Bereich die beste Pufferwirkung zu erwarten. Da aber durch die Carbonat-Dehydratase stets ein Gleichgewicht zwischen CO_2 und H_2CO_3 eingestellt wird (Verhältnis etwa 400:1), ist die effektive H_2CO_3-Konzentration vor allem von der Kohlendioxid-Spannung (pCO_2) abhängig. Dadurch ist der effektive pK-Wert des Bicarbonat-Puffers im Blut auf 6,1 verschoben. Der große Überschuss von HCO_3^- im Puffersystem des Blutes erweist sich nun als günstig, denn H^+-Ionen werden abgefangen und als Wasser gebunden, während CO_2 gasförmig entweicht. Nach der anderen Seite ist der Puffer praktisch unerschöpflich; verbrauchte H_2CO_3 wird sofort nachgeliefert, denn CO_2 steht praktisch überall im Körper zur Verfügung.

Da die Konzentration von HCO_3^- im Blut bei etwa 24 $mmol \cdot l^{-1}$ und die von CO_2 bei 1,2 $mmol \cdot l^{-1}$ liegt, lässt sich der pH-Wert des Puffers berechnen:

$$pH = 6{,}1 + \lg \frac{24 \ mmol \cdot l^{-1}}{1{,}2 \ mmol \cdot l^{-1}} = 6{,}1 + \lg 20$$
$$= 6{,}1 + 1{,}3 = 7{,}4$$

Er liegt also genau beim pH des Blutplasmas.

Sowohl bei respiratorischen als auch bei metabolischen Veränderungen des Säure-Basen-Haushalts sind *kompensierte* und *dekompensierte Formen* zu unterscheiden. Bei kompensierten Formen liegt der pH-Wert noch innerhalb der Norm, bei dekompensierten Formen jedoch außerhalb. Die Kompensation wird bei einer respiratorischen Acidose dadurch erreicht, dass die primäre Zunahme von pCO_2 durch einen Anstieg von HCO_3^- kompensiert wird, bei respiratorischer Alkalose mit primärer Abnahme von pCO_2 durch Abnahme von HCO_3^-. Entsprechend kann eine metabolische Acidose mit vermindertem HCO_3^- durch gesteigerte Atmung mit Senkung von pCO_2 kompensiert werden, eine metabolische Alkalose durch verminderte Atmung mit Anstieg von pCO_2. In allen Fällen der Kompensation wird der Quotient HCO_3^-/pCO_2 (Henderson-Hasselbalch-Gleichung) nahezu konstant gehalten, so dass der pH-Wert innerhalb der Norm bleibt. Im Zustand der Dekompensation reichen diese kompensatorischen Veränderungen nicht mehr aus, so dass der pH-Wert in der extrazellulären Flüssigkeit den Normbereich überschreitet.

Für die Charakterisierung des aktuellen Säure-Basen-Status ist ferner die Menge der Basen, die für die Pufferung der Säuren verfügbar sind, ein wichtiger Parameter. *Pufferbasen* sind vor allem HCO_3^- (Konzentration normalerweise 27 $mmol \cdot l^{-1}$), das Hämoglobin und die Plasmaproteine. Die Menge der verfügbaren Pufferbasen wird als Abweichung ihrer Konzentration von der Norm angegeben: Die positive Abweichung als *Basen-Exzess*, die negative als *Basen-Defizit* ergibt sich aus der Differenz zwischen der aktuell gemessenen Konzentration der Pufferbasen und ihrer normalen Konzentration unter Standardbedingungen (pCO_2 von 5,33 kPa entspr. 400 mm Hg, 37 °C und pH 7,4).

Die Parameter pH-Wert, pCO_2 und Basenabweichung ermöglichen eine eindeutige Zuordnung von Veränderungen und Störungen des

Basen im Plasma: $NaOH$, KOH, $Ca(OH)_2$, $Mg(OH)_2$
Säuren im Plasma: Proteine, $H_2PO_4^-$, HSO_4^-, HCl

21.6 Puffersysteme des Blutes

Bicarbonat:
$$H_2CO_3 = HCO_3^- + H^+ \qquad pK = 6{,}1$$

Hämoglobin (und andere Proteine)
$$[Hb \cdot O_2] \cdot H = [Hb \cdot O_2]^- + H^+ \qquad pK = 8{,}25$$

Phosphat
$$H_2PO_4^- = HPO_3^{2-} + H^+ \qquad pK = 6{,}8$$

21.7 Parameter zur Beurteilung des aktuellen Säure-Basen-Haushalts

	pH	pCO_2	Basen
metabolische Acidose			
kompensiert	=	↓	Defizit
dekompensiert	↓	=	Defizit
metabolische Alkalose			
kompensiert	=	↑	Überschuss
dekompensiert	↑	=	Überschuss
respiratorische Acidose			
kompensiert	=	↑	Überschuss
dekompensiert	↓	↑	normal
respiratorische Alkalose			
kompensiert	=	↓	Defizit
dekompensiert	↑	↓	normal

= im Normbereich
↑ erhöht
↓ erniedrigt

Säure-Basen-Haushaltes hinsichtlich Acidose/Alkalose, metabolisch/respiratorisch und kompensiert/dekompensiert (➤ 21.7).

Regulation des Säure-Basen-Haushalts. Die mit der Nahrung zugeführten Säuren, z. B. Citronensäure in Fruchtsäften, liefern Protonen, und auch durch Oxidation von Thiol-Gruppen (z. B. im Cystein) zu Schwefelsäure entstehen im Stoffwechsel Säuren, deren Protonen vom Organismus über die Niere ausgeschieden werden müssen. Dagegen ist der Intermediärstoffwechsel im Hinblick auf eine Protonenproduktion neutral. Nur bei erhöhtem Anfall von *Milchsäure* bei anaerober Glykolyse sowie bei einer vermehrten Ketonkörper-Produktion (*Acetessigsäure und 3-Hydroxybuttersäure*, s. S. 282) bei Hunger und Diabetes mellitus kommt es zu einer Belastung des Blutplasmas mit sauren Stoffwechselprodukten (metabolische Acidose).

Funktionen von Organen bei der Säure-Basen-Regulation. Drei Organe sind an der Regulation des Säure-Basen-Haushalts beteiligt: Lunge, Leber und Nieren.

Die *Lunge* bestimmt entscheidend den Partialdruck von CO_2 im Blut. Sensoren in der arteriellen Gefäßbahn registrieren pH und pCO_2 des Blutes. Der Abfall des pH-Wertes und/oder der Anstieg von pCO_2 werden dem Atemzentrum nerval signalisiert. Dieses steigert über die Atemmuskulatur das Atemvolumen und damit den Gasaustausch. Dadurch wird vermehrt CO_2 abgegeben und der pCO_2 im Blut fällt ab. Ein Anstieg des pH-Wertes und/oder ein Abfall des pCO_2 im Blut haben den umgekehrten Effekt; die Atmung wird vermindert, um weniger CO_2 abzugeben.

Die *Leber* bestimmt die Konzentration von Hydrogencarbonat (HCO_3^-) im Blut durch den leberspezifischen Prozess der *Harnstoff-Synthese*. Dieser Stoffwechselzyklus wurde lange Zeit nur unter dem Aspekt der Ammonium-Entgiftung betrachtet. Wie die Reaktionsgleichung des Harnstoff-Zyklus zeigt (s. S. 213), werden für die Synthese von einem Molekül Harnstoff zwei *N*-liefernde Moleküle (Carbamoylphosphat und Aspartat) und ein Molekül Hydrogencarbonat gebraucht. Die Harnstoff-Synthese ist vom pH-Wert und der Hydrogencarbonat-Konzentration im Blut abhängig. Beim normalen pH-Wert des Blutes von 7,40 läuft der Zyklus mit halbmaximaler Geschwindigkeit ab. Eine Zunahme des Blut-pH-Wertes führt zu einer Steigerung der Harnstoff-Synthese mit vermehrtem Verbrauch von Hydrogencarbonat, eine Abnahme des pH-Wertes drosselt den Verbrauch (◉21.3). Da sich in dieser Situation Ammonium-Ionen anstauen würden, werden sie durch Synthese von Glutamin in der Leber entgiftet und an die Nieren abgegeben (s. S. 212). Auch die Glutamin-Synthese in der Leber ist pH-abhängig, aber in entgegengesetztem Sinne wie die Harnstoff-Synthese: sie fällt bei steigendem pH-Wert ab (◉21.3).

Die *Nieren* sind an der Säure-Basen-Regulation durch Protonen-Sekretion und Resorption von Hydrogencarbonat (Bicarbonat) beteiligt (◉21.4). Die Protonen-Sekretion erfolgt durch einen Transporter in der luminalen Membran der Tubulus-Zellen, der H^+ im Tausch gegen Na^+ abgibt. Ferner ist eine H^+-transportierende ATPase an der Protonen-Ausscheidung beteiligt. Die sezernierten Protonen reagieren im Tubulus-Lumen mit Hydrogencarbonat unter Bildung von H_2CO_3, das durch eine membranständige Carbonat-Dehydratase (Carboanhydrase) zu CO_2 und H_2O gespalten wird. Das membrangängige CO_2 diffundiert zurück in die Zellen und wird durch Carbonat-Dehydratase wieder in H_2CO_3 umgewandelt, das zu H^+ und HCO_3^- dissoziiert. Während die Protonen wieder in das Lumen sezerniert werden, wird das HCO_3^- im Cotransport mit Na^+ von den Zellen an das Blut abgegeben. Der *H^+/Na^+-Austauscher* wird in seiner Aktivität durch den intrazellulären pH-Wert reguliert: eine Zunahme des pH steigert den

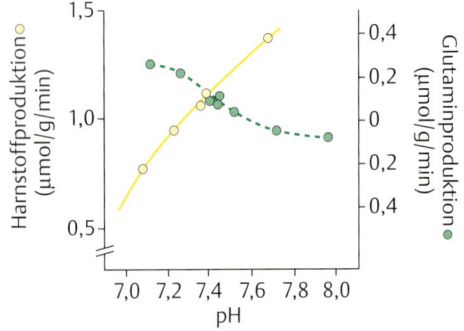

◉**21.3 pH-Abhängigkeit der Synthese von Harnstoff (gelb) und Glutamin (grün) in der Leber**

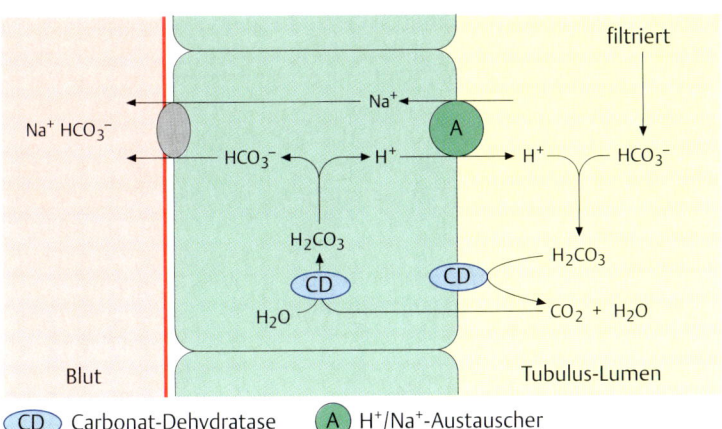

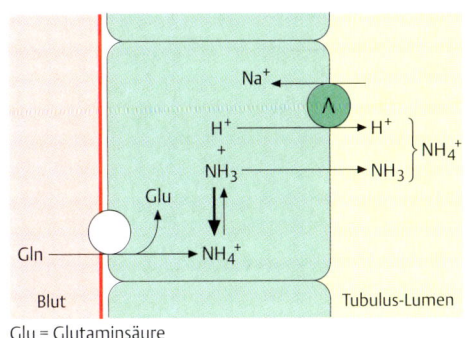

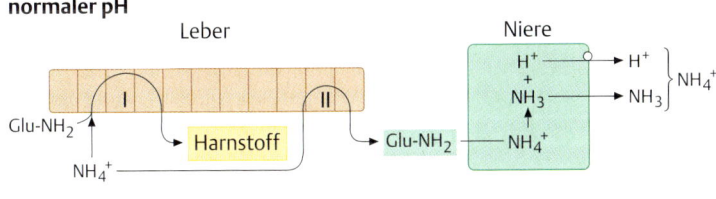

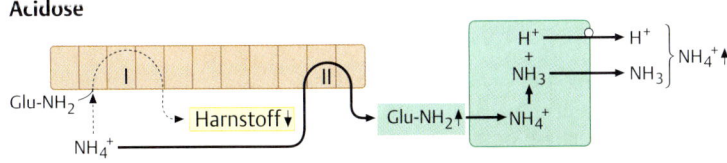

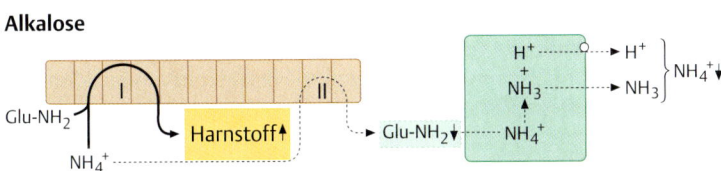

⬬ 21.4 H⁺-Sekretion und HCO₃⁻-Resorption in der Niere

Austausch. In der Bilanz ergibt sich eine sehr wirksame Resorption von HCO_3^- aus dem Tubulus-Lumen zurück ins Blut.

Zusammenwirken von Leber und Niere bei der Säure-Basen-Regulation. Bei einem verringerten Blut-pH-Wert (*Acidose*) sind die Aktivitäten der Glutaminase und der Harnstoff-Synthese in den periportalen Leberzellen vermindert. Das nicht in die Harnstoff-Synthese eingeschleuste Ammonium wird durch gesteigerte Glutamin-Synthese in den perivenösen Hepatocyten entgiftet (s. S. 212). Von der Niere wird das in der Leber vermehrt gebildete Glutamin aktiv aufgenommen. Durch eine renale Glutaminase, die im Gegensatz zur hepatischen bei Sinken des pH-Wertes ihre Aktivität steigert, entsteht Ammonium (NH_4^+), das zu Ammoniak (NH_3) und H^+ dissoziiert. Der membrangängige Ammoniak diffundiert in das Lumen der Tubuli und wird dort wieder zu Ammonium protoniert, das wegen der Ladung die Membranen nicht durchdringen kann, seine Rückdiffusion ist

Glu = Glutaminsäure
Gln = Glutamin

⬬ 21.5 Ammonium-Ausscheidung der Niere

I : Harnstoff-Synthese in periportalen Hepatocyten
II: Glutamin-Synthese in perivenösen Hepatocyten

⬬ 21.6 **pH-Regulation durch Leber und Niere.** Bei Acidose verlagert sich die Ammonium-Entgiftung in der Leber von der Harnstoff- zur Glutamin-Synthese, bei Alkalose umgekehrt.

dadurch verhindert („trapping", ☞**21.5**). Insgesamt verlagert sich bei Acidose die Ammonium-Entgiftung in der Leber von der Harnstoff- zur Glutamin-Synthese. Der Verbrauch von HCO_3^- durch die Harnstoff-Synthese ist gedrosselt und seine Konzentration im Blut steigt an. In der Niere ermöglicht die vermehrte Aufnahme von Glutamin eine gesteigerte Protonen-Sekretion via NH_4^+ und eine gesteigerte Resorption von HCO_3^- via Aktivierung des Na^+/H^+-Transports. Bei Alkalose werden die Reaktionen in Leber und Niere in entgegengesetzter Richtung beeinflusst.

Das Zusammenspiel von Leber und Niere bei unterschiedlichen pH-Werten des Blutes ist in ☞**21.6** zusammengefasst.

21.5 Mineralhaushalt

Die Mineralstoffe sind unentbehrliche Bestandteile der Nahrung. Meist teilt man sie ein in *Makromineralien* (Tagesbedarf > 100 mg) und *Mikromineralien* (Spurenelemente; Tagesbedarf < 100 mg) (**⊤21.8**). Die Mineralstoffe sind meist gut wasserlöslich und werden als Ionen aufgenommen. Viele Ionen, vor allem Metall-Ionen, spielen eine Rolle bei enzymatischen Prozessen. Davon ist in den vorangegangenen Kapiteln schon öfter die Rede gewesen.

Mengenmäßig bedeutend ist die Aufnahme von Natrium, Kalium und Chlor, da die Ionen dieser Elemente den Hauptanteil der osmotisch wirksamen Salze darstellen (s. das Ionogramm des Blutplasmas, ☞**21.2**, S. 594). Diese als *Elektrolyte* bezeichneten Ionen werden ständig mit dem Harn ausgeschieden und müssen ersetzt werden. Schließlich ist als weiterer wichtiger Mineralstoff Calcium zu erwähnen, der Hauptbestandteil von Knochen und Zähnen.

Der Stoffwechsel der Ionen – kurz Mineralstoffwechsel oder richtiger *Mineralhaushalt* genannt – unterscheidet sich in einem wesentlichen Punkt von dem der bisher behandelten Substanzen. Im Gegensatz zu Proteinen, Kohlenhydraten oder Fetten werden die Mineralstoffe im tierischen Organismus weder produziert noch verbraucht – es gibt also im engeren Sinn keinen *Stoffwechsel* –, mit einer Ausnahme: Sulfat wird aus dem Schwefel S-haltiger Aminosäuren gebildet.

Die Aufnahme der Mineralstoffe mit der Nahrung kann, wenn überhaupt, nur in sehr engen Grenzen geregelt werden. Dennoch haben die meisten Tierarten im Laufe der Evolution die Fähigkeit entwickelt, die Ionenkonzentrationen in den Körperflüssigkeiten konstant zu halten und damit für ein konstantes „milieu interne" zu sorgen (Homöostase). Als wesentliches Hilfsmittel dafür dient die *Regulierung der Aufnahme oder der Ausscheidung*; für manche Ionen sind noch besondere Depots angelegt, die bei mangelnder Zufuhr mobilisiert werden können.

Mineralstoffwechsel und Osmoregulation sind nicht nur für den Biologen, sondern auch für den Arzt wichtig, denn Störungen im Elektrolyt-Haushalt des Menschen sind als Krankheitsursache oder -folge nicht selten. Wir werden bei unserer Betrachtung die Verhältnisse beim Menschen in den Vordergrund stellen.

Natrium und Kalium sind im Organismus in charakteristischer Weise ungleich verteilt: Na^+ in extrazellulären Flüssigkeiten, vor allem im interstitiellen Raum, K^+ in den Zellen. Die K^+-Konzentration in den Zellen ist geringer als die extrazelluläre Na^+-Konzentration; da intrazellulär verhältnismäßig viel osmotisch wirksame Stoffe vorhanden sind, wäre sonst das osmotische Gleichgewicht nicht gewährleistet. Für manche Organe (Nerven, Muskel) ist die ungleiche Verteilung von Na^+- und K^+-Ionen die Grundlage ihrer Erregbarkeit (s. S. 713, 720).

Regulation der Na^+- und K^+-Konzentration. Die **Na^+**-*Aufnahme* schwankt innerhalb weiter Grenzen (75–300 mmol/Tag). Eine er-

---

⊤ 21.8 Lebenswichtige Makro- und Mikromineralien

Makromineralien	Na^+, K^+, Ca^{2+}, Mg^{2+} Cl^-, PO_4^{3-}, SO_4^{2-}
Mikromineralien	
Übergangsmetalle:	Cr^{3+}, Co^{2+}, Cu^{2+}, Fe^{2+}, Mn^{2+}, Zn^{2+}, MoO_4^{2-}
Halogenide:	I^-, F^-
Sonstige:	SeO_4^{2-}

✎ Bei **wasserbewohnenden Tieren** kommt der Salzregulation besondere Bedeutung zu. Im Süßwasser lebende Fische haben im Blut eine viel höhere Salzkonzentration als ihre Umgebung; das Umgekehrte gilt für Meeresfische. Erhebliche Anforderungen an die Salzregulationsmechanismen werden bei solchen Arten gestellt, die – wie z.B. Lachse - vom Meer in die Flüsse einwandern und dadurch in Gewässern verschiedenen Salzgehaltes leben müssen. Dennoch wechselt der Salzgehalt der Körperflüssigkeit praktisch nicht mit dem Standort.

heblische Natrium-Reserve liegt in der Knochensubstanz; etwa ein Drittel des Gesamt-Na$^+$ ist dort gebunden und kann bei Mangelzuständen mobilisiert werden. Die *Ausscheidung* von Na$^+$ mit dem Harn wird von der Niere ziemlich genau auf die Aufnahme einreguliert; bei geringer Na$^+$-Aufnahme wird viel Na$^+$ rückresorbiert und umgekehrt. Dadurch wird die Konzentration im extrazellulären Raum recht konstant gehalten (135–140 mmol·l^{-1}) wobei noch ein weiterer Effekt – die Wasserverschiebung zwischen Zellen und Interstitium – mitwirkt.

Die *Na$^+$-Rückresorption* wird von der Nebennierenrinde hormonal gesteuert: Das *Aldosteron*, das wichtigste Mineralocorticoid, fördert die Na$^+$-Rückresorption; es beeinflusst auch die K$^+$-Rückresorption, aber im entgegengesetzten Sinn. Das Na$^+$/K$^+$-Verhältnis im Harn gibt deshalb Hinweise auf die Funktion der Nebennierenrinde.

Bei normaler Ernährung werden täglich etwa 60 mmol **K$^+$** zugeführt, aber nicht vollständig resorbiert; 5–10% werden mit dem Kot ausgeschieden, der Rest durch die Niere. Die Rückresorption des K$^+$ in der Niere ist unvollständig, auch bei starker K$^+$-Verarmung. K$^+$-Mangel äußert sich u. a. in Muskelschwäche und Lethargie.

Chlorid findet sich vorwiegend, aber nicht ausschließlich, im extrazellulären Raum. Im Blutplasma stellt es die Hauptmenge der Anionen (s. ◉**21.2** auf S. 594). Chlorid-Ionen werden u. a. für die Salzsäure-Produktion im Magen benötigt. Die Säure-Bildung beruht auf einem aktiven Transport der H$^+$-Ionen in der Magenschleimhaut (s. S. 364); das Cl$^-$ folgt dem H$^+$ aus Gründen der Elektroneutralität. – Wegen der Anreicherung von Cl$^-$ im Magen kann es bei anhaltendem Erbrechen zu Chlorid-Mangelzuständen kommen.

Calcium steht in der Nahrung nicht immer in ausreichender Menge zur Verfügung, vor allem deshalb, weil die Resorption des Nahrungscalciums unvollständig ist. Die Aufnahme ist stark abhängig von anderen Nahrungsbestandteilen; besonders *Oxalat*, *Phytin* (Inositolhexaphosphat), *Tannine* und *Phosphat* erschweren die Resorption im Dünndarm durch die Bildung schwer löslicher Salze. *Lactat* und *Citrat* verbessern dagegen die Ausnutzung des Calciums durch Komplexbildung. Wichtige Calcium-Quellen sind Milchprodukte und Gemüse. Die Ca$_2$$^+$-Resorption im Darm wird durch das Hormon Calcitriol stimuliert (s. S. 531).

Im Calcium-Haushalt spielt das gewaltige Reservoir der Knochen eine besondere Rolle; die dort festgelegte Menge beträgt beim Mann über 1 kg, dagegen liegt die tatsächliche tägliche Aufnahme von Calcium bei rund 1 g. Andererseits hat das Calcium in den Knochen und Zähnen eine funktionelle Aufgabe, denn Calcium-Salze sind für die mechanischen Eigenschaften entscheidend: Es sind vor allem die Apatit-Mineralien, *Hydroxylapatit* und *Carbonatapatit* (◉**21.7**). Wir behandeln den Knochenstoffwechsel in Kap. 23.6 (S. 709).

Im Blut findet sich Ca^{2+} etwa zur Hälfte als freies, diffusibles Ion, das die physiologisch aktive Form darstellt; der Rest ist an Plasmaproteine gebunden. Dadurch ist es möglich, im Blutplasma eine Gesamtcalcium-Konzentration von 2,2–2,6 mmol·l^{-1} einzuhalten, ohne dass schwer lösliche Calciumphosphate ausfallen. Die Protein-Bindung der Ca^{2+}-Ionen wird vom pH-Wert beeinflusst: eine Acidose vermindert die Zahl der negativen Ladungen an Plasmaproteinen, die Ca^{2+} binden können. Eine Acidose führt deshalb zur Erhöhung der freien Form von Ca^{2+}, eine Alkalose zur Verminderung.

Die intrazelluläre Ca^{2+}-Konzentration liegt etwa 4–5 Zehnerpotenzen unter der des Plasmas, nur in speziellen Organellen (sarko- und endoplasmatisches Retikulum, Mitochondrien) ist Ca^{2+} innerhalb der Zellen angereichert (S. 386, 393).

Calcium-Ionen sind wichtige *Cofaktoren für enzymatische Reaktionen*, z. B. für die Proteasen des Blutgerinnungssystems, die Protein-Kinase

Natrium kommt in der Nahrung vor allem als Natriumchlorid (Kochsalz) vor. Viele vorgefertigte Lebensmittel enthalten Kochsalz zur Geschmacksverbesserung und zur Haltbarmachung. Auch in manchen Getränken findet sich NaCl in nennenswerten Mengen. Der minimale Bedarf an Kochsalz liegt bei 1,5 g pro Tag (entsprechend 0,6 g Na$^+$); tatsächlich wird eine erheblich größere Menge NaCl aufgenommen, die bei etwa 7,5 g pro Tag liegt. Die überhöhte Zufuhr von Na$^+$ ist bedenklich, weil sie bei genetisch disponierten Menschen zu Bluthochdruck führen kann.

Kalium kommt als KCl vor allem in Gemüse und Früchten vor. Der Tagesbedarf an K$^+$ liegt bei 2 g pro Tag, die tatsächliche Zufuhr bei etwa 2,5 g. Diese Menge ist unbedenklich. Ein K$^+$-Mangel kann durch Diarrhoen, Laxantien und Diuretika ausgelöst werden.

Chlor ist in der Nahrung weit verbreitet. Die wichtigste Quelle ist das Kochsalz. Es kommt im menschlichen Organismus nur in der Oxidationsstufe –1 als Chlorid Cl$^-$ vor.

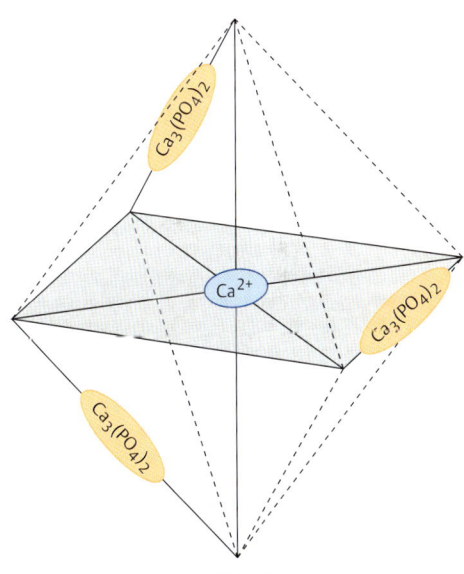

Apatit-Kation

◉**21.7 Modell eines Apatit-Moleküls.** Die Apatite sind komplexe Salze mit Ca^{2+} als Zentralatom; als Liganden sind drei Ca$_3$(PO$_4$)$_2$-Moleküle gebunden, die je zwei Koordinationsstellen einnehmen. Dem komplexen Kation stehen als Anionen OH$^-$, CO$_3$$^{2-}$, HPO$_4$$^{2-}$, F$^-$ und organische Anionen gegenüber. Diese Anionen sind leicht austauschbar, so dass die Mineralsubstanz der Knochen und der Zähne die Eigenschaft eines Ionenaustauschers zeigt.

C, die Pyruvat-Dehydrogenase und andere mitochondriale Enzyme. Ca^{2+} dient den Zellen als *Second Messenger* bei der Erregungsübertragung in Synapsen (S. 491), bei der Auslösung der Muskelkontraktion (S. 713) und der Wirkung vieler Hormone (S. 532). Häufig übt das Ca^{2+} seine Wirkung über spezielle *Ca^{2+}-bindende Proteine* („EF-Hand"-Familie, S. 493) aus, zu der das Calmodulin, das Troponin C, die leichte Kette des Myosins, Calpain, Aequorin und andere gehören.

Regulation des Ca^{2+}-Spiegels. Für die Regulation des Calcium-Haushalts sind neben dem *Calcitriol* zwei antagonistisch wirkende Hormone verantwortlich, das *Parathyrin* der Nebenschilddrüse und das *Calcitonin* der Schilddrüse. Das Calcitonin senkt den Ca^{2+}-Spiegel, indem es die Einlagerung von Calcium in die Knochen fördert. Das Parathyrin (Parathormon) aktiviert die Osteoklastentätigkeit und bewirkt so die Demineralisierung der Knochen und Erhöhung des Ca^{2+}-Spiegels im Blut (S. 532).

Die Parathyrin- und Calcitonin-Produktion richten sich mit Hilfe von Ca^{2+}-Rezeptoren nach dem Ca^{2+}-Spiegel des Blutes, so dass hier ein echter Regelkreis mit zwei Stellgliedern vorliegt.

Magnesium ist Bestandteil von Knochen und Zähnen. Dort sind etwa 65 % der insgesamt 24 g Magnesium eines Erwachsenen lokalisiert. Magnesium-Ionen kommen in allen Zellen vor und dienen als Cofaktor von mehr als 300 Enzymen. Kinasen können nur mit ATP reagieren, wenn dieses als Komplex mit Mg^{2+} vorliegt. Viele Wirkungen der Magnesium-Ionen sind auf ihre Ähnlichkeit mit Calcium-Ionen zurückzuführen, weshalb Mg^{2+} auch als Antagonist von Ca^{2+} angesehen wird. Magnesium ist nur in wenigen Lebensmitteln reichlich vertreten, am ehesten noch in Weizenkeimen und -kleie. Auch in grünen Blättern von Gemüse kommt Magnesium vor, da es dort zentrales Atom des Chlorophylls ist. Der Tagesbedarf an Magnesium wird mit etwa 350 mg angesetzt, er wird bei normaler Ernährung auch erreicht. Magnesium-Mangel drückt sich in neuromuskulären Störungen bis hin zur Tetanie aus.

🔍 **Calcium-Ausscheidung.** Unter den Bedingungen der Calcium-Homöostase werden etwa 1 g Ca^{2+}-Ionen täglich ausgeschieden, davon 850 mg mit den Faeces. Hierbei ist die Galle der wichtigste Calcium-Lieferant.

In der Niere werden die Ca^{2+}-Ionen, die im Glomerulus-Filtrat enthalten sind, zu 99 % zurückresorbiert, so dass nur etwa 150 mg/Tag mit dem Harn ausgeschieden werden. Dennoch kann die geringe Ca^{2+}-Konzentration dort zur Bildung unlöslicher Salze (vor allem Calciumoxalat oder -phosphat) ausreichen; diese verursachen dann als *Blasen-* oder *Nierensteine* Beschwerden.

🔍 **Phosphat** ist in der Nahrung weit verbreitet, ein Mangel wird deshalb selten beobachtet. Einige Nahrungsmittel enthalten erhebliche Phosphat-Zusätze, z. B. Cola und Schmelzkäse.

Phosphat. Die Phosphorsäure und ihre Anionen sind nicht nur als Bestandteil des *Apatits* der Knochen und Zähne von Bedeutung (👁21.7). Wir haben gesehen, dass die Phosphorsäureester für viele Stoffwechselvorgänge eine große Rolle spielen, z. B. bei der Glykolyse und dem Nucleinsäure-Stoffwechsel. Besonders wichtig für zahlreiche Zellfunktionen ist das System ATP = ADP + P_i; die ATP-Bildung erfolgt vor allem in der Atmungskette. Als *aktives Phosphat* können die Nucleosid-triphosphate, insbesondere das ATP, angesehen werden. Phosphat-Ester stellen auch für Monosaccharide die stoffwechselaktive Form dar.

🔍 **Phosphorsäure** H_3PO_4 dissoziiert pH-abhängig schrittweise zu den anionischen Phosphaten $H_2PO_4^-$, HPO_4^{2-} und PO_4^{3-}. Die pK-Werte dieser Dissoziationsschritte liegen bei 2,1, 6,8 und 12,4. Daraus folgt, dass beim pH der Zelle und des Blutes ein Gemisch von $H_2PO_4^-$ und HPO_4^{2-} vorliegt, das zur Unterscheidung von organisch gebundenem Phosphat häufig mit P_i (engl. für anorganisches Phosphat) abgekürzt wird. Dieses Gemisch von $H_2PO_4^-$ und HPO_4^{2-} stellt ein gutes Puffersystem dar.

Die Phosphat-Bilanz wird durch die renale Phosphat-Ausscheidung reguliert. *Parathyrin* führt zur Internalisierung des Phosphat-Transportproteins in den proximalen Tubuluszellen der Nieren. Dadurch nimmt die Phosphat-Rückresorption ab und die Phosphat-Ausscheidung steigt an. Bei Phosphat-Mangel werden mehr Phosphat-Transportproteine in die Membran integriert und über eine gesteigerte Rückresorption die Phosphat-Ausscheidung gedrosselt (s. S. 701).

🔍 **Freies Sulfat in** der Nahrung ist von geringer Bedeutung. In gebundener Form tritt es in sulfatierten Proteoglykanen (z. B. in Heparin, S. 245) und bestimmten Sphingolipiden, den Sulfatiden (S. 304), auf.

Sulfat, das Anion der Schwefelsäure, ist kein essenzieller Nahrungsbestandteil, weil es im Körper aus den schwefelhaltigen Aminosäuren *Cystein* und *Methionin* gebildet werden kann; bei ihrem Abbau wird der Schwefel über das giftige Sulfit SO_3^{2-} zu Sulfat SO_4^{2-} oxidiert. Sulfat ist nicht toxisch und wird über die Niere ausgeschieden. Mangelerscheinungen sind nicht bekannt.

Eine besondere Rolle spielt das Sulfat neben Glucuronat für die Konjugation von Steroiden und Phenolen (S. 335). Für die Bildung von *Sulfat-Estern* im Stoffwechsel wird das *aktive Sulfat* PAPS benutzt (S. 84).

21.6 Spurenelemente

Nach ihrer biologischen Bedeutung kann man die Spurenelemente, die wir hier eher als *Mikroelemente* bezeichnen wollen, unterteilen in die lebenswichtigen, die indifferenten und die schädlichen.

Manche **schädlichen Elemente** gelangen aufgrund der zunehmenden Belastung der Umwelt mit Schadstoffen über die Nahrungskette in den menschlichen Organismus und werden dort angereichert. Beispiele hierfür sind das *Blei*, das in Form von Bleitetraethyl bis vor kurzer Zeit noch Autobenzin zugesetzt wurde, sowie die Industriegifte *Cadmium*, *Quecksilber* und *Plutonium*. Die Erforschung ihrer Verbreitung und ihrer Anreicherung durch Nahrungsketten ist ein wichtiges Teilgebiet der Toxikologie.

Die **indifferenten Spurenelemente** werden vom Organismus nicht angereichert, sondern in dem Maße ausgeschieden, wie sie aufgenommen werden.

Wir behandeln im folgenden die **lebenswichtigen Spurenelemente** etwas eingehender, weil sie im Organismus spezielle Aufgaben erfüllen und deshalb *essenziell* sind. Auch für diese Spurenelemente gilt, dass ein Übermaß der Zufuhr oder eine unphysiologische Anhäufung im Organismus Krankheiten verursachen kann.

Eisen ist Bestandteil vieler Proteine, so z.B. des Hämoglobins, Myoglobins, lebenswichtiger Oxidoreduktasen und verschiedener weiterer Enzyme (☎ 21.9). Wegen seiner vielfältigen Aufgaben als *Cofaktor funktioneller Proteine* ist es *essenziell*. Andererseits begünstigt die intrazelluläre Zunahme des freien Eisens die Entstehung von reaktiven Sauerstoffintermediaten („Sauerstoff-Radikale"), die eine Schädigung der Zelle verursachen können (s. S. 195). Der Organismus schützt sich gegen diese *toxische Wirkung des Eisens* zum einen durch die Bindung der Eisen-Ionen Fe^{2+} und Fe^{3+} an spezifische Proteine, zum anderen durch eine strenge Regulation der Eisen-Konzentration in der Zelle.

Eisen-bindende Proteine. Es fällt auf, dass der Körper eine ganze Reihe von *Eisen-bindenden Proteinen* besitzt (☎ 21.10). Diese Proteine haben unterschiedliche Funktionen:

Ferritin dient der reversiblen Eisenspeicherung in der Zelle (👁 21.8). Das große Protein (450 kDa) umschließt schalenförmig Polymere aus Eisenhydroxid $(FeOOH)_8 \cdot (FeO \cdot PO_4H_2)$. Bis zu 23% der Molekülmasse können auf Eisen entfallen. Durch Kanäle in der Proteinhülle können Eisen-Ionen aufgenommen oder abgegeben werden. Ferritin zirkuliert – weitgehend frei von Eisen – auch im Blut. Zwischen dem Plasmaferritin-Spiegel und dem Eisen-Bestand des Organismus besteht eine Korrelation.

Hämosiderin, die zweite *Speicherform* des Eisens in der Zelle, ist weniger klar definiert als Ferritin. Es handelt sich um Eisen-Protein-Aggregate von unterschiedlicher Größe, die wahrscheinlich beim Abbau von Ferritin in den Lysosomen entstehen. Die Art der Eisen-Bindung ist ungeklärt.

Transferrin ist das *Transportprotein* für Eisen im Blut. Das zu den β-Globulinen gehörende Protein bindet zwei Fe^{3+}-Ionen pro Molekül. Bei Gesunden sind die Bindungsstellen des Transferrins für Eisen nicht vollständig besetzt; die Sättigung des Transferrins liegt zwischen 20 und 40%.

Die Aufnahme von Eisen aus dem Blut in die Gewebe vermitteln *Transferrin-Rezeptoren*, von denen zwei Typen bekannt sind, die sich durch ihre Lokalisation und Regulation (s. u.) unterscheiden. Nach Bindung des mit Eisen beladenen Transferrins an den Transferrin-Rezeptor wird der gesamte Komplex endocytotisch in die Zellen

🔍 **Konzentrationsangaben.** Viele Elemente kommen im menschlichen und tierischen Körper nur in sehr geringen Konzentrationen vor. Früher war es schwierig, solche geringen Mengen exakt zu bestimmen; man begnügte sich mit der Angabe, dass diese Stoffe „in Spuren vorkommen". Heutzutage gibt man solche Konzentrationen in der international gebräuchlichen Einheit „part per million" (ppm) an. 1 ppm = 1 Teil in 10^6 Teilen oder $1\,\mu g \cdot g^{-1}$ Frischmasse.

In der älteren medizinischen Literatur werden geringe Konzentrationen häufig in mg/100 ml angegeben; die Größe wird manchmal noch in unkorrekter Weise als „*Milligrammprozent*" bezeichnet und mg% abgekürzt. In angesehenen wissenschaftlichen Werken ist diese Bezeichnungsweise nicht zulässig; sie sollte unbedingt vermieden und durch die international gebräuchliche Bezeichnung ppm ersetzt werden. 1 mg in 100 g entspricht 10 ppm.

Klinisch-chemische Werte werden heute als molare Konzentrationen in $mol \cdot l^{-1}$ ausgedrückt oder in $g \cdot dl^{-1}$ angegeben.

☎ **21.9 Eisenhaltige Enzyme und Sauerstoff-bindende Proteine** (Beispiele)

Protein	Funktion
Hämoglobin	O_2-Transport
Myoglobin	O_2-Speicherung
Cytochrome	Elektronentransport
Katalase	H_2O_2-Stoffwechsel
Peroxidase	H_2O_2-Stoffwechsel

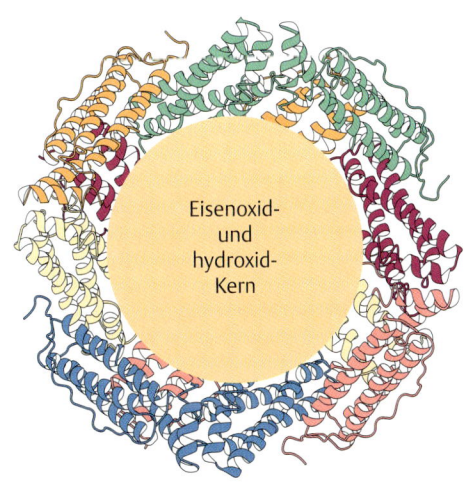

Eisenoxid- und hydroxid-Kern

👁 **21.8 Ferritin.** Die Abbildung zeigt einen Schnitt durch das eisenspeichernde Protein. Es besteht aus 24 Polypeptiden, die bis zu 2400 Eisenatome in Form von Eisenoxid und -hydroxid einschließen.

21.10 Eisen-bindende Proteine

Protein	Funktion
Ferritin	Speicherung
Hämosiderin	Speicherung
Transferrin	Transport im Plasma
DMT-1 (engl. divalent metal ion transporter)	Transport durch Membran (Aufnahme)
Ferroportin	Transport durch Membran (Abgabe)

Aconitase, ein Eisen-Schwefel-Protein (s. S. 80), enthält vier Eisenatome, die über vier anorganische Sulfide und drei Cystein-Schwefelatome gebunden sind. Der 4Fe-4S-Cluster ist nicht ganz stabil, so dass bei niedrigem Eisengehalt der Zelle ein oder mehrere Eisenatome abdissoziieren und das Protein seine Konformation ändert.
Aconitase hat zwei völlig verschiedene Funktionen.
- Mitochondriale Aconitase ist ein *Enzym des Citrat-Zyklus,* es katalysiert die reversible Umwandlung von Citrat in Isocitrat durch Dehydratisierung und Hydratisierung (s. S. 266).
- Cytoplasmatische Aconitase ist ein *Eisen-Regulatorprotein* (IRP), es dient als Eisen-Sensor. Bei Verlust von Eisen gewinnt das Protein eine Konformation, mit der es die Eisen-Response-Elemente (IRE) in der mRNA von Eisen-Proteinen binden kann (s. S. 148). Es wird daher als IRE-BP (oder kurz: IRP) bezeichnet.

Eisenbedarf. Die empfohlene tägliche Eisenzufuhr mit der Nahrung beträgt 0,2–0,3 mmol (11–17 mg). Die Resorption ist nicht besonders gut; sie ist u. a. abhängig von der Versorgungslage (s. Hauptspalte). Bei guter Versorgung und reichlichem Angebot wird die Aufnahme gebremst, bei relativem Eisenmangel wird praktisch alles Eisen aufgenommen. Eisenmangelzustände durch zu geringe Zufuhr sind nicht selten. Besonders leicht sind Frauen betroffen, die mit der Menstruationsblutung regelmäßig Eisen verlieren.

aufgenommen. Im Endosom wird Eisen dann bei niedrigem pH freigesetzt und mit Hilfe des Transportproteins DMT-1 (s. u.) ins Cytoplasma transferiert. Das Eisen-freie Apo-Transferrin und der Transferrin-Rezeptor kehren zur Zellmembran zurück und stehen wieder für die weitere Eisen-Aufnahme zur Verfügung (Rezeptor-Recycling).

Dem transmembranären Transport des nicht an Transferrin gebundenen Eisens dienen zwei Proteine: DMT-1 und Ferroportin.
DMT-1 (engl. divalent metal ion transporter) vermittelt die Aufnahme des Eisens aus dem Darmlumen in die Muscosazellen, aber auch die Aufnahme des in geringer Menge freien, d. h. nicht an Transferrin gebundenen Eisens aus dem Blut in andere Körperzellen, z. B. Leberzellen. Voraussetzung für den Transport ist die Reduktion von Fe^{3+} zu Fe^{2+} durch eine Cytochrom-b-ähnliche *Ferri-Reduktase,* die in enger Nachbarschaft zum Transportprotein in der Membran lokalisiert ist.
Ferroportin dient dagegen dem Eisentransport aus den Zellen, z. B. dem Eisentransport durch die basolaterale Membran der intestinalen Mucosazellen und der Leberzellen oder aus Makrophagen. Im Blut wird das exportierte Eisen an Transferrin gebunden. Vor dem Export muss jedoch das Fe^{2+} zu Fe^{3+} oxidiert werden. In den nicht-intestinalen Zellen erfolgt dies durch *Coeruloplasmin,* in den Mucosazellen durch das Protein *Hephaestin.*

Regulation des Eisenhaushalts. Die Regulation auf **zellulärer Ebene** erfolgt durch *Eisen-Regulatorproteine* (IRP-1 und -2). Abhängig von der Eisen-Konzentration im Cytoplasma können diese Proteine ihre Funktion umschalten von einem mRNA-Bindungsprotein bei Fe-Mangel zu einem Enzym (*Aconitase*; siehe Randspalte) bei Fe-Überschuss. Die Regulation der Ferritin-Konzentration und des Transferrin-Rezeptors 1 ist in Kapitel 6 dargestellt (S. 147 f.). Auch die mRNA für Proteine des transmembranären Eisen-Transports (Ferroportin und wahrscheinlich DMT-1) besitzen in den nicht translatierten mRNA-Regionen Bindungsstellen für die IRP (sog. IRE, engl. iron response elements). Durch die Bindung der IRP an die IRE kann deshalb auch die Konzentration dieser Transportproteine dem Eisenbedarf der Zelle angepasst werden. Dagegen enthält die mRNA des Transferrin-Rezeptors 2, der in Hepatocyten, Mucosazellen des Darms und in Erythrocytenvorstufen neben Transferrin-Rezeptor exprimiert wird, keine IRE; dieser Rezeptor bleibt deshalb vom intrazellulären Eisengehalt unbeeinflusst.
Die Regulation des Eisenbestandes des **Gesamtorganismus** erfolgt durch die Eisenresorption im Darm (Duodenum, proximaler Dünndarm). Ein erwachsener Mensch verfügt über 3–5 g Eisen, wovon über 2/3 im Hämoglobin fixiert sind. Mit der Nahrung werden beim Erwachsenen 10–20 mg Eisen täglich zugeführt, wovon nur ca. 10% enteral resorbiert werden. Sinkt der Eisenbestand im Organismus, wird mehr resorbiert, bei erhöhtem Eisenbestand weniger.
Die *Zellen der Darmschleimhaut* (Mucosazellen, Enterocyten) werden in den tiefen Abschnitten der Krypten kontinuierlich neu gebildet und wandern dann in die Zone der Villi, wo sie an der Spitze durch Apoptose und durch Abstoßung ins Darmlumen beseitigt werden.
In den Krypten (s. Kap. 23.1) exprimieren die Mucosazellen den Transferrin-Rezep- tor 1 und Ferritin entsprechend der intrazellulären Eisenkonzentration über Eisenregulatorproteine und Response-Elemente der mRNA. Dadurch wird auch die Synthese der Proteine des transmembranären Transports in den Mucosazellen (DMT-1, Ferroportin) programmiert. Diese Proteine werden aber erst im Bereich der Villi exprimiert.

Stoffwechsel des resorbierten Eisens. Das *blutbildende Knochenmark* ist das Hauptziel des resorbierten Eisens. Für die Hämoglobin-Synthese in den Vorstufen der Erythrocyten werden täglich 20–25 mg Eisen benötigt. Diese Menge übersteigt weit die pro Tag resorbierte Eisen-Menge (1–2 mg). Es findet deshalb eine effiziente *Wiederverwendung* („Recycling") des Eisens der Erythrocyten statt. Sie werden nach einer Lebensdauer von ca. 100 Tagen in den Makrophagen des retikulo-endothelialen Systems (RES, *mononucleäres Phagocyten-System*) abgebaut. Das dabei aus dem Hämoglobin durch die *Häm-Oxygenase* freigesetzte Eisen wird an das Blut abgegeben und gelangt in Bindung an Transferrin wieder zum Knochenmark. Über 80% des Eisens, das täglich in das Blut abgegeben wird, stammt aus den Makrophagen in Leber und Milz (👁**21.10**).

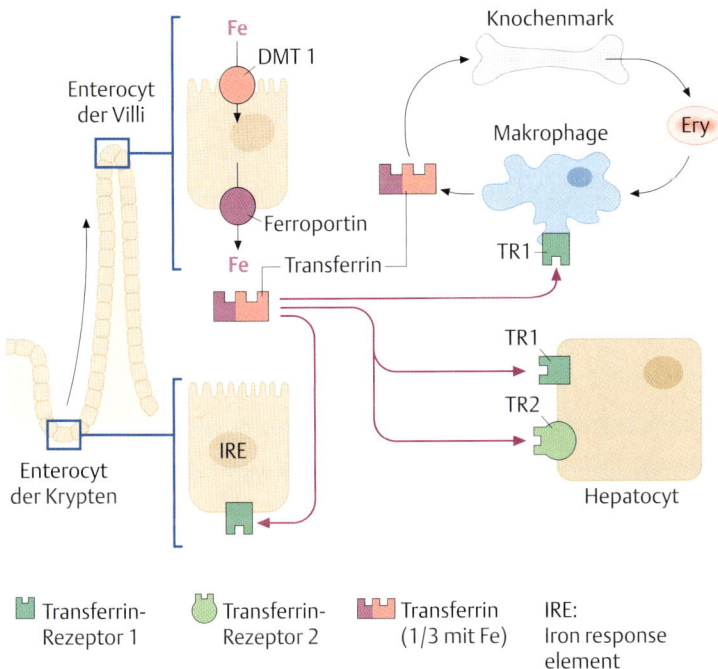

👁**21.9 Schema des Eisenhaushalts.** In den Villi werden die Fe^{3+}-Ionen des Darminhalts zu Fe^{2+} reduziert, über DMT-1 resorbiert und über Ferroportin an das Transferrin des Blutes weitergereicht. Die Enterocyten der Krypten nehmen das Eisen aus dem Transferrin des Blutes auf; hier wird in Abhängigkeit vom Eisengehalt das Programm für die Eisenresorption in den Villi festgelegt. Hauptverbrauchsort des resorbierten Eisens ist das Hämoglobin der Erythrocyten; die Leber dient als Eisenspeicher.

Die *Leber* hat im Eisenstoffwechsel die Funktion eines Eisenspeichers. Die Hepatocyten exprimieren nicht nur den Transferrin-Rezeptor 1, sondern können auch über den *Transferrin-Rezeptor 2* Eisen aufnehmen. Die Expression dieses Rezeptors wird im Gegensatz zum Transferrin-Rezeptor 1 nicht von der Eisen-Konzentration im Cytoplasma reguliert, da die mRNA des Transferrin-Rezeptors 2 keine Bindungsdomänen für Regulatorproteine enthält. Neben der Aufnahme von Eisen, das in Bindung an Transferrin zirkuliert, können die Hepatocyten auch Eisen aufnehmen, das nicht an Transferrin gebunden ist.
Der Export von Eisen aus den Hepatocyten ins Blut wird durch *Ferroportin* vermittelt.

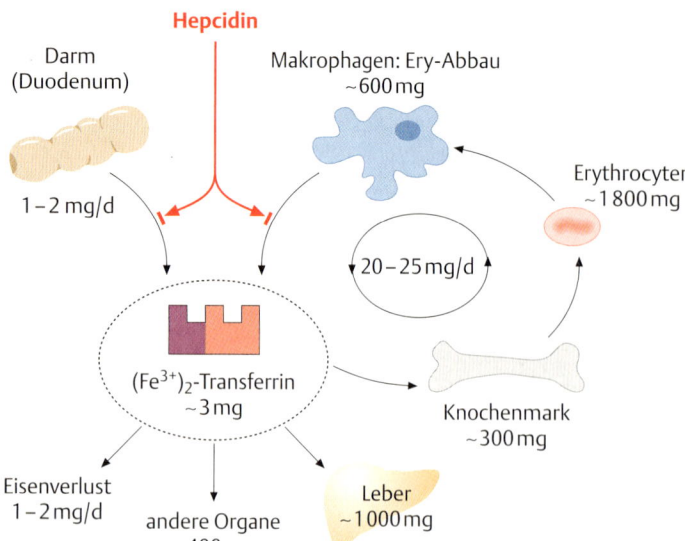

Hepcidin

Darm
(Duodenum)

Makrophagen: Ery-Abbau
~600 mg

Erythrocyten
~1 800 mg

1–2 mg/d

20–25 mg/d

(Fe^{3+})$_2$-Transferrin
~3 mg

Knochenmark
~300 mg

Eisenverlust
1–2 mg/d

andere Organe
~400 mg

Leber
~1 000 mg

⊙21.10 Systemische Eisenhomöostase und Angriffspunkte von Hepcidin Die Angaben über den Eisengehalt verschiedener Organe und Gewebe, sowie über die täglichen Flussraten zwischen den Organen sind Näherungswerte beim Erwachsenen mit großer individueller Variationsbreite. Die Eisenverluste beruhen auf der Abschilferung von Haut- und Mucosazellen und auf geringen („occulten") Blutverlusten. Der weitaus größte Teil des im Blut an Transferrin gebundenen Eisens wird für die Erythropoese im Knochenmark benötigt. Beim Abbau der Erythrocyten und des Hämoglobins in den Makrophagen wird Eisen freigesetzt und gelangt über das Blut in Bindung an Transferrin wieder zum Knochenmark. In diesem Kreislauf von Erythropoese und Erythrocytenabbau zirkulieren täglich 20–25 mg Eisen. Hepcidin hemmt die Freisetzung von Eisen aus den Mucosazellen des Darms und den Makrophagen (nach Hentze et al. 2004. Cell 117: 285-297).

🔍 Die Ausschaltung von Hepcidin in Knock-out-Mäusen führt dementsprechend zur gesteigerten Eisenabgabe der Mucosazellen und der Makrophagen an das Blut mit Zunahme des Transferrin-gebundenen Eisens. Beim Menschen entspricht dies dem Krankheitsbild der **Hämochromatose** (s. S. 621).

Die systemische Eigenregulation der Eisenhomöostase erfordert die Koordination der Eisenaufnahme aus der Nahrung, der Eisenspeicherung, vor allem in der Leber, und des Eisenverbrauchs, ganz überwiegend bei der Erythropoese (⊙21.10). Eine Regulatorsubstanz, die das Zusammenwirken der verschiedenen Organe und die Anpassung des Eisenstoffwechsels an äußere Bedingungen steuert, ist das in der Leber gebildete und an das Blut abgegebene Cystin-reiche Peptid *Hepcidin*. Bei Eisenzunahme im Blut und bei bakteriellen Entzündungen wird die Synthese von Hepcidin gesteigert, bei Hypoxie und gesteigerter Erythropoese im Knochenmark vermindert. Hepcidin bildet mit Ferroportin einen Komplex, der endocytotisch aufgenommen und intrazellulär abgebaut wird. Die Folge ist eine Einschränkung des Eisenexports aus den Zellen in das Blut, besonders aus den intestinalen Mucosazellen und den Makrophagen (⊙21.10).

🔍 Die **empfohlene tägliche Kupferzufuhr** liegt bei 1,5 bis 3 mg für Erwachsene; Mengen von mehr als 10 mg für Frauen und 12 mg für Männer gelten als Obergrenze, da höhere Dosen von Kupfer toxisch sind.

Kupfer tritt in zwei Oxidationsstufen als Cu$^+$- und Cu^{2+}-Ion auf. Es ist lebenswichtiger Ligand einiger Enzyme (⊤21.11), vor allem der Cytochrom-Oxidase, die in der Atmungskette der Mitochondrien den Sauerstoff aktiviert und zu Wasser reduziert. Weitere kupferhaltige Enzyme sind die Phenol-Oxidasen, die Lysyl-Oxidase, die am Kollagen-Stoffwechsel beteiligt ist, und die Superoxid-Dismutase, die Peroxid-Radikale abfängt und unschädlich macht. Sie ist vor allem in den Erythrocyten vorhanden.
Bei erhöhter Konzentration wirkt Kupfer *toxisch*. Eine Homöostase des Kupfers, d. h. eine Regulation des Kupferbestandes im Organismus, ist deshalb erforderlich.

Kupfer-Resorption. Mit der Nahrung werden beim Erwachsenen durchschnittlich 2 mg Kupfer pro Tag zugeführt und davon 40–60 % im Magen und Dünndarm resorbiert. Die enterale Kupferaufnahme übersteigt normalerweise den Bedarf und ist von ihm unabhängig. Der Transport von Kupfer durch die luminale Membran der Enterocyten wird durch ein *Kupfer-Transportprotein (CTR1)* und einen Transporter für divalente Kationen vermittelt. An der basolateralen Membran wird Kupfer durch eine Transport-ATPase aus den Mucosa-Zellen ins Blut abgegeben. Dieser Transporter der Enterocyten wird auch als *Menkes-Protein* bezeichnet, da seine Veränderung durch Genmutation die Ursache der Menkes-Krankheit ist. Kupfer zirkuliert im Blut in Bindung an Albumin, an Histidin-Reste weiterer Serumproteine und an Coeruloplasmin.

⊤ 21.11 Kupfer-Enzyme

Enzym	Funktion
Cytochrom-Oxidase	Endoxidase der Atmungskette
Monophenol-Oxidase	oxidiert Phenol-Reste
Lysyl-Oxidase	vernetzt Kollagen
Superoxid-Dismutase	disproportioniert H_2O_2
Monoamin-Oxidase	inaktiviert Catecholamine
Ferrooxidase II	oxidiert Fe^{2+} für den Transport zur Hämatopoese
Dopamin-β-Hydroxylase	wandelt Dopamin zu Noradrenalin um

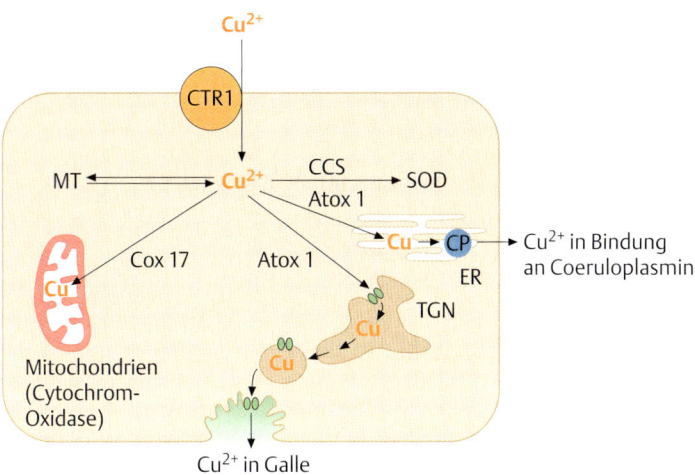

☞**21.11 Kupferhaushalt der Leber.** Das aus dem Blut aufgenommene Kupfer kann in Bindung an Metallothionein (MT) zwischengespeichert oder über spezifische Chaperone (CCS, Cox17, Atox1) zu seinen Zielproteinen transportiert werden. Im ER erfolgt die Bindung an Coeruloplasmin (CP) für den Transport zu extrahepatischen Organen. Bei Kupferüberschuss wird Kupfer im TGN an Wilson-Protein gebunden und in die Galle sezerniert. SOD = Superoxid-Dismutase (TGN: Trans-Golgi-Netzwerk).

Stoffwechsel des Kupfers. Die *Leber* nimmt im Kupferhaushalt eine zentrale Stelle ein (☞21.10). Die Aufnahme des proteingebundenen Kupfers aus dem Blut wird durch das *Kupfer-Transportprotein (CTR1)* ermöglicht. Im Cytoplasma kann Kupfer in geringem Umfang durch reversible Bindung an *Metallothionein* gespeichert werden, diese Form ist atoxisch. Es kann auch reversibel an verschiedene *sog. Kupfer-Chaperone* gebunden werden, die es intrazellulär zielgerichtet zu den Stellen des Bedarfs transportieren; z.B. transportiert ein Chaperon (*CCS*) Kupfer zur Superoxid-Dismutase im Cytoplasma, ein anderes Chaperon (*Cox 17*) zur Atmungskette in den Mitochondrien, und ein drittes (*Atox 1*) ins endoplasmatische Retikulum und ins *trans*-Golgi-Netzwerk (TGN).

Im endoplasmatischen Retikulum der Leberzellen wird *Coeruloplasmin* synthetisiert und mit sechs Kupfer-Ionen pro Molekül beladen. Dann wird es durch Exocytose ins Blut abgegeben und dient dort dem *Kupfertransport* zu extrahepatischen Organen. Bei unzureichender Beladung mit Kupfer wird Coeruloplasmin im Blut rasch abgebaut. Coeruloplasmin hat die Eigenschaft einer *Ferro-Oxidase*. Mutationen seines Gens haben keine Auswirkung auf den Kupferhaushalt, führen aber zu einer Eisenablagerung in Leber, Pankreas und zentralem Nervensystem (Sonderform der Hämochromatose, s. S. 622).

Die Ursache der *Wilson-Krankheit* (s. S. 622) ist das Fehlen oder die gestörte Funktion des Wilson-Proteins, einer Transport-ATPase für Kupfer-Ionen mit sechs Bindungsstellen für Kupfer und einer ATP-Bindungsstelle. Bei normaler oder erniedrigter intrazellulärer Kupferkonzentration wird Kupfer vom Chaperon Atox 1 auf die Bindungsstellen des Wilson-Proteins übertragen. Durch eine Konformationsänderung des Proteins, verbunden mit einer ATP-Spaltung, wird dann Kupfer in das Lumen des *trans*-Golgi-Netzwerkes eingeschleust und hier in Proteine eingebaut. Bei erhöhter Kupferkonzentration werden Vesikel mit dem integrierten Kupfer-beladenen Wilson-Protein vom *trans*-Golgi-Netzwerk abgeschnürt und zur kanalikulären Membran der Leberzellen transportiert. Die Verschmelzung der Vesikel mit der Membran führt zur *biliären Kupferausscheidung*. Auf diesem Weg wird die Kupferausscheidung über die Galle der intrazellulären Kupferkonzentration angepasst. Die Kupfer-Homöostase im Organismus wird somit, im Gegensatz zur Homöostase des Eisens und des Zinks, nicht durch die enterale Resorption, sondern durch die biliäre Ausscheidung sichergestellt.

Zink. Der erwachsene Organismus enthält 1,5–2,5 g Zink in Form von Zn^{2+}-Ionen, also fast ebenso viel wie Eisen. Während jedoch das Eisen hauptsächlich in den roten Blutzellen konzentriert ist, ist das Zink auf viele Gewebe verteilt. Manche Gewebe enthalten auffallend viel, die Augen bis zu 0,5%. Das Zink ist Bestandteil von mehr als 300 Enzymen. Bei der Alkohol-Dehydrogenase ist es an der Bindung des Substrats beteiligt, ohne in die Katalyse einzugreifen. Funktionelle Bedeutung als *Cofaktor* haben Zink-Ionen in der Carbonat-Dehydratase (Carboanhydrase) und in einigen Proteasen. Auch das Insulin bindet Zink. Eine große Gruppe von Transkriptionsfaktoren, zu denen u. a. die Rezeptoren von Steroidhormonen gehören, enthält Zink-Ionen in den Peptidabschnitten, die mit DNA interagieren (*Zink-Finger*; s. S. 134). Das Zink stabilisiert dort in charakteristischer Weise Proteinstrukturen. Den Zink-Ionen werden auch *antioxidative Funktionen* zugesprochen, da sie durch Bindung Moleküle spezifisch vor Oxidation schützen können.

Zink wird hauptsächlich im Jejunum resorbiert. Seine Homöostase wird weitgehend durch die Aufnahme in die Enterocyten kontrolliert. An diesem Prozess ist *Metallothionein* beteiligt, ein Protein, das zweiwertige Metall-Ionen bindet. Neben Zn^{2+}- bindet es Cu^{2+}-Ionen mit noch höherer Affinität. Der Hauptausscheidungsweg des Zinks verläuft über den Gastrointestinaltrakt.

Weitere Schwermetalle. Zu nennen ist hier vor allem das **Mangan**, das in verschiedenen Hydrolasen, Decarboxylasen und Transferasen vorkommt, so z. B. in der *Pyruvat-Carboxylase* der Mitochondrien. In den grünen Pflanzen ist der Elektronendonor für das Photosystem II ein Manganprotein; es ist damit unmittelbar an der Photolyse des Wassers beteiligt (S. 429).

Molybdän ist Bestandteil einiger Flavinenzyme, z. B. der *Xanthin-Oxidase* (Purin-Abbau), der *Aldehyd-Oxidase* (Detoxifizierung verschiedener Metabolite) und der *Sulfit-Oxidase* (letzter Schritt des Abbaus schwefelhaltiger Aminosäuren); in Pflanzen kommt Molybdän auch in den Enzymen der Stickstoff-Fixierung vor. In den molybdänhaltigen Enzymen befindet sich im aktiven Zentrum der „Molybdän-Cofaktor", ein Komplex aus Molybdän mit dem Pterin *Molybdopterin* (s. S. 88).

Kobalt ist offensichtlich nur als Bestandteil des Vitamin B_{12} von Bedeutung (Corrinoide, s. S. 190, 616). Bei Menschen und bei Tieren, die auf die Zufuhr von Vitamin B_{12} angewiesen sind, wird damit der Kobalt-Bedarf gedeckt.

Chrom als Cr^{3+}-Ion ist vermutlich Bestandteil eines „Glucose-Toleranzfaktors". Obwohl es essenziell ist, konnte seine Rolle im Stoffwechsel des Menschen noch nicht geklärt werden. Die empfohlene tägliche Zufuhr liegt bei 50–200 μg. Schäden durch eine Überdosierung von Cr^{3+} sind nicht bekannt. Dagegen sind Verbindungen, in denen Chrom in höheren Oxidationsstufen (+4, +5, +6) vorkommt, toxisch und wirken z. T. sogar karzinogen (s. Kap. 25, S. 750).

Umstritten ist, ob **Vanadium**, **Nickel**, **Zinn**, **Bor** und **Silicium** für den Menschen essenzielle Spurenelemente sind. Zumindest für einige Tierarten ist ein Bedarf aber nachgewiesen.

🔍 Der tägliche **Bedarf an Zink** wird mit etwa 10 mg angesetzt. Zink kommt in größeren Konzentrationen in Austern und anderen Schalen- und Krustentieren vor; andere Quellen sind Getreidekeime, Leber, Nüsse und Fleisch. Pflanzen sind eher zinkarm (Achtung Vegetarier!). Die tatsächliche Zufuhr entspricht etwa dem Bedarf. Schäden durch eine Überdosierung sind nicht bekannt. Zinkmangel führt u. a. zu Wachstumsstörungen, einer verzögerten sexuellen Reifung, Infektanfälligkeit und Wundheilungsstörungen.

🔍 **Pathobiochemie des Molybdäns.** Mangel an Molybdän-Cofaktor (sog. Moco-Defizienz) ist bisher eine nichtheilbare, tödliche Krankheit. Die Isolierung des Molybdän-Cofaktors und Aufklärung seiner Pterin-Struktur (s. S. 88) geben Anlass zu der Hoffnung, dass die Krankheit behandelbar ist. Bei Weidevieh kennt man toxische Molybdän-Verbindungen, wenn die Böden sehr viel Molybdän enthalten und die Pflanzen entsprechend molybdänreich sind. Hauptsymptom ist Diarrhoe.

🔍 Wiederkäuer, die auf kobaltarmen Böden weiden, zeigen manchmal Erscheinungen eines **Kobaltmangels**. Dies ist darauf zurückzuführen, dass sie ihren Vitamin-B_{12}-Bedarf über die Mikroorganismen des Pansen decken; steht diesen Mikroorganismen nicht genug Kobalt zur Verfügung, so kommt es zu einem Vitamin-B_{12}-Mangel des Wirts.
Eine **übermäßige Zufuhr** von Kobalt kann schädlich sein. Im Tierexperiment führen Kobalt-Gaben zu Schädigungen des Herzmuskels.

Fluor ist in der Natur weit verbreitet. Für den Menschen ist das Trinkwasser die Hauptquelle. Das aufgenommene Fluorid-Ion F⁻ wird rasch über die Nieren ausgeschieden.

Eine essenzielle biochemische Funktion des Fluors ist nicht bekannt. Fluor fördert jedoch die Mineralisation des Knochens durch die Bildung von *Fluorapatit*. Deshalb hat das Fluor in kleinen Konzentrationen günstigen Einfluss auf den Zahnschmelz, der dadurch härter und chemisch widerstandsfähiger gegen Karies wird. Allerdings ist ein Fluorid-Zusatz zum Trinkwasser nicht unumstritten, da höhere Dosen ungünstig wirken. Bei starker Fluorid-Aufnahme kommt es zu Zahnschmelzveränderungen und schließlich zu Skelettdeformationen.

Iod in Form seines Anions I⁻ gehört zu den *essenziellen Spurenelementen*, deren Funktion bekannt ist: Es wird zum Aufbau der Schilddrüsenhormone *Thyroxin* und *Triiodthyronin* benötigt. Die Schilddrüse vermag Iodid aus dem Blut aufzunehmen und anzureichern (s. S. 534). Der Stoffwechsel des Iods wird dort dargestellt.

Das Trinkwasser und die Nahrungsmittel sind generell arm an Iod, nur Meeresprodukte wie Seefisch, Muscheln und Algen enthalten hinreichende Mengen, weil Meerwasser verhältnismäßig iodreich ist. Ganz Mitteleuropa ist deshalb, mit Ausnahme der unmittelbaren Küstenregionen, ein Iodmangelgebiet. Als Folge des Iodmangels ist in manchen Gegenden Mitteleuropas der *Kropf* (Struma) endemisch: Das Schilddrüsengewebe wird vermehrt gebildet, um die geringen Mengen Iod ausreichend aufzunehmen. Durch die Unterversorgung mit Iod kommt es zu Vergrößerungen und knotigen Veränderungen der Schilddrüse, deren Folge Schilddrüsenkrankheiten und Funktionsstörungen sein können. Die durchschnittliche Iodzufuhr in Deutschland liegt bei 120 µg pro Tag (mit großen individuellen Schwankungen). Empfohlen sind 180–200 µg pro Tag. Schwangere und Stillende sind besonders gefährdet, denn sie haben einen erhöhten Iodbedarf (230–260 µg pro Tag). Bei Iod-Mangel der Mutter sind auch die Neugeborenen betroffen.

Selen ist als Element dem Schwefel ähnlich und tritt wie dieser in den Oxidationsstufen –2 als *Selenomethionin* und *Selenocystein*, +4 als Selenit (SO_3^{2-}) und +6 als Selenat (SO_4^{2-}) auf. Selen ist Bestandteil von mehr als 30 *Selenoproteinen* und gehört deshalb zu den essenziellen Elementen.

Seine Funktionen sind noch nicht vollständig aufgeklärt. Benötigt wird es zur Biosynthese der Selen-haltigen Aminosäure *Selenocystein*, die aus Serin und $HSePO_3^{2-}$ an einer tRNA für das UGA-Codon synthetisiert wird (s. S. 143). Besonders gut untersucht ist das Selen in der *Glutathion-Peroxidase*. Das Enzym entgiftet ungesättigte Membranlipide (R), die von reaktivem Sauerstoff zu Peroxiden (RO-OH) umgesetzt wurden. Dabei wird reduziertes Glutathion (GSH) zu oxidiertem Glutathion (GSSG) umgewandelt:

$$RO-OH + 2\ GSH = ROH + GSSG + H_2O$$

Das Selen-Atom sitzt im aktiven Zentrum der Glutathion-Peroxidase und nimmt durch Wechsel der Oxidationsstufe an der Reaktion teil. Auch einige *Deiodasen* sind Selen-Enzyme. Eine Prävention maligner Erkrankungen durch Selen wird vermutet und gegenwärtig klinisch geprüft.

🔍 Im Körper eines Erwachsenen finden sich hauptsächlich in Knochen und Zähnen 2–5 g Fluor. Die tägliche **Fluor-Aufnahme** beträgt etwa 1 mg. Neben dem Trinkwasser sind fluoridiertes Speisesalz und Zahnpasta weitere Quellen. Schwarzer und grüner Tee enthalten ebenfalls Fluor.

Thyroxin

🔍 Um den Bedarf auch in iodarmen Gegenden zu decken, wird Iodid in geringen Mengen dem Speisesalz zugesetzt. Die gesetzlich geregelte Iodierung von Speisesalz zur **Iodmangel-Prophylaxe** wird in der Schweiz seit 1922 mit großem Erfolg praktiziert.

Selenomethionin   Selenocystein

🔍 Der **tägliche Selenbedarf** wird auf 30–70 µg geschätzt, die tatsächliche Zufuhr schwankt regional sehr stark und liegt in Deutschland bei etwa 40 µg/Tag. Schwerer Selenmangel beim Menschen wurde nur in abgelegenen Gebieten Chinas mit extrem selenarmen Böden beobachtet; er verursachte dort eine dilatative Kardiomyopathie *(Keshan-Krankheit)*.

Se-Met kommt hauptsächlich in Pflanzen, Se-Cys in Tieren vor. Da Früchte und Gemüse arm an Selen sind, kann eine ausschließlich vegetarische Ernährungsweise zu Selenmangel führen, der durch Selen-Substitution ausgeglichen werden sollte. Jedoch sind größere Dosen an Selen toxisch.

21.7 Vitamine

> ▷ **Vitamine** sind organische Verbindungen, die vom Menschen nicht synthetisiert werden können und deshalb mit der Nahrung in kleinen Mengen aufgenommen werden müssen, um Stoffwechsel-Störungen zu verhindern.

Der **Vitaminbegriff** hat sich im Laufe der Wissenschaftsgeschichte stark gewandelt. Die von Hofmeister bereits um 1918 formulierte Definition der Vitamine als „im Tier- und Pflanzenreich verbreitete, in der Nahrung nur in kleinen Mengen vorhandene Stoffe, die für das Wachstum und die Erhaltung des tierischen Körpers unentbehrlich sind" gilt zwar noch heute; sie ist aber sehr verschieden interpretiert worden. Glaubte man anfangs, es gäbe nur ein einziges Vitamin, so musste man bald eine Liste anlegen. Die rein dargestellten Stoffe erwiesen sich als chemisch ganz verschiedenen Stoffklassen zugehörig; die Aussage, dass sie im tierischen Körper nicht synthetisiert werden können, geriet ins Wanken und ist durch spezielle Aussagen (welches Vitamin und welche Tierart) zu ersetzen; eine Zeitlang glaubte man, keinen Unterschied zwischen Hormonen und Vitaminen machen zu dürfen. Dabei sind beide Wirkstoffklassen ihrem Wesen nach verschieden: Hormone sind Regulationsstoffe, sie werden von den Drüsen in bestimmter Menge ausgeschüttet, Vitamine als akzessorische Nährstoffe können nicht Regulationsstoffe sein (Ausnahmen Calciol und Retinoat), da ihre Zufuhr mit der Nahrung praktisch nicht reguliert werden kann.

Vitamine sind organische Nahrungsstoffe, die für eine Vielzahl biochemischer Funktionen in kleinen Mengen benötigt werden. Der Organismus kann die Vitamine nicht oder nicht in ausreichender Menge bilden und muss sie deshalb mit der Nahrung zugeführt bekommen. Von den anderen essenziellen Nahrungsbestandteilen (Aminosäuren, Lipiden, Mineralstoffen) unterscheiden sich die Vitamine vor allem durch ihre katalytischen Funktionen im Stoffwechsel. Vitamine werden deshalb nur in sehr kleinen Mengen benötigt, ihr Tagesbedarf liegt unter 20 mg (Ausnahme Ascorbinsäure 60 mg).

Ein wirkliches Verständnis für die Existenz von Vitaminen hat erst die biochemische Genetik ermöglicht. Die Pflanzen und viele „primitive" Organismen sind in der Lage, aus einfachsten Bestandteilen, d. h. aus geeigneten Kohlenstoff-, Stickstoff-, Mineral- und Energiequellen, alle benötigten Substanzen aufzubauen. Die „höheren" Organismen haben einige dieser Fähigkeiten eingebüßt. Diese Stoffe werden nicht mehr aufgebaut, sie müssen mit der Nahrung zugeführt werden.

Der Vitaminbedarf von Mensch und Tieren kann sehr unterschiedlich sein.

Biochemische Funktion der Vitamine. Die wasserlöslichen Vitamine sind *Vorläufer von Coenzymen* oder prosthetischen Gruppen verschiedener Enzyme. Diese Funktionen sind in Kap. 4 dargestellt. Von den fettlöslichen Vitaminen ist nur Vitamin K als Coenzym an einer Reaktion beteiligt, der Carboxylierung von Gerinnungsfaktoren (s. u.). Metabolite von Vitamin A und D gelangen in Bindung an spezifische Proteine in den Zellkern und wirken hier als *Regulatoren der Transkription* von Enzymen und Transportproteinen. Vitamin A spielt ferner als *lichtempfindlicher Farbstoff* beim Sehvorgang eine Rolle (s. S. 338). Die Funktion von Vitamin E beruht auf seiner Eigenschaft als *Antioxidans* bei der Beseitigung von reaktiven Sauerstoffintermediaten (s. S. 186).

Deckung des Vitaminbedarfs. Unter normalen Ernährungsbedingungen treten *Mangelkrankheiten*, die im Abschnitt Pathobiochemie (s. S. 622) besprochen werden, nicht auf; sie sind stets Folgen einseitiger Ernährung.

Die Vitamine Nicotinamid und Nicotinsäure der B_2-Gruppe und Vitamin D können vom Menschen zwar in geringer Menge synthetisiert werden, die Bildung deckt jedoch nicht immer den Bedarf.

Bei einigen Vitaminen kann der Säugetierorganismus noch den letzten Schritt der Synthese vollziehen; d. h., er ist in der Lage ein *Provitamin* in das eigentliche Vitamin zu überführen. In diesen Fällen (Vitamin A) wird der Bedarf zum größten Teil durch die Aufnahme von Provitamin gedeckt.

Einen Beitrag zur Deckung des normalen Vitaminbedarfs, der in ☛ 21.12 verzeichnet ist, leisten die *Darmbakterien*, die in dieser Beziehung als Symbionten zu betrachten sind. Zum Beispiel wird der Bedarf an Vitamin K begrenzt von den Darmbakterien gedeckt. Umgekehrt kann man durch hohe Gaben von Sulfonamiden oder Antibiotika die Darmbakterien so stark schädigen, dass diese Vitaminquelle plötzlich versiegt und trotz unveränderter Ernährung Avitaminosen auftreten.

Einteilung der Vitamine. Man hat die Vitamine in *fettlösliche* und *wasserlösliche* eingeteilt. Diese Klassifizierung nach einer recht äußerlich erscheinenden Eigenschaft hat aus zwei Gründen ihre Berechtigung: Fettlösliche und wasserlösliche Vitamine unterscheiden sich in ihrer Funktion; ferner gibt die Unterscheidung Hinweise, in welchen Nahrungsmitteln das Vitamin in hoher Konzentration anzutreffen ist.

⊤ 21.12 Vitamine

Vitamin	Name	Tagesbedarf[1] [mg]	aktive Form	Funktion	Mangelkrankheit beim Menschen	Vorkommen
fettlöslich						
A	Retinol	1	Retinal	Chromophor beim Sehprozess	Nachtblindheit	Leber, Milchfette, Fisch, als Provitamin in vielen Pflanzen
			Retinsäure	Signalstoff für epitheliale Differenzierung	Xerophtalmie, Wachstums- und Entwicklungsstörungen	
			Retinyl-phosphat	Zuckertransport		
D	Calciol (Chole-calciferol) Ercalciol (Ergocalciferol)	0,01	Calcitriol	Hormon des Calcium-Stoffwechsels	Rachitis, Osteomalazie	Fisch, Eigelb, Leber Pflanzen
E	Tocopherole	10	Tocopherol	Antioxidans	Anämie, neurologische Störungen	Getreidekeime, Pflanzenöle
K	Menachinon und ähnliche Verbindungen	0,08	Menahydrochinon	Coenzym der Carboxylierung von Glutamat-Resten	verzögerte Blutgerinnung	viele Pflanzen und tierische Gewebe; Produkt von Darmbakterien
wasserlöslich						
B$_1$	Thiamin	1,5	Thiamin-diphosphat	Überträger von aktiven Aldehyd-Einheiten	Beriberi, Polyneuritis	Fleisch, Fisch, Getreide
B$_2$	Riboflavin	1,8	FMN, FAD	Überträger von Wasserstoff	Anämie, Dermatitis, Cheilosis, Glossitis	Milch, Hefe, Leber
	(Niacin): Nicotinamid und Nicotinsäure	20	NAD$^+$, NADP$^+$	Überträger von Hydrid (H$^-$)	Pellagra, Durchfall, Delirium	in vielen Pflanzen und tierischen Produkten
	Folsäure	0,2	H$_4$-Folat	Überträger von C$_1$-Gruppen	megaloblastäre Anämie	frische, grüne Gemüse
	Pantothen-säure	7	CoA, Acyl-Carrier-Protein	Aktivator von Carbonsäuren	„brennender Fuß"-Syndrom	in vielen pflanzlichen und tierischen Produkten
B$_6$	Pyridoxol, Pyridoxal, Pyridoxamin	2	Pyridoxal-phosphat	Coenzym des Aminosäure-Stoffwechsels	Anämie	Leber, Fisch, Eier, Früchte, Gemüse
B$_{12}$	Cobalamin	0,002	Adenosyl-cobalamin (A.), Methyl-cobalamin (M.)	A.: Umlagerungsreaktionen M.: Methyltransfer	perniziöse Anämie	Leber, Fisch, Mikroorganismen
C	Ascorbinsäure	60	Ascorbinsäure	Reduktionsmittel	Scorbut	frisches Obst und Gemüse
H	Biotin	0,1	Enzymgebundenes Biotin	Coenzym von Carboxylierungen	Dermatitis, Halluzinationen	Milch und Milchprodukte, Eier, Vollkorn, Produkt von Darmbakterien

⊤ 21.12 gibt eine Übersicht über die Vitamine; einige Faktoren, deren Bedeutung als Vitamin umstritten ist (z. B. Inositol und Cholin) sind nicht mit aufgenommen.

Fettlösliche Vitamine

Die fettlöslichen Vitamine A, D, E und K sind alle *Isoprenoide* (S. 318). Sie sind in Nahrungslipiden gelöst. Ihre Resorption im Dünndarm ist deshalb von einer funktionsfähigen Lipidverdauung abhängig, sie wird von Gallensäuren gefördert. Im Blut werden sie von Lipoproteinkomplexen oder in Bindung an Plasmaproteine transportiert. Auch intrazelluläre Bindungsproteine für diese lipophilen Stoffe sind bekannt. Die Vitamine A, D, und E können in einigem Umfang gespeichert werden, so dass sich ein Mangel erst mit Verzögerung auswirkt. Eine Überdosierung von Vitamin A und D durch hohe Vitamingaben kann zu einer Hypervitaminose führen.

🔍 Die **Vitamin-A-Hypervitaminose** manifestiert sich durch Schmerzen, Verdickung des Periosts und Haarausfall. Die **Vitamin-D-Hypervitaminose** ist durch Knochenerweichung und das Auftreten von Nierensteinen gekennzeichnet.

Retinol, Vitamin A$_1$

3-Dehydroretinol, Vitamin A$_2$

Retinsäure

Schon die alten Ägypter wussten, dass **Nachtblindheit** erfolgreich durch Gabe von Leber behandelt werden kann. Auch die Chinesen verabreichten bereits 1500 v. Chr. Leber und Honig gegen diese Erkrankung. Das Vitamin A wurde erstmalig etwa 1925 von dem Schweizer Chemiker Karrer als fettlösliche Verbindung aus Leber isoliert.

🔍 Wegen ihrer Wirkung auf die Proliferation von Epidermiszellen wird **Retinsäure** zur Behandlung einer Reihe dermatologischer Erkrankungen, z. B. bei Akne, eingesetzt. Hohe Konzentrationen wirken im ersten Trimester einer Schwangerschaft teratogen und sind dann kontraindiziert.

Vitamin A (Retinol und Retinylester)

Chemische Struktur. Man kennt eine Reihe nahe verwandter Stoffe, die zusammenfassend als Retinoide bezeichnet werden. Es sind Verbindungen aus vier Isopren-Einheiten, die „Kopf an Schwanz" miteinander verknüpft sind. Am weitesten verbreitet ist das *Retinol* (Vitamin A$_1$); der dazugehörige Aldehyd heißt *Retinal*, er ist Bestandteil des Sehpurpurs Rhodopsin (s. S. 338). Schließlich ist noch *Retinsäure* zu nennen. Daneben kommen noch die stärker ungesättigten 3-Dehydro-Verbindungen vor; das 3-Dehydroretinol wird auch als Vitamin A$_2$ bezeichnet.

Retinoide stehen in naher Beziehung zum pflanzlichen *Carotin* (acht Isopreneinheiten, s. S. 336), welches als *Provitamin* fungiert: Der tierische Organismus ist imstande, aus Carotin und verwandten *Carotinoiden* durch Spaltung mit einer Dioxygenase zwei Retinal-Moleküle zu erzeugen; das Provitamin Carotin kann also das Vitamin A ersetzen (s. S. 337).

Stoffwechsel. Zwei Drittel des Vitamin A gewinnt der Organismus aus dem Provitamin β-*Carotin* der Pflanzen. Tierische Quellen enthalten dagegen nur *Retinoide*, vorwiegend als Fettsäureester; sie kommen besonders in Leber, Nieren, Eigelb, Butter und Käse vor. Im Verdauungstrakt sind verschiedene Esterasen aktiv, die die lipidlöslichen Retinoide aus ihren Verbindungen freisetzen. Die Resorption geschieht mit Hilfe von Gallensäuren im Dünndarm. Nach einer Veresterung in den Enterocyten werden die Retinylester mit Hilfe der Chylomikronen zur Leber transportiert. Parenchymzellen der Leber speichern das Retinol in Bindung an ein *zelluläres Retinol-bindendes Protein* (CRBP). Der wichtigste Speicher (50–80% aller Retinoide) findet sich in den perisinusoidalen Stellatum-Zellen der Leber (*Ito-Zellen*). Die Abgabe an das Blut geschieht durch Bindung der Retinoide an ein weiteres *Retinol-bindendes Protein* (RBP), das im Plasma mit Transthyretin interagiert.

Retinol und Retinal können ineinander enzymatisch umgewandelt werden. Die Bildung der Retinsäure ist dagegen ein irreversibler Oxidationsschritt. Deshalb deckt die Gabe von Retinsäure nicht alle Vitamin-Funktionen ab. Ausgeschieden werden die Retinoide mit dem Urin als Glucuronide.

Biologische Funktionen. Vitamin A (Retinol und Retinylester) hat zwei zentrale Aufgaben: es liefert in Form von Retinal den *lichtempfindlichen Bestandteil des Rhodopsins* der Augen (s. S. 338), und es ist nach Umwandlung zu Retinsäure ein *Epithelschutzfaktor* und *Wachstumsvitamin*. Retinsäure bewirkt u. a. eine Vermehrung der Rezeptoren für Peptid-Wachstumsfaktoren und fördert die Differenzierung von vielen verschiedenen Zelltypen. Seine Rolle als *morphogenetischer Faktor* der Embryogenese ist belegt.

Wirkungsmechanismen. Das *Retinol* ist Transportform und Zwischenprodukt des Retinoid-Stoffwechsels. *Retinal* ist in der 11-*cis*-Form Bestandteil und lichtempfindlicher Signalvermittler im Sehpurpur (vgl. S. 338). *Retinylphosphat* dient als Träger für Mannose und Galactose beim Transport der Zucker durch die Membran des endoplasmatischen Retikulums. *Retinsäure* (Anion: Retinoat) wirkt wie eine hormonähnliche Substanz. Ihr Wirkungsmechanismus entspricht dem der Steroidhormone (S. 525), sie steuert mit Hilfe von nucleären Retinsäure-Rezeptoren die Transkription spezifischer Gene. Als Ligand der Retinsäure-Rezeptoren dient neben all-*trans*-Retinsäure vor allem die wirksamere *9-cis-Retinsäure*.

Vitamin D₃ (Calciol, früher auch Cholecalciferol)

Calciol ist kein Vitamin im eigentlichen Sinn. Es kann vom Organismus selbst gebildet werden, wenn dieser ausreichend UV-Strahlung über die Haut aufnimmt. Einer der Biosynthese-Schritte, die Bildung des *seco*-Steroids (S. 333) ist eine photochemische Reaktion; deshalb kann Mangel an UV-Licht zu einer unzureichenden Produktion von Calciol führen, wie auch Iodmangel zu einer unzureichenden Bildung des Schilddrüsenhormons führt. In seiner Funktion als Prohormon kann das *Calciol* (Vitamin D₃) durch ein verwandtes Sterol, das *Ergocalciol* (Vitamin D₂) vertreten werden, das aus dem in Pflanzen vorkommenden Ergosterol durch Belichtung entsteht (S. 333). Die eigentlich wirksame Form ist das Dihydroxy-Derivat *Calcitriol* (1α,25-Dihydroxycholecalciferol; 1α,25-$(OH)_2$-D₂), das aus verschiedenen Gründen heute als Steroidhormon angesehen wird. Wir behandeln die biochemische und physiologische Wirkung deshalb in Kap. 20, Hormone (S. 531).

Calciol
(Cholecalciferol)

Vitamin E (Tocopherol)

Chemische Struktur. Es gibt verschiedene, nahe verwandte Tocopherole, die sich durch die Zahl und Position der Methyl-Gruppen am *Chroman*-Ring (S. 6) unterscheiden; die am Rand gezeigte Formel gilt für das verbreitete und besonders wirksame α-*Tocopherol*. Chemisch steht es in naher Beziehung zu den Chinonen mit Isoprenoid-Seitenkette (S. 320), es kann auch leicht zu einem Chinon oxidiert werden.

α-Tocopherol

Wirkungsmechanismus und biologische Funktion. Tocopherol ist ein Radikalfänger. Durch seine Oxidierbarkeit (☞21.12) wirkt es als „*lipophiles Antioxidans*", d. h. es verhindert die spontane Oxidation stark ungesättigter Stoffe, vor allem die Peroxid-Bildung mehrfach ungesättigter Fettsäuren in den Membranlipiden und Fettdepots. Der Schutz vor reaktiven Sauerstoff-Intermediaten ist eine wesentliche Funktion der Tocopherole. Die entstehenden oxidierten Tocopherole können mit Hilfe von Vitamin C wieder reduziert werden. Neuere Befunde zeigen, dass Vitamin E auch die Gen-Expression über die Bindung an den Pregnan-X-Rezeptor (PXR; S. 665) beeinflussen kann. Ursprünglich wurde Tocopherol als „anti-Sterilitätsfaktor" für Ratten isoliert. Diese Eigenschaft gab ihm seinen Namen.

α-Tocopherol   Tocopherolchinon

☞21.12 Oxidation von α-Tocopherol zu Tocopherolchinon durch Radikale. Das Vitamin kann durch Reduktion mit Ascorbinsäure wieder regeneriert werden.

Vorkommen. Tocopherole sind in der Nahrung weit verbreitet. Sie kommen besonders in Pflanzenkeimen und -saaten und den daraus gewonnenen Ölen vor, z. B. in den Keimölen von Weizen und Mais, in Sonnenblumenöl und Sojaöl. Manchen Speiseölen und -Fetten wird zur *Verhinderung der Autoxidation* Tocopherol zugesetzt. Leber und Fettgewebe haben eine hohe Speicherfähigkeit für Tocopherole.

Vitamin K (Phyllochinon, antihämorrhagisches Vitamin)

Chemische Struktur und Vorkommen. Vitamin K besteht aus einem Naphtochinon-Derivat, das *Menadion* (2-Methyl-1,4-Naphtochinon, Vitamin K₃) heißt, und einer lipophilen Isoprenoid-Seitenkette. Die Verbindung mit einer Phytyl-Seitenkette heißt *Phyllochinon* (Vitamin K₁), sie kommt besonders in den Chloroplasten grüner Pflanzen vor, z. B. in Rosenkohl, Spinat und Broccoli. Verbindungen mit einer Polyprenyl-Seitenkette heißen *Menachinone* (Vitamin K₂), sie werden von einigen Mikroorganismen der Darmflora gebildet. Verbreitet ist das Difarnesyl-Derivat, das *Menachinon-30* (die Zahl kennzeichnet die Anzahl der C-Atome in der Seitenkette).

Stoffwechsel. Phyllochinon ist Bestandteil des Photosynthese-Apparates der grünen Pflanzen und deshalb weit verbreitet. Es wird, wie die anderen lipidlöslichen Vitamine, vorwiegend im Dünndarm resorbiert. Sehr begrenzt leisten die im unteren Dünndarm und Dickdarm lebenden grampositiven Mikroorganismen einen Beitrag zur Versor-

R: Phytyl-   Phytomenadion (Phytonadion, Vitamin K₁)

R: Difarnesyl- und Farnesyl-geranyl-geranyl-   Menachinon (Vitamin K₂)

R: —H   Menadion (Vitamin K₃)

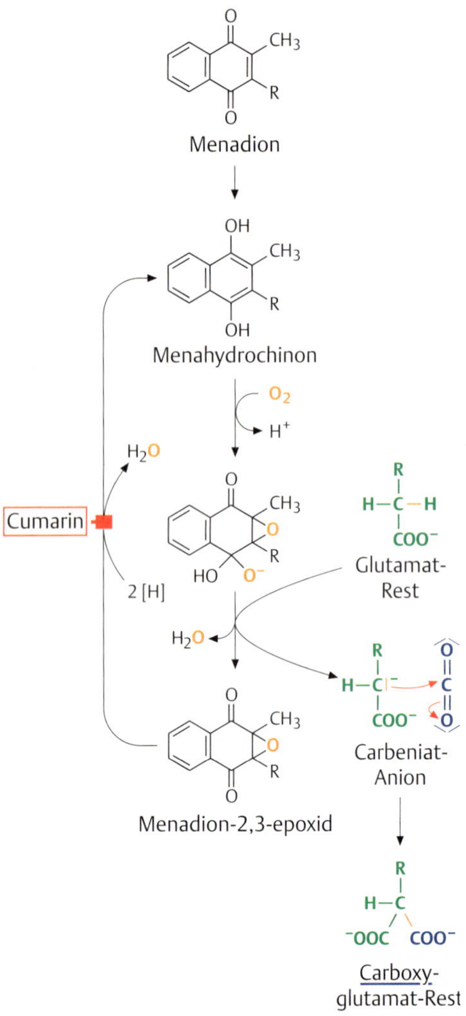

O
CH₃
R
O
Menadion

↓

OH
CH₃
R
OH
Menahydrochinon

O₂
H⁺

H₂O

Cumarin

2 [H]

H₂O

O
CH₃
O⁻
R
HO O⁻

R
H–C–H
COO⁻
Glutamat-Rest

O
CH₃
R
O
Menadion-2,3-epoxid

R
H–C
COO⁻ C O O⁻
Carbeniat-Anion

R
H–C
⁻OOC COO⁻
Carboxy-glutamat-Rest

gung mit Vitamin K. Auch das synthetische, in der Nahrung nicht vorkommende *Menadion* ist wirksam, denn die Seitenkette kann im Organismus aufgebaut werden; nach Menadion-Gaben findet man in der Leber Menachinon-30; diese Anknüpfung eines Polyprenyl-Restes entspricht der Biosynthese von Ubichinon (S. 320). Der Menadion-Kern des Vitamin K wird durch Reduktasen leicht zu *Menahydrochinon* reduziert.

Wirkungsmechanismus und biologische Funktion. Vitamin K ist das „**K**oagulationsvitamin", sein Mangel führt zu Blutgerinnungsstörungen und Blutungen. Von den Gerinnungsfaktoren sind vor allem die Faktoren II (Prothrombin), VII, IX und X betroffen, ausserdem die Antikoagulationsproteine C und S (s. S. 677, 680). Diese Proteine werden bei Vitamin-K-Mangel zwar in der Leber gebildet, aber sie sind nicht ausreichend funktionsfähig. Das Vitamin ist nämlich ein unerlässlicher *Cofaktor bei der posttranslationalen Modifizierung* der genannten Gerinnungsfaktoren. Hierbei werden an bestimmten Glutaminsäure-Resten der fertigen Gerinnungsproteine zusätzlich Carboxy-Gruppen eingeführt (Details siehe ☞21.13), mit deren Hilfe sie sich über Ca²⁺-Komplexe an Phospholipide auf Membranoberflächen anlagern können. Das bei der Carboxylierung entstehende *Carboxyglutamat* (Abk.: Gla) bleibt im Peptidverband gebunden. Zur Rolle der Carboxy-Gruppen in den Blutgerinnungsfaktoren s. S. 678.

☞**21.13 Carboxylierung von Glutamyl-Resten durch Vitamin K.** Erster Schritt ist die Reduktion des *Menadions* bzw. seiner Derivate durch Reduktasen zu *Menahydrochinon*. Eine Carboxylase katalysiert dann den Angriff eines O₂⁻-Moleküls auf das Menahydrochinon; das postulierte sauerstoffhaltige Primärprodukt fungiert als starke Base und löst ein Proton von einem Glu-Rest im Proteinsubstrat ab, so dass ein Carbeniat-Anion entsteht, welches sich durch Anlagerung von CO₂ zu *Carboxyglutamat* stabilisiert. Das ist die Carboxylierungsreaktion, die energetisch durch die Bildung von Wasser aus dem abgelösten Proton ermöglicht wird. Bei der Reaktion entsteht das *Menadion-2,3-epoxid*, das durch Reduktasen wieder in Menadion zurückverwandelt wird. Die Regeneration des Menadions wird durch Cumarin und verwandte *K-Antagonisten* gehemmt (s. Pathobiochemie, S. 623).

Mit Hilfe des Vitamin K werden neben den Gerinnungsfaktoren des Blutplasmas noch weitere Proteine durch Glutamat-Carboxylierung modifiziert: *Osteocalcine* in den Knochen und *Atherocalcine* in den Gefäßwänden.

Vitamin F. Als Vitamin F sind fälschlich die essenziellen Fettsäuren (s. S. 276) bezeichnet worden. Sie sind Vorstufen der Eicosanoide (S. 566).

Wasserlösliche Vitamine

Chemisch gesehen gehören die wasserlöslichen Vitamine der Gruppe B sowie die Vitamine C und H ganz verschiedenen Stoffklassen an. Da sie im Organismus nicht gespeichert werden können (mit Ausnahme von Vitamin B_{12}), ist eine regelmäßige Zufuhr mit der Nahrung notwendig. Ein Vitaminüberschuss wird mit dem Urin wieder ausgeschieden.

Vitamin B_1 (Thiamin, Aneurin)

Chemische Struktur. Thiamin enthält zwei heterozyklische Ringe, einen *Pyrimidin*-Ring und einen *Thiazol*-Ring, die über eine Methylen-Brücke miteinander verbunden sind.

Biologische Funktion. Thiamin wird vom Organismus in *Thiamindiphosphat* überführt. Dieses ist an der Übertragung von Aldehyd beteiligt, es ist *Coenzym der oxidativen Decarboxylierung* von 2-Oxosäuren, vor allem von Pyruvat (s. S. 265) und 2-Oxoglutarat (s. S. 268). Thiamin-diphosphat ist ferner das Coenzym der *Pyruvat-Decarboxylase*, die bei der Ethanol-Gärung in Hefe eine wichtige Reaktion katalysiert, und das Coenzym der *Transketolase* (s. S. 255). Der Mechanismus der Reaktionen am Thiamin-diphosphat ist in Kap. 4 (S. 92) erläutert. Thiamin spielt wahrscheinlich im Nervensystem bei der Bildung von Neurotransmittern (Glutamat, Aspartat, GABA) und bei der Erregungsleitung eine Rolle.

Vorkommen. Thiamin kommt in allen Lebensmitteln tierischen Ursprungs vor, also in Fisch und Fleisch. Auch einige pflanzliche Nahrungsquellen enthalten Thiamin, z. B. Getreide, Kartoffeln und Hülsenfrüchte. Polierter Reis und stark ausgemahlenes Getreide sind dagegen vitaminarm (siehe Randspalte). Der Vitaminbedarf ist abhängig vom Energieumsatz des Organismus. Bei der Vitaminzufuhr ist zu berücksichtigen, dass Thiamin hitze- und oxidationsempfindlich ist.

Vitamin-B_2-Komplex (Riboflavin, Nicotinsäureamid, Folsäure, Pantothensäure und Pyrrolochinolin-chinon)

Die Mangelerscheinungen – beim Menschen vorwiegend Schleimhautläsionen –, die zunächst auf das Fehlen eines „Vitamin B_2" zurückgeführt wurden, erwiesen sich später als komplex; sie können durch das Fehlen verschiedener Stoffe bedingt sein. Man spricht deshalb vom „Vitamin-B_2-Komplex". Die einzelnen Vertreter dieses Vitamin-Komplexes sind *Riboflavin*, *Nicotinsäureamid*, *Folsäure* und *Pantothensäure*. Möglicherweise muss die Liste der Vitamine des B-Komplexes noch um einen weiteren, neu entdeckten Faktor, das *Pyrrolochinolin-chinon* (PQQ, engl. pyrroloquinoline quinone) erweitert werden.

Riboflavin

Chemische Struktur. Das Riboflavin besteht aus einem trizyklischen *Isoalloxazin*-Ringsystem, an das eine C_5-Seitenkette angelagert ist.

Vorkommen. Riboflavin gilt als das Vitamin B_2 im engeren Sinne. In den Zellen liegt kein freies Riboflavin vor; es ist stets in Form eines Flavoproteins gebunden, welches entweder *FMN* oder *FAD* als prosthetische Gruppe enthält (s. hierzu S. 78 f.). Deshalb werden mit der Nahrung im Allgemeinen Flavoproteine bzw. Flavinphosphate aufgenommen; lediglich Milch enthält freies Riboflavin. Wichtigster Vitamin-Lieferant sind Milch und Milchprodukte. Hefe und Leber enthalten ebenfalls Riboflavin, in geringerem Umfang auch Obst, Gemüse und Getreide. Riboflavin und seine Phosphate sind zwar hitzebeständig, aber sehr lichtempfindlich; deshalb ist bei der Lagerung von Milch auf den Schutz vor Licht zu achten.

Thiamin

Thiamin ist eines der am längsten bekannten Vitamine. Seine Geschichte ist eng mit der Entwicklung der Vitaminlehre verbunden.

Der Mangel an Vitamin B_1 führt zu **Beriberi**, einer vor allem in Ostasien verbreiteten Krankheit. 1882 bewies der Japaner Takaki, dass die Krankheit mit einer einseitigen Reis-Nahrung zusammenhängt. Von dem Holländer Eijkmann stammt der erste Tierversuch: durch Fütterung von poliertem Reis an Hühner konnte er Beriberi-ähnliche Symptome erzeugen. Diese Vogel-Beriberi wurde durch Zufüttern von Reiskleie wieder geheilt. Damit war zum ersten Mal eine Mangelkrankheit beschrieben und ein biologischer Test für ein Vitamin gefunden.

Riboflavin

Nicotinsäure   Nicotinsäureamid

Folsäure

⚗ 4-Aminobenzoesäure und Sulfonamide.
Der Mittelteil des Folsäure-Moleküls, die *4-Amino-benzoesäure*, ist Wuchsstoff für manche Mikroorganismen. Diese Arten vermögen offenbar das Biopterin aufzubauen, nicht aber die 4-Aminobenzoesäure.

Sulfonamide sind Strukturanaloge der 4-Aminobenzoesäure, wie an der Formel des Prototyps 4-Aminobenzolsulfonsäureamid deutlich wird. Diese Sulfonamide werden von den Bakterien oder allgemein von Mikroorganismen statt der 4-Aminobenzoesäure in die Folsäure eingebaut, vermögen aber dort die Funktion als Coenzym nicht zu erfüllen. Die Hemmung des Bakterienwachstums ist kompetitiv: höhere Konzentrationen von 4-Aminobenzoesäure heben die Wachstumshemmung durch Sulfonamide wieder auf.

4-Amino-   4-Aminobenzol-
benzoesäure   sulfonsäureamid
                (Sulfanilsäureamid)

Bei der Therapie von Infektionskrankheiten mit Sulfonamiden ist zu beachten, dass bei oralen Gaben über längere Zeit die Darmbakterien geschädigt werden und damit als Quelle für die Vitaminversorgung des Organismus ausfallen.

Biologische Funktion. Die biochemische Funktion der Flavoproteine wurde bereits ausführlich betrachtet: FAD und FMN sind *enzymgebundene Coenzyme* (= prosthetische Gruppen) von mehr als 60 verschiedenen Oxidoreduktasen; in diesen wirkt der Isoalloxazin-Ring als *reversibles Redox-System* bei der Übertragung von Wasserstoff (S. 79). Da die Enzyme wegen des Riboflavin-Anteils gelb sind, werden sie auch als *Flavinenzyme* oder *Flavoproteine* bezeichnet. Manche Flavinenzyme enthalten zusätzlich Schwermetalle wie Eisen, Kupfer, Mangan oder Molybdän.

Nicotinsäure und Nicotinsäureamid

Chemische Struktur. Es handelt es sich um einfache Pyridin-Derivate, die in Amerika auch *Niacin* und *Niacinamid* genannt werden, um dem Vitamin den nachteiligen Klang eines Nicotin-Derivats zu nehmen.

Stoffwechsel. Das Nicotinsäureamid (verkürzt auch als *Nicotinamid* bezeichnet) ist ein Beispiel dafür, dass der Mensch die Fähigkeit zum Aufbau der Vitamine nicht endgültig verloren hat. Das Vitamin kann nämlich aus *Tryptophan* entstehen (S. 217). Nur bei tryptophanarmer Ernährung, möglicherweise unter dem Einfluss bestimmter Inhaltsstoffe des Mais, liefert die Biosynthesekette nicht ausreichend Nicotinamid, so dass Mangelerscheinungen auftreten können. Sehr effizient ist die Biosynthese im menschlichen Organismus allerdings nicht: Man benötigt 60 mg der essenziellen Aminosäure Tryptophan, um 1 mg Nicotinamid zu synthetisieren.

In der Nahrung kommt das Vitamin in Form von NAD^+ und $NADP^+$ in Fisch und Fleisch vor, besonders in Leber. Es wird daraus im Darmtrakt durch Hydrolasen freigesetzt und durch einen Carrier-vermittelten Na^+-abhängigen Transport resorbiert. In pflanzlicher Nahrung findet sich das Vitamin vorwiegend als Nicotinsäure. Diese kommt in geringerem Umfang in Obst, Gemüse, Mais, Getreide und sogar Kaffeebohnen vor.

Biologische Funktion. Nicotinamid wird vom Organismus in Nicotinamid-Nucleotide eingebaut, das Nicotinamid-adenin-dinucleotid NAD^+ und das Nicotinamid-adenin-dinucleotid-phosphat $NADP^+$, die als *Wasserstoff-übertragende Coenzyme* (Transportmetabolite für Hydrid) eine wichtige Rolle spielen (s. S. 77).

Folsäure

Chemische Struktur. Folsäure (Pteroylglutaminsäure) kann man sich in drei Komponenten zerlegt denken: Ein *Pteridin-Derivat* (2-Amino-4-hydroxy-6-methylpteridin), *4-Aminobenzoesäure* und *Glutaminsäure*. Da die Verbindung der beiden ersten Komponenten als *Pteroinsäure* bezeichnet wird, sind die Begriffe Folsäure und Pteroylglutaminsäure synonym.

Biologische Funktion. In der Form der *Tetrahydrofolsäure* ist die Pteroylglutaminsäure *Coenzym des C_1-Stoffwechsels*, es werden Methyl-, Hydroxymethyl- und Formyl-Gruppen übertragen. Die Reaktionen sind im Kapitel 4 ausführlich betrachtet (s. auch **☞v422**, S. 89). Die beim Abbau der Aminosäuren Homocystein, Histidin, Tryptophan und Serin anfallenden C_1-Fragmente werden für die Biosynthese des Purin-Rings eingesetzt (S. 100) und bei der Synthese des Methionins verwendet.

Die *Folsäure* wurde als Wuchsstoff für Mikroorganismen entdeckt. Die Verhältnisse sind dadurch kompliziert, dass manche Organismen nur einen Baustein davon benötigen, nämlich die *4-Aminobenzoesäure* (s. Randspalte), andere das ganze Folsäure-Molekül oder sogar die *N*-Formyl-tetrahydrofolsäure. Besonders zu nennen ist das *Biopterin*; seine reduzierte Form, das *Tetrahydrobiopterin* (Strukturformel s. S. 80), dient als Wasserstoff-Donor bei manchen Hydroxylierungen, z. B. im Phenylalanin-Stoffwechsel (S. 216).

Vorkommen und Stoffwechsel. In der Nahrung und als Speicherform im Organismus ist Folsäure als *Folsäure-Polyglutamat* enthalten, wobei mehrere Glutamat-Moleküle durch Peptidbindung miteinander verknüpft sind. Die Länge der Polyglutamylkette ist variabel. Pterin-Derivate sind in der Natur weit verbreitet. Besonders reich an Folsäure sind diverse Gemüse wie Bohnen, Spinat oder Tomaten. Darmbakterien im Colon des Menschen können Folsäure synthetisieren, jedoch kann wegen der geringen Folsäure-Resorption im Colon der Bedarf dadurch nicht gedeckt werden. Die Resorption der Folsäure aus der Nahrung findet im Dünndarm durch aktiven Transport statt. Voraussetzung der enteralen Resorption ist der Abbau des Polyglutamyl-Restes am Folsäure-Molekül bis zum Monoglutamat durch ein im Bürstensaum der Enterocyten lokalisiertes Enzym. Intrazellulär wird Folsäure in den Enterocyten als Polyglutamat gespeichert und gelangt dann wieder als Monoglutamat auf dem Blutweg zur Leber. Für die Aufnahme besitzen die Zellen der Leber und anderer Organe ein aktives Transportsystem. Die Ausscheidung erfolgt nahezu ausschließlich über die Galle; es besteht eine enterohepatische Zirkulation.

Folsäureantagonisten. Die Beobachtung, dass Folsäure-Mangel eine Entwicklungsstörung der Leukocyten hervorruft, hat zur Einführung von Folsäure-Antagonisten als Therapeutika für Leukämien und andere Krebserkrankungen geführt. Die wichtigsten Derivate sind das *Aminopterin* und sein N^{10}-Methyl-Derivat *Amethopterin*. Sie hemmen die Dihydrofolat-Reduktase und damit die Bereitstellung von Tetrahydrofolat. Damit fehlt sowohl mehreren Enzymen der Purinsynthese als auch der Thymidylat-Synthase ihr Substrat (s. S. 99 und 👁21.14).

Pantothensäure

Chemische Struktur. Die Pantothensäure hat ihren Namen von der weiten Verbreitung im Tier- und Pflanzenbereich erhalten. Das Molekül ist nach Art eines Peptids aus 2,4-Dihydroxy-3,3-dimethylbuttersäure (Pantoinsäure) und β-Alanin aufgebaut.

Stoffwechsel. Die Biosynthese bei Pflanzen und Mikroorganismen zweigt von der Biosynthese des Valins ab (S. 447).

Biologische Funktion. Die Pantothensäure kann mit Cysteamin zusammentreten zum *Pantethein* (Formel S. 90), einem Bestandteil des Coenzyms A sowie des Multienzym-Komplexes für die Fettsäure-Biosynthese. Die SH-Gruppe des Cysteamins ist die wirksame Gruppe des Coenzyms, das zur Aktivierung von Essigsäure und höheren Fettsäuren dient und im Stoffwechsel eine äußerst wichtige Rolle spielt.

Pyrrolochinolin-chinon

Das Pyrrolochinolin-chinon (PQQ, engl. pyrroloquinoline quinone) ist ein kürzlich entdecktes Redox-Coenzym. Dieser in der Nahrung weit verbreitete Faktor wird von einem Enzym des Lysin-Abbaus benötigt. Sein Mangel führt zu Störungen von Wachstum und Reproduktion. Da er nicht von Tieren aufgebaut werden kann, zählt man ihn zu den Vitaminen des B_2-Komplexes.

Vitamin B_6 (**Pyridoxin** = Pyridoxol und Pyridoxal)

Chemische Struktur. Unter der Sammelbezeichnung *Pyridoxin* werden das *Pyridoxol*, das *Pyridoxal* und das *Pyridoxamin* zusammengefasst, drei substituierte Pyridine, dazu auch die 5-Phosphate dieser Verbindungen.

Biologische Funktion. Die Wirkung von Vitamin B_6 beruht auf der Funktion von Pyridoxal-5-phosphat als *Coenzym des Aminosäure-Stoffwechsels* (S. 92). Es ist an der Transaminierung, Decarboxylierung

🔍 *Spina bifida* („offener Rücken"), eine Störung beim Schließen des Neuralrohrs während der Embryonalentwicklung, lässt sich durch **Folsäure-Nahrungsergänzung** zur Zeit der Empfängnis und in der frühen Schwangerschaft in etwa 70 % aller Fälle verhindern. Der Mechanismus ist nicht bekannt.

R = H   Aminopterin
R = CH₃ Amethopterin

β-Alanin   Pantoinsäure

Pantothensäure

Pyrrolochinolin-chinon

Pyridoxol   Pyridoxal

und Abspaltung der Kohlenstoffkette von Aminosäuren beteiligt (s. S. 207) sowie an zahlreichen weiteren Reaktionen. Das Vitamin ist weit verbreitet, es kommt u. a. in Fleisch, Fisch und Gemüse vor.

Vitamin B$_{12}$ (Cobalamin)

Chemische Struktur. Vitamin B$_{12}$ (*Cobalamin*) steht in naher Beziehung zum Adenosyl-cobalamin mit einem *Corrin*-Ringsystem, dessen komplizierte Strukturformel auf S. 93 wiedergegeben ist. *Corrinoide* bestehen aus vier Pyrrolringen mit einem zentralen Kobalt-Atom. Die freie Valenz am Kobalt-Atom kann durch eine HO-Gruppe (*Hydroxy-cobalamin*), durch NO$_2$ (*Nitro-cobalamin*) durch CH$_3$ (*Methyl-cobalamin*) oder 5-Desoxyadenosin (*Adenosyl-cobalamin*) substituiert sein. Tatsächlich kommen in der Zelle nur die Coenzym-Form (*Adenosyl-cobalamin*) und *Methyl-cobalamin* vor; erst bei der Aufarbeitung entsteht *Cyano-cobalamin*, bei dem eine CN-Gruppe an die Stelle des Adenosyl-Rests getreten ist.

Vorkommen und Stoffwechsel. Cobalamin, das ausschließlich von Mikroorganismen gebildet wird, kommt in tierischen Produkten (Leber, Fleisch, Milch, Eier) vor. Im Tierversuch und in der Tierzucht führt alleinige Ernährung mit Pflanzenproteinen zu Wachstumsstillstand durch Mangel an Vitamin B$_{12}$.

In der Nahrung ist das Vitamin B$_{12}$ an Proteine gebunden. Unter der Einwirkung des Magensaftes wird es aus der Protein-Bindung freigesetzt und an zwei von der Magenschleimhaut sezernierte Glykoproteine gebunden, das *Haptocorrin* und den *Intrinsic factor*. Beim niedrigen pH-Wert des Magensaftes bindet das Vitamin vornehmlich an Haptocorrin. Im Dünndarm mit seinem alkalischen pH-Wert wird Haptocorrin abgebaut und das freigesetzte Vitamin B$_{12}$ sofort an den Intrinsic factor, ein verdauungsresistentes Glykoprotein, gebunden. Dieser Komplex wird über Rezeptor-vermittelte Endocytose in die Enterocyten aufgenommen. Die Abgabe in das Portalblut erfolgt in Bindung an *Transcobalamin II*, ein Transportprotein der Enterocyten. Der Komplex von Vitamin B$_{12}$ und Transcobalamin II wird – ebenfalls Rezeptor-vermittelt – endocytotisch in die Körperzellen aufgenommen. In den Lysosomen wird das Transcobalamin II abgegeben. Das freigesetzte Hydroxy-cobalamin wird im Cytoplasma in Methyl-cobalamin, in den Mitochondrien in Adenosyl-cobalamin umgewandelt.

Biologische Funktion. Cobalamin wirkt als biochemische „metallorganische Verbindung" bei *Umlagerungsreaktionen* (s. Kap. 4, S. 93). Es nimmt an der Übertragung von Methyl-Gruppen teil und kann therapeutisch zur Behandlung der perniziösen Anämie eingesetzt werden (s. S. 626).

Vitamin C (Ascorbinsäure)

Chemische Struktur. Die *Ascorbinsäure* ist ein Abkömmling der Kohlenhydrate. Wir haben ihre Struktur als *2-Keto-L-gulonolacton* bereits kennengelernt (s. auch S. 256).

Bedarf und Stoffwechsel. Der Bedarf des Menschen an Ascorbinsäure ist um ein bis zwei Größenordnungen höher als der anderer Vitamine. Der Grund dafür ist unbekannt. Dennoch ist Ascorbinsäure-Mangel heute selten, da vielen Erfrischungsgetränken und anderen Nahrungsmitteln zur Verbesserung des Geschmacks synthetische Ascorbinsäure zugesetzt wird. Überschüssige Ascorbinsäure wird mit dem Harn ausgeschieden.

Die meisten Tierarten sind zu einer Synthese von Ascorbinsäure aus Glucose in der Lage (S. 256), sie können ihren Bedarf durch Eigensynthese decken. Nur der Mensch und einige wenige Tierarten wie Meerschweinchen und Affen können keine Ascorbinsäure bilden.

Cobalamin ist Coenzym für die Bildung von
– Succinyl-CoA aus Methylmalonyl-CoA
– β-Leucin aus α-Leucin
– Methionin aus Homocystein
– Phosphatidyl-Cholin
– Purinbasen
– Thymidin

Ascorbinsäure

– 2 [H] ⇅ + 2 [H]

Dehydroascorbinsäure

Biologische Funktion. Mit ihrer Endiol-Struktur gehört die Ascorbin-säure zu den biochemischen *Redox-Systemen*, sie kann reversibel in Dehydroascorbinsäure übergehen.

Wirkungsmechanismus. Der Wirkungsmechanismus der Ascorbinsäu-re ist nicht völlig klar. In vielen Fällen dient sie der *Erhaltung des Redox-Zustandes von Enzymsystemen*, insbesondere der daran betei-ligten Metall-Ionen. In einigen Fällen ist Ascorbinsäure auch selber *Reaktionspartner*. Bemerkenswert ist der hohe Ascorbinsäure-Gehalt der Nebennierenrinde; er ändert sich mit dem Funktionszustand. Allgemein fördert Ascorbinsäure die Resorption von Eisen-Ionen.

Vitamin H (Biotin)

Chemische Struktur. Biotin enthält ein kondensiertes Ringsystem aus zwei Fünfringen mit einer kurzen Acyl-Seitenkette. Man kennt auch ein Konjugat, das *Biocytin*, in welchem die Carboxy-Gruppe des Biotins mit der ε-Amino-Gruppe des Lysins peptidartig verbunden ist; eine gleichartige Bindung an Proteinmoleküle liegt in den Biotin-Enzymen vor, die Carboxy-Gruppen einführen. (S. 88).

Vorkommen und Stoffwechsel. Biotin ist in der Nahrung weit verbrei-tet. Wichtige Lieferanten stellen Milch und Milchprodukte, Eier und Vollkornprodukte dar. Das Biotin der Biotin-haltigen Enzyme wird bei deren Abbau wiederverwendet.

Biotin wurde als Wuchsstoff der Hefe entdeckt. Im Tierexperiment konnte man Mangelerscheinungen wie Dermatitis und Haarausfall hervorrufen, und zwar durch Avidin-Gaben. *Avidin* ist ein aus Eiklar isoliertes Glykoprotein, das mit Biotin eine spezifische und extrem feste Bindung eingeht (K_D 10^{-15} mol·l^{-1}); der Avidin-Biotin-Komplex wird von Proteasen nicht verdaut. Übermäßiger Genuss roher Eier soll auch beim Menschen einen Biotin-Mangel hervorrufen (s. S. 627).

Biologische Funktion. Biotin ist das Coenzym der Carboxylasen. Es übernimmt CO_2 aus Hydrogencarbonat unter Bildung von *N*-Carboxy-biotin, welches dann das Substrat carboxyliert.

Vitamin-ähnliche Stoffe: Inositol und Cholin.

***myo*-Inositol**, eine der neun stereoisomeren Formen des Hexahydro-xy-cyclohexans (Formel S. 300, wird von manchen Tierarten, u. a. der Ratte, als essenzieller Nahrungsfaktor benötigt, obwohl eine (viel-leicht quantitativ nicht ausreichende?) Eigensynthese bei der Ratte nachgewiesen ist. Im Tierversuch wirkt *myo*-Inositol als lipotroper Faktor, es verhindert die Fettablagerung in der Leber bei sehr fett-reicher Kost. Der Mensch kann Inositol aus Glucose bilden. Bei der Leberverfettung des Menschen ist Inositol therapeutisch wirkungslos. Als lipotroper Faktor gilt auch das **Cholin** (Formel S. 219), das ebenfalls zu den vitaminähnlichen Stoffen gezählt wird, obwohl eine Eigensynthese aus Methionin möglich ist.

21.8 Pathobiochemie

Ernährungsfragen sind ein wichtiges Thema der Medizin. Angaben zum durchschnittlichen Tagesbedarf an Nahrungsstoffen (häufig engl. abgekürzt: RDA, recommended dietary allowances [USA] oder recom-mended daily amounts [UK]) finden sich in den Standardwerken der Ernährungsphysiologie. Während in vielen Ländern der dritten Welt Unterernährung ein drängendes Problem ist, treten in den entwi-ckelten Industrieländern besonders *Fehl-* und *Überernährung* als Krankheitsursachen auf. Dazu werden die folgenden, allgemeinen Ernährungsempfehlungen gegeben:

Ascorbinsäure ist Cofaktor für
- Lysin- und Prolin-Hydroxylase: Kollagen-Synthese (S. 705),
- *p*-Hydroxyphenylpyruvat-Oxidase: Tyrosin-Abbau (S. 216),
- Dopamin-β-Monooxygenase: Catecholamin-Synthese (S. 562),
- Cholesterol-7α-Hydroxylase: Gallensäure-Biosynthese (S. 328).

Biotin

Biotin ist Cofaktor für die
- Pyruvat-Carboxylase: Gluconeogenese (S. 271),
- Propionyl-Carboxylase: Abbau von ungradzahli-gen Fettsäuren und einigen Aminosäuren (Val, Leu, Met, Thr),
- β-Methyl-Crotonyl-CoA-Carboxylase: Abbau von Leucin,
- Acetyl-CoA-Carboxylase: Fettsäure-Synthese.

▼ 21.13 10 Empfehlungen der Deutschen Gesellschaft für Ernährung

Man esse:
1. vielseitig, aber nicht zu viel (viele verschiedene Lebensmittel auf kleine Portionen verteilt),
2. weniger Fett und fettreiche Lebensmittel,
3. würzig, aber nicht zu salzig,
4. wenig Süßes,
5. mehr Vollkornprodukte,
6. reichlich Gemüse, Kartoffeln und Obst,
7. weniger tierisches Eiweiß,
8. öfters kleine Mahlzeiten,
9. schmackhaft und schonend zubereitete Mahlzeiten,
10. und trinke mit Verstand.

▼ 21.14 Ursachen von Störungen des Wasser- und Natriumbestandes

Dehydratation
– gastrointestinale Verluste
– renale Verluste
– hormonal bedingt
– zu geringe Flüssigkeitsaufnahme
– gesteigerte Perspiration (Fieber)

Hyperhydratation
– Niereninsuffizienz mit Oligurie
– Herzinsuffizienz
– Leberzirrhose
– gesteigerte ADH-Sekretion
– inadäquate Flüssigkeitszufuhr

– Verminderung der täglichen Gesamt-Energiezufuhr,
– Verringerung der aufgenommenen Fette zugunsten von Kohlenhydraten,
– Ersatz von einfachen Zuckern gegen polymere Kohlenhydrate,
– Erhöhung des Anteils ungesättigter Fettsäuren bei Fetten,
– Verminderung der Kochsalz- und Cholesterol-Zufuhr,
– Vermehrung des Anteils unverdaulicher, faserhaltiger Bestandteile.

Diese wissenschaftlich begründeten Regeln lassen sich in einfache Ernährungsempfehlungen übersetzen (▼ 21.13).

Parenterale Ernährung ist die Ernährung von Patienten durch Infusion von Nährstoffen in die Blutbahn. Eine besondere Bedeutung hat hierbei die ausreichende Zufuhr von Aminosäuren, um die ausgeglichene Stickstoff-Bilanz zu erreichen. Statt Glucose werden Sorbitol oder Xylitol verwendet, da bei Stresszuständen häufig eine Glucose-Verwertungsstörung vorliegt. Auch die Verwendung von Fettemulsionen ist günstig, weil damit Energie in osmotisch unwirksamer Form zugeführt wird.

Störungen des Wasser- und Natriumbestandes können sich als *Wassermangel* (Dehydratation), als *Wasserüberschuss* (Hyperhydratation), jeweils bezogen auf den Extrazellulärraum, oder als *Wasserverteilungsstörung* (Dyshydratation) zwischen den Flüssigkeitsräumen manifestieren. Dehydratation und Hyperhydratation sind Störungen der Wasser- und Natriumbilanz, während bei Verteilungsstörungen die Bilanz weitgehend ausgeglichen ist. Mögliche Ursachen dieser Störungen sind in ▼ 21.14 aufgeführt.

Dehydratation. Sie ist durch eine Abnahme des extrazellulären Flüssigkeitsvolumens charakterisiert. Wenn Wasser und Na^+ im physiologischen Verhältnis abnehmen, ändert sich die Osmolarität in der extrazellulären Flüssigkeit nicht (*isotone Dehydratation*). Es findet deshalb auch kein abnormer Wasserfluss zwischen Intra- und Extrazellulärraum statt.

Hyperhydratation bedeutet Zunahme des extrazellulären Flüssigkeitsvolumens. Die Auswirkungen sind Ödeme und Atemnot, wenn Flüssigkeit aus dem intravasalen Raum in den interstitiellen Raum übertritt. In schweren Fällen äußert sich dieser Prozess am zentralen Nervensystem (Hirnödem) durch Krämpfe oder Bewusstlosigkeit. Der zentrale Venendruck ist erhöht, die Konzentrationen der Serumproteine und des Hämoglobins sind erhöht, die Natriumkonzentration ist dagegen normal.

Dyshydratation. Eine Dyshydratation (Verteilungsstörung) ist dadurch charakterisiert, dass bei ausgeglichener Wasser- und Na^+-Bilanz sich Wasser in sog. „dritten Räumen" (z. B. Gastrointestinaltrakt, Pleuraraum, Bauchhöhle, s. S. 591) ansammelt, während das Flüssigkeitsvolumen und die Osmolarität im Extrazellulärraum nur gering oder nicht verändert ist.

Störungen der intrazellulären Hydratation und ihre Regulation sind noch wenig erforscht, obgleich die Änderungen der zellulären Hydratation bei verschiedenen Krankheiten von großer Bedeutung sind. Details dazu siehe die Lehrbücher der Pathophysiologie.

Störungen des Kaliumhaushaltes.

Kaliummangel (Hypokaliämie) in der extrazellulären Flüssigkeit kann verschiedene Ursachen haben (▼ 21.15). Am häufigsten sind renale Kaliumverluste unter der Therapie mit Diuretika, die neben der erwünschten Steigerung der Na^+-Exkretion auch die K^+-Ausscheidung erhöhen. Wenn bei Nierenkrankheiten die Fähigkeit der Harnkonzentrierung eingeschränkt ist, kommt es zur Zwangspolyurie mit vermehrter K$^+$-Ausscheidung. Den gleichen Effekt hat eine osmotische Diurese. Die interstitielle Nephritis führt häufig zu einer isolierten Störung der tubulären K$^+$-Resorption (Kalium-Verlust-Niere). Auch bei einigen hereditären Tubulopathien ist die K$^+$-Ausscheidung gesteigert. Enterale Verluste treten bei anhaltendem Erbrechen und bei Durchfällen auf. Bei einer Diarrhoe kann die Kaliumkonzentration in der Stuhlflüssigkeit auf 30–50 mmol/l ansteigen, so dass bei einem enteralen Wasserverlust von 1 l infolge Diarrhoe der Kaliumverlust dem Verlust von 10 l Blut entspricht! Auch der chronische Missbrauch von Abführmitteln führt zur Hypokaliämie. Endokrine Ursachen einer Hypokaliämie sind der primäre und sekundäre Hyperaldosteronismus und das Cushing-Syndrom (s. S. 574). Eine metabolische Alkalose ist häufig von einer Hypokaliämie begleitet, weil zur Kompensation der Alkalose von den Tubuluszellen der Niere Protonen rückresorbiert werden und dies im Austausch gegen eine K$^+$-Sekretion erfolgt (s. S. 697).

Die *Auswirkungen* eines Kaliummangels beruhen auf der herabgesetzten neuromuskulären Erregbarkeit. Symptome seitens der Skelettmuskulatur sind Adynamie, Verminderung des Muskeltonus und der Eigenreflexe, seitens der glatten Muskulatur reduzierte Motorik mit Obstipation und Blasenentleerungsstörungen. Besonders bedrohlich können Störungen der Reizbildung und der Erregungsleitungen im Herzen mit Rhythmusstörungen und EKG-Veränderungen sein.

Kaliumüberschuss (Hyperkaliämie). Die häufigste *Ursache* ist ein akutes oder chronisches Nierenversagen mit eingeschränkter renaler K$^+$-Ausscheidung. Die Hyperkaliämie ist besonders ausgeprägt, wenn die Niereninsuffizienz mit der Freisetzung von K$^+$ aus dem Gewebe bei Traumen oder Verbrennungen kombiniert ist. Hormonale Ursache der Hyperkaliämie ist die Nebennierenrindeninsuffizienz; bei verminderten Mineralocorticoiden wird Na$^+$ vermehrt ausgeschieden und K$^+$ vermehrt im Tubulus rückresorbiert. Von den Auswirkungen der Hyperkaliämie ist vor allem die Reizbildung und Erregungsleitung im Herzen betroffen, erkennbar durch Herzrhythmusstörungen, Störungen der Erregungsleitung vom Vorhof zur Herzkammer (AV-Block) mit den entsprechenden EKG-Veränderungen.

Kaliumverteilungsstörungen treten zwischen dem extra- und intrazellulären Raum auf. Zwischen beiden Kompartimenten besteht ein hoher K$^+$-Konzentrationsgradient: Die intrazelluläre K$^+$-Konzentration ist hoch, die Konzentration in der extrazellulären Flüssigkeit niedrig. Der Gradient ist vom pH-Wert der extrazellulären Flüssigkeit abhängig. Bei Alkalose verlagert sich K$^+$ vom extra- in den intrazellulären Raum mit der Folge einer extrazellulären Hypokaliämie. Eine Acidose führt dagegen zum Ausstrom von K$^+$ aus der Zelle und dadurch zur extrazellulären Hyperkaliämie. Auch eine Hämolyse und Intoxikationen, z. B. mit Digitalis, verursachen eine Störung der intra/extrazellulären Kaliumverteilung mit Kaliumüberschuss im extrazellulären Raum. Die Auswirkungen von K$^+$-Verteilungsstörungen entsprechen in Abhängigkeit von der Richtung des Kaliumflusses einer Hyper- bzw. Hypokaliämie.

Störungen des Calcium- und Phosphathaushalts. Die *Calcium-Homöostase* wird durch die enterale Calciumresorption und die Calciumfreisetzung bzw. -bindung des Skeletts reguliert. Diese Prozesse werden von *Calcitriol, Paranthyrin* und *Calcitonin* gesteuert (s. Kap. 20, S. 532). Die *Phosphat-Homöostase* ist hingegen von der renal-tubulären Phosphatrückresorption, also der Phosphatausscheidung mit dem Urin abhängig. Die Rückresorption im proximalen Tubulus durch einen Na$^+$/Phosphat-Cotransporter wird bei niedrigem Phosphatspiegel im Blut gesteigert, durch Paranthyrin und das Cytokin FGF23 gedrosselt. Störungen der Phosphat-Homöostase manifestieren sich als hypophosphatämische, Vitamin-D-resistente Rachitis oder Osteomalazie (s. Kap. 23.5, S. 577).

⊤ 21.15 Ursachen von Störungen des Kaliumhaushaltes

Hypokaliämie
– Diuretika
– renale Kaliumverluste
– enterale Kaliumverluste
– hormonal
– metabolische Alkalose

Hyperkaliämie
– Niereninsuffizienz
– Nebennierenrindeninsuffizienz
– Traumen (Gewebezerstörung)

Störungen des Säure-Basen-Haushalts

Metabolische Alkalose. Eine Stoffwechsel-bedingte Erhöhung der Hydroxylionen-Konzentration des Plasmas um mehr als 0,05 pH-Einheiten wird als metabolische Alkalose bezeichnet. Ihre *Ursachen* sind in **⊤ 21.16** aufgeführt. Eine schwere Lebererkrankung mit eingeschränkter Harnstoff-Synthese führt durch verminderten HCO_3^--(Bicarbonat)-Verbrauch zur metabolischen Alkalose. An der Niere bewirken ein primärer oder sekundärer Hyperaldosteronismus und ein Cushing-Syndrom eine verstärkte Na^+-Rückresorption. Sie erfolgt im Austausch gegen eine Protonensekretion mit der Folge einer metabolischen Alkalose.

Bei anhaltendem, heftigem Erbrechen kommt es zur Alkalose, und zwar nicht nur durch Verlust des stark sauren Mageninhalts, sondern auch weil die durch den Flüssigkeitsverlust entstehende Hypovolämie durch eine gesteigerte renal-tubuläre Na^+-Rückresorption im Austausch gegen Protonen beantwortet wird. Kaliummangel im extrazellulären Raum führt zu einem Kaliumfluss von intra- nach extrazellulär; ihm ist ein Abfluss von Protonen aus dem extrazellulären Raum in die Zelle entgegengerichtet mit der Folge einer metabolischen Alkalose.

Eine posthyperkapnische Alkalose entsteht, wenn bei chronisch respiratorischer Acidose mit erhöhtem pCO_2 und kompensatorisch erhöhtem HCO_3^- der pCO_2 abrupt durch forcierte Beatmung gesenkt wird.

Die Auswirkungen einer metabolischen Alkalose betreffen mehrere Organe und Organsysteme (**⊤ 21.17**) mit lebensbedrohlichen Folgen. Dies ist darauf zurückzuführen, dass eine komplette respiratorische Kompensation durch Hypoventilation nicht möglich ist, da hierdurch zwar ein Anstieg von pCO_2, zugleich aber eine Hypoxämie resultiert.

Respiratorische Alkalose. Sie beruht primär auf einer Hyperventilation mit Senkung von pCO_2. Die *Ursachen* (**⊤ 21.16**) sind Lungenerkrankungen mit Hyperventilation, z. B. eine interstitielle Lungenfibrose, Rechts-Links-Shunt des Blutstroms im Herzen oder in den großen Gefäßen, wobei das venöse Blut teilweise unter Umgehung der Lunge in die arterielle Strombahn gelangt, oder Störungen der Lungenperfusion und -ventilation in einzelnen Lungensegmenten. Eine Störung der Atemregulation mit Hyperventilation und respiratorischer Alkalose tritt bei schwerer Schädigung des zentralen Nervensystems, z. B. Enzephalitis, Schädel-Hirn-Traumen, auf. Ferner kann eine Toxinämie bei bakterieller Sepsis eine Hyperventilation mit respiratorischer Alkalose verursachen.

Die Symptome einer respiratorischen Alkalose sind oft uncharakteristisch. Durch die Alkalose nimmt der Anteil des ionisierten Calciums am Gesamtcalcium im Blut ab (s. S. 599). Die dadurch gesteigerte neuromuskuläre Erregbarkeit führt zu Parästhesien, gesteigerten Muskeleigenreflexen und Krämpfen. Engstellung der Hirngefäße und zentral-nervöse Störungen sind teils auf die Alkalose, teils auf die Abnahme des ionisierten Calciums zurückzuführen. Die Kranken leiden vor allem unter der trotz Hyperventilation bestehenden Atemnot.

Metabolische Acidose. Ihre Ursachen sind in **⊤ 21.18** aufgezählt. In klassischer Form tritt sie beim Diabetiker mit Ketoacidose durch Überproduktion von 3-Hydroxybutyrat und Acetacetat auf (s. S. 580). Eine Überproduktion von Säuren kann auch Folge einer Gewebshypoxie aufgrund einer Minderdurchblutung sein, z. B. bei Herzinsuffizienz, Kreislaufschock oder schwerer Dehydratation. Die Hypoxie führt zu einer gesteigerten Lactat-Produktion. Schwere Nierenerkrankungen (akutes Nierenversagen, chronische Niereninsuffizienz) führen zu einer verminderten renalen Hydrogencarbonat-Resorption und Protonen-Exkretion.

Weitere Ursachen neben der Gewebshypoxie sind z. B. schwere Infektionen, Medikamente und erbliche Stoffwechselkrankheiten wie hereditäre Fructoseintoleranz (s. S. 260), Methylmalonaturie (s. S. 292) und Glykogenose Typ I (s. S. 258).

Unter den *Symptomen* der metabolischen Acidose ist die vertiefte Atmung typisch; sie wurde von *Kußmaul* erstmals als Symptom der diabetischen Ketoacidose beschrieben, tritt aber auch bei anderen Ursachen metabolischer Acidosen auf. Am Herzen hat die metabolische Acidose eine negativ inotrope Wirkung. Die verminderte Reaktion sympathikoadrenerger Rezeptoren führt zu einem verringerten peripheren Gefäßwiderstand mit Schocksymptomen. Durch den Ausstrom von K^+ aus dem intra- in den extrazellulären Raum (s. o.) ist die metabolische Acidose häufig mit einer Hyperkaliämie und entsprechender Symptomatik (s. S. 617) kombiniert.

Respiratorische Acidose. Sie beruht primär auf verminderter pulmonaler Ventilation mit Anstieg von pCO_2 (Hyperkapnie). Die *Ursache* ist meist eine Lungenerkrankung mit inadäquater Ventilation im Verhältnis zur Lungenperfusion. Schwere Erkrankungen des zentralen Nervensystems und Schädel-Hirn-Traumen können die Reaktionsfähigkeit des Atemzentrums herabsetzen mit der Folge einer Hypoventilation und respiratorischer Acidose (☛21.18). Die Kompensation durch die hepatische und renale Einsparung von HCO_3^- (Bicarbonat) setzt langsam ein, so dass eine Einschränkung der Ventilation sehr rasch zur dekompensierten respiratorischen Acidose führt.

Die *Auswirkungen* einer respiratorischen Acidose sind zunächst wenig typisch (Kopfschmerz, Verwirrtheit, Eintrübung des Bewusstseins) und von den Symptomen der oft gleichzeitig infolge der Hypoventilation bestehenden Hypoxie schwer abgrenzbar. Bedrohlich ist ein zunehmender Verlust des Bewusstseins bis hin zum tiefen Koma als Folge einer extremen Steigerung von pCO_2 („CO_2-Narkose").

Die verschiedenen Störungen der Säure-Basen-Regulation können durch die Parameter pH, pCO_2, Basenüberschuss bzw. Basendefizit meist eindeutig klassifiziert werden (s. ☛21.7, S. 595). Dies ist die Voraussetzung einer gezielten Therapie zur Verhinderung lebensbedrohlicher Folgen.

Störungen im Eisen- und Kupferhaushalt

Hämochromatose. Kennzeichen der Krankheit ist eine gesteigerte Eisenablagerung in verschiedenen Organen, besonders Leber, Pankreas, Herzmuskel, Haut und Hypophyse (*„Eisen-Speicherkrankheit"*).

Die *hereditäre („primäre") Hämochromatose* wird durch eine Genmutation verursacht, die eine gesteigerte, nicht dem Bedarf adäquate enterale Eisen-Resorption zur Folge hat. Die häufigste Mutation betrifft das *HFE-Gen* (Hämochromatose-Gen), das den HLA-Genen (s. S. 692) verwandt und auf Chromosom 6 lokalisiert ist. Bei 90% der Kranken liegt eine Punktmutation mit Austausch von Cystein gegen Tyrosin in Position 282 auf einem Allel vor; sehr selten ist die Kombination mit einer zweiten Punktmutation auf dem anderen Allel. Klinisch manifestiert sich die Krankheit in der Regel erst im 3.–4. Lebensjahrzehnt, da in der Kindheit und Adoleszenz ein gesteigerter Eisenbedarf besteht. Bei einer Steigerung der Eisenresorption auf das Doppelte der Norm werden täglich 1–2 mg im Überschuss aufgenommen. Es dauert demnach ca. 3 Jahre, bis der Eisenbestand des Organismus um 1 g ansteigt. Da bei Hämochromatose 10–30 g Eisen gespeichert werden, manifestiert sich die Krankheit erst nach einer längeren Latenz. Biochemische Frühsymptome vor der klinischen Manifestation sind ein Anstieg der Eisenbeladung des *Transferrins* im Blut (über 50%) und die Zunahme der *Ferritin*-Konzentration im Blut. Die klinischen Folgen der gesteigerten Eisenablagerung (☛21.19) beruhen auf einer Schädigung und Funktionseinschränkung der Zellen.

☛ 21.19 Symptome der Hämochromatose

– Leberzirrhose
– braune Haut
– Diabetes mellitus
– Hypophysen-Unterfunktion
– Herzmuskelschädigung
– Gelenkveränderungen

🔍 Die **sekundäre Hämochromatose** ist die Folge von zahlreichen Bluttransfusionen, chronischer Hämolyse oder einer extrem hohen Eisenzufuhr mit der Nahrung. Die enterale Regulation des Eisenbestandes wird dabei umgangen.

🔍 Der Zusammenhang zwischen der Mutation des HFE-Gens und der gesteigerten Eisenresorption bzw. Eisenspeicherung ist nicht völlig geklärt. Zwei **mögliche Mechanismen** werden diskutiert:

1. Das veränderte HFE interagiert mit dem Transferrin-Rezeptor 1 der Mucosazellen in den Krypten der Darmschleimhaut. Durch die Mutation des HFE-Gens wird die Eisenaufnahme aus dem Blut über den Transferrin-Rezeptor 1 gehemmt. Die Mucosazellen werden dadurch entsprechend einem intrazellulären Eisenmangel programmiert, so dass in der Villus-Zone die Synthese von Ferritin und Ferroportin vermindert und von DMT-1 gesteigert ist. Für diese Hypothese spricht, dass HFE immunhistochemisch an der basolateralen Membran der Mucosazellen der Darmkrypten nachweisbar ist. Gegenargumente sind die fehlende Bestätigung der in vitro nachgewiesenen Interaktion von HFE und dem Transferrin-Rezeptor 1 in vivo. Auch entspricht die Genexpression in den Mucosazellen bei Ausschaltung des HFE-Gens nicht einem intrazellulären Eisenmangel, eher einer Eisenüberladung.

2. HFE wirkt nicht unmittelbar auf die Mucosazellen, sondern indirekt über die Expression von Hepcidin in der Leber (s. ⊙ 21.10). Bei mutiertem HFE-Protein ist die Synthese und Sekretion von Hepcidin eingeschränkt. Als Folge wird der Eisenexport aus den Mucosazellen und Makrophagen in das Blut gesteigert und die Transferrin-Sättigung nimmt zu.
Für die Hepcidin-Hypothese spricht, dass eine verminderte Synthese und eine Abnahme der Serumkonzentration von Hepcidin bei mutiertem HFE-Gen nachgewiesen wurde, dass eine Sonderform der Hämochromatose auf einer Mutation von Hepcidin beruht (s. (s. 🔻 21.20) und im Tierexperiment durch Knock out des Hepcidin-Gens eine Eisenüberladung der Organe vergleichbar der Hämochromatose induziert werden kann.

🔻 21.20 Mutationen bei hereditärer Hämochromatose (HH)

Name	Gen	Lokalisation	Genprodukt
HFE-assoziierte HH	HFE	6p 21.3	HFE
Juvenile HH	HJV	1q 21	Hämojuvelin (Modulator von Hepcidin?)
	HAMP	19q 3.1	Hepcidin
TFR-2 assoziierte HH	TFR 2	7a 22	Transferrin-Rezeptor 2
Ferroportin	SLC 40A	12q 32	Ferroportin

Die Hämochromatose ist eine der häufigsten hereditären Stoffwechselkrankheiten. Die Inzidenz des homozygoten Zustandes beträgt 1:200, der manifesten Krankheit 1:1000 bis 1:2000. Männer sind häufiger betroffen, da bei Frauen vor der Menopause die Menstruation zu einem Eisenverlust führt.

Die Therapie besteht in regelmäßigen Aderlässen. Der dadurch bewirkte Eisenentzug kann bei frühem Therapiebeginn die klinische Manifestation der Krankheit und die krankheitsbedingte Verkürzung der Lebensdauer verhindern. Ist eine Aderlass-Therapie nicht möglich, werden Chelatbildner eingesetzt, die aber weniger wirksam sind.

Seltene, aber biochemisch aufschlussreiche Varianten der Hämochromatose sind nicht durch Mutation des HFE-Gens, sondern anderer Gene verursacht (🔻 21.20).

Morbus Wilson. Diese Krankheit, benannt nach dem englischen Neurologen *A. K. Wilson*, ist eine autosomal rezessiv vererbte Stoffwechselkrankheit, charakterisiert durch eine starke Kupfer-Ablagerung in verschiedenen Organen, vor allem in der Leber und im zentralen Nervensystem. Die Ursache sind Mutationen des Gens für das *Wilson-Protein* (s. S. 603). Über 200 Mutationen sind bekannt. Meist sind die Kranken doppelt heterozygot; sie enthalten auf den beiden Allelen verschiedene Mutationen, die jeweils einen rezessiven Erbgang aufweisen. Die Krankheit ist selten; die Inzidenz beträgt ca. 1:30000.

Die verschiedenen Genmutationen haben unterschiedliche Veränderungen des Wilson-Proteins zur Folge. Die meisten verändern die Kupfer-Bindungsstellen in der cytoplasmatischen Domäne, so dass Kupfer vom spezifischen Chaperon *Atox 1* nicht auf das Wilson-Protein übertragen werden kann (⊙ 21.11; S. 603). Dies führt einerseits zu einer verminderten oder fehlenden Einschleusung von Kupfer in das ER und das *trans*-Golgi-Netzwerk mit verminderter Synthese von *Coeruloplasmin*, andererseits zu einem verminderten vesikulären Transport zur kanalikulären Membran mit der Folge einer reduzierten biliären Exkretion von Kupfer. Mutationen in einer der sechs transmembranären Domänen des Wilson-Proteins behindern nicht die Kupferbindung, aber die anschließende Öffnung des Kanals für den Kupfer-Transport. Mutationen in der cytoplasmatischen Schleife führen zu einem beschleunigten Abbau des Proteins.

Die chronische Kupferüberladung bei Morbus Wilson verursacht *Symptome* seitens verschiedener Organe: In der Leber kommt es zur Zellschädigung, erkennbar an einem Anstieg der Transaminasen im Blut, im weiteren Verlauf zur Fibrosierung und Leberzirrhose (s. Kap. 23.2). Im zentralen Nervensystem lagert sich Kupfer vor allem in den Stammganglien ab. Es resultiert eine Störung der Motorik, oft überlagert von psychischen Defekten. Symptom am Auge ist ein brauner Ring am Rand der Cornea, verursacht durch Kupferablagerung in der Descemet-Membran. Ablagerungen in den Tubuluszellen verursachen Störungen der Rückresorption von Glucose und Aminosäuren sowie des Transports von Phosphat. Im Knochenmark kann die Bildung der Thrombocyten und Leukocyten gehemmt sein.

Pathobiochemie der Vitamine

Der Mangel eines Vitamins (*Hypovitaminose*) kann die Ursache von Krankheiten oder Funktionsstörungen sein; mögliche Ursachen eines Vitaminmangels sind in 🔻 21.21 aufgeführt. Ein Überschuss eines Vitamins (*Hypervitaminose*) tritt nur bei fettlöslichen Vitaminen auf, die in hohen, „pharmakologischen" Dosen therapeutisch eingesetzt werden.

Vitamin A (Retinol). Ein Mangel beruht in der Regel auf verminderter enteraler Resorption oder auf einer chronischen schweren Leberkrankheit, z. B. Leberzirrhose. Die Ursache der Resorptionsstörung ist eine allgemeine Malabsorption, z. B. bei Sprue, oder eine Maldigestion bei Pankreasinsuffizienz oder Cholestase. Der Vitamin-A-Mangel bei Leberzirrhose ist auf eine verminderte Synthese von Retinol-bindendem Protein (s. S. 338, 610) und/oder Transthyretin zurückzuführen. Ein Mangel an Vitamin A zeigt sich an Epithelien; man hat deshalb Vitamin A auch als *Epithelschutzvitamin* bezeichnet. Haut und Schleimhäute sind extrem trocken; an der Haut kommt es zu Hyperkeratosen und Haarausfall, an der Cornea zu Oberflächendefekten und Keratomalazie (Xerophthalmie). Von einer Epithelschädigung ist häufig auch das Innenohr mit der Folge einer Schwerhörigkeit betroffen. Verminderte Dunkeladaptationen und Nachtblindheit sind Folgen des gestörten Sehvorgangs. Schädigung der Nasenschleimhaut kann das Riechvermögen vermindern. Störungen des Wachstums und der Differenzierung sind wahrscheinlich Folgen einer Störung der Bildung von Retinsäure-Derivaten als Liganden von Transkriptionsfaktoren (s. S. 608).

Vitamin D (Calciol). Die Pathobiochemie des Vitamin D ist in Kapitel 20 behandelt, da es aufgrund seiner Struktur und seines Wirkungsmechanismus zu den Steroidhormonen zu rechnen ist. Die wichtigste Mangelkrankheit ist beim Kind die *Rachitis*, beim Erwachsenen die Osteomalazie (s. S. 577).

Vitamin E (Tocopherol). Ein Mangel an Vitamin E kann bei A-β-Lipoproteinämie auftreten, da beim Fehlen dieses Lipoproteins der Transport der Tocopherole von den Speichern zu den peripheren Organen (Nervensystem, Muskulatur, Fettgewebe) eingeschränkt ist. Der Mangel manifestiert sich durch neuromuskuläre Symptome (Areflexie, Gangstörungen, gestörte Propriorezeption, Augenmuskellähmungen). Sie bilden sich nach Gabe von Vitamin E in hoher Dosis zurück. Durch reaktive Sauerstoffintermediate bei Vitamin-E-Mangel kann die Erythrocytenmembran geschädigt werden und eine Hämolyse auftreten.

Vitamin K. Häufigste *Ursache* einer verminderten Vitamin-K-Wirkung ist eine verminderte Resorption bei fehlendem oder stark vermindertem Gallefluss. Bei chronischen Leberkrankheiten kann die Synthese der Gerinnungsfaktoren beeinträchtigt sein, so dass Vitamin K seine Wirkung durch Glutamatcarboxylierung der Proteine nicht entfalten kann. Trotz Verfügbarkeit von Vitamin K treten dann Symptome des Vitamin-K-Mangels auf. Durch die Bestimmung von aktivem Prothrombin vor und nach parenteraler Vitamin-K-Gabe kann zwischen einer Störung der Prothrombin-Synthese und einem durch Cholestase verursachten Vitamin-K-Mangel unterschieden werden. Unter der Anwendung von Antibiotika mit Beseitigung der Darmbakterien wird ein Vitamin-K-Mangel nur verursacht, wenn gleichzeitig eine Störung der Prothrombin-Synthese oder der Gallesekretion vorliegt. Eine Ausnahme bilden Cephalosporine, die den Mangel aber nicht durch Beseitigung der Darmbakterien, sondern durch Hemmung der Vitamin-K-regenerierenden Enzyme (s. S. 612) verursachen. Stets muss als Ursache einer Vitamin-K-Hypovitaminose die Einnahme von Vitamin-K-Antagonisten ausgeschlossen werden, die eine Regeneration des reduzierten Vitamins K aus dem Epoxid hemmen (s. ⊚**21.13**, S. 610). Ein Vitamin-K-Mangel durch verminderte Zufuhr tritt nur nach langfristiger parenteraler Ernährung auf.

Das führende *Symptom* des Vitamin K-Mangels ist eine Blutungsneigung infolge fehlender Aktivierung der Gerinnungsfaktoren. Zwar werden auch Gerinnungsinhibitoren (Protein S und C) nicht aktiviert. Sie haben aber eine längere Halbwertszeit im Blutplasma als die Gerinnungsfaktoren, so dass primär die Blutungsneigung dominiert. Jedoch können bei langfristiger Vitamingabe in hoher Dosis auch Thrombosen auftreten.

⊤ 21.21 Ursachen eines Vitaminmangels (Hypovitaminose)

Störungen der enteralen Resorption
– allgemeine Malabsorption
– Cholestase
– Defekt von Transportproteinen
– Abbau durch Darmbakterien

Leberkrankheiten
– Cholestase
– Synthesestörung von Transportproteinen
– verminderte Speicherung

Pharmaka und Xenobiotika
– Hemmung der enteralen Resorption
– Antivitamin-Wirkung

Weitere Ursachen
– genetische Defekte im Stoffwechsel eines Vitamins
– verminderte Zufuhr durch extrem einseitige Kost
– erhöhter Bedarf, z. B. durch Wachstum und Schwangerschaft

🔍 **Vitamin-K-Antagonisten** sind das *Dicumarol* [3,3'-Methylen-bis-(4-hydroxycumarin)] und das *Marcumar* [3-(1'-Phenylpropyl)-4-hydroxycumarin], die dem Menadion in ihrer chemischen Struktur ähneln. Sie haben medizinische Anwendung gefunden, um die Gerinnungsfähigkeit des Blutes herabzusetzen, z. B. bei Thrombose-Neigung. In höheren Dosen wirken sie toxisch. Sie werden deshalb auch als Rattengift eingesetzt.

Dicumarol
(3,3'-Methylen-bis-(4-hydroxycumarin)

Marcumar
3-(1'-Phenylpropyl)-4-hydroxycumarin

Menadion = Vitamin K$_3$

Vitamin B$_1$ (Thiamin). Die *Ursache* der klassischen B$_1$-Hypovitaminose, der *Beriberi-Krankheit*, ist eine verminderte Zufuhr des Vitamins bei Ernährung mit poliertem Reis. Die Erkrankung ist in ostasiatischen Ländern noch verbreitet, in den westlichen Industrieländern kommt sie nicht mehr vor. Hier ist chronischer Alkoholabusus die wichtigste Ursache des B$_1$-Mangels, wobei verminderte Resorption und erhöhter Verbrauch zusammentreffen. Bei Acidose, besonders bei diabetischer Ketoacidose, und bei Muskelarbeit ist der B$_1$-Bedarf ebenfalls erhöht.

Die *Symptomatik* einer B$_1$-Hypovitaminose ist variabel. Nach einer Frühphase mit uncharakteristischen Symptomen treten Funktionsstörungen am peripheren und zentralen Nervensystem und an Herz- und Skelettmuskulatur auf, also an Geweben, die viel Pyruvat und Lactat umsetzen. Im peripheren Nervensystem manifestiert sich der B$_1$-Mangel durch Störung der sensorischen und motorischen Reizleitung und durch Schmerzen. Störungen des ZNS äußern sich bei Alkoholikern als schwere neurologisch-psychiatrische Syndrome (*Wernicke-Syndrom, Korsakow-Syndrom*). Symptome der Herzbeteiligung sind zunächst EKG-Veränderungen, später Herzinsuffizienz. Am Skelettmuskel führt der B$_1$-Mangel zu Tonusverlust und Atrophie.

Vitamin-B$_2$-Komplex

Riboflavin. Eine B$_2$-Hypovitaminose ist beim Menschen selten, da die mit der Nahrung zugeführten Mengen an Riboflavin in der Regel ausreichen. Nur bei chronischem Alkoholabusus, allgemeiner enteraler Malabsorption und bei Hochbetagten mit reduzierter Ernährung kann ein Mangel auftreten. Auch Anazidität des Magensaftes und Pankreasinsuffizienz können eine B$_2$-Hypovitaminose verursachen, wenn Riboflavin ungenügend aus den Flavoproteinen der Nahrung freigesetzt und dadurch resorbierbar wird.

Niacin. Ein ernährungsbedingter Niacin-Mangel tritt nur bei extrem einseitiger Kost oder langfristiger parenteraler Ernährung bei fehlender Niacin-Substitution auf. Die Ursache der *Pellagra*, der klassischen Niacin-Avitaminose, ist eine reine Maiskost. Mais enthält Niacin nur in sehr geringer Konzentration, zudem liegt das Vitamin im Mais in fester Bindung an Proteine vor. Auch das Tryptophan als mögliche Quelle für das Vitamin und die Vitamine B$_2$ (Riboflavin) und B$_6$, die für die endogene Synthese von Niacin erforderlich sind, enthält Mais nur in geringer Menge. An der Entstehung der ernährungsbedingten Pellagra sind somit mehrere Faktoren beteiligt. Eine Niacin-Hypovitaminose kann auch bei allgemeiner Malabsorption (z. B. Sprue, s. Kap. 23.1) und bei Alkoholabusus infolge gestörter Resorption auftreten. Beim Karzinoidsyndrom (s. S. 582) ist die endogene Niacin-Bildung reduziert, da Tryptophan überwiegend zur Serotonin-Synthese verwendet und nicht zu Niacin abgebaut wird.

Die *Symptome* des Niacin-Mangels betreffen vor allem Haut, Magen-Darm-Trakt und Nervensystem. Auf die Hautveränderungen mit brauner Pigmentierung geht die Bezeichnung *Pellagra* (schwarze Haut) zurück. Zusätzliche Hautveränderungen sind Hyperkeratosen und Fissuren. Die Veränderungen am Magen-Darm-Trakt treten zeitlich meist vor den Hautveränderungen auf; sie bestehen in Stomatitis, fehlender Magensäure und blutig-schleimigen Durchfällen. Am Nervensystem reicht die Symptomatik von leichten Parästhesien bis zu Lähmungen und schweren Verwirrtheitszuständen. Häufige Begleitsymptome sind Anämie, Hypoproteinämie, Hypocholesterolämie und Porphyrinurie.

Folsäure. Als *Ursache* einer Folsäure-Hypovitaminose kommt ein Mangel an Folsäure (Anion: Folat) in der Nahrung nicht in Betracht, dagegen eine Störung der enteralen Resorption, z. B. bei Sprue oder als genetischer Defekt des Transportsystems in den Enterocyten (s. u.). *Folsäure-Antagonisten* werden zur Therapie bei Tumoren und Leukä-

---

✎ Die **Symptome des B$_2$-Mangels** sind in der Regel nicht allein auf das Defizit an Riboflavin zurückzuführen, sondern werden durch das Fehlen anderer Vitamine wie Nicotinsäureamid, Folsäure und Pantothensäure verursacht (Vitamin-B$_2$-Komplex). Bei dieser komplexen Hypovitaminose treten vor allem Veränderungen an Haut und Schleimhäuten auf (Einrisse an den Lippen und Mundwinkeln, Trockenheit der Schleimhäute, Atrophie der Zungenschleimhaut, Dysphagie), ferner am Auge (Lichtscheu, Abnahme der Sehkraft, retrobulbäre Neuritis) und am Nervensystem (verminderte Erregungsleitung).

mien eingesetzt. Andere Pharmaka (z. B. Barbiturate, Phenytoin) können durch Hemmung der Resorption, durch Hemmung der Dihydrofolat-Reduktase oder der Dekonjugation der Polyglutamate (orale Kontrazeptiva) die Wirkung der Folsäure vermindern oder aufheben. Während der Schwangerschaft ist der Bedarf an Folsäure erhöht.

Fünf *genetische Defekte* des Folat-Stoffwechsels wurden als Ursache einer verminderten Folat-Wirkung identifiziert (👁21.14):

- **1** Bei der *hereditären Folat-Malabsorption* liegt ein Defekt des Proteins für den aktiven Folat-Transport in die Zellen vor.
- **2** Ein Defekt der *Dihydrofolat-Reduktase* blockiert die Bildung von Tetrahydrofolat, dem Ausgangsprodukt der *N*-methylierten Tetrahydrofolat-Derivate. Die Übertragung von C_1-Fragmenten ist dadurch eingeschränkt.
- **3** Beim Defekt der N^5, N^{10}-*Methylen-tetrahydrofolat-Reduktase* fehlt N^5-Methyltetrahydrofolat als Methylgruppen-Donor bei der Synthese von Methionin (s. Kap. 8, S. 219).
- **4** Beim Defekt der *Methionin-Synthase* findet ebenfalls keine Übertragung der Methylgruppe auf Homocystein mit Bildung von Methionin statt (s. Kap. 8, S. 220).
- **5** Beim Defekt der *Glutamatformimino-Transferase* ist der Abbau von Histidin auf der Stufe des Formiminoglutamats blockiert (s. Kap. 8, S. 211).

Von den Auswirkungen eines Folat-Mangels sind vorwiegend Gewebe mit Zellumsatz betroffen, da hier die Beeinträchtigung der Purin- und Nucleinsäure-Synthese zur eingeschränkten Zellregeneration und rasch zu Krankheitssymptomen führt. Solche Gewebe sind das blutbildende Knochenmark, Haut und Schleimhäute. Typisches hämatologisches Symptom ist die *makrocytäre hyperchrome Anämie*, in der Regel verbunden mit verminderter Leukocyten- und Thrombocyten-Bildung. An Haut und Schleimhaut führt die fehlende Regeneration zu Epitheldefekten mit entzündlichen Veränderungen und Nekrosen. Unter den genetischen Defekten des Folsäure-Stoffwechsels (s. o.)

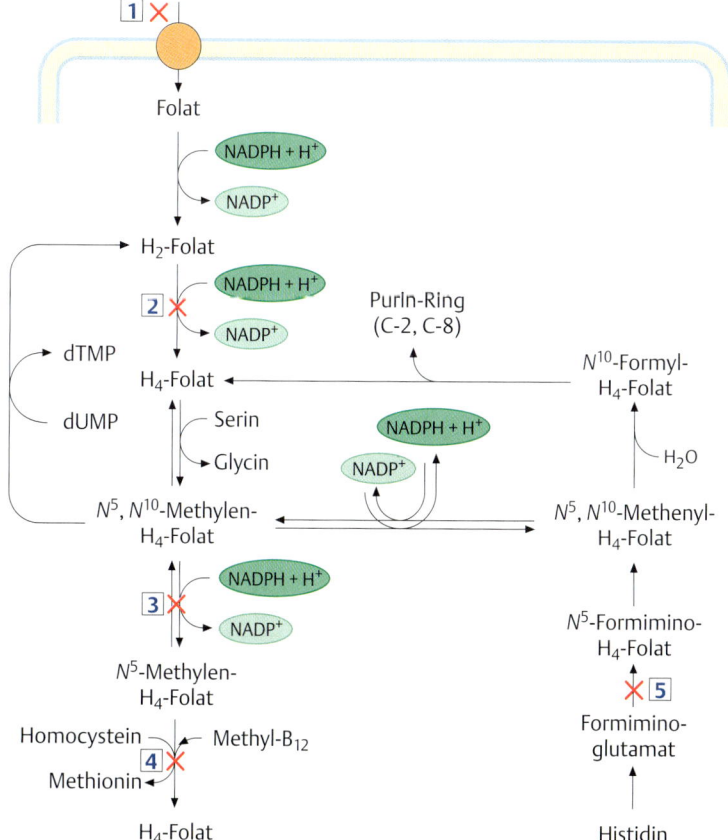

👁**21.14 Genetische Defekte als Ursache eines Folat-Mangels.** H_2-Folat = Dihydrofolat; H_4-Folat = Tetrahydrofolat. Erklärung im Text.

führen nur die hereditäre Folat-Malabsorption und der Defekt der Dihydrofolat-Reduktase zu Veränderungen des blutbildenden Systems und zu Regenerationsstörungen der Haut und Schleimhaut, weil bei diesen Defekten die Nucleinsäure-Synthese eingeschränkt ist. Der Defekt des Histidin-Abbaus führt klinisch zu neurologischen und psychischen Veränderungen; biochemisches Symptom ist die vermehrte Ausscheidung von *Formiminoglutamat*. Die beiden anderen genetischen Defekte haben keine Einschränkung der Nucleinsäure-Synthese zur Folge, sondern eine verminderte Synthese von Methionin aus Homocystein; letzteres wird vermehrt im Urin ausgeschüttet (Homocysteinurie, s. Kap. S. 225).

Vitamin B$_6$ (Pyridoxin). *Ursache* eines B$_6$-Mangels kann eine verminderte Resorption bei chronischem Alkoholismus oder allgemeiner Malabsorption sein. Pharmaka, z. B. Isoniacid und Penicillamin, reagieren mit ihrer Aminogruppe mit Pyridoxal und verhindern dadurch dessen Wirkung. Unter Röntgenbestrahlung ist der Bedarf an Vitamin B$_6$ erhöht.

Die *Auswirkungen* der B$_6$-Avitaminose sind die gleichen wie beim Mangel an Vitamin-B$_2$-Komplex: Haut- und Schleimhautveränderungen prägen das Bild. In schweren Fällen können Neuritiden, hypochrome Anämie und Krämpfe auftreten.

Vitamin B$_{12}$ (Cobalamin). Ein Mangel an Vitamin B$_{12}$ kann verschiedene Ursachen haben. Extrem selten ist der Mangel durch verminderte Zufuhr des Vitamins mit der Nahrung. Am häufigsten ist der Vitaminmangel Folge einer atrophischen Gastritis mit Fehlen von Haptocorrin und intrinsischem Faktor und Magensäure, die für die Resorption erforderlich sind (s. S. 616). Bei Pankreasinsuffizienz wird B$_{12}$ aus dem Komplex von Haptocorrin und intrinsischem Faktor vermindert freigesetzt. Durch eine abnorme bakterielle Besiedelung des Darmes kann das Vitamin inaktiviert oder seine Resorption verhindert sein. Selten, aber biochemisch aufschlussreich, sind genetische Defekte des B$_{12}$-Stoffwechsels. Ihre Lokalisation in der Reaktionskette des Vitamin-B$_{12}$-Stoffwechsels sind in ◉21.15 zusammengefasst. Die klassische B$_{12}$-Avitaminose ist die *perniziöse Anämie*. Die Rolle von Vitamin B$_{12}$ bei der Synthese von Purin- und Pyrimidin-Basen der Nucleinsäuren erklärt die Auswirkung auf das blutbildende System mit Verminderung und struktureller Veränderung der Erythrocyten, Leukocyten und Thrombocyten. Die verminderte Phospholipid-Synthese bei B$_{12}$-Mangel ist wahrscheinlich die Ursache für Störungen der Erregungsleitung im Rückenmark und im Gehirn aufgrund einer fehlenden oder verminderten Bildung der Myelinscheiden. Diese Defekte äußern sich initial in Parästhesien, später in Sensibilitätsstörungen, Ausfall der Reflexe und schließlich Lähmungen. Psychische Symptome („Perniziosa-Psychose") können Organdefekte überlagern. Dieses komplexe Krankheitsbild tritt auf, wenn sowohl die Bildung von Methyl- als auch von Adenosyl-cobalamin stark eingeschränkt ist. Biochemisch manifestiert sich der isolierte Mangel an Adenosylcobalamin (Nr. 5 in ◉21.15) als *Methylmalonat*-Urie, der isolierte Mangel an Methyl-cobalamin (Nr. 6) als *Homocystein*-Urie. Bei den Defekten der vorausgehenden Stufen des B$_{12}$-Stoffwechs können beide biochemische Symptome auftreten.

◉ Durch hohe Gaben von **Isonicotinsäurehydrazid**, einem Chemotherapeutikum gegen Tuberkulose, kann es zu Vitamin-B$_6$-Mangelerscheinungen mit Entzündungen der Haut und Schleimhäute kommen. Das Hydrazid reagiert nämlich mit Pyridoxalphosphat zu einem Hydrazon, welches nach Dephosphorylierung im Urin ausgeschieden wird. Durch Gabe von Vitamin B$_6$ können diese Erscheinungen schnell behoben werden.

◉21.15 Ursachen eines B$_{12}$-Mangels
Der genetische Defekt kann einen der dargestellten Prozesse betreffen:
1 Bindung an Intrinsic factor,
2 Bindung an Transcobalamin II,
3 Export von Hydroxy-cobalamin aus Lysosomen,
4 cytoplasmatische Synthese von Methyl-cobalamin,
5 mitochondriale Synthese von Adenosyl-cobalamin.

Vitamin C (Ascorbinsäure). Die *Ursache* eines Vitamin-C-Mangels kann eine extrem einseitige Kost mit Mangel an frischen Nahrungsmitteln sein. Häufiger ist jedoch die verminderte Resorption bei allgemeiner Malabsorption und gastrointestinalen Erkrankungen.
Krankheiten, die durch Vitamin-C-Mangel verursacht werden, sind bei Erwachsen *Scorbut*, bei Kindern die *Moeller-Barlow-Krankheit*. *Scorbut* war früher gefürchtet bei langen Seereisen. Die Krankheit manifestierte sich mit Muskelschwäche, Blutungen in Haut, Schleim-

haut und Gelenken, Lockerung und Ausfall der Zähne und einer verzögerten Wundheilung. Die *Moeller-Barlow-Krankheit* tritt bei Kindern nach dem 6. Lebensmonat auf, wenn die von der Mutter übertragenen Vitamin-C-Vorräte erschöpft sind. Veränderungen am Skelett (Verbreiterung der Knorpel/Knochengrenze) und Hautblutungen bestimmen das Krankheitsbild. Die *klinischen Symptome* beider Krankheiten werden vor allem auf die Störung der Kollagen-Synthese zurückgeführt. Auch als Ursache der Blutungen kommt eine gestörte Kollagen-Bildung in Betracht. Das Glykoprotein Laminin in den Gefäßen, aber auch eine fehlende Abdichtung der Kapillaren durch den fehlenden Antihyaluronidase-Effekt von Vitamin C und die fehlende Thrombin-Aktivierung tragen zur Blutungsneigung bei.

Ein erhöhter Vitamin-C-Bedarf bei Stresssituationen und eine Anwendung von Vitamin C zur Verhütung von malignen Tumoren werden diskutiert, sind aber nicht gesichert.

Vitamin H (Biotin). Die *Ursachen* einer Biotin-Avitaminose sind weder eine ungenügende Zufuhr mit der Nahrung noch eine verminderte Resorption. Durch das Biotin-Recycling ist eine Wiederverwendung des Biotins als prosthetische Gruppe von Carboxylasen möglich. Zwei genetische Defekte dieses Recyclings können aber Ursache einer Biotin-Avitaminose sein (◉21.16): Der *Holocarboxylase-Synthase-Defekt* führt zur erhöhten Ausscheidung organischer Säuren mit metabolischer Acidose und Hyperammoniämie. Krankheitssymptome bei den betroffenen Kindern sind Störungen der Entwicklung; im weiteren Verlauf treten Krämpfe und tödliches Koma auf. Häufiger ist der Defekt der *Biotinidase*. Biochemische Symptome sind hier Lactat-Acidose und Ketoacidose, sowie die erhöhte Ausscheidung von verschiedenen organischen Säuren, deren Abbau blockiert ist, z. B. β-Hydroxyisovalerat, β-Hydroxypropionat, β-Methylcrotonylglycin. Klinisch manifestiert sich die Störung in einem Zeitraum zwischen wenigen Monaten und 10 Jahren nach der Geburt mit Hypotonie, Krämpfen, Optikusatrophie, Gehörverlust und anderen Symptomen. Der Zusammenhang zwischen diesen klinischen Symptomen und dem metabolischen Defekt ist nicht geklärt. Bei beiden Defekten kann bei früher Diagnose durch hochdosierte Biotin-Gabe das Auftreten von Krankheitssymptomen verhindert werden.

Vitamin B_{12} wurde als therapeutisches Prinzip der bis dahin tödlichen „perniziösen" Anämie entdeckt, daher die Bezeichnung **„Anti-Perniciosa-Faktor"**. Im Gegensatz zu dem für die Resorption erforderlichen, von der Magenschleimhaut gebildeten Intrinsic factor muss das Vitamin B_{12} als Extrinsic factor mit der Nahrung zugeführt werden.

◉21.16 Genetische Defekte im Biotin-Stoffwechsel. Erklärung im Text.

22 Der Intermediärstoffwechsel und seine Regulation im Überblick

Zusammenfassung

– Im Intermediärstoffwechsel gibt es große Reaktionsketten und -zyklen. In ihnen bilden sich **Fließgleichgewichte** aus, die entsprechend den Erfordernissen des Organismus reguliert werden.

– Die Regulation greift meist bei den Enzymen an, die die **Schlüsselreaktionen** katalysieren. Diese Enzyme unterliegen oft einer *allosterischen Kontrolle* oder werden durch *Interkonversion* aktiviert bzw. inaktiviert.

– Durch eine getrennte Lokalisation von unterschiedlichen Reaktionswegen in verschiedenen **Kompartimenten** der Zelle kann die Stoffwechselregulation erleichtert werden. So sind die gegenläufigen Wege des Fettsäure-Stoffwechsels im Cytoplasma (Fettsäure-Synthese) und in den Mitochondrien (β-Oxidation) lokalisiert. Andere Stoffwechselwege sind auf bestimmte **Organe** beschränkt und unterliegen einer Kontrolle des Substrataustauschs zwischen den Organen.

– Viele Stoffwechselketten sind selbstregulierend und stellen sich auf einen Sollwert des Umsatzes ein. Die Kontrolle kann über **begrenzende Metabolite** (so ist ADP für die Atmungskette begrenzend) oder durch **Rückkopplungshemmung** bei Syntheseprozessen (so hemmt Häm die 5-Aminolävulinsäure-Synthese) erfolgen.

– Der Sollwert von Stoffwechsel-Regelkreisen kann durch **Hormone** beeinflusst werden. Hierzu stehen im Wesentlichen zwei Mechanismen zur Verfügung: die *Interkonversion* von Enzymen und die *Enzyminduktion*. Häufig wirken mehrere Hormone bei Stoffwechselregulationen zusammen, so zum Beispiel bei der Regulation des Blutglucose-Spiegels oder des Fettstoffwechsels.

– Im Stoffwechsel wird zwischen verschiedenen Stoffwechsellagen unterschieden: in der **Resorptionsphase** werden Kohlenhydratreserven (Glykogen) angelegt sowie Fette (Triacylglycerol) und Protein synthetisiert (Speicherphase). Dagegen werden in der **Postresorptionsphase** (Speicherverwertung) Glykogen- und Fettspeicher zur Energiegewinnung mobilisiert und auch durch Proteolyse Aminosäuren für die Gluconeogenese bereitgestellt.

– Im **Fettstoffwechsel** existiert ein Wechselspiel zwischen Fettsäure-Aufbau in Leber und Fettgewebe sowie Fettsäure-Abbau zur Energiegewinnung. Der Umfang der Fettsäure-Synthese wird über deren Schrittmacherenzym, die *Acetyl-CoA-Carboxylase*, reguliert.

– Auch der **Citrat-Zyklus** unterliegt der Regulation, Schlüsselenzym ist die *Isocitrat-Dehydrogenase*. Der Citrat-Zyklus dient nicht nur zum Endabbau, sondern auch als Drehscheibe des Stoffwechsels. Er spielt auch im Aminosäure-Stoffwechsel eine wichtige Rolle, denn die Kohlenstoff-Ketten der Aminosäuren werden über den Citrat-Zyklus abgebaut.

– Auch für die **Synthese von Aminosäuren** ist der Citrat-Zyklus wichtig, der Kohlenstoff der Hälfte der Aminosäuren stammt aus Citrat-Zyklus-Intermediaten.

– Für wichtige Metabolite gibt es jeweils ein **Sammelbecken** (*Pool*), dessen Größe durch die Geschwindigkeit des Zu- und Abflusses, also durch die Kontrolle der beteiligten Enzymreaktionen, reguliert wird. Dabei kann die stationäre Konzentration eines Metaboliten sehr klein sein, obwohl viel Substanz laufend umgesetzt wird.

▷ **Intermediärstoffwechsel** ist der zusammenfassende Begriff für die Stoffwechselprozesse, mit deren Hilfe aufgenommene oder endogene Substrate über entsprechende Zwischenprodukte abgebaut oder für Biosynthesen genutzt werden. Abbauwege, die zur Energiegewinnung genutzt werden, bezeichnet man als **katabol**. Demgegenüber werden energieabhängige Biosynthese-Wege als **anabol** bezeichnet. Wenn ein Stoffwechselprozess sowohl katabol als auch anabol ist, wie z.B. der Citrat-Zyklus, wird er als **amphibol** beschrieben.

▷ **Wichtige Mechanismen der Stoffwechselregulation:**
– subzelluläre Kompartimentierung,
– Organspezifität von Stoffwechselwegen,
– hormonale Steuerung
– Selbstregulation über Konzentration von Metaboliten,
– Enzymregulation durch
    – Michaelis-Kinetik,
    – allosterische Kontrolle,
    – Interkonversion,
    – Synthese von Enzymen,
    – Abbau von Enzymen.

Der Intermediärstoffwechsel hat drei wesentliche Aufgaben zu erfüllen:
– er stellt die Zwischenprodukte bereit, die für den Aufbau körpereigener Substanzen benötigt werden,
– er besorgt den Abbau körperfremder und körpereigener Substanzen,
– und er muss in Form von ATP die chemische Energie liefern, die für Biosynthesen sowie mechanische und osmotische Arbeit nötig ist.

Diese Aufgaben müssen mit einem qualitativ und quantitativ stark wechselnden Nahrungsangebot gelöst werden.

Die abbauenden (*katabolen*) und dadurch energieliefernden Stoffwechselketten sind mit den biosynthetischen (*anabolen*) Reaktionswegen oft durch gemeinsame Zwischenprodukte verknüpft. Zum Beispiel kann die aktivierte Essigsäure (Acetyl-Coenzym A) entweder im Citrat-Zyklus abgebaut werden oder zum Aufbau von langkettigen Fettsäuren oder Cholesterol dienen. Welcher Weg eingeschlagen wird, wird durch die Stoffwechselregulation bestimmt. Wir wollen daher zunächst die Prinzipien dieser Regulation betrachten. Anschließend besprechen wir ihre Kontrolle durch Hormone und verdeutlichen anhand des Metabolismus einzelner Stoffklassen die vielfachen Wechselbeziehungen zwischen den wichtigsten Stoffwechselwegen.

22.1 Prinzipien der Stoffwechselregulation

Kompartimentierung. Die Zellen höherer Tiere (die wir hier betrachten) sind in verschiedene Räume oder *Kompartimente* untergliedert (vgl. Kapitel 15). Von besonderer Bedeutung für die Regulation des Intermediärstoffwechsels ist die „Arbeitsteilung" zwischen Mitochondrien und Cytosol. ⊤ 22.1 gibt eine Übersicht über die intrazelluläre Lokalisation der wichtigsten Stoffwechselwege.

Organlokalisierung. Eine weitere Möglichkeit der getrennten Regulation insbesondere gegenläufiger Stoffwechselwege ergibt sich dann, wenn diese in verschiedenen Organen lokalisiert sind. Die Organlokalisation ist ebenfalls in ⊤ 22.1 aufgeführt. Als Beispiel sei die Gluconeogenese genannt, die auf Leber und Niere beschränkt ist; die dafür notwendigen Schlüsselenzyme sind vollständig nur in diesen Organen vorhanden. Gleiches gilt für die Lokalisation des Harnstoff-Zyklus in der Leber.

Die spezielle Biochemie der Organe wird in Kap. 23 besprochen.

Stoffaustausch zwischen Cytoplasma und Mitochondrien. Viele der Hauptwege des Stoffwechsels laufen im Cytoplasma ab, andere in den Mitochondrien (⊤ 22.1), wieder andere (z. B. der Harnstoff-Zyklus und die Gluconeogenese) sind auf beide Kompartimente verteilt. Oft entstehen die Ausgangsstoffe und Endprodukte einer Reaktionskette im jeweils anderen Kompartiment, so dass ein reger Austausch von Substraten und Produkten über die Mitochondrienmembran notwendig ist (👁22.1, S. 630). Dieser wird durch verschiedene *Carrier* katalysiert, die als integrale Membranproteine nach den in Kap. 14 dargestellten Prinzipien arbeiten; zumeist sind es „Antiporter" (Gegentausch), zum Teil auch „H+-Symporter" (Co-Transport), wie im Falle von Pyruvat oder anorganischem Phosphat. Für die Koordination der Stoffwechsel-Schritte sind diese Carrier von großer Bedeutung; ihr Vorhandensein ist spezifisch für bestimmte Organe und entspricht deren spezifischen Stoffwechselleistungen. Zum Transport sind die Kohlenstoff-Ketten bestimmter Verbindungen intermediär gewissermaßen maskiert als Teile sog. „Transportmetabolite"; so z.B. die C_2-Kette der aktivierten Essigsäure als Citrat (s. u.). Der Transport erfolgt also indirekt.

☛ 22.1 Kompartimentierung und Schlüsselenzyme wichtiger Stoffwechselwege. ER = endoplasmatisches Retikulum

Stoffwechselweg	Intrazelluläre Lokalisation	Substrate	Schlüsselenzym (Kontrollstelle)	Organlokalisation
Katabole Stoffwechselketten und -zyklen				
β-Oxidation	Mitochondrien	Acyl-CoA (Fettsäuren)	Carnitin-Palmitoyl-Transferase (Einschleusung)	ubiquitär (außer Gehirn)
Ketogenese (Lynen-Zyklus)	Mitochondrien	Acetyl-CoA	Substrat-Überangebot	Leber
Citrat-Zyklus	Mitochondrien	Acetyl-CoA	Isocitrat-Dehydrogenase	ubiquitär
Atmungskette	Mitochondrien	NADH, FAD·H₂	ADP-Angebot (Atmungskontrolle)	ubiquitär
Glykolyse	Cytosol	Glucose-6-phosphat	Phosphofructokinase	ubiquitär
Bisosynthesen und deren Hilfsreaktionen				
Gluconeogenese	Cytosol u. Mitochondrien	Oxalacetat	Pyruvat-Carboxylase, Phospoenolpyruvat-Carboxykinase	Leber, Niere
Pentosephosphat-Weg	Cytosol	Glucose-6-phosphat	Glucose-6-phosphat-Dehydrogenase	verbreitet, Leber, Fettgewebe
Fettsäure-Synthese	Cytosol (Multi-Enzym-Protein)	Acetyl-CoA	Acetyl-CoA-Carboxylase	verbreitet, bes. Leber, Fettgewebe
Cholesterol-Biosynthese	Cytosol u. ER	Acetyl-CoA	3-Hydroxy-3-methylglutaryl-CoA-Reduktase	Leber, Darmmucosa (Nebennieren, Gonaden)
Häm-Synthese	Cytosol u. Mitochondrien	Succinyl-CoA + Glycin	5-Aminolävulinat-Synthase	Leber, Knochenmark
Harnstoff-Zyklus	Cytosol u. Mitochondrien	NH₃ + CO₂	Carbamoylphosphat-Synthetase	Leber
Proteinsynthese	Cytosol, raues ER	Aminosäuren	Initiationsfaktoren	ubiquitär

Acyl-CoA-Transport. Als Substrate der β-Oxidation müssen langkettige Fettsäuren in die Mitochondrien eingeschleust werden. Dies geschieht, wie auf S. 278 beschrieben, über *Carnitin-Verbindungen* als hydrophobe elektroneutrale Betain-Strukturen, die gut membranpermeabel sind. Auf beiden Seiten der inneren Mitochondrienmembran befinden sich Acylcarnitin-Coenzym A-Acyltransferasen, welche das Gleichgewicht einstellen. Es wird also nicht die CoA-Verbindung, sondern nur der Acyl-Rest transportiert. Mittelkettige Fettsäuren (C_8–C_{10}) können die innere Mitochondrienmembran ohne die Hilfe von Carnitin durchdringen.

Pyruvat und Acetyl-CoA. Produkt der Glykolyse ist *Pyruvat*, das im Co-Transport mit H⁺ die Mitochondrien-Membran passiert und im Matrixraum oxidativ zu *Acetyl-CoA* decarboxyliert wird (s. S. 264). Das Acetyl-CoA ist aber auch das Substrat der Fettsäure-Synthese; damit ist die oxidative Decarboxylierung von Pyruvat gleichzeitig eine Schlüsselreaktion bei der Umwandlung von Kohlenhydrat in Fett. Da aber die Fettsynthese im Cytoplasma erfolgt, muss die „aktivierte Essigsäure" wieder aus der Mitochondrien-Matrix ausgeschleust werden. Dies geschieht nach Kondensation mit Oxalacetat zu *Citrat*; Citrat verlässt die Mitochondrien und wird im Cytoplasma durch die *ATP-Citrat-Lyase* wieder in Acetyl-CoA und Oxalacetat gespalten. Dadurch wird die irreversible Citrat-Synthase-Reaktion umgangen, allerdings wird hierfür ein ATP verbraucht. Das Oxalacetat wird zu Malat reduziert, welches die Mitochondrien-Membran passieren kann oder durch die *Malat-Dehydrogenase* (NADP) zu Pyruvat und CO_2 abgebaut wird (s. S. 79, 644).

In der Gluconeogenese (Leber) muss Pyruvat auf dem Wege zu Phosphoenol-pyruvat zunächst im Mitochondrium zu Oxalacetat carboxyliert werden, das den Matrixraum dann auf dem Umweg über Malat oder 2-Oxoglutarat verlassen kann (s. S. 251).

✎ Zonierung von Stoffwechsel-Leistungen. Auch innerhalb eines Organs sind Stoffwechsel-Leistungen nicht homogen verteilt. So sind in den Parenchymzellen der Leber die Schlüsselenzyme verschiedener Stoffwechselwege asymmetrisch verteilt. Histologisch unterscheidet man einen periportalen Bereich (terminale Abschnitte von Pfortader und Leberarteriole) und einen „stromab" gelegenen perivenösen Bereich (centrilobulär) im Leberläppchen. Perivenös sind u. a. Glykolyse-Enzyme und Glutamin-Synthetase lokalisiert, periportal sind dies Enzyme der Glucosebereitstellung (Gluconeogenese, Glykogenabbau). Auch Enzyme der Biotransformation (Cytochrom P-450, perivenös) und der Harnstoffsynthese (Carbamoylphosphat-Synthetase, periportal) sind asymmetrisch verteilt. Ein entscheidender Regulator der Expression der beteiligten Gene ist der Gradient des Sauerstoffpartialdrucks entlang dem Lebersinusoid.

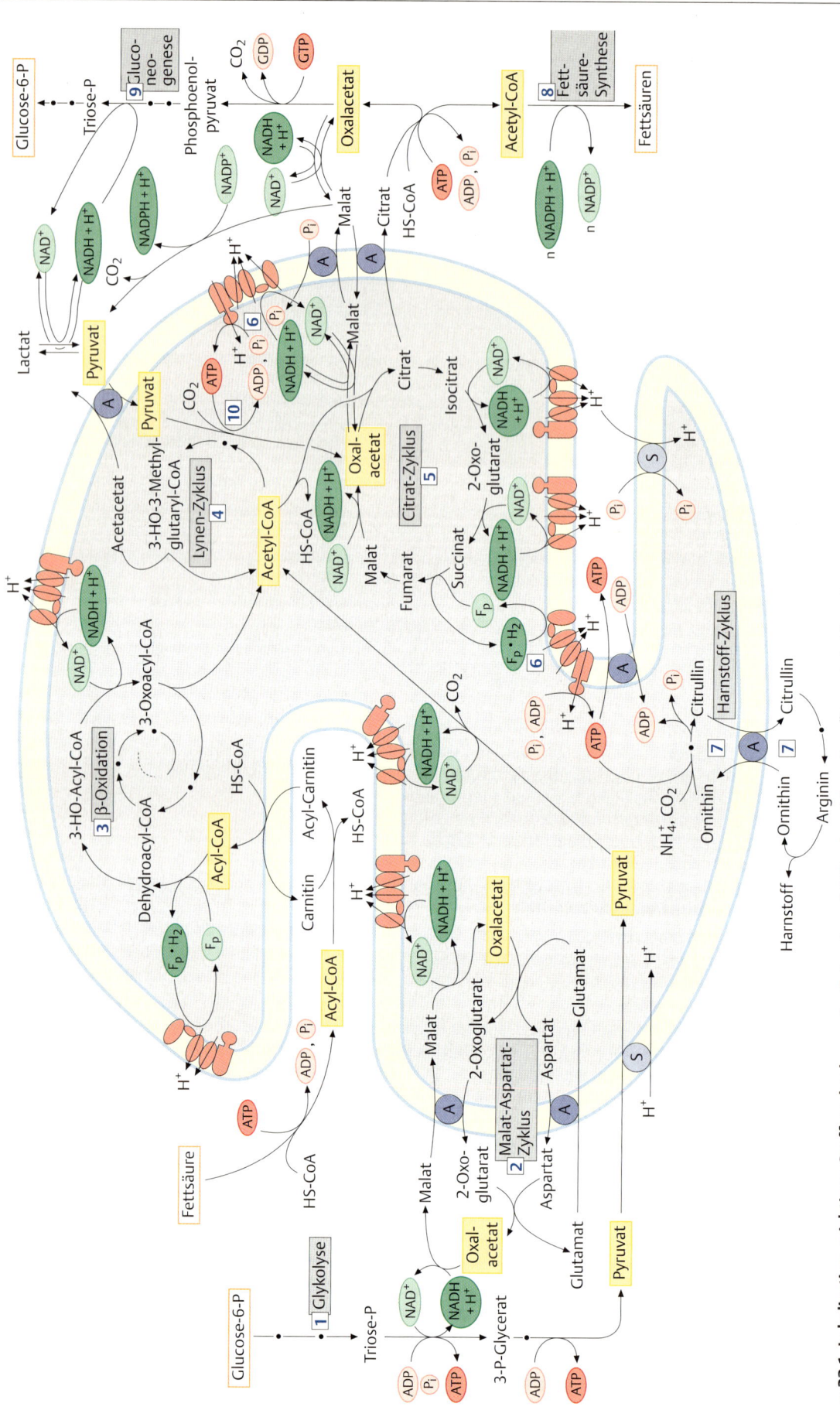

◆22.1 **Lokalisation wichtiger Stoffwechselwege in Cytosol und Mitochondrien.** Der Übersichtlichkeit halber ist nur die innere Mitochondrien-Membran gezeigt, die äußere ist weggelassen. Transportstellen in der Membran sind blau dargestellt, dabei bedeutet A = Antiport, S = Symport. Die Komplexe der Atmungskette sind rot und mehrfach eingezeichnet (F_p: Elektronen-übertragendes Flavoprotein, FAD-haltig). Ausführlich ist die Atmungsketten-Phosphorylierung nur an einer Stelle (**6**) gezeigt. Die Komplexe der Atmungskette sind rot und mehrfach eingezeichnet Transport von NADH-gebundenem Wasserstoff, (**3**) β-Oxidation, (**4**) Lynen-Zyklus, (**5**) Citrat-Zyklus, (**6**) Atmungskette (mehrfach eingezeichnet), (**7**) Harnstoff-Zyklus (hier werden intramitochondrial 2 ATP benötigt, die Stöchiometrie ist nicht eingezeichnet), (**8**) Fettsäure-Synthese, (**9**) Gluconeogenese aus Oxalacetat. Bei der Gluconeogenese aus Pyruvat erfolgt die Carboxylierung (**10**) zu Oxalacetat intramitochondrial.

Oxidation von extramitochondrialem NADH (Malat-Shuttle). Im Verlauf der Glykolyse wird im Cytosol NADH gebildet. Das Coenzym kann die Mitochondrienmembran nicht passieren. Der Wasserstoff wird deshalb auf *Oxalacetat* übertragen, wodurch *Malat* entsteht. Dieses passiert als Hilfssubstrat die Membran (im Gegentausch gegen 2-Oxoglutarat) und wird im Matrixraum wieder zu Oxalacetat oxidiert. Das so gebildete Oxalacetat kann allerdings auch nicht die Membran passieren; um den Zyklus zu vollenden, wird es mit *Glutamat* transaminiert. Die Produkte, *Aspartat* und *2-Oxoglutarat*, verlassen die Mitochondrien und setzen sich im Cytosol wiederum durch Transaminierung zu Oxalacetat und Glutamat um. Oxalacetat wird wieder zu Malat, Glutamat wandert wieder in die Mitochondrien. Der gesamte Pendelverkehr kann in beiden Richtungen ablaufen und – je nach Stoffwechsellage – Wasserstoff (genauer: Reduktionsäquivalente) nach innen oder außen befördern.

Der Wasserstoff liegt jetzt als innermitochondriales NADH vor, das durch die Atmungskette reoxidiert wird (s. Kap. 16). Dabei können je NADH 3 ATP gewonnen werden (der Wert verringert sich bei Berücksichtigung der Stöchiometrie der Protonenverteilung an der Mitochondrien-Membran auf ca. 2,5 ATP pro Transfer von einem Elektronenpaar von NADH zu O_2, Kap. 9, S. 249).

Mitochondrialer ADP/ATP- und Phosphat-Transport. Der ADP/ATP-*Translokator* wurde bereits in Kap. 14 (S. 359) vorgestellt. Seine Funktion liegt im Austausch des durch die oxidative Phosphorylierung gebildeten ATP gegen ADP, das extramitochondrial durch ATP-Hydrolyse entstanden ist. Durch den Ladungsunterschied von ATP^{4-} und ADP^{3-} ist dieser Antiport „elektrogen" und wird durch das Membranpotenzial (außen positiv) getrieben. Als zweiter Translokator ist für die oxidative Phosphorylierung der *Phosphat-Transporter* essenziell. Er befördert in einem Symport (elektroneutral) ein Proton und ein Molekül $H_2PO_4^-$ in die Mitochondrien-Matrix (⊕22.3).

Schrittmacherreaktionen. Wie in Kap. 3 (S. 54) dargestellt erscheinen die jeweiligen Konzentrationen von Zwischenstoffen eines Reaktionswegs zwar als quasi konstant, sie existieren aber lediglich in Fließgleichgewichten. Ein „Umschalten" zwischen einzelnen Stoffwechselzuständen wirkt sich also an den Flussgeschwindigkeiten innerhalb der betreffenden Reaktionswege aus.

Dabei gibt es einige Reaktionen, die als *Schrittmacher* dienen. Beim Abbau der Glucose zu Pyruvat durch die Glykolyse ist es zum Beispiel die Phosphofructokinase-Reaktion, d. h. die Phosphorylierung von Fructose-6-phosphat zu Fructose-1,6-bisphosphat. Die Reaktion ist praktisch irreversibel (weil stark exergon), während die Schritte davor und danach weitgehend reversibel sind und die Metabolit-Konzentrationen dort nahezu den Gleichgewichtskonzentrationen entsprechen. Die beteiligten *Schrittmacherenzyme* sind dadurch besonders wichtige Kontrollstellen des Stoffwechsels, denn ihre Beeinflussung (Aktivierung bzw. Hemmung) betrifft die oberhalb und unterhalb gelegenen Schritte mit; und diese passen sich den veränderten Durchflüssen an der Staustelle an. In diesem Sinne wird in der Leber die *Phosphofructokinase* durch einen besonderen Effektor, das *Fructose-2,6-bisphosphat*, reguliert (S. 247).

Regulation durch begrenzende Metabolite. Dieser einfachste und zugleich wichtige Fall ist dadurch gekennzeichnet, dass ein Schlüsselmetabolit den gesamten Stoffdurchsatz begrenzt. Dies kann ein Substrat oder ein Cosubstrat (NADP, ADP etc.) sein. Ein gutes Beispiel ist die *Kontrolle der Atmung* in den Mitochondrien: Der Elektronenfluss durch die Atmungskette wird nicht durch deren Elektronentransport-Kapazität begrenzt, sondern durch die Verfügbarkeit von ADP für die oxidative Phosphorylierung. Das System zeigt *Autoregulation*. Wird nämlich z. B. durch Muskelarbeit viel ATP in der Zelle

Der **Glycerol-3-phosphat-Zyklus** wirkt in manchen Geweben (z. B. in Flugmuskeln von Insekten) als indirekter Weg zur Oxidation von cytoplasmatischem NADH. Er wird durch die cytoplasmatische *sn-Glycerol-3-phosphat-Dehydrogenase* und ein entsprechendes, aber FAD-abhängiges Enzym der inneren Mitochondrienmembran katalysiert, das den Wasserstoff direkt in die Atmungskette leitet (⊕22.2). Damit können aus cytoplasmatischem NADH in der Bilanz nur 1,5 ATP gewonnen werden. Die Transportsubstrate müssen dabei die Mitochondrien-Membran nicht durchdringen.

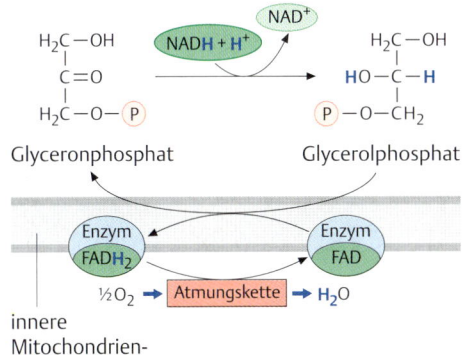

⊕**22.2 Glycerol-3-phosphat-Zyklus.**

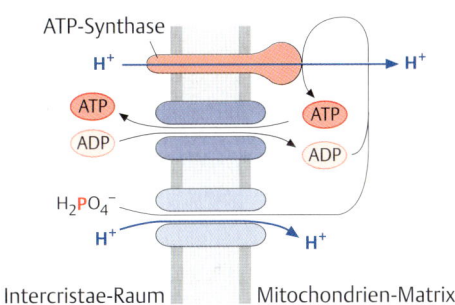

⊕**22.3 ATP/ADP-Antiport und Phosphat/Proton-Symport** (modifiziert nach Klingenberg, TIBS 15 ;1990:108).

✎ **Die Selbstregulation der Glucokinase** ist ein gutes Beispiel für eine Kontrolle des Intermediärstoffwechsels durch die Michaelis-Menten-Kinetik. Die Michaelis-Konstante des Enzyms, das Glucose-6-phosphat aus Glucose und ATP bildet, liegt bei 15 mmol · l⁻¹, also bei dem etwa vierfachen Wert der normalen Blutglucose-Konzentration (4 mmol · l⁻¹). Nach der Nahrungsaufnahme kann die Glucose-Konzentration im Pfortaderblut auf mehr als 25 mmol · l⁻¹ ansteigen. Im Bereich der Michaelis-Konstante reagiert das Enzym auf jede Veränderung der Glucosekonzentration mit größter Empfindlichkeit (◉22.4) und phosphoryliert die Glucose zu Glucose-6-phosphat. Damit wird die Glucoseaufnahme der Leber durch das Substratangebot reguliert.

Auch in den β-Zellen der Langerhans-Inseln im Pankreas ist eine Glucokinase lokalisiert, die auf Veränderungen der Blutzucker-Konzentration empfindlich reagiert: Steigt die Blutglucose, so steigt auch der Glucose-Metabolismus und damit die ATP-Synthese; über eine spezifische Signalkette führt dies zur Insulinausschüttung (S. 536).

verbraucht, so wird dabei gleichzeitig ADP freigesetzt; in der Folge wird also die Phosphorylierung und damit die Atmung solange beschleunigt, bis ein ATP-Überschuss entsteht bzw. ADP wieder limitierend wird.

Andere Beispiele sind die Begrenzung der Fettsäure-Synthese durch Mangel an NADPH oder des Citrat-Zyklus durch Mangel an Oxalacetat.

Regulation durch die Michaelis-Kinetik. Die oben erwähnten quasi stationären Konzentrationen im Fließgleichgewicht liegen für die meisten Metaboliten im Bereich der Michaelis-Konstanten der beteiligten Enzyme. Damit ist schon eine (wenn auch nicht sehr wirksame) Selbstregulation des Stoffumsatzes gegeben. Erhöht sich nämlich die Konzentration des Metaboliten (des Substrats der Enzymreaktion), dann erhöht sich auch die Reaktionsgeschwindigkeit, wie ein Blick auf die Michaelis-Kurve (◉22.4) lehrt. Der Stoff wird also jetzt schneller umgesetzt, seine Menge wird wieder abnehmen und der ursprünglichen Fließgleichgewichtskonzentration zustreben. ⊤22.2 stellt Michaelis-Konstanten wichtiger glykolytischer Enzyme und die zugehörigen Metabolitkonzentrationen in der Leber (Ratte) einander gegenüber.

Eine ähnliche regulative Funktion hat die oft zu beobachtende *Produkthemmung* eines Enzyms. Wird das Produkt der Reaktion nicht schnell genug abtransportiert oder weiter umgesetzt, so häuft es sich an; es besetzt die Substratbindungsstelle und wirkt wie ein kompetitiver Inhibitor. Auch dieses Phänomen führt zu einer Selbstregulation. Typische Beispiele für Enzyme mit Produkthemmung sind Hexokinase und Glucose-6-phosphat-Dehydrogenase, wobei Glucose-6-phosphat bzw. NADPH die hemmenden Produkte darstellen. Wichtig ist, dass hier die Produkte nicht über die Beeinflussung der Gleichgewichtslage wirken, sondern die Aktivität des Katalysators (Enzym), also die Wechselzahl, vermindern.

⊤ **22.2 Vergleich von Metabolitkonzentrationen (c) und K_M-Werten von Enzymen der Glykolyse in der Rattenleber.** Angaben von c in µmol · g⁻¹ Frischgewicht, von K_M in mmol · l⁻¹.

Substrat/Enzym	c	K_M
Glucose	8,6	
Glucokinase		15
Glucose-6-phosphat	0,37	
Glucose-6-phosphat-Isomerase		0,21
Fructose-6-phosphat	0,075	
Phosphofructokinase		0,27
Fructose-1,6-bisphosphat	0,022	
Aldolase		0,01
Glyceronphosphat	0,038	
Triosephosphat-Isomerase		–
Glyceral-3-phosphat	0,007	
Glyceralphosphat-Dehydrogenase		0,09
3-Phosphoglycerat	0,268	
3-Phosphoglycerat-Mutase		0,24
2-Phosphoglycerat	0,04	
Enolase		0,03
Phosphoenolpyruvat	0,13	
Pyruvat-Kinase		0,06
Pyruvat	0,145	
Lactat-Dehydrogenase		0,14
Lactat	1,45	

Die Angabe µmol · g⁻¹ Frischgewicht ist in grober Näherung vergleichbar mit mM, da der Wassergehalt des Organs etwa 70 – 80 % beträgt.

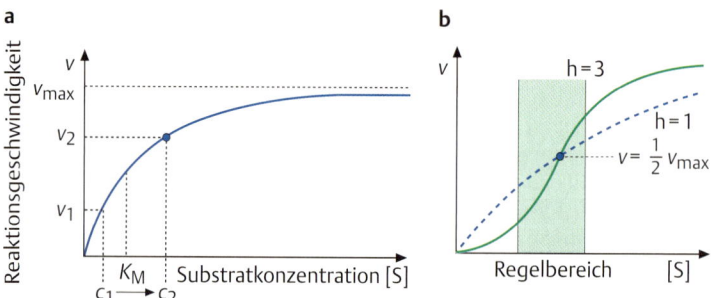

◉**22.4 Selbstregulation durch steigende Substratkonzentration (a) und allosterische Kontrolle von Enzymen (b). a** Eine Konzentrationsänderung des Substrats (Metaboliten) im Bereich der Michaelis-Konstanten K_M wirkt sich unmittelbar auf die Reaktionsgeschwindigkeit v aus. **b** Durch hohe Kooperativität ändert sich eine einfache Michaelis-Menten-Kinetik (blau gestrichelt) zur sigmoiden Kinetik (grün) bei gleicher K_m. h = Hill-Koeffizient (s. Kap. 3, S. 65)

Die allosterische Kontrolle von Schlüsselenzymen ist einer der wirksamsten Mechanismen zur Stoffwechselregulation. Wie auf S. 66 dargelegt, versteht man unter allosterischer Kontrolle eine Hemmung oder Aktivierung eines Enzyms durch einen Metaboliten, der sich nicht am aktiven Zentrum, sondern an einer anderen Stelle des Enzymproteins anlagert und die Enzymaktivität beeinflusst. Die Wirkung kommt durch eine Konformationsänderung des Enzyms bzw. seiner Untereinheiten zustande. Wir haben Beispiele für allosterische Stoffwechselkontrollen schon kennen gelernt, darunter die Aktivierung des Schrittmacherenzyms Phosphofructokinase durch

Fructose-2,6-bisphosphat (S. 247) und die Aktivierung der Isocitrat-Dehydrogenase durch ADP bzw. deren Hemmung durch ATP oder NADH (S. 269). Weitere Beispiele werden wir bei den Wechselbeziehungen im Intermediär-Stoffwechsel besprechen.

Meist weisen allosterisch regulierte Enzyme das Phänomen der *Kooperativität* auf (s. Kap. 3, S. 65). Die sigmoide Kinetik hat zur Folge, dass bei hoher Kooperativität die Kurve im Regelbereich bei kleinen Änderungen der Substratkonzentration wesentlich steiler verläuft als bei einer Michaelis-Menten-Beziehung, so dass durch diese „Autoregulation" der entsprechende Stoffwechselschritt effektiver kontrolliert wird (◉**22.4b**).

Diese Eigenschaft eines Enzyms kann verstärkt oder abgeschwächt werden, wenn es allosterisch durch einen Aktivator bzw. einen Inhibitor beeinflussbar ist, welcher die Kurve nach links bzw. rechts verschiebt (s. ◉**3.18**, S. 66). Man spricht von „*K-Typ*", wenn sich hierbei die Michaelis-Konstante (K_M) verschiebt (s. ◉**3.18a**). Ein seltener Fall ist die allosterische Regulation vom „*V-Typ*", wobei ein allosterischer Aktivator die Maximalgeschwindigkeit (V_{max}) des Enzyms steuert (s. ◉**3.18b**). So ist die Pyruvat-Carboxylase in Abwesenheit des allosterischen Aktivators Acetyl-CoA praktisch inaktiv. Die „Zweckmäßigkeit" dessen ist einsehbar: fällt nämlich viel Acetyl-CoA an, so wird die Bildung von Oxalacetat aus Pyruvat stimuliert und so die Verwertung des Acetyl-CoA im Citrat-Zyklus ebenfalls beschleunigt.

Die allosterische Kontrolle kann neben anderen Mechanismen (Interkonversion, Induktion, Repression) eine erhebliche Rolle bei der Kontrolle sogenannter *Leerlauf-Substratzyklen* spielen. Sie liegen vor, wenn ein Paar von Substraten sehr unterschiedlichen Energieinhalts durch zwei verschiedene Enzymsysteme ins Gleichgewicht gesetzt werden kann. Beispiele sind Pyruvat/Phosphoenolpyruvat, Glucose/Glucose-6-phosphat oder Fructose-6-phosphat/Fructose-1,6-bisphosphat. Alle Beispiele sind Schlüsselreaktionen im Nebeneinander von Glykolyse und Gluconeogenese. Würden beide Enzyme des Schemas in ◉**22.5**, Fructose-6-phosphat-1-Kinase (Phosphofructokinase 1) und Fructose-1,6-bisphosphatase gleichzeitig aktiv sein, so entstünde beim Fehlen einer effektiven Kontrolle ein Leerlauf-Zyklus, dessen Ergebnis die ständige hydrolytische Spaltung von ATP wäre. Dieser Leerlauf wird dadurch verhindert, dass beide Enzyme allosterisch durch AMP beeinflusst werden: AMP aktiviert die Kinase und hemmt die Phosphatase. Bei Anstieg der AMP-Konzentration steigt also der Umsatz der Kinase. Wie bereits erwähnt, wird die Phosphofructokinase noch durch einen weiteren allosterischen Aktivator, das Fructose-2,6-bisphosphat, reguliert. Wie wir weiter unten sehen werden, wird dessen Konzentration durch Interkonversion reguliert (s. ◉**22.13**).

Negative Rückkopplung (feedback control). Als Rückkopplung bezeichnet man den Einfluss eines Endprodukts auf Reaktionen, die am Anfang einer Reaktionskette liegen. Diesem Prinzip kommt eine große Bedeutung für die Regulation von solchen Stoffwechselwegen zu, die der *Synthese* eines Metaboliten dienen. Beispiele hierfür sind die Häm-Biosynthese und die Cholesterol-Synthese. Die Schlüsselenzyme sind 5-Aminolävulinat-Synthase und HMG-CoA-Reduktase. Die Rückkopplung kann direkt durch das Endprodukt erfolgen. So ist freies Häm ein allosterischer Hemmstoff der 5-Aminolävulinat-Synthase (S. 187). Für diesen Mechanismus gilt also das in ◉**22.6** formulierte Schema. Der wesentliche Unterschied zur Produkthemmung besteht darin, dass nicht nur die Synthese des terminalen Produkts gehemmt wird, sondern auch die Anhäufung aller auf diesem Wege auftretenden Intermediate. Zusätzlich zur allosterischen Hemmung der 5-Aminolävulinat-Synthase-Aktivität bewirkt Häm eine Repression der Synthese des Enzyms und schließlich auch

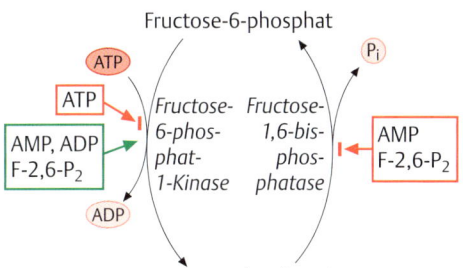

◉**22.5 Ein „Leerlauf-Substratzyklus" in der Stoffwechselregulation.** Durch das Nebeneinander von Glykolyse und Gluconeogenese kann theoretisch ein Leerlauf zwischen der Phosphorylierung von Fructose-6-phosphat zu Fructose-1,6-bisphosphat und dessen Spaltung zurück zu Fructose-6-phosphat formuliert werden. Die beteiligten Enzyme müssen also derart reguliert werden, dass kein Leerlauf entsteht. Im gezeigten Beispiel übt AMP (neben ATP) als allosterischer Regulator diese Kontrolle aus. Bei Anstieg der AMP-Konzentration steigt der Umsatz der Kinase-Reaktion und der der Phosphatase-Reaktion sinkt. Als wichtiger weiterer Effektor wirkt aber beim Säuger noch das Fructose-2,6-bisphosphat (F-2,6-P_2), dessen Konzentration hormonell kontrolliert wird.

🔍 **Substratzyklen ermöglichen ein rasches Umschalten der Flussrichtung.** In bestimmten Geweben (Flug- und Sprungmuskeln von Insekten) finden solche Zyklen tatsächlich statt, obwohl sie Energie kosten. Sie ermöglichen jedoch ein rasches Umschalten der Flussrichtung im Sinne einer Bereitstellung von Energie durch Glykolyse und ATP-Synthese, wenn der AMP-Spiegel geringfügig ansteigt. Dies kann bei starker Beanspruchung des Muskels durch die Wirkung der Adenylat-Kinase geschehen (s. Kap. 23.7). Beim Säuger dagegen überwiegt die Kontrolle durch allosterische Effektoren und Interkonversion.

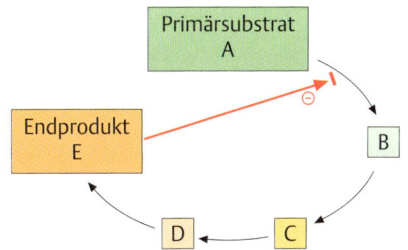

◉**22.6 Prinzip der negativen Rückkopplung.** Das Endprodukt einer Stoffwechselkette hemmt einen Reaktionsschritt am Anfang der Reaktionskette. Es wird dadurch nicht nur die Synthese des Endprodukts, sondern auch diejenige der Zwischenprodukte gehemmt.

🔍 **Oszillationen.** Ziel der homöostatischen Regulation des Stoffwechsels ist die Konstanz der Konzentration der wichtigsten Metabolite. Dieses Ziel wird nicht immer erreicht. Manchmal beobachtet man länger anhaltende, gedämpft abklingende Oszillationen der Konzentrationen wichtiger Metabolite um einen Mittelwert. Solche Oszillationen lassen sich zum Beispiel an Lösungen, die alle Enzyme und Cosubstrate der Glykolyse enthalten, durch plötzlichen Zusatz des Substrats (der Glucose) hervorrufen. Sie kommen durch positive Rückkopplung zustande.

🔍 **Positive Rückkopplung** ist das Gegenstück zur negativen Rückkopplung, wird aber sehr viel seltener beobachtet. Wie der Name sagt, wird bei der positiven Rückkopplung durch das Produkt ein vorangegangener Reaktionsschritt stimuliert. Ein Beispiel ist auch hier die Fructose-6-phosphat-1-Kinase: Das Enzym wird durch ADP, ein Produkt der von ihr katalysierten Reaktion, allosterisch aktiviert. Dieses Verhalten ist eine der Ursachen für die Oszillation der Glykolyse.

⊤ 22.3 Vergleich der Aktivität einiger interkonvertierbarer Enzyme.

Enzym	phosphoryliert	dephosphoryliert
Phosphorylase-Kinase	aktiv	inaktiv
Glykogen-Phosphorylase	aktiv	inaktiv
Triacylglycerol-Lipase	aktiv	inaktiv
Pyruvat-Dehydrogenase	inaktiv	aktiv
Glykogen-Synthase	inaktiv	aktiv
Pyruvat-Kinase	inaktiv	aktiv
Acetyl-CoA-Carboxylase	inaktiv	aktiv
Cholesterolester-Hydrolase	aktiv	inaktiv
HMG-CoA-Reduktase	inaktiv	aktiv

noch eine Hemmung des Transports des Häms in Mitochondrien (s. Kap. 6, S. 136).

Auch die Kontrolle der Cholesterol-Synthese über die Beeinflussung der HMG-CoA-Reduktase (s. S. 323) geschieht auf mehreren Ebenen. Erstens ist die Transkription des HMG-CoA-Reduktase-Gens abhängig von der Anwesenheit des Sterol-regulatorisches-Element-Bindungsproteins (SREBP), welches nur bei niedriger Cholesterolkonzentration in den Kern transloziert wird, und zweitens wird die Translation von HMG-CoA-Reduktase-mRNA durch Cholesterol gehemmt. Zusätzlich wird die Aktivität des Enzyms über eine Kontrolle seiner Stabilität (Abbau des Enzyms bei steigender Cholesterol-Konzentration) und, unabhängig von den Rückkopplungsmechanismen, durch Interkonversion (Hemmung durch AMP-abhängige Phosphorylierung) reguliert.

Übergeordnete Regulation der Enzymaktivität. Wie gerade im Zusammenhang mit der HMG-CoA-Reduktase-Aktivität erwähnt, kennt man als weitere wichtige Mechanismen für die Steuerung von Fließgleichgewichten die *Interkonversion*, welche ein An- und Abschalten bestimmter Enzyme bewirkt, sowie die *Steuerung der Enzymmenge* durch Kontrolle der Proteinsynthese mittels *Induktion* und *Repression* und durch Proteolyse, also letztlich der Lebensdauer bestimmter Enzyme. Beide Mechanismen sind indirekt und werden meist durch Induktoren oder bei höheren Organismen durch Hormone und zwischengeschaltete Verstärkersysteme für das auslösende Signal bewirkt (s. u.).

Die Interkonversion wurde in Kap. 3, S. 67 und in Kap. 19.6 bereits besprochen. Sie beruht auf der signalvermittelten chemischen Modifizierung eines Enzymproteins, meist durch Phosphorylierung oder Dephosphorylierung der OH-Gruppen spezifischer Serin- oder Threonin-Reste. Beispiele sind die Glykogen-Synthase und Glykogen-Phosphorylase, welche beim Säuger entsprechend der jeweiligen Stoffwechsellage gegenläufig reguliert werden (s.u.). Dabei ist jeweils eine Enzymform (z. B. die phosphorylierte) aktiv, die andere (in diesem Fall die dephosphorylierte) Form inaktiv, wie ⊤ 22.3 zeigt. Als auslösendes Signal für die Regulation können Substrate, Reaktionsprodukte oder auch „zweite Messenger" der Hormone wirken. Die hierbei primär beeinflussten Enzyme sind nicht die Katalysatoren der regulierten Stoffwechselreaktion selbst, sondern *Protein-Kinasen* oder *Protein-Phosphatasen*, welche das eigentliche „Schlüsselenzym" eines bestimmten Stoffwechselweges modifizieren. Dabei gilt im Falle des Energie-Stoffwechsels, dass die Phosphorylierung solche Enzyme aktiviert, die der Mobilisierung von Speichersubstanzen (Glykogen, Fett) dienen, während diejenigen Enzyme, welche Speichersubstanzen aufbauen, in der nicht phosphorylierten Form aktiv sind.

Die **Regulation des Glykogen-Stoffwechsels** (👁22.7) ist ein Beispiel für die Bedeutung von Enzym-Interkonversionen als Regulationsprinzip. Darauf wurde im Kapitel 20.6 bei der Wirkung der Peptidhormone *Glucagon* und *Insulin* auf den Kohlenhydrat-Stoffwechsel bereits hingewiesen. Beide wirken über Rezeptoren auf der Plasmamembran. Glucagon wirkt über einen G-Protein-gekoppelten Rezeptor und aktiviert über cAMP die Protein-Kinase A (PKA). Die PKA phosphoryliert und aktiviert die Phosphorylase-Kinase (in 👁22.7 links gezeigt) und inaktiviert die Glykogen-Synthase durch Phosphorylierung (in 👁22.7 nicht gezeigt). Insulin wirkt über einen Rezeptor, dessen intrazellulärer Abschnitt Tyrosin-Kinase-Aktivität besitzt und u. a. über das Insulin-Rezeptor-Substrat IRS-1 die PI-3-Kinase aktiviert, deren Produkt u. a. Phosphatidyl-Inositol-3,4-bisphosphat ist (👁19.15, Kap. 19.4). Dieses aktiviert zusammen mit der Phospholipid-abhängigen Protein-Kinase (PDK-1) die Protein-Kinase B oder eine andere Insulin-stimulierbare Protein-Kinase (ISPK).

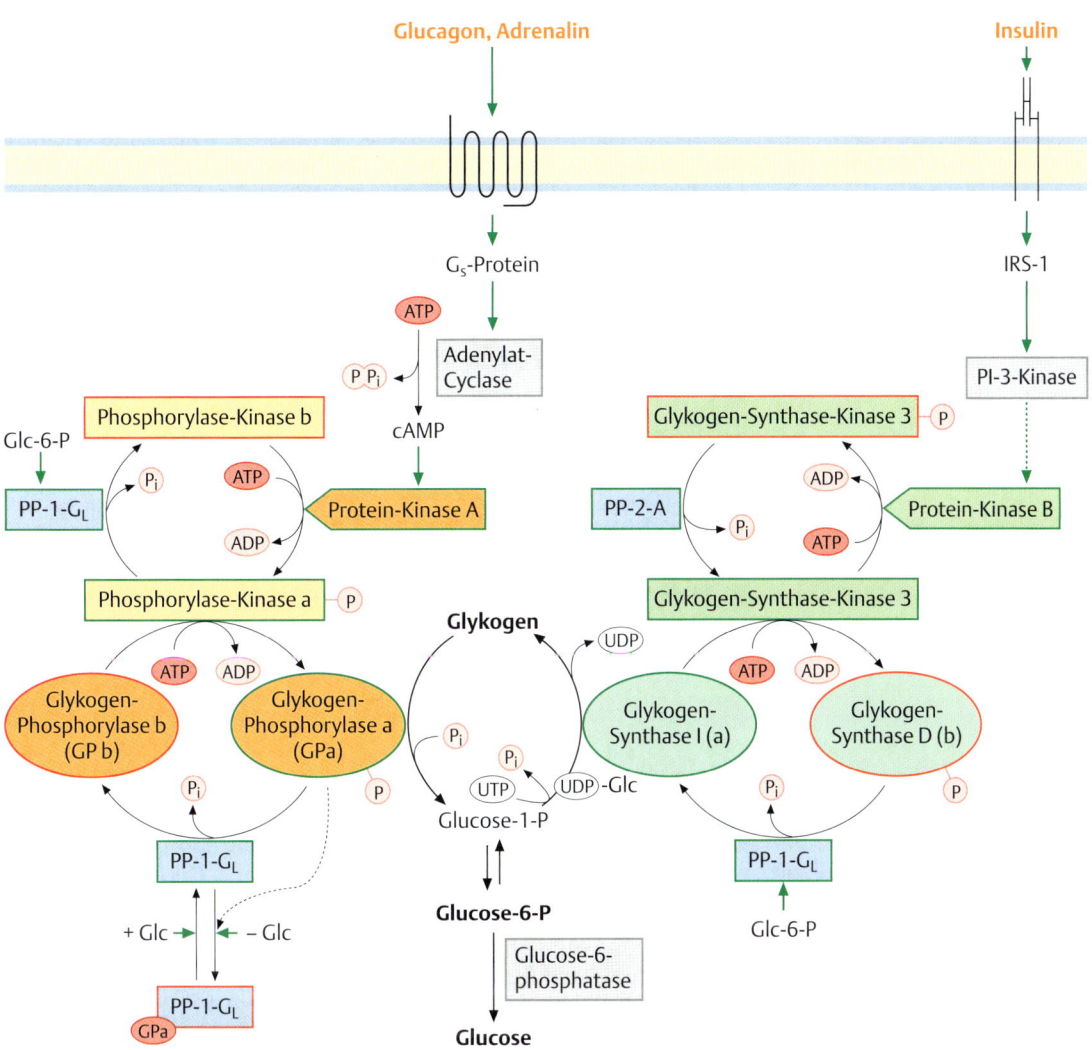

⊙ 22.7 Regulation des Glykogen-Stoffwechsels der Leber. Adrenalin und Glucagon bewirken den Glykogen-Abbau durch die allosterische Aktivierung der *Protein-Kinase A*. Dadurch wird die *Phosphorylase-Kinase* (und dann auch die *Glykogen-Phosphorylase*) aktiv. Als Gegenspieler der Kinasen wirkt *Protein-Phosphatase-1* (PP-1). Deren Aktivität unterliegt in der Leber einer allosterischen Kontrolle durch Glucose und *Glykogen-Phosphorylase a* (GPa). Gleichzeitig phosphoryliert und inaktiviert Protein-Kinase A die *Glykogen-Synthase* (nicht gezeigt).

Insulin als Hormon der Resorptionsphase (Speicherbildung) stimuliert die Glykogen-Synthese über die Interkonversion der Glykogen-Synthase. Dieses Enzym ist im dephosphorylierten Zustand aktiv, seine Phosphorylierung durch *Glykogen-Synthase-Kinase-3* (GSK-3) führt zur Inaktivierung, ebenso eine Phosphorylierung durch Protein-Kinase A (nicht gezeigt). Über die Aktivierung der PP-1 wird Glykogen-Synthase dephosphoryliert und dadurch aktiviert. Die GSK-3 wird durch *Protein-Phosphatase-2A* (PP-2-A) dephosphoryliert und dadurch aktiviert. PP-2-A dephosphoryliert mehrere Enzyme des Insulin-Signalwegs, darunter auch die *Protein-Kinase B* (nicht gezeigt). *PI-3-Kinase* aktiviert über Zwischenschritte die Protein-Kinase B (siehe Text).

Schlüsselenzym bei der Regulation des *Glykogen-Abbaus* ist die Protein-Kinase A. Ihr Substrat ist die Phosphorylase-Kinase; diese wird durch Phosphorylierung aktiviert und phosphoryliert nun ihrerseits die Glykogen-Phosphorylase, die eine Abspaltung von Glucose-1-phosphat vom Ende der Glykogenkette her katalysiert (Kap. 9.6). Glucose-1-phosphat wird in Glucose-6-phosphat umgewandelt. In der *Leber* kann daraus durch Glucose-6-phosphatase Glucose freigesetzt und ins Blut abgegeben werden. *Muskelzellen* dagegen besitzen keine Glucose-6-phosphatase, tragen also nicht auf diesem Weg zur Glucose-Homöostase im Blut bei.

Nicht nur Enzyme des Glykogen-Abbaus werden durch Interkonversion reguliert, auch die *Glykogen-Synthese* unterliegt einer Kontrolle durch Phosphorylierung des Enzyms. Hier allerdings ist die Glykogen-Synthase (GS) in phosphorylierter Form weniger aktiv als das dephosphorylierte Enzym. Die Kinase, die diese Interkonversion reguliert (GSK-3), unterliegt selbst einer Kontrolle durch Interkonversion. Sie wird gesteuert durch Protein-Kinase B, deren Aktivität von einer Insulin-abhängigen Signalkaskade abhängt.

Wir haben bisher nur die Interkonversion im Sinne einer Phosphorylierung beschrieben. Es liegt auf der Hand, dass dem entsprechenden System von Protein-Kinasen auch eine *regulierte Protein-Phosphatase-Wirkung* gegenüberstehen muss. Im Glykogen-Stoffwechsel besitzt die Protein-Phosphatase 1 (PP-1) eine zentrale Wirkung. Sie wird durch eine regulatorische Untereinheit (in ◈**22.7** als G_L bezeichnet) mit Glykogen und den Enzymen des Glykogen-Metabolismus assoziiert. In der *Leber* wird die Aktivität der PP-1 durch eine allosterische Regulation der G_L-Aktivität kontrolliert: durch Glucosemangel wird die Bindung von Glykogen-Phosphorylase a (GPa) an G_L erhöht, wodurch PP-1 inaktiviert wird. Analog wird durch PP-1 die Glykogen-Synthase durch Dephosphorylierung aktiviert, wenn Glucose bzw. Glucose-6-Phosphat als allosterischer Aktivator vorhanden ist. Im *Muskel* liegt statt G_L eine G_M-Untereinheit vor; diese wird durch PKA phosphoryliert, wodurch ihre Affinität zur PP-1 verringert und diese damit inaktiviert wird.

Zusätzlich zu den bisher dargestellten Kontrollmechanismen wird die Aktivität der PP-1 durch Inhibitorproteine kontrolliert, die selbst wiederum einer Kontrolle durch Interkonversion unterliegen. Die Wirkung von PP-1-Enzymen ist nicht auf den Glykogen-Stoffwechsel beschränkt. Weitere Isoformen des Enzyms oder Assoziaton mit anderen Untereinheiten bestimmen die Substrat-Spezifität und subzelluläre Lokalisation.

Zusammenfassend zeigt der Glykogen-Stoffwechsel, wie durch eine Vielzahl von hormonell kontrollierten Interkonversionen eine schnelle Anpassung des Stoffwechsels an veränderte Bedingungen, z.B. ein Absinken des Blutzuckers oder ein hohes Glucoseangebot, möglich ist. Zur Kontrolle durch reversible Phosphorylierungen kommt als weitere Kontrolle an vielen Stellen die allosterische Kontrolle der beteiligten Enzyme hinzu. So ist selbst die nicht phosphorylierte Phosphorylase b im Muskel (im Gegensatz zum Leber-Isoenzym) in Anwesenheit von AMP aktiv, durch ATP oder Glucose-6-phosphat wird sie allosterisch inaktiviert, während die phosphorylierte Phosphorylase a durch diese Metabolite nicht beeinflusst wird.

Die Interkonversion durch Phosphorylierung bzw. Dephophorylierung steuert vor allem Stoffwechselwege, die innerhalb des gleichen Zellkompartiments stattfinden, wie eben Glykogenolyse und Glykogen-Synthese im Cytosol der Leberzelle. Allerdings ist sie nicht nur ein entscheidendes Prinzip bei der Kontrolle des Intermediärstoffwechsels, sondern auch bei einer Vielzahl anderer Vorgänge, so zum Beispiel bei der Regulation des Zellzyklus (Kap. 15 S. 378), der Kontraktion glatter Muskulatur (Kap. 23.7) oder bei der Signalübertragung durch Plasmamembran-Rezeptoren zu nachgeschalteten Enzymen (Kap. 19.6).

Enzym-Induktion und Enzym-Abbau. Neben der besprochenen Regulation der Enzym-Aktivität kann der Stoffwechsel auch über die Kontrolle der Enzymmenge reguliert werden. Diese wird durch die Geschwindigkeiten der Biosynthese und des Abbaus bestimmt. Demnach ergeben sich für die Regulation zwei Angriffspunkte, nämlich die Expression der Gene der entsprechenden Enzyme und der Abbau der Enzymproteine. Die *Proteinsynthese* wird in der Regel auf der Transkriptionsebene kontrolliert. Es ist daher logisch, dass *Induktion* oder *Repression* durch Hormone oder Substrate auf dieser Ebene wirksam werden können (S. 135).

Auch die *Proteolyse* unterliegt offensichtlich einer Kontrolle; hierbei werden Enzym-Proteine entweder durch die Bindung regulatorischer Moleküle destabilisiert oder sie werden durch kovalente Modifikation für eine Übertragung von *Ubiquitin* (vgl. S. 203) markiert und dem Abbau in Proteasomen zugeführt.

Die Geschwindigkeiten von Proteinsynthese und Proteolyse bestimmen auch die Halblebenszeit von Enzymen; sie kann zwischen wenigen Minuten (Ornithin-Decarboxylase) und 15–20 Tagen (Lactat-Dehydrogenase) liegen.

Das Regulationsprinzip von Induktion und Repression gilt neben der Umsetzung von Hormonsignalen auch für die Anpassung an veränderte Umwelt- und Ernährungsbedingungen. Allerdings können nur Enzyme mit kurzer Halblebenszeit rasch an veränderte Ernährungsbedingungen oder Hormonspiegel adaptiert werden.

Effektivität der Regulation. Die dargestellten Regelmechanismen unterscheiden sich in ihrer Ansprechzeit und erlauben einer Zelle bzw. einem Organismus entweder unmittelbar und reversibel oder auch verzögert und länger anhaltend auf ein Signal zu reagieren (➤ 22.4). Interessanterweise wird die Aktivität vieler Enzyme durch mehrere Mechanismen gesteuert; z. B. also allosterisch *und* durch Interkonversion (Beispiel: Glykogen-Phosphorylase, HMG-CoA-Reduktase). Sie kann damit durch spontane Fluktuationen intrazellulärer Metabolite ebenso wie über extrazelluläre Signale reguliert werden.

22.2 Hormonale Steuerung des Stoffwechsels

Viele Regulationsmechanismen dienen im Wesentlichen der Homöostase, wie zum Beispiel der Erhaltung des Blutzuckerspiegels in einem eng umschriebenen Bereich. Sie entsprechen damit den klassischen Regelkreisen der Physiologie. Darüber hinaus ist es aber ebenfalls von großer Bedeutung für den Organismus, dass die Stoffwechselprozesse veränderten Situationen wie Stress, Hunger, Arbeitsleistung u. a. angepasst werden können, dass also der *Sollwert* verstellt werden muss. Diese *Steuerung* des Stoffwechsels wird vor allem durch eine kleine Gruppe von Hormonen erreicht, die direkt auf den Stoffwechsel wirken (s. ◉ 22.9).

Wie in Kap. 19 besprochen, erfolgt die Weitergabe des Hormonsignals auf die Ebene der Enzyme letztlich nach zwei Prinzipien: *Interkonversion* und *Induktion*. Adrenalin und Glucagon sind Hormone, deren Wirkung über Interkonvertierung von Enzymen sehr genau aufgeklärt ist (S. 562). Steroidhormone und auch die Schilddrüsenhormone induzieren meist die Biosynthese bestimmter Enzymproteine, die direkt in spezielle Fließgleichgewichte eingreifen und den Stoffwechsel umsteuern.

Im Zusammenhang mit der Stoffwechsel-Wirkung von Hormonen unterscheidet man allgemein zwischen *anabolen* Prozessen, die dem Aufbau von Körpersubstanz und Reservestoffen dienen, und *katabolen* Prozessen, die die Reserven mobilisieren und der Verbrennung (im Sinne einer Energiegewinnung) zuführen.

Manche Hormone werden unmittelbar durch äußere Reize wie z. B. durch ein verändertes Nahrungsangebot oder durch das vegetative Nervensystem freigesetzt: *Insulin, Glucagon* und das „Notfall-Hormon" *Adrenalin*. Dagegen wird die Ausschüttung der *Glucocorticoide*, der *Schilddrüsenhormone* und des *Wachstumshormons* durch das hypothalamisch-hypophysäre System gesteuert.

➤ 22.4 Vergleich der Effektivität unterschiedlicher Regulatonsprinzipien für Enzyme

Regulationstyp	Ansprechzeit	Einfluss auf:
Selbstregulation über [S]	spontan (▶)	Aktivität
allosterisch	spontan (▶)	Aktivität
Interkonversion	rasch (▶▶)	Aktivität
kontroll. Proteolyse	langsam (▶▶)	E_{total}
Induktion/ Repression	langsam (▶▶)	E_{total}

▶ = direkte Beeinflussung

▶▶ = Einfluss erfolgt indirekt über eine Signalkette, bezogen auf den Säuger bedeuten „spontan" = 1–2 min, „rasch" = etwa 10–60 min, „langsam" = mehrere Stunden bis > 1 Tag

🔍 **Enzyminduktion und -Repression** sind ganz allgemein – also über die Steuerung durch Hormone hinaus – Mechanismen zur Stoffwechselregulation. Bei Bakterien wirken häufig Substrate als Induktoren, z. B. das durch Lactose induzierte *Lac*-Operon bei *Escherichia coli* (S. 129). Beim Menschen werden neben den hormonell induzierten Enzymen zum Beispiel Enzyme der Biotransformation durch Pharmaka induziert.

🔍 Die Kontrolle der Enzymsynthese – oder ganz allgemein der Proteinsynthese – ist nicht auf die positive oder negative Regulation der Transkription beschränkt; sie kann auch auf der Ebene der **Translation** geschehen. Beispiele hierfür sind die Biosynthese von *Ferritin*, des *Transferrin-Rezeptors* und der *5-Aminolaevulinat-Synthase*, die über das Eisen-sensorische Bindungsprotein durch die Konzentration an verfügbarem Eisen kontrolliert werden (S. 148).

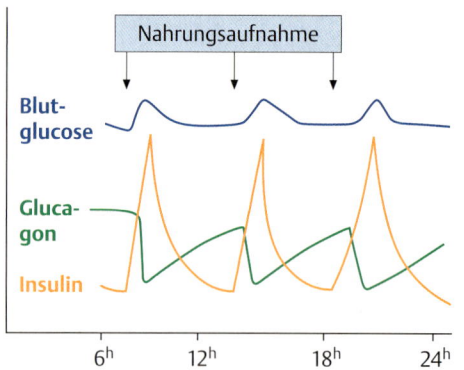

⊙22.8 Änderung der Plasmaspiegel von Insulin und Glucagon in Abhängigkeit vom Nahrungsangebot, hier dargestellt anhand der Blutglucose im Tagesverlauf.

Die zur ersten Gruppe zählenden Stoffwechselhormone unterliegen einem typischen Tagesrhythmus, der im Wesentlichen durch die Periodizität der Nahrungsaufnahme geprägt wird. Dabei ist *Insulin* das spezifische Hormon der Resorptionsphase (Nahrungsaufnahme, Auffüllung von Energiespeichern) und *Glucagon* dasjenige der Postresorptionsphase (Verwertung der Energiespeicher). Wie ⊙22.8 zeigt, ändern sich die Serumspiegel dieser Hormone gegenläufig mit den äußeren Reizen, d. h. vorwiegend mit dem Nahrungsangebot. Bei motorischer Aktivität wird zusätzlich *Adrenalin* sezerniert, man kann Adrenalin daher als Hormon zur Anpassung an die Arbeitsleistung des Organismus betrachten.

Die Wirkungen der wichtigsten Hormone auf die großen Stoffwechselketten sind in ⊙22.9 vereinfacht dargestellt und sollen nun kurz besprochen werden. Eine ausführliche Beschreibung der einzelnen Hormone ist in Kapitel 20 gegeben. Es sei daran erinnert, dass die Organspezifität der Hormoneffekte durch die spezifische Expression von Rezeptoren, seien es intrazelluläre Rezeptoren oder solche auf der Plasmamembran, determiniert wird.

Insulin und Wachstumshormon fördern im Wesentlichen den Aufbau von Körpersubstanz und Reservestoffen. Allerdings bestehen hierbei wichtige Unterschiede: Das *Wachstumhormon* (Somatotropin) fördert vor allem den Proteinaufbau, es hemmt die Glucose-Oxidation und stimuliert die Lipolyse im Fettgewebe. Damit bewirkt es eine partielle Umsteuerung des Energiestoffwechsels: Fettsäuren werden

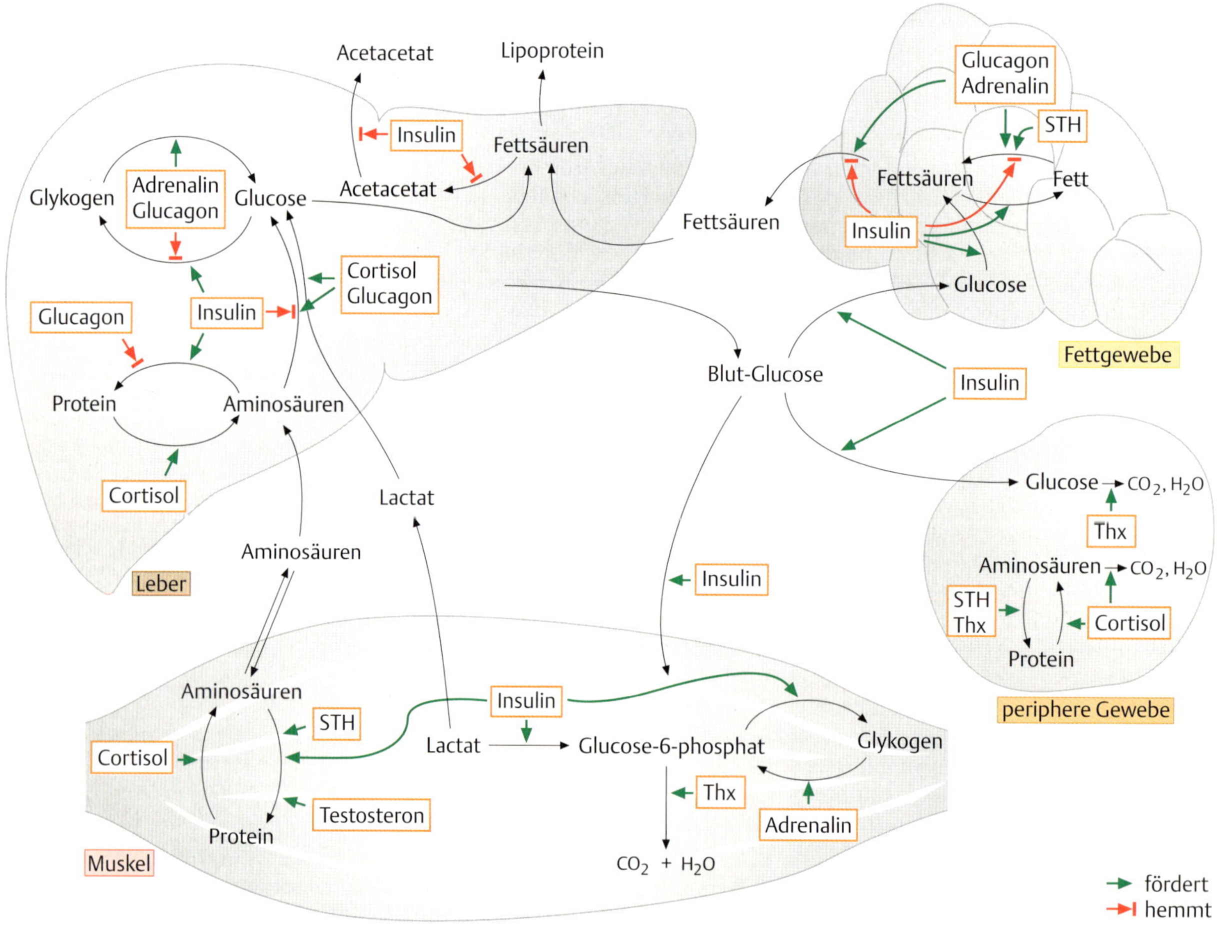

⊙22.9 Hormonale Steuerung wichtiger Stoffwechselketten. Der hormonalen Kontrolle unterliegen: Der Aufbau von Reservestoffen (Glykogen, Fett, Protein) aus den entsprechenden Bausteinen, die Mobilisierung dieser Reserven und die wichtigen Übergänge Protein → Aminosäuren → Glucose und Glucose → Fett. Thx = T_3, T_4; STH = Somatotropin.

vermehrt verbrannt, Glucose und vor allem Aminosäuren werden eingespart. Das *Insulin* fördert dagegen die Glucose-Oxidation und allgemein die Glucose-Verwertung, insbesondere auch die Speicherung als Glykogen und die Umwandlung in Fett. Der Glucose-Stoffwechsel des Gehirns ist jedoch Insulin-unabhängig.

Die bekannteste Wirkung des Insulins ist die *Senkung des Blutglucose-Spiegels*, die vor allem durch verstärkten Glucose-Einstrom in periphere Gewebe (Muskel- und Fettgewebe) infolge der Verlagerung von Glucose-Transportern (Glut-4) in die Plasmamembran von Myocyten und Adipocyten zustande kommt (s. S. 357). An der Regulation des Blutzuckerspiegels und der Steuerung des Gesamtstoffwechsels sind aber noch weitere Hormone beteiligt, die ausnahmslos antagonistisch zum Insulin wirken: Glucagon, Cortisol und Adrenalin.

Glucagon wirkt als Antagonist des Insulins in der Leber und im Fettgewebe. In der Leber stimuliert es die Gluconeogenese und den Abbau von Glykogen-Reserven und damit die Ausschüttung von Glucose (Mechanismus s. S. 635), im Fettgewebe fördert es die Lipolyse und die Abgabe von Fettsäuren, die daraufhin peripheren Geweben als Energiequelle zur Verfügung stehen. Mit dem Anstieg von Glucagon in der Postresorptionsphase und bei Hunger steigt der Spiegel von freien Fettsäuren im Blut signifikant an.

Cortisol wird unter Stressbedingungen ausgeschüttet. Es wirkt katabol, d. h. es fördert den Abbau von Körperprotein zu Aminosäuren, die dann in der Leber zur Gluconeogenese Verwendung finden, so dass im Hungerstoffwechsel der Glucose-Gehalt des Blutes auf Kosten der Proteine konstant gehalten werden kann.

Adrenalin ist das typische Hormon für Notfallreaktionen. Es bewirkt sehr schnell eine Glykogenolyse in der Leber und erhöht damit den Blutzuckerspiegel auf Kosten des Leber-Glykogens. Der Abbau des Muskel-Glykogens trägt nicht zum Blutzucker-Spiegel bei, da Muskel nicht über *Glucose-6-phosphatase* verfügt, so dass keine freie Glucose ans Blut abgegeben werden kann. Im Fettgewebe wirkt Adrenalin durch Aktivierung der *Hormon-sensitiven Triacylglycerol-Lipase* stark lipolytisch, wodurch Fettsäuren als Energielieferanten zur Verfügung gestellt werden.

Triiodthyronin und Thyroxin bewirken eine Steigerung des O_2-Verbrauchs mit erhöhter Wärmeproduktion sowie eine verstärkte RNA- und Proteinsynthese, besonders während der Entwicklung. Sie induzieren die Synthese vieler Enzyme des oxidativen Stoffwechsels.

Wir haben die Stoffwechselketten, die der hormonalen Steuerung unterliegen, hier sehr summarisch und gewissermaßen als feste „Blöcke" behandelt. Es gibt jedoch zahlreiche Wechselbeziehungen und Querverbindungen zwischen den großen Stoffwechselwegen, die wir jetzt betrachten wollen. Sie sind auf der großen Falttafel dargestellt, die hinten im Buch einliegt und auf die im Folgenden verwiesen wird.

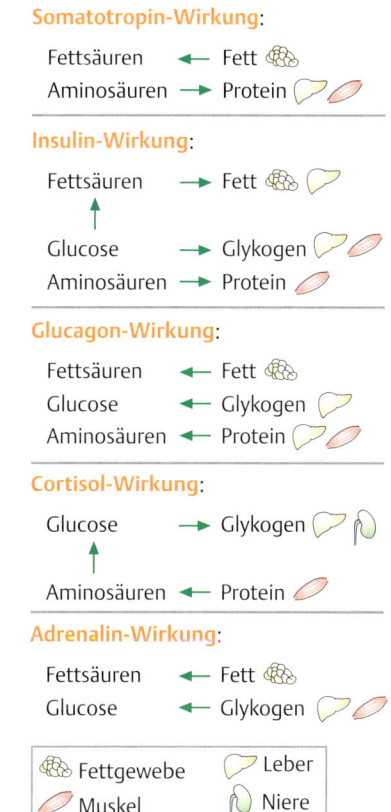

22.10 Organspezifische Wirkungen von Hormonen.

Die **„Abschaltung" der Hormonsignale** erfolgt durch den Abbau der Hormone und ihre Lösung vom Rezeptor und durch die Inaktivierung von intrazellulären Signalmolekülen, so zum Beispiel durch die Hydrolyse von cAMP zu AMP durch *Phosphodiesterase*. Aufgrund der sekundären Verstärker-Mechanismen hält die Wirkung länger an als die Lebensdauer des Hormon-Rezeptor-Komplexes; sie verschwindet jedoch allmählich, sobald die Plasmakonzentration des Hormons absinkt. Außerdem wird sie durch die Wirkung von antagonistischen Hormonen mit beeinflusst. Zum Beispiel bewirkt Insulin eine Aktivierung der Phosphodiesterase und wirkt damit einem Glucagon-vermittelten Anstieg des cAMP entgegen.

22.3 Kohlenhydrat-Stoffwechsel

Glucose wird von Zellen mit Hilfe eines *Glucosetransporters* (S. ☛14.9) aufgenommen und im Cytoplasma durch *Hexokinase* oder (insbesondere in der Leber) durch *Glucokinase* zu Glucose-6-phosphat phosphoryliert. Dieses entsteht auch bei der Mobilisierung der Glykogen-Reserven der Leber durch *Phosphorylase* über Glucose-1-phosphat und anschließende Umwandlung zu Glucose-6-phosphat mit Hilfe der *Phosphogluco-Mutase* (S. 242 f.). Glucose-6-phosphat ist die stoffwechselaktive Form der Glucose; es kann verschiedene Wege gehen (☜22.11):

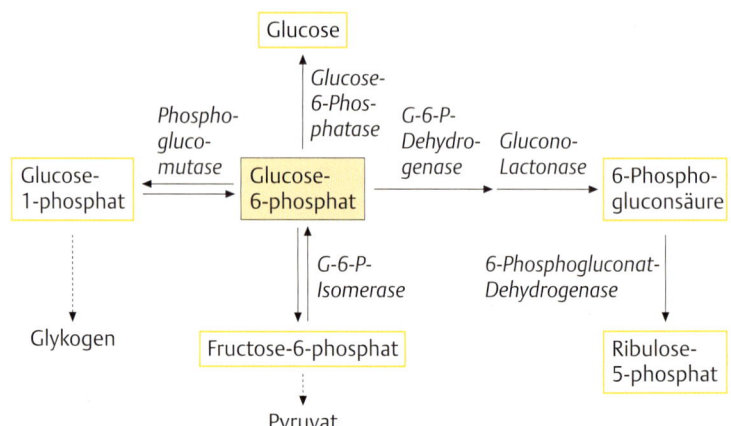

☜22.11 Reaktionswege des Glucose-6-phosphats. Das Glucose-6-phosphat ist die stoffwechselaktive Form der Glucose. Es kann in mehrere Stoffwechsel-Wege eingeschleust werden.

Zum **Aufbau intrazellulären Glykogens** muss Glucose-6-phosphat in Glucose-1-phosphat umgewandelt und mit UTP zur *UDP-Glucose* aktiviert werden (S. 238). Von dieser aktivierten Form aus vollzieht sich auch der Umbau zu anderen Hexosen und die Synthese von Glykokonjugaten (Glykoproteine und Glykolipide), Disacchariden und Glucuroniden. Umgekehrt wird auf diesem Weg *Galactose* in den Abbau eingeschleust (s. ☜9.36, S. 254).

Zu **Pentosephosphaten** führt die direkte Oxidation des Glucose-6-phosphats mit NADP⁺ (S. 255); die Reaktion ist wichtig für die Bereitstellung von *NADPH*, das für die Synthese von Fettsäuren und Cholesterol sowie für Hydroxylierungen benötigt wird. Die *Pentosen*, die als Bausteine der Nucleinsäuren wichtig sind, können auch auf nicht-oxidativem Wege aus Fructose-6-phosphat über den *Pentose-phosphat-Weg* entstehen (S. 256).

Die **Glykolyse** ist quantitativ der wichtigste Stoffwechselweg der Glucose. Sie führt vom Glucose-6-phosphat über Fructose-6-phosphat und Fructose-1,6-bisphosphat zu Pyruvat (S. 245 ff.). Die *Fructose-6-phosphat-Kinase* (Phosphofructokinase) ist das wichtigste Schlüsselenzym der Glykolyse, denn diese Phosphorylierung ist praktisch irreversibel. Beim Schritt Glyceraldehyd-3-phosphat zu 3-Phosphoglycerat ist eine *Substratketten-Phosphorylierung* eingeschaltet, bei der ein ATP aus ADP und anorganischem Phosphat gewonnen wird. Ein zweites ATP wird im Rahmen der Pyruvat-Kinase-Reaktion gebildet, indem das Phosphat aus Phosphoenolpyruvat auf ADP übertragen wird. Endprodukt ist *Pyruvat*.

Im *aeroben* Kohlenhydrat-Stoffwechsel wird das Pyruvat in die Mitochondrien eingeschleust und dort am Multi-Enzym-Komplex der Pyruvatdehydrogenase (s. S. 265) *oxidativ decarboxyliert*. Die Reaktion führt unter Beteiligung mehrerer Coenzyme zu *Acetyl-CoA*; daneben entsteht NADH, das über die Atmungskette re-oxidiert wird (s. **10.2**, S. 264).

Im *anaeroben* Stoffwechsel wird das Pyruvat zu *Lactat* reduziert.

Die **Gluconeogenese** entspricht einer Umkehrung der Glykolyse. Aus energetischen Gründen ist es allerdings nicht bei allen Schritten möglich, Reaktionen der Glykolyse in umgekehrter Richtung zu beschreiten. Hier müssen spezifische Gluconeogenese-Enzyme wirken und Umwegreaktionen stattfinden (S. 250). Ausgangsmaterial für den Aufbau von Kohlenhydrat ist erstens *Lactat*, das bei der anaeroben Glykolyse insbesondere im arbeitenden Skelettmuskel sowie in den Erythrocyten entsteht, zweitens die Kohlenstoff-Gerüste einer Reihe von Aminosäuren, die aus den Proteinen stammen.

Die Synthese von Glucose aus diesen Metaboliten ist in peripheren Geweben nicht möglich; sie ist vorwiegend eine Leistung der Leber und z. T. der Niere. Schlüsselsubstanz der Gluconeogenese ist das *Phosphoenolpyruvat*. Zu seiner Bildung aus Pyruvat wird der Umweg über Oxalacetat eingeschlagen, das unter ATP-Verbrauch durch Carboxylierung mit einem $^-$OOC~Biotin-Enzym, der Pyruvat-Carboxylase, entsteht (s. **9.32**, S. 250). Diese benötigt als positiven allosterischen Effektor Acetyl-CoA. Das so gebildete Oxalacetat wird mit GTP als Phosphat-Donor phosphoryliert und gleichzeitig zu Phosphoenolpyruvat decarboxyliert. Von dort aus wird der Glykolyse-Weg rückwärts beschritten; beim Übergang von Fructose-1,6-bisphosphat zu Fructose-6-phosphat und von Glucose-6-phosphat zu Glucose wird durch die entsprechenden Phosphatasen anorganisches Phosphat abgespalten, da eine Übertragung des Phosphats auf ADP energetisch nicht möglich ist. Die hier beteiligte Glucose-6-phosphatase haben wir bereits beim Glykogenabbau in der Leber kennen gelernt (S. 243).

Seitenwege der Glykolyse. Vom Dihydroxyacetonphosphat (Glyceronphosphat) geht ein Weg zum Glycerolphosphat, das zum Aufbau der *Fette* und der Glycerolphosphatide benötigt wird.

Phosphoglycerat kann zu 3-Phosphohydroxypyruvat und weiter zu Hydroxypyruvat umgewandelt werden; durch Transaminierung steht es in Beziehung zu *Serin*, das ein Lieferant von C_1-Fragmenten ist (s. u.).

Durch Decarboxylierung kann Hydroxypyruvat mit Thiamindiphosphat in *aktivierten Glykolaldehyd* übergehen; dieses C_2-Fragment kann durch die Transketolase-Reaktion in den Pentosephosphat-Pool eingeschleust werden.

In Erythrocyten wird 1,3-Bisphosphoglycerat durch die Erythrocyten-spezifische Bisphosphoglycerat-Mutase in 2,3-Bisphosphoglycerat umgewandelt (**22.12**), das als allosterischer Effektor die Sauerstoff-Affinität des Hämoglobins herabsetzt (s. S. 38).

Regulation. Da Glucose-6-phosphat in vier verschiedenen Richtungen weiter umgewandelt werden kann (**22.11**), muss hier eine Regulation einsetzen, um je nach Bedarf den einen oder den anderen dieser Wege zu beschreiten. Dies wird in folgender Weise erreicht:

Beim aktiven *Pentosephosphat-Zyklus* wirken die Zwischenprodukte 6-Phospho-gluconsäure, Sedoheptulose-7-phosphat und Erythrose-4-phosphat auf die Phosphohexose-Isomerase (ein Enzym der Glykolyse) zurück und bewirken eine Hemmung. Damit wird der Durchsatz durch die Glykolyse begrenzt. Bei dieser Stoffwechsellage wird über den Pentosephosphat-Weg NADPH zur Verfügung gestellt, das z. B. zur *Fettsäuresynthese* dienen kann, wenn gleichzeitig genügend ATP vorhanden ist. – Eine Anhäufung langkettiger Acyl-CoA-Derivate

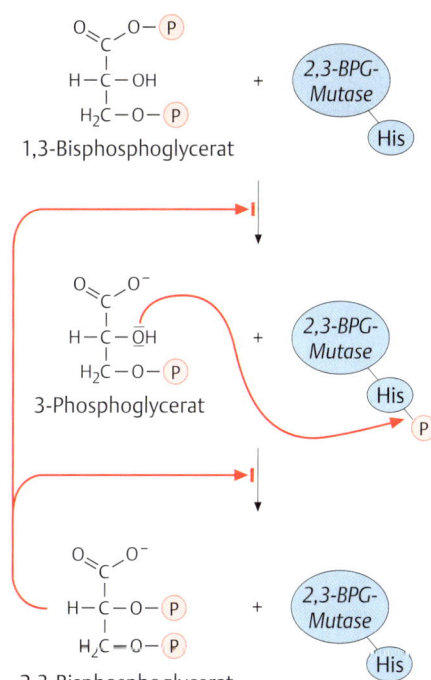

1,3-Bisphosphoglycerat

3-Phosphoglycerat

2,3-Bisphosphoglycerat

22.12 Synthese von 2,3-Bisphosphoglycerat im Erythrocyten. Durch Übertragung der Phosphat-Gruppe von C-1 des 1,3-Bisphosphoglycerats wird die *Bisphosphoglycerat-Mutase* an einem Histidin-Rest phosphoryliert. Dabei entsteht als Zwischenprodukt 3-Phosphoglycerat. Durch einen nucleophilen Angriff von dessen 2-OH-Gruppe auf das Enzym-gebundene Phosphat wird das 2,3-Bisphosphoglycerat gebildet und freigesetzt. Diese Mutase-Aktivität wird durch 2,3-Bisphosphoglycerat kompetitiv gehemmt, das somit seine eigene Bildung reguliert.

🔍 Die **Familie der Phosphoglycerat-Mutasen** besteht aus mehreren Enzymen, die die Aufgabe haben, Phosphatgruppen in Phosphoglycerat-Molekülen zu verschieben. Wir haben in der Glykolyse bereits die (Mono-)*Phosphoglycerat-Mutase* kennengelernt, die die Reaktion von 3-Phosphoglycerat zu 2-Phosphoglycerat katalysiert. Cofaktor bei dieser Reaktion ist 2,3-Bisphosphoglycerat (**9.30**, S. 248). Die Phosphoglycerat-Mutase in Erythrocyten wird als *Bisphosphoglycerat-Mutase* bezeichnet; sie ist für die Bereitstellung von 2,3-Bisphosphoglycerat verantwortlich. Zusätzlich besitzt das Enzym auch eine schwache Monophosphoglycerat-Mutase- und Phosphatase-Aktivität. Durch letztere wird 2,3-Bisphosphoglycerat zu 3-Phosphoglycerat dephosphoryliert.

hemmt aber wieder die *Glucose-6-phosphat-Dehydrogenase*; damit wird einer übermäßigen Fettsynthese vorgebeugt.

Nach einer Mahlzeit gelangt viel freie Glucose in die Leber und wird dort zu Glucose-6-phosphat umgesetzt, das im Gleichgewicht mit Glucose-1-phosphat steht. Ein hoher Glucose-6-phosphat-Spiegel aktiviert die Glykogen-Synthase; damit wird der *Aufbau von Glykogen* als Reservestoff begünstigt. Die wesentliche Regulation erfolgt allerdings über die Interkonversion der Synthase zur aktiven Form als Folge der Insulin-Wirkung (s. ☞**22.7**).

Für die *Glykolyse* selbst ist die *Fructose-6-phosphat-1-Kinase* (Phosphofructokinase 1, PFK1) das Schlüsselenzym. Obwohl ATP hier Substrat ist, wird dieses Enzym durch höhere ATP-Spiegel gehemmt, kann aber durch ADP und AMP wieder allosterisch aktiviert werden (☞**22.5**, S. 633). Unter aeroben Bedingungen entsteht in der Atmungskette viel ATP, welches über die Hemmung der PFK1 den Durchsatz des Glucose-6-phosphats durch die Glykolyse begrenzt; unter anaeroben Bedingungen wird das ATP verhältnismäßig rasch durch andere Reaktionen verbraucht, wodurch mehr ADP entsteht, welches die Fructose-6-phosphat-1-Kinase wieder aktiviert und den Weg für die Substratketten-Phosphorylierung freigibt.

In der *Leber* wirkt *Fructose-2,6-bisphosphat* als spezieller Regulator für die Umschaltung zwischen Glykolyse und Gluconeogenese (☞**22.13**). Das Fructose-2,6-bisphosphat aktiviert die *Fructose-6-phosphat-1-Kinase* (und damit die Glykolyse). Der Effektor wird bei reichem Glucose-Angebot durch eine spezifische *Fructose-6-phosphat-2-Kinase* (Phosphofructokinase 2, PFK2) gebildet.
Bei Glucose-Mangel erfolgt die Umschaltung von Glykolyse auf Gluconeogenese durch das Hormon *Glucagon*, das über cAMP als Second Messenger eine Protein-Kinase A aktiviert (s. S. 635). Diese aktiviert nicht nur die Glykogen-Phosphorylase, sie phosphoryliert auch die PFK2, die dadurch die Spezifität einer *Fructose-2,6-bisphosphat-2-Phosphatase* erhält, d. h. den Effektor zerstört.

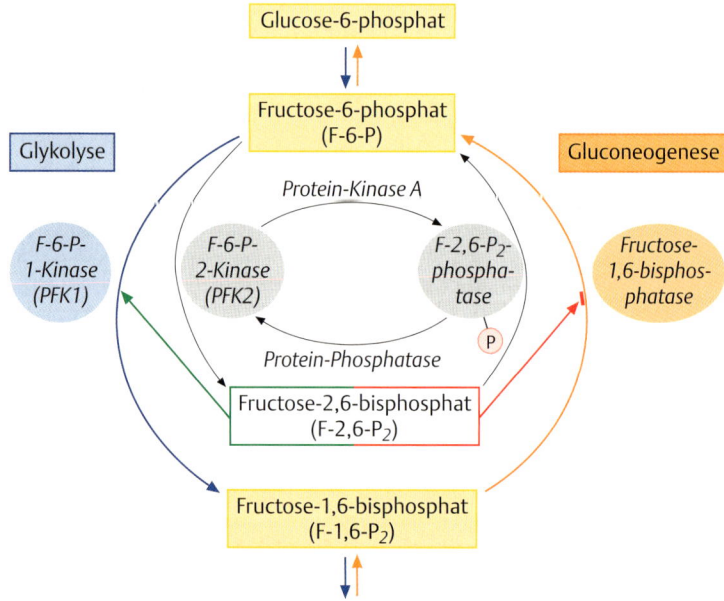

☞**22.13 Fructose-2,6-bisphosphat** als allosterischer Regulator von Glykolyse und Gluconeogenese in der Leber.

22.4 Fettstoffwechsel

Die Fette sind, wie in Kap. 11 ausgeführt, die wichtigsten intrazellulären Reservestoffe. Für den Fettstoffwechsel kann man eine *lipogenetische* von einer *lipolytischen* Stoffwechsellage unterscheiden. Bei der ersteren ist die Ernährung reichlich und der Überschuss wird in Fett verwandelt und hauptsächlich in den Fettzellen (z. B. im Unterhautfettgewebe) gespeichert. Dem steht die Mobilisierung dieser Reserven durch Lipolyse und ihre Nutzung für die Energieversorgung des Organismus gegenüber.

Abbau der Fette und Bildung von Acetyl-CoA. Der Abbau der Fette beginnt mit der Hydrolyse zu Fettsäure und Glycerol; das letztere steht in unmittelbarer Beziehung zu den Triosen. Die Fettsäuren werden im Blut in Bindung an Albumin transportiert. Intrazellulär werden sie zunächst unter ATP-Verbrauch in die CoA-Verbindungen übergeführt und über die Carnitinester in die Mitochondrien transportiert (S. 278). Dort erfolgt der Abbau durch die β-Oxidation (s. ☞11.8). Der entscheidende Schritt ist die *thioklastische Spaltung* der 3-Ketoacyl-CoA-Verbindung in Acetyl-CoA und die verkürzte Acyl-CoA-Verbindung, die den Abbau noch mehrmals durchlaufen kann, bis die gesamte lange Kette in C_2 Bruchstücke zerlegt ist (☞22.14)
Acetyl-CoA, der Knotenpunkt des Kohlenstoff-Stoffwechsels, nimmt als „aktivierte Essigsäure" eine zentrale Stellung im Stoffwechsel ein (☞22.15). Ihre energiereiche Thioester-Bindung dient nicht als Energiespeicher, sondern vermittelt vielmehr die Reaktionsfähigkeit dieses Zwischenprodukts.
Die wichtigsten Reaktionen, die Acetyl-CoA liefern, laufen in den Mitochondrien ab. Es sind dies die oben besprochene β-Oxidation und die oxidative Decarboxylierung von Pyruvat, das vor allem dem glykolytischen Abbau der Glucose entstammt. Auch manche Aminosäuren liefern beim Abbau direkt Acetyl-CoA.

Abbau von Acetyl-CoA. In den Mitochondrien dient Acetyl-CoA der Einschleusung des C_2-Bruchstücks in den Citrat-Zyklus, wo der Endabbau erfolgt (s. u.). In der Leber wird Acetyl-CoA bei hohem Angebot im Rahmen der Ketogenese zu *Acetacetat* und durch Reduktion weiter

☞22.14 Die thioklastische Spaltung setzt beim Abbau von Fettsäuren im Rahmen der β-Oxidation Acetyl-CoA frei.

🔍 **Abwandlungen des Fettsäure-Abbaus** ergeben sich durch Doppelbindungen und durch Methylverzweigungen. Verzweigte Fettsäuren entstehen auch aus den Aminosäuren Leucin, Isoleucin und Valin (S. 215). Dann wird beim Abbau u. a. Propionyl-CoA (statt Acetyl-CoA) gebildet, das durch Carboxylierung und Isomerisierung in Succinyl-CoA umgewandelt wird (S. 281).

🔍 **Kurz-, mittel- und langkettige Fettsäuren.** Von den langkettigen Fettsäuren (C_{14}–C_{18}), deren β-Oxidation in Mitochondrien in Kapitel 11.4 (S. 278) beschrieben wurde, sind kurzkettige (C_4, C_6, *short chain fatty acids, SCFA*), mittelkettige (C_8–C_{10}, *MCFA*) und sehr langkettige (>C_{18}, *VLCFA*) Fettsäuren zu unterscheiden. *SCFA* sind Produkte der bakteriellen Verwertung von Kohlenhydraten (z. B. Cellulose) im Dickdarm. Besonders *Butyrat* werden protektive Effekte auf Stoffwechsel und Differenzierung der Darm-Epithelzellen zugeschrieben. *MCFA* werden im Darm leicht resorbiert, gelangen über die Portader zur Leber, werden Carnitin-unabhängig in die Mitochondrien der Leberzellen aufgenommen und dort oxidiert. *VLCFA* werden durch einen VLCFA-CoA-Transporter in Peroxisomen aufgenommen und dort durch β-Oxidation verkürzt (s. S. 282 und ☞15.35, S. 396).

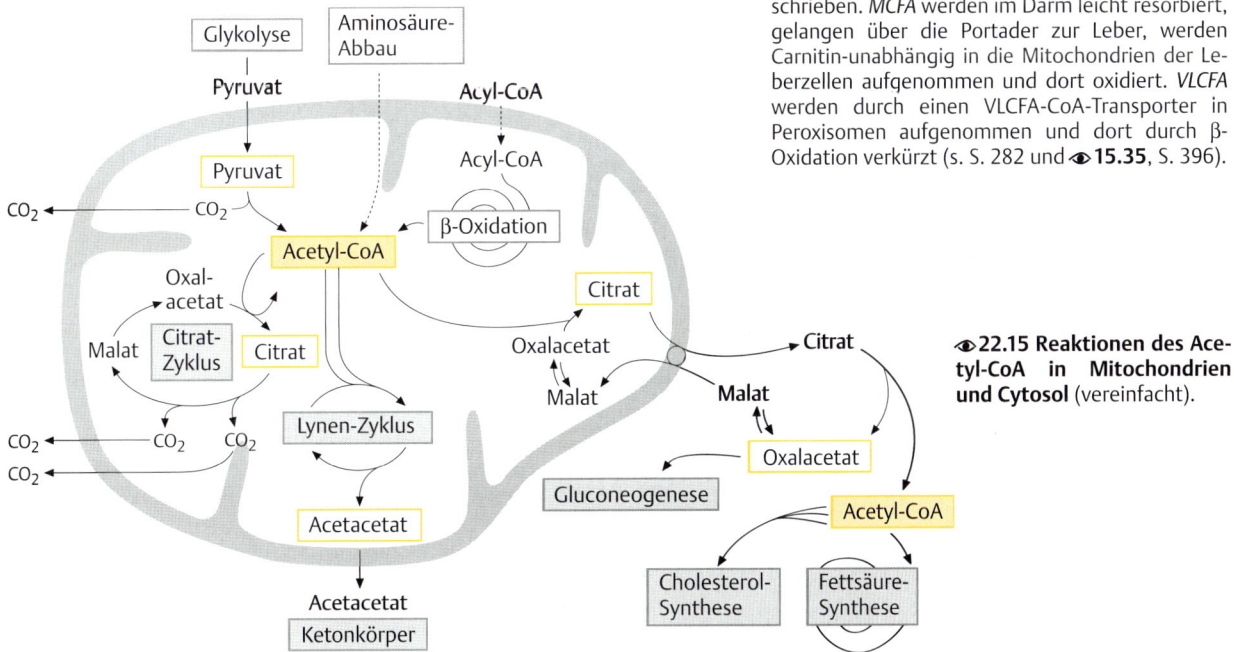

☞22.15 Reaktionen des Acetyl-CoA in Mitochondrien und Cytosol (vereinfacht).

$$\overset{OH}{\underset{H}{^-OOC-CH_2-\overset{|}{\underset{|}{C}}-COO^-}}$$

Malat

NADP⁺ → NADPH + H⁺

$$CO_2 \;+\; H_3C-\overset{O}{\underset{\|}{C}}-COO^-$$

Pyruvat

◉22.16 Die Malat-Dehydrogenase-Reaktion.

🔍 **Acetylierungen.** Acetyl-CoA ist Acetyl-Donor bei der Einführung von Acetyl-Gruppen durch spezifische *Acetyl-Transferasen*. So entstehen Verbindungen wie Acetylcholin und die acetylierten Aminozucker, die dann in Glykoproteine und Glykolipide eingebaut werden. Auch Aminogruppen in Proteinen können acetyliert werden, so zum Beispiel Lysinreste in Core-Histonen als Teilschritte der Genregulation (S. 138).

🔍 Eine **Kettenverlängerung von Acyl-CoA**, vor allem der ungesättigten Acyl-CoA-Derivate, mittels Malonyl-CoA kann auch im endoplasmatischen Retikulum stattfinden. In den Mitochondrien können Acyl-CoA-Derivate mit Acetyl-CoA kondensieren; unter Umkehrung der β-Oxidation wird die Kette verlängert.

🔍 In Pflanzen und Mikroorganismen werden außer den Steroiden (die bei Bakterien in der Regel fehlen) noch die **Carotinoide** und die mannigfaltigen Vertreter der **Terpene** auf analogen Wegen wie die Steroide aufgebaut. Auch die Seitenketten der **Isoprenoidchinone** (Vitamin E und K, Ubichinon, Plastochinon) entstehen auf diese Weise, aber nur zum Teil im Säugetierorganismus.

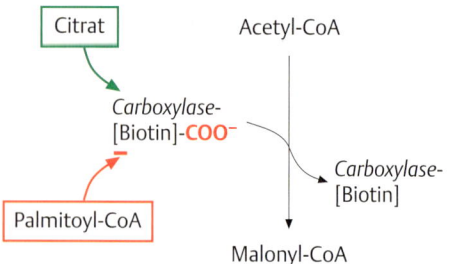

◉22.17 Die Acetyl-CoA-Carboxylase-Reaktion. Das Enzym wird durch das Endprodukt, langkettiges Acyl-CoA, gehemmt und durch Citrat stimuliert. Außerdem wird das Enzym durch Interkonversion reguliert: Eine AMP-abhängige Protein-Kinase hemmt das Enzym, indem es durch Phosphorylierung aus einer aktiven polymeren Form in monomere Untereinheiten dissoziiert wird. Damit wird das Enzym bei hoher AMP-Konzentration (also bei ATP-Mangel) inaktiv.

zu *Hydroxybutyrat* umgesetzt. Diese sog. *Ketonkörper* (s. Abbildungen auf S. 283 und 293) können in den peripheren Geweben (im Herzmuskel, nach längerem Fasten auch im Gehirn) leicht unter Energiegewinn wieder oxidiert werden. Durch spontane Decarboxylierung von Acetacetat entsteht *Aceton*, das nicht mehr zur Energiegewinnung genutzt werden kann. Im Hungerzustand und bei Diabetes mellitus ist der Spiegel der Ketonkörper im Blut erhöht.

Synthesen mit Acetyl-CoA. Die „aktivierte Essigsäure" ist ein wichtiges Substrat für synthetische Reaktionen, die zumeist im Cytoplasma ablaufen. Da die wichtigsten Reaktionen zur *Bildung* des Acetyl-CoA in den Mitochondrien stattfinden, muss das Acetyl-CoA über Citrat, wie oben dargestellt, aus den Mitochondrien ausgeschleust werden. Die Citrat-Spaltung liefert Acetyl-CoA und Oxalacetat, das mit NADH zu Malat reduziert wird, welches dann direkt in die Mitochondrien zurück transportiert werden kann. Bei aktiver Fettsynthese wird jedoch der größte Teil des Malats durch die *Malat-Dehydrogenase (NADP⁺)* zu Pyruvat und CO_2 dehydriert. Dabei wird NADPH gebildet (◉22.16), welches zur Biosynthese der Fettsäuren benötigt wird. Das Pyruvat wird wieder in die Mitochondrien zurücktransportiert.

Durch die Malat-Dehydrierung werden etwa 35 – 40% des für den Fettaufbau nötigen NADPH bereitgestellt, der Rest stammt aus der direkten Glucose-Oxidation zu Pentosephosphat (s.o., S. 255).

Aufbau der Fettsäuren. Das Acetyl-CoA, das aus der Citrat-Spaltung stammt, dient vor allem zum Aufbau der Fettsäuren. Dieser Weg wird bei der Umwandlung von Kohlenhydrat in Fett im großen Umfang beschritten. Formelmäßig entspricht der Aufbau weitgehend dem Abbau mit dem Unterschied, dass für die Kettenverlängerung das reaktionsfähigere *Malonyl-CoA* nötig ist (S. 284 ff.). Außerdem ist bei der Reduktion der ungesättigten Säure *NADPH* Wasserstoff-Donor. Die Synthese verläuft an einem Multi-Enzym-Protein; erst die fertige C_{16}-Säure wird freigesetzt (s. ◉11.17, S. 286). Sie wird anschließend in Phosphatidsäuren und weiter in Fette und Phospholipide eingebaut. Hierzu ist als Reaktionspartner Glycerolphosphat erforderlich; es stammt aus dem Kohlenhydrat-Stoffwechsel.

Durch Kettenverlängerung im endoplasmatischen Retikulum gehen aus Palmitoyl-CoA die CoA-Verbindungen der längeren Fettsäuren hervor, und durch Dehydrierung entstehen daraus ungesättigte Fettsäuren. Allerdings müssen Linolsäure und Linolensäure mit der Nahrung zugeführt werden (essenzielle Fettsäuren, S. 276 und Kap. 21.2).

Cholesterol-Synthese. Ein zweiter wichtiger Syntheseweg mit Acetyl-CoA als Substrat führt zu den Isoprenoidlipiden, zu denen vor allem die *Steroide* gehören. Dieser Reaktionsweg findet, wie die Fettsäure-Synthese, im Cytosol statt. Drei Moleküle Acetyl-CoA kondensieren zunächst zum 3-Hydroxy-3-methyl-glutaryl-CoA. Durch Reduktion der Thioester-Gruppe entsteht die Mevalonsäure und daraus unter Aufwand von 3 mol ATP das Isopentenyldiphosphat (s. ◉13.2, S. 319). Der weitere Aufbau zum Squalen und Cholesterol (s. S. 321 ff.) benötigt keine Energiezufuhr mehr.

Regulation der Fettsäure-Synthese (s. a. S. 287). Schrittmacherenzym für die Fettsäure-Biosynthese ist die *Acetyl-CoA-Carboxylase*, das Biotin-Enzym, welches die Carboxylierung zu Malonyl-CoA katalysiert (◉22.17). Es wird vom Citrat allosterisch aktiviert, sodass die Fettsäure-Synthese dann gesteigert wird, wenn ausreichend Citrat aus den Mitochondrien austritt (s. a. ◉11.18). Dies ist der Fall bei hohem ATP-Spiegel, da die Isocitrat-Dehydrogenase, die in den Mitochondrien um das Citrat konkurriert, von ATP allosterisch gehemmt wird. Infolgedessen kann die Fettsäure-Synthese nur bei reichlichem Angebot an ATP in erheblichem Umfang ablaufen.

Die Acetyl-CoA-Carboxylase wird von Palmitoyl-CoA, dem Endprodukt der Fettsäure-Synthese, allosterisch gehemmt. Diese Endprodukthemmung sorgt dafür, dass die Fettsäure-Synthese gebremst wird, wenn das Palmitoyl-CoA nicht mehr in Neutralfett umgewandelt werden kann.

22.5 Citrat-Zyklus und Atmungskette

Endprodukte des Stoffwechsels sind in erster Linie CO_2 und H_2O sowie, im Falle des Proteinstoffwechsels, der Harnstoff. Das Kohlendioxid entsteht zum überwiegenden Teil durch Decarboxylierungen im Citrat-Zyklus, das Wasser bei der biologischen Oxidation in der Atmungskette. Da der Abbau der Hauptnährstoffe Kohlenhydrate, Fette und Proteine in diese gemeinsame Endstrecke einmündet, ist es nicht überraschend, dass sie sich für die Energiegewinnung (ATP-Synthese) in der Nahrung gegenseitig vertreten können.

Citrat-Zyklus. Der biologische Sinn des Citrat-Zyklus liegt darin, das Molekül der Essigsäure (das in Form von Acetyl-CoA eingeschleust wird) unter Mitwirkung von 2 H_2O in 2 CO_2 und 8[H] zu zerlegen. Das Acetyl-CoA, die „aktivierte Essigsäure", entsteht hauptsächlich durch zwei Reaktionsketten: den Fettsäure- und den Kohlenhydrat-Abbau. Der Citrat-Zyklus wurde in Kap. 10 besprochen, seine Reaktionsfolge ist in ◉22.18 schematisch, nur mit den Namen der Metaboliten, noch einmal dargestellt (zur Regulation s. S. 269).
Der Citrat-Zyklus ist als „Drehscheibe des Stoffwechsels" ein Bindeglied zwischen verschiedenen Abbau- und Aufbauwegen (s. a. S. 270 und ◉10.7). Besonders zahlreich sind die Wechselbeziehungen zum Aminosäure-Stoffwechsel, die im nächsten Abschnitt besprochen werden. Für die glucogenen Aminosäuren ist insbesondere der Abzweig vom *Oxalacetat* zum Phosphoenolpyruvat von Bedeutung; er wird bei der Gluconeogenese beschritten. Auch C-Atome der Fette können so über den Citrat-Zyklus in Kohlenhydrate gelangen; eine Nettosynthese ist jedoch nicht möglich, da auf dem Weg vom Citrat zum Oxalacetat bereits zwei C-Atome als CO_2 abgegeben werden. Säugetiere können also nicht aus Acetyl-CoA Zucker aufbauen!
Eine weitere Verzweigungsstelle des Zyklus liegt im *Succinyl-CoA* vor, das mit Glycin zu 5-Aminolävulinsäure zusammentreten kann; zwei Moleküle 5-Aminolävulinsäure kondensieren zu Porphobilinogen, das die Schlüsselsubstanz zum Aufbau des Porphyrin-Systems ist (s. S. 187).

Atmungskette und ATP-Synthese. Im Citrat-Zyklus selbst wird nur *ein* energiereiches Phosphat gewonnen, und zwar im Verlauf der oxidativen Decarboxylierung des 2-Oxoglutarats. Es wird aber hier die Hauptmenge des Kohlendioxids produziert. Der eigentliche Energieumsatz, der mit dem Abbau der Nährstoffe verbunden ist, vollzieht sich in der Atmungskette: Bei der Oxidation des reduzierten Coenzyms (NADH) durch die verschiedenen Enzyme der biologischen Oxidation – am Ende der Kette durch den Sauerstoff der Atemluft – wird die Wasserbildung über den Aufbau eines chemi-osmotischen H^+-Gradienten mit der Phosphorylierung von ADP zu ATP gekoppelt. Pro mol NADH, das oxidiert wird, werden 3 mol ATP gebildet (bei Berücksichtigung der Stöchiometrie des Protonentransports an der Mitochondrienmembran: 2,5 mol ATP). Die NADH-Oxidation, gekoppelt an die Elektronentransportphosphorylierung, ist die ergiebigste Quelle freier chemischer Energie; sie ist eine Leistung der inneren Mitochondrienmembran (zum Mechanismus s. Kap. 16, S. 403 ff.).

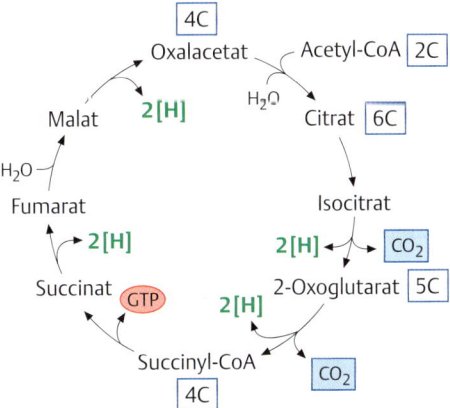

◉22.18 Der Citrat-Zyklus im Überblick. Zwei Kohlenstoff-Atome treten als Acetyl-CoA in den Zyklus ein und zwei Kohlenstoff-Atome verlassen ihn als CO_2. Im Rahmen von vier Teilschritten werden jeweils zwei Reduktionsäquivalente auf Cosubstrate (NAD$^+$, FAD) übertragen, zusätzlich wird eine energiereiche Phosphatbindung (in Form von GTP) geschaffen.

🔍 Der **Glyoxylat-Zyklus**. Bei Pflanzen und Bakterien ist die Synthese von Glucose aus Acetyl-CoA durch den Glyoxylat-Zyklus möglich, der im Endeffekt zwei Moleküle Essigsäure zu Succinat verknüpft (S. 272). Dieses geht über Fumarat und Malat in Oxalacetat über, eine Schlüsselsubstanz der Gluconeogenese. Die Reaktionsfolge besitzt für den Säugetierorganismus anscheinend keine Bedeutung.

22.6 Protein- und Nucleinsäure-Stoffwechsel

Alle Proteine des Körpers unterliegen einem Turnover. Entsprechend ihren unterschiedlichen Funktionen besitzen sie allerdings sehr verschiedene Halblebenszeiten. Die Regulationsprinzipien, denen die Biosynthese und der Abbau von Proteinen unterliegen, ist für einzelne Proteine bekannt, in vielen Fällen aber noch nicht aufgeklärt. Oft ist das *Ubiquitin* beteiligt, das die zum Abbau bestimmten Proteine den Proteasomen zuführt (S. 203).

Wir betrachten zunächst den Abbau, der für Körperproteine und Nahrungsproteine ganz analog verläuft. Proteine werden durch proteolytische Enzyme zu Aminosäuren abgebaut. Der Stoffwechsel der Aminosäuren ist mannigfaltig, da ihre Strukturen sehr verschieden sind. Lediglich einige Schritte lassen sich in ein allgemeines Schema einordnen.

Stoffwechsel der Amino- und Amid-Gruppen der Aminosäuren. Zunächst ist hier der Metabolismus der Aminogruppen zu erwähnen, der über *Transaminierung* von 2-Oxoglutarat und Oxalacetat zu Glutamat und Aspartat (S. 209) und weiter über den Harnstoff-Zyklus (S. 213) zum Harnstoff führt (👁22.19). Andere *N*-haltige Stoffe haben für die *N*-Ausscheidung des Menschen und der meisten Säugetiere nur untergeordnete Bedeutung. Beim Harnstoff-Zyklus selbst wird allerdings nicht Energie gewonnen, sondern verbraucht (vier energiereiche Bindungen in Form von 3 ATP pro mol Harnstoff).

Schlüsselsubstanz für den ersten Schritt des Zyklus ist *Carbamoylphosphat* (zu den einzelnen Reaktionen s. S. 213 ff.). Die Ammonium-Donoren, Glutamat und Aspartat, können nach Desaminierung zu 2-Oxoglutarat bzw. Oxalacetat in den Citrat-Zyklus eingehen, falls diese nicht durch Transaminierungsreaktionen wieder mit Amino-Gruppen beladen werden.

Bei der Harnstoff-Synthese in der Leber wird, wie das Schema zeigt, auch Bicarbonat verbraucht. Eine NH_4^+-Entgiftung ohne HCO_3^--Verbrauch ist durch die Bildung von *Glutamin* aus 2-Oxoglutarat und 2 NH_4^+ möglich. Das Glutamin gelangt in den Kreislauf und wird von der Niere aufgenommen, wo es die NH_4^+-Ionen des Harns liefert. Diese Vorgänge sind bei der Säure-Basen-Regulation von großer Bedeutung.

Neben der Transaminierung spielt die direkte Oxidation der Aminosäuren („*oxidative Desaminierung*") eine untergeordnete Rolle; lediglich *Glutamat* und *Glycin* werden so abgebaut.

Die *Decarboxylierung* von Aminosäuren zu biogenen Aminen besitzt nur für spezielle Stoffwechselprozesse Bedeutung, z. B. bei der Bildung von Hormonen und Gewebshormonen (s. S. 208).

Der Stoffwechsel des Kohlenstoff-Skeletts der Aminosäuren (S. 214) mündet über kurz oder lang in den Citrat-Zyklus, wie die 👁10.7 auf S. 271 zeigt. Besonders kurz ist der Weg für *Glutaminsäure*, die durch oxidative Desaminierung in den Mitochondrien direkt 2-Oxoglutarat liefert. In diesen Weg münden auch Glutamin, Prolin, Histidin und Arginin (Ornithin). Aspartat liefert durch Transaminierung Oxalacetat, über den Harnstoff-Zyklus Fumarat. Hier mündet auch der Abbau von Phenylalanin und Tyrosin (allerdings entsteht aus ihnen außerdem Acetacetat).

Im Citrat-Zyklus wird in der Bilanz Essigsäure in CO_2 und Coenzymgebundenen Wasserstoff zerlegt. Die Einschleusung von z. B. Oxoglutarat (aus Glutamat) oder Fumarat (aus Aspartat oder Tyrosin) bedeutet somit noch nicht die End-Oxidation zu CO_2, es sind vielmehr *anaplerotische Reaktionen* (Auffüllreaktionen, s. 271). Eine *vollständige Oxidation* ist dennoch möglich, da Oxalacetat zu Phosphoenolpyru-

👁**22.19 Transaminierung und Harnstoff-Zyklus im Überblick.**

vat decarboxyliert und anschließend über Pyruvat in Acetyl-CoA umgewandelt werden kann.

Dass die C-Ketten der Aminosäuren in den Citrat-Zyklus münden, hat nicht nur für den Endabbau, sondern auch für den Übergang in Zucker Bedeutung (*Gluconeogenese*, s. S. 250).

Einige Aminosäuren werden nach Transaminierung und oxidativer Desaminierung in den Fettsäure-Abbau eingeschleust; als verzweigte Fettsäuren geben sie dann Anlass zu einigen Abwandlungen (s. S. 214 f.).

C$_1$-Stoffwechsel. Die Verbindungen von *Glycin* und *Serin* zu anderen Stoffklassen sind vielfältig (ein Überblick ist schon auf S. 219 gegeben). So entsteht durch Transaminierung des Serins das Hydroxypyruvat, das in den Kohlenhydrat-Stoffwechsel eingeht. Von besonderer Bedeutung ist Serin aber als C$_1$-Lieferant. Beim Übergang von Serin zu Glycin entstehen aktivierter Formaldehyd und daraus durch weitere Oxidation aktivierte Ameisensäure; sie werden vor allem zu Synthesen der Purinnucleotide gebraucht (S. 100 ff.). *Methionin* liefert ein anderes C$_1$-Fragment, die Methyl-Gruppe. Die *Synthese der Aminosäuren* ist in vielen Fällen durch die Transaminierung der entsprechenden 2-Oxosäure möglich (S. 223). Die *essenziellen* Aminosäuren, die in höheren Organismen nicht aufgebaut werden können, müssen aber mit der Nahrung zugeführt werden (S. Kap. 21).

Protein-Biosynthese. Die Notwendigkeit der Protein-Biosynthese ergibt sich einerseits aus dem erwähnten Turnover, andererseits durch Zellerneuerung und Wachstum.

Die Synthese spezifischer Proteine verläuft entsprechend der Nucleotidfolge der mRNA an den Ribosomen und benötigt „aktivierte", d. h. an tRNA gebundene Aminosäuren. Die letzteren werden dem allgemeinen Aminosäure-Pool entnommen. Der Ablauf der Protein-Biosynthese ist in Kap. 6 ausführlich dargelegt; ☞22.20 fasst das Grundprinzip zusammen. Die Biosynthese bestimmter Proteine wird meist auf der Ebene der Transkription, seltener der Translation reguliert, darüber hinaus stellt der kontrollierte Abbau spezifischer mRNA ein Prinzip zur Regulation der Biosyntheserate bestimmter Proteine dar.

Die Protein-Biosynthese benötigt viel ATP (drei energiereiche Phosphat-Bindungen pro Aminosäure in der Elongation). Viele Proteine werden nach Fertigstellung der Peptidkette noch modifiziert durch Angliederung von Kohlenhydrat-Gruppen, Hydroxylierung bestimmter Aminosäuren, Einführung von Carboxy-Gruppen u. a. m. Diese Vorgänge laufen im *endoplasmatischen Retikulum* und im *Golgi-Apparat* ab (Kap. 15).

Nucleinsäure-Synthese. Die *DNA*-Synthese erfolgt durch Replikation der zelleigenen DNA in der S-Phase des Zellzyklus; auf die Synthese folgt nach kurzer G$_2$-Phase die Zellteilung (Mitose). Verlauf und Regulation des Zellzyklus sind im Kap. 15 ausführlich besprochen.

Die *RNA*-Synthese erfolgt durch Transkription (s. S. 124 ff.) und liefert u. a. die Prä-mRNA. Von Bedeutung für die Regulation ist die Induktion durch Hormone (S. 135 und Kap. 19). Auch die Biosynthese der übrigen RNA-Spezies der ribosomalen RNA, der Transfer-RNA und der kleinen nucleären RNA (snRNA) erfolgt durch Transkription der entsprechenden Gene.

Für die Biosynthese der Nucleinsäuren müssen selbstverständlich die Bausteine in Form der Nucleosid-triphosphate zur Verfügung stehen. Die *Nucleotide* werden in der Zelle selbst aufgebaut; zum Verlauf der Synthese, die sich oft einfachster Bausteine (C$_1$-Bruchstücke) bedient, s. S. 99 ff.

🔍 **Ketogene Aminosäuren.** Aminosäuren, die im Stoffwechsel Acetacetat liefern, werden *ketoplastische* oder *ketogene* Aminosäuren genannt. Diese sind Leucin, Tryptophan, Tyrosin und Phenylalanin, sowie Lysin und Isoleucin.

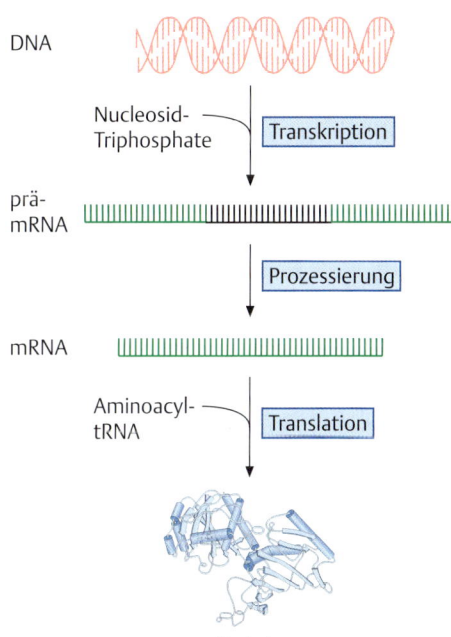

DNA

Nucleosid-Triphosphate — Transkription

prä-mRNA

Prozessierung

mRNA

Aminoacyl-tRNA — Translation

Protein

☞**22.20 Protein-Biosynthese.** Der erste Schritt ist die Transkription des Gens; hier setzt die Regulation der Genexpression an. Die prä-mRNA wird durch Spleißen und Modifikation der 5'- und 3'-Enden zur reifen mRNA prozessiert. Diese wird ins Cytoplasma ausgeschleust und an freien Ribosomen oder (nach Adressierung durch bestimmte Signalabschnitte) an ER-gebundenen Ribosomen translatiert. Viele Proteine werden anschließend (posttranslational) modifiziert (S. 151).

Der *Abbau der Nucleinsäuren* erfolgt zunächst durch Hydrolyse zu Mononucleotiden, die dann noch weiter abgebaut werden (Kap. 5, S. 100 ff.). Endprodukt des Stoffwechsels der *Purinnucleotide* ist die Harnsäure, *Pyrimidinbasen* werden zu β-Alanin, CO_2 und Ammonium-ionen (Uracil, Cytosin) bzw. β-Aminoisobutyrat (Thymin) abgebaut.

22.7 Sammelbecken des Intermediärstoffwechsels

Aus den Erläuterungen dieses Kapitels ergibt sich, dass mannigfache Querverbindungen zwischen den Stoffwechselwegen bestehen. Man muss die Schemata als *„Fließgleichgewichte"* (S. 54) sehen, wenn man ihnen gerecht werden will. Es werden ja stets von einer Seite Stoffe zugeführt, andererseits Abfallprodukte ausgeschieden. Mengenmäßig ist das Kohlendioxid mit rund 1 kg täglich das wichtigste „Abfallprodukt" des menschlichen Stoffwechsels.

Unterschiedliche Nahrungsbestandteile oder körpereigene Stoffe werden oft zu gemeinsamen Zwischenverbindungen abgebaut. Man spricht dann von einem „Sammelbecken des Stoffwechsels" (englisch *metabolic pool*). Ein typisches Beispiel ist das Acetyl-CoA, das aus verschiedenen Quellen stammen und viele verschiedene Wege gehen kann, wie **22.15** auf S. 643 zeigt. Um im Bild zu bleiben: Das Sammelbecken wird aus mehreren Quellen gespeist, hat aber auch zahlreiche Abflüsse. Dabei ist zu berücksichtigen, dass die verschiedenen Stoffwechselwege des Acetyl-CoA in *verschiedenen Kompartimenten* der Zelle lokalisiert sind. Es ist deshalb wichtig, zwischen intramitochondrialem und cytosolischem Pool von Acetyl-CoA zu unterscheiden. Manche Stoffwechselwege sind überdies auf bestimmte Organe beschränkt.

Im Sammelbecken vermischen sich die Moleküle, man kann von hier an die Herkunft (aus Fett, Kohlenhydrat oder Aminosäure) nicht mehr mit Sicherheit angeben. Im Prinzip besteht für jeden Stoff ein „Sammelbecken" dieser Art; von besonders großer Bedeutung sind diese „Pools" natürlich an den Verzweigungsstellen des Stoffwechsels, also neben Acetyl-CoA auch bei Glucose-6-phosphat (**22.11**), Pyruvat, 2-Oxoglutarat, Oxalacetat u. a. m., ferner beim Wasserstoff (die reduzierten Coenzyme NADPH und NADH bilden zwei getrennte Pools) und beim ATP, das gewissermaßen das Sammelbecken für chemische Energie darstellt.

Man muss unterscheiden zwischen der Größe des Sammelbeckens und der Geschwindigkeit des Zu- und Abflusses. Die stationäre *Konzentration eines Metaboliten* – eben die Größe des Pools – kann sehr klein sein, obwohl viel Substanz laufend umgesetzt wird. Die Konzentrationen der Substrate liegen meist in der Größenordnung von 10^{-3} mol · l^{-1}; höhere Konzentrationen werden von Speicherstoffen erreicht. Der **Umsatz** kann indessen gewaltig sein. So lässt sich berechnen (s. S. 587 Kap. 21), dass der Körper eines erwachsenen Menschen im Laufe von 24 Stunden etwa 75 kg ATP produziert, also sein eigenes Gewicht! Natürlich wird das ATP immer schnell wieder verbraucht; es wird meist in ADP und Phosphat gespalten, und aus diesen Bruchstücken wird es dann resynthetisiert.

23 Biochemische Funktionen einiger Organe des Menschen

Wie innerhalb der Zelle bestimmte Strukturen für besondere biochemische Funktionen „spezialisiert" sind, so besteht innerhalb des Organismus eine Arbeitsteilung zwischen den verschiedenen Organen. Da sie sofort ins Auge fällt und nicht erst mühsam aus Messungen und elektronenmikroskopischen Bildern erschlossen werden muss, ist sie schon viel länger bekannt.

Der Erforschung der Organfunktionen teilen sich Biochemie und Physiologie. Im Folgenden beschränken wir uns auf die biochemischen Grundlagen einiger Organe. Pathobiochemische Anmerkungen finden sich in den Randspalten-Texten.

In den Organen finden wir meist eine spezialisierte Enzymausstattung, sei es, dass bestimte Enzyme in dem Organ fehlen und andere Reaktionen *nur* in diesem Organ ablaufen, sei es, dass ein bestimmtes Muster an Isoenzymen vorliegt. Damit wird der Stoffwechsel den speziellen Bedürfnissen und Aufgaben dieses Organs angepasst. Durch welche Mechanismen diese biochemische Differenzierung zustande kommt, wird im Kapitel 24 behandelt.

23.1 Verdauungstrakt

Zusammenfassung

- Der Verdauungstrakt dient der **Aufnahme der Nahrungsbestandteile,** einschließlich der Vitamine, und der Resorption und **Sekretion von Wasser**. Die Nahrung wird dazu in der Mundhöhle durch Kauen zerkleinert und durch die Peristaltik des Verdauungstraktes durchmischt, so dass der enzymatische Prozess der Verdauung einsetzen kann.
- **Hydrolasen** spalten die hochmolekularen Nahrungsstoffe wie Proteine, Stärke, Glykogen und Fette in niedermolekulare, gut resorbierbare Substanzen.
- Im Magen werden Protonen aktiv sezerniert. Der pH-Wert im Magenlumen sinkt dadurch auf pH-Werte von 1–3 ab. Die starke **Ansäuerung des Mageninhaltes** bewirkt eine Denaturierung der Proteine der Nahrung. Sie werden dadurch für Pepsin, dessen pH-Optimum in diesem Bereich liegt, besser angreifbar. Mit der Nahrung aufgenommene Bakterien werden durch den stark sauren Magensaft abgetötet (Bakteriozidie).
- Die **Säuresekretion** wird nerval (N. vagus) durch Acetylcholin, parakrin durch Histamin und endokrin durch Gastrin stimuliert. Prostaglandin E_2 und Somatostatin hemmen die Sekretion.
- Die Magenschleimhaut ist gegen Selbstverdauung durch Schleimbildung, HCO_3^--Sekretion und rasche Regeneration der Mukosazellen geschützt (**„Mukosa-Barriere"**).
- Das Sekret des **Pankreas** enthält in hoher Aktivität Proteasen, Peptidasen, Lipasen, Glykosidasen und Nucleasen. Das vom Pankreas sezernierte HCO_3^- neutralisiert den stark sauren Speisebrei als Voraussetzung für die Wirkung der Hydrolasen.

- Die **Sekretion der Pankreasenzyme** wird vor allem durch Cholecystokinin (Pankreozymin) stimuliert, durch Somatostatin gehemmt. Das Hormon Sekretin steigert die Sekretion von Wasser und HCO_3^-.
- Die in der **Galle** enthaltenen Gallensäuren aktivieren die Pankreaslipase, bringen die wasserunlöslichen Fette in eine mizellare Lösung und ermöglichen dadurch die Resorption der Fette.
- Im **Duodenum und Jejunum** erfolgt die Spaltung der Disaccharide durch in der luminalen Membran der Mukosazellen lokalisierte Disaccharidasen. Peptide werden je nach ihrer Größe von membrangebundenen oder cytosolischen Peptidasen gespalten.
- Für die Resorption der Tri- und Dipeptide, der einzelnen Aminosäuren und der Monosaccharide besitzen die Mukosazellen Transportproteine, die eine Aufnahme durch aktiven Transport ermöglichen. Die enterale Resorption der Fettsäuren beruht auf Diffusion.
- Der letzte Abschnitt des Dünndarms (**terminales Ileum**) und der **Dickdarm** sind von Bakterien besiedelt. Durch ihre Enzyme können Cellulose und Hemicellulosen abgebaut und aus Aminosäuren verschiedene biologisch aktive Amine gebildet werden. Konjugierte Gallensäuren, die mit der Galle in den Darm gelangen, werden durch die bakterielle Glucuronidase dekonjugiert und durch bakterielle 7α-Dehydroxylasen in sekundäre Gallensäuren umgewandelt. Bakterielle Enzyme spielen auch im Stoffwechsel der Gallenfarbstoffe eine wichtige Rolle.

☛ 23.1 Tagesmenge und pH-Wert der Verdauungssekrete

Sekret	Menge (Liter)	pH-Wert
Speichel	0,75	6,5–7,0
Magensaft	2,5	1,2–3,0
Pankreassekret	1,0	7,4–8,5
Galle	0,7	6,2–8,5
Darmsaft	3,0	6,5–8,0

🔍 Mit dem **Speichel** können verschiedene Stoffe, die im Blut kreisen, ausgeschieden werden. Speichel ist deshalb ein geeignetes Substrat zur Analyse von Blutkomponenten (z. B. Steroidhormonen, Medikamenten, Toxinen).

🔍 Gastricsin (Rennin, Labferment) ist eine Proteinase, die in der **Magenschleimhaut von Säuglingen** gebildet wird (s. S. 205), und das *Casein* der Milch in Gegenwart von Ca^{2+}-Ionen in unlösliches Paracasein umwandelt. Dadurch wird die Passage der Milchproteine durch den Magen verlangsamt und ihre Hydrolyse durch Pepsin gesteigert.

🔍 **Haptocorrin und Intrinsic-Faktor.** Die Belegzellen der Magenschleimhaut sezernieren diese beiden Glykoproteine, die für die enterale *Resorption von Vitamin B_{12}* unerlässlich sind. Im sauren Milieu des Magens wird Vitamin B_{12} überwiegend an Haptocorrin gebunden und vor der Zerstörung durch die Magensäure geschützt. Im alkalischen Milieu des Duodenums erfolgt die Bindung an den Intrinsic-Faktor, der die enterale Resorption vermittelt. Haptocorrin wird durch luminale Proteinasen abgegeben (s. S. 614).

Im Verdauungstrakt werden die Nahrungsbestandteile zunächst mechanisch durch Kauen zerkleinert, dann durch die Peristaltik durchmischt und enzymatisch durch Hydrolasen aufgeschlossen. Die Hydrolyse der Nahrungsbestandteile beginnt in der Mundhöhle und setzt sich in Magen und Darm fort. In diese Abschnitte des Verdauungstraktes werden Verdauungssekrete abgegeben, deren Menge und pH-Wert in ☛ 23.1 zusammengestellt sind. Die Bildung und Sekretion der Verdauungssäfte steht unter hormonaler und nervaler Kontrolle.

Mundhöhle. Der Speichel besteht zu 99,5 % aus Wasser. Er enthält neben anorganischen Ionen (Na^+, K^+, Ca^{2+}, Cl^-, HCO_3^-) auch organische Bestandteile wie Mucine, Lysozym, Amylase, Lipase und Immunglobuline vom Typ IgA. Die *Amylase* kann Stärke und Glykogen zu Maltose hydrolysieren. Die *Lipase* spaltet Neutralfette. Beide Hydrolasen sind aktiv, bis sie vom sauren pH-Wert des Magensaftes inaktiviert werden. Die Speichelsekretion dient auch der Mundhygiene. Dabei spielt das im Speichel enthaltene Lysozym (s. S. 59) eine wichtige Rolle. Die schleimigen Mucine dienen als Gleitmittel bei der Passage des Nahrungsbreies durch die Speiseröhre. Der Calcium-Gehalt des Speichels ist für die Recalcificierung der Zähne wichtig. Manche Nahrungsmittel werden erst nach Auflösung im wässrigen Speichel geschmackswirksam.

Magen. Der Magensaft besteht zu 97–99 % aus Wasser. Er enthält Salzsäure, anorganische Salze, Mucine, Glykoproteine (Haptocorrin und Intrinsic-Faktor) und Verdauungsenzyme (Pepsinogen, Gastricsin, Lipase). Die Salzsäure wird von den Belegzellen der Magenschleimhaut gebildet. Durch ihre hohe Konzentration (etwa 0,1 M) wird der pH-Wert des Mageninhaltes auf 2–3 gesenkt. Dies entspricht dem pH-Optimum des Pepsins. Nahrungsproteine werden im stark sauren Bereich denaturiert und damit für Proteasen besser angreifbar. Darüber hinaus wirkt der saure Magensaft bakterizid und ist damit ein wichtiger Schutz vor Infektionen.

Die Salzsäureproduktion beruht auf einem aktiven Transport von H^+-Ionen im Austausch gegen K^+-Ionen. Die H^+-Ionen werden intrazellulär durch eine Carbonat-Dehydratase (Carboanhydrase) bereit gestellt (●23.1). Die Säuresekretion wird durch das vegetative Nervensystem (N. vagus) mit Übertragungsstoff Acetylcholin, parakrin durch Histamin und endokrin durch Gastrin gesteuert (●23.2).

Von den Hauptzellen im Fundusteil des Magens wird Pepsinogen produziert, das bei dem niedrigen pH des Magensaftes durch Abspaltung von Peptiden in Pepsin umgewandelt wird, eine Endopeptidase mit pH-Optimum im sauren Bereich (pH 1,8) und mäßiger Substratspezifität (s. S. 205).

Denaturierung der *Proteine* durch Salzsäure und Proteolyse durch Pepsin sind die entscheidenden Verdauungsvorgänge im Magen. *Lipide* werden durch die Magenlipase mit breitem pH-Optimum abgebaut. Die Lipasen, die von der Magen- und Zungenschleimhaut produziert werden, sind vor allem für die Verdauung von Milchfett bei Säuglingen von Bedeutung.

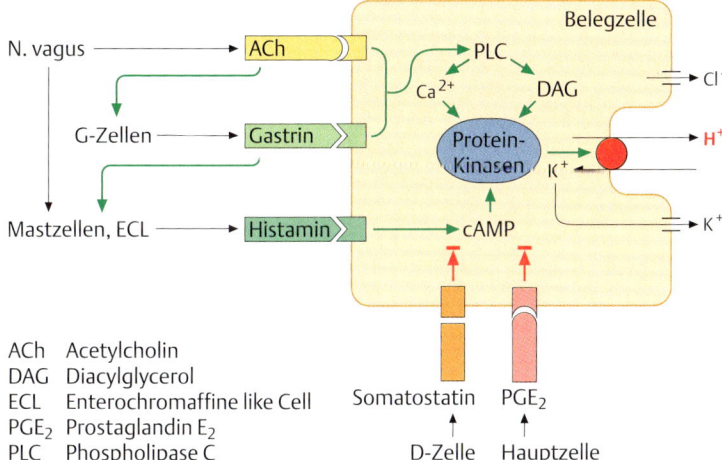

ACh	Acetylcholin
DAG	Diacylglycerol
ECL	Enterochromaffine like Cell
PGE$_2$	Prostaglandin E$_2$
PLC	Phospholipase C

●23.2 Regulation der Säuresekretion. Die Belegzellen sind parasympathisch durch den N. vagus innerviert; Acetylcholin stimuliert die Säuresekretion. Die G-Zellen produzieren Gastrin, die Mastzellen und ECL-Zellen Histamin. Beide Gewebshormone sind ebenfalls starke Stimulatoren der Säuresekretion. Acetylcholin stimuliert die Gastrinzellen zur Produktion von Gastrin, Gastrin stimuliert die Mastzellen zur Produktion von Histamin.

Die Bindung der Signalsubstanzen an ihre Rezeptoren aktiviert über einen Ca^{2+}- bzw. InsP$_3$-Anstieg eine Protein-Kinase-Kaskade, die die Translokation der Protonenpumpe (H$^+$-/K$^+$-ATPase) in die apikale Plasmamembran auslöst.

Beim Anstieg der H$^+$-Konzentration im Magenlumen werden die Hauptzellen des Magens zur Sekretion von Prostaglandin E2, die D-Zellen zur Produktion von Somatostatin stimuliert. Beide Hormone wirken hemmend auf die Produktion von cAMP und die Translokation der Protonenpumpe.

Schutzmechanismen des Magens gegen eine Selbstverdauung durch Pepsin und Schädigung durch Salzsäure sind Schleimbildung, HCO$_3^-$-Sekretion und rasche Erneuerung der Mukosazellen. Der Schleim ist ein Gemisch von Mannose-reichen Glykoproteinen, Proteoglykanen und Proteinen. Durch die Sekretion von HCO$_3^-$ können zwar nur 10% der sezernierten Säure neutralisiert werden. Das sezernierte HCO$_3^-$ reichert sich aber im Schleim an und verhindert dadurch die Rückdiffusion von Säure aus dem Lumen zu den Mukosazellen. Die Säurekonzentration im Magenlumen wird dadurch nicht oder nur geringfügig beeinflusst. Die Erneuerung der Schleimhaut, ausgehend von Stammzellen an der Basis der Drüsengänge, wird durch Prostaglandin E$_2$ und die Cytokine EGF und TGF-α stimuliert. Alle diese Faktoren führen zur Bildung einer „Mukosabarriere" zum Schutz der Magenschleimhaut.

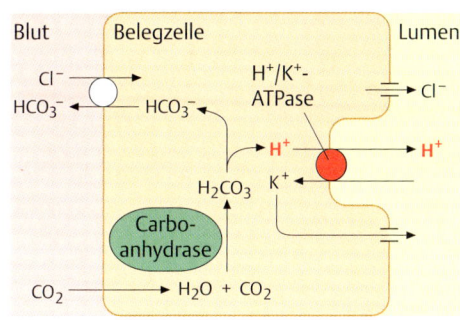

●23.1 Säuresekretion in den Belegzellen der Magenschleimhaut. H$^+$-Ionen werden durch eine H$^+$/K$^+$-austauschende ATPase aktiv entgegen einem Konzentrationsgefälle transportiert. Entsprechend dem Unterschied zwischen intrazellulärem pH-Wert (7,0) und dem pH-Wert des Magensaftes (pH 1) beträgt das Verhältnis der intra/extrazellulären H$^+$-Konzentration 1:1 Million. Die Wasserstoffionen werden für die Sekretion durch das Enzym Carbonat-Dehydratase (Carboanhydrase) bereitgestellt, das für eine rasche Gleichgewichtseinstellung zwischen CO$_2$, H$_2$O und H$_2$CO$_3$ sorgt. Letzteres dissoziiert zu HCO$_3^-$ und H$^+$. Die H$^+$-Ionen entstammen also indirekt dem Wasser. Es bleiben aber keine OH$^-$-Ionen übrig, die den pH-Wert ins Alkalische verschieben würden, da das gebildete Hydrogencarbonat gegen ein Chlorid-Ion ausgetauscht wird. Die Chlorid-Ionen werden durch einen Ionenkanal in das Lumen des Magens abgegeben, wozu keine Energie aufgewandt werden muss. Die im Austausch gegen H$^+$-Ionen aufgenommenen K$^+$-Ionen werden ebenfalls über einen Ionenkanal in das Lumen abgegeben. Die H$^+$/K$^+$-ATPase („Protonen-Pumpe") kann durch das Medikament Omeprazol selektiv gehemmt werden.

🔍 Magen- und Duodenalgeschwüre (Ulcera) sind tiefgreifende, mindestens bis zur Submukosa reichende Defekte der Magenschleimhaut. Sie entstehen durch ein Missverhältnis von aggressiven Faktoren (Pepsin, Salzsäure) und den Schutzmechanismen (Mukosabarriere). Auch bei normaler Säure- und Pepsinsekretion kann sich ein Ulcus entwickeln, wenn die Mukosabarriere strukturell oder funktionell nicht intakt ist. Bei 90–95% der Kranken mit Ulcus duodeni und bei 70–80% der Kranken mit Ulcus ventriculi liegt eine bakterielle Infektion mit *Helicobacter pylori* vor. Durch die vom Bakterium gebildete *Urease* wird aus Harnstoff Ammonium freigesetzt, das in der Umgebung des Keims die Magensäure neutralisiert und ihn so gegen die bakterizide Wirkung des Magensaftes schützt. Das Bakterium ist durch Geißeln gut beweglich. Es haftet durch Adhäsionsproteine an der Oberfläche der Mukosazellen, dringt aber nicht in die Zellen ein. Exotoxine führen zu einer Schädigung der Mukosazellen (Veränderungen des Cytoskeletts und der Mitochondrien).

🔍 Das Zollinger-Ellison-Syndrom, gekennzeichnet durch multiple rezidivierende Magengeschwüre, wird durch Gastrin-produzierende Tumoren verursacht.

▼ 23.2 Regulation der Pankreassekretion durch gastrointestinale Hormone

Stimulierend wirken:
CCK, Gastrin, Neurotensin und Motilin auf die Enzymsekretion
Sekretin auf Wasser- und HCO_3^--Sekretion

Hemmend wirken:
Somatotastin, Substanz P, Glucagon

🔍 Die **akute Pankreatitis** beruht auf einer Selbstverdauung (Autolyse) des Pankreasgewebes mit begleitender Entzündungsreaktion. Es findet eine vorzeitige Aktivierung von *Trypsinogen* in den Drüsenzellen, wahrscheinlich durch lysosomales Cathepsin B statt. Durch die dabei gebildeten Isoenzyme Trypsin-1 und Trypsin-3 werden weitere Zymogene des Pankreas aktiviert. Die vorzeitige Aktivierung der Proteinasen verursacht Gewebsnekrosen. Die Freisetzung von *Kallikrein* und *Kininen* führt zu Schmerzen und Schocksymptomen. Durch Aktivierung der Phospholipase A_2 wird das zelltoxische Lysolecithin gebildet (s. S. 298).

🔍 Genmutationen sind die Ursache der **hereditären Pankreatitis**. Am längsten bekannt ist eine Mutation des Trypsin-Gens, als deren Folge das Trypsin nicht hydrolytisch inaktiviert werden kann. Andere Mutationen haben eine beschleunigte Aktivierung des Trypsinogens zur Folge. Bei einer kürzlich entdeckten Mutation kann das Signalpeptid von Protrypsinogen nicht abgespalten werden.

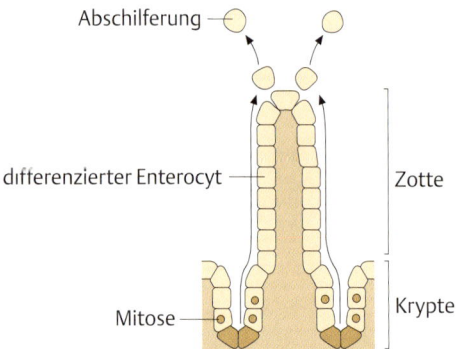

Abschilferung

differenzierter Enterocyt — Zotte

Mitose — Krypte

◆ 23.3 Krypten und Villi der Darmmukosa. Die Darmschleimhaut ist durch Einstülpungen (Krypten) und zottenförmige Ausstülpungen (Villi) gekennzeichnet. An der Basis der Krypten liegen die Stammzellen der Enterocyten, die teilungsfähig sind. Die neugebildeten Zellen wandern in die Villuszone und werden an den Zottenspitzen in das Darmlumen abgestoßen. Die Zellen der Krypten und der Villi unterscheiden sich durch ihre Enzymausstattung und ihre Transportproteine (s. Text).

Pankreas (Bauchspeicheldrüse). Der exokrine Anteil des Pankreas bildet ein alkalisches Verdauungssekret, das Proteasen, Peptidasen, Glykosidasen, Lipasen und Nucleasen enthält. Die Enzymproduktion ist beträchtlich; das Pankreas gehört deshalb zu den Geweben mit der aktivsten Proteinsynthese.

Durch die hohe HCO_3^--Konzentration hat das Pankreassekret einen pH-Wert von etwa 7,4–8,5 so dass es die Magensäure neutralisiert und die Wirkung des Magenpepsins beendet. Die Pankreassekretion wird gesteigert, wenn saurer Speisebrei den Pylorus passiert. Über parasympathische Nervenfasern mit Acetylcholin als Transmitter wird sowohl die Enzym- als auch die Wasser- und HCO_3^--Sekretion reguliert. Ferner unterliegt die exokrine Pankreasfunktion der Regulation durch verschiedene gastrointestinale Hormone (▼ 23.2).

Schutzmechanismen des Pankreas. Um eine Selbstverdauung zu vermeiden, bildet und sezerniert das Pankreas verschiedene Hydrolasen in Form ihrer inaktiven Vorstufen (Proenzyme, Zymogene). Sie werden erst im Dünndarm durch limitierte Proteolyse (s. S. 204) aktiviert. So wird Typsinogen durch eine Enteropeptidase (Enterokinase der Mukosa) zu Trypsin umgewandelt, das dann autokatalytisch weitere Trypsinogene, aber auch andere Zymogene aktivieren kann (◆ 8.3, S. 205). Eine vorzeitige Aktivierung von Trypsin wird dagegen durch einen Trypsin-Inhibitor, der ebenfalls vom Pankreas sezerniert wird, verhindert.

Die **Galle**, die in der Leber produziert und neben dem Pankreassekret in das Duodenum abgegeben wird, enthält als Hauptbestandteile die mit Glycin und Taurin konjugierten Gallensäuren (s. S. 328), Cholesterol, Phospholipide sowie Gallenfarbstoffe, ferner Glykoproteine und anorganische Salze. Die konjugierten Gallensäuren und Phospholipide sind für die Verdauung der Nahrungslipide entscheidend (Aktivierung der Lipasen, Mizellenbildung, s.u.). Auch für die Resorption der fettlöslichen Vitamine A, D, E und K sind Gallensäuren erforderlich. Durch Kontraktion der Gallenblase, ausgelöst von Cholecystokinin (CCK, s. S. 556) wird beim Übertritt von Speisebrei in das Duodenum Galle rasch abgegeben.

Dünndarm. Duodenum und oberer Teil des Jejunums sind der Hauptort der Verdauung und Resorption von Kohlenhydraten und Fetten. Nur von den Proteinen der Nahrung gelangt ein größerer Anteil (ca. 40%) in den unteren Abschnitt des Dünndarms, das Ileum. Vitamin B_{12} wird ausschließlich, Gallensäuren werden ganz überwiegend im terminalen Ileum resorbiert.

Die luminale Oberfläche des Dünndarms ist durch quergestellte Falten, Zotten und Krypten, sowie durch den Bürstensaum der *Enterocyten*, fadenförmige Ausstülpungen an ihrer luminalen Seite, enorm vergrößert. Eine besondere biologische Bedeutung haben die Krypten und Zotten (◆ 23.3). Am Grund der Krypten liegen Stammzellen für die Regeneration der Enterocyten, die von den Krypten in die Zotten wandern und an der Zottenspitze abgestoßen werden. Die Darmmukosa wird dadurch fortwährend erneuert. Bei dieser Wanderung verändern die Enterocyten ihre biochemischen Eigenschaften. Die Enterocyten der Krypten bilden keine Verdauungsenzyme und keine Transportproteine für die Resorption. Sie besitzen aber Transporter für die Sekretion von Ionen (Cl^-, HCO_3^-) in das Darmlumen und für die Aufnahme von Aminosäuren und Monosacchariden aus dem Blut. Verdauungsenzyme und Transportproteine für die Resorption und die Abgabe der Verdauungsprodukte aus der Zelle an das Blut werden zunehmend bei der Wanderung der Enterozyten zur Zottenspitze exprimiert.

Voraussetzung für Verdauung und Resorption ist ein ausreichender Wassergehalt im Lumen des Dünndarms. Trinkmenge, Verdauungssekrete und Wassersekretion im Dünndarm ergeben ein Flüssigkeitsvolumen von ca. 9 l/Tag. Die *Wassersekretion* im Dünndarm erfolgt passiv, indem Cl^- und HCO_3^- von Enterocyten der Krypten sezerniert werden und Wasser dem osmotischen Druckgradienten folgt. Die *Wasserresorption* erfolgt ebenfalls passiv: Wasser folgt den resorbierten Na^+-Ionen. Vier verschiedene Transporter für Na^+ in den verschiedenen Darmabschnitten vermitteln den *Na^+-Transport* entgegen einem Konzentrationsgradienten. In der Bilanz überwiegt die Resorption; nur ca. 1 l Wasser tritt in den Dickdarm über.

Im Folgenden werden Verdauung und Resorption der Kohlenhydrate, Proteine und Fette im Dünndarm besprochen.

Kohlenhydrate. Die in der Nahrung enthaltene, aus Pflanzen stammende *Stärke* wird durch die α-Amylase des Pankreassekrets intraluminal abgebaut. Stärke besteht aus Amylose und aus Amylopektin (s. S. 240). Bei der Verdauung durch die α-Amylase entstehen aus der Amylose die Disaccharide Maltose und Isomaltose, aus Amylopektin kurze verzweigtkettige Oligosaccharide, die sog. α-Grenzdextrine. *Glykogen* kann wie die Stärke gespalten werden, da die Verknüpfungen der Glucose im Glykogen mit denen in der Stärke identisch sind. *Cellulose* und *Hemicellulose* sind dagegen durch die Amylase nicht spaltbar, da in ihnen β-1,4-Bindungen der Glucosemoleküle bestehen. Sie werden erst im Colon durch Darmbakterien unter Bildung kurzkettiger Gluconsäuren abgebaut. In der Nahrung sind ferner *Disaccharide*, z. B. Lactose, Saccharose und Trehalose enthalten. Die weitere enzymatische Hydrolyse erfolgt durch Disaccharidasen, die nicht in das Darmlumen abgegeben werden, sondern im Bürstensaum der Villi verankert sind. Die aktiven Zentren der Enzyme ragen in das Lumen vor. Die Bürstensaum-Saccharidasen mit ihren Substraten und Endprodukten sind in ☛ 23.3 aufgeführt. Das Endprodukt Glucose hemmt die Disaccharidasen. Dadurch wird eine zu starke Anhäufung von Glucose im Darmlumen mit der Folge einer osmotischen Diarrhoe verhindert.

Die Resorption von *Glucose* und *Galactose* durch die Enterocyten vermittelt ein Transportsystem im Co-Transport mit Na^+. Die Energie für den Transport liefert eine Natrium/Kalium-ATPase an der basolateralen Membran, die ein elektrisches Potenzial und einen Na^+-Gradienten erzeugt. *Fructose* dagegen wird nach dem Prinzip der erleichterten Diffusion, vermittelt durch ein spezifisches Protein (Glut-5), aufgenommen (S. 357). Nach dem gleichen Prinzip, aber durch ein anderes Protein (Glut-1), erfolgt der Export der Monosaccharide aus den Enterocyten ins Blut.

Proteine sind zur Deckung des Energiebedarfs von geringerer Bedeutung als Fette und Kohlenhydrate (s. S. 586). Sie liefern aber die für den Organismus essenziellen Aminosäuren (s. S. 223). Einige Proteine, z. B. das im Darm gebildete Immunglobulin A und der Intrinsic-Faktor (s. S. 614), sind gegen die Verdauungsenzyme im Dünndarm resistent. Die **intraluminale Proteinverdauung** beruht auf der Wirkung von Endo- und Exoproteinasen, die vom Pankreas in Form von Proenzymen sezerniert und durch die von den Enterocyten produzierte Enteropeptidase bzw. durch das aktivierte Trypsin aktiviert werden. Gallensäuren steigern die intraluminale Konzentration der Enteropeptidase durch deren Ablösung vom Bürstensaum der Enterocyten. *Endoproteasen* (Trypsin, Chymotrypsin, Elastase, Proteinase E) spalten die Proteine zwischen bestimmten Aminosäuren innerhalb der Peptidkette (s. ☛ 8.2, S. 205). Als Exopeptidasen des Pankreassekrets wirken zwei *Carboxypeptidasen*, die einzelne Aminosäuren vom Carboxyterminus der Oligopeptide freisetzen. Als Ergebnis der intraluminalen Verdauung von Proteinen entstehen 70% Peptide mit jeweils 3–8 Aminosäuren und 30% Aminosäuren (👁 **23.4**).

Peptidasen für den letzten Schritt der Proteinverdauung werden in den Enterocyten gebildet und verbleiben teils als lösliche Enzyme im Cytoplasma, teils werden sie im Bürstensaum verankert und ragen

✎ Eine **Maldigestion** beruht auf einer stark verminderten Aktivität oder einem Fehlen intraluminaler oder im Bürstensaum der Enterocyten lokalisierter Enzyme. Sie kann durch eine Schädigung des exokrinen Pankreas, durch eine Cholestase mit fehlender Aktivierung der Lipase oder durch Ausfall von Hydrolasen der Darmmukosa verursacht sein. Auch verschiedene angeborene Defekte enteraler Saccharidasen sind bekannt. Am häufigsten ist der erworbene *Lactasemangel* des Erwachsenen.

✎ Eine **Malabsorption** ist auf einzelne Substrate beschränkt, wenn das hierfür spezifische Transportprotein in den Enterocyten fehlt oder inaktiv ist. Die Transportproteine einiger Substrate sind im Dünndarm und proximalen Nierentubulus identisch. Durch die Mutation des Gens ist deshalb die enterale Resorptionsstörung mit einer Störung der Rückresorption im Nierentubulus kombiniert. Eine generelle Malabsorption ohne Beschränkung auf bestimmte Substrate ist die Folge von strukturellen Veränderungen der Darmschleimhaut, z. B. bei *Sprue*. Bei dieser Erkrankung besteht eine Atrophie der Dünndarmzotten infolge gesteigerter Abstoßung und Nekrose der Enterocyten in der Villuszone, während in den Darmkrypten die Zellproliferation nicht eingeschränkt oder sogar leicht erhöht ist. Die Resorptionsfläche des Darms ist dadurch stark reduziert. In der Pathogenese der Erkrankung wirken exogene und endogene Faktoren zusammen. Wichtigster exogener Faktor ist die Aufnahme des in Weizen, Gerste und Roggen enthaltenen *Glutens*. Als endogener Faktor spielt eine genetische Determination eine wichtige Rolle.

☛ 23.3 **Enzyme der Kohlenhydratverdauung (Saccharidasen) im Bürstensaum der Enterocyten**

Enzym	Substrat	Produkt
Lactase	Lactose	Glucose, Galactose
Saccharase (Sucrase)	Saccharose	Glucose, Fructose
Maltase (Glycoamylase)	Oligosaccharide (α-1,4-glykosidisch)	Glucose
Isomaltase	α-Grenzdextrine (α-1,6-glykosidisch)	Glucose
Trehalase	Trehalose	Glucose

✎ **Proteinasen** (= Proteasen) spalten Proteine, Peptidasen Peptide. Da Proteine große Polypeptide sind, werden die Begriffe Proteinase und Peptidase teilweise synonym verwendet.

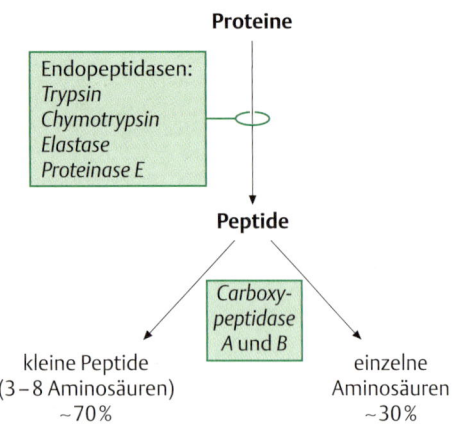

23.4 Intraluminale Proteinverdauung.

mit ihrem aktiven Zentrum in das Darmlumen. Die Verteilung hängt von ihrer Spezifität für die Größe des spaltbaren Peptids ab: Dipeptide werden überwiegend nach Resorption intrazellulär gespalten, Peptide aus vier und mehr Aminosäuren vorwiegend am Bürstensaum.

Bei der **Resorption der Produkte der Proteinverdauung** werden sowohl Tri- und Dipeptide als auch einzelne Aminosäuren in die Enterocyten aufgenommen. Der transmembranäre Transport von Di- und Tripeptiden erfolgt durch ein einziges spezifisches Transportsystem. Seine Affinität ist zu *Di-* größer als zu *Tripeptiden*. Auch andere Eigenschaften der Peptide (Gehalt an neutralen gegenüber sauren oder basischen Aminosäuren, Länge der Seitenkette) beeinflussen die Kinetik des Transports. Er ist Na⁺-unabhängig. Ein Co-Transport mit Protonen ist wahrscheinlich. Die absorbierten Tri- und Dipeptide werden intrazellulär in die einzelnen Aminosäuren gespalten.

Für die enterale Absorption einzelner *Aminosäuren* existieren sechs verschiedene Transporter mit überlappender Substratspezifität. Sie sind alle Na⁺-abhängig; die Energie für den Transport liefert die Na⁺/K⁺-ATPase. Basische und saure Aminosäuren können wahrscheinlich auch nach dem Prinzip der erleichterten Diffusion aufgenommen werden.

Den **Export der Aminosäuren** aus den Enterocyten ins Blut vermitteln ebenfalls verschiedene Transportsysteme. Sie arbeiten teils nach dem Prinzip des aktiven Transports, teils durch erleichterte Diffusion. Resorbierte Aminosäuren werden auch unmittelbar für die Proteinsynthese in den Enterozyten verwendet, z. B. für die Synthese von Apoproteinen.

Fette sind in den wässrigen Verdauungssäften nahezu unlöslich und deshalb von den Verdauungsenzymen nicht unmittelbar spaltbar. Zwei Prozesse sind zur Fettverdauung und -resorption erforderlich: die Bildung einer Fettemulsion und die Bildung gemischter Mizellen.

Bei der **Emulgierung** wird das Fett der Nahrung in kleine Fett-Tröpfchen umgewandelt, deren Oberfläche von einer Einzelschicht von Phospholipiden gebildet wird. Dadurch wird die Emulsion stabilisiert. Die Emulgierung wird durch die Magenmotorik eingeleitet und durch die unter der Einwirkung der Magenlipase entstehenden Diacylglyceride begünstigt. Nach Übertritt in das Duodenum kann sich die *Pankreaslipase* unter Vermittlung der *Co-Lipase* (s. S. 277) an der Oberfläche der Fett- Tröpfchen anlagern und die Triglyceride in 2-Monoacylglyceride und Fettsäuren spalten. Die Pankreas-Phopholipase spaltet die Phospholipide in Lysophosphatide und Fettsäuren (s. S. 301). Cholesterolester und die Ester fettlöslicher Vitamine werden durch die unspezifische Carboxyesterase des Pankreassekrets hydrolysiert.

Die **Micellenbildung** erfolgt spontan unter Einwirkung der Gallensäuren und der Phospholipide der Galle, wenn die kritische mizellare Konzentration der Gallensäuren überschritten ist. Es entstehen spontan scheibchen- oder vesikelartige Komplexe (sog. Micellen), bei denen die hydrophilen Molekülbereiche der Gallensäuren und Phospholipide die Außenseite der Micellen bilden, während die hydrophoben Anteile nach innen gerichtet sind (s. 14.1, S. 346 und 23.5, S. 658). In die Micellen können die wasserunlöslichen Fette (höhere Fettsäuren, Cholesterol und fettlösliche Vitamine) eingeschlossen werden.

Die Micellen können aufgrund ihrer hydrophilen Außenschicht durch Diffusion in die stabile Wasserschicht („unstirred water layer"), die über dem Bürstensaum der Enterocyten liegt, eindringen. Durch die H⁺-Sekretion der Enterocyten im Austausch gegen Na⁺ ist der pH-Wert in dieser Wasserschicht niedrig. Dies begünstigt die Auflösung der Micellen mit Freisetzung von Fettsäuren in protonierter Form und von anderen Komponenten der Nahrungslipide (Cholesterol, fettlösliche Vitamine).

Die **Resorption** der protonierten *Fettsäuren* beruht auf Diffusion. Die Existenz eines spezifischen Transportproteins in den Enterocyten für einen aktiven Transport oder erleichterte Diffusion von Fettsäuren ist umstritten. Die Aufnahme von *Cholesterol*, von *fettlöslichen Vitaminen* und von *Gallensäuren* wird durch spezifische enterale Transportproteine vermittelt.

In den Enterocyten werden die Fettsäuren durch eine Acyl-CoA-Ligase in die CoA-Derivate überführt, die im glatten endoplasmatischen Retikulum eine Resynthese der Triglyceride ermöglichen. Durch Vereinigung mit den im rauen endoplasmatischen Retikulum gebildeten Apo-Proteinen entstehen Lipoproteine, die über den Golgi-Komplex in Vesikeln zur Plasmamembran transportiert und dort durch Exocytose ausgeschieden werden (s. Kap. 12.5, S. 308).

Zur Resorption von Vitaminen und Schwermetallen s. Kapitel 21.

Dickdarm. Im Dickdarm findet keine Verdauung durch körpereigene Verdauungsenzyme und keine Resorption ihrer Produkte statt. Der Verdauungsbrei wird durch *Wasserresorption* von 1000 ml bei Beginn des Colons auf ca. 200 ml, dem normalen Wassergehalt des Stuhles, eingedickt. Wasser folgt dabei passiv der Resorption von Na^+-Ionen.

Der Dickdarm ist im Gegensatz zum Magen und dem Hauptteil des Dünndarms von Bakterien besiedelt. Bei der Geburt ist der ganze Gastrointestinaltrakt noch frei von Bakterien, aber bereits 3–4 Wochen später ist die normale intestinale „Bakterienflora" vorhanden. Die Besiedelung erfolgt mit der aufgenommenen Nahrung. Mehr als 400 verschiedene Bakterienspezies können nachgewiesen werden. Unter ihnen überwiegen anaerob wachsende Spezies gegenüber den Aerobiern im Verhältnis 10:1. Die Besiedelung beginnt im terminalen Ileum (Keimzahl 10^5 bis 10^8/g Darminhalt) und ist im Colon um ein Vielfaches erhöht (Keimzahl 10^{10} bis 10^{12}/g Darminhalt). Darmbakterien machen deshalb einen wesentlichen Teil der Faeces aus.

Durch die Enzyme der Darmbakterien können nicht verdaute Nahrungsreste und nicht vollständig resorbierte Verdauungsprodukte abgebaut werden. So entstehen aus nicht verdaubaren *Kohlenhydraten* wie Cellulose und Hemicellulose die Carbonsäuren Essigsäure, Milchsäure, Propionsäure und Buttersäure, die durch Diffusion aufgenommen werden können. Ferner wird Wasserstoff, CO_2 und Methan gebildet. Aus *Aminosäuren* entstehen durch bakterielle Decarboxylasen verschiedene Amine (◆ 23.4), aus Tryptophan in mehreren Schritten Skatol, das den typischen Geruch der Faeces verursacht (s. ◐ 8.21, S. 218). Ein weiteres Abbauprodukt des Tryptophans ist das im Harn erscheinende Indikan. Aus schwefelhaltigen Aminosäuren entstehen verschiedene Mercaptane. *Fettsäuren*, die der Resorption im Dünndarm entgangen sind, werden durch Bakterien hydroxyliert, abgebaut oder zur Resynthese längerer Fettsäuren verwendet. Aus Cholin-haltigen Phospholipiden kann Cholin freigesetzt und durch Wasserabspaltung zum toxischen Neurin (Trimethyl-vinyl-ammoniumhydroxid) umgewandelt werden.

Besondere Bedeutung hat die bakterielle Besiedelung des terminalen Ileums für die Resorption der *Gallensäuren*. Durch Gallensäuren-Dekonjugasen der Bakterien werden die Taurin- und Glycin-Konjugate der Gallensäuren gespalten. Die dadurch freigesetzten Gallensäuren können resorbiert werden. Durch eine bakterielle Gallensäure-7-α-Dehydroxylase werden die von der Leber gebildeten primären Gallensäuren in sekundäre Gallensäuren (s. S. 328) umgewandelt, die ebenfalls resorbiert werden. Bakterielle Enzyme spielen ferner im Stoffwechsel der Gallenfarbstoffe eine wichtige Rolle (s. S. 660). Bakterielle Glucuronidasen und Sulfatasen spalten die entsprechenden Konjugate von Östrogenen, Androgenen und von Produkten der Biotransformation. Auch potenzielle Karzinogene können unter Einwirkung der Darmbakterien entstehen, so aus Nitraten Nitrosamin, aus Cyclamat Cycloheximin.

⊤ 23.4 Bildung von Aminen durch bakterielle Aminosäuren-Decarboxylasen

Aminosäure	zugehöriges Amin
Lysin	→ Cadaverin
Ornithin	→ Putrescin
Histidin	→ Histamin
Tryptophan	→ Tryptamin → → Skatol
Tyrosin	→ Tyramin

23.2 Leber

Zusammenfassung

– Die Leber ist durch die Vielfalt der in ihr ablaufenden Stoffwechselprozesse und durch ihre Lage im Brutkreislauf zwischen Gastrointestinaltrakt und peripheren Organen das **zentrale Organ des Stoffwechsels**.
– Leberspezifische Stoffwechselleistungen sind
  ● die Regulation des Glucosespiegels im Blut („Glucostat-Funktion" der Leber),
  ● Synthese von Lipoproteinen der Klasse VLDL,
  ● Synthese von Acetacetat und 3-Hydroxybutyrat aus freien Fettsäuren („Ketonkörper-Synthese"),
  ● Abbau von Cholesterol zu Gallensäuren,
  ● Harnstoffsynthese zur Entgiftung von Ammonium,
  ● Synthese von Plasmaproteinen mit spezifischen Funktionen (Ausnahme: Immunglobuline).
– Durch die Bildung und Sekretion der Galle ist die Leber neben der Niere das wichtigste Organ für die **Ausscheidung von Stoffwechselprodukten und Fremdstoffen**. Die Leber besitzt hierfür spezifische Membranproteine, die einen aktiven Transport bei der Aufnahme von Substraten aus dem Blut und bei ihrer Sekretion in die Galle ermöglichen.
– Die **Biotransformation** körpereigener und körperfremder lipophiler Stoffe (z. B. Pharmaka) ist Voraussetzung der Ausscheidung dieser Stoffe. Die Biotransformation der meisten Stoffe verläuft in zwei Phasen. Die wichtigste Reaktion der Phase 1 ist die Hydroxylierung des Fremdstoffs durch verschiedene Cytochrom-P450 Enzyme, bei der Phase 2 die Koppelung mit Glucuronsäure.
– Die Leber ist durch ihren hohen Gehalt an sessilen Makrophagen und durch die Synthese von Akute-Phase-Proteinen und von Komplementfaktoren an der **unspezifischen Abwehr** beteiligt.
– Die Leber spielt eine wichtige Rolle im **endokrinen System**, da inaktive Vorstufen einiger Hormone in der Leber aktiviert werden. Andere Hormone werden in der Leber abgebaut oder durch Koppelungsreaktionen inaktiviert und ausgeschieden.
– Die Leber ist aufgrund ihrer metabolischen Zonierung und der leberspezifischen HCO_3^--verbrauchenden Harnstoffsynthese an der **Säure-Basen-Regulation** beteiligt.

Die Leber als zentrales Stoffwechselorgan. Die Leber übertrifft alle anderen Organe hinsichtlich der Vielfalt der in ihr ablaufenden Stoffwechselreaktionen (☛ 23.5). Einige lebenswichtige Reaktionen sind leberspezifisch, da nur die Leber über die erforderlichen Enzyme verfügt. Auch dient, im Gegensatz zu anderen Organen, der Stoffwechsel der Leber nicht nur der Erhaltung der organspezifischen Struktur und Funktion, sondern es werden Stoffe an das Blut abgegeben, die dort und in anderen Organen wichtige Funktionen erfüllen. Durch ihre Lage im Blutkreislauf zwischen dem Gastrointestinaltrakt und den peripheren Organen ist die Leber der Ort für die primäre Verwertung der Nahrungsstoffe. Die in der *Resorptionsphase* resorbierten niedermolekularen Bausteine der Nahrungsstoffe werden mit dem Pfortaderblut der Leber zugeführt und hier abgebaut, zur Synthese körpereigener Substanzen verwendet, umgewandelt oder gespeichert. Dagegen fehlen in der *Postresorptionsphase* diese Metabolite, und die Leber schaltet deshalb ihren Stoffwechsel auf die Versorgung des Organismus mit Stoffen aus ihren Speichern um. Die Umstellung zwischen diesen Phasen wird durch Hormone gesteuert (Insulin, Glucagon, Cortisol, Catecholamine).

⊤ 23.5 Wichtige metabolische Aufgaben der Leber. Leberspezifische oder weitgehend leberspezifische Reaktionen sind *kursiv* gesetzt.

Kohlenhydrat-Stoffwechsel
Die Leber
- speichert Glucose als Glykogen
- wandelt andere Kohlenhydrate in Glucose um
- baut Glucose aus glucogenen Aminosäuren und Lactat auf *(Gluconeogenese)*
- gibt bei Bedarf Glucose ans Blut ab und hält dadurch den Glucosespiegel konstant *(Funktion als „Glucostat")*

Lipid-Stoffwechsel
- wandelt Glucose in Fette um und versorgt damit die anderen Gewebe
- bildet aus freien Fettsäuren Acetacetat und 3-Hydroxybutyrat *(Ketonkörper-Synthese)*
- baut Cholesterol auf und versorgt damit andere Gewebe
- ist der Ort für die Entsorgung von Cholesterol
- *bildet konjugierte Gallensäuren*

Aminosäure- und Protein-Stoffwechsel
- entsorgt den Stickstoff der Aminosäuren als Harnstoff *(Harnstoff-Zyklus)*
- bildet die meisten *Plasmaproteine*

Entgiftungsreaktionen
- *baut Ethanol zu Acetyl-CoA ab*
- *konjugiert Bilirubin*
- entgiftet sowohl Endprodukte des Stoffwechsels als auch mit der Nahrung aufgenommene Fremdstoffe und Pharmaka *(Biotransformation)*

Speicherung
- speichert einige Vitamine und Schwermetalle

Kohlenhydratstoffwechsel. Im Stoffwechsel der Kohlenhydrate hat die Leber vor allem die Aufgabe, den Blutglucose-Spiegel konstant zu halten. Ferner wandelt sie *Fructose, Galactose* und *Pentosen* in Glucose um. Diese Reaktionen wurden in Kap. 9 besprochen.

Nach der Nahrungsaufnahme werden der Leber mit dem Pfortaderblut meist größere Mengen von Glucose und anderen Zuckern zugeleitet. Das gleichzeitig von der Bauchspeicheldrüse ausgeschiedene Insulin stimuliert dann die Leber zur Synthese von *Glykogen*; sind dessen Vorräte aufgefüllt, werden aus den Zuckern Fettsäuren synthetisiert.

Zwischen den Mahlzeiten werden die Glykogen-Vorräte wieder abgebaut und zu Glucose-6-phosphat umgewandelt. Durch ihren hohen Gehalt an Glucose-6-phosphatase sind die Leberzellen in der Lage, daraus Glucose freizusetzen und sie über Glucose-Transporter vom Typ 7 (in der mikrosomalen Membran) und Typ 2 (in der Plasmamembran) auszuschleusen und an das Blut abzugeben (s. S. 357).

Bei längerer Nahrungskarenz setzt die *Gluconeogenese* ein. Ihre wichtigsten Substrate sind Lactat und Alanin, aus dem Skelettmuskel (Cori- und Alanin-Cyclus, s. S. 252), sowie Glycerol aus der Fettspaltung. Wenn bei langem Hungern weitere körpereigene Proteine abgebaut werden, dienen auch die daraus freigesetzten glucogenen Aminosäuren der Gluconeogenese. Außer der Leber ist nur noch die Niere zur Gluconeogenese fähig, allerdings in wesentlich geringerem Umfang.

Lipidstoffwechsel. In der Leber werden Lipide auf-, ab- und umgebaut. Bei reichlicher Glucose-Zufuhr mit der Nahrung findet eine erhebliche Synthese von Fettsäuren und Neutralfetten statt, auch Phosphatide werden aufgebaut. Die neu gebildeten Fette und Phosphatide werden von der Leber in Form von Lipoprotein-Komplexen sehr geringer Dichte (VLDL, s. S. 309) an den Blutkreislauf abgegeben und zu anderen Geweben transportiert.

🔍 **Leberkrankheiten infolge von Stoffwechseldefekten.** Meist kommt es zur pathologischen *Akkumulation* von Metaboliten in der Zelle aufgrund ihres eingeschränkten Abbaus oder verminderter Ausscheidung. Die vorausgehenden Kapitel enthalten hierfür zahlreiche Beispiele von Krankheiten, z. B. Glykogenosen durch gestörten Abbau (s. S. 258), Anstau von α_1-Antitrypsin durch gestörte Sekretion (s. S. 46). Seltener kommt es infolge eines Stoffwechseldefektes bei Leberkrankheiten zu einer Verminderung von Stoffwechselprodukten oder Metaboliten, z. B. bei Abetalipoproteinämie (s. S. 314).

Bei Nahrungsmangel verläuft der Fluss der Fettsäuren dagegen in die umgekehrte Richtung. Wenn aufgrund der Stoffwechsellage (Hunger oder Diabetes mellitus) im Fettgewebe viel Fett mobilisiert wird und die Fettsäuren an den Kreislauf abgegeben werden, werden diese von der Leber aufgenommen. Sie nutzt die Fettsäuren nicht nur zu ihrer eigenen Energieversorgung durch β-Oxidation, sondern wandelt, besonders im Hungerstoffwechsel, die aufgenommenen Fettsäuren zu Acetacetat um (Ketogenese, s. S. 282). *Acetacetat* und sein Reduktionsprodukt, *3-Hydroxybutyrat*, sind deshalb wichtige Energieträger im Hungerstoffwechsel. Sie werden dann ausschließlich von extrahepatischen Geweben, vor allem vom Gehirn zur Energieversorgung genutzt.

Cholesterol- und Gallensäurenstoffwechsel. Die Leber ist neben der Darmmukosa der Hauptort der Biosynthese von Cholesterol (Reaktionsablauf s. S. 321). Die Leber kann ferner Cholesterol, das in Bindung an Lipoproteinkomplexe (Remnants, LDL, HDL; s. S. 310) im Blut zirkuliert, aufnehmen. Für die weitere Verwertung des Cholesterols gibt es in der Leber mehrere Möglichkeiten:
- Abgabe in Bindung an Lipoproteine (VLDL) an das Blut und Transport zu anderen Organen (s. S. 309),
- Abbau zu Gallensäuren und deren biliäre Ausscheidung (s. S. 328),
- Speicherung als Cholesterolester (s. S. 323),
- Abgabe in die Galle in Form von gemischten Mizellen.

Cholesterol- und Gallensäurensynthese sind aufeinander abgestimmt: Wenn der Cholesterolpool in der Leber ansteigt, nimmt die Gallensäuresynthese zu. Ein Anstieg des Gallensäurenpools in der Leber und im enterohepatischen Kreislauf wird mit einer Drosselung der Gallensäurensynthese beantwortet. Die Synthese-Geschwindigkeit der Gallensäuren hängt vom geschwindigkeitsbestimmenden Enzym des Hauptsynthesewegs, der 7α-Cholesterol-Hydroxylase ab (s. S. 329), einem Mitglied der Cytochrom P450-Familie (CYP 7A1).
Cholesterol ist in der Galle, einer wässrigen Flüssigkeit, nahezu unlöslich, kann aber dennoch in einer hohen Konzentration vorliegen. Dies beruht auf der Bildung von gemischten Micellen, scheibchen- oder bläschenförmigen Aggregaten aus Phospholipiden und Gallensäuren, die Cholesterol umschließen (◉**23.5**).

◉**23.5 Aufbau gemischter Micellen in der Galle.** Die Phospholipid- und Gallensäurenmoleküle sind so angeordnet, dass ihre hydrophilen Molekülanteile (dunkelblauen Punkte) die Außenschicht bilden, die hydrophoben Anteile zur Innenseite ausgerichtet sind.

Aminosäuren- und Proteinstoffwechsel. Die Aminosäuren, die durch die intestinale Verdauung freigesetzt und resorbiert werden, gelangen mit dem Pfortaderblut zur Leber und werden von dieser aufgenommen. Sie dienen hier dem Aufbau von Leber- und Plasmaproteinen. Da Aminosäuren nicht als solche gespeichert werden können, werden sie – soweit sie nicht zur Proteinsynthese verwendet werden – von der Leber durch *Desaminierungen* und *Transaminierungen* abgebaut. Das beim Abbau anfallende toxische Ammonium (NH_4^+) wird in der Leber durch die *Synthese von Glutamin* und *Harnstoff* entgiftet (s. S. 212). Harnstoff wird renal mit hoher Clearance ausgeschieden. Aus Glutamin wird in der Niere unter Einwirkung einer Glutaminase Ammonium freigesetzt, das mit dem Urin eliminiert wird (s. S. 701).
Die *Proteinsynthese* der Leber ist erheblich. Es werden einerseits Proteine gebildet, die der Erhaltung von Struktur und Funktion der Leber dienen, andererseits werden Proteine an das Blut abgegeben und erfüllen hier wichtige Funktionen, z.B. als Vehikel für niedermolekulare Substanzen (Albumin), als Gerinnungsfaktoren (s. S. 677 ff.) und als Komplementfaktoren (s. S. 694). Viele dieser Plasmaproteine werden ausschließlich in der Leber synthetisiert, z.B. Albumin und Gerinnungsfaktoren. Die Leber ist aber auch der Ort für den *Abbau vieler Plasmaproteine*. Für Glykoproteine besitzen die Hepatozyten Asialoglykoprotein-Rezeptoren, mit denen sie gealterte, d.h. von Sialinsäure (*N*-Acetyl-Neuraminsäure, s. S. 235) befreite Peptide

und Proteine erkennen und binden können, um sie aufzunehmen und in den Lysosomen (s. S. 392) oder durch das Ubiquitin-System (s. S. 203) abzubauen.

Häm-Synthese und -Abbau. Die Häm-Synthese findet vorwiegend in der Leber und den Vorstufen der roten Blutzellen im Knochenmark statt (s. S. 187).

Der Abbau von Hämoglobin und anderen Häm-Derivaten, z.B. Cytochromen, ist in seinen ersten Reaktionen bis zur Bildung des Bilirubins nicht organspezifisch; vielmehr sind die in verschiedenen Organen vorkommenden Zellen des monocytären Phagocytosesystems (MPS, s. S. 695) dazu in der Lage. Die Glucuronidierung von Bilirubin erfolgt jedoch ausschließlich in der Leber. Bilirubin und seine Abbauprodukte fasst man unter dem Begriff „Gallenfarbstoffe" zusammen, da sie beim Gesunden fast ausschließlich über die Galle ausgeschieden werden.

Beim **Abbau des Hämoglobins**, das aus Erythrocyten nach deren durchschnittlicher Lebensdauer von 100 Tagen freigesetzt wird, wird zunächst die Häm-Gruppe durch die *Häm-Oxygenase* am Methylen-Kohlenstoff C-5, d. h. zwischen Ring A und Ring B, hydroxyliert; dann wird dieses C-Atom als *Kohlenmonoxid* abgespalten. Dadurch entsteht ein grüner Farbstoff, *Verdoglobin* genannt, welcher Sauerstoff-Funktionen in Ring A und Ring B an den Stellen trägt, die vorher vom Methin-C-Atom besetzt waren. Aus dem Verdoglobin werden die Proteinkomponente und das Eisen abgespalten, es entsteht das blaugrüne *Biliverdin* (◉23.6). Dieser vierkernige lineare Pyrrol-Farbstoff wird dann von der Bilirubin-Reduktase zu orangefarbenem *Bilirubin* reduziert, welches wieder an das Blut abgegeben wird und hier in Bindung an Albumin kreist (◉23.6).

In der Leber dissoziiert Bilirubin vom Albumin und wird von den Hepatocyten durch ein Transportsystem (s. u.) aufgenommen. Intrazellulär wird Bilirubin wieder an Proteine gebunden (Ligandine) und im endoplasmatischen Retikulum an den beiden Propionsäure-Resten mit UDP-Glucuronsäure gekoppelt; dabei entsteht erst das Monoglucuronid und dann das *Bilirubin-diglucuronid*, der wichtigste Gallenfarbstoff (sog. „direktes" Bilirubin). Diese Glucuronidierung verhindert die Ausbildung intramolekularer Wasserstoff-Brücken und macht das Molekül ausreichend wasserlöslich und ausscheidbar. Schließlich wird das Diglucuronid mit Hilfe des multispezifischen organischen Anionentransporters (s. S. 365 und 664) in die Galle ausgeschieden.

Im Darm werden die Gallenfarbstoffe durch Enzyme der Darmbakterien weiter verändert. Die Vinyl-Gruppen werden zu Ethyl-Gruppen reduziert, es entsteht *Mesobilirubin* und daraus durch weitere Reduktion *Urobilinogen* (= Mesobilirubinogen) und *Stercobilinogen*; bei den -*ogen* genannten Farbstoffen sind alle Pyrrol-Ringe durch -CH_2- verbunden. Durch Dehydrierung können daraus die Farbstoffe *Urobilin* und *Stercobilin* entstehen, bei denen die beiden mittleren Ringe über die Doppelbindung in Konjugation gebracht sind und eine chromophore Gruppe bilden (◉23.6).

Der größere Teil der Gallenfarbstoffe wird durch den Darm ausgeschieden, ein kleiner Teil wird im Darm aber wieder resorbiert und mit dem Pfortaderblut erneut der Leber zugeführt (enterohepatischer Kreislauf). Stercobilin, Urobilin und vor allem ihre Polymere verursachen die Stuhlfarbe. Wenn der Speisebrei rasch den Darm passiert, haben die Faeces die orange-gelbe Farbe von unverändertem Bilirubin.

Metabolische Heterogenität der Leberzellen. Die mikroskopisch uniformen Leberzellen unterscheiden sich in ihren Stoffwechselfunktionen je nach ihrer Lokalisation entlang der intrahepatischen Kapillaren (Sinusoide). Das Blut strömt über die zuführende Portalve-

---

🔍 **Bilirubin** sollte wegen seiner polaren Gruppen eigentlich ausreichend wasserlöslich sein. Allerdings ist das Molekül durch intramolekulare Wasserstoff-Brücken so gefaltet, dass seine unpolaren Gruppen nach außen gerichtet sind. Daher ist es sehr schlecht wasserlöslich und kann im Blut nur in Bindung an Albumin transportiert werden. Die Energie von UV-Licht kann die intramolekularen Wasserstoff-Brücken des Bilirubins lösen. Dadurch wird eine Konformationsänderung des Bilirubins ausgelöst, bei der seine polaren Gruppen nach außen zu liegen kommen. Dadurch wir das Bilirubin besser wasserlöslich und nierengängig. Die Bestrahlung mit UV-Licht wird deshalb therapeutisch zur Behandlung von *Neugeborenen-Ikterus* eingesetzt.

🔍 Drei genetische Defekte des Bilirubinstoffwechsels sind bekannt: Beim **Dubin-Johnson-Syndrom** beruht der Ikterus auf einer Zunahme des konjugierten („direkten") Bilirubins. Ursache ist der Defekt oder das Fehlen des Transportproteins MRP2 in der kanalikulären Membran, das für die Ausscheidung der Glucuronsäurekonjugate erforderlich ist (s. S. 368, 664) Beim **Crigler-Najjar-Syndrom** I und II sowie beim **Gilbert-Syndrom** besteht eine Zunahme des unkonjugierten („indirekten") Bilirubins von unterschiedlichem Ausmaß. Alle Syndrome beruhen auf Mutationen des Gens der Bilirubin-UDP-Glucuronyltransferase.

Hämoglobin (rot)

3 [O]

Häm-Oxygenase [Cyt P450]

CO

Verdoglobin (grün)

Globin + Fe^{3+} ← Häm-Oxygenase [Cyt P450]

Biliverdin (blaugrün)

NADPH + H^+

Biliverdin-Reduktase

$NADP^+$

Bilirubin (orangerot)

Urobilinogen

Urobilin (orangegelb)

Stercobilin (goldgelb)

● 23.6 Abbau des Hämoglobins zu Gallenfarbstoffen. Der Abbau bis zum Bilirubin ist nicht organspezifisch. In der Leber wird Bilirubin glucuronidiert und als Diglucuronid mit der Galle ausgeschieden. Die weiteren Veränderungen des Bilirubins erfolgen im Darm.

nole ein, fließt durch die Sinusoide entlang einer geschlossenen Schicht von Hepatocyten und verlässt das Sinusoid über die terminale efferente Venole (● 23.7). Nach ihrer Lokalisation unterscheidet man zwei Gruppen der Hepatocyten: Periportale Hepatocyten säumen den Anfangsbereich der Sinusoide, perivenöse Hepatocyten sind am Endteil der Sinusoide lokalisiert. Sie unterscheiden sich durch ihren Gehalt an Enzymen, durch die Aktvität von Transportsystemen für Aufnahme und Abgabe von Substraten und durch die Zahl der Rezeptoren für verschiedene Signale. Periportale und perivenöse Hepatocyten bilden dadurch Zonen von unterschiedlicher metabolischer Funktion. Man spricht von einer „metabolischen Zonierung". Die Zuordnung wichtiger Stoffwechselprozesse zur periportalen und perivenösen Zone zeigt ● 23.7.

Die Ammoniumentgiftung durch Harnstoff- und Glutaminsynthese ist ein Beispiel der metabolischen Heterogenität der Leberzellen. (● 23.8). Die Harnstoffsynthese (Harnstoffzyklus) und die Glutaminasereaktion sind in einem großen Kompartiment von Hepatocyten lokalisiert, das mit den periportalen Zellen beginnt und bis dicht an die perivenösen Zellen heranreicht. Die Glutaminsynthese findet hingegen ausschließlich in einem schmalen Saum von Zellen statt, die die terminale hepatische Venole umgeben. Die Harnstoffsynthese in den periportalen Hepatocyten wird unterstützt durch die Glutaminasereaktion, die Ammonium in den Mitochondrien für die Einschleusung in den Harnstoffzyklus bereitstellt („Einspritzpumpe" des Harnstoffzyklus). Ammonium, das der Entgiftung durch den Harnstoffzyklus entgeht und im Blut der perivenösen Zone noch in geringer Konzentration vorliegt, wird in den perivenösen Hepatocyten durch die hier lokalisierte Glutaminsynthese entgiftet. Durch die metabolische Heterogenität der Hepatocyten wird die unterschied-

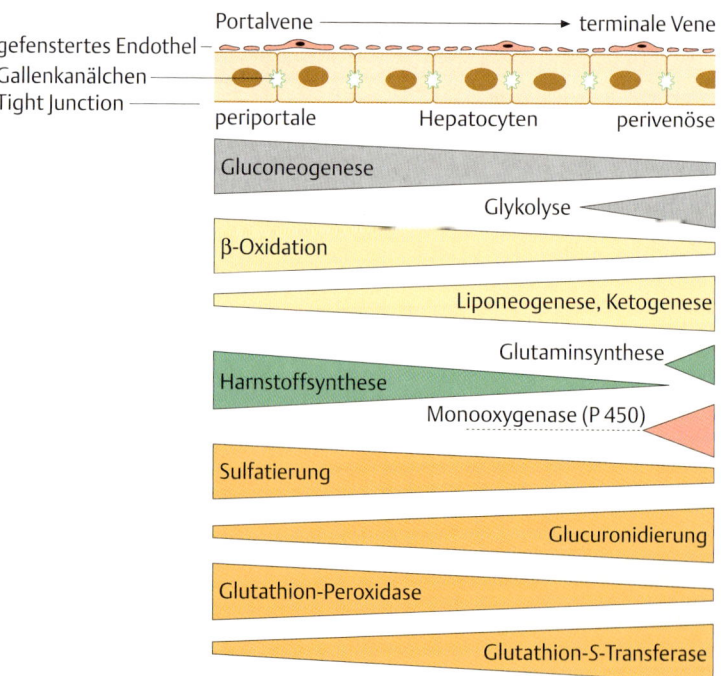

● 23.7 Metabolische Heterogenität der Leberzellen.

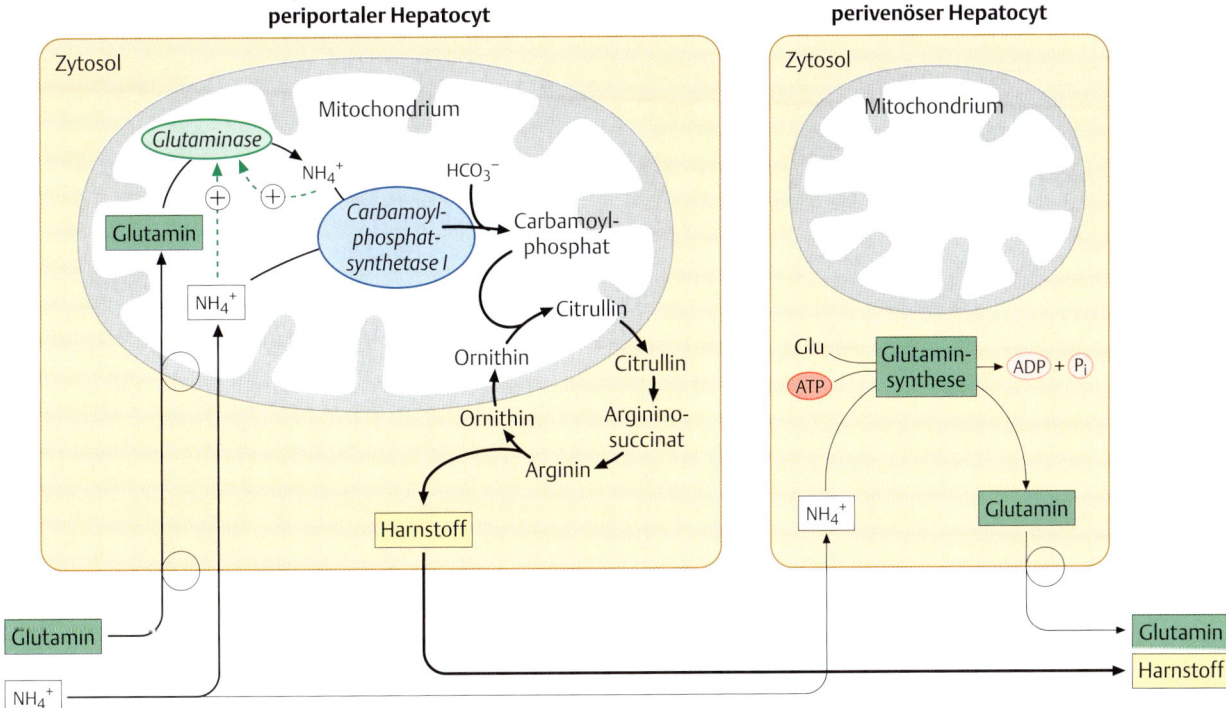

periportaler Hepatocyt

perivenöser Hepatocyt

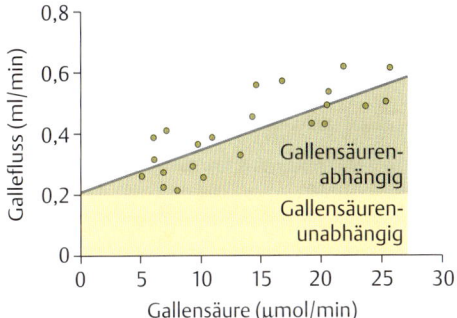

⬬23.8 Ammoniumentgiftung durch Harnstoff- und Glutaminsynthese in periportalen und perivenösen Hepatozyten.

liche Regulation der Reaktionen der Ammoniumentgiftung ermöglicht; sie ist Grundlage der Säure-Basen-Regulation durch die Leber (s. Kap. 21, S. 594).

Die Sekretion der Galle durch die Leberzellen beruht auf osmotischer Filtration. Von den Leberzellen werden Substanzen entgegen einem Konzentrationsgradienten in die Gallenkanälchen, die zwischen zwei Leberzellen verlaufen, transportiert. Als *Osmolyte* bewirken sie den Einstrom von Wasser aus dem Blut, einerseits über die Leberzellen (transzellulär), andererseits über den Spalt zwischen den Zellen (interzellulär). Der interzelluläre Einstrom aufgrund des osmotischen Gradienten setzt voraus, dass die Tight Junctions (s. S. 383) für die osmotisch wirkenden Substanzen undurchlässig, aber für Wasser permeabel sind.

Die wichtigsten Osmolyte sind *Gallensäuren*, die von den Leberzellen aus Cholesterol gebildet oder aus dem Blut aufgenommen werden (s. ⬬13.16, S. 329). Die Leberzellen besitzen in ihrer zur „Blutseite" gerichteten, sinusoidalen Membran zwei Transportproteine für die Aufnahme konjugierter und unkonjugierter Gallensäuren aus dem Blut in die Leberzellen. Auch in der kanalikulären Membran ist ein Protein für den aktiven Transport der Gallensäuren integriert (s. u.). Durch beide Transporter wird erreicht, dass die Konzentration der Gallensäuren in der Galle im Lumen des Kanalikulus um den Faktor 10^3–10^4 höher ist als im Blut. Der Gallefluss steigt proportional mit der Sekretion der Gallensäuren an. Man bezeichnet dies als die Gallensäuren-abhängige Fraktion des Galleflusses (⬬23.9).

Weitere Osmolyte, die bei der Gallensekretion wirksam sind, sind organische Anionen, Glutathion, Glucuronsäure-Konjugate und Natriumbicarbonat. Für die organischen Anionen sind Transportproteine in der sinusoidalen und kanalikulären Membran vorhanden (s.u.), für Glutathion existiert ein spezifisches Transportsystem in der kanalikulären Membran. Bicarbonat wird im Austausch gegen Chloridionen sezerniert. Die Sekretion dieser Substanzen bestimmt die Gallen-

⬬23.9 Fraktionen des Galleflusses. Die Gallensäuren-abhängige Fraktion (grün) steigt proportional mit der Gallensäure-Ausscheidung an, die Gallensäuren-unabhängige Fraktion (gelb) wird durch andere Osmolyte bestimmt.

🔍 **Exogene Ursachen von Störungen der Gallesekretion** (Cholestasen) sind vor allem Pharmaka und schwere Infektionen (Sepsis). Einige Pharmaka können den Gallesäuretransporter (BSEP) in der kanalikulären Membran der Leberzellen hemmen (z. B. Cyclosporin, Östradiol), andere den Transporter MRP2 für Konjugate der Xenobiotika (s. S. 364, 664). Die Hemmung beruht auf einer verminderten Transkription des Gens oder kovalenten Modifikation des Proteins. Wenn nur bei einzelnen Patienten nach Einnahme solcher Medikamente eine Cholestase auftritt, so beruht dies wahrscheinlich auf Polymorphismen der Transportproteine.

🔍 **Endogene Cholestasen** sind durch Genmutationen verursacht, von denen entweder Enzyme der Gallensäurensynthese oder Transportproteine betroffen sind. Defekte der Gallensäurensynthese wurden in Kap. 13; abgehandelt. Sie führen bereits im Kindes- oder Säuglingsalter zu einer schweren, meist lebensbedrohlichen Cholestase. Defekte von Transportproteinen sind die Ursache der *progressiven familiären Cholestase*; dabei fehlt der Gallensäuretransporter (BSEP) in der kanalikulären Membran; die Gallensäuren-abhängige Fraktion der Galle (👁23.9) kann nicht gebildet werden. Bei einem anderen Typ dieser Krankheit fehlt der Transporter für Phospholipide und damit der Schutz der Gallengangsepithelien gegen den Detergenseffekt der Gallensäuren (s. S. 328). Es resultiert eine Destruktion der Gallengänge.

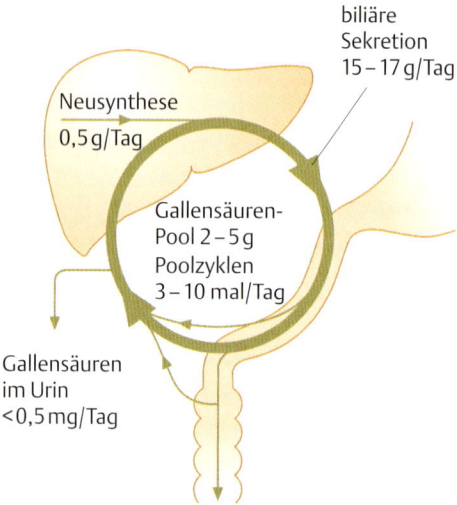

👁23.10 Enterohepatischer Kreislauf der Gallensäuren.

🠟 23.6 Reaktionen der Biotransformation.

Phase 1: Einführung oder Veränderung von funktionellen Gruppen: –OH, –O–, –NH₂, –COOH, –CH₂–O–CO– und –SH.
1. Hydroxylierungen
2. Epoxid- und Sulfoxid-Bildung
3. Reduktionen
4. Alkylierungen
5. Dealkylierungen
6. Esterspaltungen

Phase 2: Konjugat-Bildung mit polaren Gruppen durch Kopplung mit
1. Glucuronat
2. Sulfat
3. Glycin
4. Glutamin
5. Taurin
6. Cystein
7. Acetylcystein

säuren-unabhängige Fraktion des Gallenflusses (👁23.9). Bei der weiteren Passage der Galle von den Gallenkanalikuli zu den größeren Gallengängen (Duktuli) wird die Galle durch Resorption von Gallensäuren und durch Sekretion von Bicarbonat- und Chloridionen weiter modifiziert.

Enterohepatischer Kreislauf von Gallensäuren. Die mit der Galle ausgeschiedenen Gallensäuren haben im Darm wichtige Funktionen bei der Fettverdauung und Resorption: Sie aktivieren die Pankreaslipase, bewirken die Emulgierung der Fette im Darmtrakt und beschleunigen deren Resorption (s. S. 328). Unter der Einwirkung von Enzymen der Darmbakterien erfahren die Gallensäuren im Darm verschiedene strukturelle Veränderungen. Die wichtigsten sind die Dekonjugation, d.h. die Abspaltung von Taurin bzw. Glycin, und die Dehydroxylierung am Steroidring in Position 7α. Vorwiegend im terminalen Dünndarm werden die Gallensäuren durch ein spezifisches Transportsystem resorbiert und über das Pfortaderblut wieder der Leber zugeleitet. Nur ein kleiner Anteil (ca. 1%) der enterohepatisch zirkulierenden Gallensäuren entgeht der Resorption und wird im Stuhl ausgeschieden. Dieser Verlust wird durch die hepatische Neusynthese von Gallensäuren kompensiert (👁23.10).

Entgiftung und Ausscheidung durch die Leber. Lipophile Substanzen, die im Stoffwechsel entstehen (Endobiotika) oder als körperfremde Stoffe aus der Umwelt aufgenommen werden (Xenobiotika, z.B. Pharmaka) können wegen ihrer Unlöslichkeit in Wasser nicht unmittelbar über Urin und Galle ausgeschieden werden. Eine Anhäufung dieser Substanzen muss verhindert werden, da hierdurch toxische Effekte (Stoffwechseldefekte, Schäden an Zellorganellen, DNA-Schäden) entstehen können. Dies geschieht durch die sog. Biotransformation und die Ausscheidung ihrer Produkte.

Die **Biotransformation** findet im Bereich des glatten endoplasmatischen Retikulums der Leber statt. Ihr Ziel ist die Umwandlung der meist lipophilen Endo- und Xenobiotika in wasserlösliche, ausscheidbare Derivate. Dies wird durch *Konjugation* (= Koppelung) mit wasserlöslichen Substanzen, z.B. Glucuronsäure, erreicht. Oft ist aber die Leber mit lipophilen Fremdstoffen konfrontiert, die keine reaktionsfähige Gruppe für die Bildung von Konjugaten besitzen. Solche Gruppen, wie z.B. Hydroxy-Gruppen, werden dann in einer *ersten Phase der Biotransformation* eingeführt. Die Hydroxy-Gruppen können dann in einer *zweiten Phase der Biotransformation* durch Kopplung mit wasserlöslichen, negativ geladenen Molekülen konjugiert werden (🠟23.6).

Phase-1-Reaktionen. Die wichtigste Reaktion hierfür ist die *Hydroxylierung* durch unspezifische Monooxygenasen, die in den Membranen des endoplasmatischen Retikulums lokalisiert sind. Sie enthalten zumeist das Cytochrom P-450; der Reaktionsablauf ist in Kap. 7.5 beschrieben (S. 173). Neben der Hydroxylierung spielen auch Reduktionen eine Rolle. So werden Steroidketone zu den entsprechenden Alkoholen reduziert (s. S. 335), Nitro-Gruppen zu den entsprechenden Aminen. Auch die Bildung von Epoxiden und Sulfoxiden, sowie die oxidative Desaminierung gehören zur Biotransformation. Weitere Phase-1-Reaktionen sind Esterspaltungen (z.B. die Hydrolyse von Acetylcholin oder von Acetylsalicylsäure) oder Methylierungen am *N* von Aminogruppen oder am *O* von phenolischen Hydroxy-Gruppen (z.B. bei der Inaktivierung von Noradrenalin oder Adrenalin; s. S. 563). Manche Medikamente werden dem Körper als unwirksame Vorstufe, z.B. als Ester, zugeführt und erst durch Phase-1-Reaktionen aktiviert. Man bezeichnet diese auch als „Prodrugs".

Die *Cytochrome der Biotransformation* (CYP P450) haben im Gegensatz zu anderen Enzymen drei biologisch wichtige Eigenschaften:

- Sie besitzen im Gegensatz zu anderen Enzymen nur eine sehr geringe und „überlappende" *Substratspezifität*. So werden von CYP3 A4 in der Leber des Menschen Xenobiotika (Pharmaka) mit völlig unterschiedlicher Struktur, wie z. B. Cyclosporin und Verapamil, aber auch Endobiotika, z. B. Chenodeoxycholsäure, hydroxyliert. Ein Beispiel überlappender Substratspezifität ist die Hydroxylierung von Verapamil sowohl durch CYP 3A4 als auch CYP 1A2.
- Ihre *Induzierbarkeit* ist nicht substratspezifisch. So wird z. B. die Expression von CYP 2B6 durch verschiedene Pharmaka mit völlig verschiedener Struktur, z. B. Phenobarbital und Chlorpromazin, gesteigert.
- Genetische *Polymorphismen* sind bei den Cytochromen der Biotransformation häufig. Sie können Substratspezifität, Induzierbarkeit und Kinetik der Monooxygenasen beeinflussen.

Phase-2-Reaktionen. Die wichtigste Reaktion ist die enzymatische Kopplung („Konjugierung") mit *Glucuronsäure*. Aktivierte Glucuronsäure (UDP-Glucuronat s. S. 239) kann auf Hydroxy-, Carboxy- und Amino-Gruppen übertragen werden. Typische Substrate für eine Konjugierung mit Glucuronsäure sind das Bilirubin (s. S. 659), die Steroidhormone oder auch die Salicylsäure (23.11). Auch die Konjugat-Bildung mit *Schwefelsäure* mittels 3'-Phosphoadenosin-5'-phosphosulfat (PAPS, s. S. 84) ist verbreitet. Aromatische Carbonsäuren wie Benzoesäure werden häufig mit *Glycin* oder *Glutamin* gepaart (23.12); die Reaktion verläuft über die CoA-Derivate (4.22).

In gleicher Weise entstehen mit Glycin oder Taurin gepaarte Gallensäuren, z. B. Glykocholsäure und Taurocholsäure (S. 329).

Aromatische Amine werden mit Acetyl-CoA acetyliert; die Acetyl-Derivate sind z. T. schwerer löslich als die Amine. Als Mercaptursäuren bezeichnet man Konjugate vom Typ der Thioether mit *N-Acetylcystein*; Cystein-Donor ist *Glutathion*. Durch diese Reaktion werden aromatische Kohlenwasserstoffe, z. B. Brombenzol, entgiftet.

Die Produkte der Biotransformationsreaktionen sind hydrophile, polare Metabolite. Sie werden mit Hilfe von Transportproteinen aus den Hepatocyten entfernt und entweder mit der Galle oder nach Abgabe ins Blut über die Nieren ausgeschieden.

Cyclosporin

Verapamil

Phenobarbital   Chlorpromazin

Acetylsalicylat   Salicylat   Glucuronat-gekoppeltes Salicylat

23.11 Biotransformation von Acetylsalicylat (z. B. Aspirin). In einer Phase-1-Reaktion wird die Ester-Bindung des Medikaments zu Salicylat hydrolysiert. Das immer noch wirksame Salicylat wird in einer Phase-2-Reaktion glucuronidiert und dann über die Niere ausgeschieden.

Die Bezeichnung **Cytochrom P-450** (übliche Abkürzung CYP) leitet sich von der Wellenlänge (450 μm) des Absorptionsmaximums der reduzierten CO-Verbindung dieser Cytochromfamilie ab. In der Leber des Menschen ist nicht ein einziger Typ dieses Enzyms, sondern eine größere Zahl (über 40) von Cytochrom P-450-Enzymen vorhanden. Sie werden nach ihrer Aminosäuresequenz in Familien, Subfamilien und Einzeltypen klassifiziert. In den CYPs einer Familie, bezeichnet mit arabischen Ziffern, sind jeweils mindestens 40% der Aminosäuresequenzen identisch. Bei Subfamilien, bezeichnet mit den Buchstaben A, B, C, D, beträgt der Anteil identischer Sequenzen 70%. Einzelne Enzyme innerhalb der Subfamilien werden wieder mit arabischen Zahlen, jeweils nach dem Buchstaben der Subfamilie, angegeben. In der Leber des Menschen entfallen 60% auf Typ 3A4.

Ausscheidung. Transportsysteme in der sinusoidalen Membran dienen der Aufnahme von Xeno- und Endobiotika in die Leber zur Biotransformation, Transportsysteme in der kanalikulären Membran der Ausscheidung von Metaboliten der Biotransformation in die Galle. Sowohl die Transportsysteme in der sinusoidalen Membran als auch die in der kanalikulären Membran müssen einen „aktiven" Transport

23.12 Hippurat. Das Anion der Hippursäure entsteht durch Konjugation der aromatischen Benzoesäure mit der Aminosäure Glycin.

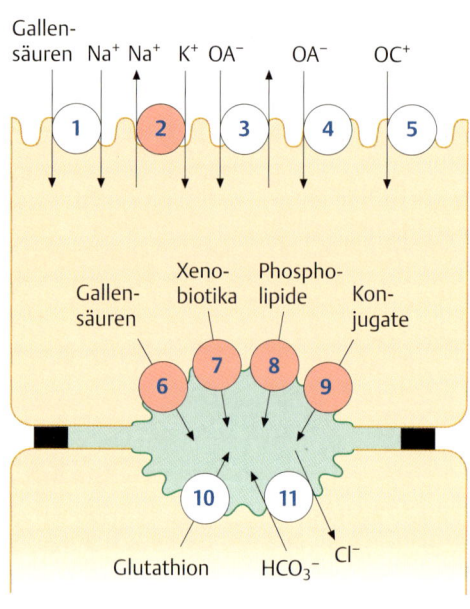

OA⁻ : organische Anionen
OC⁺ : organische Kationen

🔴 : ATP-abhängige Transporter

👁 **23.13 Wichtige Transportproteine in der Leber.**

	Transporter	Substrat
	sinusoidal	
1	Natrium-Taurocholat-cotransportierendes Polypeptid (NTCP)	konjungierte Gallensäuren
2	Na⁺/K⁺-ATPase	Na⁺,K⁺
3	Organic Anion Transport Polypeptide (OATP)	unkonjugierte Gallensäuren, Bilirubin, viele Pharmaka
4	Organic Anion Transporter (OAT 2)	organische Anionen
5	Organic Cation Transporter (OCT)	Xenobiotika, Pharmaka mit positiver Ladung
	kanalikulär	
6	Bile Salt Export Pump (BSEP)	konjugierte Gallensäuren
7	Multidrug Resistance Glycoprotein 1 (MDR 1)	Xenobiotika (Pharmaka, Cytostatika)
8	Multidrug Resistance Glykoprotein 3 (MDR 3)	Translokation von Phospholipiden („Flipase")
9	Multidrug Resistance-associated Protein (MRP 2)	Glucuronid-, Glutathion-, Sulfat-Konjugat von Endo-und Xenobiotika (z. B. Bilirubinglucuronid)
10	Gluthation Transporter	Glutathion (nicht konjugiert)
11	Chlorid-Bicarbonat-Anionenaustauscher (AE2)	Bicarbonatsekretion

(s. S. 361), d. h. Transport entgegen einem Konzentrationsgefälle, ermöglichen. Einige von ihnen wurden bereits als Transporter von Osmolyten als Voraussetzung der Gallesekretion vorgestellt. Eine Übersicht der wichtigsten bislang bekannten Transportsysteme gibt 👁 **23.13**.

In der **sinusoidalen Membran** sind vier Transportsysteme und die Na⁺/K⁺-ATPase integriert (👁**23.13**). Das Natrium-Taurocholat-cotransportierende Protein (NTCP) vermittelt die Aufnahme von *konjugierten Gallensäuren* aus dem Blut in die Leberzellen. Die Energie wird durch den Cotransport mit Na⁺ geliefert; der extra/intrazelluläre Konzentrationsgradient wird durch die Na⁺/K⁺-ATPase aufgebaut. Die Transportproteine für die Aufnahme *organischer Anionen* (OATP und OAT 2) und *Kationen* (OCT 1) sind nicht leberspezifisch. Sie gehören jeweils einer Familie von Transportproteinen an, deren Mitglieder (Isotypen) auch in Niere und Gehirn exprimiert werden. Jeweils einer der Isotypen ist aber in der sinusoidalen Membran der Leber in hoher Konzentration vorhanden: Der Isotyp OATP-B vermittelt die Aufnahme von körpereigenen Stoffen, z. B. Bilirubin, unkonjugierten Gallensäuren, Leukotrienen, und von Pharmaka mit sehr unterschiedlicher Struktur. Der Isotyp OCT-1 transportiert offenbar keine endogenen Stoffe, sondern ein breites Spektrum kationischer Fremdstoffe.

In der **kanalikulären Membran** sind ebenfalls mehrere Transportproteine integriert, die eine Ausschleusung von verschiedenen Substraten aus der Leberzelle in die Galle vermitteln. Zwei Gruppen können unterschieden werden (👁**23.13**):

- ATP-abhängige Transportsysteme. Das Transportprotein besitzt neben der Bindungs- und Vehikelfunktion für das Substrat die Eigenschaft einer ATPase. Die ATP-Spaltung liefert die Energie für den aktiven Transport.
- ATP-unabhängige Transportsysteme. Bei ihnen ist der Transport nicht unmittelbar mit einer ATP-Spaltung verbunden.

Zu den ATP-abhängigen Transportproteinen in der kanalikulären Membran gehört das Protein für den Transport konjugierter Gallen-

säuren (BSEP). Seine Funktion ist essenziell für die Gallensäuren-
abhängige Fraktion des Galleflusses (s. S. 661). Eine weitere Gruppe
von Transport-ATPasen ist im Gegensatz zum Gallensäurentrans-
porter nicht leberspezifisch. Es handelt sich um eine Proteinfamilie,
deren Vertreter erstmals an Tumorzellen entdeckt wurden, wo sie
den Export sehr verschiedener Chemotherapeutika aus der Zelle und
dadurch eine Resistenz gegen diese Pharmaka bewirken. Sie werden
deshalb als *MDR-Proteine* bezeichnet (multi drug resistance proteins).
Zwei Proteine dieser Familie sind in der kanalikulären Membran
integriert: MDR 1 und MDR 3. MDR 1 dient dem transmembranären
Transport verschiedener Pharmaka von der Leberzelle in die Galle.
Endogene Substrate für dieses Transportprotein sind nicht bekannt.
MDR 3 vermittelt die Ausscheidung der Phospholipide in die Galle.
Hier bilden die Phospholipide mit den ausgeschiedenen Gallensäuren
die Mizellen und schützen dadurch die Epithelien der Gallengänge
gegen die Detergenswirkung der Gallensäuren.

Eine zweite, mit der MDR-Familie verwandte Proteinfamilie, die sich
aber durch Struktur und Topologie in der Membran unterscheidet,
wird als *MRP-Familie* (multi drug resistance associated proteins)
bezeichnet. Von dieser Familie bewirkt in der Leber das Protein MRP
2 die Ausscheidung von organischen Anionen, speziell Glucuron-
säure- und Glutathionkonjugaten, aber auch von zahlreichen, strukturell sehr verschiedenen unkonjugierten Pharmaka. Zwei weitere
Transport-ATPasen vermitteln die Ausscheidung von Sulfokonjugaten
bzw. Cholesterol in die Galle.

Unabhängig von ATP sind der Transport von Glutathion und Bicarbonat durch die kanalikuläre Membran. Die Ausscheidung dieser Substrate ist entscheidend für die Gallensäuren-unabhängige Fraktion
des Galleflusses (s. S. 661). Die molekularen Vorgänge des aktiven
Glutathiontransports sind unbekannt. Bicarbonationen werden im
Austausch gegen Chloridionen sezerniert. Das Protein, das den Austausch vermittelt, ist bislang nicht identifiziert. Die kanalikuläre
Membran besitzt ferner einen Kanal für den Export von Chloridionen.
Die in die Kanalikuli sezernierte, „primäre" Galle wird bei der
weiteren Passage durch die kleinen Gallengänge (Duktuli) modifiziert
(s. S. 662. Die Epithelien der Duktuli enthalten ferner das CFTR-
Protein (cystic fibrosis transmenbrane regulator), das einen Chlorid-
kanal, aber auch andere Ionenkanäle reguliert (s. S. 368).

Regulation der Biotransformation und Ausscheidung. Die kurzfristige Aktivitätsänderung der Cytochrome P-450 ist in Kap. 7
dargestellt. Auch die Geschwindigkeit des Transports kann kurzfristig
durch Phosphorylierung/Dephosphorylierung der Transportproteine
oder ihre rasche Insertion in die Membran bzw. Ablösung aus der
Membran verändert werden.

Die langfristige Adaptation von Biotransformation und Transportprozessen erfolgt durch Änderung der Transkription. Die Leber besitzt
im Zellkern Rezeptoren, die einerseits eine oder mehrere Bindungsstellen für Endo- und Xenobiotika als Liganden, andererseits eine
DNA-Bindungsdomäne besitzen (s. a. Kap. 19, S. 511 ff.). Die Bindung
des Liganden bewirkt eine Konformationsänderung des Proteins, das
dadurch an eine spezifische Sequenz der DNA („response element"),
die meist der Promotorregion vorgeschaltet ist, gebunden werden
kann. Solche Liganden-gesteuerte Transkriptionsfaktoren können sowohl die Expression von Genen für bestimmte Cytochrome P-450 als
auch für Transportproteine aktivieren. So wird z. B. über Bindung
eines Endo- oder Xenobiotikums an den nukleären Rezeptor PXR
sowohl die Transkription des Gens für CYP 3A4 als auch für die
Transportproteine MDR1 und MPR2 aktiviert. Mehrere derartige
nucleäre Rezeptoren, die die Biotransformation und Ausscheidung in
der Leber steuern, sind in den letzten Jahren entdeckt worden.

Die **Nomenklatur der nukleären Rezep-
toren** der Leber für Endo- und Xenobiotika ist
wegen der Benutzung von Abkürzungen verwir-
rend. Häufig geht die Bezeichnung von dem
Liganden aus, dessen Bindung an das Protein
zuerst entdeckt wurde, z. B.:
  PXR: pregnane xenobiotic receptor
  Synonyme:
  PAR pregnane activated receptor und
  SXR: steroid xenobiotic receptor
Liganden dieses Rezeptors sind aber nicht nur
Pregnane und Steroidderivate sondern viele, sehr
verschiedene Endobiotika, z. B. die Gallensäure
Lithocholsäure, und Xenobiotika, z. B. das Antibio-
tikum Rifampicin.

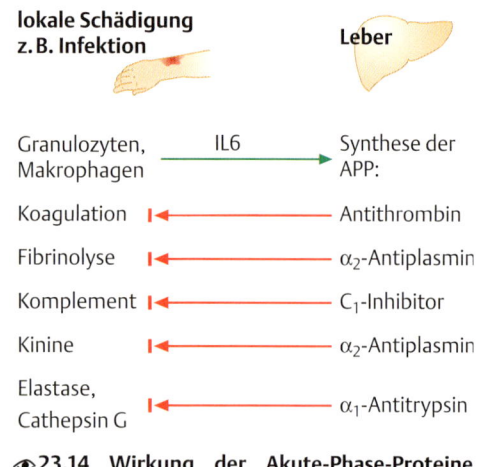

23.14 Wirkung der Akute-Phase-Proteine (APP).

Aktivierung und Inaktivierung von Hormonen und Signalstoffen. Die Leber hat eine wichtige Funktion bei der Umwandlung von wenig wirksamen oder unwirksamen Hormonvorstufen, die in den endokrinen Organen gebildet werden, in die am Zielorgan hochwirksamen hormonalen Signalstoffe. So ist die Leber Hauptorgan für die Umwandlung des in der Schilddrüse gebildeten Thyroxins in den eigentlichen Signalstoff Triiodthyronin. Auch die Umwandlung von Vitamin D_3 (Cholecalciferol) in die am Skelett und am Darm wirksamen „Vitamin-D-Hormone" wird in der Leber eingeleitet (s. S. 333). Ferner werden in der Leber unter Einwirkung des somatotropen Hormons die Somatomedine gebildet (s. S. 545). Auch Signalstoffe, deren Synthese nicht an ein spezifisches endokrines Organ gebunden ist, können von der Leber gebildet werden, z. B. Eicosanoide. Die Leber ist aber auch ein wichtiges Organ für den Abbau vieler Hormone, so z. B. von Steroidhormonen der Nebenniere, von Sexualhormonen, von Peptidhormonen wie Insulin, Glucagon und STH, und von anderen Signalstoffen, z. B. Eicosanoiden.

Beteiligung der Leber an unspezifischen Abwehrvorgängen. Der unspezifischen Abwehr von belebten Krankheitserregern und der Beseitigung von unbelebten Fremdstoffpartikeln dient das monocytäre Phagocytosesystem (MPS, frühere Bezeichnung: retikuloendotheliales System = RES). 80–90% der sessilen, d.h. nicht im Blut kreisenden Makrophagen, entfallen auf die *Kupffer-Zellen* der Leber. Die Leber wird dadurch zu einem zentralen Organ unspezifischer Abwehrvorgänge. Bakterien und ihre Endotoxine, Viren, Makromoleküle und größere Partikel, vor allem wenn sie vom Gastrointestinaltrakt aufgenommen werden, werden nach Transport zur Leber von den Kupffer-Zellen phagocytiert und abgebaut.

Für die unspezifische Abwehr spielen auch die in der Leber synthetisierten *„Akute-Phase-Proteine"* eine wichtige Rolle: Bei einer unspezifischen akuten Schädigung des Organismus werden am Ort der Schädigung von den eingewanderten Leukozyten und Makrophagen Signalstoffe abgegeben, die in der Leber die Synthese der Akute-Phase-Proteine stimulieren. Viele von ihnen haben die Wirkung von Antiproteasen. Ihre Funktion ist die Unterbrechung proteolytischer Reaktionskaskaden, z. B. des Komplementsystems, des Kininsystems und des Systems von Fibrinolyse und Gerinnung, die bei ungehindertem Ablauf über längere Zeit zu schweren Störungen im Gesamtorganismus führen würden (23.14).

Beteiligung der Leber an der Säure-Basen-Regulation. Die Leber ist neben Niere und Lunge ein wichtiges Organ der Säure-Basen-Regulation (s. S. 594).

23.3 Blut

Zusammenfassung

- Das Blut besteht aus dem wässrigen **Blutplasma** (nach Gerinnung: **Blutserum**) und den **Blutzellen** (korpuskulären Elementen).
- Das Blut vermittelt den **Transport** von Substraten und Produkten des Stoffwechsels, von Hormonen und Mediatoren und von Fremdstoffen, z. B. Pharmaka zwischen den Organen. Eine vitale Funktion ist der Sauerstofftransport durch das Hämoglobin der Erythrocyten von der Lunge zu den verschiedenen Organen und der CO_2-Transport in umgekehrter Richtung.
- **Erythrocyten**, die im Blut zirkulieren, verfügen wegen des Fehlens von Zellkern und wichtigen Zellorganellen nur über einen begrenzten Stoffwechsel (Glykolyse und oxidativer Hexosemonophosphatweg). Glutathion spielt eine wesentliche Rolle bei der Reduktion des Eisens im Methämoglobin.
- Von den weißen Blutzellen haben die **Granulocyten** und **Monocyten** wichtige Funktionen bei der unspezifischen Abwehr: Aufnahme eingedrungener Erreger durch Phagocytose, Separierung in einem intrazellulären Vesikel (Phagosom) und Abtötung der Keime durch lysosomale Enzyme oder reaktive Sauerstoffintermediate.
- Monocyten haben die Fähigkeit der Antigenpräsentation (s. Kap. 23.4). Sie können in Organen als **sessile Makrophagen** lokalisiert sein. Sie werden einerseits durch Cytokine aktiviert, andererseits geben sie Cytokine und andere Mediatorsubstanzen ab.
- **Thrombocyten**, die aus Megakaryocyten entstehen, haben wichtige Funktionen bei der Blutstillung nach Verletzung von Gefäßen. Durch Adhäsion und Aggregation findet ein vorläufiger Verschluss des verletzten Gefäßes statt (Thrombocytenpropf, „visköse Metamorphose"). Nach Ausbildung des Blutgerinnsels bewirken Enzyme der Thrombocyten dessen Retraktion.
- Die **Blutgerinnung** beruht auf einer Enzymkaskade. Beteiligt sind vor allem Serinproteasen. Cofaktoren sind Phospholipide und Ca^{2+}.
- Fibringerinnsel können durch das **Fibrinolysesystem** aufgelöst werden.
- Im Blutplasma zirkulieren zahlreiche **Proteine mit spezifischen Funktionen**, z. B. Lipoproteine, Transportproteine für Hormone, Eisen und Kupfer, Immunglobuline, Akute-Phase-Proteine und Komplementfaktoren.

Das Blut besteht aus zwei Hauptkomponenten:
- dem **Blutplasma**, einer wässrigen Flüssigkeit, in der eine Vielzahl hochmolekularer und niedermolekularer Substanzen und Ionen gelöst sind,
- den **Blutzellen**, die nach ihrer Struktur und Funktion in *Erythrocyten* (rote Blutzellen), *Leukocyten* (weiße Blutzellen) und *Thrombocyten* (Blutplättchen) unterteilt werden. Bei den Leukocyten ist nach ihrem Bildungsort, ihrer Struktur und Funktion eine weitere Untergliederung in zwei Hauptgruppen wichtig: Leukocyten der Myelopoese (Granulocyten und Monocyten) und der Lymphopoese (T- und B-Lymphocyten, Plasmazellen).

Erythrocyten und Thrombocyten erfüllen nicht die üblichen Kriterien lebender Zellen. Sie besitzen keinen Zellkern und verfügen aufgrund ihrer Enzymausstattung nur über begrenzte metabolische Reaktionswege (s. u.). Korrekter als der Begriff „Blutzellen" ist deshalb die Bezeichnung „Korpuskuläre Elemente des Blutes", doch wird der Begriff „Blutzellen" allgemein verwendet.

Funktionen des Blutes. Das Blut vermittelt den *Transport* von Substanzen zwischen den Organen, z. B. den Transport der im Darm resorbierten Substanzen zur Leber oder den Transport von nicht verwertbaren oder toxischen Endprodukten des Stoffwechsels zu den Organen ihrer Ausscheidung wie Niere und Leber. Eine vitale Transportfunktion ist der Sauerstofftransport durch die Erythrocyten von der Lunge zu den einzelnen Organen und der Abtransport von CO_2 in umgekehrter Richtung. Hormone, Cytokine und Mediatoren, die durch ihre Konzentration im Blut eine Signalwirkung ausüben, werden durch das Blut vom Ort ihrer Bildung und Sekretion zum Erfolgsorgan geleitet (diese Vorgänge sind in Kapitel 23.4 erörtert).

Das Blut ist von zentraler Bedeutung bei den spezifischen und unspezifischen *Abwehrvorgängen*. An ihnen sind Lymphocyten, Granulocyten, Monocyten und im Plasma kreisende Proteine (Immunglobuline, Akute-Phase-Proteine, Faktoren des Komplementsystems) beteiligt. Diese Abwehrvorgänge werden in Kapitel 23.4 dargestellt.

Das Blut ist durch die im Plasma enthaltenen Puffersubstanzen wesentlich an der *Säure-Basen-Regulation* beteiligt. Auch das Hämoglobin in den Erythrocyten trägt zur Konstanthaltung des Blut-pH bei und ist nach dem Bicarbonat-Puffer der zweitwichtigste Puffer des Blutes (s. Kap. 21).

Ferner enthält das Blut Substrate und Enzyme, um bei Verletzungen der Gefäßbahn eine rasche Blutstillung zu erreichen *(Blutgerinnung)*. Andererseits müssen Thromben (Blutgerinnsel) rasch aufgelöst werden, um eine reguläre Zirkulation zu ermöglichen *(Fibrinolyse)*.

🔍 **Hämoblastosen** sind Tumoren, die von den hämatopoetischen Zellen ausgehen. Der „Reifungsarrest" im Knochenmark wird dabei durchbrochen, so dass nicht ausgereifte Zellen ins Blut übertreten. Auch findet bei manchen Formen der Hämoblastosen eine Bildung myeloischer Zellen in Leber und lymphatischen Organen statt (extramedulläre Blutbildung). Wenn Stammzellen und unausgereifte Vorstufen der Leukocyten im Blut auftreten, werden die Hämoblastosen auch als **Leukämien** bezeichnet. Die myeloischen Hämoblastosen (Leukämien) werden nach dem Differenzierungsgrad der Stammzelle bzw. myeloischen Progenitorzelle eingeteilt. Je geringer die Differenzierung, um so schlechter ist die Prognose und die Wirksamkeit einer cytostatischen Therapie. (Zu Translokation von Chromosomenbrüchen und Philadelphia-Chromosom bei chronischer myeloischer Leukämie s. Kap. 25.)

Die Blutzellen. Alle Blutzellen stammen von pluripotenten hämatopoetischen Stammzellen des Knochenmarks ab (☞23.15). Aus ihnen entstehen unter der Einwirkung von bestimmten Cytokinen die myeloischen und lymphopoetischen Progenitorzellen. Die *myeloischen Progenitorzellen* verbleiben im Knochenmark und differenzieren sich unter der Einwirkung von Cytokinen und Wachstumsfaktoren zu Erythrocyten, Granulocyten, Monocyten und Megakaryocyten. Aus den *lymphopoetischen Progenitorzellen* entstehen nach ihrer Einwanderung in den Thymus die T-Lymphocyten, nach Wanderung in die Keimzentren der Lymphknoten die B-Lymphocyten und daraus die Plasmazellen. Auch diese Differenzierungsprozesse in den Lymphknoten werden durch Cytokine reguliert. Beim gesunden Erwachsenen werden nur ausgereifte Blutzellen, d. h. Zellen, die das Endstadium der Differenzierung erreicht haben, an das periphere Blut abgegeben. Man bezeichnet dies als „Reifungsarrest der Blutzellen" im Knochenmark bzw. Lymphknoten.

Die Klassifizierung der Vorstufen der Blutzellen beruhte früher allein auf morphologischen Kriterien, später wurden histochemische Reaktionen verwendet. In neuerer Zeit erfolgt die Differenzierung aufgrund der Oberflächenproteine, die in bestimmten Entwicklungsstadien exprimiert werden und mit spezifischen Antikörpern reagieren. Da Proteine früherer Entwicklungsstadien häufig persistieren, entsteht ein „Antigenmosaik" der Oberflächenantigene (CD-Nomenklatur, s. Kap. 23.4, S. 686).

Erythrocyten. Bei der **Erythropoiese** im Knochenmark werden zunächst komplette Zellen mit Zellkern, Mitochondrien und anderen Zellorganellen gebildet, die zur Hämsynthese (s. Kap. 7) befähigt sind. Die „Reifung" der Erythrocytenvorstufen im Knochenmark wird von Erythropoietin gesteuert (S. 552). Die im Blut kreisenden Erythrocyten des Menschen besitzen hingegen keinen Kern und keine Mitochondrien; Häm und Globin können deshalb nicht mehr synthetisiert werden. Hämoglobin, das die reifen Erythrocyten in einer nahezu gesättigten Lösung enthalten, ist ein „Relikt" der Erythrocytenvorstufen.

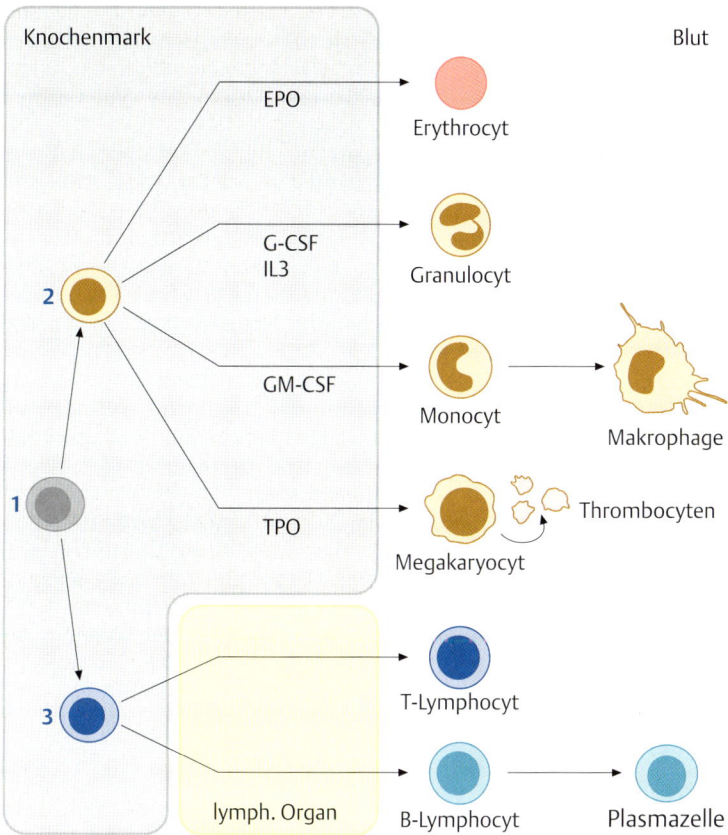

23.15 Stammbaum der Blutzellen (stark vereinfacht). Alle Blutzellen leiten sich von den pluripotenten Knochenmarksstammzellen (**1**) ab. Ein Teil dieser Zellen verbleibt ohne Teilung und Differenzierung im Knochenmark (Stammzellpool als Reserve), ein Teil differenziert sich zur myeloischen (**2**) bzw. lymphatischen (**3**) Progenitorzelle. Aus der myeloischen entstehen im Knochenmark über verschiedene Vorstufen (nicht eingezeichnet) und unter Einwirkung von Cytokinen die im Blut zirkulierenden Erythrocyten, Granulocyten, Monocyten und Thrombocyten. Monocyten sind die Vorstufe der in verschiedenen Organen „sessilen" Makrophagen. Aus den lymphatischen Progenitorzellen entstehen in den lymphatischen Organen (Milz, Lymphknoten, Thymus) die B- bzw. T-Lymphocyten. Aus ersteren entwickeln sich die Plasmazellen. (EPO: Erythropoietin; G-CSF: Granulocyten-Colony-Stimulating Faktor; GM-CSF: Granulocyten-Monocyten-Colony-Stimulating Factor; TPO: Thrombopoietin; IL3: Interleukin 3.)

Die Membranstruktur der Erythrocyten ist die Grundlage der bikonkaven Scheibenform der roten Blutzellen und ermöglicht ihre Verformbarkeit bei der Passage durch die Kapillaren. Der Übergang der Erythrocyten in eine Kugelform, z. B. durch Wassereinstrom aufgrund der Aufhebung des normalen osmotischen Druckgradienten, ist wahrscheinlich ein Zeichen der Alterung oder ein Vorstadium der Ruptur der Zelle (Hämolyse). In die Lipiddoppelschicht der Erythrocytenmembran sind mehrere Glykoproteine und Proteine integriert, die auf der Innenseite der Membran die Verbindung mit dem spezifischen Cytoskelett der Erythrocyten herstellen (s. **14.10**, S. 354). Hauptelement des Cytoskeletts ist *Spektrin*, ein Dimer von zwei langen, umeinander gewundenen Polypeptidketten, die am einen Ende über Actin und zwei weitere Proteine die Verbindung zu anderen Spectrin-Dimeren herstellen können, am anderen Ende über das Protein Ankyrin mit einem spezifischen Protein der Erythrocytenmembran verbunden sind.

Blutgruppen. In die Erythrocytenmembran sind Glykoproteine und Glykolipide integriert, deren Oligosaccharide sich hinsichtlich der endständigen Kohlenhydratreste bei verschiedenen Individuen unterscheiden. Auf diesem Polymorphismus beruht das Vorkommen verschiedener Blutgruppen.

In den Blutgruppen des **AB0-Systems** mit den Blutgruppen A, B, AB und 0 entstehen durch die endständigen Kohlenhydratreste drei verschiedene Antigene. Das H-Antigen trägt Fucose in α1-2 glykosidischer Bindung an Galactose des Vorläuferoligosaccharids, das A-Antigen zusätzlich N-Acetylgalactosamin in α1-3 Bindung und das B-Antigen stattdessen Galactose, ebenfalls in α1-3 Bindung. Ausgangsprodukt bei der Synthese der Antigene ist das H-Antigen; die Fucose wird durch eine Fucosyltransferase (FUT 1) übertragen. In einem zweiten Schritt entsteht daraus durch die A-Transferase das A-Antigen, bzw. durch eine B-Transferase das B-Antigen (👁23.16). Alle Phänotypen des ABO-Blutgruppensystems beruhen auf Polymorphismen im selben Gen, dem AB0-Gen, das für membrangebundene Glykosyltransferasen im Golgi-Apparat codiert. Vier verschiedene Aminosäuren in den Produkten der A- und B-Allele bestimmen die Substratspezifität der Transferasen und damit der Blutgruppen A, B und AB. Bei Blutgruppe 0 besteht meist eine Deletion einer einzelnen Base im 6. Exon des Gens mit der Folge einer Verschiebung des Leserahmens, so dass keine aktive Transferase gebildet werden kann.

🔍 Im Serum von Trägern der Blutgruppe A findet man Anti-B-Antikörper, bei Blutgruppe B entsprechend Anti-A, bei Gruppe AB weder Anti-A noch Anti-B, und bei Gruppe 0 sowohl Anti-A als auch Anti-B. Normalerweise werden gegen das H-Antigen, das ja der Vorläufer von A- und B-Substanz ist und deswegen in geringer Menge vorhanden ist, keine Antikörper gebildet. Wenn allerdings eine Mutation im α1→4-Fucosyltransferase-Gen besteht und die betroffenen Individuen damit H-negativ sind, werden Antikörper gegen H im Serum gefunden.

🔍 Von großer klinischer Bedeutung sind auch die sog. **Rhesus-Antigene**. Sie wurden zuerst bei Rhesus-Affen entdeckt und dann auch beim Menschen gefunden. Das Rh-Blutgruppensystem basiert auf zwei nahe verwandten Proteinen, dem RhD-Protein einerseits und dem Protein RhC/RhE andererseits. Rhc und Rhe sind Varianten des Letzteren. Ein weiteres, verwandtes Protein ist das Rh-Glykoprotein (RhAG). Die RhD und RhCE-Proteine bilden zusammen mit RhAG einen Komplex in der Erythrocytenmembran. Der RhD-negative Phänotyp (dd), der bei etwa 15% der europäischen Bevölkerung vorkommt, beruht auf einer Deletion beider Allele des *RHD*-Gens. Obwohl hier also gar kein verwandtes Protein (wie im Falle von c und e) synthetisiert wird, verwendet man die Bezeichnung dd für homozygote Deletion.

Die schwerwiegende *Erythroblastose des Neugeborenen* kann eintreten, wenn die Mutter RhD-negativ ist, der Embryo jedoch vom Vater die Eigenschaft RhD geerbt hat. Gelangt nun bei der Geburt Blut vom Fetus in den Kreislauf der Mutter, kann diese Antikörper gegen RhD entwickeln, die bei einer nachfolgenden Schwangerschaft durch die Placenta hindurchtreten und einen Rh-positiven Fetus schädigen können.

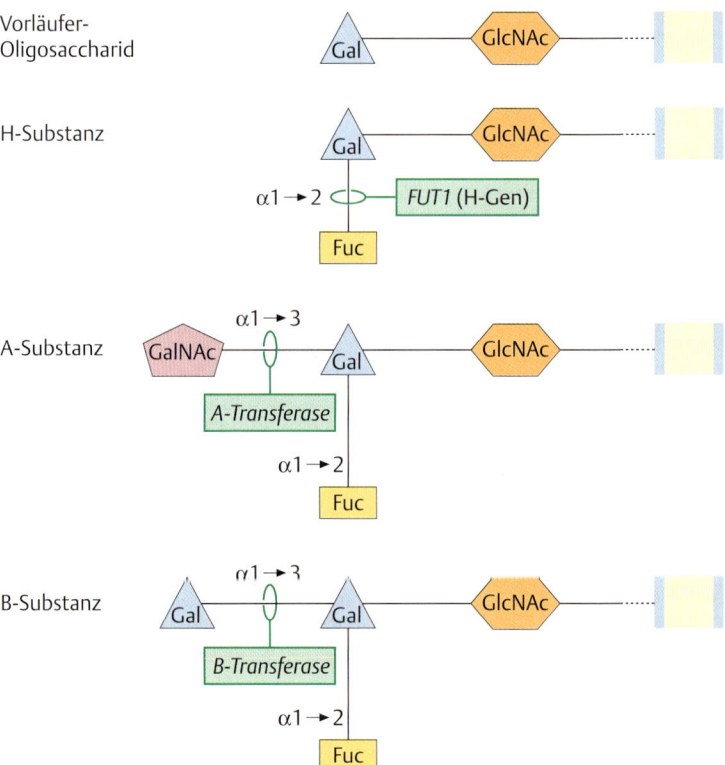

👁23.16 Synthese der Oligosaccharid-Endgruppen des AB0-Systems. Erklärung im Text.

Antikörper, die gegen die Blutgruppen-Antigene gerichtet sind, kommen normalerweise im Blut vor. Man nennt sie *Isoagglutinine*. Sie werden nach der Geburt gebildet. Man nimmt an, dass Oberflächenstrukturen von Mikroorganismen, die nach der Geburt den Darm besiedeln (s. Kap. 23.1), den Blutgruppen-Antigenen sehr ähnlich sind, als Antigene wirken und die Bildung der Antikörper induzieren.

▣23.17 Stoffwechsel des 2,3-Bisphophoglycerats. In den Erythrocyten vieler Säugetierspezies kann in der Glykolyse der Reaktionsschritt der Phosphoglycerat-Kinase (s. S. 246) umgangen werden, um 2,3-Biphosphoglycerat (2,3-BPG) zu erzeugen, das die Affinität des Hämoglobins für Sauerstoff reguliert (s. S. 38). Die Synthese des 2,3-BPG wird von einer Bisphosphoglycerat-Mutase katalysiert, die eine Phosphatgruppe des 1,3-Bisphosphoglycerats von Position 1 nach 2 verschiebt. Abgebaut wird 2,3-BPG im Erythrocyten durch eine 2,3-Bisphosphoglycerat-Phosphatase zu 3-Phosphoglycerat. Damit ist der Anschluss an die Glykolyse wieder erreicht. Im Vergleich zur Glykolyse unterbleibt aber die Synthese eines ATP aus ADP, die Energie wird statt dessen in Form von Wärme frei. Dieser Verlust an ATP-Ausbeute ist offensichtlich notwendig, um im Erythrocyten eine hohe Konzentration an 2,3-BPG zu garantieren.

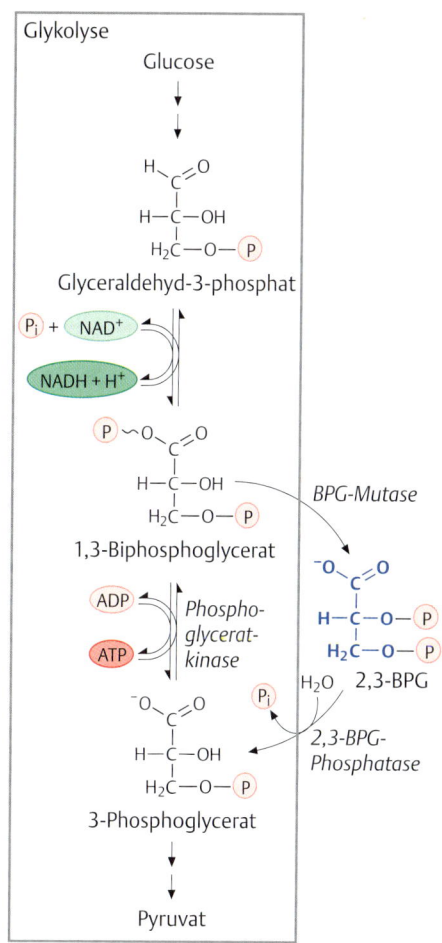

Aufgrund immunologischer Toleranzmechanismen (s. Kap. 23.4) werden dabei keine Antikörper gebildet, die gegen die Erythrocyten-Antigene der eigenen Gruppe gerichtet sind. Die Reaktionen der Antikörper mit Antigenen auf der Oberfläche von Erythrocyten der jeweils anderen Blutgruppe können bei Transfusionen zu schweren Störungen führen (Unverträglichkeit, Schock, Hämolyse) und müssen daher durch Austesten der Blutkonserven vermieden werden. Die Blutgruppeneigenschaften sind erblich und stellen einen Merkmalsgruppe dar, die klinisch und für die Humangenetik von großer Bedeutung ist.

Auch die **Lewis-Blutgruppen** beruhen auf Unterschieden in den oben beschriebenen, terminalen Kohlenhydrat-Gruppen. Die Le^a-Substanz trägt eine Fucose am vorletzten N-Acetylglucosamin-Rest des Vorläufer-Oligosaccharids, die Le^b-Substanz trägt sowohl am endständigen Galactose-Rest als auch am N-Acetylglucosamin des Vorläufers eine Fucose.

Hämoglobin. Das Hämoglobin ist von vitaler Bedeutung für den Sauerstofftransport von der Lunge zu den Organen und für den Abtransport von CO_2 von peripheren Organen zur Lunge. Die Struktur des Hämoglobins als Voraussetzung für die sigmoidale O_2-Bindungskurve, für die Wirkung von 2,3-Bisphosphoglycerat als allosterischer Effektor der O_2-Bindung und für den Bohr-Effekt, sowie die nicht enzymatische Bindung von CO_2 an N-terminale Valinreste des Hb, wodurch 10–15% des CO_2 transportiert werden, ist in Kapitel 2 dargestellt.

Embryonale und fetale Hämoglobine. Das Hämoglobin setzt sich aus dem Protein Globin und der chromophoren Gruppe, dem Häm (s. S. 36), zusammen. Das Globin des Erwachsenen (im adulten Hämoglobin HbA$_1$) besteht aus vier Peptidketten, von denen jeweils zwei identisch sind (α_2, β_2). Daneben ist beim Erwachsenen noch in geringer Menge (2,5% des Gesamthämoglobins) HbA$_2$ nachweisbar, in dem die β- durch δ-Peptidketten ersetzt sind. Die β- und δ-Peptidketten haben gleiche Länge (145 Aminosäuren), unterscheiden sich aber in 10 Positionen. Die Zusammensetzung der Globinketten des Hämoglobins des Menschen ändert sich bei der Ontogenese: embryonales und fetales Hämoglobin (HbF) s. Kap. 2. Bei Neugeborenen entfallen 60–70% des Gesamthämoglobins auf HbF. Es wird in den folgenden 6 Monaten vollständig durch HbA$_1$ ersetzt.

Der Stoffwechsel der Erythrocyten beschränkt sich weitgehend auf die Glykolyse und die direkte Glucose-Oxidation über den oxidierenden Pentosephosphat-Weg (Hexosemonophosphat-Weg s. Kap. 9.12, S. 256 ff).

Der Glucoseabbau über die *Glykolyse* liefert ATP. Durch die Na$^+$/K$^+$-ATPase der Erythrocytenmembran wird der Ionengradient, der für die Formerhaltung der Erythrocyten erforderlich ist, aufrecht erhalten. Alternde Erythrocyten sind durch eine Abnahme der ATP-Bildung charakterisiert. Beim Abbau der Glucose durch Glykolyse entsteht ferner 2,3-Bis-phosphoglycerat (BPG), das als heterotoper Effektor die Sauerstoffbindung an Hämoglobin beeinflusst (▣**23.17**, s.a. Kap. 2).

🔍 **Eingeschränkter Stoffwechsel von Erythrocyten.** Da die Erythrocyten des Menschen keinen Zellkern, keine Mitochondrien und andere Organellen mehr enthalten, fehlen ihnen die für eine typische Säugerzelle charakteristischen Reaktionen, die in diesen Organellen ablaufen wie Pyruvat-Dehydrogenase-Reaktion, Citrat-Zyklus, Fettsäure-Abbau, Atmungskette, oxidative Phosphorylierung, DNA- und RNA-Polymerase-Reaktionen usw. Erythrocyten können auch kein Glykogen, keine Fettsäuren und keine Proteine aufbauen.

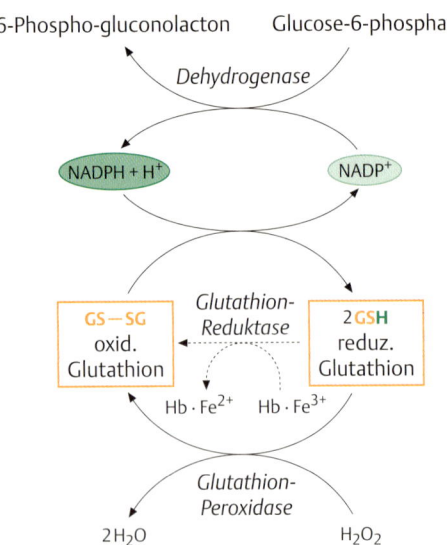

6-Phospho-gluconolacton   Glucose-6-phosphat

Dehydrogenase

NADPH + H$^+$ NADP$^+$

GS—SG   *Glutathion-*   2 GSH
oxid.   *Reduktase*   reduz.
Glutathion   Glutathion

Hb · Fe^{2+} Hb · Fe^{3+}

Glutathion-
Peroxidase

2 H$_2$O   H$_2$O$_2$

👁 **23.18 Bildung und Funktion von Glutathion in Erythrocyten.**

🔍 Eine **Anämie** ist definiert als Verminderung der Erythrocytenzahl, der Hämoglobin-Konzentration oder des Hämatokritwertes des Blutes in den peripheren Gefäßen. Die Verminderung des Hämoglobingehaltes beruht meist auf einem Eisenmangel. Die Abnahme der Erythrocytenzahl und des Hämatokrit-Wertes ist meist die Folge einer Verkürzung der Lebenszeit der Erythrocyten (Hämolyse), die durch eine gesteigerte Erythropoiese nicht kompensiert werden kann.

🔍 **Korpuskuläre hämolytische Anämien**, die ihre Ursache in den Erythrocyten selbst haben, werden durch Hämoglobinopathien verursacht, die in Kapitel 2 besprochen wurden. Die **hereditäre Sphärocytose**, bei der die Erythrocyten Kugelform annehmen, ist Folge einer Mutation des Spektrins und/oder seiner Verankerungsproteine. Eine weitere Gruppe von Hämolysen ist auf Enzymdefekte der Glykolyse oder des Pentose-Phosphatweges zurückzuführen (**enzymopenische hämolytische Anämien**). Der häufigste Enzymdefekt ist durch eine Mutation im Strukturgen der Glucose-6-phosphat-Dehydrogenase verursacht. Nach Schätzungen sind 100 Millionen der Erdbevölkerung hiervon betroffen. Die große Häufigkeit ist durch einen Evolutionsvorteil bedingt, da die Erythrocyten mit dem Enzymdefekt resistent gegen Malariaparasiten sind.

Der Glucoseabbau über den *Hexosemonophosphat-Weg* liefert NADPH, das oxidiertes Glutathion zur SH-Form reduziert und dadurch regeneriert. Das Tripeptid Glutathion ist in den Erythrocyten in hoher Konzentration enthalten. Es liegt normalerweise weitgehend in der reduzierten SH-Form vor und kann nicht-enzymatisch oder unter Zwischenschaltung der Hämoglobin-Reduktase das Fe^{3+} im Methämoglobin zum Fe^{2+} des normalen Hämoglobins reduzieren (👁23.18). Dieser Prozess ist von vitaler Bedeutung, da Methämoglobin zur Sauerstoffbindung und zum Sauerstofftransport nicht befähigt ist. Das reduzierte Glutathion wirkt ferner als Antioxidans und verhindert die Wirkung reaktiver Sauerstoffspezies auf Lipide und Proteine (s. Kap. 7).

Der Abbau der Erythrocyten erfolgt nach einer Lebenszeit von 100–130 Tagen durch Phagocytose. Dazu sind vor allem die Zellen des monocytären Phagocytosesystems (MPS) in Knochenmark, Milz und Leber befähigt. Es ist nicht geklärt, welches Signal die gealterten Erythrocyten für die phagocytierenden Zellen erkennbar macht. Man vermutet, dass als Folge einer verminderten Glykolyse die Funktion der Na$^+$/K$^+$-ATPase abnimmt, die Erythrocyten durch Wassereinstrom Kugelform annehmen und deshalb in den Sinusoiden der Milz festgehalten und phagocytiert werden. Das beim Abbau freiwerdende Eisen ist für die Resynthese des Hämoglobins erforderlich, da nur 1–2 mg Eisen täglich enteral aufgenommen werden, während für die tägliche Erythrocytenbildung 25 mg Eisen erforderlich sind. Das eisenfreie Häm wird zu Bilirubin abgebaut (s. Kap. 23.2).

Granulocyten. Die Bezeichnung „Granulocyten" beruht auf dem lichtmikroskopischen Nachweis von feinen Körnchen (Granula) im Cytoplasma. Nach der Art der Farbstoffe, mit denen die Granula anfärbbar sind, unterscheidet man neutrophile, eosinophile und basophile Granulocyten. Im strömenden Blut entfällt der Hauptteil auf die *neutrophilen* Granulocyten (70–80%). Ihre Granula enthalten verschiedene Enzyme, antibakteriell wirkende Peptide (Defensine) und Proteine, ferner das eisenbindende Protein Lactoferrin und Komplementfaktoren. Bei den *basophilen* Granula beruht die Affinität zu basischen Farbstoffen auf ihrem Gehalt an Proteoglykanen. Sie enthalten ferner Serin-Proteasen, Histamin, Prostaglandine und Leukotriene. Die *eosinophilen* Granula sind biochemisch weniger gut charakterisiert. Da für die reifen Granulocyten eine segmentierte Kernstruktur charakteristisch ist, werden sie auch als *segmentkernige* oder *polymorphkernige Leukocyten* bezeichnet.

Bildung der Granulocyten. Sie erfolgt im Knochenmark über verschiedene, vorwiegend morphologisch charakterisierte Zwischenstufen. Die damit verbundenen Vorgänge der Zellteilung und Differenzierung werden durch Cytokine (z. B. CSF) und Interleukine (IL-5, IL-3) gesteuert (👁23.15). Nach der Ausreifung, die etwa einen Tag dauert, verbleiben die ausgereiften neutrophilen Granulocyten noch 6–10 Tage im Knochenmark. Aus diesem „postmitotischen Pool" können die Granulocyten bei Bedarf rasch in das zirkulierende Blut abgegeben werden und von dort, nach Überschreiten der Kapillarwand (s. u.) in das Gewebe gelangen. Im Blut haben die neutrophilen Granulocyten eine Verweildauer von 6–10 Stunden, im Gewebe von 3–5 Tagen.

Funktion. Die Funktion der neutrophilen Granulocyten liegt in ihrer Beteiligung an **unspezifischen Abwehrvorgängen**, besonders an der Beseitigung von Bakterien und Parasiten, aber auch von unbelebten körperfremden Partikeln durch deren Phagocytose und intrazellulären Abbau. Bei bakterieller oder parasitärer Infektion einer Zelle oder ihrer Schädigung aus anderer Ursache werden chemotaktische Faktoren freigesetzt, vor allem Faktoren des Komplementsystems (C3a, C5a), Cytokine (IL-8, IL-6), Prostaglandine und Leukotriene. Sie bewirken, dass in den Endothelien der Kapillaren, die den geschädigten Zellen benachbart sind, Adhäsionsmoleküle (Selektine) exprimiert werden, an denen die neutrophilen Granulocyten über Adhäsionsmoleküle (Integrine) ihrer Oberfläche haften. Mit Hilfe von Proteasen, die aus den Granula freigesetzt werden, werden im geschlossenen Endothelverband der Kapillaren Lücken gebildet. Kontraktile Elemente des Actin/Myosin-Systems befähigen die Granulocyten zur amöboiden Bewegung in Richtung der höheren Konzentration chemotaktischer Faktoren (Migration, s. auch Kap. 20.9).

Die zu beseitigenden Keime oder Partikel werden durch *Phagocytose* aufgenommen. Die Aufnahme wird beschleunigt, wenn die Erreger oder Partikel mit C-reaktivem Protein, einem Akute-Phase-Protein, das in der Leber gebildet wird, beschichtet sind und auf dieser Hülle der Komplementfaktor C3b oder/und ein Antikörper fixiert ist. Granulocyten besitzen an ihrer Oberfläche Rezeptoren für den Komplementfaktor C3b und F_c-Rezeptoren für Antikörper. Sie können dadurch den mit C3b bzw. einem Antikörper-markierten Partikel erkennen und binden. Nach seiner Internalisierung wird er in einem Vesikel (Phagosom) von Cytoplasma separiert.

Die *Beseitigung des phagozytierten Erregers* erfolgt durch reaktive Sauerstoffintermediate, die Myeloperoxidase der Granula und lysosomale Enzyme der Granulocyten. Eine in der Phagosomen-Membran lokalisierte NADPH-Oxidase reduziert O_2 zu Superoxidanionen ($\cdot O_2^-$), aus denen weitere Sauerstoffradikale (Hydroxylradikale, Singulett-Sauerstoff) und Wasserstoffperoxid entstehen (s. Kap. 7, S. 186). Sie bewirken die Schädigung und Abtötung des Erregers („oxidative burst"). Durch die Verschmelzung der Phagosomen mit Lysosomen können lysosomale Proteasen und Peptidasen in das Phagosom übertreten. Durch Aufnahme der Granula wird deren Myeloperoxidase im Phagosom wirksam. Das Enzym Lysozym der Granulocyten spaltet die Proteoglykane der Membran von bestimmten (gram-negativen) Bakterien, die dadurch zerstört werden. Schließlich bindet das Lactoferrin der Granulocyten Eisen, so dass es für die Bakterien nicht mehr verfügbar ist.

Monocyten (Makrophagen). Der Anteil dieser Zellpopulation an den im Blut zirkulierenden Leukocyten beträgt nur 3–8%. Ihre Abgrenzung von den Granulocyten beruhte zunächst ausschließlich auf morphologischen Kriterien. In neuerer Zeit wurde gezeigt, dass diese Abgrenzung auch durch die biochemischen Eigenschaften und die Funktion der Zellen gerechtfertigt ist. Monocyten sind die größten im Blut kreisenden Leukocyten und zur Phagocytose befähigt. Sie differenzieren in verschiedenen Geweben zu „Gewebsmakrophagen".

Bildung. Die Monocyten entstehen wie die Granulocyten aus myeloischen Progenitorzellen (☞23.15). Der Reifungsprozess im Knochenmark mit Zellvermehrung und Differenzierung wird von Cytokinen (vor allem GM-CSF) gesteuert und verläuft innerhalb von 1–3 Tagen. Die ausgereiften Monocyten besitzen auf ihrer Oberfläche Rezeptoren für Immunglobuline, Komplementfaktoren, Adhäsionsmoleküle und Cytokine. Im Gegensatz zu den Granulocyten besteht kein postmitotischer Pool der Monocyten im Knochenmark, aus dem bei Bedarf eine große Zahl von ausgereiften Monocyten rasch abgegeben werden kann. Vielmehr werden die Vermehrung, Differenzierung und Ausschwemmung der Monocyten aus dem Knochenmark dem Bedarf angepasst.

Funktion. Monocyten und Makrophagen sind an den **unspezifischen Abwehrvorgängen** beteiligt. Sie können wie die Granulocyten Erreger und Partikel phagozytieren und abbauen. Der Abbau erfolgt vor allem durch Lysozym und reaktive Sauerstoffintermediate, dagegen nicht durch Lactoferrin und Proteine (Defensine).

Die funktionelle Abgrenzung der Monocyten und Makrophagen von den Granulocyten ist durch zwei Eigenschaften begründet:

🔍 Bei der **septischen Granulomatose** können Bakterien und Parasiten in die Granulocyten und Monocyten zwar aufgenommen, aber nicht durch reaktive Sauerstoffintermediate abgetötet werden, da ein genetisch bedingter Defekt der NADPH-Oxidase vorliegt. Die Betroffenen leiden an schweren rezidivierenden bakteriellen Infekten. Der Defekt wird X-chromosomal oder autosomal rezessiv vererbt.

🔍 Eine vergleichbar hohe Anfälligkeit für bakterielle Infektionen besteht bei einem autosomal rezessiv vererbten **Defekt der Myeloperoxidase** und beim **Chediak-Higashi-Syndrom**, bei dem die abnorm großen Granula wahrscheinlich nicht in das Phagosom übertreten können.

Im Unterschied zu den Granulocyten haften die im Blut kreisenden, „mobilen" Monocyten in bestimmten Organen und bleiben hier über Wochen bis Monate voll funktionsfähig. Solche *„sessilen" Makrophagen* sind in der Leber die Kupffer-Sternzellen, in der Lunge die Alveolarmakrophagen, im ZNS die Zellen der Mikroglia und im Bindegewebe die Histiocyten. Auch können sich aus ihnen *mehrkernige Riesenzellen* entwickeln, die in sog. Granulomen bei unspezifischen Abwehrvorgängen von Bedeutung sind.

Monocyten und Makrophagen unterscheiden sich ferner von den Granulocyten durch ihre Funktion bei der **spezifischen Abwehr**. Sie können Antigene zusammen mit HLA-Molekülen der Klasse II den T-Lymphocyten präsentieren. Nach deren Erkennung durch den T-Zell-Rezeptor werden die spezifischen T-Zell-vermittelten Immunreaktionen in Gang gesetzt (s. Kap. 23.4). Andererseits können Cytokine, die von T-Lymphocyten abgegeben werden (IL-3, IFN-γ, GM-CSF), die Aktivierung der Makrophagen bewirken, d. h. die Synthese und Abgabe von Cytokinen (IL-1, IL-6, IFN-α, TNF-α, FGF und andere), von Eicosanoiden (Prostaglandin E_2, Leukotriene) und Komplementfaktoren. Intrazellulär wird in den aktivierten Makrophagen auch die Synthese von Proteasen (Kollagenase, Elastase), von lysosomalen Hydrolasen und von Lysozym gesteigert. Diese Enzyme bewirken den intrazellulären Abbau von phagozytierten Mikroorganismen.

Lymphocyten, Plasmazellen. T- und B-Lymphocyten sind die wesentlichen Komponenten der spezifischen zellulären Immunreaktionen. Plasmazellen produzieren die Immunglobuline. Die biochemischen Eigenschaften und die Funktionen dieser Zellen werden in Kap. 23.4 besprochen.

Thrombocyten. Sie sind von zentraler Bedeutung in der Anfangs- und Spätphase der **Blutstillung**. Eine zu geringe Zahl der Thrombocyten („Blutplättchen") oder ihre gestörte Funktion sind die häufigste Ursache einer Blutungsneigung (hämorrhagische Diathese).

Bei der **Bildung** der Thrombocyten im Knochenmark finden bei ihren Vorstufen, den Megakaryocyten, mehrere DNA-Replikationen ohne Zellteilung statt. Diese sehr großen Zellen mit mehrfachem, meist 16–32-fachem Chromosomensatz bilden Ausläufer (Filopodien), die in die Kapillaren des Knochenmarks eindringen. Die Thrombocyten entstehen durch Fragmentierung dieser Filopodien innerhalb der Kapillaren. Aus einem Megakaryocyt werden ca. 1000 Thrombocyten gebildet. Thrombopoietin, ein Protein von 35 kDa, das *N*-terminal Sequenzanalogien mit Erythropoietin aufweist, stimuliert die Thrombocytenbildung. Die scheibchenförmigen Thrombocyten haben im Blut eine Lebensdauer von 8–10 Tagen

Struktur der Thrombocyten. Sie ist durch das Fehlen eines Zellkerns und die fehlenden oder nur in geringer Anzahl vorhandenen Mitochondrien und zahlreiche Granula gekennzeichnet. Elektronenoptisch sind ferner zwei Kanalsysteme nachweisbar. Das eine endet an der Oberfläche der Thrombocyten mit einer Pore (offenes Kanalsystem) und dient der Aufnahme von Ca^{2+} und der Sekretion der Inhaltsstoffe der Granula. Das andere besitzt dagegen keine Öffnung zur Zelloberfläche; die Wand dieses Kanalsystems enthält eine Ca^{2+}-ATPase („Calciumpumpe"), vergleichbar zum endoplasmatischen Retikulum, so dass Calcium im Lumen des Kanals gespeichert und auf bestimmte Signale, vor allem $InsP_3$, ins Cytosol der Thrombocyten abgegeben werden kann. Die Phospholipide der Thrombocytenmembran sind durch ihren Gehalt an Arachidonsäure die Quelle von Eicosanoiden (Thromboxan, Prostacyclin). In die Membran sind ferner verschiedene Glykoproteine der Integrin-Familie integriert. Sie sind die Rezeptoren für verschiedene Liganden, die im Blut zirkulieren oder auf der Oberfläche der Endothelien bzw. bei deren Schädigung in der extrazellulären Matrix lokalisiert sind.

Aktivierung, Adhäsion und Aggregation. Unter normalen Bedingungen kreisen die Thrombocyten im Blut, ohne dass eine Verbindung zwischen ihnen, eine Anlagerung an andere Blutzellen oder an das Gefäßendothel stattfindet. Bei einem Defekt des Endothels oder beim Auftreten von Aktivatorsubstanzen der Thrombocyten im Blut, z.B. Thrombin oder Fibrinogen, kommt es zu strukturellen Veränderungen der Thrombocyten in Form von filiformen Ausstülpungen an der Oberfläche (Filopodien) und der Entleerung der Granula durch das offene kanalikuläre System. Innerhalb von wenigen Sekunden verklumpen die Thrombocyten (Aggregation) und haften an defekten Stellen des Endothels (Adhäsion). Ein Thrombocyten-Pfropf kann dadurch ein kleines Blutgefäß verschließen.

Die **Adhäsion** wird vermittelt durch die Expression eines *Integrins* auf der Oberfläche der Thrombocyten; dadurch wird die Affinität zu Kollagen im Vergleich zum nicht aktivierten Zustand der Thrombocyten um den Faktor 100–1000 erhöht. Bei einem Endotheldefekt wird Kollagen freigelegt. Integrine der Thrombocyten und Kollagen verbinden sich nicht unmittelbar, sondern unter Zwischenschaltung eines von den Thrombocyten sezernierten Proteins, das nach dem Erstbeschreiber als *von Willebrand-Faktor* bezeichnet wird.

Die **Aggregation** der Thrombocyten wird durch verschiedene plasmatische Faktoren, vor allem *Thrombin* und *Thromboxan A₂*, aber auch durch ADP und den Plättchen-aktivierenden Faktor (PAF) induziert. Es werden vermehrt Rezeptoren an der Thrombocytenoberfläche exprimiert, die eine hohe Affinität für Fibrinogen und Thrombospondin, ein von den Thrombocyten sezerniertes Protein, besitzen. Thrombospondin stabilisiert die Fibrinogenverbindung. Die Thrombocyten „verkleben" miteinander. Man hat diese Veränderungen als „visköse Metamorphose" der Thrombocyten bezeichnet.

Die **intrazellulären Vorgänge der Thrombocytenaktivierung** (◉23.19) sind komplex und noch nicht vollständig geklärt. Gesichert ist, dass die Bindung von Thrombin und Thromboxan an Rezeptoren der Membran der Thrombocyten eine Phospholipase C aktiviert. Das dadurch gebildete *Inositol-trisphosphat* (InsP₃) bewirkt als Second Messenger einen Ausstrom von Ca²⁺ aus dem intrazellulären tubulären System mit Aktivierung der Phospholipase A₂ und vermehrter Bildung von Thromboxan A₂. Die Aktivierung einer Protein-Kinase C durch Ca²⁺ führt zur Entleerung der Granula, zur Expression von

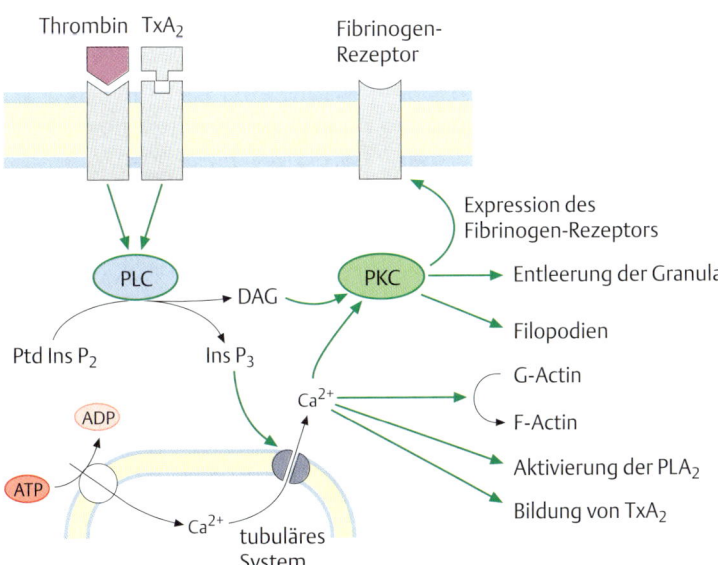

◉**23.19 Thrombocytenaktivierung.** Erläuterung im Text, Einzelheiten der Signaltransduktion s. Kap. 19. (PLC: Phospholipase C; PLA₂: Phospholipase A₂; PKC: Protein-Kinase C; TxA₂: Thromboxan A₂; InsP₃: Inositol-1,4,5-trisphosphat; PtdInsP₂: Phosphatidyl-inositol-4,5-bisphosphat; DAG: Diacylglycerol).

Außer einer verminderten Thrombocytenzahl können auch **hereditäre Thrombocytopathien** die Ursache einer Blutungsneigung sein. Einige dieser Funktionsstörungen und ihre metabolischen Defekte sind:

Bezeichnung	Ursache	Wirkung
Thrombasthenie Glanzmann-Nägeli	Mangel der Oberflächen-Glykoproteine GP IIB/IIIa-	Störung der Aggregation
δ-Speicher-krankheit	Sekretions-störung oder Fehlen der δ-Granula	verlängerte Blutungs-zeit
Signaltrans-duktionsstörung	Defekt der Cyclooxygenase, TxA$_2$-Mangel	Blutungen vor allem nach Einnahme von Aspirin

Rezeptoren für Fibrinogen auf der Oberfläche und zu Veränderungen des Cytoskeletts der Thrombocyten mit Ausbildung der Filopodien. Ca^{2+} bewirkt über Calmodulin die Polymerisierung des G-Actins zum F-Actin (s. Kap. 15) und dadurch eine Stimulierung der kontraktilen Elemente im aktivierten Thrombocyten. Die Thrombocytenaggregation wird dadurch stabilisiert und eine Retraktion des Blutgerinnsels als Endstufe der Blutgerinnung erreicht.

Aktivierungshemmende Faktoren. Unter normalen Bedingungen verhindern Faktoren, die von den Endothelzellen gebildet werden, die Aktivierung der Thrombocyten und die daraus resultierende Störung der Mikrozirkulation: Prostacyclin (PGI$_2$), NO (Endothelial derived relaxing factor EDRF) und Nucleotidasen, die sowohl ATP als auch ADP abbauen. PGI$_2$ und NO wirken über eine verminderte Ca^{2+}-Freisetzung als Antagonisten bei der Aktivierung der Thrombocyten.

Blutplasma und Serum. Trennt man durch Zentrifugieren die Blutzellen im ungerinnbar gemachtem Blut ab, z.B. durch Zusatz von Heparin, erhält man das *Blutplasma*: eine wässrige Flüssigkeit, die zahlreiche Proteine, niedermolekulare organische Substanzen (z.B. Harnstoff und Glucose), sowie verschiedene Ionen enthält (s. Kapitel 21, ◉v2102). Lässt man das Blutplasma oder das Gesamtblut gerinnen und zentrifugiert dann, ist der Überstand das *Blutserum*, das sich vom Plasma durch das Fehlen des Fibrinogens unterscheidet.

Die Regulation des intravasalen Flüssigkeitsvolumens, d.h. des *Plasmavolumens*, wird durch die Niere reguliert (s. Kap. 23.5), wie auch die *Osmolarität* des Blutplasmas, die vorwiegend von der Na$^+$- und Cl$^-$-Konzentration abhängt (Kap. 21.5). Letzteres ist von großer Bedeutung, da von der Plasma-Osmolarität der intrazelluläre Flüssigkeitsgehalt und die Wasserbewegung zwischen intra- und extravasalem Raum abhängig sind.

Das Blutplasma enthält ein Gemisch von über 100 verschiedenen **Proteinen**, wovon viele allerdings nur in geringer Menge oder nur in Spuren vorhanden sind. Zur Analyse der Plasmaproteine s. Kap. 2 und ▼23.7. Auf *Albumin* entfällt mit 52–62 % an den Gesamtproteinen der größte Anteil. Seine Konzentration ist entscheidend für die Regulation des onkotischen Druckes. Albumin hat ferner die Fähigkeit, endogene und exogene Stoffe, z.B. Pharmaka, reversibel zu binden und zu den Organen zu transportieren ("Vehikelfunktion" des Albumins).

▼23.7 Wichtige Proteine des Blutplasmas

	Bezeichnung	M_r	Kohlenhydrate (%)	Konzentration im Plasma (mg · 100 ml^{-1})	Biologische Funktion
	Transthyretin*	55 000	0,4	10– 40	Bindung von Thyroxin und Retinol
	Albumin	69 000	0,0	3 900–5 500	osmotische Funktionen, Transportfunktionen
α$_1$-Globuline	saures α$_1$-Glykoprotein	44 000	41,4	70– 110	–
	α$_1$-Lipoprotein	200 000	1,4	290– 770	Transport von Fetten und Lipiden
	α$_1$-Antitrypsin	54 000	12,2	200– 400	Inhibitor für Trypsin und Thrombin
	α$_1$-Antichymotrypsin	68 000	24,6	30– 60	Inhibitor für Chymotrypsin
α$_2$-Globuline	Coeruloplasmin	132 000	8,0	15– 60	Oxidase
	α$_2$-Makroglobulin	720 000	7,7	150– 350	Plasmin- und Trypsin-Inhibitor
	Haptoglobin	100 000	19,3	100– 200	Bindung von freiem Hämoglobin
β-Globuline	β-Lipoprotein	2,4 · 10^6	1,8	220– 740	Transport von Fetten und Lipiden
	Transferrin	80 000	5,8	200– 400	Eisen-Bindung und -Transport im Plasma
	β$_{1c}$-Globulin	185 000	3,0	80– 140	Komplementfaktor C'3
	Fibrinogen	341 000	5,0	200– 450	Blutgerinnung (Fibrin-Vorstufe)
γ-Globuline	IgG	150 000	2,9	800–1 800	Antikörper gegen fremde Proteine und bakterielle Antigene,
	IgA	160 000	8,1	90– 450	Bestimmte Antikörper,
	IgM	900 000	10,9	60– 250	u. a. Isoagglutinine

* früher Präalbumin genannt

Träger der im Plasma unlöslichen Lipide sind die Lipoproteine, deren Aufbau und Funktion in Kapitel 12 dargestellt ist.

Fe^{2+} wird in reversibler Bindung an *Transferrin*, Cu^{2+} an *Coeruloplasmin* im Blut transportiert. Aufbau und Funktion dieser Proteine s. S. 599. *Haptoglobin*, ein Glykoprotein, hat die Funktion, freies Hämoglobin, das aus abgebauten Erythrocyten freigesetzt wurde, zu binden. Es handelt sich um ein Dimer, das bei Homozygoten aus zwei α-Ketten (1–1) oder aus zwei β-Ketten (2–2) aufgebaut ist. Heterozygote weisen den Typ 2–1 auf. Während die β-Ketten bei allen Typen identisch sind, bestehen bei den α-Ketten zahlreiche Polymorphismen. Im Blutplasma kreisen ferner Proteine mit spezifischen Funktionen, so die Immunglobuline (s. S. 687), die Proteine des Komplementsystems (s. S. 693), die Akute-Phase-Proteine (s. S. 666) und die Bindungsproteine für Hormone und Vitamine. Proteine mit wichtigen Funktionen bei der Hämostase (Blutgerinnung und Fibrinolyse) werden im folgenden Abschnitt besprochen.

Hämostase. Dieser Begriff fasst alle Vorgänge zusammen, durch die einerseits nach Verletzung eines Blutgefäßes eine Blutung verhindert oder rasch gestillt wird, andererseits der Verschluss eines Blutgefäßes durch ein Blutgerinnsel (Thrombus) beseitigt wird. Die Vorgänge der Hämostase dienen somit der Erhaltung der Blutzirkulation, besonders der Zirkulation in den kleinen Blutgefäßen und Kapillaren (Mikrozirkulation).

An der Hämostase sind beteiligt
- die Thrombocyten,
- Gerinnungs- und Fibrinolysefaktoren im Blutplasma,
- das Gefäßendothel.

Zwischen diesen drei Faktoren bestehen zahlreiche Wechselwirkungen. Aus didaktischen Gründen werden sie getrennt dargestellt. Die Funktion der Thrombocyten wurde bereits oben beschrieben. Der folgende Abschnitt befasst sich mit den plasmatischen Faktoren der Blutgerinnung (Koagulation) und der Thrombusauflösung (Fibrinolyse), sowie der Rolle der Gefäßwand bei der Hämostase.

Plasmatisches Gerinnungssystem. Die Blutgerinnung beruht auf dem Zusammenwirken mehrerer Faktoren, von denen die meisten in der Leber, einige auch in der geschädigten Gefäßwand gebildet werden (🌱23.8). Mit einer Ausnahme (Faktor XIII, s.u.) handelt es sich um Glykoproteine. Die Bezeichnung der Faktoren erfolgt mit römischen Zahlen, die aktivierten Faktoren erhalten das Suffix „a". Die meisten Faktoren haben in der aktiven Form die Wirkung einer *Serinprotease*; ihre Substrate sind andere Gerinnungsfaktoren, so dass sich eine Kaskade der Aktivierungsschritte ergibt. Aktivierte Faktoren ohne enzymatische Wirkung beschleunigen als Cofaktoren den Ablauf der Gerinnung (🌱23.9). Auch die Cofaktoren werden durch limitierte Proteolyse aktiviert. Neben den die Gerinnung in Gang setzenden und

🔍 Eine **Blutungsneigung** durch Fehlen oder gestörte Funktion von Gerinnungsfaktoren kann endogen (genetisch) oder exogen bedingt sein. Die Existenz mehrerer Gerinnungsfaktoren ist aufgrund dieser Defekte postuliert und dann nachgewiesen worden.

🌱 **23.8 Gerinnungsfaktoren.**

Nr.	Bezeichnung	Bildungsort	Vitamin K-abhängig
I	Fibrinogen	Leber	–
II	Prothrombin	Leber	+
III	Gewebsthromboplastin	ubiquitär	–
IV	Ca^{2+}	ubiquitär	–
V	Proaccelerin	Leber	?
VII	Proconvertin	Leber	+
VIII	Antihämophiles Globulin A	Milz/MPS	–
IX	Antihämophiles Globulin B	Leber	+
X	Stuart-Prower-Faktor	Leber	+
XI	Plasma-Thromboplastin-Antecedent	Leber*	–
XII	Hagemann-Faktor	Leber	
XIII	Fibrinstabilisierender Faktor	Leber	

* Plättchen-Faktor XI: Megakaryocyten; Plasma-Faktor XI: Leber; Faktor VI: Synonym für V a.

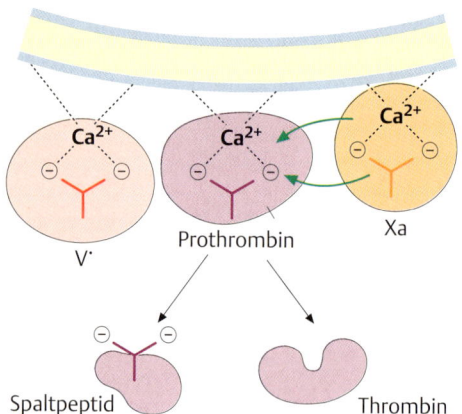

◉23.20 Rolle von Phospholipiden und Ca²⁺ bei der Aktivierung von Gerinnungsfaktoren am Beispiel der Umwandlung von Prothrombin in Thrombin. An der Oberfläche eines Phospholipid-Vesikels oder einer Phospholipidmembran sind Ca²⁺-Ionen teils durch Ionenbindung, teils durch Nebenvalenzen gebunden. An diese Calciumionen werden ferner die Proteine V, Xa und Prothrombin angelagert. Die Bindung erfolgt über Carboxyglutamat-Reste (Gla). Durch die Anordnung der verschiedenen Proteine in enger Nachbarschaft an der Phospholipidoberfläche ist der proteolytische Angriff von Faktor Xa auf Prothrombin erleichtert. Durch Spaltung zweier Peptidbindungen entsteht aus Prothrombin Thrombin. Da Thrombin keine Gla-Reste besitzt (s. ◉23.21), kann es sich von der Phospholipidmembran ablösen.

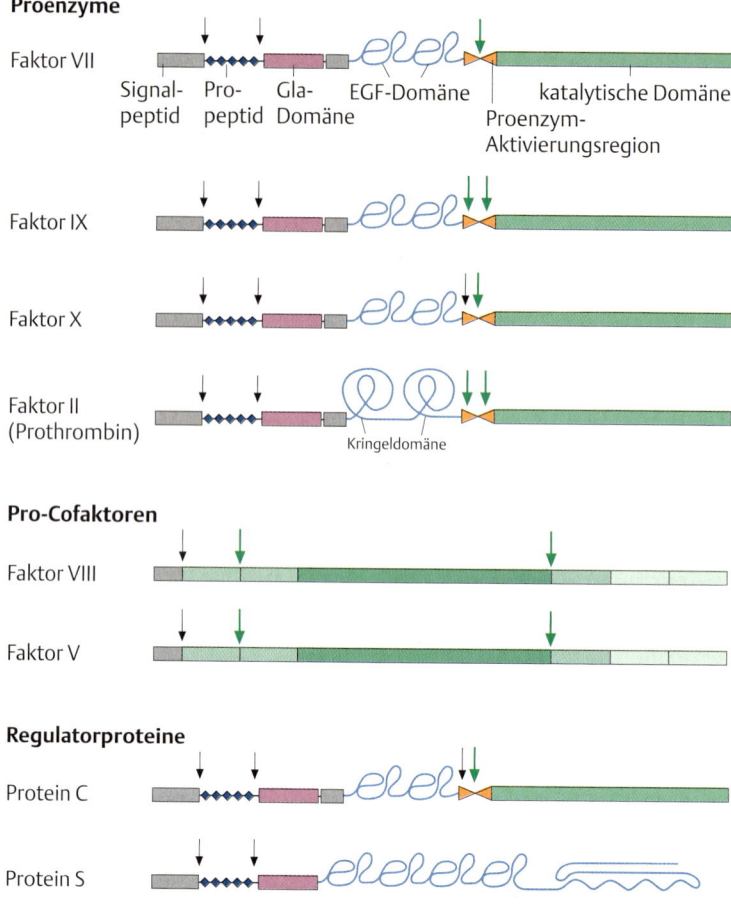

◉23.21 Molekulare Verwandtschaft von Enzymen, Cofaktoren und Inhibitoren des Gerinnungssystems. Die Vitamin-K-abhängigen Proenzyme und die Regulatorproteine C und S besitzen 10–12 Glutamatreste (Gla-Bereich), auf die in γ-Position durch eine Vitamin-K-abhängige Carboxylase Carboxylgruppen übertragen werden. Die Peptidspaltungen für die intrazelluläre Abspaltung von Signal- und Propeptiden sind durch dünne schwarze Pfeile, die Peptidspaltungen für die „Aktivierung" durch dicke grüne Pfeile gekennzeichnet (nach Furie, B. und Furie, B.C. New Engl. J. of Med. 1992;326: 800–806).

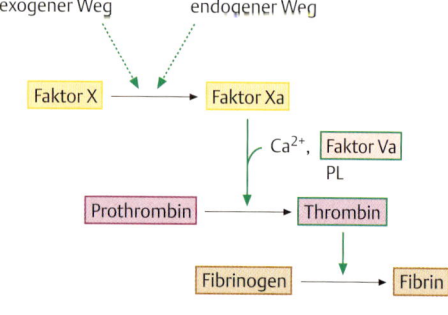

◉23.22 Endstrecke der Blutgerinnung. Faktor X kann auf exogenem (extrinsischem) oder endogenem (intrinsischem) Weg aktiviert werden. Der aktive Faktor Xa leitet, gemeinsam mit Faktor Va als Accelerator, Calciumionen und Phospholipiden (PL), die „Endstrecke" der Koagulation ein.

beschleunigenden Faktoren enthält das Blutplasma auch Inhibitoren der Blutgerinnung. Die Gerinnungsfaktoren mit enzymatischer Wirkung und die plasmatischen Inhibitoren weisen große Ähnlichkeiten ihrer Struktur auf (◉23.21).

Für die Funktion verschiedener Faktoren (⊤23.8) ist *Vitamin K* erforderlich und die Anwesenheit von *Phospholipiden*, vorwiegend aus Thrombocyten und Endothelzellen stammend, sowie *Ca²⁺*. Vitamin K bewirkt die posttranslationale Carboxylierung von Glutaminsäureresten der Proteine (s. ◉21.13, S. 610), so dass über Ca²⁺ eine Bindung an die negativ geladenen Phospholipide entstehen kann (◉23.20).

„Endstrecke" der Blutgerinnung ist die Bildung von Thrombin, die Umwandlung des im Blutplasma gelösten Fibrinogens in unlösliches Fibrin und dessen Stabilisierung als Polymer (◉23.22).

Thrombin, das aktive proteolytische Enzym, entsteht aus der inaktiven Vorstufe Prothrombin. Die Aktivierung erfolgt in einem Enzymkomplex („Prothrombinase"), der außer Prothrombin den aktivierten Faktor Xa, den Cofaktor Va, Phospolipide und Ca²⁺ enthält. Faktor Xa ist das eigentliche proteolytische Enzym, Faktor Va beschleunigt als Cofaktor die Reaktion. Durch die negativ geladenen Phospholipide an

⊤ 23.9 Wirkungen von Thrombin. (Römische Zahlen: Gerinnungsfaktoren.)

„Wirkort"	Wirkung
Koagulation:	Umwandlung von Fibrinogen → Fibrin
	Aktivierung von XIII → XIIIa
Amplifikation der Koagulation:	Aktivierung von V → Va
	VIII → VIIIa
	XI → XIa
Thrombocyten:	Aktivierung von Aggregation und Thromboxan-Synthese
	Freisetzung von ADP,
	5-HT (Hydroxytryptamin),
	Thromboxan
Endothelzelle:	Freisetzung von TF (Gewebsfaktor),
	t-PA (Gewebs Plasminogen-Aktivator)
	Prostacyclin, NO
	Endothelin
	Bildung von Thrombomodulin mit Aktivierung von Protein C
glatte Muskelzelle der Gefäße:	Kontraktion

der Oberfläche von aktivierten Thrombocyten oder geschädigten Endothelzellen werden unter Zwischenschaltung von Ca^{2+} die Gerinnungsfaktoren Xa und Va mit dem Substrat in räumliche Nachbarschaft gebracht, so dass die Umwandlung von Prothrombin in Thrombin rasch erfolgen kann. Da Thrombin im Gegensatz zu Prothrombin und den Faktoren Xa und Va keine Gla-Gruppe besitzt (☛**23.21**) und deshalb nicht carboxyliert werden kann, löst es sich von den Phospholipiden ab und kann weitere Wirkungen im Hämostasesystem ausüben (☛**23.20**).

Fibrinogen besteht aus zwei Untereinheiten, von denen jede aus drei Peptidketten (α, β, γ) aufgebaut ist. Die beiden Untereinheiten und die Peptidketten sind durch S–S-Brücken miteinander verbunden. Durch Thrombin werden *N*-terminal von den α- und β-Peptidketten kleinere Peptide (Fibrinopeptid A und B) abgespalten. Dadurch wird die Seitzu-Seit-Anlagerung der Peptidketten aufgrund hydrophober Wechselwirkungen und Wasserstoffbrücken ermöglicht. Unter Einwirkung des Plasmafaktors XIIIa, einer Transpeptidase, entstehen zwischen Lysin- und Glutamin-Resten kovalente Bindungen, die das Gerinnsel durch Quervernetzungen stabilisieren (☛**23.23**).

Exogener und endogener Weg zur Aktivierung des Faktors X. Die Aktivierung des Faktors X – Voraussetzung für die „Endstrecke" der Blutgerinnung – kann auf zwei Wegen erfolgen (☛**23.24**). Ihre Bezeichnung als exogener (extrinsischer) und endogener (intrinsischer) Weg ist historisch bedingt, da ursprünglich angenommen wurde, dass der endogene Weg ausschließlich auf Gerinnungsfaktoren des Blutes beruht, während der exogene Weg zusätzliche Faktoren einschließt, die aus den angrenzenden Geweben stammen. Diese Annahme trifft nur annähernd zu. Auch gibt es zwischen dem endogenen und exogenen Weg Querverbindungen (s. u.). Trotzdem sollen die beiden Wege aus didaktischen Gründen getrennt dargestellt werden.

Der **exogene Weg** wird eingeleitet, wenn durch eine Gewebsverletzung ein Glykoprotein in der Adventitia der Gefäße freigelegt wird. Dieser „Gewebsfaktor" (Tissue-Faktor TF, synonym: Gewebsthromoplastin) ist im Gegensatz zu allen anderen Gerinnungsfaktoren ein integrales Membranprotein. An seine extrazelluläre Domäne wird Faktor VII gemeinsam mit Ca^{2+} gebunden, wodurch der Faktor VII aktiviert wird. Dieser Komplex von TF, aktiviertem Faktor VII,

Fibrin-Monomere

☛**23.23 Stabilisierung des Fibringerinnsels** durch kovalente Quervernetzung unter Einwirkung einer Transpeptidase (Faktor XIIIa).

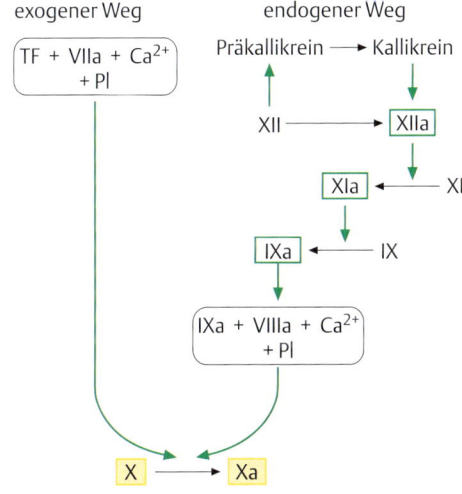

☛**23.24 Exogener und endogener Weg zur Aktivierung des Faktors X.** Erläuterung im Text.

🔍 Unter den genetisch bedingten Gerinnungsstörungen ist der häufigste und am längsten bekannte Defekt die **Hämophilie A** mit fehlender Funktion des Faktors VIII. Der Erbgang ist X-chromosomal, so dass nur Männer betroffen, Frauen aber Konduktorinnen sind. Die Substitution des gentechnisch hergestellten Faktors VIII verhindert die Blutungen.

🔍 **Exogen bedingte Gerinnungsstörungen** sind die Ausschaltung von Gerinnungsfaktoren durch Autoantikörper (sog. Hemmkörper-Hämophilie), die medikamentöse Blockierung der Wirkung von Vitamin K durch Coumarine (s. Kap. 21, S. 610) oder die Synthesestörung von Prothrombin und anderen Faktoren bei Leberkrankheiten.

🔍 Eine **hereditäre Thrombophilie** (Neigung zur intravasalen Gerinnung mit Thrombenbildung) kann auf Resistenz gegen das aktivierte Protein C beruhen. Eine Punktmutation im Protein hat zur Folge, dass Protein C in Verbindung mit Protein S die Faktoren V und VIII nicht proteolytisch spalten und dadurch ausschalten kann.

Phospholipiden und Ca^{2+} bewirkt die Aktivierung des Faktors X und damit die Bildung des Prothrombinase-Komplexes für die Bildung von Thrombin (👁23.24).

Der **endogene Weg** beginnt mit einer wechselseitigen Aktivierung von Faktor XII und Präkallikrein bei Kontakt mit Glas-, Dextransulfat- oder anderen artefiziellen Oberflächen. Die Substanzen von Oberflächen, die *in vivo* wirksam sind, sind nicht identifiziert; man vermutet Membranen der Thrombocyten oder subendotheliale Matrixsubstanzen, z. B. Kollagen. Kininogen von hohem Molekulargewicht beschleunigt als Cofaktor die Reaktion. In einer Reaktionskaskade aktiviert Faktor XIIa den Faktor XI, Faktor XIa den Faktor IX, der in aktivierter Form mit Faktor VIII, Phospholipiden und Ca^{2+} einen Komplex bildet, der den Faktor X aktiviert und damit die Reaktionen der „Endstrecke der Gerinnung" ermöglicht (👁23.24).

Eine **Querverbindung** zwischen dem endo- und exogenen Weg ist dadurch gegeben, dass Faktor IX sowohl über die Faktoren XII a und XIa (endogener Weg) als auch durch Faktor VIIa (exogener Weg) aktiviert werden kann.

Der exogene Weg ist wahrscheinlich für den raschen Start der Gerinnung von Bedeutung. Gewebsthromboplastin wird nicht nur bei Gewebsläsionen freigesetzt, sondern kann auch auf der Oberfläche von Endothelzellen und Monocyten, induziert durch Cytokine (IL1, TNFa), exprimiert werden. Innerhalb von Sekunden kann auf dem exogenen Weg die Gerinnung einsetzen. Der endogene Weg dient der *Erhaltung und Stabilisierung* der Blutgerinnung über einen anschließenden längeren Zeitraum von Minuten oder Stunden.

Regulation der Blutgerinnung. Das plasmatische Gerinnungssystem wird durch positive und negative Rückkoppelungen und spezifische Inhibitoren gesteuert. Hier sollen nur die Inhibitoren Antithrombin, Protein C und Protein S in ihren Wirkungen dargestellt werden.

Antithrombin III (ATIII) bildet mit Thrombin und aktiviertem Faktor X, in geringerem Maße auch mit anderen Gerinnungsfaktoren und mit Kallikrein, Komplexe und hemmt dadurch den Gerinnungsablauf. Antithrombin III bindet ferner Heparin und Heparansulfat an der Oberfläche der Endothelien. Dadurch wird die Inaktivierung der Gerinnungsfaktoren durch AT III stark beschleunigt.

Protein C wird in der Leber in inaktiver Form synthetisiert und in Abhängigkeit von Vitamin K carboxyliert. Die Aktivierung von Protein C erfolgt durch die Bildung eines Komplexes mit Thrombin und Thrombomodulin auf der Endotheloberfläche (s. S. 681, 👁23.25). Thrombin wird dabei inaktiviert.

Protein S wird von Endothelzellen gebildet. Es kreist im Blut in freier Form oder in Bindung an ein Protein des Komplementsystems (C4-Bindungsprotein). Die Bindung eines Komplexes von Protein S und Protein C an der Oberfläche von Thrombocyten führt zum proteolytischen Abbau der aktivierten Faktoren V und VIII (👁23.25).

Die Proteine C und S beeinflussen auch die Fibrinolyse durch Hemmung des Plasminogenaktivator-Inhibitors (s. unten). Dadurch wird ihre antikoagulatorische Wirkung verstärkt.

Weitere Hemmstoffe der Gerinnung sind die Akute-Phase-Proteine α_1-Antitrypsin und α_2-Makroglobulin, der Komplementfaktor C1-Inhibitor und ein Inhibitor des exogenen Weges (TFPI, Tissue factor pathway inhibitor).

Plasmatisches Fibrinolysesystem. Das Fibrinolysesystem ist in seinem Aufbau dem Gerinnungssystem ähnlich (👁23.26). Die „Endstrecke" des Fibrinolysesystems ist die Aktivierung des in der Leber gebildeten und im Blut kreisenden Plasminogens zu Plasmin, einer Serinprotease, die Fibrin in kleine Bruchstücke spaltet und dadurch den Thrombus auflösen kann. Außer Fibrin werden auch Fibrinogen und verschiedene Gerinnungsfaktoren von Plasmin inaktiviert bzw. abgebaut.

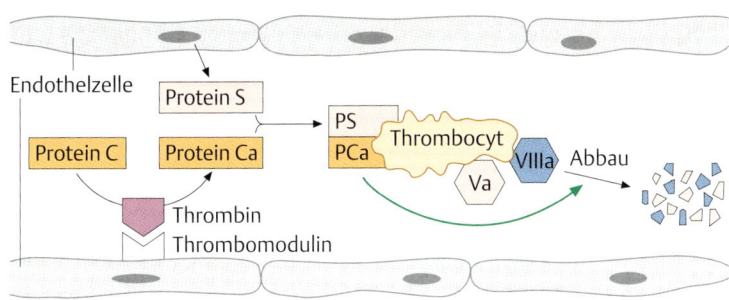

◉23.25 Hemmung der Blutgerinnung durch die Proteine C und S. Das auf den Endothelzellen exprimierte Protein Thrombomodulin bildet mit Thrombin einen Komplex, wodurch das im Blut kreisende inaktive Protein C aktiviert wird. Von den Endothelzellen wird Protein S an das Blut abgegeben. Der Komplex von aktiviertem Protein C und Protein S in Bindung an die Oberfläche der Thrombocyten inaktiviert die Gerinnungsfaktoren Va und VIIIa.

Die **Aktivierung von Plasminogen**, das eine hohe Affinität zu Fibrin aufweist und in das Fibringerinnsel bereits bei dessen Bildung eingeschlossen wird, kann auf zwei Wegen erfolgen: Durch den von Gewebszellen, vor allem Endothelzellen gebildeten Gewebs (tissue)-Plasminogenaktivator (tPA) und durch einen erstmals aus Urin isolierten Plasminogenaktivator (uPA, Synonym Urokinase). Er entsteht aus der inaktiven Prourokinase unter der Einwirkung eines Komplexes von Kallikrein und dem Gerinnungsfaktor XIIa und Spuren von Fibrin-gebundenem Plasmin.

Die Fibronolyse beginnt wahrscheinlich mit der Freisetzung von tPA aus den Endothelzellen. tPA aktiviert bevorzugt das an Fibrin gebundene, weniger das im Plasma zirkulierende Plasminogen. Plasmin wird deshalb innerhalb des Fibringerinnsels und weniger im strömenden Blut gebildet. Plasminogen haftet auch an der Oberfläche der Endothelzellen und kann zu Plasmin aktiviert werden. Dies ist wahrscheinlich die Ursache der antithrombotischen Eigenschaft intakter Endothelien.

Durch verschiedene **Inhibitoren** kann das System der Fibrinolyse analog zum Gerinnungssystem an verschiedenen Stellen gehemmt werden (◉23.26). Der Abbau von Fibrin durch Plasmin wird durch die Akut-Phase-Proteine α_2-Antiplasmin und α_2-Makroglobulin gehemmt. Der Komplementfaktor C1-Inhibitor hemmt die Wirkung von Kallikrein und Faktor XIIa bei Aktivierung der Prourokinase. Von den Endothelzellen und Thrombocyten wird ein Inhibitor der Plasminogenaktivatoren (t- und uPA) gebildet.

Die aktivierten Proteine C und S (s. oben) sind nicht nur Inhibitoren der Blutgerinnung, sondern zugleich Accelatoren der Fibrinolyse durch Hemmung des Plasminogenaktivator-Inhibitors.

Die Rolle der Gefäßwand bei der Hämostase. Die Blutgefäße, insbesondere die Endothelien der Kapillaren, sind an der Regulation der Hämostase aktiv beteiligt. Sie bilden Substrate und Enzyme, Aktivatoren und Inaktivatoren, die in die Gerinnung und Fibrinolyse regulierend eingreifen können.

Die Interaktion zwischen Thrombocyten und Endothelzellen ist bereits dargestellt worden, insbesondere die Verhinderung der Thrombocyten-Aggregation bei intaktem Endothel durch PGI_2 und EDRF (s. S. 677) und ihre Adhäsion und Aggregation bei Endothelläsionen. In diesem Fall können die von den Thrombocyten gebildeten Substrate ATP, 5-Hydroxytryptamin und Thromboxan A_2 unmittelbar auf die subendothelialen Muskelzellen einwirken und durch Vasokonstriktion zur Blutstillung beitragen.

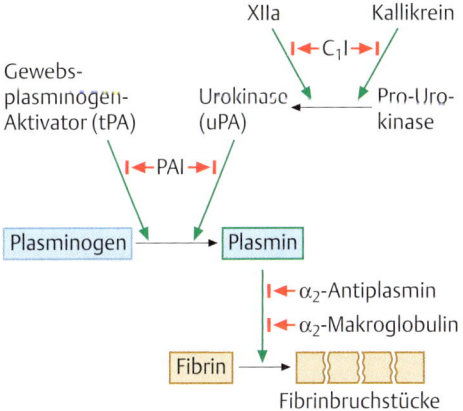

◉23.26 Faktoren der Fibrinolyse und ihre Inhibitoren. Erläuterung im Text. (tPA: Gewebs-Plasminogenaktivator; uPA: Urin-Plasminogenaktivator; PAI: Plasminogenaktivator-Inhibitor 1; C1-Komplement-Inhibitor.)

Antikoagulatorische Effekte der Endothelzellen. Sie beruhen auf drei Mechanismen:

1. *Bildung oder Aktivierung von Protease-Inhibitoren:* Der wichtigste Inhibitor ist Antithrombin (ATIII), das zwar nicht von den Endothelzellen gebildet, aber an Heparansulfat auf deren Oberfläche gebunden und dadurch aktiviert wird (s. S. 680). Der Abbau von Thrombin und der aktivierten Gerinnungsfaktoren IX, X und XIII wird dadurch beschleunigt. Ein von den Endothelzellen gebildeter weiterer Protease-Inhibitor ist Nexin-1, das mit Thrombin einen Komplex bildet, der von den Endothelzellen endocytotisch aufgenommen und abgebaut werden kann.

2. *Inaktivierung von Cofaktoren* (Aktivatoren der Gerinnung): Thrombomodulin, Faktor X und ein von den Endothelzellen gebildetes und auf deren luminaler Oberfläche abgelagertes Protein binden Thrombin und aktivieren dadurch die Proteine C und S zum Abbau der Faktoren VIII a und Va (s. S. 681).

3. *Bildung von Annexinen:* Diese Proteine binden an die negativ geladenen Phospholipide der Zellmembranen in Gegenwart von Ca^{2+}. Die Bindung von Gerinnungsfaktoren an Phospholipide, die für ihre Wirkung notwendig ist (s. S. 678), wird dadurch beeinträchtigt.

Prokoagulatorische Effekte der Endothelzelle. Nach Reizung der Endothelzellen durch Endotoxine, verschiedene Cytokine (IL-1, TNF-α) oder durch virale Infektionen (Herpes simplex-Virus, Cytomegalie-Virus) wird ein Gewebsfaktor freigelegt, der die Koagulation auf dem exogenen Weg in Gang setzt. Das auf diesen Weg gebildete Thrombin bewirkt dann über eine intrazelluläre Ca^{2+}-Zunahme in den Endothelzellen die Bildung und Sekretion von PGI_2 und EDRF (NO). Dadurch wird die weitere Thrombocytenaktivierung gehemmt.

Fibrinolytische Effekte der Endothelzellen. Endothelzellen bilden und sezernieren sowohl die beiden Aktivatoren des Plasminogens (tPA und uPA), als auch zwei konträr wirkende Inhibitoren (Plasminogenaktivator-Inhibitoren PAI-1 und PAI-2). Die Sekretion des aktiven tPA (nicht von uPA) wird durch Cytokine (IL-1, TNF;α) gehemmt, die der Aktivator-Inhibitoren durch Thrombin, Cytokine und Endotoxin gesteigert.

Eine **Hyperfibrinolyse** mit der Folge von Blutungen kann die Folge eines hereditären α_2-Antiplasmin- oder Plasminogenaktivator-Inhibitor-1-Mangels sein. Ferner tritt eine Hyperfibrinolyse bei Leberkrankheiten mit verminderter Synthese von PAI-1-Inhibitor oder unter Einwirkung von Medikamenten (Urokinase, Nicotinsäure) auf.

23.4 Immunsystem

Zusammenfassung

- Das Immunsystem dient der Abwehr gegen Fremdstoffe, Bakterien und Viren. Nach Kontakt mit der auslösenden Fremdsubstanz entwickelt der Körper eine **erworbene (adaptive) Immunität**. Demgegenüber erlaubt die **angeborene Immunität** die Abwehr von Erregern, denen der Organismus zuvor nicht ausgesetzt war.
- Die B-Lymphocyten und die von ihnen abgeleiteten Plasmazellen sind die Träger der **humoralen Immunität**, die T-Lymphocyten sind die Hauptzellen der **zellulären Immunität**.
- **B- und T-Lymphocyten** gehen aus hämatopoietischen Stammzellen hervor und entwickeln sich in primären und sekundären lymphatischen Organen zu reifen Lymphocyten.
- **Rezeptorproteine** an der Oberfläche von T- und B-Zellen interagieren jeweils spezifisch mit antigenen Agenzien. Die Vielfalt der Rezeptoren beruht auf somatischen Rekombinations-Prozessen.
- Nach der Interaktion eines Antigens mit einem spezifischen Rezeptor wird die entsprechende Zelle als Zellklon selektiert und vermehrt. Die **klonale Selektion** antigenspezifischer Lymphocyten ist das zentrale Prinzip der adaptiven Immunität.
- Fremdstoffe werden vom Körper als **Antigene** erkannt. Sie lösen die Bildung von **Antikörpern** aus, die als Immunglobuline bezeichnet werden.
- Die **Immunglobuline** (IgA, IgD, IgE, IgG, IgM) werden von Plasmazellen sezerniert. Ihre Grundstruktur wird von zwei schweren und zwei leichten Ketten gebildet, die N-terminal variable Abschnitte aufweisen. Die Antigen-Bindungstellen werden von den variablen Domänen der schweren und der leichten Ketten gebildet.
- Das Immunglobulin M (IgM) wird als erster Antikörper gebildet. Im weiteren Verlauf der Immunantwort werden durch Rekombination die Genabschnitte für die variable, antigenspezifische Domäne mit Genabschnitten der konstanten Domänen der anderen Immunglobulinklassen verknüpft (**Klassen-Switch**).
- Die zelluläre Immunantwort wird von den cytotoxischen T-Zellen (Killer-Zellen) vermittelt. Die Zielstrukturen der variablen T-Zell-Rezeptoren sind die **Histokompatibilitätskomplexe**, bezeichnet als MHC.
- MHC-Klasse-I-Komplexe werden ubiquitär exprimiert, MHC-Klasse-II-Moleküle nur auf Makrophagen, dendritischen Zellen und B-Lymphocyten. MHC I-Komplexe präsentieren den T-Lymphocyten intrazellulär synthetisierte Peptide, MHC-II-Komplexe dagegen präsentieren Abbauprodukte endocytierter bzw. phagocytierter Antigene.
- Bei der humoralen Immunität wirkt das **Komplementsystem** mit, das eine Lyse der Zellmembran pathogener Erreger auslöst. Es ist ein unspezifischer Effektormechanismus der angeborenen Immunität.

Es ist eine alte Erfahrung, dass man manche Infektionskrankheiten nur einmal im Leben bekommt und dann ein ganzes Leben lang vor dieser Infektionskrankheit geschützt ist. Der Körper ist gegenüber diesem Erreger *immun* geworden. Man bezeichnet diese Art des Schutzes als *erworbene* oder *adaptive* Immunität. Dieser wird die angeborene Immunität gegenübergestellt, mit deren Hilfe der Organismus auf Erreger reagieren kann, denen er bisher noch nicht ausgesetzt war.

Beide Formen der Immunantwort sind eine Leistung des Immunsystems und werden von weißen Blutzellen erbracht. Diese gehen aus *pluripotenten hämatopoietischen Zellen* des Knochenmarks hervor, die zu unterschiedlichen, spezialisierten Zellarten des Immunsystems differenzieren können.

Die Zellen des Immunsystems entwickeln sich aus hämatopoietischen Stammzellen. Die pluripotenten Stammzellen des Knochenmarks können sich zu lymphatischen oder myeloiden Vorläuferzellen differenzieren (◉23.15, s. S. 669). Die *myeloiden* Zellen entwickeln sich zu Vorläufern der Erythrocyten (Erythroblasten) sowie Thrombocyten (Megakaryocyten), zu Zellen des angeborenen Immunsystems, den Makrophagen, dendritischen Zellen, Mastzellen und Granulocyten (neutro-, baso-, eosinophile). Die *lymphatischen* Vorläuferzellen werden ebenfalls aus den pluripotenten Stammzellen gebildet und durchlaufen in den *primären lymphatischen Organen*, dem Knochenmark bzw. dem Thymus, eine Differenzierung zu reifen *B-Lymphocyten* oder zu reifen *T-Lymphocyten*, den beiden Hauptzellarten des adaptiven Immunsystems.

Die primären und sekundären lymphatischen Organe des Menschen. Die primären lymphatischen Organe sind das Knochenmark und der Thymus (◉23.27). Die B-Lymphocyten differenzieren noch im Knochenmark zu immunkompetenten B-Lymphocyten, während die T-Lymphocyten erst im Thymus zu immunkompetenten T-Zellen differenzieren. Über 90% der in den Thymus eingewanderten Prä-Thymocyten werden dort durch Apoptose eliminiert. Der entsprechende Ausleseprozess stellt sicher, dass nur jene Zellen überleben, die zur Antigenpräsentation geeignet und nicht gegen körpereigene Antigene gerichtet sind. Reife, aber noch ungeprägte (naive) Zellen verlassen den Thymus und erreichen auf dem Blutweg die *peripheren (sekundären) lymphatischen* Organe. Dies sind die Gewebe, in denen Antigen-präsentierende Zellen auf ihrer Oberfläche den T-Lymphocyten die Antigene präsentieren und damit die adaptive Immunantwort auslösen. Zu diesen sekundären lymphatischen Organen zählen Lymphknoten, Milz und Mucosa-assoziierte lymphatische Gewebe (mucosa associated lymphoid tissue, MALT) wie die Tonsillen oder die Peyer-Plaques des Darms.

Die Entwicklung spezifischer B- und T-Lymphocyten. Solange die reifen T- oder B-Lymphocyten noch nicht mit einem Antigen in Berührung gekommen sind, werden sie als „naive" Lymphocyten bezeichnet. In den sekundären lymphatischen Organen wird den naiven T-Zellen „ihr" spezifisches Antigen von dendritischen Zellen, die dieses Antigen zum Beispiel aus Infektionsherden zum Lymphknoten gebracht haben, präsentiert. Durch diesen Kontakt werden die zuvor ungeprägten T-Zellen zu antigenspezifischen Effektorzellen aktiviert. Ebenso werden B-Lymphocyten durch Kontakt mit ihrem spezifischen Antigen, präsentiert durch dendritische Zellen, zur weiteren Proliferation und zur Differenzierung in Antikörper-produzierende Plasmazellen veranlasst.

> **Antikörper** werden Proteinmoleküle genannt, die als Antwort des Immunsystems auf einen Kontakt mit einem Fremdstoff, dem **Antigen**, gebildet werden. Sie binden an dieses Antigen mit hoher Spezifität. Umgekehrt bezeichnet man diejenigen Moleküle, die die Bildung von Antikörpern auslösen können, als Antigene.

🔍 **Antigenpräsentierende Zellen** können Proteinantigene durch limitierte Spaltung aufbereiten und die dabei entstehenden Peptide den T-Lymphocyten präsentieren. Zu den wichtigsten Antigen-präsentierenden Zellen zählen Makrophagen, dendritische Zellen und auch B-Lymphocyten. Letztere können durch Präsentation spezifischer Antigene entsprechend spezifische T-Zellen aktivieren, welche dann wiederum die B-Zell-Differenzierung fördern.

◉**23.27 Entwicklung der Lymphocyten.** Aus hämatopoietischen Stammzellen entwickeln sich im Knochenmark lymphatische und myeloide Vorläuferzellen. Diese reifen in den primären lymphatischen Organen (Thymus für T-Lymphocyten und Knochenmark [englisch: bone marrow] für B-Lymphocyten) zu noch ungeprägten („naiven") T- oder B-Zellen, die erst nach Kontakt mit „ihrem" spezifischen Antigen im peripheren (sekundären) lymphatischen Organ zu aktiven B- oder T-Zellen differenzieren (T_H, T-Helfer-Zellen; T_C, cytotoxische T-Zellen).

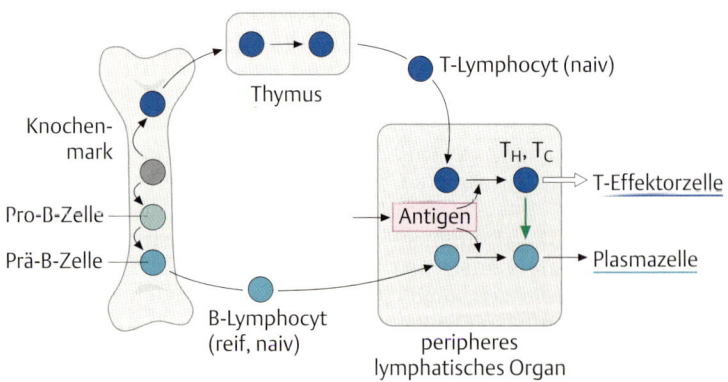

Die Wechselwirkung sowohl der B- als auch der T-Lymphocyten mit ihrem Antigen geschieht über hochspezifische Rezeptoren (⊚**23.28**). Jede B-Zelle trägt auf ihrer Oberfläche als **B-Zell-Rezeptor** die membrangebundene Form desjenigen Antikörpers, den sie später nach der Differenzierung zur Plasmazelle produzieren und sezernieren wird. Analog dazu exprimieren T-Zellen auf ihrer Oberfläche antigenspezifische **T-Zell-Rezeptoren**, die die entsprechenden Antigene erkennen, die ihnen von Antigen-präsentierenden Zellen dargeboten werden. Sowohl die B-Zell- als auch die T-Zell-Rezeptoren weisen durch vielfältige Kombinationen unterschiedlicher Genabschnitte eine extrem hohe strukturelle Vielfalt *(Diversität)* ihrer Antigen-Bindungsstelle auf (s. unten), so dass nur ganz bestimmte Zellen spezifisch das jeweilige Antigen binden können, und ausschließlich diese Zellen werden zur Differenzierung und Proliferation induziert. Es wird also ein *Zellklon* selektiert und vermehrt, der für das auslösende Antigen spezifisch ist. Dieses Prinzip der klonalen Selektion antigenspezifischer Lymphocyten ist ein Grundmechanismus der adaptiven Immunität.

🔍 Hinweis: Der **Rezeptorbegriff** wird hier anders verwendet als in der Biochemie oder Endokrinologie. B- und T-Zell-Rezeptoren sind Oberflächenmoleküle dieser Zellen. Im Gegensatz dazu werden die Hormon- oder Neurotransmitter-Rezeptoren nach ihren Liganden benannt.

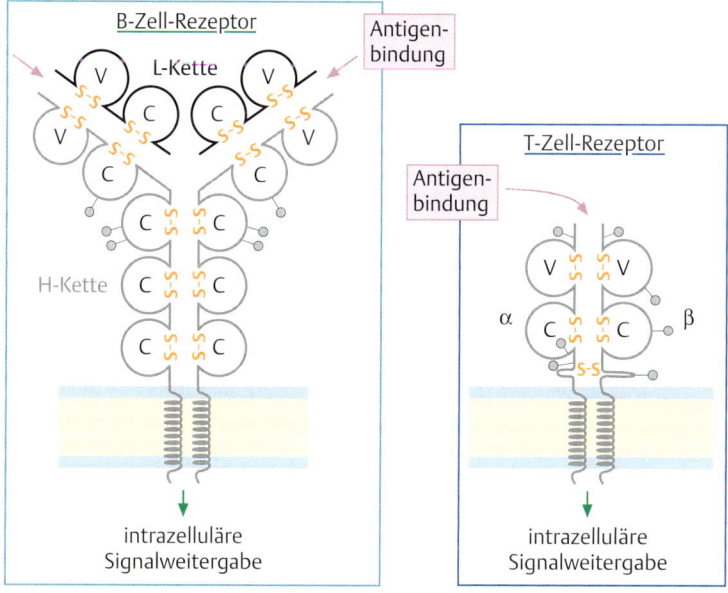

⊚**23.28 Die Rezeptoren auf B- und T-Zellen** sind Membranproteine, die mit einem bestimmten Antigen über spezifische Antigen-Bindungsstellen interagieren können. Diese Antigen-Bindungsstellen werden durch variable Proteindomänen (v) gebildet, die für die jeweilige B- oder T-Zelle spezifisch sind. Die Vielzahl unterschiedlicher Rezeptoren wird durch somatische Rekombination von Genen für konstante Domänen (c) mit unterschiedlichen Genabschnitten für variable Regionen (v) generiert. Die Rezeptoren sind mit Corezeptoren (nicht gezeigt) assoziiert: der T-Zell-Rezeptor mit CD3 und zwei ζ-Ketten, der B-Zell-Rezeptor (membranständiges IgM) mit Igα und Igβ (s. ⊚**19.24**, S. 500). Diese sind an der intrazellulären Signalweitergabe nach Antigenkontakt beteiligt, die zum Beispiel die Differenzierung, Proliferation und Cytokinbildung der betreffenden Zelle steuert.

Die T-Lymphocyten differenzieren nach dem Antigenkontakt zu funktionell unterschiedlichen T-Zell-Arten, die unter anderem die Differenzierung der B-Zellen beeinflussen.
Die B-Lymphocyten entwickeln sich nach dem Antigenkontakt zu **Plasmazellen**, die die Antikörper als lösliche Proteine (Immunglobuline) sezernieren. An dieser Aktivierung sind in erster Linie **T-Helferzellen** beteiligt. Diese T-Helferzellen sind dadurch charakterisiert, dass sie das Oberflächenmolekül *CD4* tragen. Sie werden

🔍 **Die CD-Nomenklatur** (cluster of differentiation) klassifiziert Moleküle auf der Zelloberfläche. Sie ist international festgelegt und beruht auf dem Nachweis dieser Oberflächenmoleküle, die allein oder in Kombination mit weiteren CD-Molekülen bestimmte Zelltypen oder Differenzierungsstadien von Zellen definieren. Die Liste wird ständig fortgeschrieben und umfasst mehrere hundert Einträge. Als Beispiele seien CD3 als Bestandteil des T-Zell-Rezeptor-Komplexes, CD4 als Corezeptor bei der Erkennung von MHC-II-gebundenen Antigenpeptiden und CD8 als Corezeptor bei der Erkennung von MHC-I-gebundenen Peptiden genannt. CD4-Corezeptoren bewirken intrazellulär eine Signalweitergabe durch die Tyrosin-Kinase Lck. Ein völlig anderes Beispiel für die CD-Nomenklatur ist CD95 als Mitglied der TNF-Rezeptorfamilie, über das in bestimmten Zellen Apoptose ausgelöst werden kann (Kap. 25).

🔍 **Die natürlichen Killerzellen (NK-Zellen)** werden weder zu den B-, noch zu den T-Zellen gerechnet. Sie gehen zwar auch aus hämatopoietischen Stammzellen hervor, unterscheiden sich aber von Lymphocyten dadurch, dass sie keine Antigen-Rezeptoren an ihrer Oberfläche exprimieren. NK-Zellen gehören zum angeborenen Immunsystem und können zum Beispiel virusinfizierte Zellen an Oberflächenstrukturen erkennen, die bei Stress oder Transformation von Zellen ausgebildet werden. Analog zu cytotoxischen T-Zellen erfolgt dann die Freisetzung von *Perforin*, das in der Zielzelle Poren bildet und das Eindringen von *Granzymen* erleichtert, die das Caspase-System der betroffenen Zelle aktivieren und Apoptose auslösen (Kap. 25).

eingeteilt in T_H1- und T_H2-Zellen. Letztere sind über bestimmte Cytokine an der Aktivierung von B-Zellen zu Plasmazellen beteiligt, während die Cytokine der T_H1-Zellen (inflammatorische T-Helferzellen) die Makrophagen-Aktivierung bewirken. Andere T-Lymphocyten entwickeln sich zu **cytotoxischen Killerzellen** (T_C, CTL), die das Oberflächenprotein *CD8* tragen und für die zelluläre Immunantwort verantwortlich sind, z.B. bei der Abstoßung unverträglicher Transplantate, oder zu **regulatorischen T-Zellen** (T_R), die die Immuntoleranz gegenüber körpereigenen Antigenen vermitteln. Schließlich können sich T- und B-Lymphocyten zu **Gedächtniszellen** entwickeln, die lange Zeit erhalten bleiben, auch wenn das ursprüngliche Antigen nicht mehr vorhanden ist. Diese Zellen sind dafür verantwortlich, dass das Immunsystem auf einen Kontakt mit einem Erreger, dem es vorher schon einmal begegnet ist, schnell und effizient durch Reaktivierung dieser Zellen reagieren kann.

Die Cytokine wurden in Kapitel 20.9 bereits eingehend besprochen. Sie sind hormonähnliche Proteine oder kleine Peptide, die ähnlich wie Wachstumsfaktoren teils parakrin, teils autokrin wirken. Man zählt zu ihnen auch Wachstumsfaktoren der Erythropoiese, Interferone und Mitglieder der Familie der Tumor-Nekrose-Faktoren. Die von Lymphocyten sezernierten Cytokine werden auch als **Interleukine** bezeichnet und mit IL abgekürzt. Sie sind an der Aktivierung, Differenzierung und Proliferation von Lymphocyten beteiligt und wirken über entsprechend spezifische Rezeptoren auf ihre Zielzellen. Die Interleukine werden u.a. von T-Helferzellen, B-Zellen oder NK-Zellen produziert und wirken auf aktivierte B- und T-Lymphocyten. Sie sind aber auch an völlig anderen Wirkungen beteiligt; so wirkt das von Makrophagen abgegebene *IL-1* aktivierend auf T- und B-Lymphocyten, fördert die Zelladhäsion am Endothel und wirkt systemisch fiebererzeugend. *IL-6* wird von Makrophagen, B- und T-Zellen sowie Endothelzellen produziert und fördert ebenfalls das Wachstum und die Differenzierung von T- und B-Zellen und ruft Fieber hervor, ist aber darüber hinaus ein Induktor der Synthese von Akute-Phase-Proteinen in der Leber.

Dies sind nur zwei Beispiele von Interleukinen, man unterscheidet inzwischen circa 30 Interleukine, hinzu kommen die Interferone, die Mitglieder der Tumor-Nekrose-Faktor-Familie und einige Wachstumsfaktoren, die ebenfalls zu den Cytokinen gerechnet werden. Alle haben die Eigenschaft, Aktivität, Differenzierung, Proliferation oder weitere Parameter in anderen Zellen zu beeinflussen. Sie wirken dabei über spezifische Rezeptoren an der Oberfläche ihrer Zielzellen.

Antigene und Haptene. Antigene können Fremdproteine, Glykoproteine, Bestandteile der Bakterienmembranen oder Virushüllen sein, die im Organismus die Bildung von Antikörpern hervorrufen. Den Bereich auf einem Antigen, der von einem Antikörper erkannt wird, bezeichnet man als antigene Determinante oder als **Epitop**. Die meisten Antigene haben viele antigene Determinanten und werden dann von verschiedenen B-Lymphocyten, d.h. von den jeweils unterschiedlichen B-Zell-Rezeptoren auf der Oberfläche dieser Zellen, erkannt. Epitope, die von T-Zellen erkannt werden, sind Peptidfragmente aus Proteinen, die von MHC-Molekülen der Antigen-präsentierenden Zellen dargeboten werden.

Kleine organische Moleküle können erst nach Bindung an ein Trägerprotein die Bildung von Antikörpern auslösen. Sie sind also für sich genommen nicht immunogen und werden als **Haptene** bezeichnet. Das Immunsystem ist durch die Bindung von Haptenen an Trägerproteine in der Lage, auch völlig „unnatürliche", synthetische Verbindungen spezifisch zu erkennen. Das gilt natürlich auch für Pharmaka oder andere Fremdstoffe, die als Haptene an körpereigene Proteine binden und eine Antikörper-Reaktion hervorrufen können. Dies kann die

Grundlage von *Allergien* sein. Das Hapten-Prinzip kann aber auch dazu genutzt werden, immunologische Nachweismethoden aufzubauen, indem man die nachzuweisenden Substanzen künstlich als Antigen (Hapten) in ein Protein einführt und die damit generierten Antikörper zum Beispiel in der Labordiagnostik einsetzt.

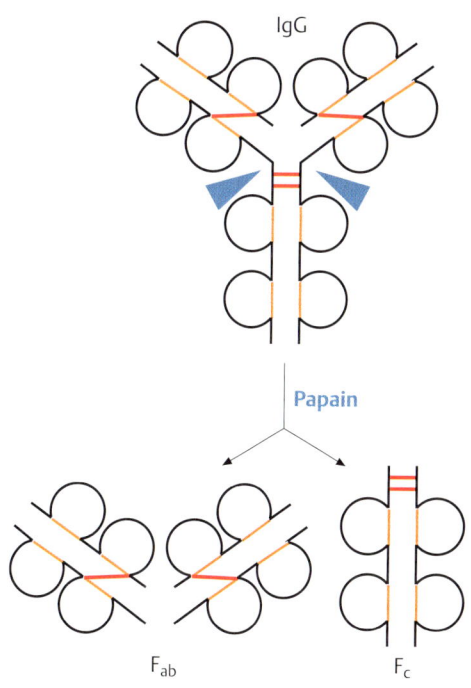

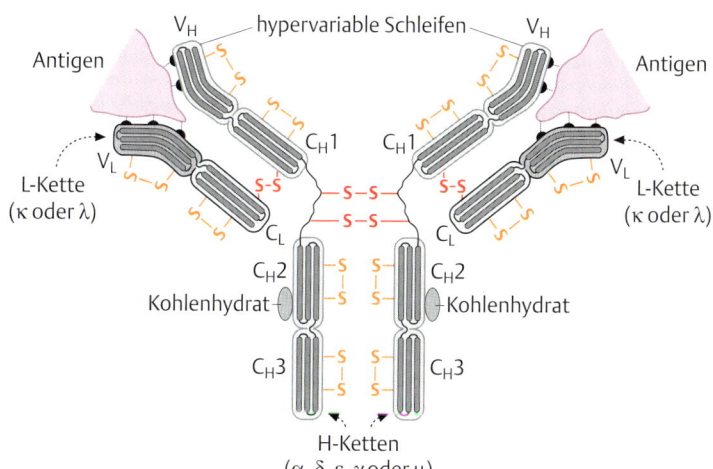

◉**23.29 Aufbau eines IgG-Moleküls** (schematisch). Das Molekül ist aufgebaut aus zwei L-Ketten (leichte Ketten), die aus einem variablen Teil (V_L) und einem konstanten Teil (C_L) bestehen. Die L-Ketten sind durch Disulfidbrücken am Ende des konstanten Teils (V_L) mit den schweren Ketten (H-Ketten) verbunden. Diese bestehen aus vier Proteinabschnitten (Domänen), von denen einer gleichfalls eine variable Sequenz aufweist (V_H). Durch die variablen Anteile wird ein bestimmtes Muster von Gruppen geschaffen, die durch Nebenvalenzen mit einem Antigen in Reaktion treten und dieses binden können. Jedes Antikörpermolekül hat zwei solcher Bindungsstellen. Die beiden H-Ketten sind gleichfalls durch Disulfid-Brücken miteinander verknüpft und tragen Kohlenhydratgruppen. IgG sind also Glykoproteine mit zwei Bindungsstellen für Antigene.

◉**23.30 F_{ab}- und F_c-Fragment** Das F_{ab}-Fragment besteht aus den beiden Domänen der leichten Kette und aus zwei Domänen der schweren Kette. Sie sind durch eine Disulfidbrücke miteinander verknüpft. Das F_c-Fragment besteht ausschließlich aus konstanten Domänen der schweren Kette. Es ist also Isotyp-spezifisch und wird zur Erkennung und Bindung von Antikörpermolekülen auf Zelloberflächen über sogenannte F_c-Rezeptoren genutzt. Die Abkürzung „ab" (in F_{ab}) steht für *antigen binding*, „c" (in F_c) für *crystallizable*. Zur Vereinfachung sind Disulfidbrücken durch farbige Striche symbolisiert (orange: intramolekular, rot: intermolekular)

Die Antikörper (Immunglobuline) bilden die γ-Globulin-Fraktion des Blutplasmas. Der größte Anteil dieser Fraktion besteht aus Immunglobulin G (IgG). Dieses setzt sich, wie ◉23.29 zeigt, aus zwei leichten (L-Ketten) und zwei schweren Ketten (H-Ketten, *heavy chains*) zusammen. Sie werden durch Disulfidbrücken zusammengehalten. Die L-Ketten bestehen aus einer variablen und einer konstanten Domäne, die H-Ketten von IgG bestehen aus einer variablen und drei konstanten Domänen. Die Raumstrukturen dieser Domänen sind jeweils sehr ähnlich: Sie bestehen aus einer Reihe von antiparallelen Faltblättern, die in zwei Schichten übereinanderliegen (s. ◉**2.15**, S. 34) und durch eine Disulfidbrücke verbunden sind. Zwischen der zweiten und der dritten Domäne befindet sich bei IgG ein sehr flexibler „Gelenk"-Abschnitt (hinge-Region). Dieser ist nicht in allen Immunglobulinen ausgeprägt, dort liegt stattdessen eine weitere konstante Domäne vor (bei IgM und IgE, s. unten).

Durch die Protease *Papain* kann das IgG-Molekül *in vitro* gespalten werden. Man erhält dann zwei F_{ab}-*Fragmente*, die die Antigen-Bindungsstelle enthalten, und ein F_c-*Fragment*, das aus den restlichen konstanten Domänen besteht (◉**23.30**).

Man kennt fünf verschiedene Klassen von Immunglobulinen, die sich durch ihre H-Ketten und durch ihre Funktion unterscheiden. Die **Immunglobulinklassen** (Isotypen) werden als IgA, IgD, IgE, IgG und IgM bezeichnet, ihre H-Ketten sind mit den entsprechenden griechi-

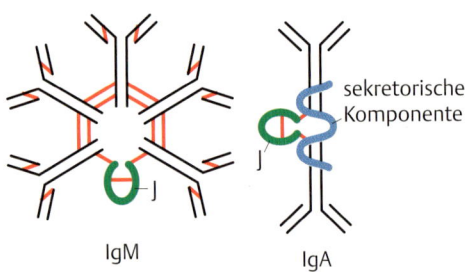

IgM   IgA

⊙ 23.31 IgM und IgA bilden Oligomere IgM kann durch eine verknüpfende *(joining)* J-Kette (grün) zu einem Pentamer oligomerisieren und liegt in dieser Form auch im Plasma vor. Sowohl zwischen F_c-Teilen der Monomere als auch zwischen dem J-Peptid und den C-terminalen Abschnitten zweier IgM-Monomere werden Disulfidbrücken ausgebildet. IgA liegt im Blut als Monomer vor, wird aber in Körpersekreten (Speichel, Tränen, Sekrete der Darmschleimhaut) als Dimer gefunden. Hier sind die beiden Monomere ebenfalls über ein J-Peptid über Disulfidbrücken miteinander verknüpft. Zusätzlich sind sie mit einem weiteren Protein assoziiert, der sogenannten sekretorischen Komponente (blau), die während der Rezeptor-vermittelten Durchschleusung (Transcytose) durch das Scheimhautepithel auf das IgA übertragen wird. Einige der Disulfidbrücken sind durch rote Striche symbolisiert.

schen Buchstaben (α, δ, ε, γ, und µ) benannt (⊙23.31 und ☂23.10). Im Gegensatz zu den fünf schweren Ketten, die die Isotypen charakterisieren, gibt es nur zwei Arten von leichten Ketten, die bei allen Immunglobulinen vorkommen und als κ− und λ-Ketten bezeichnet werden. Das Domänenprinzip der Immunglobuline ist auch für andere Proteine des Immunsystems und weitere Proteine der Zell-Zell-Wechselwirkungen charakteristisch. Einige Beispiele aus dieser Immunglobulin-Superfamilie sind in ⊙23.32 schematisch dargestellt.

☂ 23.10 Aufbau und einige Funktionen der verschiedenen Immunglobuline

Immunglobulin	H-Ketten*	Bemerkungen
IgG	γ	Hauptanteil der γ-Globuline des Blutplasmas, für die humorale Immunantwort verantwortlich; es kommen vier Subklassen vor (IgG1–4).
IgM	µ	das erste Immunglobulin, das an der Oberfläche von B-Lymphocyten exprimiert wird; es liegt im Plasma als Pentamer aus 5 IgM-Molekülen vor.
IgD	δ	wird zusammen mit IgM auf frühen B-Zellen exprimiert, seine Funktion ist noch nicht bekannt.
IgA	α	kommt im Speichel, in Tränen und anderen Schleimhaut-Sekreten vor, wird von lymphatischen Geweben der Schleimhäute synthetisiert und ist in der Sekretflüssigkeit ein Dimer aus zwei IgA-Molekülen.
IgE	ε	ist an der Abwehr von Parasiten beteiligt, vermittelt allergische Reaktionen; sein F_c-Teil bindet an F_c-Rezeptoren von Mastzellen.

* leichte Ketten (L-Ketten) sind bei allen Immunglobulinen entweder κ- oder λ-Ketten.

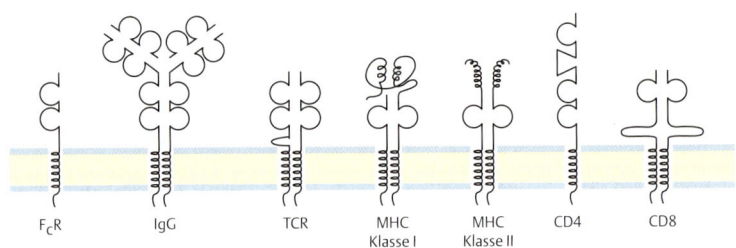

F_cR IgG   TCR   MHC Klasse I   MHC Klasse II   CD4   CD8

⊙23.32 Beispiele aus der Immunglobulin-Superfamilie. Zu dieser Gruppe von Proteinen zählt man Membranproteine, die mit ihrem extrazellulären Anteil an der Erkennung von Antigenmolekülen oder an Wechselwirkungen zwischen Zellen beteiligt sind und mindestens eine Domäne enthalten, die dem Bauprinzip der variablen oder konstanten Domänen der Immunglobuline folgt. Als Beispiele gezeigt sind der T-Zell-Rezeptor (TCR), der B Zell Rezeptor als membrangebundene Form eines Immunglobulins, der F_c-Rezeptor, die Co-rezeptoren CD4 und CD8 sowie die MHC-Klasse-I und -II-Moleküle. Zu dieser Familie zählen auch Adhäsionsmoleküle (CAM, cell adhesion molecules) wie N-CAM oder I-CAM (s.a. Kapitel 15). Disulfidbrücken innerhalb der einzelnen Ketten sind der Einfachheit halber nicht eingezeichnet (s. ⊙23.28).

Die Antigen-Bindungsstellen werden von den variablen Ketten der L- und H-Ketten gebildet (⊙23.29). Der eigentliche Kontakt wird durch drei hypervariable Schleifen pro variabler Kette vermittelt, die nur etwa 10 Aminosäurereste enthalten. Die Bindung des Antigens erfolgt durch Nebenvalenzen (Wasserstoffbrücken, van-der-Waals-Kräfte, hydrophobe Wechselwirkungen) und ist außerordentlich spezifisch. Bei Protein-Antigenen sind an der Erkennung die Seitenketten von mehreren Aminosäuren beteiligt. Diese Aminosäuren brauchen in der Sequenz nicht aufeinander zu folgen, sie müssen nur auf der Oberfläche des Proteins räumlich benachbart sein.

Präzipitation von Immunkomplexen

Antikörper können benutzt werden, um ihre entsprechenden löslichen Antigene auszufällen (Präzipitation). Auf diese Weise kann man Antikörper-Konzentrationen bestimmen. Das Prinzip ist aber ebenso wichtig zum Verständnis pathologischer Antigen-Antikörper-Reaktionen. Da die Antigene (zum Beispiel Proteine) in der Regel viele antigene Determinanten besitzen, und da IgG-Moleküle zwei Antigen-Bindungstellen haben, kommt es zu einer Vernetzung zwischen Antikörpern und Antigenmolekülen, wenn genügend Antikörper zur Verfügung steht. Wenn man eine bestimmte Menge Antikörper einer steigenden Antigen-Konzentration aussetzt, kommt es daher im sogenannten Äquivalenzbereich zum Ausfällen (Präzipitation) von Antigen-Antikörper-Komplexen. Bei niedriger Antigen-Konzentration, also beim Antikörper-Überschuss, wird wenig Immunkomplex präzipitiert, Antikörper verbleiben im Überstand, Antigen-Moleküle sind mit mehreren Antikörpern besetzt und bilden kleine, lösliche Immunkomplexe. Umgekehrt ist bei Antigen-Überschuss die Präzipitation ebenfalls verringert, die Antigen-Konzentration im Überstand ist hoch und die kleinen Immunkomplexe bestehen aus ein oder zwei Antigenmolekülen mit einem gebundenen Antikörper.

Katalytische Antikörper

Auf der Grundlage von Analogien zwischen Antigen und Antikörper einerseits und zwischen Enzym und Substrat andererseits wurde das Konzept der *katalytischen monoklonalen Antikörper* entwickelt. Wenn Antikörper gegen einen Übergangszustand zwischen Ausgangsverbindung und Produkt einer Reaktion gerichtet sind, kann der Fall eintreten, dass die Antigen-Bindungsstelle des Antikörpers so strukturiert ist, dass dort im Sinne eines aktiven Zentrums die entsprechende Reaktion katalysiert wird. Dies wurde erstmals bei der hydrolytischen Spaltung eines Esters beobachtet. Bei der Entwicklung solcher katalytischer Antikörper (*„Abzyme"*) stehen die Entwicklung von geeigneten Haptenen für die Immunisierung und von geeigneten Testverfahren für die Identifizierung der entsprechenden katalytischen Antikörper im Vordergrund. Katalytische Antikörper sind nicht nur das Ergebnis experimenteller Strategien, sie werden auch *in vivo*, zum Beispiel im Serum bei Autoimmunerkrankungen, beobachtet.

Native Antigene werden durch Immunglobuline und durch B-Zell-Rezeptoren erkannt. Im Gegensatz dazu erkennen die T-Zellen nur kurze (10–30 Aminosäuren lange) Peptide, die ihnen von MHC-Molekülen (s. unten) präsentiert werden.

Biosynthese spezifischer Antikörper. Wie ist es möglich, dass spezifische Antikörper gegen 10^6 bis 10^8 verschiedene Antigene, darunter auch synthetische Fremdsubstanzen, gebildet werden können? Nach der *Klon-Selektionsthorie*, die heute als bewiesen gilt, ist die Vielfalt der möglichen Antikörper mit entsprechender Spezifität auf die Vielfalt der Lymphocyten zurückzuführen. Die genetische Information für den Antikörper gegen ein bestimmtes Antigen ist von vornherein in einem oder einigen der ungefähr 10^{12} Lymphocyten vorhanden: die B-Lymphocyten tragen „ihren" Antikörper als sogenannten B-Zell-Rezeptor auf der Oberfläche der Plasmamembran. Das Antigen reagiert mit diesem Rezeptor und stimuliert damit die Vermehrung dieser speziellen Zelle zu einer Zelllinie, einem Zellklon, und die anschließende Differenzierung dieser Zellen zu Plasmazellen, die den entsprechenden Antikörper produzieren. Dem gleichen Prinzip folgt die klonale Selektion von T-Zellen, die den antigenspezifischen Rezeptor auf ihrer Oberfläche tragen.

Genetische Codierung der Antikörper und der T-Zell-Rezeptoren. Wie kann die genetische Information für Millionen verschiedener, spezifischer Antikörper und T-Zell-Rezeptoren mit unterschiedlichen variablen Domänen im Genom untergebracht werden? Sowohl die leichten und schweren Ketten der Immunglobuline als auch die α- und β-Ketten der T-Zell-Rezeptoren besitzen ja eine variable (*N*-terminale) Domäne zusätzlich zum konstanten Teil des Proteinmoleküls. Das Grundprinzip besteht darin, dass die Gene dieser Proteine in der DNA von Keimbahnzellen noch nicht in der Sequenz vorliegen, die sie in reifen, immunkompetenten Lymphocyten aufweisen. Sie werden vielmehr erst während der Lymphocyten-Entwicklung durch die Verknüpfung eines von mehreren Genabschnitten für variable Domänen mit dem Genabschnitt für die konstante Domäne zusammengestellt.

Die Gene der variablen Domäne der schweren Ketten von Immunglobulinen sind aus drei Elementen zusammengesetzt, nämlich den V-, D- und J-Segmenten (V: *Variabilität*, D: *Diversität*, J: *Verknüpfung, joining*), von denen jeweils mehrere Kopien mit voneinander abweichenden Sequenzen gruppenweise nacheinander angeordnet sind (☞**23.33**). Durch **somatische Rekombination** werden diese Ele-

◉23.33 Die Vielfalt der Immunglobulingene ist das Ergebnis von somatischer Rekombination. Beispiel einer humanen µ-Kette, der schweren Kette eines IgM. Im Genom der Keimbahnzellen sind auf Chromosom 14 hintereinander etwa 65 Abschnitte aufgereiht, die für V-Regionen codieren (V_H). Jeder V_H-Gen-Region ist ein Signalsequenz-Genabschnitt (L, *leader*) vorgeschaltet, da die fertigen Proteine zum Export aus der Zelle bestimmt sind. Diese Gruppe von V_H-Segmenten ist gefolgt von ca. 25 D_H-Segmenten (D: *Diversität*) und diese wiederum von 6 J_H-Segmenten (J: *joining*). Hieran schließt sich die Gruppe der konstanten Genabschnitte an, bei den schweren Ketten sind dies zunächst der C_μ- dann der C_δ-Genabschnitt, gefolgt von den Genabschnitten der übrigen schweren Ketten (einschließlich ihrer Subklassen). Eine vollständige variable Region entsteht nun durch *somatische Rekombination* (also nicht in der Keimbahn). Einzelne V-, D- und J-Abschnitte werden mit Hilfe spezifischer Rekombinationsenzyme (RAG-1, RAG-2, codiert von **r**ekombinations**a**ktivierenden **G**enen) umgelagert und neu verknüpft. Die Enzyme erkennen spezifische Rekombinations-Signalsequenzen und verknüpfen die neu kombinierte variable Region mit dem Genabschnitt für die konstanten Domänen. In diesem Gensegment für die konstante Region sind die einzelnen Domänen und die Gelenkregion durch getrennte Exons codiert (nicht gezeigt). Nach Umlagerung der DNA im Verlauf der B-Lymphocyten-Differenzierung liegen also in einem H-Ketten-Gen hintereinander vor: die Exons für L, V, D, J und die einzelnen C_H-Domänen, dazwischen die entsprechenden Introns. Die Transkription zum Primärtranskript und die einzelnen Prozessierungsschritte generieren die entsprechende mRNA. Ähnliche Prinzipien gelten für die Gene der leichten Ketten und die beiden Untereinheiten der T-Zell-Rezeptoren (siehe Text).

mente in unterschiedlicher Zusammensetzung in der Reihenfolge V-D-J miteinander verknüpft und bilden ein Exon, das für die variable Domäne codiert. Es ist durch ein Intron von der nachfolgenden konstanten Region des Immunglobulin-Gens getrennt (im Genabschnitt des konstanten Anteils sind die einzelnen Domänen und auch die Gelenkregion auf einzelnen Exons codiert). Da es sich bei Immunglobulinen um Proteine handelt, die am endoplasmatischen Retikulum synthetisiert werden, ist dem Exon der variablen Region ein Exon für das *Signalpeptid* vorgeschaltet. Die vielen Kombinationsmöglichkeiten aus ca. 65 V-, ca. 25 D- und 6 J-Segmenten erlauben den Schluss, dass allein schon auf diese Weise ca. 10000 verschiedene schwere Ketten gebildet werden können. Diese schweren Ketten bilden mit leichten Ketten, die ebenfalls durch Rekombinationsprozesse in hoher Diversität vorliegen, zusammen die Antigen-Bindungsstelle. Zusätzlich wird die Vielfalt der Immunglobuline noch dadurch erhöht, dass beim Rekombinationsvorgang Unterschiede beim Verknüpfen der Segmente auftreten. Letztlich treten auch noch gegen Ende der B-Zell-Reifung, also nach dem Antigenkontakt, gehäuft *Mutationen* auf, die zur Optimierung der Antikörperstruktur im Vergleich zur Ausgangssituation des B-Zell-Rezeptors führen (**Affinitätsreifung**).

Die Vielfalt bei der Entstehung von leichten Ketten wird vom gleichen Prinzip ermöglicht, allerdings werden hier lediglich unterschiedliche V- und J-Segmente rekombiniert. Ähnlich kommt auch die Diversität der T-Zell-Rezeptor-Gene durch Umlagerung der T-Zell-Rezeptor-Gene im Thymus zustande. Die Gene für die variablen Domänen der α-Ketten sind aus unterschiedlichen V- und J-Segmenten zusammengesetzt; die Gene der variablen Regionen der β-Ketten bestehen aus V-, D- und J-Segmenten, die zu funktionellen Exons kombiniert werden können (**☞ 23.11**).

In allen beschriebenen Fällen werden die neu kombinierten Gene zu prä-mRNA-Molekülen transkribiert, in denen die Exons der Signalsequenz-, der VDJ- (bzw. VJ-)Regionen und einzelner Exons der konstanten Abschnitte zur reifen mRNA prozessiert werden.

Klassen-Switch. IgM ist das erste Immunglobulin, das im Rahmen der Immunantwort als B-Zell-Rezeptor exprimiert wird. Im weiteren Teil der Immunantwort werden die konstanten Domänen der schweren IgM-Ketten gegen konstante Regionen von IgG, IgA oder IgE aus-

🔍 **Der B-Zell-Rezeptor** als membranständige Form eines Immunglobulins unterscheidet sich von der löslichen Form, die von Plasmazellen sezerniert wird, durch das Vorhandensein einer Transmembran-Domäne am *C*-Terminus, während der *C*-Terminus des löslichen Immunglobulins durch eine eigene *C*-terminale Domäne gekennzeichnet ist. Beide Domänen sind auf der prä-mRNA codiert. Bei der Synthese eines membrangebundenen Immunglobulins wird der für den *C*-terminalen Abschnitt des löslichen Moleküls codierende RNA-Abschnitt durch *Spleißen* aus der prä-mRNA entfernt. Im Falle des sezernierten IgM wird die prä-mRNA bereits vor dem Abschnitt für die Transmembrandomäne gespalten und polyadenyliert.

⊤ 23.11 Anzahl der humanen Immunglobulin- und T-Zell-Rezeptor-Gen-Segmente für die variablen Regionen als Grundlage der Diversität ihrer Antigen-Bindungsmöglichkeiten*

| | Immunglobulin | | T-Zell-Rezeptor | |
	H-Ketten	L-Ketten (κ+λ)	α-Ketten	β-Ketten
V-Segmente	65	70	52	circa 70
D-Segmente	27	0	2	0
J-Segmente	6	5 (k), 4 (l)	13	61

* zusätzlich tragen zur Vielfalt der Antikörpermoleküle bei: die Variabilität an den Verknüpfungspunkten durch Einbau zusätzlicher Nucleotide, die Assoziation unterschiedlicher variabler Regionen der L- und H-Ketten und (lediglich im Fall der Immunglobuline) die somatische Hypermutation nach dem Antigenkontakt der B-Zelle. (Zahlen entnommen aus: Janeway et al: Immunologie, 5. Auflage, Spektrum-Verlag, 2002.)

getauscht. Es verbleibt also die antigenspezifische, variable Region des ursprünglichen IgM-Antikörpers, während durch die veränderte konstante Region eine andere Effektorfunktion gewonnen wird. Auch für den Klassen-Switch sind spezifische Rekombinationsschritte verantwortlich. Die Exons der konstanten Region des μ-Gens (C_μ) liegen dem 3'-Ende der J-Segment-Gene am nächsten; daher wird zunächst VDJC_μ-prä-mRNA transkribiert und nach deren Prozessierung zur entsprechenden mRNA wird IgM synthetisiert. Beim Klassenwechsel, der unter dem Einfluss der *Cytokine* von T_H2-Zellen (Interferon γ, IL-4, TGFβ) in B-Zellen stattfindet, werden die Gene der konstanten Domänen der anderen Immunglobulinklassen an die entsprechende VDJ-Region herangeführt und dazwischen liegende Abschnitte entfernt (◈23.34). Als Erkennungssignale für die dafür benötigten Rekombinationsenzyme dienen spezifische S-(Switch-)Sequenzen vor den einzelnen C-Genen.

Ein Sonderfall ist die konstante Region von **IgD**, deren Genabschnitt (C_δ) direkt dem C_μ-Genabschnitt folgt. In diesem Fall wird nicht durch Rekombination auf DNA-Ebene, sondern durch *alternatives Spleißen* eines Primärtranskripts, das die C_μ- und C_δ-Exons enthält, eine VDJC_δ-mRNA generiert. IgD wird zusammen mit IgM auf noch nicht geprägten B-Zellen exprimiert; seine Funktion ist unklar.

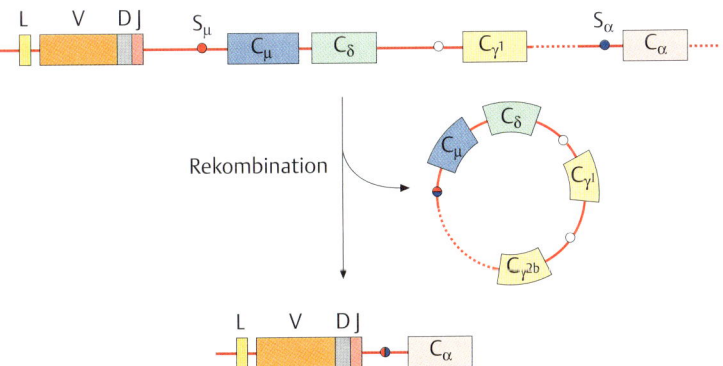

◈23.34 Rekombination beim Isotypwechsel (Klassen-Switch). Beim Wechsel vom zunächst exprimierten Immunglobulin M zu einem der anderen Isotypen muss der variable Teil erhalten bleiben, da er für die Antigenspezifität entscheidend ist. Im Gegensatz dazu ist der konstante Teil der Immunglobuline spezifisch für verschiedene Funktionen, z. B. die Bindung an F_c-Rezeptoren unterschiedlicher Zellen. Vor den einzelnen C-Genabschnitten liegen Umschaltsequenzen (S), die von speziellen Rekombinationsenzymen erkannt und mit S-Sequenzen vor anderen konstanten C-Genabschnitten verknüpft werden. Die dazwischen liegende DNA wird entfernt.

Polyklonale und monoklonale Antikörper. Im Regelfall werden durch Kontakt des Immunsystems mit einem Antigen mehrere B-Lymphocyten mit leicht verschiedenen Antikörpern zur Proliferation und zur Differenzierung zu Plasmazellen und damit zur Antikörpersynthese angeregt. Da die meisten Antigene (Proteine, Glykoproteine u. a.)

mehrere Epitope aufweisen, wird das Serum des immunisierten Organismus die Antikörper aus verschiedenen Zellklonen enthalten; es handelt sich also um ein *polyklonales Antiserum*.

Ein *monoklonales Antiserum*, das nur eine einzige Antikörper-Art enthält, muss dagegen durch einen einheitlichen Zellklon synthetisiert werden. Durch bestimmte Methoden kann man B-Zellen aus der Milz von immunisierten Tieren mit Tumorzellen zur Fusion bringen und dadurch unbegrenzt teilungsfähige, Antikörper-produzierende *Hybridomzellen* generieren. Durch aufwendige Test- und Verdünnungsreihen kann man einzelne Antikörper-produzierende Hybridomzellen identifizieren und zu einem Zellklon heranwachsen lassen. Dieser produziert dann einheitliche, *monoklonale Antikörper*.

> **Monoklonale Antikörper** werden von Hybridomzellen synthetisiert. Diese Zellen gehen aus einer Fusion von Antikörper-produzierenden Milzzellen und immortalisierten Myelomzellen hervor. Diesen speziellen Myelomzellen (Knochenmark-Tumorzellen) fehlt das Enzym *Hypoxanthin-Guanin-Phosphoribosyltransferase* (HGPRT, s. ☞ **5.7**, S.102), so dass sie in Anwesenheit eines Hemmstoffs der Dihydrofolat-Reduktase *(Aminopterin)* weder Purine synthetisieren noch Hypoxanthin oder Guanin wiederverwerten können und absterben. Die Milzzellen dagegen sind nicht immortalisiert und überleben nur kurz in Kultur, besitzen aber das HGPRT-Enzym. In einem Aminopterin-haltigen Selektionsmedium können also nur solche Zellen wachsen, die aus der Fusion einer immortalisierten Myelomzelle und einer Milzzelle hervorgegangen sind. Sie können den für die jeweilige Milzzelle spezifischen Antikörper produzieren. Durch Verdünnung und Vereinzelung können einzelne Antikörper-produzierende Zellen isoliert und als Klon vermehrt werden. Alle Zellen dieses Klons produzieren identische, *monoklonale Antikörper*.

🔍 **HLA (human leukocyte antigen)** ist die Bezeichnung für die menschlichen *MHC-Proteine*, da man sie ursprünglich als unterschiedliche Antigene auf Leukocyten verschiedener Individuen entdeckte. Die HLA-Gene liegen auf dem kurzen Arm von Chromosom 6. Es gibt mehrere MHC-I-Gene (HLA-A, HLA-B, HLA-C) und MHC-II-Gene (HLA-D mit weiteren Subregionen, jeweils mehrere für die α- und β-Ketten des MHC II). Der HLA-Genlocus ist also *polygen*, und die Gene sind darüber hinaus sehr *polymorph*, d. h. sie kommen in mehreren, verschiedenen Allelen vor und bestimmen die zelluläre immunologische Individualität der Menschen. Wegen der Gefahr von Abstoßungsreaktionen wegen HLA-Unverträglichkeit muss vor einer Organtransplantation eine möglichst genaue *HLA-Typisierung* stattfinden.

Zelluläre Immunität, Histokompatibilitätsantigene. Die zelluläre Immunabwehr ist gegen Zellen gerichtet, die durch Antigene auf ihrer Oberfläche als fremd erkannt werden. Sie wird von einer Klasse von T-Lymphocyten vermittelt, die als *cytotoxische* T-Zellen bezeichnet werden. Ihre wichtigsten Zielstrukturen sind die *Histokompatibilitätsantigene*, nach dem englischen Begriff „major histocompatibility complex" MHC abgekürzt. Man unterscheidet hier zwei Klassen, MHC I und MHC II. Beide erfüllen wichtige Funktionen bei der Antigen-Präsentation und werden von den T-Zell-Rezeptoren auf der Oberfläche von Antigen-präsentierenden Zellen erkannt. Der **MHC I** wird in allen tierischen Zellen (außer Erythrocyten) exprimiert (☞**23.35**) und auf der Zelloberfläche exponiert. Das Protein präsentiert Peptide, die aus *intrazellulär* synthetisierten, durch Proteasomen abgebauten Proteinen stammen. Hierzu können zum Beispiel auch virale Proteine infizierter Zellen zählen. Die von Proteasomen generierten Peptide werden über spezifische Transporter (TAP, *Transport*proteine assoziiert mit *Antigen-Prozessierung*) ins endoplasmatische Retikulum geschleust und dort auf den MHC I übertragen, mit dem sie zur Zelloberfläche gelangen. Dort wird das vom MHC I präsentierte Peptid von einer T-Zelle über ihren spezifischen T-Zell-Rezeptor zusammen mit seinem Corezeptor CD8 erkannt und gebunden. Dies induziert die Differenzierung der Zelle zur *cytotoxischen T-Zelle*. Sie setzt lytische Enzyme *(Granzyme)* frei und löst den Tod der als fremd oder infiziert erkannten Zelle aus.

Die Gene der MHC-Moleküle zeigen ebenfalls eine große Vielfalt, sie sind in einem großen Komplex codiert, der viele Gene enthält und für jedes Gen gibt es viele unterschiedliche Allele. Die MHC-Moleküle zweier Individuen sind daher mit großer Wahrscheinlichkeit verschieden. Dies bedeutet, dass bei der Transplantation von Organen das übertragene Gewebe als fremd erkannt wird, wenn die MHC-

👁 **23.35 Die Struktur der MHC-Klasse-I- und MHC-Klasse-II-Moleküle** (grob schematisiert). Auch die MHC-Proteine sind Membranproteine aus der Immunglobulin-Superfamilie, allerdings besitzt nur die α-Kette des MHC-Klasse-I-Moleküls einen Transmembranabschnitt. Die zweite Untereinheit des MHC-Klasse-I-Moleküls ist das $β_2$-*Mikroglobulin*. Zwischen den globulären Domänen $α_1$ und $α_2$ ist die Peptidbindungsstelle zur Antigen-Präsentation.
Bei MHC-Klasse-II-Molekülen sind beide Untereinheiten in der Membran verankert. Die Peptidbindungsstelle befindet sich auch hier zwischen zwei α-Helices der $α_1$- und $β_1$-Domänen. Die weiter membranwärts gelegenen globulären Domänen sind den Immunglobulindomänen ähnlich (orange Striche symbolisieren Disulfidbrücken).

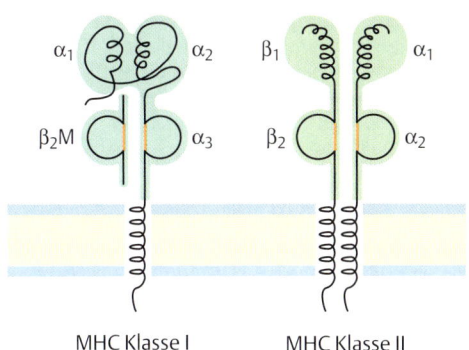

MHC Klasse I   MHC Klasse II

Moleküle von Spender und Empfänger voneinander abweichen. Die Mehrzahl der T-Lymphocyten erkennt nur MHC-Allele des eigenen Organismus, auf die sie im Thymus selektioniert wurden, andere erkennen aber auch MHC von „nicht-selbst"-Allelen. Die zelluläre Immunabwehr sorgt dann dafür, dass die Transplantate durch solche Zellen abgestoßen werden.

Wir haben oben den MHC I als ubiquitär exprimierte Zielstruktur der cytotoxischen Immunantwort kennengelernt. Im Gegensatz dazu werden **MHC-II**-Moleküle ausschließlich auf Zellen des Immunsystems exprimiert, auf Makrophagen, dendritischen Zellen und B-Lymphocyten. Sie haben die Funktion, solche Peptidantigene zu präsentieren, die aus *extrazellulären* Antigenen stammen. Diese werden entweder von Makrophagen durch Phagocytose z. B. von Krankheitserregern aufgenommen (Kap. 15) oder als exogene Antigene durch Endocytose internalisiert und in Endosomen proteolytisch abgebaut. Die resultierenden Peptide werden mit neu synthetisierten MHC-II-Molekülen zur Zelloberfläche gebracht. MHC-II-präsentierte Peptide werden von antigenspezifischen T-Zell-Rezeptoren mit CD4 als Corezeptor erkannt und lösen, abhängig vom umgebenden Cytokinmilieu und der Art der Antigen-Präsentation durch Makrophagen oder dendritische Zellen, die Differenzierung der CD4-T-Zellen zu T_H1- oder T_H2-Zellen aus. T_H1-Zellen sezernieren u. a. IL-2 und Interferon-γ und aktivieren in erster Linie Makrophagen, während T_H2-Zellen insbesondere über IL-4 und IL-5 antigenspezifische B-Zellen zur IgM-Synthese aktivieren und dadurch die humorale Immunantwort auslösen.

Die Induktion der humoralen Immunantwort durch Aktivierung von B-Zellen schließt ebenfalls eine Antigen-Präsentation durch den MHC-Klasse-II ein. Die Bindung eines Antigens an den B-Zell-Rezeptor löst erstens in der B-Zelle eine intrazelluläre Signalkaskade aus, die letztendlich im Zellkern die Transkription von Genen steuert, die für die Differenzierung und Proliferation der Zelle notwendig sind. Zweitens wird der Antigen-tragende B-Zell-Rezeptor durch Endocytose in die Zelle aufgenommen, das Antigen wird prozessiert, Peptide werden über MHC-Klasse-II-Moleküle an der Zelloberfläche präsentiert und durch T_H2-Zellen mit derselben Antigen-Spezifität gebunden. Die T_H2-Zellen induzieren dann über Cytokine und Proteine der Zelloberfläche die Differenzierung der B-Zellen zu Plasmazellen. Ein wichtiges Membranprotein ist hierbei der CD40-Ligand (CD40L) der T_H2-Zelle, der auf das CD40-Molekül der B-Zelle trifft. CD40L ist nicht nur für die Aktivierung, sondern auch für den Isotypwechsel (Klassen-Switch, s. oben) essenziell.

Das Komplementsystem ist ein unspezifischer Effektormechanismus der angeborenen Immunität. Es besteht, ähnlich wie das Blutgerinnungssystem, aus sehr vielen verschiedenen Faktoren, die im Blut-

🔍 Unter **Immuntoleranz** versteht man das Ausbleiben einer Immunantwort auf ein Antigen. Ein Beispiel dafür ist der Schutz gegenüber Autoantigenen. Während der intrathymischen T-Zell-Reifung werden autoreaktive T-Lymphocyten durch negative Selektion eliminiert. Von dieser zentralen Toleranz unterscheidet man die periphere Toleranz, für die regulatorische T-Zellen mit verantwortlich sind, indem sie die Aktivität autoreaktiver T-Lymphocyten durch entsprechende Cytokine supprimieren.

🔍 **Superantigene** sind Antigene, die eine T-Zell-Antwort ohne Antigen-Prozessierung auslösen können. Sie reagieren direkt mit MHC-Klasse-II-Molekülen und mit dem variablen Teil der β-Kette des T-Zell-Rezeptors und lösen dadurch eine heftige Immunreaktion, ähnlich der gegenüber fremden MHC-Molekülen, aus. Zu den Superantigenen gehören Toxine von Streptokokken und Staphylokokken.

🔍 **Opsonierung** ist die Bindung bestimmter Proteine (Opsonine) an eine Zelloberfläche (z. B. eines pathogenen Erregers) um diese Struktur für die Phagocytose zu markieren. Solche sogenannten Opsonine sind zum Beispiel die Immunglobuline oder der Komplementfaktor C3b.

🔍 Eine **unspezifische Aktivierung des Komplementsystems** geschieht durch Proteasen des Blutplasmas. Besonders wirksam sind *Kallikrein* und *Plasmin*, die in der Kontaktphase der Blutgerinnung in aktiver Form entstehen. Die Aktivierung des Komplementsystems erhöht hierbei die Abwehr gegen bakterielle Infektionen bei Verletzungen.

🔍 Ein dritter Weg der Komplementaktivierung geschieht über ein weiteres Plasmaprotein, das **Mannose-Bindungslectin (MBL)**. Nach Bindung von MBL an Mannose-Reste auf der Oberfläche pathogener Erreger werden MBL-assoziierte Proteasen (MASP) aktiviert. Diese aktivieren die Faktoren C2 und C4 und damit das Komplementsystem durch limitierte Proteolyse.

plasma kreisen und normalerweise inaktiv sind. Die Antigen-Antikörper-Reaktion auf der Oberfläche eines pathogenen Erregers führt zur Aktivierung der Komplementfaktoren. Ausgehend von einer Interaktion zwischen dem F_c-Teil des Antikörpers und der C1-Komponente wird eine Kaskade von limitierten Proteolyse-Schritten ausgelöst, an deren Ende es zur Bildung eines Komplementkomplexes kommt, der die Zellmembran des Erregers angreift. Die Spezität dieser Abwehrreaktion, die primär gegen Bakterien und Protozoen gerichtet ist, wird durch die Antikörper vermittelt.

Aktivierung des Komplementsystems. Hierzu gibt es wie beim Gerinnungssystem zwei Hauptwege. Der **klassische Weg** beginnt mit der Aktivierung der Komplementkomponente C1q durch Antikörper, die sich an Oberflächen der Pathogene mit dem Antigen verbunden haben. Dadurch wird eine Folge von Reaktionen eingeleitet, bei denen Proenzyme in aktive Enzyme umgewandelt werden; daraus resultiert ein Verstärkereffekt. 👁 **23.36** zeigt den Ablauf schematisch für die Aktivierung des Faktors C3, dessen aktivierte Form (C3b) eine zentrale Stellung im Komplementsystem einnimmt. Er vermittelt über C3b-Rezeptoren die Anheftung und Aktivierung von Makrophagen und löst dadurch die Phagocytose aus; außerdem führt C3b zur Aktivierung von Faktor C5, wodurch sich das Bruchstück C5b an die Membran anheftet. Durch Anlagerung von C6–C9 entsteht ein Komplex, der sich in die Lipidschicht der Membran des pathogenen Erregers einlagert und durch Oligomerisierung von C9 eine Pore in der Membran bildet. Damit wird das intrazelluläre Milieu des Erregers gestört und die pathogene Zelle stirbt ab.

Am **alternativen Weg** der Komplementaktivierung sind die Faktoren C3, B, D und P (= Properdin) beteiligt. C3 kann spontan hydrolysieren, und das entstehende C3b kann an fremden Oberflächenstrukturen stabilisiert werden. Nach Bindung von C3b an Faktor B wird dieser durch die Protease D zu Bb und Ba gespalten. Der C3b/Bb-Komplex

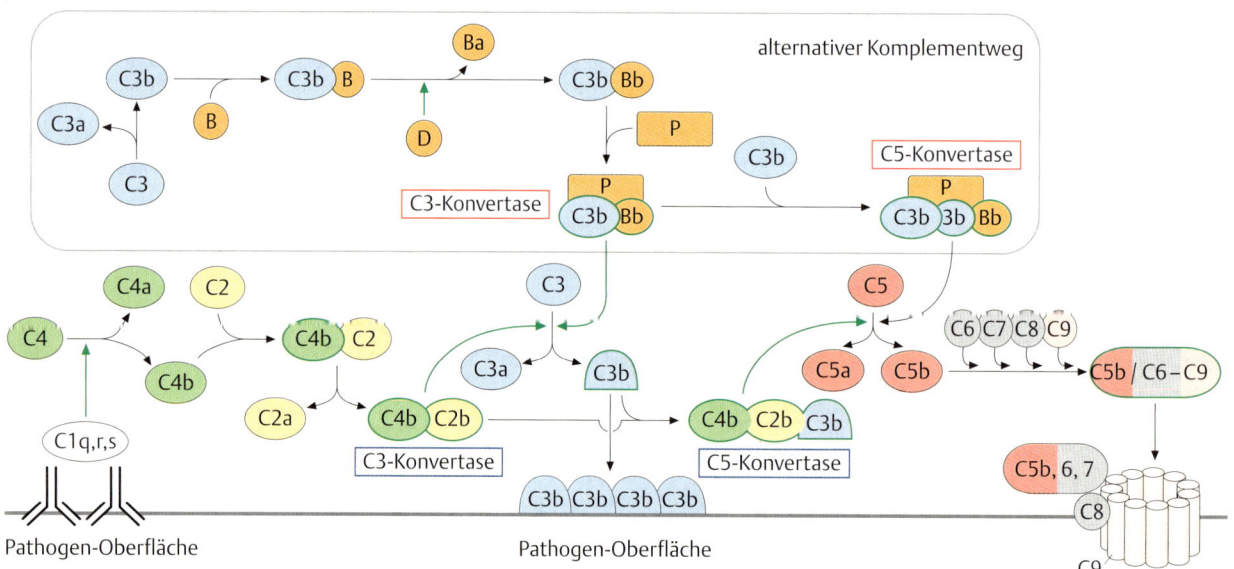

👁 **23.36 Der klassische Weg der Komplement-Aktivierung** an der Oberfläche eines pathogenen Erregers. Links unten gebundene Antikörper, die über ihren F_c-Teil den Komplex C1$_{q,r,s}$ aktivieren. Dieser wirkt proteolytisch auf C2 und C4, wodurch eine Kaskade ausgelöst wird. Diese führt unter anderem zur Markierung der Fremdoberfläche mit C3b (hellblau) als Erkennungszeichen für Makrophagen *(Opsonierung)*. Die Aktivierung von C5 und Anlagerung von C6–C9 führt zur Porenbildung durch C9-Oligomerisierung in der Membran.
Zur Auslösung des alternativen Wegs der Komplement-Aktivierung wird kein Antikörper benötigt. An der fremden Oberfläche pathogener Zellen baut sich aus spontan freigesetztem C3b und Faktor B ein Komplex auf, der nach Spaltung von B (durch Faktor D) und Stabilisierung von C3bBb (durch Faktor P) als C3-Konvertase wirkt. Durch Aufnahme eines zweiten C3b-Proteins gewinnt der Komplex auch C5-Konvertase-Aktivität. C3a und C5a wirken über entsprechende Rezeptoren auf Leukocyten, Endothelzellen u. a. auch als proinflammatorische Mediatoren.

wird durch *Properdin* stabilisiert und wirkt als C3-Konvertase; damit ist der Anschluss an den klassischen Weg der Komplementaktivierung erreicht.

Die Aktivierung des Komplementsystems wird sorgfältig kontrolliert. Die Kontrolle beginnt schon beim ersten Schritt: Im Blutplasma zirkuliert ein Protein, der *C1-Inhibitor*, der die enzymatische Wirkung des aktivierten C1r und C1s hemmt; er hemmt übrigens auch die Faktoren der Blutgerinnung. Weitere Kontrollproteine sind der Faktor I (eine Protease) und ihr Cofaktor H. Faktor I inaktiviert C3b proteolytisch, wenn C3b im Komplex mit Faktor H vorliegt. Schließlich ist die Membran-zerstörende Wirkung des Komplexes aus C5–C9 von kurzer Dauer; sie erlischt schnell, wenn keine Bindung an eine Zellmembran erfolgt.

Die Makrophagen sind gleichfalls an der zellulären Immunantwort beteiligt. Dringen fremde Zellen, auch Bakterien, in die Blutbahn ein, so treffen sie häufig auf Antikörper vom IgG-Typ, die sich auf die Oberfläche der fremden Zellen setzen. Die Makrophagen erkennen durch ihre Rezeptoren den F_c-Teil des IgG-Moleküls und binden an die „opsonierte" Oberfläche. Dies ist das Signal für die Phagocytose. Andererseits präsentieren die Makrophagen die antigenen Bestandteile der Zellen, die sie phagocytiert haben, auf ihrer eigenen Zelloberfläche über MHC-II-Moleküle (siehe oben). Treffen sie nun auf B-Lymphocyten mit einer Spezifität gegen dieses Antigen, so ist das ein Signal für die Proliferation des Lymphocyten und seine Umwandlung in einen Plasmazell-Klon, der Antikörper gegen dieses Antigen produziert.

Allergie und Anaphylaxie. Ein Organismus, der Antikörper gegen ein bestimmtes Antigen gebildet hat, reagiert oft sehr heftig *(allergisch)* auf die erneute Zufuhr des Antigens. Zum Beispiel kommt es in der Haut zur Rötung und Quaddelbildung. Bei systemischer Zufuhr des Antigens kann es zur *Anaphylaxie* mit Bronchialkonstriktion, Lungenödem und Kreislaufkollaps kommen. Die Reaktion wird durch verschiedene Mediatoren (Leukotriene, Histamin, Cytokine) vermittelt. Für viele anaphylaktische und allergische Reaktionen sind Antikörper vom *IgE-Isotyp* verantwortlich. Sie binden mit ihrem F_c-Teil an entsprechende Rezeptoren auf den *Mastzellen*. Wenn sie außerdem ihr spezifisches Antigen binden, werden aus den Mastzellen Histamin und Cytokine freigesetzt; das Histamin bewirkt über H_1-Rezeptoren eine erhöhte Kapillarpermeabilität (Ödembildung) und eine Kontraktion der glatten Muskulatur. Die freigesetzten Cytokine wirken auf andere Zellen (Monocyten, T_H2-Zellen, eosinophile und basophile Granulocyten) und rufen weitere zelluläre Reaktionen hervor.

🔍 **Defekte des Immunsystems** können angeboren oder erworben sein. Bei der angeborenen *Agammaglobulinämie* ist die frühe Entwicklung von B-Lymphocyten betroffen, weshalb kein oder zu wenig IgG gebildet wird und die betroffenen Kinder schon bei einfachen bakteriellen Infektionen gefährdet sind. Die X-chromosomal vererbte Agammaglobulinämie beruht auf der Defizienz einer B-Zell-spezifischen Nicht-Rezeptor-Tyrosinkinase.
Bei *T-Zell-Mangel* ist die Entwicklung des Thymus gestört; dadurch können keine reifen T-Lymphocyten gebildet werden, so dass die zelluläre Immunantwort und die Abwehr von Virusinfektionen gestört sind.
Eine erworbene Form der Immunschwäche ist die AIDS-Erkrankung *(acquired immune deficiency syndrome)*. Sie wird durch das *Humane Immundefizienz-Virus* (HIV) verursacht, das bereits in Kapitel 6 als Retrovirus besprochen wurde. Der zelluläre Rezeptor, mit dem dieses Virus über sein Oberflächenprotein gp120 interagiert, ist das CD4, das wir als Corezeptor des T-Zell-Rezeptors der T-Helferzellen kennen gelernt haben. CD4 ist auch auf Makrophagen lokalisiert. Aufgrund der HIV-Infektion gehen CD4-tragende Zellen nach und nach zugrunde. Auf der Grundlage der resultierenden Immunschwäche ist die Abwehr gegen Infektionen schwer gestört.

🔍 **Das mononucleäre phagocytierende System** (MPS) besteht aus zirkulierenden Monocyten und aus Makrophagen. Letztere gehen im Gewebe aus eingewanderten Monocyten hervor. Zum MPS (früher auch RES, *reticuloendotheliales System*) zählen u.a. die *Kupffer-Zellen* der Leber, *Alveolar-Makrophagen* und die *lymphoiden Makrophagen* der Milz. Mit den Monocyten bzw. Makrophagen verwandt sind die *dendritischen Zellen*. Diese migrieren als unreife dendritische Zellen in periphere Gewebe, phagocytieren dort Antigene, prozessieren diese und wandern in lymphatische Gewebe ein. Dort aktivieren sie Antigen-spezifische T-Lymphocyten.

🔍 **Eine Leukämie** ist eine maligne Überproduktion von weißen Blutzellen (siehe auch S. 668). Die Leukämien werden unter anderem eingeteilt nach der Differenzierungsrichtung (myeloisch oder lymphatisch) oder ihrer Verlaufsform (akut oder chronisch). Die rasch wachsenden Leukämiezellen können insbesondere im Knochenmark die Zellen der normalen Hämatopoiese verdrängen und durch ihre Cytokine die Funktion anderer Zellen nachhaltig stören. Beim *Plasmocytom*, der malignen Transformation atypischer B-Zellen, werden häufig freie κ- oder λ-Ketten im Überschuss produziert. Sie gelangen ins Blut und werden aufgrund ihrer geringen Molekülmasse (22 kDa) mit dem Harn ausgeschieden. Sie werden als *Bence-Jones-Proteine* bezeichnet.

🔍 **Autoimmunerkrankungen** werden durch Antikörper verursacht, die gegen körpereigene Antigene gerichtet sind. Normalerweise sorgt die Immuntoleranz dafür, dass diese Antikörper nicht gebildet werden. Offenbar kommen mehrere Faktoren zusammen, wenn die Immuntoleranz durchbrochen wird: eine genetische Disposition, die durch bestimmte Allele des HLA-Systems bestimmt ist und die Erkennung von „selbst" und „nicht-selbst" stört, und häufig ein äußerer Anlass, zum Beispiel eine Virusinfektion. Ein anderer Grund kann darin liegen, dass ein Fremdantigen einem Selbstantigen sehr ähnlich ist und es zu Kreuzreaktionen kommt (molekulares Mimikry). Krankheiten dieser Art sind zum Beispiel die *Rheumatoide Arthritis* mit zellulären und humoralen Autoimmunreaktionen. Beim systemischen *Lupus erythematodes* (SLE) werden Antikörper gegen Bestandteile des Zellkerns (DNA, Histone) gefunden. Genau definierte Antikörper findet man zum Beispiel bei einer Form der *Hyperthyreose* mit Autoantikörpern gegen den TSH-Rezeptor. Dieser Antikörper bindet an den Rezeptor ähnlich wie TSH, aktiviert ihn dadurch und stimuliert die Schilddrüsenaktivität. Ein anderes Beispiel ist die *Myasthenia gravis*, bei der durch Autoantikörper gegen den nicotinischen Acetylcholinrezeptor die neuromuskuläre Erregungs-Übertragung gestört ist, so dass es zur Schwäche der Muskelkontraktion kommt.

23.5 Niere und Harn

Zusammenfassung

– In der Niere wird der **Harn** produziert, dessen Tagesmenge zwischen 200 und 5000 ml und dessen Osmolarität zwischen 100 und 1000 osm/l entsprechend der Wasserzufuhr und dem Wasserbedarf variiert werden kann.

– Im **Glomerulus** wird ein Ultrafiltrat des Plasmas gebildet. Die Konzentrationen von niedermolekularen Stoffen und Ionen sind in Plasma und Filtrat identisch. Das Filtrat enthält aber im Gegensatz zu Plasma nur Proteine mit einem Molekulargewicht unter 60 kDa.

– Bei der Passage durch die strukturell und funktionell verschiedenen Abschnitte des Nierentubulus und durch die Sammelrohre wird der Primärharn durch **Sekretions- und Resorptionsprozesse** der Tubuluszellen modifiziert. Die Homöostase der meisten Elektrolyte wird durch diese Prozesse, also durch die Ausscheidung der Elektrolyte mit dem Urin, reguliert.

– Die Durchblutung der Glomeruli und die Größe des Ultrafiltrates werden durch verschiedene **Hormone** und **Mediatorstoffe** beeinflusst. Auch die verschiedenen Transportsystem im Tubulus unterliegen einer Regulation durch verschiedene Hormone und Mediatoren.

– Die Nieren sind an der **Säure-Basen-Regulation** durch Sekretion von Protonen und Resorption von Hydrogencarbonat wesentlich beteiligt.

– Durch die Produktion von Erythropoietin beeinflussen die Nieren die **Erythropoiese** im Knochenmark, durch die Sekretion von Calcitriol den **Calciumstoffwechsel**.

– Das in der Niere gebildete Enzym **Renin** setzt aus Angiotensinogen **Angiotensin I** frei, das ein wichtiger Regulator der systemischen und renalen Hämodynamik ist.

Die Hauptfunktion der Niere ist die Ausscheidung des Harns. Durch Variation der Menge des Harns beeinflusst sie entscheidend die Wasserbilanz des Organismus, durch die Ausscheidung von Substanzen mit dem Urin wird deren Konzentration in Körperflüssigkeiten und Geweben reguliert. Die Niere ist ferner ein endokrines Organ durch die Produktion von Erythropoietin (s. S. 552) und Calcitriol (1,25-Dihydroxycholecalciferol) (s. S. 531). Durch die Sekretion des Enzyms Renin reguliert sie das Angiotensin-Aldosteron-System (s. S. 560).

Aufbau der Niere. Das strukturelle Grundelement der Nierenfunktion ist das Nephron (☞**23.37**). Es besteht aus Glomerulus und Nierentubulus. Die Niere des erwachsenen Menschen enthält 1,2 Millionen Nephrone.

Glomerulus. Der Glomerulus besteht aus einem Knäuel von Blutkapillaren, umgeben von einem Spaltraum, der von einer Membran gegenüber dem umgebenden Nierengewebe abgegrenzt ist (Bowman-Kapsel) (☞**23.38**). In den Kapillarknäuel eines Glomerulus strömt Blut über die zuführende Arteriole (Vas afferens) ein und verlässt ihn über die abführende Arteriole (Vas efferens). Der Blutzustrom kann durch Kontraktion bzw. Dilatation des Vas afferens reguliert werden. Verschiedene Substanzen regulieren den Zustrom (☞**23.12**). Die Differenz zwischen dem intrakapillären hydrostatischen Druck und dem Druck im Spaltraum der Bowman-Kapsel bewirkt eine *Filtration* von Wasser, Ionen und niedermolekularen Substanzen. Entgegengesetzt zum hydrostatischen Filtrationsdruck wirkt der onkotische Druckgradient zwischen dem Filtrat in der Bowman-

Sammelrohr

distaler Tubulus

Glomerulus

Macula densa

proximaler Tubulus

Henle-Schleife

Nierenrinde

äußeres Nierenmark

inneres Nierenmark

☞**23.37 Strukturelemente des Nephrons.** Die Glomeruli liegen in der Nierenrinde. Die Tubuli reichen mit der Henle-Schleife in das Nierenmark.

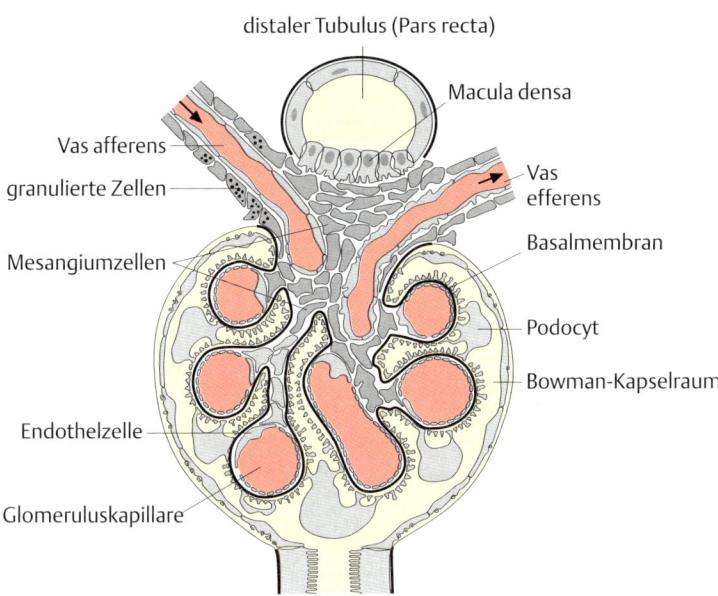

distaler Tubulus (Pars recta)

Macula densa

Vas afferens

granulierte Zellen

Vas efferens

Mesangiumzellen

Basalmembran

Podocyt

Bowman-Kapselraum

Endothelzelle

Glomeruluskapillare

👁 **23.38 Aufbau des Glomerulus** mit dem juxtaglomerulären Apparat.

🖙 23.12 Regulatoren der glomerulären Durchblutung

Zunahme durch:
Acetylcholin
Atrialer natriuretischer Faktor (ANF)
Histamin

Abnahme durch:
Noradrenalin
PTH (Parathoromon, Parathyrin)
Thromboxan
PGE_2 Prostaglandin E_2
PAF (platelet activating factor)

Kapsel und Blutplasma. Spalten zwischen den Endothelzellen der Glomeruluskapillaren sind für Moleküle bis zu einem Molekulargewicht von ca. 60 kDa durchlässig. Im Glomerulus wird der sog. *Primärharn*, ein Ultrafiltrat des Blutplasmas, produziert. Er enthält nur Proteine mit Molekulargewicht unter 60 kDa. Die Konzentrationen niedermolekularer Substanzen und von Ionen in Blutplasma und Ultrafiltrat sind identisch. Das Glomerulusfiltrat fließt anschließend durch den Tubulus ab.

Außer den Endothelzellen der Kapillaren enthalten die Glomeruli noch Podozyten, Mesangiumzellen, Renin-produzierende Zellen und Zellen der Signalverarbeitung.

Die Podocyten stehen durch fußförmige Fortsätze (daher ihr Name) in engem Kontakt mit Komponenten der Basalmembran der Kapillaren und beeinflussen durch die Permeabilität einer Membran zwischen den Fortsätzen der Podozyten die Größe des Glomerulusfiltrates. Die Mesangiumzellen bilden einen Gegendruck gegen den intrakapillären Druck. Sie können den Blutstrom in den einzelnen Kapillarschlingen und damit die glomeruläre Filtration modifizieren. Auch bilden sie Wachstumsfaktoren und Cytokine. Makromoleküle und Immunkomplexe werden von Mesangiumzellen endozytotisch aufgenommen. Die *Renin-produzierenden Zellen* beantworten einen verminderten Blutstrom oder Druckabfall im Vas afferens mit der Ausschüttung des Enzyms Renin (s. S. 560). Zellen der Signalverarbeitung dienen der tubuloglomerulären Feedback-Regulation.

Nierentubulus. Im Nierentubulus wird der Primärharn durch Sekretion oder Resorption von Wasser, Ionen und niedermolekularen organischen Substanzen modifiziert. Der von einem Glomerulus ausgehende Nierentubulus gliedert sich in mehrere Abschnitte, die sich durch ihre Lokalisation in Nierenrinde bzw. Nierenmark, durch die Struktur der den Hohlraum eines Tubulusabschnittes auskleidenden Zellen und durch deren Funktion unterscheiden (👁 23.37). In den Sammelrohren vereinigt sich der Primärharn der Tubuli von mehreren Nephronen vor dessen Ausscheidung in das Nierenbecken. Für die regulatorischen Funktionen der Niere sind die Vorgänge im Tubulus entscheidend.

🔍 Die Größe des Glomerulusfiltrats (**Glomerulusfiltrationsrate, GFR** in ml/min) kann durch die Inulin-Clearance bestimmt werden. Inulin (s. S. 240) wird im Glomerulus frei filtriert: die Konzentrationen im Blutplasma und Primärharn sind identisch. Im Tubulus findet weder eine Sekretion noch Rückresorption von Inulin statt. Deshalb ist

$$GFR \cdot P_{in} = V \cdot U_{in}$$
$$GFR = \frac{V \cdot U_{in}}{P_{in}}$$

P_{in}: Plasmakonzentration von Inulin
U_{in}: Urinkonzentration von Inulin
V: Urinflussrate (ml/min)

🔍 **Tubuloglomeruläre Feedback-Regulation:** Zellen der Macula densa an der Berührungsstelle von Tubulus und Glomerulus registrieren mit Chemorzeptoren die Cl^--Konzentration im Urin des distalen Tubulus. Sie geben das Signal an die Muskelzellen des Vas afferens und an die Renin-produzierenden Zellen weiter und regulieren dadurch die glomeruläre Durchblutung.

🔍 Eine **Niereninsuffizienz** ist durch eine Abnahme des Glomerulusfiltrates gekennzeichnet. Bei Reduktion auf 60% der Norm steigen die harnpflichtigen Stoffe (z. B. Kreatinin, Harnstoff) im Serum an.

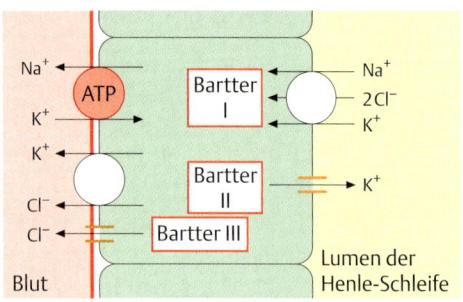

23.39 Na⁺ und Cl⁻-Rückresorption im dicken, aufsteigenden Teil der Henle-Schleife. Die verschiedenen Typen des *Bartter-Syndroms* beruhen auf Störungen der gekennzeichneten Transportsysteme und Kanäle.

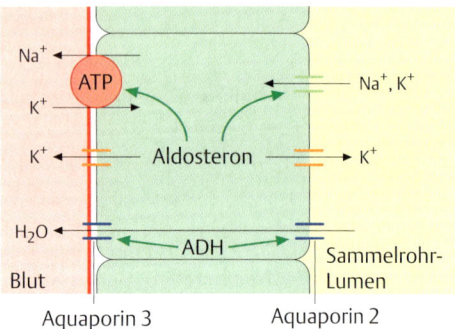

23.40 Na⁺-Rückresorption im Sammelrohr. Aldosteron wirkt direkt auf den Na⁺/K⁺-Kanal und die Na⁺/K⁺-ATPase. ADH (Adiuretin, antidiuretisches Hormon, Vasopressin) führt über eine cAMP-regulierte Signalkaskade zur Fusion von Aquaporin-haltigen Vesikelmembranen mit der luminalen Membran der Sammelrohrzellen.

🔍 Mehrere genetische **Defekte der Na⁺-Rückresorption** sind bekannt. Sie können auf fehlender oder verminderter Funktion der Carboanhydrase (Carbonat-Dehydratase) oder auf Defekten von Transportsystemen oder Ionenkanälen im Tubulus beruhen (*Bartter-Syndrom* Typ I, II und III). Die Folge ist eine Polyurie und ein Natriumverlustsyndrom.

🔍 Im Sammelrohr sind zwei **Defekte des Na⁺/K⁺-Kanals** bekannt: Dem *Liddle-Syndrom* liegt eine fehlende Inaktivierung des Kanals zugrunde, die sich mit Hypernatriämie und Hypertonie manifestiert. Der zweite Defekt führt zur fehlenden Aktivierung des Kanalproteins durch Aldosteron und dadurch zu Symptomen des Hypoaldosteronismus.

Natrium. Eine zentrale Funktion der Nierentubuli ist die variable Harnkonzentrierung. Während im Glomerulus ca. 120 ml Ultrafiltrat pro Minute entstehen, werden nur 0,3–1,8 ml pro Minute als Endharn ausgeschieden. Harnmenge und Harnkonzentration können an Wasserzufuhr und Wasserbedarf adaptiert werden (s. Kap. 21, S. 591). Die Osmolarität des Urins (normal 300 mosm · l⁻¹) kann bei reduzierter Endharnmenge (*Antidiurese*) auf 1000 mosm · l⁻¹ gesteigert, bzw. bei *Hyperdiurese* auf 100 mosm · l⁻¹ vermindert werden. Die Niere ist dadurch das entscheidende Organ zur Regulation des Wasserbestandes (s. S. 591).

In der Niere findet, wie in anderen Organen, kein aktiver Wassertransport durch Zellmembranen statt, sondern Wasser folgt „passiv" einem **osmotischen Druckgefälle** zwischen Tubuluslumen und intrazellulärem Raum bzw. Blut. Der osmotische Druckgradient ist ganz überwiegend von der Differenz zwischen den Na⁺-Konzentrationen in diesen Kompartimenten abhängig. Die Na⁺-Rückresorption ist deshalb entscheidend für das Ausmaß der Diurese.

Die Na⁺-Rückresorption in verschiedenen Tubulusabschnitten beruht auf unterschiedlichen Transportsystemen und Ionenkanälen. Gemeinsam ist ihnen, dass die erforderliche Energie durch die Na⁺/K⁺-ATPase der basolateralen Membran der Tubuluszellen bereitgestellt wird. Das Enzym senkt durch den Export von Na⁺ im Austausch gegen K⁺ die Na⁺-Konzentration im Cytosol. Der Transport von Na⁺ kann mit dem Transport von anderen Elektrolyten, von Glucose und Aminosäuren im Sinne eines Co- oder Antiports verbunden sein. Im *proximalen Tubulus* ist die Na⁺-Rückresorption mit der H⁺-Sekretion durch den in der luminalen Membran lokalisierten Na⁺/H⁺-Antiporter gekoppelt. Für die Na⁺-Rückresorption ist die Wirkung der luminalen und cytosolischen Carbonat-Dehydratase II unerlässlich (s. 🔍21.4, S. 595). Im *dicken Teil des aufsteigenden Teils der Henle-Schleife* erfolgt die Na⁺-Rückresorption im Cotransport mit Cl⁻ und K⁺ (🔍23.39), im *distalen Tubulus* wird sie durch einen Na⁺/Cl⁻-Symporter ermöglicht . Das Protein besitzt hohe Sequenzähnlichkeit mit dem Na⁺/K⁺/Cl⁻-Transporter im vorausgehenden Tubulusabschnitt, wird aber durch andere Pharmaka (Diuretika) gehemmt. Im *Sammelrohr* erfolgt die Na⁺-Rückresorption über einen Na⁺/K⁺-Kanal in der luminalen Membran (🔍23.40). K⁺ verlässt die Zelle wieder durch einen luminalen K⁺-Kanal. Der Einstrom von Na⁺ wird auch hier durch die Funktion der basolateralen Na⁺/K⁺-ATPase ermöglicht. Aldosteron steigert sowohl den Fluss durch den Na⁺/K⁺-Kanal als auch die Aktivität der Na⁺/K⁺-ATPase. Dadurch werden die Na⁺-Rückresorption und die K⁺-Sekretion gesteigert. Der Austritt von Wasser aus dem Lumen der Sammelrohre ins Gewebe bzw. Blut erfolgt durch Porenproteine (Aquaporin 2 und 3), deren Einbau in die luminale Membran durch ADH reguliert wird.

Für die Harnkonzentrierung ist ein **Gegenstromprinzip**, strukturell repräsentiert durch die Henle-Schleife, von großer Bedeutung. Im aufsteigenden Teil der Schleife (dicker Teil) findet eine Na⁺-Rückresorption statt, hingegen besitzen die Zellen des absteigenden Teils der Schleife kein Transportsystem für Na⁺, sind jedoch für Wasser permeabel. Das Gegenstromprinzip ermöglicht eine starke Zunahme der Osmolarität des Primärharns während seiner Passage durch den absteigenden Schleifenanteil und eine entsprechend starke Zunahme der Osmolarität im Nierenparenchym von der Nierenrinde zur Papille des Nierenmarks. Im Sammelrohr kann Wasser aufgrund des Gradienten zwischen Lumen und Nierenparenchym durch Poren in der Membran der Zelle abströmen. Einzelheiten zum Gegenstromprinzip s. Lehrbücher der Physiologie.

Kalium. Die Kaliumbilanz des Organismus wird durch die renale K⁺-Ausscheidung reguliert. Im *proximalen Tubulus* werden 50–70% des glomerulär filtrierten Kaliums passiv durch K⁺-Kanäle wieder resorbiert. In der *Henle-Schleife* findet ein „Recycling" von Kalium statt: K$^+$-Resorption im absteigenden, K$^+$-Sekretion im aufsteigenden Schleifenanteil. Die definitive Regulation der K$^+$-Ausscheidung erfolgt im *distalen Tubulus* und wird durch Aldosteron gesteuert.

Phosphat- und Calciumtransport. Die Phosphat-Konzentration im Blut und Gewebe wird durch die Phosphat-Resorption im *proximalen Tubulus* reguliert. Ein hier lokalisiertes Transportprotein vermittelt die Rückresorption von Phosphat im Cotransport mit Na$^+$. Bei niedriger Phosphatkonzentration im Blut, z. B. infolge einer verminderten enteralen Phosphatzufuhr, wird das Protein vermehrt in die Membran integriert und die Rückresorption gesteigert. *Parathormon* stimuliert die Entfernung des Proteins aus der luminalen Membran durch Endozytose und seinen Abbau in Lysosomen.

Der Calciumspiegel im Blut wird dagegen nicht durch die Niere, sondern durch die enterale *Resorption* reguliert. Die Niere ist aber indirekt beteiligt, da das in der Niere gebildete *Calcitriol* (1,25-Dihydroxy-Cholecalciferol) die Expression des enteralen Ca^{2+}-Transportproteins induziert. Parathormon und niedrige Phosphatspiegel stimulieren in den Nierentubuluszellen die Expression des Gens für die 1α-Hydroxylase und damit die Synthese von Calcitriol. Ein Phosphatmangel wird deshalb nicht nur durch eine gesteigerte renale Phosphat-Rückresorption, sondern auch durch eine gesteigerte enterale Ca^{2+}-Resorption beantwortet.

Ein zweiter Regulator der renalen Phosphat-Resorption und der Synthese von Calcitriol in der Niere ist der *Fibroblasten-Wachstumsfaktor 23* (fibroblast growth factor). Er stimuliert wie PTH die endocytotische Aufnahme des Natrium-Phosphat-Transportproteins (NPT 2a) und steigert dadurch die Phosphat-Ausscheidung. Zugleich hemmt FGF23 die Expression der 1α-Hydroxylase.

Die verschiedenen Faktoren, die die renale Phosphatrückresorption und die Calcitriol-Synthese in der Niere regulieren, sind in 👁23.41 dargestellt.

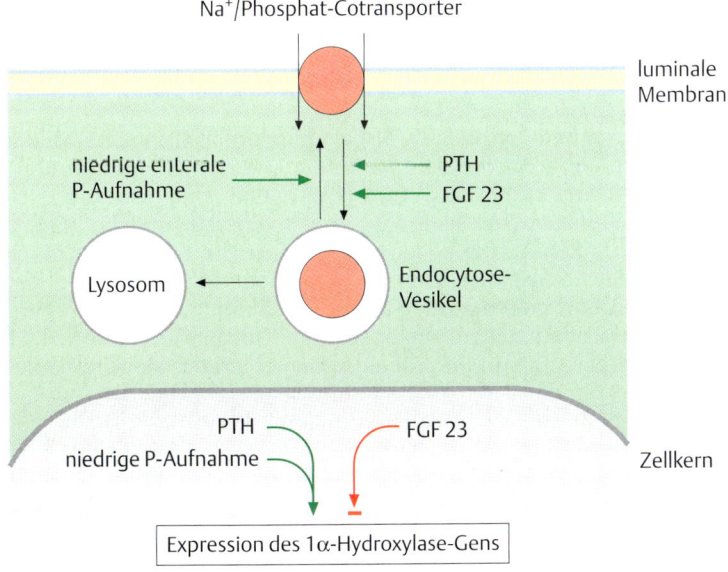

👁23.41 Regulation der Phosphat-Rückresorption im proximalen Tubulus. Eine verminderte enterale Phosphat-Aufnahme fördert neben der Phosphat-Rückresorption in der Niere auch die Expression des Gens für die 1α-Hydroxylase und damit die Calcitriol-Synthese. Parathormon (PTH) und FGF23 wirken entgegengesetzt.

👁 Drei genetische **Defekte der Phosphat-Rückresorption** im proximalen Tubulus sind bekannt. Beim autosomal rezessiv vererbten Defekt führt die Mutation zum Fehlen oder zur verminderten Funktion des Phosphat-Na$^+$-Cotransporters. Bei einem zweiten dominant vererbten Defekt bewirkt eine strukturelle Änderung von FGF23, dass dieser Faktor nicht abgebaut werden kann. Daraus resultieren eine gesteigerte endozytotische Aufnahme mit intrazellulärem Abbau des Transportproteins. Die gleiche Wirkung hat ein X-chromosomal vererbter Defekt der Endopeptidase für den Abbau von FGF23. Alle drei Defekte manifestieren sich als hypophosphatämische Rachitis.

👁 **Hormonale Regulation der Nierentätigkeit.** Die Aktivität der Niere unterliegt der Kontrolle von Hormonen und Mediatoren. Sie steuern in erster Linie die Durchblutung (☛ 13.12), die Aktivität von Transportsystemen und regulieren die Durchlässigkeit von Membranen (s. Hauptspalte). Das Nebennierenhormon *Aldosteron* verringert die Na$^+$-Ausscheidung durch Reabsorption; gleichzeitig vermehrt es die K$^+$-Ausscheidung (mineralocorticoide Wirkung; s. S. 526). Der *atriale natriuretische Faktor* (ANF, Atriopeptin) hat eine gegenteilige Wirkung: er fördert die Na$^+$-Ausscheidung (s. S. 558). *Adiuretin* (Vasopressin, antidiuretisches Hormon, ADH) macht den distalen Tubulus und das Sammelrohr für Wasser permeabel und ermöglicht dadurch die Rückgewinnung. Wie sein Name sagt, wirkt das Hormon der Diurese entgegen (s. S. 558). Parathyrin fördert die Ausscheidung von Phosphat und vermindert die Verluste an Calium-Ionen (s. S. 532).

👁 **Hormone der Niere.** Die Niere produziert verschiedene Hormone. Sie ist der Ort der Bildung des *Calcitriols*, das den Calciumstoffwechsel steuert (s. S. 532). Durch Ausschüttung von *Erythropoietin* stimuliert sie die Reifung der Erythrocyten (s. S. 552). Das in der Niere gebildete und ins Blut ausgeschüttete *Enzym Renin* setzt aus Angiotensinogen Angiotensin I frei, den Vorläufer des Angiotensin II, das den Blutdruck und die Aldosteron-Produktion steuert. Damit ergibt sich ein Regelkreis für die Natrium-Homöostase (vgl. 👁21.1, S. 591).

Der **renale Diabetes mellitus** ist durch eine Glucose-Ausscheidung bei normaler Glucosekonzentration im Blut charakterisiert. Aufgrund der Beziehung zwischen der Glucosekonzentration im Blut und der Rückresorption von Glucose können drei Typen unterschieden werden (☞23.42):
Bei **Typ 0** fehlt die Glucose-Rückresorption nahezu vollständig.
Beim **Typ A** ist die Glucose-Resorption bei normaler Glucosekonzentration im Blut vermindert, und auch mit Zunahme der Glucosekonzentration im Blut wird ein normales Transportmaximum für Glucose nicht erreicht. Neben der verminderten Affinität des Transporters zum Substrat ist auch die maximale Transportrate reduziert.
Beim **Typ B** ist ebenfalls die renale Rückresorption von Glucose bei normaler Glucosekonzentration eingeschränkt, erreicht jedoch bei hoher Konzentration der Glucose im Blut und Primärharn ein normales Transportmaximum. Hier ist das Transportprotein vorhanden, aber seine Affinität zum Substrat vermindert.
Die Ursachen des renalen Diabetes sind Genmutationen, durch die die Struktur der Tubuluszellen oder das Transportprotein beeinträchtigt wird.

Protonen, Hydrogencarbonat. Die Transportvorgänge dieser Ionen im Nierentubulus sind die Grundlagen der Beteiligung der Niere an der Säure-Basen-Regulation. Sie sind in Kap. 21 dargestellt.

Glucose. Die im Glomerulus filtrierte Glucose wird nahezu vollständig im *proximalen Tubulus* rückresorbiert. Bei intaktem Transportprotein und einem Blutglucosespiegel unter 10 mmol · l^{-1} (140–160 mg/dl, „Glucoseschwelle") ist deshalb der Urin frei von Glucose. Steigt die Glucosekonzentration im Blut über diesen Grenzwert an, z. B. bei Diabetes mellitus, wird die renale Transportkapazität für Glucose überschritten und Glucose wird mit dem Urin ausgeschieden. Die *Glucose-Resorption* erfolgt im Cotransport mit Na$^+$, die Energie für den aktiven Transport wird von der Na$^+$/K$^+$-ATPase in der basolateralen Membran der Tubuluszellen geliefert (s. auch Kap. 14, S. 357: Na$^+$-getriebener Glucose-Symporter). Der Transport ist strukturspezifisch: D-Glucose, D-Galactose, aber auch α- und β-Methyl-D-Glucosid werden transportiert, nicht jedoch L-Glucose, L-Galactose, Fructose und Mannose. Der *Glucose-Transporter* in der Niere (SGLT2) ist nicht identisch mit dem im Darm. In sehr geringem Ausmaß wird aber der intestinale Glucose-Transporter SGLT1 auch in der Niere exprimiert.

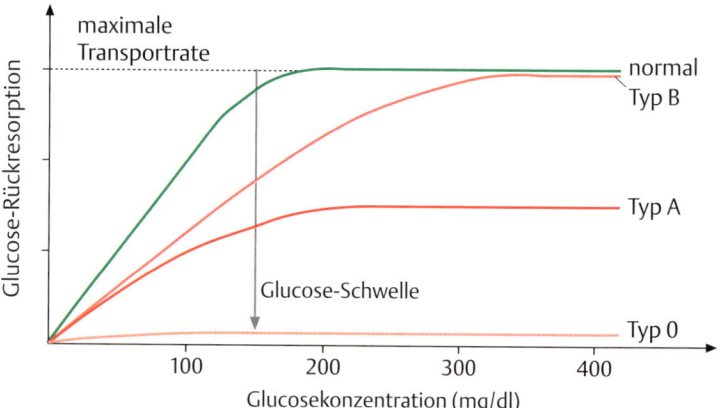

☞**23.42 Glucose-Rückresorption im Nierentubulus** Abhängigkeit von der Glucosekonzentration im Blut beim Gesunden und bei renalem Glucodiabetes Typ 0, A und B (150 mg/dl entspricht ca. 8,3 mmol · l^{-1}.

Das Fehlen oder die verminderte Funktion von einzelnen oder mehreren Transportsystemen für Aminosäuren führt zu einer **vermehrten Aminosäuren-Ausscheidung** im Urin (Hyper-Aminoacidurie) bei normalem Plasmaspiegel der Aminosäuren. Entsprechend zu den verschiedenen Transportsystemen für Aminosäuren im proximalen Tubulus sind mehrere derartige renale Hyper-Aminoacidurien bekannt.
Am häufigsten ist die *Cystinurie* mit vermehrter Ausscheidung von Cystin und den basischen Aminosäuren Arginin, Ornithin und Lysin. *Cystin* ist das Dehydrierungsprodukt aus zwei Cysteinen, die durch eine Disulfidbrücke verbunden sind (s. ☞14.28, S. 368). Aufgrund von einzelnen Beobachtungen, bei denen entweder nur die Ausscheidung von Cystin oder nur die der basischen Aminosäuren erhöht ist, werden drei Transportsysteme postuliert. Cystin ist schwer wasserlöslich und bildet Nieren- und Blasensteine.

Aminosäuren und Peptide. 95–99 % der glomerulär filtrierten Aminosäuren werden im *proximalen Tubulus* durch verschiedene Transportsysteme rückresorbiert. Die Transportsysteme unterscheiden sich durch ihre Substratspezifität, die jedoch überlappend ist: Einige Aminosäuren können bei hoher Konzentration im Primärharn durch verschiedene *Transporter* resorbiert werden. Mit Ausnahme der basischen Aminosäuren werden alle Aminosäuren im Cotransport mit Na$^+$ in die Tubuluszellen aufgenommen. Transportproteine in der basolateralen Membran der Tubuluszellen bewirken die Abgabe der resorbierten Aminosäuren an das Blut.
Auch Dipeptide werden proximal-tubulär rückresorbiert. Die hierfür erforderlichen Transportproteine sind noch nicht identifiziert. Größere Peptide, z. B. Peptidhormone, werden durch Peptidasen, die im Bürstensaum der proximalen Tubuluszellen lokalisiert sind, in die Aminosäuren gespalten.

Harnstoff. Aufgrund des geringen Molekulargewichts und des kleinen Molekülradius kann Harnstoff biologische Membranen leicht durchdringen. Im *proximalen Tubulus* werden ca. 50 % der glomerulär filtrierten Harnstoffmenge resorbiert, wahrscheinlich durch Kanalproteine oder auf parazellulärem Weg („solvent drag"). In der Henle-Schleife findet dagegen eine Harnstoff-Sekretion statt. Sie wird dadurch ermöglicht, dass im distalen Teil der Sammelrohre Harnstoff in das Nierenparenchym und aufgrund des Konzentrationsgradienten in den aufsteigenden Teil der Henle-Schleife übertritt. Die komplexen Prozesse des tubulären Harnstoff-Transports in den verschiedenen Tubulusabschnitten und in verschiedenen Richtungen sind an der Harnkonzentrierung beteiligt (s. Lehrbücher der Physiologie).

Organische Säuren und Basen, Xenobiotika. Die Tubuluszellen der Niere können organische Säuren und Basen, die im Stoffwechsel entstehen, aber auch Fremdstoffe (Xenobiotika, z. B. Pharmaka) aus dem Blut aufnehmen und in das Tubuluslumen ausscheiden. In der basolateralen Membran der Tubuluszellen sind verschiedene Transportproteine für organische Säuren und Basen lokalisiert. Sie sind nicht streng substratspezifisch. Die Aufnahme erfolgt im Cotransport mit Na^+ oder als Antiport mit anderen organischen Säuren oder Basen Die Existenz dieser Transportproteine erklärt, dass z. B. Pharmaka, die an Plasmaproteine gebunden und deshalb nicht glomerulär filtrierbar sind, dennoch über die Niere ausgeschieden werden können.

Proteine. Die Glomeruluskapillaren sind in der normalen Niere für Proteine mit einem Molekulargewicht unter 10000 Da frei permeabel, für Proteine über 60000 Da impermeabel. Die glomerulär filtrierten Proteine werden entweder durch Peptidasen des Bürstensaums der Tubuluszellen zu Aminosäuren und kleinen Peptiden abgebaut oder durch Endozytose in die Tubuluszellen aufgenommen und intrazellulär in Peptide und Aminosäuren gespalten. Die Protein-Ausscheidung beim Erwachsenen überschreitet deshalb unter normalen Bedingungen nicht den Grenzwert von 150 mg/Tag.

Stoffwechsel der Niere. Die Nieren weisen einen intensiven Stoffwechsel auf. Bezogen auf das Organgewicht haben die Nieren unter allen Organen die höchste Blutversorgung (4000 ml/kg · min; zum Vergleich Leber 860, Herz 830, Gehirn 530 ml/kg · min). Die hohe Sauerstoffaufnahme dient der oxidativen Phosphorylierung, um den Bedarf der aktiven Transportvorgänge im Nierentubulus, besonders der Na^+-Rückresorption im proximalen Tubulus zu decken. Zwischen der Na^+-Rückresorption und dem O_2-Verbrauch der Nieren besteht eine lineare Beziehung: pro mol O_2 werden 30 mol NaCl rückresorbiert, entsprechen 5 mol NaCl pro mol ATP-Verbrauch.

Substrate des Stoffwechsels, die aus dem Blut aufgenommen werden, sind vor allem Glucose und Fettsäuren. Die Nieren sind neben der Leber das einzige Organ, das auch zur Gluconeogenese befähigt ist, so dass auch im Hungerzustand das Organ mit Glucose versorgt werden kann.

Eine besondere Bedeutung hat die Ammoniumproduktion der Niere in Verbindung mit der Säure-Basen-Regulation (s. Kapitel 21). Von den verschiedenen Aminosäuren, die im Blut kreisen, wird nur Glutamin konstant und in größerem Ausmaß von den Nieren aufgenommen. Variabel, sehr viel geringer und vom Säure-Basen-Status unabhängig, ist die Aufnahme von Glycin, Alanin, Serin und Aspartat. Für den Abbau des Glutamins in der Niere stehen zwei Enzymsysteme zur Verfügung:

- Die in den Mitochondrien lokalisierte Glutaminase I, die vom Glutamin die Säureamidgruppe abspaltet. Es entsteht Glutamat, von dem durch die Glutamatdehydrogenase Ammonium unter Bildung von 2-Oxoglutarat freigesetzt wird.
- Die Glutaminase II überträgt in einer Transaminierungsreaktion die Aminogruppe des Glutamins auf eine 2-Oxosäure, wobei aus Glutamin α-Oxoglutaramat entsteht. Durch eine ω-Amidase wird daraus unter Freisetzung von Ammonium α-Oxoglutarat gebildet.

Nach der Größe der ausgeschiedenen Proteine kann zwischen einer glomerulären und einer tubulären Proteinurie unterschieden werden. Die **glomeruläre Proteinurie** beruht auf der gesteigerten glomerulären Permeabilität für Proteine, wobei die Kapazität der Tubuli für die Rückresorption der Proteine überschritten wird. Da die kleineren Proteine bei der Rückresorption begünstigt werden, erscheinen bei der glomerulären Form der Proteinurie vor allem die Serumproteine einer molaren Masse über 65000 im Urin, z. B. Albumin, Transferrin, Immunglobulin G und Immunglobulin M. Bei der **tubulären Proteinurie** werden die im Glomerulus filtrierten niedermolekularen Proteine durch die Tubuluszellen nicht oder nicht vollständig rückresorbiert. Die molare Masse der vorwiegend ausgeschiedenen Proteine liegt unter 65000. Charakteristisch für die tubuläre Proteinurie ist die Ausscheidung von β2-Mikroglobulin, Lysozym und der L-Ketten von Immunglobulinen.

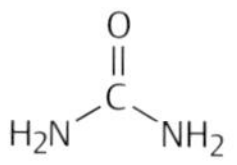

Harnstoff

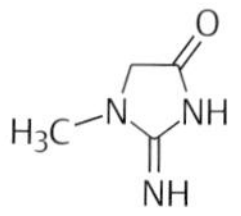

Kreatinin

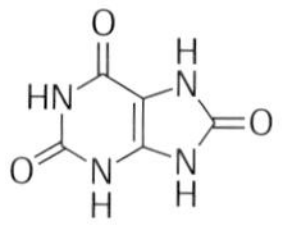

Harnsäure

Die Ammoniumproduktion und -ausscheidung in den Urin durch die Nieren ist vor allem vom Glutaminangebot abhängig, das von der Glutaminsysnthese in der Leber bestimmt wird (s. Kapitel 21).

Urin. Die Zusammensetzung und die Tagesmenge des Urins schwanken je nach Menge der aufgenommenen Flüssigkeit und äußeren Bedingungen (körperliche Aktiviät, extrarenale Wasserverluste durch Schwitzen oder Diarrhoe). Angaben über die tägliche Ausscheidung von Harnbestandteilen bezieht man deshalb auf den 24-Stunden-Harn (☛ 23.13). Unter den ausgeschiedenen Substanzen entfällt der größte Teil auf Harnstoff, die nicht-toxische Ausscheidungsform von Ammonium (NH_4^+), das beim Abbau der Proteine und Aminosäuren in großer Menge entsteht. Man kann aus der Menge des ausgeschiedenen Harnstoffs die umgesetzte Proteinmenge annährungsweise bestimmen: 1 g Harnstoff-N entspricht 6,25 g Protein. Andere N-haltige Ausscheidungsproukte im Urin sind Harnsäure, Kreatinin, das durch Ringschluss aus Kreatinphosphat bzw. Kreatin entsteht, Aminosäuren und NH_4^+. Daneben enthält der Urin in geringer Menge Metabolite, Enzyme, Vitamine, Hormone und Medikamente oder deren Abbauprodukte. Die normale gelbe Farbe des Urins wird durch Urochorme, Abbauprodukte des Hämoglobins, verursacht.

☛ **23.13 Normale Harnbestandteile** (tägliche Ausscheidung eines Erwachsenen, die Werte hängen stark von der Ernährung und dem Körpergewicht ab).

Bestandteile		Masse (g)
anorganische	Wasser	500–2000
	Natrium	2,8–5,1
	Kalium	2,0
	Calcium	0,46
	Magnesium	0,24
	Ammoniak	0,02–0,07
	Chlorid	4,3–8,5
	Sulfat	3,8
	Phosphat	2,9–3,8
organische	Harnstoff	20–35
	Harnsäure	0,3–2,0
	Kreatinin	1,0–1,8
	Kreatin	bis 0,1
	Aminosäuren	1–3
	Glucose	bis 0,160
	Ketonkörper	bis 3
	Proteine	bis 0,040
	Porphyrine	bis 0,0003

23.6 Binde- und Stützgewebe und extrazelluläre Matrix

Zusammenfassung

– Die Binde- und Stützgewebe erfüllen durch die Zusammensetzung und Organisation ihrer extrazellulären Matrix eine Vielfalt unterschiedlicher mechanischer und sonstiger Aufgaben.

– Die quantitativ wichtigste Proteinkomponente des Bindegewebes ist das **Kollagen**. Sein wesentliches Bauprinzip ist die Tripelhelix. Sie besteht aus drei linksgängigen Helices, die gemeinsam eine rechtsgängige Tripelhelix bilden. Jede dritte Aminosäure ist Glycin.

– Es sind etwa 20 verschiedene Kollagene bekannt, sie unterscheiden sich in den α-Ketten, die die Tripelhelix ausbilden.

– Die **Synthese der Kollagene** geschieht am rauen endoplasmatischen Retikulum. Die Tripelhelices werden intrazellulär zusammengesetzt, extrazellulär werden Propeptide abgespalten, dann organisieren sich Kollagenfibrillen aus den Kollagenmolekülen und werden quervernetzt.

– Die **Hydroxylierung von Prolinresten** ist für die Stabilität des Kollagens sehr wichtig. Die Aktivität der Prolyl-Hydroxylase ist davon abhängig, dass ihr Cofaktor Eisen als Fe^{2+} vorliegt. Hierzu wird Ascorbat (Vitamin C) als Reduktionsmittel benötigt.

– **Fibronectine** sind modular aufgebaut und organisieren über Integrin-, Kollagen- und Proteoglykan-bindende Domänen die Verankerung der Bindegewebszellen im Kollagen-Gerüst.

– Kollagen Typ IV, Laminin, Proteoglykane und weitere Komponenten organisieren die **Basalmembran** als netzartige extrazelluläre Matrix von Epithelien und anderen Zellverbänden.

– **Proteoglykane** bestehen aus negativ geladenen Polysaccharidketten (Glykosaminoglykane), die an Core-Proteinen synthetisiert werden. Die unterschiedlichen Proteoglykane werden über ihre Core-Proteine definiert. Als Hyalectane bezeichnet man solche Proteoglykane, die (nicht kovalent) mit Hyaluronsäure verknüpft sind.

– Entsprechend der Vielzahl unterschiedlicher Kollagene und Proteoglykane und deren komplexen Modifikationsmustern sind **viele, meist genetisch bedingte Störungen** bekannt.

Die Binde- und Stützgewebe bilden eine Vielfalt von Strukturen mit sehr unterschiedlichen mechanischen Funktionen. Sie können starr oder biegsam, dehnbar oder nicht dehnbar sein. Diese Eigenschaften werden durch die Organisation und Zusammensetzung der *extrazellulären Matrix* (EZM) der Binde- und Stützgewebe erreicht, deren Komponenten (Kollagene, Proteoglykane, Zelladhäsions-Moleküle u.a.) von den Zellen dieser Gewebe synthetisiert werden. Die netzartige extrazelluläre Matrix von Epithelien und anderen strukturierten Zellverbänden ist aus hierfür spezialisierten Komponenten organisiert und wird als *Basalmembran* (oder *Basallamina*) bezeichnet.

Das Kollagen ist das wichtigste Protein des Bindegewebes. Es macht etwa ein Drittel der gesamten Proteinmasse des Menschen aus und gehört zu den wenigen Proteinen, deren Sequenz über längere Strecken periodisch aufgebaut ist: Seine Grundeinheit ist die sogenannte α-Kette, in der jede dritte Aminosäure ein Glycin ist, so dass sich periodisch die Sequenz Gly-X-Y ergibt. X und Y sind häufig Prolin und Hydroxyprolin, können prinzipiell aber auch jede andere Aminosäure sein. Drei solcher α-Ketten winden sich schraubenförmig umeinander und bilden eine *Tripelhelix*. Glycin liegt im Inneren der Helix und erlaubt durch das Fehlen einer Seitenkette eine sehr dichte Packung der Helixstruktur (👁**23.43**). Diese Tripelhelix hat eine Länge von etwa

🔍 **Die Makromoleküle der extrazellulären Matrix** lagern sich zu komplexen Strukturen zusammen, die für das jeweilige Gewebe spezifisch sind. Sie binden an Rezeptoren (Integrine) der Zelloberflächen und sind dadurch an der Regulation von Zellfunktionen beteiligt. Die wichtigsten Makromoleküle der extrazellulären Matrix sind Proteoglykane, Kollagen und weitere Proteine, die über spezifische Bindungsstellen mit den übrigen Komponenten interagieren und so zum Aufbau dieses komplexen Netzwerks beitragen.

⚲ **Die Tripelhelix** ist aus drei Polypeptidketten zusammengesetzt, die jeweils die Raumstruktur einer **linksgängigen Helix** mit drei Aminosäuren pro Windung besitzen. Diese Konformation beruht auf der regelmäßigen Wiederholung des Tripeptids Gly-X-Y. X und Y sind häufig Prolin und Hydroxyprolin (ca. 20 % des Kollagens besteht aus Prolin bzw. Hydroxyprolin). Die drei Ketten der Tripelhelix werden als α-Ketten bezeichnet (nicht zu verwechseln mit der α-Helix als Sekundärstruktur). Gemeinsam bilden sie die Tripelhelix als **rechtsgängige Superhelix**. Die Bezeichnungen der unterschiedlichen α-Ketten sind als Subtypen durchnummeriert und mit einer Ziffer in Klammern dem jeweiligen Kollagentyp zugeordnet: Das Kollagen vom Typ I wird also zum Beispiel durch eine Tripelhelix aus zwei α1(I)-Ketten und einer α2(I)-Kette zusammengesetzt. Die entsprechenden Gene werden analog mit lateinischen Buchstaben abgekürzt, z.B. für Kollagen Typ I: COL1A1, COL1A2.

👁**23.43 Die Kollagen-Tripelhelix** wird aus drei Polypeptidketten (α-Ketten) gebildet, in denen jede dritte Aminosäure Glycin und die dazwischen liegenden Aminosäuren zu einem hohen Prozentsatz Prolin und Hydroxyprolin sind. Die linksgängige, gestreckte Helixstruktur der einzelnen α-Ketten (**a** und **b**) geht auf die Prolin- bzw. Hydroxyprolin-Reste (Polyprolin-Helix) zurück. Diese helicalen Ketten lagern sich zur Tripelhelix zusammen (**c**). Jede dritte Aminosäure aller drei Polypeptidketten ist zur Helixachse orientiert, und dort kann räumlich nur die Aminosäure Glycin untergebracht werden.

300 nm, was ca. 1000 Aminosäuren pro α-Kette entspricht. Man kennt mehr als 20 verschiedene α-Ketten, so dass prinzipiell eine sehr große Zahl unterschiedlicher Kollagenarten aus ihnen zusammengesetzt werden könnte. Allerdings wurden bisher lediglich 20 verschiedene Kollagene identifiziert. Einige davon sind in ⊤ 23.14 zusammengefasst. Den größten Anteil stellen die Kollagen-Typen I, II und III. Sie bilden, ebenso wie die Typen V und XI, fibrilläres (faserartiges) Kollagen. Andere Kollagene bilden komplexe Netzwerke oder sind als integrale Membranproteine an Zell-Matrix-Interaktionen beteiligt.

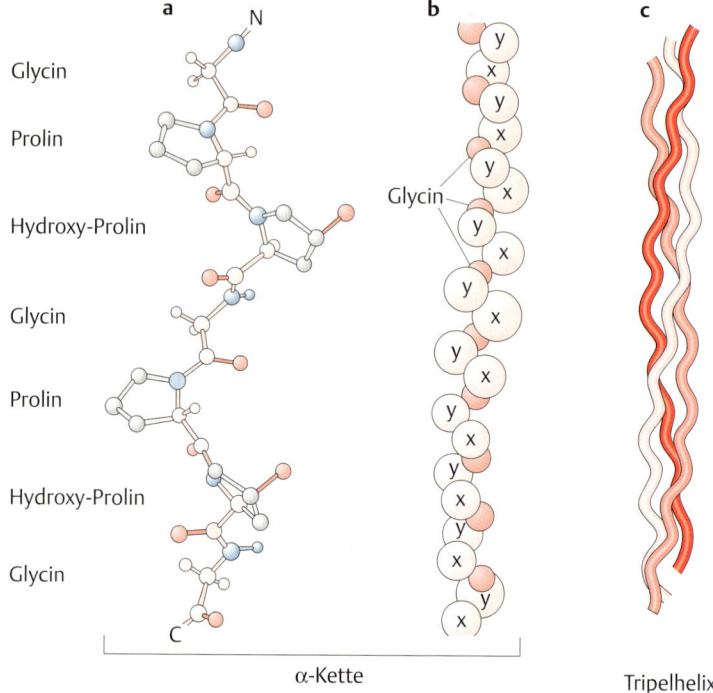

⊤ 23.14 Zusammensetzung und Vorkommen von Kollagen-Typen (Auswahl)

Typ	Zusammensetzung	Vorkommen
Fibrilläre Kollagene		
I	$[\alpha 1(I)]_2 \ [\alpha 2(I)]$	Haut, Sehnen , Knochen, Dentin (assoziiert mit Typ XII)
II	$[\alpha 1(II)]_3$	hyaliner Knorpel, Glaskörper des Auges (ass. mit Typ IX)
III	$[\alpha 1(III)]_3$	Haut, Muskel, Blutgefäße (retikuläre Fasern)
V	$[\alpha 1(V)]_2 \ [\alpha 2(V)]$	Haut, Knochen, Cornea (zusammen mit Typ I)
Basalmembran-kollagene		
IV	$[\alpha 1 \,(IV)]_2 \ [\alpha 2(IV)]$	Basalmembranen (ubiquitär)
VII	$[\alpha 1 \,(VII)]_3$	Haut (Basalmembran-assoziiert)
XV	$[\alpha 1 \,(XV)]_3$	Muskel (Basalmembran-assoziiert)
Transmembran-kollagene		
XIII	$[\alpha 1(XIII)]_3$	Haut (Zelloberflächenprotein, Interaktion mit extrazellulärer Matrix)
XVII	$[\alpha 1(XVII)]_3$	Haut (in Hemidesmosomen mit α6β4-Integrin assoziiert)

Kollagen-Biosynthese. In den Bindegewebszellen werden am rauen endoplasmatischen Retikulum nach dem Prinzip der Proteinbiosynthese zunächst Polypeptidketten von circa 1400 Aminosäuren Länge synthetisiert (◈23.44). Diese Vorläuferproteine besitzen sowohl *C*- als auch *N*-terminal *Propeptid*-Abschnitte, die für das Zusammenfügen der Tripelhelix essenziell sind und später abgespalten werden. Bereits während der Synthese werden die neu synthetisierten Polypeptidketten im endoplasmatischen Retikulum an bis zu 50% der Prolin- und an wenigen Lysin-Seitenketten hydroxyliert. Cotranslational wird das *C*-terminale Propeptid *N*-glykosyliert. Im endoplasmatischen Retikulum interagieren die *C*-terminalen Propetide von drei Polypetidketten miteinander und werden durch Disulfidbrücken kovalent verknüpft. An Prolinresten werden die Polypetidketten zur *trans*-Konfiguration isomerisiert, einige der Hydroxylysinreste werden glykosyliert (zunächst mit Galactose, anschließend mit Glucose zum Glucosylgalactosyl-Disaccharid). Auf dieser Stufe bilden drei Ketten noch im ER die Tripelhelix-Struktur des *Prokollagens* aus; sie werden anschließend über den Golgi-Komplex und sekretorische Vesikel aus den Fibroblasten ausgeschleust. Extrazellulär werden durch spezifische Peptidasen sowohl die *C*- als auch *N*-terminalen Propeptide abgespalten, und die Tripelhelices lagern sich lateral aneinander zur *Kollagenfibrille*. In dieser Fibrille sind die ca. 300 nm

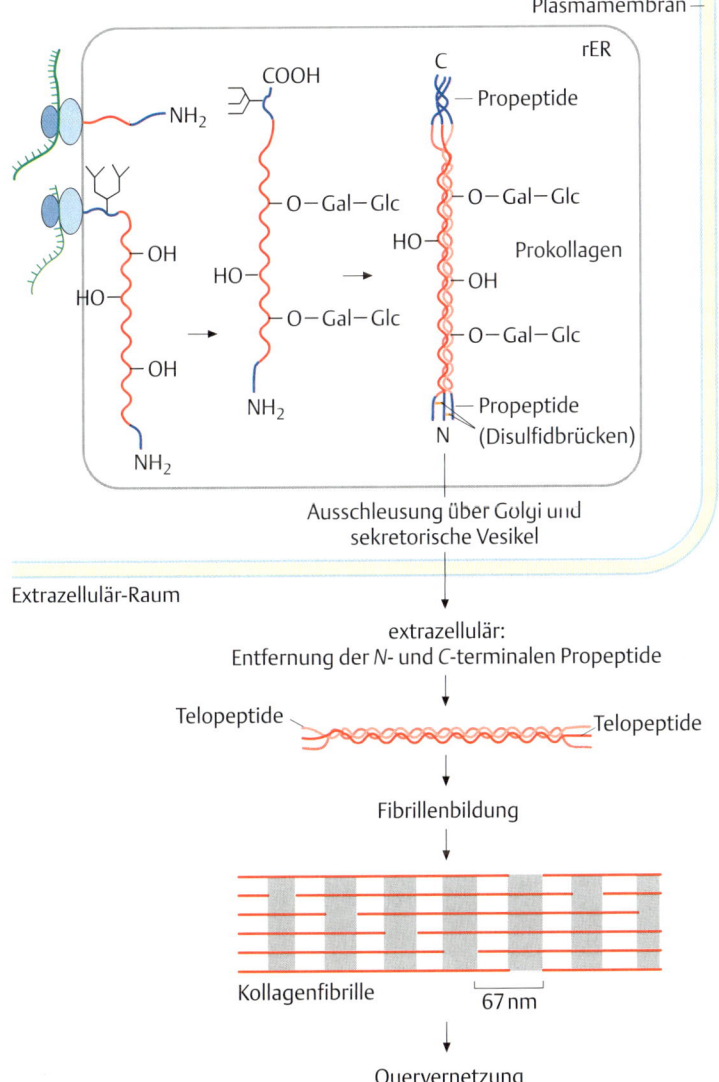

◈**23.44 Die Kollagen-Biosynthese.** Noch im rER werden Lysin- und Prolinreste hydroxyliert, die *C*-terminalen Propeptide *N*-glykosyliert und einige Hydroxylysinreste *O*-glykosyliert. Propeptide im *C*-terminalen Bereich der Pro-αKetten assoziieren miteinander, Disulfidbrücken zwischen ihnen werden ausgebildet und die Polypeptidketten bilden die Tripelhelix des Prokollagens aus. Dieses wird über den Golgi-Komplex und sekretorische Vesikel ausgeschleust. Extrazellulär werden die *C*- und *N*-terminalen Propeptide abgespalten und die Tripelhelices zu Kollagenfibrillen zusammengelagert und quervernetzt.

◉23.45 Hydroxylysin-5-ketonorleucin als Beispiel einer Quervernetzung zwischen zwei Kollagenmolekülen. Dieses ist das Produkt der Ausbildung einer Schiff-Base zwischen den Amino- und Aldehyd-Gruppen von Hydroxylysin und Hydroxyallysin mit anschließender Verlagerung der Doppelbindung unter Ausbildung einer Ketogruppe.

🔍 **Skorbut** ist die Folge eines Mangels an *Vitamin C*. Die Stabilität der Tripelhelix erhöht sich durch Hydroxylierung von Prolinresten, weil Hydroxyprolin Wasserstoffbrücken ausbildet, die die Tripelhelix stabilisieren. Unvollständig hydroxyliertes Kollagen als Folge des Vitamin-C-Mangels ist schon bei Körpertemperatur instabil und hat dadurch eine verkürzte Halbwertszeit. Die Symptome eines Vitamin-C-Mangels bestehen zum Beispiel in Schäden der Haut, Blutungen in Haut und Schleimhäuten durch Instabilität der Kapillaren und Defekten des Halteapparates der Zähne.

◉23.46 Hydroxylierung von Prokollagen an einem Prolylrest.

langen Tripelhelix-Komplexe jeweils um etwa ein Viertel gegeneinander verschoben und lassen eine Lücke zwischen aufeinander folgenden Ketten. Die Anordnung der Fibrillen und dieser Lücken gibt den fibrillären Kollagenfasern daher ein quergestreiftes Aussehen mit einer Periode von 67 nm (◉23.44).

Quervernetzung. An beiden Enden weisen die einzelnen α-Ketten der Kollagene nach Entfernen der Propeptide noch kurze, nicht-helicale Abschnitte auf (Telopeptide), die für eine intermolekulare Quervernetzung innerhalb der Fibrillen essenziell sind. Dort werden Lysin- und Hydroxylysin-Reste durch *Lysyl-Oxidase* zum entsprechenden Aldehydlysin (*Allysin* bzw. *Hydoxyallysin*, s. ◉2.6, S. 28) oxidativ desaminiert. Zwei Allysin-Seitenketten können durch Aldolkondensation miteinander reagieren und in weitere Reaktionen eintreten. Zwischen Aldehydgruppen von Hydroxyallysin und der ε-Aminogruppe von Hydroxylysin können Schiff-Basen entstehen und durch eine nachfolgende Amadori-Umlagerung eine stabile Quervernetzung erzeugen. Dabei wird die Doppelbindung der Schiff-Base verlagert und eine Ketogruppe ausgebildet. ◉23.45 zeigt das Hydroxylysino-5-Ketonorleucin als Quervernetzungsprodukt zwischen zwei Kollagenmolekülen. Die Vernetzung ist ein Vorgang, der sich langsam vollzieht und bis ins hohe Alter anhält, er ist für das Altern des Bindegewebes mitverantwortlich.

Prokollagen-Hydroxylasen. Die Prolin-Modifikation zum Hydroxyprolin ist für die Festigkeit des Kollagens sehr wichtig, da Hydroxyprolin zwischen den Polypeptidketten innerhalb der Tripelhelix Wasserstoffbrücken ausbildet. Unvollständig hydroxylierte Ketten bilden bei Körpertemperatur keine festen Tripelhelices und werden infolgedessen nicht aus der Zelle ausgeschleust.
Die Hydroxylierung wird durch die *Prolyl-Oxidase* katalysiert. Als Dioxygenase benötigt sie molekularen Sauerstoff als Substrat. Cosubstrat ist dabei 2-Oxoglutarat, das zu Succinat und CO_2 oxidativ de-

🔍 **Störungen der Kollagen-Biosynthese** Entsprechend der großen Zahl unterschiedlicher Kollagen-Typen und wegen der funktionellen Bedeutung posttranslationaler Modifikationen gibt es ein breites Spektrum von genetisch bedingten Kollagen-Bildungsstörungen. Die verschiedenen Formen der **Osteogenesis imperfecta** beruhen auf Defekten im COL1A1- oder COL1A2-Gen, betreffen also Kollagen vom Typ I. Im Krankheitsbild herrscht Knochenbrüchigkeit vor, bei manchen Typen auch Hörstörungen. Osteogenesis imperfecta Typ II, ebenfalls mit Defekten im COL1A1- oder COL1A2-Gen, führt schon pränatal zum Tod. Hier werden Mutationen in Glycin-Codons, Exon-Rearrangements und Mutationen im C-terminalen Propeptid gefunden.
Auch das **Ehlers-Danlos-Syndrom** ist eine sehr heterogene Gruppe von Bindegewebserkrankungen. Es betrifft insbesondere die Haut (dehnbar, dünn) und Gelenke (hypermobil). Bei unterschiedlichen Erkrankungstypen wurden Mutationen im COL1A1-, COL1A2- und COL3A1Gen beschrieben. Bei Typ VI ist das Gen für Lysyl-Hydroxylase mutiert, bei Typ IX ist die Lysyl-Oxidase durch eine Störung der Kupfer-Verwertung gestört. Typ VIIC ist durch einen Defekt der Proteinase gekennzeichnet, die das *N*-terminale Propeptid abspaltet, Typ X ist durch einen Fibonectin-Defekt bedingt.
Störungen der Knorpelbildung (**Chondrodysplasien**) können auf Mutationen in einer Vielzahl von Genen beruhen, die am Aufbau des Knorpels beteiligt sind. Die Tripelhelix des Knorpel-Kollagens ist ein Homotrimer aus α1(II)-Ketten. Entsprechend beruht ein Teil der Chondrodysplasien auf Mutationen im COL2A1-Gen.
Störungen im Kollagen vom Typ IV, also dem Kollagen der Basalmembranen, liegen dem **Alport-Syndrom** zugrunde. Die Erkrankung ist X-chromosomal vererbt und insbesondere durch Nieren-Funktionsstörungen, häufig auch zusätzlich durch Hördefekte charakterisiert. Das mutierte Gen ist das COL4A5-Gen.
Das nicht-fibrilläre Transmembrankollagen Kollagen XVII, das auch als BP180 bezeichnet wird und als Komponente von Hemidesmosomen von Hautzellen an der Zelladhäsion beteiligt ist, ist bei einer bestimmten Form der **Epidermolysis bullosa** (generalisierte atrophische benigne Epidermolysis bullosa, GABEB) defekt. Die Krankheit manifestiert sich in Blasenbildungen der Epidermis.

carboxyliert wird (●**23.46**). Die Prolyl-Oxidase enthält als Cofaktor Fe^{2+}. In Abwesenheit des Substrats kann die oxidative Decarboxylierung des 2-Oxoglutarats dennoch stattfinden, allerdings verbleibt dann das Eisen in einer Fe^{3+}-Zwischenstufe der Reaktion, so dass das Enzym inaktiv wird. Zu seiner Regeneration muss als spezifisches Reduktionsmittel die *Ascorbinsäure* (Vitamin C) zu Dehydroascorbinsäure oxidiert werden. Dies erklärt die Bindegewebsläsionen bei Skorbut (s.S. 626).

Elastin ist ein Protein, das gummielastische, unlösliche Fasern bildet. Es wird als Bindegewebsprotein dort benötigt, wo das vergleichsweise starre Kollagen nicht die nötige Elastizität aufweisen würde, wie zum Beispiel in der Haut oder in den Wänden der Blutgefäße. Die monomeren Untereinheiten des Elastins haben eine Länge von etwa 750 Aminosäuren und werden als *Tropoelastin* bezeichnet. Dieses ist reich an hydrophoben Aminosäuren (bis zu 95%) und enthält an spezifischen Quervernetzungs-Abschnitten vermehrt Lysin-Reste. Diese werden in besonderer Weise miteinander vernetzt: Lysin-Reste von einzelnen Ketten werden zu Allysin oxidiert und kondensieren zum Pyridin-Derivat *Desmosin* (●**23.47**).
Eine zweite Komponente elastischer Fasern stellen die *Mikrofibrillen* mit dem Glykoprotein *Fibrillin* als Hauptanteil. Dessen Bedeutung scheint darin zu liegen, dass es eine Leitstruktur für die korrekte Anordnung der Tropoelastin-Moleküle bei deren Quervernetzung darstellt. Mikrofibrillen sind aber auch an elastinfreien Strukturen beteiligt wie dem Ciliarkörper des Auges oder dem Mesangium der Nierenglomeruli.

Fibronectine interagieren als Proteine der zellulären Matrix gleichzeitig mit verschiedenen Proteinen: mit Integrinen an der Zelloberfläche, mit fibrillärem Kollagen und mit Proteoglykanen. Es gibt eine Vielzahl von Fibronectin-Isoformen, die durch alternatives Spleißen entstehen. Fibronectine sind Dimere aus zwei Polypeptidketten von jeweils ca. 2500 Aminosäuren Länge; sie sind in ihrem *C*-terminalen Bereich durch Disulfidbrücken miteinander verbunden. Beide Ketten sind aus mehreren Domänen zusammengesetzt (●**23.48**). Über die Integrin-bindende Domäne sind Fibronectine mit Zellen assoziiert und beeinflussen über das Integrin den Aufbau des Cytoskeletts (s. Kap. 15). Über Kollagen-bindende und Heparansulfat-bindende Domänen wird die Verknüpfung eines Fibronectin-Netzwerks in der extrazellulären Matrix erreicht. Auf diese Weise vermittelt Fibronectin die Verankerung der Bindegewebszellen im Kollagen-Gerüst.

●**23.47 Desmosin.** (hier im Peptidverband) entsteht als ein Pyridin-Derivat im Elastin nach Oxidation von Lysinresten verschiedener Ketten zu Allysin und Kondensation mit einem weiteren Lysin.

●**23.48 Fibronectin** ist ein Dimer aus zwei weitgehend identischen Polypeptiden, die im *C*-terminalen Bereich durch Disulfid-Brücken miteinander verknüpft sind. Das Protein ist modular aufgebaut und besitzt Bindungs-Domänen für andere Komponenten der extrazellulären Matrix (Proteoglykan, Kollagen) und der Zelloberfläche (Integrine). Die einzelnen Domänen sind durch intern mehrfach wiederholte Sequenzabschnitte (Typ I – III) charakterisiert. In den Typ-III-Wiederholungen der Integrin-Bindungsdomäne wurde das Tripeptid Arginin-Glycin-Aspartat (RGD im ein-Buchstaben-Code) als *Integrin-Erkennungs-Sequenz* identifiziert. Mit Sternchen sind Abschnitte bezeichnet, an denen an der entsprechenden prä-mRNA alternatives Spleißen (S. 139) stattfindet, so dass unterschiedliche Fibronectine vorkommen.

🔍 **Das Marfan-Syndrom** beruht auf einer Mutation des Fibrillin-I-Gens. Es ist eine autosomal-dominant vererbte Erkrankung, die sich besonders in einer Erweiterung der Aorta mit Aneurysmenbildung, in einer Insuffizienz der Mitralklappe des Herzens, einer Linsenluxation im Auge, einer auffallenden Körpergröße mit langen, schlanken Gliedmaßen *(Dolichostenomelie)* und „Spinnenfingern" *(Arachnodaktylie)* und Überdehnbarkeit der Gelenke manifestiert. Neben dem Fibrillin-I-Gen auf Chromosom 15 wurde auf Chromosom 5 ein zweites Gen (Fibrillin-2) identifiziert, dessen Genprodukt dem Fibrillin-I sehr ähnlich ist. Bei der Mutation des Fibrillin-2 ist die Arachnodaktylie das Hauptsymptom bei fehlender kardialer oder Gefäß-Symptomatik *(kongenitale kontraktuelle Arachnodaktylie)*.

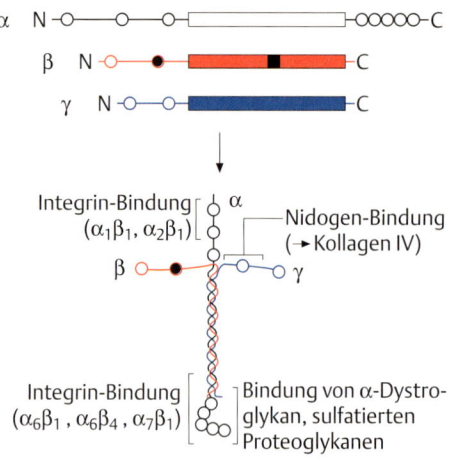

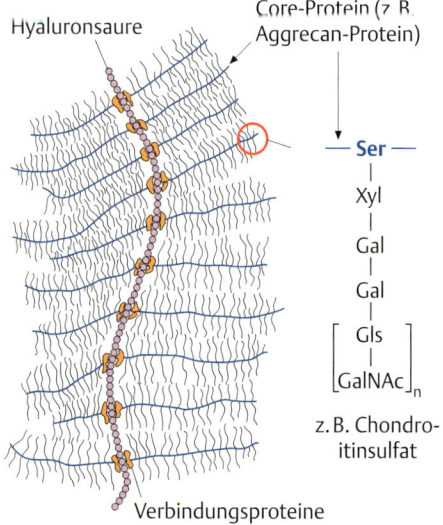

⊕23.49 Laminine sind neben Kollagen Typ IV ein Hauptbestandteil der Basalmembran. Sie sind heterotrimere Proteine mit globulären Domänen an den *N*-terminalen Abschnitten aller drei Ketten und in der *C*-terminalen Region der α-Kette. Durch Wechselwirkungen mit Typ-IV-Kollagen (über *Nidogen*), dem Proteoglykan *Perlecan* und weiteren Komponenten wird das Netzwerk der Basalmembran organisiert. Die Laminine sind eine Proteinfamilie, die sich aus verschiedenen Subtypen der α-, β- und γ-Ketten zusammensetzt, die unterschiedliche Basalmembranen charakterisieren.

Durch die Fähigkeit zur Fibrinbindung ist Fibronectin auch an Wundheilung und Blutstillung beteiligt.

Die Basalmembran ist ein Netzwerk von Proteinen der extrazellulären Matrix von Epithelien. Ihre wesentlichen Komponenten sind *Kollagen Typ IV, Laminin* mit Bindungsstellen für Integrine und weitere Komponenten der extrazellulären Matrix, Nidogen als Verbindungsmolekül zwischen Laminin und Kollagen IV und schließlich *Perlecan*, ein Proteoglykan mit multiplen Bindungsstellen für Moleküle der extrazellulären Matrix. Typ-IV-Kollagen unterscheidet sich von den faserbildenden Kollagenen insbesondere durch globuläre Domänen an den *C*- und *N*-terminalen Enden der Tripelhelix und durch nichthelicale Abschnitte, die die Tripelhelix unterbrechen und dem Molekül mehr Flexibilität verleihen. Durch seitliche Aneinanderlagerung der Tripelhelices und Interaktionen zwischen den globulären Domänen werden die Typ-IV-Kollagene vernetzt und bilden die Grundstruktur der Basalmembran (⊕23.49).

Proteoglykane des Bindegewebes. Neben den Proteinen sind zahlreiche Kohlenhydrate am Aufbau des Bindegewebes beteiligt. Wir haben die *Glykosaminoglykane* bereits bei der Besprechung der Polysaccharide als lange Ketten, in denen sich jeweils eine Uronsäure mit einem *N*-Acetylhexosamin abwechselt, kennen gelernt (Kapitel 9, S. 244). Diese Polysaccharide sind durch die Carboxylgruppen der Uronsäuren und durch Sulfatierung von Hydroxy- und Aminogruppen negativ geladen. Sie sind in Proteoglykanen an eine längere Proteinkette, das *Core-Protein*, O- oder *N*-glykosidisch gebunden. Die Proteoglykane unterscheiden sich durch die Vielzahl möglicher Core-Proteine und die Zusammensetzung und Länge ihrer Glykosaminoglykan-Seitenketten (⊤23.15, S. 709).

Ein proteinfreies Glykosaminoglykan ist die *Hyaluronsäure* (s. S. 244). Sie bildet unter anderem das „Rückgrat" für die Bindung von verschiedenen Proteoglykanen (z.B. mit Aggrecan im Knorpel, ⊕23.50).

Zwei der Heparansulfat-enthaltenden Proteoglykane sind membranassoziiert: *Syndecan* ist ein integrales Membranprotein, während *Glypican* über einen GPI-Anker (s. Kap. 6, S. 152) mit der Plasmamembran verknüpft ist. Über seine cytoplasmatische Proteindomäne steht Syndecan mit dem Cytoskelett in Verbindung. Die Proteoglykane der Zelloberfläche sind wichtige Verbindungselemente zur extrazellulären Matrix und tragen damit zur Adhäsion von Zellen an die Matrix bei. Außerdem wirken sie als Co-Rezeptoren zur Rezeptorbindung von Wachstumsfaktoren (GF, s. ⊤24.3, S. 743).

Eine vierte Gruppe von Proteoglykanen bilden die kleinen leucinreichen Proteoglykane. Sie sind unter anderem an der Zusammensetzung von Kollagenfasern beteiligt. So ist zum Beispiel *Decorin* in der Lücke zwischen aufeinander folgenden Kollagenketten im fibrillären Kollagen lokalisiert (s. oben, ⊕23.44).

⊕23.50 Aufbau eines Proteoglykans am Beispiel des Aggrecans. Das Aggrecan-Core-Protein (blau) ist über ein spezifisches Verbindungsprotein nicht-kovalent mit Hyaluronsäure (violett) verknüpft. Die Chondroitinsulfat-Ketten werden im Golgi-Komplex an bestimmten Serin-Resten am Core-Protein durch sequenzielles Anfügen der einzelnen Zucker aufgebaut: zunächst Xylose und zweimal Galactose, anschließend alternierend Glucuronsäure (Gls) und N-Acetyl-Galactosamin im Falle des Chondroitinsulfats (s. auch Kapitel 9.7, S. 244). Das hier zweidimensional gezeichnete Proteoglykan ist natürlich dreidimensional vorzustellen.

⊤ 23.15 Proteoglykane

Proteo-glykan (PG)	Größe des Protein-anteils (kDa)	Glykosamino-glykan (Anzahl von Ketten pro Proteinmolekül)	Vorkommen (Beispiele)	Besonderheiten
Perlecan	ca. 450	Heparansulfat Chondroitinsulfat (3)	Gefäßwände, Epithelien	Bestandteil der Basalmembran
Versican*	ca. 300	Chondroitinsulfat Dermatansulfat (10–30)	Gefäßwände, Haut	enthält Hyaluronsäure
Aggrecan*	ca. 220	Chondroitinsulfat Keratansulfat (> 100)	Knorpel	enthält Hyaluronsäure
Decorin	ca. 40	Dermatansulfat Chondroitinsulfat (1)	fibrilläres Binde-gewebe	kleines, Leucin-reiches PG, bindet TGF-β
Biglycan	ca. 40	Dermatansulfat Chondroitinsulfat (2)	Myoblasten, Epithelien	kleines, Leucin-reiches PG
Syndecan**	ca. 50	Heparansulfat (3)	Neuronen, Epithelien, Bindegwebe	Transmembran-Protein; bindet extrazellulär FGF, intrazellulär an Cytoskelett
Glypican**	ca. 60	Heparansulfat (3–4)	Gehirn	GPI-verankert, bindet IGF, Cystein-reich

* Versican und Aggrecan (auch Neurocan, Brevican) sind mit Hyaluronsäure verknüpft und werden auch als Hyalectane bezeichnet.

** Membrangebundene Proteoglykane, modulieren als Co-Rezeptoren die Aktivität von Wachstumsfaktor-(GF)-Rezeptoren.

Knochenbildung. Knochen bestehen im Wesentlichen aus einer Matrix von Kollagen Typ I (zu einem geringen Teil auch Typ V), in die Calciumphosphat in Form von Hydroxylapatit (S. 599) eingelagert ist. Die Apatit-Bildung geschieht in der Nähe der Osteoblasten, die durch Phosphatasen für die Bereitstellung von Phosphat aus organischer Bindung sorgen, so dass die Konzentration des Löslichkeitsprodukts von Calciumphosphat überschritten wird. Der organische Anteil des Knochens beträgt circa 30%. Zu diesem tragen neben dem Kollagen und Proteoglykanen weitere Proteine wie *Osteopontin*, *Osteonectin* und *Osteocalcin* bei. Ähnlich wie in Calcium-bindenden Faktoren der Blutgerinnungs-Kaskade (S. 609 f. und 678) findet man auch hier γ-Carboxyglutamat-Reste in einzelnen Faktoren, zum Beispiel im Osteo-calcin.

Die Knochenmineralien sind den Stoffwechselvorgängen keineswegs entzogen. Wie bereits im Kapitel 20 beschrieben, kann Ca^{2+} bei Bedarf aus dem Reservoir der Knochen mobilisiert und in das Blut abgegeben werden (S. 532 f.). Die Demineralisierung geschieht durch die Osteo-klasten; ihre Tätigkeit wird durch das *Parathyrin* aktivert.

23.7 Muskel und Bewegung

Zusammenfassung

– Muskeln wandeln **chemische Energie aus ATP in Arbeit** um. Das ATP kann durch die Kreatin-Kinase aus ADP und Kreatinphosphat schnell regeneriert werden.

– Im Muskel findet **keine Gluconeogenese** statt. Allerdings werden Alanin und Lactat aus dem Muskelstoffwechsel der Leber zugeführt und dienen dort der Gluconeogenese (Cori-Zyklus, Alanin-Zyklus).

– Im **quergestreiften Muskel** werden die sich wiederholenden Untereinheiten zwischen zwei Z-Streifen als Sarkomere bezeichnet. Dünne Filamente (*Actin*) sind an den Z-Strukturen fixiert. Dicke Filamente (Bündel aus *Myosin*) sind vom zentralen M-Streifen aus jeweils zum Z-Streifen hin orientiert.

– Die **Muskelkontraktion** wird durch eine Freisetzung von Ca^{2+}-Ionen aus dem sarkoplasmatischen Retikulum vermittelt. Myosin setzt die Energie der ATP-Spaltung in eine Konformationsenergie seines Köpfchens um. Diese wird zu einer Bewegung des Köpfchens genutzt, wenn durch die Bindung von *Ca²⁺* an *Troponin C* die Myosin-Bindungsstelle am Actin zugänglich wird.

– **Glatte Muskeln** besitzen zwar *Tropomyosin*, aber kein Troponin. Hier wird die Kontraktion, d.h. die Bindung des Myosins an Actin und die Bewegung des Myosin-Köpfchens, durch eine Phosphorylierung der regulatorischen Kette des Myosins ausgelöst. Die entsprechende **Myosin-leichte-Ketten-Kinase** ist nur als Komplex mit **Ca^{2+}-Calmodulin** aktiv.

– Als Elemente des Cytoskeletts kommen Actin und Myosin auch außerhalb der Muskelzellen vor; u.a. sind sie an Bewegungsvorgängen beteiligt.

– **Mikrotubuli** sind zusammen mit ATP-abhängigen Motorproteinen an Bewegungsvorgängen beteiligt. Die ATPase *Dynein* treibt die Bewegung von Cilien und Flagellen, die ATPase *Kinesin* z.B. den Transport von Vesikeln entlang den Mikrotubuli in Nervenaxonen.

– **Dystrophin** ist ein Protein des muskulären Membranskeletts. Das Fehlen dieses Proteins bewirkt bei der Duchenne-Muskeldystrophie eine Degeneration der Skelettmuskulatur.

Muskeln wandeln chemische Energie in mechanische Arbeit um. Als Quelle der chemischen Energie dient ATP; es wird durch den Substratstoffwechsel im Muskel selbst erzeugt. Der regelmäßige Aufbau der Skelettmuskulatur gibt ihr lichtmikroskopisch ein *quergestreiftes Aussehen*. Sie wird von der vegetativ innervierten *glatten Muskulatur* unterschieden. Die Herzmuskulatur (das *Myokard*) stellt eine Sonderform der quergestreiften Muskulatur dar.

Stoffwechsel des Muskels. Muskeln gewinnen ihre Energie vor allem aus Fettsäuren und aus Glucose. Die Ausstattung verschiedener Muskelarten mit Enzymen, Mitochondrien und dem Sauerstoff-Träger Myoglobin kann sehr unterschiedlich sein. Muskeln, die eine große Arbeitsleistung kurzfristig erbringen, decken ihren Energiebedarf meist durch *anaerobe Glykolyse*. Die hierzu notwendigen Enzyme sind in entsprechend hoher Konzentration vorhanden. Durch ihren vergleichsweise geringen Myoglobin-Gehalt erscheinen diese Fasern hell und werden als Typ-II-Fasern oder **weiße Muskelfasern** bezeichnet (**T 23.16**). Ihnen werden die **roten Muskelfasern** (Typ-I-Fasern) gegenübergestellt, die Dauerarbeitsleistungen vollbringen und einen hohen Gehalt an Myoglobin aufweisen (zur Sauerstoff-Bindung des Myoglobins, s. S. 37). Die roten Muskelfasern, zu denen auch die Herzmuskulatur gehört, arbeiten *aerob* und enthalten sehr viele Mito-

T 23.16 Eigenschaften unterschiedlicher Fasertypen der Skelettmuskulatur

	rote Fasern (Typ I)	weiße Fasern (Typ II)
Kontraktionsgeschwindigkeit	niedrig	hoch
Myoglobin-Gehalt	hoch	niedrig
oxidativer Stoffwechsel	hoch	niedrig
Lactat-Bildung	niedrig	hoch
Mitochondrien-Gehalt	hoch	niedrig

chondrien. Dadurch sind sie reich an Enzymen des Citrat-Zyklus und der Atmungskette. Sie verbrennen vor allem Fettsäuren und bei entsprechender Stoffwechsellage auch Ketonkörper. Durch entsprechende Anforderungen kann sich der Anteil an weißen oder roten Muskelfasern den Bedingungen anpassen.

Cori-Zyklus und Alanin-Zyklus. Im Muskelgewebe kann, wegen des Fehlens der entsprechenden Enzyme, keine Gluconeogenese stattfinden. In zwei Stoffwechsel-Zyklen, dem *Cori*- und dem *Alanin-Zyklus*, werden jedoch über den Blutkreislauf Stoffwechselprodukte des Muskels (Lactat und Alanin) der Leber zur Gluconeogenese zugeführt (s. ◉9.34, S. 252 und ◉8.14, S. 214). Lactat entsteht bei der anaeroben Glykolyse aus Pyruvat (s. ◉9.33, S. 251). Alanin ist das Transaminierungsprodukt aus Pyruvat und Aminosäuren. Nach erneuter Transaminierung des Alanins zu Pyruvat in der Leber steht dieses dort wieder zur Gluconeogenese zur Verfügung. Aus Leberglykogen kann Glucose bei Bedarf wieder mobilisiert und dem Muskel zugeführt werden, so dass sich der jeweilige Zyklus schließt (s. auch Kap. 22).

Verzweigtkettige Aminosäuren werden vom Skelettmuskel bevorzugt aufgenommen und dort metabolisiert. Ihre Transaminierung findet in erster Linie dort statt und ihr Kohlenstoffskelett wird im Muskel oxidativ zur Energiegewinnung genutzt oder für die Gluconeogenese ebenso zur Leber gebracht wie ihr Stickstoffanteil in Form der Transportmetabolite Alanin und Glutamin. Mit der Nahrung aufgenommene verzweigtkettige Aminosäuren werden weniger von der Leber als vielmehr von der Skelettmuskulatur aus dem Blut aufgenommen, zusätzlich werden verzweigtkettige Aminosäuren von der Leber abgegeben und vom Muskel zur Energiegewinnung und Proteinsynthese genutzt.

Regulation. Synthese und Abbau der Kohlenhydrat-Speicher (Glykogen) im Muskel unterliegen einer hormonellen Kontrolle: *Insulin* fördert die Aufnahme von Glucose und die Synthese von Glykogen, während *Catecholamine* über einen erhöhten cAMP-Spiegel den Glykogen-Abbau stimulieren (s. Kap. 22). Die katabole Wirkung der *Glucocorticoide* führt durch Proteinabbau im Muskel zu einer Mobilisierung von Aminosäuren, welche dann in der Leber zur Gluconeogenese bereitstehen. Umgekehrt stimulieren *Androgene* die Proteinsynthese im Skelettmuskel. Testosteron und Testosteron-ähnliche Substanzen wirken daher anabol.

Energiereiche Phosphate. *Adenosintriphosphat* ist die eigentliche „Aktionssubstanz" des Muskels. Seine hydrolytische Spaltung liefert die Energie für die Kontraktion. Ein weiteres energiereiches Phosphat ist das *Kreatinphosphat*, aus dem die *Kreatin-Kinase* das Phosphat auf ADP überträgt. Damit stellt Kreatinphosphat eine Energiereserve dar, die eine schnelle Regeneration von ATP erlaubt. Die Rückreaktion von Kreatin und ATP zu Kreatinphosphat geschieht nicht durch die cytoplasmatische Kreatin-Kinase, sondern durch das mitochondriale Enzym, das an der Außenseite der inneren Mitochondrienmembran zum Intermembranraum hin ausgerichtet ist. Hier interagieren die mitochondriale Adeninnucleotid-Translocase (ADP/ATP-Translokator, s. ◉22.3) und die Kreatin-Kinase funktionell miteinander, indem das ATP aus der oxidativen Phosphorylierung der Kreatin-Kinase als Substrat zur Verfügung steht und das ADP als Reaktionsprodukt über den Translokator in die Mitochondrienmatrix zurück transportiert werden kann. Die Synthese des Kreatins erfolgt außerhalb der Muskulatur (◉23.51).

Ein weiteres System zur ATP-Regeneration im Muskel (und in anderen Geweben) ist die *Adenylat-Kinase* (Myokinase). Sie kann ATP auf Kosten von ADP bilden oder umgekehrt AMP zu ADP phosphorylieren (◉23.52).

Niere: Glycin + Arginin ⟶ Guanidinoacetat

Leber: Guanidinoacetat + S-Adenosyl-Methionin ⟶ Kreatin + S-Adenosyl-Homocystein

Muskel: Kreatin + ATP ⟶ Kreatinphosphat + ADF

◉23.51 Kreatin-Synthese in Niere und Leber. Die Struktur von Kreatin entspricht einem methylierten Guanidinoacetat (s. ◉23.52). Das Guanidinoacetat wird in der Niere aus Glycin und der Guanidinogruppe von Arginin synthetisiert und in der Leber zu Kreatin methyliert. Methylgruppendonor ist S-Adenosylmethionin. Das Kreatin wird auf dem Blutweg zur Muskulatur transportiert und dort durch Kreatin-Kinase phosphoryliert.

🔍 **Kreatinin** entsteht spontan (nichtenzymatisch) aus Kreatinphosphat:

Kreatinphosphat ⟶ Kreatinin

Kreatinin kommt neben Kreatin im Blut vor und wird über die Niere ausgeschieden. Die tägliche Ausscheidung ist der Muskelmasse proportional und damit individuell unterschiedlich. Obwohl Kreatinin nicht nur glomerulär filtriert, sondern auch tubulär sezerniert wird, hat sich die Bestimmung der sogenannten endogenen Kreatinin-Clearance als wichtiger Parameter bei der Diagnostik von Nierenfunktionsstörungen etabliert.

🔍 Bei Crustaceen findet man statt Kreatinphosphat das **Argininphosphat.** Der Phosphatrest ist auch hier an den Guanidino-Stickstoff gebunden.

$$\Delta G^{0'} = -12\,\text{kJ/mol}$$

$$\text{ATP} + \text{AMP} \xrightleftharpoons[\textit{Adenylat-Kinase}]{} 2\ \text{ADP} \qquad \Delta G^{0'} = 0\,\text{kJ/mol}$$

23.52 ATP-Bereitstellung im Muskel. Die cytoplasmatische Kreatin-Kinase des Muskels und die Adenylat-Kinase („Myokinase") stellen ATP für die Kontraktionsarbeit bereit.

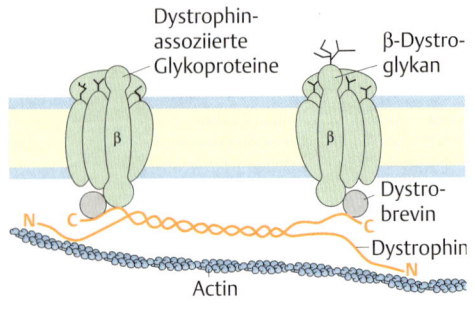

23.53 Dystrophin-Bindung an Actin und an Transmembran-Proteine des Sarkolemms. Dystrophin ist ein sehr großes Protein mit einer Masse von 427 kDa. Es bindet mit seinem C-terminalen Abschnitt an Glykoproteine der Plasmamembran des Muskels (Sarkolemm) und mit seiner N-terminalen Domäne an Actin. Ähnlich wie beim Spectrin ist der fibrilläre Teil des Dystrophins aus regelmäßig wiederholten Proteinabschnitten aufgebaut. Über das Transmembranprotein β-Dystroglykan und das damit assoziierte α-Dystroglykan (nicht gezeigt) besteht eine Verbindung zur extrazellulären Matrix. Neben dem Dystroglykan ist an der C-terminalen Domäne ein Komplex mehrerer Proteine gebunden, von denen lediglich Dystrobrevin eingezeichnet ist.

Aufbau der Muskelfibrillen. Quergestreifte Muskeln bestehen im Gegensatz zur glatten Muskulatur nicht aus einzelnen Zellen, sondern aus *Muskelfasern*. Sie stellen ein Syncytium dar, das durch Wachstum und Kernteilung aus einzelnen Vorläuferzellen hervorgeht und Hunderte von Zellkernen besitzen kann. Die Kerne sind an den Rand der bis zu wenigen Zentimetern langen Muskelfasern gedrängt, während das Innere der Zellen von Muskelfibrillen (*Myofibrillen*) erfüllt ist. Diese stellen den kontraktilen Apparat aus Actin und Myosin und weiteren an der Kontraktion beteiligten Proteinen dar. Die Myofibrillen sind von endoplasmatischem (hier: *sarkoplasmatischem*) Retikulum umgeben. Dieses wird von schlauchartigen Einstülpungen der Plasmamembran, den *Transversaltubuli*, erreicht, so dass Erregungen bis hierhin geleitet werden können.

Die Plasmamembran der Muskelzellen, das *Sarkolemm*, ist an ihrer Innenseite durch Proteine des Cytoskeletts stabilisiert. An deren Verankerung an integralen Membranproteinen ist das Protein *Dystrophin* beteiligt (23.53).

23.54 zeigt schematisch den Aufbau einer Myofibrille des quergestreiften Muskels. Sie besteht in erster Linie aus den dicken *Myosin-Filamenten* und den dünnen Filamenten, die aus *F-Actin* und den Actin-bindenden Proteinen *Tropomyosin* und *Troponin* aufgebaut sind (s. 23.56). Die dünnen Actin-Filamente sind mit ihren Plus-Enden an unlöslichen Strukturproteinen, die den sogenannten Z-Streifen bilden (in glatten Muskeln an den cytoplasmatischen Plaques), fixiert. Dort sind sie untereinander und mit Z-Proteinen und α-Actinin verknüpft. Zwei weitere Proteine, *Titin* und *Nebulin*, sind an

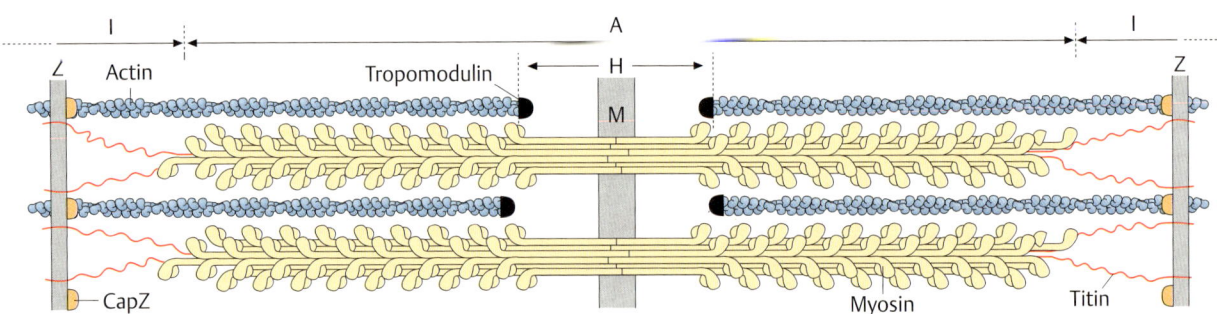

23.54 Aufbau eines Sarkomers. Myosin-Fibrillen gehen als dicke Filamente von einer zentralen Struktur, dem M-Streifen, aus und zeigen mit ihren Köpfchen in Richtung des Z-Streifens. Jedes dicke Filament besitzt ca. 300 Myosin-Köpfchen. Dort ist Actin in der Z-Scheibe mit seinem plus-Ende verankert, mit α-Actinin (nicht gezeigt) assoziiert und mit einem Schutzprotein (CapZ) gegen Depolymerisierung geschützt. Am Minus-Ende trägt das Actin-Filament eine Tropomodulin-Kappe. Mit α-Actinin ist auch *Titin* verknüpft. Dieses Protein reicht von Z bis M und hält die Myosin-Fasern während der Kontraktion zentriert. Es interagiert mit den Coiled-coil-Abschnitten des Myosins und mit dem Myosin-bindenden Protein MBP-C (nicht gezeigt). Myosin und Actin überlappen in den äußeren Abschnitten der A-Region (A steht für anisotrop im polarisierten Licht), während die dicken Filamente nicht in die (isotrope) I-Zone hineinreichen. Bei der Muskelkontraktion verschieben sich Actin und Myosin relativ zueinander und die H- und I-Abschnitte werden schmaler. Nebulin (nicht gezeigt) ist mit der Actinfaser entlang deren ganzer Länge verknüpft.

der Strukturierung der Myofibrille während der Kontraktion und Erschlaffung beteiligt. Titin ist mit 3000 kDa das größte bekannte Protein. Es weist eine regelmäßige Folge von Myosin-Bindungsstellen auf und reicht von der Z-Scheibe bis zum M-Streifen. Außerhalb seines Myosin-Bindungsbereichs ist Titin elastisch und seine Funktion besteht darin, die Myosinbündel während der Kontraktion und Erschlaffung im *Sarkomer* (dem Bereich zwischen zwei Z-Streifen) zentriert zu halten. Nebulin reicht von der Z-Scheibe bis zum Minus-Ende der Actin-Filamente und scheint bei deren Polymerisierung aus G-Actin als eine Leitstruktur zu wirken.

Der kontraktile Apparat der Muskelfibrille. Die Kontraktion einer Myofibrille beruht auf einer gegenseitigen Verschiebung von dünnen und dicken Filamenten. Die schwere Kette des *Myosins* ist ein Faserprotein (230 kDa), das aus einer langen α-Helix und einem *N*-terminalen, globulären Anteil besteht. Im nativen Myosin sind zwei α-Helices als „coiled-coil" umeinander geschlungen, so dass aus zwei schweren Myosin-Ketten eine stabförmige Struktur mit zwei Myosin-„Köpfchen" entsteht. Jeder dieser globulären Domänen sind zwei weitere Proteine (leichte Ketten, eine essenzielle und eine regulatorische, jeweils ca. 20 kDa) angelagert (☞23.55). Der Gesamtkomplex aus zwei schweren Ketten und zwei Paaren leichter Ketten hat eine Masse von ca. 500 kDa. In der schweren Myosinkette sind am Übergang von der Kopfstruktur zum helicalen Segment und innerhalb des α-helicalen Abschnitts zwei Bereiche, an denen das Myosin scharnierartig abknicken kann. Im Myosinköpfchen ist die Actin-Bindungsstelle und die ATPase-Aktivität des Myosins lokalisiert.

Wie ☞23.54 andeutet, sind viele Myosin-Moleküle (mehrere Hundert) gestaffelt nebeneinander im dicken Filament so ausgerichtet, dass die Kopfenden zum Z-Streifen zeigen. Die Myosin-Dimere sind durch *Myosin-bindendes Protein C* miteinander verbunden. Durch die Polarität der Myosin-Anordnung ergibt sich in der Mitte des Sarkomers ein Übergangsbereich, der als M-Streifen bezeichnet wird und spezifische Proteine (z.B. Myomesin) enthält.

Das dünne Filament besteht hauptsächlich aus *F-Actin*, das aus den (hantelförmigen) Actin-Monomeren zur Actin-Faser polymerisiert ist (☞23.56 und ☞15.11, S. 380). Der Faser ist Tropomyosin angelagert. Dieses Faserprotein besteht, ähnlich wie der fibrilläre Teil des Myosins, aus zwei umeinander geschlungenen Helices, die entlang dem Actin-Filament zu langen Fasern polymerisieren. Die einzelnen Tropomyosin-Dimere erstrecken sich jeweils über eine Länge von sieben Actin-Einheiten entlang der F-Actin-Faser. Die dritte Proteinkomponente (allerdings nur im quergestreiften Muskel) ist der *Troponin-Komplex* (Tn), der aus drei Untereinheiten besteht. Die T-Untereinheit (TnT) bindet an Tropomyosin und ist mit zwei weiteren Untereinheiten verknüpft: Troponin I (TnI) inhibiert, zusammen mit Tropomyosin, die Bindung des Myosin-Kopfs an Actin. Dadurch wird die Freisetzung von ADP und Phosphat bei der ATP-Spaltung durch die ATPase-Funktion des Myosin-Kopfes blockiert und die Muskelkontraktion verhindert. Erst die Ca^{2+}-Bindung an die dritte Untereinheit (TnC) hebt diese Behinderung auf und ermöglicht die Kontraktion (s. unten). TnC gehört zur Familie der Calcium-bindenden Proteine, und seine Struktur ist der des Calmodulins (s. S. 493) sehr ähnlich.

Die Kontraktion des Muskels (☞23.57) wird durch die Ca^{2+}-*Konzentration* gesteuert. Die Erregungsübertragung an der motorischen Endplatte führt zu einer Depolarisierung der Muskelmembran und zu einer Öffnung von Ca^{2+}-Kanälen in den Membranen des sarkoplasmatischen Retikulums, das sich longitudinal über alle Sarkomere einer Myofibrille erstreckt und in Nachbarschaft zu Einstülpungen, den transversalen Tubuli, terminale Zisternen ausbildet. Die Ca^{2+}-Konzentration im Cytosol steigt damit sehr plötzlich an (von etwa 10^{-7} auf

Die **Duchenne-Muskeldystrophie** (DMD) und die wesentlich mildere Verlaufsform nach *Becker* (BMD) entstehen durch Mutationen im X-chromosomal lokalisierten Dystrophin-Gen. Das Gen umfasst $2,5 \times 10^6$ Basenpaare mit über 60 Exons. Man nimmt an, dass allein schon die große Dimension des Gens ein Grund für die hohe Mutationshäufigkeit ist (1 von 3500 männlichen Neugeborenen). Im Falle der DMD führen Mutationen (Deletionen, Insertionen) zu Verschiebungen des Leserasters und dadurch zu einem Abbruch der Proteinkette; im Gegensatz dazu kann im Falle der BMD trotz einer Deletion (z.B. dem Verlust eines ganzen Exons) der Leseraster des Gens nach der Deletion korrekt („in frame") weiter geführt sein. Daraus kann ein Dystrophin-Protein mit eingeschränkter Funktion resultieren. *Dystrophin* gehört zu einer Familie von Proteinen, die eine Querverbindung zwischen Actinfasern und Glykoproteinen der Zellmembran herstellen. Zu dieser Protein-Familie zählt auch *Spectrin*, das in Erythrocyten ähnlich wie Dystrophin im Skelettmuskel eine Stabilisierung der Plasmamembran bewirkt (☞23.53).

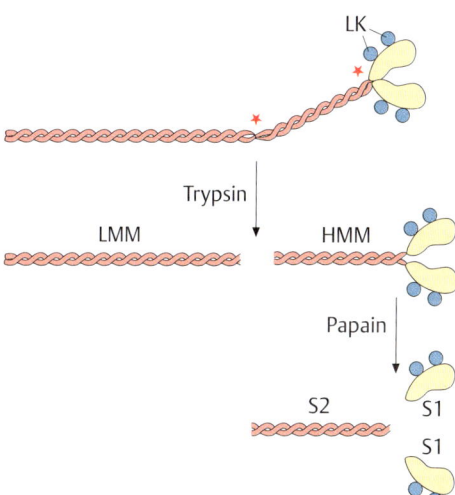

☞23.55 Das Myosin-Molekül besteht aus zwei Proteinketten, die aus je einem globulären Anteil (Myosin-Köpfchen) und einem α-Helix-Abschnitt bestehen. * = Scharnierregionen.
In vitro kann durch Spaltung mit Trypsin das Myosin-Molekül in zwei Abschnitte zerlegt werden (leichtes Meromyosin, LMM, schweres Meromyosin, HMM). HMM kann durch Papain in die Myosin-Köpfchen (S1) und das helicale Subfragment (S2) aufgespalten werden.

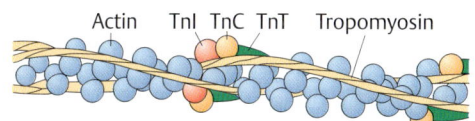

☞23.56 Aufbau eines dünnen Filaments. Die hantelförmigen *Actin-Monomere* sind zu spiraligen Fasern verknüpft. Ihnen ist das Faserprotein *Tropomyosin* angelagert. Die einzelnen Tropomyosin-Abschnitte überspannen jeweils 7 Actin-Monomere und tragen je einen Troponin-Komplex, der aus den Untereinheiten TnI, TnC und TnT besteht.

Die **Ca²⁺-Freisetzung am sarkoplasmatischen Retikulum** sowohl im Skelett- als auch im Herzmuskel beginnt mit Spannungs-abhängigen Konformationsänderungen eines Calcium-Transporters, der (nach einem Hemmstoff dieses Transporters) als *Dihydropyridin-Rezeptor* (DHPR) bezeichnet wird.

Im Herzmuskel wird die Öffnung eines Ca²⁺-Kanals des sarkoplasmatischen Retikulums, des sogenannten *Ryanodin-Rezeptors*, dadurch erreicht, dass der DHPR Ca²⁺-Ionen aus dem Extrazellulärraum ins Cytoplasma transportiert und eine Öffnung des Ryanodin-Rezeptors bewirkt. Der Ryanodin-Rezeptor ist strukturell verwandt mit dem InsP₃-Rezeptor (S. 490).

Im Skelettmuskel sind weitere Strukturen an der Erregungsleitung bis zum Sarkomer beteiligt. Im Bereich der Z-Streifen erreicht die Plasmamembran in Form transversaler Tubuli die Muskelfasern. Bis dorthin erstreckt sich auch das sarkoplasmatische Retikulum. Wenn hier lokal durch die Aktivierung des Dihydropyridin-Rezeptors die Ca²⁺-Konzentration erhöht wird, wird der Liganden-abhängige Ryanodin-Rezeptor des sarkoplasmatischen Retikulums aktiviert und Ca²⁺ strömt ins Cytosol.

10^{-5} mol · l⁻¹), und die Ca²⁺-Ionen binden an *Troponin C*. Dies führt zu Konformationsänderungen von TnT und TnI, die Tropomyosin-Kette verschiebt sich leicht, und eine Bindung des Myosinköpfchens an Actin wird möglich. Damit ist das Myosinköpfchen zur Spaltung von ATP in ADP und Phosphat befähigt. Die dabei freiwerdende Energie wird in der Konformation des Myosin-Köpfchens bewahrt. Die durch die Ca²⁺-Bindung an Troponin C ermöglichte Wechselwirkung des Myosins mit der Actin-Faser bewirkt eine Konformationsänderung des Myosin-Köpfchens und eine Änderung seines Winkels zum α-helicalen Myosin-Anteil. Aus diesem Abknicken resultiert schließlich eine Verschiebung des Actin-Filaments zur Mitte des Sarkomers. Da die Myosin-Moleküle zu beiden Seiten der M-Scheibe mit entgegengesetzter Polarität angeordnet sind, kommt es durch dieses Gleiten

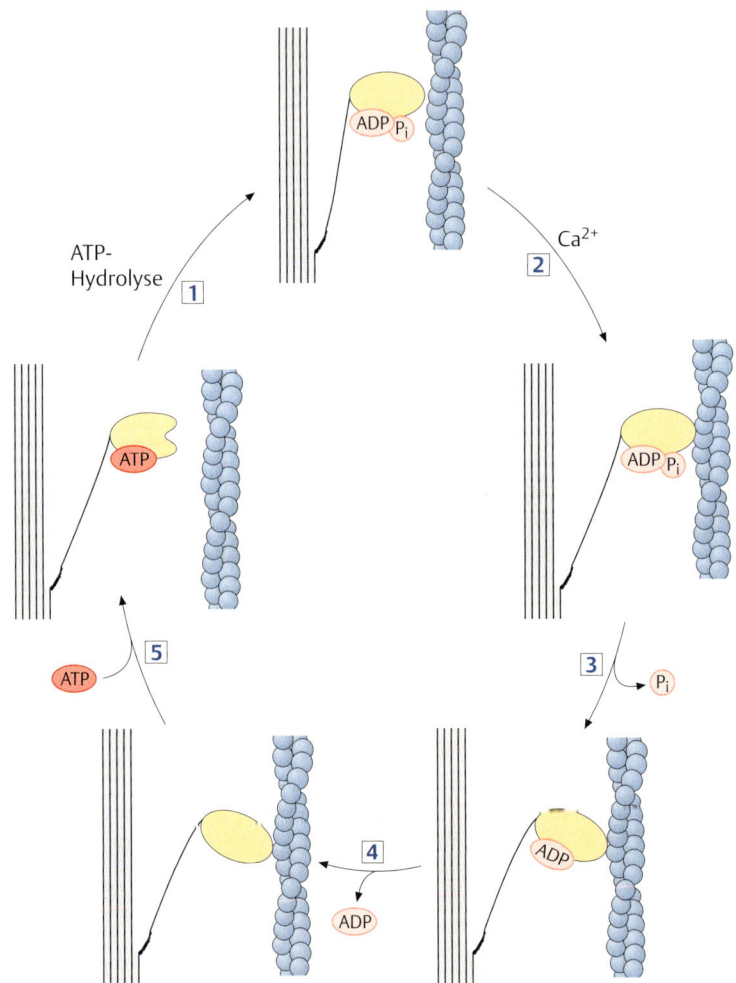

23.57 Elementarvorgang der Muskelkontraktion. (**1**) Das Myosin-Köpfchen ist durch die vorangegangene ATP-Bindung vom Actin-Filament abgelöst. Durch die ATP-Spaltung kommt es jetzt zu einer Konformationsänderung des Myosin-Köpfchens und zu einer schwachen Wechselwirkung mit dem Actin-Filament. In Abwesenheit von Ca²⁺-Ionen sind allerdings die Bindungsstellen für eine starke Myosin-Bindung an Actin blockiert. (**2**) Erst bei Erhöhung der Ca²⁺-Konzentration im Sarkoplasma wird die Myosin-Bindungsstelle am Actin freigegeben. (**3**) Durch die starke Bindung des Myosins an Actin kommt es zu einer Konformationsänderung des Myosinköpfchens, das Phosphat wird abgegeben und das Köpfchen knickt am Übergang zur S2-Region ab. Daraus resultiert die Verschiebung der Actinfaser gegenüber dem Myosin. (**4**) Nach der Abgabe von ADP verbleibt der Komplex starr aus fest gebundenem Myosin und Actin, bis (**5**) nach erneuter Bindung von ATP durch eine erneute Konformationsänderung des Köpfchens das Myosin vom Actin abgelöst wird.

der dünnen Filamente gegen die dicken Filamente zu einer Verkürzung der einzelnen Sarkomere und damit zur Kontraktion des Muskels.

Die ATP-Hydrolyseprodukte ADP und Phosphat werden während dieser Konformationsänderungen entlassen, zunächst das Phosphat und, beim Abknicken des Myosinköpfchens, das ADP. Erst durch diese Konformationsänderung und die Abgabe von Phosphat und ADP ist die Myosin-ATPase-Reaktion vollständig abgelaufen.

Das System muss sich nun erneut mit Energie beladen. ATP wird an das Myosin-Köpfchen angelagert und führt dadurch zur Ablösung vom Actin. Ist die Ca^{2+}-Konzentration weiterhin hoch, kann der Myosin-ATPase-Zyklus erneut durchlaufen werden. Ist der motorische Nerv nicht mehr erregt, werden die Ca^{2+}-Ionen durch eine ATP-getriebene Ca^{2+}-Ionenpumpe aus dem Cytoplasma in die Zisternen des sarkoplasmatischen Retikulums befördert. Die Ca^{2+}-Ionen werden dort an *Calsequestrin*, ein saures Protein von hoher Ca^{2+}-Bindungskapazität, gebunden, wodurch die Konzentration an freien Ca^{2+}-Ionen im sarkoplasmatischen Retikulum sinkt und die Aufnahme weiterer Ca^{2+}-Ionen energetisch erleichtert wird. Ein Hemmstoff der sarkoplasmatischen Ca^{2+}-ATPase ist *Phospholamban*. Eine Inaktivierung dieses Regulators durch Phosphorylierung erleichtert die Erschlaffung des Muskels.

Glatte Muskeln kontrahieren sich ebenfalls durch die gegenseitige Verschiebung der Actin-Myosin-Filamente unter ATP-Spaltung. Sie besitzen Tropomyosin-Fasern, aber keine Troponin-Komplexe. Es müssen also andere Faktoren auf die Regulation der Myosin-Bindung an Actin und auf die nachfolgende Konformationsänderung bei der Freisetzung von ADP und Phosphat wirken. Diese Hemmung wird im glatten Muskel durch die regulatorische, leichte Myosin-Kette vermittelt (◉**23.58**): Eine Phosphorylierung dieser leichten Kette durch die *Myosin-leichte-Kette-Kinase* (MLK-Kinase) hebt die Blockade auf und ermöglicht so die Interaktion des Myosinköpfchens mit dem Actin.

Die vorübergehende Erhöhung der Ca^{2+}-Konzentration im Sarkoplasma hat auch **metabolische Konsequenzen:** die inaktive, d.h. dephosphorylierte Form der Glykogen-Phosphorylase-Kinase (S. 635) kann durch Ca^{2+}-Calmodulin aktiviert werden. Die Muskelerregung ist also mit der Bereitstellung von Glucose aus Glykogen koordiniert. Ca^{2+} verstärkt auch die Umwandlung von Pyruvat zu Acetyl-CoA durch Aktivierung der Pyruvat-Dehydrogenase-Phosphatase, welche die Pyruvat-Dehydrogenase aktiviert. Auch der Stofffluss im Citrat-Zyklus wird durch Ca^{2+} beschleunigt (Aktivierung der Isocitrat-Dehydrogenase und 2-Oxoglutarat-Dehydrogenase).

Nach der Kontraktion wird zur **Relaxation des Muskels** die sarkoplasmatische Ca^{2+}-Konzentration durch die *Ca^{2+}-ATPase*, eine Calciumpumpe in der Membran des sarkoplasmatischen Retikulums, gesenkt. In geringem Maße wird Ca^{2+} auch über die Plasmamembran (das Sarkolemm) durch eine *Ca^{2+}-ATPase* oder ein *Ca^{2+}/Na^+-Gegentransport-System* in den Extrazellulärraum befördert.

Am Herzmuskel, wo die Regulation der Ca^{2+}-Konzentration über dieses Ca^{2+}/Na^+-Antiport-System der Plasmamembran entscheidende Bedeutung hat, ist die Verteilung der Ca^+-Ionen durch eine Hemmung der Aktivität der Na^+/K^+-ATPase beeinflussbar. Herzglykoside führen dazu, dass weniger Na^+ aus der Zelle transportiert wird. Dadurch sinkt der Na^+-Import in die Zelle und als Folge davon auch der Ca^{2+}-Export aus der Zelle. Die erhöhte cytoplasmatische Ca^{2+}-Konzentration bewirkt dadurch eine gesteigerte Kontraktionskraft.

◉**23.58 Die Kontraktion der glatten Muskulatur** unterscheidet sich von derjenigen der quergestreiften Muskulatur dadurch, dass hier nicht die Ca^{2+}-Bindung an Troponin, sondern die Phosphorylierung der regulatorischen leichten Kette des Myosins die Muskelkontraktion auslöst. Die *Myosin-leichte-Ketten-Kinase* (MLK-Kinase) benötigt zur Aktivierung Ca^{2+}-beladenes *Calmodulin* als regulatorische Untereinheit. Die Ca^{2+}-Calmodulin-Bindung an die MLK-Kinase findet nur statt, wenn die Kinase selbst dephosphoryliert ist. Das Enzym kann daher durch Phosphorylierung inaktiviert, durch Dephosphorylierung aktiviert werden. Ein weiterer Regulator der Muskelkontraktion auf der Ebene der ATP-Hydrolyse am Myosinköpfchen ist *Caldesmon* (s. Text).

MLK: „Myosin leichte Kette"

Die Aktivierung der MLK-Kinase geschieht durch den Ca^{2+}-Calmodulin-Komplex. Der entscheidende Schritt der Aktivierung ist also auch hier die Erhöhung der Ca^{2+}-Konzentration.

Ein zweiter Regulator ist das *Caldesmon*. Dieses Protein bindet bei niedriger Ca^{2+}-Konzentration an das Actin-gebundene Tropomyosin und hemmt die ATPase-Aktivität des Myosin-Köpfchens. Bei Erhöhung der Ca^{2+}-Konzentration bindet der Ca^{2+}-Calmodulin-Komplex an Caldesmon und hebt dessen Interaktion mit dem Tropomyosin-Actin-Komplex auf. In gleicher Weise führt eine Phosphorylierung des Caldesmons durch eine Ca^{2+}-abhängige Kinase zur Aufhebung dieses Hemmeffekts.

Insgesamt wird also auch in der glatten Muskulatur die Kontraktion dadurch ausgelöst, dass eine Erhöhung der Ca^{2+}-Konzentration im Cytosol die Bindung des Myosin-Köpfchen an Actin auslöst. Phosphat und ADP werden abgegeben und die Konformationsenergie wird in mechanische Arbeit umgewandelt.

Die *MLK-Kinase* besteht aus zwei Untereinheiten, der eigentlichen Kinase und dem Calmodulin-Ca^{2+}-Komplex, der sich erst bei der Erhöhung der Ca^{2+}-Konzentration von etwa 10^{-7} auf 10^{-5} mol $\cdot$ l^{-1} bildet. In ●**23.58** ist darüber hinaus gezeigt, dass die Aktivität der Kinase selbst auch durch Interkonversion (s. S. 67) reguliert wird: In Anwesenheit von cAMP wird die Kinase durch Protein-Kinase A phosphoryliert und damit inaktiviert. Bindung von Catecholaminen an β-Rezeptoren (s.S. 563) führt also über eine Phosphorylierung der MLK-Kinase zu einer Erschlaffung der glatten Muskulatur. Andererseits lösen Catecholamine über α_1-Rezeptoren oder Angiotensin II über AT-II-Rezeptoren (s.S. 560) mit $InsP_3$ als Second Messenger eine Mobilisierung von Ca^{2+}-Ionen aus dem sarkoplasmatischen Retikulum aus. In gleicher Weise führt der Ca^{2+}-Einstrom durch spannungsgesteuerte Ca^{2+}-Kanäle aus dem Extrazellularraum nach Depolarisierung der Membran durch Aktivierung muskarinischer Acetylcholin-Rezeptoren zu einer Kontraktion der glatten Muskulatur.

Cytoskelett und Bewegung. Wir haben Actin bereits in Kapitel 15 als Komponente des Cytoskeletts kennengelernt und seine Wechselwirkung mit verschiedenen Actin-bindenden Proteinen erwähnt (S. 380). In diesem Sinne ist auch das Myosin des Muskels (Myosin II) ein Actin-bindendes Protein. Auch in Nicht-Muskel-Zellen ist *Myosin* vorhanden. Inzwischen hat man eine Vielzahl von Myosinen gefunden, die untereinander in Bezug auf ihre Motordomäne (das Myosin-„Köpfchen") sehr ähnlich sind, aber große Unterschiede in ihren *N*-terminalen Schwanzdomänen aufweisen.

In vielen Fällen ist die Funktion der einzelnen Myosin-Arten noch nicht bekannt. Die Nomenklatur für Muskel-Myosin als Myosin II wurde eingeführt, als man feststellte, dass auch Myosin als Monomeres mit nur einem Köpfchen existiert, das man entsprechend als Myosin I bezeichnete. Es ist durch seine Interaktion mit Actin an der Organisation des Cytoskeletts beteiligt. Myosin II ist nicht auf die Funktion in Muskelzellen beschränkt; es ist zum Beispiel auch ubiquitär an der Abschnürung von Tochterzellen bei der Cytokinese am Ende der Telophase des Zellzyklus beteiligt. Ein anderes gut untersuchtes Myosin ist Myosin V, das am Transport von Vesikeln in der Zelle mitwirkt.

Weitere Actin-abhängige Mechanismen bei der Zellbewegung beruhen auf dem gerichteten Zusammenlagern oder Trennen von Actin-Filamenten durch Interaktion mit weiteren Actin-bindenden Proteinen (*Filamin, Gelsolin*). Dadurch kommt es in den betroffenen Cytoplasma-Bereichen zu visköseren oder flüssigeren Zuständen mit dem Ergebnis einer veränderten Morphologie oder Wanderung von Zellen. Dies ist charakteristisch für Bewegungen von Einzellern, aber auch für Leukocyten, wie wir am Beispiel der Phagocytose (s. S. 392) gesehen haben. Auch die gerichtete Polymerisierung von G- zu F-

Actin unter Beteiligung von *Profilin* ist eine Möglichkeit, durch Bündelung der entstehenden Actin-Fasern gezielte Streckung und Bewegung einer Zelle auszulösen.

Mikrotubuli. Bei vielen der geschilderten Bewegungsvorgänge wirken Actinfilamente und Mikrotubuli zusammen. Mikrotubuli gehen von Centriolen im Bereich der Centrosomen aus und sind einem ständigen Auf- und Abbau unterworfen (Kapitel 15, S. 381. Diese dynamische Instabilität der Mikrotubuli kann an Bewegungsvorgängen beteiligt sein. Dies kann man daraus ableiten, dass Mikrotubulus-depolymerisierende Substanzen (zum Beispiel Colchicin) die gerichtete Bewegung von Zellen hemmen können.

Mikrotubuli stellen Leitstrukturen für vesikulären Transport innerhalb der Zelle dar. Besonders gut untersucht ist der axonale Transport von Vesikeln in Nervenzellen, der durch Mikrotubulus-assoziierte Motor-Proteine getrieben wird. Man unterscheidet Kinesin, das Vesikel zum plus-Ende der Mikrotubuli (in Neuronen in Richtung der Synapsen) transportiert, und *Dynein*, welches den Transport in Gegenrichtung besorgt. Beide Motorprotein-Arten gehören jeweils einer größeren Familie von ATPase-Motorproteinen an. Sowohl Dyneine als auch Kinesin verwandte Proteine sind zum Beispiel auch an den Bewegungsvorgängen des Spindelapparats während der Mitose beteiligt.

Die Bewegung von *Cilien* und *Flagellen* kommt ebenfalls durch eine Mikrotubulus-assoziierte ATPase zustande. Wie der Querschnitt durch den mikrotubulären Apparat eines Ciliums zeigt (●23.59), weichen hier die Mikrotubuli zum Teil von dem Aufbau ab, den wir bei der Besprechung des Cytoskeletts kennengelernt haben. 9 Doppelröhren, in denen ein Tubulus mit dem klassischen Querschnitt aus 13 Protofilamenten mit einem zweiten aus 10 oder 11 Protofilamenten verknüpft ist (s. ●15.15), umgeben eine zentrale Struktur aus 2 Mikrotubuli. Die einzelnen Doppelröhren sind untereinander und radiär mit den zentralen Mikrotubuli verknüpft. Eine koordinierte gegenseitige Verschiebung der 9 äußeren Doppelmikrotubuli führt zu einer Biegung der Cilien oder Flagellen. Sie geschieht durch koordinierte, ATP-getriebene Konformations-Änderungen der ATPase Dynein. Diese setzt an der B-Faser des benachbarten Doppeltubulus an und verschiebt bei Konformationsänderung diese äußeren Doppeltubuli gegeneinander.

◣ **Dyneine** sind Motorproteine (ATPasen), deren Bewegung zum Minus-Ende von Mikrotubuli gerichtet ist. Sie transportieren Vesikel, sind an der Bewegung von Cilien und Flagellen beteiligt und wirken an der Ausbildung und Dynamik des Spindelapparates in der Mitosephase des Zellzyklus mit. An den Bewegungen des Spindelapparats sind auch **Kinesine** und Kinesin-verwandte Proteine beteiligt. Sie sind ebenfalls ATPasen und bewirken den Transport von Organellen und Vesikeln zum Plus-Ende der Mikrotubuli.

◣ **Das Kartagener-Syndrom** ist eine erblich bedingte Erkrankung mit Dynein-Defekten in Cilien und Spermien. Die fehlende Beweglichkeit der Cilien im Respirationstrakt bewirkt bei den Betroffenen ständige Bronchialentzündungen. Störung der Spermienmotilität führt zu männlicher Infertilität. Häufig wird auch ein *Situs inversus* gefunden. Diese seitenverkehrte Anordnung der inneren Organe weist auf eine funktionelle Bedeutung von Cilienbewegungen während der Embryogenese hin.

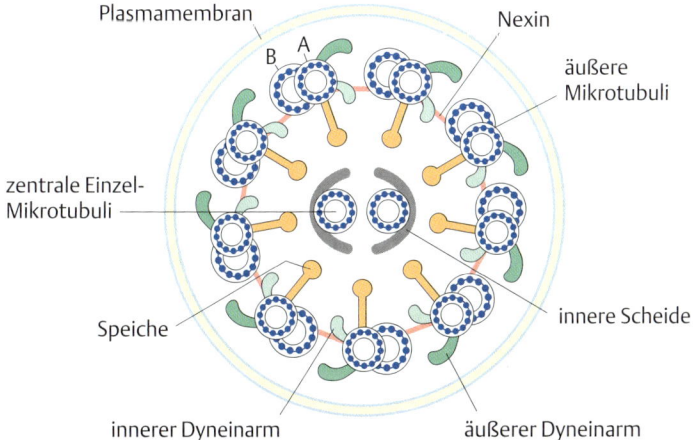

◉**23.59 Querschnitt durch eine Cilie.** Mikrotubuli und assoziierte Proteine bilden die Bewegungseinheit, das Axonem. Zwei zentrale Mikrotubuli sind von einem Kranz von 9 Doppel-Mikrotubuli umgeben (s. auch S. 381). Im Querschnitt der zentralen Tubuli sind jeweils 13 Tubulin-Einheiten erkennbar, ebenso im A-Anteil der äußeren Mikrotubuli. Ihr B-Teil ist aus 10 oder 11 Tubulin-Strängen aufgebaut. Diese sind untereinander und mit der zentralen Scheide durch Proteinbrücken verbunden.

23.8 Nervensystem

Zusammenfassung

- Nervenzellen haben einen intensiven **Energiestoffwechsel** und sind in hohem Maße sauerstoffabhängig. Ihre Hauptenergiequelle ist Glucose, nach längeren Hungerperioden werden auch Ketonkörper verwertet.
- Der intensive **Aminosäurestoffwechsel** der Nervenzellen dient insbesondere der Synthese von Neurotransmittern. Die mengenmäßig wichtigste Aminosäure ist *Glutamat*, die selber ein Neurotransmitter ist und Ausgangssubstanz für einen anderen Neurotransmitter, das γ-Aminobutyrat.
- Das **Ruhepotenzial** von Nervenzellen ist von Kalium-Ionen bestimmt, bei **Depolarisierung** öffnen sich spannungsabhängige Natriumkanäle, dann auch spannungsabhängige Kaliumkanäle.
- **Synapsen** sind der Ort der Erregungsübertragung zwischen Nervenzellen. Von präsynaptischen Nervenendigungen werden Neurotransmitter abgegeben, die auf der postsynaptischen Membran an spezifische Rezeptoren binden.
- **Neurotransmitter-Rezeptoren** sind entweder selbst Ionenkanäle (*ionotrope Rezeptoren*) oder G-Protein-gekoppelte (*metabotrope*) Rezeptoren, deren Effektoren selbst wieder auf Ionenkanäle wirken können.
- Der wichtigste erregende (exzitatorische) **Neurotransmitter** ist Glutamat, inhibitorische Neurotransmitter sind γ-Aminobutyrat (GABA) und Glycin.
- **Sinneszellen** können physikalische Reize (beim Sehvorgang) oder chemische Reize (beim Riechen oder Schmecken) in elektrische Erregung umsetzen. Beim *Sehvorgang* wird am Ende einer Signalkaskade ein cGMP-abhängiger Kationen-Kanal geschlossen, beim *Riechen* ein cAMP-abhängiger Kationen-Kanal geöffnet.
- Beim **Morbus Parkinson** gehen dopaminerge Neurone der Substantia nigra zugrunde, die im Corpus striatum an der Steuerung der Motorik beteiligt sind. Zwei Proteine sind intrazellulär angereichert: das α-Synuclein und das Parkin.
- Beim **Morbus Alzheimer** werden extrazellulär Aggregate des neurotoxischen Amyloid-β-Peptids abgelagert.

Das Nervensystem dient der Koordination verschiedener Organfunktionen des Körpers. In Analogie zu den Netzwerken hormoneller und immunologischer Kontrollmechanismen ist es in der Lage, Informationen zu registrieren, zu verarbeiten und an Zielorgane weiterzuleiten. Bau, Funktion und bioelektrische Vorgänge sind Gegenstände der Neuroanatomie und Neurophysiologie. Wir beschränken uns hier auf einige biochemische Aspekte des Nervensystems.

Die Nervenzellen (*Neurone*) sind die funktionellen Einheiten des Nervengewebes (☞23.60). Ebenso wie die Muskelzellen sind sie erregbar. Während Muskelzellen auf Reize mit Kontraktion antworten, sind Nervenzellen darauf spezialisiert, elektrische Impulse zu übertragen und im Zellverband funktionell umzusetzen. Zur Kommunikation untereinander und mit anderen Organen verfügen Nervenzellen über spezielle Strukturelemente, die *Synapsen*. Dort wird die Erregungsinformation chemisch übertragen, indem *Neurotransmitter* von der präsynaptischen Zelle abgegeben werden und über spezifische *Rezeptoren* auf der postsynaptischen Membran die Information auf die nächste erregbare Zelle weitergeben.

▷ **Neuronen** bestehen aus einem *Zellkörper* (Soma, Perikaryon), einem *Axon* und einer Vielzahl von *Dendriten*. Axone leiten die Erregung und übertragen durch *Synapsen* das erregende Signal auf eine postsynaptische Membran, zum Beispiel auf die Membran des Dendriten eines anderen Neurons oder die Membran einer Skelettmuskelfaser.

In der Mehrzahl der Fälle geschieht die synaptische **Signalübertragung** *chemisch* durch *Neurotransmitter*-Moleküle und entsprechende Rezeptoren, sie kann aber auch *elektrisch* über *Gap Junctions* zwischen neuronalen Zellen verlaufen.

Chemischer Aufbau des Nervensystems. Das Nervengewebe ist reich an Membranelementen und enthält daher im Vergleich zu anderen Geweben sehr viel Phospholipide und Glykosphingolipide. Der hohe Lipidanteil geht auf die Myelinscheiden des zentralen und peripheren Nervensystems zurück.

Nervenzellen besitzen ein ausgeprägtes Cytoskelett (s. Kap. 15). Neurofilamente und Mikrotubuli durchziehen die Zellfortsätze (Axone, Dendriten), Mikrotubuli sind Leitstrukturen für den Transport von Proteinen, Glykolipiden und Vesikeln, insbesondere vom Zellkörper zur Peripherie, aber auch in umgekehrter Richtung. Für diesen *anterograden* und *retrograden Transport* werden ATP-verbrauchende Motorproteine (Kinesin, Dynein) eingesetzt (s. S. 717).

Neben den eigentlichen, erregbaren Nervenzellen enthält das Nervensystem mit den nicht erregbaren *Gliazellen* eine zweite Zellart. Eine ihrer wesentlichen Aufgaben ist die Synthese und Organisation der Myelinscheiden der peripheren und zentralen Nervenaxone durch die *Oligodendrocyten* im ZNS und durch die *Schwann-Zellen* im peripheren Nervensystem.

Ein beträchtlicher Anteil des zentralen Nervensystems (circa 20%) besteht aus extrazellulärer Matrix (s. Kap. 23.6). Sie erfüllt mehrere Funktionen: Neben der strukturellen Gerüstfunktion sind Moleküle der extrazellulären Matrix an der neuralen Entwicklung, an der Regulation des Wachstums von Axonen, an der Bildung von Synapsen und an der Sicherung des Ionen- und Nährstoffmilieus für die umgebenden Zellen beteiligt. Als Proteoglykane der Zelloberfläche sind *Syndecan* und *Betaglycan* nicht nur Adaptoren zur extrazellulären Matrix, sondern auch Corezeptoren für Wachstumsfaktoren. Die Nervenzellen interagieren über eine Vielzahl unterschiedlicher *Integrine* und anderer Proteine mit der extrazellulären Matrix und vermitteln dadurch eine Wechselwirkung zwischen dieser und intrazellulären Signalwegen.

Der Stoffwechsel des Nervensystems ist in hohem Maße von der Sauerstoff-Zufuhr abhängig. Im Ruhezustand verbraucht das menschliche Gehirn etwa 20% des insgesamt vom Organismus aufgenommenen Sauerstoffs, obwohl es nur circa 2% des Körpergewichts ausmacht. Der Energiestoffwechsel ist im Wesentlichen ein Stoffwechsel von *Glucose*, die über Glykolyse, Citrat-Zyklus und Atmungskette vollständig verwertet wird. Die Glykogen-Reserven des Gehirns (in den Astrozyten) reichen nicht aus, um bei einem raschen Abfall der Glucose-Konzentration im Blutplasma den Energiebedarf der Neuronen zu decken. Dies kann innerhalb von Sekunden zur Bewusstlosigkeit und innerhalb von Minuten zu irreversiblen Schäden führen. In Anpassung an ein längeres Hungern kann das Gehirn einen großen Teil seines Energiebedarfs auch mit *Ketonkörpern* (Acetacetat und 3-Hydroxybutyrat) decken.

Das Gehirn hat einen intensiven **Aminosäure-Stoffwechsel.** Aminosäuren sind von Bedeutung als Neurotransmitter oder als Vorläufermoleküle für die Synthese von Neurotransmittern. *Glutamat* und *Glutamin* sind die mengenmäßig wichtigsten Aminosäuren. Glutamat ist ein erregender, sein Decarboxylierungsprodukt *γ-Aminobuttersäure* (GABA) ein inhibitorischer Transmitter (s. u.). Die Wirkung von Glutamat als Transmitter kann durch die Reaktion mit Ammoniak zu Glutamin aufgehoben werden; gleichzeitig ist dies ein Weg der Ammoniakentgiftung im Zentralnervensystem. Glutamat und GABA sind Zwischenprodukte in einem gehirntypischen Seitenweg des Citrat-Zyklus, der als *GABA-Shunt* bezeichnet wird (◉23.61). Andere Aminosäuren, die direkt als Neurotransmitter wirken, sind *Aspartat* (erregend) und *Glycin* (hemmend). Viele Neurotransmitter sind biogene Amine oder deren Derivate (GABA, Dopamin, Catecholamine, Histamin, Serotonin). Entsprechend wichtig ist die Verfügbarkeit der entsprechenden Aminosäuren (Glutamat, Tyrosin, Histidin, Tryptophan).

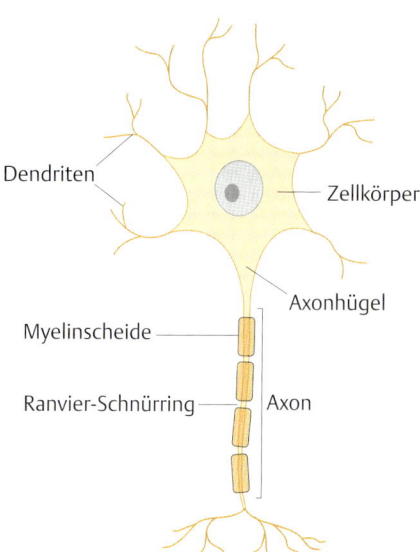

◉**23.60 Aufbau eines Neurons** (schematisch)

🔍 **Gliazellen** umgeben die neuronalen Zellen des zentralen und peripheren Nervensystems mit Myelin. *Oligodendrogliazellen* (zentral) und *Schwann-Zellen* (peripher) umhüllen die Axone spiralig mit einer Scheide aus lamellenartig gewickelter Plasmamembran. *Astrogliazellen (Astrozyten)* sind auf das ZNS beschränkt. Sie bilden kein Myelin, sind aber für die Energieversorgung der Neuronen essenziell, und sind an der Regulation des Ionenmilieus und an der Aufrechterhaltung der Blut-Hirn-Schranke beteiligt. Eine weitere Zellart der Neuroglia sind die *Mikrogliazellen*, die als Makrophagen des Nervensystems aufgefasst werden.

🔍 Im Zusammenspiel von Gliazellen und Neuronen ist die **Resynthese von Glutamat** etwas komplizierter: In Gliazellen wird das aus GABA resynthetisierte Glutamat zu Glutamin amidiert, dies wird an die entsprechenden Neuronen abgegeben und dort wieder zu Glutamat und Ammoniak gespalten.

◉23.61 Der GABA-Shunt. GABA (γ-Aminobutyrat) entsteht durch Decarboxylierung aus Glutamat. Dieses kann im Prinzip aus GABA nach Transaminierung zu Succinatsemialdehyd und dessen Oxidation zu Succinat auf einem Nebenweg des Citrat-Zyklus über 2-Oxoglutarat resynthetisiert werden.

🔍 Der **Liquor cerebrospinalis** entspricht einem Ultrafiltrat des Plasmas, ergänzt durch Proteine, die innerhalb des Zentralnervensystems produziert werden, wie zum Beispiel Transthyretin, das sowohl in der Leber als auch im Plexus chorioideus gebildet wird. Die Gesamt-Protein-Konzentration liegt im Liquor bei 0,08 g/dl, im Plasma bei 7 g/dl. Die Ausschlussgröße für den Übertritt von Proteinen vom Blut- in das Liquorkompartiment wird zwar mit ca. 150 kDa angegeben, aber es werden auch größere Plasmaproteine im Liquor gefunden, neben Albumin und IgG in Spuren auch IgA. Auch Makrophagen und aktivierte T-Lymphozyten können die Blut-Hirn-Schranke überwinden.

Die Blut-Hirn-Schranke. Das Gehirn ist reichlich durchblutet; jedoch besteht zwischen dem Blutplasma und dem Gehirn eine Permeabilitätsbarriere, die als Blut-Hirn-Schranke bezeichnet wird. Sie grenzt das Zentralnervensystem vom übrigen Organismus ab. Sie ist nicht nur für Proteine, sondern auch für die meisten niedermolekularen Stoffe undurchlässig. Fettsäuren, die im Blut in Bindung an Albumin transportiert werden, können die Blut-Hirn-Schranke nicht passieren und stehen daher für die Energiegewinnung nicht zur Verfügung. Wasserlösliche Moleküle wie Glucose, Ketonkörper und Aminosäuren erreichen das Gehirn nur durch entsprechende Transporter. Anatomisch wird die Blut-Hirn-Schranke von den Zellen des Endothels (verbunden über Tight Junctions, s. S. 383) und Fortsätze der Astrozyten gebildet, zwischen denen eine kontinuierliche Basalmembran ausgebildet ist.

Das Ruhepotenzial. Im ruhenden Zustand besteht über der Plasmamembran der Nervenzellen eine Potenzialdifferenz von -60 bis -80 mV. Dieses *Membranpotenzial* kommt durch die ungleiche Verteilung der Ionen zustande: Die Konzentration von Na^+-Ionen ist im Extrazellulärraum wesentlich höher als im Zellinneren, während für K^+-Ionen das Gegenteil gilt. Infolge ihrer Konzentrationsunterschiede tendieren die Ionen dazu, diese Gradienten durch Wanderung wieder auszugleichen. Nun ist die Membran der Nervenzellen im Ruhezustand für Na^+-Ionen fast nicht, für K^+-Ionen dagegen relativ gut durchlässig, weil dessen Kanäle („Leck"-Kanäle) häufiger kurzzeitig geöffnet sind. Da die K^+-Ionen keine Anionen mitnehmen können, bleibt eine negative Ladung zurück, die dem weiteren Ausstrom von K^+-Ionen entgegenwirkt. Das Resultat dieser Ionenverteilung ist die oben beschriebene Potenzialdifferenz, das Ruhepotenzial. Die Beschränkung dieser Betrachtung auf Na^+- und K^+-Ionen ist stark vereinfacht, aber wir können festhalten, dass das resultierende *Ruhepotenzial* der Nervenzellen im wesentlichen von K^+-Ionen bestimmt ist. Es ist die Grundvoraussetzung für die Erregbarkeit der Membran.

Das Ungleichgewicht von Na⁺- und K⁺-Ionen wird durch die ständige Aktivität einer Na⁺/K⁺-ATPase (s. ◈**14.20**) aufrechterhalten, die unter Verbrauch eines ATP-Moleküls jeweils drei Na⁺ nach außen und zwei K⁺ nach innen fördert.

Das Aktionspotenzial. Die Reizung der meisten Nervenzellen wird durch eine Signalübertragung an den *Synapsen* bewirkt. Dies sind spezialisierte, asymmetrische Zell-Zell-Kontaktstellen zwischen dem präsynaptischen Ende eines Axons und dem Soma oder einem Dendriten einer postsynaptischen Zelle (s. u.). Die Reizung wird meist durch ein chemisches Signal, in anderen Fällen auch durch einen elektrischen Reiz ausgelöst. Durch den Reiz kommt es lokal zu einer *Depolarisierung* der Membran, bei der das Membranpotenzial auf einen kritischen Wert von über -50 mV steigt. Dadurch öffnen sich spannungsgesteuert Na⁺-Kanäle in der Membran (s. S. 360). Sie lassen den plötzlichen Einstrom von Na⁺-Ionen in die Nervenzelle zu, wodurch das Membranpotenzial lokal positiv wird und bis auf circa +30 mV ansteigt. Diese Potenzialumkehr wird als *Aktionspotenzial* bezeichnet (◈**23.62**). Ihr folgt eine *Repolarisierung*, die durch einen verzögerten Ausstrom von K⁺-Ionen über spannungsabhängige K⁺-Kanäle erfolgt.

Die Öffnung der Na⁺-Kanäle dauert nur etwa eine Millisekunde, dann schließen die Kanäle wieder; die eingeströmten Na⁺-Ionen werden durch die Na⁺/K⁺-ATPase wieder hinausbefördert. Auch die K⁺-Kanäle schließen schnell. Insgesamt wird durch ein einzelnes Aktionspotenzial nur eine geringe Verschiebung von Ionen verursacht, so dass Neurone mehrfach mit einem Aktionspotenzial auf Reizungen antworten können.

Weiterleitung des Aktionspotenzials. Durch den Einstrom von Na⁺-Ionen an der gereizten Stelle wird das Ruhepotenzial in der Nachbarschaft so weit erniedrigt, dass auch dort ein Aktionspotenzial mit Na⁺-Einstrom und K⁺-Ausstrom ausgelöst wird. Dadurch breitet sich die Erregung der Membran aus und wandert als Depolarisierungswelle entlang der Axone bis zur Synapse. Die Wanderungsgeschwindigkeit ist hoch, sie liegt in nicht myelinisierten Nervenfasern bei 0,5 bis 2 m/s, bei myelinisierten Nerven bis zu 120 m/s. Der Grund für diese schnelle Erregungsleitung liegt in der Organisation der Myelinscheide, die durch Schwann-Zellen über eine Strecke von jeweils 2–3 mm gebildet wird. Zwischen diesen Segmenten liegt das Axon offen (*Ranvier-Schnürring*) und ist reich an spannungsabhängigen Na⁺-Kanälen, so dass dort der Na⁺-Einstrom massiv erfolgen kann. Das Aktionspotenzial überspringt also an solchen Neuronen die Myelinscheiden von Schnürring zu Schnürring und setzt die Erregung in Sprüngen (*saltatorisch*) fort.

Synapsen. Die Übertragung der Erregung von Nervenzelle zu Nervenzelle oder von der Nervenzelle zu anderen Zielmembranen, zum Beispiel zur motorischen Endplatte einer Muskelzelle, erfolgt an den Synapsen durch *Neurotransmitter*. Entsprechend den vielfältigen Funktionen verschiedener Neuronenarten, z.B. in unterschiedlichen Arealen des Gehirns, gibt es auch eine große Zahl unterschiedlicher Neurotransmitter. Man kann die Neuronen nach ihren Transmittern klassifizieren. Wir werden einige dieser Substanzen, ihre Biosynthese, Rezeptoren und Effekte, im folgenden Abschnitt im Detail behandeln. Das Prinzip der Erregungsübertragung an den Synapsen ist allerdings generell gültig, so dass wir es hier zusammenfassend besprechen können.

Synapsen bestehen aus einem *präsynaptischen* und einem *postsynaptischen* Anteil. Die postsynaptische Membran kann einem Dendriten, dem Soma oder (seltener) dem Axon eines Neurons entsprechen. Die synaptischen Membranen beider Abschnitte nähern sich einander bis auf etwa 20 bis 40 nm und bilden als Zwischenraum einen

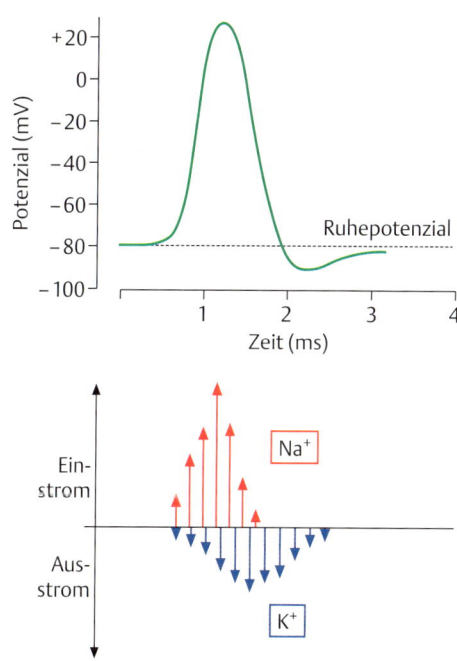

◈**23.62 Aktionspotenzial** mit den zugrunde liegenden Ionenströmen.

⌕ Das Aktionspotenzial beruht auf dem **Öffnungszustand von Ionenkanälen.** Wir haben die molekularen Eigenschaften von Ionenkanälen bereits in Kap. 14.4 besprochen. Von diesen Kanälen gibt es eine Vielzahl unterschiedlicher Subtypen, die sich in ihrer Lokalisation und in ihrer spezifischen Aufgabenstellung unterscheiden (s. a. Kap. 19, S. 507 ff.). Der K⁺-Kanal, dessen fortdauernder Öffnungszustand dem Ruhepotenzial zugrunde liegt („Leck-Kanal"), ist spannungsunabhängig, während depolarisierende Reize zunächst den spannungsabhängigen Na⁺-Kanal und verzögert den spannungsabhängigen K⁺-Kanal aktivieren.

🔍 Die Exozytose der synaptischen Vesikel an der Membran des präsynaptischen Nervenendes ist ein gutes Beispiel für die Funktion der **Fusionsproteine**, die wir in Kap. 15.8 (S. 390) besprochen haben, und die in ihrer Mehrzahl als Komponenten von Synapsen entdeckt wurden. Dazu gehören das v-SNARE *Synaptobrevin*, das t-SNARE *Syntaxin* und *Synaptotagmin* als wesentliches Molekül der Umsetzung des Ca^{2+}-Signals.

🔍 Neben exzitatorisch wirkenden Synapsen gibt es auch **hemmende Synapsen**. Durch Verschiebung des Membranpotenzials zu negativeren Werten bewirken sie, dass postsynaptische Zellen weniger erregbar werden. Hemmende Synapsen in der Region der synaptischen Endigung eines anderen Axons können auf diese Weise die Ausschüttung von dessen Neurotransmitter hemmen.

synaptischen Spalt. Die präsynaptische Nervenendigung, eine keulenförmige Aufweitung der Axonmembran, enthält eine große Zahl von Vesikeln, die durch ein eintreffende Aktionspotenzial zur Exocytose und damit zur Ausschüttung des Neurotransmitter induziert werden können. Nach der Abgabe des Neurotransmitters muss das System in einem zyklisch ablaufenden Prozess immer wieder regeneriert werden. Man spricht daher vom synaptischen Vesikel-Zyklus (👁 **23.63**). Die Fusion von in der aktiven Zone befindlichen, Transmittergefüllten Vesikeln mit der präsynaptischen Membran wird durch Ca^{2+}-Ionen ausgelöst, die bei einem Aktionspotenzial durch spannungsregulierte Ca^{2+}-Kanäle aus dem Extrazellulärraum einströmen.

Neurotransmitter sind die chemischen Substanzen, die der Erregungsübertragung an den Synapsen dienen. Sie werden von Nervenzellen gebildet, in Vesikeln gespeichert und auf einen Reiz hin in den synaptischen Spalt ausgeschüttet (s. a. Kap. 19.10, S. 507). Wie oben dargestellt, sind viele Neurotransmitter entweder Aminosäuren oder biogene Amine. Nicht zu dieser Gruppe gehört das Acetylcholin, das in mehreren unterschiedlichen Systemen sowohl an peripheren als auch zentralen Synapsen genutzt wird. Neurone werden entsprechend ihren Neurotransmittern als z. B. cholinerge, GABAerge, glycinerge oder adrenerge Neurone klassifiziert. Für viele Neurotransmitter gibt es mehrere Rezeptortypen mit unterschiedlicher intrazellulärer Signaltransduktion, so dass der Effekt des synaptisch übertragenen Reizes von der Rezeptorausstattung der postsynaptischen (Ziel-)Zelle abhängt (s. u.).

Acetylcholin wird in den Axon-Enden cholinerger Neurone durch Übertragung der Acetyl-Gruppe von Acetyl-CoA auf Cholin gebildet. In jedem der etwa 10^5–10^6 synaptischen Vesikel werden 10^3–10^4 Moleküle Acetylcholin gespeichert. Bei der Exocytose diffundieren

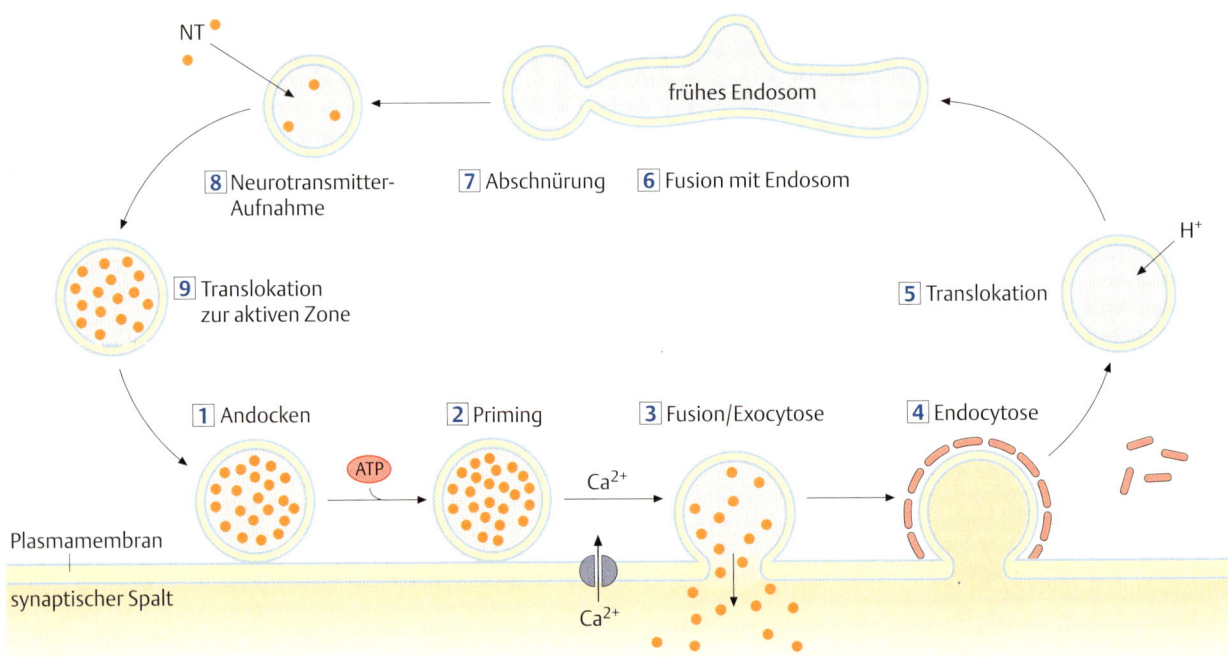

👁 **23.63 Synaptischer Vesikel-Zyklus.** Neurotransmitter-gefüllte Vesikel docken an die präsynaptische Membran an (**1**), werden in einen aktivierten Zustand überführt (**2**), und durch Membranfusion kommt es zur Exocytose (**3**). Die Membran der entleerten Vesikel wird durch Clathrin-vermittelte Endocytose internalisiert (**4**), der pH-Wert im Vesikelinneren wird durch Protonenaufnahme gesenkt, und die Vesikel werden zum endosomalen Kompartiment verlagert (**5**). Nach Fusion mit einem Endosom (**6**) und Abschnürung entsprechend ausgestatteter Vesikel (**7**) nehmen diese über spezifische Transporter die Neurotransmitter-Moleküle (NT) auf (**8**) und werden zur präsynaptischen aktiven Zone verlagert (**9**).

diese in den synaptischen Spalt. Moleküle, die nicht an Acetylcholin-Rezeptoren der postsynaptischen Membran binden, werden durch eine *Acetylcholin-Esterase* zu Acetat und Cholin gespalten. Dieses Enzym kommt im synaptischen Spalt in hohen Aktivitäten vor. Cholin wird durch aktiven Transport wieder vom präsynaptischen Neuron aufgenommen und zur Resynthese des Neurotransmitters verwendet. Eine sofortige Entfernung des Signals aus dem synaptischen Spalt (meist durch Wiederaufnahme in das präsynaptische Neuron) ist für alle Neurotransmitter typisch. Das besondere beim Acetylcholin ist in dieser Hinsicht seine enzymatische Inaktivierung bereits im synaptischen Spalt.

Biogene Amine sind Decarboylierungsprodukte von Aminosäuren (☞**23.64**). Wir haben die Biogenese von Dopamin und Noradrenalin aus Tyrosin bereits im Zusammenhang mit der Adrenalinsynthese besprochen (Kap. 20.13, S. 562). Viele biogene Amine sind nicht nur Neurotransmitter, sondern wirken auch parakrin in anderen Organen, zum Beispiel Histamin und Serotonin im Gastrointestinaltrakt. Der Übergang zu Mediatoren oder Hormonen ist also fließend. Auch die biogenen Amine werden von Gliazellen und präsynaptischen Axonen wiederaufgenommen (Catecholamine, Serotonin) und wiederverwertet oder abgebaut. Histamin wird nicht wiederverwendet, sondern grundsätzlich abgegeben.

Ein biogenes Amin ist auch γ-Aminobutyrat (GABA), das durch Decarboxylierung von Glutamat entsteht. Es ist ein *inhibitorischer* Neurotransmitter. GABA wird im Zentralnervensystem insbesondere von sogenannten Interneuronen verwendet. Eine Hemmung der GABA-Synthese, also der Wegfall der Inhibition, ist mit Krämpfen verbunden, GABA-Agonisten dagegen wirken antikonvulsiv.

🔍 **Morbus Parkinson** ist eine Erkrankung, bei der dopaminerge Neurone, die von der Substantia nigra zum Corpus striatum ziehen und dort an der Steuerung motorischer Abläufe beteiligt sind, keine ausreichenden Mengen an Dopamin ausschütten. Dadurch reicht ihre hemmende Wirkung auf cholinerge Neurone im Corpus striatum nicht mehr aus, und es kommt zu einem Überwiegen cholinerger Reaktionen. Die Symptome sind Akinese (Verlangsamung der Bewegungen), Rigor (Erhöhung der Muskelspannung, Muskelsteife) und Tremor (Ruhezittern).

Histologisch ist die Erkrankung durch sogenannte *Lewy-Körper* gekennzeichnet. Eine der Hauptkomponenten ist *α-Synuclein*, ein präsynaptisches Protein, das in Lewy-Körpern zu filamentösen Aggregaten ausfällt. Seine Bedeutung im Zusammenhang mit Morbus Parkinson wird daraus deutlich, dass in mehreren Familien mit autosomal dominant erblichem Morbus Parkinson Mutationen im α-Synuclein-Gen gefunden wurden. Ein anderes Protein, das in Lewy-Körpern gefunden wird und dessen Genmutation mit erblichen Formen der Erkrankung assoziiert ist, ist das *Parkin*. Dieses Protein ist eine Ubiquitin-Ligase, zu deren Substraten *Synphilin-1* gehört, das ein Bindungspartner von α-Synuclein ist. Man kann also die Hypothese aufstellen, dass ein gestörtes Zusammenspiel dieser Proteine an der Entstehung dieser neurodegenerativen Erkrankung beteiligt ist.

Medikamentös lässt sich das Nachlassen der dopaminergen Neuronen durch Gabe des Dopamin-Vorläufers L-Dopa behandeln, der im Gegensatz zu Dopamin die Blut-Hirn-Schranke passieren und vor Ort durch die Dopa-Decarboxylase zu Dopamin umgewandelt werden kann.

Aminosäuren als Neurotransmitter sind Glutamat, Glycin und Aspartat. Glutamat ist der wichtigste, rasch wirkende *exzitatorische* Neurotransmitter des Gehirns, ebenso wirkt Aspartat. Glycin ist ein *inhibitorischer* Neurotransmitter, der im Wesentlichen im Rückenmark und im Hirnstamm genutzt wird. Wir haben den inhibitorischen Neurotransmitter GABA oben aufgrund seiner Biosynthese als biogenes Amin aufgeführt; als 4-Amino-monocarbonsäure könnte man ihn auch als Aminosäure klassifizieren.

Acetylcholin

🔍 **Hemmstoffe der Acetylcholin-Esterase.** Im aktiven Zentrum des Enzyms ist neben einer anionischen Gruppe (dem Acetylcholin-(ACh-)Bindungsort) ein Serin-Rest lokalisiert, dessen Hydroxy-Gruppe aktiv an der Spaltung des Esters teilnimmt (mit der Acetylierung des Serins als Zwischenreaktion). Durch Reaktion anderer Stoffe mit dieser Serin-Gruppe kann die ACh-Esterase reversibel oder irreversibel gehemmt werden. Zu den reversibel hemmenden Stoffen gehören vierbindige Stickstoff-Verbindungen (Neostigmin, Physostigmin), irreversibel wirkende Hemmstoffe sind die Organophosphate, z. B. das Parathion (E605):

Neostigmin

Parathion (E 605)
(Diethylparanitrophenylthiophosphat)

Bei der Reaktion von Neostigmin mit dem Enzym wird der Dimethylcarbaminsäurerest (im Bild rot) zwischenzeitlich auf das Serin im aktiven Zentrum übertragen, nach kurzer Zeit (Minuten) wird Dimethylcarbamat wieder abgegeben. Bei der Reaktion des Organophosphats Parathion mit dem Serin im aktiven Zentrum der Esterase wird der Schwefel kovalent durch den Sauerstoff der Hydroxygruppe des Serins ersetzt und das aktive Zentrum ist langfristig durch den Diethylphosphat-Rest (blau) blockiert.

Die Hemmung des Enzyms führt zu einer Verstärkung der ACh-Wirkung mit der Folge einer dauernden Depolarisierung. Dies bedeutet an motorischen Endplatten eine ständige, ungeordnete Erregungsübertragung, die zu einer tödlichen Atemlähmung führen kann.

🔍 Von den **neurosekretorischen Hormonen (Neurohormonen),** die von Nervenzellen an das Blut abgegeben werden, unterscheiden sich die Neurotransmitter durch ihre Wirkungsdauer, ihre Reichweite und den Ort ihrer Ausschüttung. Neurotransmitter werden von Axon-Endigungen in den synaptischen Spalt abgegeben und wirken dort nur sehr kurz (in Sekunden oder darunter). Neurohormone werden von Nervenzellen an Neurohämalorganen ins Blut ausgeschüttet und erreichen auf diesem Weg ihre Zielzellen. Ihre Wirkungsdauer liegt im Bereich von Minuten.

Dopamin   Noradrenalin   Adrenalin   Histamin   Serotonin   γ-Aminobutyrat

●23.64 Biogene Amine als Neurotransmitter sind Decarboxylierungsprodukte von Dihydroxyphenylalanin (DOPA → Dopamin), Histidin (→ Histamin), 5-Hydroxytryptophan (→ 5-Hydroxytryptamin = Serotonin), Glutamat (→ γ-Aminobutyrat = GABA). Noradrenalin entsteht durch Hydroxylierung von Dopamin, Adrenalin durch N-Methylierung von Noradrenalin (zum Stoffwechsel s. Kap. 20.14).

Glutamat   Aspartat   Glycin

> **Neuromodulatoren** sind neuroaktive Substanzen, die nicht allen Kriterien eines Neurotransmitters entsprechen (s. o. und S. 507) oder deren Wirkung lediglich beeinflussen.

Purinrezeptoren binden mit unterschiedlicher Affinität *ATP* und dessen Derivate *ADP, AMP* und *Adenosin*. Diese neuroaktiven Substanzen sind als Cotransmitter in synaptischen Vesikeln (u. a. zusammen mit Noradrenalin, Acetylcholin) gespeichert und werden mit diesen zusammen ausgeschüttet. Man unterscheidet zwei Rezeptortypen: An P_1-Rezeptoren bindet Adenosin mit hoher Affinität, an P_2-Rezeptoren bindet eher ATP.
Die P_1-Rezeptoren (P_1A_1, P_1A_2) sind G-Protein-gekoppelt, der sedierende Effekt ihrer Aktivierung wird durch Methylxanthine (z. B. Theophyllin, Coffein) blockiert. Der P_2Y-Rezeptor ist ebenfalls G-Protein gekoppelt, P_2Y-Aktivierung bewirkt eine Erschlaffung glatter Muskulatur. Der P_2X-Rezeptor ist ein Ionenkanal (Na^+, Ca^{2+}), dessen Aktivierung eine Kontraktion der Gefäßmuskulatur bewirkt.

Glutamat kann in glutamaterge Neuronen wiederaufgenommen werden, es kann aber auch in Gliazellen transportiert werden, dort mit Ammoniak zu Glutamin reagieren und als Glutamin erneut den glutamatergen Neuronen angeboten werden (s. Randspalte S. 719). Auch GABA kann vom präsynaptischen Axon wiederaufgenommen oder in Gliazellen zunächst zur Resynthese von Glutamat über den GABA-Shunt (s. ●23.61) genutzt werden.

Neuropeptide. Auch Peptide können die Funktion von Neurotransmittern haben. Wenn neuroaktive Substanzen nicht allen Kriterien eines Neurotransmitters entsprechen (Freisetzung nach Aktionspotenzial, präsynaptische Bereithaltung, spezifischer postsynaptischer Rezeptor) oder die Wirkung von Neurotransmittern lediglich beeinflussen, spricht man von *Neuromodulatoren*. Zu dieser Gruppe zählt man (neben Purinverbindungen und Stickstoffmonoxid) meist auch die Neuropeptide. Man kann im zentralen wie im peripheren Nervensystem zahlreiche Neuropeptide nachweisen. Zum Teil sind es dieselben, die man als *Peptidhormone* auch in anderen Organen, zum Beispiel im Magen-Darm-Trakt, findet (▼23.17). Im Gehirn, das durch die Blut-Hirn-Schranke von den peripheren Hormonen abgeschirmt ist, wirken diese Peptide als spezialisierte Neurotransmitter und Neuromodulatoren. Ein Beispiel ist das Neuropeptid *Substanz P*, das aus elf Aminosäuren besteht (●23.65). Es gehört einer Klasse von Peptiden an, die man als *Tachykinine* bezeichnet, weil sie (im Gegensatz zur langsamen Kontraktion durch Bradykinin), die beschleunigte Kontraktion glatter Muskulatur herbeiführen. Substanz P fungiert darüber hinaus bei afferenten sensorischen Neuronen im Hypothalamus und bei bestimmten Zellgruppen im Rückenmark als Transmitter der Schmerzübertragung. Unter den Tachykininen sind lediglich Substanz P und die Neurokinine Neuromodulatoren. Hemokinin ist an der T-Zell-Reifung beteiligt und Endokinine an der Regulation des peripheren Blutflusses. Alle Tachykinine binden an G-Protein-gekoppelte Rezeptoren (NK1, NK2, NK3), allerdings mit unterschiedlicher Affinität.

Opioid-Peptide. Als Opioide werden eine Reihe von Peptiden zusammengefasst, die aus dem Gehirn isoliert wurden und die selben Rezeptoren besetzen wie Opiate, d.h. wie Morphin und seine Analoge. Es handelt sich um die verwandten Peptide der *Enkephaline* (5 Aminosäure-Reste), *Endorphine* (20–30 Aminosäure-Reste) und *Dynorphine* (13–17 Aminosäure-Reste). Met-Enkephalin und β-Endorphin werden zusammen mit anderen physiologisch wichtigen Peptiden vom Pro-Opio-Melanocortin-Gen codiert, dessen Expression ein Polyprotein ergibt, aus dem in der Hypophyse vor allem das Corticotropin (ACTH) freigesetzt wird (S. 544). Die Opioid-Peptide werden in verschiedenen Bereichen des Organismus gebildet, β-Endorphin hat eher den Charakter eines neurosekretorischen Hormons, während die Enkephaline wie „endogene Opiate" wirken (●23.66).

Protachykinin aus TAC1-Gen (4 mRNA-Spleißvarianten)

Substanz P:	R P K P Q Q F F G L M
Neurokinin A:	H K T D S F V G L M
(und Neuropeptid K, Neuropeptid γ und Neurokinin A$_{3-10}$)	

Protachykinin aus TAC2-Gen (3 mRNA-Spleißvarianten)

Neurokinin B:	D M H D F F V G L M

Protachykinin aus TAC4-Gen (6 Spleißvarianten)

Hemokinin-1:	S R T R Q F Y G L M
Endokinin A/B:	G K A S Q F F G L M
Endokinin C:	K K A Y Q L E H T F Q G L L
Endokinin D:	V G A Y Q L E H T F Q G L L

👁 **23.65 Tachykinine und ihre Vorläuferproteine.**

Pro-Opiomelancortin

β-Endorphin:	Thr Gly Gly Phe Met … Glu^{31}
Met-Enkephalin (entspricht Anfang von β-Endorphin):	Thr Gly Gly Phe Met^5
(und ACTH; α-, β-γ-MSH, β-Lipotropin)	

Pro-Enkephalin

Met-Enkephalin (sechsfach im Pro-Enkephalin):	Thr Gly Gly Phe Met^5
Leu-Enkephalin (einmal im Pro-Enkephalin):	Thr Gly Gly Phe Leu^5
(und verlängerte Met-Enkephaline)	

Pro-Dynorphin

Dynorphin A:	Thr Gly Gly Phe Leu … Glu^{17}
	Thr Gly Gly Phe Leu … Ile^8
Dynorphin B:	Thr Gly Gly Phe Leu … Thr^{13}
(und Leumorphin als verlängertes Dynorphin B)	

👁 **23.66 Opioide und ihre Vorläuferproteine** (weitere Peptidabschnitte des Vorläufers in Klammern).

🖅 23.17 Wichtige Neurotransmitter und Neuromodulatoren

Acetylcholin

Aminosäuren und ihre Derivate:
Adrenalin
Aspartat
Dopamin
γ-Aminobuttersäure (GABA)
Glutamat
Glycin
Histamin
Noradrenalin
Serotonin

Neuropeptide:
Angiotensin I und II
Cholecystokinin
Dynorphine
Endorphine, Met- und Leu-Enkephaline
Neuropeptid Y
Neurotensin
Somatostatin
Tachykinine (Substanz P, Neurokinin A, B)
Vasoaktives intestinales Peptid (VIP)

Purin-Derivate:
Adenosin
AMP, ADP, ATP

Sonstige:
Stickstoffmonoxid (NO)

Rezeptorvermittelte Wirkung der Neurotransmitter. An der postsynaptischen Membran treffen die ausgeschütteten Neurotransmitter-Moleküle auf Rezeptoren, die sie mit hoher Affinität und Spezifität binden und das Signal an die postsynaptische Zelle weiterleiten. Rezeptoren für einige Neurotransmitter sind Ionenkanäle, die durch die Transmitterbindung öffnen. Man bezeichnet diesen Rezeptortyp als *ionotrop*. Im Gegensatz dazu bezeichnet man Rezeptoren, die über G-Proteine wirken, als *metabotrop*.

Manche Neurotransmitter haben mehrere Rezeptoren, die sich in ihrer Proteinstruktur und im Wirkungsmechanismus wesentlich unterscheiden (🖅 23.8.2). Zum Beispiel bindet Acetylcholin sowohl an einen „nicotinischen" als auch an einen „*muscarinischen*" Rezeptor, benannt nach agonistisch wirkenden Substanzen (s. Randspalte). Der nicotinische Rezeptor ist ionotrop, er ist ein ligandenaktivierter Kanal mit K$^+$- und Na$^+$-Selektivität. Er ist im Nervensystem weit verbreitet, man findet ihn auch auf der Membran der motorischen Endplatte des Skelettmuskels (s. S. 713). Dagegen kommt der muskarinische M-Rezeptor zum Beispiel an parasympathischen Nervenendigungen vor. Von ihm gibt es mehrere Subtypen mit unterschiedlicher Organverteilung; sie beeinflussen über G-Proteine und unterschiedliche Effektoren die Funktion der postsynaptischen Zellen. Aktivierung von M$_2$-

🔍 Die Rezeptoren der Neurotransmitter und die einzelnen Subtypen der Rezeptoren können durch spezifische **Agonisten oder Antagonisten** in ihrer Aktivität positiv oder negativ beeinflusst werden. Dies ist von großer Bedeutung für die pharmakologische Beeinflussung der jeweiligen Neurotransmitter-abhängigen Funktionen, aber auch für die Erkennung und Behandlung der Wirkung von Neurotoxinen. *Muscarin* als Gift des Fliegenpilzes (*Amanita muscaria*) wirkt agonistisch auf einen der Acetylcholin-(ACh-)Rezeptoren, *Nicotin*, ein Alkaloid aus Tabak (*Nicotiana tabacum*) auf den anderen ACh-Rezeptortyp. *Atropin* (aus *Atropa belladonna*, der Tollkirsche) hemmt alle Subtypen des muscarinischen ACh-Rezepors. *Strychnin* aus der Brechnuss (*Strychnos nux vomica*) blockiert den Rezeptor des hemmenden Neurotransmitters Glycin und ist damit krampfauslösend. Derivate von *Curare* als Antagonisten des ACh am nicotinischen ACh-Rezeptor werden in der Anästhesie zum Relaxieren der Skelettmuskulatur eingesetzt.

⊤ 23.18 Neurotransmitter-Rezeptoren

Transmitter	Rezeptoren: i = ionotrop m = metabotrop	Wirkmechanismus: ionotrop: Ionenselektivität; metabotrop: Second Messenger	Beispiele von Effekten, Lokalisation der Rezeptoren, Besonderheiten
Acetylcholin	nicotinisch: i muscarinisch: m	Na^+, K^+ $M_{1,3}$: $InsP_3\uparrow$ M_2: $cAMP\downarrow$	Skelettmuskel (nicotinisch) Neuronen (M_1), glatter Muskel, Drüsen, z. B. im Magen (M_3), Herzmuskel (M_2)
Glutamat	AMPA*: i Kainat*: i NMDA*: i mGluR: m	Na^+, K^+ Na^+, K^+ Na^+, K^+, Ca^{2+} $InsP_3\uparrow$	ZNS: schnelle, postsynapt. Potenziale depolarisiert prä- und postsynaptisch synaptische Plastizität intrazelluläre Ca^{2+}-Freisetzung
GABA	$GABA_{A/C}$: i $GABA_B$: m	Cl^- $cAMP\downarrow$, K^+_{offen}, $Ca^{2+}_{geschl.}$	ZNS, Benzodiazepine wirken agonistisch präsynaptische Hemmung der Transmitterfreisetzung
Glycin Serotonin	Glycin: i $5\text{-}HT_3$: i $5\text{-}HT_{1,2,4}$: m	Cl^- $5\text{-}HT_2$: $InsP_3\uparrow$ $5\text{-}HT_4$: $cAMP\uparrow$ $5\text{-}HT_{2A}$: $InsP_3\uparrow$ $5\text{-}HT_{2B}$: NO $5\text{-}HT_1$: $cAMP\downarrow$	Rückenmark, Hirnstamm ZNS: löst z.B. Erbrechen aus GI-Trakt: stimuliert die Acetylcholinabgabe Vasokonstriktion, LSD wirkt agonistisch NO-Freisetzung (Endothel) ZNS: mehrere Subtypen (Schlaf/Wach-Rhythmus, Stimmung)
Histamin	$H_{1\text{-}3}$: m	H_1: $InsP_3\uparrow$ H_2: $cAMP\uparrow$	Gefäße: Permeabilitätssteigerung Belegzellen: HCl-Produktion
Dopamin	$D_{1\text{-}5}$: m	$D_{1,5}$: $cAMP\uparrow$ $D_{2,3,4}$: $cAMP\downarrow$	Vasodilatation (D_1) Corpus striatum: Hemmung cholinerger Interneurone (D_2)
Noradrenalin (Adrenalin)	α_1: m α_2: m β_1–β_3: m	α_1: $InsP_3\uparrow$ α_2: $cAMP\downarrow$ $\beta_{1\text{-}3}$: $cAMP\uparrow$	glatte Muskulatur: Kontraktion (α_1) ZNS: senkt Sympathikus-Wirkung (α_2) Herz: positiv inotrop u. a. (β_1) glatte Muskulatur: Relaxation (β_2)

* Agonisten ionotroper Glutamat-Rezeptoren:
AMPA: α-Amino-3-hydroxy-5-methyl-4-isoxacol-propionat;
NMDA: *N*-Methyl-D-Aspartat; Kainat: 2-Carboxy-3-carboxymethyl-4-isopropenyl-pyrrolidin.

🔍 **Das EPSP.** Wenn die Neurotransmitterfreisetzung zu einer *Öffnung von ligandengesteuerten Kationenkanälen* führt, ist das Resultat in Abhängigkeit vom elektrochemischen Gradienten ein hoher Einstrom von Na^+-Ionen und ein etwas geringerer Ausstrom von K^+-Ionen. Die Folge ist eine Depolarisation, die man auch als *exzitatorisches postsynaptisches Potenzial (EPSP)* bezeichnet. Wenn durch Aktivierung vieler exzitatorischer Synapsen ein Schwellenwert überschritten wird, kann die postsynaptische Depolarisation ausreichen, um spannungsabhängige Na^+-Kanäle zu öffnen und ein *Aktionspotenzial* zu erzeugen.

Rezeptoren bewirkt eine Öffnung von K^+-Kanälen und damit eine Hyperpolarisierung von Herzmuskelzellen. M_1-Rezeptoren sind bevorzugt auf Nervenzellen, M_3-Rezeptoren sind auf glatten Muskelzellen und Drüsenzellen (z. B. Belegzellen des Magens) lokalisiert.

Acetylcholin

Die Wirkung von Neurotransmittern über metabotrope, also G-Protein-gekoppelte Rezeptoren kann direkt mit einem Ionenkanal gekoppelt sein. Die Wirkung kann aber auch indirekt erfolgen, z. B. indem über entsprechende Signalwege Protein-Kinasen aktiviert werden. Die vielfältigen Wirkungen, die über Diacylglycerol (DAG), das cAMP-System und über die Phosphoinositide ausgelöst werden können, wurden in den Kapiteln 19 eingehend besprochen.
Einige ionotrope und metabotrope Rezeptoren sind in ⊤ 23.18 zusammengefasst. Die Unterschiede dieser Rezeptortypen sind für die Pharmakologie von großer Bedeutung.

Sinneszellen vermögen Reize aus der Umgebung aufzunehmen. Das können physikalische Reize (z. B. durch Licht) oder chemische Reize durch Geschmacks- oder Geruchsstoffe sein. Die an der Reizaufnahme und -weiterleitung beteiligten Komponenten sind mit denen der hormonalen und immunologischen Signaltransduktion eng verwandt. Sehr genau untersucht ist der Sehvorgang.

Die Biochemie des Sehvorgangs soll am Beispiel der stäbchenförmigen Sehzellen in der Retina erklärt werden. Diese *Stäbchen* sind Nervenzellen, durch die das Schwarz-weiß-Sehen bei Dämmerung möglich ist. Sie enthalten im Außenglied dicht gepackte Membranscheibchen, in die der lichtempfindliche Farbstoff *Rhodopsin* eingepackt ist. Er besteht aus dem Proteinanteil *Opsin* und dem Chromophor *11-cis-Retinal*, das chemisch zu den Isoprenoiden gehört (S. 337). Außerdem sind in der Membran der Stäbchenzelle viele Hunderttausend ligandengesteuerte Na$^+$-/Ca^{2+}-Kanäle enthalten. Die Bindung des Second Messengers cGMP öffnet den Kanal und steigert dadurch den Kationen-Einstrom in die Zelle. Im Dunkeln ist der Spiegel von cGMP in den Stäbchen hoch und deshalb sind die Na$^+$-Kanäle häufig offen. Dadurch liegt das Ruhemembranpotenzial der Stäbchen relativ hoch, und sie schütten konstant den Neurotransmitter Glutamat an ihren Synapsen aus.

Der Signaltransduktionsprozess des Sehens funktioniert ähnlich wie die Signalübermittlung durch Hormone an der Zellmembran (S. 483). Das Rhodopsin entspricht in Struktur und Funktion dem Hormonrezeptor. Durch Lichteinfall im Bereich von 400–600 nm wird sein Chromophor zu *all-trans-Retinal* isomerisiert. Das Rhodopsin unterliegt dadurch einer Konformationsänderung, es kann sich mit dem G-Protein *Transducin* (G$_t$) verbinden und dieses aktivieren. Die α-Untereinheit des Transducins aktiviert eine Phosphodiesterase, die ihrerseits cGMP zu GMP umwandelt (◉23.67). Durch Lichteinfall vermindert sich also der cGMP-Spiegel in den Stäbchen, die Kationen-Kanäle schließen, die Zelle wird hyperpolarisiert und schüttet weniger Neurotransmitter aus. In diesem Fall löst also der Reiz eine Hyperpolarisierung aus. Neurone (Bipolarzellen, Horizontalzellen), an die die Stäbchenzellen mit Hilfe von Synapsen ihr Signal weiterleiten, werden deshalb weniger erregt, was dem Gehirn einen Lichteinfall signalisiert.

Das all-*trans*-Retinal-tragende Opsin (Metarhodopsin) ist instabil und zerfällt in seine Komponenten, das Protein Opsin und den Farbstoff. Rhodopsin kann daraus erst wieder regeneriert werden, wenn das all-*trans*-Retinal durch eine enzymatische Dunkelreaktion zu 11-*cis*-Retinal umgelagert wurde. Auch die drei Untereinheiten des Transducins lagern sich nach Hydrolyse des GTP zu GDP wieder zusammen und kehren in den Grundzustand zurück.

Die Biochemie des Riechens und Schmeckens weist wiederum Analogien zu den Signaltransduktionsmechanismen auf, die wir bei den Hormonen und oben beim Sehvorgang kennen gelernt haben. Duftmoleküle, von denen es unzählig viele verschiedene gibt, können von Membranrezeptoren in der Riechschleimhaut gebunden werden. Es gibt beim Menschen mehrere hundert unterschiedliche **olfaktorische Rezeptoren**. Jedes olfaktorische Neuron exprimiert nur ein spezifisches Rezeptor-Gen. Auch diese Rezeptoren sind G-Protein-gekoppelt, das entsprechende G-Protein trägt die Bezeichnung G$_{olf}$. Bei der Bindung eines Duftmoleküls an den Rezeptor wird die Adenylat-Cyclase der Riechzelle aktiviert und löst über cAMP die Öffnung eines Kationen-Kanals (Na$^+$, Ca^{2+}) und damit ein Aktionspotenzial aus (◉23.68). Duftstoffe binden nicht strikt an nur einen, sondern an viele unterschiedliche Rezeptoren. Das Muster, das aus diesen Rezeptor-Aktivierungen entsteht, wird dann im Zentralnervensystem entschlüsselt und zu einer Geruchsempfindung umgesetzt.

Die Transduktionsmechanismen für die **Geschmacksqualitäten**, die die Sinneszellen der Geschmacksknospen der Zunge wahrnehmen können, basieren zum Teil ebenfalls auf G-Protein-gekoppelten Rezeptoren. Neben den vier schon lange definierten Geschmacksqualitäten süß, sauer, bitter und salzig hat man noch eine weitere definiert, die sich auf den Geschmacksverstärker Glutamat bezieht; letztere wird „umami" genannt. Lediglich zwei der fünf Geschmacks-

🔍 Das **Farbensehen durch die Zapfen-Zellen** erfolgt ebenfalls mit 11-*cis*-Retinal als Chromophor und Photorezeptor-Proteinen aus der Rezeptorfamilie mit 7 Transmembran-Domänen. In den Zapfen-Zellen kommen drei Photorezeptor-Proteine mit Absorptionsmaxima bei circa 420, 530 und 560 nm vor. Sie sind untereinander und zum Rhodopsin sehr ähnlich und ihre Gene sind in der Evolution auseinander hervorgegangen. Die Signaltransduktion aus den drei Zapfentypen entspricht im Prinzip jener in den Stäbchen, die Farbempfindung selbst geschieht in der Sehrinde und höheren Hirnregionen des Zentralnervensystems durch Integration der Erregungen aus den unterschiedlichen Zapfentypen.

🔍 **Rotgrünblindheit.** Die Gene für die Photorezeptor-Proteine des Rot- und Grünsehens liegen benachbart auf dem X-Chromosom. Durch ihre große Strukturähnlichkeit können sie während der Meiose einer sogenannten *ungleichen* homologen Rekombination unterliegen, was zum Verlust einer der beiden Genfunktionen führen kann. Die resultierende Rotgrünblindheit ist bei Männern, die ja nur ein X-Chromosom besitzen, wesentlich häufiger als bei Frauen, bei denen zur Manifestation der Störung beide Allele betroffen sein müssten.

11-*cis*-Retinal   all-*trans*-Retinal

◉**23.67 Biochemie des Sehvorgangs.** Die Lichtaktivierung von *Rhodopsin* (Rh) bewirkt, dass das G-Protein *Transducin* (G$_t$) sein GDP gegen GTP austauscht. Die GTP-gebundene α-Untereinheit des Transducins aktiviert die *cGMP-Phosphodiesterase* (PDE) durch Ablösen von zwei inhibitorischen γ-Untereinheiten. Bei niedriger cGMP-Konzentration ist der Kationenkanal geschlossen, die Zelle wird hyperpolarisiert und schüttet wenig Neurotransmitter (Glutamat) aus.

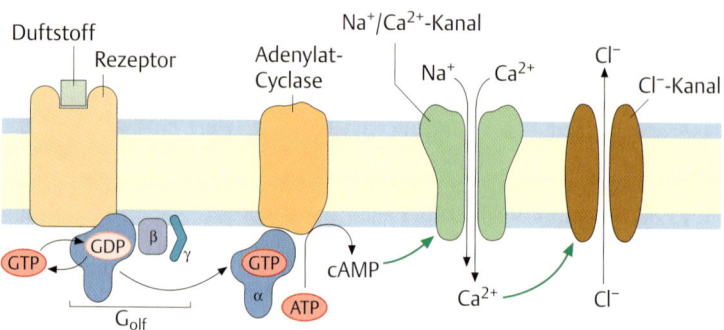

⌾**23.68 Biochemie des Riechens.** Ein Duftstoff bindet an einen Rezeptor. Es gibt mehrere hundert verschiedene Zellen mit einem jeweils anderen Rezeptor, so dass das Antwortverhalten des Rezeptors durch den Liganden festgelegt wird. Die übrige Ausstattung der Riechzelle mit einem heterotrimeren G_{olf}-Protein, der Adenylatcyclase und den abhängigen Ionenkanälen ist gleich. Der Geruchseindruck wird durch Auswertung der Aktionspotenzialmuster im Zentralnervensystem gewonnen.

qualitäten werden über G-Protein-gekoppelte Rezeptoren vermittelt; Glutamat als Geschmack wird über ein dem metabotropen Glutamat-Rezeptor ähnliches Rezeptormolekül registriert. Die Feststellung der Geschmacksqualitäten *salzig* und *sauer* beruht auf Interaktionen mit Ionenkanälen. Für sauren Geschmack werden sie durch einen sogenannten Amilorid-sensitiven Protonen-akivierten Kationen-Kanal (ASIC) aktiviert, salziger Geschmack wird durch die Aktivierung eines Na^+-Kanals festgestellt. Komplexe Geschmacksempfindungen werden letztlich zentralnervös aus den Änderungen des Membranpotenzials der verschiedenen Geschmackszellen errechnet.

Biochemie des Gedächtnisses. Eine entscheidende Funktion des Zentralnervensystems ist die Verarbeitung und Speicherung von Informationen. Während die Verarbeitung hauptsächlich durch die Verschaltung verschiedener Neurone erfolgt, gibt es zunehmend Hinweise darauf, dass die Informationspeicherung mit Veränderungen an postsynaptischen Strukturen einhergeht. Eine wichtige Rolle für die sogenannte *synaptische Plastizität* scheint insbesondere die wiederholte glutamaterge Auslösung exzitatorischer postsynapti-

🔍 Die **Alzheimer-Krankheit** ist durch Ablagerungen des neurotoxischen *Amyloid-β-Peptids* gekennzeichnet. Dies ist ein sehr hydrophobes Peptid, das zur Aggregation neigt und in höheren Konzentrationen faserartig im Hirngewebe extrazellulär ausfällt. Intrazellulär bilden sich Aggregate des Mikrotubulus-bindenden *Proteins tau (τ)*, das abnorm hyperphosphoryliert ist und klumpig ausfällt. Das Amyloid-β-Peptid ist ein Spaltprodukt des *β-Amyloid-Precursor-Proteins* (APP), eines neuronalen Membranproteins (⌾23.69). Für die ungewöhnliche Spaltung innerhalb der Membran durch die γ-Secretase ist ein komplexer Aufbau des Enzyms aus vier Untereinheiten nötig. Leichte Verschiebungen in der Position der γ-Secretase-Spaltung können eine drastisch gesteigerte Amyloidbildung zur Folge haben. Das dritte APP-spaltende Enzym, die α-Secretase, wirkt der Amyloidbildung entgegen.

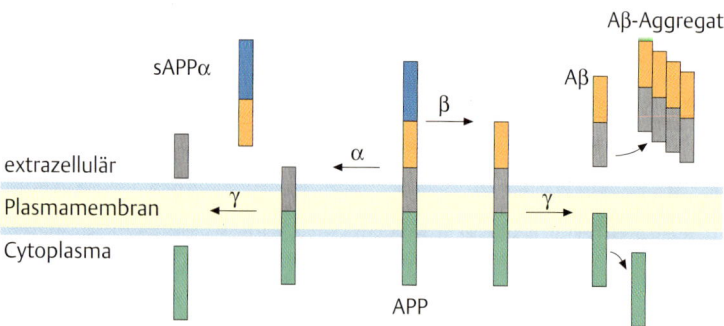

⌾**23.69 Spaltung von APP und Entstehung von Amyloid-Plaques.** Das β-Amyloid-Precursor-Protein (APP) wird zunächst im Bereich seiner extrazellulären Domäne durch *Secretase β* und anschließend innerhalb des Transmembransegments durch *Secretase γ* gespalten. Dies führt zur Freisetzung und extrazellulären Aggregation des Amyloid-β-Peptids mit Bildung von Amyloid-Plaques. *α-Secretase* spaltet innerhalb des Amyloid-β-Abschnitts und verhindert daher dessen Freisetzung. Das Spaltprodukt sAPPα (lösliches APP) ist wahrscheinlich selbst ein neuroprotektiver Faktor (nach Lichtenthaler und Haass, J. Clin. Invest. 2004;113:1384).

scher Potenziale (über AMPA-Rezeptoren) und der Ca^{2+}-Ionen-Einstrom nach Aktivierung der NMDA-Rezeptoren zu spielen. Die fortdauernde Erhöhung der Amplitude postsynaptischer Potenziale als Resultat der hochfrequenten Stimulierung durch afferente Signale wird als *Langzeitpotenzierung* (LTP, *long term potentiation*) bezeichnet.

Der NMDA-Rezeptor wird durch Glutamat nur dann aktiviert, wenn die Membran der entsprechenden Zelle depolarisiert ist. Der Ca^{2+}-Einstrom führt dann zur Aktivierung einer Vielzahl von Signalwegen, die unter anderem auch strukturelle Veränderungen des Cytoskeletts und von Adhäsionsmolekülen, aber auch die Bereitstellung von Rezeptoren und schließlich auch die Organisation neuer synaptischer Verbindungen betreffen könnten.

24 Entwicklung und Differenzierung

📎 **Zusammenfassung**

- **Morphogenese** bedeutet Gestaltbildung. Die Selbstorganisation von Biomolekülen zu funktionellen Strukturen folgt physikalisch-chemischen Prinzipien.
- Die Analyse der embryonalen Musterbildung von ***Drosophila melanogaster*** hat grundlegende Erkenntnisse zur Entwicklungsbiologie tierischer Organismen bis hin zu den Säugetieren erbracht.
- Das Grundprinzip der Regulation der frühen Entwicklung von *Drosophila melanogaster* beruht auf der Ausbildung von **Gradienten morphogenetischer Substanzen**.
- Morphogene wirken konzentrationsabhängig. Sie können aktivierend oder inhibierend auf die Expression nachgeschalteter Gene wirken und positive oder negative Rückkopplungsmechanismen kontrollieren.
- Aus der Überlagerung unterschiedlicher Gradienten morphogenetischer Substanzen und ihrer differenziellen Wirkung resultieren lokal unterschiedliche Verteilungsmuster der Morphogene.
- **Maternal exprimierte Gene** bestimmen bei *Drosophila* die anterio-posteriore und dorso-ventrale Polarität des Embryos. **Zygotisch exprimierte Gene** betreffen die Segmentierung (Segmentierungsgene) und die Gestaltbildung der einzelnen Segmente (homöotische Gene).
- **Homöotische Gene** sind im Genom der unterschiedlichsten tierischen Organismen, vom Fadenwurm *Caenorhabditis elegans* bis zu den Säugetieren gefunden worden. Erstmals beschrieben wurde ihre Funktion bei *Drosophila melanogaster*.
- Homöotische Gene codieren für Transkriptionsfaktoren mit einer charakteristischen DNA-bindenden Domäne. Die gruppenweise Anordnung von homöotischen Genen wurde vom Prinzip her in gleicher Anordnung und Expressionsreihenfolge bei Arthropoden und Säugetieren gefunden.
- **Hormone und Wachstumsfaktoren** tragen als Signalmoleküle zum Netzwerk der entwicklungsbiologischen Regulationsmechanismen bei.

Im vorangegangenen Kapitel 23 haben wir die spezifischen biochemischen Aufgaben einzelner Organsysteme vielzelliger Organismen zusammengefasst. Die dort beschriebene Vielfalt von morphologisch, physiologisch und biochemisch unterschiedlichen Zellen und Organen entwickelt sich aus einer einzigen Zelle, der befruchteten Eizelle. Damit tragen alle Zellen, so verschieden sie auch sein mögen, primär die gleiche genetische Information. In diesem Kapitel wollen wir kurz die biochemischen Prinzipien besprechen, die der morphologischen und funktionellen Entwicklung der Organismen und der Differenzierung ihrer Zellen und Gewebe zugrunde liegen.

Morphogenese bedeutet Gestaltbildung. In ihrer einfachsten Form beobachten wir sie schon bei der Ausbildung der spezifischen Raumstruktur eines Proteins, die durch die Aminosäure-Sequenz vorgegeben ist. Entsprechende physikalisch-chemische Prinzipien bestimmen auf der nächsten Stufe die Ausbildung der Quartärstruktur oligomerer Proteine oder die spontane Bildung von Biomembranen aus Lipiden und geeigneten Membranproteinen. Das *Prinzip der Selbstorganisation* lässt sich selbst noch am komplizierten Aufbau von Bakteriophagen verfolgen, die sich auch *in vitro* aus den entsprechenden Komponenten, also Proteinen und Nucleinsäuren, zu kompletten, infektionsfähigen Bakteriophagen zusammensetzen lassen.

Bakterien gehen während des vegetativen Zellzyklus durch Teilung aus Bakterien hervor. Ihre Gestalt und Stoffwechselleistungen können bei veränderten Wachstumsbedingungen den neuen Anforderungen angepasst werden. Wir erkennen also auch bei Prokaryonten schon Veränderungen im Sinne einer funktionellen Morphogenese und Differenzierung. Diese werden durch die Abgabe, Registrierung und Verwertung von Signalen induziert und beruhen auf einer *differenziellen Kontrolle der Genexpression*. In mehrzelligen Organismen entspricht die Morphogenese einer Ausbildung funktionell und morphologisch unterschiedlicher Strukturen während der Entwicklung des Organismus. Die gezielte Determinierung von Zellen für einen bestimmten Weg der Entwicklung führt letztendlich im Prozess der *Differenzierung* zu einem funktionell und morphologisch spezialisierten Zelltyp. Dieser Prozess der Spezialisierung der Zellen und Gewebe auf spezifische Aufgaben führte zu einer Arbeitsteilung im Organimus, die die Entwicklung der höheren Lebewesen erlaubt hat.

Die zellulären und molekularen Grundlagen der Morphogenese und Differenzierung sind der Forschungsgegenstand der *Entwicklungsbiologie*. Wir wollen uns im Folgenden exemplarisch einigen Systemen zuwenden, die auf dem Gebiet der molekularen Entwicklungsbiologie das biochemische Verständnis der Morphogenese und Zelldifferenzierung erleichtern.

24.1 Modellorganismen der Entwicklungsbiologie

Die Grundprinzipien der Entwicklung vielzelliger Organismen mögen in einzelnen Teilaspekten zwar verschieden sein, sie beruhen aber in vielen Fällen auf sehr ähnlichen Mechanismen. Entsprechend sind die Gene, deren Produkte die Entwicklungsmechanismen steuern, im Verlauf der Evolution in erstaunlichem Maße konserviert geblieben. Ein entscheidendes Hilfsmittel zur Identifizierung von entwicklungsbiologisch relevanten Genen ist die Analyse von Mutanten, deren Entwicklung in bestimmten Stadien gestört ist. An einem Beispiel aus einem ganz anderen Gebiet, nämlich der Regulation des Zellzyklus bei der Hefe, haben wir die Bedeutung von Mutanten kennen gelernt, durch deren Analyse die allgemeinen Grundlagen der Zellzyklus-Regulation aufgeklärt wurden (Kap. 15.3). Die dort erkannten Prinzipien und beteiligten Faktoren wurden in gleicher Weise in höheren Tieren und Pflanzen gefunden. Ganz analog wurden wesentliche Grundlagen der Entwicklungsbiologie an einfachen *Modellorganismen* aufgeklärt (☛ 24.1), und auch hier konnte die Allgemeingültigkeit der entdeckten Prinzipien bestätigt werden.

☛ 24.1 Modellorganismen in der Entwicklungsbiologie

Drosophila melanogaster (Fruchtfliege): Invertebrat, kurze Generationszeit (12–14 Tage), geeignet für Mutagenese-Studien, Larvenentwicklung der Beobachtung zugänglich, polytäne Chromosomen zeigen differenzielle Genaktivitäten an.

Caenorhabditis elegans (Fadenwurm): Nematode, Exakt definierte Abfolge von Zellteilungen, Differenzierung, Apoptose. Generationszeit 3–4 Tage. Geeignet für Mutagenese-Studien.

Danio rerio (Zebrafisch): Wirbeltier. Geeignet für Mutagenese-Studien, durchsichtige Eizelle, direkte Beobachtung der Embryogenese, Gewebe- und Organentwicklung (außerhalb des mütterlichen Organismus), Generationszeit 3–4 Monate.

Xenopus laevis (Krallenfrosch): Wirbeltier, große Oocyte (1,2 mm im ausgereiften Zustand), Eireifung in vitro hormonell induzierbar, Modellsystem für Entwicklungsinduktion, Organisator-Prinzip.

Gallus gallus (Huhn): Entwicklung im Ei gut zu verfolgen, geeignet für Transplantationsexperimente, gut charakterisierte Morphologie während der Embryogenese.

Mus Musculus (Maus): Wirbeltier, Säugetier, natürliche und künstliche Mutanten: transgene Tiere als Modellsysteme für genetisch bedingte Erkrankungen.

Arabidopsis thaliana (Ackerschmalwand): Modellpflanze, Lebenszyklus von 6–8 Wochen, definierte embryonale Musterbildung, Genom sequenziert (zur Regulation der Entwicklung von Pflanzen siehe Kap. 17.10).

Caenorhabditis elegans ist ein sehr kleiner Fadenwurm *(Nematode)*, der am Ende seiner Entwicklung aus 959 somatischen Zellen und einer variierenden Zahl von Keimzellen besteht. Der Verlauf der Entwicklung der Körperzellen aus der befruchteten Eizelle durch Teilung und Differenzierung bis hin zur spezialisierten Körperzelle des adulten Organismus folgt einem exakt festgelegten Muster. Eine entscheidende Rolle bei der Morphogenese und Differenzierung von *C. elegans* spielt die Apoptose: durch programmierten Zelltod gehen 131 Zellen während spezifischer Entwicklungsstadien zugrunde. Durch Mutationsanalysen konnten im Genom von *C. elegans* z. B. Gene identifiziert werden, die den Genen bestimmter Kontrollgene der Apoptose bei Vertebraten homolog sind (z.B. entspricht *ced-9* dem *BCL-2*-Gen der Vertebraten, s. Kapitel 25, S. 758).

Drosophila melanogaster besitzt ein Genom von nur vier artspezifischen Chromosomen und zeigt eine sehr kurze Generationszeit. Daher wurde die Fruchtfliege bereits früh als geeigneter Organismus für genetische Analysen erkannt. Durch breit angelegte Mutagenesestudien konnten molekulare Mechanismen vieler Entwicklungsschritte aufgeklärt werden. Vergleichende Untersuchungen zeigten dann eine überraschende Übereinstimmung der morphogenetischen Grundprinzipien und der daran beteiligten Faktoren und ihrer Gene bis hin zu den Mechanismen der Entwicklung von Vertebraten. Wegen dieser allgemeinen Bedeutung der Entwicklung von *D. melanogaster* werden wir ihr ein eigenes Kapitel als Beispiel für grundlegende Prinzipien der Entwicklungsregulation widmen.

Danio rerio, der Zebrafisch, ist ein Vertebrat, der für die entwicklungsbiologische Analyse insofern Vorteile bietet, als die Embryonen in großer Zahl produziert werden, durchsichtig sind und sich außerhalb des mütterlichen Organismus in kurzer Zeit zum Fisch entwickeln. Auch hier steht die Erzeugung von Entwicklungsmutanten und die molekulare Analyse des durch die jeweilige Mutation beeinträchtigten Teilschritts der Entwicklung im Vordergrund der entwicklungsbiologischen Forschung.

🔍 Die klassischen **Experimente zur Entwicklungsbiologie** von Spemann und Mangold (1924) an Amphibien haben gezeigt, dass Transplantation von Zellen aus dem Bereich der dorsalen Urmundlippe zum Bauchektoderm einer frühen Amphibiengastrula am Ort des Transplantats Zellen dazu induziert, eine zweite Körperachse (Neuralrohr, Kopfmesenchym, Somiten) zu bilden. Dieses Organisator-Phänomen wird durch ein spezifisches Muster von Transkriptionsfaktoren und sezernierten Signalproteinen, die vom Organisator exprimiert werden, reguliert. Das induzierte Muster variiert in Abhängigkeit vom Zeitpunkt der Gastrulation, an dem das Transplantat entnommen wurde. Ganz analog gibt es auch in der Embryonalentwicklung des Huhns oder der Maus einen Organisator, den sog. Hensen-Knoten bei Vögeln bzw. Primitivknoten bei Säugern.

Xenopus laevis, der Krallenfrosch, und andere Amphibien wurden insbesondere durch ihre vergleichsweise großen Embryonen, die sich ebenfalls außerhalb des mütterlichen Organismus entwickeln, zu klassischen Modellorganismen der experimentellen Entwicklungsbiologie. An derartigen Embryonen wurde durch Transplantationsexperimente das Prinzip der Induktion von Entwicklungsprozessen nachgewiesen, wonach bestimmte embryonale Zellgruppen in benachbarten Zellen definierte Entwicklungsschritte auslösen können. Dies impliziert, dass Zellen aus bestimmten Arealen Signalmoleküle abgeben können und dass andere Zellen entsprechende Rezeptoren aufweisen. Beispiele früher häufig verwendeter Modellorganismen sind Frösche und Molche, inzwischen stehen Arbeiten am Krallenfrosch *Xenopus laevis* im Vordergrund.

Mus musculus, die Maus, ist als Säugetier in vieler Hinsicht auch ein geeigneter Modellorganismus für Teilschritte der menschlichen Entwicklung. Durch ihren relativ kurzen Generationszyklus von neun Wochen von der Geburt bis zur Fertilität ist sie für genetische Analysen besonders geeignet. Die Entwicklung molekulargenetischer Techniken zur gezielten Überproduktion oder Ausschaltung bestimmter Gene im Genom der Maus (s. Kap. 6, S. 178) hat die Funktionsanalyse vieler Gene und der davon abgeleiteten Proteine möglich gemacht und geholfen, Mausmodelle für genetisch bedingte Erkrankungen des Menschen zu schaffen.

24.2 Embryogenese

Die embryonale Musterbildung der Fruchtfliege *Drosophila melanogaster* ist das bisher bestverstandene Entwicklungssystem. Viele der dort erkannten Prinzipien sind in ähnlicher Weise bis hin zur Entwicklung von Säugetieren gültig, wie wir weiter unten an Beispielen aus der Entwicklung der Maus erkennen werden.

Eine Besonderheit der Entwicklung der Embryonen der Fruchtfliege besteht darin, dass sich aus der befruchteten Eizelle zunächst durch mehrfache Teilung der Zellkerne ohne gleichzeitige Zellteilung ein mehrkerniges Syncytium entwickelt, in dem dann die Zellkerne zur Peripherie wandern *(syncytiales Blastoderm)*. Erst durch die Ausbildung von Plasmamembranen bildet sich dann nach etwa dreistündiger Embryonalentwicklung aus dem multinucleären ein multizellulärer Embryo *(zelluläres Blastoderm,* 👁24.1*)*. In diesem Stadium ist bereits vorprogrammiert, welche Strukturen sich aus unterschiedlichen Bereichen entwickeln werden. Bis dahin müssen die embryonalen Zellen also Signale empfangen und verwertet haben, die ihre weitere Entwicklung vorzeichnen (s. unten). Aus definierten Regionen des zellulären Blastoderms wandern Zellen in das Innere des Embryos, und es bilden sich im Rahmen der *Gastrulation* die Keimblätter, nämlich das außen liegende *Ektoderm*, das innen liegende *Entoderm* (im Englischen meist: „endoderm") und das mittlere Blatt, das *Mesoderm*. Aus ihnen gehen die zukünftigen, unterschiedlichen Gewebe hervor: Aus dem Ektoderm entwickeln sich Epidermis und Nerven, aus dem Entoderm der Darm und weitere damit verbundene Organe, aus dem Mesoderm schließlich entstehen Blut, Gefäßsystem, Herz und Muskulatur. Die Entwicklung ist also von Teilung, Wanderung und schließlich Differenzierung der Zellen geprägt. Zum Ende der Larvenentwicklung müssen die äußeren Strukturen gebildet werden. Diese gehen während der *Metamorphose* der Larve zur adulten Fliege *(Imago)* aus kleinen epidermalen Zellgruppen hervor, die als *Imaginalscheiben* bezeichnet werden und schon in der Larve paarig angelegt sind. Aus ihnen entstehen unter dem Einfluss des Hormons *Ecdyson* (s. Kapitel 20, S. 570) die Strukturen, die die adulte Fliege kennzeichnen.

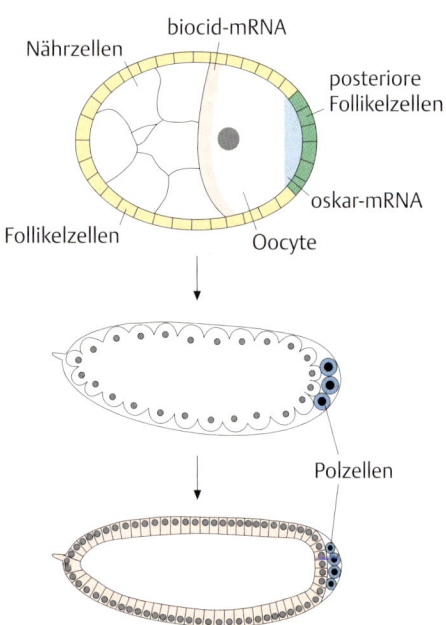

👁**24.1 Frühe Oogenese und Embryonalentwicklung bei** *Drosophila melanogaster*. Aus einer Keimzelle entwickeln sich 15 Nährzellen und eine Oocyte. *Bicoid*- und *oskar*-mRNA werden asymmetrisch verteilt. Oskar ist dann auch an der Positionierung von *nanos*-mRNA am posterioren Pol des unbefruchteten Eies beteiligt. Innerhalb der ersten anderthalb Stunden nach Befruchtung teilen sich zwar die Zellkerne, nicht aber die Zellen des Embryos, damit entsteht ein Syncytium. Erst nach circa 3 Stunden werden Zellmembranen ausgebildet, es bildet sich das zelluläre Blastoderm. Darauf folgt dann die Gastrulation mit der Bildung der drei Keimblätter (nicht gezeigt). Im Bereich des Polplasmas sondern sich schon früh die Urgeschlechtszellen als Polzellen ab. Daran sind eine Reihe von Genen, darunter auch *oskar*, beteiligt.

Labels in figure: Nährzellen, biocid-mRNA, posteriore Follikelzellen, oskar-mRNA, Follikelzellen, Oocyte, Polzellen

Maternal exprimierte Gene („maternale Gene"). Der Beginn der Embryonalentwicklung wird von Genen gesteuert, deren Produkte schon im Ei vorhanden sind, also während der Oogenese synthetisiert und im Ei in spezifischen Bereichen deponiert wurden. Sie entscheiden über die Entwicklung der zwei Hauptachsen des Embryonalkörpers, nämlich über die Polarität von „vorne" und „hinten" (*anterior/posterior*) entlang der Längsachse und über die Polarität der dorsoventralen Achse, d.h. sie legen Rücken- und Bauchseite (*dorsal/ventral*) fest. Weitere maternale Gene sind für die Morphogenese der nicht-segmentierten terminalen Strukturen des Embryos und für die Entwicklung von Keimzellen verantwortlich.

Es sind also mütterliche (maternale) Systeme, die in der frühen Embryonalentwicklung wirken und die Entwicklung der anterioposterioren und dorsoventralen Polarität und der terminalen Strukturen festlegen. Die entsprechenden Signale werden von umgebenden Nähr-(„Ammen")-zellen bzw. Follikelzellen an spezifischer Stelle gesetzt und bilden von dort aus Gradienten abnehmender Aktivität. Damit sind morphogenetische Faktoren differenziell verteilt und legen die weitere Entwicklung fest (☞**24.1**).

Die Faktoren der **anterioren und posterioren Systeme** sind mRNA-Moleküle, die von mütterlichen Zellen am vorderen und hinteren Ei-Pol deponiert und nach Befruchtung des Eies genutzt werden. Die mRNA für das Protein Bicoid wird von Nährzellen synthetisiert und in der Oocyte am *anterioren Pol* konzentriert. Nach Befruchtung der Eizelle wird die bicoid-mRNA innerhalb der ersten Stunde translatiert, und das Protein verteilt sich durch Diffusion in posteriorer Richtung und baut dabei einen *Konzentrationsgradienten* auf. Bicoid ist ein Transkriptionsfaktor. Eines seiner Zielgene ist hunchback. Auch das Produkt des *hunchback*-Gens ist ein Transkriptionsfaktor. Dessen Verteilung ist dann entsprechend dem Bicoid-Gradienten auf die vordere Hälfte des Embryos beschränkt (*hunchback* wie auch das unten erwähnte *caudal* sind Gene, die sowohl maternal als auch zygotisch exprimiert werden).

Der *posteriore Pol* der Eizelle ist durch die Lokalisation der maternal synthetisierten *oskar*-mRNA gekennzeichnet. Dieser Faktor ist für die Bildung des Polplasmas und die Keimzellenentwicklung am posterioren Ende des Embryos essenziell. Das eigentliche *Morphogen* des posterioren Systems ist Nanos. Seine mRNA wird maternal am posterioren Pol deponiert. Allerdings ist Nanos kein Transkriptionsfaktor, vielmehr bindet es an die *hunchback*-mRNA und blockiert deren Translation. Damit ist sichergestellt, dass im hinteren Teil des Embryos kein Hunchback-Protein synthetisiert wird. Der Transkriptionsfaktor für die Gene posterior synthetisierter Proteine ist Caudal, dessen mRNA zwar über das ganze Ei verteilt ist, dessen Translation aber auf das posteriore Ende des Embryos beschränkt bleibt, da das Bicoid-Protein die *caudal*-mRNA-Translation inhibiert. Damit besteht ein gegenläufiger Gradient des posterioren Caudal-Proteins zum anterioren Bicoid-Protein (☞**24.2**).

Das **terminale** und das **dorsoventrale System** werden nicht durch bereits deponierte maternale mRNA induziert, sondern durch Faktoren, die von posterioren Follikelzellen abgegeben werden und Liganden für Plasmamembranrezeptoren des Embryos darstellen. Der Rezeptor für die Auslösung des *Terminalsystems* (also der nicht segmentierten Strukturen am vorderen und hinteren Ende des Embryos) ist Torso; sein Ligand (Trunk) wird nach der Befruchtung mit Hilfe des Faktors Torsolike an der Oberfläche der Follikelzellen aktiviert. Torso ist eine Rezeptor-Tyrosinkinase, intrazellulär wird das Signal über den Ras-Signalweg weitergegeben. Der Rezeptor für das dorsoventrale System ist Toll. Er wird nur auf der Ventralseite exprimiert und seine Aktivierung bewirkt in der Zelle, dass der Transkriptionsfaktor Dorsal (so benannt, weil bei seiner Ausschaltung ein dorsal betonter Phänotyp überwiegt) aus seiner cytoplasmati-

🔍 **Entwicklungssysteme im *Drosophila*-Ei.** Das *anteriore* System im *Drosophila*-Ei ist für die Entwicklung von Kopf und Thorax essenziell, das *posteriore* System für die Segmente des Abdomens. Durch das *terminale* System werden die Strukturen der unsegmentierten vorderen und hinteren Enden induziert und durch das *dorsoventrale* Entwicklungssystem werden die Entwicklungsschritte entlang dieser Körperachse einerseits für die mesodermalen, andererseits für die ektodermalen und neuroektodermalen Gewebe festgelegt.

🔍 **Follikelzellen, Nährzellen, Oocyten.** Die Entwicklung des Drosophila-Eies in den Ovarien geht von einer Keimzelle aus, aus der nach vier Teilungen im 16-Zellstadium 15 *Nährzellen* und eine *Oocyte* hervorgehen. Die Oocyte nimmt eine Lage im posterioren Bereich der Nährzellen ein und induziert mit Hilfe des Faktors Gurken die benachbarten Follikelzellen dazu, die spezifischen Eigenschaften *posteriorer Follikelzellen* zu entwickeln (☞**24.1**). Signale der *posterioren Follikelzellen* sind über das Mikrotubulus-System für die *anteriore (bicoid)* und posteriore *(oskar)* Lokalisation maternal deponierter mRNAs verantwortlich. Die bicoid-mRNA selbst wird von Nährzellen, die oskar-mRNA von posterioren Follikelzellen synthetisiert. Oskar induziert die Enstehung des Polplasmas, von dem die Keimzellentwicklung ausgeht. Vom Polplasma bildet sich ein Oskar-Gradient in anteriorer Richtung, der weitere Faktoren aktiviert. Nach der Spezifizierung posteriorer Follikelzellen ist Gurken auch in die Etablierung der dorsoventralen Achse involviert; in diesem Fall induziert es die Eigenschaften dorsaler Follikelzellen und damit gleichzeitig auch die dorsoventrale Achse.

▷ Für die **Schreibweise von Genen und Proteinen** bestehen bestimmte **Regeln**. Bei *Drosophila melanogaster* werden die Namen von Genen klein und kursiv geschrieben, falls es sich um rezessive Allele handelt (z. B. *wingless*) oder groß und kursiv, wenn es sich um dominante Allele handelt (z. B. *Krüppel*). Die entsprechenden Proteine werden groß und nicht kursiv geschrieben (z. B. Wingless). Die Bezeichnungen gehen in vielen Fällen auf das äußerliche Erscheinungsbild der Embryonen zurück, die im entsprechenden Gen eine Mutation tragen (z. B. *knirps, Krüppel, giant, hunchback, wingless, Deformed*).

▷ Als **Morphogen** bezeichnet man eine Substanz, die an der morphologischen Musterbildung beteiligt und deren Effekt konzentrationsabhängig unterschiedlich ist.

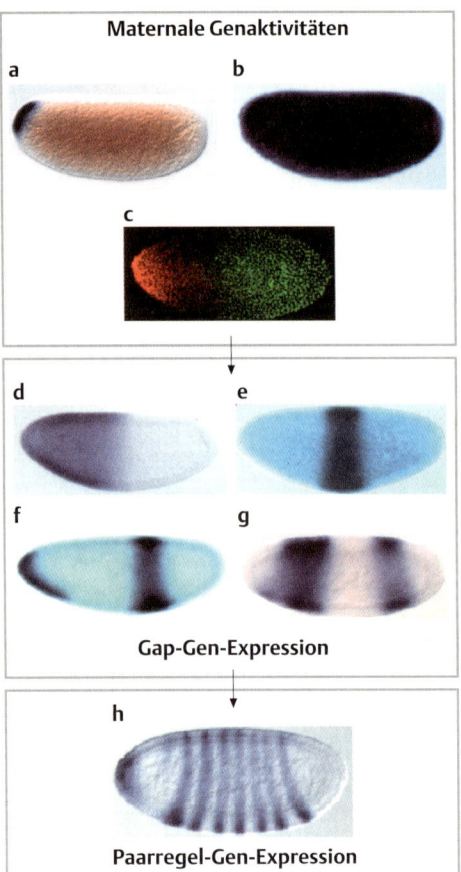

Maternale Genaktivitäten

a   b

c

↓

d   e

f   g

Gap-Gen-Expression

↓

h

Paarregel-Gen-Expression

👁 **24.2 Expression maternaler und zygotisch exprimierter Gene in Drosophila-Embryonen. a** Darstellung der *bicoid*-mRNA am anterioren Pol. **b** Die *caudal*-mRNA ist über den ganzen Embryo verteilt, ihre Translation wird durch das Bicoid-Protein inhibiert und damit wird das Protein nur am posterioren Pol synthetisiert. **c** Nachweis der Gradienten-Verteilung der Proteine Bicoid (rot, am vorderen Pol) und Caudal (grün, am hinteren Pol). Die gradientenmäßig verteilten Proteine Bicoid und Caudal regulieren die zygotische Expression der Gap-Gene *hunchback* (**d**), *Krüppel* (**e**), *knirps* (**f**) und *giant* (**g**). In **h** ist die Expression eines Paar-Regel-Gens gezeigt. Diese Gene werden unter dem Einfluss der Gap-Gene in alternierenden sogenannten Parasegmenten exprimiert (aus: Jäckle, H., Jahrbuch der Max-Planck-Gesellschaft 1996, Vandenhoeck & Ruprecht, Göttingen).

🔍 Die Regulation der Aktivität von Dorsal durch den Toll-Rezeptor-vermittelten Signalweg verläuft ganz analog zur Aktivierung des Transkriptionsfaktors NF-κB durch Phosphorylierung des Inhibitors IκB nach Interleukin-1-Rezeptor-Aktivierung (👁 **6.25**, S. 136) bei Vertebraten. Auch dort wird der Transkriptionsfaktor erst nach Entfernung seines Inhibitors in den Kern transloziert. Bei *Drosophila* selbst wird dieses Prinzip noch einmal in anderem Zusammenhang genutzt: Es gibt **Toll-ähnliche Rezeptoren** (*toll-like receptors*, TLR), deren Liganden bei Befall mit Parasiten oder Mikroorganismen spezifische Peptide aus diesen Erregern sind. Aktivierung der TLR führt zur Bildung von antimikrobiellen Peptiden und verleiht damit *Drosophila* eine Art von angeborenem Immunsystem. Beim Menschen wiederum wurden inzwischen 10 TLR gefunden, deren Liganden unter anderem bakterielle Lipopolysaccharide sind. Ihre Aktivierung bewirkt die Synthese von Tumornekrosefaktor α, NO-Synthase oder Typ-I-Interferonen (α, β). Das System der Toll-like-Rezeptoren ist damit eine wichtige Komponente der angeborenen Immunabwehr (s. Kapitel 23.4).

schen Inhibition durch den Faktor Cactus entlassen und in den Zellkern transportiert wird. Da die Aktivierung des Rezeptors Toll im ventralen Bereich erfolgt, resultiert auch hier ein Gradient. Sein Aufbau geschieht während der Zeitspanne der Entwicklung vom syncytialen zum zellulären Blastoderm. Aus der Toll-Aktivierung resultiert eine bevorzugte Lokalisation von Dorsal in den Zellkernen im ventralen Bereich im Vergleich zur cytoplasmatischen Dorsal-Lokalisation in Zellen der dorsalen Zone.

Zygotisch exprimierte Gene. Die Mutation der frühen zygotisch exprimierten Gene äußert sich phänotypisch im Wesentlichen erst nach Abschluss der Entwicklung zum zellulären Blastoderm, also mit Beginn der Gastrulation. Die Gene werden aber zum großen Teil schon im Stadium des syncytialen Blastoderms exprimiert und erzeugen bereits ein Muster von 14 Streifen spezifischer Genaktivität entsprechend dem späteren Segmentierungsmuster.

Es gibt drei **Gruppen von Segmentierungsgenen**. Sie werden eingeteilt in Gap-, Paar-Regel- und Segment-Polaritäts-Gene. Mutation von *Gap-Genen* (engl. *gap* = Lücke) führt zum blockweisen Verlust mehrerer Segmente, Mutation von *Paar-Regel-Genen* führt zum alternierenden Ausfall jedes zweiten Segments. Mutanten der *Segment-Polaritäts-Gene* zeigen bei normaler Segmentzahl ein Fehlen der anterioren oder posterioren Teile der Segmente bei gleichzeitiger spiegelbildlicher Verdoppelung der Restsegmente.

Wie 👁 **24.2** zeigt, weisen die Produkte der Segmentierungsgene eine festgelegte räumliche Verteilung auf. Sie kommt dadurch zustande, dass die Expression der ersten zygotischen Gene, der **Gap-Gene**, durch die Konzentrationsgradienten der Produkte maternaler Gene reguliert wird. Auf diese Weise resultiert eine erste Gliederung des Embryos. Zu den Gap-Genen zählt zum Beispiel *hunchback*, das wir oben bereits als Zielgen von Bicoid, dem Produkt eines maternalen Gens, kennen gelernt haben. Etwa zum Zeitpunkt des Übergangs vom syncytialen zum zellulären Blastoderm legen **Paar-Regel-Gene** Unterteilungen von der Größe zweier sogenannter *Parasegmente* fest. Parasegmente sind die Vorläufer der späteren Segmente des Embryos. Diese gehen dann aus der posterioren Hälfte eines Parasegments und der anterioren Hälfte des nächsten hervor. Die Paar-Regel-Gene werden alternierend in jeweils sieben Parasegmenten exprimiert (👁 **24.2**), d. h. bei gleichzeitiger Darstellung der Expression zweier alternierend exprimierter Paar-Regel-Gene würden 14 Streifen sichtbar. Nach der Aktivität der Paar-Regel-Gene führen **Segment-Polaritäts-Gene** in Zellen des zellulären Blastoderms und während der nachfolgenden Gastrulation zur anterior-posterioren Musterbildung einzelner Segmente (👁 **24.3**).

Die periodische Anordnung der Genprodukte im Embryo ist also nicht das Ergebnis einer regelmäßig alternierenden Abfolge von spezifischen Gentranskriptionen, sondern sie ist eine Folge der Überlagerung von Gradienten und von konzentrationsabhängigen inhibitorischen und aktivierenden Effekten der beteiligten Faktoren. Dies sind die Produkte von Gap- und Paar-Regel-Genen, die sämtlich als Transkriptionsfaktoren agieren. Die Produkte einzelner Segment-Polaritäts-Gene schließlich sind nicht nur Transkriptionsfaktoren, sondern auch Plasmamembranrezeptoren, sezernierte Proteine, Kinasen und andere, an der Weitergabe von Signalen beteiligte Proteine. Ihre Expression wird von den Paar-Regel-Genen reguliert.

Homöotische Gene. Die korrekte embryonale Ausprägung der Segmente ist eine Vorbedingung für die individuelle Differenzierung der einzelnen Segmente. Die Gene, die das Programm dieser einzelnen Differenzierungsschritte steuern, werden als *homöotische Gene* bezeichnet. Es sind übergeordnete Gene, deren Proteine als Transkriptionsfaktoren die Aktivität nachgeordneter Gene regulieren und damit die Entwicklung von Strukturen steuern. Sie gehören damit auch zu den Selektor-Genen (s. Randspalte).

Mutationen von *homöotischen Selektor-Genen* können dazu führen, dass Strukturen, die für bestimmte Segmente charakteristisch sind, an falscher Stelle, also an anderen Segmenten ausgebildet werden. Ein Beispiel in dieser Hinsicht ist die Mutante Antennapedia, bei der ein zusätzliches Beinpaar an der Stelle von Antennen am Kopf ausgebildet wird. Hier wird also offensichtlich eine Funktion, die einem thorakalen Segment zuzuordnen ist, durch Expression des Faktors am Kopf ausgeübt (⊛**24.4**).

Die Produkte der homöotischen Gene sind Transkriptionsfaktoren mit einem charakteristischen DNA-bindenden Sequenzabschnitt, der *Homöodomäne* (der entsprechende DNA-Abschnitt im homöotischen Gen wird als Homöobox bezeichnet. Die Homöodomäne ist durch eine Helix-Turn-Helix-Struktur gekennzeichnet (⊛**6.22**, S. 134).

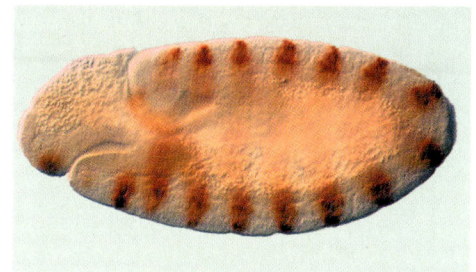

⊛**24.3 Expression des Segment-Polaritäts-Gens *engrailed* im *Drosophila*-Embryo.** Immunhistochemischer Nachweis des Engrailed-Proteins in einem späten Embryo nach Abschluss der Gastrulation. Diese Gene werden unter dem Einfluss von Paar-Regel-Genprodukten in 14 parasegmentalen Streifen exprimiert und legen die Grenzen dieser Segmente fest (aus: Patel et al., Cell 1989;58:955–968).

🔍 **Die drei Gruppen der Segmentierungsgene (Beispiele)**
Gap-Gene (Lücken-Gene):
   hunchback
   Krüppel
   knirps
Paar-Regel-Gene:
   fushi-tarazu
   hairy
   paired
Segment-Polaritäts-Gene:
   engrailed
   wingless

🔍 Das Segment-Polaritäts-Gen *engrailed* ist ein **Selektor-Gen**: Nach der Gastrulation tritt das regelmäßige Expressionsmuster der Gap- und Paar-Regel-Genprodukte allmählich in den Hintergrund. Die Aktivierung bestimmter Gene kann aber bestehen bleiben, um auch bis zur adulten Fliege eine korrekt organisierte Segmentierung zu erhalten. Zum Beispiel bildet das Segment-Polaritäts-Protein engrailed 14 Streifen von einer Breite von jeweils nur einer Zelle. Diese Streifen entsprechen bereits dem späteren Segmentmuster der adulten Fliege. Das *engrailed*-Expressionsmuster wird bis zum Lebensende erhalten bleiben, um die Eigenschaften der posterioren Segmentabschnitte zu bewahren. Auch Engrailed ist ein Transkriptionsfaktor mit einer Homodomäne; er ist zusammen mit einem weiteren Faktor, dem sezernierten Glykoprotein Wingless, für die Bewahrung der Parasegment-Grenzen verantwortlich. Ein solches Gen wie *engrailed*, das die Entwicklung bestimmter Strukturen festlegt und dies als Transkriptionsfaktor über die Regulation mehrerer nachgeschalteter Gene erreicht, wird als Selektor-Gen bezeichnet.

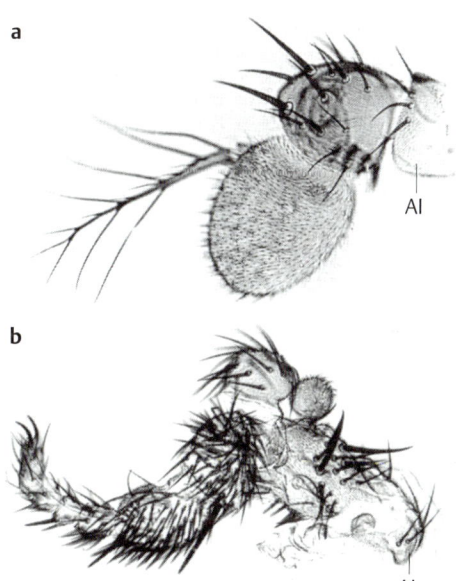

a

b

AI

AI

⊛**24.4 Das *Antennapedia*-Gen als Beispiel der Funktion eines homöotischen Gens.** Hier wurde ein zusätzliches *Antennapedia*-Gen künstlich in die Keimbahn von *Drosophila* eingeführt. Durch seine (ektope) Expression im falschen Segment hat das homöotische Gen ein Kopfsement in ein Thoraxsegment umgewandelt und statt der Antenne (**a**) ein Mittelbein (**b**) am ersten Antennenglied (A1) entstehen lassen (aus Wehner und Gehring, 23. Aufl., Thieme 1995).

Die homöotischen Selektor-Gene, die die Segmentidentität kontrollieren, sind in zwei großen Genkomplexen lokalisiert, die als *Antennapedia-* und *Bithorax-Komplex* bezeichnet werden. Überraschenderweise folgt die Expression der Gene in antero-posteriorer Richtung exakt der Reihenfolge, in der die Gene entlang der DNA in diesem Chromosomenabschnitt angeordnet sind (👁**24.5**). Anterior gelegene

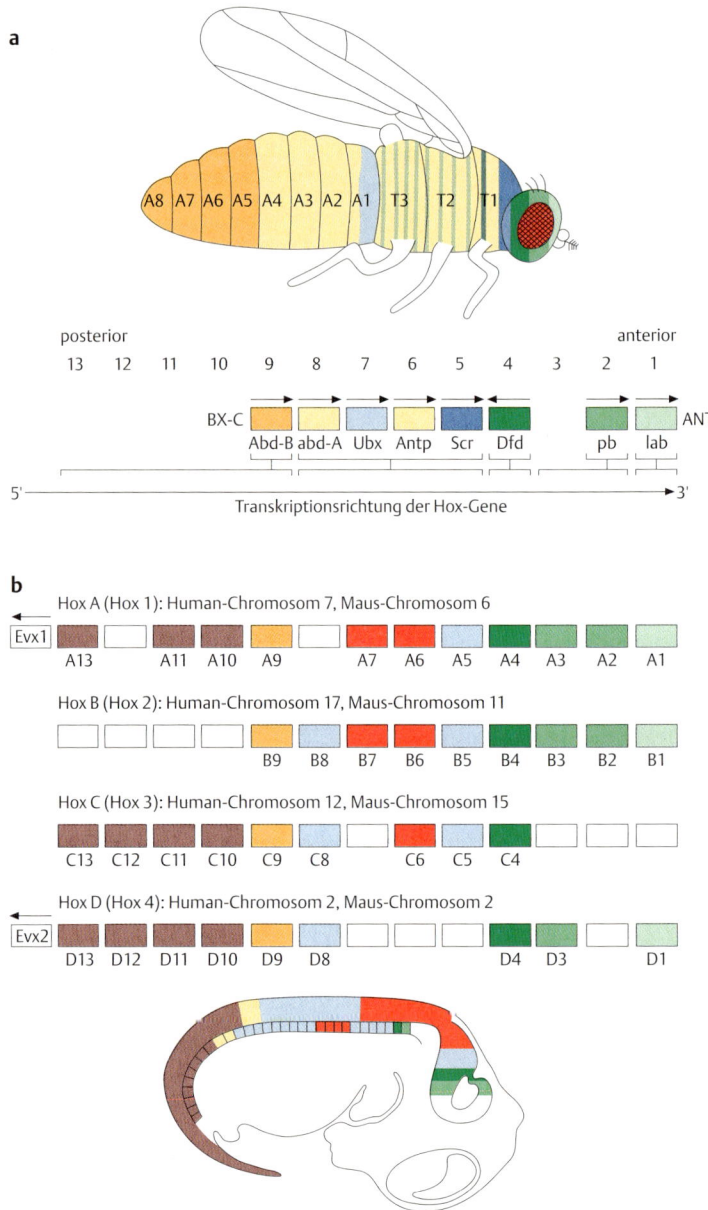

👁**24.5 Die Homöobox-Gengruppen von *Drosophila melanogaster* (a) und der Maus (b).** Die Reihenfolge der Gene in den Komplexen entspricht ihrer anterior-posterioren Expression wie unten am Maus-Embryo gezeigt *(Colinearität)*. Die *Hox-Cluster* der Maus sind auf vier Chromosomen verteilt. Gene von sehr ähnlicher Sequenz nehmen in den vier Gruppen gleiche Positionen ein und sind mit Nummern und Farben als paraloge Gene beschrieben. Die Gengruppen sind im Genom der Maus und der Fruchtfliege so ähnlich, dass man annehmen muss, dass die Gene der homöotischen Gen-Cluster in der Evolution aus einem gemeinsamen Vorläufer hervorgegangen sind. An der Position des 3. Gens der Hox-Cluster ist im *Antennapedia*-Komplex von *Drosophila* das Gen zen *(zerknüllt)* lokalisiert. Es besitzt eine Homöobox, hat allerdings keine homöotische Funktion. Analoge Abschnitte wurden auch auf menschlichen Chromosomen gefunden. (Nach: Coletta et. al., J. Anat. 1994;184:15–22.)

Gene werden früh, posteriore Gene spät exprimiert. Aus dieser nacheinander geschalteten Expression ergibt sich, dass die zuerst aktivierten Gene allein wirksam sind, während die Effekte der nachfolgend exprimierten Gene in komplexer Weise miteinander abgestimmt sind. Eine ganz analoge Beziehung von Genanordnung und Reihenfolge der Expression wurde auch bei den Homöobox-Genen der Maus und später dann als allgemein konserviertes Prinzip im Genom anderer Tiere und des Menschen gefunden.

Zusammenspiel der drei Gengruppen. Wir haben in diesem Abschnitt die Expression der maternalen, zygotischen und homöotischen Gene nacheinander besprochen. Es sollte aber berücksichtigt werden, dass Genprodukte dieser Gruppen miteinander in Wechselwirkung stehen. So ist zum Beispiel das maternale Genprodukt Bicoid ein Transkriptionsfaktor, der die zygotische Expression von *hunchback* reguliert, Hunchback reguliert die Expression eines weiteren Gap-Gens, *Krüppel*: hohe Hunchback-Konzentrationen hemmen, geringere aktivieren die *Krüppel*-Expression, darüber hinaus kontrollieren die Gap-Gene auch das räumliche Expressionsmuster der homöotischen Gene. Die regulatorischen Genprodukte bauen so ein Netzwerk von Informationen auf, dessen zeitlich und räumlich koordinierte Abfolge schließlich den komplizierten Aufbau des adulten Tiers hervorbringt.

Die Embryogenese der Maus und anderer Wirbeltiere. Wie bereits erwähnt, sind viele Grundprinzipien der Entwicklung in der Evolution hochkonserviert. Aus der Kenntnis der Entwicklungsgenetik einfach organisierter Eukaryonten war es daher möglich, auch Entwicklungsregulierende Gene der Maus und des Menschen zu isolieren und zu charakterisieren. Innerhalb der Wirbeltiere bestehen große Unterschiede in der Eignung als Modellorganismen für ausgewählte Fragestellungen. Amphibien oder Vögel (zum Beispiel das Huhn) bieten den Vorteil, dass befruchtete Eizellen leicht verfügbar und die Embryonen leicht zugänglich sind. Der Zebrafisch bietet die einzigartige Möglichkeit, Entwicklungsvorgänge und damit auch die Auswirkungen von Mutationen direkt beobachten zu können. Demgegenüber ist die Analyse der Entwicklung der Maus mit dem Nachteil behaftet, dass sie innerhalb des mütterlichen Organismus stattfindet und damit einer kontinuierlichen Beobachtung entzogen ist. Andererseits bringt die Möglichkeit, Gene der Maus gezielt zu mutieren, auszuschalten oder zu überexprimieren, gerade auch im Hinblick auf ihre Vergleichbarkeit mit den entsprechenden menschlichen Genen natürlich große Vorteile mit sich.

Entwicklungsschritte im Überblick. Die Embryonen der Säugetiere entwickeln sich im Mutterleib. Sie müssen daher neben ihrer eigenen Entwicklung zusätzlich extraembryonale Strukturen ausbilden, die die Versorgung durch den mütterlichen Organismus sichern und das Heranwachsen von Embryo und Fetus im Schutz des mütterlichen Organismus ermöglichen.

Am Beispiel der Maus beobachtet man nach der Befruchtung der Eizelle und vier Zellteilungen auf dem 16-Zell-Stadium die Ausbildung der sogenannten *Morula*, in der die Zellen durch Tight Junctions miteinander in Verbindung stehen (◉**24.6**). Bei weiteren Teilungen wird ein Teil der Zellen im Inneren der Morula lokalisiert, und im Anschluss bildet sich eine Höhle aus: es entsteht eine *Blastocyste*. Die äußere Zellschicht *(Trophektoderm)* bildet den *Trophoblasten*. Im Inneren liegen die Zellen des *Embryoblasten* als sogenannte *innere Zellmasse*; aus ihr entwickelt sich der eigentliche Embryo. Die Zellen der inneren Zellmasse besitzen noch eine unbegrenzte Teilungskompetenz und nahezu unbegrenzte Entwicklungskompetenz: sie sind pluripotent und können als *embryonale Stammzellen* (ES-Zellen) in vitro kultiviert werden.

▷ **Stammzellen** sind Zellen mit einer unbegrenzten Fähigkeit, sich durch Teilung selbst zu erneuern. Sie besitzen das Potenzial zur Entwicklung hochdifferenzierter Tochterzellen, gegebenenfalls über Zwischenstufen mit lediglich eingeschränktem Differenzierungspotenzial.

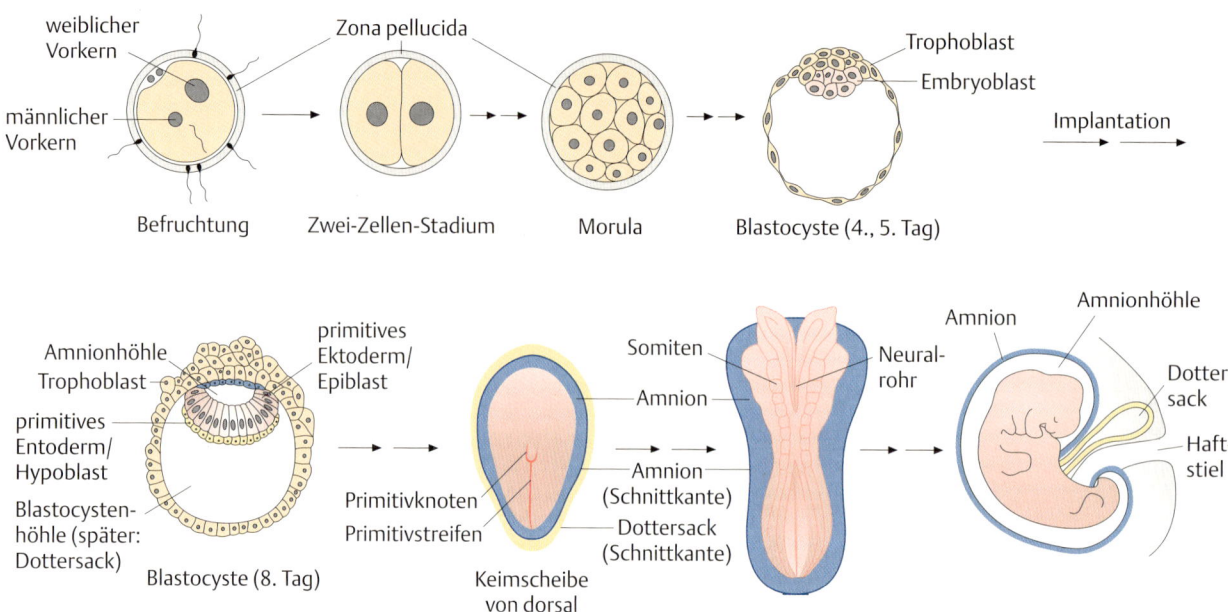

◉24.6 Erste Schritte der Embryonalentwicklung des Menschen im Überblick. Sie vollzieht sich bei der Maus in analogen Schritten, aber etwas schneller. Die Implantation erfolgt etwa 5–6 Tage nach der Befruchtung (Maus: 4,5 Tage), die Gastrulation beginnt am 9. Tag (Maus: 7. Tag). Der Primitivstreifen ist ab dem 18. Tag sichtbar, die Somitenbildung beginnt um den 22. Tag. Das letzte Schema zeigt den Embryo um den 33. Tag nach der Befruchtung.

Etwa zur Zeit der Implantation in die Uterusschleimhaut differenziert sich die innere Zellmasse zum *primitiven Entoderm* (Mensch: Hypoblast) und zum *Epiblasten*, der sich zum eigentlichen Embryo entwickeln wird. Nach weiteren Entwicklungsschritten beginnt einige Tage später die Gastrulation (Abflachung und Einwölbung des Embryoblasten) mit der Entwicklung des *Primitivstreifens*, der sich im weiteren Verlauf zur Primitivrinne senkt und an seinem cranialen Ende den *Primitivknoten* entwickelt (der funktionell dem Urmund der Amphibien entspricht). Die weitere Entwicklung ist von intensiven Zellwanderungen und Faltungen geprägt, Ektoderm, Entoderm und Mesoderm organisieren sich. Wenige Tage später, mit dem Ende der Gastrulation hat die *Organogenese* bereits eingesetzt, der Embryo gewinnt seine Grundform durch Dreh- und Faltungsbewegungen, durch die er auch völlig von seinen extraembryonalen Geweben umschlossen wird und sich im Schutz der Amnionflüssigkeit weiter entwickeln kann.

Grundprinzipien der Entwicklungsregulation. Die einzelnen Entwicklungsschritte, die die Entwicklung des Körpers und einzelner Organe der Maus oder anderer Modellvertebraten steuern, können nicht Gegenstand dieser Zusammenfassung biochemischer Grundlagen der Entwicklung sein. Wir wollen uns daher darauf beschränken, Grundprinzipien der Entwicklungsregulation zu benennen, Beispiele der biochemischen Funktion definierter Faktoren zu geben und Analogien zur *Drosophila*-Entwicklung, die wir bewusst an den Anfang gestellt haben, aufzuzeigen.

Im Unterschied zu *Drosophila* enthalten befruchtete Eizellen der Maus keine maternale Information zur Festlegung der *anterior-posterioren Polarität*. Diese wird erst mit der Entwicklung des Primitivstreifens deutlich und ist durch die Expression spezifischer Transkriptionsfaktoren gekennzeichnet. Auch die *Rechts-links-Asymmetrie* der Vertebraten ist unter genetischer Kontrolle. An ihrer Ausprägung sind ATPasen der Dynein-Familie beteiligt (s. Kap. 23.7: Kartagener-Syndrom).

Charakteristisch für die genannten Entwicklungsschritte ist das Prinzip der *Induktion durch Signalmoleküle*, die im jeweiligen Ziel-

🔍 Beim Frosch legt die asymmetrische Lokalisierung von mRNA im Ei die dorsoventrale Achsenbildung fest. Das Ei hat einen **vegetalen** und einen animalen Pol, die **animale Hälfte** ist stark pigmentiert und enthält den Zellkern. In diesen Eizellen sind maternale mRNAs zum Teil asymmetrisch verteilt, beispielsweise die mRNA für das Protein Vg-1, ein Mitglied der TGF-β-Familie und die mRNA für ein *wnt*-verwandtes Signalprotein (Xwnt-11), beide am vegetativen Pol des Eies. Die Entscheidung über die dorsoventrale Polarität fällt durch den Eintritt des Spermiums. Dieser löst eine Bewegung der äußersten Zone der Eizelle (Cortex) über die Eintrittsstelle des Spermiums aus, wo sich dann die ventrale Seite entwickelt. Ihr gegenüber liegt das *Nieuwkoop-Zentrum*, von dem aus die Chorda dorsalis und Muskeln induziert werden. Signale des Nieuwkoop-Zentrums im dorsalen Entoderm führen zur Ausbildung des *Spemann-Organisators* im Bereich der sogenannten dorsalen Urmundlippe. Dabei kooperieren zwei dort aktivierte Signalwege (Wnt und TGF-β).

gewebe letztendlich die Aktivität von Transkriptionsfaktoren regulieren. So wird die Entwicklung des Neuralsystems aus dem Ektoderm durch Signale des Mesoderms induziert.

Die Musterbildung des Mesoderms zeigt eine Segmentierung entlang der anterio-posterioren Körperachse. *Somiten* bilden sich als segmentierte Strukturen entlang der *Chorda dorsalis* (engl. *Notochord*) paraxial aus und entwickeln sich später zu Wirbelsäule, Skelettmuskulatur und Dermis. Die Positionsspezifität der Somiten wird von *Hox-Genen* bestimmt. Wir haben diese bereits bei der Entwicklung der Fruchtfliege als homöotische Selektor-Gene kennen gelernt, die die spezifische Differenzierung einzelner Segmente regulieren. Auch bei der Maus sind diese Gene gruppenweise organisiert. Insgesamt 38 Hox-Gene verteilen sich auf 4 Gruppen auf unterschiedlichen Chromosomen. Die einzelnen Gene weisen insbesondere zu den entsprechenden Genen gleicher Position in den jeweils anderen Gengruppen die größte Ähnlichkeit auf und werden deswegen als *paraloge Hox-Gene* definiert (👁 **24.5**). Wie bei *Drosophila* ergibt sich eine Korrelation zwischen der Reihenfolge der paralogen Gene in den vier Gengruppen, der zeitlichen Abfolge und der morphologischen Abgrenzung ihrer Expression. In diesem Muster sind die Gene am 3'-Ende der Gengruppe früh aktiv und beeinflussen anteriore Bereiche; die Gene am 5'-Ende kontrollieren die Entwicklung posteriorer Bereiche. Daraus ist zu schließen, dass die Spezifizierung eines Segments von der lokalen Zusammensetzung an Hox-Proteinen abhängt.

Eine weitere Gruppe von Transkriptionsfaktoren, die an der Regulation von Entwicklungsprozessen beteiligt und durch eine gemeinsame DNA-Bindungs-Domäne gekennzeichnet sind, stellen die *Pax-Gene* dar. Es gibt neun unterschiedliche Pax-Proteine bei Säugern. Ihre Gene sind nicht als Gruppe organisiert, sie befinden sich vielmehr an unterschiedlichen chromosomalen Loci. Sie enthalten alle einen hochkonservierten, DNA-bindenden Abschnitt von 128 Aminosäuren, der als *paired Domäne* (PD) bezeichnet wird. Diese wurde erstmals in dem Protein des Paar-Regel-Gens *paired* beschrieben; sie bildet zwei Helix-Loop-Helix-Elemente aus. Diese DNA-bindende Struktur kennzeichnet auch die Homöodomäne. Man könnte also strukturell die PD als Element aus zwei Homöodomänen interpretieren. In vier der neun Pax-Gene ist nicht nur eine Pax-Domäne, sondern auch eine vollständige Homöodomäne codiert. Die Proteine der Pax-Gene sind DNA-bindende Proteine und agieren als Transkriptionsfaktoren. Beispiele für ihre Beteiligung an der Regulation der Organogenese sind in 🢂 **24.2** zusammengefasst.

🔍 Ein weiteres in der Evolution hoch konserviertes Signalsystem, das erstmals durch eine *Drosophila*-Mutante als Entwicklungs-Kontroll-Gen erkannt wurde und für einen Membranrezeptor codiert, ist **notch**. Der Ligand des Rezeptorproteins Notch ist ebenfalls ein Membranprotein (Delta). Wenn eine benachbarte Zelle über Delta an Notch bindet, wird dessen intrazelluläre Domäne abgespalten, in den Zellkern transloziert und trägt dort zur Regulation der Expression bestimmter Gene bei. Dieser Signalweg ist zum Beispiel wichtig bei der Entwicklung von Neuralzellen aus ektodermalen Zellen: durch Expression von Delta kann eine Zelle in benachbarten, Notch-tragenden Zellen die Expression proneuraler Gene blockieren *(laterale Inhibition)*, sodass nebeneinander unterschiedliche Zellen entstehen. Dieser Effekt kann dann durch variierte Expression der Gene für Rezeptor und Ligand die unterschiedlichen Entwicklungsmuster in benachbarten Zellen steuern.

🔍 Die Beteiligung von *Pax-Genen* an der Entwicklung von **Tumoren** wird aus cytologischen Untersuchungen deutlich. In mehreren menschlichen Tumoren wurden chromosomale Translokationen beschrieben, an denen *Pax-Gene* beteiligt waren. Zusätzlich können Pax-Proteine auch in andere, in der Kontrolle der Zellproliferation relevante Signalwege eingreifen, zum Beispiel durch Repression der p53-Expression oder Aktivierung des antiapoptotischen Bcl-2-Gens.

🢂 **24.2 Beispiele der Funktionen von Pax-Genen bei der Organentwicklung** (fast alle Pax-Gene sind an Teilschritten der Entwicklung einzelner Hirnareale beteiligt, nicht einzeln benannt).

	Organe, an deren Entwicklung Pax-Gene beteiligt sind
Pax-1	Wirbelkörper, Gliedmaßen
Pax-2	Innenohr, Niere, Sehnerv
Pax-3	Gesichtsschädel (Symptome des *Waardenburg-Syndroms* durch Pax-3-Mutation beim Menschen: Schädelveränderungen, Innenohrschwerhörigkeit)
Pax-4	Pankreas (B-Zellen)
Pax-5	Hirn und Rückenmark, Testis, beteiligt an Entwicklung der B-Lymphocyten
Pax-6	Auge (Pax-6-Mutationen: *small eye*-Mutation bei der Maus, *Aniridie* beim Menschen), Pankreas- (A-Zellen), und Hypophysenentwicklung
Pax-7	Neuroektoderm, Muskel
Pax-8	Schilddrüse, Niere, Ohr (Pax-8-Gen-Translokationen bei follikulärem Schilddrüsencarcinom)
Pax-9	Wirbelkörper, Gliedmaßen, Zähne

24.3 Zell- und Organdifferenzierung

Die Differenzierung spezifischer Zellen und Organe beruht auf der kontrollierten Expression von Genen, deren Produkte die spezifischen funktionellen und strukturellen Charakteristika der jeweiligen Zellen definieren. In der frühen Embryonalentwicklung sind diese Unterschiede noch nicht voll ausgeprägt, aber wir haben oben bereits festgestellt, dass schon in der Eizelle und im frühen Embryo unterschiedliche Ausstattungen mit intrazellulären Proteinen und Transmembranproteinen verschiedenartige Signalwege bahnen können. Im Verlauf der Embryonalentwicklung zeichnet eine zunehmende Festlegung die weiteren Differenzierungsmöglichkeiten vor.

Wechselwirkungen über Oberflächenmoleküle. Zellen unterschiedlicher Organe unterscheiden sich neben ihren Stoffwechselleistungen unter anderem auch in der Spezifität ihrer Oberfläche. So ergeben unterschiedliche Kohlenhydratkomponenten von Glykoproteinen und Glykolipiden charakteristische Oberflächenmuster. Beispiele hierfür sind die verschiedenen Lymphocytenarten mit ihren jeweils spezifischen CD-Merkmalen (Kap. 23.4, S. 686).

Viele Entwicklungsschritte bis hin zur funktionellen Organisation von Geweben aus differenzierten Zellen sind mit spezifischen Zell-Zell- und Zell-Matrix-Wechselwirkungen verbunden. Die Bedeutung der Zelladhäsionsmoleküle (*Integrine, Cadherine* und die *CAMs* der *Immunglobulin-Superfamilie*) und ihre Rückwirkungen auf das Cytoskelett wurden bereits in mehreren Zusammenhängen hervorgehoben (Kap. 15.5). Ein Beispiel für Funktionen sowohl in der frühen Embryonalentwicklung als auch im adulten Organismus bietet *E-Cadherin*. Es ist für die Packung der Morula-Zellen im Mausembryo essenziell (daher das Synonym *Uvomorulin*) und dient später als wichtiges Protein bei der Leberzelladhäsion.

Induktion durch Wachstumsfaktoren und Hormone. Ein entscheidendes Prinzip der zunehmenden Differenzierung ist die *Induktion* spezifischer Zellleistungen durch externe Signale. Wir haben dies bereits in der frühen Embryonalentwicklung von *Drosophila* anhand der Faktoren besprochen, die von Follikelzellen abgegeben werden und über Plasmamembranrezeptoren (Torso, Toll) Signalgradienten im frühen Embryo aufbauen. *Signalstoffe* lösen in Zielzellen komplexe Muster der Genexpression aus und induzieren damit spezifische Leistungen, die die Zelle für nächste Entwicklungsschritte vorbereiten oder zur terminalen Differenzierung führen. Dies bedeutet, dass während bestimmter Entwicklungsstufen von signalgebenden Zellen entsprechende induzierende, gegebenenfalls auch inhibierende Substanzen abgegeben und durch spezifische *Rezeptoren* der Zielzellen erkannt werden. In der Folge setzen intrazelluläre Signalwege in der Zielzelle die Information des Induktors in einen zellulären Effekt um. Wir kennen dieses Prinzip der Signalweitergabe bereits von den Hormonen und Wachstumsfaktoren. In der Tat sind die Übergänge hier fließend und auch an der Regulation der Entwicklung sind solche Faktoren entscheidend beteiligt.

Wachstumsfaktoren (growth factors, GF) wurden zunächst durch ihre Fähigkeit, ruhende Zellen zur Proliferation zu induzieren, entdeckt. Sie setzen durch Bindung an spezifische Plasmamembran-Rezeptoren Signalwege in Gang, die zur Zellteilung und zu spezifischen Differenzierungsleistungen führen können (Kap. 19 und ☞ **24.3**).

Wachstumsfaktoren, die als Signalmoleküle an bestimmten Schritten der Entwicklung identifiziert wurden, sind der *Fibroblasten-Wachstumsfaktor FGF* (mesodermale Induktion, Gliedmaßenentwicklung), *epidermaler Wachstumsfaktor EGF* (neurale Entwicklung) und mehrere Mitglieder der großen *TGF-β-Familie*. Zu dieser Gruppe gehören

🔍 Eine unkontrollierte Signalabgabe durch **mutierte Wachstumsfaktor-Rezeptoren** kann, selbst in Abwesenheit der Liganden, zu einer kontinuierlichen Zellvermehrung führen. Die veränderten Rezeptoren wirken also *onkogen*. So hat die molekulare Analyse des viralen Onkogens ErbB gezeigt, dass sein Produkt dem *EGF-Rezeptor* sehr ähnlich ist. Allerdings fehlt dem viralen ErbB-Protein die extrazelluläre EGF-Bindungsdomäne. Ein weiterer, dem humanen EGF-Rezeptor (ERBB1) verwandter Rezeptor ist der humane *HER2-Rezeptor*. Das entsprechende *ERBB2*-Gen wurde ursprünglich als Neuroblastom-Onkogen der Ratte *(Neu)* beschrieben. Der HER2-Rezeptor kann durch eine Mutation in seiner Transmembrandomäne auch ohne Ligand zum aktiven Rezeptor dimerisieren und wird dadurch beim Menschen zum *NEU-Onkoprotein*, das häufig mit der Entwicklung von humanem Brustkrebs assoziiert ist (s. auch ☞ **25.9**, S. 760).

auch die Knochenwachstumsfaktoren (*BMP, bone morphogenetic proteins*), die an der Organisation der dorsoventralen Körperachse beteiligt sind, indem sie dorsal inaktiviert sind, aber ventrale Strukturen induzieren. An der Organisation der dorsoventralen Achse von Vertebraten wirken auch Faktoren der *Wnt-Familie* mit. Wir werden der intrazellulären Signalkaskade dieses Faktors in Kapitel 25 wieder begegnen: Ihre Fehlregulation ist für bestimmte Tumoren charakteristisch (☞**25.6**).

⊤ 24.3 Wachstumsfaktoren (Beispiele; GF = Growth Factors, s. a. Kap. 19)

Bezeichnung	Funktion
BMP	Knochenwachstumsfaktor *(bone morphogenetic protein)*
CSF	Koloniestimulierende Faktoren (hämatopoietische Wachstumsfaktoren, z.B. G-CSF, GM-CSF, M-CSF)
EGF	Epidermaler Wachstumsfaktor
EPO	Erythropoietin
FGF	Fibroblasten-Wachstumsfaktor
IGF-I	Insulinähnlicher Wachstumsfaktor I (Somatomedin I)
IGF-II	Insulinähnlicher Wachstumsfaktor II (Somatomedin II)
NGF	Nervenwachstumsfaktor
PDGF	Plättchen-Wachstumsfaktor *(platelet derived growth factor)*
TGF-β	Transformierender Wachstumsfaktor β
VEGF	Vaskulärer endothelialer Wachstumsfaktor

Hormone sind an der Regulation vieler Entwicklungsprozesse beteiligt. Das Steroidhormon *20-Hydroxyecdyson* haben wir in Kapitel 20 bereits als die aktive Form des Häutungshormons der Arthropoden kennen gelernt. Auch die *Metamorphose* der Amphibien unterliegt einer hormonalen Kontrolle. Hier ist das *Triiodthyronin* (T_3) das Metamorphosehormon. Kaulquappen synthetisieren zwar geringe Mengen T_3 und T_4, diesen stehen während der Wachstumsphase der Kaulquappen aber große Mengen an *Prolactin* gegenüber, welches für ein Wachstumsfaktor ist und die Metamorphose hemmt. Erst mit der Entwicklung des Hypothalamus in der Prometamorphose-Phase wird verstärkt *Thyroliberin* und *Prolactostatin* (*Dopamin*) gebildet, so dass die T_3-Wirkung gegenüber Prolactin überwiegt.

Die Bedeutung der *Schilddrüsenhormone* für die Säugetierentwicklung wird z. B. durch irreversible Entwicklunsstörungen verdeutlicht, die als Folge eines Jodmangels während der Fetalperiode auftreten können (*Kretinismus*).

Retinsäure ist ein Abkömmling von Vitamin A und wirkt intrazellulär als Ligand eines nucleären Rezeptors aus der Familie der Steroid- und Schilddrüsenhormon-Rezeptoren. Auf diese Weise reguliert Retinsäure die Genaktivität im Sinne eines Transkriptionsfaktors und ist an der Regulation von Hox-Genen und der Gliedmaßenentwicklung beteiligt. Fehlregulationen seines Rezeptors infolge einer Chromosomentranslokation können zu malignen Erkrankungen führen (s. Kap. 25, ⊤ v25.7).

🔍 *Schilddrüsenhormone* steuern die **Metamorphose**. Bei der *Metamorphose* der Kaulquappe zum Frosch induzieren Schilddrüsenhormone sowohl die morphologische Umgestaltung (Involution des Schwanzes, Extremitätenentwicklung) als auch die Umstellung des Stoffwechsels beim Übergang vom Wasser- zum Landleben. Zu den Genen, die unter T_3 induziert werden, gehört das *Carbamoylphosphat-Synthetase-I-Gen* (s. Harnstoffzyklus in Kap. 8, ☞**8.12**) Damit können die Frösche Harnstoff synthetisieren, während Kaulquappen Ammonium-Ionen als Endprodukt des Stickstoff-Stoffwechsels abgeben. Eine zweite Gruppe von Proteinen, die beim Übergang zum Leben außerhalb des Wassers umgestellt werden muss, betrifft das *Hämoglobin*. Hier ist die O_2-Bindungskurve des Kaulquappen-Hämoglobins gegenüber dem des adulten Tiers nach links verschoben, besitzt also eine höhere Affinität zum Sauerstoff (zur O_2-Bindung s. S. 37).

🔍 *Retinsäure* ist ein Oxidationsprodukt von Vitamin A (Kap. 21.8). Im Gegensatz zu den meisten anderen Vitaminen gibt es im Falle des **Vitamin A** Symptome einer Überdosierung. Bei hoher Dosierung von Retinoiden in der Therapie, zum Beispiel von Hautkrankheiten, wird wegen der Möglichkeit **teratogener Nebenwirkungen** eine Kontrazeption durchgeführt.

🔍 **Krankheiten und Tumorentstehung** als Folge fehlregulierter oder defekter Entwicklungsgene: An den Beispielen der *Aniridie*, die auf einer Fehlfunktion des Pax-6-Gens des Menschen beruht und des *Waardenburg-Syndroms*, bei dem die Funktion des Pax-3-Gens gestört ist, haben wir bereits die Bedeutung einzelner Faktoren für die Entwicklung spezifischer Strukturen und Organsysteme kennengelernt. Das Grundprinzip der Steuerung der Entwicklung durch die zeitlich und räumlich exakt aufeinander abgestimmten Aktivitätsmuster der Produkte einer sehr großen Zahl von entwicklungsbiologisch relevanten Genen impliziert, dass deren Funktionsverlust mit einer fehlerhaften Entwicklung einhergeht. Dies verdeutlicht die Bedeutung der Entwicklungsgenetik für die Entstehung der großen Zahl von erblich bedingten Krankheiten, die mit Fehlbildungen einhergehen. Darüber hinaus macht aber auch die Bedeutung von Zellteilung, Differenzierung und Apoptose in der Entwicklung des Organismus verständlich, dass in vielen Fällen die Fehlregulation von Genen, die diese Prozesse steuern, mit der Entstehung von Tumoren einhergeht. Deren Kennzeichen sind übermäßige Zellteilung, Entdifferenzierung und unzureichende Apoptose.

25 Biochemie der Tumorzellen

Zusammenfassung

– Tumorzellen vermehren sich unabhängig von den Kontrollmechanismen für Wachstum und Zellteilung. Diese Fehlregulation beruht auf **Mutationen in Genen der Zellteilungskontrolle**. Je nach ihrer normalen Funktion spricht man von *Protoonkogenen* und *Tumor-Suppressor-Genen*. Mutierte oder fehlregulierte Protoonkogene sind als *Onkogene* an der malignen Transformation zur Tumorzelle beteiligt. In der Regel weisen Krebszellen Mutationen in mehreren solchen Genen der Wachstumskontrolle auf.

– Die Krebsentstehung kann in **mehrere Stadien** eingeteilt werden. Den Anfangsstadien *Initiation, Progression* und *Proliferation* folgen die *Tumor-Angiogenese*, die *Invasion* in umgebendes Gewebe und die *Metastasierung*. Die Initiation wird mit den auslösenden genetischen Veränderungen gleichgesetzt.

– **Krebsauslösende Faktoren** umfassen u.a. ionisierende und UV-Strahlen, bestimmte chemische Verbindungen, darunter auch Kohlenwasserstoffe, und eine Reihe von DNA- und RNA-Viren.

– Zu den **Mechanismen der Aktivierung von Protoonkogenen** zu Onkogenen zählen chromosomale Translokationen, Amplifikationen und Punktmutationen.

– Zu den Tumor-Suppressor-Genen gehört das **Retinoblastom-Gen**. Es kontrolliert den Übertritt der Zelle von der G_1-Phase in die S-Phase des Zellzyklus. Das Produkt des *P53-Gens* bewirkt beim Eintritt von DNA-Schäden einen Zellzyklusarrest oder löst den programmierten Zelltod, die Apoptose, aus. Das Tumor-Suppressor-Protein **APC** blockiert einen Signalweg, der über β-Catenin zur Expression von Genen der Wachstumsregulation (z.B. *c-MYC*) führt.

– Im Gegensatz zum Zelltod durch **Nekrose** wird bei der **Apoptose**, dem programmierten Zelltod, die Zelle fragmentiert und phagozytiert, ohne dass es zu einer Entzündungsreaktion kommt. Dieser Mechanismus ist neben der Eliminierung geschädigter Zellen auch wesentlich für die Morphogenese des Organismus und für die Entwicklung des Immunsystems.

– Die Apoptose kann exogen über den *CD95-Rezeptor* ausgelöst werden oder intrazellulär unter Einbeziehung der Mitochondrien. An der **Signalkaskade** sind mehrere *Caspasen* beteiligt. Die Effektor-Caspasen spalten ein breites Spektrum zellulärer Proteine.

– Typisch für viele Krebszellen sind nicht nur Mutationen auf der Ebene von Nucleotiden, sondern auch Verschiebungen ganzer **Chromosomenabschnitte** bis hin zum kompletten Verlust von Chromosomen. Folgen sind Deletionen, Fehlregulation oder Amplifikation von Genen oder die Bildung von Fusionsproteinen mit onkogenem Potenzial.

Tumorzellen sind Körperzellen, die sich unabhängig von den Kontrollmechanismen für Wachstum und Zellteilung autonom vermehren. Von den gutartigen (benignen) unterscheiden sich bösartige (maligne) Tumoren durch ihre Fähigkeit zur *Invasion* in umgebendes Gewebe und zur Verbreitung von Tumorzellen außerhalb des ursprünglichen Tumors (*Metastasierung*).

25.1 Krebs als Folge somatischer Mutationen

Die Entstehung von Tumoren geht auf Mutationen in Genen der Teilungs- und Differenzierungskontrolle von Körperzellen zurück. In der Regel ist die *maligne Transformation* nicht die Folge einer einzelnen Mutation; vielmehr beruht sie auf der Mutation mehrerer Gene, deren Fehlregulation oder gestörte Funktion zur Krebsentstehung beiträgt. Solche Gene, die für die Steuerung von Wachstum und Differenzierung essenziell sind, werden in ihrer normalen Form als *Protoonkogene* bezeichnet. Demgegenüber versteht man unter *Onkogenen* ihre durch genetische Veränderungen entarteten Formen, deren Aktivierung an der Entstehung von Tumoren ursächlich beteiligt ist. Diesen stehen funktionell die *Tumor-Suppressor-Gene* gegenüber, deren inaktivierende Mutation oder Deletion zur Tumorentstehung führt. Zu den Tumor-Suppressor-Genen zählen sowohl Gene, die das Durchschreiten einzelner Stadien des Zellzyklus kontrollieren, als auch Gene des DNA-Reparatur-Systems, deren Störung mit einer erhöhten Mutationsrate und damit der erhöhten Gefahr einer malignen Transformation verbunden ist.

> **Protoonkogene** sind Gene für die Steuerung von Wachstum und Differenzierung in ihrer normalen Form.
> **Onkogene** sind mutierte oder überexprimierte Protoonkogene, die an der Tumorentstehung beteiligt sind.
> **Tumor-Suppressor-Gene** sind Gene, deren Produkte hemmend auf die Zellteilung wirken; ihre vollständige Inaktivierung führt zur Tumorentstehung.

Tumorentstehung aufgrund einer gestörten Kontrolle der Zellteilung. Tumorzellen entgehen den Kontrollen, die normalerweise die Geschwindigkeit der Zellteilung den physiologischen Gegebenheiten anpassen oder bei irreparablen Schäden den programmierten Tod der Zelle (*Apoptose*) auslösen. Die Apoptose ist ein Weg, auf dem der Organismus geschädigte Zellen eliminieren kann. Eine Störung der Koordination von Zellvermehrung und Apoptose mit einem Überwiegen der Zellproliferation ist ein entscheidender Faktor der Krebsentstehung.

Fehlende Kontrolle im Zellzyklus. Wie wir bei der Darstellung des Zellzyklus (Kapitel 15) besprochen haben, befinden sich weitgehend differenzierte Zellen, die potenziell noch teilungsfähig sind, in der G_0-Phase des Zellzyklus. Durch Wachstumsfaktoren können sie zum Eintritt in den Zellzyklus stimuliert werden, den sie nach Überschreiten des Restriktionspunkts programmiert durchlaufen. Allerdings kann an mindestens drei Kontrollstellen („*Checkpoints*") ein Fortschreiten im Zellzyklus blockiert werden (👁25.1): 1. vor dem

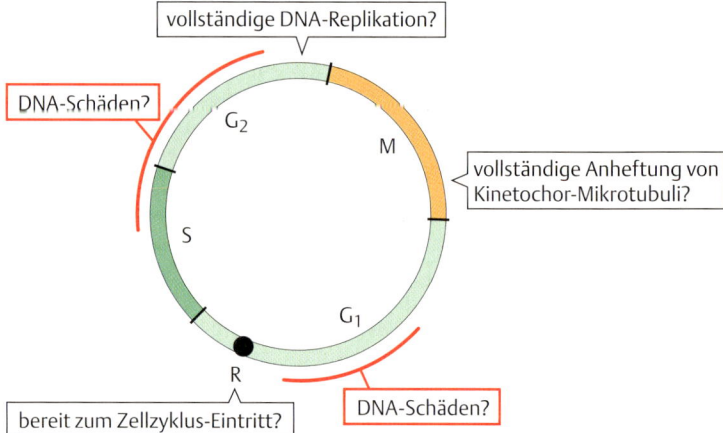

👁**25.1 Kontrollpunkte im Zellzyklus.** Im Verlauf des Zellzyklus wird gesichert, dass die beiden Tochterzellen ein vollständiges und schadenfreies Genom übernehmen. Es wird überprüft, ob die DNA geschädigt wurde, ob sie vollständig repliziert wurde und ob die Metaphase-Chromosomen an jeweils beiden Kinetochoren mit Mikrotubuli verknüpft wurden. Wenn Schäden in der DNA erkannt werden, wird der Zellzyklus unterbrochen. Um die Weitergabe eines geschädigten Genoms an die Tochterzellen zu vermeiden, besteht die Möglichkeit zur Reparatur oder zur Induktion des programmierten Zelltods.

Eintritt in die S-Phase, 2. beim Übergang von G_2 zur Mitose und 3. auch noch während der Metaphase. Zu den Signalen, die ein Fortschreiten im Zellzyklus blockieren, gehören unvollständig replizierte DNA, ungünstige Umgebungsbedingungen, eine unvollständige Anheftung von Mikrotubuli des Spindelapparats an die Chromosomen in der Metaphase und vor allem DNA-Schäden durch physikalische oder chemische Agenzien (s. unten). Diese können Mutationen hervorrufen und zu einer malignen Transformation führen, wenn Protoonkogene oder Tumor-Suppressor-Gene betroffen sind.

Tumorentstehung als mehrstufiger Prozess. Krebs kann von einer einzigen Zelle ausgehen, wenn sich im Genom der Tochterzellen nach mehreren Teilungen ein Muster aus Mutationen in Onkogenen und Tumor-Suppressor-Genen herausbildet. Mehrere Mutationen in ein und demselben Genom können sich entwickeln, wenn betroffene, teilungsaktive Zellen durch eine erste Mutation in einem Protoonkogen oder Tumor-Suppressor-Gen einen *Wachstumsvorteil* gegenüber ihren Nachbarzellen erwerben und im Verlauf weiterer Teilungen neue Mutationen hinzukommen, die erneut einen Wachstumsvorteil vermitteln (👁**25.2**). Ausgehend von einer einzigen Zelle entsteht so durch die Expansion und weitere genetische Veränderung ein maligner Tumor. Die Hypothese, dass erst dann eine transformierte Zelle entsteht, wenn im Genom einer einzelnen Zelle mehrere an der Wachstumskontrolle beteiligte Gene mutiert sind, wird auch dadurch

normale Zelle
kontrollierte Proliferation, Überlebenssignale

potenzielle onkogene Veränderung 1

Verlust der Zelle
Differenzierung, Apoptose, Alterung

Zelle bleibt erhalten
Proliferation, Überlebenssignale

potenzielle onkogene Veränderung 2

Verlust der Zelle
Differenzierung, Apoptose, Alterung Hypoxie

Zelle bleibt erhalten
Proliferation, Überlebenssignale, Angiogenese

potenzielle onkogene Veränderung 3

Verlust der Zelle
Differenzierung, Apoptose, Alterung, Hypoxie, räumliche Beschränkung

Zelle bleibt erhalten
Proliferation, Überlebenssignale, Immortalisierung, Angiogenese, Invasion

👁**25.2 Modell zur Entwicklung eines Tumors durch eine Folge von Mutationen.** Eine normale Zelle bedarf mitogener Signale (Wachstumsfaktoren), um sich zu teilen. Im Falle potenziell onkogener Mutationen werden Tochterzellen entweder durch Alterung, Differenzierung oder Apoptose einem weiteren Teilungszyklus entzogen. Sie können aber auch weiteren Wachstumssignalen ausgesetzt sein und bei weiteren Teilungen neue Mutationen erfahren. Bei zunehmendem Durchmesser des Tumors wird die Diffusionsstrecke zum nächsten Blutgefäß zu groß, und die Zellen können durch Hypoxie zugrunde gehen. Unter den Bedingungen des Sauerstoffmangels kann aber auch von Seiten der Tumorzelle eine Gefäßneubildung (Angiogenese) induziert werden. Weitere Mutationen können schließlich zum autonomen Wachstum führen (Immortalisierung) und die Invasion der transformierten Zellen aus der räumlichen Begrenzung des Ausgangsgewebes in die Umgebung und in die Blut- oder Lymphgefäße bewirken. (Nach Evan und Vousden. Nature 2001; 411:342-348.)

Tumorimmunologie. Konzepte zur *Immuntherapie von Tumoren* gehen in vielen Fällen von der Existenz *tumorspezifischer* oder *tumorassoziierter Antigene* auf der Oberfläche transformierter Zellen aus. Ihre Identifizierung ist daher eines der Ziele immunologischer Krebsforschung. Zur gezielten Blockade der Funktion von Antigenen, die auf der Oberfläche von Tumorzellen angereichert sind, können spezifische *monoklonale Antikörper* eingesetzt werden, so zum Beispiel gegen den EGF-Rezeptor-ähnlichen *HER-2-Rezeptor*, der häufig auf Brustkrebszellen überexprimiert wird. Ein weiterer immunologischer Ansatz in der Therapie von Tumoren beruht auf der Kopplung von Antikörpern, die gegen Tumorzellstrukturen gerichtet sind, mit Pharmaka oder Radionucliden, um solche Agenzien gezielt in Tumoren anzureichern. Weiter nutzt man in Kombination mit cytostatischen Pharmaka den Effekt von Cytokinen und Wachstumsfaktoren auf den Grad der Differenzierung und die Proliferationsrate von Tumorzellen, um diese gezielt für die cytostatische Therapie zu sensibilisieren. Andere Strategien zur Proliferationshemmung von Tumoren beruhen auf dem Konzept, eine spezifische Antwort cytotoxischer T-Lymphocyten gegen Tumorantigene hervorzurufen. Ein solcher Ansatz folgt einem ähnlichen Prinzip wie die schon vor langer Zeit formulierte Theorie, wonach dem Immunsystem eine entscheidende Rolle bei der Eliminierung von Tumoren zukommt. Dieses Prinzip der *Immunüberwachung (immune surveillance)* ist allerdings bisher nur schwer zu belegen gewesen, zumal Tumorzellen sich in Bezug auf ihre Antigenität oft nur wenig von Normalzellen unterscheiden. Das Konzept hat aber die immunologische Onkologie nachhaltig beeinflusst.

Die Zelladhäsionsmoleküle sind für die Aufrechterhaltung eines Zellverbands im Gewebe essentiell. Mutationen im *E-Cadherin-Gen* können die Interaktion mit E-Cadherinen benachbarter Zellen verhindern. Sie beeinflussen darüber hinaus über ihren Bindungspartner β-Catenin intrazelluläre Signalwege (s. unten). Ein Verlust der *Integrin*-Funktion führt zu einer Störung des Kontakts zwischen Zelle und extrazellulärer Matrix und erleichtert so das invasive Wachstum von Tumorzellen. Auch die gestörte Funktion von Mitgliedern der *CAM*-Familie (*cell adhesion molecules*) kann zur Tumorprogression beitragen: Die zelluläre Konzentration von C-CAM ist zum Beispiel im Colon-Karzinom vermindert, andererseits aber ist die Expression von M-CAM ein Charakteristikum von malignen Melanom-Zellen (zu Zelladhäsionsproteinen s. Kap. 15.5).

gestützt, dass die Häufigkeit der Entstehung von Tumoren mit zunehmendem Alter steigt. Im Sinne dieser Vorstellung weist auch die familiäre Häufung bestimmter Tumoren darauf hin, dass einzelne, in Zellen der Keimbahn bereits bestehende Mutationen die Wahrscheinlichkeit erhöhen, durch weitere, somatische Mutationen einen transformierten Phänotyp hervorzurufen.

Entwicklung von Tumorzellen aus teilungsaktiven Zellen. Auch in solchen Geweben, deren Zellen sich in ihrer Mehrzahl nicht teilen und die ausdifferenziert sind, kommen in geringer Zahl teilungsfähige Zellen mit einem entsprechenden Entwicklungspotenzial vor. Diese „adulten Stammzellen" sichern die Homöostase des entsprechenden Gewebes, indem sie gealterte oder geschädigte und deswegen durch Apoptose eliminierte Zellen ersetzen. Bei erhöhter Proliferationsrate oder gestörter Apoptose können Mutationen im Genom der Stammzellen oder von Zellen mit hoher Teilungsrate (zum Beispiel Epithelzellen der Darmmucosa, hämatopoietische Zellen) zur malignen Transformation dieser Zellen führen.

Veränderungen von Oberflächenstrukturen und Zell-Zell-Wechselwirkungen. Im Verlauf der malignen Transformation verändern sich nicht nur die an der Zellteilung beteiligten Kontrollfaktoren, sondern auch Komponenten der Zelloberfläche und Faktoren der Zell-Zell- und Zell-Matrix-Interaktion. An der Zelloberfläche kommt es zum Verlust normalerweise vorkommender Oberflächenantigene und neue, *tumorspezifische Antigene* treten auf. Neben diesen Strukturen, die nur auf Tumorzellen vorkommen, gibt es *tumorassoziierte Antigene*, die zwar verstärkt, aber nicht ausschließlich auf malignen Zellen beobachtet werden.

Veränderungen in Zelladhäsionsproteinen betreffen die Calcium-abhängigen Cadherine und Calcium-unabhängige CAM's (*Cell adhesion molecules*) sowie die Integrine, deren Funktion in der Verankerung der Zellen in der extrazellulären Matrix liegt. So gehen zum Beispiel die E-Cadherine während der Entwicklung der meisten epithelialen Tumoren verloren, wodurch die Adhäsion zwischen benachbarten Zellen aufgehoben ist und die Invasion in umgebendes Gewebe einsetzt. Zusätzlich bindet E-Cadherin intrazellulär im Adhäsionskomplex das β-Catenin, das in freier Form an der Transkription von Genen der Proliferationskontrolle beteiligt ist (über den WNT-Signalweg, s. ☞25.7). Damit hemmt E-Cadherin durch die β-Catenin-Bindung die Zellproliferation. Es wird deshalb den Tumor-Suppressoren zugerechnet.

Die Störung von Zell-Zell-Kontakten und die veränderte Interaktion mit extrazellulär begrenzenden Strukturen, z.B. der Basalmembran der Epithelien, führt zur Invasion der Tumorzellen in umgebendes Gewebe und durch Eindringen in das Lymph- und Blutgefäßsystem zur Metastasenbildung.

Morphologische Veränderungen. Die gestörte Ausbildung von Adhäsionskomplexen hat auch Rückwirkungen auf die Organisation des Cytoskeletts (s. Kap. 15, S. 379 ff.) und bewirkt dadurch ein verändertes Erscheinungsbild epithelialer Tumorzellen im Vergleich zur normalen Zelle. Hierfür ist besonders der Umbau der Mikrofilamente und die geringere Dichte von Integrinen in der Plasmamembran verantwortlich, was die Anhaftung an der extrazellulären Matrix erschwert.

25.2 Stadien der Krebsentstehung

Initiation, Progression und Proliferation. Der Prozess der Tumorbildung kann in mehrere Stadien eingeteilt werden, die den Weg vom normalen Zellwachstum zur unkontrollierten Zellvermehrung kennzeichnen. Das erste karzinogene Mutationsereignis an einem Protoonkogen, die inaktivierende Mutation oder der Verlust eines Tumor-Suppressor-Gens oder das Eintreten einer strukturellen Chromosomenveränderung wird mit der *Tumorinitiation* gleichgesetzt. Sie schafft der initiierten Zelle durch eine veränderte Expression von Wachstum-regulierenden Genen einen Vorteil und ist die Grundlage der *Tumorprogression* auf dem Boden weiterer Mutationen in den entsprechenden Kontroll-Genen. Die Progression geht mit einer weiter erhöhten Zellteilungsrate, einer Entdifferenzierung und veränderter Genexpression einher. Veränderte Zell-Zell-Wechselwirkungen und parakrine Effekte auch von umgebenden Zellen erhöhen weiter die Teilungsrate und entziehen die Zelle der normalerweise bestehenden Wachstumskontrolle. Dieses Stadium der unkontrollierten Zellteilung wird als *Proliferation* bezeichnet.

Tumor-Angiogenese. Die Proliferation der Tumorzellen kann nur so lange geschehen wie Sauerstoff und Substrate für den Energiestoffwechsel zur Verfügung stehen. Eine Neubildung von Gefäßen im Stadium der *Tumor-Angiogenese* wird induziert, wenn die Diffusionsstrecken zur Versorgung der Tumorzellen mit Sauerstoff nicht mehr ausreichen. Die Zellen sezernieren unter Sauerstoffmangel angiogene Wachstumsfaktoren und blockieren Hemmstoffe der Angiogenese. Pro- und antiangiogenetische Systeme stehen unter physiologischen Bedingungen im Gleichgewicht und sichern eine sinnvolle Kapillarversorgung. Die Tumorzellen aber nutzen die Angiogenese als Voraussetzung ihrer Invasion in das umgebende Gewebe.

Invasion und Metastasierung. Im Stadium der *Invasion* schädigen Tumorzellen die extrazelluläre Matrix durch Serinproteinasen und Metalloproteinasen und wachsen in umgebendes Gewebe ein. Durch den Vorgang der *Intravasation* dringen Tumorzellen in Lymphgefäße und Kapillaren vor und verlassen den Primärtumor. Das Verlassen der Gefäßbahn, die *Extravasation*, geschieht nach Adhäsion von Tumorzellen an Gefäßendothelien, wobei organspezifische Oberflächenstrukturen auf Tumorzellen und Endothelien die bevorzugte Metastasenbildung in bestimmten Organen bewirken. Autokrine und parakrine Stimulation der Zellmotilität, Sekretion von Proteinasen und weitere Interaktionen der Tumorzellen mit Zellen der Extrazellulärmatrix erlauben den Tumorzellen die Ansiedlung als Metastasen in der neuen Umgebung.

25.3 Krebsauslösende Faktoren

Die Transformation normaler Zellen zu Tumorzellen kann durch eine Reihe von physikalischen, chemischen oder biologischen Faktoren ausgelöst oder zumindest begünstigt werden (➔ 25.1). Zu diesen gehören UV-Licht und ionisierende Strahlen (Röntgenstrahlen, radioaktive Strahlung), eine Reihe chemischer Substanzen und schließlich die krebserzeugenden (onkogenen) Viren. Allen diesen Agenzien ist gemeinsam, dass sie an der DNA angreifen und durch fehlerhafte DNA-Replikation oder -Reparatur zu Mutationen führen können. Wie oben erwähnt, ist in der Regel das Zusammentreffen mehrerer Mutationen in Genen der Proliferationskontrolle die Basis der malignen Transformation.

🔍 Die **Tumorpromotion** ist von der *Initiation* zu unterscheiden. Tumorpromotoren sind selbst nicht karzinogen, sondern sie wirken synergistisch nach einer Initiation durch eine karzinogene Substanz, indem sie zur raschen Zellvermehrung beitragen und damit das Risiko weiterer Mutationen erhöhen. Zu den Tumorpromotoren gehören *Phorbolester.* Sie aktivieren die Protein-Kinase C (PKC), die normalerweise durch Ca^{2+}-Ionen und Diacylglycerol im Rahmen einer physiologischen Signalweitergabe aktiviert wird. PKC phosphoryliert eine Reihe von Proteinen, darunter auch solche des MAP-Kinase-Signalwegs (MAP: *mitogen-aktivierte Proteine*, s. S. 476, 505) und bewirkt eine Phosphorylierung von Transkriptionsfaktoren mit der Folge einer gesteigerten Zellproliferation.

Phorbolester

🔍 **Hormone als Tumorpromotoren.** Hormone, die Wachstum und Differenzierung von Geweben steuern, können auch als Tumorpromotoren verstanden werden: Bestimmte Krebserkrankungen hängen von der Anwesenheit von Hormonen ab und werden durch Hormon-Antagonisten in ihrem Wachstum gehemmt. Dies trifft für Östrogen-abhängige Mamma-Karzinome ebenso zu wie für das Androgen-abhängige Prostata-Karzinom.

🔍 Die **Angiogenese** wird *in vivo* durch eine Vielzahl von Faktoren kontrolliert. Der entscheidende Induktor der Proliferation von Endothelzellen ist *VEGF*, der vaskuläre endotheliale Wachstumsfaktor. Die Expression des VEGF-Gens wird durch einen Hypoxie-induzierten Transkriptionsfaktor (*HIF1α*) vermittelt, der bei mangelnder Sauerstoff-Versorgung der Tumorzelle aktiviert wird. VEGF stimuliert die Proliferation und Migration von Endothelzellen und verhindert deren Apoptose, stimuliert darüber hinaus auch extrazelluläre Proteasen. Synergistisch wirken *Angiopoietin-1*, saure und basische Fibroblasten-Wachstumsfaktoren (*aFGF, bFGF*), und der Plättchen-Wachstumsfaktor *PDGF*, zum Teil auch durch Wirkungen auf Pericyten und die Gefäßmuskulatur. Natürlich vorkommende antiangiogene Faktoren sind *Angiostatin* (ein Fragment des Plasminogens), *Endostatin* (ein Fragment des Kollagen XVIII) und *Thrombospondin-1* sowie *Angiopoietin-2*.

Proteasen sind für Tumorzellen ein Mittel zum Überwinden der Basalmembran und zum weiteren Vordringen in die extrazelluläre Matrix. Die *Matrix-Metalloproteinasen (MMP)* bilden eine Familie von Zink-haltigen Proteasen, die entsprechend ihrer Substratspezifität eingeteilt werden. Ihre natürlichen Antagonisten werden als *TIMP* bezeichnet (*tissue inhibitors of metalloproteinases*). An der Tumorprogression sind MMP durch den Abbau der extrazellulären Matrix beteiligt und dadurch, dass sie wachstumsfördernde Cytokine aus einer membrangebundenen Form freisetzen. Eine zweite Gruppe von Proteasen, die am Wachstum von Tumoren beteiligt sind und zum Abbau der extrazellulären Matrix beitragen, stellen die *uPA (Plasminogen-Aktivatoren vom Urokinase-Typ)* dar, denen als Antagonisten die *PAI (Plasminogen-Aktivator-Inhibitoren)* gegenüberstehen.

T 25.1 Entstehung von Mutationen im menschlichen Genom durch physikalische, chemische oder biologische Agenzien (Beispiele).

Mutagenes Agens	Mechanismus der Mutationsentstehung
physikalisch	
UV-Licht	Bildung von Pyrimidin-Dimeren
ionisierende Strahlung:	DNA-Strangbrüche, Radikalbildung
– Röntgenstrahlen,	
– γ-Strahlen,	
– α-, β-Strahlen	
chemisch	
organische Substanzen:	Basenveränderungen in der DNA,
– alkylierende Agenzien (z.T. erst nach Aktivierung durch Biotransformation)	fehlerhafte Reparatur
anorganische Substanzen:	
– Asbeststaub	Sauerstoffradikalbildung an Asbest-Fasermaterial
– Chromat	DNA-Strangbrüche, Protein-DNA-Quervernetzung
biologisch (viral)	
Papillomviren, Typ 16, Typ 18	Bindung (Inaktivierung) von Tumor-Suppressor-Proteinen
Humanes T-Zell-Leukämie-Virus I (HTLV-I)	autokrine Stimulation der Proliferationsrate nach Integration der Provirus-DNA ins Wirtsgenom

Die **DNA-Synthese im Bereich geschädigter DNA** wird von *DNA-Polymerasen* geleistet, die zwar die Synthese in der Region des Schadens, zum Beispiel eines *Thymin-Dimers*, fortsetzen können, aber zu Fehlern neigen. Solche „Läsions-replizierenden" DNA-Polymerasen (beim Menschen die Polymerasen ζ und η) sind von Bakterien bis zum Menschen hoch konserviert. Nach Überwinden der Schadensstelle kann wieder die Polymerase δ (bzw. III bei E. coli) die Synthese fortsetzen.

3-Methylcholanthren

Dimethylnitrosamin

7,12-Dimethylbenzanthracen

25.3 Beispiele krebsauslösender Substanzen

Physikalische Faktoren. In Kapitel 6 wurde bereits dargestellt, dass *UV-Licht* zur Quervernetzung zweier benachbarter Pyrimidinbasen, meist Thymin-Basen, führen kann, wodurch sich ein Cyclobutyl-Ring ausbildet. Dadurch wird an dieser Stelle die DNA-Synthese beeinträchtigt und die Entstehung von Mutationen gefördert. *Ionisierende Strahlung* führt zu einem breiten Spektrum von DNA-Schäden, z.B. Einzel- und Doppelstrang-Brüchen oder Veränderungen an Basen und Zuckern. Fehlerhaft oder unvollständig arbeitende Reparatursysteme können Mutationen hinterlassen und somit die krebsauslösende Wirkung der Bestrahlung vermitteln.

Die chemische Karzinogenese beruht meist auf der kovalenten Modifikation von Basen mit dem Resultat fehlerhafter Basenpaarung bei der DNA-Reparatur oder bei der DNA-Replikation. Mutationen aufgrund *fehlerhafter Basenpaarungen*, *Deletionen* oder *Insertionen* und weiter reichender Veränderungen der Chromosomen-Struktur können Fehlregulationen von Genen der Proliferationskontrolle bewirken und damit kanzerogen wirken. Auch solche Pharmaka, die primär zur Hemmung der DNA-Replikation in proliferierendem Gewebe eingesetzt werden, können mutagen wirken. Darunter sind auch interkalierende Substanzen, deren Einfluss auf die DNA-Topologie mutationsfördernd wirken kann.

Zu den karzinogenen Substanzen, mit denen wir in unserer Umwelt oder in der Nahrung konfrontiert werden, gehören reaktive Sauerstoffspezies (s. Kap. 7, S. 186), Kohlenwasserstoffe mit mehreren Ringen wie *Methylcholanthren*, die *Benzanthracene*, *3,4-Benzpyren* und deren Derivate, die vor allem Hautkrebs verursachen (Beispiele in 25.3). Kanzerogen sind weiterhin gewisse aromatische Amine, wie z.B. das *p-Dimethylaminoazobenzol*, aber auch so einfache Stoffe wie *Dimethylnitrosamin*, die Leberkrebs auslösen können, sowie *2-Naphthylamin* und andere aromatische Amine, die an der Entstehung von Blasenkrebs beteiligt sind. Hier zeigt sich eine bevorzugte Wirkung der Karzinogene in bestimmten Organen (Organotropie) durch eine Anreicherung oder bevorzugte Metabolisierung im jeweiligen Gewebe.

Mit vielen dieser Stoffe können wir in der modernen Industriegesellschaft in Berührung kommen. Die durch Teer, *Benzidin* u.a. ausgelösten Krebserkrankungen haben zur Entdeckung der karzinogenen Substanzen geführt. Auch mit dem *Teer* des Tabaks werden beim Rauchen krebserregende Substanzen aufgenommen. Schließlich enthalten auch manche Pflanzen von Natur aus chemische Karzinogene, so z.B. die *Aflatoxine*, die von Schimmelpilzen abgegeben werden und in die Nahrung gelangen können und im Organismus zu reaktiven Derivaten umgesetzt werden (☞**25.4**).

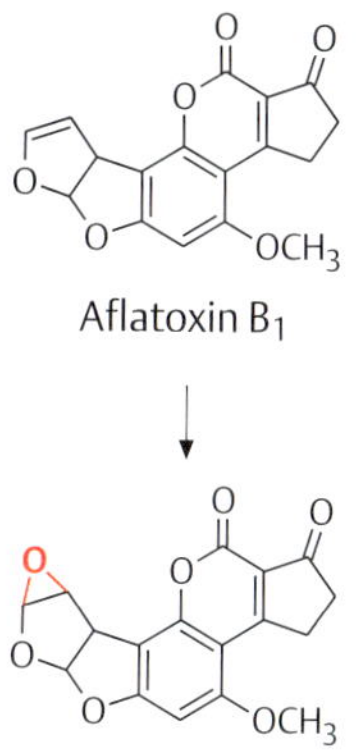

Onkogene Viren. Im Jahre 1911 beschrieb Peyton Rous erstmals ein Virus, das bei Hühnern Sarkome (von mesenchymalem Gewebe ausgehende Tumoren) auslösen kann. Später wurden an einer Reihe von Tiermodellen weitere onkogene Viren beschrieben, so z.B. das Maus-Mamma-Tumor-Virus und Maus-Leukämie-Viren. Die meisten Viren, deren onkogenes Potenzial in der Folgezeit an Tieren nachgewiesen wurde, gehören der Familie der *Retroviren* an (s. Kap. 6, S. 156). Das einzige Retrovirus, für das bisher eine onkogene Wirkung beim Menschen bewiesen wurde, ist das humane T-Zell-Leukämie-Virus I (HTLV I). Später hat sich dann gezeigt, dass auch Viren mit doppelsträngigem DNA-Genom, darunter auch humanpathogene Viren, onkogen wirken können (☎**25.2**).

Die transformierende Wirkung eines onkogenen Virus kann auf verschiedenen Mechanismen beruhen:
- Virusgenome können ganz oder zum Teil ins Wirtsgenom integriert werden und mit ihren viralen Onkogenen den malignen Phänotyp bewirken.
- Bei der Integration von Virus-DNA ins Wirtsgenom kann am Ort der Insertion ein Protoonkogen aktiviert oder die Funktion eines Tumor-Suppressor-Gens gestört werden, was zu einer Transformation der Zelle führt.
- Es wurden auch Mechanismen der viralen Onkogenese beschrieben, bei denen Viren eine Mutation (z. B. eine Chromosomen-Translokation) bewirken, aber nicht in der Zelle bleiben. Man bezeichnet dies als „hit-and-run"-Mechanismus.

Zusätzlich zu diesen direkten Effekten onkogener Viren wird schließlich auch im Umfeld virusinfizierter, zugrunde gehender Zellen eine erhöhte Teilungsrate beobachtet mit dem Risiko der Ansammlung von Mutationen im Sinne eines Mehrschritt-Mechanimus der Krebsentstehung.

Im Zentrum dieser von Tumorviren ausgelösten Veränderungen der Genexpression steht die veränderte Regulation der Expression von Onkogenen und Tumor-Suppressor-Genen mit der Folge einer erhöhten Proliferationsrate. Wir haben mehrere virale Onkogene und zelluläre Protoonkogene bei der Besprechung von Retroviren und Wachstumsfaktor-Rezeptoren bereits kennen gelernt. Ihre Bedeutung soll im folgenden Abschnitt noch einmal kurz zusammengefasst werden.

☞**25.4 Aflatoxin B$_1$** wird im Stoffwechsel zu einem sehr reaktiven Epoxid transformiert. Dieses reagiert insbesondere mit dem *N*-7 des Guanins.

☎ **25.2 Humanpathogene onkogene Viren**

Papillomviren (HPV)
Hepatitis-B-Virus (HBV)
Hepatitis-C-Virus (HCV)
T-Zell-Leukämie-Virus-I (HTLV-I)
Epstein-Barr-Virus (EBV)

25.4 Onkogene und Tumor-Suppressor-Gene

🔍 Gen-Nomenklatur. In diesem Abschnitt wird die Funktion vieler Gene und davon codierter Proteine dargestellt. Für die entsprechenden Symbole wird die dafür international festgelegte Abkürzung und Schreibweise verwendet. Die Abkürzungen *humaner Gene* werden kursiv in Großbuchstaben geschrieben, die *Proteine* ebenfalls in Großbuchstaben, aber nicht kursiv. Gensymbole der *Maus* beginnen mit einem Großbuchstaben, sie werden ebenfalls kursiv geschrieben (die Protein-Symbole: groß, nicht kursiv). Die viralen Onkogene werden klein geschrieben und durch ein v gekennzeichnet. Bei der allgemeinen Besprechung von Gen- und Protein-Funktionen ohne direkten Bezug zu einer bestimmten Spezies weichen wir zum Teil von diesen festen Regeln ab und verwenden die jeweils meist gebrauchte Schreibweise.

Virale und zelluläre Onkogene. Das erste Onkogen, das in einem Virus-Genom molekular charakterisiert wurde, war das src-Gen des Rous-**Sarc**oma-Virus (RSV). Anschließend wurde gezeigt, dass auch im Wirtsgenom (in diesem Fall: des Huhns) ein *SRC*-Gen vorkommt. Man stellte dieses als „zelluläres Onkogen" oder „Protoonkogen" dem viralen Onkogen gegenüber. Aus der Wirkung viraler Onkogene im Vergleich zu ihren nicht onkogenen zellulären Gegenstücken ergab sich der Schluss, dass eine Aktivitätsveränderung, Überexpression oder Mutation der *viralen* Onkogene für deren onkogene Wirkung verantwortlich sein müsste. Dies bedeutete aber, dass eine Überexpression, Aktivierung, Amplifikation oder Mutation eines *zellulären* Protoonkogens diesem ebenfalls ein onkogenes Potenzial verleihen kann. Entsprechend gibt es eine Reihe von Onkogenen in humanen oder tierischen Tumoren, denen kein bisher bekanntes virales Onkogen entspricht.

Wie bereits bei den Retroviren beschrieben, sind Protoonkogene an der Regulation des Zellwachstums beteiligt. Ihre Genprodukte reichen von Wachstumsfaktoren und deren Rezeptoren über Proteine der intrazellulären Signalübertragung bis zu Transkriptionsfaktoren mit Spezifität für Gene, die an der Kontrolle der Zellteilung beteiligt sind (🚩 25.3, s. auch 🚩 6.10).

🚩 25.3 Retrovirale Onkogene und dazu homologe humane Protoonkogene

Virales Onkogen	Wirtsorganismus des viralen Onkogens	Homologes humanes Protoonkogen	Funktion des Protoonkogen-Produkts
v-abl	Maus	*ABL*	Protein-Kinase
v-myc	Huhn	*MYC*	Transkriptionsfaktor
v-erbB	Huhn	*EGFR (ERBB1)*	EGF-Rezeptor (Plasmamembran)
v-erbA	Huhn	*THRA*	T3-Rezeptor (intrazellulär)
v-K-ras	Ratte	*RAS*	GTP-bindendes Protein (GTPase)
v-sis	Affe	*PDGFB*	PDGF-Rezeptor β (Plasmamembran)
v-src	Huhn	*SRC*	Tyrosin-Protein-Kinase

🔍 Das Onkogen *MYC* ist an der Kontrolle von Proliferation, Wachstum, Differenzierung und Apoptose beteiligt. Diese Vielseitigkeit wird dadurch erreicht, dass MYC als Transkriptionsfaktor an einer definierten Promotorsequenz als Heterodimer mit dem Dimerisierungspartner MAX binden kann. Dieses *MAX-Protein* kann aber durch Dimerisierung mit einem Mitglied der *MAD-Proteinfamilie* oder *MNT* aus dem Komplex mit MYC herausgelöst werden. Die unterschiedlichen Dimere sind zu variierten Wechselwirkungen mit anderen Faktoren befähigt und können so unterschiedliche Effekte an den jeweiligen Promotoren erzielen. Zum Beispiel rekrutiert MYC/MAX eine Histon-Acetyl-Transferase und fördert damit die lokale Genaktivierung, während MAX/MAD- oder MAX/MNT-Dimere mit Histon-Deacetylasen assoziiert sind (zu den Abkürzungen: MYC wurde zuerst als virales Onkogen bei myelocytärer Leukämie des Huhns beschrieben; MAX: MYC-assoziiertes Protein X; MAD: MAX-Dimerisierungs-Partner; MNT: MAX-interagierendes Protein).

Die häufigsten Mechanismen, die eine Aktivierung von Protoonkogenen zu Onkogenen bewirken, sind chromosomale Translokationen sowie Amplifikationen und Punktmutationen. Das Rearrangement von Genen bei der Translokation von Chromosomen-Abschnitten kann sowohl zu einer veränderten Expression von Onkogenen als auch zur Entstehung neu zusammengesetzter Hybridgene mit onkogenem Potenzial führen (s. unten: Chromosomenanomalien). Beispiele sind die *BCR-ABL*-Hybridgene, die bei akuter lymphatischer und chronischer myeloischer Leukämie vorkommen. Eine Amplifikation, d.h. eine Vervielfachung eines Protoonkogens mit der Folge seiner Überexpression wurde für das *ERBB1*-Gen, das *MYC*-Gen und das Gen für MDM2 (einem Bindungspartner des Tumor-Suppressors P53) beschrieben (s. 🚩 25.7 auf S. 760).

In einer Reihe menschlicher Tumoren wurden Punktmutationen von *RAS*-Genen gefunden (🚩 25.4). RAS-Proteine sind als „kleine" GTP-bindende Proteine an der Signaltransduktion beteiligt. Eine charakteristische Punktmutation im *RAS*-Gen führt zu einer verminderten

▼ 25.4 Aktivierung von Protoonkogenen zu Onkogenen durch Punktmutation

Gen	Funktion des Genprodukts	Punktmutation u.a. bei
H-RAS	GTP-bindendes Protein, GTPase	Schilddrüsenkarzinom
K-RAS	GTP-bindendes Protein, GTPase	Pankreaskarzinom
N-RAS	GTP-bindendes Protein, GTPase	Neuroblastom
RET	Rezeptor mit Tyrosin-Kinase-Funktion	medulläres Schilddrüsenkarzinom

Bindung an GTPase-aktivierendes Protein (GAP); dadurch wird die GTP-gebundene Form des RAS-Proteins und damit auch die Signalweitergabe ständig aufrecht erhalten.

Tumor-Suppressor-Gene. Die oben beschriebene Aktivierung von Protoonkogenen durch verstärkte Expression oder aktivierende Mutation ist nur ein Weg, auf dem die Zelle zur Tumorzelle transformiert werden kann. Ein zweiter, prinzipiell verschiedener Weg der Onkogenese beruht auf dem Wegfall von wachstumshemmenden Faktoren, den Tumor-Suppressoren.

Das Retinoblastom-Protein. Anhand des Retinoblastom-(*RB-*)Gens kann das Prinzip der Tumor-Suppression verdeutlicht werden. Das Retinoblastom, ein Netzhaut-Tumor des Auges, kommt in einer hereditären und einer sporadischen Form vor. Der Tumor entwickelt sich nur, wenn beide Allele des *RB*-Gens funktionsuntüchtig (deletiert, mutiert) sind. Familiäre Häufungen eines Retinoblastoms werden dann beobachtet, wenn ein mutiertes Allel in einer Familie bereits besteht und vererbt wird; kommt es dann zur Ausschaltung des zweiten Allels, entsteht ein Tumor. Im Falle des sehr seltenen, sporadischen Retinoblastoms müssen in einer Zelle beide RB-Allele betroffen sein, bis es zur malignen Transformation kommt.

Das *Retinoblastom-Protein* (pRB, RB1) ist an der Kontrolle der S-Phase des Zellzyklus beteiligt. Es bindet und inaktiviert den *Transkriptionsfaktor E2F*, der für die Transkription vieler S-Phase-exprimierter Gene (z.B. für Enzyme der DNA-Synthese) essenziell ist. E2F kann freigegeben, also aktiviert werden, wenn pRB durch *Cyclin-abhängige Kinasen* der S-Phase (CDK4, CDK6) phosphoryliert wird (☞25.5). Wenn kein funktionstüchtiges pRB vorliegt, also beim Ausfall beider Allele des *RB*-Gens, entfällt die Bindung (Inaktivierung) des E2F, und dessen Regulation wird unabhängig von dem streng regulierten CDK-System. Das pRB ist auch ein Angriffspunkt von Genprodukten onkogener Viren. So kann z.B. das große T-Antigen des SV40-Virus an pRB binden, was zur Freigabe von E2F und einer gesteigerten Zellproliferation führt.

🔍 **Erste Hinweise auf Tumor-Suppressoren** ergaben sich bei der experimentellen Verschmelzung von Tumorzellen und Normalzellen. Dabei wurde beobachtet, dass die entstehenden Hybridzellen den neoplastischen Phänotyp verloren. Offensichtlich hatte also die Wildtyp-Zelle (Normalzelle) Genprodukte eingeführt, deren Verlust zuvor den transformierten Phänotyp der Tumorzelle verursacht hatte.

🔍 **E2F und Retinoblastom-Protein** sind jeweils Mitglieder von Familien verwandter DNA-bindender Proteine. Von den sieben E2F-Proteinen wirken nur die drei Transkriptionsfaktoren E2F1, E2F2 und E2F3 nach Phosphorylierung von pRB (p105) aktivierend auf die Promotoren ganz bestimmter Gene. Unterschiedliche Interaktionen zwischen verschiedenen E2F-Proteinen und pRB sowie dessen Homologen p107 und p130 ergeben ein breites Spektrum von genspezifischer Aktivierung und Repression. Zu den am Übergang von G_1 zu S aktivierten Genen gehören die Gene für Dihydrofolat-Reduktase, Thymidin-Kinase, DNA-Polymerase α, E2F1, E2F2, Cyclin E, Cyclin A und andere.

☞**25.5 Das Retinoblastomprotein (pRB) als Regulator des G_1/S Übergangs.** In der G_1-Phase ist das pRB mit dem Transkriptionsfaktor-Dimer aus E2F und seinem Coaktivator DP assoziiert und blockiert die Transkription S-Phase-spezifischer Gene. Nach Phosphorylierung des pRB durch G_1-/S-CDK-Komplexe verliert pRB seine Affinität zum Transkriptionsfaktor, und die Transkription von Genen für die Bereitstellung von Substraten und Enzymen der DNA-Synthese beginnt.

🔍 **Das humane Papillomvirus (HPV)** ist mit seinen Typen 16 und 18 verantwortlich für die Entstehung von Zervixtumoren. Die vom HPV-Genom codierten Proteine E6 und E7 sind für die onkogene Wirkung essenziell. E6 interagiert mit dem Tumorsuppressorprotein p53 und blockiert dessen Funktion, auf DNA-Schädigung mit einem Wachstumsstopp zu reagieren. Damit wirkt das Virus im gleichen Sinne wie eine mutationsbedingte Inaktivierung des p53-Gens. Das Protein E7 interagiert dagegen mit dem Retinoblastom-Protein und hebt dadurch dessen hemmende Wirkung auf den Transkriptionsfaktor E2F1 auf, so dass dieser die Transkription S-Phase-spezifischer Gene initiieren kann.

Das Tumor-Suppressor-Protein p53 (der Name bezieht sich auf die Molekülmasse von 53 kDa) ist von überragender Bedeutung in der menschlichen Tumorentstehung. Mehr als die Hälfte aller menschlichen Tumoren weist Mutationen im p53-Gen (*TP53*) auf. Im Gegensatz zur klassischen Definition, wonach (wie bei *RB*) erst der Ausfall beider Allele eines Tumor-Suppressor-Gens zur Tumorentstehung führt, kann auch schon die Mutation *eines* Allels zur Transformation führen. Der Grund liegt darin, dass p53 ein Transkriptionsfaktor ist, der als Tetramer an der Transkription von Genen beteiligt ist, die entweder einen Wachstumsstopp oder den Eintritt der Zelle in den programmierten Zelltod (Apoptose) bewirken. Wenn durch die Mutation eines Allels ein p53-Protein entsteht, das als dominant negative Untereinheit die Ausbildung des tetrameren Transkriptionsfaktor-Komplexes verhindert, führt schon die Funktionsverminderung dieses einen Allels zum Verlust der Tumorsuppression. Der physiologische Sinn von p53 liegt darin, dass es bei DNA-Schädigung aktiviert wird und durch eine Blockade in der G_1-Phase den Eintritt der geschädigten Zelle in den Zellzyklus verhindert. Dies gelingt durch die p53-abhängige Synthese des *CDK-Inhibitor*s p21, der den G_1/S-Übergang blockiert und durch Bindung an PCNA (s. Kapitel 6, S. 123) die DNA-Synthese hemmt. Bei massiver Schädigung und in späteren Zellzyklus-Stadien kann p53 auch Apoptose auslösen.

Die Konzentration an p53 in der Zelle wird durch ein effizientes Kontrollsystem niedrig gehalten. Der Faktor MDM2 (eine Ubiquitin-Ligase) bindet p53 und führt es dem Abbau in Proteasomen zu. MDM2 wiederum steht selbst unter Kontrolle eines Tumor-Suppressors, des Faktors p19ARF, der an MDM2 bindet und durch dessen Inaktivierung zur Stabilität des p53-Proteins beiträgt (☞**25.6**).

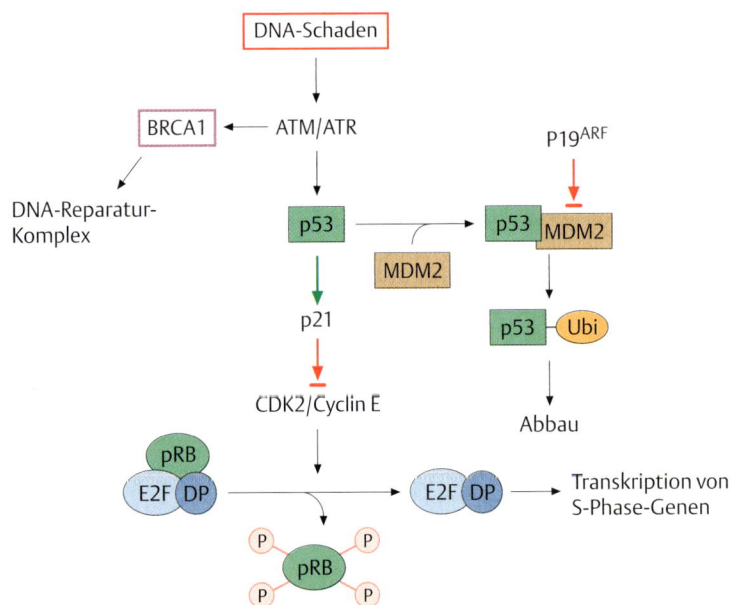

☞**25.6 Das Tumor-Suppressor-Protein p53 als „Wächter des Genoms".** Bei DNA-Schädigung wird eine Protein-Kinase aktiviert (ATM oder ATR), die das p53 phosphoryliert. Es verliert dadurch seine Affinität zu der Ubiquitin-Ligase MDM2 und entgeht dem Abbau im Proteasom. p53 bleibt also verfügbar und kann als Transkriptionsfaktor die Transkription des p21-Gens initiieren. p21 ist ein CDK-Inhibitor und blockiert zum Beispiel die Phosphorylierung von pRB und damit die Freisetzung des Transkriptionsfaktors E2F aus seiner pRB-Bindung (vgl. ☞**25.5**). Auch das Reparatur-Kontroll-Gen *BRCA1* (s. unten) wird durch ATM aktiviert (ATM: mutiert bei *Ataxia teleangiectatica*, einer Erkrankung, die neben Störungen der Bewegungskoordination [Ataxie] und Gefäßveränderungen [Teleangiektasie] auch durch eine sehr große Neigung zur Entwicklung von Tumoren gekennzeichnet ist. ATR: ATM-related).

Einige weitere Tumor-Suppressor-Gene sind in **⊤ 25.5** zusammengestellt. **◉ 25.7** illustriert am Beispiel des Tumor-Suppressors APC (**a**denomatöse **P**olypose des **C**olons) die Stellung eines solchen Antionkogens im Netzwerk der Proliferationskontrolle.

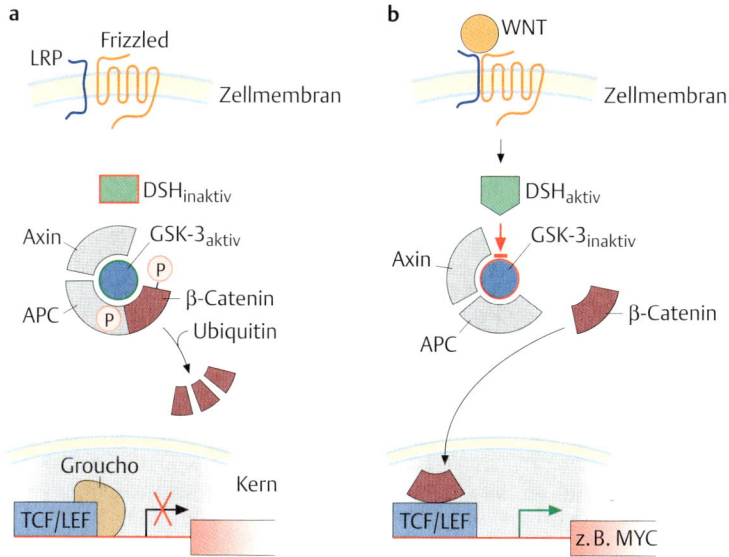

◉ 25.7 Das Tumorsuppressorprotein APC ist ein Inhibitor des WNT-Signalwegs. a Im Ruhezustand ist das Protein DSH inaktiv, die *Glykogen-Synthase-Kinase 3* (GSK-3) phosphoryliert die Proteine APC und β-Catenin. Damit ist *β-Catenin* für eine Ubiquitinierung markiert und wird abgebaut. Es kann daher nicht in den Kern transportiert und dort als Transkriptionsregulator wirksam werden. Der Transkriptionsfaktor-Komplex bleibt inaktiv und mit dem Co-Repressor *Groucho* assoziiert.
b Nach Bindung des wachstumsfördernden extrazellulären Liganden WNT an seinen Rezeptor (*Frizzled*) und dessen Corezeptor LRP wird DSH aktiviert und hemmt die Kinase GSK-3. Dadurch werden APC und β-Catenin nicht phosphoryliert, so dass β-Catenin nicht über den Ubiquitin-Weg abgebaut wird. Es kann daher nach Freisetzung aus dem Komplex mit APC und *Axin* den Transkriptionsfaktor TCF/LEF aktivieren, der die Transkription von Genen der Wachstumsregulation, z.B. das Protoonkogen *c-MYC* initiiert. Wenn APC fehlt, kann β-Catenin nicht inaktiviert werden und die von ihm regulierten Protoonkogene werden dauerhaft exprimiert.

Als Beispiel einer mehrstufigen Tumorentstehung sei hier das Kolorektal-Karzinom aufgeführt, da hier die Aufeinanderfolge von Mutationen und deren Beziehung zur Tumorentstehung sehr detailliert untersucht sind (**◉ 25.8**): Der schrittweise Verlust der Tumor-Suppressor-Gene *APC*, *P53 (TP53)* und *DCC* und die Aktivierung des Onkogens *K-RAS* kann direkt mit den Stadien der Veränderungen des Dickdarmepithels korreliert werden.

🔍 Die **Bezeichnungen der am WNT-Signalweg beteiligten Faktoren** gehen auf Systeme zurück, in denen sie zuerst beschrieben wurden. Sie sind gute Beispiele dafür, dass Erkenntnisse aus unterschiedlichen experimentellen Systemen in die Aufklärung einer biologischen Fragestellung ganz anderer Art einmünden können. Der extrazelluläre Ligand wurde nach einer Drosophila-Mutante als *wingless* bezeichnet, das homologe Mausprotein als INT-1 (zusammen WNT). Der Rezeptor wird wieder nach einer Drosophila-Mutante mit *frizzled* (gekräuselt) bezeichnet, sein Corezeptor LRP ist ein **L**DL-**R**ezeptor-ähnliches **P**rotein. Beide zusammen aktivieren nach Bindung des Liganden den Faktor *dishevelled* (DSH, nach der Drosophila-Mutante „zerzaust"). DSH inhibiert die Glykogensynthase-Kinase 3 (GSK-3, die wir in völlig anderem Zusammenhang, bei der Regulation des Glykogen-Stoffwechsels, kennen gelernt haben). Sie phosphoryliert im Komplex mit Axin die Proteine β-Catenin und APC (**A**denomatöse **P**olypose des **C**olons) und löst den Abbau von β-Catenin aus. Das durch WNT stabilisierte β-Catenin assoziiert mit dem Transkriptionsfaktor TCF/LEF (T-Cell-Factor/Lymphocyte Enhancer Factor) und initiiert die Transkription von Zielgenen. Der Co-Repressor *Groucho* ist ebenfalls nach einer Drosophila-Mutante benannt.

🔍 *BRCA1* und *BRCA2* (**br**east **ca**rcinoma) sind Gene, deren Proteine an der Reparatur von DNA-Doppelstrang-Brüchen in der S- und G_2-Phase beteiligt sind. Das BRCA1-Protein ist an der generellen Regulation von der Registrierung des Strangbruchs über die Signalweitergabe bis zur Aktivierung von Effektor-Molekülen beteiligt. Das BRCA2-Gen kontrolliert eine Rekombinase, die unter Beteiligung homologer DNA-Abschnitte von Schwesterchromatiden eine Reparatur der Strangbrüche ermöglicht.

⊤ 25.5 Tumor-Suppressor-Gene als betroffene Gene bei familiär auftretenden Krebsarten des Menschen (verkürzt nach: Trends in Genetics [Supplement] Mai 1997).

Gen	Genetische Disposition	Krebsart	Funktion des Genprodukts
RB1	erbliches Retinoblastom	Retinoblastom, Sarkom	Zellzyklus-Regulator-Protein
TP53	Li-Fraumeni-Syndrom	Brustkrebs, Hirntumor, Sarkom	Transkriptionsfaktor Apoptose-Induktor
NF1	Neurofibromatose 1	Sarkom, Hirntumor	GTPase-Aktivator im RAS-Signalweg
APC	familiäre adenomatöse Polypose des Colons (FAP)	Colonkarzinom	β-Catenin-Bindung im WNT-Signalweg
RET	multiple endokrine Neoplasie	medulläres Schilddrüsenkarzinom, Phäochromozytom	Rezeptor-Tyrosin-Kinase
MSH2 *MLH1* *PMS1* *PMS2*	hereditäres nicht-polypöses colorectales Karzinom (HNPCC)	Karzinome von Colon, Rectum, Endometrium, Magen	Mismatch-Reparatur (MSH: homolog zu MutS; MLH u. PMS: homolog zu MutL; s. ◉ 6.63)
CDKN2A (P16)	erbliches Melanom	Melanom	p16: CDK-Inhibitor
BRCA1	erblicher Brustkrebs	Brustkrebs, Ovarialkrebs	DNA-Reparatur-Regulation
BRCA2	erblicher Brustkrebs	Brustkrebs	DNA-Reparatur-Regulation

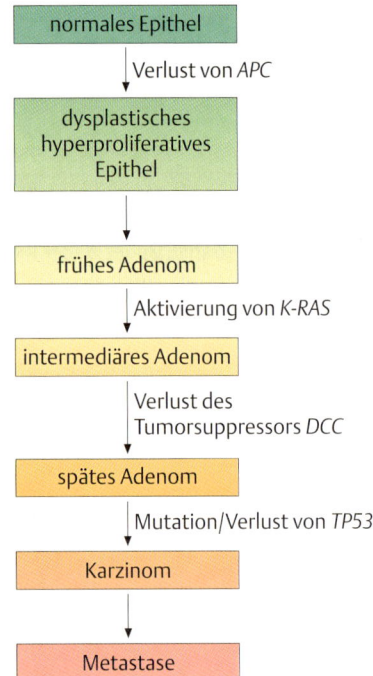

normales Epithel

↓ Verlust von *APC*

dysplastisches hyperproliferatives Epithel

↓

frühes Adenom

↓ Aktivierung von *K-RAS*

intermediäres Adenom

↓ Verlust des Tumorsuppressors *DCC*

spätes Adenom

↓ Mutation/Verlust von *TP53*

Karzinom

↓

Metastase

◉25.8 Mutationen beim kolorektalen Karzinom. Einzelne Schritte der Entwicklung von Dickdarmkrebs vom normalen Epithel bis zum metastasierenden Karzinom sind durch charakteristische Mutationen gekennzeichnet. In drei Fällen sind Tumor-Suppressor-Gene betroffen (*APC*, *DCC*, *TP53*), hinzu kommt eine Mutation zum *K-RAS*-Onkogen. Häufig kommt noch eine Hypermethylierung (Inaktivierung) des Promotors des *INK4-CDK*-Inhibitor-Gens, also eines weiteren Tumor-Suppressor-Gens, hinzu. Verstärkend können Defekte in *Mismatch-Repair*-Genen einwirken. (Nach Kinzler und Vogelstein. Cell 87: 1996;159–170.)

25.5 Apoptose

Apoptose ist ein Mechanismus, mit dem geschädigte, überzählige oder potenziell schädliche Zellen durch programmierten Zelltod eliminiert werden. Sie dient der Entfernung körpereigener Zellen im Zuge von Wachstum und Differenzierung und ermöglicht nach Schädigung von Zellen durch Bestrahlung oder andere toxische Einflüsse deren Eliminierung. Wir fassen an dieser Stelle den programmierten Ablauf der Apoptose zusammen, da ein gestörtes Gleichgewicht zwischen Zellproliferation und Apoptose ein entscheidendes Kennzeichen der Entwicklung von Tumoren ist.

Nekrose und Apoptose stellen zwei prinzipiell unterschiedliche Formen des Zelltods dar. Im Falle der Nekrose kommt es nach einer Zellschädigung (z. B. durch Erhitzen) zum Anschwellen der Zelle, die Plasmamembran verliert ihre Integrität, Cytosol fließt aus und es kommt im Umfeld der Zelle zu einer Entzündungsreaktion. Im Gegensatz dazu schrumpft nach Einsetzen des Apoptose-Programms die Zelle, ihr Chromatin wird dichter gepackt (es wird „kondensiert"), die Plasmamembran bleibt im Gegensatz zur Membran nekrotischer Zellen intakt. Im weiteren Verlauf teilt sich der Zellkern zu Kernfragmenten auf und die Zelle zerfällt zu membranumschlossenen Vesikeln, den *apoptotischen Körperchen*. Es tritt kein Cytoplasma aus, es kommt nicht zu einer Entzündungsreaktion und die apoptotischen Körperchen werden schließlich von Makrophagen aufgenommen (◉25.9).

Die biologische Funktion der Apoptose, die sowohl unter physiologischen Bedingungen als auch nach schädigenden Einflüssen zustande kommt, ist vielfältig, wie die folgenden Beispiele zeigen:

– Die Morphogenese eines Organismus erfordert neben der geregelten Vermehrung und Differenzierung spezifischer Zellpopulationen auch die gezielte Eliminierung anderer Zellen. Ein gutes Beispiel ist das Herausbilden von Fingern durch Apoptose des Gewebes im Zwischenfingerbereich im Rahmen der Handentwicklung.

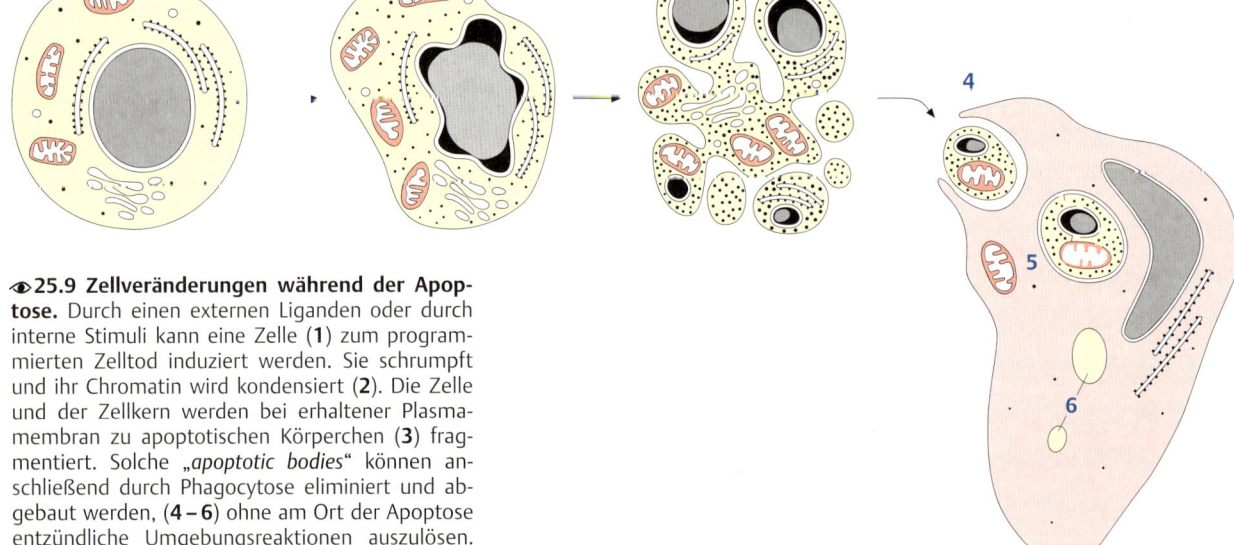

◉25.9 Zellveränderungen während der Apoptose. Durch einen externen Liganden oder durch interne Stimuli kann eine Zelle zum programmierten Zelltod induziert werden (**1**). Sie schrumpft und ihr Chromatin wird kondensiert (**2**). Die Zelle und der Zellkern werden bei erhaltener Plasmamembran zu apoptotischen Körperchen (**3**) fragmentiert. Solche „*apoptotic bodies*" können anschließend durch Phagocytose eliminiert und abgebaut werden, (**4 – 6**) ohne am Ort der Apoptose entzündliche Umgebungsreaktionen auszulösen. (Nach Kerr, Trends in Cell Biology 1995;5:55-57.)

Sachverzeichnis

Seitengaben für Strukturformeln und Abbildungen sind *kursiv* gedruckt.
Bei mehreren Seitenangaben ist die Seite mit der Hauptinformation **fett**.
Bei Wörtern, die mit k oder z geschrieben werden können (Beispiele: Kalzium, Zitrat, Glukose, Zytochrom, Erythrozyt), bitte auch bei c
nachschlagen (Beispiele: Calcium, Citrat, Glucose, Cytochrom, Erythrocyt).

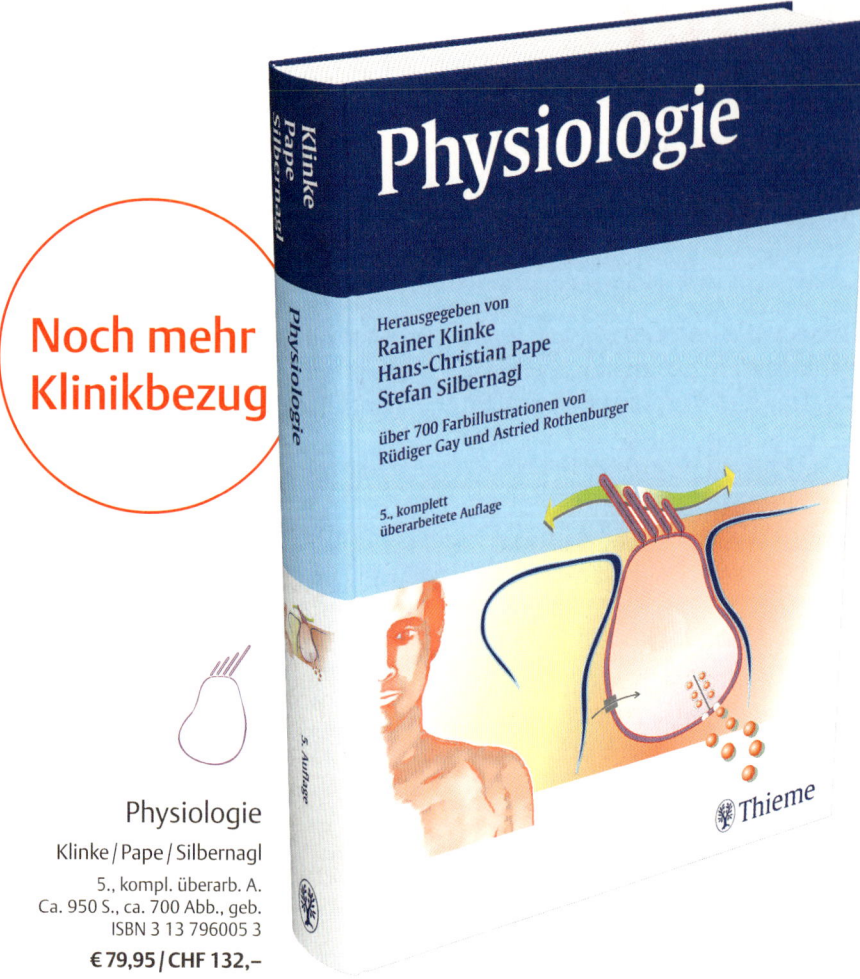
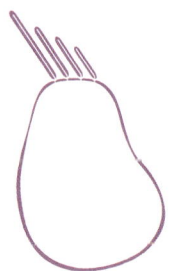
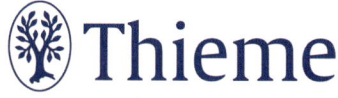

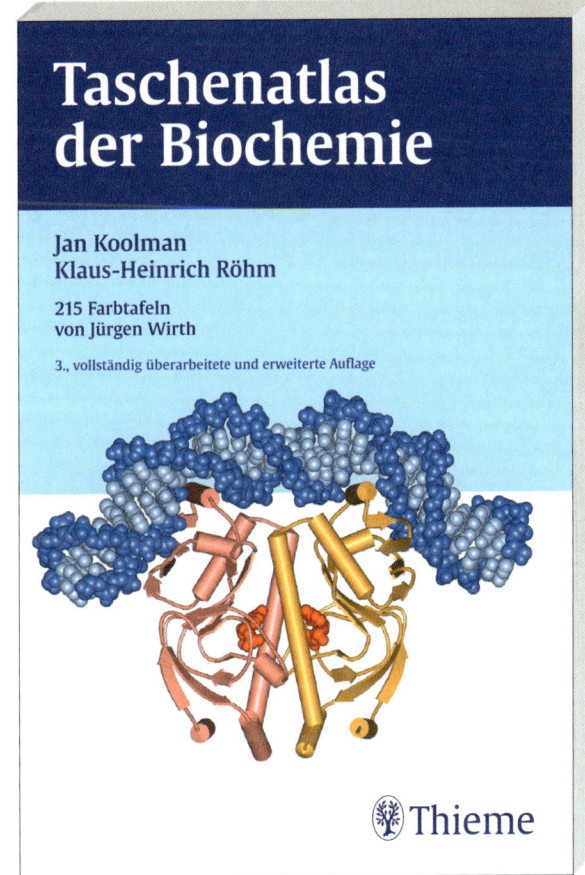
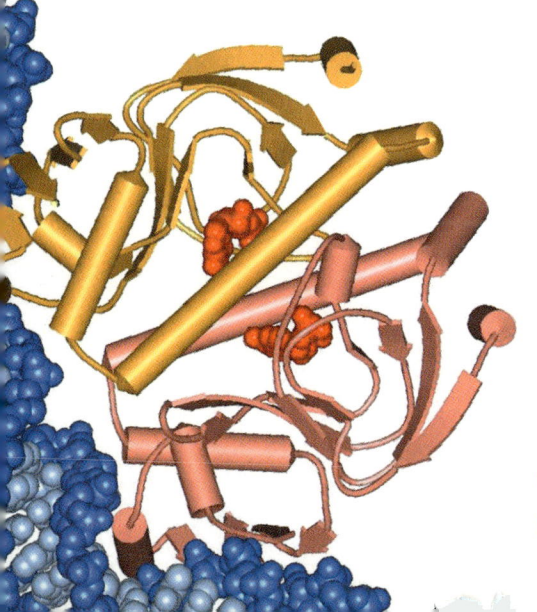
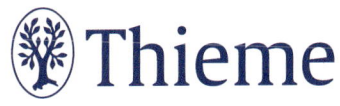

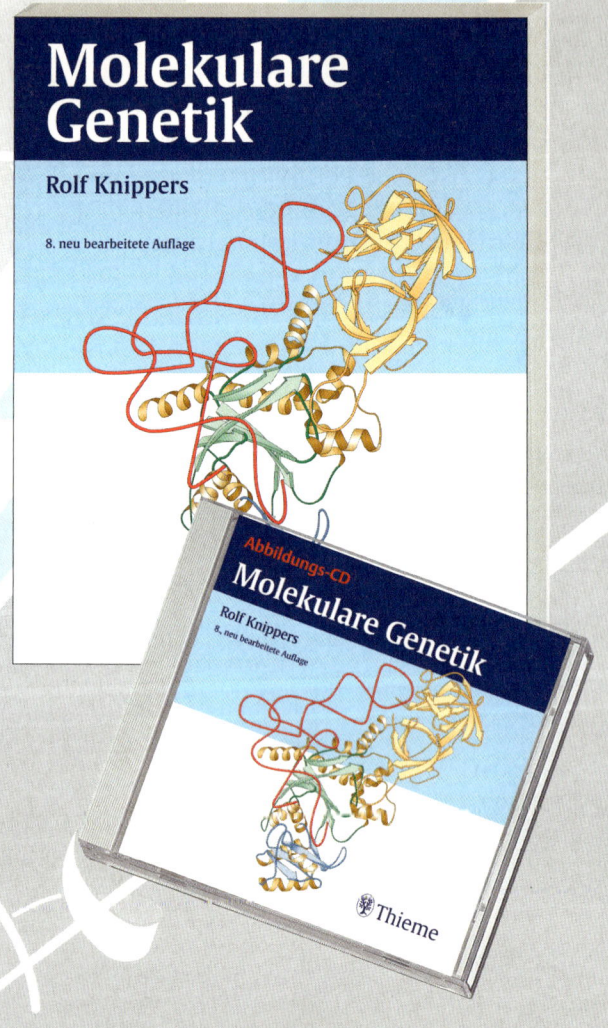
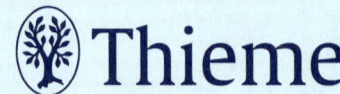